中医・東医・漢方
医学辞典

梁　哲周 監修
陣内 秀喜 校勘
李　昇昊 編著

たにぐち書店

序　文

本書は、漢方・東医学・中医学の重要用語を解説したものである。

本著者の李昇昊君は、漢方・中医学の研究者であります。

東医学の日本における数少ない専門家の一人であり、東医学の解説者として最適な人材であると言える。

　漢方・東医学・中医学の重要用語を解説をする本書著者として最適な人物と言えるであろう。

私の手元において、漢方・中医学の研鑽を、長年にわたって積まれ、漢方・中医学の知識も人並はずれたものを持っている。その上、さらに東医学の研鑽も積まれた。

このような李君の編まれた本書は、まさに漢方・東医学・中医学の辞典として適切と言える。

特に、東医学の辞典が無い現在、時宜を得たものと言える。

於　雞林東医学研究所
梁　哲周

序文に添えて

現在、日本で「漢方」といわれている医学の起原は中国医学です。中国と周辺各国との医学交流は、すでに前漢時代から始まっていました。中国の医学は、東アジア一帯　特に漢文化圏の朝鮮半島と日本に早くから伝わり、それぞれの国で独自に発展してきました。

現在３国の伝統医学は、中国では「中医学」、韓国では「東医学」、日本では「漢方」と呼ばれています。

日本が最初に医学交流を持ったのは朝鮮半島であり、すでに古墳時代（允恭天皇の414年）より始まっております。中国と直接に交流が盛んになるのは、少し時代が経て飛鳥時代からになります。つまり中国医学の本格的な伝入は、遣隋使・遣唐使などによって齎らされた隋・唐医学からです。

したがって古墳時代から飛鳥時代までは、日本の医学の主流は朝鮮医学でありました。歴史上、朝鮮半島は中国と日本との文化・医学交流において重要な通路であったわけです。中国の文化や医学は、朝鮮半島を経由して日本に入ってきておりました。『論語』も15代・応神天皇（270～310）の頃に、百済を経由して日本に伝入しています。

古墳時代に、医薬学の分野で朝鮮半島から伝わった歴史的事項には、次のようなものがあります。

459年、雄略天皇の代に百済より医師の徳来を招聘する（『続日本紀』）。

553年、欽明天皇の代に百済に要請し、百済より医博士・易博士・暦博士が来朝する(『日本書紀』)。

562年、中国・江南地方に建国された呉の僧・知聡が、高句麗を経由して日本に渡来し、『内外典』『薬典』『明堂図』などの医学書・薬学書の164巻を携えて来朝する(『日本書紀』)。

朝鮮半島には、高句麗・百済・新羅の三国が成立する以前より、隣接した中国から医学が伝入していました。三国が成立した後にも、相当数の中国の医書や医学知識が輸入されております。その後朝鮮医学は、新羅一統・高麗・李氏朝鮮と時代を経るごとに、中国医学を受容しつつ、伝統的な医学を保存しながら独自性をもって発展してきました。

現伝する朝鮮医学書から視ても、中国医学を受容する姿勢と、自国の伝統を重視する独自性とがうかがわれます。

中国医学を受容した代表書には『医方類聚』(金礼蒙、1445年)があります。『医方類聚』は中国から伝入した150種以上の医書を整理し、原文通りに収録したものであり、中国医学を受容して普及させたものです。『医方類聚』は、唐・宋・元・明初など、中国の15世紀以前の医書を収録しています。中国で失伝している医書も40部以上含まれていますので、歴史的価値の高い書籍といえます。

独自性を持ち体系的に書かれた朝鮮医学書としては、有名な許浚の『東医宝鑑』(1611年)があります。あるいは先天的な体質を四大体質に分けて論じた四象医学の『東医寿世保元』(李済馬、1894年)があります。

また『郷薬集成方』・『郷薬簡医方』・『郷薬救急方』など、書名に「郷薬」のついた方剤書が数多くあります。これらに収載される方剤には、郷薬(ふるさとの薬の意)つまり朝鮮半島で採取される薬物が使われています。もう一つの特徴として、臨床では牛黄・麝香・鹿茸・虎骨など動物由来の薬物を多用しています。これらも朝鮮医学の独自性のあらわれです。

ただ朝鮮の医学を学習しようとしても、朝鮮医学書で邦訳されたものはきわめて少ないのが現状です。小生のささやかな書庫の中では、朝鮮医学を知り得る書籍で日本語で読めるものは、三木栄氏の『朝鮮医学史及疾病史』一冊のみです。とりわけ医学辞典の作成となれば、多くの朝鮮医学書を読解する必要があります。

本書の編著者・李　昇昊先生は、30年以上の鍼灸治療経験を持ち、また朝鮮医学と朝鮮語に造詣が深く、朝鮮医学書を訳読する学識を有している漢方家です。

師匠の梁　哲周先生は、漢方を学習するときには朝鮮医学が重要であることを説いていました。その主旨は、日本の漢方は中国・朝鮮の影響を受け、東アジア圏伝統医学の一部として発展してきたという事にほかなりません。「いかなる経緯を経て、いま日本に漢方が存在するのか」という事です。

日本で漢方を学ぶ私達にとって、中医学(中国)を習得することは勿論のことですが、東医学(韓国)を学ぶことは、漢方を鳥瞰的に認識する事につながるわけです。

漢方の学習には、医学用語辞典は必要不可欠のものです。ところが既刊の辞典では、中国医学と日本の漢方に関する記載はありますが、朝鮮医学について記載された辞典はいまだ出版されておりません。

本書『中医　東医　漢方医学辞典』は、まさに中国医学・朝鮮医学・日本の漢方医学を網羅した医学辞典です。

三国についての医書・医人・医語・常用方剤・薬物・経穴などの多項目を収載しております。また『東医宝鑑』・『郷薬集成方』などから、朝鮮医学独特の方剤も多数載せてあります。

日本で湯液・鍼灸の学習をしている方々のみならず、朝鮮医学の研究者にも座右の書としてこの医学辞典を活用していただきたいと思います。

陣内 秀喜

凡　例

本辞書は、中国・朝鮮(韓国)・日本の漢方関連用語を解説した。その内容には、症候名・治則・生理・病理・病因・針灸用語・人名・書籍名・処方・薬物・経穴などを含む。

一、本書に採録された見出し語は合計 12765 項目である。

一、見出し語は五十音順とし、同音のものは画数順とした。

一、見出し語はすべてゴジック活字で(　)の中にひらがなでその読みをつけた。読み方は一般的な読みを原則とし、幾通りにも読めるものは、その読みものせた。

一、中国・朝鮮の人名、書籍名、方剤名、引用文は音読みを原則とし、引用文については、書き下し文も付した。

人名例：安景昌(あんけいしょう)
医緩(いかん)
尹濠(いんごう)

書籍名例：医鑑删定要訣(いかんさんていようけつ)
医醇賸義(いじゅんしょうぎ)
温病条弁(うんびょうじょうべん)

方剤名例：阿魏丸（あぎがん）『東医宝鑑』
安栄散（あんえいさん）『東医宝鑑』
硫黄膏（いおうこう）『医林撮要』

引用文例：胃主降濁（いしゅこうだく）（胃は降濁を主る）
黄如枳実（おうじょきじつ）（黄なること枳実のごとし）
肝開竅於目（かんかいきょうおもく）（肝は目に開竅す）

一、症候名などで、同義のものは［　］で付した。

例：胃気不降（いきふこう）［胃失和降、胃気上逆］
衛気不固（えきふこ［表気不固］
開竅（かいきょう）［開閉・開竅通神・宣竅・醒脳・醒神］

一、各薬物には、五味・四気、帰経および効能・効果をあげている。

例：麻黄に 「辛苦、温、肺・膀胱」 とあれば、
辛苦は五味、温は四気、肺・膀胱は帰経である。

一、薬物の効能と主治は４字で表している。

例：麻黄に　1、散寒解表　2、宣肺平喘　3、行水消腫　とあれば
前半の２字は効能、後半の２字は主治である。例外もある。

一、経穴は、別名、所属（足陽明胃経など）、交会経、役職（原穴など）、効能をあげた。
読みが複数ある場合は、どちらからも引けるようにした。例：或中（わくちゅう・いくちゅう）

一、人物、著書については、音読みを基本とし、判断が迷うものにもあえて音を振った。
人物には(　)で読み・生没年、著書には著者名・書の性質・巻冊・伝本・内容の特徴・現代の出版状況についてあげた。

一、処方は、便宜上すべて音読みを付した。生薬の内容、度量衡、適応症など、各参考文献に多少の差異があるが、そのまま引用することとした。

一、索引の画数および順序は、藤堂明保編『学研漢和大字典』の語順に合わせた。

あ行・あ

痾(あ)　やむ、やまい。小児が夢でうなされて驚く疾病(夜驚症)。「か」とも読む。

啞(あ)[瘂]　言語障害があること。

瘂(あ)　久病のこと。啞(言語障害)で癇(てんかん)にかかるもの。

阨(あい)　苦しむこと。

喝(あい)　声がかれること。

㾖(あい)　憂鬱病のこと。気が塞ぐこと。

𤸇(あい)　しびれること。痿(い)に同じ。

藍川玄慎(あいかわげんしん、？～1842)　人名。日本江戸時代の鍼灸師・本草学者、『太素経攷異』の著者。玄慎の名は慎(まこと)、通称は新吾、号は茅山。出雲松江藩医・儒。目黒道琢(1739～1798)に学び、特に針灸と本草に通じた。他に『参考挨穴編』『読甲乙経丙巻要略』『読骨度篇』などの著書を残している。また雲州本『延喜式』を完成させた人物。

噯気(あいき)　症候名。おくび、げっぷのこと。食臭がこみ上げるが物は出ない。「噫気」ともいう。『景岳全書・雑証謨』に「噫は、飽食の息なり、すなわち噯気なり…」(噫者、飽食之息、即噯気也…)とある。これは肝胃不和や飽食により胃気が阻鬱されて起こる。症状は、胃中より気が上逆するようにわずかに音がする。しきりにヒックヒックとするが、「呃逆」とは異なる。

噫気(あいき)　「噯気」に同じ。

噫気不出(あいきふしゅつ)(噫気出でず)　「噯気」(同上を参照)が出ないこと。

挨穴資蒙(あいけつしもう)　書名。日本江戸時代の経穴学書、写本。井岡冽(号は桜仙、通称道貞)の著。

挨穴明弁(あいけつめいべん)　書名。日本江戸時代の経穴学書。堀元昌(1725～1762)の著。不分巻１冊。写本。

噫醋(あいさく)　症候名。酸臭のするガスが胃から出るもの。

鞋帯瘍(あいたいよう)　病名。足の内踝に生ずる瘍のこと。「走緩」に同じ。

噯腐(あいふ)　症候名。胃中の腐臭が口から出ること。『傷寒論』では「干噫食臭」という。消化不良の際に見られる。胃中から出る無臭のものは「噯気」といい、『傷寒論』では「噫気」とし、「胃風」とも称す。これは中焦の気滞や胸膈脹満によることが少なくないので、噯気が出ると症状が軽減する。「胃病」や「脾胃虚弱」や「肝胃不和」の患者によく見られる。

喘(あえぎ)　呼吸困難のこと。

饗庭家口訣(あえばけくけつ)　書名。日本江戸時代の津田玄仙(1737～1809)の編、処方運用の口訣集。未刊。写本。巻数不定。『饗庭家百方口訣集』『百方口訣集』ともいう。和文で治験録を多く集録し、非常に臨床的な書物。

饗庭東庵(あえばとうあん、立伯、1621～1673)　人名。日本江戸時代の『黄帝秘伝経脈発揮』の著者。東庵は曲直瀬玄朔(1549～1631)の門人、『素問』『霊枢』『難経』などの古典医書に造詣が深く、とくに運気学説に精通した。その学派は素霊派や後世別派と称され、門下から優秀な学医が多く排出し、江戸中期の医学に大きな影響を与えた。

青木絙剬(あおきかんたん、？～1782)　人名。日本江戸時代の外科医、『外科撮要』の著者。絙剬の名は安都(やすくに)、字は鄰卿(りんけい)、号は金山。

青山道醇(あおやまどうじゅん、生没年不詳、幕末～明治の人)　人名。日本幕末から明治の医師。『針灸備要』(1887年刊)の著者。道醇は森立之の門人、立之の旧蔵書の多くを継承していたが、のち四散した。

啞科(あか)　小児科のこと。

明石覚一(あかしかくいち、1301〜1371年) 人名。日本室町時代に活躍した検校の祖。足利氏の分家で、明石を支配したので明石殿ともいわれた。平家琵琶に熟達した。あん摩・針灸術にも詳しい。天皇から盲人組織、つまり「検校」・「別当」・「勾当」・「座頭」など、盲人四官の制度をはじめて設け、その開祖とされた。

赤羽法(あかばねほう) 「知熱感度測定法」に同じ。赤羽幸兵衛の考案。指端の温度感覚を測定して、針灸治療に応用した。疾病時に手足の指端に温度感覚の異変が起こることを突き止め、線香の火で手足の温度感覚を測定することを考案した。その温感の左右差が経絡の変化と関係することを知り、その場所に針灸刺激を加えることによって、減痛することを発見し、治療に取り入れた。

瘂癇(あかん) 症候名。瘂(言語障害)があって癇を発症すること。

阿魏丸(あぎがん)『東医宝鑑』 方剤名。山査　蘿蔔子　神曲　麦芽　陳皮　橘皮　香附子各80　阿魏40。「食滞により心下痞硬、口中無味、消化不良の場合に用いる」。

阿魏元(あぎげん)『東医宝鑑』 方剤名。阿魏　桂皮　蓬莪朮　麦芽　神曲　蘿蔔子　橘皮　白朮　乾姜各20　百草霜12　巴豆21。「食滞により心下痞硬し、口中無味、消化不良、悪心する場合に用いる」。

安芸守貞(あきのもりさだ、1358頃〜?) 人名。日本室町時代初期の産科の名医。延文3年(1358)に足利義詮の室、紀良子の出産に際して功績があり、尚薬にあげられた(この時の子が三代将軍義満である)。子孫は代々産科を専門とし、宮中の産事に当たった。

阿膠(あきょう) 薬物名。補血薬。甘、平。肺・肝・腎。①滋陰養神　②補血安胎　③行血止血　④潤肺寧嗽　⑤柔肝熄風。

阿膠飲(あきょういん)『郷薬集成方』 方剤名。①阿膠80　牡蠣　鹿茸各160。「膀胱の虚により、冷えて生じた遺尿症に用いる」②人参　白茯苓　乾地黄　天門冬　五味子各40　阿膠　白芨各8。「肺虚により咳嗽し、痰に血が混じる場合に用いる」③阿膠　乾地黄各80。「胎動不安で腹痛し、下血する場合に用いる」。

阿膠丸(あきょうがん)『郷薬集成方』 方剤名。①熟地黄80　牛膝60　阿膠　黄耆　側柏子　赤石脂各40　人参　白朮各20　川芎　艾葉　当帰　続断12。「産後に悪露が出ずに、消痩し、労倦し、口中無味する場合に用いる」②阿膠　黄柏　人参　炮乾姜　当帰　石榴皮各40。「産後に腹痛し、泄瀉する場合に用いる」③龍骨　赤石脂各80　厚朴60　阿膠　炮乾姜　木香　黄芩　黄連　当帰各40。『医方類聚』「湿熱による痢疾で、腹痛、大便に血泡が混じる場合に用いる」。

阿膠鶏子黄湯(あきょうけいしおうとう)『重訂通俗傷寒論』 方剤名。石決明20　生地黄　牡蠣　茯神各16　白芍　絡石藤各12　阿膠　釣藤鈎各8　卵黄2　炙甘草2.4。「熱邪により傷陰し、心煩、不眠、唇が荒れ、口乾、筋肉痙攣、脈細弱の場合に用いる」。

阿膠散(あきょうさん)『医林撮要』 方剤名。①当帰　陳皮各40　白茯苓　白朮　川芎　阿膠各30　甘草10。「胎動不安で腹痛、食欲不振の場合に用いる」②阿膠　当帰　芍薬　熟地黄　牡蠣各同量。『郷薬集成方』「赤い帯下があり、腹痛、口中無味、消痩する場合に用いる」③阿膠3　白茯苓　糯米　馬兜鈴各1　炙甘草0.8　杏仁10。『救急方』「小児が肺虚により多痰、短気、咳嗽、食欲不振の場合に用いる」④阿膠　桑寄生各80　続断60　熟地黄　川芎　白芷　人参各40。『救急方』「胎動不安で腹痛し、下血し、心煩、眩暈する場合に用いる」。

阿膠湯(あきょうとう)『郷薬集成方』 方剤名。①阿膠　当帰　桑白皮各20。「胎動不安で腹痛する場合に用いる」②阿膠　乾地黄　艾葉　川芎　当帰　杜仲　白朮各40。「陰血不足により流産を繰り返し、小腹痛する場合に用いる」。

悪疫(あくえき) 急性の伝染性疾患で死亡率

の高い疾患の総称。

悪気(あくき)　①病邪のこと。広義では六淫や疫癘の気などを指す。『素問・四気調神大論』に「悪気不発、…」と見える。②病理産物のこと。『素問・四気調神大論』に「…癖して内着すれば、悪気すなわち起き、瘍肉すなわち生ず」(…癖而内着、悪気乃起、瘍肉乃生)と見える。つまり気血阻滞して生ずる病理産物の穢濁を指す。

呃逆(あくぎゃく)　症候名。しゃっくりのこと。吃逆ともいう。気逆上衝して、喉にヒックヒックと音が続けざまに出る症状をいう。原因としては、生冷物の食べ過ぎや苦寒性薬物の服み過ぎ、辛熱物の過食や温燥性薬物の服み過ぎ、精神的刺激や感情の起伏によって胃気が鬱逆して起こる。さらに、久病や重病で脾胃が虚寒しても起こる。これらは胃気を上逆させて呃逆が生ずるが、弁証では、寒熱虚実を見分ける。「胃寒呃逆」では、呃逆音は沈んでゆっくりで、温めると音は減少し、冷すと増加し、手足不温・食少便溏・小便清長・舌苔白潤などが見られる。「胃熱呃逆」では、音は大きく明瞭・連続して力強い・煩渇口臭・面赤便秘・舌苔粗黄などが見られる。「胃虚呃逆」では、音は微弱でゆっくりで、しばらく間を置いて音が出る、厭食・食下易脹・形倦神疲・舌淡紅・光剥無苔。久病や重病に見られる虚呃で、呃音が短く頻繁に出て力が無いのは、危険症状であることが少なくない。「胃実呃逆」では、暴飲暴食で傷胃して胃脘に食滞したり、痰濁が阻滞して起こる。呃音は頻繁で力強く、酸味のある腐臭が口から漏れる。同時に腹痛・胸脘痞悶、または嘔吐痰涎などが見られる。

悪血(あくけつ)　瘀血の一種。経脈外にもれて、組織の隙間に蓄積した壊死した血液のこと。「敗血」ともいう。

悪色(あくしょく)　「病色」に同じ。

悪瘡(あくそう)　病名。慢性炎症性皮膚疾患や梅毒などのたぐい。

悪病治療方(あくびょうちりょうほう)　書名。日本江戸時代の書。亡失。詳細伝不詳。しかし『医林撮要』の温疫門の引用書として記載されている。世宗2～3(1472～1473)に朝鮮黄海道に悪疾が流行した際の治療のために編集されたものと思われる。

浅井周伯(あざいしゅうはく、1643～1705)　人名。日本江戸時代の医家。『内経病機撮要』の著者。周伯(周璞とも)は京都の人で、名は正純(まさずみ)、号は策庵。味岡三伯に医を学び、井原道閲・小川朔庵・岡本一抱とともに門下の四傑と称された。尾張藩医浅井家の祖である。

浅井貞庵(あざいていあん、1770～1829)　人名。日本江戸時代の医家。名古屋の人。幼時より聡明で、13歳で藩医となり医学教授を命ぜられた。長じて藩の医学館を設立し、医学を講じた。『方彙口訣』の著者。貞庵は浅井図南(1706～1782)の孫で、名は正封(まさよし)。尾張藩医。

浅井図南(あざいとなん、1706～1782)　人名。日本江戸時代の医家。『扁鵲倉公列伝割解』の著者。図南は京都の名医浅井周伯(1643～1705)の孫で、名は正直、字は惟寅(維寅、これとら)、通称頼母(たのも)、京都の人であるが、父浅井東軒の跡を継いで尾張藩医となり、以後歴代尾張藩医を担い、南溟－貞庵－紫山－九皐－国幹と続き、明治に至った。

浅井南皐(あざいなんこう、1760～1826)　人名。日本江戸時代の医家。『名家灸選』の著者。南皐は名は惟亨(これゆき)、字は元亮。京都の人で、山田元倫とも称したが、尾張藩医浅井南溟の門人となり、没後その養子となった。和気惟亨とも称す。

朝倉友諒(あさくらともあき、生没年不詳)　人名。日本江戸時代の医家。『談失語証』の著者。友諒の号は虎洞子(こどうし)・宗仙子(そうせんし)で、伝は不詳。

浅田宗伯(あさだそうはく、1815～1894年)　人名。日本江戸時代の名医、明治初期の漢方医。号を栗園という。長野の生まれで、18歳で京都に出て中西家、吉益家、川越家

あ

で医学を修め、後に江戸に出る。明治維新の漢方医学弾圧の中で有志とともに温知社を結成、漢方存続運動に全力を尽くした。『橘窓書影』『皇国名医伝』などの著作がある。

浅野元甫（あさのげんほ、1728～？） 人名。日本江戸時代の医家。『傷寒論国字弁』の著者。尾張の人で、名は徽（き）、号は養老山人。斎宮静斎の門人。

浅野文龍（あさのふみたつ、1724～1784） 人名。日本江戸時代の医家。『方準』の著者。文龍は越州藩医で、字は士雲（しうん）、号は恭斎（きょうさい）・碣石（けつせき）。子の文驥（ふみき）は福井藩医。

蘆川桂洲（あしかわけいしゅう、生没年不詳、17 世紀） 人名。日本江戸時代の医家。『病名彙解』の著者。桂洲は彦根の医師で、名は正柳（せいりゅう）、字は道安（どうあん）、通称正立（しょうりゅう）、桂洲は号である。

足竅陰（あしきょういん） 穴名。足少陽胆経、井金穴。足の第 4 指、末節骨外側、爪甲角の近位外方 0.1 寸（指寸）、爪甲外側縁の垂線と爪甲基底部の水平線の交点。①平肝熄風　②聡耳明目　③清胆利脇　④疏泄肝胆

足五里（あしごり） 穴名。足厥陰肝経。大腿部内側、気衝穴の下方 3 寸、動脈拍動部。①利下焦　②清熱利湿　③通調前陰

足厥陰肝経（あしけっちんかんけい） 経名。十二経脈の一つ。循行経路は、体内では肝に属し、胆を絡い、生殖器・胃・横隔膜・咽喉・眼球に連なる。体表では、足の大趾より下肢の内側と（前部より中部に方向転換する）、外陰部・腹部を経て、側胸部に終わる。本経に病があれば、胸満・嘔逆・腰痛・下痢・疝気・遺尿・小便不通・月経不調・子宮出血・口咽乾燥・面色暗晦などの症状と病状が現れる。さらに本経の循行部位上の局部症状も現れる。

足三陰経（あしさんいんけい） 十二経中の足の三陰経のこと。つまり足太陰脾経・足少陰腎経・足厥陰肝経のこと。これらの循行方向は、足部から下肢の内側を経て、胸部に至る。

足三陽経（あしさんようけい） 十二経中の足の三陽経のこと。つまり足陽明胃経・足太陽膀胱経・足少陽胆経のこと。これらの循行方向は、頭部から体幹部・下肢の外側を経て、足部に至る。

足三里（あしさんり） 穴名。足陽明胃経、合土穴、胃下合穴。下腿前面、犢鼻と解谿を結ぶ線上、犢鼻の下方 3 寸。①調理脾胃　②調和気血　③理気降逆　④疏風祛湿　⑤扶正培元

足少陰腎経（あししょういんじんけい） 経名。十二経脈の一つ。循行経路は、体内では腎に属し、膀胱を絡い、脊髄・肝・隔膜・喉部・舌根・肺・心・胸腔に連なる。体表では、足の小指より始まり、足心・内踝・下肢の内側後面・腹部を経て胸部に終わる。本経に病があれば、口中熱・舌乾・咽喉病・飢餓すれども不欲食・羸痩・咳血・哮喘・心悸・胸痛・煩躁・黄疸・腹瀉・面色暗黒・視物不清・精神萎靡・好睡・痿厥などの症状と病状が現れる。さらに本経の循行上の局部症状も現れる。

足少陽胆経（あししょうようたんけい） 経名。十二経脈の一つ。循行経路は、体内では胆に属し肝を絡う。体表では、眼部より始まり、頭部・耳部・後頚部・肩部・側胸腹部・下肢外側を経て、第 4 趾に終わる。本経に病があれば、瘧疾・悪寒・有汗・頭痛・頷痛・目痛・口苦・鎖骨部や腋窩部の腫痛・胸や側胸部痛、身体の転側困難などの症状と病状が現れる。さらに本経の循行上の局部症状も現れる。

足太陰脾経（あしたいいんひけい） 経名。十二経脈の一つ。循行経路は、体内では脾に属し胃を絡い、心と舌根に連なる。体表では、足の大趾に始まり、下肢の内側（中部より前部に方向転換する）・腹部・胸部を経て、側胸部に終わる。本経に病があれば、胃痛・嘔吐・腹脹・噫気・黄疸・水腫、身体の沈重感・行動困難・不能平臥・舌痛・

舌根強直・小便不通などの症状と病状が現れる。さらに、本経の循行上の局部症状も現れる。

足太陽膀胱経(あしたいようぼうこうけい) 経名。十二経脈の一つ。循行経路は、体内では膀胱に属し腎を絡い、脳に連なる。体表では、眼部より始まり、上行して頭頂を過ぎ、下に向かい、項部・背部の両側・臀部・下肢の後面を経て、小指の端に終わる。本経に病があれば、瘧疾・癲狂・目黄・流涙・鼻衄・頭項強痛・腰背痛・痔瘡・頻尿・排尿疼痛・小便不利などの症状と病状が現れる。さらに、本経の循行上の局部症状も現れる。

足通谷(あしつうこく) 穴名。足太陽膀胱経、滎水穴。足の第5指、第5中足指節関節の遠位外側陥凹部、赤白肉際。①清熱散風 ②清頭明目 ③安神益智

葦原検校(あしはらけんぎょう、1798〜1857) 人名。日本江戸時代の鍼灸師。『針道発秘』の著者。葦原検校は木曽義仲の27代の子孫義長その人で、名は英俊一(はなぶきしゅんいち)。江戸に居住し、針術を業とした。

鵶臭(あしゅう) 「胡気(こき)」に同じ。

足陽関(あしようかん)[膝陽関] 穴名。別名は「関陽」「寒府」「陽陵」「関陵」。下腿外側の腓骨頭下方の陥凹部(陽陵泉穴)の上3寸、大腿骨外側上顆の上縁陥中に取る。①温経散寒 ②清熱散風 ③疏筋利節 ④疏通経絡

足陽明胃経(あしようめいいけい) 経名。十二経脈の一つ。循行経路は、体内では胃に属し脾を絡う。体表では、鼻部より始まり、側頭部・面部・頚部・胸腹部・下肢外側の前面を経て、第2趾に終わる。本経に病があれば、胃痛・腹脹・腸鳴・咽喉炎・鼻衄・口眼歪斜・唇生瘰疹・頚部腫大・悪寒戦慄・呻吟不舒・面色微黒・精神失常・熱病発狂などの症状と病状が現れる。さらに、本経の循行上の局部症状も現れる。

足臨泣(あしりんきゅう) 穴名。足少陽胆経、兪木穴、帯脈交会穴。足背、第4・第5中足骨底接合部の遠位、第5指の長指伸筋腱外側の陥凹部。①平肝熄風 ②清熱消腫 ③明目聡耳 ④利胸脇 ⑤通経止痛

蛙声(あせい) 症候名。腹部がグウグウと鳴ること。

阿是穴(あぜけつ)[天応穴、不定穴、阿是要穴] 穴名。「痛を以って兪となす」(以痛為兪)のこと。経絡や経穴の位置によらずに、局部に現れる状態(疼痛やその他の異常)と部位に基づいて治療を行う。圧痛や気持ちのよい場所に取穴する。つまり、疾病の局部的な体表刺激点である(『千金要方』巻二十九を参照)。

頭竅陰(あたまきょういん) 穴名。足少陽胆経。頭部、乳様突起の後上方、天衝と完骨を結ぶ(耳の輪郭に沿った)曲線上、天衝から2/3。①清熱散風 ②開竅聡耳 ③開関通竅。

頭臨泣(あたまりんきゅう) 穴名。足少陽胆経。足少陽経と太陽経と陽維脈の交会穴。頭部、前髪際から入ること0.5寸、瞳孔線上。①清熱散風 ②安神定志 ③宣通鼻竅 ④清脳明目

鴉胆子(あたんし) 薬物名。清熱降火薬。苦、平、大腸。①清腸止痢 ②殺虫截瘧。

亜熱(あねつ) 症候名。熱のために服を脱いで、裸になるような状態をいう。

唖風(あふう) 卒中病のこと。

安部真直(あべのまなお、808頃〜?) 人名。日本平安時代の医家、左京の人。大同3年(808)、勅を奉じて出雲広貞とともに『大同類聚方』100巻を撰した。弘仁2年(811)に主殿頭兼豊後守となり、次いで左少弁に任ぜられた。

阿部正興(あべまさおき、生没年不詳) 人名。日本江戸時代の医家。『救民薬方録』(1811年)の著者。正興は奥州須賀川の人で、通称は正右衛門(まさえもん)。

亜麻子(あまし) 薬物名。祛風止痒薬。甘。平。足厥陰経の血分・陽明経。①大風瘡癬(癩病)を治す。②肺労(肺結核)を治す。③

大小腸を通し解毒止痛する。潮熱・丹毒を治す。④肺癰による膿血を吐すものを治す。⑤肝を平らかにする、気を順らせる。亜麻子はアマ科アマの成熟種子で、亜麻仁・大胡麻・胡麻子・壁虱胡麻などの別名があるが、ゴマ科の胡麻仁とは別物。

天羽友仙(あもうゆうせん、生没年不詳) 人名。日本江戸時代の医家。『二神伝』(1798年)の著者。友仙の伝は不詳。

唖門(あもん) 穴名。別名は、「舌横」「瘖門」「舌厭」「厭舌」「舌根」「舌腫」「横舌」「鬼枕」。督脈。督脈と陽維脈の交会穴。後頭部、後正中線上、第2頚椎棘突起上方の陥凹部。①清脳醒神　②利機関　③化痰開竅　④止痙熄風　⑤利舌増音。

痾恙(あよう) やまいのこと

有持桂里(ありもちけいり、1758～1835) 人名。日本江戸時代の医家。『方輿輗』の著者。阿波の人。名は希藻(まれあや)、字は文礒(ぶんき)、通称常安(じょうあん)。19歳の時京に上り、三角了敬に3年間医学を修めたのち開業。他に『方輿別集』『産科口訣』『疏春園雑記』などがある。

罨(あん) 治法。覆う、かぶせるの意。これには冷罨法と熱罨法がある。「冷罨法」は、タオルや布を冷水に浸して硬く絞って用いる。鼻出血の際に、前額部にかぶせて、温まれば取替え、止血するまで行う。「熱罨法」は、タオルや布を熱湯に浸して、軽く絞って水を切り疼痛部位をおおう。中医学の文献には多くの罨法の記述がある。冷罨法では、青色の布を水に浸して罨法を行ったり、氷を用いることもある。熱罨法では、布を薬液に浸して痹証の疼痛箇所に用いたり、布の上から薬液をたらして加熱し続けることもある。

頞(あん) 「山根」に同じ。顔面部の鼻根を指す。左右の内眥の間のこと。

安胃散(あんいさん)『東医宝鑑』 方剤名。人参　白朮　木香　檳榔　半夏　肉豆蔻　丁香　陳皮　藿香　橘皮　白茯苓　甘草各3.2　生姜3。「脾胃の虚弱により、心下痞硬、口中無味、消化不良、腹冷、悪心、時に嘔吐、腹痛、頻繁に泄瀉する場合に用いる」。

安胃湯(あんいとう)『東医宝鑑』 方剤名。白朮　白茯苓　山薬　当帰　陳皮　半夏　藿香各4　黄連　蓮実各3.2　人参　砂仁各2　甘草1.2　生姜3　大棗2　烏梅1。「脾胃が虚弱し、胃に痰熱が集積し、悪心、頻繁に嘔吐する場合に用いる」。

按季(あんき) 「居経」に同じ。

安栄散(あんえいさん)『東医宝鑑』 方剤名。人参　川芎　麦門冬　木通　滑石　当帰　燈心　甘草各4。「妊婦が膀胱に熱が集積し、尿不利、排尿時に熱感を感じる場合に用いる」。

安栄湯(あんえいとう)『東医宝鑑』 方剤名。熟地黄　白芍　川芎　当帰　阿膠　香附子　桑寄生　白朮　黄芩　砂仁各4　糯米5。「妊娠初期に頻繁に流産する場合、若干の出血がある場合に用いる」。

安蛔理中湯(あんかいりちゅうとう)『救急方』 方剤名。白朮4　人参　白茯苓　乾姜各2.8　山椒1.2　烏梅2。「脾胃が冷えて、回虫が生じ、腹痛、心下痞硬、時に悪心、嘔吐する場合に用いる」。

安宮(あんきゅう) 心包絡のこと。「清宮」「膻中」ともいう。心は君主であり、心包絡は心の外囲にあり、心の宮城に似ている。温邪が深く営分に侵入すると、意識を失ったり、譫語(うわごと)を言ったりする。これは心包絡の病証である。『温病条弁』中の清宮湯、安宮牛黄丸は、この病証の有名処方である。

按蹻(あんきょう) 「按摩」に同じ。

安宮牛黄丸(あんぐうごおうがん)『温病条弁』 方剤名。牛黄　鬱金　犀角　黄芩　黄連　山梔子　雄黄　朱砂各30　竜脳　麝香7.5　真珠15　金箔衣。　熱邪内陥心包・痰熱壅閉心竅による、高熱・煩躁・意識障害・うわ言・喉に痰がつまる・舌体が短縮・舌苔が黄で乾燥・脈滑細数などに用いる。

安宮牛黄丸(あんぐうごおうがん)『**処方集**』 方剤名。牛黄　鬱金　犀角　黄連　朱砂　石雄黄　黄芩各40　真珠20　龍脳　麝香各10。「温熱病の際に、熱が心包に侵入して、高熱が出て心煩、不安、神識昏迷、譫語、舌腫、数脈の場合、小児が高熱を出して驚厥する場合に用いる」。

暗経(あんけい)　無月経のこと。「経閉」に同じ。

安景昌(あんけいしょう)　人名。朝鮮李朝時代の医家。字は子興、本貫は順興、内医、通政大夫。仁祖5年(1627)医科登第。『辟瘟新方』を編した。

暗疾(あんしつ)　婦人科疾患を総称する。

安神(あんしん)　治療の目的、または治療法のこと。神志の安寧しない状態を治療する方法。作用の違いにより「重鎮安神」と「養心安神」とがある。

安神丸(あんしんがん)『**東医宝鑑**』　方剤名。人参　白茯苓　酸棗仁　当帰　生地黄　黄連　陳皮　天南星各40　朱砂　竹黄各20　石雄黄　厚朴　真珠　牛黄各8。「心が不安で、興奮しやすく、不眠、心悸する場合、突然昏倒する場合、神経衰弱、心臓神経症、高血圧、癲癇などに用いる」。

安腎元(あんじんげん)『**東医宝鑑**』　方剤名。白蒺藜　巴戟天　肉蓯蓉　山薬　破胡紙　石斛　白茯苓　萆薢　白朮　桃仁各96　烏頭　肉桂各52。「腎気不足により腰痛　小腹冷、頻尿の場合、遺精などの場合に用いる」。

安神固精丸(あんしんこせいがん)『**処方集**』 方剤名。蓮実80　当帰40　金桜子　芡実　白茯苓　肉蓯蓉　龍骨　牡蠣各32　肉桂16　黄連12　遠志　酸棗仁　蓮鬚各24　生地黄　黄柏　知母各20。「心血と腎精不足により不眠、心悸、耳鳴、眩暈、冷汗、遺精、夢精などが見られる場合に用いる」。

安神鎮驚丸(あんしんちんきょうがん)『**その他**』　方剤名。竹黄　人参　茯神　天南星各20　酸棗仁　麦門冬　当帰　生地黄　芍薬各12　薄荷　木通　黄連　梔子　朱砂　牛黄　龍骨各8　青黛4。「小児の心虚により生じた急驚風に用いる」。

安神定志丸(あんしんていしがん)『**補陽処方集**』　方剤名。人参　白茯苓　茯神　遠志各40　石菖蒲　龍歯各20。「心虚により不眠、怖い夢をよく見、易驚する場合に用いる」。

安神湯(あんしんとう)『**東医宝鑑**』　方剤名。黄耆6　羌活　黄柏各4　柴胡　升麻　生地黄　知母各2　防風1　生甘草　炙甘草各0.8　川芎　蔓荊子各1.2。「気血不足により頭痛、眩暈、視界がくらむなどの症状がある場合に用いる」。

安神復睡湯(あんしんふくすいとう)『**醫宗損益**』　方剤名。当帰　川芎　白芍　熟地黄　益智仁　酸棗仁　遠志　山薬　龍眼肉　甘草各同量　生姜3　大棗2。「心脾の不和により顔色が悪く、心悸、眠りが浅く、多夢、口中無味などの症状がある場合に用いる」。

安神補気丸(あんしんほきがん)『**処方集**』　方剤名。白茯苓　遠志　黄耆各160　熟地黄120　側柏子　人参　酸棗仁　五味子各80　朱砂4.8。「気血不足により心悸、短気、不安、不眠などの場合、神経衰弱などの場合に用いる」。

安神補心湯(あんしんほしんとう)『**東医宝鑑**』　方剤名。当帰　生地黄　茯神　黄芩各4.8　麦門冬8　白芍　白朮各4　遠志　酸棗仁各3.2　川芎2.8　玄参2　甘草1.2。「心血不足により心煩、心悸、不安、不眠の場合に用いる」。

安息香(あんそくこう)　薬物名。通気開竅薬。辛苦、平。心・脾。①辟穢開竅　②行気止痛　③化痰止咳　④活血救暈。

安胎(あんたい)　胎気を安定にする治療法のこと。胎動不安や小産(流産)の予防に用いられる。

安胎飲(あんたいいん)『**東医宝鑑**』　方剤名。白朮8　黄芩6　当帰　白芍　熟地黄　砂仁　陳皮各4　川芎　紫蘇葉各3.2　甘草1.6。「胎動不安で小腹痛、不安、心悸、口中無味などに用いる」。

安胎散(あんたいさん)『**東医宝鑑**』　方剤名。①熟地黄 12　川芎　枳実各 6　糯米 75　生姜 3　大棗 2。「妊婦が突然驚き、胎動不安となり、腹痛、頭痛、下血する場合に用いる」　②人参　陳皮　檳榔　白朮　当帰　川芎　白芍　香附子　砂仁　赤茯苓　甘草各 1.2　燈心 2　糯米 5。「妊婦が痘瘡にかかり、胎動不安になる場合に用いる」。

安中(あんちゅう)　治法。中とは中気、つまり脾胃の気のこと。脾胃の気を安定調整することをいう。一般的には「和胃」「調和肝胃」などの方法を指す。

安中散(あんちゅうさん)『**太平恵民和剤局方**』　方剤名。①桂枝　延胡索　牡蛎各 3　茴香　甘草　縮砂各 2　良姜 1。(温裏、鎮痛)「体力が低下している体質虚弱な人が、胃痛、胃酸を吐く、胸焼けがするなどの時に用いる。食物の消化が悪く、いつまでも胃に停滞し、胸や上腹部が張り、悪心、嘔吐、四肢倦怠などがあり、体重が減少する場合に用いる」　②桂枝　牡蠣各 9　玄胡索 6　小茴香　甘草各 3　良姜 2。「脾胃虚弱により気血が鬱滞し、腹痛、腹水音がする場合に用いる」。

安虫散(あんちゅうさん)『**医林撮要**』　方剤名。鉛粉　檳榔　苦楝子　鶴膝　白礬各 8。「回虫をはじめとしたあらゆる寄生虫に用いる」。

安中散加茯苓(あんちゅうさんかぶくりょう)『**和剤局方**』　方剤名。桂皮 3〜5　延胡索 3〜4　牡蠣 3〜4　茴香 1.5〜2　甘草 1〜2　縮砂 1〜2　良姜 0.5〜1　茯苓 5。胃寒に水湿を兼ねるもので、胃脘痛・悪心嘔吐・酸水嘔吐・四肢倦怠などで特に悪心嘔吐が顕著なものに用いる。

安中調気丸(あんちゅうちょうきがん)『**東医宝鑑**』　方剤名。白朮　香附子各 120　陳皮 80　半夏　茯神　枳実　神曲　黄連各 40　白芍 32　紫蘇子　蘿蔔子各 24　川芎　当帰　白豆蔻各 20　炙甘草 12　木香 4。「反胃、痰と気が集積し、頻繁に嘔吐し、悪心、腹満、消化不良の場合に用いる」。

暗疔(あんちょう)　「耳疔」に同じ。

安肺散(あんはいさん)『**東医宝鑑**』　方剤名。罌粟殻 160　麻黄　甘草各 80。「多痰、咳嗽する場合に用いる」。

按腹(あんぷく)　腹部を按摩すること。日本江戸時代に古方派の勃興により腹診が重視され、それによって腹部の按摩が行われた。按腹のできる按摩師は、一般の按摩師より医学知識がある者として重視された。

按腹図解(あんぷくずかい)　書名。日本江戸時代、大田晋斎の著。腹を中心とした按摩術書。不分巻 1 冊。文政 10 年(1827 年)刊。和文。絵入本。按摩書としては最も有名。

按法(あんぽう)　按摩科や傷科で筋を調整する方法のこと。手指や手掌を用いて経穴部位や、その他の部位を一定の圧で、下方または内側や外側に按圧する方法。

按摩(あんま)[**推拿**]　「按蹻(あんきょう)」とも言う。術者の手や上肢を用いて、患者の運動制限のある動作を補助する療法のこと。作用としては、調和気血、疏通経絡、新陳代謝の促進、抵抗力の向上、局部の血液循環と栄養状態を改善する。常用手法としては、按・摩・推・拿・揉・掐・搓・揺・滾・抖などがある。関節炎、神経痛、軟部組織損傷や多くの疾病に応用される。

按摩手引(あんまてびき)　書名。日本江戸時代、1800 年(寛政 12 年)、藤林良白の著書。巻頭に「あん摩を業とする者、経絡、経穴を知らず、みだりに療法を為し、己が口腹を養わんとするのみ」と当時のあん摩術の医学的要素の無いことを非難している。

按脈(あんみゃく)[**脈診、切脈、持脈**]「脈診」に同じ。

あ行・い

胃(い)　六腑の一つ。水穀の受納と腐熟(つまり飲食の消化)をつかさどる。受納作用は、「水穀の海」、「五穀の腑」、「太倉」ともいわれる。胃と脾は表裏関係にあり、胃は飲食を受納し消化して、脾は飲食の精微を運化する。そこで脾胃の作用は一緒に論じられる。胃の作用は「胃気」という。胃では、初歩的に消化された飲食物を小腸に送る。そこで胃気は下降が「順」となる。胃気が降りなければ胃の機能に影響して、あらゆる病証が現れる。先人は「穀を納る者は昌(さか)え、穀を絶す者は亡ぶ、胃気有れば則ち生じ、胃気無ければ則ち死す」といい、胃の機能の重要性を十分に把握していた。胃の内腔を「胃脘」といい、胃腔の中部を「中脘」、胃の上口を「上脘」、下口を「下脘」という。

意(い)　①七情内傷の一つ。②あれこれと物を考えること。③感情の一つ。物思いにふけること。

頤(い)　おとがいのこと。下あごの外上方、口角の外下方、頬部の下方の部位。

医案(いあん)　カルテのこと。疾病を治療する際の弁証、立法、処方を継続して記録したもの。中国漢代の名医、淳于意は創造性あふれる二十五例の治療の記載を残した。これを『診藉』と呼んだ。カルテには、患者の氏名、住所、職業、病理、弁証、治療、予後などを記録する。後の医家は、自分のカルテを整理して記載し、それを医案とした。さらに、古今の名医の医案を編纂したものとして、『名医類案』『続名医類案』『古今医案按』などがある。

医案類語(いあんるいご)　書名。日本江戸時代の書。皆川淇園(1724～1807年)の訳定、吉岡元亮らの編による医語辞典。全12巻。安永3年(1774年)刊。当時の中国医書の医語の用例を抜出し、分類して作った医語用例集や辞書のこと。

飯沼慾斎(いいぬまよくさい、1783～1865)　人名。日本江戸時代の医家。『草木図説』の著者。慾斎は伊勢亀山の出身で、美濃大垣の医、飯沼長顕の養嗣子となった。名は長順(ながより)、字は龍夫(たつお)、通称は専吾(せんご)。小野蘭山・水谷豊文に本草を、江馬蘭斎・宇田川榛斎・藤井方亭に蘭学を学び、近代的植物学の著述を多くなした。

胃陰(いいん)　胃中の津液のこと。「胃津」「胃汁」ともいう。水穀の化生したものである。肺胃の熱が盛んであれば、胃陰を消耗しやすく、発熱・口乾・咽燥・便秘・舌紅少苔・脈細数などの症状が現れる。胃陰は、その他の部位の津液にも関係が深い。

熨引(いいん)　治法。「薬熨」とも呼ぶ。薬物を砕いたものや粉末を布に包み温め、患部を包み込む方法。風寒湿痹や脘腹冷痛などに用いる。胃気痛では、橘葉を炒って布に包んで熨法として用いる。よく使われるものとしては、塩や砂や黄土を熱く炒って用いる。火傷に注意する。

胃陰虚(いいんきょ)[胃陰不足]　証名。胃の陰液不足を指す。胃火熾盛、脾胃湿熱または熱性病で熱盛傷津などでは、胃の陰液を消耗させて胃陰虚が生ずる。主な症状として、唇燥口乾・喜飲・飲食減少・大便乾結・小便短少、ひどければ乾嘔呃逆・舌の中心部が絳乾・脈細数などが見られる。

胃陰不足(いいんふそく)　「胃陰虚」に同じ。

硫黄(いおう)　薬物名。瀉下薬、熱下薬。酸、温、毒。腎、心包。①温腸通便　②補火壮陽　③殺虫滅疥

硫黄膏(いおうこう)『医林撮要』　方剤名。乳香　軽粉各4　杏仁7。「鼻先が赤くなり、皮膚がただれる酒齇鼻に用い、女性が鼻に

黒いできものが生じた場合にも用いる」。

硫黄湯(いおうとう)『東医宝鑑』 方剤名。乳香 160 呉茱萸 菟絲子各 60 蛇床子 40。「出産後に子宮が下垂する場合に用いる」。

胃火熾盛(いかしせい) 「胃熱壅盛」に同じ。

胃咳(いがい) 症候名。咳嗽とともに嘔吐し、ひどければ回虫を嘔出する証候をいう。

医海蠡測(いかいれいそく) 書名。日本江戸時代、鈴木良知(1761～1816 年)の著。考証学的医事論集。文化 5 年(1808 年)成。原本は全 16 巻。

医学院学範(いがくいんがくはん) 書名。日本江戸時代、畑惟和(1721～1804 年)の著。医学教育書。初編は全 3 巻三冊。医道の倫理、医学の流れ、学習法、医籍についての解説がある。

医学管錐(いがくかんすい) 書名。日本江戸時代、山田業広(1808～1881 年)の著。医学論文集。『内集』と『外集』よりなり、前者は全 17 巻 11 冊、後者は全 12 巻 12 冊。明治 8 年(1875 年)に従来書き綴った医学考証論文を整理編集して全書としたもの。

医学愚得(いがくぐとく) 書名。日本江戸時代、名古屋玄医(1628～1698 年)の著。『黄帝内経』の研究・解説書。全 2 巻。本文中では劉完素や李東垣らの金元流医学を批判している。

医学源流論(いがくげんりゅうろん) 書名。中国清代、徐大椿(霊胎、洄渓)著。1764 年。全 2 巻。「経絡臓腑」「脈」「病」「方薬」「治法」「書論」「古今」の 7 門に分け、医学の源流、利弊について論じている。

医学鉤玄(いがくこうげん) 書名。日本江戸時代、香月牛山(1656～1740 年)の編著。古典医論集。全 3 巻 3 冊。正徳 4 年(1714 年)刊。『黄帝内経』をはじめとする医籍の要語を分類して編録したもの。

医学綱目(いがくこうもく) 書名。中国明代、樓英(全善)著。1565 年。全 40 巻。総論、臓腑の疾病、傷寒、小児、運気など金元代の学説を多く取り入れている。

医学三蔵弁解(いがくさんぞうべんかい) 書名。日本江戸時代、岡本一抱(1654～1716 年)の著。医論。全 6 巻。元禄 13 年(1700 年)刊。一抱は六臓六腑のうちで、心・腎・胃が最も大切と考えた。その解説がある。

医学指南篇(いがくしなんへん) 書名。日本江戸時代、曲直瀬道三(1507～1594 年)の編著。医学入門書。全 3 巻。元亀二年(1571 年)刊。『十五指南篇』『医工指南篇』ともいう。本書は門下生のための指南(教導)書で、巻頭には一家に偏執すべからずと説いている。

医学授幼鈔(いがくじゅようしょう) 書名。日本江戸時代、雲庵の著。医学入門書。全 3 巻。

医学詳解(いがくしょうかい) 書名。日本江戸時代の書、著者不詳。経穴学書。享保 6 年(1721 年)刊。本書は浅井周伯の著かと言われる『灸法要穴』の解説書。

医学至要抄(いがくしようしょう) 書名。日本江戸時代、岡本一抱(1654～1716 年)かその門派の著と推定される経脈・経穴学書。全 2 巻。元禄 12(1699 年)年刊。『十四経発揮』に準拠した針灸学の入門書。

医学心悟(いがくしんご) 書名。中国清代、程国彭(鍾齢)著。1732 年。全 5 巻。弁証施治の八綱、八方を総括して、証候によって処方を作る作業が、明確に分析されている。

医学針線(いがくしんせん) 書名。朝鮮李朝時代、哲宗 4 年(1853)頃刊。李龍儀の編。本書は各古典を参考にして要方だけを抄出して再編纂したもの。

医学須知(いがくすち) 書名。日本江戸時代、堀元厚(1686～1754 年)の編著。医論書。不分巻 1 冊。享保 16 年(1731)年刊。

医学正伝(いがくせいでん) 書名。中国明代(1515 年)の医学書、虞摶著、全 8 巻。朱震亨の学説を取り、張仲景の『傷寒論』、孫思邈の学説を参考にして自己の説を唱えた。

医学正伝序並或問五十一条之鈔(いがくせいでんじょならびにわくもんごじゅういちじょうのしょう) 書名。日本江戸時代、中江玄昌(生没年不詳)の編録による『医学正伝』の解説書。全6巻。承応4年(1655年)年刊。

医学切要指南(いがくせつようしなん) 書名。日本江戸時代、岡本一抱(1654～1716)の著。医論集。全3巻。正徳3年(1713)年自序。翌4年刊。三焦心包有名無形之論をはじめ・入門者のための医論18編を収録。

医学節要集(いがくせつようしゅう) 書名。日本江戸時代の書、杉山三部書の一つ。1600年(江戸時代)頃に、杉山和一が著した。これは門人を教育する簡潔なテキストとしていた。先天の気、後天の気、腹診の要領、消化の道理、三焦、脈診をまとめ、特に三部九候論と死脈、小児の脈診などに詳細。

医学千文考証(いがくせんぶんこうしょう) 書名。日本江戸時代、石井意伯(1674～1733)の著。医学書。全2巻。享保4年(1719)年刊。医学の要を四言の詩にまとめ、註解を加えたもの。

医学智環(いがくちかん) 書名。日本江戸時代、浅田宗伯(1815～1894)の教授、門人らの筆録になる医学基礎理論の教科書。不分巻1冊。明治11年(1878)刊。

医学治法大全(いがくちほうたいぜん) 書名。日本江戸時代、岡本一抱(1654～1716)の著。医方書。正徳5年(1715)刊。和文。横型本。曲直瀬道三の『恵徳方』や曲直瀬玄朔の『済民記』を補完する目的で作られた書。

医学典刑(いがくてんけい) 書名。日本江戸時代、浅田宗伯(1815～1894)の編著。漢方医学の規範書。不分巻1冊。明治4年(1871)自序。医学典籍を抄出し、習業・診視・治例・薬案・規箴について述べている。

医学天正記(いがくてんしょうき) 書名。日本江戸時代、曲直瀬玄朔(1549～1631)の著。医案集。全2巻。慶長12年(1607)刊。347の治験を収録したカルテ集。

医学入門(いがくにゅうもん) 書名。中国明代、李梴の著。1575年刊、全9巻。これは入門書であるが、金元医学の全書形式をとり、経絡・臓腑図・症候・診断・針灸・本草など、医学全般にわたって述べている。

医学弁害(いがくべんがい) 書名。日本江戸時代、宇治田雲庵(1618～1686)の著。医論集。全12巻目録1巻。延宝8年(1680)自序。翌9年刊。『黄帝内経』をベースに、明の医書類を参考にし、各巻篇を分けて詳細に論を展開している。

医学弁証・医学指南(いがくべんしょう・いがくしなん) 書名。中国の書、亡失。詳細伝不詳。

医学蒙求(いがくもうきゅう) 書名。日本江戸時代、伊藤見龍(1700～1757)の著。医学知識の教習書。寛保2年(1742)自序。延亨2年(1745)刊。医学の基本事項を四言の詩とし、註解を施したもの。

胃家実(いかじつ) 証名。『傷寒論』に見える。「胃家」とは胃と大小腸のこと。つまり邪熱が陽明に結し、津液が受傷して現れる証候を指す。症状は壮熱・煩渇・大汗出・脈洪大などが見られる。邪熱が腸中にあれば、潮熱便秘・腹痛拒按などが現れる。

胃火上昇(いかじょうしょう) 証名。胃熱化火して、口内炎などをあらわす病理を指す。他に口臭・歯齦腫痛・歯齦出血などが現れる。「胃熱」を参照。

医家初訓(いかしょくん) 書名。日本江戸時代、多紀元悳(1732～1801)の著。医学教訓書。不分巻1冊。寛政4年(1792)自序。天保4年(1833)刊。

医家神方(いかしんぽう) 書名。日本の書、著者と刊年不詳。痘瘡に関する専門医書。1冊。筆写本。

医家千字文註(いかせんじもんちゅう) 書名。日本江戸時代、惟宗時俊(生没年不詳)の著。医学入門書。全1巻。永仁元年(1293)成立。医家にとって必要な学識を「千字文」の形式で四言二句の要訣とし、注釈したもの。

医家秘訣(いかひけつ) 書名。朝鮮の書、少荷　金宇善の著述。その息子の金在溶が1928年に刊行。2巻2冊。本書は著者の経

い

験方の著述。

医家要語集（いかようごしゅう） 書名。日本江戸時代、曲直瀬道三（1507～1594）の著。医書。不分巻1冊。元亀3年（1572）刊。『医学正伝』などの中国医書を引用して医学要訣を解説したもの。

胃寒（いかん） 証名。胃陽虚で胃に寒気があるものをいう。症状は嘔吐清水・嘔吐冷涎・口淡喜熱飲・舌苔白潤などが見られる。

胃脘（いかん） 「胃」を参照。

医緩（いかん） 人名。中国春秋時代の秦国の医官。景公の診察に晋国へおもむき「病は肓の上、膏の下に在り、治療の法無し」との名言を残した。

医貫（いかん） 書名。中国明代、趙献可（養葵）著。1687年。全6巻。『薛立斎医案』の説を発展させて、命門の真火、真水を主として、六味丸と八味丸の二つの処方を用いて、各種の疾病を治療することを主張している。

胃寒呃逆（いかんあくぎゃく） 「呃逆」を参照。

医官玄稿（いかんげんこう） 書名。日本江戸時代、望月三英（1697～1769）の著。中国古医書および医家伝研究書。全3巻。宝暦2年（1752）自序。漢より宋元に至る中国医学典籍50余種、および中国医家11名について考証したもの。

医鑑刪定要訣（いかんさんていようけつ） 書名。朝鮮李朝時代、李以斗の撰。天地人の3冊3巻。本書は許浚の『東医宝鑑』の重要な部分を抄して、新たに新方、他雑方・俗方を列挙している。

医鑑重磨（いかんじゅうま） 書名。朝鮮李朝時代、李圭晙の編。本書は著者が主張した扶陽論と気血論の相通する部分を『東医宝鑑』から抜粋して編した書。

医鑑集要（いかんしゅうよう） 書名。朝鮮の書、編者と刊年不詳。本書は許浚の『東医宝鑑』を簡明に抄出した書。筆写本7編7冊。

胃関煎（いかんせん）『方薬合編』 方剤名。熟地黄12～40　山薬　白扁豆　白朮　乾姜各8　炙甘草4　呉茱萸2.8。「脾腎が虚寒して、泄瀉して、腹痛する冷痢に用いる」。

胃脘痛（いかんつう） 「胃痛」を参照。

胃脘癰（いかんよう） 病名。胃脘部に生じる癰のこと。胃脘部に鬱熱することにより生じる。

胃気（いき） ①広義では胃腸の消化機能を指す。胃気は「降」をつかさどり、消化作用は脾気と協同で行われる。『霊枢・五味篇』に「五臓六腑はみな気を胃より稟く」（五臓六腑皆稟気于胃）と見える。つまり身体は胃気を基本としていると説明している。そこで消化作用は病人の抵抗力を意味し、その意味で胃気は、特に重要なのである。そこで疾病治療の際には、患者の「胃気」の保護を重視した。「胃気有れば則ち生き、胃気無ければ則ち死す」（有胃気則生、無胃気則死）と見える。腸胃の機能が弱まっている患者の方剤では、苦寒瀉下薬や胃気を損なう薬物を極力避ける。②脈の胃気を指す。脈は胃気を本としている。正常な人の脈象は、浮いたり沈んだりせず、速すぎたり遅すぎたりもせず、落ち着いて、緩やかで、規則正しい。この状態を脈に「胃気」があるという。

異気（いき） 「戻気」に同じ。

譩譆（いき） 穴名。「五臓兪」ともいう。足太陽膀胱経。上背部、第6胸椎棘突起下縁（霊台穴）と同じ高さ、後正中線の外方3寸。①清熱散風　②理気止痛　③止咳平喘　④和胃降逆

胃気虚（いききょ） 証名。胃の受納と水穀消化機能の虚弱したものをいう。症状は、胸脘痞悶・不思飲食・食不消化、ひどければ食入反吐・大便稀爛・唇舌淡白などが見られる。

胃気弱（いきじゃく） 証名。胃腸の機能が衰弱したこと。この場合は苦寒薬や瀉下薬は避ける。

胃気主降（いきしゅこう）（胃気は降をつかさどる） 「胃主降濁」の項を参照。

胃気上逆（いきじょうぎゃく） 「胃気不降」

の項を参照。胃気不降が悪化した際に見られる。

胃気不降（いきふこう）［**胃失和降、胃気上逆**］　証名。胃は通降が順である。飲食所傷や胃火衝逆や痰濁阻滞などにより起こる。ひどい場合は「胃気上逆」となる。症状は、不思飲食・胃部脹満・噯気・呃逆、または胃脘疼痛・嘔吐などが見られる。

胃気不和（いきふわ）［**胃不和**］　証名。胃不和ともいう。胃陰不足や邪熱が胃を乱し、また食滞胃中により、胃気の降納作用が障害されるもの。症状は、厭食・泛悪・不寐・大便失調などが見られる。

胃瘧（いぎゃく）　病名。六瘧の一つ。飲食飢飽にて胃を傷ることにより起こる。

胃虚（いきょ）　「胃気虚弱」や「胃陰不足」を指す。各項を参照。

胃虚呃逆（いきょあくぎゃく）　「呃逆」を参照。

飴姜元（いきょうげん）『**東医宝鑑**』　方剤名。膠飴 600　乾姜 160。「寒邪に傷られて咳嗽、短気、冷風にさらされると発作的に咳嗽する場合に用いる」。

医教指南（いきょうしなん）　書名。日本江戸時代、外山道機（生没年不詳）の著。医論・治方書。全 14 巻。元禄 4 年（1691）刊。

医教正意（いきょうせいい）　書名。日本江戸時代の書、草刈三越（生没年不詳）の著。医論集。全 4 巻。延宝 7 年（1679）刊。

胃虚喘（いきょぜん）　病名。胃の虚証による喘証のこと。

育陰（いくいん）［**補陰、益陰、養陰、滋陰**］「補陰」を参照。

育魂丹（いくこんたん）『**東医宝鑑**』　方剤名。山薬 40　半夏　牛胆南星　茯神　白朮　黄連　遠志　酸棗仁　側柏子各 24　竹茹　天麻　白附子　川芎各 20　犀角　羚羊角　白礬各 14　陳皮 13　全蝎 12.8　朱砂 8.8　牛黄 4.8　麝香 4　金箔 2.8。「癲癇すべてに用い、その他に心悸、易驚、恐々とする場合に用いる」。

育神夜光丸（いくしんやこうがん）『**医林撮要**』　方剤名。熟地黄　遠志　牛膝　菟絲子　枳実　地骨皮　当帰各同量。「精神を明晰にし、気持ちを安定させ、精血を補い、顔に潤いをだし、五臓六腑の機能を向上させるために用いる」。

育胎飲子（いくたいいんし）『**郷薬集成方**』　方剤名。覆盆子　阿膠各 12　桑寄生　艾葉　白芍　当帰　人参各 8。「妊婦が胎動不安で、腰腹が疼痛する場合に用いる」。

或中（いくちゅう）　穴名。域中とも書く。足少陰腎経。前胸部、第 1 肋間、前正中線の外方 2 寸。①宣肺平喘　②止咳化痰　③開竅清熱

郁李仁（いくりにん）　薬物名。瀉下薬、潤下薬。辛苦甘、平。脾・大腸・小腸。①潤腸通便　②行水消腫　③散気止痛

郁李仁丸（いくりにんがん）『**郷薬集成方**』　方剤名。郁李仁 20　杏仁 10　大黄 10。「小児が肺熱が盛んで、咳嗽、短気、咽喉中に痰声がする場合に用いる」。

郁李仁湯（いくりにんとう）『**郷薬集成方**』　方剤名。白茅根 160　郁李仁　桑白皮　赤小豆各 120　陳皮 80　紫蘇 60。「水気が集積し、全身浮腫、尿不利、胸悶、短気する場合に用いる」。

毓麟珠（いくりんじゅ）『**方薬合編**』　方剤名。熟地黄　菟絲子　当帰各 160　人参　白朮　白茯苓　白芍　杜仲　鹿角霜　山椒各 80　川芎　甘草各 40。「気血両虚で下焦が虚冷し、悪寒、小腹と腰部が疼痛し、月経不順、不妊症の場合、帯下が多い場合に用いる」。

医経（いけい）　書名。中国医学の古典。①『漢書芸文志・方技略』の記載によると、漢以前の医書 7 部全 216 巻を『医経』という。つまり『黄帝内経』『外経』『扁鵲内経』『外経』『白氏内経』『外経』『傍篇』の 7 部を指し、内容は解剖、生理、病理、治療原則などの基礎医学書である。②後に『素問』『霊枢』『難経』を『医経』という。さらに『内経』『傷寒論』『金匱要略』『神農本草経』を指すこともある。また、これらを総称して『医経』と呼ぶこともある。

い

葦茎(いけい)　薬物名。芦根の別名。「芦根」を参照。

医経解惑論(いけいかいわくろん)　書名。日本江戸時代、内藤希哲(1701～1735)の著。張仲景医学の解説・研究書。全3巻。享保16年(1731)年自序。日本初の『傷寒論』『金匱要略』の総論的研究書。

医経訓詁(いけいくんこ)　書名。日本江戸時代、山田業広(1808～1881)の編著。医経の注釈書。全9巻9冊。明治2年(1869)刊。

医経声類(いけいせいるい)　書名。日本江戸時代、山田業広(1808～1881)の編著。『素問』『霊枢』『難経』のイロハ順用語索引集。全3巻3冊。慶応4年(1871)成。

医経溯洄集抄(いけいそかいしゅうしょう)　書名。日本江戸時代、名古屋玄医(1628～1696)の述、桜井玄雄(生没年不詳)の抄録。『医経溯洄集』の解説・研究書。漢文。全7巻。寛文3年(1663)刊。刊行時、玄医は36歳で、玄医の著では最も早期の刊行物。

医経溯洄集和語鈔(いけいそかいしゅうわごしょう)　書名。日本江戸時代、岡本一抱(1654～1716)の著述。『医経溯洄集』の注釈書。前10巻。享保13(1728)年。

葦茎湯(いけいとう)『備急千金要方』　方剤名。芦根30　薏苡仁30　冬瓜仁24　桃仁9。肺癰で、咳嗽・腥臭のある黄痰あるいは膿血痰・胸痛・舌質紅・舌苔黄膩・脈滑などに用いる。

池田独美(いけだかつよし、1735～1816)　人名。日本江戸時代の医家。『痘科弁要』の著者。独美は通称は瑞仙(ずいせん)。周防国岩国の人で、錦帯橋にちなんで錦橋(きんきょう)と号した。安芸宮島で治痘に腕をふるい、大阪を経て寛政3年(1791)京都で開業した。同9年(1797)に幕府に召され江戸の医学館の教授として痘科を講じた。

痿厥(いけつ)　①「痿証」の症状の一つ。手足萎弱無力で不温のこと。②「痿証」と「厥証」とをあわせた名称。

医源(いげん)　書名。日本江戸時代、石坂宗哲(1770～1841)の著。生理解剖学書。不分巻1冊。文政9年(1826)刊。

医工(いこう)　古代の医師の呼び名。早くは『内経』に見える。漢代には医工長が設置され、宮廷の医薬を主管する官名とした。唐代の医工は、針工、按摩工、呪禁工を指し、地位としては、医師、針師、按摩師より下位で、医生、針生、按摩生より上位に位置していた。

彙講(いこう)　今の医学雑誌を指す。個人が単独で編纂して、著作を収集して印行したもの。中国清代の唐大烈の『呉医彙講』は、中国初の医学雑誌で、当時の著作を収集して随時印行し、全11巻がある。

異功散(いこうさん)『小児薬証直訣』　方剤名。四君子湯加陳皮。人参6　白朮9　茯苓9　炙甘草6　陳皮9。脾気虚・気滞による、疲労しやすい・食欲不振・泥状～水様便・面色萎黄・四肢倦怠・舌質淡嫩・舌苔白・脈細などに用いる。

異功散(いこうさん)『東医宝鑑』　方剤名。①人参　白朮　白茯苓　陳皮　甘草各4　生姜3　大棗2。「脾胃虚弱により心下痞硬、消化不良、腹痛、泄瀉、口中無味の場合に用いる」　②木香　当帰各1.4　桂皮　白朮　白茯苓各1.2　陳皮　厚朴　人参　肉豆蔲　丁香各1　炮附子　半夏各0.6　生姜3　大棗2。「小児が発熱し悪寒し、頭熱、手足厥冷、腹満、口渇、泄瀉する場合に用いる」。

異香散(いこうさん)『医林撮要』　方剤名。三稜　蓬莪朮　益智仁　甘草各4　橘皮　陳皮各2　石蓮実　厚朴1.2　生姜3　大棗1　塩少々。「気血が滞り腹腫満、咽喉閉塞感、腹痛する場合に用いる」。

異香四神散(いこうししんさん)『東医宝鑑』　方剤名。香附子16　陳皮12　烏薬8　甘草4　生姜3　大棗2。「不妊症で眩暈、胸満する場合に用いる」。

以左治右、以右治左(いさちう、いうちさ)(左を以って右を治し、右を以って左を治す)治法。針灸治療の方法の一つ。身体の片側(右や左側)に疼痛がある際に、反対側の経穴を用いて治療すること。「繆刺法」と「巨刺法」とがある。各項を参照。

伊沢棠軒(いざわとうけん、1834〜1875) 人名。日本江戸時代の医家。『素問釈義』の著者。棠軒は考証学者伊沢蘭軒(1777〜1829)の孫。名は信淳(のぶあつ)。

伊沢蘭軒(いざわらんけん、1777〜1829) 人名。日本江戸時代の医家。『居家遠志』の著者。蘭軒の名は信恬(のぶさだ)、字は憺甫(たんぽ)、通称辞安(じあん)。福山藩医伊沢長安(信階)の子として江戸本郷に生まれ、目黒道琢や太田澄元に学び、父の跡を継いだ。

移指(いし) 脈診時の指の置き方。寸部・関部・尺部の脈象に明らかな違いが見えた際には、普段の指の位置ではなく、指をずらして脈象の状況を比較して把握すること。たとえば、寸脈が渋で尺脈が滑であったり、寸脈が大で尺脈が小などの場合は、寸部にある食指を尺部に移動させて、同じ指で比較検討してみること。

医師(いし) 中国周代の医官名。医の政令を管掌した。

遺屎(いし) 病名。大便失禁のこと。

石井意伯(いしいいはく、1674〜1733) 人名。日本江戸時代の医家。『医学千文考証』の著者。意伯は仙台藩伊達吉村の侍医、名は彰信(あきのぶ)、号は回陽子(かいようし)・臥陰軒(がいんけん)。

石川元混(いしかわげんこん、生没年不詳) 人名。日本江戸時代の医家。『灸穴図解』の著者。元混は蘭学にも通じた石川玄常の養嗣子で、江戸の人。字は子進。大田錦城とも交流があった。

石川太刀雄(いしかわたちお、1908〜1973年) 人名。日本現代の医家。生理学者石川日出鶴丸の長男として生まれ、父子2代に渡り針灸に関連のある研究を行った。京都大学卒業。内臓体壁反射の体系化、皮電点の発見、皮電計の開発、皮電図診断法の樹立など、針灸の経穴と皮膚電気抵抗の関係を解明した。

医事啓源(いじけいげん) 書名。日本江戸時代、今村了庵(1814〜1890)の著。文久2年(1862)序跋・刊行。中国の文献を引用して著された西洋医学に対抗する書。

医事古言(いじこげん) 書名。日本江戸時代、吉益東洞(1702〜1773)の著。医論集。不分巻1冊。文政2年(1805)刊。中国の古典から医学関連の記事を抄出して、意見を述べたもの。

石坂宗哲(いしざかそうてつ、1764〜1840年) 人名。日本江戸時代の鍼灸師。甲府に生まれ、後江戸に出て針灸を学ぶ。オランダ医学を取り入れて『骨経』『内景備覧』『鍼灸説約』『針灸知要一覧』などを著す。オランダ医師のシーボルトによって、ヨーロッパに当時の日本の針灸術を紹介するのに貢献した。

石坂宗哲五刺法(いしざかそうてつごしほう) 治法。江戸時代の名医、石坂宗哲の創意による5種類の刺針法「半刺法、豹文刺法、関刺法、合谷刺法、輸刺法」をいう。

石崎淳古(いしざかあつひさ、生没年不詳) 人名。日本江戸時代の医家。『飲病論』の著者。淳古は江戸の人で、字は玄素(げんそ)、号は朴庵(ぼくあん)。

医事説約(いじせつやく) 書名。日本江戸時代、香川修庵(1683〜1755)の日用処方と香川礼庵が編集した処方集。『一本堂医事説約』ともいう。全1巻。延享元年(1744)序。家方4剤(順気剤・解毒剤・排毒剤・潤涼剤)を筆頭に、数々の疾病(婦人・小児門を含む)に対する一本堂の常用方剤が数百方収載されている。

医事叢談(いじそうだん) 書名。日本江戸時代、山下玄門(生没年不詳)の述。医談集。全3巻府1巻4冊。弘化3年(1846)自跋。内容は治療・治験・薬物など臨床に関するものが中心。

医治通鑑(いじつうかん) 書名。日本江戸時代、曲直瀬道三(1507〜1594)の著。医方書。天正12年(1584)成。編目の構成は『啓迪集』を踏襲しつつ、実用の便に即して簡便化した道三の知られざる名著。

い

石塚汶上(いしづかぶんじょう、生没年不詳)　人名。日本江戸時代の医家。『困学医言』の著者。汶上は江戸の人で、字は尹(いん)、号は不玉斎(ふぎょくさい)。

胃失和降(いしつわこう)［胃気不降］　「胃気不降」に同じ。

胃実(いじつ)　証候名。胃腸積熱、熱盛傷津、胃気壅滞不通などを指す。症状は脘腹脹痛・噯気・大便不通、煩躁発熱などが見られる。

胃実呃逆(いじつあくぎゃく)　「呃逆」を参照。

胃実譫語(いじつせんご)　病名。胃実によるうわごとのこと。

医事答問(いじとうもん)　書名。日本江戸時代、桃井安貞(生没年不詳)の著。医論集。不分巻1冊。安永2年(1773)の同著者の『随症録』に付して刊。安貞がその師、吉益東洞に質疑して得た解答を記述したもの。

石鍼(いしばり)　石器時代に応用された石製の針具で、砭石(へんせき)ともいう。

石女(いしむすめ)　不妊症の女性のこと。

意舎(いしゃ)　穴名。足太陽膀胱経。上背部、第11胸椎棘突起下縁(脊中穴)と同じ高さ、後正中線の外方3寸。①健脾和胃　②清熱利湿　③清五臓熱

萎弱(いじゃく)　症名。運動麻痺のこと。

遺溲(いしゅう)　病名。大便失禁、小便失禁のこと。

胃汁(いじゅう)［胃陰、胃津］　「胃陰」を参照。

胃主降濁(いしゅこうだく)(胃は降濁を主る)**［胃気主降］**　症候名。脾気は「昇」をつかさどり、胃気は「降」をつかさどる。飲食の消化では、脾胃が協調して「昇清降濁」を行う。脾は陰土で胃は陽土であり、胃は燥で脾は湿であり、互いに協調して飲食の消化を行っている。脾は昇清をつかさどり、それによって水穀の精微の上部輸送と生化を行っている。胃気は下降が順であるので、初歩的に消化した飲食(食物の残渣も)を下方へ推し進めることを「降濁」と言う。この作用は、脾の「昇清」と相反しながら行われている。胃気不降になれば嘔吐などの症状が見られる。

胃主受納(いしゅじゅのう)(胃は受納を主る)　「受納」とは水穀を受け入れることをいう。胃腔は大きな消化器なので「水穀の海」ともいう。飲食の受納は、胃の重要な機能である。

胃主腐熟(いしゅふじゅく)(胃は腐熟を主る)　胃の機能の一つ。飲食物を消化して粥状にする過程をいう。

医醇賸義(いじゅんしょうぎ)　書名。中国清代、費伯雄(晋卿)著。1863年。全4巻。脈法、外感、雑病について論述している。

医賸(いしょう)　書名。日本江戸時代、多紀元簡(1755〜1810)の著。医学論考集。全3巻・付録1巻。文化6年(1809)刊。

胃消(いしょう)［中消、消中、脾消］　「中消」に同じ。

痿証(いしょう)［痿躄］　「痿躄(いへき)」に同じ。

胃上穴(いじょうけつ)　穴名。奇穴。上腹部、臍の上方2寸、正中線から両側4寸に取る。胃下垂、腹脹などを主治。

痿証方(いしょうほう)『本朝経験』　方剤名。当帰5　地黄4　芍薬　蒼朮　牛膝各3　知母　黄耆各2　杜仲　黄柏各1。「下肢の軽度の運動麻痹に用いる」

医事或問(いじわくもん)　書名。日本江戸時代の書、吉益東洞(1702〜1773)の著。医論集。全2巻。明和6年(1769)自序。問答形式で37頁にわたり東洞の医学観を述べている。

胃津(いしん)［胃陰、胃汁］　「胃陰」に同じ。

胃・神・根(い・しん・こん)　正常な脈象の基本条件のこと。「胃」とは、脈勢がおだやかでゆったりして、リズムも一致すること。これを、脈に「胃気」があるという。「神」とは、脈が柔和で力強いこと。「根」とは、一つはしっかりと指に感じること、もう一つは寸関尺にそれぞれしっかりと感じること。これらは健康な脈象であり、患者の脈診では、これらを基準にして疾病の吉

凶を判別する。しかし、実際の脈診の際には、脈拍が落ち着き緩やかで、リズムも乱れず、柔和で力強ければ、これは胃気が充実しており、抵抗力もあると判断できる。

胃心痛(いしんつう)　「胃脘痛」に同じ。

医心方(いしんぽう)　書名。日本鎌倉時代、丹波康頼(912〜995)が著した日本最古の医学全書、全30巻、針灸関係は2巻。円融天皇永観2年(984年)に完成。隋の巣元方の『病源候論』に基づいて書かれている。その外にも中国伝来の多くの医書が抄録されている。

医心方提要(いしんぽうていよう)　書名。日本江戸時代、森立之(1807〜1885)編著。『医心方』の参考書。不分巻1巻。安政6年(1859)成。

萎蕤(いずい)　薬物名。玉竹の別名。「玉竹」を参照。

遺精(いせい)[遺泄、失精]　病名。「遺泄」、「失精」とも言う。夢を見ながらの遺精は「夢遺」という。日中に精液が自然にもれるものを「滑精」という。心腎不交・相火熾盛・腎気不固などにより見られる。また湿熱下注により見られるものもある。「心腎不交」では、夢中遺精・頭暈・心悸神倦・小便黄短で熱感があるなどが見られる。「相火熾盛」では、陰茎易挙・口乾舌紅・頭昏目眩・耳鳴腰痠が見られる。「腎気不固」では、精易滑出・面色皓白・精神萎靡・頭眩腰痠・脈沈弱などが見られる。「湿熱下注」では、口苦・小便赤・苔黄膩なども見られる。

頤生輯要(いせいしゅうよう)　書名。日本江戸時代、貝原益軒(1630〜1714)の撰、竹田定直の編。養生書。『益軒先生銓定頤生輯要』『益軒先生養生論』ともいう。

頤生録(いせいろく)　書名。朝鮮李朝時代、中宗18年(1523)鄭惟仁の撰。著者が20歳の時に重病により静養している際に、頤養を得たのでそれを類聚して説を付して1巻にしたもの。

井関玄悦(いぜきげんえつ、1618〜1699)
人名。日本江戸時代の医家。玄説とも書く。名は常甫。養真堂と号した。曲直瀬玄朔の高弟。延宝7年(1679)に徳川家綱の侍医となり、法眼に叙せられ、井上玄徹とともに名医と謳われた。82歳で江戸に没す。

医籍考(いせきこう)　書名。日本江戸時代、多紀元胤(1789〜1827)の編著。中国医籍の書目資料集。全80巻。元胤の没後、弟の元堅によって整理された。天保2年(1831)元堅の序がある。中国歴代の厖大な数に及ぶ医薬書に関して、序跋などの資料を集成し、考証を付した一大目録学書。

医籍著録(いせきちょろく)　書名。日本江戸時代、小島春沂(1829〜1857)の著。中国医学典籍の書誌学書。不分巻1冊。安政初年頃成。

胃泄(いせつ)　病名。「飧泄(そんせつ)」に同じ。五泄の一つ。胃気が虚して食化せず黄色となるものをいう。

遺泄(いせつ)　「遺精」に同じ。

出雲広貞(いずもひろさだ、770〜869年)
人名。日本平安時代の医師。摂津(大阪)生まれ。恒武天皇の侍医となり、典薬助、美作権掾を兼務した。大同3年(808年)安部真直とともに、当時民間に流布していた薬方を整理して『大同類聚方』を選集した。他に『難経開委』(散失)がある。

胃倉(いそう)　穴名。足太陽膀胱経。上背部、第12胸椎棘突起下縁と同じ高さ、後正中線の外方3寸。①和胃化湿　②理気暢中　③消積導滞

医宗金鑑(いそうきんかん)　書名。中国1742年(乾隆7年)、清王朝の太医官呉謙ら30数名の共著による医学書、全90巻。内科・小児科・婦人科・外科のほかに、正骨心法(整骨法)・刺灸心法8巻も含む。

医宗損益(いそうそんえき)　書名。朝鮮李朝時代、高宗5年(1868)、恵庵　黄度淵の編。12巻6冊、付録1巻(薬性歌)。本書は『東医宝鑑』の病症部分を整理して実用に編した書籍。

医宗仲景考(いそうちゅうけいこう)　書名。日本江戸時代、平田篤胤(1776〜1843)の著

述。張仲景の人物に関する論考。1冊。文花9年(1812)成。張仲景を葛考先(葛洪の曽祖父の兄という)と同一人物とし、葛考先は戴覇とも仲景とも機とも称したという結論に達している。

い

医宗必読(いそうひつどく) 書名。中国明代、李中梓(士材、念莪)著。1348年。全1巻。簡易な入門書。

倚息(いそく) 症状名。物に寄りかかって息をすること。呼吸困難。

医断(いだん) ①人名。日本江戸時代の医家、吉益東洞の門人、『鶴元逸』の著書、宝暦9年(1759年)刊。「万病一毒説」を唱え、それまでの陰陽五行説などの医説を排除する斬新な考え方を示した。②書名。日本江戸時代、吉益東洞(1702～1773)述。門人鶴田元逸の編著。医論集。全1巻。宝暦9年(1759)跋刊。東洞の独創的医説を強烈にアピールしたセンセーショナルな著述、賛否両論があり、当時の医界を大いに刺激した。

医談抄(いだんしょう) 書名。日本江戸時代、惟宗具俊(生没年不詳)の著。医学随筆録。全2巻。医家の随筆としては最古のものの一つで、当時の医療状況や思想を示す貴重な資料。

一陰(いちいん) 「三陰」を参照。

一字軽金散(いちうけいきんさん)『東医宝鑑』 方剤名。川芎　白芷　藿香　荊芥　金沸草　石膏　防風各20　天南星　烏頭各10　草烏6。「風痰による偏頭痛、正頭痛、眼球が飛び出しそうなほど疼痛する場合、眼に翳膜が生じて視力障害がある場合に用いる」。

一字散(いちうさん)『東医宝鑑』 方剤名。蜈蚣1　天麻　草烏各20　全蝎10　白芷4。「破傷風により牙関緊閉、全身痙攣、精神昏迷する場合に用いる」。

一逆(いちぎゃく) 治療中に一度誤りを犯したこと。

一剤(いちざい) 一服に用いる薬剤のこと。二剤三剤は、二服三服の意。

いちじく灸(いちじくきゅう) 灸法。無痕灸。施灸点にいちじくの葉を敷き、その上から施灸する灸法。痔疾などに用いる。

一上散(いちじょうさん)『東医宝鑑』 方剤名。蛇床子　貫仲　白膠香　寒水石各40　枯白礬　黄連各20　石雄黄14　乳香　呉茱萸各12　斑猫14。「癬瘡が掻痒して疼痛する場合に用いる」。

一毒家(いちどくか) 日本江戸時代の漢方の流派。吉益東洞の「万病一毒論」を信奉した一派。吉益流とも言う。病因は気血の留滞による毒とし、「汗・吐・下」の剤をよく用いた。後藤艮山の「一気留滞説」に対抗するものとして生まれた。

一捻金散(いちねんきんさん)『東医宝鑑』 方剤名。石雄黄12　硼砂4　甘草2　龍脳若干。「小児が心脾に熱があり生じた鵞口瘡により、乳を吸えない場合、重舌や木舌に用いる」。

一陽(いちよう) 「三陽」を参照。

委中(いちゅう) 穴名。「血郄」「曲脷内」「郄中」ともいう。足太陽膀胱経、合土穴、四総穴、膀胱経下合穴。膝後面、膝窩横紋の中点。①涼血瀉熱　②舒筋通絡　③利腰膝　④醒脳安神　⑤壮筋補虚

胃中乾燥(いちゅうかんそう) 証名。腸も含む。裏に実熱があったり、誤って発汗して津液を亡失すると、腸胃の津液が耗損し、その濡潤を失い乾燥する状態をいう。

胃中虚(いちゅうきょ) 証名。胃中が空虚となり、中気が衰弱すること。

胃中虚冷(いちゅうきょれい) 証名。胃中の陽気が消失し、消化機能が減退して、食欲不振・嘔吐・食不化などの症状が現れること。

意仲玄奥(いちゅうげんおう) 書名。日本江戸時代、森共之(1669～1746)の編著。御薗意斎流針術の秘伝書。不分巻1冊。

胃中燥屎(いちゅうそうし) 病名。腸中の大便が乾燥すること。『傷寒論・弁陽明病脈証并治』に「陽明病、譫語し、潮熱有り、反って食す能わざる者は、胃中に必ず燥屎五六枚有るなり」(陽明病、譫語、有潮熱、反

不能食者、胃中必有燥屎五六枚也）と見える。「胃中」とは腸道のことで、胃中に燥屎があるとは、胃腸に実熱内結して津液が邪熱により消耗することによって、大便燥結することをいう。

委中毒（いちゅうどく）［委中癰］　「委中癰」に同じ。

胃中熱（いちゅうねつ）［胃熱］　「胃熱」に同じ。

胃中不和（いちゅうふわ）［胃気不和、胃不和］　「胃気不和」に同じ。

胃中有邪気（いちゅうゆうじゃき）「胃中に邪気有り」　邪気とは、水湿や痰涎などの陰邪を指す。胃は中焦にあり、脾気が虚衰すると陰邪が中焦の胃に凝滞すること。

委中癰（いちゅうよう）［委中毒］　病名。「委中毒」ともいう。膝窩部（膕）の委中穴部に生じる癰のこと。肝胆の積熱が膀胱経に結して生ずる。患肢の障害、湿疹糜爛などが起こる。初期は木のように硬く腫痛し、皮膚色は微紅し、または熱をもち赤色となる。腫塊ができると下肢が屈伸困難となるので、「曲鰍」ともいう。その際には悪寒発熱がある。もし腫痛が日増しに悪化すれば悪寒発熱は引かない。化膿して、膿が出尽くせば治癒する。

溢飲（いついん）　病名。水液が体表や皮下組織に滞留するものを指す。水気病に相当する。症状は身体疼痛、四肢浮腫沈重、または喘咳なども現れる。

胃痛（いつう）［胃脘痛］　病名。胃脘痛とも言う。胃脘の心窩部が疼痛するので、「心下痛」ともいう。長期の飲食の不摂生や精神的な刺激により発病する。初期は肝胃不和、胃気鬱滞、長くなれば気滞血瘀となり胃絡を損傷し、気が血にまで波及して発症する。肝胃不和と脾胃虚寒に分ける。「肝胃不和」のものは、胃脘脹痛し、胸肋にまで疼痛が広がり、さらに心煩易怒・泛酸・嘈雑・口苦などの火鬱の症状を伴う。疼痛部位が固定して拒按・黒便・脈渋のものは「血瘀」による。「脾胃虚寒」のものは、隠痛喜按・泛吐清水・形疲肢冷・大便不実などをともなう。

以通為止（いつういし）（通を以って止を為（つく）る）　治法。治療法の一種。下痢の治療において、逆に瀉下薬を用いて治療すること。邪熱による下痢に用いる。邪熱が解消すれば下痢は止まる。

以痛為腧（いつういゆ）（痛を以って腧と為す）　「阿是穴」を参照。

噎膈（いっかく・えつかく）　病名。膈噎ともいう。嚥下困難を主症とする病気のこと。

一貫煎（いっかんせん）『柳州医話』　方剤名。①沙参9　麦門冬9　当帰9　生地黄30　枸杞子12　川楝子5。肝腎陰虚・肝気不舒による、胸脇脹痛・腹満・呑酸・苦味の嘔吐・口や咽の乾燥・舌質紅絳で乾燥・舌苔少～無苔・脈細数などに用いる。②「和肝」を参照。

斎宮静斎（いつきせいさい、1729～1778）　人名。日本江戸時代の儒学者。『傷寒論特解』の著者。静斎は安芸の人で、名は必簡（ひつかん）・字は大礼（たいれい）。江戸で服部南郭に儒学を学び、京都で儒の塾を開いた。同郷の吉益東洞（1702～1773）と親交があった。

乙癸同源（いつきどうげん）　「肝腎同源」に同じ。

一気留滞論（いっきりゅうたいろん）　日本江戸時代の後藤艮山による医説。「百病は一気の留滞により生じる。したがって順気を治病の基本とする」と説いた。四診のほかに、按腹・候背・手足の観察法を重視し、施灸、熊の胆、番椒、温泉などをよく用いた。

逸者行之（いつしゃこうし）（逸（はし）る者は之を行（めぐ）らす）　治法。『素問・至真要大論』に見える。「逸」とは気血が乱れて逆上すること。「行」とは、気血を協調させて正常に戻すこと。肝気が横逆して両脇が痛む場合には、疏肝法を用いて調和して分散すれば疼痛は止まる。女性で少腹腫痛し拒按、経色紫黒で塊がある、舌苔暗灰、脈渋などの下焦積血などの場合に、祛瘀法にて通経すること。

聿修堂蔵書目録(いっしゅうどうぞうしょもくろく) 書名。日本江戸時代、多紀元簡(1755～1810)の収蔵の医薬書類の目録。不分巻1冊。

一扇門穴(いっせんもんけつ) 穴名。奇穴。手の中指と示指の根元の下5分のところ、中指と示指の間に取る。熱病で汗の出ないもの、皮膚病、眼病などを主治する。

一側取穴(いっそくしゅけつ) 取穴法。患側または健側、いずれか一側だけを取穴して治療すること。通常は、患側を用いる。顔面麻痺や半身不随などに応用する。また歯痛では患側の合谷穴を取穴する。両側を取穴するよりも効果的なことが少なくない。逆に健側だけを取穴する場合もある。いずれも急性疾患に応用する。

一扶(いっぷ) 同身寸取穴法の一つ。手掌の横径、または拇指を除く4指の横径をいう。

一服(いっぷく) 薬を1回服むこと。二服は2回、三服は3回服むこと。

逸風瘡(いつふうそう) 「疥瘡」に同じ。

一本針(いっぽんしん) 針法。急性疾患、特に鎮痛に対して、特定の経穴に1本の針だけで治療する方法。柳谷素霊の『秘法一本鍼伝書』に由来する。

一本堂行余医言(いっぽんどうこうよいげん) 書名。日本江戸時代、天明8年(1788年)、香川修庵の著。医学書、病論集。全22巻、92部門。儒と医は一つであるとの独自の考えから一本堂と称した。他に修庵の著に『一本堂薬選』『一本堂灸点図解』がある。

一本堂薬選(いっぽんどうやくせん) 書名。日本江戸時代の医書。香川修庵著(1731年)姉妹篇として医床録『一本堂行余医言』を著した。薬物学書。全4編。

胃啼(いてい) 病名。小児で筋骨や血脈が未熟でよく泣くもの。

飴糖(いとう) 薬物名。膠飴の別名。「膠飴」を参照。

医道(いどう) 書名。日本江戸時代、中川修亭(1773～1850)の著。医論。不分巻1冊。文政9年(1826)自跋。

維道(いどう) 穴名。「外枢」ともいう。足少陽胆経。下腹部、上前腸骨棘の内下方0.5寸。①調衝任　②束帯帯脈　③理腸通便

伊東見龍(いとうけんりゅう、1700～1757) 人名。日本江戸時代の医家、『医学蒙求』の著者。見龍は酒田藩医で名は玄当(はるまさ)、別に好礼(よしのり)・以徳(いとく)と称し、千淵(せんえん)・竹斎(ちくさい)・楽水(らくすい)と号した。

医道二千年眼目篇(いどうにせんねんがんもくへん) 書名。日本江戸時代、村井琴山(1733～1815)の著。医論集。全13巻14冊。文化4年(1807)刊。

医道日用綱目(いどうにちようこうもく) 書名。日本江戸時代、本郷正豊(生没年不詳)の著。医学入門ハンドブック。全1巻、1冊。宝永6年(1709)成。和文で簡明に書かれているためベストセラーとなり、以後江戸時代末期に至るまで翻刻を重ねた。

医道日用重宝記(いどうにちようちょうほうき) 書名。日本江戸時代、江戸時代の簡便医書。本郷正豊著(1709年)。他に『針灸重宝記』がある。

伊藤鳳山(いとうほうざん、1806～1870) 人名。日本江戸時代の医家。『傷寒論文字攷』の著者。鳳山は出羽酒田の医師伊藤維恭の次男として生まれ、朝川善庵に就いて儒を修め、儒者として活躍した。名は馨(かおる)、字は子徳(しとく)。著書に『難経文字攷』『扁鵲伝問難』『素問識折妄』などがある。

伊藤鹿里(いとうろくり、1778～1838) 人名。日本江戸時代の医家。『傷寒論張義定本』の著者。鹿里は名は祐義(すけよし)、通称大助(だいすけ)、字は忠岱(ちゅうたい)。信濃の人で、儒を大田錦城に、古方を吉益南涯に、刺絡術を三輪東朔に学んだ。他に『刺絡見聞録』『仲景氏事蹟考』『考経国字解』などの著がある。

以毒攻毒(いどくこうどく)(毒を以って毒を攻む) 治法。毒薬を用いて邪毒を治療すること。頑固で悪質な瘡腫や疔毒・梅毒・麻

風などに用いる。

胃内停水(いないていすい) 証名。腹部の胃内に水分が多く貯留した状態をいう。利水剤や利尿剤を用いて排除する。

稲葉徳基(いなばのりもと、生没年不詳) 人名。日本江戸時代の医家。本山観との共著に『傷寒論考文』がある。徳基は東武の人で、字は子譲(しじょう)。

稲葉文礼(いなばぶんれい、生年不祥～1805年) 人名。日本江戸時代の医家。名は克(かつ)、通称意忠(いちゅう)、文礼は号。幼くして孤児となり、鶴泰栄に腹診術を修得。後半、門人が師の説をまとめて『腹証奇覧』4巻(1799年)がある。後に和久田叔虎により前書の誤りを訂正して『続腹証奇覧』を著し、その後、文礼とともに『腹証奇覧翼』8巻を著した。

稲葉通達(いなばみちとお、生没年不詳) 人名。日本江戸時代の医家。『素問研』の著者。通達は豊後臼杵の人で、号は良仙。山科一安の門人となる。宝暦6年(1756)に法橋に叙せられた。

稲村三伯(いなむらさんぱく、1758～1811) 人名。日本江戸時代の蘭学者。もと鳥取藩の医者。名は箭、字は白羽という。大槻玄沢に入門。さらに通詞石井庄助の弟子となる。後に海上随鷗と名を変えて京都に住み、蘭学を教えた。

遺尿(いにょう)[遺溺] 「遺溺」に同じ。

遺溺(いにょう)[遺尿] 病名。「遺尿」に同じ。①夜間睡眠中に無自覚的に排尿してしまうことは「尿床」という。これは児童に多く、腎気不足で膀胱の気が固まらずに起こる。虚証である。寒証では尿色は清白、熱証では黄色で臭う。②小便失禁のこと。

苡仁(いにん)[薏苡仁] 薬物名。滲湿薬。甘、寒、胃・膀胱。①健脾止瀉　②行水消腫　③祛湿除痹　④祛風解痙　⑤排膿消癰

胃熱(いねつ)[胃中熱] 証名。胃に邪熱を感受するか、脂っこい燥熱性の食物を過食することによる。症状は口渇・口臭・易飢嘈雑・小便短赤・大便秘結などが見られる。胃熱化火した際には、口腔糜爛・歯周腫痛などが見られる。「胃火上昇」を参照。

胃熱呃逆(いねつあくぎゃく) 「呃逆」を参照。

胃熱殺穀(いねつさっこく) 証名。殺穀とは、飲食した水穀が消化しやすいこと。胃の機能は、おもに水穀の腐熟である。胃中熱になれば、腐熟作用が過剰になり、食べてもすぐに空腹感がある。多食しても身体が栄養されずに反って消痩するのは「消穀善飢」という。「消穀善飢」を参照。

移熱湯(いねつとう)『東医宝鑑』 方剤名。沢瀉10　赤茯苓　白朮　猪苓各6　生地黄　木通　甘草各4　竹葉7。「心と胃に熱があり、口中糜爛する場合に用いる」。

胃熱発斑(いねつはつはん) 病名。邪熱が胃中にあり、または熱薬の過服により発斑すること。

胃熱壅盛(いねつようせい)[胃火熾盛] 証名。胃熱の程度がひどいもの。症状は煩渇喜冷飲・口臭・口唇糜爛・牙周腫痛・脘腹灼熱・小便黄短・大便秘結・舌紅苔黄厚などが見られる。温熱病で見られる胃熱壅盛は、陽明の実熱であり、神昏譫語・狂躁などが現れる。

井上玄通(いのうえげんつう、生没年不詳) 人名。日本江戸時代の本草学者。『灸草考』の著者。玄通は播州明石藩医で、字は子黙(しもく)、号は桐庵(とうあん)。京都で松岡玄達に学び、本草学に通じた。他に『本草製譜』『本草伝習録』などがある。

井上玄徹(いのうえげんてつ、1758～1811) 人名。日本江戸時代の医家。霊叟と号す。周防の多々良氏の出。京に出て曲直瀬玄朔の門に学び、正保4年(1647)に家光の侍医となり、寛文6年(1666)法印に叙せられ、交泰院の院号を賜った。貞亨3年(1686)4月、85歳で江戸に没す。

稲生若水(いのうじゃくすい、1655～1715) 人名。日本江戸時代の医家。『炮炙全書』の著者。若水は江戸の生まれで、父稲生恒軒に医を、木下順庵に儒を学んだ。名は宣義

(のぶよし)、字は彰信(しょうしん)、通称正助(しょうすけ)、修して稲若水(とうじゃくすい)ともいう。前田綱紀に召されて、加賀金沢藩儒となった。

胃納呆滞(いのうほうたい)[納呆]　「納呆」に同じ。

胃之大絡(いのたいらく)[虚里]　「虚里」ともいう。胃腑より直接分出した大きな絡脈を指す。その循行経路は、胃より上行して、横隔を貫通し、肺臓の後ろで連絡し、外に向けて分出する。そして左側の乳部の下方、つまり心尖拍動部(乳根穴の部位)に分布する。『素問・平人気象論』

医之弁(いのべん)　書名。日本江戸時代、永田徳本(1513?～1630?)の著。短編の医論。

胃の六つ灸(いのむつきゅう)　穴名。奇穴。「六華の灸」「六の灸」ともいう。左右の膈兪・肝兪・脾兪の6穴のこと。胃疾患全般を主治。

医範(いはん)　書名。日本江戸時代、吉益東洞(1702～1773)の著。医論。不分巻1冊。文政7年(1824)刊。南涯の医学観をよく示している。

胃反(いはん)[反胃・胃翻・胃飜]　「反胃」に同じ。

猬皮散(いひさん)『東医宝鑑』　方剤名。猬皮　鼈甲各1　磁石20　桂心12。「泄瀉や痢疾、または過労で脱肛を起こす場合に用いる」。

異病同治(いびょうどうち)　治法。一般的に疾病が異なり、証が異なればそれぞれの治療法を用いる。しかし証が同じであれば、異なる疾病であっても同じように治療することをいう。たとえば、虚寒の下痢と脱肛や子宮脱は異なる病証であるが、互いに中気下陥によるものであれば、いずれも補中益気法を用いて治療することが出来る。「補気」「昇提中気」を参照。

夷父(いふ)　人名。中国顓頊時代の伯夷の父君。他書では、弟父や苗父ともある。祝術を用いて重病患者を治療したとの伝説がある。

胃風湯(いふうとう)『和剤局方』　方剤名。①人参　白朮　茯苓　芍薬　桂枝各3　当帰　川芎2.5　粟3。「胃腸の虚弱な人が腹を冷やしてしまったり、感冒などで下痢するものに用いる」　②人参　白朮　赤茯苓　当帰　川芎　白芍　桂皮　甘草各4　糯米2。「腸胃に湿毒が集積し、腹痛、黒色の泄瀉をする場合に用いる」。

胃部虚満(いぶきょまん)　証名。腹部が膨満するが、抵抗や圧痛をともなわない状態をいう。

胃不和(いふわ)[胃気不和]　「胃気不和」に同じ。

痿躄(いへき)[痿証]　「痿証」を参照。

胃呆(いほう)[納呆、胃納呆滞]　「納呆」に同じ。

医宝(いほう)　書名。中国の書、編者、刊年不詳。小児科と婦人科の専門医書。筆写本1冊。

医方活套(いほうかっとう)　書名。朝鮮李朝時代、高宗6年(1869)、黄度淵の撰。1巻1冊。著者が『医宗損益』を刊行した後に、さらに実用に便利になるように抽出・按排した書。

医方規矩(いほうきく)　書名。日本江戸時代、名古屋玄医(1628～1696)の著。医方書。成立年不詳。薬方運用の要訣を簡潔に説いており、玄医が方剤を実際の臨床でどのように用いていたかがわかる。

医方起源(いほうきげん)　書名。日本江戸時代、甲賀通元(生没年不詳)の著。医方書。全3巻。享保5年(1720)自序。これは1500方余りの常用方剤についてその出展を洗い出し、考証を付した書物。

医方口訣集(いほうくけつしゅう)　書名。日本江戸時代、長沢道寿(?～1637)の原著。全3巻。本書は曲直瀬流の処方解説書で、164方を収録。代表的口訣書として著名。

医方啓蒙(いほうけいもう)　書名。日本江戸時代、喜多村直寛(1804～1876)の著。医論集。全2巻、2冊。明治2年(1869)自序。臨床即用の処方集で、各病門首に医論を付してある。

為方絜矩(いほうけっく)　書名。日本江戸時代、平野重誠(1790～1867)著。古方処方の解説書。全13巻。天保14年(1843)～嘉永元年頃(1848)執筆。『傷寒論』『金匱要略』の重要処方150方につき、その運用法を和文で記載した。また『千金方』『外台秘要方』などからも少数薬味処方を抜き出し、類方別にして収録している。

医方挈領(いほうけつりょう)　書名。日本江戸時代、多紀元簡(1755～1810)の原著。不分巻1冊。成立年不詳。処方の基原を桂枝湯・小半夏湯・理中湯・三黄湯・甘桔湯・四逆湯・麻黄湯・小柴胡湯・葛根湯・半夏厚朴湯・白虎湯の11類に分け、その加減類方を集め、出典や主治証を示したもの。

医方考縄愆(いほうこうじょうけん)　書名。日本江戸時代、北山友松子(?～1701)の付注。『医方考』のテキスト。全8巻。元禄9年(1696)友松子自序。翌年刊。

医方撮要(いほうさつよう)　書名。朝鮮光武10年(1906)、従二品　嘉義大夫　太医院兼典医　務安郡守　李峻奎の編。1冊。医書。

医方集解(いほうしっかい)　書名。中国清代の医書。全23巻。1682年汪昂著。処方集で、処方を効能別に分類したのが特長。21項目、常用処方320種を収録。

医方聚要(いほうしゅうよう)　書名。日本江戸時代、奈須恒昌(玄竹、1593～1679)の編著。医方集。全12巻。貞享2年(1685)出版。本書は諸医書より有用処方を引用して一書としたもの、各病門首には病論・診断法を付している。

医方新鑑(いほうしんかん)　書名。朝鮮、新塢　韓秉璉の著述。医書。上中下巻の1冊。

医方新古弁(いほうしんこべん)　書名。日本江戸時代、中川修亭(1773～1850)の著。医家評伝集。全2巻。本書は従来の江戸時代の医家80数人を取り上げ、新方そして古方の擬古と真古の三派に基本分類し、各家の評伝を連ねたもの。

医方正伝(いほうせいでん)　書名。日本江戸時代、花野井有年(1799～1865)の著。和医方書。全2巻。嘉永4年(1851)成。

医方大成論(いほうたいせいろん)　書名。日本鎌倉時代の医書、全1巻。『南北経験医方大成論』『大成論』ともいう。至治元年(1321)序。日本最初の印刷医書。

医方大成論口義(いほうたいせいろんくぎ)　書名。日本江戸時代、回生庵玄璞(生没年不詳)の著。『医方大成論』の注釈書。全10巻。寛永15年(1638)自跋。中国の歴代の医書や日本の先人の説を引用して、漢文体で詳細な注が施されている。

医方大成論鈔(いほうたいせいろんしょう)　書名。日本江戸時代、吉田宗恂(1558～1610)の著。『医方大成論』の註解書。全5巻。天正3年(1575)の跋。

医方大成論鈔(いほうたいせいろんしょう)　書名。日本江戸時代、就安斎玄幽(生没年不詳)の著。『医方大成論』の注釈書。全10巻。正保4年(1647)跋。

医方提要(いほうていよう)　書名。日本江戸時代、野村謙亨(生没年不詳)の編著。医方集。全20巻、付録1巻。貞享3年(1676)刊。

医方分量考(いほうぶんりょうこう)　書名。日本江戸時代、吉益東洞(1702～1773)の著。古方の薬用量の換算法をごく簡単に記したもの。不分巻1冊。成立年不詳。

医方明鑑(いほうめいかん)　書名。日本江戸時代、曲直瀬玄朔(1549～1631)の著。医論・医方書。

医方問余(いほうもんよ)　書名。日本江戸時代、名古屋玄医(1628～1696)の著。医論・医方書。巻数は諸本により異同がある。延宝2年(1679)自序。

医方要録(いほうようろく)　書名。朝鮮の医書。亡失。詳細伝不詳。李朝時代　成宗24年(1493)2月刊。

医方類聚(いほうるいじゅ)　書名。朝鮮李朝時代、世宗27年(1445)10月　集賢殿

副校理　金礼蒙、柳誠源著の医方の収集書。全365巻。(現存262巻)。中国の明代以前の医書150種を整理分類している。

医本(いほん)　書名。中国の書、編者、刊年不詳。医書。筆写本1冊。

今村了庵(いまむらりょうあん、1814〜1890年)　人名。日本江戸末期から明治初期の漢方医。山県大弐の孫で、名は亮(あきら)、字は袛卿(しけい)、号は復庵(ふくあん)・了庵(りょうあん)。多紀元堅に医を学び、江戸で開業。のち伊勢崎藩医。伊勢崎(群馬県)の出身。針灸の研究を行い、独自の診療方式を考案。医学館講師となり、明治になって洋漢脚気治療比べの漢方側の代表治療を担当、のち東大医学部講師となり医学史を講義した。著書に『医事啓言』『鍼灸指掌』『三病考』などがある。

忌日(いみび)　施灸をしてはならない日をいう。中国から伝来した民間的習慣。迷信的で根拠は無いが、民間では信じられていた。

異名同穴(いめいどうけつ)　1穴で複数の名称をもつ経穴をいう。1つから5つ以上異名のある経穴もある。

欹目(いもく)　病名。斜視のこと。

医門(いもん)　春秋時代の民間の開業医家をいう。また、民間に威望のある医門を「良医之門」といった。

医門精要(いもんせいよう)　書名。朝鮮李朝時代の書。亡失。許琮の撰。1504年刊。『医方類聚』の精要を抄出して編したもの。

医門宝鑑(いもんほうかん)　書名。朝鮮李朝時代、英宗4年(1724)岐下　周命新の編著。本書は初学者向けに、病症により容易に方薬を探せるように記されている。

医門法律(いもんほうりつ)　書名。中国清代、喩昌(嘉言)著。1658年。全6巻。風・寒・暑・湿・燥・火の六気および各種の雑症により、各節に分類している。

囲薬(いやく)[箍囲薬]　「箍囲薬(こいやく)」に同じ。

医薬鑑(いやくかん)　書名。朝鮮李朝時代の書、哲宗7年(1856)、密山　朴亮の撰。「覚世新編八鑑」の一つ。全11巻6冊。本書は道蔵教中の医薬方の主に実用に便利なものを採集した書であるが、道教的な色彩が濃厚なものが多い。

胃兪(いゆ)　穴名。足太陽膀胱経。上背部、第12胸椎棘突起下縁と同じ高さ、後正中線の外方1.5寸。①調中和胃　②健脾消滞　③化虫消積　④滋養胃陰

医余(いよ)　書名。日本江戸時代、尾台榕堂(1799〜1870)の著。医論集。全3巻。文久3年(1863)刊。中国の経史・諸家の古典より医学に関する記載を抄出し、自ら解釈・意見を付したもの。

胃陽(いよう)　胃の機能を指す。

委陽(いよう)　穴名。足太陽膀胱経。三焦下合穴。膝後外側、大腿二頭筋腱の内縁、膝窩横紋上。①通利三焦　②清熱利湿　③疏筋利節　④利膀胱

葦葉湯(いようとう)『東医宝鑑』　方剤名。薏苡仁　冬瓜子　桃仁各8。「肺癰により咳嗽し、短気、胸痛、煩熱感がある場合に用いる」。

入江頼明(いりえよりあき、1682〜1678年)　人名。日本江戸時代の鍼灸師。京都生まれ。豊臣秀吉の医官岡田道保に鍼灸術を学ぶ。のち中国明国の名医五林達に鍼術を学び門弟に伝える。入江流針術の祖。門人に山瀬琢一がいる。

医略抄(いりゃくしょう)　書名。日本平安時代、1081年、丹波雅忠(1021〜1088)著の医書。中国の晋、唐の医書の救急療法の記述のみを選んで編述したもの。産科、婦人科に詳しい。

医療羅合(いりょうきぬぶるい)　書名。日本江戸時代、藤井見隆(1689〜1759)の編著。長岡恭斎の校になる医方書。全10巻。『小児医療羅合』2巻を加えて全12巻。享保9年(1724)自序。民間療法を含む経験処方を適応症のイロハ順に収録した書。

医療手引草(いりょうてびきぐさ)　書名。日本江戸時代、加藤謙斎(1669〜1724)の著。医方書。経験処方の運用の秘訣を細かに述べた非常に実用的な書。

医林(いりん)　医学界のこと。古くから現在でも「医林」として、医師を代表させた文章がある。

医林改錯(いりんかいさく)　書名。中国清代、王清任(勲臣)著。1830年。全2巻。著者は肢体を点検した後の所見から、自分が決めた方剤を記載し、方論も付けてある。

医林撮要(いりんさつよう)　書名。朝鮮李朝時代、内医　楊礼寿の撰。13巻13冊。本書の各門にその疾病について説明が記され、その方名とその薬方に対する説明があり、その製剤法と服用法が記述されている。

医林秘書(いりんひしょ)　書名。朝鮮李朝時代、高宗4年(1867)成、編者不詳。天地人の3冊。本書は各疾病について簡略に説明して、それについての経験方が記されている。

医林蒙求(いりんもうきゅう)　書名。日本江戸時代、樋口丹台(生没年不詳)の著。医学基礎知識の教習書。全3巻。文化2年(1805)序刊。中国古来の名医の逸話を四言の詩とし、註解を施したもの。

医零(いれい)　書名。朝鮮李朝時代、丁茶山の撰。茶山の医学に対する見解を論述したもの。

胃冷嘔吐(いれいおうと)　証名。胃が冷えて嘔吐するもの。

胃苓散(いれいさん)『医林撮要』　方剤名。蒼朮　白朮　人参　赤茯苓　猪苓　沢瀉　陳皮各16　甘草　厚朴各8。「暑湿により脾胃が傷られ泄瀉、腹痛する場合、食傷の場合に用いる」。

威霊仙(いれいせん)　薬物名。発散風湿薬。辛鹹、温。膀胱。①祛風通痹　②温経破癥　③祛痰止咳

胃苓湯(いれいとう)『丹渓心法』　方剤名。「利小便、実大便」を参照。蒼朮　橘皮　厚朴　猪苓　白朮　茯苓　沢瀉　大棗各3　縮砂　黄連　甘草各2　乾生姜1。「湿困脾胃により水様性下痢や浮腫をともなうものに用いる」。

胃苓湯(いれいとう)『東医宝鑑』　方剤名。蒼朮　厚朴　陳皮　猪苓　沢瀉　白朮　赤茯苓　白芍各4　肉桂　甘草各2　生姜3　大棗2。「脾胃に湿が集積し、尿量減少、腹痛、泄瀉、口中無味、消化不良の場合に用いる」。

痿瘻(いろう)　筋疽が長年治らないもの。

医論(いろん)　今の医学論文集にあたる。医師個人が学術の見解を論述した専門書。

医和(いわ)　人名。中国春秋時代の秦国の医官。晋国に入国して民を診療中に「疾は蠱の如く、治す可からず」、「天に六気あり、過ればすなわち災いとなる」との学説を説いた。

医話(いわ)　医師の記録帳のこと。その体裁はなく、臨床治療の研究成果や読書により会得したもの、治療の成功例、伝聞した経験や医学の問題点などの考証討論を記録したもの。

岩崎灌園(いわさきかんえん、1786〜1842)　人名。日本江戸時代の医家。『本草図譜』の編著者。灌園の名は常正(つねまさ)、通称源三(げんぞう)。三河の人。小野蘭山の最晩年の門人。他に『本草育草』『武江産物誌』などがある。

岩田利斎(いわたりさい、生没年不詳)　人名。日本江戸時代の医家。『針灸要法』の著者。

引(いん)　①牽引のこと。『素問・挙痛論』に「或いは心と背相い引きて痛む者、或いは脇肋と少腹相い引きて痛む者、或いは腹痛みて陰股に引く者」(或心與背相引而痛者、或脇肋與少腹相引而痛者、或腹痛引陰股者)と見える。つまり、疼痛が他の部位に牽引することを指す。②収引のこと。『素問・至真要大論』に「諸寒収引」と見える。寒証では拘急攣縮や屈伸不利などをあらわすとの意味。③引出のこと。「引針」とあるように、刺針した針を引き出すこと。『素問・八正神明論』

咽(いん)　口腔と鼻腔の後ろ、食管までの空洞になっているところを指す。鄭海澗『重楼玉鑰』に「咽(烟)は咽(験)なり、水穀を通利

するをつかさどり、胃の系と為し、則ち胃気の通道なり」(咽者咽也、主通利水穀、為胃之系、乃胃気之通道也)と見える。食物は咽を通過して食道に入る。

い

淫(いん) ①侵害のこと。『素問・生気通天論』に「風客すれば気に淫す」(風客淫気)と見える。風邪が体内に侵入すると生気を障害するとの意味。『素問・至真要大論』には「天地の気、内淫すれば病む」(天地之気、内淫而病)と見える。天地の気は、人体に侵入すると病となるとの意味。②浸溢、溢満のこと。『素問・経脈別論』に「食気胃に入り、精を肝に散じ、気を筋に淫(ひた)す」(食気入胃、散精于肝、淫気于筋)と見える。③偏盛した病邪を「淫邪」という。『霊枢・病伝篇』に「淫邪は泮衍す」(淫邪泮衍)と見え、偏盛した病邪は、全身に蔓延するとの意味。『素問・経脈別論』に「淫気は心を傷る」(淫気傷心)、『霊枢・五禁篇』に「淫(ひた)せば形を奪う」(淫而奪形)と見える。④六気の過度や異常な気候を指す。「六気(風寒暑湿燥火)」の異常を「六淫」と総称する。「風淫」「寒淫」「暑淫」など。⑤「白淫」の別名。『霊枢・五色篇』「その随いて下り胝に至れれば淫と為し、潤うこと膏状の如き有り…」(其随而下至胝為淫、有潤如膏状…)と見える。

飲(いん) ①汁(スープ)、飲食、飲料のこと。『素問・経脈別論』「飲胃に入り、精気を游溢す」(飲入于胃、游溢精気)と見える。また湯剤で冷服するものを「飲」という。②病証名。『素問・至真要大論』に「民病み飲積む」(民病飲積)と見える。『素問・気交変大論』に「甚だしければすなわち…飲発して中満す」(甚則…飲発中満)と見える。「痰飲」「飲家」「飲痛」「飲傷」などがある。

瘖(いん)[瘖] 「失音」に同じ。

瘖(いん)[瘖] 「失音」に同じ。

陰痿(いんい) 「陽痿」に同じ。

陰維脈(いんいみゃく) 奇経八脈の一つ。その流注は足の内踝の上方に起き、下肢の内側を経て、腹部、胸部、咽喉を経て、後頚部に止まる。本経に病があれば、心痛の症状が現れる。

引飲(いんいん) 症名。口渇のはなはだしい状態を指す。

陰液(いんえき) ①一般的には、体内の栄養に富んだ液体や臓腑の陰精を指す。津液・血・精など。②液の性質が粘稠で濁るものは陰に属すので、陰液という。

陰黄(いんおう) 症名。黄疸の2分類の一つ。慢性的である。症状は皮膚が黄色暗晦で、微熱か無熱である。さらに神疲心倦・胃納差・大便不実・小便淡黄・舌質淡苔白滑・脈弦緩か沈細などを伴う。

陰火(いんか) 肝腎の虚火を指す。「陰虚火旺」を参照。

陰茄(いんか) 「陰挺」に同じ。

飲家(いんか) 平素より水飲病を患っている病人を指す。『金匱要略』では、水飲病の者は、口渇があっても、水を飲むとすぐに嘔吐が見られれば、水飲が心下(胃脘)に停留していることが分かるとしている。

引火帰原(いんかきげん) 治法。腎の虚火上昇の治療法。腎火の上昇を「浮火」「浮陽」という。症状は上熱下寒・面色浮紅・頭暈耳鳴・口舌糜爛・腰痠腿軟・両足発涼・舌質紅・脈虚などが見られる。この場合は、肉桂・附子・熟地・五味子などの薬物を用いる。肉桂・附子は浮火を腎中に帰し、熟地・五味子は腎陰を補し収斂して腎火を上行させずに、上熱下寒の症を解消する。

咽乾(いんかん) 症名。咽頭部に乾燥感はあるが、渇の無い状態をいう。

陰汗(いんかん) 症名。生殖器や陰嚢、さらにその周辺(大腿部内側の股間の近辺)に汗が多い症状を言う。その汗は腥臭(生臭い)があり、下焦の湿熱によるものが少なくない。

陰癇(いんかん) ①癇証の虚寒に偏るものを指す。病人は体質が虚弱で癇証の反復発作を起こし、正気は次第に衰弱し、痰結して不化となる。発症すると面色蒼白・納呆無知・不動不語・身冷・脈沈弦となる。②小児の「慢驚風」の別名。

咽乾口渇(いんかんこうかつ)　症名。咽頭部に乾燥感があり、渇もある状態をいう。

咽乾口燥(いんかんこうそう)　症名。咽頭部に乾燥感があり、口内に違和感がある状態をいう。

咽乾喉塞(いんかんこうそく)　症名。咽頭部に乾燥感があり、のどが詰まるような状態をいう。

淫気(いんき)　①淫とは、浸淫のこと。気とは、正気や邪気のこと。正気の浸淫とは、飲食の精微が皮膚筋脈を濡潤する生理作用をいう。『素問・経脈別論』に「食気胃に入れば、精を肝に散じ、気を筋に淫(ひた)す」(食気入胃、散精于肝、淫気于筋)と見える。邪気の浸淫とは、病邪が流溢する病理変化を指す。『素問・生気通天論』に「風客して気に淫せば、精則ち亡ぶ」(風客淫気、精乃亡)と見える。②淫とは有余や過度、その節制を失うことを指す。たとえば陰気や陽気が亢盛しすぎたり、気候の異常が続けば、人体の正気を損傷し疾病が発すること。

陰気(いんき)　「陽気」に対していう。あらゆる事物の相対的な一面を指す。つまり機能と物質をいえば、陰気は物質を指す。臓腑の機能では、五臓の気を陰気という。営衛の気では、営気を陰気という。運動の方向性と性質からいえば、内向・下行・抑制・減弱・重濁なものを陰気という。

陰器(いんき)　外生殖器を指す。足厥陰肝経が循行しており、その機能と発育は、腎気の盛衰と関係がある。したがって外生殖器の疾病では、肝腎を参考に論治する。

因其軽而揚之(いんきけいじようし)(その軽きによれば則ち之を揚ぐ)　治法。『素問・陰陽応象大論』に見える。「軽」とは、病邪が浮浅で病位が表にあること。「揚」とは、病勢に乗じて外へ発泄すること。つまり、病邪が浮浅部にある表症では、発泄の「解表法」を用いて解消することをいう。

因其衰而彰之(いんきすいじしょうし)(その衰うによればすなわち之を彰(あきらか)にす)　治法。『素問・陰陽応象大論』に見える。「衰」とは、病邪が尽きそうなのに正気が回復していないこと。「彰」とは、正気を扶助して、正気を旺盛にして病邪を去ること。つまり水腫病で逐水薬を用いて、腫勢がほとんど消退すれば、温陽健脾薬の胃苓湯(蒼朮、厚朴、陳皮、甘草、桂枝、白朮、猪苓、茯苓、沢瀉)などを用いて、脾の水湿運化機能を強めれば、水腫は完全に解消すること。

因其重而減之(いんきじゅうじげんし)(その重きによればすなわち之を減ず)　治法。『素問・陰陽応象大論』に見える。「重」とは、病邪が裏にあり、病邪が内結していること。「減」とは、瀉下やその他の攻削する治療方法を用いること。つまり腹中の瘀血結塊などでは、「破血消癥」薬を用いて攻削すれば、次第に消除していくこと。

陰虚(いんきょ)　証名。陰液の不足のこと。症状としては五心煩熱・午後潮熱・唇紅口乾・舌質嫩紅または絳乾無苔、大便乾燥・小便黄短・脈細数などが現れる。

陰強(いんきょう)　舌が収縮してしゃべれないものをいう。「陽強」を参照。

陰蹻脈(いんきょうみゃく)　奇経八脈の一つ。流注は足跟の内側に起こり、内踝に沿って上行し、下肢の内側・前陰部・腹部・胸部・頚部・鼻の両側を経て、眼部に止まる。本経に病があれば、肢体の外側の肌肉が弛緩し内側の肌肉が拘急し、喉痛・嗜眠などが見られる。

陰虚火旺(いんきょかおう)　証名。陰精が虧損して虚火が亢盛になる病理変化を指す。症状は性欲亢進・煩躁易怒・両顴潮紅・口乾・咳血などが見られる。「陰虚陽亢」「水虧火旺」「命門火旺」を参照。

陰虚喉癬(いんきょこうせん)　病名。腎陰虧損で虚火上炎によって肺陰が受傷して起こる。症状は咽部に粘膜糜爛・表面が突起し・色は晦暗・次第に潰爛し、疼痛し、飲食に障害をきたす。さらに午後潮熱・盗汗消痩などの陰虚内熱の症状が見られる。

陰虚喉痹(いんきょこうひ)　病名。風熱の邪毒が咽喉部に侵襲して起こる。症状は咽部紅腫灼熱・呑飲不利・疼痛などが見られる。さらに頭痛・悪寒発熱などの全身症状も伴う。

因虚積冷結気(いんきょしゃくれいけっき)(虚積冷結気に因る) 産婦人科疾患の三大原因のこと。「虚」は虚損、「結気」は肝気の鬱結、「積冷」とは寒冷の積集や寒冷の久傷のこと。

陰虚生内熱湯(いんきょしょうないねつとう)『東医宝鑑』 方剤名。当帰 川芎 蒼朮 陳皮各3.2 白朮 麦門冬 沙参各2.8 白芍 梔子 瓜呂根各2.4 玄参2 黄柏1.2 甘草0.8 生姜3。「陰虚で煩熱し、潮熱が出て、冷汗が出て、口乾する場合に用いる」。

陰虚則内熱(いんきょそくないねつ)(陰虚すればすなわち内熱す) 「陰虚発熱」に同じ。

陰虚潮熱(いんきょちょうねつ) 「潮熱」を参照。

陰虚肺燥(いんきょはいそう) 証名。肺燥は陰虚により起こるということ。肺は嬌臓で火灼を嫌う。肺腎の陰が虚し、内熱の虚火が肺を灼傷すると、肺燥して陰がますます虚す。症状は乾咳無痰や痰中に血が混じる・咽痛嘶啞・舌嫩紅苔少・脈細数などが見られる。

陰虚発熱(いんきょはつねつ) 症名。体内の陰液の損耗が過度になることによってあらわれる内熱のこと。『素問・調経論』に「陰虚すれば則ち内熱す」(陰虚則内熱)とある。症状は潮熱・夜熱や五心煩熱がある。さらに盗汗・口乾・舌紅・脈細数なども伴う。「陰虚陽亢」を参照。

陰虚本病(いんきょほんびょう) 書名。日本江戸時代、御薗意斎(1557〜1616)の編。基本医論集。不分巻1冊。慶長2年(1597)刊。

陰虚陽亢(いんきょようこう) 証名。陰虚とは精血や津液の虧虚のこと。正常な状態では、陰と陽は相対的に平衡を保ち、相互に制約して協調している。陰気が虧損して陽気の制約を失えば、亢盛の病理変化が起き、病理性の機能亢進が現れる。これを「陽亢」という。陰虚は陽気の亢盛を引き起こし、陽亢は陰液を耗損させる。このように両者は因果関係にある。症状は潮熱・顴紅・盗汗・五心煩熱・咳血・消痩・失眠・煩躁易怒、または遺精・性欲亢進・舌紅で乾燥・脈細数などが見られる。

陰虚陽浮(いんきょようふ) 証名。真陰不足や津血の虧損によって陽気が浮越する病理変化を指す。症状は頭目眩暈・面色潮紅・目赤・咽乾・喉痛・牙痛などが見られる。「陰虚陽亢」を参照。

陰菌(いんきん) 「陰挺」に同じ。

陰筋(いんきん) 睾丸の紐帯のこと。

陰経(いんけい)[陰脈] 「陰脈」に同じ。

引経報使(いんけいほうし) 他の薬物の作用を病変部位に導く作用を指す。案内人にも似ていることからこのように呼ばれる。その作用には二つある。一つは、経脈に導引するもの。つまり太陽経病では羌活・防風を用い、陽明経病では升麻・葛根・白芷を用い、少陽経病では柴胡を用い、太陰経病では蒼朮を用い、少陰経病では独活を用い、厥陰経病では細辛・川芎・青皮などを用いて引経する。しかしこれらの引経は、すべて鵜呑みにはできない。つまり薬性がすべての疾病に適合するとは限らないからである。たとえば少陰病で、四肢寒冷・手足屈曲して眠り・精神衰乏、脈沈細で絶えそうな場合には、附子・乾姜・甘草などで回陽救逆しなくてはならず、独活などの発表薬は用いない。もう一つの作用は、薬性を疾病の箇所に導引すること。咽喉病では桔梗の載薬上浮作用を利用して、咽喉に導引する。また下肢病には牛膝を用い、上肢病では桑枝を用いて導引する。しかし、それらの薬物は咽喉や下肢・上肢に有効なのであって、導引薬と考えるのは適切ではない。

陰郄(いんげき) 穴名。手少陰心経。郄穴。前腕前内側、尺側手根屈筋腱の橈側縁、手関節掌側横紋の上方0.5寸。①寧心安神

②清虚熱　③固表分　④行気活血

飲郄穴（いんげきけつ）　穴名。奇穴。前胸部の乳頭線の外方２寸、脾経の食竇穴の下１寸に取る、第６肋間に相当する。腹満・腹鳴・腹痛が臍に響くものなどを主治。

陰結（いんけつ）　症名。脾腎の虚寒による大便秘結のこと。多くは体質が虚弱で大便が数日出ず、便意はあっても出ない、腹部に脹満感は無い。さらに四肢不温・小便清長・舌質淡・苔薄白・脈沈遅などが見られる。

陰下脱（いんげだつ）　「陰挺」に同じ。子宮脱のこと。

陰竭陽脱（いんけつようだつ）　証名。疾病が危険な段階にあること。陰陽が相互に維持し連携しない病理現象で「陰陽離決」の状態である。臨床的には、急症の大出血・大吐大瀉・高熱などの危険な「亡陰」の症状の際に、陰気は衰竭し陽気は常に外脱する危険な状態をあらわす。内傷の雑病で心陰が衰竭すると陽気も暴脱する。治療としては、急いで回陽救陰して固脱する。

陰戸（いんこ）［産門］　「産門」ともいう。女性の膣外口を指す。

陰股（いんこ）　外陰部や大腿部内側の総称。

陰交（いんこう）　穴名。任脈。下腹部、前正中線上、臍中央の下方１寸。①補腎培元　②調経固衝　③清熱利湿

咽喉（いんこう）　舌根の後部の喉頭腔の広がった部位を指す。口腔と気管と食道の通路である。多くの経脈が循行しこの部位を貫通している。

尹濠（いんごう）　人名。朝鮮李朝時代の医家。字は叔保、本貫は坡平。宣宗３年（1472）文科に登第。『新撰救急易方』の協同撰進者。

咽喉不利（いんこうふり）　症名。咽喉が不快で呼吸や食事に障害がある状態をいう。

陰谷（いんこく）　穴名。足少陰腎経、合水穴。膝後内側、半腱様筋腱の外側、膝窩横紋上。①滋腎清熱　②調理前陰　③清熱利湿　④疏泄厥気。

咽後癰（いんごよう）　病名。「里喉癰」ともいう。喉癰の一種。咽部の後壁にできる膿腫のこと。風熱結毒が壅盛化膿して起こる。症状は咽部の後壁に膿腫が突起し、焮紅熱痛し・呑飲困難となる。全身症状として発熱・頭痛などを伴う。

咽後膿瘍（いんごのうよう）　「咽後癰」に同じ。

癮痧（いんさ）　「癮疹（いんしん）」に同じ。

陰市（いんし）　穴名。足陽明胃経。禁灸穴。大腿前外側、大腿直筋腱の外側で膝蓋骨底の上方３寸。①温経散寒　②祛風除湿　③強腰通絡　④温下焦

陰刺（いんし）　針灸の十二刺法の一つ。寒厥の治療に用いる。その刺法は、両側の足の内踝の後ろ、足少陰腎経の太溪穴に針刺する。『霊枢・官針篇』

飲子（いんし）　「飲」を参照。

陰痔（いんじ）　「陰挺」に同じ。

陰刺鍼（いんししん）　刺鍼手技の一つ。『霊枢・官鍼篇』の十二刺（十二経）にある。つまり患部の左右両側に刺針する方法。深部の冷えを取る。

因時制宜（いんじせいぎ）［因地制宜］［因人制宜］　「因人制宜」を参照。

陰実（いんじつ）　証名。陰気の盛んなことをいう。

陰邪（いんじゃ）　①六淫の病邪の寒・湿の邪気を指す。これは陽気を損傷しやすく、気化活動を阻滞する。②陰経に侵犯した邪気を指す。

陰腫（いんしゅ）　症名。女性の陰部が腫痛する病証を指す。陰戸が破損し毒気に感染したり、肝経脾経の湿熱下注により起こる。症状は下陰が突然腫脹疼痛し、数日後に化膿し、次第に破れて口を塞ぐが、反復して化膿して漏管を作るものもある。ひどい場合は悪寒発熱・大便秘結・小便不暢などの症状も現れる。漏管が長らく治らないと、気血両虚の症状を呈する。

陰縮（いんしゅく）　症名。「陽縮」ともいう。陰茎が痿軟収縮する症状を指す。腎陽虧虚

い

により起こる。

陰暑(いんしょ) 証名。夏季の気候が炎熱の際に、風が吹いて涼を受けたり、冷飲をしすぎて中気を内虚すると、暑熱と風寒の邪が虚に乗じて侵襲して発病する。静かに発病することから「陰暑」という。症状は発熱悪寒・無汗・身重疼痛・神疲倦怠・舌質淡・苔薄黄・脈弦細などが見られる。

陰証(いんしょう) 証名。臨床弁証では、陰陽の属性に基づいて「陰証」と「陽証」に分類する。一般的に、慢性的・虚弱的・静的・抑制的・機能低下的・代謝減退的・退行性的・内(裏)向的な証候は陰証に属す。症状として面色蒼白や暗淡・身重蜷臥・肢冷倦怠・語声低微・静かで少言・呼吸微弱・気短・飲食減少・口淡無味・不煩不渇、または喜熱飲・大便腥臊・小便清長か短少・腹痛喜按・脈沈細遅無力・舌質淡で胖嫩・舌苔潤滑などが見られる。八綱では、寒証・虚証・裏症は陰証に属す。

飲証(いんしょう) 各種の「水飲」が引き起こす病証を総称する。広義では痰飲に同じ。「痰飲」「四飲」を参照。

陰証似陽(いんしょうじよう)(陰証陽に似る) 虚寒性の疾患が危険な段階に発展すると、仮象を現す場合がある。疾病の本質は陰証であるが、陽証に似た症状を表すこと。「真寒仮熱」を参照。

陰勝則寒(いんしょうそくかん)(陰勝れば則ち寒す) 『素問・陰陽応象大論』に見える。陰気が偏勝し機能が減退した時に、寒性の病変が現れることをいう。「陰盛則内寒」に同じ。

陰勝則陽病(いんしょうそくようびょう)(陰勝れば則ち陽病む) 陰は陰寒、陽は陽気を指す。寒邪を外感すれば、衛外の陽気の活動が制約され、陰寒内盛して、臓腑の陽気も虚弱になる。これは陰寒が勝って陽気に影響した病証である。

陰証発斑(いんしょうはつはん) 「陰斑」に同じ。

陰蝕(いんしょく) 「陰痒」に同じ。

飲食労倦(いんしょくろうけん) 病因の一つ。食物の不摂生と労働による過労をいう。

引針(いんしん)[出針・排針・抜針] 「出針」に同じ。針を抜くこと。

員針(いんしん) 古代九針の一つ。針体は円筒状で、針尖は卵円形。これは経穴の按摩に用い、肌肉の疾病に用いる。

隠軫(いんしん) 「癮疹」に同じ。軫は疹に同じ。皮膚に生じる小疹のこと。

癮疹(いんしん) 「隠軫」に同じ。軫は疹に同じ。皮膚に生じる小疹のこと。

因人制宜(いんじんせいぎ)[因時制宜][因地制宜] 治法。制宜とは、病証を治療するにあたっては、その季節や地域や人体の体質年齢などの違いに基づいて、適宜治療方法を決定しなければならないこと。①「因時制宜」:四季の気候の変化は人体に一定の影響がある。治療においても、その気候の特徴に注意しなければならない。夏季の炎熱は腠理を疏開するので、風寒感冒の際は、辛温薬を用いすぎて、多汗による陽気の耗散や津液の損傷を避ける。冬季の寒冷は腠理を緻密にするので、風寒感冒の際には、辛温薬をやや多めに用い、風寒の邪を汗によって解さなくてはならない。その際も病人の体質を考慮しなくてはならない。②「因地制宜」:中国は国土が広く、気候もまちまちである。南方は炎熱多雨地域であり、湿熱証候がよく見られるので、治療では湿熱を考慮する。北方は少雨乾燥地域であり、燥証がよく見られるので、涼燥と温燥を区別しながら治療を進める。さらに、それぞれの地域には多くの地方病があるので、さらに注意が必要である。③「因人制宜」:人によってそれぞれ具体的な状況は異なるので、治療の際はその状況を把握しなくてはならない。たとえば、男女では生理の違いがあり、それぞれ特徴的に現れる疾患があるので、治療においては、その生理や病理の特徴を把握しなくてはならない。年齢においても、小児は臓腑が脆弱で、老人は気血が衰少してるので、常見疾患も異なる。

体質においても、各人の先天的稟賦と後天的調養が異なるので、身体の素質も異なり、強弱の違いもある。偏寒や偏熱の違い、慢性疾患の有無などの違いもある。職業でも、労働条件と疾病の発生には関係があるので、診療の際は注意しなくてはならない。

陰水(いんすい)　証名。水腫病の二分類の一つ。脾腎の虚弱により化水制水できずに現れる水腫を「陰水」という。症状は下肢がまず腫れ、皮色淡白か晦暗・口淡・便溏・脈沈遅などが見られる。慢性と虚証に属す。

陰吹(いんすい)　症名。『金匱要略・脾腎雑病脈証并治』に見える。女性の膣道から空気が排出して音がする病証を指す。

陰盛(いんせい)　証名。陰寒過盛のこと。一般的には機能衰退を表す。『素問・調経論』に「陰盛んなれば則ち内寒す」(陰盛則内寒)と見える。つまり機能が衰退して現れる「内寒」証をいう。

陰生於陽(いんせいおよう)(陰は陽より生ず)　陰陽互根の法則に基づいて、「陰」は「陽」の存在を自己の存在の前提としている。人体で説明すると、陰気の代表する物質(陰精)の化生は、陽気の代表する能動力量に依存している。つまり、陰精は陽気の活動を経て、摂取と生産が行われているのである。

陰盛格陽(いんせいかくよう)(陰盛んなれば陽を格す)　「格陽」ともいう。体内の陰寒が過盛になると、陽気を外側へ追い出し、内では真寒で外では仮熱の証候を現すこと。臨床でよく見られる寒証であり、寒が極限まで達して、陰が内に盛んになれば、反対に肌表に浮熱(触れても熱くはない)・口渇・手足躁動不安・脈洪大などの仮熱の症状が現れる。患者の身体は熱いのに厚着をしたがる、口も渇くがお湯を欲しがるが多くは飲めない、また冷たい水は飲みたがらない、手足は躁動するが、表情態度は落ち着いている、脈も洪大ではあるが、押すと無力であるなどが見られる。

陰盛則内寒(いんせいそくないかん)(陰盛んなれば則ち内寒す)　「陰勝則寒」に同じ。

陰盛陽衰(いんせいようすい)(陰盛んになれば陽衰う)　陽虚陰盛の病状と似ているが、病機に違いがある。一つは陽虚によって寒盛となる。さらに一つは陰寒内盛によって陽気衰弱となる。いずれも因果関係がある。臨床的には、水湿によって陽気を傷ったり、寒涼薬の過服によって起こる。

陰絶(いんぜつ)　脈象名。脈拍が尺部にのみ表れ、寸部と関部には脈動が感じられない脈象をいう。『傷寒論・平脉法』に「尺脈上り関に至らず、陰絶となす」(尺脈上不至関、為陰絶)と見える。成無己は「陰陽偏絶」によると考えた。「陰絶」は陰気が偏絶・隔絶するという意味。

飲膳摘要(いんぜんてきよう)　書名。日本江戸時代、小野恵畝(1774～1852)の著。食物本草書。全1冊。文化3年(1806)刊。食品をイロハ順に略説したもの。

陰躁(いんそう)　証名。陰寒極盛による躁擾・神志不安の証候を指す。多くは危険な証である。症状は四肢厥逆・冷汗自出・脈微で絶えそう、躁擾不安などが見られる。この際の煩躁は、陰盛格陽によって起こるので「陰躁」という。

陰臓(いんぞう)　①病人の陰盛な体質を指す。薬物では剛燥薬が適応する。②「牝臓」に同じ。

尹草窓(いんそうそう)　人名。伝不詳。朝鮮李朝時代の医家、粛宗・英祖時代の運気医論の医人か。『草窓訣』の著者。

陰損及陽(いんそんきゅうよう)(陰損すれば陽に及ぶ)　陰精の虧損は陽気の化生不足を起こすの意味。「陰虚陽亢」の病理とは異なる。咳嗽・盗汗・遺精・喀血などの陰虧証候の病変が長引くと、気喘・自汗・大便溏泄などの陽虚証をあらわすこと。

陰癪(いんたい)　「陰挺」に同じ。陰嚢肥大をいう。

陰脱(いんだつ)　「陰挺」に同じ。

陰旦湯(いんたんとう)『東医宝鑑』　方剤名。桂枝8　黄芩　乾姜各6　芍薬　甘草各4　大棗2。「傷寒陰証で高熱が出ても、さらに服を着ようとする場合に用いる」。

因地制宜(いんちせいぎ)[因時制宜][因人制宜] 「因人制宜」を参照。

尹知微(いんちび) 人名。朝鮮李朝時代の医家、本貫は坡平。宣祖 39 年(1606)丙午式年医科登第、内医正。李希憲とともに『東医宝鑑』『纂図脈』『新撰辟瘟方』『辟疫神方』を監校。

咽中炙臠(いんちゅうしゃれん) 症名。「咽中炙肉」ともいう。咽喉部に炙った肉片が引っかかっているような異物感を自覚すること。

陰中之陰(いんちゅうのいん) ①陰の事物の中のさらに陰に属す側面を指す。たとえば、背面は陽であり、腹面は陰であるが、腹面でも胸部以上は陽に属し、腹部以下は陰に属す。そこで腹部は陰中の陰という。②ある事物の 2 つの属性が、いずれも陰に属すもの。たとえば腎は下に位置し陰に属し、腎は水臓で臓精をつかさどり陰に属す。そこで陰中の陰という

陰中之陽(いんちゅうのよう) ①陰の事物の中で陽に属す側面を指す。背部は陽であり、腹面は陰であるが、腹面の中でも、胸以上は陽に属し、腹部以下は陰に属す。したがって胸部は陰中の陽という。②ある事物の 2 つの属性で、片方は陰に属し、片方は陽に属すもの。たとえば、肝は腹内に位置し陰に属す。肝気は昇をつかさどり疏泄性があるので陽に属す。そこで陰中の陽という。

茵陳蒿(いんちんこう) 薬物名。清熱降火薬。苦、微寒。肝・胆・大腸。①散熱解表 ②利湿退黄 ③疏風解痙

茵蔯蒿湯(いんちんこうとう)『傷寒論・辨陽明脈証并治』 方剤名。①茵陳 6 両 梔子 14 両擘 大黄 2 両去皮。「湿熱の黄疸に対する代表的な処方。しかし黄疸がなくても湿熱に広く用いても有効」 ②茵蔯蒿 40 大黄 20 梔子 8。『東医宝鑑』「太陰病で全身が黄ばみ、尿不利、腹満、心煩、便秘する場合に用いる」。

茵蔯呉茱萸湯(いんちんごしゅゆとう)『東医宝鑑』 方剤名。茵蔯蒿 6 呉茱萸 炮附子 炮乾姜 木通 当帰各 4。「陰黄により手足と身体が冷えて、全身が黄ばみ、尿不利の場合に用いる」。

茵蔯五苓散(いんちんごれいさん)『金匱要略』 方剤名。①茵陳蒿末 10 分 五苓散 5 分。「湿熱黄疸の、湿熱より重き者を主治す。症に身目倶に黄ばみ、小便不利、頭重身困、胸脘痞悶、口淡不渇、油膩を悪み、腹脹便溏、舌苔厚膩或いは淡黄、脈濡稍数或いは濡緩を見る」(主治湿熱黄疸湿重于熱者。症見身目倶黄、小便不利、頭重身困、胸脘痞悶、口淡不渇、悪油膩、腹脹便溏、舌苔厚膩或淡黄、脈濡稍数或濡緩) ②茵蔯蒿 40 沢瀉 10 赤茯苓 白朮 猪苓各 6 肉桂 2。「湿熱により黄疸が生じ、全身が黄ばみ、浮腫、尿不利の場合に用いる」。

茵蔯散(いんちんさん)『医通』 方剤名。①茵陳蒿 荊芥 薄荷 連翹 麻黄各 2 独活 升麻 白姜蚕各 1.5 細辛 1 大黄 1、適量 牽牛子 0.5。「骨槽風の処方。歯痛、下顎骨の炎症疼痛、またはそれらのために項背部が強ばるものを主治」 ②茵蔯蒿 梔子 赤茯苓 猪苓 沢瀉 蒼朮 枳実 黄連 厚朴 滑石各 4 燈芯 10。「湿熱により黄疸が生じ、全身が黄ばみ、浮腫し、発熱、尿不利の場合に用いる」 ③茵蔯蒿 木通各 40 前胡 赤茯苓 芍薬各 12 皂莢 4。『郷薬集成方』「黄疸により全身が黄ばみ、心下痞硬、尿黄赤、尿不利、尿痛の場合に用いる」 ④茵蔯蒿 升麻各 80 枳実 黄金 梔子 大黄 龍胆 秦艽各 40。「黄疸により全身がみかんのように黄ばみ、尿黄、尿不利、便秘する場合に用いる」。

茵蔯四逆湯(いんちんしぎゃくとう)『東医宝鑑』 方剤名。茵蔯蒿 炮附子 炮乾姜 炙甘草各 4。「陰黄により手足と身体が冷たく、冷汗、全身労倦、黄疸が出る場合に用いる」。

茵蔯梔子湯(いんちんししとう)『東医宝鑑』 方剤名。茵蔯蒿 12 大黄 8 梔子 枳実各

4。「黄疸が出て、口中無味、消化不良、心下痞硬、小腹満、便秘する場合に用いる」。

茵蔯瀉黄湯（いんちんしゃおうとう）『東医宝鑑』 方剤名。葛根6　茵蔯蒿　黄連　梔子　白朮　赤茯苓　白芍　厚朴　木通　人参各4　木香2.8　生姜3。「熅黄により全身が黄色くなり、発熱し、心煩、尿不利の場合に用いる」。

茵蔯大黄湯（いんちんだいおうとう）『東医宝鑑』 方剤名。茵蔯蒿　梔子　柴胡　黄柏　黄芩　升麻　大黄各4　龍胆2。「傷寒により高熱が出て、全身に黄疸が出て、腹満、便秘する場合に用いる」。

茵蔯湯（いんちんとう）『東医宝鑑』 方剤名。茵蔯蒿8　大黄　梔子　厚朴　枳実　黄芩　甘草各4　生姜2　燈芯10。「黄疸により全身が黄ばみ、高熱が出て、心煩、小腹満、便秘する場合に用いる」。

茵蔯茯苓湯（いんちんぶくりょうとう）『東医宝鑑』 方剤名。茵蔯蒿1.2　白茯苓　猪苓　滑石　当帰　肉桂各4。「陰黄により尿不利、身重、煩躁して口渇する場合に用いる」。

陰挺（いんてい）［陰脱・陰癩・陰菌・陰痔］ 「陰脱」「陰癩」「陰菌」「陰痔」ともいう。女性の陰部に下墜感があったり、陰道口が外出する病証を指す。その脱出した形状が茄子状であるので「陰茄」や「茄子疾」、「子腸不収」ともいう。名称はいろいろだが、今は「子宮脱垂」と呼ばれている。その原因は気虚下陥により収接できない、また出産でいきみすぎて胞絡を損傷して起こる。さらに湿熱下注により起こるもの、気虚により胞絡を損傷して起こるものとがある。主な症状は下腹に墜重感がある・腰部痠脹・心悸気短・神倦・白帯多・脈浮で虚などが見られる。湿熱のものでは、外陰部の腫痛・黄水淋瀝・小便灼熱疼痛・心煩・自汗・口苦で乾燥・脈滑数などが見られる。

陰都（いんと） 穴名。足少陰腎経。足少陰と衝脈の交会穴。上腹部、臍中央の上方4寸、前正中線の外方0.5寸。①調理胃腸　②寛胸利膈　③理胞宮　④滋補肝腎

印堂（いんどう） ①［闕、闕中］。「闕」に同じ。②穴名。顔面の眉間の中央、鼻の先と相対するところに取る。頭痛・眩暈・小児のひきつけなどを主治。

陰道（いんどう） 膣のこと。

陰独穴（いんどくけつ） 穴名。奇穴。足部の第4・第5指の割れ目、中足指節関節の間（侠溪穴）よりやや前に取る。足背の腫痛、月経病などを主治。

陰熱（いんねつ） ①慢性消耗性疾患の微熱を指す。つまり内傷の陰虚発熱のこと。②急性熱病の後期の陰津が消耗して生ずる発熱を指す。

瘖痱（いんはい） 症候名。中風の証候の一つ。「瘖」は言語不利や話すことができないこと。「痱」は四肢痿廃、運動不能のこと。虚実の違いがある。実証は風痰阻塞により、虚証は腎虚で精気が上承できないことにより起こる。

陰搏陽別（いんはくようべつ） 脈象の一つ。陰は尺脈、陽は寸脈を指す。尺脈が寸脈より顕著に滑脈を打つもの。妊娠中によく見られる。

隠白（いんぱく） 穴名。足太陰脾経、井木穴。足の第1指、末節骨内側、爪甲角の近位内方0.1寸（指寸）、爪甲内側縁の垂線と爪甲基底部の水平線の交点。①調血統血　②温陽回厥　③開竅醒神　④健脾和胃

陰斑（いんはん） ①「陰証発斑」ともいう。虚寒性の発斑を指す。胸腹部にわずかに斑点が現れ、淡紅色で、表面に明確に現れない、さらに四肢逆冷・下利清穀・脈虚大無力か沈微などを伴う。②皮下に慢性出血を起こして紫暗色を呈するもの。

陰痺（いんひ） ①陰邪によって発病する痺証のこと。寒邪と湿邪は陰邪なので、痛痺と着痺は陰痺となる。②陰分に発病する痺証を指す。「五臓痺」など。

陰病（いんびょう） ①三陰経の疾病を指す。②虚証や寒証の総称。

陰病治陽（いんびょうちよう）（陰病めば陽よ

り治す）　治法。『素問・陰陽応象大論』に見える。①陰寒盛の疾病は、陽気を損傷するので、扶陽をして治療する。たとえば、水腫の陰水で、まず下半身が腫脹し、身涼不渇・気色枯白・語言低怯・手足不温・小便清白・大便稀薄・脈沈遅などが見られる。したがって温陽実脾と行気利水の方剤を用いて治療する。たとえば実脾飲（厚朴、白朮、木瓜、木香、草果仁、大腹皮、附子、白茯苓、乾姜、甘草）を用いる。②疾病の症状が陰経にあれば、陽経に針刺すること。たとえば、手太陰肺経の病変の感冒咳嗽では、大杼と風門（足太陽膀胱経）を用いる。

飲病論（いんびょうろん）　書名。日本江戸時代、石崎淳古（生没年不詳）の著。医論。不分巻１冊。宝暦３年（1753）自序。世にいう類中風は飲病（『金匱要略』の四飲六証）によることを論じた書。

陰阜（いんぷ）　女子の外陰部にある陰核をいう。

陰不抱陽（いんふほうよう）　陰の病変によって陽気の正常な固守作用を維持できずに、「陰虚陽亢」や「陰盛格陽」が現れる病理現象を指す。

陰分生陽湯（いんぶんせいようとう）『東医宝鑑』　方剤名。当帰 4.8　陳皮 4　白朮 3.6　白芍 3.2　蒼朮 2.8　甘草 2　生姜 3。「虚労や病後に身体衰弱し、食べ物が消化せず、口中無味の場合に用いる」。

陰閉（いんへい）　「閉」を参照。

陰平陽秘（いんへいようひ）　陰気が平順で、陽気が固守して、両者が互いに調節して相対的な平衡を維持している状態を指す。これは正常な生命活動を営む基本条件である。『素問・生気通天論』に「陰平陽秘なれば、精神乃ち治まる」（陰平陽秘、精神乃治）と見える。

飲癖（いんぺき）　病名。慢性の溜飲症のこと。

飲片（いんぺん）［咀片］　薬剤を加工処理して、片（薄片）・絲（糸状）・塊（ぶつ切り）・段（長めのぶつ切り）などの形にして、煎じやすくしたもの。

陰包（いんぽう）　穴名。足厥陰肝経。大腿部内側、薄筋と縫工筋の間、膝蓋骨底の上方４寸。①調経血　②通調下焦　③調補肝腎　④利尿通淋

陰脈（いんみゃく）［陰経］　陰経の経脈を指す。つまり手足の三陰経と任脈・衝脈・陰維脈・陰蹻脈のこと。

陰脈之海（いんみゃくのうみ）　任脈の別称。足の三陰経と陰維脈と衝脈は、いずれも任脈に分枝して直接接合している。さらに全身の陰気の作用を調節するので、このように呼ばれる。

咽門（いんもん）　喉腔内の嚥下する門を指す。飲食物は「咽門」を経て食道に入る。

殷門（いんもん）　穴名。足太陽膀胱経。大腿部後面、大腿二頭筋と半腱様筋の間、殿溝の下方６寸。①温経通絡　②健腰腿　③散寒止痛　④舒筋通絡

寅門穴（いんもんけつ）　穴名。奇穴。前頭部正中で、ひもで鼻柱の先端と前髪際を計り、その半分の長さの３分の２を用いて、前髪際から頭頂部（百会穴）に向かって当て尽きるところに取る。急性の発黄などを主治。

陰痒（いんよう）　症名。女性の外陰部や尿道内が瘙痒し、ひどい場合は疼痛し、滲出液があり、耐え難く痒痛するもの。陰道が瘙痒し瘡が生じ潰爛したものは、陰痒の重症で「陰蝕」といわれる。その病因の多くは湿熱下注や肝経鬱熱による。「湿熱下注」：陰道に水液が滲出し・淡黄色の帯下が多く・小便黄赤で淋瀝不尽・心煩少寐・胸悶不舒・脈滑数などが見られる。「肝経鬱熱」：精神抑鬱・性急易怒または脇痛潮熱・口苦して乾燥・便秘・小便黄短難渋・脈弦数などが見られる。

陰陽（いんよう）　中国の古代哲学理論で、自然界の事物の性質やその発展・変化の規律を認識する法則のこと。医学における陰陽学説は、古代の素朴な唯物観と自然発生的な弁証の思想と、医学の実践が結びついて

出来上がった。つまり、陰陽の対立と統一、消長と転化の観点を用いて、人と自然界の関係を説明し、医学の領域の問題を説明した。①「解剖」：人体の臓腑組織の属性を帰納させた。『霊枢・寿夭剛柔篇』に「この故に内に陰陽あり、外にもまた陰陽あり、内に在りては、五臓は陰たり、六腑は陽たり、外に在りては、筋骨は陰たり、皮膚は陽たり」(是故内有陰陽、外亦有陰陽、在内者、五臓為陰、六腑為陽、在外者、筋骨為陰、皮膚為陽)と見える。②「生理」：人体の生理機能の分析に用いる。『素問・生気通天論』に「陰は、精を蔵して起こること亟なり、陽は、外を衛りて固を為すなり」(陰者、蔵精而起亟也、陽者、衛外而為固也)と見える。陰は物質の貯蔵を代表し、陽気は能力の源である。陽は機能活動を代表し、外を衛り陰精を固守する作用があることを説明している。③「病理」：病理変化の基本的な規律を説明している。『素問・陰陽応象大論』に「陰勝れば陽病み、陽勝れば陰病む、陽勝れば熱し、陰勝れば寒す」(陰勝則陽病、陽勝則陰病、陽勝則熱、陰勝則寒)と見える。さらに『素問・調経論』に「陽虚すれば外寒し、陰虚すれば内熱す、陽盛んなれば外熱し、陰盛んなれば内寒す」(陽虚則外寒、陰虚則内熱、陽盛則外熱、陰盛則内寒)などと見える。④「診断」：病証の属性と帰類の基本で、陽証と陰証を鑑別する基準となる。『素問・陰陽応象大論』に「善く診る者は、色を察し脈を按じ、先ず陰陽を別つ」(善診者、察色按脈、先別陰陽)と見える。⑤「治療」：有余を瀉し、不足を補い、陰陽の相対的な平衡を調整する原則となる。『素問・至真要大論』に「寒するはこれを熱し、熱するはこれを寒す」(寒者熱之、熱者寒之)と見える。また『素問・陰陽応象大論』には「陽病めば陰を治し、陰病めば陽を治す」(陽病治陰、陰病治陽)などと見える。この他にも、薬物の性能、針灸の手法などにも、それぞれ陰陽の属性がある。臨床では、証の陰陽と治の陰陽との関係に注意しなくてはならない。

以上のように、陰陽は基礎理論の重要な組成部分であり、臨床の実践と経験を総括する手段ともなる。しかし、この学説は直感的な体験に基づいて事物の内部矛盾を概略的に説明しているのに過ぎず、素朴な唯物観が抜けきれていない。必ず弁証的唯物論と歴史的な唯物論を念頭において、批判的に受け止めなくてはならない。

陰陽乖戻(いんようかいれい)　乖戻とは、不和や失調を意味する。陰陽の不和や失調は、偏衰偏亢や気血逆乱や臓腑の機能異常などを引き起こす。これは病理変化の基本原理である。

淫羊藿(いんようかく)　薬物名。辛、甘。温。肝・腎。①補腎壮陽・強筋骨。腎陽虚の陽痿・腰膝酸軟無力・不孕(不任)・頻尿・尿失禁などに用いる。②祛風除湿。風寒湿痹による、関節痛・しびれ・運動障害などに用いる。③止咳平喘・祛痰。陽虚の咳嗽・喘急に用いる。

陰陽交(いんようこう)　『素問・評熱病論』に見える。熱病で発汗の後に、また発熱して脈が躁疾するものをいう。発熱の脈象は、汗出すると和緩にならなくてはならない。それが反対に狂言・不能食などの症状が現れるものを、先人は陽邪が陰分に交入して陰気を消耗して起こると考えた。これは危険な証候である。

陰陽易(いんようえき)　症名。病後の房事によって、病勢が悪化することをいう。

陰陽互根(いんようごこん)　互根とは相互に依存することをいう。陰陽はいずれも相対する対象によって存在している。「孤陰」や「独陽」では生化や滋長することができない。さらに陰陽は、一定の条件の下では相互に転化する。機能と物質との間には、この互根の関係がある。陰陽学説は、互根を用いて人体の生理の変化を説明するのに常用している。

陰陽自和(いんようじわ)(陰陽自ら和す)『傷寒論』に見える。つまり病理上の陰陽失調が、速やかに相対的な平衡状態に向かう

い

ことを指す。疾病の好転や治癒を表す。たとえば、疾病の回復期に退熱して脈和緩・口津充足・食欲漸善・二便通調することなどをいう。

陰陽勝復（いんようしょうふく）　「勝」とは勝利や亢盛のこと、「復」とは報復や反復のこと。陰陽の変化において、陰盛陽衰や陽亢陰虚は、発展の過程における不均衡の側面であり、陰勝陽復や陽勝陰復は、その不均衡の反対の側面である。いずれも変化に影響した転帰である。先人は、これらの道理を用いて気候の変化や臨床における病理を説明した。①「気候」：湿気が勝り雨水が多い年の翌年は、燥気の復気が来て、日照りの気候が戻るとしていた。気候の勝復は、人々の発病の状況にも影響し、特に季節性の流行病に関係する。②「病理」：邪正の抗争の過程においても勝復の現象が見られる。『傷寒論』の厥陰病の説にも陰陽勝復がある。陰は寒邪、陽は正気を指し、陰陽勝復によって邪正の抗争を表している。たとえば、厥陰病の下痢・四肢厥冷は虚寒証に属すが、正気が復気すれば身熱が現れて、下痢・四肢厥冷は徐々に回復する。しかし邪が勝れば体温は下降し、四肢厥冷と下痢が再発する。このように交互に出現する状況をいう。

陰陽消長（いんようしょうちょう）　消長とは陰陽が相互に対立していること。陰陽は互いに他の一方を制約しあって、相対的な平衡を維持している。もし一方が太過になれば、もう一方の不足を引き起こし、一方が不足すれば、もう一方が太過となり、片方が盛んになれば他方は衰え、片方が消えれば他方が長ずる動的な変化を生み出す。このような関係は、病理変化を説明する際に多用される。「陰虚陽亢」「陰盛陽衰」などもこれにより説明できる。

陰陽人（いんようじん）　「五不男」に同じ。

陰陽水（いんようすい）［**生熟水**］　生水と熟水（湯冷まし）を混ぜたもの。

陰陽転化（いんようてんか）　事物の陰陽が一定の条件の下では、相互に転化することがあること。つまり陰が陽に転化したり、陽が陰に転化すること。生理的には、陰は陽より生じ、陽は陰より生じ、陰陽互根となる。病理的には、寒が極まれば熱を生じ、熱が極まれば寒を生じ、陰証が陽証に転化したり、陽証が陰証に転化するなどのことをいう。

陰陽毒（いんようどく）　症名。『金匱要略』に見える。つまり疫毒を感受して咽喉に内蘊し、血分に侵入する病症を指す。これには陽毒と陰毒がある。「陽毒」は熱が上に壅するので、面赤して錦模様の斑点ができ・咽喉痛・膿血嘔吐などの症状が現れる。「陰毒」は邪が経脈を阻むので、面目青色・打撲したような身痛・咽喉痛などの症状が現れる。危険な病状である。『諸病源候論・傷寒陰陽毒候』に「それ陰陽毒の病を辨ぜと欲する者、始め病を得し時、手足の指を看るべし、冷するものはこれ陰、冷せざるものはこれ陽」（夫欲辨陰陽毒病者、始得病時、可看手足指、冷者是陰、不冷者是陽）と見え、陰毒と陽毒の典型的な前駆症状の鑑別を説明している。

陰陽離決（いんようりけつ）　陰陽の関係が分離決裂すること。陰陽の失調により、片方が消えて片方が長じて、発展して片方がもう片方を消滅させる。さらに片方の損耗が過度になり、もう片方の依存を消去させて、陰陽の能動的な相互関係を継続維持できない状態を指す。死亡の病理を表すのに用いる。「亡陰」「亡陽」がさらに発展すると、陰陽離決の危篤な結果を招く。『素問・生気通天論』に「陰陽離決すれば、精気すなわち絶す」（陰陽離決、精気乃絶）と見える。

陰陽両虚（いんようりょうきょ）　証名。陰陽のいずれもが虚すこと。つまり疾病の発展が危険な段階に達していることを表す。陰損が陽におよび、陽損が陰におよび、陰虚と陽虚の証候が同時に見られる病理現象である。「陰虚」「陽虚」を参照。

陰絡（いんらく）　①手足の三陰経から分出した絡脈を陰絡という。②下行性または深部に位置する絡脈を指す。『霊枢・百病始生篇』に「陰絡傷るれば則ち血内溢す、血内溢すれば則ち後血(便血のこと)す」(陰絡傷則血内溢、血内溢則後血)と見える。

陰絡傷則血内溢(いんらくしょうそくけつないいつ)(陰絡傷るればすなわち血内溢す)　陰絡とは、下部や裏にある絡脈を指す。血の内溢とは、大便下血のこと。種々の原因により大便出血は起こるが、多くは陰絡の損傷により起こる。

陰卵(いんらん)[睾・睾丸・卵]　卵は[睾]に同じ。つまり睾丸のこと。

員利鍼(いんりしん)　古代九針の一つ。尻尾状で、針尖は円く尖っている。癰腫・痹病や急性病に多用される。

陰陵泉(いんりょうせん)　穴名。足太陰脾経、合水穴。下腿内側(脛側)、脛骨内側顆下縁と脛骨内縁が接する陥凹部。①健脾滲湿　②調補肝腎　③通利三焦　④駆邪散滞

陰冷(いんれい)　①陰寒のこと。女性の陰戸に寒冷感があり、ひどければ腹中にまで冷えを覚えるものを指す。往々にして出産に悪影響を及ぼす。多くは下元の虚寒によって起こる。『金匱要略』。②陰茎や陰嚢が冷えて温まらないものを指す。多くは命門の火衰や寒気が腎に凝滞することによって起こる。

陰廉(いんれん)　穴名。足厥陰肝経。大腿部内側、気衝の下方2寸。①調経止帯　②清熱除湿　③調補肝腎　④舒筋活絡

あ行・う

骬(う)　胫骨のこと。

茴香(ういきょう)　薬物名。温裏祛寒薬。辛、温。肝、腎、脾、胃。①暖腎療疝　②祛寒止痛　③開胃進食　④下気寛腸

茴香安腎湯(ういきょうあんじんとう)『東医宝鑑』　方剤名。人参　白朮　白茯苓　茴香　破胡紙　檳榔　烏薬　香附子　砂仁　茘枝核各3.2　黄柏　沢瀉各2.4　木香　玄胡索各1.6　升麻　甘草各0.8。「疝症により片側の睾丸が腫痛する場合に用いる」。

茴香練実丸(ういきょうれんじつがん)『東医宝鑑』　方剤名。苦楝子　茴香　山茱萸　呉茱萸　食茱萸　橘皮　陳皮　芫花　馬蘭子各40。「男性の七疝と女性の帯下、癥瘕、積聚で腹痛する場合に用いる」。

烏雲丹(ううんたん)『東医宝鑑』　方剤名。白何首烏320　破胡紙160　旱蓮草汁　槐実各80　胡桐涙40。「頭髪を黒くし、老化を防ぐために用いる」。

上環跳穴(うえかんちょうけつ)　穴名。奇穴。股関節部、大腿骨大転子の後上際の陥中、大腿骨大転子と仙骨管裂孔を結ぶ線の外側より3分の1の部位(環跳穴)からさらに3横指ほど上方で、小野寺殿圧点の外側方にある圧痛点に取る。腰痛・股関節疾患などを主治。

上田山沢(うえださんたく、生没年不詳)　人名。日本江戸時代の医家。『切要方義』の編著者。伝は不詳。

鵜飼石斎(うかいせきさい、1615～1664)　人名。日本江戸時代の医家。『運気論奥句解』の著者。石斎は名は信之(のぶゆき)・信興(のぶおき)、字は子直(しちょく)、別号は心耕斎(しんこうさい)。那波活所の高弟儒家。

烏蝎散(うかつさん)『東医宝鑑』　方剤名。人参　白茯苓　白朮　炙甘草各5　烏頭　全蝎　天南星各4　生姜3　大棗2。「慢驚風で悪寒し、嘔吐と泄瀉を繰り返す場合に用いる」。

右帰飲(うきいん)『景岳全書』　方剤名。熟地黄6～60　山薬6　山茱萸3　枸杞子6　炙甘草3～6　杜仲6　肉桂3～6　製附子3～9。命門火衰(真陽不足)による、元気がない・疲れやすい・腰膝酸軟無力・腹痛・四肢の冷え・寒がる・寒冷を嫌う・陽痿・不妊症・遺精・完穀下痢・舌質淡・脈沈細で無力などに用いる。

右帰飲(うきいん)　方剤名。①「補陽」を参照。②熟地黄40　山薬　枸杞子　杜仲8　山茱萸　炮附子　肉桂　炙甘草各4。『方薬合編』「腎陽不足で易疲労、腰膝酸軟疼痛、小腹攣痛、手足厥冷、悪寒する場合、陰痿症、遺精、夢精などに用いる」。

右帰丸(うきがん)『景岳全書』　方剤名。熟地黄240　山薬120　山茱萸90　枸杞子　鹿角膠　兎絲子　杜仲各120　当帰90　肉桂60～120　製附子60～180。先天的虚弱・労傷過度により命門火衰(真陽衰微)し、脾胃虚寒となり、食欲不振・悪心・翻胃・噎膈・畏寒・臍腹疼痛・泄瀉・小便失禁・肢節疼痛・浮腫・心神不安・陽痿・不妊症などに用いる。

右帰丸(うきがん)『補陽処方集』　方剤名。熟地黄320　山薬　枸杞子　鹿角膠　菟絲子　杜仲　肉桂各160　山茱萸　当帰各120　炮附子80。「腎陽不足で身重、心悸、不安、腰膝酸軟、精力減退などに用いる」。

浮き物通し(うきものとおし)　古くから行われた刺針練習法の一つ。容器に水を満たし、なす・きゅうり・大根などを浮かべ、これに刺針する練習法。

烏桕根皮(うきゅうこんぴ)　薬物名。苦。微温。有毒。肺・脾・胃・大腸。効能は巴

豆に似るが、薬力は緩和である。①瀉下逐水。実証水腫の腹水・浮腫・尿量減少・便秘などに用いる。②殺虫解毒。湿疹・皮膚化膿・毒蛇咬傷などに単味の粉末を外用する。

烏桂湯(うけいとう)『救急方』 方剤名。烏梅 玄胡索 甘草各20 乳香 没薬 草豆蔻各10。「瘀血により腹痛する場合、幼児が小腹冷痛する場合に用いる」。

烏玄参(うげんじん) 薬物名。玄参の別名。「玄参」を参照。

烏元参(うげんじん) 薬物名。玄参の別名。「玄参」を参照。

禹功散(うこうさん)『東医宝鑑』 方剤名。①牽牛子4 茴香10 木香4。「寒疝により睾丸腫痛する場合に用いる」 ②陳皮 半夏 赤茯苓 猪苓 沢瀉 白朮 木通 黄芩 梔子各4 升麻1.2 甘草0.8。「尿不利の場合に用いる」。

宇金(うこん) 薬物名。鬱金の別名。「鬱金」を参照。

郁金(うこん) 薬物名。鬱金の別名。「鬱金」を参照。

鬱金(うこん) 薬物名。行血薬。辛甘、寒。心、肺、肝。①活血調経 ②袪瘀止痛 ③行気止痛 ④清心寧神

鬱金黄連丸(うこんおうれんがん)『東医宝鑑』 方剤名。滑石 白茯苓各160 牽牛子120 黄芩 大黄 厚朴各80 鬱金 黄連各40。「小腸と膀胱に熱が集積し、頻尿だが尿不利の場合、米のとぎ汁のような尿が出る場合、または砂や石ころが尿に混じる場合、尿失禁の場合に用いる」。

鬱金散(うこんさん)『東医宝鑑』 方剤名。①鬱金 白芷 細辛各同量。「歯齦腫痛、歯動揺、歯衄などに用いる」 ②鬱金 桔梗 瓜呂根 葛根 甘草各15。「胎黄により発熱し、全身倦怠する場合に用いる」。

烏痧(うさ) 「痧気(さき)」に同じ。

烏犀角(うさいかく) 薬物名。犀角の別名。「犀角」を参照。

兎針(うさぎばり) 小児針のこと。

雲林院了作(うじいりょうさく、1735〜1778) 人名。日本江戸時代の医家。『金匱要略国字解』の編者。了作は姓は古野、知非斎(ちひさい)と号した。江戸の人で、子孫は大阪に住み、医者として名声があった。他に『傷寒論国字解』『傷寒金匱方分量考』などの著がある。

宇治田雲庵(うじたうんあん、1618〜1686) 人名。日本江戸時代の医家。『医学弁害』の著者。雲庵は和歌山藩医で、名は友春(ともはる)。

宇治田泰亮(うじたたいりょう、生没年不詳) 人名。日本江戸時代の医家。『古方薬説』の著者。泰亮は名は郁(いく)。久留米の人で、上京して中西深斎に医を、小野蘭山に本草学を学んだ。

烏朮丸(うじゅつがん)『東医宝鑑』 方剤名。蒼朮300 烏頭 山椒 橘皮各120 塩40。「脾腎が虚して下半身が冷えて、元気が無く、消化不良の場合に用いる」。

烏梢蛇(うしょうだ) 薬物名。捜風通絡薬。甘、平。肝。①袪風鎮痙 ②捜風通痹 ③消風敗毒

右神聡(うしんそう) 「四神聡」を参照。

烏豆(うず) 薬物名。黒豆(マメ科ダイズ)の別名。「黒豆」を参照。

烏頭(うず) 薬物名。本品は、トリカブトの母根である(傍生の子根が附子)。大辛。大熱。十二経。有毒。 性味・帰経・効能は附子に似ている。補陽の力は附子に及ばないが、袪風通痹の効に優れる。風寒湿痹による、疼痛麻木・疝痛・腹部冷痛・陰疽(いんそ)(右大腿〜陰部〜下腹部の痛み)などに用いる。「附子は逐寒し、烏頭は袪風す」といわれる。

烏頭湯(うずとう)『金匱要略』 方剤名。麻黄 芍薬 黄耆 炙甘草各3 烏頭5枚 蜂蜜20。「治脚気疼痛、不可屈伸」。

烏頭桂枝湯(うずけいしとう)『金匱要略』 方剤名。①桂枝 生姜 大棗 芍薬各4 甘草2 烏頭0.5 蜂蜜20。「主治は表証の寒疝痛を兼有す。症は、腹中痛み、逆冷し、手足不仁し、身体疼痛し、発して呼叫を作

し、灸刺諸薬にて療すること能わざるを見わす者。」(主治兼有表症的寒疝痛。症見腹中痛、逆冷、手足不仁、身体疼痛、発作呼叫、灸刺諸薬不能療者) ②烏頭1　肉桂　白芍13.2　甘草10。『東医宝鑑』「冷風に傷られて、突然腹痛し、手足厥冷、陰嚢萎縮するなどに用いる」。

う

烏睛(うせい)　虹彩のこと。

烏扇(うせん)　薬物名。射干の別名。「射干」を参照。

烏賊骨(うぞくこつ)　薬物名。止血薬。鹹、温。肝、腎。①益陰止血　②益陰通経　③益陰止帯　④制酸止痛　⑤退翳明目

烏蛇(うだ)　薬物名。烏梢蛇の別名。「烏梢蛇」を参照。

宇田川榛斎(うだがわしんさい、1769〜1834年)　人名。日本江戸時代の蘭方医。名は璘、字を玄真という。本姓は安岡氏。解剖学の『遠西医範』『医範提綱』などの著がある。

内合陽穴(うちごうようけつ)　穴名。奇穴。下腿後側、膝窩横紋の中央(委中穴)より直下2寸(合陽穴)より内方2横指、筋肉中に取る。下肢痹証・膝関節疾患・下腿筋攣痛などを主治。

内島保定(うちじまやすさだ、生没年不詳)　人名。日本江戸時代の医家。『古方節義』の著者。保定の字は玄貞(げんてい)。明和・安永頃(18世紀後半)の伏見の人。

内大腸兪穴(うちだいちょうゆけつ)　穴名。奇穴。腰部、第4腰椎棘突起下の両傍1.5寸(大腸兪穴)の内方1寸に取る。急性・慢性腰痛などを主治。

烏沈湯(うちんとう)『東医宝鑑』　方剤名。烏薬40　沈香20　炙甘草16　人参12。「気鬱により心下痞硬疼痛する場合に用いる」。

鬱火(うつか)　①広義では、陽気が鬱して臓腑に内熱症状を現すことを指す。②通常は「木鬱化火」を指す。

宇津木昆台(うつぎこんだい、1779〜1848)　人名。日本江戸時代の医家。『古訓医伝』『医学警悟』『風寒熱病方経篇』『風寒熱病方緯篇』『薬能方法弁』の著者。昆台は名古屋の人で、名は益夫(ますお)、字は天敬(てんけい)。医を浅井貞庵・平野竜門に学び、さらに上京して研鑽を積んだ。その医説は病気の原因を「風・寒・熱」の3つによるとし、吉益南涯の気血水論を敷衍した。

鬱証(うつしょう)　証名。情志不舒や気機鬱結によって引き起こされる病症のこと。実証と虚証とがある。実証には、「肝気鬱結」「気鬱化火」「痰気鬱結」がある。「肝気鬱結」では肝の条達が失われ、精神抑鬱・胸悶脇痛などが現れる。肝気が横逆して脾を犯せば、腹脹噯気、不思飲食などが現れる。「肝鬱化火」すれば肝火が上逆し、口乾口苦・頭痛・急躁・胸悶脇脹などが現れる。「痰気鬱結」では、咽中に物が詰まったようになり、喀出しても出ず、飲み込んでも下らないなどが現れる。虚証では、久鬱傷神と心虚火旺に分けられる。久鬱傷神では、営血が耗損し、心神が失養して、精神恍惚・悲憂善哭・疲乏などが現れる。陰虚火旺では虚火が上炎し、眩暈・心煩易怒・失眠などが現れる。

鬱熱(うつねつ)　「蓄熱」に同じ。体内にこもった熱のこと。

熨法(うつほう・いほう)　「熨法(いほう)」に同じ。

鬱冒(うつぼう)　症名。鬱悶眩暈を指す。ひどくなれば、一時的に昏厥してしばらくして覚醒する。血虚により津液を亡うか、肝気鬱結や外邪阻遏によって起こる。『金匱要略』に「新たに生む婦人は…血を亡(うしな)いまた汗し、寒多く、故に鬱冒せしむ」(新産婦人…亡血復汗、寒多、故令鬱冒)と見える。

烏梅(うばい)　薬物名。止瀉薬。酸渋、温。肝・脾・肺。①渋腸止瀉　②斂肺止咳　③生津止渇　④殺虫止痛

烏梅丸(うばいがん)『傷寒論』　方剤名。①烏梅300枚　細辛6　乾姜10　黄連16　当帰4　附子6　蜀椒4　桂枝6　人参6　黄柏6。「傷寒にて、脈微にして厥し、七八に至り膚冷え、その人躁し暫くも安んずる時無き者は、これ臓厥と為し、蛔厥に非ざる

なり。蛔厥は、その人当に蛔を吐すべし。病む者をして静かならしむるも、しかるにまた時に煩する者は、これを臓寒と為し、蛔上りその膈に入り、故に煩し、須臾にまた止む。食を得て嘔し、また煩する者は、蛔食臭を聞き出づ。その人常に自ら蛔を吐す。蛔厥は烏梅丸これを主る。また久利を主る。」(傷寒脈微而厥、至七、八日膚冷、其人躁無暫安時者、此為臓厥、非蛔厥也、蛔厥者、其人当吐蛔、今病者静、而復時煩者、此為臓寒、蛔上入其膈、故煩、須臾復止、得食而嘔又煩者、蛔聞食臭出、又主久利) ②黄連 30 当帰 山椒 細辛 炮附子 桂心 人参 黄柏各 12 烏梅 15。『東医宝鑑』「蛔厥により食事すると悪心し、心下痞硬、臍周辺が疼痛する場合に用いる」 ③黄連 60 烏梅 当帰 枳実各 40。『東医宝鑑』「湿熱痢により腹痛し、下血する場合に用いる」。

烏梅散(うばいさん)『四象診療』 方剤名。烏梅 12 桔梗 杏仁各 8 桑白皮 款冬花各 6 白果 20。「太陰人の咳嗽に用いる」。

烏梅順気散(うばいじゅんきさん)『和剤局方』 方剤名。麻黄 烏薬 陳皮各 2.5 川芎 白殭蚕 白芷 枳殻 桔梗各 2.0 乾姜 甘草 大棗 乾姜各 1.0。「表証があって頭痛、発熱、悪寒をともなう四肢麻痺、半身不随、顔面神経麻痺などに用いる」。

烏梅湯(うばいとう)『東医宝鑑』 方剤名。柴胡 8 梔子 黄芩 炙甘草各 4 烏梅 2 生姜 3 豆豉 50。「傷寒で微熱が出て、気持ちが落ち込み、心煩して不眠の場合に用いる」。

烏梅木瓜湯(うばいもっかとう)『東医宝鑑』 方剤名。烏梅 木瓜各 8 麦芽 草果 甘草各 4 生姜 5。「平素より飲酒が多く、熱性飲食を多く採ることによって、口渇、心下痞硬、消化不良の場合に用いる」。

烏白丸(うはくがん)『東医宝鑑』 方剤名。烏梅 生姜各 160 白礬 半夏各 80 神曲 麦芽 陳皮 橘皮 蓬莪朮 丁香 檳榔 枳実各 40。「痰飲により胸脇苦満、消化不良、時に悪心、腹に振水音がする場合に用いる」。

禹白附(うびゃくぶ) 薬物名。白附子の別名。「白附子」を参照。

烏風(うふう) 「五風内障」を参照。

烏附通気湯(うぶつうきとう)『東医宝鑑』 方剤名。烏薬 香附子 当帰 白芍 山査 陳皮各 4 白朮 2.8 赤茯苓 沢瀉各 2 猪苓 木香 甘草各 1.2。「気候条件や七情により腹満し、腹痛、時に小腹より心下に気が突きあげ疼痛するなどの症状がある場合に用いる」。

埋め込み針(うめこみばり) 埋没針のこと。

烏薬(うやく) 薬物名。行気解鬱薬。辛、温。脾、胃、肺、腎。①順気止痛 ②暖胃進食 ③降気平喘 ④温腎縮溺。

烏薬順気散(うやくじゅんきさん)『太平恵民和剤局方』 方剤名。 麻黄 3 陳皮 5 烏薬 5 川芎 2 白殭蚕 1 枳殻 3 白芷 甘草 1 桔梗 3 乾姜 1 生姜 1 大棗 3。男性女性とも、風痺による、四肢や骨節の疼痛・半身麻痺・頭目旋暈・語言蹇渋・筋脈拘攣などに用いる。また、脚気・歩行困難・脚膝軟弱・婦人の血風・老人の冷気上攻・両脇刺痛・心腹膨張・吐瀉腸鳴などに用いる。

烏薬順気散(うやくじゅんきさん)『東医宝鑑』 方剤名。麻黄 陳皮 烏薬各 6 川芎 白芷 白殭蚕 枳実 桔梗各 4 乾姜 2 甘草 1.2 生姜 3 大棗 2。「中風により手足痺痛し、動かしづらい場合、口眼喎斜、舌強、言語障害、筋肉攣痛して歩行困難の場合、肩と上腕が痹痛する場合に用いる」。

烏薬平気湯(うやくへいきとう)『東医宝鑑』 方剤名。烏薬 4 茯神 人参 白朮 川芎 当帰 木瓜 白芷 五味子 紫蘇葉各 2.8 甘草 1.2 生姜 3 大棗 2。「脚気衝心により短気し、心悸、不安、眩暈する場合に用いる」。

右兪穴(うゆけつ) 穴名。奇穴。胸部、右乳頭線上の第 9 肋間に取る。熱病・腹腸痛などを主治する。

禹余糧(うよりょう) 薬物名。止瀉薬。甘

渋、微寒。胃、大腸。①渋腸止瀉　②固下止血

禹余糧丸(うよりょうがん)『東医宝鑑』　方剤名。禹余糧　赤石脂　龍骨　華蓯　訶子　炮乾姜　肉豆蔻　炮附子各同量。「腸胃が冷えて長引く泄瀉に用いる」。

う

裏内庭穴(うらないていけつ)　穴名。奇穴。足底面、足の第1指と第2指の割れ目に取る。食滞・足指痛・小児の慢驚風などを主治。

烏龍丸(うりゅうがん)『東医宝鑑』　方剤名。烏頭　草烏各40　白附子　天麻　蚯蚓各20。「腎臓風により陰嚢掻痒腫脹する場合に用いる」。

烏龍丹(うりゅうたん)『東医宝鑑』　方剤名。烏頭　五霊脂各80　龍脳　麝香各2。「中風により口眼喎斜、言語障害、手足不利の場合に用いる」。

佝僂(うる)　脊椎湾曲のこと。脊柱が後ろに湾曲する状態のこと。

うるし灸(うるしきゅう)　灸法。生うるしを経穴に塗布する温灸法のこと。関節腫痛・痺証などに応用する。

烏苓通気散(うれいつうきさん)『万病回春』　方剤名。烏薬2～3.5　当帰2～3.5　芍薬2～3.5　香附子2～3.5　山楂子2～3.5　陳皮2～3.5　茯苓1～3　白朮1～3　檳榔子1～2　延胡索1～2.5　沢瀉1～2　木香0.6～1　甘草0.6～1　生姜1。①疝気による下腹部痛・乳腺痛に用いる(『万病回春』)。②疝家が脚気を患った場合の、腰脚麻痺・下焦の浮腫に用いる(『脚気鈎要』)。

烏苓通気散(うれいつうきさん)『医林撮要』　方剤名。烏薬　当帰　白芍　香附子　山査　陳皮各4　白茯苓　白朮　檳榔　玄胡索　沢瀉各2　木香　甘草各1.2　生姜3。「すべての疝気に用いる」。

瘟(うん)　急性伝染病の総称。瘟疫や温疫に同じ。呉又可の『温疫論』では、傷寒とは区別して温疫は伝染すると称えている。

雲庵(うんあん、伝不詳)　人名。日本江戸時代の医家。饗庭東庵(1615～1673)の門人。『医学授幼鈔』の著者。

雲翳(うんえい)　症名。黒睛に「凝脂翳」病などの後遺症として、薄い不透明な組織が残留するもの。その状態が雲のようで「雲翳」という。一般に視力への影響は少なく、わずかに障害が残るだけである。

温疫(うんえき)　「温病」に同じ。

温疫論(うんえきろん)　書名。中国明代、呉有性(又可)著。1642年。全2巻。

温疫論私評(おんえきろんしひょう)　書名。日本江戸時代の書、秋吉質(1786～1860)の評注。『温疫論』の解説書。全2巻。嘉永2年(1849)刊。

運化(うんか)　「脾主運化」を参照。

運気(うんき)　「五運六気」を参照。

運気一言集(うんきいちげんしゅう)　書名。日本室町時代の書、著者不詳。運気の解説書。不分巻。天分9年(1540)成。

運気論奥句解(うんきろんおうくげ)　書名。日本江戸時代、鵜飼石斎(1615～1664)の著述。『素問入式運気論奥』の註解書。全3巻、付図1巻。正保3年(1646)刊。

運気論奥諺解(うんきろんおうげんかい)　書名。日本江戸時代、岡本一抱(1654～1716)の著述。『素問入式運気論奥』の註解書。全7巻。宝永元年(1704)刊。和文。

運気論奥算法俗解(うんきろんおうさんぽうぞくかい)　書名。日本江戸時代、香月牛山(1656～1740)の著。『素問入式運気論奥』の算法に関する解説書。全3巻。享保11年(1726)自序。翌12年(1727)刊。和文。

運気論奥纂要全解(うんきろんおうさんようぜんかい)　書名。日本江戸時代、三屋元仲の著。『素問入式運気論奥』の註解書。本編3巻、図説3巻、或問1巻、付録1巻、計8巻12冊。貞享元年(1684)序刊。

運気論奥疏鈔(うんきろんおうそしょう)　書名。日本江戸時代、松下見林(1637～1703)の著述。『素問入式運気論奥』の註解書。全10巻。寛文5年(1665)自序刊。漢文。

運気論口義(うんきろんこうぎ)　書名。日

本江戸時代、回生庵玄璞(生没年不詳)の著述。『素問入式運気論奥』の註解書。全３巻、付録１巻、４冊。寛永12(1635)刊。

温経益元湯(うんけいえきげんとう)『東医宝鑑』 方剤名。熟地黄　人参　白朮　黄耆　白芍　当帰　乾地黄　白茯苓　陳皮　炙甘草各４　桂皮　炮附子各２　生姜３　大棗２　糯米２。「汗をかきすぎて胃気が虚し、亡陽証となり、眩暈、痙攣する場合に用いる」。

温経丸(うんけいがん)『東医宝鑑』 方剤名。附子80　厚朴　肉桂　白朮　乾姜　木香　炙甘草各40。「長引く漏瘡に用いる」。

温経湯(うんけいとう)『金匱要略』 方剤名。①当帰　芎藭　芍薬　人参　桂枝　阿膠　生姜　牡丹皮去心　甘草各２両　半夏半斤　麦門冬１升去心。「婦人年五十所、下利を病み、数十日止まず、暮れれば即ち発熱し、少腹裏急し、腹満し、手掌煩熱し、口唇乾燥するは何ぞやと。師曰くこの病帯下に属すと。何をもっての故ぞと。曾つて半産を経て、瘀血少腹に在りて去らず。何をもって之を知るやと。その証口唇乾燥するが故に之を知る。当に温経湯をもって之を主るべし。」(婦人年五十所、病下利数十日不止、暮即発熱、少腹裏急、腹満、手掌煩熱、唇口乾燥、何也、師曰、此病属帯下、何以故、曾経半産、瘀血在少腹不去、何以知之、其証唇口乾燥、故知之、当以温経湯主之)　②麦門冬８　当帰６　人参　半夏　白芍　川芎　牡丹皮各４　阿膠　炙甘草各３　呉茱萸　肉桂各２　生姜３。『東医宝鑑』「衝任脈が虚し、月経不順、五心煩熱、口乾、小腹冷、ながらく不妊の場合に用いる」。

暈針(うんしん) 針法の操作上の異常反応をいう。刺針の際に、患者が頭暈・悪心・胸悶・面色蒼白が現れ、ひどければ四肢発涼・冷汗が出て・血圧下降・昏厥などのショックや虚脱症状があらわれるもの。多くは、初めて針灸治療を受ける者や、過度の精神的な緊張・疲労・飢餓・体弱などの原因によって起こる。その処置法は、針を抜針し、患者を横にして意識が戻れば白湯を飲ませ、さらに人中穴と中衝穴に丁寧に刺針すれば緩解する。

雲陣夜話(うんじんやわ) 書名。日本室町時代、曲直瀬道三(1507～1594)の著述。医論の要訣。不分巻１冊。永禄９年(1566)の草稿。道三の医療方針が端的に述べてある。

温清飲(うんせいいん)『肘後百一方』『外台秘要方』『理傷続断方』『万病回春』 方剤名。当帰　地黄　芍薬　川芎各３　黄連　黄芩　梔子　黄柏各1.5。「女性では、子宮出血が長引いたり、月経過多で出血が多く、または帯下が続く。男性では下血が長らく続き、貧血症状をあらわすものに用いる」。

暈絶(うんぜつ) 症名。昏倒のこと。

暈船(うんせん) 症名。船酔いのこと。

温胆湯(うんたんとう)『集験方』『外台秘要』 方剤名。①生姜４　半夏２　橘皮３　竹茹２　炙枳実２枚　炙甘草１。「集験温胆湯、療大病後虚煩不得眠、此胆寒故也、宜服此方」②半夏　陳皮　白茯苓　枳実各８　竹茹４　甘草２　生姜５　大棗２。『東医宝鑑』「心胆が虚して易驚、怯え、よく夢をみ、心煩、不眠の場合に用いる」。

温熱経緯(うんねつけいい) 書名。中国清代、王士雄(孟英)著。1852年。全５巻。温熱病の著作を多数収集している。

温熱論(うんねつろん) 書名。中国清代、葉桂(天士、香岩)著。1746年？。全１巻。温熱病の証治について論じている。

運脾(うんひ) 治法。湿重困脾の治療方法。湿重では、胃部飽脹・飲食無味・悪心欲吐・口中淡で粘・頭昏身倦・大便泄瀉、または腹脹・四肢浮腫・小便少・舌苔白膩・脈濡などが現れる。この場合は、蒼朮・厚朴・陳皮・藿香・佩蘭・白蔻仁・茯苓・沢瀉などの芳香去湿薬を用いて運脾する。

温病(うんびょう・おんびょう) 病名。四季それぞれの温邪を感受して引き起こされる、多くの急性熱病の総称である。古くは熱病を「温病」としていた。後に熱が軽いものを「温」とし、重いものを「熱」としたが、実際には区分せずに「温熱」と言われ、「温熱病」と合称している。その症状の特長としては、発病が急激で、初期から熱象の偏盛が見られ化燥傷陰しやすい。その他にも「風温」「春温」「湿温」「暑温」「冬温」「温毒」などがある。各項を参照。

う

温病派(うんびょうは・おんびょうは) 中国明清以後、古くからの傷寒病の治療を基礎として、長期の臨床実績を通じて、温熱病に対して深い認識が生まれた。そして、温熱病の病因や病理と治療原則において、一段と完成された学説が誕生した。温病学説の熟成は、その後の伝染病の治療においてさらなる進歩をもたらした。この学説を提唱し賛同した一大学派が誕生した。これを後に、温病派といわれた。

温病条弁(う〔お〕んびょうじょうべん) 書名。中国清代、呉瑭(鞠通)著。1798年。全6巻。葉桂の温熱病学説にもとづいて、温病が三焦に分かれて伝変することを明確にし、風温・温毒・暑温・湿温などの病症の治療についても述べている。

雲母膏(うんぼこう)『医林撮要』 方剤名。雲母　塩炒　甘草各16　槐花　楡白　陳皮　桑白皮　側柏葉　水銀各8　山椒　白芷　没薬　芍薬　肉桂　当帰　蓮花　黄耆　血竭　石菖蒲　白芨　川芎　白蘞　防風　厚朴　麝香　桔梗　柴胡　松膏　人参　黄芩　蒼朮　龍胆　合歓皮　乳香　附子　赤茯苓　良姜各2　黄丹56　脂150。「あらゆる瘡癰、悪瘡に用いる」。

雲門(うんもん) 穴名。手太陰肺経。前胸部、鎖骨下窩の陥凹部、烏口突起の内方、前正中線の外方6寸。①開胸降気　②止咳平喘　③清肺熱

蘊隆(うんりゅう) 蒸し暑い状態をいう。

雲林潤身丸(うんりんじゅんしんがん)『東医宝鑑』 方剤名。当帰　白朮各240　白茯苓　陳皮　香附子　黄連　山査　神曲各120　枳実　蓮実各80　炙甘草20。「脾胃虚弱により消痩、元気が無く、精神疲労、口中無味、食欲不振の場合に用いる」。

あ行・え

会圧(えあつ)　症名。懸雍垂のこと。
曳(えい)　下肢の運動麻痺のこと。
栄(えい)　①栄華、光沢のこと。五臟の精華が外部に現れた色つやのこと。『素問。五蔵生成篇』に「心の合は脈なり、その栄は色なり」(心之合為脈、其栄為色)と見える。②「営」に通ず。「栄衛」は「営衛」のこと。『素問・痹論』に「栄は、水穀の精気なり」(栄者水穀之精気也)と見える。
営(えい)　①飲食の化生した精微物質を指す。『素問・痹論』に「営は水穀の精気なり」(営者水穀之精気也)と見える。この物質は、脾の気化作用によって肺に上り注がれ経脈の中を行って、臟腑や身体の各組織に分布される。②経脈の脈管を指す。『霊枢・経脈篇』に「脈は営なり」(脈為営)と見える。ここでの営とは営舎のことで、気血の所在場所を意味する。
瘱(えい)　瘂に同じ。やむ、やまいのこと。はらくだり(下痢)のこと。
癭(えい)　「癭気」「大脖子」(大きな首の意)ともいう。多くは鬱怒憂思の過度によって、肝が条達を失い、痰気が頚部に凝結して起こる。また生活する地域や飲み水にも関係がある。形状や性質の違いにより、「肉癭」「筋癭」「血癭」「気癭」「石癭」の5種に分ける。各項を参照。
翳(えい)　眼の黒睛部が疾病によって、透明性と明るさを失うことを特徴とする。この代わりに瘢痕組織が残留する。軽重はあるが視力障害が残る。
纓雲斎方(えいうんさいほう)　書名。朝鮮李朝時代の書、亡失。詳細伝不詳。李命運の撰。撰者は李朝時代の医官で、純祖の頃の首医であった。
営衛同病(えいえどうびょう)　病機名。「営分証」に悪寒・頭痛身痛・咳嗽などの「衛分」の症状が加わった病機のことを言う。
営衛気血(えいえきけつ)　人体の生命活動において必須な物質であり、動力の基礎である。気血は経脈中に絶えず循環運行している。営衛の源は水穀の精気であり、臟腑の気化活動によって生成される。つまり、脾胃の消化運輸と心脾の気化輸布によって生成され、それぞれ人体各部を栄養する。『霊枢・営衛生会篇』には「穀胃に入り、以って肺に伝え、五臟六腑みな以って気を受け、その清なる者は営となり、濁なる者は衛となる」(穀入于胃、以伝與肺、五臟六腑、皆以受気、其清者為営、濁者為衛)と見える。
営衛不和(えいえふわ)　証名。『傷寒論』に見える。衛とは体表を防衛する陽気を指し、営とは汗液などの物質の基礎である。つまり表証の自汗の病理を指している。表証の自汗には2つの状況がある。一つは「衛弱営強」。つまり衛外の陽気が虚弱となり、外側を固める能力が失なわれると、汗液が自然に漏れ出てしまう。発熱はなくて自汗するもの。さらに一つは、「衛強営弱」。陽気が肌表に鬱して、営陰に内迫して汗が出る。発熱した際には自汗し、発熱が無い際には無汗となる。ここでの「強」や「弱」とは相対的な関係を指している。その治法は桂枝湯で扶正祛邪と調和営衛する。しかし服薬の時間を区別する。発熱して自汗する際には、発熱する前に服薬し、熱が無く自汗する際には、服薬時間の制約は無い。
洩気(えいき)　症名。放屁のこと。
営気(えいき)　脈管中を行る精気のこと。生理的には血液の作用である。これは水穀より生じ、脾胃に源があり、中焦より出る。その性質は柔順で、血液に化生し、全身を営養する作用がある。「営気」の運行は、中焦より手太陰肺経に上り注ぎ、そして全身の経脈を通過して、絶えず運転して、人体の上下・内外の各部分を営養する。
瘿気(えいき)　「瘿」に同じ。
営気不従(えいきふじゅう)　証名。血脈の中で営気の運行が障害されて、癰腫などが現れる病理のこと。『素問・生気通天論』に「営気従わざれば、肉理に逆らいて、乃ち癰腫を生ず」(営気不従、逆于肉理、乃生癰腫)と見える。営気は経脈中を運行している。もし邪気の侵襲や、長期にわたり脂っこいものや濃い味を食べていると、熱毒が内阻して、営気の運行が順暢でなくなり、肌肉中に瘀阻して、血が鬱して熱が集まる。しばらくすると化膿して癰腫を形成する。
営宮(えいきゅう)　子宮のこと。
営血(えいけつ)　生理的には血液を指す。
鋭骨(えいこつ)「兌骨」　解剖名。尺骨茎状突起のこと。手関節の手背部の小指側の隆起した骨のこと。
栄枯老嫩(えいころうどん)　舌質を診る際の基本内容のこと。「栄」とは、舌体が明るく潤い津液が充足していることをいう。「枯」とは、舌体が乾燥して津液が傷れていることをいう。つまり舌体が痩せて薄く乾枯しているのは、久病で気血が虧損している。「老」とは、舌体が硬く縮まり灰色で張りが無く、実証に属す。「嫩」とは、舌体がむくんだように腫れて弱々しく、虚証に属す。舌体が淡紅色でむくんだように腫れるのは陽虚である。舌体が痩せて薄く鮮紅色なのは陰虚である。
栄西(えいさい、ようさい、1141～1215)　人名。日本平安、鎌倉時代、『喫茶養生記』の著者。栄西は日本臨済宗の開祖。
鋭眥(えいし)　解剖名。「外眥」に同じ。外眼角のこと。
栄芝丸(えいしがん)『補陽処方集』　方剤名。鹿角霜100　鹿茸60　麝香10　白朮　当帰　乾地黄　熟地黄　肉蓯蓉　牛膝　菟絲子　萆薢　川芎　五味子　沈香各20。「精血と腎陽不足により手足無力、冷汗、腰痛、記憶力減退の場合、耳鳴、視力減退、頻尿、陰痿症などに用いる」。
嬰児湿疹(えいじしっしん)　「奶癬(だいせん)」に同じ。
翳疾(えいしつ)　眼の疾患の総称。目のかすみ、くもり、かげりなどの病証を指す。
衛生天花元(えいせいてんかげん)『東医宝鑑』　方剤名。黄連120　白扁豆80　蘆薈30　朱砂　白茯苓　牡蠣　知母　苦参　鉄分　瓜呂根各20　金箔　銀箔各20。「消渇で口渇し、消痩、労倦、口苦、舌紅の場合に用いる」。
衛生湯(えいせいとう)『東医宝鑑』　方剤名。①黄耆8　当帰　白芍　甘草各4。「虚労、気血不足などの補薬として用いる」　②人参　白朮　白茯苓　山薬　陳皮　薏苡仁　沢瀉各4　黄連　甘草各2。「脾胃虚弱により小腹満、消化不良、水瀉便、身重、脈弱などの場合に用いる」。
衛生秘要抄(えいせいひようしょう)　書名。日本江戸時代、丹波行長(生没年不詳)の編。鎌倉時代の養生書。全1巻。『医心方』の養生・房内篇からの引用であるが、一部それに見られない文もある。
衛生宝鑑(えいせいほうかん)　書名。中国元代、羅天益(謙甫)著。1343年。全24巻。補遺1巻。「薬誤永鑑」「名方類集」「薬類法象」「医験紀述」からなっている。
鋭疽(えいそ)　症名。手首の内側の橈骨茎状突起の太淵穴の部分に生じる疽のこと。これは憂慮や気滞・火邪の凝集によって生じる。硬くなり次第に腫れ、手首の伸展障害、深く潰れて膿が流れる。危険症状である。
営池穴(えいちけつ)　穴名。奇穴。『千金方』に見える。足部の内踝の前後の骨際陥凹に取る。尿閉・崩漏・月経過多などを主治。
営之後方言血(えいのこうほうげんけつ)　(営の後まさに血を言う)　身体の血脈中には営気が運行しているが、邪が営分にある際には、先ず営を治して、後に血を治す必要があることをいう。
鋭髪(えいはつ)[兌髪]　解剖名。兌髪とも言う。もみあげのこと。つまり側頭部の耳の前方に伸びている髪のこと。

翳風(えいふう)　穴名。手少陽三焦経。手足少陽経の交会穴。前頚部、耳垂後方、乳様突起下端前方の陥凹部。①通竅聡耳　②牽正口僻　③疎風泄熱

営分(えいぶん)　「営分証」を参照。

営分証(えいぶんしょう)　証名。温熱病で邪気が深部に内陥した段階であり、ほとんどは気分証からの伝入したものであるが、時として衛分証から逆に伝入する場合もある。症状は高熱・夜間高熱・心煩不寐、または神志不清・譫語・斑疹が出たり消えたりする・舌質絳・苔黄糙か乾灰・脈細数などが見られる。「営分」とは、気分と血分との中間である。営は血中の気であり、営気は心に通じている。病邪が営分に伝入するとは、正気が支えきれずに邪気が深くに侵入して、心包を脅かし、神志や厥陰肝経にも影響したことを明示している。疾病が「営分」から「気分」に伝入するのは、病状が好転していることを示し、「営分」から「血分」に伝入するのは、病状が重くなっていることを示す。

洩澼(えいへき)　症名。下痢のこと。「洩痢」に同じ。

翳明穴(えいめいけつ)　穴名。奇穴。耳の下方、乳様突起の後下方の陥凹部(完骨穴)の下方、耳垂と同じ高さ。近視・遠視・夜盲・白内障などを主治。

洩痢(えいり)　症名。下痢のこと。「洩澼」に同じ。

癭瘤(えいりゅう)　病名。こぶのこと。桃仁(ももの種)ほど小さいものを「癭」といい、石榴(ざくろ)ほどの大きなものを「瘤」といい、留まって去らないという意味もある。「五癭」「五瘤」などを参照。

癭瘤膏(えいりゅうこう)『処方集』　方剤名。①海菜500　昆布　海浮石各100　三稜50。「癭瘤に用いる」　②黄耆10　香附子　烏薬　川芎　柴胡各6　当帰8　知母　白朮　白芍　半夏各4　紅花2。「癭瘤に用いる」　③黄耆250　当帰　川芎各200　知母　柴胡　香附子各150　半夏　白朮　白芍　藿香各100　紅花50　水飴600。「単純性甲状腺腫に用いる」。

会陰(えいん)[篡・下極・屏翳]　1)篡・下極・屏翳ともいう。外生殖器の後方、肛門の前の部位を指す。2)穴名。任脈に属す。任脈と督脈と衝脈の交会穴。会陰部、男性は陰嚢根部と肛門を結ぶ線の中点、女性は後陰唇交連と肛門を結ぶ線の中点。①通竅醒脳　②蘇厥回陽　③補腎培元　④通調二陰

会厭(ええん)[吸門]　解剖名。吸門ともいう。気管の上口を覆い、発声する時は開き(『霊枢・憂恚無言篇』に「声音之戸也」と見える)、食物を飲み込むときは閉じる場所を指す。

亦(えき)　わきのこと。掖に通ず。左右の肘と脇の間。

液(えき)　「津液」を参照。

嗌(えき)　食道の上口のこと。

疫(えき)　疾病が伝染すること。

瘵(えき)　疾病が伝染すること。

衛気(えき)　人体の陽気の一部である。水穀より生じ、脾胃に源があり、上焦より出て脈外をめぐる。性質は剛強で、経脈の約束は受けずに、運行は迅速で円滑である。その運行は、内は臓腑、外は肌表腠理と至らない箇所が無い。「衛気」は臓腑を温養し、肌膚を温潤し、腠理を滋養し、汗孔を開閉するなどの重要な機能がある。つまり肌表を保護し、外邪を防御する特長から「衛気」という。

益胃(えきい)　治法。胃虚の治療法。一つは胃気虚寒に温胃建中法を用いること。もう一つは、滋養胃陰法を用いること。

益胃升陽湯(えきいしょうようとう)『東医宝鑑』　方剤名。白朮6　黄耆4　人参　神曲各3　当帰　陳皮　炙甘草各2　升麻　柴胡各1.2　黄芩0.8。「失血過多の場合、中気不足により内臓の働きが弱まった場合、口中無味、全身労倦、吐瀉し血が混じる場合に用いる」。

益胃湯(えきいとう)『温病条弁』　方剤名。

沙参9　麦門冬15　氷砂糖3　生地黄15　玉竹4.5。温病時に瀉下と発汗により、津液を傷津した場合の、口渇・咽乾・乾咳・少痰・舌質紅で乾燥・舌苔少・脈細数に用いる。

易医論（えきいろん）　日本江戸時代、医学を行うには易学にも通じなければならないとする説。草刈三悦の『医教正意』、寺島良安の『和漢三才図絵』などは、この説を述べている。

益陰（えきいん）［育陰・養陰・補陰・滋陰］「滋陰」に同じ。

益陰腎気丸（えきいんじんきがん）『東医宝鑑』　方剤名。熟地黄80　乾地黄　山茱萸各40　五味子　山薬　牡丹皮　柴胡　当帰尾各20　茯神　沢瀉各10。「腎陰不足により内障が生じ、瞳子が濁り、視力が落ちる場合に用いる」。

衛気営血（えきえいけつ）　2つの意味がある。1）作用をいう。①飲食の精華が血脈中に入り、人体を営養することを「営」という。②飲食によって生じた陽熱が脈外を運行して、汗孔の開閉を管理し、皮膚を守って病邪の侵入を防ぐことを「衛」という。③身中には空気と穀気があって、血液の運行を推進し、水津を散布し、人体の活動を行うことを「気」という。④飲食の精華が営に変化したのち、脈中に入り赤くなり全身を循環するのを「血」という。また「衛気」「営血」としても用いられる。2）病変の深さをいう。病邪が侵入して起こる「衛気」「営血」の変化によって生じた症状を区分し、衛気営血を運用して症候を帰納して、弁証論治の根拠とする。病が衛分にあれば軽く、気分にあればやや重い、病邪が営分に入れば病は重く、血分に入れば深くに侵入して最も重いとする。

衛気営血弁証（えきえいけつべんしょう）　温熱病の弁証施治法のこと。温熱病の発展過程の4段階と、その病理表現をまとめたもの。疾病の初期は衛分に病邪があり、軽く浅いことを示す。衛分から気分に発展すると、一段階進んだことを示す。営分に入れば、病変は次第に深く、重くなる。そして血分に至れば最も重い。この4段階の展開は明確に区分されているのではなく、相互に関連している。一般的には「衛気営血」の順序で伝変していくが、時には順序どおりに伝変しないこともある。つまり気分から営分や血分に直接伝変したり、衛分から営分や血分に伝変することある。さらには2つ以上が同時に現れることもある。また営分や血分に伝入したにもかかわらず気分に病が残っていることもある。したがって必ずそれぞれの症候を具体的に分析して4つに区分し、相互間の関係にも注意を払うことが必要である。各項を参照。

益栄湯（えきえいとう）『医方類聚』　方剤名。黄耆　当帰　酸棗仁　側柏子　麦門冬　茯神　白芍　紫石英各40　木香　人参　甘草各20。「心血不足により心悸、神識昏迷、不眠、尿が濁る場合に用いる」。

益黄散（えきおうさん）『東医宝鑑』　方剤名。①陳皮40　橘皮　訶子　炙甘草各20　丁香8。「脾胃が虚弱で、腹冷痛し、吐瀉する場合に用いる」　②黄耆8　人参　陳皮各4　白芍2.8　炙甘草　甘草各2　白茯苓1.6　黄連0.8。「小児が慢驚風で、青色の泄瀉をして、時に痙攣を起こす場合に用いる」。

益火消陰（えきかしょういん）　「益火之原以消陰翳」を参照。

疫咳（えきがい）　「百日咳」に同じ。

益火之原、以消陰翳（えきかのげん、いしょういんえい）（火の原を益し、以って陰翳を消す）　「壮水制陽」「滋水制火」「滋陰涵陽」ともいう。中国唐代の王冰の「もろもろのこれを寒すれども熱する者はこれを陰に取る」に対する注語である。これは滋陰壮水法を用いて、陽亢の火盛を抑制するという意味である。たとえば熱証に寒涼薬を用いても、もし効果が無かったり逆に悪化するのは、陰虚陽亢の性質の熱証である。腎陰虚であれば、腎陰（腎臓の真水）を滋さなければならない。腎陰不足で虚火が上炎すると、頭暈目眩・腰痠足軟・咽燥・骨蒸酸痛などが表れるので、この場合は六味地黄丸(熟地黄・山茱萸・山薬・沢瀉・茯苓・丹皮)を用いて治療する。

嗌乾(えきかん) 「咽乾」に同じ。

疫眼(えきがん) 病名。流行性結膜炎、はやり目のこと。

腋気(えきき) 「腋臭」に同じ。

疫瘧(えきぎゃく) 病名。瘧疾が一箇所の地域に流行し、伝染して病状の重いものを指す。症状は往来寒熱し、日に1～2回発作を起こし、高熱、煩渇有汗などが見られる。

益元固真湯(えきげんこしんとう)『東医宝鑑』 方剤名。甘草　山薬　沢瀉各6　人参　白茯苓　巴戟天　升麻　益智仁　黄柏各4。「労淋により、疲労すると淋症が悪化し、小腹攣痛、この症状が反復する場合に用いる」。

益元散(えきげんさん)『東医宝鑑』 方剤名。滑石 240　炙甘草 40。「傷暑により発熱、面赤、心煩、口渇、吐瀉、血泡が混じる大便をし、尿不利の場合に用いる」。

益元湯(えきげんとう)『東医宝鑑』 方剤名。炙甘草8　炮附子　炮乾姜　人参各4　麦門冬　黄連　知母各2.8　艾葉1.2　五味子20　生姜5　大棗2　葱白3。「傷寒陽証により心煩、口渇するが飲みたがらない場合に用いる」。

疫喉(えきこう) 「白喉」に同じ。

疫喉痧(えきこうさ) 「喉痧」に同じ。

疫痧草(えきさそう) 書名。中国清代の書、陳耕道の著。1801年。全1巻。「喉痧」つまり猩紅熱の治療法について述べている。

益壽永真膏(えきじゅえいしんこう)『方薬合編』 方剤名。生地黄 9600　白茯苓 1900　人参 960　天門冬　麦門冬　枸杞子各 600　蜜 6000。「慢性胃腸疾患、あらゆる消耗性疾患の補薬として用いる」。

益壽固真丹(えきじゅこしんたん)『東医宝鑑』 方剤名。菟絲子 120　熟地黄　乾地黄　磁石　何首烏　肉蓯蓉各 80　天門冬　麦門冬　山薬　当帰　白茯苓　沢瀉　牡丹皮各 60　人参　芡実　山茱萸　石斛　覆盆子　枸杞子　五味子　蛇床子　杜仲　巴戟天　鹿茸　韮子　赤石脂　益智仁　蓮花蕊　破胡紙　側柏子　塩　附子　陽起石各 40　海狗腎 1。「老化防止、長寿薬として用いる」。

益真丸(えきしんがん)『郷薬集成方』 方剤名。天門冬　茴香　麦門冬　乾地黄　車前子　枸杞子　人参　破胡紙各同量。「五労七傷や、あらゆる虚証により顔に生気が無く、口中無味、神識昏迷、耳聾、視力が落ち、腰膝酸軟無力の場合、不老長寿薬として用いる」。

益腎散(えきじんさん)『東医宝鑑』 方剤名。磁石　巴戟天　山椒各 40　石菖蒲　沈香各 20。「腎精不足により難聴の場合に用いる」。

益水(えきすい) 治法。腎水を補益すること。水が欠乏して火盛のものに用いる。

益精髄(えきせいずい) 治法。腎精と髄液を補充すること。

腋疽(えきそ) 「腋癰(えきよう)」に同じ。

液燥生風(えきそうせいふう) 「虚風内動」を参照

疫疔(えきちょう) 病名。疔瘡の一つ。疫病で死亡した家畜の毒に感染して、肌膚を阻み、血凝毒滞して起こる。牧畜業・屠殺業・皮革業など、家畜に接触する機会の多い者に見られる。伝染性があり、接触すると1～3日で発病し、頭部・頸部・手部などの露出した部分に多発する。局部の病変は牛痘に類似する。まず疱疹ができ、続いて出血壊死が起こり、黒く焦げたような痂皮ができ、痛みも化膿もしないが、周囲が腫脹する。次第に広がると、寒戦・高熱・神昏などが見られる。

衛気同病(えきどうびょう) 証名。病邪が裏に伝入して化熱して、気分の熱勢は盛んであるが、表寒がまだ消えていない病機を指す。症状は壮熱・口渇・心煩・汗出に悪風寒・身痛などが見られる。

疫毒痢(えきどくり) 病名。疫痢ともいう。痢疾の一つ。患者の体質が元来弱く、または癘毒が強すぎるために、疫毒は深く腸胃に滞り、営血に侵入しやすく、強い伝染性を持っている。症状は発病が急激で病状も激しく・突然高熱を発する・寒戦・煩渇・腹痛が激しい・粘稠な膿血を下痢し回数も多い・悪心嘔吐、または斑疹も現れる。小児では体質が虚弱なために、瀉痢が発症する前に、高熱・昏迷・抽搐、ひどければ肢冷・大汗・脈微で絶えそうなどの危険な症候を現す。

益脾(えきひ)[健脾・補脾]　「健脾」に同じ。

益脾散(えきひさん)『医林撮要』　方剤名。白茯苓　人参　草果　紫蘇子　木香　陳皮　厚朴　甘草各同量。「小児が脾胃虚弱で、乳や食べ物が消化せず、頻繁に嘔吐し、食欲不振の場合に用いる」。

衛気不固(えきふこ)[表気不固]　「表気不固」に同じ。

液門(えきもん)　穴名。手少陽三焦経。滎水穴。手背、薬指と小指の間、みずかきの近位陥凹部、赤白肉際。①清頭明目　②開竅聡耳　③清熱散風

腋癰(えきよう)[挟肢癰]　病名。挟肢癰ともいう。腋窩にできる癰のこと。陽証に属す。肝脾の血熱や心と心包の風熱によって起こる。初期は、突然紅腫疼痛し、硬くて消えない。さらに悪寒発熱をともなう。軟らかくなってくれば膿が出来上がっている。陰証のものは、「腋疽」や「米疽」ともいう。初期は皮膚に変化は無く、腫れが広がり硬く、腫れの勢いは緩やかで、わずかに微熱があり、数日して化膿して潰れる。これは肝脾経の気滞血瘀によって生じる。

衛強営弱(えきょうえいじゃく)　「営衛不和」を参照。

疫痢(えきり)[疫毒痢]　「疫毒痢」に同じ。

腋霊穴(えきれいけつ)　穴名。奇穴。『針灸孔穴及其療法便覧』に見える。側胸部、前腋窩横紋の上5分、大胸筋腱の下縁に取る。狂躁不安、傷人自傷、唱罵などを主治。

疫癘之気(えきれいのき)　「戻」を参照。

会穴(えけつ)　「八会穴」を参照。

衛弱営強(えじゃくえいきょう)　「営衛不和」を参照。

会宗(えそう)　穴名。郄穴。手少陽三焦経。前腕後面、尺骨の橈側縁、手関節背側横紋の上方3寸。①清三焦火　②聡耳鎮痙　③熄風定喘　④清熱解鬱

暍(えつ)　①中暑のこと。「中暑」を参照。②「暍暍」とは、熱性病の熱が極めて盛んなことを形容する。

啘(えつ)[噦]　噦に同じ。

噦(えつ)　①胃気が上逆して出る音声のこと。「呃逆」に同じ。呃逆を参照。②啘に同じ。王履の『医経溯洄集』に「それ啘と噦は、蓋し字は異なれど音義はともに同じ者なり」(夫啘与噦、蓋字異而音義倶同者也)と見える。

餲(えつ)　むせぶこと。

噎膈(えつかく・いっかく)　「呃逆」を参照。

益気(えっき)　「補気」に同じ。

益気安神湯(えっきあんしんとう)『東医宝鑑』　方剤名。当帰　茯神各4　生地黄　麦門冬　酸棗仁　遠志　人参　黄耆　牛胆南星　竹葉各3.2　黄連　甘草各1.6　生姜3　大棗2。「心虚により多夢、不眠、神識昏迷、易驚、心悸する場合に用いる」。

益気解表(えっきかいひょう)[補気解表]　治法。補気薬と解表薬を組み合わせて、気虚感冒で頭痛・悪寒発熱・咳嗽唾淡・鼻涕粘稠・胸膈満悶・脈弱無汗などの症状を現すものを治療すること。その代表方剤に参蘇飲(人参、蘇葉、葛根、前胡、姜半夏、陳皮、桔梗、茯苓、木香、枳殻、甘草)がある。

益気丸(えっきがん)『東医宝鑑』　方剤名。人参　麦門冬各28　陳皮　桔梗　炙甘草各20　五味子21。「気虚により全身が労倦し、しゃべるのも億劫で、口渇、口中無味、しゃべりすぎて咽痛する場合に用いる」。

益気生津(えっきせいしん)　治法。気津両虚を治療する方法。気津両虚では、汗出過多・津液耗傷・肢体倦怠・気短懶言・口乾作渇・舌質紅・舌干無津・脈虚散などが現れる。代表方剤に生脈散(人参、麦門冬、五

味子)がある。

益気聡明湯(えっきそうめいとう)『東医宝鑑』 方剤名。炙甘草4.8　人参　黄耆各4　升麻　葛根各2.4　蔓荊子1.2　白芍　黄柏各0.8。「老人が虚労により頭痛、眩暈、または耳鳴、難聴の場合、内障の初期で視力減退する場合に用いる」。

益気養栄湯(えっきようえいとう)『東医宝鑑』 方剤名。黄耆6　人参　白朮各4　当帰　川芎　白芍　生地黄　陳皮　香附子　貝母各2.8　柴胡　桔梗　地骨皮　炙甘草各2。「瘰癧が生じ、午後潮熱、排膿して閉じない場合に用いる」。

益気養神湯(えっきようしんとう)『東医宝鑑』 方剤名。人参　当帰　白芍　麦門冬　知母　梔子各4　茯神　前胡各2.8　陳皮2　升麻　甘草各1.2　大棗2。「虚弱者が傷寒になり発熱する場合に用いる」。

越経伝(えつけいでん) 「伝経」に同じ。

噦而腹満(えつじふくまん) 症状名。呃逆して気が上逆し、下に排泄できないために起こる腹部膨満のこと。

越俎薬誌(えつそやくし) 書名。日本江戸時代、喜多村直寛(1804～1876)の著。薬物書。不分巻1冊。刊年不詳。代用薬物について記した書籍。

越婢加朮湯(えっぴかじゅつとう)『金匱要略』 方剤名。①麻黄6　石膏半斤　生姜2　甘草2　白朮4　大棗15枚。「裏水は、一身面目黄腫し、その脈沈、小便利せず、故に水を病ましむ。もし小便自利すれば、これ津液を亡う、故に渇せしむるなり。越婢加朮湯これを主る。」(裏水者、一身面目黄腫、其脈沈、小便不利、故令病水、仮如小便自利、此亡津液、故令渇也、越婢加朮湯主之) ②石膏8　麻黄6　蒼朮3　甘草2　乾姜1.2　大棗3。『処方集』「全身浮腫、悪風、冷汗、尿不利の場合に用いる」。

越婢加朮附湯(えっぴかじゅつぶとう)『備急千金要方』 方剤名。麻黄4～6　石膏8～10　白朮3～4　附子0.3～1　生姜1　甘草1.5～2　大棗3～4。風痹による脚弱で、関節腫痛・筋肉痛・悪風・尿不利・浮腫があるものに用いる。また風水挟熱による、湿疹・皮膚炎で分泌物の多いもの、あるいは目の痒み・目の痛みにも用いる。

越婢加半夏湯(えっぴかはんげとう)『東医宝鑑』 方剤名。石膏16　麻黄　半夏各8　生姜5　大棗2。「熱痰により胸悶、咳嗽、短気、頭痛、発熱する場合に用いる」。

越婢湯(えっぴとう)『金匱要略』 方剤名。①麻黄4　石膏10　生姜　大棗3　甘草1.5。「病邪が体表にあって水分が停滞する場合の処方。浮腫、自汗、喘咳、口渇などがあり、尿利は減少し、悪風し脈浮となり、または下肢に腫痛が起こるなどが目標」 ②麻黄12　蒼朮8　石膏　甘草各4　生姜5　大棗2。『東医宝鑑』「上半身が浮腫し、悪風、冷汗、口渇、尿不利の場合に用いる」。

閲甫食物本草(えっぽしょくぶつほんぞう) 書名。日本江戸時代、名古屋玄医(1628～1696)の著。食養的本草書。全2巻。寛文9年(1669)自序。同11年(1671)刊。

壊病(えびょう) 病名。傷寒病で治療を誤ったために病状が悪化したものを指す。患者の身体の強弱、発病の新旧、および誤治の程度の軽重などの違いにより、さまざまな変証が現れる。たとえば、「汗法」を誤用すると、汗出不止・心下と臍下の動悸などが見られる。「吐法」を乱用すると、空腹でも食べれない、または朝に食べたものを夕方に吐く、または悪寒すべきなのに悪寒しない、心中煩熱して衣服を着たがらないなどの症状が見られる。「下法」を乱用すると、心下が脹悶して疼痛する・泄瀉・腹部脹満・何を食べても消化しないなどが見られる。「焼針」や「火熏」を誤用すると、身体発黄・大便下血、または四肢寒冷・大汗淋漓・虚脱状態になる、または気が少腹より心下に突き上がるなどの症状が見られる。

壊府(えふ) 症名。音声破れ・大小便漏れ・噦があるもの。

衛分(えぶん) 「衛分証」を参照。

衛分証(えぶんしょう) 証名。温熱病の初

え

期段階をいう。症状は発熱・微悪風寒・頭痛・肢痠や身痛・無汗または少汗・口微渇・苔薄白・脈浮数、または鼻塞・咳嗽などを現す。特に発熱と悪風寒を特徴とする。「衛」は外を衛(まも)る意味がある。全身の表層を「衛分」という。体内の肺気(肺は皮毛をつかさどる)と結合して、肌膚温養・体温調節・外邪より防御する機能がある。もし邪気が体表に侵入し、衛気が正常に機能しなければ、衛分症候が現れる。これを「邪犯衛分」という。

衛偏勝(えへんしょう)　衛分の病邪が強すぎること。

会陽(えよう)　穴名。足太陽膀胱経。臀部、尾骨下端外方0.5寸。①清熱利湿　②通調二便　③調理下焦　④壮腰補腎

宛(えん)　①「碗(wan)」に同じ。屈曲、えん曲のこと。「宛状」の如し(『霊枢・刺節真邪篇』)とは、身体を屈曲してうつ伏せになること。②「玉(yu)」に同じ。「鬱」に通ず。気鬱を指す。『史記・扁鵲倉公列伝』に「寒湿気宛」と見える。『霊枢・陰陽二十五人篇』には「宛陳」と見える。気分の鬱結が長引くとの意味。陳は久のこと。

痟(えん)　①憂鬱のこと。『列子・楊朱篇』に「心痟して体煩すれば、内熱して病生ず」(心痟体煩、内熱生病矣)と見える。②酸痛のこと。『素問・経脈別論』に「真虚は痟心す」(真虚痟心)と見える。真気が虚弱すれば、心は酸痛すること。

寃(えん)　煩悶、苦悶のこと。『素問・玉機真蔵論』に「少腹寃熱」と見える。少腹が煩寃(煩して悶々とする不快感)して熱をもつこと。つまり少腹が熱のために煩悶すること。『素問・瘧論』に「少気煩寃」と見え、イライラして煩悶するとの意味。

菀(えん)　「鬱」に通ず。鬱結、滞積の意。『素問・生気通天論』に「血上に菀す」(血菀於上)と見える。つまり、血が上部に鬱結する意味。

癇(えん)　①足を病むこと。②かさ(創)のこと。

涎為脾液(えんいひえき)(涎は脾の液たり)「五臓化液」を参照。

円翳内障(えんえいないしょう)　病名。白内障のたぐい。肝腎の虧損、脾胃の虚衰により、運化が失調して起こる。症状は水晶体の透明度が無くなり、混濁して、視力が低下または喪失する疾病のこと。

淵液(えんえき)　穴名。足少陽胆経。禁灸穴。側胸部、第4肋間、中腋窩線上。①理気活血　②散瘀消滞　③寛胸止痛　④止咳平喘

遠隔取穴(えんかくしゅけつ)　取穴法。「遠道刺」に同じ。方法は患部から遠く離れた経穴を取穴すること。

烟熏(えんくん)　療法名。薬物を焼いた煙でいぶし、疾病を予防したり治療すること。たとえば蒼朮や白芷や雄黄を、庭や屋内で焼いて煙を出して防疫する。また雄黄で肛門をいぶして肛門の疾病を治療する。硫黄を密閉した容器中で焼いて、虫食いを予防するなどである。

遠血(えんけつ)　病名。大便が出た後に暗黒色の血を排出する病症のこと。直腸や肛門部より離れた部位の出血なので「遠血」という。多くは上消化道(胃や小腸)からの出血である。

啘哯(えんけん)　症状名。小児が乳を吸いすぎて、胃病を起こして乳を吐くこと。

沿肛痔(えんこうじ)　病名。肛門の外皮に沿って小肉が突起するもの。これは梅毒の伝染や、湿熱下注により起こる。肛門の皮膚が扁平いぼ状に隆起し、乳白色や灰白色を呈し、異臭のある粘液が出て、時には瘙痒感や刺痛がある。ひどい場合には会陰部に広がり、または同様の症状が口腔や咽喉に表れることもある。

燕口穴(えんこうけつ)　穴名。奇穴。口部の口角の外皮と粘膜の境界に取る。小児驚風・狂気・便秘・面痛・面痹などを主治。

燕口瘡(えんこうそう)　病名。緊唇・繭口瘡ともいう。燕口吻瘡に同じ。口唇ヘルペスのこと。

燕口吻瘡(えんこうふんそう)　病名。燕口瘡に同じ。口唇ヘルペスのこと。

延胡索(えんごさく)　薬物名。行血薬。辛微苦、微温。肺、肝、脾。①活血調経　②行気止痛　③祛瘀療傷

淵刺(えんし)　刺法名。「関刺」の別名『霊枢・官鍼篇』。または「合谷刺」の別名『甲乙経』巻五。各項を参照。

魘死(えんし)　睡眠中に死亡すること。

円針術(えんしんじゅつ)　「杉山流十八手術」の刺針手技の一つ。その方法は針管を除いた後、刺し手と押し手と患者の皮膚を一緒に回しながら刺入し、回しながら抜針する方法。

胭脂障(えんししょう)[白睛溢血]　「白睛溢血」に同じ。

鹽炙(えんしゃ)　「炙」を参照。

延寿撮要(えんじゅさつよう)　書名。日本江戸時代、曲直瀬玄朔(1549～1631)の著。初心者向け養生書。全1巻。和文。

延寿丹(えんじゅたん)『医林撮要』　方剤名。①松膏120　白茯苓　甘菊花各80　側柏子40。「腎気不足により白髪になり、抜け毛も多く、歯が動揺し、健忘症がひどく、動作が鈍く、脚弱で歩きたがらないなどの老化現象が激しい場合に用いる」　②肉蓯蓉80　菟絲子　五味子　牛膝　杜仲　当帰　山薬　天門冬　麦門冬　乾地黄　熟地黄各40　人参　白茯苓　茴香　沢瀉　地骨皮　鹿茸　石菖蒲　山椒　巴戟天　遠志　覆盆子　枸杞子　側柏子各20。『東医宝鑑』「虚労により消痩し、元気がなく労倦し、口乾、乾咳、微熱が出る場合、陰痿症、若くして老化現象が目立つ場合に用いる」。

延寿類要(えんじゅるいよう)　書名。日本室町時代、竹田昌慶(1338～1380)の編著。室町時代の養生書。全1巻。

延寿和方彙函(えんじゅわほういかん)　書名。日本江戸時代、三宅意安(生没年不詳)の編著。日本経験名方の処方集。不分巻1冊。宝暦8年(1758)自序。『延寿和方』ともいう。屠蘇散から阿佐井保神丹まで、計62の和方について記してある。

焰硝(えんしょう)　薬物名。硝石の別名。「消石」を参照。

園参(えんじん)　薬物名。人参の別名。「人参」を参照。

圓癬(えんせん)　病名。「金銭癬」ともいう。その形が円く貨幣状なので名づける。これは湿熱が肌膚に侵襲したり、または接触伝染によって起こる。多くは体幹や腹部また股の内側に発生し、頚部や顔面に発生することもある。患部は貨幣状(小型のものは「笔管癬」という)の紅斑を生じ、その中心部から自然に治癒するが、周囲の縁ははっきりと丘疹が見られ水泡・膿疱・血痂(かさぶた)・鱗屑(粉をふく)などの変化が見られる。多くは夏季に発症し、冬に軽減または消退する。

淵疽(えんそ)[脇肋疽]　「脇肋疽」に同じ。

燕瘡(えんそう)　病名。口唇ヘルペスのこと。

鉛丹(えんたん)　薬物名。黒鉛を製錬して得た橙紅～橙黄色の粉末化合物で、主成分は四酸化三鉛(Pb_3O_4)。辛。微寒。有毒。心・脾・肝。①解毒止痒・収斂生肌。癰腫瘡毒(化膿性皮膚病)で瘡口がなかなか収斂しないときや、湿疹で浸出液が多いときなどに外用する。②墜痰鎮驚。熱痰擾心による、易驚・心悸・不眠・胸苦などに用いる。③截瘧(さいぎゃく)。瘧疾の悪寒・発熱の発作に用いる。

宛陳(えんちん)　「宛」を参照。

軀啼(えんてい)　症状名。小児が腹痛して、身体を曲げて泣くこと。

遠藤元理(えんどうげんり、江戸前期、生没年不詳)　人名。日本江戸時代の薬師、『本草弁疑』の著者。元理は京都の薬種屋で、出羽掾(でわじょう)とも名乗った。

遠道刺(えんどうし)　刺法名。九刺法の一つ。つまり身体の上半身に疾病がある際に、下肢の陽経の兪穴を取穴して治療すること(『霊枢・官鍼篇』)。

塩湯探吐方(えんとうたんとほう)『備急千金要方』　方剤名。食塩。食塩を湯に溶い

て飽和させ、1回2000mlを飲ませ、羽毛や手指で咽を刺激して吐かせる。宿食停滞・乾霍乱・誤食毒物などで、腹満・吐きそうで吐けない・下痢しそうで出ない等に用いる。

偃刀脈(えんとうみゃく)　脈象名。十怪脈の一つ。「偃刀」とは三日月状の刀のことで、刃は鋭利で峰は厚い。脈象が弦細で緊急なのを、刃物の刃をなでるような感覚として形容している。

え

円肉(えんにく)　薬物名。龍眼肉の別名。「龍眼肉」を参照。

延年護命丹(えんねんごめいとう)『東医宝鑑』　方剤名。大黄200　牽牛子20　蓬莪朮　三稜　芫花　鼈甲各10　陳皮5　乳香　没薬　軽粉各2。「あらゆる積聚、鼓脹、瘀血が生じた場合に用いる」。

延年半夏湯(えんねんはんげとう)『外台秘要』　方剤名。半夏　柴胡各3　土別甲　桔梗　呉茱萸　枳実　梹榔　人参　乾生姜各2。「肩こりと胃の痛みを治す処方。その目標は左の季肋部に有形・無形のしこりが生じ上方へのぼり、項や肩がこわばり、みぞおちへ差し込むような痛みが起こり、胃内停水があり飲食物が心下部に停滞し、胸がつまる場合に用いる」。

遠痹(えんひ)　症名。『霊枢・九針十二原篇』に見える。ながらく治癒しない痹証を指す。

円皮針(えんぴしん)　針名。皮内針の一種で、揿針(かんしん)ともいう。押しピン状で、刺針部に刺入して絆創膏で固定する。皮内針と同様に応用する。

鼴鼻(えんび)　病名。鼻疳ともいう。鼻の下の両側が赤くただれて痒い症状のこと。

煙蘿子針灸法(えんらししんきゅうほう)　書名。日本室町時代、樵青斎洞丹(伝不詳)の著。針灸専門書。不分巻1冊。享禄3年(1530)自序。本書は室町時代の針灸を知る上で貴重な資料である。

延齢丸(えんれいがん)『補陽処方集』　方剤名。枸杞子　覆盆子　車前子　甘菊花　乾地黄　地骨皮　白何首烏　巴戟天　続断　白朮　細辛　遠志　石菖蒲　牛膝　菟絲子各40。「身体衰弱し、白髪、記憶力減退、視力減退、耳聾の場合、腰膝酸軟、時に微熱が出て顔の肌があれる場合に用いる」。

延齢固本丸(えんれいこほんがん)『東医宝鑑』　方剤名。菟絲子　肉蓯蓉各160　天門冬　麦門冬　生地黄　熟地黄　山薬　牛膝　杜仲　巴戟天　枸杞子　山茱萸　白茯苓　人参　五味子　木香　側柏子各80　覆盆子　車前子　地骨皮各60　石菖蒲　皀莢　遠志　沢瀉各40。「老衰により、脚弱、早くから白髪、記憶力減退、視力減退、耳鳴する場合、中年期の陰痿症などに用いる」。

あ行・お

瘍(お)　やむ、やまいのこと。「う」とも読む。

及川東谷(おいかわとうこく、生没年不詳)　人名。日本江戸時代の医家。『傷寒論古訓伝』の著者。東谷は東奥の人で、名は達(とおる)、字は叔山(しゅくざん)。吉益東洞の門人。

痷(おう)　俗にいうぶらぶらやまい(ヒステリー)、やせるやまい、あしなえ。

瘟(おう)　足なえやまい。早い息、疲れやむ、やむ。

瘈(おう)　痛むこと。

齆(おう)　鼻が塞がること。

王惟一(おういいち、生没年不詳)　人名。中国宋代(仁宗)に仕える翰林医官であったという。針灸家。出身地も不詳。『銅人輸穴図』3巻、『銅人図』などを石碑にきざみ、中国医学教育に大きな役割を果たした。

王惟徳(おういとく)　人名。中国清代の医家。字は洪緒。林屋散人と号した。江蘇呉県の人。代々瘍科を専門とする医家の家に生まれ、自身も家業を継いで、40余年の研究の成果を『外科証治全集』に残した。

黄液上衝(おうえきじょうしょう)　症名。「凝脂翳」の病状が悪化して、黄液が上衝するもの。病因は脾胃積熱上燔して毒邪が交攻して起こる。症状は風輪の内側、黄輪の前(解剖学では前房)に黄緑色の膿性の分泌物が現れ、次第に量が増え、上面は水平線状になる。重症のものでは、風輪が破れて「蟹睛」や「螺旋突起」となり、視力が落ちてくる。

嘔噦(おうえつ)　症名。嘔して吃逆するものをいう。

嘔家(おうか)　平素より悪心・嘔吐のある病人を指す。

黄家(おうか)　黄疸病患者のこと。

黄花地丁(おうかじちょう)　薬物名。蒲公英の別名。「蒲公英」を参照。

黄汗(おうかん)　症名。『金匱要略』に見える。つまり汗出した汗が黄色いもの。症状は発熱口渇・胸部満悶・四肢頭面腫脹・小便不利・脈沈遅などを表す。病因は風邪・水邪・湿邪・熱邪が交蒸して起こる。湿熱が血分を傷ると瘡癰も生じる。

汪機(おうき、1463〜1539)　人名。中国明代の医家。字は省之。石山居士と号した。安徽省祁門の人。父は汪渭といい、この地方の名医であった。汪機は朱震亨の学説の信奉者であった。著書に『読素問鈔』『傷寒選録』『針灸問対』『医学原理』などがある。

黄耆(おうぎ)　薬物名。補気薬。甘、温。脾・肺。①補気昇陽　②固表止汗　③行水消腫　④利血通痹　⑤托膿生肌。

黄耆桂枝五物湯(おうぎけいしごもつとう)『金匱要略』　方剤名。黄耆　芍薬　桂枝各3　生姜6　大棗12枚。「血痹の陰陽倶に微、寸口関上微、尺中小緊、外に身体不仁を証し、風痹の状の如きは、黄耆桂枝五物湯之を主る」(血痹陰陽倶微、寸口関上微、尺中小緊、外証身体不仁、如風痹状、黄耆桂枝五物湯主之)

黄耆建中湯(おうぎけんちゅうとう)『金匱要略』　方剤名。「温中健胃」を参照。桂枝3去心　甘草2炙　大棗12枚　芍薬6　生姜3　膠飴1　黄耆1.5。「虚労裏急、諸の不足するは、黄耆建中湯之を主る」(虚労裏急、諸不足、黄耆建中湯主之)

嘔逆(おうぎゃく)　症名。胃気が上逆して嘔吐が止まらないものをいう。

王宮(おうきゅう)　「山根(さんこん)」に同じ。

黄翹(おうぎょう)　薬物名。連翹の別名。「連翹」を参照。

嘔血(おうけつ)　症名。嘔吐とともに血を吐くものを指す。その血は、紫暗色で多量で、食物の残渣も混じる。多くは胃中積熱または肝鬱化火によって、胃に逆乗して脈絡が瘀阻し、陽絡が損傷されて起こる。

横痃(おうげん)　病名。「便毒」ともいう。初期は杏の種子状に腫れ、次第にガチョウの卵大に腫れあがり、硬くてしびれて疼痛し、紅腫灼熱する。または微熱のみで赤くならないこともある。腫れが潰れて排膿し、口が塞がりにくいものを「魚口」という。一説には、腫大の左側にできるものを「魚口」といい、右側にできるものを「便毒」という。

汪昂(おうこう、1615～1700頃)　人名。中国明代末の医学研究者。字は訒菴。もともと挙子業を志したが、30余歳で医学の研究に入った。臨床家ではなかったらしいが、『本草備要』『医方集解』『素問霊枢類纂約注』などの著書を残した。

王好古(おうこうこ、1200頃～1264)　人名。中国の医家。字は進之、海蔵と号す。趙州の人。張元素について医術を学んだ。李杲の弟子にあたる。著書に『医塁元戎』『湯液本草』『此事難知』などがある。

王肯堂(おうこうどう、1549～1613)　人名。中国の医家。万暦年間(1573～1620)に進士にあげられ、南京行人司副に任ぜられた後に福建参政となった。読書を好み、医学に詳しく、書法に優れていた。著書に『証治準縄』120巻がある。

横骨(おうこつ)　1)恥骨のこと。「下横骨」「蓋骨」ともいう。2)舌骨を指す。つまり舌根部の小さな骨のこと。3)穴名。足少陰腎経、足少陰経と衝脈の交会穴。下腹部、恥骨結合の上縁の中心点(横骨穴)から左右両側5分に取る。①益腎健脾　②清熱利湿　③通利下焦

横骨穴(おうこつけつ)　穴名。奇穴。下腹部、恥骨軟骨接合部の中央に取る。遺尿・小便不通・咳嗽・脱肛などを主治。

黄芩(おうごん)　薬物名。清熱降火薬。苦、寒。心・肺・肝・胆・大腸・小腸。①清熱降火　②清肺寧嗽　③清腸止痢　④涼血安胎　⑤燥湿退黄　⑥解痙医瘡

黄芩湯(おうごんとう)『傷寒論』　方剤名。「苦寒清気」を参照。黄芩3　芍薬2　甘草2炙　大棗12枚擘。「太陽と少陽との合病にて、自ら下利する者は、黄芩湯を与う。若し嘔する者は、黄芩加半夏生姜湯これを主る。」(太陽與少陽合病、自下利者、與黄芩湯、若嘔者、黄芩加半夏生姜湯主之)

横産(おうざん)　「難産」を参照。

王贄中(おうしっちゅう、生没年不詳)　人名。中国宋時代の医家。字は叔権、浙江省の瑞安の人。1169年に進士にあげられた。針灸の名医として知られる。『針灸資生経』の著者。

横刺法(おうしほう)　刺針法。刺針の角度を水平に近い10～15度にして刺入する方法で、地平刺法ともいう。豪針・長針・皮内針などを使用して、皮膚の直下に骨があったり、数穴を同時に刺激する際に応用される。

黄腫(おうしゅ)　黄胖に同じ。

王士雄(おうしゆう、1808～1867)　人名。中国清代の医家。字は孟英。清代の著名な温病学者の一人。海寧の出身。著書に『温熱経緯』『王氏医案』などがある。

王叔和(おうしゅくか、180～270年)　人名。中国西晋代の医家、高平県(山東省地方)の出身、太医令の地位にあったといわれる。脈診に熟達し『脈経』を著した。散逸していた『傷寒論』を再編した。

応鐘散(おうしょうさん)『家塾方』　方剤名。別名；芎黄散。大黄1　川芎2。上焦部の結毒痼疾(頭部や顔面の腫痛、特に麦粒腫・眼の充血腫脹などの眼疾患)などで、便秘を伴う場合に用いる。また、便秘に通便剤としても用いる。

黄如枳実(おうじょきじつ)(黄なること枳実のごとし)　症状名。『素問・五臓生成論』に見える。黄色は脾の真臓色である。枯れて黄色くつやの無い黄色は病色であり、これは久病により脾気が絶えそうで、胃気が衰弱した場合に見られる。「真臓色」を参照。

黄水瘡(おうすいそう)　顔面水疱疹のこと。
黄豆瘡(おうずそう)　楊梅毒の別名。
黄精(おうせい)　薬物名。甘。平。脾・肺・腎。①補脾気・益脾陰。脾気陰両虚による食欲不振・食べると腹が脹る・口乾・便が硬い・舌質紅・舌苔少などに用いる。②潤肺止咳。肺陰虚の乾咳・無痰などに用いる。③補腎益精。腎精不足による腰膝酸軟無力・頭暈などに用いる。
王清任(おうせいにん、1768〜1831年)　人名。中国清代末期の名医。河北省玉田の出身。中国で初めて刑死者を解剖して、25枚の内臓図を描いた。これに基づいて『医林改錯』を著した。治療面においても新しい分野を開き、血府逐瘀湯や少腹逐瘀湯などの駆瘀血剤を創方した。現在の中国医学に及ぼした影響は大きい。
黄石(おうせき)　薬物名。雄黄の別名。「雄黄」を参照。
罌粟殻(おうぞくかく)　薬物名。酸、渋。平。肺・大腸・腎。①斂肺止咳。肺虚の慢性咳嗽に用いる。②渋腸止瀉。脾虚による慢性の泥状〜水様便に用いる。③止痛。腹痛・筋肉痛・関節痛などに用いる。
黄苔(おうたい)　舌苔名。黄色の舌苔をいう。これは病邪が裏にある場合に見られる。熱証を示す。「黄滑苔」は湿熱を示し、「黄膩苔」は湿熱が腸胃に留まることを示し、「黄乾苔」は熱が長く続くことを示し、「黄苔でザラザラ」しているのは、熱が胃腸にたまり、傷津していることを示す。
黄帯(おうたい)　症名。黄色い帯下。女性の陰道から流出する淡黄色で粘稠で悪臭のする液体を指す。ひどければ茶汁のように濃くなる。多くは湿邪が盛んで湿鬱火熱し、任脈を損傷して起こる。
嘔胆(おうたん)　症名。胆汁を吐くこと。または苦汁を吐くこと。
黄丹(おうたん)　薬物名。鉛丹の別名。「鉛丹」を参照。
黄丹(おうたん)　「薬貼」を参照。
黄疸(おうだん)　証名。身黄・目黄・小便黄を主証とするもの。病因は脾胃に湿邪が内蘊し、腸胃が失調し、胆液が外溢して起こる。「陽黄」と「陰黄」に大別する。各項を参照。
黄疸気(おうだんき)　胆管炎のこと。
黄疸瘧疾治療方、疽瘧易解方、黄疸瘧方(おうだんぎゃくしつちりょうほう、そぎゃくいかいほう、おうだんぎゃくほう)　書名。中国の書、亡失。詳細伝不詳。
応痛元(おうつうげん)『東医宝鑑』　方剤名。生姜160　蒼朮　破胡紙　骨砕補　穿山甲　草烏各80　茴香60。「打撲した後に、風寒湿邪に傷られて、手足や指の関節が疼痛する場合に用いる」。
嘔吐(おうと)　症名。胃に邪気があり、胃の和降を失い、気が上逆して現れる症状である。有声無物のものを「嘔」とし、無声有物のものを「吐」とするが、実際には明確に区別ができないので、「嘔吐」と合称する。臨床では胃寒・胃熱・傷食・痰濁などの原因がある。「胃寒」では、嘔吐清水・口中多涎・喜熱悪冷・小便清利・舌体白膩が見られる。「胃熱」では、食入即吐・酸苦性の吐出物・口臭・喜冷悪熱・舌苔黄膩などが見られる。「傷食」では、胃脘脹悶・噯気呑酸・酸腐宿食性の嘔吐物・嘔吐の後は脹悶が緩解・舌苔厚膩などが見られる。「痰濁」では、平素より頭眩・胸悶・心悸などが見られ、粘痰や清涎を嘔吐・舌苔滑膩となる。
黄土(おうど)　薬物名。辛。微温。脾・胃。①温中摂血。虚寒の血便・吐血・鼻出血・不正性器出血などに用いる。②和胃止嘔。脾胃虚寒の嘔吐・反胃・妊娠嘔吐に用いる。
王燾(おうとう、593〜627)　人名。中国唐代の医家。父は北斉の楽陵太守であった。若い時から宮中に出入りでき、国家図書館の弘文館で自由に閲覧ができた。医術を習得して唐の高祖に仕えたが、何回も謀反に連座して亡命生活を送り、その不遇に発憤して『外台秘要方』40巻を著した。
鴨溏(おうとう)　「鶩溏(ぼうとう)」に同じ。
応突穴(おうとつけつ)　穴名。奇穴。乳頭線の外方2寸、脾経の食竇穴の下2寸に取る。腹満・便秘・腹鳴・下痢などを主治。

黄土湯(おうどとう)『金匱要略』 方剤名。甘草 干地黄 白朮 附子(炮) 阿膠 黄芩各3 灶中黄土半斤。「下血にて、先に便し後に血あるは、これ遠血なり、黄土湯これを主る。」(下血、先便後血、此遠血也、黄土湯主之)

懊憹(おうのう) 症名。『傷寒論』に見える。うれう、もだえること。汪必昌は『医階弁証』で「懊憹の状は、心下熱して火灼のごとく寧んぜず、吐を得ればすなわち止む」(懊憹之狀、心下熱如火灼不寧、得吐則止)と見える。つまり胸膈部に焼灼焦燥感を自覚する症状のこと。胸膈部や心窩部に自覚するので、「心中懊悩」ともいわれる。その病因は表症で発汗ができない時や、瀉下を誤用したり、外邪が裏に入り胸膈に留まり、胃腑を乱すことによって起こる。

黄柏(おうばく) 薬物名。清熱降火薬。苦、寒。腎・膀胱。①清熱降火 ②燥湿退黄 ③清腸止痢 ④瀉濁止帯 ⑤強筋振痿 ⑥瀉脬通溺 ⑦解毒医瘡。

黄胖病(おうはんびょう) 病名。黄腫、食労疳労、脱力黄ともいう。全身の皮膚が黄色になり、顔や足がむくみ、動悸、息切れをともなう。

齆鼻(おうび) 病名。膿や鼻汁が詰まって、嗅ぐことができなくなる疾病。

王冰(おうひょう) 人名。中国7世紀末の唐の人。宝応年間(762〜763)に太僕令になったという。著書に『補注黄帝内経素問』24巻81篇などがある。

黄風(おうふう) 「五風内障」を参照。

王不留行(おうふるぎょう) 薬物名。苦。平。肝・胃。①通経下乳。血瘀による月経痛・無月経に用いる。②利水通淋。臨床の排尿困難・排尿痛に用いる。

王不留行散(おうふるぎょうさん)『郷薬集成方』 方剤名。王不留行 滑石 乾地黄各40 芍薬 木通 当帰 楡根皮各12 黄芩20。「虚労で小腸に熱があり、尿不利、陰茎が痛む場合に用いる」。

黄蜜(おうみつ) 薬物名。蜂蜜の別名。「蜂蜜」を参照。

往来寒熱(おうらいかんねつ) 症名。悪寒と発熱が交互に現れる症状のこと。少陽経の主症である。

王履(おうり、1332〜1391) 人名。中国の名医。朱震亨の弟子。著書に『医経溯洄集』『傷寒立法考』『百病鉤玄』などがある。彼は傷寒論研究に新局面を開き、後の温病研究に多大な影響を与えた。

黄竜湯(おうりゅうとう) 「攻補兼施」を参照。

王綸(おうりん) 人名。中国明代中期の人。字を汝言、節斎ともいう。本職は官僚であったが、医学に詳しく、治療すれば顕効があった。朱震亨学説の後継者で、『明医雑著』『本草集要』などの著がある。

尩羸(おうるい) 身体が消痩し、体質が虚弱なのを形容する。

黄連(おうれん) 薬物名。清熱降火薬。苦、寒。心・肺・肝・脾・胃・大腸。①清心除煩 ②瀉肝明目 ③利膈止噎 ④涼血止血 ⑤制酸止痛 ⑥清腸止痢 ⑦解毒医瘡

黄連阿膠湯(おうれんあきょうとう)『傷寒論』 方剤名。黄連4 黄芩 芍薬各2。「心悸亢進があり、胸苦しく、眠れないものに用いる」。

黄連温胆湯(おうれんうんたんとう)『六因条弁』 方剤名。黄連1.5〜3 半夏 竹茹 枳実各6 陳皮9 炙甘草3 茯苓5 生姜・大棗を入れ煎じる。胆胃不和・痰熱内擾で熱証が顕著な不眠などに用いる。

黄連解毒湯(おうれんげどくとう)『外台秘要』 方剤名。「寒剤」を参照。黄連3 黄芩 黄柏各2 梔子14枚擘。「またもし胃中に燥糞あらば、人をして錯語(さくご)せしむ。正に熱盛らばまた人をして錯語せしむもし秘して錯語する者は、宜しく承気湯を服すべし。通利して錯語する者は、宜しく下の四味黄連除熱湯を服すべし。…………また前軍督護(とくご)劉車なる者、時疾を得て3日すでに汗にて解し、飲酒によってまた劇し。煩悶乾嘔

に苦しみ、口燥き呻吟し、錯語し臥するを得ず。余思いてこの黄連解毒湯を作る。」(又若胃中有燥糞、令人錯語、正熱盛亦令人錯語。若秘而錯語者、宜服承気湯、通利而錯語者、宜服下四味黄連除熱湯。…前軍督護劉車者、得時疾三日已汗解、因飲酒復劇、苦煩乾嘔、口燥呻吟、錯語不得臥、余思作此黄連解毒湯方)

黄連湯(おうれんとう)『傷寒論』 方剤名。黄連3　甘草3両炙　乾姜3　桂枝3、去皮　人参2両　半夏半斤洗　大棗12枚擘。「傷寒にて、胸中に熱有り、胃中に邪気有り、腹中痛み、嘔吐せんと欲する者は、黄連湯これを主る。」(傷寒、胸中有熱、胃中有邪気、腹中痛、欲嘔吐者、黄連湯主之)

大海馬(おおうみうま) 薬物名。「海馬」を参照。

大切艾(おおきりもぐさ) 一般の人が使用しやすいように艾を一定の大きさ(大中小の3種)に製成して、その最も大きなもの。直径3ミリ、長さ6ミリほどの大きさのもの。

大口美明(おおぐちよしあき、生没年不詳) 人名。日本江戸時代の医家。『薬品弁惑』の著者。美明の号は灌畦(かんけい)。松岡恕庵の門人で、大阪に居住した。他に『本草綱目国字弁』の著がある。

大久保適斎(おおくぼてきさい、1840～1900年) 人名。日本明治初期の西洋医。江戸小石川生まれ、針灸に興味を持ち、『針灸新書』3巻を著した。

大田晋斎(おおたしんさい、生没年不詳) 人名。日本江戸時代の医家。『按腹図解』の著者。晋斎は大阪の人で、名は武経(たけつね)といい、法橋の位にあった。

太田澄元(おおたちょうげん、1721～1795) 人名。日本江戸時代の医家。『神農本草経臆断』の著者。澄元は本草家の岩永玄浩の子で、江戸生まれ。字は子通(しつう)、号は大洲(たいしゅう)・崇広堂(すうこうどう)。本草家として当時田村元雄と並び称された。伊沢蘭軒の師。躋寿館で本草を講義した。

大槻玄沢(おおつきげんたく、1757～1827) 人名。日本江戸時代の医家。名は茂質、号は磐水、玄沢は通称。22歳で江戸に上がって杉田玄白の門下となった。『瘍医新書』『重訂解体新書』『蘭学階梯』などの著がある。

大穴牟遅神(おおなむちのかみ) 人名。日本太古時代(紀元前600年ごろ)の神話上の人物。稲羽の白兎が皮がはがれて赤裸になったものを、蒲黄で治療した神話はあまりにも有名。のち日本の医祖として、少名毘古那神(すくなひこなのかみ)とともにまつられた。民間では「大黒さん」として、農業の神、健康の神として各地で祭祀されている。

大村福吉(おおむらふくよし、生没年不詳、平安前期) 人名。日本平安前期の医家。『治瘡記』の著者。福吉は武内宿禰の支別で、右近衛医師。療瘡の術に長じ、仁明天皇に寵愛され、その命を受けて『治瘡記』を著したという。

緒方洪庵(おがたこうあん、1810～1863) 人名。日本江戸時代幕末の蘭方医。中天遊、坪井信道、宇田川玄真らについて学んだ。『病学通論』『扶氏経験遺訓』『虎狼痢治準』などの著がある。

緒方惟勝(おがたこれまさ、生没年不詳) 人名。日本江戸時代の医家。『杏林内省録』の著者。惟勝は岡山藩医の子で、字は義夫(ぎふ)、通称順節(じゅんせつ)、号は摂生堂(せつせいどう)。山脇東海に医を、奥劣斎に産科を学び、京都で開業した。

岡田静安(おかだせいあん、1770～1848) 人名。日本江戸時代の医家。『難経韻語図解』の著者。静安は武蔵国蕨の人。名は静黙(きよしず)、字は子成(しせい)、華陽(かよう)と号した。室号は養生堂・松響園など。他に多くの古典の『韻語図解』がある。

岡村尚謙(おかむらしょうけん、？～1837) 人名。日本江戸時代の医家。『本草古義』の著者。尚謙は下総高岡藩医で、名は遜(ゆずる)、号は桂園(けいえん)。岩崎灌園に師事して本草学に通暁。

岡本一抱(おかもといっぽう、生没年不詳)

人名。日本江戸時代の医家。1700年ごろの人。通称為竹。または一得斎と号した。近松左衛門の実弟。味岡三伯門下の高弟であったが、後に破門された。江戸時代中期に医学振興に大きな役割を果たした。難解な漢方書に解説を付け、理解を容易にして医学の普及に大きな貢献を残した。『かな読み十四経』『医学切要指南』『素問諺解』など著書数百に及ぶ。

岡本玄冶(おかもとげんや、1587〜1645) 人名。日本室町、江戸時代の医家。『家伝預薬集』の著者。玄冶は京都の人で、初名は宗什(そうじゅう)のち諸品(しょひん)。曲直瀬玄朔の高弟で、玄朔の娘を妻とし、その医学を継承した。徳川家康の信頼を得、召されて幕府医官となった。

小川笙船(おがわしょうせん、1672〜1760) 人名。日本江戸時代の医家。もとは江戸小石川の開業医。享保7年(1721)小石川養生所を設立。

悪寒(おかん) 症名。さむけのこと。悪寒は外寒表症や陽虚裏症で現れる。「外感の悪寒」は風寒邪が表にあるので、必ず発熱・頭痛・脈浮などの表証を兼ねる。「陽虚の悪寒」は内臓の虚寒で陽気不足なので、必ず身冷・脈沈などの裏寒証を兼ねる。その他に、裏熱が盛んで仮寒が現れる際には、悪寒や手足氷冷の症状が現れても、口渇・呼吸気阻・便秘・溺赤・脈滑実などが現れる。

悪寒戦慄(おかんせんりつ) 症名。さむけとふるえが同時に来ることをいう。高熱疾患の前駆症状として見られることがある。

荻野元凱(おぎのげんがい、1737〜1806年) 人名。日本徳川時代末期の医師。金沢に生まれ、早くから皇室の御典医として仕えた。字は子元(しげん)、通称左仲(さちゅう)、号は台州(だいしゅう)。名医の名が高く和田東郭と並び称せられた。奥村良竹に学び、京で医を開業。『吐法編』『刺絡編』『疫余論』などの著者。

荻生徂徠(おぎゅうそらい、1666〜1728) 人名。日本江戸時代の医家。『素問評』の原著者。徂徠は江戸中期の大儒であるが、父の荻生方庵は幕府医官で徳川綱吉の侍医であった。

臆(おく) 「膺(よう)」に同じ。

屋翳(おくえい) 穴名。足陽明胃経。前胸部、第2肋間の乳頭線上に取る。①止咳平喘　②理気通乳　③清熱消腫

奥西堯倫(おくにしたかとも、生没年不詳) 人名。日本江戸時代の医家。『薬種新製剤記』の著者。堯倫は通称治兵衛(じへえ)、伝は不詳。

奥村良竹(おくむらりょうちく、1687〜1761) 人名。日本江戸時代の医家。越前の人。13歳で山崎良伯の門に学んだ。府中侯の侍医となり、京都に赴き後藤艮山や並河天民らと親交を結んだ。「吐法」を復活させたことで知られる。

おくりこみ刺入法(おくりこみしにゅうほう) 刺入法。切皮後に針を刺入する方法の一つ。刺し手の示指の指腹で針体を持ち、そのまま刺入する方法。細い針を曲げずに刺入できる一般的な刺入方法である。

奥劣斎(おくれつさい、1771〜1835) 人名。日本江戸時代の医家。『産論校註』『女科随劄』『達成園方轂』の著者。名は基(もとい)、字は子譲(しじょう)。山城八幡の人。京に出て山脇東門に学び、さらに産術を賀川子玄に就いて修め、産科を以って一家をなした。新生児の人工呼吸法の改良を行ったことで知られる。

屋漏術(おくろうじゅつ) 古針法の一つ。二つの方法がある。①針を目的の深さの1/3まで刺入して止め、また1/3を刺入するように刺入して、抜針時も同じように抜く方法。②上記の方法に雀啄法を加える。刺入して止めるたびに雀啄を加える。

屋漏脈(おくろうみゃく) 脈象名。「七怪脈」の一つ。脈拍がしばらくして一回打ち、間歇的に打つもの。雨漏りで雨がしたたり落ちる状態をなぞっている。

瘀血(おけつ) 体内の血液が一定の箇所に瘀滞する病症のこと。その内経脈外に漏れ、

組織の間隙にたまって壊死した血液を「悪血」という。また血液の運行に障害が起こり、経脈管内や器官内に瘀積したものを「蓄血」という。これらも瘀血の範疇に属す。疾病によって瘀血が生ずるものとしては、打撲負傷や月経閉止や寒凝気滞などがある。さらに瘀血によって疾病を起こすものとしては、気化阻滞・経脈阻塞・瘀熱互結、ひどければ蓄血発狂などを起こす。臨床での表現は複雑で、たとえば肌膚青紫、固定性疼痛・紫黒血塊の吐・大便黒色・小便硬満・胸脇撑痛(引きつる様に痛む)・舌青紫・皮膚乾枯して鱗状・ひどければ善忘・驚・狂などを表す。難治性の疾病は、瘀血と関係していることが少なくない。

瘀血咳(おけつがい) 「瘀血嗽」に同じ。

瘀血頭痛(おけつずつう) 症名。頭痛の一つ。症状は頭昏して腫脹・頭痛が刺痛で激しい・固定痛・痛みが出たり止んだりする・なかなか治らない・舌に瘀点や紫暗色が見られる・脈渋などが現れる。多くは、久病で気滞血瘀や外傷の後遺症に見られる。

瘀血疝(おけつせん) 「血疝」を参照。

瘀血嗽(おけつそう) 症名。瘀血咳ともいう。喀痰に血液が混じる咳嗽のこと。

瘀血流注(おけつるちゅう) 病名。「流注」病の一つ。打撲損傷や産後の瘀血停滞して湿毒と結合して起こる。四肢の内側に好発する。症状は患部の周辺が腫脹し、押すと硬く痛む・次第に広がり膝窩部や鼠径部や腋窩部にも生ずる。全身的には、悪寒・発熱・全身骨痛などが見られる。約一週間ほどで化膿し、排膿した後に口が塞がり治癒する。気血不足のものでは、なかなか化膿せずに慢性化しやすい。

押し灸(おしきゅう) 灸法。温灸の一種で、経穴上に木綿を敷き紙を乗せて、その上から燃焼させた艾条灸を押しあてて熱感を与える方法。

押し手(おして) 刺針する際に、針をささえる手のこと。

於朮(おじゅつ) 薬物名。白朮の別名。「白朮」を参照。

悪食(おしょく) 「悪阻」に同じ。

悪心(おしん) 「泛悪」に同じ。吐き気のこと。

悪阻(おそ)[妊娠悪阻] 症名。「子病」「病児」「阻病」ともいう。つまり妊娠二ヶ月前後に現れる反応を指す。程度に個人差があるが、胸悶不快・悪心嘔吐・悪聞食気・食入即吐・頭重目眩などの症状を現す。これは妊娠期によく見られる。症状が軽微なものは正常反応とするが、症状がひどいものは妊婦は急速に消痩し、他病を誘発させてしまう。多くは、懐妊により衝脈の気が上衝して、胃が和降を失うことから起こる。証としては「脾胃虚弱」「肝胃不和」「胃熱上衝」「痰湿阻滞」などがある。「脾胃虚弱」では、脘悶腹脹・嘔吐不能食・口淡無味・倦怠・酸辣食物を嗜好・清涎を吐すなどが見られる。「肝胃不和」では、嘔吐頻頻、さらに酸水の嘔吐・気逆上衝・食入即嘔・胸腹脇脹・頭重眩暈・精神沈鬱易怒などが見られる。「胃熱上衝」では、面部潮紅・煩渇・嘈雑・舌質紅絳などが見られる。「痰湿阻滞」では、嘔吐痰涎・胸腹脹悶・不思飲食・心悸気促・口淡・舌苔滑膩などが見られる。

尾台榕堂(おだいようどう、1799〜1878) 人名。日本江戸時代、明治時代の医家。『霍乱治略』の著者。榕堂は越後魚沼郡中条の出身で、名は元逸(もととし)、字は士超(しちょう)、通称良作(りょうさく)、別号は敲雲(こううん)。16歳で江戸に出て尾台浅岳の門に入り、古医方を学ぶ。浅岳没後請われて尾台姓を継いだ。吉益東洞を信奉し、幕末の江戸において臨床家として知られ、浅田宗伯と名声を二分した。

落合泰蔵(おちあいたいぞう、生没年不詳、長門の人) 人名。日本明治時代の医家。『漢洋病名対照録』の著者。

乙字湯(おつじとう)『叢桂亭医事小言』『方函口訣』 方剤名。大黄1　柴胡　当帰各4　黄芩3　甘草2　升麻1.5。「痔痛、痔出血、脱肛、または陰部の瘙痒や疼痛に用いる」。

乙字湯去大黄(おつじとうきょだいおう)『出典不明』 方剤名。当帰4〜6 柴胡4〜6 黄芩3 甘草2〜3 升麻1〜2。大腸湿熱による乙字湯適応の痔疾で、便秘のないものに用いる。

膃肭臍(おっとせい) 薬物名。海狗腎の別名。「海狗腎」を参照。

膃肭補天丸(おっとほてんがん)『東医宝鑑』 方剤名。黒豆120 白朮100 白芍 黄耆 熟地黄 杜仲 牛膝 破胡紙 苦楝子 遠志各8 海狗腎 人参 白茯苓 枸杞子 当帰 川芎 茴香各6 木香 茯神 甘草各40 沈香20。「虚損により陰部が冷たく、萎縮し、腰膝酸軟疼痛、陰痿症などに用いる」。

悪熱(おねつ) ①症名。発熱して熱を嫌がること。外感表症では、一般に発熱悪寒が見られる。しかし表邪が裏に侵入したり(邪入気分)、外感風温の際は、悪寒せずに悪熱することが見られる。②症候名。表裏内外がすべて熱し、そのために懊憹煩悶すること。

瘀熱(おねつ) ①証名。熱と痰湿が互結して、裏に鬱積した熱証を指す。②体内に滞留した瘀血が鬱して化熱するものを指す。

瘀熱在裏(おねつざいり) 瘀熱が積滞停留していること。これには二つの状況がある。①陽明の熱が発汗せずに外越できない。または小便不利によって、水湿が内停して、熱によって湿となり、裏に瘀積して湿熱が鬱蒸する。長くなると黄疸を発症する。②体内に瘀血の停留があり、ある条件により発熱することを指す。

瘀膿(おのう) 膿汁がたまっている状態のこと。

小野恵畝(おのけいほ、1774〜1852) 人名。日本江戸時代の医家。『飲膳摘要』の著者。恵畝は小野蘭山の孫で嗣子。名は職孝(もとたか)、字は士徳(しとく)。他に『救荒本草啓蒙』『本草啓蒙名疏』などがある。

小野寺殿圧点(おのでらでんあっつうてん) 穴名。奇穴。臀部、腸骨稜上縁の中央部から、下方2寸の殿筋中の圧痛点に取る。腰痛・坐骨神経痛・胃潰瘍・便秘などを主治する。

小野寺直助(おのでらなおすけ、1883〜1968年) 人名。日本明治、大正、昭和時代の医学者。小野寺圧点の研究者。岩手県の生まれ。福岡医科大卒。論文に『胃運動描写法の臨床診断価値に関する研究』『圧診法の研究』がある。針灸臨床に関する圧診法の研究者。

小野蘭山(おのらんざん、1729〜1810) 人名。日本江戸時代の本草学者。『本草綱目啓蒙』の著者。蘭山は京都の人で、名は職博(もとひろ)、字は以文(いぶん)。松岡玄達に師事して本草学を学んだ。寛政11年(1799)、71歳の時に幕府に召されて江戸に出て、幕府医官に列し、医学館で本草を講じた。

小原蘭峡(おはららんきょう、1797〜1854) 人名。日本江戸時代の医家。『訂字標註傷寒論』の編者。蘭峡は本草家小原桃洞の孫で、名は良直(よしなお)。祖父とともに和歌山藩医。祖父に学び、本草に通じた。本草物産に関する多くの著書がある。

悪風(おふう) 症名。さむけのこと。厳密には、じっとしていれば寒さは感じず、風にさらされるとさむけを感じるものをいう。

悪風寒(おふうかん) 症名。さむけがして、手足が特に冷えるもの。

汚疱(おほう) 「瘖癗(おんらい)」に同じ。

於保志考(おぼしこう) 書名。日本江戸時代、清水直(生没年不詳)の著。薬物学書。不分巻1冊。安政5年(1858)刊。大黄について本草学的考察をなした書。『日本大黄考』ともいう。

悪孕(およう) 「悪阻」に同じ。

悪露(おろ) 産後に陰道から排出される汚濁した敗血を指す。この液体には、血と粘液が含まれている。初めは小さな血塊が混じった紫紅色を呈するが、次第に暗紅色の液体を排出し、普通は二週間ほどで無くなる。

悪露不下(おろふげ) 症名。胎児の分娩後に、子宮内に残った濁液敗血の排出が無かったり、またはごく少量のものをいう。主に気滞や血瘀によって起こる。「気滞」のものでは、小腹脹がひどく疼痛し、胸脇脹満して、脈弦となる。「血瘀」のものでは、小腹疼痛で拒按、疼痛部位に硬結が触れ、脈は沈渋となる。

悪露不止(おろふし)　「悪露不絶」に同じ。

悪露不絶(おろふぜつ)　症名。「悪露不止」ともいう。産後2〜3週間が過ぎても悪露が無くならないものを指す。これには3つの原因がある。①平素より体虚の上に産後に気血を虚損して、気虚して摂血できずに起こる。②瘀血内阻して新血が帰経できずに起こる。③血熱内鬱し迫血妄行して起こる。「気虚」のものでは、面色蒼白や萎黄・神疲身倦・腰痠・腹脹して下墜感がある・悪露は清稀で無臭などが見られる。「血瘀」のものでは、面色紫暗・少腹疼痛・悪露は紫色で血塊が混じる。「血熱」のものでは、面色潮紅・口舌乾燥・悪露は鮮紅色か深紅色で悪臭がする。

慍(おん)　「蘊(うん)」に通じる。①気分が悪い、塞ぐの意。『素問・玉機真蔵論』に「背痛むこと慍慍然」(背痛慍慍然)と見え、つまり背部が、気分が悪くなるくらいに痛むことをいう。②聚積・蓄積の意。『素問・至真要大論』「病すでに慍慍然」(病已慍慍然)と見え、病気が鬱積することの意味である。

温罨法(おんあんぽう)　「罨法」を参照。

温胃化痰丸(おんいけたんがん)『東医宝鑑』　方剤名。半夏120　炮乾姜　白朮　陳皮各80。「胸部に寒飲や寒痰が集積し、内寒し、悪心、吃逆、時に嘔吐する場合に用いる」。

温胃建中(おんいけんちゅう)　治法。胃気虚寒を治療する方法のこと。症状は胃脘隠痛・食後に減痛・清水嘔吐・大便泄瀉・舌淡白・脈細などが見られる。治療には、黄耆建中湯(黄耆　桂枝　白芍　炙甘草　生姜　大棗　飴糖)を用いる。

温胃湯(おんいとう)『東医宝鑑』　方剤名。①陳皮　黄耆各28　益智仁24　白豆蔻　姜黄　乾姜　沢瀉各12　砂仁　厚朴　人参　甘草各8。「冷たいものや冷薬の飲み過ぎにより、小腹痛、口中無味、消化不良、時に吃逆、身重などの場合に用いる」　②炮乾姜6　炮附子　半夏曲　厚朴　人参　陳皮　炙甘草　当帰各5　山椒4。「胃気の虚冷により食べ物が消化せず、手足厥冷、小腹満、冷えると症状悪化する寒脹に用いる」。

温淫(おんいん)　温熱の邪気が浸淫すること。

温疫(おんえき)　「瘟疫」に同じ。疫癘の邪を感受して発生する多くの急性伝染病の総称。その特徴は、発病が急激であり、病状は危篤で、強烈な伝染性があり、大流行を引き起こす。よく見られるものには二つある。一つは、湿熱穢濁による疫で、悪寒壮熱・頭痛身痛・舌苔は粉が積もったように白い・脈数などを主症とする。もう一つは、暑熱火毒による疫で、高熱・煩燥・割れるような頭痛・腹痛吐瀉、または神昏発斑・身体から臭気がするなどを主症とする。

瘟疫(おんえき)　「温疫」に同じ。

温衛湯(おんえとう)『東医宝鑑』　方剤名。当帰6　黄耆　蒼朮　升麻　知母　柴胡　羌活各4　人参　防風　白芷　黄柏　沢瀉　甘草各2　陳皮　橘皮　黄連　木香各1.2。「風寒により鼻閉、臭いがかげず、視界に火の粉が見え、陰部が冷え、脚弱の場合に用いる」。

瘟黄(おんおう)　症名。湿熱の邪気や時毒を感受して、盛毒化火して深く営分や血分に侵入して起こる。症状は身黄・目が紅黄色となる・高熱神昏・煩渇・腹脹・脇痛・鼻衄・便血、または発斑・舌質絳・苔黄乾などが見られる。

温開(おんかい)　「逐寒開竅」に同じ。

温解散(おんかいさん)『東医宝鑑』　方剤名。蒼朮　厚朴　陳皮　藿香　半夏曲　川芎　白芷　細辛各4　肉桂　乾姜　炙甘草2.8　生姜3　大棗2。「漏瘡に用いる」。

温化去痰(おんかきょたん)　「温血」を参照。

温寒の補瀉(おんかんのほしゃ)　針を温めたり冷やしたりして行う補瀉法のこと。

温瘧(おんぎゃく)　①内に伏邪があり、夏季に暑熱を感受して発生する瘧疾のこと。症状は先熱後寒・熱重寒軽・汗は多かったり少なかったりし・口渇喜涼飲・舌紅・脈は軽按で浮数、重按で無力などが見られる。②『金匱要略・瘧病脈証并治』に「温虐なる者、その脈平の如く(瘧疾が発病する前に見られる弦脈を指す)、身に寒無く、ただ熱し、骨節疼煩し、時に嘔す…」(温虐者、其脈如平、身無寒、但熱、骨節疼煩、時嘔…)と見える。

お

温灸(おんきゅう) 「無痕灸」、「隔物灸」、「無瘢痕灸」ともいわれる。つまり皮膚に直接施灸せずに温熱刺激をあたえ、火傷を起こさせない灸法のこと。

温灸艾(おんきゅうがい) 精選度の低い艾で、主として温灸に用いるものをいう。精選艾にくらべて燃焼温度が高く、安価である。

温驚丸(おんきょうがん)『東医宝鑑』 方剤名。牛胆南星 160　竹黄 40　朱砂 6　龍脳 2。「虚証の小児が急驚風により発熱し、神識昏迷する場合に用いる」。

温金散(おんきんさん)『東医宝鑑』 方剤名。防風　桑白皮　黄芩　甘草各 40　人参　茯神各 20　麦門冬 10　杏仁 21。「身体虚弱で長引く咳嗽に用いる」。

温下(おんげ) 治法。温性の瀉下薬や温熱性薬と寒性の瀉下薬を同時に用いて、寒性の積滞裏実証を治療する方法。①寒結によって大便不通するものは、腹満して実し、手足涼・苔白膩・脈沈弦などが見られる。この場合は巴杏丸(巴豆 45 枚　杏仁 30 枚いずれも去皮心　黄色く炙り搗いて砕いて糊状にし、小豆大に丸めて、成人は毎回一分五厘を服す)を用いる。②腹痛・大便秘結・手足涼・舌苔白・脈沈弦で緊などでは、大黄附子湯(大黄、附子、細辛)を用いる。

温経祛寒(おんけいきょかん) 治法。寒邪が経絡に侵入したものを治療する方法。①寒邪が経絡に凝滞すると、肢体関節が強烈に疼痛し、疼痛箇所が一定しない、疼痛は日中は軽く夜にひどくなり、動くのが辛い。この際は、麻黄・桂枝・蒼朮・制川烏・附子・細辛・千年健などの薬物を用いる。②女性で衝脈任脈が虚寒して、月経不調または月経後期になった場合には、呉茱萸・桂枝・附子・生姜・当帰・川芎・白芍・党参・炙甘草・阿膠などの薬物を用いる。

温血(おんけつ) 治法。血分に寒がある場合の治療法。①「温補血分」:女性の崩漏や男性の吐血で、舌質淡・脈虚無力・唇爪不紅潤などが見られる。治療には十全大補湯(人参、白朮、茯苓、炙甘草、熟地、白芍、当帰、川芎、黄耆、肉桂)を用いる。②「温化祛瘀」:寒による瘀血に用いる。女性の虚寒により月経不調・痛経・閉経・月経少量で暗色・舌上に紫点・脈沈緊などが見られる。治療には当帰・川芎・桂枝・牡丹皮・生姜などの薬物を用いる。

温故秘録(おんこひろく) 書名。日本江戸時代、野々村喬(生没年不詳)の著。医方書。全 7 巻、序目 1 巻。宝暦 8 年(1758)刊。唐以前の古医方書から病門別に方剤を類集したもの。

遠志(おんじ) 薬物名。安神薬。苦、温。心・腎。①補心安神　②化痰降逆　③益腎摂精　④解毒医瘡

遠志丸(おんじがん)『東医宝鑑』 方剤名。遠志　牛胆南星　人参　白附子　茯神　酸棗仁各 20　朱砂 12　麝香 4　金箔 5。「驚きすぎて譫語する場合に用いる」。

温邪(おんじゃ) 多くの熱性病を誘発する外因の総称。よく見られる温熱病としては、「春温」「風温」「暑温」「伏暑」「湿温」「秋燥」「冬温」「温疫」「温毒」「温瘧」などの病因は、すべて温邪に属す。

温邪上受(おんじゃじょうじゅ) 葉天士の『温熱論』に見える。その意味は、単に温邪が上部の口や鼻から感受する経路のみを説明しているのではなく、重要なのは多くの外感発熱性の疾病は、上焦の肺経の衛分より始まることだと説明している。症状は発熱・悪寒・頭痛・咳嗽・無汗または少汗・口渇・脈浮数・舌苔薄白などの衛分の症状

が見られる。

温邪犯肺（おんじゃはんはい） 証名。温熱の邪が肺経を侵犯することを指す。風温の病邪は、多くは口鼻より侵入し、初期には咳嗽・発熱口渇・咽喉焮紅疼痛・舌辺尖紅・脈浮数などの肺の症状が現れる。

温針（おんしん） 治療法。針法と同時に温熱刺激を加えた治療法のこと。一般的には、刺針した針柄や針体にもぐさを用いて燃焼して（灸頭針など）、熱感を針体を通して体内に伝えて治療する。

温腎（おんじん）［煆水臓、温水臓］ 「温補腎陽」に同じ。「温補」を参照。「水臓」とは腎のこと。「温水臓」と「煆水臓」とは「温腎」のこと。

温腎丸（おんじんがん）『東医宝鑑』 方剤名。山茱萸　熟地黄各120　巴戟天80　菟絲子　当帰　鹿茸　益智仁　杜仲　乾地黄　茯神　山薬　遠志　続断　蛇床子各40。「肝腎と精血不足による、男性の不妊症に用いる」。

温腎散（おんじんさん）『東医宝鑑』 方剤名。熟地黄6　牛膝　肉蓯蓉　五味子　巴戟天　麦門冬　炙甘草各3.2　茯神　乾姜　杜仲各2。「腎虚により腰痛、腰膝酸軟の場合に用いる」。

温腎湯（おんじんとう）『東医宝鑑』 方剤名。赤茯苓　白朮　沢瀉　炮乾姜各5。「膀胱寒症により尿不利、尿痛の場合に用いる」。

温腎利水（おんじんりすい） 治法。腎陽虚により水腫が見られるものを治療する方法。症状は面色蒼白・頭暈眼花・腰部酸痛・四肢発冷・小便短少・浮腫は頭面より始まり下半身に広がり長期間引かない・押すと陥凹して戻らない・舌淡苔薄白・脈沈細で弱などが見られる。治療には済生腎気丸（肉桂、制附子、地黄、山薬、山茱萸、沢瀉、茯苓、丹皮、牛膝、車前草など）を用いる。

温水臓（おんすいぞう） 「温補腎陽」に同じ。

音声之機（おんせいのき） 「舌」を参照。

温泉小言（おんせんしょうげん） 書名。日本江戸時代、原双桂（1718～1767）の著。温泉療法書。不分巻1冊。和文。『温泉考』ともいう。

温燥（おんそう） 病名。秋季の日照りが続いた際の燥気を感受して発病するものを指す。つまり秋燥の熱に偏るもの。症状は初期には頭痛身熱・乾咳無淡・喀痰多量で稀薄で粘稠・気逆して喘・咽喉乾痛・鼻乾唇燥・胸満脇痛・心煩口渇・舌苔薄白で乾燥・舌辺尖ともに紅などが見られる。これは肺が温燥の邪を感受して、肺津が受灼して現れる燥熱症状である。

温臓丸（おんぞうがん）『薬典』 方剤名。蒼朮　芍薬　白茯苓　当帰各75　陳皮　前胡　烏梅各35　痱子　使君子　檳榔雷各25　蜜。「寸白虫症、回虫症、十二指腸虫症などにより、腹痛、消化不良の場合に用いる」。

温知病因（おんちびょういん） 書名。日本江戸時代、野々村喬（生没年不詳）の著。病因学書。全7巻。明和9年（1772）刊。中国宋以前の古医書中の病因論を病門別に類集した書。

温中（おんちゅう） 治法。「中」とは脾胃を指す。脾胃が虚寒すれば、消化吸収能力が減退し、正常な運化ができなくなり、嘔吐・下利、胸腹疼痛などが現れる。この治療に温熱薬を用いて陽気を鼓舞し、虚寒を回復させる方法をいう。

温中化滞湯（おんちゅうかたいとう）『医林撮要』 方剤名。人参　乾姜　厚朴　陳皮　羌活　枳実　白茯苓各4　白朮6　炙甘草2　生姜3。「夏に冷たいものを食べすぎたり、身体を冷やし過ぎて、悪寒、発熱、吐瀉、胸脇苦満、食欲不振の場合に用いる」。

温中丸（おんちゅうがん）『医林撮要』 方剤名。人参　炙甘草　白朮各40。「小児が消瘦し、元気が無く、吐瀉する場合に用いる」。

温中祛寒（おんちゅうきょかん） 治法。脾胃の陽虚により現れる裏寒症候を治療する方法。①脾胃の陽虚では、食物不消化・嘔吐清水・大便水瀉・舌淡苔白・脈沈細などが見られる。治療には理中湯（人参、乾姜、白朮、炙甘草）を用いる。②胃寒がひどければ、胃部脹満冷痛・冷たいものを取ると悪

お

化・嘔吐清水、または食後しばらくして吐出し・苔白滑・脈沈細無力などが見られる。治療には熟附子、乾姜、呉茱萸、高良姜、沈香の薬物などを用いる。「煖胃」法とも言う。

温中化痰丸(おんちゅうけたんがん)『東医宝鑑』 方剤名。橘皮　陳皮　良姜　乾姜各同量。「寒痰により、悪心、吃逆、生唾が出る場合、胸悶、眩暈、咳嗽、さらさらな痰が出る場合に用いる」。

温毒(おんどく) 温熱の時毒を感受して発生する急性感染症を指す。「諸温挟毒」ともいう。症状は高熱・頭面や咽喉腫痛・出血性斑疹などを特徴とする。これは二種類に分ける。一つは、頭面・口腔・咽喉感染の化膿性疾患。もう一つは、流行性耳下腺炎などのたぐい。

温毒発斑(おんどくはつはん) 症名。温毒症状の一つ。温熱の毒が肺胃に内蘊し、三焦に充満し、営血に波及し、皮膚に透発して発斑するもの。斑点が「明るい紅色」のものは熱毒が軽く、「紫暗色」の斑点は熱毒が重く、「黒色」の斑点は、熱毒が最も重い。

温熱(おんねつ) ①病因。つまり「温邪」を指す。「温」は、邪が軽いもの、徐々に感受するもの、冬春に発病するものをいい、「熱」は、邪が重いもの、急速に侵襲するもの、夏季に発病するものをいうが、実際には区別しない。②病名。つまり「温病」を指す。『温熱経緯』では外感熱病の総称としている。③温病の分類名。病因で熱邪によるもので湿邪が絡んでいないものを「温熱」という。たとえば「風温」「温燥」など。湿邪が合わされば「湿熱」といい、「暑湿」「湿温」などとなる。

温熱病(おんねつびょう) 「温病」を参照。

温肺丸(おんぱいがん)『郷薬集成方』 方剤名。皀莢　陳皮　白茯苓各20　炮乾姜6。「冷風を受けて多痰、咳嗽する場合に用いる」。

温肺湯(おんぱいとう)『東医宝鑑』 方剤名。①乾姜　桂皮　半夏　陳皮　五味子　杏仁　甘草各4　細辛　阿膠各2　生姜3　大棗2。「肺虚で冷風に傷られ、短気、咳嗽、さらさらの痰が多い場合に用いる」 ②麻黄8　黄耆　升麻各6　防風　葛根　羌活　炙甘草各4　丁香0.8　葱白3。「風寒に傷られて、鼻閉、臭いがかげない場合に用いる」。

温白丸(おんぱくがん)『東医宝鑑』 方剤名。白殭蚕　白附子　天南星各40　天麻20　全蝎4。「小児の慢驚風に用いる」。

温白元(おんぱくげん)『東医宝鑑』 方剤名。烏頭100　呉茱萸　桔梗　柴胡　石菖蒲　紫苑　黄連　炮乾姜　肉桂　山椒　巴豆霜　赤茯苓　皀莢　厚朴　人参各20。「積聚、癥瘕、玄癖、黄疸、鼓脹、腹水、淋症などすべての風症に用いる」。

瘖痱(おんひ) 証名。中風症候の一つ。「瘖」とは言語不利や話ができないものをいう。「痱」とは四肢痿廃・動かすことができないものをいう。これには虚実の違いがある。「実証」は風痰阻塞により起こり、「虚証」は腎虚して精気が上承できずに起こる。

温脾(おんぴ) 治法。脾に虚寒の症候がある際に、「温中祛寒」の方法を用いて治療すること。

温脾散(おんぴさん)『東医宝鑑』 方剤名。黄耆　白茯苓　炮乾姜　肉豆蔻　罌粟穀　草果　丁香　肉桂　炮附子　黄連　砂仁　陳皮　厚朴　甘草各2　生姜3　大棗2。「下焦が虚冷して、冷えて、手足厥冷、口中無味、消化不良、腹満、食後すぐに泄瀉し、全身労倦する場合に用いる」。

温脾湯(おんぴとう) 方剤名。①「偶方」を参照。②半夏曲　丁香各20　白朮　陳皮　乾姜各10。『東医宝鑑』「胃の虚冷により、小児がさらさらのよだれを流す場合に用いる」。

温病(おんびょう・うんびょう) 病名。四季それぞれの温邪を感受して引き起こされる、多くの急性熱病の総称である。古くは熱病を「温病」としていた。後に熱が軽いものを「温」とし、重いものを「熱」としたが、実際には区分せずに「温熱」と言われ、「温熱病」と合称している。症状の特長としては、発病が急激で、初期から熱象の偏盛が見られ化燥傷陰しやすい。その他にも「風温」「春温」「湿温」「暑温」「冬温」「温毒」などがある。各項を参照。

温病派(おんびょうは・うんびょうは) 中国明清以後、古くからの傷寒病を基礎として、長期の臨床実績を通じて、温熱病に対して深い認識が生まれた。そして、温熱病の病因や病理と治療原則において、一段と完成された学説が誕生した。温病学説の熟成は、その後の伝染病の治療においてさらなる進歩をもたらした。この学説を提唱し賛同した一大学派が誕生した。これを後に、「温病派」といわれた。

温風散(おんぷうさん)『東医宝鑑』 方剤名。当帰　川芎　細辛　白芷　蓽蕟　藁本　露蜂房各4。「風寒により歯痛する場合に用いる」。

温服(おんぷく) 薬湯を熱くも冷たくもせずに服用すること。一般的には、「補托薬」や「温養薬」は温服する。現在ではほとんどの湯薬は温服で用いている。

温粉(おんふん) 「撲粉(ぼくふん)」に同じ。

温補(おんぽ) 治法。温めて補う治療法。陰証のものは温め、虚証のものは補う法則に基づき、陰証で虚証のものには温補法を用いる。これには人参湯・附子理中湯・四逆湯・真武湯などの方剤がある。

温胞飲(おんぽういん)『郷薬集成方』 方剤名。白朮　巴戟天　人参　芡実　杜仲　菟絲子　山薬各12　桂皮　破胡紙各8　炮附子1。「下焦の冷症により小腹冷し不妊症の場合に用いる」。

温補血分(おんぽけつぶん) 「温血」を参照。

温補命門(おんぽめいもん)[補火生土] 治法。命門の火を温補して脾の運化機能を回復させる方法をいう。症状で明け方の腹瀉・泄瀉の前に腹痛腸鳴・泄瀉物に未消化物が混入・瀉下の後は落ち着く・腹部冷感・四肢冷感・舌質淡・苔白・脈沈細などが見られるものは、「五更瀉」「鶏鳴瀉」といわれる。これは命門の火衰によって脾の運化が無力になって起こる。そこで命門の火を温補し、脾の運化を強める方法を用いる。治療としては、四神丸(肉豆蔻、破胡紙、五味子、呉茱萸、生姜、紅棗)を用いる。

温法(おんぽう)[祛寒法] 治法。温熱薬を用いて回陽救逆や温中散寒する方法をいう。寒証には「表寒」と「裏寒」があるが、本法は裏寒に対して使用される。さらに「回陽救逆」「温中祛寒」「温経祛寒」などに分ける。

温薬(おんやく) 薬物の薬性の寒熱温涼(冷)平の一つ。温める作用のある薬物で、桂枝・生姜・乾姜・蜀椒・細辛・当帰・川芎などがある。

温陽(おんよう) 治法。「回陽救逆」と「温中祛寒」のこと。

温養(おんよう) 治法。温性の薬物を用いて正気を補養すること。四君子湯(人参、白朮、茯苓、甘草)は、温性薬と補益脾胃薬を調合した方剤である。

温陽利湿(おんようりしつ)[化気利水] 治法。陽気が水湿と寒邪に阻まれるものを治療する方法。水湿が内停して表寒し、陽気が水寒に阻まれると、小便不利・頭痛・微発熱・心煩口渇・飲むと吐く・舌苔白膩や白厚・脈浮などの症状が現れる。治療には五苓散(茯苓、沢瀉、猪苓、白朮、桂枝いずれも細末にする)を用いる。茯苓・猪苓・沢瀉・白朮は健脾利水作用があり、桂枝は内では陽気に通じ、外では肌表を解し、化気利水して、小便を通暢して水を排出する。

温溜(おんる) 穴名。手陽明大腸経。郄穴。手の橈骨窩(陽谿穴)と肘窩横紋外端(曲池穴)との中間で、長橈側手根伸筋と短橈側手根伸筋の間に取る。①清熱解毒　②調理腸胃　③安神通腑。

温六丸(おんろくがん)『東医宝鑑』 方剤名。滑石240　甘草　乾姜各40。「吐瀉して粘液が混じる場合に用いる」。

温和灸(おんわきゅう) 艾巻灸法の一つ。艾巻の片側を燃焼して、経穴に近づけて一定の距離を保ち、適度な熱感を与えて熱すぎないようする灸法。10～15分を限度とする。

か行・か

火(か)　①六淫の一つ。温熱や暑熱は火の病邪に属し、性質は陽に属し、病症はすべて熱性をおびる。『素問・五運行大論』に「それ天に在りては熱となり、地に在りては火となる、…その性は暑となる」(其在天為熱、在地為火、…其性為暑)と見える。②生命の動力は、陽気から生じ、生理的な火となる。「君火」「相火」「少火」など。③病理変化の過程における、機能が亢進したものをいう。各種の病邪を感受したり、七情内傷により「五志過極」すると、ある条件により化火し、生理的な火が亢進して、病理的な火邪に転化してしまう。臨床的には、「実火」と「虚火」とに分ける。「実火」は病邪が亢盛のもので、急性の熱病に見られる。症状は高熱・多汗・煩渇・躁狂・面目紅赤、または喀血・衄血・舌紅・苔黄燥・脈数有力などが現れる。「虚火」は陰液虧損のもので、慢性の消耗性疾患に見られる。症状は煩躁失眠・夢遺失精・五心煩熱・両顴潮紅・盗汗・咳嗽痰血・舌紅絳苔少・脈細数か虚数などが現れる。

華(か)　①つや、輝き、栄華のこと。『素問・解精微論』に「華色とは、その栄なり」(華色者其栄也)と見える。つまり華色とは、外栄のことである。「面色不華」とは、顔色が良くないことである。②上等なものを指す。「華食」とは美食のことを意味する。『素問・異法方宜論』に「西方の民は、華食して脂肥ゆるなり」(西方之民、華食而脂肥)と見える。③栄華のこと。「華」の脈とは、草木の花のように軽浮な脈象を指す。『素問・大奇論』に「脈至ること華の如きは、人をしてよく恐らしむ」(脈至如華者、令人善恐)と見える。

過(か)　①甚だしい、やまい、不正常のこと。『素問・示従容論』に「五臓之過」と見え、五臓の病変を指している。「有過之脈」とは、不正常な脈のことを指す。『素問・六元正紀大論』に「気の寒温を観て、以ってその過ぎたるを調う」(観気寒温、以調其過)と見える。『霊枢・寒熱病篇』に「過のあるものを視てこれを取る」(視有過者取之)と見える。②至る、達すること。『金匱要略・肺痿肺癰咳嗽上気病脈証治』に「熱営を過ぐ」(熱過於営)と見え、熱邪がすでに営分に達しているとの意味。

咼(か)　口がゆがむこと。

疜(か)　くだり腹(下痢)のこと。

痂(か)　喉の病のこと。

痂(か)　かさぶたのこと。痂皮。

窩(か)　くぼんでいる部位の総称。たとえば側頭下窩・腋窩・卵円窩など。

瘑(か)　疕に同じ。はげ、しらくも。首のできもの。やまい、やむ。

瘕(か)　病名。気が集まって起きるものを指す。

踝(か)　くるぶしのこと。足関節の内外側に隆起した骨のこと。内側を内踝といい、脛骨の下端で、外側を外踝といい、腓骨の下端に相当する。

顆(か)　尖端が肥厚し丸くなった突起部の総称。たとえば後頭顆・大腿骨内側顆など。

瘑(か)　手足の病のこと。

痿(か)　かさ(瘡)、やまいのこと。

夏痿(かい)　「疰夏(しゅか)」に同じ。

疥(かい)　皮膚に生ずる小さな瘡のことで、芥子(カラシナの種子)ほどの大きさで、蔓延して痒みをともなう。

疫(かい)　えやみ(疫病・流行病)のこと。

痎(かい)　やむ、やまいのこと。

痐(かい)　蛔虫のこと。

瘣(かい)　①悪性のかさ(悪瘡)。②ひぜんかさ(疥疾)。

瘣(かい)　やむ、やまい。①陰部の病。②中風を病む。

痎(かい)　痎に通ず。①２日に一度起こる瘧。②疥に通ず。

𤸎(かい)　のどのやまい。

瘣(かい)　やむ、やまい。腫れ物が片側に生ずるもの。

頦(がい)　解剖名。あごのこと。「下巴」「下巴殻」ともいう。承漿(オトガイ唇溝)から下頷骨(下顎骨)の下縁までの場所を指す。

骸(がい)　①骨格を指す。②脛骨の別名。

骸関(がいかん)　「膝解(しっかい)」に同じ。

怪痾一得(かいあいっとく)　書名。日本江戸時代、名古屋玄医(1628～1696)の編著。古来の医案集。元禄４年(1691)刊。中国の書31種より、怪痾つまり奇病の治験例を抜出し、まとめたもの。102例を収載。

開胃(かいい)　治法。「食欲不振」の際に、山査・麦芽・穀芽・鶏内金などの薬物を用いて食欲を増進させることをいう。

外因(がいいん)　「三因」を参照。

外殷門穴(がいいんもんけつ)　穴名。奇穴。大腿部後面、殿下横紋の正中より直下６寸(殷門穴)の外方に取る。腰背痛・急性腰扭傷・下肢麻痹や癱瘓などを主治。

開鬱(かいうつ)　「疎鬱利気」に同じ。

解鬱(かいうつ)　「疎鬱利気」に同じ。

開鬱四物湯(かいうつしもつとう)『東医宝鑑』　方剤名。香附子　当帰　白芍　熟地黄　白朮各４　川芎　黄耆　蒲黄　地楡　人参各２　升麻1.2。「女性が七情により月経期間ではない時に、突然多量の血が流れ出したり、滴り落ちる場合に用いる」。

解鬱調胃湯(かいうつちょういとう)『東医宝鑑』　方剤名。梔子　当帰各4.8　白朮　陳皮　白茯苓各４　芍薬　乾地黄　香附子各3.2　神曲　麦芽各2.8　川芎2.4　桃仁　甘草各1.6　生姜３。「痞塊で心煩、消化不良、時に胸脇刺痛する場合に用いる」。

解鬱湯(かいうつとう)『東医宝鑑』　方剤名。柴胡　黄連　黄耆　地骨皮　生地黄　熟地黄　白芍各４。「午後に悪寒発熱し、鼻衄する場合に用いる」。

開鬱導気湯(かいうつどうきとう)『東医宝鑑』　方剤名。蒼朮　香附子　白芷　川芎　茯苓　滑石　梔子　神曲各４　炮乾姜　陳皮各２　炙甘草1.2。「消化不良で、酸水が上がり、小腹腫痛する場合に用いる」

開鬱二陳湯(かいうつにちんとう)『その他』　方剤名。蒼朮８　半夏　白茯苓各６　陳皮　甘草　香附子　川芎　橘皮　蓬莪朮　檳榔　木香　乾姜各４。「月経周期が乱れ、または突然無月経となり、胸脇や小腹腫痛し、嘆息短気するものに用いる」。

解鬱和中湯(かいうつわちゅうとう)『東医宝鑑』　方剤名。陳皮4.8　香附子　赤茯苓　枳実　梔子各４　半夏　前胡各2.8　橘皮　紫蘇子各２　甘草1.6　生姜５。「胸脇苦満、内熱、横になると煩躁が悪化する場合に用いる」。

解㑊(かいえき)　症名。『素問・平人気象論』に「解」は「懈怠(倦怠)」のことである。「㑊」は「疲労」のこと。つまり疲れとだるさ、肢体骨節に倦怠感がある症状を指す。虚損・消渇や熱性病の後に見られる。これは肝腎虧損や精血不足によって起こる。

槐花(かいか)　薬物名。苦。微寒。肝・大腸。①涼血止血。大腸火盛や湿熱鬱結などによる血便・痔出血に用いる。②清肝降火。肝火上炎の目の充血・頭痛・イライラなどに用いる。

開懐散(かいかいさん)『東医宝鑑』　方剤名。柴胡　草豆蔻各４　三稜　蓬莪朮　橘皮　陳皮　半夏　白茯苓　香附子　檳榔　枳實　紅花　甘草各2.8　生姜３。「心下痞硬し、小腹腫脹し、時に発熱する場合に用いる」。

槐花丸(かいかがん)『東薬と健康』　方剤名。槐花　柏子葉　烏賊骨各100。「血小板減少性紫斑病により出血する場合に用いる」。

槐角(かいかく)　薬物名。苦。寒。肝・大腸。①涼血止血。大腸火盛や湿熱鬱結による血便・痔出血に用いる。②清肝瀉火・名目。肝火上炎の頭痛・めまい・目の充血・イライラなどに用いる。

外格(がいかく)　「関格」に同じ。

槐角丸(かいかくがん)『和剤局方』　方剤名。槐角50　防風　地楡　黄芩　枳殻。大腸湿熱による、腸風下血・痔出血・痔瘡などに用いる。

槐角丸(かいかくがん)『東医宝鑑』　方剤名。槐実160　地楡　黄芩　防風　当帰　枳実各80。「風冷もしくは熱毒によって生ずる痔疾や大腸の火盛により便に血が混じる場合に用いる」。

快膈消食丸(かいかくしょうしょくがん)『医林撮要』　方剤名。香附子40　砂仁　陳皮　三稜　蓬莪朮　神曲　麦芽各20。「小児が食滞により消化不良、小腹満、食欲不振の場合に用いる」。

槐角利膈丸(かいかくりかくがん)『郷薬集成方』　方剤名。牽牛子60　皀莢40　槐実　半夏各20。「風痰が盛んで胸部が悪心満痛し、咳嗽、短気する場合に用いる」。

槐花散(かいかさん)『東医宝鑑』　方剤名。当帰　地楡各4　槐花　枳実　阿膠各3.2　生地黄　白芍　黄芩　升麻各2.8　防風　柏子葉各2。「臓毒により排便後に暗紫色の血が出る場合に用いる」。

外踝尖骨(がいかせんこつ)　穴名。奇穴。足の外踝尖上に取る。足の外側の痙攣・脚気などを主治。

槐花湯(かいかとう)『東医宝鑑』　方剤名。槐花　生地黄　樗根白皮各4　防風　当帰　白芍　甘草各2。「大便に血が混じる場合、特に血が先に出て後に便が出る腸風と、大便が出た後に血が出る腸毒に用いる」。

槐花米(かいかべい)　生薬名。止血薬。苦、平、肝・大腸。①涼血止血　②清腸消痔　③清喉利嗓　④解毒医瘡　⑤殺虫消疳

蟹眼(かいがん)　眼球突出のこと。

外関(がいかん)　穴名。手少陽三焦経。絡穴、八総穴。前腕後面、橈骨と尺骨の骨間の中点、手関節背側横紋の上方2寸。①解表清熱　②聡耳明目　③理気活血　④疏筋利節

外寒(がいかん)　①外感の寒邪を指す。寒邪が肌膚を侵襲すれば、陽気が宣通透泄できずに、悪寒・発熱・無汗・頭痛・身痛、脈浮緊などの症状を現す。②陽気が虚弱し、形寒畏冷して感冒を引きやすいなどの症状を指す。『素問・調経論』に「陽虚すれば則ち外寒す」(陽虚則外寒)と見える。

艾巻(がいかん)[艾条]　棒灸のこと。粗い艾絨(もぐさ)を円柱状に巻いて、長さ20cm、直径1.2cmほどの棒状に作り、灸治療に用いる灸具のこと。重さ10gで1時間ほど燃焼できる。艾巻に薬物を混ぜたものを「薬物艾巻」という。

外感温熱(がいかんおんねつ)　温熱に外感すること。

外感咳嗽(がいかんがいそう)　症名。六淫(風寒暑湿燥火)の侵襲によって起こる咳嗽の総称。

開関散(かいかんさん)『東医宝鑑』　方剤名。蜈蚣1　白僵蚕　天南星各4　麝香1　皀莢3。「驚風により突然昏倒して牙関緊急する場合に用いる」。

外感発熱(がいかんはつねつ)　「発熱」を参照。

開気消痰湯(かいきしょうたんとう)『東医宝鑑』　方剤名。桔梗　香附子　白僵蚕各4　陳皮　黄芩　枳実各2.8　前胡　半夏　枳殻　羌活　荊芥　檳榔　射干　威霊仙各2　木香　甘草各1.2　生姜3。「気鬱により胸悶し、咽喉から胃部まで痛み、狭まるような感じがする場合、湿痰が下肢に結集して硬結が生じた場合に用いる」。

外気怫鬱(がいきふつうつ)　表が閉じて汗がでないことを形容する。

開鬼門(かいきもん)　治法。『素問・湯液醪醴論』に、鬼(魄に同じ)門とは汗孔(汗がでる孔)を指すと見える。つまり「開鬼門」とは、発汗法のことである。

咳逆(がいぎゃく)　症名。こみ上げてくる咳のこと。

咳逆倚息(がいぎゃくいそく)　起座呼吸のこと。咳嗽・喘促がはげしく、呼吸困難となり起座して苦しく呼吸する状態のこと。

咳逆上気(がいぎゃくじょうき)　症名。咳嗽気喘する病症を指す。「上気」とは肺気の上逆のこと。実証と虚証に分ける。「実証」は肺実気閉して起こり、喘咳胸満・呼吸迫促・不能平臥・痰多粘膩・脈浮滑などが見られる。「虚証」は腎不納気により起こり、咳喘面浮・脈浮大無力などが見られる。

外丘(がいきゅう)　穴名。足少陽胆経。郄穴。下腿外側、腓骨の前方、外果尖の上方7寸。①疏肝利胆　②清熱解毒　③醒神開竅　④安神鎮痙

解急蜀椒湯(かいきゅうしょくしょうとう)『外台秘要』　方剤名。粳米8　半夏5　人参　大棗各3　蜀椒2　甘草　乾姜各1.5　附子0.5　膠飴20。「腹部が冷えて、上腹部が激しく痛み、または腹が張って腹部雷鳴が起こり、嘔吐することものに用いる」。

艾灸通説(がいきゅうつうせつ)　書名。日本江戸時代、後藤椿庵(1696～1738)の著。灸法医書。不分巻1冊。宝暦12(1762)序刊。

開竅(かいきょう)[開閉・開竅通神・宣竅・醒脳・醒神]　治法。神昏を治療する方法。神昏して人事不省になるのは、心竅が邪を受けて閉塞するために起こる。治療には、神志清醒薬を用いる。さらに「清熱開竅」「化痰開竅」「逐寒開竅」などがある。

開竅通神(かいきょうつうしん)　「開竅」に同じ。

艾膠湯(がいきょうとう)『郷薬集成方』　方剤名。艾葉　阿膠　葱白各40。「胎動不安で腹痛する場合に用いる」。

回金丸(かいきんがん)『東医宝鑑』　方剤名。黄連24　呉茱萸4。「肝火が盛んで、胸脇苦満、酸水が込み上げ、時に嘔吐、吃逆、口苦、口渇、舌紅、脈弦数などの症状に用いる」。

解噤丸(かいきんがん)『東医宝鑑』　方剤名。黄連320　生姜160。「噤口痢で泡が混じる泄瀉をし、口中無味、悪心、心下痞硬する場合に用いる」。

海金砂(かいきんさ)　薬物名。滲湿薬。甘、寒、小腸・膀胱。①利尿通淋　②瀉熱安神

海金砂散(かいきんささん)『東医宝鑑』　方剤名。①海金砂　滑石各40　甘草10。「膏淋で米のとぎ汁や油のような尿が出て、気持ちよく排尿せず、陰茎が痹痛する場合に用いる」　②牽牛子60　白朮40　甘遂20　海金砂12。「脾湿が盛んで、全身浮腫、腹満、短気、横になれない場合に用いる」　③海金砂　鬱金　滑石各40　甘草10。「小児が尿不利、疼痛する場合に用いる」。

槐金散(かいきんさん)『郷薬集成方』　方剤名。槐花　鬱金各40。「尿に血が混じるものに用いる」。

海金砂(かいきんしゃ)　薬物名。甘、鹹。寒。膀胱・小腸。利水通淋。膏淋・石淋・砂淋・熱淋などの、排尿困難・排尿痛に用いる。

外金津穴・外玉液穴(がいきんしんけつ・がいぎょくえきけつ)　穴名。奇穴。顔面下顎部、喉頭隆起の上方、舌骨の下縁の陥凹部(廉泉穴)の上約1.5寸の外方3寸に取る(左を外金津、右を外玉液という)。面癱による言語障害・流涎・舌の麻痺などを主治。

開噤通関(かいきんつうかん)　治法。昏倒して牙関緊閉を治療する方法。開通関竅薬(氷片と天南星を等分にして粉末にする。白梅や烏薬を用いても可)を臼歯の歯茎にこすり付けて、口を開かせる。または通関散(黒皮を除いた皂角と細辛を等分にして細末にする)を少量鼻腔に吹き付けて、くしゃみをさせる。

海狗腎(かいくじん)　薬物名。鹹。大熱。腎。温腎壮陽・補精益髄。腎陽虚の陽痿(ED)・腰膝酸軟無力・畏寒・冷え症などに用いる。

解痙(かいけい)[鎮痙]　治法。震戦や手足痙攣(抽搐)や角弓反張(項背がこわばり後ろへ弓状に反り返る状態)などを解消すること。解痙を熄風法とも言う。

解谿(かいけい)　穴名。足陽明胃経、経火穴。足関節前面、足関節前面中央の陥凹部、長拇指伸筋腱と長指伸筋腱の間。①清胃降

逆　②健脾化湿　③醒脳醒神　④疏筋利節　⑤鎮驚安神

外経(がいけい)　体表の経脈を指す。一般的に体内(裏)の臓腑に対して外経という。『霊枢・邪気臓腑病形篇』に「滎兪は外経を治し、合は内腑を治す」(滎兪治外経、合治内腑)と見える。

外景(がいけい)　体表を総称する。つまり経穴・経絡などの体表図を外景図という。対語の内景は、内臓を総称する。

か

蛔厥(かいけつ)　症名。蛔虫に伝染したことによる急性の腹痛と四肢厥冷の病症のこと。症状は腹部絞痛・四肢厥冷・激痛汗出、または吐痰・吐蛔虫・疼痛が起きたり止んだりする。さらに悪寒発熱・胃腸失調などもともなう。

槐荊丸(かいけいがん)『郷薬集成方』　方剤名。槐花　荊芥穂　枳実各40　白礬　薄荷葉　鬱金各20。「腸風や痔ろうにより大便に血が混じる場合に用いる」。

咳血(がいけつ)　咳嗽して痰にまじる血を指す。その血液は肺と気管からのものであるが、鮮紅色で痰と混じったり、痰の中にスジのように混じるので、「痰血」ともいう。また唾を吐くとともに現れるので「唾血」ともいう。多くは、咳嗽して肺絡を損傷することで起こる。風熱燥邪によるものでは、喉痒咳嗽・口乾鼻燥が見られる。肝火犯肺のものでは、胸脇牽痛・煩躁易怒が見られる。陰虚内熱のものでは、骨蒸潮熱・咳嗽気短が見られる。

開結枳実丸(かいけつきじつがん)『東医宝鑑』　方剤名。牽牛子80　皀莢　金沸草各40　枳実　白朮　半夏　天南星　葶藶子　枯白礬　大黄　橘皮　木香各20。「痰飲と気鬱により心下痞硬し腹痛、小腹脹満する場合、消化不良で大便硬で便秘するものに用いる」。

開結舒経湯(かいけつじょけいとう)『東医宝鑑』　方剤名。紫蘇葉　陳皮　香附子　烏薬　川芎　蒼朮　羌活　天南星　半夏　当帰各3.2　桂枝　甘草各1.6　生姜3。「風湿による気滞と痰鬱により手足厥冷した場合、女性の鬱証により気滞を起こして手足厥冷する場合に用いる」。

開結導引丸(かいけつどういんがん)『東医宝鑑』　方剤名。橘皮　白朮　沢瀉　茯苓　神曲　麦芽　半夏各40　枳実　乾姜各20　巴豆霜6。「脚気病で下肢が腫脹疼痛し、消化不良で心下痞硬する場合に用いる」。

害肩(がいけん)　手足の厥陰経の皮部の名称。

潰堅湯(かいけんとう)『東医宝鑑』　方剤名。当帰　白朮　半夏　陳皮　枳実　山査子　香附子　厚朴　砂仁各4　木香2。「腹中に積聚が生じ心下痞硬し腹痛する場合と痞塊が生じた場合に用いる」。

外侯(がいこう)　外部に現れた症候または症状をいう。

海蛤殻(かいごうかく)　薬物名。清化熱痰薬。苦鹹、平、肺・腎。①清肺化痰　②軟堅散結　③行水消腫　④泄濁止帯　⑤制酸止痛

海蛤丸(かいごうがん)『郷薬集成方』　方剤名。蛤粉　滑石各80　冬葵子　蒲黄　車前子各40　木通　赤茯苓　芍薬各20。「三焦に熱が集積し、尿不利、小腹攣痛する場合に用いる」。

開・合・枢(かい・ごう・すう)　経絡の3つの生理作用のこと。陽経では、太陽経が「開」、陽明経が「合」、少陽経が「枢」である。陰経では、太陰経が「開」、厥陰経が「合」、少陰経が「枢」となる。「開」とは、陽経中において太陽経は(陰経中では太陰経が)相対的に浅表部にあり、外界と近接しており、開放作用があること。「合」とは、経脈が相対的に身体の内部の深層にあり、閉合収斂作用があること。「枢」とは、経脈が相対的に表と裏の中間にあり、中枢作用があるということ。『素問・陰陽離合論』

開甲法(かいこうほう)　背部の取穴に際し、肩甲骨を外に開かせる方法をいう。つまり上肢を腕組みして、手を反対側の肩に近づければ、肩甲骨が開く。

開闔補瀉(かいこうほしゃ)　古代の針刺手

法の一つ。つまり抜針後に手指で針孔を揉按して針孔を塞ぐのを「闔」といい、補法となる。抜針時に針孔をそのままにして揉按しないものを「開」といい、瀉法となる。

解語丸（かいごがん）『東医宝鑑』 方剤名。白附子　石菖蒲　遠志　全蝎　羌活　天麻　牛胆南星　白殭蚕各同量。「中風により言語障害、舌強の場合、神識昏迷の場合に用いる」。

蓋骨（がいこつ） 「横骨」に同じ。

解語湯（かいごとう）『医林撮要』 方剤名。炮附子　防風　天麻　酸棗仁各 80　羚羊角　肉桂各 30　羌活　炙甘草各 20。「中風により半身不随、口眼喎斜、舌強、不語の場合、またあらゆる中風に用いる」。

解索脈（かいさくみゃく） 脈象名。七怪脈の一つ。脈象がまばらになったり、密になったりしてリズムが乱れる脈象のこと。綱をほどく状態に似ることから名づける。

恢刺（かいし） 十二刺法の一つ。これは筋痹（肌肉が痙攣して疼痛するなど）の治療に用いる。その刺法は、針を疼痛のある肌肉に直刺し、針体を上下前後左右に揺り動かして、肌肉を弛緩させる。『霊枢・官針篇』

齘歯（かいし） 症名。歯軋（はぎし）りのこと。睡眠中に上下の歯をすり合わせて音が出る症状のこと。胃熱や虫積によって起こる。

外眦（がいし） 「鋭眥」ともいう。目じり、外眼角のこと。つまり上下の眼瞼が合わさるこめかみ側を指す。

豈刺（がいし） 関刺の別名（『霊枢・官鍼篇』）。「合谷刺」の別名（『甲乙経』巻五）。各項を参照。

外痔（がいじ） 病名。肛門の歯線の外方に生じ、皮弁状で次第に大きくなり、硬く、表面は滑らかで痛まず出血も少ない。異物感だけがある。また感染して腫脹すると痛み出し、腫脹が引いて回復する。皮弁が肛門の前後の正中線上にできると、肛門の裂創を伴う。皮弁が肛門の左中・右前・右後の部分にできると、「内痔」を伴う。皮弁が冠状や花冠状のものは、妊産婦によく見られる。

咳而嘔渇（がいじおうかつ）（咳して嘔渇す） 症名。咳嗽して嘔吐し口渇する症状を指す。つまり水飲と熱邪が重なり、肺を犯すと咳となり、胃を犯すと嘔となり、熱が津液を消耗させると渇となる。

槐子丸（かいしがん）『郷薬集成方』 方剤名。①槐実 80　覆盆子　酸棗仁　柏子仁　車前子　蔓荊子　充蔚子　牛蒡子　白蒺藜各 40。「肝が虚した場合、風邪に傷られて斜視になる場合に用いる」 ②決明子 80　槐実　天麻　独活　地骨皮　沙参　人参　零羊角各 60　防風　甘菊花　枳実各 40。「眼に風邪が侵襲して瞳孔が下に垂れ下がり、よく見えない場合に用いる」 ③槐実　黄芩各 40。「痔核が生じ肛門周辺が紅腫疼痛する場合に用いる」 ④槐実　蒲黄各同量。「出産予定日前に陣痛が起きるものに用いる」。

揩歯散（かいしさん）『郷薬集成方』 方剤名。細辛　白蒺藜　露蜂房　升麻　黄柏　白礬各 20　槐実　楡白各 37。「風疳により歯ぐきから出血し、疼痛し、歯が浮く場合に用いる」。

外湿（がいしつ） 外界の湿邪を感受することをいう。気候がじめじめする、湿度が高い地域に長く居住する、霧露の邪を感受する、水の中や雨にぬれる。または水中で長時間作業することによって起こる。湿邪は陰邪で、重濁で粘膩性があり、気の活動を阻害しやすい。症状は頭重如裹（頭帽感）・頚項酸痛・胸悶腰痠・四肢困倦・関節疼痛などが見られる。

外邪（がいじゃ） 「外因」を参照。

外邪未解裏先結者（がいじゃみかいりせんけつしゃ）（外邪いまだ解せざるに裏先ず結すもの） 衛分がまだ解さないのに、舌に微黄膩苔がみられ、口不渇・胸中満悶して裏結の症状が現れるもの。

艾炷（がいしゅ） 艾絨（もぐさ）で作った灸治療に用いる灸具。その形状は円錐形で、大小がある。小艾炷は米粒大で、直接灸法（皮膚に直接置いて焼灼する方法）に用いる。大艾炷は、艾を手や金属製の加圧器で円錐形に固めて、直接灸や間接灸に用いる。

艾絨(がいじゅう)　もぐさのこと。施灸に用いる主要材料。乾燥した艾葉(がいよう：菊科植物、よもぎの葉)をすりつぶして挟雑物を取り除き、繊維状の物質を製成する。加工の過程により艾絨の細さに違いが出る。細い艾絨のものは、繊維が短く、挟雑物も少なく、弾力があり、小さい艾炷で直接灸法に適する。粗い艾絨のものは、繊維が長く、挟雑物も多く、大きめの艾炷(棗の種子の半分ほど)で間接灸法に適している。

解酒化毒散(かいしゅかどくさん)『東医宝鑑』　方剤名。滑石 160　葛根 50　甘草 30。「飲酒過度の後に発熱し、煩渇、尿赤、尿不利の場合に用いる」。

艾炷灸(がいしゅきゅう)　灸法の一つ。「艾炷」を体表の穴位やその他の箇所に置いて焼灼して治療すること。これには「直接灸」と「間接灸」とがある。

回首散(かいしゅさん)『東医宝鑑』　方剤名。麻黄　陳皮　烏薬各 6　川芎　白芷　白殭蚕　枳実　桔梗　羌活　独活　木瓜各 4　乾姜 2　甘草 1.2　生姜 3　大棗 2。「風湿により頭項強痛、筋攣急、落枕などの場合に用いる」。

回春涼膈散(かいしゅんりょうかくさん)『東医宝鑑』　方剤名。連翹 4.8　黄芩　梔子　桔梗　黄連　薄荷　当帰　生地黄　枳実　芍薬　甘草各 2.8。「三焦に熱が盛んで、口中と舌が糜爛する場合に用いる」。

外証(がいしょう)　①体表に現れる有形の外科病症を指す。つまり癰・疽・疔・瘡・癬・癧・癭・瘤・痔・疥・丹毒・流注・瘰癧・痄腮・灼傷などのこと。②広義では外科病症すべてを指す。

外障(がいしょう)　病名。胞瞼(眼瞼の皮膚・筋肉・瞼板・瞼結膜などを含む)、内外眦(内外の眼角と涙器)、白睛(眼球結膜・前部の強膜など)、黒睛(角膜と虹彩膜など)に発生する眼病を指す。局部の症状としては、眼部の紅赤腫脹・眼から粘液が出る、または星状雲翳・赤膜・胬肉などが見られる。これらすべてを「外障」という。中国元代の危亦林は『世医得効方』にて 50 数種の「外障」をあげている。

外傷(がいしょう)　①打撲や捻挫などによって、皮膚・肌肉・筋骨が受傷すること。②六淫の外邪に傷られることをいう。「傷風」「傷寒」「傷湿」「傷暑」など。

艾条(がいじょう)　「艾巻」に同じ。

艾条灸(がいじょうきゅう)　艾巻灸・薬条灸ともいう。紙で直径約 10mm、長さ約 180mm の円筒を作り、その中に艾をつめる。同時に肉桂・乾姜・丁香・木香・細辛・雄黄・乳香・川椒などの粉末を入れて、その一端に火をつけて、施灸点から離して温める無痕灸のこと。回旋灸法や雀啄法なども応用する。

外傷五逆(がいしょうごぎゃく)　①白眼が青く、黒眼が小さくなる。②服薬しても吐く。③腹痛してのどがひどく渇くこと。④肩部や頚項部の動きが悪い。⑤声が枯れて張りが無い。以上を「外傷五逆」という。

開笑散(かいしょうさん)『東医宝鑑』　方剤名。白芷　細辛　良姜　蓽撥　山椒　香附子　露蜂房各同量。「風寒により歯痛するものに用いる」。

回食(かいしょく)　症名。食物が胃に入るとすぐに吐くもの。

解暑三白散(かいしょさんぱくさん)『東医宝鑑』　方剤名。沢瀉　白茯苓　白朮各 8　生姜 3　燈芯。「傷暑により多飲、悪心、頭重、吐瀉する場合に用いる」。

懐身(かいしん)　妊娠のこと。

開心散(かいしんさん)『郷薬集成方』　方剤名。茯苓 80　石菖蒲 40　遠志　人参各 4。「心血不足により健忘症がひどい場合に用いる」。

外吹(がいすい)　「乳吹(にゅうすい)」を参照。

外吹乳癰(がいすいにゅうよう)　「乳癰(にゅうよう)」を参照。

蟹睛(かいせい)

本病は火熱上攻する場合に、誤治によって

真睛が破損して起こる。症状は「螺旋突起」に類似し、黒睛の縁に蟹の目のような神膏があふれるが範囲は狭い。黄仁(虹彩膜)がすべて脱出すると、失明することもある。

回生庵玄璞(かいせいあんげんぼく、生没年不詳) 人名。日本江戸時代の医家。『運気論口義』の著述者。

海青丸(かいせいがん)『東医宝鑑』 方剤名。①訶子 貝粉 瓜呂仁 青黛 半夏 香附子各40。「肺熱で咳嗽する場合、肺脹により短気、面赤、煩渇する場合に用いる」 ②貝粉40 青黛12 黄芩8 神曲20。「痰積で泄瀉する場合に用いる」。

回生散(かいせいさん)『東医宝鑑』 方剤名。藿香 陳皮各20。「霍乱で腹痛、吐瀉する場合に用いる」。

回生養胃丹(かいせいよういたん)『東医宝鑑』 方剤名。蒼朮 蓮実 天南星 半夏 陳皮 糯米各160 人参 白朮 白茯苓 厚朴 蓬莪朮 三稜 蓽澄茄 砂仁 白豆蔻 麦芽 甘草各40 丁香 木香 沈香各20 猪胃1。「脾胃虚寒で痰涎が生じ、酸水が込み上げ、悪心、時に嘔吐、大便硬、尿赤、尿不利の場合に用いる」。

開泄(かいせつ) 「辛開苦泄」を参照。

回旋灸(かいせんきゅう) 灸法。艾巻灸法の一つ。艾巻の一端を燃焼して、施灸部の皮膚上を前後左右に回旋させながら移動し、穴位上に固定させない灸法のこと。

海泉穴(かいせんけつ) 穴名。奇穴。舌下面の中央で舌小帯の先の付着部、金津と玉液との中間、舌を巻き上げて取穴する。舌の麻痹・吃逆・消渇などによる口渇などを主治。

回旋術(かいせんじゅつ) 針の刺入法の一つ。回転術(法)ともいう。2つの方法がある。①刺入の際に、針体を左右の一方向に回転させながら刺入し、反対に回転させながら抜針する。②針を目的の深さまで刺入した後に、その位置で左右いずれかに回転させて、抜針時はその反対に回転させる方法。いずれも強刺激の手法。

海蛆(かいそ) 薬物名。海馬の幼体。小海馬・小海駒ともいう。効能は海馬と同じ。「海馬」を参照。

疥瘡(かいそう) 症名。手指や指の付け根に生じやすく、耐え難い刺痒感がある。原因は疥癬虫が皮膚に寄生することによる。次第に発展して患部がむずがゆくなり、ひどい場合には肢体に広がる。患部をひっかき感染すると「膿窩疥」となる。各項を参照。

海藻(かいそう) 薬物名。消化痰積薬。苦鹹、寒、肝・胃・腎。①化痰軟堅 ②行水消腫

咳嗆(がいそう) 「咳嗽」に同じ。

咳嗽(がいそう) 症名。六淫外邪や臓腑内傷などが肺に影響を及ぼして起こる。古くは有声無痰のものを「咳」といい、痰によって咳がでるものを「嗽」といった。臨床的には、無痰の咳を「咳嗆」または「乾咳」といい、有痰で有声のものを「咳嗽」と総称している。咳嗽には多くの原因があるが、外感と内傷に大別できる。一般的には、風寒・風熱・燥火・痰湿・労傷などから弁証論治を進める。

痎嗽(がいそう) 症名。間歇的に起こる咳のこと。

咳嗽穴(がいそうけつ) 穴名。奇穴。乳頭の高さにひもを張り、乳頭と同じ高さの背部正中線上に取穴する。ほぼ第4胸椎付近に当たる。咳嗽・気促などを主治。

海藻散(かいそうさん)『郷薬集成方』 方剤名。①海藻 赤茯苓 五味子各40 半夏 細辛 杏仁各12。「咳嗽、心悸、心下痞硬、息遣いが荒く、手足心熱、口中無味、時に悪寒する場合に用いる」 ②海藻 龍胆 昆布 王瓜根 半夏各20。「癭瘤により咽喉腫痛、圧迫感がある場合に用いる」。

海藻散堅丸(かいそうさんけんがん)『東医宝鑑』 方剤名。神曲16 海藻 昆布 貝粉 通脱木 貝母 枯白礬 松蘿各12 半夏8。「瘰癧や馬刀瘡が生じて、硬く、潮熱が出て消痩する場合、癭瘤などに用いる」。

**海蔵紫苑散(かいぞうしえんさん)『医林撮

要』 方剤名。人参 紫苑 梔子 貝母 桔梗 甘草 五味子 赤茯苓 阿膠各4 生姜3。「虚労や肺痿により咳嗽、痰に血泡が混じる場合に用いる」。

灰苔(かいたい) 舌苔名。灰白色の舌苔のことで、湿濁内困などに見られる。

海帯丸(かいたいがん)『東医宝鑑』 方剤名。昆布 橘皮 貝母 陳皮各同量。「痰核と癭瘤が長らく癒えない場合に用いる」。

外大腸兪穴(がいだいちょうゆけつ) 穴名。奇穴。腰部の第4腰椎棘突起下の両傍1.5寸(大腸兪穴)の外方1寸に取る。腰痛・坐骨神経痛・便秘などを主治。

外脱(がいだつ) 「脱」を参照。

開達膜原(かいたつまくげん) 治法。穢濁の消除薬を用いて「膜原」の間にある病邪を除去すること。瘟疫の初期には、病邪が膜原にあり、悪寒がしたり発熱したり、この状態が1日に数回不規則に起こる。症状は胸悶発嘔・頭痛煩躁・舌苔垢膩・脈弦数などが見られる。治療には、達原飲(檳榔・厚朴・草果・知母・芍薬・黄芩・甘草)を用いて治療する。

階段之灸穴(かいだんのきゅうけつ) 穴名。奇穴。背部にある。3種類の取穴法がある。①第7～11胸椎棘突起下の外方0.5寸の部に左右10穴。②第7～11胸椎棘突起下の外方2寸の部の左右10穴。③第1～11胸椎棘突起下の外方2寸の部に左右22穴。脾肺疾患・督脈の疾患・頭痛・眩暈・健忘などを主治。

外治(がいち) 治法。薬物と手法や適切な器具を選択して、体表や九竅の外科疾病の治療に使用するもの。常用されるものとして、「敷」「罨」「熨」「熏蒸」「吸入」「熱烘」「浸浴湯漬」「発泡」「膏摩」「点眼」「搐鼻」「漱髂」「撲粉」「導」「塞」「薄貼」などがある。

蛔虫(かいちゅう) 「蚘虫(かいちゅう)」に同じ。

蚘虫(かいちゅう)[蛕虫(かいちゅう)] 蛔虫ともいう。蚘と蛕は「蛔」の異字体。蛔虫のこと。古い文献には「長虫」ともある。

廻腸(かいちょう) 「大腸」を参照。

開通関竅薬(かいつうかんきょうやく) 「開噤通関」を参照。

開提(かいてい) 治法。表裏の熱を除去することを「開」といい、清気を昇提することを「提」という。まだ表証が残っている患者に瀉下薬を誤用すると、病邪が下陥して熱瀉を起こしてしまう。さらに身熱・胸脘煩熱・口渇・喘して汗出などが現れる。この場合の治療には、葛根黄芩黄連湯を用いる。葛根は解肌祛表熱・昇提清気する。甘草は和胃して葛根の昇清気を助ける。黄芩・黄連は清裏熱する。

海底癰(かいていよう) 「懸癰(けんよう)」を参照。

回転術(法)(かいてんじゅつ) 「回旋術」に同じ。

海桐皮(かいとうひ) 薬物名。苦、辛。平。肝・腎。①祛風湿・通経絡。風湿痹による腰膝の疼痛・しびれ・ひきつりなどに用いる。②化湿泄熱。湿熱蘊結による下肢の発赤・熱感・疼痛に用いる。③殺虫。疥癬に、粉末にし油で調整して外用する。

海桐皮散(かいとうひさん)『郷薬集成方』 方剤名。海桐皮 牡丹皮 当帰 熟地黄 牛膝各40 山茱萸 破胡紙各20。「小児が先天的に腎気と血が不足し、手足と手指が攣縮して開けない場合に用いる」。

海南子(かいなんし) 薬物名。檳榔子の別名。「檳榔子」を参照。

外熱一陥裏絡就閉(がいねついちかんりらくしゅうへい)(外熱一に裏絡に陥すればすなわち閉ず) 素体が心気虚のものが熱邪内陥すると、昏倒瘈攣することをいう。

海馬(かいば) 薬物名。甘。温。肝・腎。①補腎壮陽・納気平喘・止遺尿。腎陽虚による、陽痿(ED)・勃起不全・呼吸が浅い・呼吸困難・遺尿などに用いる。②調気活血。難産・癥瘕積聚・瘡瘍(皮膚化膿)などに用いる。

薤白(がいはく) 薬物名。行気解鬱薬。辛苦、温、肺・大腸。①通陽宣痹 ②泄滞止痢 ③祛痰平喘 ④温中安胎

薤白湯(がいはくとう)『東医宝鑑』 方剤名。

①豆豉半　薤白3　梔子7。「傷寒の際に脂っこい泄瀉をする場合、赤白帯下に用いる」②薤白7　糯米半　大棗4　陳皮1.2　枳実4　生姜10　豆豉49。『郷薬集成方』「胃気が虚弱で食欲不振、嘔吐、手足痿弱無力の場合に用いる」。

槐白皮散(かいはくひさん)『郷薬集成方』　方剤名。松節80　槐白皮　地骨皮各40。「風邪の侵襲による歯痛、食不振などの場合に用いる」。

貝原益軒(かいばらえきけん、1630〜1714年)　人名。日本江戸前期の儒者、本草学者。九州福岡生まれ。筑前福岡藩士で、名は篤斎(しげのぶ)、字は子誠(しせい)。損軒(そんけん)と号した、晩年益軒と改めた。父寛斎・兄存斎に医学・漢学を学び、黒田光之に藩医として仕えた。香月牛山は最も親密な友人の一人であった。『養生訓』『大和本草』『菜譜』『本草綱目和名目録』などの著がある。

開痞(かいひ)[化痞]　治法。①「消痞化積」のこと。痞積の治療法。つまり両脇下に腫塊があり、食欲減退・腹脹・唇舌発紫・脈細などが見られる。治療には桃仁・紅花・当帰・赤芍・丹参・三稜・蓬莪朮・香附・枳実・鱉甲などの行気化瘀軟堅薬を使用する。②食積気滞により胸脘痞満するものに、行気消食薬で治療することを「消痞」という。「消導」の①を参照。

害蜚(がいひ)　手足の陽明経の皮部の名称。

快脾湯(かいひとう)『医林撮要』　方剤名。天南星40　白茯苓20　木香　人参　天麻各10　全蝎7。「慢驚風で脾胃が虚し、食欲不振、瘈瘲を起こす場合に用いる」。

解表(かいひょう)　治法。汗法のこと。表在の病邪を解除すること。

解表行痰(かいひょうぎょうたん)　治法。発汗と除痰を兼ねる治療法のこと。風寒を外感し、同時に咳痰が多いものに適応する。治療には半夏・陳皮・茯苓・生姜・甘草などを使用する。

解表散邪(かいひょうさんじゃ)　治法。発汗法を用いて散邪すること。つまり発汗により散邪し表証を解除すること。

解表二陳湯(かいひょうにちんとう)『東医宝鑑』　方剤名。半夏　陳皮各4　赤茯苓　紫蘇葉　麻黄　杏仁　桑白皮　紫苑　貝母　桔梗各2　生姜3。「哮喘で短気、咽中痰声、多痰の場合に用いる」。

外風(がいふう)　外感風邪のこと。「風」を参照。

海風藤(かいふうとう)　薬物名。辛、苦。微温。肝・脾。袪風湿・通経絡。風寒湿痺の関節痛・筋肉のひきつりなどに用いる。

海浮石(かいふせき)　薬物名。浮海石ともいう。火山の岩漿で形成された多孔質の石塊で、一般に、軽石(かるいし)と称されるもの。①清肺化痰。痰熱による咳嗽・呼吸困難・粘稠痰などに用いる。②軟堅散結。瘰癧(頸部淋巴節腫)や痰核(しこり、ガングリオン)などに用いる。③消石通淋。砂淋・石淋(尿路結石)や出血性の尿道炎(血淋)などに用いる。

艾附煖宮円(がいふだんきゅうえん)『医林撮要』　方剤名。香附子240　艾葉　当帰各120　呉茱萸　川芎各80　続断60　黄耆　白芍　生地黄各40　肉桂20。「子宮が虚冷し、月経不順、帯下が多く、不妊の場合、顔に黄疸が出て、潤いがなく、手足倦怠無力、食少の場合に用いる」。

艾附暖宮丸(がいぶだんきゅうがん)『仁斉直指方』　方剤名。艾葉90　香附子180　呉茱萸　川芎　白芍薬　黄耆各90　続断45　生地黄30　肉桂15　当帰90。胞宮虚冷による、帯下・月経不順・不孕・倦怠感・腹痛・食欲不振・四肢痛・面色萎黄などに用いる。

開宝本草(かいほうほんぞう)　書名。中国の薬学書。北宋の初期(960年ごろ)『開宝重定本草』と『開宝新註定本草』の2書を合わせたもの。収載薬物は980種に及ぶ。その原書は亡失したが『証類本草』中に残されている。

外輔骨(がいほこつ)　骨名。足の腓骨のこと。下腿の外側部にある開閉(かいへい)　「開竅」に同じ。
槐米(かいまい)　薬物名。槐花の別名。「槐花」を参照。
怪脈(かいみゃく)　死脈に同じ。死の転帰を取る、望みが無い脈のこと。
開明丸(かいめいがん)『その他』　方剤名。羊肝1　肉桂20　兎絲子　決明子　防風　杏仁　地膚子　益母仁　葶藶子　黄芩　麦門冬　五味子　蕤仁　細辛　枸杞子　青葙子　沢瀉　車前子各40　熟地黄60。「すべての眼病、特に眼に翳障が生じ、物がかすんで見える場合に用いる」。
回陽(かいよう)　治法。病勢が危険な段階にさしかかり、手足厥冷・脈沈遅・呼吸困難・冷汗・唇青・面白などになると、陽気が消滅した危険な状態を意味する。すみやかに強力な温熱薬を用いて陽気を鼓舞し、虚脱を救う。
潰瘍(かいよう)　症名。破れてつぶれた瘡瘍のこと。
外癰(がいよう)　症名。体幹や四肢などの体表部位にできた癰のこと。「頚癰」「背癰」「乳癰」などがある。毛嚢と皮脂腺の化膿性炎症である。乳癰は乳腺の組織の化膿性感染症である。
艾葉(がいよう)　薬物名。温裏祛寒薬。苦、微温、肝・脾・腎。①温経止血　②暖宮安胎　③祛寒止痛
回陽救逆(かいようきゅうぎゃく)[救陽]　治法。亡陽の治療法のこと。症状は汗出不止・汗冷・身冷・手足冷・口不渇で熱飲を好む・気息微弱・口鼻気冷・脈微欲絶などが現れる。ショックの際に見られる。方剤では附子理中湯(附子、党参、乾姜、白朮、炙甘草)を使用する。
回陽救急湯(かいようきゅうきゅうとう)『処方集』　方剤名。人参　白朮　白茯苓　陳皮　半夏　肉桂　乾姜　炮附子　五味子　甘草各4　生姜3。「突然寒邪に傷られ、手足厥冷、発汗、神識昏迷の場合に用いる」。
回陽九鍼穴(かいようきゅうしんけつ)　穴名。奇穴。瘂門・足三里・労宮・三陰交・湧泉・太溪・中脘・環跳・合谷の9穴をいう。神昏の救急などに用いる。
回陽玉龍膏(かいようぎょくりゅうこう)　「箍囲薬(こいやく)」を参照。
艾葉散(がいようさん)『郷薬集成方』　方剤名。①艾葉　芍薬　当帰　黄芩各40　地楡20。「長らく痢疾をやみ、小腹痛、血泡が混じる大便が出る場合に用いる」　②艾葉　阿膠　側柏葉各80　炮乾姜40。「吐血し、気滞により顔に黄疸が出る場合に用いる」　③艾葉　白茯苓各40　赤石脂60。「妊婦が胎動により腹痛し、下血し、心煩して不安な場合に用いる」　④艾葉　炮乾姜　赤石脂各30　地楡　当帰各40。「流産の後に悪露が尽きず、全身が疲倦する場合に用いる」。
艾葉煎丸(がいようせんがん)『医方類聚』　方剤名。艾葉160　当帰　炮乾姜各40。「冷えにより臍周辺が痛み、時には泄瀉する場合、月経不順や帯下がある場合に用いる」。
廻陽湯(かいようとう)『東医宝鑑』　方剤名。益智仁　橘皮各8　烏頭　附子各4　炮乾姜2　生姜7　大棗2。「中寒により手足厥冷、攣縮、神識昏迷、牙関緊閉の場合に用いる」。
潰瘍湯(かいようとう)『郷薬集成方』　方剤名。甘草12　白芨10　蜜20。「胃および十二指腸潰瘍に用いる」。
海竜(かいりゅう)　薬物名。甘。温。腎・肝。補腎壮陽。陽痿(ED)・不育(男性不妊症)・不孕(女性不妊症)に用いる。
外陵(がいりょう)　穴名。足陽明胃経。下腹部、臍中央の下方1寸、前正中線の外側2寸。①調経止痛　②調理胃腸　③温経散寒　④行気活血
外療細塹(がいりょうさいざん)　書名。日本室町時代、鷹取秀次(生没年不詳)の著。外科医書。全3巻。和文。
外療新明集(がいりょうしんめいしゅう)　書名。日本室町時代、鷹取秀次(生没年不詳)の著。外科医書。全3巻。和文。
外臁瘡(がいれんそう)　「臁瘡(れんそう)」を参照。
解顱(かいろ)　症名。前頭縫合が分裂して前

囟部が拡大し閉合しない症状のこと。正常な小児の前頭縫は、生後6ヶ月前後で骨化して、前囟部は1歳から1歳半で閉合し、後囟部は2ヶ月から4ヶ月で閉合する。その閉合が遅れることを「解顱」という。多くは先天不足や腎気虧損により起こる。症状は前縫合が開き、頭皮が突っ張り光り、青筋顕露・面色蒼白・眼球が下を向く・白目勝ち・智力の発育不全などが見られる。

外労宮穴(がいろうきゅうけつ) 穴名。奇穴。手背の中央で、第2中手骨と第3中手骨の間で中央陥中に取る。手指伸展不能・指掌の瘙痒・小児の慢驚風・消化不良などを主治。

解労散(かいろうさん)『揚氏家蔵方』 方剤名。柴胡5　枳実2　芍薬4　甘草1.5　茯苓　土別甲各3　大棗　生姜各2。「四逆散の証で、腹部に胆石のような堅塊があって、病気が慢性になった場合に用いる」。

解惑辨疑(かいわくべんぎ) 書名。李朝時代純祖末の書、李鎮夏(後に炳夏に改名、号は時斎)の輯。写本1冊。

下陰(かいん) 「前陰」に同じ。

化飲解表(かいんかいひょう) 治法。温化水飲薬と解表薬を配合し、表に風寒があり、裏に水飲がある症を治療すること。症状は悪寒発熱・無汗・咳嗽喘息・痰多で稀薄・舌苔滑潤・口不渇・脈浮緊などが見られる。治療には小青竜湯(麻黄、桂枝、芍薬、細辛、乾姜、甘草、姜半夏、五味子)を使用する。

化飲煎(かいんせん)『処方集』 方剤名。緑豆8　生地黄　熟地黄　牛膝　猪苓　沢瀉　知母　黄柏各8　龍胆6　車前子4。「陰虚火旺で尿不利、尿痛、頻尿、尿量減少する淋濁に用いる」。

火鬱湯(かうつとう)『東医宝鑑』 方剤名。羌活　升麻　葛根　白芍　人参　柴胡　甘草各4　防風2　葱白3。「火鬱により心煩、手足心熱、煩熱する場合に用いる」。

火鬱発之(かうつはつし)(火鬱すればこれを発す)　治法。『素問・六元正紀大論』に見える。火鬱とは熱邪が体内に伏していること。発とは状況に応じて利導と発泄を行うこと。たとえば温病で邪熱が気分に至れば、身熱不悪寒・心煩口渇・舌苔黄などの症状が見られる。しかし衛分も閉じて無汗ならば、辛涼透達薬を用いてわずかに発汗させれば、気分の熱邪は外へ透散する(「泄衛透熱」を参照)。さらに、心火上炎・口糜舌爛・心の熱が小腸に移れば、小便赤色で淋瀝疼痛するので、心と小腸の火を瀉さなければならない。この場合は導赤散(生地、木通、甘草梢、竹葉)を使用して導火下泄する。

花翳白陥(かえいはくかん) 症名。風熱毒邪が黒睛を侵犯して、その表面に花びらのような翳が生じ、中央が陥没する。原因は熱毒内侵し肝肺火熾して起こる。治療の時期を失うと、悪化して「蟹睛」に発展しやすく、ひどい場合は視力に影響する。

返し針(かえしばり) 刺針の過誤により失神したり、症状が悪化したものを回復させるために行う刺針のこと。

火焔疔(かえんちょう) 「龍泉疽」に同じ。鼻柱と上唇との間に生ずる疔のこと。

化瘀(かお) 治法。瘀血を除去すること。

火旺刑金(かおうけいきん) 「火盛刑金」に同じ。

下横骨(かおうこつ) 「横骨」に同じ。

夏応中矩(かおうちゅうく)(夏は中矩に応ず)　『素問・脈要精微論篇』に見える。矩とは、四角形を描く道具のこと。かね尺のこと。つまり夏は脈象が大きく充実して規則正しいことを矩形によってたとえた言葉。

化瘀行血(かおぎょうけつ) 「祛瘀活血」に同じ。

化火(かか) 熱証の発展過程における病理現象の一つ。熱は無形の気であり、火は有形の象であり、熱が極まれば火が生じる。一般的に、火は内熱熾盛を指し、病名上の各種の機能亢進を表す。外感五気(風・寒・暑・湿・燥)すると一定の条件の下では、いずれも化火する。また五志が鬱結しても火が生じる。さらに痰湿内阻や肝胆気鬱でも化火する。火の表現は複雑で、各種の病因により異なる。軽症では頭痛煩渇・面目紅赤・口唇焦燥・咽乾喉痛となる。重症では神志昏沈・狂躁不安、または喀血衄血・淋閉尿血などが現れる。

瘑疥(かかい)　疥癬のこと。

火咳(かがい)　症名。熱により起こる咳嗽のこと。症状は面赤潮熱・煩悶口渇・痰少黄膩、または咽乾痛・痰血腥臭などが見られる。

華蓋(かがい)　穴名。任脈。前胸部、前正中線上、第1肋間と同じ高さ。①寛胸利膈　②止咳平喘　③清肺止嗽

化塊丸(かかいがん)『東医宝鑑』　方剤名。貝粉　三稜　蓬莪朮　紅花　桃仁　五霊脂　香附子各40。「痞塊や血塊により心下痞硬、消化不良、時に刺痛する場合に用いる」。

華蓋散(かがいさん)『和剤局方』　方剤名。①麻黄　杏仁各3　茯苓4　橘皮(陳皮)　桑白皮　生姜各3　甘草　蘇葉各2。「熱は無くて、ひどく咳がでるものに用いる」　②麻黄8　赤茯苓　紫蘇子　陳皮　桑白皮　杏仁各4　炙甘草2　生姜3　大棗2。『東医宝鑑』「肺が寒邪に侵襲され、短気、咳嗽、鼻閉、声枯れする場合に用いる」。

火廓(かかく)　「八廓」を参照。

下牙床(かがしょう)　「頬車」を参照。

賀川玄悦(かがわげんえつ、1700〜1777年)　人名。日本江戸時代中期の産科医。『産論』の著者。近江彦根生まれ。賀川流産科の祖。字は子玄(しげん)。手先が器用で勘もするどく、産鉤を使用して難産に対処するなど創意工夫にあふれた医術を行った。67歳の時、自説を『産論』に記述して出版した。『産前二十五難』『産後百二十五難』などの著もある。

賀川玄迪(かがわげんてき、1739〜1779)　人名。日本江戸時代の医家。養父の産科学を継承し、さらに発展させ『産論翼』を著わした。玄迪は秋田の人で、字は子啓(しけい)。玄悦の門に入り、その養嗣子となった。安永8年(1779年)41歳の若さで没した。門人に原南陽、片倉鶴陵などがいる。

香川修庵(かがわしゅうあん、1683〜1755)　人名。日本江戸時代の医家。『一本堂行余医言』の著者。修庵(秀庵とも)は播磨国姫路生まれ、名は修徳(のぶのり)、字は太冲(たいちゅう)。伊藤仁斎の門で古学を修め、また後藤艮山に産科を学び、後にその養子となった。『傷寒論』を尊んだが、それにも満足せず「われより古を作る」とまでいった。一方、孔孟の教えを崇拝し、儒医一本論を唱えた。「儒と医は一にして二ならず」として一本堂と称した。

火陥(かかん)　「三陥証」を参照。

火疳(かかん)　症名。急性眼病の一つ。火邪と熱毒が結聚して白睛を犯す病症のこと。症状は白睛の深部が外に向けて暗紅色の粒が盛り上がり、次第に大きくなり、紅赤疼痛し、光をいやがり涙を流し、視物不清となる。ひどい場合は、破れて液が流れ出て漏管を作る。

仮寒(かかん)　病因と病理は熱に属すが、寒の仮象をあらわすこと。「真熱仮寒」に同じ。

火眼(かがん)　「風火眼痛」に同じ。

牙関(がかん)　下顎関節のこと。

牙疳(がかん)　歯槽膿漏のこと。

牙関緊急(がかんきんきゅう)　症名。「口噤」に同じ。歯を食いしばること。

鵝眼風(ががんふう)　「鶏眼(うおのめ)」に同じ。

花顔労(かがんろう)　肺結核のこと。

下気(かき)　①放屁(おなら)のこと。腸道中から気が排出すること。②身体の下部の気を指す。③治法。降気の治療法。「降気」を参照。

化気(かき)　「行気」を参照。

過期飲(かきいん)『処方集』　方剤名。熟地黄8　当帰　白芍　川芎各6　紅花　桃仁　木通　蓬莪朮各4　桂枝　香附子　甘草各2.8。「月経量が少なくなり塊りが混じり、小腹疼痛拒按のものに用いる」。

下気海(かきかい)　「気海」を参照。

化気調経湯(かきちょうけいとう)『東医宝

鑑』 方剤名。陳皮80 香附子 羌活 白芷各40 牡蠣 瓜呂根 皀莢 甘草各20。「流注や瘰癧に用いる」。

垣本鍼源(かきもとしんげん、生没年不詳) 人名。日本江戸時代末期の刺絡家。『熙載録』の著者。鍼源は明和(1764～1771)の頃の京都の刺絡家で、韮葉針という葉形の大針を用いて瀉血治療を行った。

牙痕風(がきふう) 症名。歯齦膿瘍のこと。

火逆(かぎゃく) 証名。焼針法・熏法・熨法・灸法などの火法の誤用により現れる変証のこと。

火劫発汗(かきゃくはっかん) 「以火迫劫之(火をもって迫りてこれを劫(おびやか)す)」に同じ。火法で強制的に発汗させることの欠点を説明している。

蝸牛(かぎゅう) 薬物名。鹹。寒。小毒。肺・腎。①清熱解毒・消腫定痛。痔核の腫脹疼痛・癰疽疔毒(化膿性皮膚炎)・瘰癧(頚部淋巴節腫)などに用いる。②縮肛収脱。脱肛に、乾燥粉末を豚脂で調製して塗布する。

下汲腎陰(かきゅうじんいん) 汲は、吸引のこと。心火が過度に亢進すると命火の妄動を引き起こし、腎陰を耗損し、性機能が亢進して、遺精・早泄・虚煩失眠などが現れること。

下竅(かきょう) 前陰の尿道(一説には精竅も含む)と後陰の肛門を指す。

化狂湯(かきょうとう)『処方集』 方剤名。人参 白朮 白茯苓各40 半夏 菟絲子各12 石菖蒲 甘草各4 附子1.2。「気虚で痰が盛んなために、精神異常があり、非常に憂鬱で焦燥、多痰の場合に用いる」。

下極(かきょく) ①肛門を指す。消化道の最下端にあることから名づく。②会陰を指す。「会陰」を参照。③顔面部の望診部位のこと。つまり左右の内眼角の中間のこと。古くは心病を観察するのに参考とした。

下極之下(かきょくのした) 「鼻柱」を参照。

化気利水(かきりすい) 「温陽利湿」に同じ。

柯琴(かきん、1662～1735) 人名。中国の名医。字は韵伯、似峰と号した。『傷寒論』の研究家として知られ、『傷寒論注』『傷寒論翼』『傷寒附異』を著した。この3部作をまとめて『傷寒来蘇集』という。

角(かく) 「五不女」を参照。

格(かく) 阻害、拒絶のこと。『霊枢・脈度篇』に「陽気はなはだ盛んなれば、則ち陰気よく栄せず、故に格という」(陽気太盛、則陰気弗能栄也、故曰格)と見える。つまり陽気が偏盛すれば陰気が阻まれて、内外を運営して陽気と交わることができないことをいう。

隔(かく) ①塞、不通のこと。『素問・生気通天論』に「陽気まさに隔す、隔すものはまさに瀉すべし」(陽気当隔、隔者当瀉)と見える。つまり陽気が隔塞すれば、瀉法で治療すること。②飲食不下、大便不通の症を指す。『素問・至真要大論』に「隔腸不便」と見える。腸道が阻隔して大便が不通となる意味。

膈(かく) 横隔膜のこと。この部位を基準として胸腔と腹腔とに分かれる。つまり心肺と胃腸との境界である。「膈」は胃腸が飲食物を消化した後の濁気を遮断して、濁気が上昇して心肺を熏蒸しないようにする作用がある。その膈は呼吸によって昇降運動をする。十二経脈の多くの経脈は、膈を上下に貫いている。

額(がく) 「額顱」を参照。

膈噎(かくいつ) 食道がん、胃がんなどのたぐい。

隔塩灸(かくえんきゅう) 灸法。食塩を臍部(へそ)の穴に埋め、その上に大きめの艾炷を乗せて燃焼する灸法。灼痛を感じる直前に取り払い、艾炷を交換する。腹痛・吐瀉・虚脱などに応用する。

角花(かくか) 「五不女」を参照。

額角(がくかく) 曲周ともいう。前髪際の左右両端の下へ向けて湾曲している角度をいう。取穴する際の目安にする。

隔下逐瘀湯(かくかちくおとう) 「破瘀消癥」を参照。

膈下逐瘀湯(かくかちくおとう)『その他』

方剤名。当帰　桃仁　牡丹皮　五霊脂　香附子各12　芍薬　烏薬　玄胡索(延胡索)各8　川芎　甘草　紅花　枳実各4。「隔膜下の瘀血により積塊が生じたり、小児に痞塊が生じ固定痛で、横になるとめまいがする場合に用いる」。

膈関(かくかん)　穴名。足太陽膀胱経。上背部、第7胸椎棘突起下縁と同じ高さ、後ろ正中線の外方3寸。①寛胸降逆　②順気和胃　③通調血脈　④利膈止痙

額汗(がくかん)　症名。頭額から汗出するが身体からは汗出しない症状を指す。これは陽明証に瘀血と湿熱証がかねた際によく見られる。熱が内鬱して発泄できないために経脈上に熱が上昇する。熱が退けば汗出は止まる。病後や老人が気喘して、気が上逆しても頭額が多汗となる。これは虚証である。重病の末期の際に、神倦肢冷・腹瀉・脈微細となり、突然大量に額汗するのは、虚陽が上越して陰が虚して浮陽できずに、陰液が気とともに脱出する危険な症状である。

膈気虚(かくききょ)　胃中虚冷のこと。膈は横隔膜のことで胸部と腹部を境界している。その働きが弱まること。

角弓反張(かくきゅうはんちょう)　症名。頭項が強直し、腰背が反折し、後側へ弓を張ったようにわん曲する状態をいう。風病や熱極動風の症状の一つ。

隔姜灸(かくきょうきゅう)　灸法。生姜を一分(約3mm)ほどの厚さにスライスして、施灸する穴位に置き、その上に艾炷を乗せて焼灼する方法。

核骨(かくこつ)　解剖名。骰骨(かくこつ)ともいう。足の拇趾の第1指節骨と跖骨(中足骨)の関節の下方の円形の籽骨(種子骨)のこと。

骰骨(かくこつ)　核骨に同じ。

隔蒜灸(かくさんきゅう)　灸法。にんにくを一分(約3mm)ほどの厚さにスライスして穴位上に置き、その上に艾炷を乗せて焼灼する方法。

隔三伝(かくさんでん)　「隔二伝」を参照。

鶴虱(かくしつ)　薬物名。駆虫薬。苦辛、平、小毒、大腸。①殺虫消積　②解毒医瘡

郭志邃(かくしつい)　人名。中国清代の医家。字は右陶。著書に『痧脹玉衡』がある。痧症の病態を述べたもので、中には刺絡にふれた部分もある。

鶴膝風(かくしつふう)　症名。変形性膝関節症のこと。膝関節が腫大疼痛して、股脛部の肌肉が消痩する特徴があり、鶴の膝に似ていることから名づける。これは腎陰虧損して寒湿が下肢に侵入して、関節に流注することにより起こる。「歴節風」の発展型である。

鶴膝風痰(かくしつふうたん)　症名。流痰の一つ。膝関節部に発生する。初期は膝関節の周囲が綿のように腫れあがり、無痛かわずかに疼痛してだるく、皮膚色は変わらず熱も無い。次第に脹痛が増し屈伸障害が現れる、肌肉は日増しに萎縮し、ついには石のように堅硬となる。長くなると潰れて稀水や腐塊が混じる液が流れ出し、関節が不全脱臼を起こしたり、内反や外反の奇形となり、患肢が短縮してくる。「流痰」を参照。

鬲消(かくしょう)[膈消]　「上消」を参照。

膈上有寒飲(かくじょうゆうかんいん)(膈上に寒飲あり)　症名。寒飲が胸膈部に停留すること。寒飲は「痰涎」とは異なる。「痰涎」は実であり、胸中に積集したもので吐出することができる。寒飲は虚であり、水寒の気が膈上に凝滞しているので、温化しなければ治癒しない。

鶴節(かくせつ)　症名。肌肉が消痩して充実せず、骨節があらわになり、鶴の膝にようになるもの。

学・撰・輯(がく・せん・しゅう)　「学」は医書の編著のこと。学習するとの意味があり、謙遜して作者の下に付ける。「撰」も編著することで、書籍の作者の下に付ける。「輯」は編集・収集すること。すでに散逸した『神農本草経』を清の孫星衍らが摘出して『証類本草』(1799年)を出版したものを、輯

本と呼んだ。

齶疽(がくそ)　「牙疳」に同じ。

角孫(かくそん)　穴名。手少陽三焦経。手足少陽経と手太陽経の交会穴。禁針穴。頭部、耳尖の当たるところ。①明目退翳　②清熱散風　③消腫止痛　④疏風通絡

額中穴(がくちゅうけつ)　穴名。奇穴。顔面部の目寸(目の幅)を取り、両眉中央(印堂穴)の直上、額の正中線上に取る。眼瞼腫痛・眩暈・嘔吐・面痛・面痹などを主治。

鶴頂穴(かくちょうけつ)　奇穴。膝蓋骨の正中に取る。癱瘓・膝痛・下肢の無力感などを主治。

格致余論(かくちよろん)　書名。中国元代、朱震亨(丹渓)の著書(1347年)。41篇の医論によりなる。「陽有余陰不足論」を唱え、肺腎を補うことを提唱した。そこで滋陰降火派または養陰派といわれた。

格致余論諺解(かくちよろんげんかい)　書名。日本江戸時代、岡本一抱(1654～1716)の著述。『格致余論』の註解書。全7巻。元禄9年(1696)自序刊。和文。

膈洞(かくどう)　症名。上部では飲食が入らず、下部では泄瀉しないことをいう。

隔二伝(かくにでん)　五臓相生の原則によれば、肺金は腎水を生じ、腎水は肝木を生じ、肝木は心火を生じ、心火は脾土を生ずる。病邪の伝変も通常はこの原則に従う。しかし、邪気の伝変が二臓を飛び越えるものを「隔二伝」といい、三臓を越えるものを「隔三伝」という。つまり、肝病が心と脾の二臓を越えて肺に伝わるのが「隔二伝」、肺病が腎と肝と心の三臓を越えて脾に伝わるのが「隔三伝」となる。

膈熱(かくねつ)　症名。横隔膜に熱を持つことをいう。虚証と実証の違いがある。

隔物灸(かくぶつきゅう)　「無瘢痕灸」を参照。

角法(かくほう)　「吸角法」に同じ。

隔餅灸(かくべいきゅう)　灸法。辛温性や芳香性の薬物を餅状に成製して、施灸する穴位上に置き、その上に艾炷を乗せて焼灼する方法。「附餅灸」「椒餅灸」「豉餅灸」などがある。

革脈(かくみゃく)　脈象名。弦大で押すと中空の脈象のこと。亡血失精の症候である。

膈兪(かくゆ)　穴名。足太陽膀胱経。血会穴。上背部、第7胸椎棘突起下縁と同じ高さ、後正中線の外方1.5寸。①温経散邪　②祛瘀通絡　③補養陰血　④和胃寛胸　⑤去痰開膈

格陽(かくよう)　「格陽関陰」に同じ。

格陽関陰(かくようかんいん)　①脈象名。陰陽が失調するために異常に充満した脈象のこと。人迎脈(頚動脈)の拍動が正常の四倍以上のものを「格陽」という。これは気血が三陽経に充満して三陰経を拒絶し、協調関係が失われた結果である。寸口脈(橈骨動脈)が正常の四倍以上のものを「関陰」という。これは気血が三陰経に充満して、三陽経を拒絶して協調関係が失われた結果である。以上の2つの脈象が同時に見られるものを「格陽関陰」といい、病変が深刻なことをあらわす。『素問・六節臓象論』に「人迎…四盛以上なるを格陽と為し、寸口…四盛以上なるを関陰と為す、人迎と寸口ともに盛んなること四倍以上なるを関格と為す」(人迎…四盛以上為格陽、寸口…四盛以上為関陰、人迎與寸口倶盛四倍以上為関格)と見える。②症名。上下が不通の病症のこと。「関格」を参照。

霍乱(かくらん)　症名。「絞腸痧」ともいう。古くは嘔吐と瀉下が同時に起こることをすべて霍乱としていた。胃腸が揮霍撩乱(踊り狂うように上下に動くさま)するので名づけた。霍乱には猛烈な伝染性をもつ「霍乱」から、夏季より秋季に流行する急性胃腸炎なども含まれる。これは二種類に分類でき、一つは「湿霍乱」で、胃腸の病理産物の内容物を吐き下す。もう一つは「乾霍乱」で、腹脹絞痛・煩躁悶乱して吐きたくても吐けない、瀉下したくてもできないなどとなる。

霍乱治略(かくらんちりゃく)　書名。日本江戸時代、尾台榕堂(1799～1870)の著。霍

乱の治法書。不分巻1冊。元治元年(1864)刊。当時流行し多数の死者を出したコレラの治療指針を、和文で簡略に説いた書。

霍亂伝筋(かくらんでんきん) 症名。吐き下して失水過多により、下腿部の腓腹筋痙攣を起こして伸ばせなくなること。

額顱(がくろ)[額] ひたいのこと。顙(そう)ともいう。顔面上部の前髪際の下、眉部の上の部分のこと。

過経(かけい) ①傷寒病で一つの経の症候が他の経に転入する症候を指す。たとえば太陽病が「過経」して少陽病の症候が現れれば、太陽証は解除したことを示す。②伝経の日数が過ぎたことをいう。太陽病で7日以上過ぎたことをいう(傷寒の伝経は7日を一候とする)。

踝厥(かけつ) 症名。太陽の経気が厥逆する症のこと。頭痛・眼突出・項が抜けそうで脊椎が痛み、腰が折れそうで股関節が曲がらず、膝も動かず、下腿部が裂けるように痛む症状のこと。

下厥上冒(かけつじょうぼう) 証名。気が下から上逆し頭部を犯して、頭目昏花の症候が現れること。しかし『素問・五臓生成論篇』では、脾胃の気の逆乱を指している。つまり胃の濁気が下降せず、脾の清気が上昇できないために濁気が厥逆上衝して、頭暈眼花・視物不明・腹脇脹満などの症状が現れる。

加減葳蕤湯(かげんいすいとう) 「養陰解表」を参照。

加減胃苓湯(かげんいれいとう)『東医宝鑑』 方剤名。①蒼朮6 陳皮 沢瀉 白朮 茯苓 木瓜各4 厚朴 猪苓 神曲 檳榔各3.2 山査子 砂仁各2.8 香附子 大腹皮各2.4 炙甘草1.2 生姜3 燈芯2。「尿不利で身重、身浮腫する場合、口中無味で消化不良、心下痞、泄瀉して胃内停水する場合に用いる」 ②蒼朮 厚朴 陳皮 猪苓 沢瀉 白朮 茯苓 白芍各4 甘草 藿香 半夏 大腹皮 山査 蘿蔔子 三稜 蓬莪朮 橘皮各2 生姜3 大棗2。「消化不良、胃がもたれ、口中無味、時に腹痛、全身が労倦し、脈が弱く黄疸が出る場合に用いる」。

加減温膽湯(かげんうんたんとう)『東医宝鑑』 方剤名。茯神 半夏 枳実 梔子 白朮 麦門冬 黄連各4 当帰 酸棗仁 竹茹各3.2 人参2.4 朱砂2.4 竹瀝6 甘草1.2 生姜3 大棗2 烏梅1。「痰により精神朦朧とした場合、極度に心労することで気が鬱結し心悸、怔忡して煩躁不安して易驚、恐怖するものに用いる」。

加減温六丸(かげんおんろくがん)『救急方』 方剤名。白朮 滑石各60 乾姜12 陳皮 炙甘草各8。「小児が嘔吐し泄瀉し腹痛し、煩悶する場合に用いる」。

加減益気湯(かげんえっきとう)『東医宝鑑』 方剤名。白朮 白芍 陳皮各4 当帰2.8 黄耆 人参 沢瀉 砂仁 地楡各2 升麻 木香 白豆蔻 罌粟殻 炙甘草各1.2。「長い痢疾により身体衰弱した場合、口中無味で腹中隠痛し、脈が弱く便秘するものに用いる」。

加減何首烏散(かげんかしゅうさん)『東医宝鑑』 方剤名。白何首烏 蔓荊子 石菖蒲 荊芥穂 苦参 威霊仙 甘菊花 枸杞子各同量。「皮膚に小さな赤紫色の斑点が生じる紫癜風と、白色に変化する白癜風、蕁麻疹、湿瘡に用いる」。

加減葛根葱白湯(かげんかっこんそうはくとう) 「軽剤」を参照。

下元虧損(かげんきそん) 「腎陰虚」を参照。

下元虚憊(かげんきょはい) 「腎陽虚」を参照。

加減香苓散(かげんこうれいさん)『東医宝鑑』 方剤名。枳実 陳皮 香附子 蒼朮 麻黄 猪苓 沢瀉 木通 滑石 車前子 三稜 蓬莪朮 苦楝子 玄胡索(延胡索) 甘草各2.8 生姜3 葱白2。「片側の睾丸が腫大し、下垂して疼痛するものに用いる」。

加減虎骨散(かげんここつさん)『東医宝鑑』 方剤名。虎骨120 没薬20。「歴節風により関節が昼夜痛むものに用いる」。

加減柴苓湯(かげんさいれいとう)『東医宝鑑』 方剤名。柴胡 沢瀉各4 半夏 茯苓

白朮　猪苓　山査　梔子　茘枝核各2.8。「湿熱により疝症が生じ、陰嚢と小腹が拘急し、陰部が腫痛するものに用いる」。

加減四斤元（かげんしきんげん）**『東医宝鑑』**　方剤名。鹿茸四斤丸の別名。

加減四君子湯（かげんしくんしとう）**『東医宝鑑』**　方剤名。人参9　白朮　炙甘草各5　黄耆　香附子各4　生姜3。「久病により胃弱し食欲不振、食臭だけでも悪心し、嘔吐するものに用いる」。

加減七気湯（かげんしちきとう）**『医林撮要』**　方剤名。半夏100　人参　肉桂　厚朴各40　白茯苓60　炙甘草20。「気鬱により消化不良、心下痞硬、腹脹し、時に嘔吐するものに用いる」。

加減四物湯（かげんしもつとう）**『医林撮要』**　方剤名。①川芎　黄連各3.2　人参　白茯苓　当帰　生地黄　白芍　麦門冬　知母各4　葛根　地骨皮各2.8　烏梅　薄荷　蓮実　黄柏　甘草各2　葛根末　竹葉各3。「消渇症に用いる」　②側柏葉　生地黄　当帰　川芎各3.2　枳実　荊芥穂　槐花　炙甘草各1.6　地楡　黄芩　防風各2.4　烏梅1　生姜3。「腸風により便血する場合に用いる」　③生地黄　苦参　薄荷　禹余粮　連翹　川芎　瓜呂根　防風　旋華　当帰　荊芥穂各同量。「産後の風熱により起こる眼痛、針眼、眼瓥、瞼弦赤爛、風赤瘡痍、眼癖などに用いる」　④「補陰瀉火湯」の別名。

加減薷苓湯（かげんじゅれいとう）**『東医宝鑑』**　方剤名。瓜呂根8　茯苓4　猪苓　沢瀉　香薷　葛根各2.8　黄連　白朮　甘草各2　生姜3。「霍乱により突然発熱し腹痛し嘔吐し泄瀉し口渇する場合に用いる」。

加減正気散（かげんしょうきさん）**『東医宝鑑』**　方剤名。蒼朮8　藿香　厚朴　陳皮　砂仁　香附子　半夏　甘草各4　生姜3　大棗2　燈芯2。「霍乱により吐瀉するものに用いる」。

加減小柴胡湯（かげんしょうさいことう）**『東医宝鑑』**　方剤名。柴胡12　黄芩8　人参　半夏　香附子　前胡各4　黄連2.6　甘草2　生姜3　大棗2。「肝胆の熱証と心熱により手足煩熱するものに用いる」。

加減消毒飲（かげんしょうどくいん）**『救急方』**　方剤名。牛蒡子8　大黄　玄参　荊芥穂　桔梗各4　黄芩　連翹　甘草各2　薄荷1.2。「小児が咽中腫痛し、胸満し、煩悶した場合、全身に湿疹ができるものに用いる」。

加減腎気丸（かげんじんきがん）**『東医宝鑑』**　方剤名。熟地黄80、牡丹皮　白茯苓　山茱萸　五味子　沢瀉　鹿茸　山薬各40　肉桂　沈香各20。「下消症で口中乾燥し胸悶し、口渇し、濁った尿が出て、下肢萎弱のものに用いる」。

加減駐景元（かげんちゅうけいげん）**『東医宝鑑』**　方剤名。①兎絲子320　枸杞子　五味子　車前子　楮実子　山椒各40　熟地黄　当帰各20。「肝腎が虚して、視力減退した場合に用いる」　②兎絲子　楮実子各240　茺蔚子180　枸杞子　車前子　木瓜　五味子各60　寒水石　熟地黄各90　三七根15。「肝腎不足によるあらゆる眼病に用いる、外障眼病の白渋症、神水将枯症、内障眼病の視瞻症、雲霧移睛、暴盲、高風雀目、妊娠後半期の眼病に用いる」。

加減鎮心丹（かげんちんしんたん）**『東医宝鑑』**　方剤名。天門冬　黄耆　当帰　熟地黄各60　麦門冬　乾地黄　山薬　茯神各40　五味子　遠志　人参各20。「気血不足により心腎が虚し、全身労倦し、汗出して不眠の場合に用いる」。

加減導痰湯（かげんどうたんとう）**『東医宝鑑』**　方剤名。天南星　半夏　白茯苓　蒼朮　陳皮　桔梗　枳実各4　黄芩　黄連　瓜呂仁　人参　当帰　木香各2　甘草1.2　生姜3。「中風により痰が盛んで言語障害、発熱するものに用いる」。

加減内固丸（かげんないこがん）**『東医宝鑑』**　方剤名。巴戟天　肉蓯蓉　山茱萸各120　椿実100　石斛　胡蘆巴各80　茴香40　附子20。「腎陽不足により顔面蒼白、眩暈、腰部手足陰嚢が寒冷し、性機能が衰弱するものに用いる」。

加減二陳湯(かげんにちんとう)『東医宝鑑』 方剤名。①陳皮4.8　枳実　黄芩各4　白朮　貝母　香附子各3.6　白茯苓　瓜呂仁各2.8　防風　連翹各2　甘草1.2。「痰証により発熱、顔面紅潮し、胸悶、咳嗽するものに用いる」 ②半夏　陳皮各10　茯苓6　甘草3　丁香2　生姜3。『医林撮要』「痰飲により嘔吐、眩暈し、心悸する場合、また生冷物の過食により脾胃が傷られて酸水があがり、嘔吐するものに用いる」。

加減八味丸(かげんはちみがん)[加減八味元・加減八味湯]『東医宝鑑』 方剤名。熟地黄80　山薬　山茱萸各40　沢瀉　牡丹皮　茯苓各32　五味子60　肉桂20。「腎陰腎陽が虚して腰痠無力、耳鳴の場合、遺精と早泄の場合、口渇し五心煩熱し微熱が出て、冷汗が出て、下肢浮腫、下肢萎弱する場合、黒夜晴明症などに用いる」。

加減八物湯(かげんはちもつとう)『医林撮要』 方剤名。当帰　川芎　白芍　香附子　生地黄　人参　茯苓　山薬　杜仲各4　甘草2　烏梅1　生姜3　大棗2。「赤白帯下に用いる」。

加減白朮散(かげんびゃくじゅつさん)『東医宝鑑』 方剤名。葛根8　人参　白朮　茯苓各4　木香　知母　黄柏　甘草各2　五味子9丸。「消渇で脾胃が虚弱で口中無味で、口渇し、身体消痩する場合に用いる」。

加減白通湯(かげんびゃくつうとう)『東医宝鑑』 方剤名。炮附子8　炮乾姜　肉桂　草豆蔻　半夏　人参　白朮　炙甘草各4　生姜5　葱白5。「沈寒痼冷により寒気が長らく潜伏し、臍部周辺が冷痛し、泄瀉し、下肢厥冷するものに用いる」。

加減復脈湯(かげんふくみゃくとう) 「陽病治陰」を参照。

加減茯苓丸(かげんぶくりょうがん) 方剤名。半夏120　陳皮　白芍薬　黄耆各80　白茯苓60　朴硝52　海桐皮　姜黄　木瓜各40　桂皮　甘草各20。「湿痰により肩関節が痛み動かせないものに用いる」。

下元不固(かげんふこ) 「腎気不固」に同じ。

加減平胃散(かげんへいいさん) 方剤名。①木香　檳榔各12　白朮　厚朴　陳皮各40　甘草28　人参　黄連　茯苓　阿膠　桃仁各20　生姜3　大棗2。『医林撮要』「胃気が虚して見られる痢疾の場合、血痢に用いる」 ②白朮　厚朴　陳皮各4.8　桃仁　人参　黄連　阿膠　茯苓各2.8　甘草3.6　木香　檳榔各2　生姜3　大棗2。『東医宝鑑』「腹痛し血便し、便秘する血痢に用いる」。

加減補陰丸(かげんほいんがん)『東医宝鑑』 方剤名。熟地黄320　兎絲子　牛膝各160　白芍薬　当帰　鎖陽　亀板各120　虎骨　黄柏　山薬　杜仲　人参　黄耆各80　破胡紙　枸杞子各60。「陰虚により午後潮熱し、顔面蒼白し、易疲労し腰痛するものに用いる」。

加減方(かげんほう) ①規定の方剤に、他の薬材を加えたり減じたりして、疾病に対応させること。それには一定の規定がある。②「去加方」に同じ。

加減補心湯(かげんほしんとう)『東医宝鑑』 方剤名。陳皮　白茯苓　当帰　白芍薬　生地黄　遠志　麦門冬　酸棗仁　知母　黄柏各20　人参　白朮　石菖蒲　甘草各12。「気血不足により身体衰弱し、健忘症がある場合に用いる」。

加減保和丸(かげんほわがん)『東医宝鑑』 方剤名。白朮100　山査子　香附子　厚朴　神曲　半夏　白茯苓各60　陳皮　連翹　羅蔔子　黄芩　黄連各40　蒼朮　枳実各20。「飲食が滞り心下痞硬し、疼痛し酸水を吐し、泄瀉して往来寒熱する場合に用いる」。

加減理中湯(かげんりちゅうとう)『東医宝鑑』 方剤名。人参　白朮　茯苓　乾姜　陳皮　藿香　丁香　半夏　砂仁　桂皮各4　生姜3　烏梅1。「胃寒証により水分を吐くものに用いる」。

加減龍薈丸(かげんりゅうかいがん)『東医宝鑑』 方剤名。龍胆　当帰　梔子　黄芩　橘皮各40　大黄　青黛　柴胡各20　蘆会　牛胆南星各12　木香10　麝香2。「痰火が胃と心下にのぼり、耳鳴するものに用いる」。

加減涼膈散(浅田)(かげんりょうかくさん)『浅田家方』 方剤名。連翹3 黄芩3 山梔子3 桔梗3 薄荷2 甘草1 大黄 石膏10。熱毒熾盛による、口内炎・口中糜爛・口舌生瘡などに用いる。

加減涼膈散(かげんりょうかくさん)『万病回春』 方剤名。①大黄1 黄芩 連翹各3 桔梗 梔子 甘草各2 薄荷1.5 石膏4。「体力が充実し、胃・食道に炎症があって、口腔内や舌に潰瘍を生ずるものに用いる」 ②連翹8 甘草6 梔子 黄芩 桔梗 薄荷 竹葉各2。『東医宝鑑』「上焦に熱があり胸悶して咳嗽し短気する場合、六経脈に熱証がある場合に用いる」。

下工(かこう) 昔の医療技術が高くない医師に対する呼称。つまり医療の知識水準が低く、疾病の未病に対する予防技術を持たずに、疾病が発生して初めて診断治療するので、治癒率は6割ほどであったという。

荷梗(かこう) 薬物名。ハスの葉柄・花柄。苦。平。肝・脾・胃。効能は荷葉(ハスの葉)とほぼ同じだが、通気寛胸の効能をもつので、暑邪挟湿の胸悶不暢に用いる。

夏洪(かこう) 夏鉤(かこう)ともいう。つまり夏季の正常な脈象の変化を指す。「洪」と「鉤」は、脈の流量が多く、力強く感じ始め、弱まりながら消えていく、勢いよく上昇し、緩やかに降りる様子を形容している。夏季は陽気が旺盛なために、脈象もやや洪大になること。

夏鉤(かこう) 夏洪(かこう)に同じ。

賀古公山(かここうざん、生没年不詳) 人名。日本江戸時代の医家。『奇正方』の著者。公山の名は尚寿(たかひさ)、字は君齢(くんれい)、号は角洲(かくしゅう)また恬庵(てんあん)。阿波の人で、大阪に居住。吉益東洞説を奉じ、吉益南涯や中神琴渓に学んだ。他に『吐方撮要』『黴瘡治方論』『麻疹約説』などの著がある。

鵝口瘡(がこうそう)[雪口] 症名。心脾経の積熱によって起こる。新生児のものは、胎熱の上攻により起こる。症状は口中糜爛・舌面上に白色のくず状の苔があり・口舌疼痛、ひどければ身熱煩躁などの症状も見られる。

家刻傷寒論(かこくしょうかんろん) 書名。日本江戸時代、広岡文台(生没年不詳)の著。『傷寒論』の註解書。全8巻。文化7年(1810)刊。本書は穏健・慎重な姿勢で注解がなされていて評価が高い。

夏枯草(かごそう) 薬物名。清熱降火薬。苦寒、肝・胆。①疏肝明目 ②散結消癭 ③祛瘀止痛 ④利尿通淋

夏枯草散(かごそうさん)『東医宝鑑』 方剤名。①夏枯草80 香附子40 甘草20。「肝が虚して眼痛、涙を多く流し、眼がまぶしい場合に用いる」 ②夏枯草24 甘草4。「瘰癧に用いる」。

髁骨(かこつ)[髂骨] 解剖名。腸骨のこと。骨ともいう。

髂骨(かこつ) 「髁骨(かこつ)」に同じ。

加剤除湿湯(かざいじょしつとう)『東医宝鑑』 方剤名。茯苓 乾姜各8 蒼朮 白朮 甘草各4 陳皮 桂皮 厚朴各2 生姜3 大棗2。「湿邪により身重腰痛し、足冷煩躁して泄瀉するものに用いる」。

臥蚕(がさん) 下眼瞼部の浮腫のこと。

下肢潰瘍(かしかいよう) 「臁瘡(れんそう)」に同じ。

訶子(かし) 薬物名。止瀉薬。苦酸渋、温、肺・大腸。①渋腸止瀉 ②斂肺止咳 ③導気開音 ④傷食寛腸

加地井高茂(かじいたかしげ、生没年不詳) 人名。日本江戸時代の医家、『薬品手引草』の著者。高茂は和泉佐野の人。九畹(きゅうえん)と号した。

下字灸穴(かじきゅうけつ) 穴名。奇穴。腰部の第3腰椎棘突起の下、命門穴・腰陽関穴・左右の華佗夾脊穴の計5穴。腰痛・半身不随・婦人病などを主治。

牙衄(がじく) 歯衄ともいう。多くは胃火上昇し血が火によって動く、または肝腎陰虚で虚火が上浮して起こる。胃火上昇では歯

齦紅腫疼痛・口臭・大便秘結などが見られる。虚火上炎では歯齦浮腫・歯動揺して微痛などが見られる。

過刺激(かしげき)　針灸の刺激が過度になる場合をいう。

訶子散(かしさん)『東医宝鑑』　方剤名。①龍眼肉　木通各12　桔梗20　甘草8。「咳がでて喉がかれて、声が出ないものに用いる」　②龍眼肉40　木香20　黄連12　甘草8。「長らく泄瀉がやまないものに用いる」　③訶子　厚朴　炮乾姜　草果　陳皮　良姜　白茯苓　神曲　麦芽　炙甘草各同量。④訶子　杏仁各40　木通8。『医林撮要』「脾胃虚により心下が冷痛し、霍乱から覚めて泄瀉するものに用いる」。

訶子清音湯(かしせいおんとう)『東医宝鑑』　方剤名。訶子49　桔梗40　甘草8。「風証により声がかれ、声が出ないものに用いる」。

菓子瘡(かしそう)　楊梅瘡の別名。

茄子疾(かししつ)　「陰挺」を参照。

化湿(かしつ)　①「疏表化湿」：湿邪が上焦や表にあり、頭重して脹・肢体痠重疼痛・口中粘膩・口不渇・苔白膩・脈濡などに用いる。薬物としては防風・秦艽・蒼朮・藿香・陳皮・砂仁殻・生甘草などを用いる。②「清熱化湿」：湿温時疫の初期には、邪が気分にあり、身熱肢痠・無汗心煩など、または有汗で熱不退・胸悶腹脹・小便赤・大便不通、または泄瀉不暢・大便熱臭・舌苔垢膩や乾黄などが見られる。この場合は甘露消毒丹(滑石・茵蔯蒿・黄芩・石菖蒲・木通・川貝母・射干・連翹・薄荷・白蔻仁・藿香などの散剤)を使用する。

苛疾(かしつ)　重病のこと。劇疾のこと。

火瀉(かしゃ)　「熱瀉」に同じ。

火邪(かじゃ)　①六淫の一つ。②広義では、病変過程における化火の現象を指す。「火」を参照。

牙車(がしゃ)　「頬車」を参照。

河車大造丸(かしゃたいぞうがん)『扶寿精方』　方剤名。紫河車1具　亀板60　黄柏45　杜仲45　牛膝　麦門冬　天門冬各36　生地黄(縮砂18g・茯苓60gと煮て茯苓を除く)75　人参30。腎陰虚陽亢及肺による、骨蒸潮熱・咳嗽・羸痩・舌質紅絳・舌苔少・脈細数などに用いる。

夏疰(かしゅ)　「疰夏(しゅか)」に同じ。

瘕聚(かしゅう)　証名。女性の任脈病の証候。症状は腹部の臍下に硬塊が生じ、押すと可動性があり、固定痛ではない。

何首烏(かしゅう)　薬物名。補血薬。苦甘渋、微温、肝・腎。①益腎斂精　②滋肝熄風　③益血寧神　④振脾截瘧　⑤潤腸通便　⑥解毒消癰

何首烏丸(かしゅうがん)『補陽処方集』　方剤名。白何首烏　赤何首烏各300　肉蓯蓉240　牛膝160。「精血不足により、老化が早まり、白髪が増え、手足厥冷、陰痿症がある場合に用いる」。

何首烏枸杞湯(かしゅうくことう)　「固崩止帯」を参照。

莪朮(がじゅつ)　薬物名。行血薬。苦辛、温、肝。①破血通経　②行気止痛　③消食化積

訶朮散(かじゅつさん)『東医宝鑑』　方剤名。龍眼肉　白朮各6　陳皮　良姜　木香　白芍　肉豆蔲　炙甘草各4　生姜5。「妊娠時に冷たいものや古い物を食べて食滞したり、風冷に傷られて泄瀉したり腹痛するものに用いる」。

火傷(かしょう)　「燙火傷(とうかしょう)」に同じ。

花椒(かしょう)[蜀椒]　薬物名。温裏祛寒薬。辛、温、毒、肺・胃・腎。①祛寒止痛　②燥湿止瀉　③開胃進食　④下気寛腸

牙床(がしょう)　「頬車」に同じ。

鵝掌風(がしょうふう)　病名。手癬のこと。手掌にできる皮膚病。風毒や湿邪が皮膚を侵犯して起こる。初めは皮下に小水泡ができ痒く、次第に白皮が盛り上がり脱屑する。長くなると皮膚は粗く厚みを増し、冬になるとひび割れし疼痛する。症状が手掌の中心に限局するものを「掌心風」といい、指の爪に広がり、爪の甲につやが無く変形する

ものを「鵝爪瘋」という。

化食養脾湯(かしょくようひとう)　方剤名。人参4　白朮4　茯苓4　甘草1　陳皮2　半夏4　神麹2　麦芽2　山楂子2　縮砂1.5　生姜1　大棗2。脾虚痰湿証で、疲れやすく・食欲不振・心下痞・胃痛・嘔吐などに用いる。

梶原性全(かじわらしょうぜん、1266～1337)　人名。日本鎌倉時代の僧医。『頓医抄』の著者。性全は僧医として活躍し、鎌倉梶原氏の後裔ともみられ、あるいは自ら和気氏の末裔と称しているが、詳細は不明。『頓医抄』50巻、『万安方』62巻の著者。

火針(かしん)[燔針・焠針・焼針]　特殊な刺針法の一つ。金属性の針の先端を赤く焼いて、すばやく人体の皮下組織に刺入して、すばやく抜針すること。外科疾患や風湿性関節炎などに多用する。

何人飲(かじんいん)『方薬合編』　方剤名。白何首烏12～40　人参12～15　当帰　陳皮各8～12　炮乾姜3。「気血が不足し、瘧疾が生じ、長らく癒えず、顔が黄ばむ場合に用いる」。

花蕊石(かずいせき)　薬物名。止血薬。酸渋、平、肝。①斂血止血　②祛瘀療傷　③磨翳明目　④堕胎下胞

かすみ鍼(かすみばり)　毛針やしらが針ともいう。1番針よりさらに細い0番針のこと。古方では補針として用いられた。

火性炎上(かせいえんじょう)　火炎の燃焼する現象を用いて、火邪の病変の向上性の特徴をたとえている。火には虚実がある。「実火」は外邪の陽熱であり、昇散をつかさどる。火熱が肺を傷ると、喘咳・喀血や鼻衄などの症状が現れる。火が心神に迫ると、頭痛・嘔吐・昏迷・譫語などの症状が現れる。「虚火」は精血虧耗して陰虚陽亢して起こる。症状は煩躁・咽痛・声嘶・歯齦出血・耳鳴などが見られる。以上すべてが火性炎上の病変である。

河清寓記(かせいぐうき)　書名。日本江戸時代、小島宝素(1792～1848)の著。古医籍を中心とした書誌録。全3巻1冊。

髂脊(かせき)　「胗」に同じ。

下石疽(かせきそ)　「石疽」を参照。

火盛刑金(かせいけいきん)[火旺刑金]　①火は肝火を指す。「木火刑金」に同じ。②火は心火や熱邪を指す。心火熾盛は肺陰を耗傷し、喘咳痰血を起こす。熱邪熾盛は肺を傷害し、熱咳や「痰熱阻肺」を引き起こす。病状がひどくなれば、高熱・呼吸急促・鼻翼煽動、ひどければ咳血・喀血などの症状が現れる。「火熱迫肺」ともいう。

火泄(かせつ)　症名。口乾して冷飲を好み、腹痛・下痢するものをいう。さらに急激に下痢し、粘稠便である。

火焫(かぜつ)　艾灸のこと。

瘕疝(かせん)　「疝瘕」に同じ。

化燥(かそう)　外邪が津液を消耗する病理変化のこと。燥とは津液欠少のこと。熱傷津液や素体陰虧や内熱亢盛などは、邪気が化燥しやすく、口乾・咽燥・唇焦・口渇・便秘・尿赤・乾咳・喀血などの体液耗損の症状が現れる。「内燥」を参照。

鵝爪風(がそうふう)　「鵝掌風」を参照。

牙槽風(がそうふう)　「骨槽風」に同じ。

下損及上(かそんきゅうじょう)(下損上に及ぶ)　「虚損」病が下部より上部へ発展する病変を指す。まず腎臓虚損の証候が出現し、長らく治癒しなければ肺臓の虚損を引き起こすこと。先人は、一は腎を損じ(遺精・経閉)、二は肝を損じ(脇痛)、三は脾を損じ(脹・瀉)、四は心を損じ(驚悸・不寐)、五は肺を損ず(喘咳)と述べている。これは下部から上部への伝変を指している。

華佗(かだ、109？～207？)　人名。中国200年ごろ(後漢時代)の外科の名医。麻沸散を発明し、開腹手術や眼球摘出手術まで行ったといわれる。麻沸散は大麻を主成分とした麻酔薬に似たものだとされる。五禽戯という導引法も優れていた。のち曹操により死刑になったと伝えられる。

火帯瘡(かたいそう)　「纏腰蛇丹」に同じ。

華他夾脊穴(かだきょうせききけつ)　穴名。

奇穴。背部正中線上の脊椎の棘突起より両側0.5寸のところに取る。その取穴法には二つある。①第1頸椎から第4腰椎下の28穴、両側0.5寸の左右あわせて56穴とする。②第1胸椎から第5腰椎下の17穴、両側0.5寸の左右あわせて34穴とする。「夾脊穴」の治療範囲は広く、内臓機能不利を調整し、脊背部の局部症状にも応用できる。

片倉鶴陵（かたくらかくりょう、1751～1822） 人名。日本江戸時代の医家。『傷寒啓微』『青嚢瑣探』『産科発蒙』の著者。鶴陵は相模国築井の人、名は元周（もとちか）、字は深甫（しんぽ）・堂号は静倹堂。江戸で多紀元孝・多紀元徳に医を、井上金峨に文を学んだ。京都で賀川玄迪に産科を学び、江戸で開業して医名をとどろかせた。

肩こり（かたこり） 頚部や肩背部などのこり感をいう。筋肉の過度の使用、疲労の蓄積、不自然な体位、精神的緊張や内臓疾患により起こる。

片手挿管法（かたてそうかんほう） 片手で針を針管の中へ挿入する方法。

硬物通し（かたものとおし） 刺針の練習方法で、桐板や杉板などに針を刺し通す練習法のこと。他に鹿皮や自転車のチューブなどを用いて練習した。

化痰（かたん） 治療法。祛痰法の一種。化痰法は、生痰の病因の違いにより六種類に分けられる。詳しくは、化痰（けたん）を参照。

下丹田（かたんでん） 「丹田」を参照。

化虫丸（かちゅうがん）『東医宝鑑』 方剤名。鉛粉　白礬　檳榔　苦楝根各20　鶴虱12。「小児が虫積により消痩、腹脹満、時に心下と腹部が疼痛する場合に用いる」。

河中枢方（かちゅうすうほう） 書名。朝鮮李朝時代の書、亡失。『医林撮要』にある「河氏方」を抽出したもの。「河中枢」は許琮の門下生の河宗海か。

牙疔（がちょう）［穿牙疔］ 疔瘡の一つ。牙齦にできる疔瘡のこと。牙齦を突き抜けるので「穿牙疔」ともいう。胃腎の二経の鬱火成毒によって起こる。病変は頬部まで広がり、ひどければ寒熱などの全身症状もともなう。「疔瘡」を参照。

瓜丁散（かちょうさん）『東医宝鑑』 方剤名。瓜蒂　細辛各同量。「鼻中にできものが生じ、鼻閉し、腐った臭いがして、臭いが嗅げない場合に用いる」。

刮（かつ） 「治削（ちさく）」を参照。

骺（かつ） ①肩部の内側、鎖骨の外端の部分を指す。②胸骨の上部の鎖骨の内端の部分を指す。

下椎穴（かついけつ） 穴名。奇穴。仙骨部の第3・第4正中仙骨稜のあいだの陥凹部（中髎穴）の中間に取る。月経病・痔疾・淋疾・腰痛して転側不能などを主治する。

髃骬（かつう） 解剖名。髃と骬は、音義が同じ。①「鳩尾」や「蔽心骨」を指す。胸骨体の下部の胸骨剣状突起のこと。②前胸部の骨格の総称。

葛花（かっか） 薬物名。甘。平。脾・胃。醒胃止渇・解酒毒。酒酔の嘔吐・口渇に用いる。

葛花解醒湯（かっかかいせいとう）『蘭室秘蔵』 方剤名。木香1.5　人参　猪苓　茯苓　陳皮各4.5　白朮　乾姜　神麹　沢瀉各6　青皮9　縮砂　白豆蔻　葛花各15。飲酒後の酒湿積傷脾胃による、嘔吐・食欲不振・めまい・胸苦・腹部痞悶・倦怠感・尿量減少・舌苔厚膩などに用いる。

葛花解醒湯（かっかかいせいとう）『東医宝鑑』 方剤名。葛花　砂仁　白豆蔻各20　橘皮12　白朮　乾姜　神曲　沢瀉各8　人参　猪苓　白茯苓　陳皮各6　木香2。「飲酒過度により嘔吐し泄瀉し、手足が麻痹し、胸悶、神昏、口中無味の場合に用いる」。

葛花解毒飲（かっかげどくいん）『その他』 方剤名。黄連　玄参　当帰　龍胆　茵陳蒿　甘草　葛花　熟地黄　白茯苓　連翹　梔子　車前子各4。「睛黄視渺症（緑色角膜）に用いる」。

膈下逐瘀湯（かっかちくおとう）『医林改錯』 方剤名。五霊脂9　当帰9　川芎6　桃仁9　牡丹皮6　赤芍薬6　烏薬6　延胡索3　甘草9　香附子3　紅花9　枳殻5。血瘀が膈下に在ることによる、腹中腫塊・両脇～腹部の固定性で脹った痛みに用いる。

褐丸子(かつがんし)『東医宝鑑』　方剤名。蘿蔔子40　牽牛子30　橘皮　陳皮　三稜　蓬莪朮　五霊脂　茯苓　檳榔各20　胡椒10　木香6。「小児の消化不良、腹脹満、嘔吐、短気、腸鳴、泄瀉、面赤の場合、疳疾や痢疾で身体衰弱して腹膨満する場合に用いる」。

香月牛山(かつきぎゅうざん、1656～1740)　人名。日本江戸時代の医家。筑前の人。貝原益軒と親交が深かった。後世派の医師としては最後期に属する。著書に『牛山方考』、他に『小児必要養育草』『小児必要記』『医学鉤玄』などがある。

脚気鉤要(かっけこうよう)　書名。日本江戸時代、今村了庵(1814～1890)の著。脚気の治法書。全2巻。文久元年(1861)刊。

活血(かっけつ)　治法。血は流動する。病症によって局部に留滞するものを解消すること。女性の腹部に血塊が触れる、月経が滞って下らない、瘡腫の灼熱腫痛などの場合、活血薬で通利させる。

喀血(かっけつ)　症名。咳嗽せずに喉中から血塊や血点を喀出したり、痰とともに血を喀出するもの。「カッ！」と出るので名づける。突然喀血したり、わずかに咳嗽があれば、肺に燥熱がある。頻繁に喀血し、面赤心煩・咽喉乾燥・舌質紅・脈細数なのは陰虚火亢であり、肺腎陰虧や心肝火旺により起こる。

活血散(かっけつさん)『東医宝鑑』　方剤名。①黄耆　当帰　川芎　白芷　続断　芍薬　鹿茸　黄芩　細辛　乾姜　炮附子各同量。「金属による傷で、出血して非常に疼痛する場合に用いる」　②当帰　延胡索　川芎　白芍各160　肉桂40。『医林撮要』「衝任脈が虚して、月経周期が早まったり、遅れたり、量が一定しない場合に用いる」。

活血潤燥丸(かっけつじゅんそうがん)『東医宝鑑』　方剤名。菟絲子100　桃仁80　皀莢52　大黄　羌活各40　防風12　当帰尾4。「風痹や血痹により腹満、便秘する場合に用いる」。

活血潤燥生津飲(かっけつじゅんそうしょうしんいん)『東医宝鑑』　方剤名。天門冬　麦門冬　瓜呂仁　五味子　菟絲子　当帰　熟地黄　生地黄　瓜呂根各4。「消渇で口渇、多飲、皮膚が荒れ、便秘する場合に用いる」。

活血生新(かっけつせいしん)　「祛瘀活血」に同じ。

活血湯(かっけつとう)『医林撮要』　方剤名。当帰尾　芍薬　桃仁　牡丹皮　延胡索　烏薬　香附子　枳実各4　川芎2.8　紅花　肉桂　木香各2　甘草0.8　生姜3。「産後に悪露が快適に下りず、小腹急痛する場合、瘀血による腹痛の場合に用いる」。

脚気八処の灸穴(かっけはっしょのきゅうけつ)　穴名。風市・伏兎・犢鼻・外膝眼・足三里・上巨虚・下巨虚・懸鐘の8穴。脚気などを主治。

脚気方論(かっけほうろん)　書名。日本江戸時代、松井材庵の著。脚気の療治専書。明和3年(1766)刊。

葛洪(かっこう、261～341年)　人名。中国晋代の病理学者。錬丹術士。神仙家。句容(江蘇省の丹陽)生まれ。抱朴子のペンネームにて錬丹や食養や仙術についての著書を残した。『抱朴子内外篇』『金匱薬方』『肘後備急方』などがある。

藿香(かっこう)　薬物名。温散暑湿薬。辛、微温、肺・脾・胃。①散湿解暑　②醒脾進食　③温胃止嘔　④行気止痛

藿香安胃散(かっこうあんいさん)『東医宝鑑』　方剤名。陳皮20　人参　丁香　藿香各10。「脾胃が虚弱で飲食が降りずに心下痞硬し嘔吐する場合に用いる」。

藿香左金丸(かっこうさきんがん)『その他』　方剤名。藿香20　呉茱萸16　黄連12　鬱金　枳実　厚朴　半夏　砂仁　赤茯苓　猪苓　車前子各8　益元散12。「激しく嘔吐し泄瀉しながら、発熱し、腹部絞痛し、咽乾

し、胸悶し、尿黄、吐瀉物が匂う場合に用いる」。

藿香正気散(かっこうしょうきさん)『太平恵民和剤局方』 方剤名。藿香1 白朮3 半夏3 茯苓3 厚朴2 陳皮2 桔梗1.5 白芷1〜1.5 紫蘇葉1 大腹皮1 甘草1 大棗1〜2 生姜1。外感風寒・内傷湿滞による、発熱・悪寒・頭重・身体倦重・胸苦・腹満・腹痛・悪心・嘔吐・泄瀉・舌苔白膩・脈濡などに用いる。

藿香正気散(かっこうしょうきさん)『東医宝鑑』 方剤名。藿香6 紫蘇葉4 白芷 檳榔 白茯苓 厚朴 白朮 陳皮 半夏 桔梗 炙甘草各2 生姜3 大棗2。「風寒に傷られ食欲不振で食滞し、悪寒発熱して頭痛し、心下痞硬し、腹痛し、嘔吐し、腹鳴して泄瀉する場合に用いる」。

藿香平胃散(かっこうへいいさん)『東医宝鑑』 方剤名。蒼朮8 藿香 厚朴 陳皮各6 砂仁 神曲各4 炙甘草2.8 生姜3 大棗2。「脾胃が虚弱で心下痞硬し、消化不良で、時にげっぷが出て嘔吐する場合に用いる」。

藿香養胃湯(かっこうよういとう)『医林撮要』 方剤名。藿香 薏苡仁 神曲 烏薬 砂仁 半夏 白茯苓 白朮 人参各2 畢澄茄 炙甘草各1.4。「胃虚にて食不振で、手足が次第に弱まり歩行困難な場合、胃が糜爛してなかなか治癒しない場合に用いる」。

葛根(かっこん) 薬物名。発表風熱薬。甘辛、涼、脾・胃。①清熱解肌 ②昇陽挙陥 ③生津止渇 ④潤筋解痙 ⑤宣毒透疹

葛根黄芩黄連湯(かっこんおうごんおうれんとう)『傷寒論』 方剤名。「開提」、「方」を参照。葛根半斤 炙甘草2 黄芩3 黄連3。「太陽病にて、桂枝証なるに、医反ってこれを下し、利遂に止まず、脈促なる者は、表未だ解せざるなり。喘して汗出づる者は、葛根黄芩黄連湯これを主る。」(太陽病、桂枝証、医反下之、利遂不止。脈促者、表未解也、喘而汗出者、葛根黄芩黄連湯主之)

葛根加半夏湯(かっこんかはんげとう)『傷寒論』『金匱要略』 方剤名。葛根湯に半夏4を加味。「葛根湯の証で、吐き気のあるものに用いる」。

葛根橘皮湯(かっこんきっぴとう)『東医宝鑑』 方剤名。葛根 陳皮 杏仁 知母 黄芩 麻黄 甘草各4。「風熱で皮膚に発疹が生じて咳がでて胸悶するものに用いる」。

葛根解肌湯(かっこんげきとう)『東医宝鑑』 方剤名。①葛根 柴胡 黄芩 白芍 羌活 石膏 升麻 白芷 桔梗各4 甘草2 生姜3 大棗2。「陽明経病で身熱し、口渇し、無汗、上まぶたが痛み、鼻乾、全身疼痛、不眠の場合に用いる」 ②葛根12 麻黄 黄芩各8 烏梅6 桂皮4 甘草3.2 生姜3 大棗2。「温疫により発熱し、胸煩悶し、口渇する場合に用いる」 ③葛根12 升麻8 黄芩 杏仁各6 酸棗仁 桔梗 大黄 白芷各4。『四象診療』「太陰人の陽毒症で、顔面に赤い発疹が生じ、口中疼痛し、血痰を吐き、悪寒発熱する場合、身熱し腹痛し、泄瀉する場合に用いる」。

葛根紅花湯(かっこんこうかとう)『方輿輗』 方剤名。葛根3 芍薬3 地黄3 黄連1.5 山梔子1.5 紅花1 大黄0.5〜1 甘草1。酒皶鼻(しゅさび)(赤鼻、ざくろ鼻)・赤ら顔・面皰などに用いる。

葛根承気湯(かっこんじょうきとう)『寿世保元』 方剤名。葛根16 黄芩 大黄各8 升麻 桔梗 白芷各4。「太陰人の温病で往来寒熱する場合、顔面と後頸部が赤くなり、疼痛し内熱し、食欲不振、譫語、高熱振顫し、両手が厥冷し、両下肢屈伸不利する場合、大便硬難する場合に用いる」。

葛根消毒飲(かっこんしょうどくいん)『救急方』 方剤名。牛蒡子16 葛根 荊芥穂 防風各8 白芍薬 升麻 甘草各4。「疔毒、丹毒に用いる」。

葛根竹茹湯(かっこんちくじょとう)『東医宝鑑』 方剤名。葛根12 半夏8 甘草 竹茹各4 生姜3 大棗2。「胃熱により口渇し、嘔逆して時に嘔吐するものに用いる」。

葛根湯(かっこんとう)『傷寒論』『金匱要略』 方剤名。葛根4　麻黄3去節　桂枝　甘草　芍薬2　大棗　生姜各3。①脈浮有力、自汗が無く、悪寒・発熱・頭痛がして、くびすじや背中が強ばるもの。②脈浮有力、自汗が無く、悪寒・発熱して下痢するもの。③体表の炎症や化膿の初期で、発熱して痛み、まだ発赤、腫脹のはっきりあらわれない場合に用いる。

葛根湯加桔梗石膏(かっこんとうかききょうせっこう)『療治知要』 方剤名。葛根8　麻黄4　桂枝3　芍薬3　甘草2　生姜1　大棗4　桔梗3　石膏10。風寒表証による、悪寒発熱・無汗・項背強にともなう咽痛・咽腫・嘔渇などに用いる。

葛根湯加川芎辛夷(かっこんとうかせんきゅうしんい)『本朝経験方』 方剤名。葛根4両　麻黄3両去節　桂枝2両去皮　生姜3両切　大棗12枚擘　芍薬2両　甘草2両炙　川芎2〜3両　辛夷2〜3両。「感冒やその他感染症の初期などで、表寒・表実を呈するもの。肩こり・肩関節周囲炎・寒冷じんましん・鼻炎などにも用いる」。

葛根湯加朮附湯(かっこんとうかじゅつぶとう)『方機』 方剤名。葛根4両　麻黄3両去節　桂枝2両去皮　生姜3両切　大棗12枚擘　芍薬2両　甘草2両炙　蒼朮3　附子0.5。「寒湿痹。朮附湯に準じる。感冒などにも用いる」。

葛根人参湯(かっこんにんじんとう)『郷薬集成方』 方剤名。葛根　人参　黄耆各40　麦門冬　黄芩　地骨皮　石膏各20。「傷寒病で汗法・吐法・下法を用いても解熱せず、頭痛し、胸満・胸悶、口渇などがある場合に用いる」。

葛根浮萍湯(かっこんふひょうとう)『寿世保元』 方剤名。葛根12　羅蔔子　黄芩各8　浮萍　大黄各4　蠐螬10。「太陰人の浮腫や裏熱証に用いる」。

滑剤(かつざい) 「滑は着を去る」とある。冬葵子、楡白皮などの薬物のこと。滑は滑利のこと、有形の邪気が体内に凝結していれば、滑利性の薬剤で除去する。たとえば石淋では、尿中に砂石が混じり、排尿困難、または突然塞がり排尿が止まったり、排尿時に激痛が走る、さらには突然折れそうに腰が痛み、少腹まで痛みが広がり、尿が黄赤色で混濁したり血が混じる、苔は白か黄膩・脈数などがあらわれる。この場合は「葵子散」(冬葵子、石楠、楡白皮、石葦、木通)加金銭草・海金砂を使用する。尿内に血が混じれば、大小薊を加味する。

勝沢愿(かつざわすなお、1800〜1868) 人名。日本江戸、明治時代の医家。『金匱要略存疑』の著者。愿は通称一順(いちじゅん)、号は青牛(せいぎゅう)。福井藩医で詩文・和歌に通じた。『女屍解試略次』の著もある。

蝎麝白元子(かつじゃはくげんし)『東医宝鑑』 方剤名。半夏280　天南星120　白附子80　烏頭　天麻　防風各40　全蝎20　麝香2。「中風時に痰盛で意識が朦朧とし、咽中に痰声がし、手足麻痹する場合に用いる」。

滑寿(かつじゅ) 人名。「滑伯仁」のこと。

葛朮湯(かつじゅつとう)『東医宝鑑』 方剤名。葛根　蒼朮各8　枳殻　梔子　甘草各4　豆豉1。「酒疸により眼と全身に黄疸が出て、顔に赤い斑点が生じ、胸悶し、煩熱し、口中無味で時々嘔吐し、尿赤し尿不利のものに用いる」。

滑精(かっせい) 「遺精」に同じ。

滑石(かっせき) 薬物名。滲湿薬。甘、寒、胃・膀胱。①利尿通淋　②清熱解暑　③利湿止瀉　④滑胎助産　⑤収湿防腐

滑石苦参湯(かっせきくじんとう)『寿世保元』 方剤名。猪苓　赤茯苓　滑石　苦参各8　黄連　黄柏　羌活　独活　荊芥　防風各4。「少陽人が泄瀉はせずに腹痛する場合、亡陰症で身冷、泄瀉はせず、数日間、日に4〜5回腹痛する場合に用いる」。

滑石散(かっせきさん)『東医宝鑑』 方剤名。①滑石　石膏各20　石葦　瞿麦　木通　冬葵子各12。「砂淋や石淋により尿痛、熱感がある場合に用いる」　②滑石　木通　車前

か

子各40　冬葵子　黄芩　麦門冬各30『郷薬集成方』「産後の淋症で、尿不利、心煩する場合に用いる」。

滑泄（かつせつ）　自分の意に反して下痢便を排泄してしまうこと。脾胃の虚寒などの虚証に見られる。

滑胎（かったい）　「堕胎」に同じ。

豁痰醒脳（かつたんせいのう）　「化痰開竅」に同じ。①熱痰を治す。「清熱化痰開竅」の証候があれば、抱竜丸などを用いる。成人の熱痰にも応用できる。②寒痰を治す。「逐寒開竅」の証候があり、痰涎が壅盛であれば、蘇合香丸を注ぎ込むように服す。

滑肉門（かつにくもん）　穴名。足陽明胃経。上腹部、臍中央の上方1寸、前正中線の外方2寸。①健胃止嘔　②健脾行水　③鎮驚化痰　④寧神志

滑伯仁（かつはくじん、1300～1375年）　人名。中国元代の名医。針術に詳しい。桜寧生、伯来と号する。襄城の生まれ。『十四経発揮』『脈経』『難経本義註』などの名著を残す。

渇病（かつびょう）　熱中症や日射病などの熱障害症状を総称する。

滑脈（かつみゃく）　脈象名。脈が流利で円滑で、玉を皿の上に転がしたような状態の脈象をいう。痰飲・食滞・実熱などの証や妊娠の際にも見られる。健康な人でも滑利の脈象が見られることがある。

活命金丹（かつめいきんたん）『東医宝鑑』　方剤名。大黄60　桂心　芒硝各40　板藍根　貫仲　葛根　甘草各28　真珠　牛黄　青黛　犀角　薄荷各20　朱砂16　麝香　龍脳各8　金箔40。「中風により神識昏迷、口眼喎斜、半身不随、咽中痰声、食べ物が下りない場合、薬物中毒などに用いる」。

活命丹（かつめいたん）『東医宝鑑』　方剤名。①大黄20　金銀花12　当帰尾　皀莢　陳皮各6　乳香　貝母　瓜呂根　白芷　芍薬　甘草各4　防風2.8　没薬2　穿山甲3。「癰疽の初期で発熱し、微悪寒、紅腫、熱痛、化膿しなかったり、化膿しても閉じない場合に用いる」②皀莢　甘草　芍薬　乳香各4　穿山甲　没薬　当帰尾　貝母各3.2。『医林撮要』「適応症は①に同じ」。

桂川甫周（かつらがわほしゅう、1709～1808）　人名。日本江戸時代の蘭方医。名は国、字は公鑑、月池と号した。幕府医官の家系に生まれ、蘭方を専門とした。オランダ語からの訳書が多数ある。

活絡丹（かつらくたん）『太平恵民和剤局方』　方剤名。別名；小活絡丹。製川烏頭　製草烏頭　地竜　製天南星各180　乳香　没薬各66。風寒湿痹による、肢体の筋肉拘攣や疼痛・関節の運動障害に用いる。あるいは風邪中経絡による、四肢の知覚麻痹や運動麻痹が長期にわたり、重だるさ・疼痛をともなうものに用いる。

活絡丹（かつらくたん）『東医宝鑑』　方剤名。烏頭　草烏　天南星　蚯蚓各40　乳香　没薬各8.8。「痛風により筋肉攣急、関節疼痛、動かしづらい場合に用いる」。

活絡湯（かつらくとう）『東医宝鑑』　方剤名。白朮8　羌活　独活　川芎　当帰　甘草各4　生姜3。「風湿により肩と上肢が運動障害がある場合に用いる」。

瓜蔕（かてい）　薬物名。湧吐薬。苦、寒、小毒、胃。①吐痰宣壅　②吐食安胃　③散湿退黄

家庭救急方（かていきゅうきゅうほう）　書名。朝鮮日韓合併時代の書、1909年1月、雲渓　朴容南の纂述、春園　金相健の校正。本書は東西医薬方中において救急に必要な良方を採集した書で、主に西洋医法の救急方が記されている。

瓜蒂散（かていさん）『傷寒論』　方剤名。瓜蒂2　赤小豆2。痰涎宿食・壅滞胸脘による、胸痞・胸苦・咽がつまって息が出来ない・上腹部が痞えて苦しい・嘔気があるが吐けない等に用いる。

瓜蒂散（かていさん）　方剤名。①「宣剤」を参照。②瓜蒂　赤小豆各同量。『東医宝鑑』「久痰や食積により、精神昏迷し、眩暈して胸悶する場合に用いる」　③瓜蒂1.2～2。『寿世

保元』「太陰人の卒中風の初期に用いる」。

化鉄湯（かてつとう）『東医宝鑑』 方剤名。三稜 蓬莪朮 橘皮 陳皮 山査子 神曲 香附子 枳実 厚朴 黄連 当帰 川芎 桃仁 檳榔各2 紅花 木香 甘草各1.2 生姜2 大棗1。「五積六聚、玄癖、癥瘕などに用いる」。

家伝通外方（かでんつうがいほう） 書名。日本室町時代、久志本常辰（1509～1590）の編著。医方書。全2巻。永禄2年（1559）成。

家伝薬（かでんやく） 先祖から代々伝わった薬をいう。

家伝預薬集（かでんよやくしゅう） 書名。日本江戸時代、岡本玄冶（1587～1645）の著。処方集。

加藤謙斎（かとうけんさい、1669～1724） 人名。日本江戸時代の医家。『片玉六八本草』の著者。謙斎は三河国宝飯西郡（愛知県浦郡市）の出身。名は忠実（ただざね）、字は衛愚（えいぐ）。烏巣道人（うそうどうじん）とも号し、衣舗先生とも称された。小山臨節に医を、浅見絅斎に儒を、稲生若水に本草を、笠原雲渓に詩文を師事した。京都で医業を行い、数多くの著作をなした。

加藤玄順（かとうげんじゅん、1699～1785） 人名。日本江戸時代の医家。『治痢経験』の著者。玄順は加藤謙斎の息子で、名は懿之（よしゆき）、篤斎（とくさい）、主篤庵（しゅとくあん）とも号した。

下搭手（かとうしゅ） 「搭手」を参照。

加藤秀孟（かとうひでたけ、生没年不詳） 人名。日本江戸、明治時代の医家。『針法弁惑』の著がある。

加藤万卿（かとうまんけい、生没年不詳、18世紀） 人名。日本江戸時代の医家。『難経古義』の著者。万卿は町医者であったが、『難経』に造詣が深く、躋寿館で出講して『難経』を講じた。

火毒（かどく）［熱毒］ ①火熱の病邪が鬱結して毒になること。特に外科病症の瘡瘍腫毒（化膿性炎症を含む）の形成と発展には、必ず火毒が絡む。疔瘡・丹毒・熱癤など。②燙火傷の感染を指す。

化毒丹（かどくたん）『東医宝鑑』 方剤名。草烏 海浮石各40 乳香 没薬各20 巴豆49。「癰疽、悪瘡、腫毒などの初期に用いる」。

下都穴（かとけつ） 「八邪穴」を参照。

門間嘉寛（かどまよしひろ、1684～18世紀半ば） 人名。日本江戸時代の医家。『黄帝内経素問諺解』の編録者。嘉寛は仙台の人で、宝永3年（1706）に京に上り、足掛け3年、岡本一抱の門で学んだ。

牙肉（がにく） 「齦（ぎん）」に同じ。

金窪七郎（かねくぼしちろう、生没年不詳） 人名。日本江戸時代の医家、『素問考』の著者。七郎の字は公観（こうかん）、号は鼇城（ごうじょう）。経歴は不詳。

金古景山（かねこけいざん、生没年不詳） 人名。日本江戸時代の医家、『古方括要』の著者。

化熱（かねつ） 外感表症が裏に伝わる病理変化を指す。風寒燥湿などの外邪が体内に侵入すると、初期段階では、悪寒・苔薄白などの表寒症状があらわれる。しかし気分に伝入すると、悪寒は無くかえって悪熱・口渇唇乾・心煩・舌紅苔黄・脈数、または便秘・尿黄赤などが見られる。これは病邪が化熱して裏に伝わったことを示す。

仮熱（かねつ） 病因と病理は寒に属すが、反対に熱証を呈する仮象を指す。「真寒仮熱」を参照。

火熱迫肺（かねつはくはい） 「火盛刑金」に同じ。

金持重弘（かねもちしげひろ、生没年不詳） 人名。日本室町時代の針医。

遐年要抄（かねんようしょう） 書名。日本江戸時代の書、宮廷医丹波氏の手になる、鎌倉中後期の養生医書。

化膿灸（かのうきゅう） 「瘢痕灸」に同じ。

下巴（かは） 「頦（がい）」に同じ。

下巴殻（かはかく） 「頦（がい）」に同じ。

下迫（かはく） 突然便意をもよおしたり、または排便できずに逼迫した状態を形容する。

下髆（かはく） 「髀（ひ）」に同じ。

か

下発背(かはつはい) 「発背」を参照。

化斑(かはん) 「透斑」に同じ。

瓜礬散(かばんさん)『東医宝鑑』 方剤名。瓜蒂16 甘遂4 枯白礬 海螺 草烏各2。「鼻中にできものが出来る場合に用いる」。

化斑湯(かはんとう) 方剤名。①「透斑」を参照。②石膏40 知母16 甘草 玄参各12 犀角8 糯米1。『その他』「温病で発疹が生じ、高熱が出て、口渇、多飲、神識昏迷、譫語する場合に用いる。」 ③人参白虎湯の別称。

化痞(かひ) 「消痞」を参照。

化痹丹(かひたん)『東医宝鑑』 方剤名。大黄160 穿山甲80 木鱉子 香附子 桃仁各40 紅花8 青黛2。「積塊で胸脇苦満、便秘する場合に用いる」。

茄病(かびょう) 「陰脱」を参照。

化風(かふう) 熱病の過程や陰血耗損によって現れる病理変化の一つ。ここでの風とは肝風を指し、眩暈・抽搐・震顫などの症状を指す。熱盛・陰傷・血虚、肝陽上亢などの原因によって現れる。「熱盛動風」「肝風内動」「内風」などを参照。

火不生土(かふせいど)(火土を生ぜず) 火とは腎陽、つまり命門火のこと。土は脾胃のこと。腎陽が虚弱で命門火が不足すると、脾胃がこの陽気の温煦を得られずに、胃気の水穀腐熟と脾気の営養精微の運化と水湿の運化機能に影響を与え、脾腎陽虚の病症が現れる。これを「火不生土」という。症状は腰痠膝冷・畏寒・飲食不化・小便不利・浮腫・黎明腹瀉などが見られる。

喎僻(かへき) 喎は口がゆがむこと。僻は片側に偏ること。顔面神経麻痹のこと。

喎僻不遂(かへきふつい) 症名。口眼歪斜と肢体の随意運動不能の症状のこと。口が歪斜して閉じることが出来ないのを「口眼喎斜」という。口角だけが歪斜しているものは「口僻」や「口喎」という。これは風痰が経絡に阻滞して起こる。受邪した側の絡脈が気痹阻塞して筋肉が弛緩する。健側の気血の運行は正常で、肌肉の張力も強い。そこで弛緩した部分が健側に引っ張られて顔がゆがむ。顔面神経麻痹や中風の後遺症などに見られる。「不随」とは半身不随のことで、脳血管傷害により起こり、喎僻と同時に見られことから「喎僻不随」という。

火補火瀉(かほかしゃ) 灸法。火補法とは、艾の火を中途で消さずに、自然に消えるまで待つこと。火瀉法とは、点火後に急いでその火を吹いて、すばやく艾を押さえつけて消す方法。

蝦蟆瘟(がまおん) 温毒の俗名。「痄腮」に同じ。流行性耳下腺炎(おたふく風邪)のたぐい。症状は両耳の前後と両頬が腫脹し、首まで広がる。ひどい場合は、耳聾・喉痛となり危険である。

蝦蟆腫(がましゅ) 「重舌」に同じ。

火麻仁(かまにん) 薬物名。麻子仁の別名。「麻子仁」を参照。

火麻仁丸(かまにんがん)『医林撮要』 方剤名。檳榔 木香 枳実各40 菟絲子 大黄8。「腸胃に風邪が集積し、便秘する場合に用いる」。

蝦蟆瘤(がまりゅう) 「重舌」に同じ。

上陰谷穴(かみいんこくけつ) 穴名。奇穴。膝関節内側で膝窩横紋の内側端(陰谷穴)から、さらに1～2横指上の圧痛のあるところに取る。膝痛・下腿の攣痛などを主治。

加味温胆湯(かみうんたんとう)『東医宝鑑』 方剤名。①半夏14 陳皮8.8 竹茹 枳実各6 酸棗仁 遠志 五味子 人参 熟地黄 白茯苓 甘草各4。「心胆が虚して易驚し夢をよく見て、虚煩して不眠のものに用いる」 ②香附子9.6 陳皮4.8 半夏 枳実 竹茹各3.2 人参 白茯苓 柴胡 麦門冬 桔梗各2.4 甘草1.6 生姜3 大棗2。「①に同様の適応症」。

加味黄蝋膏(かみおうろこう)『救急方』 方剤名。松膏40 苦参 秦艽 羌活 白芷各12 玄参 生地黄各20。「悪瘡に用いる」。

加味葵子散(かみきしさん)『郷薬処方集』 方剤名。冬葵子120 白茯苓 滑石各40 芒消20 甘草 肉桂各10。「石淋の初期で尿不利、尿痛する場合に用いる」。

加味枳朮丸(かみきじゅつがん)『東医宝鑑』 方剤名。白朮120　枳実　蒼朮　猪苓　麦芽　神曲　半夏各40　沢瀉　茯苓　川芎　黄連　白螺殻各2.8　砂仁　草豆蔻　黄芩　橘皮　羅蔔子　乾姜各20　陳皮　香附子　瓜呂根　檳榔各12　木香　甘草各8。「食積により上腹疼痛し心煩し嘔気し、心下痛し噫気し、時に嘔吐するものに用いる」。

加味菊花湯(かみきっかとう)『東医宝鑑』 方剤名。菊花　羌活　木賊　黄芩　川芎　荊芥　決明子　薄荷　防風　白芍薬　当帰尾　黄連　蔓荊子　甘草各同量。「風熱により生ずるあらゆる内臓と内障眼病に用いる」。

加味橘皮竹茹湯(かみきっぴちくじょとう)『東医宝鑑』 方剤名。陳皮　竹茹　茯苓　枇杷葉　麦門冬　半夏各4　人参　甘草各2　生姜3。「胃熱により渇症がひどく、嘔逆、吃逆して、食欲不振のものに用いる」。

加味帰脾湯(かみきひとう)『聖済総録』『厳氏済生方』『玉機微義』『薛氏医案』 方剤名。人参3　白朮3　茯苓3　龍眼肉3　酸棗仁3　黄耆2～3　遠志1～2　当帰2　木香1　甘草1　生姜0.5～1　大棗1～2　柴胡3　山梔子2　牡丹皮2。「心脾両虚証で、イライラ、のぼせ、ほてり、胸苦しいなどの肝火旺の証候をともなう症状に用いる」。

加味芎夏湯(かみきゅうかとう)『東薬と健康』 方剤名。黄耆　川芎　柴胡　半夏　茯苓　枳実　陳皮　芥子各8。「湿性肋膜炎で水分が充満し、特にわき腹が痛み、発熱し、息切れする場合に用いる」。

加味姜附湯(かみきょうぶとう)『東医宝鑑』 方剤名。炮附子　炮乾姜　人参各6　炙甘草2.8。「霍亂により突然腹痛し、嘔吐し泄瀉して、手足厥冷し、脈が無くしゃべれず、また脈が弱い場合に用いる」。

加味金鈴子散(かみきんれいしさん)『東薬処方集』 方剤名。苦楝子　延胡索　橘皮　白芍薬　甘草　梔子　枳実　通脱木　陳皮各5.6。「肝癰の初期に用いる」。

加味解毒湯(かみげどくとう)『寿世保元』 方剤名。黄連2　黄芩2　黄柏2　山梔子2　柴胡2　茵蔯2　竜胆2　木通2　滑石3　升麻1.5　甘草1.5　燈心草1.5(あるいは大黄1.5を加える)。湿熱の陽黄にて、身体発黄し、小便も黄柏汁のように濃黄色のものに用いる。

加味香蘇散(かみこうそさん)『東医宝鑑』 方剤名。①陳皮　枳実　川芎　槐花各4　紫蘇　檳榔　木香　桃仁　香附子　甘草各2　生姜3　大棗2。「胸腹脹満、肛門腫脹、大便秘、時に便血、脱肛するものに用いる」 ②紫蘇葉6　陳皮　香附子各4.8　荊芥　防風　連翹　蔓荊子各4　甘草2.8　川芎2　生姜3。『方薬合編』「傷寒によりぞくぞく寒く、発熱し、頭痛し、胸悶し、関節が痛むものに用いる」。

加味虎潜丸(かみこせんがん)『東医宝鑑』 方剤名。熟地黄160　牛膝80　人参　黄耆　白芍　黄柏　当帰　山薬各40　破胡紙　杜仲　五味子各30　兎絲子　亀板　虎骨　枸杞子　鎖陽各20。「精血不足により全身労倦し、腰腿無力して歩行困難、陰痿、遺精、夢泄などに用いる」。

加味五苓散(かみごれいさん)『東医宝鑑』 方剤名。①沢瀉10　茯苓　白朮　猪苓各6　木香　茴香　苦棟子　檳榔　破胡紙　木通　橘皮　三稜　蓬莪朮各4　牽牛子2.8　肉桂2。「寒疝で陰嚢が冷たく堅く、陰嚢から小腹に牽引し疼痛し、小便不利し、便秘するものに用いる」 ②沢瀉10　茯苓　白朮　猪苓各6　肉桂2　羌活8。『医林撮要』「湿邪により身体が浮腫し疼痛し、小便不利して口渇するものに用いる」 ③沢瀉　猪苓　茯苓　白朮　肉桂　当帰　枳実　牛膝　木通　甘草各同量。「膀胱の虚寒により小便淋瀝するものに用いる」。

加味柴胡湯(かみさいことう)『東医宝鑑』 方剤名。柴胡　黄芩　半夏　人参　枳実　大黄　甘草4　生姜3　大棗2。「瘴疫で上半身に熱感があり精神朦朧とし、ひどければ狂状を呈するものに用いる」。

加味柴平湯(かみさいへいとう)『東医宝鑑』

か

方剤名。柴胡　黄芩　半夏　蒼朮　厚朴　陳皮　山査　橘皮　枳実　神曲　三稜　蓬莪朮各2.8　甘草2　生姜3　大棗2。「積により心下痞痛し、発熱するものに用いる」。

加味散火湯（かみさんかとう）『四象診療』 方剤名。生地黄　忍冬藤　連翹各8　梔子　薄荷　知母　防風　荊芥各4　石膏2。「少陽人の咽喉病に用いる」。

加味三拗湯（かみさんようとう）『東医宝鑑』 方剤名。麻黄8　陳皮6　杏仁　五味子各4.8　桂皮4　甘草2　生姜3。「風寒により咳嗽し短息し、息が粗く、悪寒するものに用いる」。

加味紫菀湯（かみしえんとう）『処方集』 方剤名。紫菀　天門冬各8　桔梗6　桑柏皮　杏仁　甘草各4　紫蘇葉　竹茹各3。「発熱・口渇・咳嗽・咳血に用いる」。

加味四斤元（かみしきんげん）『東医宝鑑』 方剤名。①牛膝60　烏豆　虎骨　肉蓯蓉各40　乳香　没薬各20　木瓜1。「肝腎が虚して下肢や膝が疼痛し乾燥したり、風寒湿の邪気を感受して痹症が生じた際に用いる」 ②肉蓯蓉　牛膝　天麻　木瓜　鹿茸　熟地黄　五味子　兎絲子各10。『医林撮要』「肝腎陰虚により、午後潮熱、口中無味、乏力、身体が思う通りに動かず、歩行困難な場合に用いる」。

加味四君子湯（かみしくんしとう）『東医宝鑑』 方剤名。①人参　白朮各5.2　甘草4　当帰3.2　茯苓　陳皮　厚朴　砂仁　紫蘇子　桑柏皮各2.4　沈香　木香各2　生姜3　大棗2。「肺気虚により息切れし、胸痛、咳嗽するものに用いる」 ②人参　白朮　白茯苓　炙甘草各5　肉豆蔻　訶子各4　生姜3　大棗2。「脾胃気虚により、口味が落ち、泄瀉するものに用いる」。

加味四七湯（かみししちとう）『東医宝鑑』 方剤名。①半夏　陳皮　茯苓各4　神曲　枳実　天南星各2.8　橘皮　厚朴　紫蘇葉　檳榔　砂仁各2　白豆蔻　益智仁各1.2　生姜5。「痰飲や気鬱により咽喉部に異物感があり、吐いても出ず、飲み込んでも降りない梅核気に用いる」 ②半夏8　茯苓　厚朴各4.8　茯神　紫蘇葉各3.2　遠志　炙甘草各2　生姜7　大棗2　石菖蒲2。「気鬱や痰鬱により胸悶、心悸、易驚するものに用いる」。

加味四聖散（かみしせいさん）『東医宝鑑』 方剤名。紫草　木通　木香　黄耆　川芎　人参　甘草各1.6　蝉退0.8　糯米100。「紅疫の際の陰嚢冷痛、陰嚢が陥凹するものに用いる」。

加味四物湯（かみしもつとう）『医学正伝』 方剤名。①当帰　川芎　芍薬　地黄　蒼朮各3　麦門冬5　人参　牛膝各2　黄柏　五味子　黄連　知母　杜仲各1.5。「難治性で慢性化した下肢の痛みに用いる」 ②熟地黄8　当帰　麦門冬　黄柏　蒼朮各4　白芍　川芎　杜仲各2.8　人参　黄連各2　知母　牛膝各1.2　五味子5。『東医宝鑑』 ③桔梗　甘草各6　熟地黄　白芍各2.8　当帰　川芎　黄柏　知母　瓜呂根各2。『東医宝鑑』 ④当帰　川芎　乾地黄　黄柏　知母　蔓荊子　山梔子各2.8。『東医宝鑑』 ⑤当帰　川芎　白芍　生地黄　熟地黄　黄耆　人参　白朮　陳皮　白茯苓　荊芥穂　甘草各2.8　大棗2　烏梅1。『東医宝鑑』 ⑥熟地黄　白芍　川芎　当帰各16　人参　呉茱萸各4　生姜3　大棗2。『東医宝鑑』

加味十全湯（かみじゅうぜんとう）『東医宝鑑』 方剤名。黄耆　熟地黄　当帰　川芎　人参　白茯苓　白芍　白朮　陳皮　烏薬　五味子　桂心　甘草各3.2　生姜3　大棗2。「癰腫が潰爛した後に、気血を補い口中和し、排膿して肌肉を生じさせる」。

加味寿星元（かみじゅせいげん）『東医宝鑑』 方剤名。半夏240　天南星120　朱砂40　厚朴　枯白礬各20　珍珠母4。「痰飲により精神朦朧とし健忘症がある場合、不安で時には手足萎弱する場合に用いる」。

加味十奇散（かみじゅっきさん）『東医宝鑑』 方剤名。当帰　肉桂　人参　黄耆　川芎　白芷　防風　桔梗　厚朴　甘草　乳香　没薬各同量。「癰疽が急に赤くなり化膿したり、潰爛した後に用いる」。

加味朮附湯(かみじゅつぶとう)『東医宝鑑』 方剤名。①炮附子8　白朮　茯苓　炙甘草各6　生姜7　大棗2。「夏季に冷たいものや古いものを食べて脾胃を傷り、消化不良で手足厥冷し、身重痛し、泄瀉するなどの中湿に用いる」 ②炮附子　白朮各40　肉豆蔻2　木香　炙甘草各20。「小児が突然嘔吐し、泄瀉した後に、脈が微弱で身体衰弱するものに用いる」。

加味小建中湯(かみしょうけんちゅうとう)『東医宝鑑』 方剤名。白芍12　桂心6　炙甘草　遠志各4　生姜5　大棗2。「脾胃の虚寒による上腹痛、特に上腹を軽く押さえると痛み、強く押さえると痛みがやむものに用いる」。

加味小柴胡湯(かみしょうさいことう)『医林撮要』 方剤名。①柴胡10.8　黄芩4.8　人参4.6　炙甘草2.4　半夏3.8　牡蛎　枳実各0.4　生姜3　大棗2。「常に胸脇苦満するものに用いる」 ②柴胡1　黄芩　人参　甘草　生地黄各0.4　半夏2.4　生姜3。「熱が血室に進入し悪寒し、夜間に発熱し、譫語するものに用いる」 ③柴胡10　黄芩　人参各4　炙甘草2　半夏3.2　知母　百合各3　竹茹2。「傷寒百合病で服薬するとすぐに吐くものに用いる」。

加味升麻湯(かみしょうまとう)『医林撮要』 方剤名。升麻　玄参　柴胡　黄芩各20　葛根16　独活　甘草12。「紅疫の初期で表症の症状が見られる場合に用いる」。

加味生脈散(かみしょうみゃくさん)『東医宝鑑』 方剤名。五味子12　人参　麦門冬　杏仁　陳皮各8　生姜5　大棗2。「心煩して呼吸促迫して手足厥冷して、易驚、不安で、脈が弱いものに用いる」。

加味逍遙散(かみしょうようさん)『内科摘要』 方剤名。当帰　芍薬　柴胡　蒼朮　茯苓各3　薄荷1　甘草　牡丹皮　梔子各2　乾生姜1。「体虚の婦人で、手足は冷えやすいのに、ときどき全身が熱くなり、よく肩がこり、疲れやすく、頭痛、頭重感、めまい、心悸亢進(動悸)、不眠などを訴えて、精神不安、憂鬱感などの精神神経症状があり、または微熱が続き、月経異常をともなうものに用いる」。

加味逍遥散合四物湯(かみしょうようさんごうしもつとう)(加味逍遥散加川芎地黄)『出典不詳』 方剤名。当帰3　芍薬3　白朮3　茯苓3　柴胡3　川芎3　地黄3　甘草1.5〜2　牡丹皮2　山梔子2　生姜1　薄荷葉1。「加味逍遥散の適応証に血虚証が加わった場合で、婦人諸疾による湿疹・掻痒激しいものに用いる」。

加味除湿湯(かみじょしつとう)『東医宝鑑』 方剤名。半夏　厚朴　蒼朮各4.8　藿香　陳皮　茯苓各2.8　木香　桂皮　甘草各2　生姜3大棗2。「湿に傷られ身重、尿不利し、痢疾が止まないものに用いる」。

加味腎気丸(かみじんきがん)『東医宝鑑』 方剤名。炮附子80　白茯苓　沢瀉　牛膝　車前子　山薬　山茱萸　肉桂　牡丹皮各40　熟地黄20。「腎気が虚して腰痛して、腰膝酸軟、尿不利、顔や全身が浮腫するものに用いる」。

加味青娥元(かみせいがげん)『東医宝鑑』 方剤名。破胡紙　杜仲　肉蓯蓉各240　胡桃　沈香　乳香　没薬各120。「腎気が虚して腰痛する時、妊婦の腰背痛などに用いる」。

加味清心飲(かみせいしんいん)『東医宝鑑』 方剤名。蓮肉　白茯苓各6　益智仁　麦門冬　遠志　人参各3.2　石菖蒲　車前子　白朮　沢瀉　甘草　燈芯各2。「心熱により口渇・心煩・心悸・尿血するものに用いる」。

加味清心湯(かみせいしんとう)『四象診療』 方剤名。薏苡仁20　蓮実　山薬各8　天門冬　遠志　石菖蒲　酸棗仁　龍眼肉　柏子仁　黄芩　羅蔔子各4　甘菊花1.2。「太陰人で鼻衄・吐血・下血があり、心悸するものに用いる」。

加味蒼柏散(かみそうはくさん)『東医宝鑑』 方剤名。蒼朮4　白朮3.2　知母　黄柏　黄芩2.4　当帰　白芍　生地黄各1.6　木瓜　檳榔　羌活　独活　木通　防已　牛膝各1.2　甘草0.4　生姜3。「湿熱脚気により下肢萎

か

弱し疼痛して歩行困難なものに用いる」。

加味大補湯（かみだいほとう）『東医宝鑑』 方剤名。黄耆 人参 白朮 白茯苓 当帰 川芎 白芍薬 熟地黄各2.8 烏薬 牛膝 杜仲 木瓜 防風 羌活 独活 薏苡仁各2 炮附子 沈香 木香 肉桂 甘草各1.2 生姜3 大棗2。「気血が虚して内風が生じ、半身不随のものに用いる」。

加味調中益気湯（かみちょうちゅうえっきとう）『東医宝鑑』 方剤名。①黄耆4 人参 蒼朮 甘草各2.8 陳皮 当帰 川芎各2 木香 升麻 柴胡 細辛 蔓荊子各1.2。「気血不足により頭が隠痛し、耳鳴、心悸、心煩、脈が触れず、口中不和のものに用いる」 ②陳皮 黄柏 蔓荊子1.2 細辛0.8 升麻 柴胡各1.6 人参 炙甘草 蒼朮 川芎各2.4 黄耆4 当帰2。「①に同じ適応症」。

加味定志丸（かみていしがん）『東医宝鑑』 方剤名。①白茯苓120 遠志 石菖蒲各80 人参40 厚朴 鬱金各20。「痰飲により心悸・心煩・易驚・常に恐怖するものに用いる」 ②当帰 川芎 白芍 生地黄 石菖蒲各80 人参24 遠志120。『医林撮要』「心悸・易驚・不安・ひどい健忘症に用いる」。

加味導赤散（かみどうせきさん）『救急方』 方剤名。生地黄 木通 甘草 防風 梔子 麦門冬各4 薄荷1.2 竹葉7。「小児の心小腸に熱があり、尿赤、尿閉の場合に用いる」。

上天柱穴（かみてんちゅうけつ） 穴名。奇穴。後頭部、僧帽筋と頭板状筋群の外縁（天柱穴）の上、後髪際正中の直上1寸（風府穴）の外方1寸のところに取る。頭痛・頭重などを主治。

加味麯麴丸（かみにきくがん）『東医宝鑑』 方剤名。蒼朮 川芎 香附子 神曲 梔子各160 山査子80 陳皮 白朮 黄芩各60。「気鬱により胸満し胸脇苦満し、湿鬱により全身と頭が重く、足脈が触れない場合、熱鬱により目が見えず、口舌が乾燥し、尿赤で尿濁する場合、食鬱ですっぱいげっぷが出て、食欲不振し腹満するものに用いる」。

加味二陳湯（かみにちんとう）『東医宝鑑』 方剤名。①半夏 茯苓 梔子各6 陳皮 白朮 桔梗 升麻 柴胡 甘草各4 石菖蒲2.8 黄柏 知母各1.2 生姜3。「湿痰により全身と頭が重く熱く、手足軟弱で心煩する場合と遺精する場合に用いる」 ②半夏 陳皮 白茯苓 当帰 枳実 桔梗 杏仁各4 良姜 砂仁各2 木香 桂皮 甘草各1.2 生姜5。「痰厥で心煩し昏厥し、喉に痰声あり、手足厥冷するものに用いる」 ③半夏 陳皮 茯苓 枳実 桔梗各4 黄芩 梔子各2.8 紫蘇子 白豆蔻 甘草各2 生姜3。「気痰により喉に痰がからみ、飲み込むことも吐き出すことも出来ない梅核気に用いる」 ④山査6 香附子 半夏各4 川芎 白朮 蒼朮各3.2 陳皮 白茯苓 神曲各2.8 砂仁 麦芽各2 炙甘草1.2 生姜3 大棗2。『方薬合編』「滞気により腹満し心下痞、噫気、心煩し、口中不和のものに用いる」。

加味二母丸（かみにぼがん）『東医宝鑑』 方剤名。知母 貝母 白礬 白芨各同量。「肺虚で咳嗽が止まないものに用いる」。

加味二妙丸（かみにみょうがん）『東医宝鑑』 方剤名。蒼朮160 黄柏80 牛膝 当帰尾 萆解 防已 亀板各40。「湿熱で両下肢に熱感があり、萎弱し知覚鈍麻し無力の場合、または手足が萎弱疼痛するものに用いる」。

加味人参紫菀散（かみにんじんしえんさん）『東医宝鑑』 方剤名。人参 五味子 紫菀 陳皮 紫蘇葉 貝母 桑柏皮 白茯苓各4 杏仁 甘草各3 生姜5 大棗2 烏梅1。「肺陰不足で虚熱が見られ、咳嗽し・呼吸促迫するものに用いる」。

加味寧神丸（かみねいしんがん）『東医宝鑑』 方剤名。乾地黄60 当帰 白芍 茯神 麦門冬 陳皮 貝母各40 川芎 遠志各28 酸棗仁 黄連 甘草各20。「心血不足により易驚、心悸し健忘症に用いる」。

加味敗毒散（かみはいどくさん）『東医宝鑑』 方剤名。①羌活 独活 前胡 柴胡 川芎

枳実　桔梗　茯苓　人参　防風　荊芥　蒼朮　白朮　当帰　生地黄各2.4　薄荷　甘草各1.2　生姜3　大棗2。「急に発熱し、頭痛、腰痛し下肢萎縮し、目花する、瘟疫病で全身に発疹する場合に用いる」 ②柴胡　前胡　羌活　独活　防風　荊芥　薄荷　枳実　桔梗　川芎　天麻　地骨皮　梔子　蝉退　紫蘇葉　麻黄　葱白各1.2。「痘疹の際に、傷寒のように発熱し、鑑別が困難な時に用いる」。

加味白花膏(かみびゃっかこう)『東医宝鑑』 方剤名。紫菀　款冬花各40　百部20。「長らく咳嗽が癒えない場合に用いる」。

加味白朮散(かみびゃくじゅつさん)『東医宝鑑』 方剤名。人参　白朮　白茯苓　炙甘草　山薬各1.2　白扁豆　蓮実　縮砂仁　薏苡仁各6　陳皮　半夏各4　生姜3　桑柏皮2。「気虚により口淡無味、息切れし、咳嗽する場合に用いる」。

加味不換金正気散(かみふかんきんしょうきさん)『東医宝鑑』 方剤名。蒼朮　陳皮　半夏曲　藿香　厚朴各5　炙甘草4　白茯苓　川芎各3　木香2　生姜5　大棗2。「瘧疸で悪寒し、発熱して、関節がずきずき痛み、全身労倦し、脈が弱い場合に用いる」。

加味茯苓湯(かみぶくりょうとう)『東医宝鑑』 方剤名。人参　半夏　陳皮各6　白茯苓　香附子　益智仁各4　甘草2　生姜3　烏梅1。「痰飲により身重、頭暈、言語障害、健忘症がひどい場合に用いる」。

加味平胃散(かみへいいさん)『医方考』 方剤名。平胃散加神麹・麦芽。　蒼朮3　陳皮3　厚朴3　甘草2　神麹2　麦芽2　生姜1。更に山楂子を加えた加味平胃散(出典不詳)もある。宿食・食毒による、納呆・食欲不振・呑酸・吃逆・呃臭などに消導剤として用いる。

加味平胃散(かみへいいさん)『東医宝鑑』 方剤名。蒼朮8　陳皮6　厚朴4　神曲　麦芽各2.8　甘草2.4　生姜3　大棗2。「脾胃に湿邪が侵襲して身重、心下煩悶し、噫気し、消化不良のときに用いる」。

加味補陰丸(かみほいんがん)『東医宝鑑』 方剤名。黄柏　知母各160　牛膝　杜仲　巴戟天　熟地黄　山茱萸各120　肉蓯蓉　白茯苓　枸杞子　遠志　山薬　鹿茸　亀板各80。「陰虚証で乏力、歩行困難、易疲労、視力が落ち、難聴の場合、喘咳し多痰、潮熱、眩暈、胸悶などの症状が有る場合に用いる」。

加味益母丸(かみやくもがん)『東医宝鑑』 方剤名。益母草300　当帰　木香各120。「瘀血と陰血不足により月経不順で、月経時に腰腹が痛み、不妊のものに用いる」。

加味養営丸(かみようえいがん)『東医宝鑑』 方剤名。熟地黄　当帰　白朮各80　白芍　川芎　黄芩　香附子各60　陳皮　貝母　白茯苓　麦門冬各40　阿膠28　甘草20　黒豆49。「月経前に潮熱が見られ、煩躁し咳嗽し、口中不和して眩暈する場合、帯下症と長らく不妊症の場合、胎痛、胎漏により小腹が痛み、下血する場合に用いる」。

加味理中湯(かみりちゅうとう)『東医宝鑑』 方剤名。①人参　白朮　乾姜　甘草　茯苓　半夏　陳皮　細辛　五味子各4　生姜3　大棗2。「肺胃の寒証により咳嗽するものに用いる」 ②炮附子　人参　白朮　炮乾姜　肉桂　陳皮　白茯苓　炙甘草各4　生姜3　大棗2。「脾胃虚寒証が長引き、腹冷痛して泄瀉して食欲不振のものに用いる」 ③人参　白朮　乾姜　甘草各4　丁香10　生姜10。『医林撮要』「脾胃虚寒証で上腹が痞し、消化不良でよく嘔吐するものに用いる」。

加味六君子湯(かみりっくんしとう)『東医宝鑑』 方剤名。①香附子6　白朮　白茯苓　陳皮　半夏各4　人参2.8　木香　砂仁　紫蘇葉各2　甘草1.2　生姜3　大棗2。「食厥により昏倒し牙関緊閉し、昏厥し、手足不利するものに用いる」 ②陳皮　白茯苓各4　半夏6　炙甘草　荊芥穂各2　生姜3　大棗2。『医林撮要』「気虚で痰が多い場合、風邪が侵襲して眩暈する場合に用いる」。

加味龍虎散(かみりゅうこさん)『東医宝鑑』 方剤名。蒼朮40　全蝎20　草烏　炮附子各

か

8　天麻12。「風寒により腰痛し筋関節痙攣し、時には刺痛する場合に用いる」。

亀井南冥（かめいなんめい、1734〜1814） 人名。日本江戸時代の医家。『古今斎伊呂波歌』の著者。南冥は永富独嘯庵の門人で、筑前の大儒。名は魯（ろ）、字は道載（どうさい）、通称道哉（どうさい）、号ははじめは南溟のち南冥。福岡藩儒兼藩医。のち藩校甘棠館の総受持となり、徂徠学を講じて勢力を持ったが、異学の禁によって失脚し、失意のうちに自殺した。子に亀井昭陽がいる。

賀屋恭安（かやきょうあん、1779〜1842） 人名。日本江戸時代の医家。『傷寒論章句』の著者。恭安は長門萩の藩医で、名は敬（たかし）、字は子恭（しきょう）、号は澹園（たんえん）・榧陰（ひいん）。古医方を信奉し、『続医断』の著がある。

加屋松庵（かやしょうあん、生没年不詳） 人名。日本江戸時代の小児科医。『小児療治集』の編著者。松庵は長州の人で、曲直瀬道三の弟子と思われる。

蝦遊脈（かゆうみゃく） 脈象名。七怪脈の一つ。脈が打つときはぼんやり弱々しく、消えるときに一度強く打って消える脈象。エビが跳ねる状態に似ているので名づく。

荷葉（かよう）［薄荷］ 薬物名。発表風熱薬。辛、涼、肺・肝。①散熱解表　②疏風明目　③清火利咽　④涼肺止咳　⑤宣毒透疹

牙癰風（がようふう） 症名。歯齦膿瘍のこと。

化瘤膏（かりゅうこう）『東医宝鑑』 方剤名。白蘞40　大黄　川芎　芍薬　黄芩　黄連　当帰　白礬各20　呉茱萸10。「気血が集積して生じた瘻瘤に用いる」。

禾髎（かりょう） 穴名。手陽明大腸経。禁灸穴。顔面部、人中溝中点と同じ高さ、鼻孔外縁の下方。①祛風開竅　②清熱散風　③清肺利鼻

訶黎勒（かりろく） 薬物名。訶子の別名。「訶子」を参照。

遐齢小児方（かれいしょうにほう） 書名。日本室町時代、曲直瀬道三（1507〜1594）の著。小児科専門の医書。全1巻。永禄9年（1566）成。

遐齢萬壽丹（かれいまんじゅたん）『東医宝鑑』 方剤名。茯神　赤石脂　皀莢（皀角）朱砂　乳香各40。「補薬として、老化防止のために用いる」。

裹簾（かれん） 今の包帯に相当する。古くに傷科で正骨の際に、患部に巻くのに用いた布状のもの。

栝楼・瓜蔞（かろ） 薬物名。栝楼仁・瓜蔞仁・栝楼皮・瓜蔞皮・栝楼殻・瓜蔞殻などの処方用名がある。甘。寒。肺・胃・大腸。①清熱化痰。痰熱による咳嗽・粘稠で喀出しにくい痰・胸苦などに用いる。②利気寛胸・降濁散結。痰濁阻滞による胸痹の胸痛に用いる。③消腫散結。肺癰（肺化膿症）の咳嗽・膿血痰・胸痛などに用いる。④潤腸通便。腸燥便秘に用いる。

瓜呂薤白白酒湯（かろがいはくはくしゅとう）『金匱要略』 方剤名。栝楼仁4　薤白8を、白酒400mlにて150mlに煎じて、1日3回に分服する。胸痹による、喘息咳唾・胸背痛・短気などに用いる。

括呂薤白白酒湯（かろうがいはくはくしゅとう）『金匱要略』 方剤名。「通陽」を参照。①括呂実2　薤白4を白酒400に入れて150に煎じる。「胸の中がつまったように苦しくなり、または胸がしめつけられるように痛み、痛みは背中まで放散するものに用いる」②括呂実　薤白各12　白酒80。「胸痛が背部に広がり短気し、咳嗽し、痰が多く、胸悶する場合と狭心症に用いる」。

括楼薤白半夏湯（かろがいはくはんげとう）『金匱要略』 方剤名。栝楼実一枚　薤白三両　半夏半升、白酒一斗を煎じて、1日3回に分服する。胸痹により、横臥することができず、心痛が背部に徹るものに用いる。

括呂薤白半夏湯（かろうがいはくはんげとう）『その他』 方剤名。括呂実1　薤白12　半夏26　白酒1。「胸痹証に用いる」。

瓜呂枳殻湯（かろうきこくとう）『東医宝鑑』 方剤名。瓜呂仁　枳殻　桔梗　川芎　蒼朮

か

香附子　杏仁　黄芩　貝母　陳皮各4　砂仁　木香各2　甘草1.2。「痰がつまり胸悶し、発熱し、咳嗽し、短気し、倦怠し、脈が弱い場合に用いる」。

括呂枳実湯(かろうきじつとう)『万病回春』　方剤名。①当帰　茯苓　貝母各3　括呂仁　桔梗　黄芩　生姜　陳皮各2　縮砂　木香　甘草　梔子　枳実　竹茹各1。「痰がのどにからんで切れにくく、ひどく咳込んで、ひどければ息が苦しくなる、痰が切れると、咳は静まるものに用いる」　②瓜呂仁　枳実　桔梗　赤茯苓　貝母　陳皮　黄芩　梔子各4　当帰2.4　砂仁　木香各2　甘草1.2　竹瀝5　生姜汁0.5。『東医宝鑑』「咽中に痰がからみ、胸痛し、寝返りをうてない場合、短気する場合、痰が心竅を塞ぎ言葉が出ない場合に用いる」。

瓜呂杏連丸(かろうきょうれんがん)『東医宝鑑』　方剤名。瓜呂仁　杏仁　黄連各同量。「飲酒過度により痰が多く、喘促する場合と久咳に用いる」。

瓜呂丸(かろうがん)『郷薬集成方』　方剤名。瓜呂根　麦門冬各80　赤茯苓　知母各40　人参12　苦参　土瓜根　黄芩各20。「消渇にて胸悶し、口渇し小便不利の場合に用いる」。

瓜呂牛蒡湯(かろうごぼうとう)『その他』　方剤名。瓜呂仁　牛蒡子　瓜呂根　黄芩　梔子　連翹　皀莢(皀角)　金銀花　陳皮　甘草各4　橘皮　柴胡各2。「乳癰の初期で乳房が紅腫し、熱感があり疼痛し、悪寒発熱する場合に用いる」。

瓜呂根散(かろうこんさん)『郷薬集成方』　方剤名。瓜呂根　地骨皮　赤茯苓　鼈甲各40　枳実20　柴胡12。「流行病を患った後に熱が下がらず時に高熱を発する場合に用いる」。

瓜呂散(かろうさん)『東医宝鑑』　方剤名。①石膏8　橘皮　瓜呂根4　没薬　甘草　当帰尾　皀莢(皀角)　金銀花　橘葉2。「乳癰により乳房にしこりが生じ、腫痛し、悪寒発熱する場合に用いる」　②瓜呂仁1　甘草　当帰各20　没薬10　乳香4。「女性の乳房の深くに膿瘍が生じ、硬く腫れ、微痛するものに用いる」。

瓜呂実丸(かろうじつがん)『東医宝鑑』　方剤名。瓜呂仁　枳実　半夏　桔梗各40。「食滞により胸悶し、短気し、疼痛が背部まで拡散する場合と噎膈に用いる」。

栝蔞仁(かろうにん)　薬物名。清化熱痰薬。甘、寒、肺・胃・大腸。①寛胸開痹　②潤肺化痰　③降火利咽　④清熱退黄　⑤解毒医瘡

栝楼根・瓜蔞根(かろこん)　薬物名。天花粉の別名。「天花粉」を参照。

川越衡山(かわごえこうざん、1758～1828)　人名。日本江戸時代の医家。『傷寒論脈証式』の著者。衡山は京都の人で、名は正淑(まさよし)、字は君明(くんめい)。中西深斎の門人で、文化6年に典薬寮医師となり、従6位上、佐渡介に任ぜられた。他に『傷寒金匱正文』などの著がある。

肝(かん)　五臓の一つ。血を貯蔵する臓器で、全身の血を分布調節する作用がある。肝の性質は樹木に似て疏泄条達をつかさどる(条達とは樹木がすくすくと成長し、枝を伸びやかに張ることを形容する。人体での肝気の条達とは、気血が伸びやかに滞り無く流れ、その条達は肝気の疏泄の作用が前提となっている。さらに肝の疏泄は、脾胃の消化を助け、脾気の散精などの作用を助ける)。肝気は抑鬱を嫌う。抑鬱されると肝気鬱結の病症が現れる。「肝は謀慮をつかさどる」とは、肝は神経系統と関係があることを説明している。また肝は「怒」の情志があり、精神的な刺激を受けると悩怒・頭脹などが現れる。さらに肝は筋の活動を主管して(「肝主筋」)、「罷極(ひきょく)之本」(疲労に耐える)である。「肝開竅于目」なので、多くの眼病は肝に関連付けて論治する。

疳(かん)[疳積]　「疳積」ともいう。乳幼児に好発する。これは面黄肌痩・肚腹膨張・栄養障害と慢性消化不良などを特徴とする。一般症状は毛髪焦稀・癇癪を起こしやす

か

い・指をしゃぶる・異食をする・大便泄瀉・異常な酸臭などがある。原因は離乳が早すぎる、飲食の不摂生、病後の失調、虫積などと関係が深く、脾胃が受傷し営養吸収が障害されて起こる。慢性化すると他臓にまで影響を及ぼすことになる。

貫(かん)　瘡癰が腫脹から破潰に発展し、内外が貫通することをいう。膿貫など。

寒(かん)　①六淫の一つ。寒は陰邪に属し、陽気を傷りやすく気血の活動に影響する。人体の陽気が不足し衛気が固密でなければ、寒邪が侵襲し病気になりやすい。症状は悪寒・発熱・頭痛・身痛・骨節疼痛・腹痛泄瀉などがよく見られる。②機能衰退の病症を指す。「内寒」を参照。

髖(かん)　「楗骨」に同じ。

顑(かん)　「腮」に同じ。

瘫(かん)　やむ、かき傷をつくること。

癇(かん)　小児のひきつけのこと。「驚風」「癇積」「肝癖」ともいう。

癥(かん)　痛むこと。

丸(がん)　剤型名。薬物を砕いて粉にし、蜂蜜・水・糊・薬汁などを混ぜ合わせて、大小それぞれの円形に精製した丸薬のこと。服用に便利で、吸収が緩慢で、薬力が持続する特徴がある。しかし高熱に弱く、水に溶けにくく、揮発しやすい欠点もある。毒性の強い薬剤は丸薬にすることが多い。「丸剤」は慢性病に多用され、とくに癥積の除去に最適である。しかし急症に用いる丸剤もあり、保存して発病の際に水に溶かして服用する。

岩(がん)　癌に通ず。初期は核が生じ、しだいに石のように硬くなるが無痛。数年して潰爛し、血が混じる液が出るが膿は無い、疼痛は激しくなり、周囲に転移し、しばらくして膿液が瘡面に蔓延し悪臭を放つ。瘡面が岩のように高低がふぞろいなことから名づく。

頷(がん)　解剖名。頚部の前上方、頦部(下あご)の下方で結喉(喉頭隆起)の上方の軟骨の部分。

顔(がん)　①面部の前面正中部分を指す。②左右の眉毛と目の間の部位を指す。③額部の中央部分を指す。

痛(がん)　知覚麻痺のこと。

癲(がん)　しびれ病のこと。

漢医(かんい)　中国医学に対する日本の伝統医学の呼称。「漢方医学」ともいう。中国医学は日本に伝わり数千年の歴史がある。その間に、両国の医学はたえず交流し発展し、「漢医」を研究した日本の著作も多数になる。

肝為剛臓(かんいごうぞう)(肝は剛臓たり)　肝は条達舒暢を好み、抑鬱と過亢を嫌う。「剛臓」の性質は肝気の表現であり、精神的刺激を受けると、急躁・怒りやすくなる。これを「肝気太過」という。逆に肝気が不足すると脅迫感の症状が現れる。肝と胆は表裏関係にあり、肝の剛臓作用は胆の作用との組み合わせによって表現される。

勧医抄(かんいしょう)　書名。日本江戸時代、望月三英(1697〜1769)の著。医論集。不分巻1冊。成立年不詳。和文。全11篇。三英の医学観が詳しく述べられている。

簡易傷寒論(かんいしょうかんろん)　書名。日本江戸時代、北条若斎(生没年不詳)の考訂。『傷寒論』の整理抜粋書。不分巻1冊。享和3年(1803)刊。

乾噫食臭(かんいしょくしゅう)　「噯腐」を参照。

汗為心液(かんいしんえき)(汗は心液たり)「五臓化液」を参照。

簡易辟瘟方(かんいへきうんほう)　書名。朝鮮李朝時代の書、中宗19年(1524)秋　平安道に瘟疫が流行したのを期に編纂。金順蒙、劉永貞、朴世挙の撰。辟瘟に対する処方を抄出した医書。

韓医方(かんいほう)　韓国で発達した独自の方剤、または治療法のこと。

肝為泪(かんいれい)(肝は泪と為す)　「五臓化液」を参照。

肝陰(かんいん)　肝臓の陰血と陰液を指す。正常な場合は、肝陰と肝陽は相対的な平衡を保っている。もし肝気が太過になれば、肝陽は偏亢して肝陰を消耗させる。さらに「肝陰不足」は「肝陽上亢」を引き起こしやすい。

関陰(かんいん)　「格陽関陰」を参照。

漢陰臆乗(かんいんおくじょう)　書名。日本江戸時代、百々漢陰(1776〜1839)の著。処方口訣集。不分巻。和文。59の病項に対して常用処方の運用を記してある。

寒因寒用(かんいんかんよう)　反治法の一つ。内に真熱があり外に仮寒があるものを治療する方法。疾病の実質は真熱であるが仮寒の現象をあらわす。これは内は真熱で外は仮寒なので、寒涼薬を用いて治療する。たとえば身体大熱・口大渇・大汗出・脈洪大・四肢逆冷などでは、その「四肢逆冷」の症状は仮寒であり、他は真熱である。治療には、白虎湯(石膏・知母・硬米・炙甘草)を熱服する。寒は仮象で熱が疾病の実質なので、寒薬で解決しなければならない。「寒因寒用」と「熱因熱用」は『素問・至真要大論』の原作では「寒因熱用」と「熱因寒用」となっていたが、後人が「塞因塞用」「通因通用」と関連付けて、「寒因寒用」「熱因熱用」として用いられている。

肝陰虚(かんいんきょ)[肝陰不足]　血が肝を養なわないことにより起こる。主な症状は、眩暈・頭痛・視物不清・眼乾・夜盲・経閉・経少などが現れる。肝陰虚では肝陽上亢を引き起こしやすい。症状は血圧偏高・耳聾・耳鳴・面熱・四肢麻木震顫・煩躁失眠などを現す。「肝陽上亢」を参照。

肝陰不足(かんいんふそく)　「肝陰虚」に同じ。

肝鬱(かんうつ)　「肝気鬱」「肝気鬱結」の簡称。肝には疏泄の作用があり昇発舒暢を好む。情志不舒や悩怒傷肝、または他の原因によって気機の昇発と疏泄に影響を与えると、肝鬱の病症を引き起こす。症状は両脇脹満や竄痛・胸悶不舒、さらにその脇痛は情志の変化により増減する。肝気が咽喉に上逆すると、咽中に異物閉塞感が生じる。肝気が横逆して脾胃を侵犯すると、胃の和降が失調して脘痛・嘔逆・酸水嘔吐・飲食不振などが生じる。脾気が失和すると、腹痛・腹瀉が生じる。肝気が鬱結して気滞血瘀が生じると、脇部が刺痛して移動せず、しだいに癥瘕積聚ができあがる。

肝鬱脾虚(かんうつひきょ)　肝気鬱結により疏泄機能が障害され、脾胃の消化機能が乱れて、脇痛・厭食・腹脹・大便溏泄・四肢倦怠などの脾虚症状が現れること。「肝鬱」を参照。

頷厭(がんえん)　穴名。足少陽胆経。手足少陽経と足陽明経の交会穴。頭部、頭維と曲鬢を結ぶ(側頭の髪際に沿った)曲線上、頭維から1/4。①消腫止痛　②平肝熄風　③疏風活絡

肝炎丸(かんえんがん)『東薬と健康』　方剤名。蒼朮10　茵陳蒿4。「慢性肝炎で消化不良、腹脹満し口渇するものに用いる」。

肝炎穴(かんえんけつ)　穴名。奇穴。足の内踝の尖ったところから直上2寸に取る。肝疾患などを主治。

肝炎解毒湯(かんえんげどくとう)『東薬と健康』　方剤名。金銀花10　白朮8　五味子6　白芍　麦芽　龍胆　厚朴　白茯苓各4　大黄　桃仁各3。「慢性肝炎で右側の胸肋が痛み消化不良で腹満し、便秘し尿不利し、神経が過敏な場合に用いる」。

乾嘔(かんおう)　症名。からえずき、嘔気のこと。有声無物の嘔吐を指す。多くは胃虚により邪気が上逆して起こる。

肝悪風(かんおふう)(肝は風を悪(い)む)　『素問・宣明五気篇』に「五臟の悪むところ…肝は風を悪む」(五臟所悪…肝悪風)と見える。肝は「風木の臟」であり、中風・小児驚風・多くの風湿病・麻木・瘙痒・痙・癇などの病症は、その病因と病理において風邪と肝とが密接に関係している。さらに肝は筋の活動を主管しているので、風が勝ると筋攣抽搦が見られる。同時に肝風は化熱や化火しやすい。そこで「肝悪風」という。

甘温除大熱(かんおんじょたいねつ)(甘温は大熱を除く)　治法。気虚発熱を治療する方

法。症状で真熱有汗・渇喜熱飲・少気・中気の不足により話したがらない(懶言)・舌嫩色淡・脈虚大などが見られれば、補中益気湯(黄耆・人参・白朮・炙甘草・当帰・陳皮・升麻・柴胡)を用いて、調補脾胃・甘温除熱する。

汗家(かんか) 病後に発汗法を過度に使用したり、または平素より多汗の人のことをいう。張仲景は『傷寒論』で、このような人には度々発汗させてはならないと述べている。もし発汗させてしまうと、精神恍惚・心煩・小便後尿道疼痛などの症状が生じる。

肝火(かんか) 肝の機能亢進により現れる熱証や衝逆の症状を「肝火」と総称する。肝火の原因は、肝経の蘊熱や肝陽化火や情志の過度の刺激などと関係がある。頭痛眩暈・眼紅・眼痛・面赤・口苦・急躁易怒・舌辺尖紅・苔黄・脈弦数有力などの症状が現れ、ひどい場合は発狂や嘔血・喀血・衄血などが見られる。

寒化(かんか) 病邪が陰経に伝入したり、熱証の後期に陽気の虚弱によって現れる病理変化をいう。症状は神倦・肢冷・畏寒・腹満・泄瀉・小便清長・舌淡苔白滑・脈微弱などが見られる。

癇家(かんか) 小児の痙攣性疾患のこと。

肝咳(かんがい) 症名。咳嗽とともに両脇痛があり、ひどい場合は身体の転側不能・転側すると両脇部脹満となる。

乾咳(かんがい) 症名。無淡の咳嗽のこと。軽症のものでは、十数回咳き込んで少量の粘痰があり、重症のものではひどく咳嗽しても無淡で、咳の音が高く・咽痒乾燥・胸脇作痛・舌辺尖紅・苔黄で乾燥・脈細濇か弦数となる。多くは燥火傷肺し肺津が焼灼されて起こる。

寒咳(かんがい) 原因は２つある。①寒邪を感受して畏寒・発熱・汗不出悪寒・煩躁・咽不渇するもの。②中寒が裏に入り、久しく治癒せず、寒さを感じると発作・時病となるもの。

関外(かんがい) 「喉関」を参照。

肝開竅於目(かんかいきょうおもく)(肝は目に開竅す) 『素問・金匱真言論』に「目に開竅し、精を肝に藏す」(開竅于目、蔵精于肝)と見える。『霊枢・脈度篇』には「肝気は目に通ず、肝和すれば則ち目よく五色を弁ず」(肝気通于目、肝和則目能弁五色矣)と見える。これらは肝臓の精気は目に通じて、視力の強弱と肝とは直接関係していることを説明している。さらに『素問・五臓生成篇』には「肝は血を受けてよく視る」(肝受血而能視)と見える。つまり視力と肝血は関係が深く、肝血が不足すると、目が養われず、両眼乾渋・視力減退や夜盲となる。肝火上炎すれば、目赤多眵となる。多くの眼病は肝と関係が深く、肝を考慮しながら論治する。

巻懐食鏡(かんかいしょくきょう) 書名。日本江戸時代、香月牛山(1656〜1740)の著。食物本草書。不分巻１冊。正徳６年(1716)刊。429種の食品について気味・主治・禁忌などを記載している。

寒格(かんかく) 下寒が熱邪と上部において格闘することを言う。

関格(かんかく) ①病名。「格」は格拒(こばむ)こと。「関」は関閉(閉じる)こと。上部で吐逆することを「格」といい、下部で二便不通のものを「関」という。上部で三焦の気が流通せずに寒が胸中を塞ぎ飲食が降りないのを「格拒」という。下部で熱が下焦に結し、津液が乾涸して気化に障害がおこるのを「関閉」という。②「関格とは、大小便通ぜざるなり、大便通ぜざる、これを内関という、小便通ぜざる、これを外格という、二便ともに通ぜざる、関格と為すなり」(関格者、大小便不通也、大便不通、謂之内関、小便不通、謂之外格、二便倶不通、為関格也)『諸病源候論』巻十四。③脈診術語。『素問・六節臓象論』に「人迎と寸口ともに盛んなること四倍以上なるは関格となす」(人迎與寸口倶盛四倍以上為関格)と見える。つまり陰気と陽気がいずれも極めて盛んで、陰陽裏決の情勢をあらわす。

勧学治体(かんがくちたい) 書名。日本江戸時代、田村玄仙＝津田玄仙(1737〜1809)の著。医学校設立および医生教育の提言書。全1巻。

巻荷散(かんかさん)『郷薬集成方』 方剤名。荷葉 紅花 当帰各40 蒲黄 牡丹皮各20。「産後に瘀血が胸部に詰まるようで非常に痛み、眩暈し、腹痛し、悪露が出にくい場合に用いる」。

乾霍乱(かんかくらん) 「霍乱」を参照。

肝火上炎(かんかじょうえん) 「肝経実火」に同じ。症状は頭痛眩暈・耳聾耳鳴・眼紅痛・煩躁易怒・睡不安・嘔吐・吐血・衄血・苔黄・脈弦数などが見られる。

含化丹(がんかたん)『東医宝鑑』 方剤名。大黄 白殭蚕 青黛 牛胆南星各同量。「耳下や頚部に硬結が生じる場合に用いる」。

串雅内外篇(かんがないがいへん) 書名。中国清代、趙学敏(恕軒)撰。1759年。全4巻。走方医の趙柏雲の学術的経験を記録、整理して成した書。

眼窩内刺針(がんかないししん) 眼窩にそって眼球に当たらないように刺入する刺針法のこと。眼窩の上と下の2つの方法がある。視力減退・眼精疲労・白内障・仮性近視・高血圧症などに効果的である。

肝疳(かんかん) 五疳の一つ。乳食失調したり、肝経受熱して起こる。症状は消痩・腹脹・面色青黄・多汗・下利頻数・糞便中に鮮血や粘液が混じる・頭をゆすり・しきりに目をこする・雀盲、ひどくなれば目が開けられなくなる。

肝寒(かんかん) ①肝陽不足で機能衰退してあらわれる寒性の症状のこと。症状は憂鬱胆怯・倦怠して体力が無い・四肢不温・脈沈細で遅などが見られる。②寒邪が肝経に凝滞したものをいう。「寒滞肝脈」に同じ。

乾陥(かんかん) 「三陥証」を参照。

灌汗(かんかん) 症名。水をあびたように汗が出過ぎるものをいう。

眼疳(がんかん) 症名。肝熱が上攻して目を侵犯して起こり、目痒赤爛・眼瞼腫痛・白眼翳などが見られる。

甘寒滋潤(かんかんじじゅん) 治法。甘寒薬を用いて肺腎の津液不足を治療する方法。肺腎陰虧すれば、虚火上炎し・咽喉燥痛・咳嗽気喘・痰中帯血・手足心煩熱・舌紅少苔・脈細数などが見られる。治療には生地・熟地・麦冬・川貝母・百合・当帰・白芍・生甘草・玄参・桔梗などの薬物を用いる。

甘寒生津(かんかんせいしん) 治法。甘寒薬を用いて胃の津液損傷を治療する方法。熱性病で裏熱が盛んになれば、胃の津液を損耗し、口中燥渇・粘滞白沫を吐くなどが見られる。治療には麦冬汁・藕汁・鮮葦根汁・荸薺汁・梨汁・甘薯漿などを用い、適量を温服する。または石斛・天花粉・芦根などの薬物を煎服する。

鹹寒増液(かんかんぞうえき) 治法。鹹寒の気味で潤下作用がある薬物で、大腸燥結の便秘を治療すること。たとえば雪羹湯(荸薺・海蜇皮を一緒に煮込む)を内服して、陰虚痰熱し大便燥結するものを治療する。

肝気(かんき) ①肝臓の精気のこと。②症名。両脇気脹疼痛・胸悶不舒などの症状のこと。兼症として消化機能の失調症状がある。

肝気鬱(かんきうつ) 「肝鬱」に同じ。

肝気鬱結(かんきうっけつ) 「肝鬱」に同じ。

肝其華在爪(かんきかざいそう)(肝その華は爪にあり) 『素問・六節臟象論』に「肝は…その華は爪にあり」(肝者…其華在爪)と見える。「華」とは栄華が外に現れること。爪は指甲のこと。「爪は筋の余りたり」(爪為筋之余)と見える。筋は肝の精気により生じ、爪の営養の源も筋と同様である。よって「爪為筋之余」とは、爪も肝の精気によって生じることを説明している。筋は肝がつかさどり、肝と筋の虚実の状況は、爪の変化に表れる。つまり筋力が壮健であれば爪も強靭である。筋が衰えて無力になれば、指甲も薄く軟弱となる。肝の蔵血機能が正常であり、供血が充実していれば、爪は透紅で光沢がある。肝血が不足すれば、爪の色沢が枯槁する。

したがって指甲を望診することは、肝と筋の生理と病理を判断する参考材料となる。

肝気逆(かんきぎゃく) 肝気の鬱結が過ぎると、上逆や横逆を起こす。上逆すれば眩暈頭痛・胸脇苦悶・面赤耳聾、ひどければ嘔血などを起こす。横逆すれば腹脹・腹痛・噯気呑酸などを起こす。「肝鬱」を参照。

肝気虚(かんききょ) 「肝気不足」に同じ。肝の精気が虚損して、同時に肝血不足も見られる。症状は面少華色・唇淡乏力・耳鳴失聴・恐惧しやすいなどが見られる。

甘菊花飲子(かんきっかいんし)『処方集』 方剤名。石膏40　葛根20　薄荷　葱白各20　甘菊花　生姜各4　豆豉1。「女性の風眩により頭痛・眩暈・胸悶・不安・口渇するものに用いる」。

甘菊花散(かんきっかさん)『処方集』 方剤名。甘菊花　零羊角各40　乾地黄　海桐皮　秦艽　白附子　決明子　川芎各20　金沸草　防風　蔓荊子各12。「風毒により瞳が下に下がり、眼球の動きが悪く、視力が落ちたものに用いる」。

肝気通於目(かんきつうおもく)(肝気は目に通ず) 「肝開竅於目」に同じ。

甘桔湯(かんきつとう)『東医宝鑑』 方剤名。①桔梗120　甘草40。「風寒により咽乾・咽痛・音声が低く、咽中に音がするものに用いる」 ②桔梗8　甘草　防風　牛蒡子　玄参　升麻　射干各4。『医林撮要』「風熱により咽中が腫痛し、咽中に音がするものに用いる」。

肝気犯胃(かんきはんい) 「肝気犯脾」ともいう。肝気が偏亢し疏泄が過ぎると、脾胃に影響して消化機能の失調を起こす。症状は、肝気の症状として頭弦・脇痛・易怒・胸悶・小腹脹・脈弦などが見られる。脾胃症状として胃脘痛・吐酸・厭食・腹脹・大便泄瀉などが見られる。

肝気犯脾(かんきはんひ) 「肝気犯胃」を参照。

肝気不足(かんきふそく) 「肝気虚」に同じ。

肝気不和(かんきふわ) 肝の気機が不和で疏泄が太過になることにより引き起こされる病変のこと。症状は急躁易怒・胸脇脹満ひどければ疼痛・少腹脹痛・女性では乳房脹痛・月経不調などが見られる。肝気の太過が脾胃に影響すれば、嘔悪・泄瀉などの消化不良などの症状が見られる。

寒瘧(かんぎゃく) 症名。寒気が内伏しているところへ風邪を感受して誘発される瘧疾のこと。症状は寒多熱少・日に一度もしくは2日に一度発作が起こる。発作時は頭痛・無汗か微汗・脈弦緊有力などがある。

肝逆頭痛(かんぎゃくずつう) 「肝厥頭痛」に同じ。

乾吸角法(かんきゅうかくほう) 刺絡や瀉血などをせずに行う吸角法のこと。瀉血を併用するものは「湿吸角法」という。頑固な肩こり・痛みなどに応用する。

肝虚(かんきょ) 広義には肝の気血不足を指す。症状は視物不明・聴覚減退・恐懼しやすいなどが見られる(『素問・蔵気法時論』)。「肝気虚」「肝陰虚」「肝血虚」を参照。

寛胸(かんきょう) 「疏鬱理気」に同じ。

乾姜(かんきょう) 薬物名。温裏祛寒薬。辛、温、心・肺・脾・胃。①温脾止瀉　②助陽回厥　③祛寒止痛　④温肺止咳　⑤温胃止嘔　⑥温経止痛

乾姜黄連黄芩湯(かんきょうおうれんおうごんとう)『傷寒論』 方剤名。乾姜　黄連　黄芩　人参各3。「みぞおちが痞えて胸苦しく、嘔吐、下痢するものに用いる」。

乾姜丸(かんきょうがん)『郷薬集成方』 方剤名。炮乾姜　枯白礬　川芎　半夏各40　白芍80。「妊娠時に中焦に痰飲があり、心下痞硬し、嘔気嘔吐し、眩暈するものに用いる」。

寒凝気滞(かんぎょうきたい) 身体のある部位に寒邪が凝聚して現れる気滞疼痛の病変のこと。寒は陰邪であり、凝滞して収縮して陽気を傷りやすい性質がある。気血は温を好み寒を嫌う。寒すれば気の流通は阻害され、血脈は凝滞し、痙攣や疼痛などの症状が現れる。

乾姜散(かんきょうさん)『郷薬集成方』 方

剤名。①乾姜　神曲　山椒　豆豉　麦芽各1。「脾胃が虚して口中無味し食不振、消化不良、神志昏迷する場合に用いる」 ②炮乾姜　櫟樹皮各40。「赤白痢が長らく癒えないものに用いる」 ③乾姜　赤石脂　神曲各40　白芍30　人参　枳実各20。「出産後に痢疾を患い、長らく癒えないものに用いる」。

乾姜湯（かんきょうとう）『郷薬集成方』　方剤名。①炮乾姜80　梔子14。「赤白痢に用いる」 ②炮乾姜　黄柏　阿膠　石榴皮各40。「痢疾を患い長らく泄瀉が止まないものに用いる」。

乾姜人参半夏丸（かんきょうにんじんはんげがん）『金匱要略』　方剤名。乾姜　人参各1　半夏2。「消化機能が衰えて、みぞおちが硬く痞え、吐き気、嘔吐がやまないものに用いる」。

乾姜附子湯（かんきょうぶしとう）『その他』　方剤名。乾姜40　附子1。「傷寒に泄瀉させた後に、再度発汗し、日中は心煩煩躁し、不眠で、夜になると安定して口渇や気逆が治まり、表症は無くなり、ただ微熱のみが持続して脈沈微のものに用いる」。

寒極生熱、熱極生寒（かんきょくせいねつ、ねつきょくせいかん）（寒極まれば熱を生じ、熱極まれば寒を生ず）「重陰必陽、重陽必陰」と同義である。①自然界の気候の変化をいう。冬季の寒冷が極まれば、春夏の温熱の到来を意味し、夏季の炎熱が極まれば、秋冬の寒涼の到来を意味すること。②病理変化を指す。寒性の病症は、病状に寒が極まれば、虚陽外浮の仮熱の現象が出現する。また熱性の病症で、病状に熱が極まれば、熱邪が内伏して仮寒の現象が出現すること。「重陰必陽、重陽必陰」を参照。

韓祇和（かんぎわ）　人名。中国宋代、哲宗時（1086〜1100）に活躍した医家。著書に『傷寒微旨論』などがある。

肝苦急急食甘以緩之（かんくきゅうきゅうしょくかんいかんし）（肝は急に苦しめば、急ぎ甘を食して以ってこれを緩む）　肝の性は急であり、すぐに脾を侵犯しやすいので、あらかじめ甘味の補脾薬を用いて、肝が脾を害しないように予防すること。

寒下（かんげ）　治法。寒性で瀉下作用のある薬物を用いて、裏の実熱証の燥屎・飲食積滞・積水などを治療する方法のこと。妊婦や出産直後や久病で虚弱な人は禁忌である。しかし正気虚弱で寒下が必要な場合は、補気薬を配合して使用する。①大便燥結して、同時に火眼・頭痛・苔黄膩・脈数のものでは、大承気湯（大黄・厚朴・枳実・芒硝）を用いる。この方法を「釜底抽薪」ともいう。

緩下（かんげ）　治法。性質が緩和で滋潤性の薬物を用いて大便を潤下する治法。緩下性の薬物では、火麻仁・郁李仁・栝蔞仁・竹瀝・蜂蜜などがある。老人の虚寒便秘に用いる半硫丸（半夏・硫黄）は、温下で緩下に属す。

官桂（かんけい）　薬物名。肉桂の別名。「肉桂」を参照。

陥経（かんけい）　月経が下陥すること。崩漏の疾病のたぐい。

癇瘈（かんけい）　けいれんのこと。

眼系（がんけい）　眼球と連なって顱腔（頭蓋骨内部）に入る脈管・絡脈・経脈・筋などを指す。

韓継禧（かんけいき）　人名。朝鮮世祖13年（1467）中枢府知事、成宗8年（1477）に西平君に叙した。同年5月任元濬、権攢らとともに『医方類聚』30巻を印進した。

官桂附子理中湯（かんけいぶしりちゅうとう）『寿世保元』　方剤名。人参12　白朮　炮乾姜　肉桂各8　白芍　陳皮　炙甘草各4　炮附子4〜8。「少陰人が咳嗽し、未消化物の混じった便を泄瀉し、腹満し、口渇し、手足厥冷する場合、陰盛格陽証により胸悶し悪心し、意識昏迷する場合に用いる」。

汗血（かんけつ）　症名。毛孔から血が流出するものをいう。

肝血（かんけつ）　肝所蔵の血のこと。肝陰と明確に区分することはできない。臨床的に見ると「肝血」の病症の一部は、失血の状況と関連している。しかし必ずしも陰虚陽亢が現れるとは限らない。

肝厥(かんけつ)　症名。肝気厥逆して上衝する病証のこと。主な症状は手足厥冷・嘔吐昏暈・癲癇のような状態・不省人事などがある。平素より陰虚肝旺があり、精神的な刺激を受けることで誘発される。

寒結(かんけつ)　症名。冷秘ともいう。陰寒凝滞による大便秘結のこと。症状は唇淡白・口淡・舌苔白滑・小便清、または腸鳴・腹痛などが見られる。

寒厥(かんけつ)　症名。陽気虚微により引き起こされる厥証のこと。『素問・厥論』に「陽気下に衰うれば則ち寒厥となる…」(陽気衰于下、則為寒厥…)と見える。内臓虚寒のものは、神倦悪寒・下痢清穀・四肢逆冷・口不渇、または身冷踡臥・腹痛面赤・指甲青暗、ひどければ昏倒する。寒凝血脈のものは、四肢厥冷・関節疼痛・脈微細などが見られる。

骭厥(かんけつ)　症名。膝の下と脛(すね)の部分を骭という。『素問・衛気篇』に「下虚すれば則ち厥す」と見え、『素問・経脈篇』には「賁響腹脹するは、これ骭厥という」と見え、この症は冷えが足脛から上行して起こるので「骭厥」という。

肝血虚(かんけっきょ)[肝血不足]　主な症状は面色萎黄・視力減退・虚煩失眠、女性は月経不調・脈弦細などがある。

間歇術(法)(かんけつじゅつ)　刺針法。間代法ともいう。針を刺入する際に、途中まで刺入して、しばらくしてまた刺入する刺法のこと。慎重に刺針する場合に用いる。

肝厥頭痛(かんけつずつう)　症名。「厥頭痛」ともいう。肝気失調により引き起こされる内傷性の頭痛のこと。その内、怒気傷肝し肝気が上逆し、脳に上衝して起こる頭痛を「肝逆頭痛」といい、疼痛は左側がひどく脇痛もともなう。平素胃気の虚寒があり、肝胃不和を起こし肝気が胃中の寒濁の気とともに厥陰経脈に上衝して、頭巓頂痛・四肢厥冷・嘔吐涎沫するものは「厥陰頭痛」という。

肝血不足(かんけつふそく)　「肝血虚」に同じ。

還血法(かんけつほう)　針誘導法の一つ。四肢末梢の血管を収縮させて、脳または内臓に血液を還流させる方法。つまり患部から遠く離れた部分の血管を収縮させる。肩井穴で脳貧血を起こした場合などに、足三里穴に針を刺入して回復させる返し針もこの方法である。

間歇脈(かんけつみゃく)　「初持、久持」を参照。

乾血労(かんけつろう)　証名。虚労証候の一つ。女性に見られる。主な症状は面目暗黒・肌膚乾枯で粗糙・肌肉消痩・骨蒸潮熱・盗汗・口乾顴紅・易驚・頭暈痛・月経渋少・閉経などがある。これは血枯血熱がながらく治癒せず、肝腎が虧損して新血の産生が困難なために起こる。

関元(かんげん)　穴名。任脈、小腸募穴、任脈と足太陰脾と足少陰腎と足厥陰肝との交会穴。下腹部、前正中線上、臍中央の下方3寸。①補気回陽　②補腎培元　③清熱利湿　④調経止帯　⑤逐寒散結

眼弦(がんげん)　「目眩」に同じ。

眼弦赤爛(がんげんせきらん)　症名。「風弦赤爛」ともいう。多くは脾胃湿熱や外感風邪により起こる。特徴は、眼瞼の縁が赤くただれ、時々痒痛する。重症のものでは睫毛が脱落し、眼瞼が変形する。

還元丹(かんげんたん)『東医宝鑑』　方剤名。貫仲300　蓮実　山薬　白茯苓　茴香各160。「内傷により脾胃し、食欲不振の場合に用いる」。

眼瞼疱疹(がんけんほうしん)　「眼胞菌毒」を参照。

関元兪(かんげんゆ)　穴名。腰部、第5腰椎棘突起下縁と同じ高さ、後正中線の外方1.5寸。①補腎調経　②通調二便　③壮腰培元　④通調水道

肝合胆(かんごうたん)　肝と胆の相互の関連と影響のこと。この相合関係は、臓腑の

表裏関係をいう(臟は陰と為し裏に属す、腑は陽と為し表に属す)。「肝と胆は相表裏たり」とは、肝経と胆経の経絡間の連係と生理機能の配合によって表現される。肝や胆の病症を治療する際には、この「相合」と「相表裏」の関係を通して影響し合うことを念頭に置く。たとえば胆火旺盛や肝陽偏亢では、いずれも急躁善怒の症状があるが、平肝薬を用いて胆火を瀉すこともできれば、瀉胆火薬を用いて平肝することもできる。

鑑効秘要方(かんこうひようほう) 書名。日本室町時代、景賛(生没年不詳)の著。医論医方書。全4巻。永禄3年(1560)の跋。

環谷(かんこく) 穴名。環跳穴の別名。

間谷(かんこく) 穴名。二間穴の別名。

陥谷(かんこく) 穴名。足陽明胃経、兪木穴。足背、第2・第3中足骨間、第2中足指関節の近位陥凹部。①散風行水 ②清熱解表 ③調和胃腸 ④理気止痛

完穀下痢(かんこくげり) 症名。食物が消化せずにそのまま下痢することをいう。

完穀不化(かんこくふか) 症名。食べたものがそのまま便に出ることをいう。

完骨(かんこつ) 1)耳廓後面の隆起した骨のこと。顳骨乳突起(側頭乳様突起)のこと。2)穴名。足少陽胆経、足少陽経と足太陽経の交会穴。前頚部、乳様突起の後下方、陥凹部。①清頭明目 ②平肝熄風 ③清熱散風 ④疏経活絡

骭骨(かんこつ) 「䯒骨(こうこつ)」に同じ。

監骨(かんこつ) 解剖名。腸骨稜のこと。骨(腸骨)の後上方の稜のこと。

顴骨(かんこつ) 解剖名。ほほ骨(頬骨)のこと。眼の下外側の隆起している骨(頬骨)のこと。

髖骨(かんこつ) 穴名。環跳穴の別名。

換骨抄(かんこつしょう) 書名。日本室町時代、吉益半咲(生没年不詳)の著。金瘡療治(外科)書。『換骨秘録』ともいう。

換骨丹(かんこつたん)『東医宝鑑』 方剤名。蒼朮 槐実 桑白皮 川芎 白芷 威霊仙 人参 防風 白何首烏 蔓荊子各40 苦参 五味子 木香各20 龍脳 麝香各2。「中風により口眼喎斜、半身不随の場合、風痱により眩暈する場合に用いる」。

還魂散(かんこんさん)『東医宝鑑』 方剤名。知母 貝母 白芨 半夏 瓜呂根 皂莢 乳香 金銀花 穿山甲各4。「疔瘡や癰疽の場合、熱毒が激しく発熱、紅腫、硬く、疼痛する場合に用いる」。

寒剤(かんざい) 「寒は熱を去る」。黄連・黄芩などの薬物のこと。つまり寒薬は熱証を治療できる。たとえば表裏いずれも火熱が盛んで、大熱煩躁し、ひどければ発狂・乾嘔・小便赤色・吐血・鼻出血・発斑・瘡瘍疔毒などの実熱証などには、黄連解毒湯(黄連・黄芩・黄柏・梔子)を用いる。

含腮瘡(がんさいそう) ①新生児の面頬の頷頤部(下あご部)に生じる瘡腫のこと。初期は豆粒状に腫れて、次第に増大する。重症のものでは頬部あたりが侵蝕される。多くは熱毒により起こる。②「痄腮(ささい)」に同じ。

寒在皮膚、熱在骨髄(かんざいひふ、ねつざいこつずい)(寒は皮膚にあり、熱は骨髄にある) 外寒内熱のこと。症状は全身の皮膚は冷たいが、衣服を脱ぎ、布団をはがしたがる。「真熱仮寒」の状態である。

丸散手引草(がんさんてびきぐさ) 書名。日本江戸時代、臼弘光(伝不詳)の著。丸散剤の処方集。全1冊。管政12年(1800)刊。巻首に製剤に関する総論を載せ、円類43方、丹類53方、丸類203方、散類143方、湯類16方、雑方類8方、膏薬類6方、目薬類5方、薬酒類ほか12方の計489方を収録。

管散法(かんさんほう) 針管だけによる刺針法のこと。針治療に恐怖心や緊張感があり、皮膚が過敏な場合に、針管だけで皮膚を刺激して、落ち着かせてから実際に刺針する方法のこと。小児の皮膚針として用いることが多い。

丸散方(がんさんほう) 書名。日本江戸時代、田口信庵(生没年不詳)の編集。処方集。小型本1冊。文政2年(1819)初版。吉益東

洞は『傷寒論』『金匱要略』の湯液処方に丸剤・散剤を併用するのを常套手段とした。それに用いる丸散剤について解説している。

肝志(かんし)　「五志」を参照。

関刺(かんし)［**淵刺・豈刺**］　針法。五刺法の一つ。筋痹の治療に用いる。四肢の関節周囲の筋肉の付着部に直接刺針すること。出血に注意する。肝病の治療に応用される古代針法の一つである(『霊枢・官針篇』)。

間使(かんし)　穴名。手厥陰心包経、経金穴。前腕前面、長掌筋腱と橈側手根屈筋腱の間、手関節掌側横紋の上方3寸。①寧心安神　②清熱化痰　③開竅啓閉　④理気活血　⑤通調心絡

乾地黄(かんじおう)　薬物名。生地黄(鮮地黄)を乾燥させたもの。甘、苦。寒。心・肝・腎。清熱凉血・滋陰生津。

乾地黄丸(かんじおうがん)『**郷薬集成方**』　方剤名。①乾地黄　天門冬各40　人参　赤芍各12。「傷風して咽中乾燥疼痛し、食物が飲み下せない場合に用いる」　②乾地黄200　肉蓯蓉　天門冬160　石膏　当帰　大黄各120　芍薬　桂心　黄耆　黄芩　遠志　甘草各80　人参　巴戟天　瓜呂根40。『医方類聚』「癰疽が生じ、発熱し、腫痛する場合、癰疽が潰えて排膿し、長らく止まらない場合に用いる」。

汗自出(かんじしゅつ)(汗自ずから出ず)　肌表が粗い、もしくは陽虚のものでは、感冒にかかると解表薬を使用しなくても、自然に汗出する。

乾漆(かんしつ)　薬物名。辛、苦。温。有毒。肝・胃。①祛瘀破癥。血瘀による無月経・癥瘕(腹腔内腫瘤)・肌膚甲錯などに用いる。②消積殺虫。虫積(回虫など)の腹痛に用いる。

寒湿(かんしつ)　①病因。寒邪と湿邪が結合した病邪のこと。これに傷られると、衛外の陽気がめぐらず、血流不暢となり、肌膚疼痛・関節攣痹などが現れる。②湿濁が内の腸胃を困して脾陽を損傷したり、平素に脾腎陽虚があり水飲が内停するものを指す。いずれも、畏寒肢冷・腹脹・大便稀溏、または黎明泄瀉、浮腫などの病症が現れる。

肝実(かんじつ)　広義では肝の実証を指す。ここには肝寒・肝熱・肝火・肝気などの実証を含む。主な特徴は、性情が急躁易怒・両脇下疼痛して少腹に引っぱれるなどが見られる。「肝寒」「肝熱」「肝火」「肝気」などを参照。

寒実(かんじつ)　証名。正気は虚せずに寒邪のみが内に結滞している病症をいう。症状は口中和・舌苔白・四肢冷・小便清・腹痛・大便秘・脈沈弦などがある。

乾漆丸(かんしつがん)『**郷薬集成方**』　方剤名。①乾漆　柏子仁　乾地黄　熟地黄各40。「腎気と血が不足するために、若くして白髪が生えるものに用いる」　②乾漆160　生地黄3000。「出産後に小腹が腫痛する場合、月経が無くなり積聚、癥塊などが生じ、身体衰弱するものに用いる」。

寒実結胸(かんじつけっきょう)　証名。結胸証の一つ。太陽病の誤治で冷水淋洗を用いることにより、邪熱が寒気に抑制され水寒が肺を傷り、寒気が胸中に結して起こる。主な症状は胸痛・心煩・不渇・不発熱などが見られる。

間日瘧(かんじつぎゃく)　「瘧疾」を参照。

疳湿散(かんしつさん)『**東医宝鑑**』　方剤名。蝦蟆　木香　乳香各同量。「女性の陰部がただれて粘液が出て、凹み疼痛瘙痒する場合に用いる」。

寒湿痢(かんしつり)　証名。利湿証候の一つ。脾胃陽虚により湿濁が内阻して起こる。症状は白色稀膿や魚脳状の下痢・脘腹痞脹・綿々と腹痛して下墜感がある、無熱・神疲・不渇・納呆・小便清白や微黄・舌淡・脈緩や遅などが見られる。

肝瀉(かんしゃ)　症名。肝虚や憤怒により泄瀉すること。さらに面蒼白・手足厥冷などもともなう。

寒瀉(かんしゃ)　症名。内臓の虚寒により起こる泄瀉のこと。症状は大便清冷で稀・鴨糞状便・腹中綿々作痛・小便清白・苔白

滑・脈沈遅などが見られる。または腸鳴腹痛・完穀不化・脈沈遅無力などもともなう。

疳積(かんしゃく) 「疳」に同じ。

癇積(かんしゃく) 「癇」に同じ。

疳積上目(かんしゃくじょうもく) 症名。小児の疳積とともに生ずる眼病のこと。先ず脾胃が受損し肝熱が目に上攻して起こる。主な症状は角膜混濁・視物不清・乾渋怕光がある。治療が遅れて重症になると、黒睛破損して失明することもある。

寒者熱之(かんしゃねつし)(寒なるものはこれを熱す) 治法。『素問・至真要大論』に見える。寒証に温熱薬を用いて治療すること。寒証には表寒と裏寒の違いがある。表寒には「辛温解表」やその他の温散表寒の治法を用いる。裏寒には「回陽救逆」の治法を用いる。

間者並行、甚者独行(かんしゃへいこう、じんしゃどくこう)(間なるものは並行し、甚だしきものは独行す) 『素問・標本病伝論』に見える。「間」とは病勢が緩慢で軽く、症状が多いことをいう。「並行」とは主薬と佐薬の方剤を用いること。たとえば咳嗽日久・痰淡白で多量・喀出は容易・胸悶悪心・大便不実・舌苔白滑で膩などには、主薬と佐薬を用いた「燥湿化痰」法を使用する。「甚」とは病勢が気急だが、危険で症状が少ないこと。「独行」とは強力な方剤を用いて救済すること。たとえば突然出血して止まらず・面色蒼白・気短脈微・陽気が脱しそうな場合には、作用が強力な独参湯などを使用すること。

鹹者能下能軟堅(かんしゃのうげのうなんけん)(鹹なるはよく下しよく堅を軟す) 鹹味性の薬物は瀉下作用があり、軟堅作用があること。芒硝・牡蛎など。

甘者能補能和能緩(かんしゃのうほのうわのうかん)(甘なるはよく補しよく和しよく緩す) 甘味性の薬物は虚損を補益し、脾胃を調和し、急迫を緩解する作用があること。

貫衆(かんしゅう) 薬物名。駆虫薬。苦、微寒、小毒、肝・胃。①殺虫消積 ②清熱辟疫 ③散瘀止血

韓悉(かんじゅう) 人名。中国明代の医家。四川瀘州の人。字は天爵。飛霞道人と号した。科挙に合格せず、峨眉山で医を学んだ。著書に『韓氏医通』がある。

寒従中生(かんじゅうちゅうせい)(寒は中より生ず) 内寒は、陽気虚衰や臓腑機能の不足により生ずる陰寒証候のこと。「中」とはここでは臓腑を指している。①陽気虚で寒邪盛により生ずる寒痹がある。症状は肢節痹痛・筋脈攣急・面色蒼白・悪寒肢冷などがある。これは腎陽不足と密接な関係がある。②陽気不足で代謝機能に影響して生ずる病理産物に滞留がある。つまり積液・脹満・水腫・痰飲などのこと。これは脾腎陽衰と密接な関係がある。

肝主運動(かんしゅうんどう)(肝は運動をつかさどる) 「肝主筋」を参照。

肝主驚(かんしゅきょう)(肝は驚をつかさどる) 「驚」とは刺激(突然の音や光景、または他の刺激を受けること)により心動すること。『素問・金匱真言論』では「その病は驚駭を発す」(其病発驚駭)と見える。驚駭とは大いに驚く意味。肝は「風木の臓」であり、風木はよく振動する。よって肝病では驚きやすい。しかし驚は心気の状態と関係がある。心気虚のものは驚を起こしやすい。心気が強固なものでは、驚の病症を起こすことが少ない。「五志」を参照。

肝主筋(かんしゅきん)(肝は筋をつかさどる) 『霊枢・九針論』に「肝は筋をつかさどる」(肝主筋)と見える。『素問・六節臓象論』にも「肝は…その充は筋にあり」(肝者…其充在筋)と見える。これは筋(筋腱)の源は肝にあることを説明している。筋は骨節に付着し、筋の弛緩収縮により全身の肌肉関節運動が可能となる。そこで「肝主運動」ともいう。しかも筋は十分な営養が供給されてこそ力強く運動ができるのである。『素問・上古天真論』に「七八は肝気衰え、筋動くあたわず…」(七八肝気衰、筋不能動…)と見える。つまり、一般男子では56歳前後に運動

の不便さを自覚する。これは「肝気衰、筋不能動」である。つまり肝と筋、筋と運動との間には密接な関係があることを言っている。

肝主血海(かんしゅけっかい)(肝は血海をつかさどる)　血海とは衝脈を指す。「衝は血海たり」(衝為血海)といわれる。肝には血の貯蔵と調節機能があるので、「血海」ともいわれる。

肝受血而能視(かんじゅけつじのうし)(肝血を受けてよく視る)　「肝開竅於目」を参照。

肝主昇発(かんしゅしょうはつ)(肝は昇発をつかさどる)　肝気の作用のこと。肝には血量を調節する作用がある。肝の経脈は巓に上り脳を絡う。肝の機能が正常であれば、春季の樹木のように条達して伸びやかで生き生きとしている。これが「昇発」の状態である。しかしそれが過ぎると、頭痛・眩暈などが起こる。

甘守津還(かんしゅしんかん)　治法。中国清代の葉桂の『温熱論』に見える。温病は濁邪が気分に伝入して、身熱・舌苔白厚で乾燥などが現れる。舌苔白厚とは濁邪不化の象徴であるが、舌苔が乾燥しているのは、胃中の津液の損傷と濁邪が化除できないことを意味している。したがって先ず津液を滋養して後に化濁する。滋養津液には麦冬・玄参・荸薺汁・鮮葦根汁などの滋潤薬を用いる。さらに甘草を加味して中気を守護して、胃中の津液を回復させる。

汗出而悶(かんしゅつじもん)(汗出ずるも悶す)　汗出しても解熱せず煩悶すること。

肝主疏泄(かんしゅそせつ)(肝は疏泄をつかさどる)　肝の疏散宣泄の機能をいう。①肝は情緒と関係がある。肝気は舒暢条達を好む。情緒が不安定であれば肝気鬱結が生じる。これは肝病で疏泄機能に影響した際に常見される病症である。②消化機能と関係がある。脾気の散精作用と胆汁の排泄は、いずれも肝気の疏泄作用に依存している。③疼痛症状に関係がある。「通ずれば痛まず」(通則不痛)とあるように、肝気が鬱滞すると気血の流通に悪影響をあたえて疼痛が起こる。つまり肝病脇痛・肝胃気痛などが見られる。④女性の月経と関係がある。「肝蔵血」といわれ、「胞宮」と経脈が連係している。そこで肝の疏泄が失調すると、月経不調などの証候が現れる。

汗出而喘(かんしゅつじぜん)(汗出ずるも喘す)　肺に積熱があれば、熱が皮毛を蒸して汗出するが、肺熱は依然として内に閉阻されるので、汗出しても清熱せずに喘促すること。

汗出濈濈然(かんしゅつしゅうしゅうぜん)(汗出ずること濈濈然たり)　「濈」とは水が外に流れること。汗出が連綿と流れることを形容する。これは胃腸の熱盛で、熱邪が汗液を蒸して外に泄れ出るために起こる。

汗出如油(かんしゅつじょゆ)(汗出ずること油のごとし)　疾病が危篤な際に、汗出が止まらず油のように粘稠な汗をかくこと。これは亡陽虚陽や中風の脱証などに見られる。「脱汗」を参照。

汗出膚冷(かんしゅつふれい)(汗出でて膚冷す)　温病で汗出して皮膚が冷たくなること。温病では好転していることを示す。

観聚方要補(かんじゅほうようほ)　書名。日本江戸時代、多紀元簡(1755～1810)の著。処方集。全10巻。文政2年(1819)初版。『観聚方』ともいう。

肝主謀慮(かんしゅぼうりょ)(肝は謀慮をつかさどる)　『素問・霊蘭秘典論』に「肝は将軍の官、謀慮ここより出ず」と見える。古人は将軍が征戦時の深謀遠慮を肝の作用に比喩している。つまり肝は神経機能と関係がある。肝気は舒暢条達を好む。肝気鬱結や肝気の太過により肝陽が偏亢すると、性躁易怒となる。逆に肝気が不足すると驚怕症状が現れる。いずれも「肝主謀慮」の作用である。

感暑(かんしょ)　「傷暑」に同じ。

甘松(かんしょう)　薬物名。辛、甘。温。脾・胃。①行気止痛・開胃醒脾。脾胃受寒の気滞による胸苦・腹満・腹痛・食欲不振などに用いる。②収湿抜毒の効能があるので、湿脚気の水腫に荷葉・蒿本などと煎汁にし、外用(外洗)する。

寒証(かんしょう)　証名。寒邪により起こるもの。または陽気衰弱や陰気過盛により起こる身体の機能と代謝活動の衰退と、抵抗力の減退により現れる寒の証候をいう。これには体温低下・面色蒼白・精神萎靡・口不渇または渇しても熱飲を好む・大便溏薄・小便清長・舌質淡・苔白滑・脈沈遅などが見られる。

癇証(かんしょう)　「癲証」や「羊癇風」ともいう。発作性の神志異常の疾病をいう。特徴は発作的に突然昏倒し・口吐涎沫・両目上視・四肢抽搐・猪羊の泣き声のような嬌声を発し、覚醒後は疲乏感が残るだけで常人と変わらない。不定期的に発作を繰り返す。病因は、大いに驚いたり大いに恐れて肝腎を傷り、腎虚肝旺となる。または他病により続発して、痰が経絡に凝聚して肝気の調和を失調させ、気逆痰涌して、清竅を阻塞するので突然発作を起こす。先天的な素因があるものでは、児童期に好発する。癇証は「陰癇」と「陽癇」とに分ける。病因により「驚癇」「風癇」「食癇」「肺癇」などがある。各項を参照。

関衝(かんしょう)　穴名。手少陽三焦経、井金穴。薬指、末節骨尺側、爪甲角から近位内方 0.1 寸(指寸)、爪甲尺側縁の垂線と爪甲基底部の水平線の交点。①瀉熱開竅　②清脳醒神　③清三焦熱　④消腫利舌

寒傷形、熱傷気(かんしょうけい、ねつしょうき)(寒は形を傷り、熱は気を傷る)『素問・陰陽応象大論』に見える。外感寒邪ではまず外部の形体を傷る。頭痛・悪寒・肢節酸痛などは、形体が受病した症状である。外寒熱邪では、人体の陽気を損耗しやすい。「熱すれば則ち気泄(も)る」といい、暑熱証の大汗・脈濡数などは熱傷気の症状である。

含章斎腹診録(がんしょうさいふくしんろく)　書名。日本江戸時代、和田東郭(1742〜1803)の口授、門人の筆記になる腹診の口訣書。全2巻。嘉永3年刊。

寒勝則浮(かんしょうそくふ)(寒勝れば則ち浮く)『素問・挙痛論』に見える。ここの「浮」とは、浮腫のこと。つまり寒気が偏勝して浮腫が現れる病理を説明している。寒気が偏勝すれば陽気が不足し、寒凝気滞となり気血の運行が不暢となり、水湿が停留して浮腫が現れる。

還少丹(かんしょうたん)『東医宝鑑』　方剤名。熟地黄　枸杞子　山薬　牛膝　遠志　山茱萸　巴戟天　白茯苓　五味子　石菖蒲　肉蓯蓉　楮実　杜仲　茴香各60。「腎脾の虚損により腰膝酸軟疼痛、耳鳴、眩暈、遺精、陰痿などがある場合に用いる」。

肝乗肺(かんじょうはい)　肝木が逆に肺金を克すこと。五行に五臓を配当させると、木は肝に、金は肺に配当する。相克関係からすると金は木を制し、木から逆に制することは無い。しかし、木肝が盛んで金肺が弱ければ、金が木を制することができずに、逆に木の制約を受けてしまうこと。

肝乗脾(かんじょうひ)　肝木が過度に盛んになることで、脾を侵犯すること。

観症弁疑(かんしょうべんぎ)　書名。日本江戸時代、吉益南涯(1750〜1813)の著。古方の運用指南書。全2巻。成立年次不詳。『古方観症弁疑』『観症弁』ともいう。

鑑真(がんじん、688〜763 年)　人名。日本奈良時代の名僧。中国唐代の楊州江県の生まれ。奈良唐招提寺を開き、律宗の祖となる。日本に医学を伝えた。『鑑真秘方』の著者。

肝腎陰虚(かんじんいんきょ)　「肝腎虧損」に同じ。

肝腎虧損(かんじんきそん)　「肝腎陰虚」ともいう。肝と腎は生理的に密接な関係がある。腎陰が不足すると必ず肝陰も不足する。肝陰の不足も腎陰の虧損をまねく。したがって肝陰虚と腎陰虚の症状は同時に出現する。つまり眩暈・頭脹・視物不明・耳鳴・五心煩熱・遺精・失眠・腰膝酸痛・舌紅少

津・脈弦細数で無力などが現れる。

観神色(かんしんしょく)(神色を観る)　望診の内容の一つ。「神」は生命活動の総称で、精神・神識・表情・面部の色沢・眼光の神彩などに反映される。「色」とは色沢のことで、主に面部の色沢を指す。これは臓腑の気血の外栄であり、神の表現である。よって色の観察は神を観察するのに必要なのである。神と色は、臓腑気血の盛衰の表現である。気血が旺盛であれば、色は精彩があり明潤光沢となる。逆に旺盛でなければ、色に精彩を欠き枯萎不栄となる。したがって正気の盛衰を見るには必ず「神色」を観察する。「色診」「得神」「失神」の各項も参照。

肝腎相生(かんじんそうせい)　「肝腎同源」に同じ。

肝腎同源(かんじんどうげん)　①「肝腎相生」ともいう。肝と腎は相互に滋養の関係がある。肝の疏泄条達と血量の調節機能は腎陰の滋養に依存している。また腎陰の再生は肝の疏泄を通じて腎に蔵されるのである。②肝は血を蔵し腎は精を蔵す。肝腎は同源なので、精血も同源である。③肝と腎にはいずれにも相火がある。つまり相火は命門に源があることをいう。「乙癸同源」ともいう。臓腑を十干に配当させて名付けている。乙は木に属し肝に属す。癸は水に属し腎に属す。

管針法(かんしんほう)　針管を用いて切皮する方法のこと。日本江戸時代、杉山和一の創案によるといわれ、日本独自の刺針法である。

肝水(かんすい)　「五水」を参照。

寒水石散(かんすいせきさん)『東医宝鑑』　方剤名。寒水石　滑石40　甘草10。「小児があらゆる原因により発熱し、多飲、尿不利、易驚、よだれを流す場合に用いる」。

寒水内凌中気(かんすいないりょうちゅうき)(寒水は内に中気を凌す)　中気とは脾胃の陽気のこと。土は水を克す。しかし水寒が盛んであれば、土は克すことができずに逆に水に克されてしまうこと。

関樞(かんすう)　手足の太陽経の皮部の名称。

鼾声(かんせい)　いびきのこと。「打呼嚕」ともいう。睡眠中に呼吸に伴って出る雑音のこと。正常な人が時々鼾声がでるのは生理的なのである。病理的な鼾声は、痰阻心竅による意識昏迷の病人に見られ、また温病で熱盛傷陰のものや、肺気不利などにも見られる。

肝生於左(かんせいおさ)(肝は左に生ず)　『素問・刺禁論』に見える。ここの「左」とは肝の行気の部位を指す。肝気は昇をつかさどり、行気は左にある。中国元代の滑伯仁は『十四経発揮』で「肝の臓たるや…その治は左にあり、その臓は右脇右腎の前にあり、胃と並び脊の第九椎に着く」(肝之為臓…其治在左、其臓在右脇右腎之前、并胃着脊之第九椎)と見える。つまり「肝は左に生ず」とは、肝臓の所在部位を指しているのではない。

還睛丸(かんせいがん)『東医宝鑑』　方剤名。①細辛　五味子各100　人参　桔梗　黄芩　熟地黄　防風　知母　益母草　車前子各80　玄参20。「陰虚により視界に花びらが見えて、眩暈する場合に用いる」　②石決明　覆盆子　益母仁各80　槐実　人参　細辛　防風　白茯苓　甘菊花　側柏子　川芎各40。「高風雀目により眼が渋り、涙が流れ、視力減退の場合、特に夜に見えづらい場合に用いる」　③天門冬　麦門冬　乾地黄　熟地黄各120　知母80　人参　地骨皮　肉蓯蓉　牛膝　杜仲　石膏　杏仁各60　当帰　白茯苓　山薬　菟絲子　黄柏　枳実　青葙子　決明子　白蒺藜　羚羊角各40　防風　犀角各32　川芎　五味子　黄連　炙甘草各28。「内障や外障により生じた翳膜と努肉攀睛、爛弦風、老人や虚弱者が視力が衰え、目ヤニが多く、風に当たると涙が流れ、視界に模様のようなものが見える場合に用いる」。

関節(かんせつ)　骨と骨との連結箇所のこと。

寒泄(かんせつ)　症名。寒邪の侵犯や生冷物の過食により起こる泄瀉のこと。不消化物を多く含む下痢便が多い。症状では無熱・

腸鳴・腹痛・腹脹・寒冷・排便頻回・苔白・脈遅などが見られる。

間接灸(かんせつきゅう)　灸法。無瘢痕灸。施灸時に生姜(隔姜灸)、大蒜(隔蒜灸)、食塩(隔塩灸)を用いたり、または薬物で精製した薄餅(隔餅灸・豉餅灸・椒餅灸など)を用いて、その上で燃焼させ、艾炷を皮膚に直接置かない灸法のこと。

寒疝(かんせん)　①急性の腹痛の病症のこと。『金匱真言論』に見える。脾胃の虚寒や産後に血虚して風寒外邪を感受して、腹中に結聚して起こる。症状は臍周囲絞痛・冷汗・四肢厥逆・脈沈緊、ひどければ全身発冷・四肢麻木となる。血虚があるものは、腹痛が両脇に広がり、小腹攣急する。②寒邪が厥陰経を侵犯する痛症のこと。症状は陰嚢冷痛腫硬・痛引睾丸・陰茎不挙・喜暖畏寒・形寒肢冷などが見られる。

頑癬(がんせん)　たむしのこと。「癬瘡」「銭瘡」「銭虫」に同じ。

甘疽(かんそ)　病名。胸部の大胸筋部、女性では乳房部、経穴の中府穴の下部あたりに生じる疽のこと。多くは憂思して気が結したり、毒気を外感して起こる。初期では米粒大で青色で、次第に大きく紫色に発展し・堅硬疼痛・悪寒壮熱となる。潰れやすく膿が粘稠なのは順証である。病程がながく、悪寒発熱が引かず、膿ができにくく、脈浮数になるものは逆証である。

乾疽(かんそ)　病名。「疔疽」ともいう。肩の前面部に生じる疽のこと。

甘草(かんぞう)　薬物。補気薬。甘、平、十二経。①和薬調剤　②緩急止痛　③潤肺寧嗽　④益胃消痞　⑤健脾止瀉　⑥解毒医瘡

含漱(がんそう)　「漱滌(そうじょう)」に同じ。

肝蔵血(かんぞうけつ)(肝は血を蔵す)　肝は蔵血の臓器である。血の貯蔵と血量を調節する。休息や睡眠時は血液は肝に回流して貯蔵され、活動時は肝血は全身に運送され、各組織の需要に供給する。もし暴怒して肝を傷れば、蔵血機能に影響し、ひどくなれば出血や出血性の病症の発作を起こす。

乾燥黒苔(かんそうこくたい)　舌苔。黒色の舌苔で乾燥して、湿り気が無いものをいう。黒苔の中に舌質の赤みが見えるものは大熱を示し、舌苔が乾燥して亀裂があるものは腎気の涸渇を意味して危険な状態である。

肝蔵魂(かんぞうこん)　『素問・宣明五気篇』に見える。「魂」とは精神活動のことで、肝気が疏泄条達し情志が正常であれば、「蔵魂」という。肝病により悪夢が多く神志不安になれば、「魂不蔵」という。「肝蔵魂」とは、精神活動と内在臓器との関係を表現している。「五臓所蔵」を参照。

甘草瀉心湯(かんぞうしゃしんとう)『傷寒論』　方剤名。半夏 4～5　黄芩 2.5～3　乾姜 2～2.5　人参 2.5　甘草 3～4.5　大棗 2.5　黄連 1。「傷寒中風による、下痢・腹中雷鳴・心下痞硬満・乾嘔・心煩・不安などに用いる」。

甘草瀉心湯(かんぞうしゃしんとう)『東医宝鑑』　方剤名。甘草 8　黄芩　乾姜各 6　半夏　人参各 4　黄連 2　大棗 3。「傷寒中風の際に泄瀉をさせて痞気が生じて、頻繁に泄瀉し腹鳴し心下痞硬し、消化不良で嘔気がし、胸悶する場合と狐惑病に用いる」。

甘草湯(かんぞうとう)『傷寒論』　方剤名。甘草 8。「少陰病にて、咽痛するものに用いる。また、咳嗽・嗄声・心悸・胃脘痛・尿閉・排尿痛などにも用いる」。

甘草湯(かんぞうとう)　①「奇方」を参照。②「単行」を参照。③方剤名。甘草 6　水 300 で煮て 200 として用いる。「種々の急迫症状に用いる」　④炙甘草　升麻　当帰　桂枝各 4　石雄黄　山椒各 6　鼈甲 12。『東医宝鑑』「傷寒陰毒証で嘔吐し泄瀉して、ひどければ頭痛、咽痛、汗出し、心下痞硬し、陰嚢冷の場合に用いる」。

甘草乾姜湯(かんぞうかんきょうとう)『金匱要略』　方剤名。①甘草 4 炙　乾姜 2 炮。「肺痿にて、涎沫を吐して咳せざる者は、その人渇せず、必ず遺尿し、小便数なり、しかる所以の者は、上虚し下を制すること能

わざる以ての故なり。此れ肺中冷と為す。、必ず眩み、涎唾多し、甘草乾姜湯は以てこれを温む。」(肺痿吐延沫而不咳者、其人不渇、必遺尿、小便数、所以然者、以上虚不能制下故也。此為肺中冷、必眩、多涎唾、甘草乾姜湯以温之…) ②炙甘草16 炮乾姜8。「傷寒の際にひどく汗し手足厥冷し、口渇し、胸悶し、吐きそうな場合、肺痿で咳嗽はでずに、泡の混じった薄い痰が出て、眩暈し、頻尿・遺溺する場合に用いる」。

甘草附子湯(かんぞうぶしとう)『傷寒論』 方剤名。①甘草2 蒼朮4 桂枝3 附子0.5。「四肢の筋肉、関節の急性の激痛に用いる」②桂枝16 甘草 炮附子 白朮各4。『東医宝鑑』「風湿により筋肉と関節が非常に痛み、冷たく浮腫する場合、尿不利の場合、発汗し短気し悪風する場合に用いる」。

甘草麻黄湯(かんぞうまおうとう)『金匱要略』 方剤名。甘草2 麻黄4。「急迫的に喘咳が起こり、呼吸困難をきたすものに用いる」。

寒則気収(かんそくきしゅう)(寒すれば則ち気収まる) 『素問・挙痛論』に見える。「寒則収引」に同じ。収とは斂縮のこと。肝気が肌膚を傷ると、毛竅は緊閉し陽気は収斂して汗が出なくなる。寒が筋脈を傷ると、筋脈は収引し拘急痙攣して、疼痛が現れる。

寒則収引(かんそくしゅういん)(寒すれば則ち収引す) 「寒則気収」に同じ。

肝体陰而用陽(かんたいいんじようよう)(肝体は陰にして用は陽なり) 「体」とは実体や実質のこと。「用」は作用や機能のこと。肝は蔵血の臓で血は陰であるので、肝の実体は陰である。肝は疏泄をつかさどり内に相火があり、「風木の臓」なので、動風化火しやすい。また肝は筋(筋腱)の活動をつかさどる。これらの機能と作用と病理の状態は、陰陽の観点から分析すると、動と熱と陽に属す。

寒滞肝脈(かんたいかんみゃく) 寒邪が肝脈に凝滞した病変をいう。肝の経脈は外陰部を絡い、小腹を過ぎて両脇に分布している。寒邪が肝の経脈に凝滞すると、肝の経脈が攣急して、下腹脹痛・睾丸の牽引墜痛が現れる。さらに肢冷畏寒・舌苔白滑・脈沈弦や遅などが見られる。これは睾丸や副睾丸の疾病や疝気などに見られる。

間代術(法)(かんだいじゅつ) 刺針法。2つの方法がある。①目的の深さに刺入する場合に、途中で止めてしばらくして刺入し、その深さに届くまで数回静止しながら刺入する方法。「屋漏術」に相当する。②目的の深さに刺入した後、少し抜いた位置でしばらく静止して、また刺入することを繰り返す。操作中には押し手も刺し手も離さない。強刺激となる。

完帯湯(かんたいとう)『処方集』 方剤名。白朮 山薬 車前子 蒼朮各12 白芍8 人参 甘草 柴胡 陳皮 荊芥穂各4。「脾胃虚弱により面色黄、手足厥冷、口中無味、泄瀉、白帯が多い場合に用いる」。

寒多熱少湯(かんたねっしょうとう)『四象診療』 方剤名。薏苡仁12 羅蔔子8 麦門冬 桔梗 黄芩 杏仁 麻黄各4 乾栗7。「太陰人が寒厥で無汗の場合に用いる」。

汗多亡陽(かんたぼうよう) 発汗薬を使用しすぎて自汗して、汗出過多になると、陽気が散亡しやすい。軽症では陽虚となり、重症では亡陽となる。

寒痰(かんたん) 痰質が清稀で白色なのが特徴である。外感風寒によるものは、必ず悪寒発熱頭痛・喉痒咳嗽などをともなう。脾腎虚寒によるものは、悪寒肢冷・神倦納呆・脈沈緩などをともなう。

眼丹(がんたん) 症名。本病の病因と部位は針眼と同じである。しかし病状が重い。胞瞼が漫腫赤痛し硬結して拒按となる。ひどければ頭痛・悪寒発熱などの全身症状もともなう。

頑痰(がんたん) 症名。頑固で治りにくい痰証のこと。哮喘の反復発作や痰飲が治りにくい病症は、頑痰が胸膈に停留しているために起こる。

甘膽丸(かんたんがん)『東医宝鑑』 方剤名。

甘草80　猪胆5。「酢物を食べた後に咽中腫痛し、短気し、咳嗽するものに用いる」。

肝胆湿熱（かんたんしつねつ）　湿熱の邪が肝胆を蘊蒸する病変をいう。主な症状は寒熱口苦・脇痛・腹痛・悪心嘔吐・腹脹厭食・皮膚が黄色くなる・小便黄赤・舌苔黄膩・脈弦数などが現れる。

乾地黄（かんぢおう）［生地黄］　薬物名。清熱涼血薬。苦甘、寒、心・小腸・肝・腎。①滋陰降火　②涼血止血　③潤腸通便　④解毒化斑　⑤養血安胎

肝着（かんちゃく）　古代の病名。『金匱要略』に見える。「着」とは邪気留着のこと。肝の気血が鬱滞すると、胸脇痞悶不舒、ひどければ脹痛・あん摩により緩解・熱飲を好むなどの病症のこと。

寛中（かんちゅう）　「疏鬱利気」を参照。

関蟄（かんちゅう）　手足の太陰経の皮部の名称。

寛中丸（かんちゅうがん）『東医宝鑑』　方剤名。蒼朮　烏薬　香附子各80　三稜　蓬莪朮　橘皮　陳皮　炮乾姜　良姜　茴香　神曲　麦芽各40。「積聚により小腹満痛し、顔面黄色し消痩する場合に用いる」。

寛中袪痰湯（かんちゅうきょたんとう）『医林撮要』　方剤名。白朮　白芍各6　白茯苓　沙参　半夏　瓜呂仁各4　陳皮　天門冬各3.2　香附子　黄連　黄芩　桔梗各2.8　枳実　炙甘草各2。「咳嗽して濃痰が出て、胸悶、短気、心下痞硬、吃逆するものに用いる」。

環中穴（かんちゅうけつ）　穴名。奇穴。股関節の外側、大転子の前上部で、側臥して大腿を曲げ、股関節外側横紋の頭（環跳穴）と仙骨管裂孔（腰兪穴）との中間に取る。腰痛・坐骨神経痛・胆経上の疼痛などを主治。

寛中進食丸（かんちゅうしんしょくがん）『東医宝鑑』　方剤名。麦芽　半夏　猪苓各28　草豆蔻　神曲各20　枳実16　陳皮　白朮　白茯苓　沢瀉各8　砂仁6　乾姜　人参　橘皮　甘草各4　木香2。「痰飲により食べ物が降りず、心下痞硬し、身体労倦して、悪心して口中無味のものに用いる」。

寛中養胃湯（かんちゅうよういとう）『医林撮要』　方剤名。蒼朮16　陳皮4　香附子2.8　枳実　厚朴　藿香　半夏　白茯苓各2　神曲　麦芽各1.6　山査　砂仁　檳榔　橘皮　炙甘草1.2　生姜3　大棗1。「胸部が詰まり、心下痞硬して悪心嘔吐して、頻繁に泄瀉して、口中無味で、身体労倦する場合に用いる」。

環跳（かんちょう）　穴名。足少陽胆経、足少陽胆経と足膀胱経との交会穴。臀部、大転子の頂点と仙骨裂孔を結ぶ線上、大転子の頂点から1/3。①袪風化湿　②疏筋利節　③強腰理髀　④駆除散滞　⑤温通経脈

鐶跳（かんちょう）　穴名。環跳穴の別名。

環跳疽（かんちょうそ）　症名。股関節部（環跳穴）の部位にできる疽のこと。病因と病理は「附骨疽」に同じ。初期では悪寒発熱・股関節部の漫腫隠痛・皮膚不変となり、次第に疼痛が増し・腰の屈伸障害・臀部が次第に突き出て・大腿部が外反してくる。3ヶ月くらいで皮膚色がわずかに紅色をおび、壮熱が続く。これは膿が出来上がってきたことを示す。潰れたら膿は透明で薄く、口が塞がりにくい。治療が適切でなかったり病状が進展すれば、患側の下肢が不能となる。

甘遂（かんつい）　薬物名。苦。寒。有毒。肺・脾・腎。①瀉水除湿。実熱証の腹水・浮腫・口渇・尿量減少・便秘・脈実などに用いる。②逐痰滌飲。懸飲（胸部の痰飲積聚・胸水）による呼吸困難・胸苦・脇肋部痛などに用いる。または水飲と熱邪が胸部で互結した結胸による心窩部～腹部の疼痛・硬満などに用いる。③消腫散結。癰腫瘡毒（化膿性皮膚病）に、単味の粉末を外用する。

甘遂散（かんついさん）『東医宝鑑』　方剤名。①甘遂　朱砂各4　猪胆1。「癇疾一般に用いる」　②甘遂80　蜜2。「関格により心悸し、大小便不利し嘔吐する場合に用いる」　③甘遂70　牽牛子30。『処方集』「肝経病証で腹水・浮腫のある場合に用いる」。

鑑定傷寒論（かんていしょうかんろん）　書

名。日本江戸時代、荻生徂徠(1666～1728)の原著。『傷寒論』の旧文と思われる条文を抽出・分別して、若干の注を加えた書。不分巻1冊。文化8年(1811)刊。

款冬花(かんとうか)　薬物名。温肺止咳薬。辛甘、温、肺。①化痰止咳　②下気平喘　③潤肺止血

款冬花散(かんとうかさん)『東医宝鑑』　方剤名。麻黄　貝母　阿膠各8　杏仁　炙甘草各4　知母　桑柏皮　半夏　款冬花各2　生姜3。「風寒が肺を侵し、胸悶し、多痰で短気し咳嗽し、咽喉腫痛する場合に用いる」。

か

款冬花湯(かんとうかとう)『処方集』　方剤名。款冬花　砂仁　桑柏皮各5。「気管支炎、気管支拡張症、肺結核、感冒、流行性感冒により咳嗽する場合に用いる」。

甘豆湯(かんとうとう)『東医宝鑑』『救急方』　方剤名。①甘草　黒豆各20。『東医宝鑑』「脚気により全身浮腫した場合、あらゆる薬物中毒とその他の中毒に用いる」　②黒豆8　甘草　燈花各4　竹葉2。『救急方』「小児が胎熱毒により夜啼する場合、乳の飲みすぎにより滞する場合に用いる」。

款冬白附丸(かんとうびゃくぶがん)『薬典』　方剤名。款冬花粉　白附粉各44.6　人参粉22.2。「咳嗽し多痰で短気し胸痛する場合に用いる」。

汗毒(かんどく)　「発頤(はつい)」に同じ。

関兎穴(かんとけつ)　穴名。奇穴。股関節と膝蓋骨外側上縁の上6寸(伏兎穴)との中間。大腿痛・胃痛・腹痛・腹鳴・下痢などを主治。

汗吐下和(かんとげわ)　「四法」ともいう。薬物治療の原則のこと。「汗」は発汗によって体表の邪気を体外に排出すること。「吐」は催吐法によって邪気を吐出すること。「下」は下剤で邪気を排出すること。「和」は、汗吐下などが禁忌の場合に、病毒を和解する薬剤を用いる治法のこと。

関内(かんない)　「喉関」に同じ。

鹹入腎(かんにゅうじん)(鹹は腎に入る)　「五味所入」を参照。

甘入脾(かんにゅうひ)　「五味所入」を参照。

肝熱(かんねつ)　肝に熱邪があるか気鬱化熱して引き起こされる病変のこと。主な症状は煩悶・口苦・口乾・手足発熱・小便黄赤などがあり、ひどい場合は狂躁・不得安臥などが見られる。

寒熱(かんねつ)　①八綱中で疾病の属性を鑑別する2つの綱領のこと。「陽勝(まさ)れば則ち熱す」「陰勝れば則ち寒す」とある。実際には、寒熱とは陰陽の偏盛偏衰の表現である。その具体的な症状は「寒証」と「熱証」を参照する。疾病が寒に属すか熱に属すかを弁別することは、治療法を確定するのに重要な意義がある。治療においても「寒するものはこれを熱す」「熱するものはこれを寒す」とあり、方剤と要薬を決定するのに、重要な根拠となる。寒と熱は相対的なものであるが、それぞれが相互に関連している。時には「真寒仮熱」や「真熱仮寒」または、「寒熱錯雑」などを呈することもあるので、注意深く弁別する必要がある。②悪寒発熱症状の簡称。

寒熱往来(かんねつおうらい)　悪寒の際に発熱が無く、発熱の際に悪寒が無く、悪寒と発熱が交互に出現し、それが定期的または不定期に繰り返し現れるものをいう。これは少陽病で正気と邪気が争うことより現れる熱型である。

寒熱錯雑(かんねつさくざつ)　寒証と熱証が同時に出現するものをいう。「上熱下寒」「上寒下熱」「表熱裏寒」「表寒裏熱」などは、いずれも寒熱錯雑の病理現象である。

寒熱腧(かんねつゆ)　寒熱病を治療する際に用いる腧穴(経穴)のこと。

感応元(かんのうげん)『東医宝鑑』　方剤名。肉豆蔻　炮乾姜　百草霜各80　木香60　畢澄茄　三稜　丁香各40　巴豆100　杏仁100　黄蜜160　胡麻油40。「中気が虚寒して、消化不良で胸脇満痛し、臍部周辺が絞痛する場合、ひどく吐瀉し眩暈し、身体労倦する場合に用いる」。

頗之盛脈(かんのせいみゃく)　陽明経の頰

車穴の部分を指す。

肝肺内䐜(かんぱいないしん) 肝と肺が腫脹すること。

巻柏丸(かんぱくがん)『郷薬集成方』 方剤名。爪蓮華　赤石脂　阿膠各20　槐花　牛角腮　当帰　黄耆　川芎各10。「小児が大便に血が混じり、顔に黄疸が出て潤いが無く、消痩し、時に腹痛し、食欲不振の場合に用いる」。

甘麦大棗湯(かんばくたいそうとう)『金匱要略』 方剤名。①甘草5　大棗6　小麦20。「激しい精神興奮や、痙攣発作のある精神神経疾患、および諸種の痙攣性症状を呈する身体疾患が目標で、婦人や小児に用いる」 ②甘草40　小麦3　大棗7。『東医宝鑑』「婦人の心虚または肝気障害により、悲哀したり苦悩して不眠し、ひどければ精神昏迷などの症状がある場合に用いる」。

汗斑(かんぱん) 「紫白癜風」を参照。

肝痹(かんひ) 症名。五臓痹証の一つ。主な症状は頭痛・夜睡多驚夢・渇飲・多尿・腹脹・腰痛脇痛・足冷などが見られる。古代の臓象学説では、「筋痹」が長らく治癒せずに、さらに邪を感受して、邪気が内積して起こると説いている。『素問・痹論』に「筋痹已えず、復た邪を感じ、内に肝に舎る」(筋痹不已、復感于邪、内舎于肝)と見える。

寒痹(かんひ) 証名。痛痹ともいう。痹証の一つ。症状は肢体痠痛して疼痛の程度がひどく、寒さにさらされると増痛し、温めると減痛する。病因は風寒湿邪の寒邪が偏勝し、気血が凝滞して不通になることで起こる。『素問・痹論』には「寒気勝るものは、痛痹となる」(寒気勝者、為痛痹)と見える。

肝脾不和(かんぴふわ) 「肝気犯胃」を参照。

皯䵟(かんぴ) にきびのこと。

眼皮(がんひ) 「胞瞼(ほうけん)」に同じ。

旱苗法(かんびょうほう) 「人痘接種法」を参照。

看病用心抄(かんびょうようしんしょう) 書名。日本鎌倉時代、良忠(1199～1287)の著。病人の看護書。この分野の書としては日本最古のもので、多くの仏典から引用して、看病人の心得や成仏の法を述べている。

寒府(かんふ) ①督脈の陽関穴のこと。②寒邪の聚るところのこと。

肝風(かんふう) 「肝風内動」を参照。

肝風疝(かんふうせん) 症名。風熱を外感して起こる疝症のこと。肝は風木の臓であり、風熱邪が侵犯して邪気が筋に入り、往来寒熱・手足抽搐するものをいう。

肝風内動(かんぷうないどう) 証名。「肝風」ともいう。「風気内動」も同義である。疾病の発展過程中に、動揺・眩暈・抽搐などを表すこと。これは病理変化におけるものなので、外感風邪とは異なる。その病機は、肝主血・主筋・開竅于目・経脈が巓に上り脳を絡うなどの機能と関係する。そこで「諸風掉眩は、皆肝に属す」(諸風掉眩、皆属于肝)と言われる。これには虚証と実証がある。虚証は陰液虧損により起こるので「虚風内動」といい、実証は陽熱亢盛により起こるので「熱盛風動」または「熱極生風」という。各項を参照。

寒府穴(かんぷけつ) 穴名。足陽関穴の別名。

肝不蔵、脾不統(かんふぞう、ひふとう)(肝蔵せず、脾統せず) 肝は血を貯蔵する機能があり、脾は血を統率する機能がある。その機能が不能になる状態を言う。

寒分(かんぶん) 痰飲病のこと。痰飲は水寒が凝聚したものである。

汗法(かんぽう)［発汗法］ 治法。発汗作用のある薬物を用いて、発汗させて表邪を解除すること。汗法には、退熱・透疹・消水腫・去風湿などの作用がある。主に外感表症や、表症のある癰腫・麻疹・水腫の初期(上半身の水腫が顕著)などに適用する。発汗解表には汗出去邪するのが最適であるが、発汗が過ぎると津液を損傷し、ひどければ大汗が止まずに虚脱症状を引き起こしてしまう。一般に心気衰弱・吐瀉失水・出血・津液虧損などの際には禁忌である。体質虚弱なものに発汗解表を用いる場合には、益

か

気・滋陰などの薬物を併用する。
緩法(かんぽう) 治法。慢性で虚弱な病症に適用する。6つの意味がある。①薬味を多くして相互に制約させ、単独での直達の力を弱める。②無毒の薬物を用いて、病邪を徐々に除去して正気を傷つけないようにする。③薬物の気味を薄くして、即効的な効果を期待しない。④甘薬の甘緩作用を利用して、効果の強すぎる薬物の作用を緩和させる。⑤丸薬にして邪気を徐々に攻逐する。⑥緩和薬を用い本治して、人体の抵抗力を増強して、疾病を自然に除去すること。代表方剤に「四君子湯」(人参、白朮、茯苓、甘草)があげられる。
漢方(かんぽう) 「漢方」とは、中国系伝統医学の日本での言い方。日本の江戸時代後期に、オランダを経由して伝入した西洋医学の「蘭方」に対して、それまで日本で行われてきた中国系の伝統医学を「漢方」と呼ぶようになった。広義には中国医学そのものを指す。つまり薬物療法(湯液)、針灸、あん摩、気功、体操、食養など。狭義には中国から伝入した日本の薬物療法のみを指す。
奸皰(かんぽう) にきびのこと。
眼胞(がんぽう) 「胞瞼(ほうけん)」に同じ。
寒包火(かんほうか)(寒は火を包む) 平素より内に積熱があり、そこへ寒冷を感受すると、寒が外を包み、熱が内に鬱する病理のこと。これは哮喘・久咳・失音・咽痛・齦腫などの病症に見られる。
眼胞菌毒(がんほうきんどく) 症名。脾経の湿熱蘊結により起こる。症状は瞼縁に小泡が出現し、次第にきのこ状の贅肉となり、さらに小蔕が生じ、無痛無痒である。ひどければ眼翻流涙・視物昏蒙、なかなか治癒しない。
完胞湯(かんほうとう)『処方集』 方剤名。人参　白朮　当帰各20　黄耆　川芎各10　白茯苓　益母草各6　紅花　白芨各2　桃仁5。「気血不足により、出産後に頻尿、尿失禁する場合に用いる」。
肝募穴(かんぼけつ) 穴名。期門穴のこと。
眼胞痰核(がんほうたんかく)[眼瞼腫核] 症名。「目疣(もくゆう)」ともいう。「瞼板腺嚢腫」のこと。胃腸蘊熱と湿痰が同時に経絡を阻塞して起こる。症状は胞瞼内に核状の硬結が生じ(上胞に多発)、押しても痛まずよく動く。日が経つと隆起して発赤し、眼胞が重墜して腫脹して渋る。
頑麻(がんま) ひどい知覚麻痺のこと。麻木に同じ。
陥脈(かんみゃく) 邪気が脈中に陥入すること。
緩脈(かんみゃく) 脈象名。正常のものと病態のものがある。脈が穏やかで均等な緩脈は、正常人の脈象である。脈が弛緩して緊張感が無い緩脈は病脈である。湿邪や脾胃虚弱により見られる。
関脈(かんみゃく) 「寸・関・尺」を参照。
鹹味涌泄為陰(かんみゆうせついいん)(鹹味は涌泄して陰となす) 『素問・至真要大論』に見える。鹹味薬は催吐と潤下作用があり、薬性は陰に属す。たとえば塩湯で食積を吐かしたり、芒硝で大便を潤下するなどがある。
寒無犯寒(かんむはんかん)(寒すれば寒を犯すこと無し) 『素問・六元正紀大論』に見える。熱証が無ければ、寒冷の冬季には寒薬を用いて、陽気を損傷して変証を生じさせてはならないこと。しかし例外として裏に実熱結滞があれば、寒涼の攻下薬を用いなければならない。ただ冬季に寒涼攻下薬を用いる際は、方剤と薬物を選択して分量も考慮しなくてはならない。
寒無浮、熱無沈(かんむふ、ねつむちん)(寒に浮無く、熱に沈無し) 『本草綱目・序例』に見える。寒性薬の作用は、裏に向き下に向くので「浮」は無い。熱性薬の作用は、上に向き外に向くので「沈」は無いということ。しかし、これも絶対的なものではない。桑葉は寒性だが上行して明目するし、巴豆は熱性だが向下して大便を通ずる。
眼目精要(がんもくせいよう) 書名。日本江戸時代、藤井見隆(1689~1759)の編著。

眼科医方集。全3巻。享保11年(1726)刊。和文。

眼目明鑑(がんもくめいかん)　書名。日本江戸時代、杏林庵医生(生没年不詳)の著。眼科専門医書。元禄2年(1689)初版。日本初の眼科専書として知られる。

関門(かんもん)　穴名。足陽明胃経。上腹部、臍中央の上方3寸、前正中線の外方2寸。①健脾和胃　②通利水道　③利水消腫　④和中化滞

患門穴(かんもんけつ)　穴名。奇穴。足の第1指の爪の先端から足底部を経て踵の正中から膝窩横紋の中央(委中穴)までの長さを計り、その長さを鼻尖から督脈上に止まったところに仮点を取り、口角から鼻中隔下端までの長さで仮点の左右に取る。『針灸聚英』では、心兪穴に相当するという。肺疾患・心疾患・五労内傷などを主治。

患門の灸(かんもんのきゅう)　「患門穴」を参照。

寒薬(かんやく)　寒性の薬材のこと。黄連・黄芩など。黄連解毒湯が代表方剤である。

丸薬(がんやく)　調剤法の一つ。薬物を砕いて粉末にし、蜂蜜、水、糊などを混ぜ合わせて丸球状にするもの。携帯や服用に便利で、吸収がゆるやかで、薬力の持続・保存がきく特徴がある。

肝兪(かんゆ)　穴名。足太陽膀胱経、肝の兪穴。上背部、第9胸椎棘突起下縁と同じ高さ、後正中線の外方1.5寸。①疏肝利胆　②清頭明目　③舒肝解鬱　④除湿熱　⑤調営血

肝陽(かんよう)　主に肝の機能活動の変化状況を指す。正常な状況では、肝陽と肝陰は相対的な平衡状態を保っている。もし肝陰が虚せば陽気を制御できずに「肝陽上亢」となり、頭痛・眩暈・易怒・耳鳴・失眠などの症状が現れる。

肝癰(かんよう)　症名。肝に生ずる癰のこと。多くは肝鬱化火や肝胆不和、膏粱厚味や湿熱虫積などが肝に壅結して起こる。さらに閃挫・挫傷・打撲などの外傷により血絡が瘀阻鬱結しても起こる。初期では右側の胸肋部が隠痛し、次第に増痛し、右側に横臥できずに呼吸に支障をきたす。発病は急性か慢性かは一定せず、つねに悪寒発熱などの全身症状をともなう。「痰火」によるものは発病が緩慢で、多くは全身症状は無く脈弦滑となる。「瘀血」によるものは、疼痛がひどいが、悪寒発熱は無く脈弦渋となる。その後、肝は次第に腫大し腹満攣急して、消痩してくる。治療が遅れると膿腫潰破して、珈琲色で穢臭を帯びた膿が出る。時には発咳や膿血を吐く・激しい腹痛・下利膿血・虚脱などの症状をともなう。いずれも重病の症状である。

肝陽化火(かんようかか)　証名。「木鬱化火」に同じ。肝陽上亢の発展型。陽亢すれば熱し、熱極まれば火を生ずる。「肝陽上亢」「肝鬱化火」「肝火」などを参照。

関陽穴(かんようけつ)　穴名。足陽関穴の別名。

肝陽上亢(かんようじょうこう)[肝陽偏旺]　証名。腎陰が肝を滋養できない、または肝陰が不足し陰が陽を制御できずに、肝陽が偏旺して上亢する。主な症状は頭眩・頭痛・面赤・眼花・耳鳴・口苦・舌紅・脈弦滑か弦細などが見られる。

漢洋病名対照録(かんようびょうめいたいしょうろく)　書名。日本明治時代、落合泰蔵(1851～1937)の著。病名辞典。従来の漢方の病名を西洋医学の病名に置き換えを試みた書。

肝陽偏旺(かんようへんおう)　「肝陽上亢」に同じ。

肝欲散、急食辛以散之(かんよくさん、きゅうしょくしんいさんし)(肝散を欲すれば、急ぎ辛を食して以ってこれを散ず)　治法。肝は木に属し条達を好む。肝が病み木鬱して疏泄しなければ、辛味を用いて木鬱を退散して疏肝しなくてはならないこと。

肝与胆相表裏(かんよたんそうひょうり)(肝と胆はあい表裏なり)　「肝合胆」に同じ。

甘瀾水(かんらんすい)[労水]　水を容器に

入れ、ひしゃくで水を汲みたらすことを繰り返すと、水面に水泡が浮く。このようにして作った水のこと。

寒痢(かんり) 症名。「冷痢」ともいう。炎天下で涼を求めすぎたり、生冷物や不潔なものを食べ過ぎて、寒気が凝滞し脾陽が受傷して起こる。症状は白色下痢・赤白混合の下痢・便は稀薄で腥臭がする・苔白・脈遅などが見られる。

坎離既済丸(かんりきさいがん)『東医宝鑑』 方剤名。当帰　熟地黄　生地黄　天門冬　麦門冬　山茱萸　牛膝各160　白芍　五味子　山薬　亀板各120　知母160　黄柏360　川芎40。「陰虚火動により午後潮熱し冷汗が出て、喀血し咳血して、脈が弱く、次第に身体衰弱してくるものに用いる」。

坎離膏(かんりこう)『東医宝鑑』 方剤名。黄柏　知母　胡桃　蜜各160　生地黄　熟地黄　天門冬　麦門冬各80　杏仁　側柏葉10。「陰虚火動により潮熱と冷汗が出て、咳血・吐血・喀血し、次第に身体衰弱してくるものに用いる」。

寒慄鼓頷(かんりつこがん) 症名。「鼓慄」は「振慄」ともいう。寒慄は寒邪により起こるので「戦慄」ともいう。鼓頷とは悪寒して全身が震え、上下の歯をたえずガタつかせる状態のこと。

坎離丸(かんりがん)『普済方』 方剤名。黄柏　知母。滋陰降火の効があり、陰虚火旺・房労による消痩などの場合に用いる。

坎離丸(かんりがん)『東医宝鑑』 方剤名。黄柏　知母各同量。「遺精と夢泄に用いる」。

坎離湯(かんりとう)『救急方』 方剤名。半夏　紫蘇子各8　白朮　白茯苓　木香　畢澄茄　石菖蒲　炙甘草各4。「小児が生ものや冷たいものを食べ過ぎたり、冷風を受けることにより生ずる熱痰で、心煩・短気し、昼より夜が悪化し、口中無味で神志昏迷する場合に用いる」。

顴髎(かんりょう) 穴名。手太陽小腸経、手少陽経と手太陽経の交会穴。顔面部、頬骨突起下の陥凹部で、外眼角の直下に取る。①清熱散風　②疏経止痛　③調経化瘀　④鎮痛鎮痙

関陵穴(かんりょうけつ) 穴名。足陽関穴の別名。

関梁穴(かんりょうけつ) 穴名。金門穴の別名。

寒涼派(かんりょうは) 「金元四大家」を参照。

管蠡備急方(かんれいびきゅうほう) 書名。日本室町時代、久志本常光(1471～1542)の著。医方書。全3巻。天文3年(1534)成。

旱蓮草(かんれんそう) 薬物名。止血薬。甘酸、涼、肝・腎。①補腎壮骨　②涼血止血　③解毒医瘡　④涼血調髪

乾斂瘡(かんれんそう) 「奶癬(だいせん)」に同じ。

甘露飲(かんろいん)『和剤局方』 方剤名。①乾地黄　麦門冬　天門冬　枳実　甘草　茵蔯蒿　枇杷葉　石斛　黄芩　生地黄。「胃炎のために食欲が無く、歯や歯齦が腫れて痛み、時には膿血が出る、口腔・舌・咽喉に瘡ができて痛む、または眼のまつ毛が重なって眼が開けていられないものや、眼が赤く充血して腫れた場合などに用いる」②寒水石　石膏　鬱金　薄荷　甘草各同量。『東医宝鑑』「小児の発熱で胸悶・口渇・水を飲みたがる場合、毎日同時刻に発熱し、一定の時間を過ぎると解熱する場合に用いる」③生地黄　熟地黄　天門冬　麦門冬　黄芩　石膏　茵陳蒿各12　枳実　甘草各4　枇杷葉1。『その他』「胃熱により歯ぐきが腫れ、疼痛し、歯衄が出て口中乾燥しただれる場合、身体浮腫し、胸悶、便秘する場合に用いる」。

肝労(かんろう) 症名。五労の一つ。精神的な刺激や肝気が損傷されて起こる。症状は視物不明・両脇から胸部に引きつるような疼痛・運動障害などがある。

甘露消毒丹(かんろしょうどくたん) 「化湿」を参照。

甘露緑豆湯(かんろりょくずとう) 「単方」を参照。

か行・き

肌(き)　①肉のこと。②体表の皮膚(皮下組織を含む)に連なる筋肉のこと。

奇(き)　①異常なもの。「奇病」「奇邪」などがある。『素問・奇病論』では異常な疾病を指している。②「偶」の相対、単数のこと。「奇方」「奇制」などがある。

気(き)　①体内に流動する営養豊富な精微物質、水穀の気などを指す。②臓腑組織の活動能力のこと。五臓の気、六腑の気、経脈の気などがある。③臨床上での「気」とは、多くは臓腑機能の失調により引き起こされる病状を指している。「胃気不降」や「肝気犯胃」などのこと。

悸(き)　心中が跳動すること。虚証と実証がある。心虚血少や水飲凌心や肝胆痰火の上逆でも「悸」が起きるので弁別が必要である。

跽(き)　足の大趾(親指)の下面(跖)の根元の部分のこと。

疷(き)　やむ、病が多いこと。

機(き)　「髀枢(ひすう)」を参照。

愾(き)　なげく、太息(ためいき)するの意味。

𤺥(き)　やむ、やまいのこと。

痵(き)　むなさわぎ、動悸。心臓弁膜症、神経質、心悸亢進などのたぐい。

痡(き)　はぜる、創口の肉が反り出ること。腫れること。

宜彙(ぎい)　書名。朝鮮李朝時代の書　高宗8年(1871)に編されたものと思われる。錦里散人の編した医書。筆写本。5巻5冊。

気為血帥(きいけつすい)(気は血の帥たり)　気血の運行は相互に対立し、相互に依存している。気は陽であり動力である。血は陰であり物質の基礎である。営血が経脈中を絶えず運行し全身を周流することができるのは、「気」の動力に依存しているのである。気がめぐれば血もめぐり、気が滞れば血も滞る。そこで「気は血の帥たり」といわれる。しかし「気」も営血によってその作用が発揮できるので「血は気の母たり」(血為気母)ともいう。この両者の関係は、血液は組織器官を営養して機能の活動を起こさせ、機能の正常な活動と血液の運行を推動させるのである。気血の運行は「陰陽互根」の道理の具体的な表現である。

起痿至神湯(きいししんとう)『補陽処方集』　方剤名。熟地黄　山薬　玄参　甘菊花各10　人参　当帰　白芍各5　白芥子3　神曲2。「気血不足により陰痿症になった場合に用いる」。

起陰気(きいんき)　①養陰生精の効果のある薬物のこと。②陰痿症に対して薬物を用いて正常に回復させること。

気陰不足(きいんふそく)　「気陰両虚」に同じ。

気陰両虚(きいんりょうきょ)[気陰両傷]　熱性病や慢性・消耗性疾患の過程中に出現する、陰液と陽気がいずれも傷耗する現象のこと。程度が軽いものを「気陰不足」といい、重いものを「気陰両虚」という。3種類の状況がある。①熱性病の極盛期で、熱は退くかまたは退かず、大汗して気促し、舌嫩紅や乾絳・口渇・脈散大や細数で虚脱傾向があるもの。②熱病の後期で、肝腎の真陰が虧損し、元気が大傷し、微熱・手足心灼熱・自汗・盗汗・神倦・食少・口乾舌燥・舌絳苔少・脈虚大のもの。③内傷雑病にみられるもの。神疲形倦・少気懶言・口乾咽燥・自汗・盗汗・潮熱・口渇・舌紅無苔・脈虚数などのもの。

気鬱(きうつ)　気機が鬱結すること。多くは情志の刺激や気血の失調により起こる。普通は肝気が鬱結したものを指す。主な症状は胸悶脇痛・急躁易怒・食欲不振・月経不調・脈沈濇などが見られる。「肝気鬱結」を参照。

気会(きえ) 「八会穴」を参照。

気癭(きえい) 症名。癭の一種。頚部の片側や両側に、弥漫性の腫大があらわれ、境界は不明瞭で軟らかく、皮膚色も変わらない。痛みは無く、喜怒などの感情により消えたり悪化したりする。若い女性に好発する。山嵐水気や気鬱によって起こる。

気営両清(きえいりょうせい)[清気涼営] 治法。気分と営分の薬物を同時に使用して、熱性病で熱邪が気分と営分に侵入したものを治療する方法。症状は高熱・心煩が主で口渇・汗出・不能睡着・舌質絳苔黄で乾燥・脈洪数などをともなう。治療には石膏・知母・生地黄・麦門冬・元参・連翹などの薬物を用いる。

気営両燔(きえいりょうはん) 気分と営分が邪熱熾盛の病機のこと。主な症状は壮熱・煩渇・神志昏迷・斑疹がわずかに見える・舌絳苔黄燥などがある。斑疹が多く、または吐血・衄血・便血・抽搐などの血分の症状があれば「気血両燔」である。

気液竭(きえきけつ) 気液とは肺胃の津液を指す。肺胃の津液は衛気によって散布されるが、温邪が傷肺すれば、津液が焼かれて枯渇する。

危亦林(きえきりん、1277〜1347) 人名。中国の名医。代々医家の家に生まれる。代々集められた処方と自らの経験を加えて『世医得効方』を著した。

気噎(きえつ) 五噎の一つ。喘悸して胸背部が疼痛するもの。

稀涎散(きえんさん) 方剤名。①「涌痰醒脳」と「頂」を参照。②白礬60　皀莢4。『医林撮要』「痰涎が盛んで眩暈、筋肉攣急、口眼喎斜、胸悶する場合に用いる」　③巴豆実6　白礬40　皀莢12。『その他』「中風により牙関緊閉、不語の場合、痰厥で神識昏迷、昏倒する場合、乳蛾で咽喉腫痛する場合に用いる」。

枳園叢攷(きえんそうこう) 書名。日本江戸時代、森立之(1807〜1885)の論考集。医語・医書・医家・薬物・処方などに関する高度な考証学的論考が多数収められている。

気嘔(きおう) 症名。内因(精神的因子)による嘔吐、神経性嘔吐のこと。

喜嘔(きおう) 症名。頻繁に嘔吐すること。

岐黄(ぎおう) 黄帝と岐伯を合わせた呼称。黄帝は岐伯に医薬を研究させて、経方を発明させたと伝えられている。中国の現存する最古の医書『内経』は、黄帝が問い、岐伯が答える体裁で書かれている。以後、黄帝と岐伯を医の開祖とした。

既往症(きおうしょう) 誕生から現在に至るまでの病歴や症状のこと。

気化(きか) ①広義には人体内の気機の運行や変化を指す。つまり臓腑の機能作用、気血の輸布流注、臓腑の気の昇降や開闔などには、すべて「気化」が含まれている。②狭義には三焦の気の流行宣化を指す。三焦の水液の輸布作用は「気化」の作用である。

気海(きかい) 1)部位の名称。「上気海」と「下気海」とがある。膻中は上気海であり、宗気が会積する場所である。臍下丹田は下気海であり、男女の精気の会聚する場所である。2)穴名。任脈。下腹部、前正中線上、臍中央の下方1.5寸。①温陽散寒　②補腎培元　③調経固精　④昇陽補気　⑤行気散滞

気街(きがい) ①「気衝」ともいう。小腹部の下方、股関節部の上方の境界の鼠径部(腹股溝部)を指す。②人体内の気の運行経路のこと。『霊枢・衛気篇』に六府(『甲乙経』では「六経」とする)・頭部・胸部・腹部・下肢などには、すべて気街があると述べている。

帰艾丸(きがいがん)『郷薬集成方』 方剤名。生地黄　生姜各600　艾葉120　当帰　白芍　白茯苓　延胡索各80。「不妊症に用いる」。

器械灸(きかいきゅう) 艾の燃焼の代用に器具や機器を使用し、電熱や熱源を利用して治療するもの。

気海兪(きかいゆ) 穴名。足太陽膀胱経。腰部、第3腰椎棘突起下縁と同じ高さ、後正

中線の外方1.5寸。①補腎壮陽　②強壮腰膝　③散風通絡　④益気生肌

其下者引而竭之（きかしゃいんじけつし）（其の下なるものは引きてこれを竭く）『素問・陰陽応象大論』に見える。「下」は下部にある病邪のこと、「引」は二便を通利する方法のこと。つまり病邪を下から排出すること。「下法」「利湿」を参照。

気化不利（きかふり）　証名。水腫や排尿障害の病理の一つ。小便の排泄は、腎と膀胱の気化作用に依存している。たとえば湿熱下注や命門火衰などでは、いずれも腎と膀胱の気化作用が障害されたり減弱して、排尿困難・ぽとぽとと滴るように出たり、ひどくなれば閉塞して排出できずに、水腫などが生ずる。「水不化気」を参照。

気関（きかん）　「透関射甲」を参照。

鬼眼穴（きがんけつ）　穴名。奇穴。足部、足の拇趾を伸ばし、左右を合わせてひもでくくり、拇趾爪甲根部、左右拇趾の間に取る。牙関緊急、神志病、小児急驚風などを主治。

気機（きき）　広義では気の機能活動を指す。また臓腑の気の運行経路を指すこともある。たとえば痰熱が壅肺すると、肺の気機が不暢となり喘逆の症状があらわれる。

帰耆建中湯（きぎけんちゅうとう）『本朝経験』　方剤名。小建中湯に黄耆2　当帰3を加える。「諸種の化膿瘡や膿瘍などが、自潰してから、いつまでも排膿が続き、なかなか治らないもので、衰弱して痩せ、煩熱、自汗、盗汗などがあり、膿が稀薄で、肉芽がいつまでも新生しないものなどに用いる」。

枳橘湯（ききつとう）『東医宝鑑』　方剤名。橘皮32　枳実6　生姜4。「上焦の気滞により胸悶、疼痛する場合に用いる」。

帰葵湯（ききとう）『東医宝鑑』　方剤名。升麻4　黄耆　黄芩　防風　羌活各2.8　蔓荊子　連翹　生地黄　当帰　人参　紅葵花　甘草各2　柴胡1.2。「視力が落ち、時に目花目渋し、流涙、光を嫌がるなどの場合に用いる」。

気機不利（ききふり）　広義では臓腑の機能活動の障害を指し、狭義では三焦の昇降機能の障害を指し、胸膈痞塞不通などの症状があらわれることを指す。

寄奇方記（ききほうき）　書名。日本江戸時代、原南陽（1752～1820）の著。方剤集。不分巻1冊。安永9年（1780）自序。南陽が若い頃から収集した経験方剤を1冊にまとめたもの。

気逆（きぎゃく）　気が上逆して不順となる病理のこと。気が順であれば「平」で、気が逆すれば「病」となる。肺胃の気は「降」が順であり、肺気が逆すれば喘促・咳嗽などがあらわれる。胃気が逆すれば嘔吐・呃逆などが見られる。肝気は昇発をつかさどるが、鬱怒により肝を傷り昇発が太過になると、気火が上逆して、頭痛・眩暈・昏倒・吐血などの症状が見られる。

気急（ききゅう）　症名。呼吸が促迫すること。

枳芎散（ききょうさん）『東医宝鑑』　方剤名。枳実　川芎各20　甘草10。「気血が滞り、左側の胸脇が刺痛し、動かせない場合に用いる」。

帰牛散（きぎゅうさん）『救急方』　方剤名。牽牛子　肉桂各20　大黄　当帰　桃仁各10　全蝎4。「小児が疝気により陰嚢腫痛し、大小便不利、腹満、小腹痛の場合に用いる」。

気虚（ききょ）　①「気少」「元気虚弱」のこと。多くは臓腑の虚損、重病や久病により元気が損耗して起こる。一般症状は面色蒼白・頭眩耳鳴・心悸短気・動くと汗出・語声低微・倦怠乏力などがある。気虚して血液を固摂できなければ、血が循経せずに、崩漏・便血・衄血などの慢性出血の病証が見られる。これを「気虚不摂」という。②肺虚のこと。『素問・通評虚実論』に「気の虚は肺の虚なり」（気虚者、肺虚也）と見える。

気怯（ききょう）　「怯」とは、驚きそわそわすること。胆気が不足して、心慌（そわそわする）して驚きやすい、または中気が虚弱して短気・倦怠・言語無力などをあらわすこと。

き

季脇(ききょう)[**季肋、軟肋**] 「橛肋(けつろく)」ともいう。側胸部の第11、第12肋軟骨の部分に相当する。

亀胸(ききょう) 症名。鶏胸ともいう。小児の胸骨突起のこと。小児の肺が風熱邪毒に傷られ肺気が壅滞して、胸骨が盛り上がり亀の甲のようになるもの。

桔梗(ききょう) 薬物名。温肺止咳薬。苦辛、微温、肺。①散寒解表 ②宣肺開痹 ③祛痰止咳 ④排膿消癰

桔梗黄芩湯(ききょうおうごんとう)『**四象診療**』 方剤名。桔梗20 黄芩 升麻 白芷 麻黄 藁本 竹茹各8。「太陰人の咽喉疾患に用いる」。

亀胸丸(ききょうがん)『**処方集**』 方剤名。蒼朮 黄柏 白芍 陳皮 防風 山査 威霊仙 当帰各30。「風湿や湿熱により小児の胸部が突き出る場合に用いる」。

桔梗石膏(ききょうせっこう)『**日本経験方**』 方剤名。桔梗3 石膏10。肺系熱鬱による、咽痛・嗄声・粘痰・咳嗽・瘡瘍などの場合に、他方剤に配合して用いる。

桔梗湯(ききょうとう)『**傷寒論**』『**金匱要略**』 方剤名。①桔梗1 甘草2。『傷寒論』には「少陰病にて、二三日、咽痛む者は、甘草湯を与うべし。差えずんば、桔梗湯を与う。」(少陰病二三日、咽痛者、可與甘草湯、不差者與桔梗湯)とある。②甘草14 桔梗6。『東医宝鑑』「傷寒少陰病で舌と口中が乾燥し、咽中腫痛する場合、肺癰により咳嗽する場合、喉痹などに用いる」 ③桔梗 半夏 陳皮各40 枳実12。「湿痰により胸脇苦満し、悪心、心下痞硬、胸悶、短気、咳嗽多痰、悪寒発熱する場合、食滞がする場合に用いる」 ④桔梗 貝母各4.8 当帰 瓜呂仁 薏苡仁各4 枳実 桑柏皮 防風 黄耆各2.8 杏仁 百合 甘草各2 生姜5。「肺癰により口中と咽中が乾燥し、胸痹隠痛し、冷汗、尿赤、便秘、咳嗽、生臭い血痰が出て、泡の混じる痰が出る場合に用いる」 ⑤桔梗 甘草各6 当帰 馬勃各4 麻黄2 白僵蚕 黄芩各1.2 桂枝1。「咽中腫痛し声がかれ、しゃべるのが辛い場合に用いる」。

桔梗白散(ききょうはくさん)『**傷寒論**』『**金匱要略**』 方剤名。桔梗 貝母各3 巴豆1。「吐下を目的とする攻撃剤の一種。病変は身体上部にあり、咳がよく出て、臭気の強い膿痰を吐くもの、粘稠な痰が咽喉にからんで息苦しくなるものなどに用いる」。

桔梗半夏湯(ききょうはんげとう)『**郷薬集成方**』 方剤名。桔梗 陳皮 半夏各40 枳実20。「傷寒により腹満痛する場合に用いる」。

気極(ききょく) 「六極」を参照。

肌極(ききょく) 症名。身体が羸瘦して、皮膚の潤沢でないもの。

気虚下陥(ききょげかん) 「中気下陥」に同じ。

起居如驚(ききょじょきょう)(起居すること驚のごとし) 生活起居が異常なこと。

気虚則寒(ききょそくかん)(気虚すれば則ち寒す) 気虚とは、陽気の不足のこと。陽気が不足すると臓腑を温養できず、臓腑の活動機能も衰弱して、代謝機能が低下して陰寒症候が現れることを指す。症状は悪寒・肢冷・神倦・口淡無味・舌質淡白・脈沈遅細弱などがみられる。

気虚中満(ききょちゅうまん)(気虚すれば中満す) 脾は中焦の運化をつかさどる。脾胃の気虚になれば、健運が失調して腹部膨満を起こしやすい。主な症状は、食欲不振・腹脹満が軽かったり重たかったり・押しても痛まず喜温喜按・面白唇淡・舌苔白滑・脈弦弱などが見られる。

気虚不摂(ききょふせつ)(気虚すれば摂せず) 「気虚」を参照。

気虚崩漏(ききょほうろう) 証名。気虚不摂により起こり、陰道の大量出血や、淋瀝して止まらないものを指す。その病変は脾腎両虚と関係がある。症状は出血量が多く、持続して止まらず・血色は淡紅色・面色蒼白・神疲肢倦・頭暈気促・心悸などが見られる。

宜禁本草(ぎきんほんぞう) 書名。日本江

戸時代、曲直瀬道三(1507〜1594)の著。食養本草書。寛永6年(1629)刊。宜禁とは病者の食の適不適を意味する。江戸初期の食養思想を示す本草書の一つ。

菊花(きくか) 薬物名。発表風熱薬。甘苦、微寒、肺・肝・腎。①散熱解表 ②祛風清上 ③涼肝明目 ④解毒医瘡

菊花散(きくかさん)『東医宝鑑』 方剤名。①甘菊花 蔓荊子 柏子葉 川芎 白芷 細辛 桑柏皮 旱蓮草各40。「髪が黄色くなり潤いが無くなった場合に用いる」 ②甘菊花160 蝉退 木賊 白蒺藜 羌活各120 荊芥穂 甘草各80。「風熱により目赤腫脹し、しぶり、流涙し、まぶしくて、次第に翳膜が生ずる場合に用いる」。

菊花酒(きくかしゅ)『郷薬集成方』 方剤名。甘菊花 生地黄 地骨皮各3000。「虚労により足腰が酸痛し、無力で耳鳴、眩暈する場合と老化防止に用いる」。

菊花茶調散(きくかちゃちょうさん)『東医宝鑑』 方剤名。甘菊花 川芎 荊芥 羌活 白芷 甘草各40 防風30 細辛20 蝉退 白殭蚕 薄荷各10。「風熱により悪風し発汗発熱し、鼻乾、偏頭痛や頭痛し、眩暈する場合に用いる」。

菊花通聖散(きくかつうしょうさん)『その他』 方剤名。甘菊花60 滑石120 石膏 黄芩 桔梗 甘草 馬牙硝 黄連 羌活各40 防風 川芎 当帰 白芍 大黄 薄荷 連翹 麻黄 白蒺藜 芒硝各20 荊芥穂 白朮 梔子各10。「眼の結膜が腫脹し、出血と疼痛がひどく、濃い目ヤニと涙が出て、頭痛、鼻閉、鼻流清涕、悪寒する場合に用いる」。

麴朮丸(きくじゅつがん)『東医宝鑑』 方剤名。神曲120 蒼朮60 陳皮 砂仁各40。「食滞が長くなり胸痛し、時には赤いすっぱい水を吐き出し、嘔吐物臭のするげっぷが出る場合に用いる」。

菊睛元(きくせいげん)『東医宝鑑』 方剤名。甘菊花160 枸杞子120 熟地黄 肉蓯蓉各80 巴戟天40。「肝腎が虚して眼に黒い花びらのようなものが見えて視力が落ちる場合、青い翳膜や白い翳膜が生ずる場合に用いる」。

菊池玄蔵(きくちげんぞう、生没年不詳) 人名。日本江戸時代の医家。『難経釈義』の著者。玄蔵の名は周之(ちかゆき)。号は東籬(とうり)。信濃の人。『経絡発明』などの著書がある。

菊葉三七(きくようさんしち) 薬物名。甘、微苦。温。肝・胃。①散瘀止血。喀血・吐血・鼻出血に、単味を濃煎して服用するか粉末を服用する。打撲外傷には、単味を濃煎して酒で服用するか、他の止痛散瘀薬と用いる。②解毒消腫。乳癰(乳腺炎など)や咽喉の腫脹疼痛に、鮮品の搗き汁を酒・水とともに服用する。

季経(きけい) 「経閉」に同じ。

奇経(きけい) 経脈の一種。「任脈・督脈・衝脈・帯脈・陰維脈・陽維脈・陰蹻脈・陽蹻脈」の8つの経脈のこと。「奇経八脈」ともいう。奇経の特徴は、臓腑と直接連係せず、表裏関係も無い。奇経八脈は気血の運行を調節する特殊な経路であり、十二経脈の不足を補充する作用がある。

帰経(きけい) 薬物の作用と臓腑と経脈の関係を関連させて、どの薬物がどの臓腑や経脈の病変に一定の効果があるかを示すこと。たとえば桔梗や款冬花は、咳嗽や気喘などの肺経病を主治するので、肺経の帰経となる。羚羊角や天麻や全蝎は、手足攣急の肝経病を主治するので、肝経の帰経となる。一つの薬物が複数の経脈に帰経するのは、治療範囲が広いことを意味する。杏仁は肺と大腸に帰経するので、肺経の咳嗽や大腸経の大便燥結を主治する。沢瀉は脾・胃・腎・膀胱に帰経し、この4つの経脈に水湿がある疾病を主治する。

奇経交会穴(きけいこうえけつ) 奇経と正経が交わる経穴のこと。奇経に異常があれば、この交会穴を用いて治療する。

奇経治療(きけいちりょう) 針灸治療の一つ。奇経の変動を調整して疾病を治療する

き

こと。奇経の代表穴、内関(陰維脈)と公孫(衝脈)、外関(陽維脈)と足臨泣(帯脈)、後溪(督脈)と申脈(陽蹻脈)、列欠(任脈)と照海(陰蹻脈)を組み合わせて用いる。イオンパンピング療法もこれの応用である。

帰荊湯(きけいとう)『東医宝鑑』 方剤名。荊芥穂 当帰各同量。「出産時に風寒に傷られ、突然発熱し不語になったり、手足が瘈攣する場合に用いる」。

奇経八脈(きけいはちみゃく) 「奇経」に同じ。

奇経八脈考(きけいはちみゃくこう) 書名。中国明代の経穴書、李時珍著。1578年刊、1巻。

き

鬼撃(きげき) 症名。悪気におかされて人事不省となること。

気穴(きけつ) 1)「穴」を参照。2)穴名。足少陰腎経、足少陰と衝脈との交会穴。下腹部、臍中央の下方3寸、前正中線の外方0.5寸。①温経散寒 ②調補肝腎 ③調衝任 ④清熱利湿 ⑤利気通便

気厥(きけつ) 証名。気病により起こる厥証のこと。気虚と気実の違いがある。「気虚の厥証」では、眩暈昏倒・面色淡白・汗出肢冷・気息微弱・脈沈微などが見られる。「気実の厥証」は、暴怒気逆によって起こる。「薄厥」に同じ。

奇穴(きけつ) 奇異な間隙のこと。つまり正穴以外の経穴のこと。

喜欠(きけつ) 症名。頻繁にあくびをすること。

気血失調(きけつしっちょう) 気と血の協調関係が失なわれた病理のこと。生理的には、気血は相互に依存し、気は血を生じ、血は気を養い、気は血の帥となり、血は気の母となる。しかし病変時には、気病は血病に影響し血病も気病に影響を与えて、気滞が起これば血滞も起こり、血滞が起これば気滞も起こり、やがて疼痛や瘀血などの症状があらわれる。気逆すれば血逆上溢して吐血・喀血・衄血などの症状が見られる。気虚すれば摂血できずに血が循経せずに、便血・崩漏・皮下出血などが現れる。久痛・厥逆・月経不調・慢性出血などの病証の多くは、気血失調と関係がある。

気血水(きけつすい) ①個別には体内を行る重要な物質のこと。②病因のこと。日本江戸時代の漢方古方派の医説の中心をなす病因のこと。「気滞」「瘀血」「水毒」など。

気血水弁(きけつすいべん) 書名。日本江戸時代、吉益南涯(1750~1813)の著。医論。不分巻1冊。成立年不詳。

気血水薬徴(きけつすいやくちょう) 書名。日本江戸時代、吉益南涯(1750~1813)の著。古方所用の薬物書。不分巻1冊。成立年不詳。東洞の『薬徴』を全面的に書き改めた書。

気血弁証(きけつべんしょう) 内傷雑病の弁証法の一つ。つまり気と血の病証を基にして弁証施治する方法である。気の病証とは、機能性活動の失調や不足であり、「気虚」「気滞」「気逆」「気厥」などがある。血の病証とは、血の生成不足と血の運行失調であり、「血虚」「血瘀」「出血」「血厥」などである。各項を参照。

気血両燔(きけつりょうはん) 気分と血分が温邪に侵犯されること。治療には気血清新の方法を用いて治療する。

帰元散(きげんさん)『東医宝鑑』 方剤名。人参 白朮 白茯苓 遠志 酸棗仁 麦門冬 黄柏 知母 芡実 蓮花蕊 枸杞子 陳皮 川芎各2 升麻 甘草各1 蓮実3 大棗1。「長らく夢遺して元気がなくなり動きたがらず、心悸不安し不眠の場合、潮熱があり冷汗が出て、口乾、舌紅の場合に用いる」。

気戸(きこ) 穴名。足陽明胃経。前胸部、鎖骨下縁、前正中線の外方4寸。①寛胸利気 ②止咳平喘 ③理気散結

気臌(きこ) 臌脹の一つ。①脾虚気滞:胸腹脹満して不快、押すと柔軟で、気逆・噯気などをともなう。②七情鬱結・気機壅塞:腹大で青筋があらわれ・皮膚は蒼黄色・四肢消痩などが見られる。

忌口(きこう) 疾病治療で服薬の際に、治療

の必要性から食べてはいけない食物があること。毒経ともいう。『霊枢・五味篇』に「肝病は辛を禁じ、心病は鹹を禁じ、脾病は酸を禁ず…」(肝病禁辛、心病禁鹹、脾病禁酸…)と見え、『金匱要略・禽獣虫魚禁忌并治』などでも多くを強調している。実際に、水腫の際に食塩を断ち、黄疸や腹瀉では油膩性食物を断つなどには、科学的な根拠がある。さらに「忌口」には、食べ物の食べ合わせの禁忌の意味もある。一般的に油っこいものと清冷物の食べ合わせは良くないと言われる。しかしこの「忌口」には、機械的で実証的でないものもある。たとえば小児の麻疹では、清冷物と油っこいものと生物は食べ合わせないようにしているが、健康の回復や営養摂取の面からは意味をなさない。また鱉甲と莧菜(ひょうな)との忌口や、荊芥と魚介類の忌口があげてあるが、禁忌であるかどうかは、さらに研究を重ねなければならない。

奇恒(きこう)　「揆度奇恒(はつどきこう)」を参照。

気口(きこう)　「寸口」に同じ。

気交(きこう)　天気と地気が交会するところ。つまりすべての生物はこの「気交」の中で生活しているのである。

気功(きこう)　深呼吸(古くは「吐納」という、「吐故納新」の略)と精神を安定にすることで、保健(養生)と疾病治療を行う方法のこと。特に治療目的の気功は「気功療法」という。しかし気功には古くからの発展過程において、道家の唯心的な内容が少なからず混入しているので、注意深く対処しなければならない。

気厚(きこう)　薬物の性質が濃厚なこと。

鬼交(きこう)　症名。夢で鬼と交接し、身体の疲労や気力の損労を起こすこと。性的ノイローゼに見られる。

帰香散(きこうさん)『救急方』　方剤名。黄耆　当帰　白朮　川芎　炙甘草各4　木香　桂心各2。「小児が気血不足により元気が無く、口唇乾燥し、夜泣きがひどい場合に用いる」。

奇効四物湯(きこうしもつとう)『東医宝鑑』　方剤名。熟地黄　当帰　川芎　白芍　阿膠　艾葉　黄芩各4　生姜5。「不正子宮出血に用いる」。

其高者因而越之(きこうしゃいんじえつし)　(其の高きものはよりてこれを越す)『素問・陰陽応象大論』に見える。「高」とは咽喉・胸膈・胃脘などの部位のこと。つまりこれらの部位に痰涎や食積などの有害異物が停留している場合には、「吐法」を用いて消除する。

気行術(きこうじゅつ)　刺針手技の一つ。杉山流十八手術の一つ。針を刺入した後に、針の傍らに中指を立てて、拇指に向けて示指で針柄を叩打する方法のこと。下痢・食欲不振などに応用する。

奇恒之府(きこうのふ)　「脳」「髄」「骨」「脈」「胆」「女子胞(子宮)」のこと。奇恒とは、尋常とは異なる意である。奇恒の府は、形は腑に似て、作用は臓に似ている(精気の貯蔵作用がある)。また腑に似て腑ではなく、臓に似て臓ではなく、人体中における臓腑の作用とは異なる。奇恒の府は人体の深部にあり、人体の重要な組成部分でもある。その特徴は、基本的に他の臓腑と配偶することなく、汚濁物を貯蔵しない。しかし胆だけは肝と配合するが、胆汁は清浄なので奇恒の府とする。奇恒の府は孤立しているのではなく、脳と腎・心・肝の作用は協調関係にあり、髄と骨の成長は腎の蔵する精気の充養に依存している。脈と心は直接関係する(心は血脈をつかさどる)。子宮は腎気により成長発育している。女子の月経や胎児の成育には血の供給が必要なので、子宮と心・腎は関係があるのである。

気功療法(きこうりょうほう)　「気功」を参照。

枳殻(きこく)　薬物名。苦。微寒。脾・胃・大腸。理気寛胸・消脹除痞。胸腹気滞の痞滞脹痛に用いる。枳殻はダイダイの成熟果実で、枳実はダイダイの幼果である。枳殻の性味・帰経・効能は、枳実と同じである

き

が、作用が緩和であり理気寛胸・消脹除痞の作用にすぐれる。

枳殻丸(きこくがん)『東医宝鑑』 方剤名。①枳殻　防風　独活　大黄　前胡　当帰　麻黄各12。「風熱痰により腰が曲がり、背骨が曲がる亀背に用いる」 ②牽牛子160　枳殻80　陳皮40　檳榔20　木香10。「三焦の虚弱により腹満、心下痞硬、大小便不利の場合に用いる」。

枳殻桔梗湯(きこくききょうとう)『医林撮要』 方剤名。枳殻　桔梗　麻黄　防風　甘草　陳皮　紫蘇葉　木通　黄芩各同量。「短気、咳嗽などの症状が冷えると悪化する場合に用いる」。

鬼哭穴(きこくけつ) 穴名。奇穴。手の拇指を伸ばし、左右の手のひらを合わせて親指をひもでくくり、拇指爪甲根部、左右の拇指の間に取る。牙関緊急・神志病などを主治。

枳殻剉散(きこくざさん)『東医宝鑑』 方剤名。厚朴　枳殻　桔梗各8　大黄　炙甘草各4　生姜5　大棗2。「熱脹により腹満、胸脇支満、便秘する場合に用いる」。

枳殻散(きこくさん)『東医宝鑑』 方剤名。①香附子40　枳殻　白朮各20　檳榔8。「心下に積塊が生じ、腫痛し、消化不良、鶏卵の腐敗したようなげっぷが出るなどの場合に用いる」 ②枳殻50　炙甘草15。「気鬱により胸脇が刺痛する場合に用いる」 ③枳実80　黄連　白芍各40　槐花　地楡各20　甘草10。「腸毒により大便に血が混じり、腹痛、便秘する場合に用いる」。

枳殻煮散(きこくしゃさん)『東医宝鑑』 方剤名。枳殻　細辛　桔梗　防風　川芎各4　葛根2.8　甘草2　生姜3　大棗2。「七情により肝が傷られ、両胸脇痹痛、腰と下肢が動かしづらい場合に用いる」。

枳殻半夏湯(きこくはんげとう)『医林撮要』 方剤名。枳殻　半夏　黄芩　桔梗各40　甘草20。「熱痰により心煩、短気、痰声がし、咳嗽、発熱する場合に用いる」。

岐骨(ぎこつ) 2つの骨が交叉している部分を指す。たとえば手の第1、第2掌骨(中手骨)の関節の前方の分岐骨岐(岐骨間)の部分は「虎口」という。経穴の合谷穴にあたる。また胸骨体の下端の、左右に肋軟骨が分岐(岐骨間)している部分は、鳩尾穴の部分にあたる。

気剤(きざい) 気の鬱滞により、気が上衝し、気滞などを起こした場合に、気をめぐらし上衝の気を下げる薬物が気剤である。後藤艮山は「万病一気留滞論」を唱え、順気剤を多用した。

既済丸(きさいがん)『東医宝鑑』 方剤名。砂仁　益智仁　白茯苓　韮子　肉蓯蓉　当帰　熟地黄各20　黄柏　知母　牡蛎　山茱萸各12　五味子4。「膀胱の虚証で尿失禁し、尿淋瀝する場合に用いる」。

既済清神散(きさいせいしんさん)『東医宝鑑』 方剤名。中焦に熱があり、心煩、午後潮熱、咳嗽、冷汗、口渇があり、労倦して眩暈する場合に用いる」。

既済丹(きさいたん)『東医宝鑑』 方剤名。黄柏160　山薬　牛膝各120　人参　杜仲　巴戟天　五味子　白茯苓　枸杞子　茴香　肉蓯蓉　山茱萸　遠志　石菖蒲　知母　乾地黄　熟地黄　麦門冬　砂仁　甘菊花　梔子各80　陳皮40。「歳老いて腰膝酸軟、易疲労、微熱があり、視力が落ち、耳聾する場合に用いる」。

既済湯(きさいとう)『東医宝鑑』 方剤名。麦門冬8　人参　竹葉　半夏　炮附子　炙甘草各4　生姜5　粳米100。「霍乱を患い虚煩により心煩し、悪心し、不眠の場合に用いる」。

熙載録(きさいろく) 書名。日本江戸時代、垣本鍼源(生没年不詳)の著。江戸時代の刺絡や瀉血治療の臨床録。不分巻1冊。韮葉針という葉形の大針を用いて瀉血治療を行った医案集。1778年刊。

気至(きし) 「得気」を参照。

気痔(きじ) 症名。心配や怒りなどの精神的な刺激により、肛門部が急に腫れる症状のこと。

肌衄(きじく)　症名。汗血ともいう。血液が全身の汗孔より排出するもの。火毒内盛して血が妄行して外溢して起こる。

葵子散(きしさん)　方剤名。「滑剤」を参照。

枳実(きじつ)　薬物名。破気降逆薬。苦酸、微寒、脾・胃。①破気消積　②降痰除痞　③調気止痛

枳実薤白桂枝湯(きじつがいはくけいしとう)『金匱要略』　方剤名。①枳実4枚　厚朴4　薤白半斤　桂枝1　括呂実1枚。「胸痹にて、心中痞気し、気結びて胸に在り、胸満し、胸下より心に逆搶するは、枳実薤白桂枝湯これを主る、人参湯も亦たこれを主る。」(胸痹、心中痞気、気結在胸、胸満、胸下逆搶心、枳実薤白桂枝湯主之、人参湯亦主之)　②枳実4　厚朴160　薤白300　桂枝40　瓜呂根1。「胸痹により胸痛、心煩、心下痞硬、胸脇痛の場合に用いる」。

枳実散(きじつさん)『東医宝鑑』　方剤名。枳実40　白芍　川芎　人参各20。「肝気虚により胸脇苦満の場合に用いる」。

枳実消痞丸(きじつしょうひがん)『東医宝鑑』　方剤名。枳実　黄連各20　厚朴16　半夏曲　人参　白朮各12　乾姜　白茯苓　麦芽　甘草各8。「脾胃虚弱により心下痞硬、消化不良、口中無味、全身労倦する場合に用いる」。

枳実大黄湯(きじつだいおうとう)『東医宝鑑』　方剤名。①大黄8　厚朴　枳実　檳榔　甘草各4　木香2。「食積により内熱し、腹腫満、便秘、口渇する場合に用いる」　②大黄12　羌活6　当帰4　枳実。「湿熱により生じた脚気で、脚腫痛する場合、便秘に用いる」。

枳実導滞丸(きじつどうたいがん)　方剤名。①「通因通用」を参照。②大黄40　枳実　神曲各20　白茯苓　黄芩　黄連　白朮各12　沢瀉8。『東医宝鑑』「食滞が長引き、湿熱が生じ、胸脇苦満、腹満痛する場合、食欲不振、便秘、尿不利の場合に用いる」　③大黄4　枳実　神曲各20　赤茯苓　黄芩　黄連　白朮各12　沢瀉　木香　檳榔各8。『東医宝鑑』「湿熱により気滞が起こり、消化不良、心下痞硬、心煩、時にすっぱいげっぷが出る場合に用いる」。

枳実半夏湯(きじつはんげとう)『郷薬集成方』　方剤名。半夏　陳皮各40　枳実20。「痰飲が集積し、内満、心煩、咳嗽が長引く場合、頭重、目がしぶり、悪心、吃逆、項背強の場合に用いる」。

奇疾便覧(きしつべんらん)　書名。日本江戸時代、下津寿泉(生没年不詳)の著。諸書から奇病に関する記載を摘録・編集したもの。全5巻。正徳5年(1715)刊。

枳実理中元(きじつりちゅうげん)『東医宝鑑』　方剤名。枳実　人参　白朮　白茯苓　炮乾姜　炙甘草各同量。「脾胃が虚冷して、消化不良、心下痞硬、小腹腫満、悪心、腹痛する場合、傷寒病で吐瀉の後に心下痞硬する場合に用いる」。

葵子湯(きしとう)『東医宝鑑』　方剤名。冬葵子　赤茯苓　猪苓　枳実　瞿麦　滑石　木通　黄芩　車前子　甘草各4　生姜5。「膀胱の実熱により尿不利、口舌乾燥する場合に用いる」。

葵子茯苓飲(きしぶくりょういん)『東医宝鑑』　方剤名。冬葵子　赤茯苓各同量。「妊婦が湿により身重、小便不利、悪寒、眩暈する場合に用いる」。

雉間暘谷(きじまようこく、生没年不詳)　人名。日本江戸時代の医家。『類聚方集覧』の著者。暘谷は上総の人で、名は煥(あきら)、字は子炳(しへい)。詳伝は不明。

気舎(きしゃ)　穴名。足陽明胃経。前頚部、小鎖骨上窩で鎖骨胸骨端の上方、胸鎖乳突筋の胸骨頭の間の陥凹部。①利咽消腫　②疏気降逆　③化瘀散結

奇邪(きじゃ)　①邪気の性質が特異で、発病規律が普通と異なるもの。『素問・三部九候論』に「その病は奇邪にあり、奇邪の脈は、則ちこれに繆刺す」(其病者在奇邪、奇邪之脈、則繆刺之)と見える。②一般の病邪と同じ意味で、不正の気のこと。

肌若魚鱗(きじゃくぎょりん)(肌魚鱗の若

し）「肌膚甲錯」に同じ。

帰芍紅花散（きしゃくこうかさん）『処方集』 方剤名。当帰　白芍　紅花　大黄　梔子　黄芩　甘草　白芷　防風　生地黄　連翹各16。「椒瘡により眼瞼が腫痛し、粒子が生じ、充血する場合に用いる」。

帰芍六君子湯（きしゃくりっくんしとう）『筆花医鏡』 方剤名。六君子湯加当帰・芍薬、人参6　白朮9　茯苓9　半夏9　陳皮6　炙甘草3　生姜6　大棗2　当帰6　白芍薬6。脾胃気虚・気血両虚による、咳嗽・食欲不振・疲労倦怠・腹満膨張・嘔吐・下血・妊娠痢疾および婦人の月経不調に用いる。

き

鬼疰（きしゅ） 症名。「尸注」「鬼注病」に同じ。

枳縮二陳湯（きしゅくにちんとう）『万病回春』 方剤名。①枳実　縮砂　生姜各1.5　半夏3　陳皮　香附子　厚朴　延胡索各2　茴香　木香　草豆蔻　乾姜　甘草各1　茯苓3。「嘔吐がひどく、胸部から腹部へかけて激しく痛み、その痛みが背部から腰部へ放散し、百方効なきものに用いる」②枳実4　川芎　縮砂仁　白茯苓　貝母　陳皮　紫蘇子　瓜呂根　厚朴　香附子各2.8　木香　沈香各2　甘草1.2。「中焦に痰が集積し、関格が生じ、心下痞硬、悪心、時に嘔吐、便秘する場合に用いる」。

枳朮丸（きじゅつがん） 方剤名。①「方」を参照。②白朮80　枳実40。『東医宝鑑』「脾胃虚弱や湿熱により消化不良、小腹満、心下痞硬する場合に用いる」。

枳朮湯（きじゅつとう）『金匱要略』 方剤名。枳実3　白朮2。「食物が胃に停滞して心下部が痞え、心下部が硬く膨満して尿利が減少するものに用いる」。

帰朮保産湯（きじゅつほさんとう）『済衆新編』 方剤名。当帰6　川芎　白芍　熟地黄　白朮　白茯苓　香附子各4　陳皮　炮乾姜各2.4　炙甘草1.2。「産後に寒熱往来し、自汗し、口乾、心煩、短気、腹痛、眩暈、昏迷、精神不振の場合に用いる」。

帰朮破癥湯（きじゅつはちょうとう）『東医宝鑑』 方剤名。香附子　蓬莪朮　芍薬　白芍　当帰尾　橘皮各4　烏薬2.8　紅花　蘇木　肉桂各2。「月経が有ったり無かったりして、腹中に塊が生じ腹痛する場合に用いる」。

基準線（きじゅんせん） 取穴に際し、基本になる体表上の仮定線のこと。

気少（きしょう）「気虚」に同じ。

気衝（きしょう） 1)「気街」に同じ。2)穴名。足陽明胃経、衝脈所起。鼠径部、恥骨結合上縁と同じ高さで、前正中線の外方2寸、大腿動脈拍動部。①舒宗筋　②散寒除湿　③和胃降逆　④散厥気

奇症（きしょう） 変症があらわれるもの。

喜笑（きしょう） 症名。病的によく笑う、ばか笑いすること。

帰茸元（きじょうげん）『郷薬集成方』 方剤名。当帰　鹿茸各同量。「虚損により営血が消耗し、顔が青黒くなり、耳聾、視力が落ちた場合、腰膝酸軟の場合に用いる」。

気上衝（きじょうしょう） ①人体の正気が充実していれば、気が上に向い外に向って抗病作用を保持すること。②気が下から上に突き上げること。

気上衝心（きじょうしょうしん） 症名。気が下腹より心胸部に上衝する感覚を自覚すること。多くは寒邪が下焦や胃腸に客するか、肝胃の気が上逆して起こる。

基牆、地（きしょう、ち）「基牆」とは顔の両側の下顎骨の隆起している部分を指し、「地」とは口角の外側0.4寸の地倉穴の部分を指す。『霊枢』に「基濇卑しく、高きこと地に及ばざるものは、三十に満たずして死す」と見える。

気上撞心（きじょうとうしん） 症名。胸膈部分に気が上り、衝突するような感覚があること。

気色（きしょく） 皮膚の色のこと。皮膚の営養や機能の状態も含む。

気鍼元（きしんげん）『東医宝鑑』 方剤名。羌活　陳皮各40　木香　丁香　胡椒　全蝎

肉豆蔻各20　羅蔔子80。「気脹により腹満し、手足厥冷、悪心、消化不良、口中無味、心煩、身倦する場合に用いる」。

蜞針法(きしんほう)　水蛭を用いた治療法のこと。『外科精要』(宋、1263年刊、陳自明著)に蜞針の言葉が初めて載る。

逵瑞郁(きずいいく、生没年不詳)　人名。日本江戸時代の医家。『十四経睟子』の著者。瑞郁は江戸の人で、字は一壷(いつこ)、号は鶏口斎(けいこうさい)。

気数(きすう)　天文暦法のこと。

気随血脱(きずいけつだつ)　「血脱気脱」に同じ。

奇正方(きせいほう)　書名。日本江戸時代、賀古公山(生没年不詳)の著。医方書。不分巻1冊。天保2年(1831)刊。正方と奇方計219処方について解説する。

気泄(きせつ)　症名。精神的な過労や感情の激変により下痢を起こすもの。

気疝(きせん)　古病名。主な症状は、発病時に陰嚢が下墜し腫痛して、腰部(腎兪部)まで放散して痛み、悩怒過度や過労時に発作を起こす。気が平静を保つと次第に緩解してくる。

㿗疝(きせん)　①症名。陰嚢が腫大し、疼痛・硬結麻木するもの。②病名。男女の外生殖器が潰腫して流膿する病証のこと。③『医宗必読』に「疝は足の陽明の筋病にして、内に膿血あり、すなわち巣氏(巣元方の『症名病源候論』のこと)の胕疝、子和(張子和の『儒門事親』のこと)の血疝なり」(疝、足陽明筋病、内有膿血、則巣氏之胕疝、子和之血疝也)と見える。

気喘(きぜん)　症名。痰を咯出することなく喘息するもの。

気疝飲(きせんいん)『東医宝鑑』　方剤名。黄連8　人参　白朮各4　白芍　陳皮各2.8　甘草1.2　生姜3。「気疝により小腹と陰嚢が攣急、冷痛し、憂慮するたびに症状が悪化する場合に用いる」。

気喘穴(きぜんけつ)　穴名。奇穴。上背部、第7胸椎棘突起の外方2寸のところに取る。喘促・胸苦などを主治。

鬼箭散(きせんさん)『郷薬集成方』　方剤名。衛矛120　滑石　楡根皮各80　瞿麦　冬葵子　石葦　木通各40。「妊婦が転胞により小便不利になり、小腹腫満する場合に用いる」。

肌腠(きそう)　①肌肉の細かいしわのこと。肌肉の組織の間隙のことで、「肉腠」や「分理」ともいう。②広義では肌表の腠理をさす。

気塞(きそく)　症名。胸内が塞がるようで、呼吸が抑制されるような自覚症状をさす。

喜則気緩(きそくきかん)(喜べば則ち気緩む)　『素問・挙痛論』に見える。気緩むとは、心気が弛緩すること。喜びは、精神が程よく興奮して心情が舒暢し、気機が通利する。しかし喜が過ぎると、精神が散漫になり心気が弛緩して、心悸・失眠などが現れ、ひどい場合には精神異常などの病証があらわれる。

喜唾(きだ)　症名。頻繁に唾を吐くこと。

鬼胎(きたい)　①病名。葡萄状鬼胎や胞状奇胎のたぐい。②偽胎、想像妊娠のこと。これは肝気が結集して起こる。

気滞(きたい)　体内の気の運行が不暢になり、停滞の病理が生ずること。主な表現としては、局部の脹満や疼痛などの症状があらわれる。気滞が長びくと血瘀を引き起こし、「気滞血瘀」となり、局部の疼痛が増悪(刺痛・拒按する)。ひどければ腫塊が生じ肌肉の腐損などがあらわれる。

気滞血瘀(きたいけつお)　「気滞」を参照。

北尾春圃(きたおしゅんぽ、1659〜1752)　人名。日本江戸時代の医家。『当荘庵家方口解』『提耳談』『桑韓医話』の著者。松隠、また当荘庵と号す。美濃大垣の人で生涯故郷を離れなかったが、名医として知られ、とりわけ脈診にすぐれていたといわれる。

北里柴三郎(きたさとしばさぶろう、1852〜1931年)　人名。日本江戸、明治時代の医家。細菌学者。熊本生まれ。独力で北里研究所を設立し予防医学に尽力した。

気脱(きだつ) 症名。産後の血暈、出血過多により眩暈するもの。

喜多村直寛(きたむらちょっかん、1804〜1876) 人名。字は士栗、栲窓と号す。父・槐園は幕府の医官であった。18歳で江戸医学館に学び、38歳のとき、医学教諭となった。『傷寒論疏義』『金匱要略疏義』の著述がある。浅田宗伯とも交遊があり、幕末の医界にあって特異な光彩を放った。

北山医案(きたやまいあん) 書名。日本江戸時代、北山友松子(?〜1701)の著。治験録集。全3巻。元禄年間の成立。延享2年(1745)刊。『北山友松子医案』ともいう。本書は友松子が自ら治験例を記した友松子の代表作。

北山寿案(きたやまじゅあん、?〜1701) 「北山友松子」を参照。

北山医話(きたやまいわ) 書名。日本江戸時代、芳村恂益(生没年不詳)の著。医論集。全3巻。宝永元年(1704)自序。

北山友松子(きたやまゆうしょうし、?〜1701) 人名。日本江戸時代の医家、『北山医案』の著者。友松子の名は道長(みちなが)、通称寿安(じゅあん)。父は馬栄宇(ばえいう)といい、長崎に亡命渡来した中国明人。同じく明から亡命した戴曼公(独立性易)に師事した。のち大阪道修谷に定住して医を行い、博学多識で知られた。

気端穴(きたんけつ) 穴名。奇穴。足のすべての指の尖端で、爪甲の正中のすぐ下に取る。脚気・急性腹痛などを主治。

騎竹馬穴(きちくばけつ) 穴名。奇穴。太い竹にまたがらせて竹を股間部につけて、男は左側、女は右側の肘窩横紋の正中から中指の先端までの距離をひもで計り切る。その一端を竹の上につけて、他端を脊柱にそって伸ばし、ひもの端に仮点をつけて、その仮点の両傍ら1寸に、左右2点を取る。腫瘍などを主治。

鬼注(きちゅう) 「鬼」は邪のこと、「注」はそそぐこと。つまり一門一族が相次いで病気に感染すること。

気中穴(きちゅうけつ) 穴名。奇穴。任脈の気会穴の両側1.5寸に取る。腹痛・腹鳴・尿血などを主治。

気脹(きちょう) 症名。腹部が脹満する症状を「脹」といい、気滞により腹部が脹満することを「気脹」という。多くは肝失疏泄、脾失健運、気機阻滞と関係がある。「気臌」を参照。

気枕丸(きちんがん)『東医宝鑑』 方剤名。当帰　白芍各8　川芎6　白芷　桂心　蒲黄　牡丹皮　延胡索　五霊脂　没薬各2.8。「産後の後陣痛がひどい場合に用いる」。

気痛(きつう) 症名。七情の鬱結・痰湿の阻滞・飲食労傷などにより気が滞り疼痛を発生したもの。

橘核丸(きつかくがん)『東医宝鑑』 方剤名。橘核　昆布　海菜　桃仁　苦楝子各40　延胡索　厚朴　枳実　桂心　木香　木通各20。「癩疝症が長期になり、陰嚢が腫痛し、片側だけが腫大硬直し、小腹疼痛する場合、陰嚢腫大し、潰爛すると黄色い膿が流れ出る場合に用いる」。

橘杏丸(きつきょうがん)『東医宝鑑』 方剤名。橘皮　杏仁各同量。「高齢者や虚弱者の便秘に用いる」。

橘姜丸(きつきょうがん)『東医宝鑑』 方剤名。陳皮　生姜　神曲各80。「長らく気滞して、心煩胸悶し、短気し、咳嗽する場合に用いる」。

気付け鍼(きつけばり) 「返し針」を参照。

橘黄医談(きっこういだん) 書名。日本江戸時代、山本鹿洲(1770〜1841)の著。医学論集。全1巻。文政7年(1824)刊。

橘黄医談(きっこういだん) 書名。日本江戸時代、尾台榕堂(1799〜1870)の著。医学随筆集。全2巻。天保2年(1831)刊。榕堂が32歳までに医療の傍らで書き綴った医学備忘録をまとめたもの。

亀甲散(きっこうさん)『郷薬集成方』 方剤名。①亀板　遠志　石菖蒲各20。「精血不足により健忘症がひどい場合に用いる」　②亀板80　蛇退　豚足各40　露蜂房20　麝香0.2。「あらゆる痔疾により肛門周辺が紅腫疼痛する場合に用いる」。

橘紅参夏湯(きつこうじんげとう)『**医林撮要**』 方剤名。橘皮8 半夏 人参2 白茯苓 白朮 枳実 桔梗 桑柏皮 黄芩各4 甘草1.2 五味子15。「痰に血が混じる場合に用いる」。

橘黄年譜(きっこうねんぷ) 書名。日本江戸時代、浅田宗伯(1815～1894)の著。編年体で書かれた随筆集。全3巻。

喫茶養生記(きっさようじょうき) 書名。日本鎌倉時代、栄西(1141～1215)の建保2年(1214年)の著書。『茶桑経』ともいわれ、茶の効用や桑木の効用が説かれている。

吉日抄(きつじつしょう) 書名。日本室町時代の書、編者不詳。針灸禁忌集。全1巻。

橘窓書影(きつそうしょえい) 書名。浅田宗伯(1815～94)の著になる治験例集。全4巻。明治19(1886)年刊。

橘蘇散(きつそさん)『**東医宝鑑**』 方剤名。橘皮 紫蘇葉 砂仁 白朮 半夏 五味子 桑柏皮 貝母各4 甘草2 生姜3。「風寒により咳嗽し、多痰、発熱、発汗、脈浮数の場合に用いる」。

疙瘩(きつとう) 俗に「皮膚のぶつぶつ」のこと。皮膚の表面に小さい粒状の隆起が群がっているものをいう。

橘半枳朮丸(きつはんきじゅつがん)『**東医宝鑑**』 方剤名。白朮80 枳実 橘皮 半夏各40。「脾胃が虚して食後腹満してもたれ、消化不良、悪心、嘔吐、食不振の場合に用いる」。

橘皮(きっぴ) 薬物名。行気解鬱薬。辛苦、温、脾・肺。①理気寛腸 ②消穀進食 ③温胃止嘔 ④健脾止瀉 ⑤燥湿化痰

橘皮丸(きっぴがん)『**郷薬集成方**』 方剤名。橘皮 陳皮 炮乾姜 大黄 三稜 厚朴 牽牛子各20。「気滞により腹満腫痛し、大便秘硬する場合に用いる」。

橘皮乾姜湯(きっぴかんきょうとう)『**東医宝鑑**』 方剤名。橘皮8 人参6 通脱木 乾姜 桂心 炙甘草各4。「胃の虚寒により吃逆し衝逆し、悪心、時には嘔吐する場合に用いる」。

橘皮枳実生姜湯(きっぴきじつしょうきょうとう)『**金匱要略**』 方剤名。橘皮4 枳実3 生姜6。「胸がつまり呼吸促迫するもの。つまり息苦しく、息が切れるものに用いる」。

橘皮枳朮丸(きっぴきじゅつがん)『**東医宝鑑**』 方剤名。白朮80 枳実 橘皮各40。「食滞により心下痞硬し苦しい胸痹に用いる」。

橘皮煎元(きっぴせんげん)『**東医宝鑑**』 方剤名。橘皮200 甘草132 当帰 萆解 肉蓯蓉 呉茱萸 厚朴 肉桂 陽起石 巴戟天 石斛 附子 兎絲子 牛膝 鹿茸 杜仲 乾姜各40。「脾胃と腎が虚して、口中無味、消痩し、身体衰弱する場合、久瀉により腰膝酸軟し冷える場合、遺精、陰痿の場合に用いる」。

橘皮大黄朴硝湯(きっぴだいおうぼくしょうとう)『**金匱要略**』 方剤名。橘皮 大黄各2 芒硝3。「魚肉中毒などに用いる」。

橘皮竹茹湯(きっぴちくじょとう)『**金匱要略**』 方剤名。①橘皮4 竹茹2 大棗6 生姜6 甘草3 人参1.5。「吃逆(しゃっくり)に用いる」 ②竹茹16 橘皮12 人参8 甘草4 生姜5 大棗2。『東医宝鑑』「胃が虚弱で胸部に熱があり吃逆する場合、急性熱病により嘔吐吃逆する場合に用いる」。

橘皮湯(きっぴとう)『**東医宝鑑**』 方剤名。①橘皮12 竹茹 甘草各4 人参2 生姜3 大棗2。「虚煩により胸悶煩躁する場合、臍下動悸する場合、誤って発汗させたために悪寒し、関節が痛み、食後嘔吐する場合に用いる」 ②橘皮80 人参 炙甘草各20。『医林撮要』「吐瀉した後に胃が虚して心熱し、吃逆短気する場合に用いる」 ③橘皮 紫菀 麻黄 杏仁 当帰 肉桂 炙甘草 黄芩各同量。『医林撮要』「寒冷と湿により咳嗽短気し、衝逆して頭痛する場合に用いる」 ④橘皮 枳実 川芎 槐花各20 檳榔 木香 桃仁 紫蘇 香附子 炙甘草各10。

き

「気痔により肛門が腫痛し、便秘し便に血が混じる場合に用いる」。

橘皮半夏生姜湯(きっぴはんげしょうきょうとう)『東医宝鑑』 方剤名。橘皮　半夏各8　乾姜　人参　通脱木各4。「胃の虚寒により吃逆し、気滞して悪心し、げっぷが出て、嘔気がする場合に用いる」。

橘皮半夏湯(きっぴはんげとう)『医通』 方剤名。①柴胡5　蘇子　橘皮　半夏　茯苓各3　香附子　桑白皮　杏仁　桔梗　生姜各3。「熱が出る病気に、すぐ桂枝湯や麻黄湯で発汗し、表証が無くなったあと、なお咳嗽だけ止まらないものに用いる」 ②橘皮半夏各280。『郷薬集成方』「寒痰により悪心し、吃逆し、消化不良、濃い痰を吐き、手足厥冷し身重、眩暈する場合に用いる」。

橘連枳朮丸(きつれんきじゅつがん)『東医宝鑑』 方剤名。白朮120　枳実　橘皮　黄連各40。「脾胃が虚弱で口中無味、消化不良の場合、痰熱により酸水が上がり、時には眩暈する場合に用いる」。

儀狄(ぎてき) 人名。中国夏禹時代の人。酒を始めて造ったとの伝説がある。

鬼当穴(きとうけつ) 穴名。奇穴。手の第1中手指節関節の尺側、横紋の頭の取る。小児胃腸病・目赤などを主治。

気堂穴(きどうけつ) 穴名。奇穴。胸部、胸骨上窩の正中(天突穴)の外方で、胸鎖関節の際に取る。咳嗽・喘促などを主治。

揆度奇恒(きどきこう) 『素問・玉機真蔵論』に見える。「揆度」とは推し量る、はかり考えるの意味。「奇」は特殊なもの、「恒」は普通の意味。つまり、診断においては、一般的な規律と特殊な変化を観察してこそ、正確に病状を判断できるとの意味。一説には、揆度と奇恒は『内経』で引用されている古医書ともいう。

肌肉(きにく) 皮膚の下層のこと。皮下脂肪や浅い筋肉に相当する。表面から、毫毛→腠理→皮膚→肌肉→脈→筋→骨→髄の順となる。

肌肉軟(きにくなん) 「五軟」を参照。

気熱灼津(きねつしゃくしん) 証名。上焦の気分の邪熱が津液を熏灼して、易怒・口渇・舌苔黄か白などの症状を現すもの。

亀背(きはい) 症名。くる病の症状。小児の発育障害により生ずる奇形の一つ。多くは先天不足や後天失調により、腎気が虚して骨髄と督脈を充養できずに、脊骨が萎弱となり次第に奇形が生ずる。その症状が、脊骨が亀の甲のように湾曲隆起するので名づける。

鬼背(きはい) 脊柱後湾のこと。

亀背痰(きはいたん) 症名。「流痰」が脊椎関節に生じ、背部が高く盛り上がるのもの。

気薄(きはく) 薬物の性質のこと。つまり薬性が淡泊なものをいう。

気迫術(きはくじゅつ) 刺針手技の一つ。針を目的の深さまで刺入し、刺入部位の周囲を指頭や針管で叩打するか、指頭で振顫する。軽刺激を続ける際に用いる。下痢・不眠・冷え性などに応用する。

亀板(きばん) 薬物名。養陰薬。苦鹹、寒、腎・心・脾・肝。①滋陰潜陽　②清熱降火　③益腎健骨　④補血止崩　⑤軟堅散結

亀板膠(きばんきょう) 薬物名。亀板を煎熬した膠。性味・帰経・効能は、亀板とほぼ同じであるが、滋補真陰・補血・止血の効力は亀板よりすぐれている。

気秘(きひ) 症名。気滞により、便意がもよおして下腹が煩満・脹満するもの。

肌痹(きひ) 「肉痹」に同じ。

気痞(きひ) 無形の虚の気が脹満を起こすこと。

帰脾湯(きひとう)『聖済総録』『厳氏済生方』『玉機微義』『薛氏医案』 方剤名。①「固崩止帯」を参照。②黄耆　人参　蒼朮　茯苓　酸棗仁　龍眼肉各3　当帰　遠志　大棗各2　甘草　木香各1　生姜1.5。「体力の低下した虚弱な人が、顔色が悪く、貧血ぎみ、精神不安、心悸亢進、健忘、夜はよく眠れず、取り越し苦労ばかりし、あるいは発熱、盗汗があり、または反って寝てばかりいたり、四肢がだるくなり、大便の秘結を訴えたり、

または女性では月経不順をきたしたりする場合に用いる」 ③龍眼肉　酸棗仁　遠志　人参　黄耆　白朮　茯神各4　木香2　甘草1.2　生姜5　大棗2。『東医宝鑑』「心脾が虚して、口中無味、身体労倦、心悸、不安な場合、健忘症、不眠、冷汗、短気、易驚などに用いる」。

魃病(きびょう)　2つの説がある。①『聖恵方』に「小児を出産して十ヶ月あまりで、また妊娠して乳児に乳を与えている際に、小児が病気にかかるもの。症状は気鬱し痹れ、痩せて骨がとがり、身体がしなびて骨ばり髪が抜けるなどが見られる。「疢病」や「交妳」ともいう。②『巣源』に「生まれた子供が虚弱で、下痢し、往来寒熱し、毛髪が短くちぢれ、むずがってきげんが悪い」と見える。小児の疳病に相当する。

肌膚甲錯(きふこうさく)　症名。皮膚が潤いを失いガサガサしている状態のこと。

耆附湯(ぎぶとう)『東医宝鑑』　方剤名。黄耆　炮附子各10　生姜3。「陽虚により自汗し、悪風し、倦怠感がある場合、手足厥冷し、腹部冷痛し、口中無味、泄瀉を繰り返す場合に用いる」。

気分(きぶん)　「気分証」を参照。

気分腫(きぶんしゅ)　症名。気のめぐりが悪く浮腫が生じるもの。

気分証(きぶんしょう)　温熱病の化熱する段階のことで、ほとんどは衛分証から発展したものである。症状は発熱がひどく・悪寒せず・汗出・口乾渇・面紅・呼吸気粗、または気喘・小便黄赤で少量・大便秘結・舌苔黄・脈洪大や滑数などが見られる。その中でも特に悪寒せずに悪熱し、舌苔黄が特徴となる。臨床では湿熱が同時に見られたり、熱結胃腸や熱が鬱肺したり、熱毒壅盛などが見られる。気分の熱が盛んになれば傷津しやすいので、津液の保持にも注意を払う。「気分」では中焦の陽明が主であるが、肺・胆・脾・胃・大腸などの臓腑も含まれ、範囲は広く、病程も長い。病邪が衛分から気分に伝入したり、伏熱が内発することは、病勢が深まり、邪正の争いが激烈な段階にさしかかり、邪正とともに盛んであることを示す。気分がさらに発展すると、営分や血分に伝入することになる。

気閉(きへい)　症名。精神的な変動により、気分の実証や虚証を起こして尿閉するもの。

奇方(きほう)　方剤の薬味が奇数のもの。2つの意味がある。①方剤に一種類の薬物を用いるもの。②方剤に複数の奇数量が使用されているもの。一般的に病因が単純なので1種類の主薬を用いて「奇方」としている。「甘草湯」(生甘草一味で、少陰病の咽痛を主治)など。『素問・至真要大論』に「君一臣二は、奇の制なり、…君二臣三は、奇の制なり、近きものはこれを奇とし、汗するものは奇を以ってせず」(君一臣二、奇之制也…君二臣三、奇之制也、…近者奇之、…汗者不以奇)と見える。これは2つの奇方の組成を例えている。「近きものはこれを奇とす」(近者奇之)とは、病位が近い場合には奇方を用いること。「汗するものは奇をもってせず」(汗者不以奇)とは、発汗するには奇方をもちいず偶方をもちいるの意味。しかし後世ではこの説にこだわっていない。病位が近くても偶方を用いている。たとえば「桑菊飲」は上焦病を治療するが、杏仁・連翹・薄荷・桑葉・菊花・苦桔梗・甘草・葦根の八味(偶方)を用いている。「汗者不以奇」でも、桂枝湯の桂枝・芍薬・甘草・生姜・大棗の五味(奇方)を用いている。

起泡(きほう)　「発泡」を参照。

喜忘(きぼう)　症名。健忘のこと。物忘れが甚だしいこと。『傷寒論』に「陽明証、その人喜忘するは、必ず畜血あり…」と見える。畜血は瘀血のこと。

気奔(きほん)　症名。身体が痒くなり、かくと出血するもの。

基本穴(きほんけつ)　針灸治療で最も重要な使用穴のこと。補助穴の対語。

気味(きみ)[性味]　薬気(におい)と薬味(あじ)のこと。薬物の気味は複雑なので、あらわれる作用もそれぞれ異なる。すべての薬物には気と薬味があるので、注意深く運用しなくてはならない。同じ寒性の薬物でも薬味が異なれば作用も異なる。たとえば、黄連は「苦寒」で清熱燥湿作用があり、浮萍は「辛寒」で疏開表熱作用がある。同じように甘味薬でも、薬気が異なれば作用も異なる。胡桃肉は「甘温」で温腎補気作用があり、括蔞は「甘寒」で清熱化痰作用がある。

気味陰陽(きみいんよう)　薬物の四気五味や昇降浮沈などの陰陽の属性のこと。四気の熱・温(祛寒・助陽)は陽に属し、寒・涼(清熱・瀉火・養陰)は陰に属す。五味(実際は六味)の辛(散)・甘(緩)・淡(滲)は陽に属し、酸(収)・苦(堅・燥・泄)・鹹(軟堅・潤下)は陰に属す。昇・浮は陽に属し、沈・降は陰に属す。

木村大譲(きむらたいじょう、生没年不詳)　人名。日本明治時代の医家。『陋医雑語』(明治17年〔1884〕年成)の著者。大譲は紀伊の人で、名は良(よし)。

鬼門(きもん)　「玄府」を参照。

気門(きもん)　「玄府」を参照。

期門(きもん)　穴名。足厥陰肝経、肝経の募穴、足厥陰肝と足太陰脾と陰維との交会穴。上腹部、季肋部第9肋軟骨付着部の下際、乳頭線上からやや内側、正中線上で臍上5寸(上脘穴)の傍ら4寸のところに取る。①疏肝理気　②和胃降逆　③化積通瘀　④調半表半裏　⑤清血室熱

箕門(きもん)　穴名。足太陰脾経。大腿内側、膝蓋骨底内端と衝門を結ぶ線上、衝門から1/3、縫工筋と長内転筋の間、大腿動脈拍動部。①健脾滲湿　②清熱利尿　③利水通淋

期門穴(きもんけつ)　穴名。奇穴。前胸部、第6肋間、前正中線の外方4寸。①疏肝利気　②化積通瘀　③和胃降逆　④調半表半裏　⑤平肝潜陽。

客(きゃく)　①「先」の対語。引き伸ばした後の意味。『素問・陰陽類論』に「先ず至るを主となし、後に至るを客となす」(先至為主、後至為客)と見える(脈象を形容している)。②人体に侵入した病邪のこと。『素問・至真要大論』に「客するものはこれを除く」(客者除之)と見える。つまり外来の病邪を駆除するの意味。『素問・玉機真蔵論』には「寒人に客す」(寒客于人)と見え、寒邪が人体に侵犯して体内に留止している意味である。③「留」や「止」のこと。『素問・水熱穴論』に「水の客するところ」(水之所客)と見え、水液の逗留を意味する。

瘧(ぎゃく)　病名。間歇熱の悪寒戦慄・高熱・出汗を特徴とする疾病。

客運客気(きゃくうんきゃくき)　毎年年号の干支により運気の進行順序を推算すること。甲巳の年は初運は土運より起こり、子午の年の初気は太陽寒水より起こるなど、逐次変化する。

瘧痎(ぎゃくがい)　「瘧疾」を参照。

客気上逆(きゃくきじょうぎゃく)　邪気が上に向かって突き上がること。

客気動膈(きゃくきどうかく)　邪気が胸膈で騒乱すること。

逆経(ぎゃくけい)　症名。「倒経」に同じ。代償性月経のこと。月経時に口鼻などから出血するもの。

客忤(きゃくご)　症名。小児が異物や音におびえる。または見慣れない人に驚いて、顔面蒼白、口から涎抹を吐き、喘促腹痛、肢体瘈瘲、驚癇のようになること。

逆産(ぎゃくさん)　「難産」を参照。

瘧疾(ぎゃくしつ)　「痎瘧」ともいう。寒戦・壮熱・汗出・定期的な発作などを特徴とする。古人は臨床の積み重ねることにより、本病が夏秋や山林地帯の蚊が繁殖しやすい気候と環境に多発し、病因として夏秋に暑邪を感受して山嵐瘴気に接触したり、寒湿の邪を感受して起こることが分かった。邪気が半表半裏に潜伏し邪正が争って、一定の条件のもとで発病する。以下のように分類する。①症候別に分類する。発熱して自汗するものは「風瘧」。壮熱煩渇するものは「暑瘧」。胸悶泛悪・身倦肢重するものは「湿瘧」。まず悪寒して後に発熱し、寒が重く熱

が軽いものは「寒瘧」。まず発熱して後に悪寒し、熱が重く寒が軽いものは「温瘧」。ただ発熱して悪寒がないものは「癉瘧」。ただ悪寒して発熱がないものは「牝瘧」。眩暈嘔逆して痰盛昏迷するものは「痰瘧」。久瘧で体虚するものは「虚瘧」。久瘧で脾臓腫大するものは「瘧母」。１日一回発作を起こすのは「単日瘧」。２日に一回発作を起こすのは「間日瘧」。３日に一回発作を起こすのは「三日瘧」または「三陰瘧」とする。②誘発素因や流行の特徴による分類。疲労により発病するのは「労瘧」。食物により発病するのは「食瘧」。山嵐瘴気によるものは「瘴瘧」。流行的に発病するのは「疫瘧」とする。以上の分類は単に現象により分類しただけで、弁証施治においては多少の意義があるが、実際には「疫瘧」「痰瘧」「瘴瘧」などは、悪性の瘧疾に属し、その中で「痰瘧」「瘴瘧」は脳性の悪性瘧疾のたぐいである。その他の瘧疾については、瘧疾の兼症であったり、瘧疾に似た他の熱病であることもある。瘧症の各項を参照。

脚湿気（きゃくしっき）　症名。足趾に発病する。水虫。湿熱下注や湿毒の邪気に接触して発病する。初めは足趾の間に小型の水泡ができ、非常に痒く、かくと破れて汁が出る。局部は落屑や痂皮が生じる。反復して発生し、湿瀾するので「水漬瘡」ともいう。脚湿気は反復して感染しやすく、重症では滲出液も多く特殊な臭いがして、局部の皮膚（足趾の屈側の付け根に好発）はこすりただれて紅色の糜爛状態になり、次第に腫れあがり、足底部に波及するので「臭田螺」や「香港脚」ともいう。他にも、脚湿気で趾間が乾燥して痒く、局部の皮膚が粉をふいて落屑し、寒い時期はひび割れを起こすものもある。

客邪（きゃくじゃ）　人体に侵害した邪気のことで、邪気が外より来るので「客邪」と名づける。

瘧邪（ぎゃくじゃ）　瘧疾の病邪のこと。

客者除之（きゃくしゃじょし）（客するものはこれを除く）　治法。『素問・至真要大論』に見える。外来の邪気があれば、薬物などを用いて除去すること。「客」とは外来の邪気のこと。外邪には、風・寒・暑・湿・燥・火・飲食積滞や疫癘の邪などがある。その治法には、「袪風」「袪寒」「清暑」「袪湿」「潤燥」「清火」「消導」などの方法がある。疫癘の邪が侵襲して発病すれば、病状は複雑なので、その具体的な状況に基づいて処理するが、駆邪する目的としては同様である。

逆従（ぎゃくじゅう）　治法。『素問・至真要大論』に見える。「逆は正治、従は反治なり」（逆者正治、従者反治）とある。つまり薬物を用いて症状の逆の治療を行うことが「正治」法であり、症候にしたがって治療することを「反治」法という。各項を参照。

客主人（きゃくしゅじん）　穴名。足少陽胆経。手足少陽経と足陽明経の交会穴。禁針穴。顔面部の頬骨弓の中央上際で、頬骨弓をはさんで下顎骨頭の前方の陥凹部（下関穴）の上方に取る。①清肝胆熱　②通竅聡耳　③清熱散風　④止痛鎮痙

客証（きゃくしょう）　主証の対語。「兼証」に同じ。常にある証ではなく、有ったり無かったりする証のこと。

逆証（ぎゃくしょう）　病状が一般の規律のように発展せず、突然厳重になって悪化することを指す。たとえば小児の麻疹でも突然次のような逆証が現れることがある。①風寒閉塞：身熱無汗・頭痛・嘔悪・疹色が淡紅で暗色。②毒熱壅体：面赤身熱・煩渇譫語・疹色赤紫で暗色。③正気虚弱：面色蒼白・身微熱・精神倦怠・疹色は白色で赤みは無い。④咳喘（肺炎）を合併する。⑤喉痛（喉炎）を合併する。⑥腹瀉（腸炎）を合併する。またはその他の厳重な状況を併発する。つまり病状に異常が発生することを、すべて「逆証」という。

逆治（ぎゃくち）　「正治」を参照。

逆伝（ぎゃくでん）　順伝の対語。温病の伝変において、「順伝」は衛より気に至り、気より営に入り血に及ぶ。もし病が衛分にある

時に、営分と血分の症状があらわれることを「逆伝」という。「逆伝心包」など。

逆伝心包(ぎゃくでんしんぽう)　葉天士の『温熱論』に見える。温病の伝変の別の規律のこと。一般的な温病の伝変の規律は、衛より経と営を経て血に至る。もし病邪が重く、発病の初期から厳重で、変化が迅速であれば、順次に伝変せずに、衛分(肺)より突然営分(心包)に陥入して、神昏譫語などの症状があらわれる。これを「逆伝心包」という。

逆伝挽舟(ぎゃくでんばんしゅう)　治法。痢疾に表症がある場合の治療法のこと。痢疾の初期に悪寒・発熱・身痛・無痛無汗などの表証があれば、人参敗毒散(羌活・独活・柴胡・前胡・川芎・枳殻・茯苓・人参・甘草)を用いて治療する。古人は、痢疾は本来表より裏に陥入するが、本方剤を用いて、邪を裏より表に引き出し、まるで川の流れに逆らって舟を上行させるようにした。しかし現在では本処方は辛温香燥薬で、外感に湿証があるものに適応する。しかし痢疾の多くは湿熱なので、本方剤は適切ではなく、解表薬と導滞薬と清利湿熱薬を同時に使用する。

客熱(きゃくねつ)　邪熱のこと。邪気が身体に侵襲するのを「客人」にたとえ、身体の正気を「主人」にたとえる。外邪が身体を侵犯すると発熱を起こす。これを「客熱」という。

却病延寿湯(きゃくびょうえんじゅとう)『東医宝鑑』　方剤名。人参　白朮各4　牛膝　白芍各2.8　陳皮　白茯苓　山査　当帰　甘草各2.8　生姜3。「老人の補薬として用い、その他に尿不利淋瀝、気力無く穀不化して、気血不足証などに用いる」。

瘧母(ぎゃくぼ)　症名。。瘧疾がながらく治癒しなければ、気血虧損して瘀血が脇下に結して痞塊を生ずる。これを「瘧母」という。

逆冷(ぎゃくれい)　症名。手足が冷えること。「厥冷」「厥逆」「四肢厥冷」も同義。

脚攣急(きゃくれんきゅう)　症名。脚部の筋脈が気血の十分な温養が受けられずに、ひきつり、屈伸に障害が起こること。

瘧労(ぎゃくろう)　「労瘧」に同じ。

却老烏鬚建陽丹(きゃくろううしゅけんようたん)『東医宝鑑』　方剤名。赤何首烏　白何首烏　茯苓　白茯苓各600　牛膝　兎絲子　破胡紙各300。「陰血不足により早期に白髪になるものに用いる」。

泣(きゅう)　「濇」に通ず。『素問・経絡論』に「寒多ければすなわち凝泣す」(寒多則凝泣)と見える。つまり寒が多ければ、血脈が凝滞して流行が不暢になること。

頄(きゅう)　胂ともいう。顴骨の内側の下方、鼻の傍らの部分のこと。

疚(きゅう)　やむ、久しい病、やいと(灸)のこと。

疞(きゅう)　やむ、やまいのこと。

㽱(きゅう)　やむ、やまいのこと。

痳(きゅう)　しぶり腹、うるしかぶれのこと。

疒咎(きゅう)　やむ、やまいのこと。

鼽(きゅう)　鼻水のこと。鼻鼽・鼽水ともいう。

灸あたり(きゅうあたり)　施灸後１～２日して、疾患が軽快しながら、その他に発生する全身の熱感・倦怠感・のぼせ・食欲不振などの違和感のこと。これは過剰刺激によるものが多い。安静にすれば消退するが、灸あたりするほうがよく効くともいわれている。

久瘖(きゅういん)　「金破不鳴」を参照。

救陰(きゅういん)　「救脱」を参照。

芎烏散(きゅううさん)『東医宝鑑』　方剤名。川芎　烏薬各同量。「出産後に風寒により頭痛し眩暈する場合に用いる」。

急黄(きゅうおう)　症名。陽黄の重症のもの。本病は脾胃にもともと積熱があり、湿熱の毒が熾盛になり、津液を灼焼して、営血に内陥し、邪が心包に侵入して起こる。その特徴は、発黄が急激に起こり、身体と眼が紅黄色を呈し、高熱煩渇・胸満腹脹・神昏譫語・衄血便血、または斑疹・舌絳・苔黄燥・脈弦滑数などが見られる。

芎黄散(きゅうおうさん)　方剤名。「応鐘散」を参照。

芎黄散(きゅうおうさん)『東医宝鑑』　方剤名。川芎　乾地黄　当帰　山薬　白芍各40　沈香20　甘草12。「小児の腎虚により歯の生えるのが遅い場合に用いる」。

久咳(きゅうがい)　症名。長らく咳が止まらない状態のこと。

灸学(きゅうがく)　灸療法の理論的根拠を研究する学問のこと。原志免太郎氏の灸の研究が有名。

吸角法(きゅうかくほう)　治療法。コップ状の容器を真空にして、皮膚に密着させて吸引する方法。吸引するだけの「乾角法」と瀉血を併用する「湿角法」とがある。

芎葛湯(きゅうかつとう)『東医宝鑑』　方剤名。川芎　葛根　桂枝　細辛　枳実　人参　白芍　麻黄　防風各4　甘草2　生姜3。「風寒により悪寒し、胸脇疼痛し発熱する場合に用いる」。

芎活湯(きゅうかつとう)『東医宝鑑』　方剤名。川芎　半夏　赤茯苓　独活　陳皮　枳実各4　白朮　甘草各2　生姜5。「痰飲により身重し、上肢が疼痛する場合に用いる」。

久寒(きゅうかん)　症名。なかなか治癒しない寒証のこと。

灸肝散(きゅうかんさん)『郷薬集成方』　方剤名。括呂実1　烏梅5　杏仁21。「咳嗽時に喀血する場合に用いる」。

九気(きゅうき)　「怒・喜・思・悲・恐・寒・炅・驚・労」のこと。

九宜(きゅうぎ)　九針の用法を研究すること。『霊枢・五禁篇』

芎帰飲(きゅうきいん)『東医宝鑑』　方剤名。川芎　当帰　細辛各4　肉桂　石菖蒲　白芷各2.8　生姜3　大棗2　紫蘇葉7。「風により耳鳴する場合に用いる」。

芎帰膠艾湯(きゅうききょうがいとう)『金匱要略』　方剤名。①川芎　甘草　艾葉各3　当帰　芍薬各4　地黄5。「①下血、その他主に身体下部の諸出血、およびうっ血があり、出血が長引いて貧血状を呈するもの。②痔が痛んだり、出血が続いたりして貧血したもの、貧血がはなはだしい時は、めまい、四肢脱力、下腹部に刺すような痛みなどが起こるもの。③婦人の子宮出血、流産ぐせ、流産の前兆があるとき、流産のあとで出血が止まないもの、妊娠中の子宮出血をともなう腹痛などに用いる」　②川芎　阿膠　甘草各80　艾葉　当帰各120　乾地黄240　白芍160。「崩漏が止まらない場合、月経量が多い場合、妊婦が性器出血があり、腹痛する場合、出産後に出血が止まらない場合に用いる」。

鳩杞穴(きゅうきけつ)　穴名。奇穴。仙骨部、第1・第2正中仙骨陵のあいだの陥凹部、殿部の左右の第1後仙骨孔中(上髎穴)の中間に取る。崩漏などを主治。

芎帰香蘇散(きゅうきこうそさん)『寿世保元』　方剤名。香附子8　紫蘇葉　川芎　当帰　蒼朮　陳皮　炙甘草各4　葱白5　生姜3　大棗2。「少陰人の温疫と太陽病証に用いる」。

芎帰地黄湯(きゅうきじおうとう)『医林撮要』　方剤名。当帰　川芎　熟地黄　白芍各4　延胡索2.8　桃仁　紅花各1.2　香附子　橘皮　沢蘭　牡丹皮各2。「流産した後に心下痛する場合に用いる」。

芎帰托裏散(きゅうきたくりさん)『東医宝鑑』　方剤名。川芎　当帰　白芍　白茯苓　木香　白芷各4.8　人参　肉桂　丁香　甘草各2.8。「癰疽が潰爛した後に排膿しやすくし、肌肉の再生をよくするために用いる」。

芎帰調血飲(きゅうきちょうけついん)『古今医鑑』　方剤名。①当帰　川芎　白朮　茯苓　地黄　陳皮　烏薬　香附子各2　益母草1.5　牡丹皮2　大棗1.5[甘草1][生姜1]〈乾姜〉「血虚血瘀。産後の補養のための処方。血瘀で気血両虚のものに用いる」　②当帰　川芎　白朮　白茯苓　熟地黄　陳皮　香附子　烏薬　乾姜　益母草　牡丹皮　甘草各3　生姜5　大棗2。「出産時に出血過多により虚熱が生じ、腹痛、心煩、眩暈、

き

目花、昏迷する場合に用いる」。

芎帰調血飲第一加減(きゅうきちょうけついんだいいちかげん)『一貫堂』 方剤名。当帰2 川芎2 熟地黄2 白朮2 茯苓2 陳皮2 烏薬2 香附子2 牡丹皮2 益母草2 大棗2 乾姜1 炙甘草1 白芍薬3 桃仁3 紅花2 牛膝2 枳殻2 木香2 延胡索3 肉桂1。芎帰調血飲の適応証(血虚血瘀)に、腹部膨満感・腹痛などの気滞血瘀症と四肢冷(寒証)が加わったものに用いる。

九気湯(きゅうきとう)『東医宝鑑』 方剤名。香附子 羌活 炙甘草各同量。「九気により腹部が突然疼痛する場合に用いる」。

芎帰湯(きゅうきとう)『東医宝鑑』 方剤名。川芎 当帰各20。「出産前後に生ずるあらゆる症状に用いる」。

芎帰二陳湯(きゅうきにちんとう)『その他』 方剤名。当帰 川芎 半夏各6 陳皮 白茯苓 甘草各4 乾姜3。「月経周期が遅れ、量も少なくなり、身体浮腫して重く、元気が無く、口中無味、時に悪心し心煩する場合に用いる」。

芎帰補中湯(きゅうきほちゅうとう)『その他』 方剤名。黄耆 当帰 白朮 杜仲 白芍各4 乾姜 阿膠 川芎 五味子 木香 人参 甘草各2。「妊婦が気血不足により妊娠2~3ヶ月目に流産を繰り返す場合、胎動不安により腰腹が疼痛し下血する場合に用いる」。

灸逆(きゅうぎゃく) 誤った灸治療により生ずる症状のこと。

九宮(きゅうきゅう) 「倉門、天宮、倉果、葉蟄、天留、陰洛、玄委、新洛、太一」のこと。『霊枢・九宮八風篇』

芎藭(きゅうきゅう)[川芎] 薬物名。行血薬。辛、温、肝・胆・心包。①活血調経 ②疏風止痛 ③理気解鬱 ④逐寒通痹 ⑤排膿消癰

救急易解方(きゅうきゅういかいほう) 書名。朝鮮李朝時代、1499年、尹弼商、洪貴達ら撰。本書は『郷薬集成方』『医方類聚』などの「救急方」をより要約して詳しく記した救急書。

芎藭飲子(きゅうきゅういんし)『郷薬集成方』 方剤名。熟地黄40 川芎 阿膠各30 艾葉 竹茹 生姜各20 糯米0.5 大棗5。「胎動不安があり心煩して不安な場合に用いる」。

救急簡易方諺解(きゅうきゅうかんいほうげんかい) 書名。朝鮮李朝時代、世宗20年(1489)尹壕等の撰の救急医書。9巻9冊。『新撰救急簡易方』『救急簡易方』ともいう。

芎藭散(きゅうきゅうさん)『東医宝鑑』 方剤名。①川芎4 当帰3 羌活 夏菊花 蔓荊子 細辛 石膏 藁本 荊芥穂 半夏曲 熟地黄 防風 甘草各2 生姜3。「風寒により頭痛したり、肝血不足により眩暈する場合に用いる」 ②川芎 檳榔 麻黄 肉桂 防已 木通 細辛 白芷 石菖蒲各2.8 木香 山椒 甘草各1.4 生姜3 紫蘇葉5。「風寒により鼻閉し疼痛する場合に用いる」 ③川芎20 柴胡28 羌活 防風 藁本 甘草 升麻各40 炙甘草 生地黄各60 黄連 黄芩各80。『処方集』「風熱により頭痛、眩暈、発熱、心煩、咽乾、尿黄の場合に用いる」 ④甘菊花 石膏 川芎 白僵蚕各24。『処方集』「風寒により偏頭痛で眩暈する場合に用いる」 ⑤山茱萸40 山薬 甘菊花 人参 川芎 茯神各20。『処方集』「風により頭痛し眩暈する場合に用いる」。

九九制会(きゅうきゅうせいかい) 一年の四季をそれぞれ90日に区分して、人体・九竅・九臓に結び付けて暦法を制定すること。

救急選方(きゅうきゅうせんぽう) 書名。日本江戸時代、多紀元簡(1755~1810)の編著。方剤集。全2巻。享和3年(1803)初版。中国医書を中心として多数の文献から方剤を採用している。

救急摘方(きゅうきゅうてきほう) 書名。日本江戸時代、平野重誠(1790~1867)の著。外科的救急療法書。正編不分巻1冊。嘉永7年(1854)刊。『軍陣備用救急摘方』ともいう。

芎藭天麻丸(きゅうきゅうてんまがん)『郷薬集成方』 方剤名。川芎 80　天麻 20。「風痰により心悸心煩し不安で、頭痛眩暈し、咽喉・肩・背部が硬直し、身痛、鼻乾、声がかれ、面浮腫する場合に用いる」。

救急方(きゅうきゅうほう) 書名。朝鮮李朝時代、世宗時に編集された書。1 冊。

芎藭補中湯(きゅうきゅうほちゅうとう)『医林撮要』 方剤名。当帰　白朮　川芎　芍薬各 2.8　阿膠　五味子　乾姜各 1.6　黄耆　人参　杜仲　炙甘草各 1.2。「気血が虚弱な妊婦に対して、補血袪瘀、妊娠を順調にし安産にさせる」。

救急良方(きゅうきゅうりょうほう) 書名。朝鮮李朝時代、1559 年内医院の撰。

丘墟(きゅうきょ) 穴名。足少陽胆経、原穴。足関節前外側、長指伸筋腱外側の陥凹部、外果尖の前下方。①疏泄肝胆　②清熱利湿　③駆除散滞　④通調少陽経気　⑤泄血通絡

九竅(きゅうきょう) ①両目、両耳、両側の鼻孔、口、前陰の尿道と後陰の肛門のこと。②両目、両耳、両側の鼻孔、口、舌、喉のこと。『難経・三十七難』

急驚風(きゅうきょうふう) 病名。発病は急激で、高熱眼紅・昏迷抽搐・角弓反張・両目上視・牙関緊閉・口吐白沫・痰声漉漉(ゴロゴロ音)などが主証である。発病の原因は、外感六淫や冒受驚恐、または痰積食滞などにより起こる。外感六淫によるものは、初めは発熱などをともなう。驚恐により誘発されるものは、発熱しない、または熱が出ても高くない、睡眠中に驚いて泣き出す。痰積食滞によるものは、腹脹痛・便秘や大便腥臭・嘔吐噯酸などが見られる。急性熱病で上記の主証があるものは急驚風に属す。

嗅気味(きゅうきみ) 聞診の一つ。嗅覚を用いて病人や部屋の臭い、病人の分泌物や排泄物を分析すること。病気によっては独特の臭いを放つ。身体に腐爛した腫瘤や瘡瘍があれば、腐敗臭がする。また急性の伝染病や肝と腎の機能が衰弱した病人も、特殊な臭いを放つ。さらに肺胃に熱があれば、口臭が強い。胃に宿食があれば口臭に酸臭がする。肺癰や肺壊疽があれば痰液に腥臭(生臭い)がある。赤痢では大便に悪臭がある。脂漏性や腸原性腹瀉などでは大便に腥臭がする。下部小腸が梗塞すれば嘔吐物に糞便臭がする。わきが(狐臭)の病人は、腋下などから耐え難い腥臊臭がする。

救苦湯(きゅうくとう)『東医宝鑑』 方剤名。蒼朮　龍胆各 5.6　当帰　甘草各 4　川芎 2.4　生地黄　黄柏　黄芩　知母各 2　羌活　升麻　柴胡　防風　藁本　黄連各 1.2　桔梗　連翹　細辛　紅花各 0.8。「突然結膜が紅腫して眠れないほど痛む場合に用いる」。

急下存陰(きゅうげそんいん) 「急下存津」に同じ。

急下存津(きゅうげそんしん) 治法。熱性病で高熱が続き、口乾して渇して、大便秘結し、舌苔黄燥か乾黒して棘が生じ、脈沈実有力などがあらわれる。これは津液が日ましに損耗しているので、急いで瀉下薬で大便を通じ実熱を瀉し、津液を保存しなくてはならない。

灸穴図解(きゅうけつずかい) 書名。日本江戸時代、石川元混(生没年不詳)の著。針灸経穴学書。全 3 巻。文化 12 年(1815)成。

芎夏湯(きゅうげとう)『東医宝鑑』 方剤名。川芎　半夏　赤茯苓各 4　陳皮　橘皮　枳実各 2　白朮　炙甘草 0.8　生姜 5。「痰飲により現れるすべての症状に用いる」。

究原心腎丸(きゅうげんしんじんがん)『東医宝鑑』 方剤名。兎絲子 120　牛膝　熟地黄　肉蓯蓉　鹿茸　炮附子　人参　遠志　茯神　黄耆　山薬　当帰　龍骨　五味子各 40。「心腎不交により心煩し冷汗が出て、身体労倦し、脈が弱い場合、寒気を受け、感冒にかかりやすい場合、遺精・夢精などの場合に用いる」。

灸哮穴(きゅうこうけつ) 穴名。奇穴。ひもを首の後ろから前に輪にしてつりさげ、剣状突起の尖端で切る。次にひもを後方に

き

引き督脈上の上で終わるところに取る。咳嗽・喘促などを主治。

救荒便覧(きゅうこうべんらん)　書名。日本江戸時代、遠藤通(生没年不詳)の著。飢饉時の備用書。

救荒本草啓蒙(きゅうこうほんぞうけいもう)　書名。日本江戸時代、小野恵畝(1774～1852)の口授。全14巻4冊。

求古館医譜(きゅうこかんいふ)　書名。日本江戸時代の書、高階枳園(1773～1843)の口授。病論・治方集。全10巻。成立年不詳。

球後穴(きゅうごけつ)　穴名。奇穴。眼窩の下縁、内眼角から外眼角までを三等分にして、外側から3分の1のところに取る。瞳神縮小・目赤腫痛・眼瞼腫痛などを主治。

窮骨(きゅうこつ)　「尾閭」に同じ。

灸痕(きゅうこん)　施灸したあとに残る火傷痕のこと。温灸は灸痕を残さないが、直接灸は灸痕を残す。

牛山活套(ぎゅうざんかっとう)　書名。日本江戸時代、香月牛山(1656～1740)の著。治療学書。全3巻。元禄12(1699)自序。本書は和文で書かれ、病症別に類別して治法を列挙した平易で実用的な治療医学書。

牛山方考(ぎゅうざんほうこう)　書名。日本江戸時代、香月牛山(1656～1740)の著。後世方処方の運用書。全3巻。天明元年(1781)刊。本書は方剤別に分類し、その運用法の秘訣を和文でわかりやすく解説した書。

九刺(きゅうし)[九変刺]　古代に用いられた9種類の針法のこと。①輸刺：諸経絡の五行穴と背部の兪穴を刺す、②遠道刺：病が頭部にあるとき下肢にある経穴を刺す、③経刺：経絡の気血が結しているところを刺す、④絡刺：小静脈のうっ血するものを刺す、⑤分刺：筋肉内に刺す、⑥大瀉刺：化膿巣を銀針で刺す、⑦毛刺：皮膚の腫脹を浅く刺す、⑧巨刺：病が右側の経絡にあれば左側の経絡に刺す、⑨焠刺：針を焼いて刺し慢性病を治すこと。『霊枢・官針篇』。各項を参照。

九死(きゅうし)　『素問』に見える。重篤な症状のこと。①手足があおい、②手足が腫れている、③脈が弱くなる、④音声がかすれる、⑤鼻孔がふくらむ、⑥唇が冷えて腫れる、⑦着物や布団をまさぐる、⑧汗がでない、または汗が止まらない、⑨舌が巻き上がり縮むなどの症状のこと。

求子(きゅうし)　不妊症のこと。

韮子(きゅうし)　薬物名。助陽薬。辛・甘、温、肝・腎。温腎壮陽・固精。腎陽不足の陽痿(ED)、遺精、頻尿、遺尿、白色帯下などの場合に用いる。

久痔(きゅうじ)　治療しても治りにくい慢性の痔疾患のこと。脱肛・痔瘻などがある。

鼽衄(きゅうじく)　鼽は鼻がつまり清涕を流すこと。衄は鼻血を流すこと。

芎芷膏(きゅうしこう)『東医宝鑑』　方剤名。川芎　白芷各同量。「内熱により口臭が強い場合に用いる」。

芎芷香蘇散(きゅうしこうそさん)『処方集』　方剤名。香附子　紫蘇葉各8　蒼朮6　陳皮　川芎　白芷各4　甘草2　生姜3　大棗2。「傷寒傷風の表症で悪寒発熱し、頭項強痛し、関節が痛み、心下痞硬し、消化不良で頭痛する場合に用いる」。

久持索然(きゅうじさくぜん)　脈診中の特殊な現象の一つ。切脈時に長らく按じていると脈が探しにくくなる。また初めは浮大に感じるが、しばらく按じていると脈が探せなくなってしまうこと。このような状況は、新病や久病、また有熱や無熱などにかかわらず、正気が大虚していることを示す。

芎芷散(きゅうしさん)『東医宝鑑』　方剤名。川芎6　白芷　蒼朮　陳皮　細辛　石菖蒲　厚朴　半夏　木通　紫蘇葉　肉桂　甘草2.8　生姜3　葱白2。「傷風による耳鳴に用いる」。

芎芷石膏湯(きゅうしせっこうとう)『処方集』　方剤名。川芎　石膏　羌活　白芷　甘菊花　藁本各4。「風熱により頭痛、眩暈、悪風、時に汗出、眼痛の場合に用いる」。

急者緩之(きゅうしゃかんし)(急するものはこれを緩む) 『素問・至真要大論』に見える。「急」とは拘急の証のこと。「緩」とは拘急の証を緩解させること。寒邪が侵襲して筋脈が拘急すれば、「温経散寒」法を用いる。熱邪が侵襲して「熱極生風」して手足抽搐すれば、「瀉火熄風」法を用いるなど。

九醜(きゅうしゅう) 男性の精力減退や勃起不能などを指す。①勃起が弱い、②勃起しても性交ができない、③陰痙が硬くならない、④勃起しても気が乗らない、⑤血行が少ない、⑥充実しない、⑦硬くなっても長持ちしない、⑧射精しない、⑨射精しても子が生まれないなどのこと。

九種心痛(きゅうしゅしんつう) 元来『金匱要略・胸痹心痛短気病脈証并治』に見える名称。「九種心痛」とは、一般に上腹部と前胸部の疼痛を指す。二種類の分類がある。①虫心痛、注心痛、風心痛、悸心痛、食心痛、飲心痛、冷心痛、熱心痛、去来心痛(『千金要方』巻十三)。②飲心痛、食心痛、気心痛、血心痛、冷心痛、熱心痛、悸心痛、虫心痛、疰心痛のこと。

灸術(きゅうじゅつ) 疾病の治療を目的に、身体の経穴(治療点)に艾などで焦灼する治療法のこと。

芎朮香連丸(きゅうじゅつこうれんがん)『医林撮要』 方剤名。黄連40 阿膠 白朮 砂仁 川芎各20 乳香 木香各10 枳実 炮乾姜各8。「妊婦が痢疾により血が混じる泄瀉が続き、腹痛する場合に用いる」。

芎朮散(きゅうじゅつさん)『東医宝鑑』 方剤名。川芎 蒼朮 香附子 白芷各同量。「痰が詰まり腹痛する場合と尿不利の場合に用いる」。

芎朮除眩湯(きゅうじゅつじょげんとう)『東医宝鑑』 方剤名。川芎8 白朮 附子各4 桂皮 甘草各2 生姜7。「寒湿により眩暈し、頭痛する場合に用いる」。

芎朮湯(きゅうじゅつとう)『東医宝鑑』 方剤名。川芎 白朮 半夏各8 炙甘草2 生姜7。「傷湿により頭重、眩暈し鼻乾する場合に用いる」。

灸所抜書之秘伝(きゅうしょぬきがきのひでん) 書名。日本江戸時代の書、著者不明。灸法書。不分巻1冊。明暦2年(1656)刊。

九焦(きゅうしょう) 脊椎の第9胸椎のこと。

牛渚漫録(きゅうしょまんろく) 書名。日本明治25年(1876)刊。浅田宗伯(1815〜1894)の著。医論集。全4巻。医学の史的な論考を集めたもの。

九針(きゅうしん) 古代に用いた9種類の形状と用法が異なる針のこと。『霊枢・九針十二原篇』に見える。①鑱針、②円針、③鍉針、④鋒針、⑤鈹針、⑥員利針、⑦毫針、⑧長針、⑨大針のこと。九針は刺針治療に用いるが、外科やあん摩の用途にも応用された。各項を参照。

芎辛散(きゅうしんさん)『東医宝鑑』 方剤名。川芎 烏薬各同量。「潮熱により熱痰が生じ、咽喉乾燥し、声が枯れる場合に用いる」。

芎辛導痰湯(きゅうしんどうたんとう)『東医宝鑑』 方剤名。半夏8 川芎 細辛 天南星 陳皮 赤茯苓各4 枳実 甘草各2 生姜7。「痰厥により身重、悪心して嘔気、眩暈、頭痛する場合に用いる」。

九針補瀉法(きゅうしんほしゃほう) 九針を用いて補瀉を行う針法のこと。①鑱針:皮膚表面を掻破して血を出す(瀉)、②円針:皮膚を摩擦して気血のめぐりを良くする(補)、③鋒針:皮下の血液を出す(瀉)、④鍉針:経脈を圧迫する(補)、⑤員利針:経脈を深く刺す(瀉)、⑥毫針:経脈・関節・筋肉を刺す(補)、⑦長針:深いところを刺す(補)、⑧鈹針:腫瘍の排膿(瀉)、⑨大針:水腫の排液(瀉)。

久泄(きゅうせつ) 症名。脾腎の虚弱などで原気が不足し、腸が機能せずに起こる慢性の下痢のこと。脱肛・食欲不振などをともなう。

九折堂読書記(きゅうせつどうどくしょき) 書名。日本江戸時代、山田業広(1808〜

1881)の著。医学古典の注釈書。

灸焫要覧(きゅうぜつようらん) 書名。日本江戸時代、堀元厚(1686～1754)の著。灸法書。不分巻1冊。享保9年(1724)刊。

牛癬(ぎゅうせん) 病名。牛皮癬、牛皮血癬、魚皮癬、鱗癬ともいう。魚鱗癬のこと。

九仙王道糕(きゅうせんおうどうこう)『東医宝鑑』 方剤名。蓮実 山薬 白茯苓 薏苡仁各160 麦芽 白扁豆 芡仁各80 柿霜40 白糖800 糯米5。「虚労損傷により脈が弱く、昏迷し、脾胃が虚弱になり口中無味、飲食が降りず、次第に消痩する場合に用いる」。

九仙散(きゅうせんさん)『東医宝鑑』 方剤名。罌粟穀8 人参 款冬花 桑柏皮 桔梗 阿膠 五味子各4 貝母2 生姜3 烏梅1。「あらゆる原因により起こる久咳に用いる」。

九仙奪命丹(きゅうせんだつめいたん)『東医宝鑑』 方剤名。枳実80 枯白礬 豆豉各40 半夏 厚朴各20 木香 天南星各8 人参 甘草4。「食後心煩し、心下痞硬し、食が降りず、酸水が上がり、嘔吐する場合に用いる」。

疣瘡(きゅうそう) 症名。いぼのこと。

九臓(きゅうぞう) 『素問・三部九候論』に見える。心、肝、脾、肺、腎、胃、大腸、小腸、膀胱をあわせて「九臓」という。

灸草考(きゅうそうこう) 書名。日本江戸時代、井上玄通(生没年不詳)の著。灸草(艾)に関する専門書。不分巻1冊。享保14年(1729)刊。従来の文献を徴用し、その来歴を説いたもの。

気由臓発(きゆうぞうはつ)(気は臓より発す) 気の機能活動の総称。五臓は精気を蔵することをつかさどり、生命活動の中心である。したがって目に見える各種の機能活動は、すべて「気」であり、これらの働きはすべては五臓より発生する。

休息痢(きゅうそくり) 症名。下痢が起きたり止まったりして長らく治癒しないもの。原因は痢疾の初期に止渋法の使用が早すぎたり、治療が適切でなく、腸中の積熱が残っている、または飲食の不摂生、または寒涼薬の過服により脾腎の陽が虚して起こる。

急則治標、緩則治本(きゅうそくちひょう、かんそくちほん)(急なれば則ち標を治し、緩なれば則ち本を治す) 治則。疾病の過程は非常に複雑で、その矛盾は一つにとどまらず、主要矛盾と副矛盾とが混在する。したがって、その主要矛盾を正確に把握して根本治療をしなくてはならない。しかしその矛盾も常に変化して、副矛盾が一定の条件のもとでは主要矛盾となりうる。たとえば陰虚発熱で突然喉頭腫痛し、水が飲みにくくなる場合には、慢性の陰虚発熱が「本」で、喉頭腫痛は「標」となる。しかし喉頭腫痛が悪化して窒息する危険にさらされた場合には、それは主要矛盾となり、まず急いで喉病を治療する。これが「急すればすなわち標を治す」(急則治標)である。また喉頭腫痛が解消されても、陰虚発熱がまだ残っていれば、継続して陰虚を治療しなくてはならない。これが「緩なればすなわち本を治す」(緩則治本)である。

芎蘇散(きゅうそさん)『東医宝鑑』 方剤名。黄芩 前胡 麦門冬各4 川芎 陳皮 白芍 白朮各3.2 紫蘇葉2.4 葛根2 甘草1.2 生姜3 葱白2。「妊婦の頭痛、悪寒発熱、咳嗽の場合に用いる」。

救脱(きゅうだつ) 「救陽」と「救陰」の二種類がある。①救陽とは「回陽救逆」のこと。②救陰とは、亡陰を治療する方法のこと。亡陽の症状は汗出多量・悪熱・手足温・肌熱・舌乾・口渇喜涼飲・呼吸短促・煩躁・脈虚で脱などで、脱水の病人によく見られる。治療には生脈散(人参・麦冬・五味子)を用いて益気斂汗し養陰生津する。さらに龍骨・牡蛎の収渋薬を用いる。

九疸(きゅうたん) 「胃疸、心疸、腎疸、腸疸、膏疸、舌疸、体疸、肉疸、肝疸」の9種類の疸症のこと(『巣氏病源』)。

鼽窒(きゅうちつ) 鼻水と鼻づまりのこと。

救中湯(きゅうちゅうとう)『その他』 方剤

名。山椒　厚朴各12　乾姜16　檳榔　陳皮各8。「乾霍乱により腹痛し、吐きたくても吐けない、泄瀉しそうでしない、心煩不安な場合に用いる」。

急痛(きゅうつう)　急迫性の疼痛のこと。

九痛(きゅうつう)　「婦人三十六疾」の一つ、①陰中が疼痛するもの、②陰中淋瀝して痛むもの、③小便時に痛むもの、④寒冷痛、⑤月経痛、⑥気が満痛するもの、⑦陰中から汁が出て痛むもの、⑧脇下の放散痛、⑨腰股が痛むものがある。

痃痛(きゅうつう・こうつう)　腹部が絞られるように痛むこと。

九痛元(きゅうつうげん)『東医宝鑑』　方剤名。炮附子120　呉茱萸　人参　炮乾姜　巴豆各40　狼毒20。「身体内が冷たく、全身が冷たく、胸腹が痛み、便秘する場合と、あらゆる心痛に用いる」。

牛程蹇(ぎゅうていけん)　「胼胝(べんち)」を参照。

九道陰陽脈(きゅうどういんようみゃく)　「長・短・虚・促・結・代・牢・動・細」の9種類の脈のこと。

灸頭針(きゅうとうしん)　針法。豪針を刺入して、針柄上に温灸艾をつけて燃焼させる方法のこと。

牛痘新説(ぎゅうとうしんせつ)　書名。朝鮮李朝時代、高宗22年(1885)、太原　池錫永の著述。牛痘に関する専門医書。本書は朝鮮最初の牛痘種法書であり、さらに最初の純西洋医学書として重視されている。

九道の脈(きゅうどうのみゃく)　脈状の類別のこと。『脈経』には24種の脈状をあげている。七表(7つの表証の脈)、八裏(8つの裏症の脈)、九道の脈(9つの表裏以外の脈)に分ける。九道の脈は「長・促・動・牢・短・結・細・代・虚」のこと。

吸入(きゅうにゅう)　治法。薬物の煙や蒸気を吸入して治療する方法。慢性気管支炎で咳嗽が長びくものに、款冬花の粉末を紙に巻いて、タバコのように煙を吸う。また産後に出血過多で昏暈する場合に、鉄片や木炭を焼いて酢に入れて臭いを嗅がせると覚醒するなどの方法。

久熱傷陰(きゅうねつしょういん)(久熱は陰を傷る)　邪熱が留まり去らなければ、津液を灼焼して陰液を耗損させてしまう病理のこと。肺胃の津液が受傷すると、咽乾口燥・煩悶口渇・乾咳無痰・舌紅で乾燥・脈細数などが見られる。もし肝腎の陰にまで損耗が波及すると、「水不涵木」となり「虚風内動」し、口乾舌燥・手足振動・心悸神疲・耳聾・舌顫・舌絳無苔・脈細数無力などが見られる。これは熱性病の後期や回復期によく見られる。

灸の補瀉(きゅうのほしゃ)　施灸により経絡の虚実に対して補瀉を行う治療法のこと。「補法」は、良質の艾で小さく軟らかくひねり、皮膚に軽くのせて施灸し、熱感を少なくして、壮数を多くする(10〜15壮)。「瀉法」は、反対に質の粗い艾で大きく硬くひねり、皮膚に密着させて施灸し、熱感を強くして、壮数を少なくする(1〜3壮)。

急迫(きゅうはく)　突然起こった疼痛や痙攣のこと。

虬蟠巻曲(きゅうはんかんきょく)　症名。白睛(眼球結膜)の血管が充血し、脈絡が薄く曲がりくねる症状のこと。

嗅鼻(きゅうび)[吹鼻]　治法。薬物を細粉に砕き、これを鼻から患者が自分で吸い込むか、患者の鼻腔内に吹き込む治療法。慢性副鼻腔炎(蓄膿症)に黄花魚(いしもち)の頭部にある「魚脳石(石状の塊)」を細粉に砕き、氷片(樟脳)を少量混ぜて鼻腔内に吸入する。また感冒の鼻塞には、「鵝不食草」を細粉にして鼻腔内に吸い込むなどの方法。

鳩尾(きゅうび)　みずおち(みぞおち)、心窩部の部位。1)「髑骬(かつう)」を参照。2)「岐骨(ぎこつ)」を参照。3)穴名。任脈、任脈の別絡。禁針・禁灸穴。上腹部、前正中線上、胸骨体下端の下方1寸。①和中降逆　②寛胸定喘　③寧神化痰

牛皮丸(ぎゅうひがん)『医林撮要』　方剤名。牽牛子　木香　陳皮各36。「腹満、腹水音、突き上げるように疼痛、手足浮腫する場合

き

に用いる」。

牛皮癬(ぎゅうひせん) 症名。患部の皮膚が牛の首の皮のように、厚く堅くなるので名づける。多くは風・湿・熱邪が皮膚に瘟阻して起こる。血虚し生風化燥して発病したり、精神的な素因も関係する。項部・肘窩・膝窩に好発し、上眼瞼・会陰・大腿部内側にも発生する。欠損部は扁平状丘疹となり、融合して片となり、乾燥肥厚し、苔癬様に変化する。患部をかくとわずかに落屑し、陣発的に痒み、夜になると悪化する。その発作は精神的な刺激と関係が深い。本病は慢性皮膚病で治りにくい。

旧微溏(きゅうびとう) 平素より大便が固まらず、軟便となる意味。

久病(きゅうびょう) 「宿疾」に同じ。

旧病(きゅうびょう) 「持病」に同じ。以前から持っている疾病のこと。

急風散(きゅうふうさん)『東医宝鑑』 方剤名。麝香1　朱砂40　黒豆10　草烏12。「破傷風により意識障害のある場合に用いる」。

灸炳要覧(きゅうへいようらん) 書名。日本江戸時代、1724年(江戸時代中期)、堀元厚の著書。灸法について述べており、主要経穴の取穴・主治・隔物灸・温灸法(にんにく灸・餅灸・しょうが灸など)が記載されている。

救偏産言(きゅうへんさんげん) 書名。日本江戸時代、冨士谷成基(1774～1812)の著。産科書。全1巻。文化7年(1810)刊。賀川玄悦の『産論』の誤りを訂正すべく本書を著したという。

九変刺(きゅうへんし) 「九刺」に同じ。

灸法(きゅうほう) 治法。艾葉(もぐさ)などの薬物から製生した艾炷や艾巻を用いて燃やし、人体の体表部位に一定の刺激を与えて、治療をおこなう方法。

急方(きゅうほう) 急病や重病を治療する場合に用いる方剤のこと。4種類の意味がある。①病勢が気急で、迅速に救急すべきもの、②湯剤で洗滌して作用を速やかに出すもの、③薬性が激烈で、気味も濃厚であるもの、④急すれば標を治す方法がある。急方の代表としては、温法の回陽救逆の「四逆湯」(附子・乾姜・甘草)があげられる。「熱剤」を参照。

齅法(きゅうほう) 「薫法」に同じ。治法。薬を薫じて、その煙を嗅がせて治療する方法のこと。

九宝飲(きゅうほういん)『東医宝鑑』 方剤名。陳皮　薄荷　麻黄　桂皮　桑柏皮　紫蘇葉　杏仁　大腹皮　甘草各4　生姜5　烏梅1。「風寒に肺が傷られて痰が多く、短気し、鼻乾し、咽中痛し、咳嗽する場合に用いる」。

灸法口訣指南(きゅうほうくけつしなん) 書名。日本江戸時代、岡本一抱(1654～1716)の著。灸法の解説書。全5巻。貞享2年(1685)刊。和文で灸の要訣をわかりやすく述べており、江戸時代、広く用いられた。

灸法要穴(きゅうほうようけつ) 書名。日本江戸時代の書、著者不明。灸法書。不分巻1冊。成立年代不詳。あるいは浅井周伯(1643～1705)の著。取穴法と53の要穴における灸法を述べたもの。

急脈(きゅうみゃく) 穴名。奇穴。鼠径部、恥骨結合上縁と同じ高さ、前正中線の外方2.5寸。①調補肝腎　②清熱理湿　③理気導疝　④理下焦

虬脈縦横(きゅうみゃくじゅうおう) 症名。白睛(眼球結膜)の血管が充血し、脈絡が粗く細く、縦横に走っているもの。

救民妙薬(きゅうみんみょうやく) 書名。日本江戸時代、穂積甫庵(17世紀後半)の著。病門別漢方集。全1巻。元禄6年(1693)刊。入手しやすい薬物を用いて本書を著した。収録方397方。項目は130項。

救民薬方(きゅうみんやくほう) 書名。日本江戸時代、望月三英(1697～1769)と丹羽正伯(1700～1752)の共編。薬方集。全1巻。飢饉の際の伝染病や食中毒のため、一般民衆用の簡便療法をまとめたもの。

**救命延年丸(きゅうめいえんねんがん)『東

医宝鑑』 方剤名。黄連 乾姜 当帰 阿膠各同量。「ひどい痢疾により血と粘液が混じった泄瀉をする場合に用いる」。

救民薬方録(きゅうもんやくほうろく) 書名。日本江戸時代、阿部正興(生没年不詳)の著。救急医方書。不分巻1冊。文化8年刊。成人・小児の急病・事故傷害などに関して、民間の簡便療法を集め記したもの。

吸門(きゅうもん) ①「会厭(ええん)」を参照。②「七衝門」を参照。

九門(きゅうもん) 「七衝門」に気門と命門を加えたもの。「七衝門」:飛門(唇)、戸門(歯)、吸門(会厭)、賁門(胃上口)、幽門(胃下口)、闌門(大小腸の接合部)、魄戸(肛門)のこと。

救陽(きゅうよう) ①「回陽救逆」に同じ。②「救脱」を参照。

及幼方(きゅうようほう) 書名。朝鮮李朝時代、粛宗15年(1689)、趙延俊の著述。朝鮮最初の小児科専門医書。筆写本13巻6冊。本書は『医学入門』や宋代の銭乙の『小児直訣』などを引用して編纂されているが、著者の経験した実例も多く、独創的である。

気有余便是火(きゆうよべんぜか)(気に余りあれば便ちこれ火なり) 朱丹渓の『格致余論』に見える。「気」は陽気を指す。「有余」は偏盛の意味。つまり、陽気が偏盛すれば各種の「火証」を引き起こすこと。陽気の偏盛は、陰液が不足し陽気が偏亢して虚火が上炎する。たとえば腎陰が不足すれば心火の偏旺を起こす。さらにある臓腑の機能が失調すると、陽気が鬱結して化火する。たとえば肝火・胆火・胃火などのこと。

久痢(きゅうり) 症名。痢疾が長らく治癒しないこと。「遷延痢」ともいう。多くは脾腎の虚弱により中気が不足して起こる。症状は大便に粘液や血液が混じり、排便時に腹部が隠痛し、排出無力、ひどければ脱肛・食欲減退・形体消痩などが起こる。

究理堂備用方府(きゅうりどうびようほうふ) 書名。日本江戸時代、小石元瑞(1784～1849)の著。常用薬方を収録した処方集。全3編。『究理堂方府』ともいう。

九龍丹(きゅうりゅうたん)『東医宝鑑』 方剤名。枸杞子 金樱子 山査 蓮実 蓮花蕊 熟地黄 芡仁 白茯苓 当帰各同量。「脾腎が虚して遺精する場合に用いる」。

九連環穴(きゅうれんかんけつ) 穴名。奇穴。背部、第1・3・5・7・9・11胸椎および第1・3・5腰椎の棘突起下の陥中に取る。計9穴。虚弱・下肢癱瘓などを主治。

九漏(きゅうろう) 瘻孔のあるリンパ腺炎のこと。「狼漏・螻蛄漏・虫漏・蚍蜉漏・蠐螬漏・浮沮漏・瘰癧漏・転脈漏・鼠漏」の九種類の漏症のこと。

九瘻(きゅうろう) 「狼瘻(肝)・鼠瘻(胃)・螻蛄(大腸)・蜂瘻(脾)・蚍蜉瘻(肺)・蠐螬瘻(心)・浮沮瘻(胆)・瘰癧瘻(腎)・転脈瘻(小腸)」の9種類の瘻症のこと。

怯(きょ) 「五不男」を参照。

胠(きょ) 腋窩のこと。腋の下で脇の上の柔らかい部分のこと。

魚(ぎょ) 拇指球のこと。手の拇指(足の拇趾)の後方の掌骨(中手骨や中足骨)の場所の隆起した部分のこと。形が魚腹に似ているので名づく。「魚際」とは、魚のへり、つまり手背(足背)の際の、皮膚色が濃い部分と薄い部分が交わるところを指す。

挙按・推尋(きょあん・すいじん) 脈診の際に、脈象を見極めるための指の押し方のこと。「挙按」は、脈を軽く押さえたり強く押さえることを繰り返すこと。「推尋」とは、指先を左右に移動させながら脈象を探すこと。この2つの方法を組み合わせながら、脈象の厚薄・広狭・曲直などの状態を把握すること。

挙、按、尋(きょ、あん、じん) 脈診の際に、脈象を見極めるための指の押し方のこと。「挙」は脈に指を軽く当てること。「按」は脈を強めに沈むように押さえること。「尋」とは、指の力を変えたり、指先を移動させて脈を観察すること。これらの方法を組み合わせて、正確な脈象を把握するので

き

ある。

御医(ぎょい)　古代の医師の職名の一つ。もっぱら皇帝やその宮廷親族の疾病治療を担当した。

御医撮要方(ぎょいさつようほう)　書名。朝鮮高麗時代、崔宗峻撰。亡失。詳細伝不詳。高宗13年(1226)平壌において崔宗峻が奉教撰した。本書は朝鮮時代の初期までは伝わっていたものと思われる。

狂(きょう)　精神病の一つ。精神異常となり、狂い、動作が荒々しく、常軌を逸した行動・行為を繰り返すもの。

侠(きょう)　挟や夾に通ず。『素問・気府論』に「風府の両傍各一、背を侠みて以下尻尾に至ること二十一節」(風府両傍各一、侠背以下至尻尾二十一節)と見え、侠背とは、背を挟むこと。

脇(きょう)　側胸部のこと。腋窩から第12肋骨までの部分を指す。

頬(きょう)　耳の前方、顴骨の外側の部分。

㰦(きょう)　あくびのこと。

痃(きょう)　病んで衰えること。疲れる。やむ、やまいのこと。

痪(きょう)　病人の息のこと。

痖(きょう)　熱病のこと。

恇(きょう)　痩せ衰えること。『霊枢・九針十二原篇』に「三脈を取るものは恇す」(取三脈者恇)と見える。つまり、六腑の陽経の気を誤瀉すると、形体が痩せ衰えるとの意味である。また『霊枢・寒熱病篇』に「精泄(も)るれば則ち病甚だしく恇す」(精泄則病甚而恇)と見え、つまり精気の消耗がはなはだしければ、病状は重くなり形体はさらに衰弱するとの意味である。

凝(ぎょう)　こり、腫瘤などのもの。

姜彝五(きょういご)　人名。日本江戸時代の医家。字は聖淳、号は若山、または留堂、本貫は晋州。正祖12年(1788)出生。武科に登第、『若山好古(腫方)撮要』の著者。

気壅為脹(きよういちょう)(気壅すれば脹をなす)　気道が通じなければ脹満の症状があらわれること。

竅陰(足、頭)(きょういん)　1)足竅陰：穴名。足少陽胆経、井金穴。足の第4趾の外側爪甲根部の角を去ること0.1寸に取る。①平肝熄風　②開竅泄熱　③清頭聡耳　④疏経活絡。2)頭竅陰：穴名。足少陽胆経。側頭部、外耳孔の後方、乳様突起基底の陥凹部に取る。①清熱散風　②通竅聡耳　③理気解鬱　④利咽喉

強陰(きょういん)　陰精を強化する作用がある薬物のこと。たとえば熟地黄・生地黄・枸杞子・女貞子・沙苑蒺藜などがある。これらの薬物は腎陰虚に適用し、腰痠・遺精・多尿などを主治する。

侠癭(きょうえい)　「馬刀侠癭(ばとうきょうえい)」を参照。

行瘀(ぎょうお)　治法。瘀血を流動消散させること。

姜黄(きょうおう)　薬物名。行血薬。発散風湿薬。辛苦、温、心・肝・脾。①活血通経　②祛瘀破癥　③行血止痛　④祛風通痹

姜黄散(きょうおうさん)『東医宝鑑』　方剤名。①姜黄12　白朮6　羌活　甘草各1。「風冷により気血が滞り上肢と肩が疼痛する場合に用いる」　②姜黄160　白芍120　当帰　牡丹皮　延胡索各80　川芎　紅花　桂心　蓬莪朮各40。「子宮に寒湿が侵襲し、生理不順、腹部が刺痛するものに用いる」。

膠黄散(きょうおうさん)『救急方』　方剤名。阿膠40　蒲黄20。「小児の吐血や鼻衄に用いる」。

膠艾芎帰湯(きょうがいきゅうきとう)『東医宝鑑』　方剤名。阿膠　艾葉　川芎　当帰各8　炙甘草4。「胎動不安で下血する場合に用いる」。

膠艾四物湯(きょうがいしもつとう)『東医宝鑑』　方剤名。熟地黄　当帰　川芎　白芍　阿膠　白朮　黄芩　砂仁　艾葉　香附子各4　糯米2。「妊婦が陰血不足により小腹重痛し、下血する場合に用いる」。

膠艾湯(きょうがいとう)『東医宝鑑』　方剤名。熟地黄　艾葉　当帰　川芎　阿膠　炙甘草　黄耆各4。「妊婦が気血不足により下血する場合、胎児が下がって腰部と小腹が

疼痛する場合に用いる」。

膠艾六合湯(きょうがいろくごうとう)『郷薬集成方』 方剤名。熟地黄 当帰 白芍 川芎各40 阿膠 艾葉各20。「妊婦が妊娠中に傷寒にあい、発汗泄瀉させた後に子宮出血が止まず腹痛する場合に用いる」。

臖核(きょうかく) 症名。咽喉部に癰瘍(喉痹・喉癰・喉痈・喉疔など)が生じた場合や、肢体の皮膚が破損して感染した場合に、頚部や腋窩部や鼠径部に生じる大きな硬結のこと。押しても痛まない。

驚愕(きょうがく) 症名。驚きやすいこと。

胸膈寃熱(きょうかくえんねつ) 症名。胸膈部に熱がとどまっている状態のこと。

胸膈痞満(きょうかくひまん) 症名。胸膈部にものが痞えて、脹っている状態のこと。

胸下結硬(きょうかけっこう) 症名。胸下とは横隔膜の部分を指す。胸と横隔膜の間が膨満して痞え、疼痛がある症状名のこと。痰湿が熱邪を結びつくか、脾胃の虚寒に瀉下法を誤用したために、脾胃が傷られて生ずる。

機要訶子散(きようかしさん)『医林撮要』 方剤名。訶子40 木香20 黄連 炙甘草各12。「痢疾により腹痛し泄瀉する場合に用いる」。

脇下支満(きょうかしまん) 症名。季肋部に軽度の脹感があり、腹部がやや緊張している状態のこと。

羌活(きょうかつ) 薬物名。発散風湿薬。辛苦、温、膀胱・肝・腎。①散寒解表 ②袪湿通痹 ③疏風解痙

羌活膏(きょうかつこう)『救急方』 方剤名。人参 羌活 独活 川芎 前胡 薄荷各12 甘草8。「小児が風寒証により発熱し咳嗽し、痙攣するものに用いる」。

羌活散(きょうかつさん)『東医宝鑑』 方剤名。①柴胡20 麻黄 防風各12 羊の脛骨8 羌活6 草豆蔻4 当帰2.4 蒼朮 升麻各2 藁本 白芷 桂皮各1.2 細辛0.5。「風寒湿により歯と歯齦が痛み、歯が動揺し疼痛する場合に用いる」 ②羌活 黄芩 蒼朮 甘草各4 防風2.8。『救急方』「高熱を発し身重、湿熱により泄瀉する場合に用いる」。

羌活勝湿湯(きょうかつしょうしつとう)『内外傷弁惑論』 方剤名。羌活 独活各6 蒿本 防風 炙甘草 川芎各3 蔓荊子2。風湿在表による、頭痛・頭重・肩背や全身の疼痛・回頭や体動が困難・舌苔白・脈浮などに用いる。

羌活勝湿湯(きょうかつしょうしつとう)『東医宝鑑』 方剤名。羌活 独活各8 藁本 防風 甘草各4 川芎 蔓荊子各2。「風寒湿により身体硬直し疼痛し転側できず、頭痛し脊柱が疼痛する場合に用いる」。

羌活除湿湯(きょうかつじょしつとう)『医林撮要』 方剤名。羌活2.8 防已 独活 炙甘草 桂枝 防風各2 当帰 白芍各4.8 川芎 蒼朮 白朮 杜仲 牛膝各4 生姜5。「傷湿により手足厥冷し、時には膝腫痛し、胸背鈍磨疼痛する場合に用いる」。

羌活退翳湯(きょうかつたいえいとう)『東医宝鑑』 方剤名。羌活6 防風4 荊芥 薄荷 藁本各2.8 知母2 黄柏1.6 川芎 当帰各1.2 麻黄 生地黄各0.8。「外感風寒により眼に黒色の退翳が生じ、視力が落ちた場合に用いる」。

姜蝎湯(きょうかつとう)『東医宝鑑』 方剤名。全蝎49 生姜49。「風熱と風痰により耳聾になった場合に用いる」。

羌活湯(きょうかつとう)『医林撮要』 方剤名。炙甘草0.6 沢瀉1.2 瓜呂根 白茯苓 黄柏各1.6 柴胡2 防風 黄芩 黄連 羌活各2.4。「風熱により頭痛し頭暈する場合に用いる」。

羌活独断湯(きょうかつどくだんとう)『東医宝鑑』 方剤名。羌活 防風 白芷 細辛 杜仲 牛膝 秦艽 続断 熟地黄 当帰 人参 白芍 茯苓 桂心 川芎各2 生姜3。「肝腎が虚して筋肉痙攣し、骨痛するものに用いる」。

羌活附子湯(きょうかつぶしとう)『東医宝鑑』 方剤名。①羌活 炮附子 茴香 炮乾

姜　木香　丁香各4　青塩2。「病んだ後に腎が虚して胃寒し、肝火が噴きあがり吃逆する場合に用いる」 ②麻黄　附子　防風　白芷　白僵蚕各4　黄柏　羌活　蒼朮各2.8　黄耆　升麻　炙甘草各2。「風寒により束骨が非常に痛み、歯痛する内風に用いる」。

羌活防已湯（きょうかつぼういとう）『東医宝鑑』　方剤名。羌活　川芎　蒼朮各4.8　防已　木香　連翹　射干　白芍　木通　当帰尾　蘇木　甘草各2.8。「骨髄に化膿性の炎症が生じ、局所が弥漫性に浮腫し、皮膚は赤くも熱感も無く、時に刺痛がして、長くなれば潰えて膿が出ても塞がらずに、骨が見えるような附骨疽に用いる」。

羌活防風湯（きょうかつぼうふうとう）『東医宝鑑』　方剤名。羌活　防風　川芎　白芍各2。「風寒により筋肉と関節が攣急し、筋肉が痙攣する場合に用いる」。

羌活愈風湯（きょうかつゆふうとう）『東医宝鑑』　方剤名。①蒼朮　石膏　生地黄各2.4　羌活　防風　当帰　蔓荊子　川芎　細辛　黄耆　枳実　人参　麻黄　白芷　甘菊花　薄荷　枸杞子　柴胡　知母　地骨皮　独活　杜仲　秦艽　黄芩　白芍　甘草各1.6　肉桂0.8　生姜3。「手足が硬直し感覚鈍磨、下肢無力、心煩、痰鳴、脈弱無力などの中風前駆症状の場合、中風の後に肝腎が虚弱になり、筋骨が軟弱になり、神志昏迷、半身不随の場合、易驚・健忘の場合に用いる」 ②羌活　炙甘草　防風　黄耆　人参　蔓荊子　川芎　細辛　枳実　地骨皮　麻黄　知母　独活　白芷　杜仲　秦艽　柴胡　半夏　厚朴　防已　熟地黄　前胡各80　白芍　黄芩　白茯苓各120　石膏　生地黄　蒼朮各160　肉桂40。『医林撮要』「肝腎が虚して筋骨が弱まり、言語障害、精神昏迷する場合、風湿熱により身重、消痩し、半身不随の場合に用いる」。

脇下痞満（きょうかひまん）　症名。脇下支満の程度の重い状態のこと。

脇下満（きょうかまん）　症名。季肋部に充実感があること。

強間（きょうかん）　穴名。督脈。頭部、後正中線上、後髪際の上方4寸。①清頭散風　②安神定志　③清頭目　④舒筋止痛

驚癇（きょうかん）　症名「癇証」を参照。身体硬直して反張する状態のこと。

驚悸（きょうき）　症名。「心悸」を参照。驚きやすく心悸亢進しやすい状態のこと。

驚気元（きょうきげん）『東医宝鑑』　方剤名。紫蘇子40　附子　木香　白殭蚕　白花蛇　陳皮　天麻　天南星各20　全蝎10　竜脳　麝香各2　朱砂10。「突然非常に驚き神昏した後に、癇疾が生じる場合、発作を起こして失神して、牙関緊閉し、泡沫唾涎し、覚醒後に一定時間ふらふらする場合に用いる」。

行気香蘇散（ぎょうきこうそさん）『東医宝鑑』　方剤名。紫蘇葉　陳皮　蒼朮　香附子　烏薬　川芎　羌活　枳実　麻黄　甘草各4　生姜3。「腐った物や冷たいものを食べた際に風寒に傷られ、消化不良、小腹満疼痛する場合に用いる」。

姜橘湯（きょうきつとう）『救急方』　方剤名。橘皮40　炮乾姜8　甘草2。「小児の脾胃虚寒により頻繁に嘔吐する場合、老人の熱病により胸満煩躁し、消化不良で頻繁に嘔吐するものに用いる」。

強急（きょうきゅう）　症名。急迫より激しい状態のこと。

胸郷（きょうきょう）　穴名。足太陰脾経。前胸部、第3肋間、前正中線の外方6寸。①寛胸利膈　②疏泄三焦　③疏肝止痛

驚狂（きょうきょう）　症名。驚乱狂躁のこと。驚愕がある神経症のこと。

杏膠飲（きょうきょういん）『東医宝鑑』　方剤名。杏仁　阿膠各40　馬兜鈴　半夏　人参　甘草各20。「あやゆる原因により咳嗽し、短気する場合に用いる」。

胸脇下痞硬（きょうきょうかひこう）　症名。季肋部に充実感があり、腹筋が緊張している状態のこと。

胸脇苦満（きょうきょうくまん）　症名。胸脇部が膨満して重苦しくなること。押すと

抵抗と違和感を訴える状態のこと。これは足少陽胆経の気機が失調して起こる。胆経は両脇に循経しており、気機が鬱結すると胆火も胸膈部に内鬱するので、この症状があらわれる。

胸脇支満(きょうきょうしまん)　症名。胸脇膨満ともいう。肋骨弓下部(季肋部)に膨満感がある状態のこと。

胸脇掣痛(きょうきょうせいつう)　症名。季肋部にひきつり痛む状態があること。

胸脇痛(きょうきょうつう)　症名。季肋部に疼痛がある状態のこと。

胸脇痞満(きょうきょうひまん)　症名。季肋部につかえて脹っている状態があること。

胸脇微満(きょうきょうびまん)　症名。季肋部がわずかに苦満する状態のこと。

胸脇満(きょうきょうまん)　症名。季肋部に充実感がある状態のこと。

胸脇満微結(きょうきょうまんびけつ)　症名。胸脇苦満が軽度の状態のこと。

驚懼(きょうく)　症名。驚き恐れること。

侠溪(きょうけい)　穴名。足少陽胆経、滎水穴。足背、第4・第5指間、みずかきの近位、赤白肉際。①清頭明目　②清熱熄風　③平肝潜陽　④通竅聡耳　⑤消腫止痛

姜桂丸(きょうけいがん)『東医宝鑑』　方剤名。桂皮80　天南星　半夏各40。「寒痰により咳嗽し短気し、頭痛し、時に悪寒し、咽痒し、白痰を吐くものに用いる」。

姜桂湯(きょうけいとう)『医林撮要』　方剤名。乾姜　良姜　肉桂各2.8　藿香　蒼朮　厚朴　橘皮　炙甘草　木香　茴香　枳実　砂仁　香附子各4　生姜3。「心下冷し突然疼痛するものに用いる」。

驚厥(きょうけつ)　①突然強烈な精神的な刺激を受けて、気血が逆乱し、地面に昏倒して、人事不省となる現象のこと。②小児の驚風の症候のこと。

狂言(きょうげん)　症名。言葉が荒っぽく凶暴で、理性を失い制御できない症状をあらわすこと。多くは心火熾盛により起こり、実証に属す。癲狂病などに見られる。

京骨(きょうこつ)　1)足の外側の第5蹠骨(中足骨)の骨底部のところ。2)穴名。足少陰腎経。原穴。第5蹠骨粗隆(第5中足骨粗面)の下のくぼんだ箇所にある。①清熱散風　②明目舒筋　③清脳安神　④利腰膝　⑤鎮痙止痫

僵蚕(きょうさん)(白彊蠶)　薬物名。熄風鎮驚薬。鹹辛、平、心・肝・脾・肺。①疏風解痙　②清喉開瘖　③化痰止嗽　④散結消癧

脇支(きょうし)　支脇ともいう。胸前部の肋骨の末端部のこと。

凝脂翳(ぎょうしえい)　病名。本病は毒邪が黒睛を侵犯し、さらに肝胆火熾と風熱壅盛が加わり起こる。その病状は前額部に激痛があり、目痛してまぶしく、涙が流れるように出て、色に黄緑色を帯び、凝固した脂のようである。加療が遅れると黒睛が潰破して、瞳孔に波及して失明する。

夾紙膏(きょうしこう)『医林撮要』　方剤名。黄連　黄柏各80　大黄　黄丹各40　軽粉30　鬱金　牡蠣各20　没薬16　乳香12　血竭10　麝香6。「足の脛骨の内側と外側に炎症が生じ、痒痛し、紅腫、潰えて液が流れ長らく塞がらない場合に用いる」。

行湿補気養血湯(ぎょうしつほきようけつとう)『済州新編』　方剤名。人参　白朮　当帰　川芎　白芍各4　紫蘇　陳皮　檳榔　厚朴　木通各3.2　羅蔔子　木香　甘草各1.2　生姜3　大棗1。「気血不足により腹満、身浮腫する場合に用いる」。

行湿流気散(ぎょうしつりゅうきさん)『東医宝鑑』　方剤名。薏苡仁80　白茯苓60　蒼朮　羌活　防風　烏頭各40。「風寒湿痹により感覚が鈍麻し、手足心熱、無力の場合に用いる」。

頬脂墊(きょうしてん)　「螳螂子(とうろうし)」を参照。

杏子湯(きょうしとう)『東医宝鑑』　方剤名。人参　半夏　赤茯苓　白朮　細辛　乾姜　桂皮　杏仁　五味子各4　甘草2　生姜5　烏梅1。「風寒に傷られて多痰、咳嗽する場合に用いる」。

き

姜炙(きょうしゃ)　「炙」を参照。

頬車(きょうしゃ)　1)「下牙床」「牙床」「牙車」ともいう。下頜骨(下顎骨)のこと。2)穴名。足陽明胃経。顔面部、下顎角の前上方1横指(中指)。①通利牙関　②清熱散風　③消腫止痛　④舒筋活絡

驚者平之(きょうしゃへいし)(驚するものはこれを平す)『素問・至真要大論』に見える。驚とは心神が混乱して落ち着かないこと。「平」とは鎮静薬を用いること。2つの状況に適用される。①気血が上逆して過剰な病証、たとえば癲狂病で躁擾して落ち着かない場合に、鎮静剤の「重鎮安神」法を用いること。②気血虧損して不足の病候、たとえば心悸易驚などの場合に、鎮静剤の「養血安神」法を用いること。

暁手術(ぎょうしゅじゅつ)　日本江戸時代、杉山和一の創案による管針法の一つ。刺針した針に針管をかぶせて弾くことを数回繰り返すこと。

姜朮湯(きょうじゅつとう)『東医宝鑑』　方剤名。乾姜　白朮　茯苓　半夏曲各20　桂皮　甘草10。「虚弱なものが痰飲により心下痞し心悸するものに用いる」。

夾肢癰(きょうしよう)　「腋癰」に同じ。

夾承漿穴(きょうしょうしょうけつ)　穴名。奇穴。オトガイ唇溝正中の陥凹部(承漿穴)の傍ら1寸のところに取る。鼻腫などを主治。

杏霜湯(きょうしょうとう)『医方類聚』　方剤名。甘草480　杏仁400　糯米1　塩680。「肺が冷気に傷られ、胸悶、咽喉腫痛する場合に用いる」。

凝神飲子(ぎょうしんいんし)『東医宝鑑』　方剤名。人参　当帰　白芍　茯神　白茯苓　黄耆　白朮　半夏曲　五味子　熟地黄　蓮実　麦門冬　桔梗　甘草各2.8　烏梅1　大棗2。「労瘵により悪寒発熱し、自汗、喀血、身体消痩する場合に用いる」。

拱辰黒元丹(きょうしんこくげんたん)『寿世保元』　方剤名。鹿茸160〜240　山薬　天門冬各160　蠐螬40〜80　麝香20。「太陰人の陰血不足により耳聾、眼が良く見えない場合、下肢無力症、腰痛と咳嗽する場合、虚弱なものの裏寒証に用いる」。

凝神散(ぎょうしんさん)『東医宝鑑』　方剤名。人参　白朮　白茯苓　山薬各4　白扁豆　糯米　知母　生地黄　甘草各2　桑白皮　麦門冬　竹葉各1.2　生姜3　大棗2。「内傷により内熱し、脇腹痞満、消化不良、自汗する場合に用いる」。

杏参散(きょうじんさん)『東医宝鑑』　方剤名。①杏仁　人参　桑白皮　桃仁各6　生姜3。「咳嗽、多痰、胸悶、短気、安臥できない場合に用いる」　②杏仁　人参　大腹皮　陳皮　檳榔　白朮　訶子　半夏　桂心　紫苑　桑白皮　紫蘇葉　甘草各2.8　生姜3。「非常に驚いたり、恐れた後に、短気、不安な場合に用いる」。

拱辰丹(きょうしんたん)『東医宝鑑』　方剤名。鹿茸　当帰　山茱萸各160　麝香20。「眩暈し顔面に生気が無く、頭部と足部が冷えて痺れ、物が良く見えない場合に用いる」。

夾人中穴(きょうじんちゅうけつ)　穴名。奇穴。上唇部、人中溝の正中(水溝穴)の傍ら、鼻孔の直下に取る。発黄などを主治。

行針的六変(ぎょうしんてきろくへん)　刺針時の6種類の反応のこと。①神が動くと気が針により先に進む、②気と針の反応が合う、③針を抜いても気が独行する、④数回刺針して初めて反応がある、⑤針を進めると気逆する、⑥数回刺針すると病が重くなること。

響声破笛丸(きょうせいはてきがん)『万病回春』　方剤名。連翹2.5　桔梗2.5　川芎1.5　縮砂1　訶子1　阿仙薬2　薄荷葉4　大黄1　甘草2.5。鶏子清(卵の白味)を加え弾子大(ビー玉大)の丸として、毎服1丸。または、煎剤としてもよい。発声過度による、嗄声・失音に用いる。

響声破笛丸(きょうせいはてきがん)『東医宝鑑』　方剤名。薄荷160　連翹　桔梗　甘草各100　百薬煎80　川芎60　砂仁　訶子

大黄各40。「声を出しすぎて声枯れした場合に用いる」。

夾脊穴(きょうせきけつ)　穴名。奇穴。①伏臥で両手を左右に開き、左右の肘頭の間にひもを張る。そのひもと脊柱の交点から外方1.5寸のところ(大杼穴付近)。②両手を下垂して体に付けて、両側の肘頭にひもを張る。そのひもと脊柱の交点から外方1.5寸のところ(胃兪穴付近)。急性泄瀉・下腿攣痛などを主治。

凝雪膏(ぎょうせつこう)『郷薬集成方』　方剤名。白茯苓216　松膏144　海松子72。「全身無力、視界が暗くなり、老化が早まる場合に用いる」。

杏蘇飲(きょうそいん)『東医宝鑑』　方剤名。紫蘇葉8　紫苑　甘草各4　陳皮　桔梗　麻黄　桑白皮　阿膠各3　五味子　檳榔　烏梅　杏仁各2。「気喘で短気、咳嗽、面浮腫する場合に用いる」。

嬌臓(きょうぞう)　「肺為嬌臓」を参照。

機要増損四物湯(きようぞうそんしもつとう)『医林撮要』　方剤名。柴胡24　黄耆20　黄芩18　炙甘草各12　石膏各16　人参　知母　半夏各12。「産後に手足が攣急し、牙関緊急し、突然意識昏迷する場合に用いる」。

恐則気下(きょうそくきげ)(恐るると則ち気下る)　『素問・挙痛論』に見える。「気下る」とは、精気下陥のこと。恐懼が過度になると腎気を耗傷して精気が下陥して上昇できない。症状は大小便失禁・遺精・滑泄などが見られる。

驚則気乱(きょうそくきらん)(驚くと則ち気乱る)　『素問・挙痛論』に見える。「気乱る」とは、気機が紊乱すること。大いに驚くと気機が紊乱して、気血が調和せずに、心神不安、ひどければ精神錯乱などの症状があらわれる。

杏蘇散(きょうそさん)　方剤名。「苦温平燥」を参照。

杏蘇湯(きょうそとう)『東医宝鑑』　方剤名。杏仁　紫蘇葉　桑白皮　陳皮　半夏　貝母　白朮　五味子各4　甘草2　生姜5。「風寒に傷られて、発熱、悪風、発汗、咳嗽、多痰の場合に用いる」。

行滞(ぎょうたい)　治法。滞気を疏通させること。気機の渋滞により、膨満感や胸脇苦満などの症状に適用する。

驚痰(きょうたん)　症名。驚きやすく、常に咽に何かつかえている状態のこと。

強中(きょうちゅう)　症名。陰痙が理由も無く硬く勃起して、長らく萎えず、精液が漏れ出てしまう症候のこと。さらに小便多・唇口乾燥などをともなう。陰虚陽亢で命火が妄動する象徴である。性欲過度により腎気が受傷して起こる。

胸中鬱塞(きょうちゅううつそく)　症名。胸郭内が塞がっている状態のこと。

胸中鬱満(きょうちゅううつまん)　症名。胸郭が張った感じがするもの。

胸中鬱悶(きょうちゅううつもん)　症名。胸郭内が張った感じがして、苦しみもだえる状態のこと。

胸中寃熱(きょうちゅうえんねつ)　症名。胸郭内に熱がこもった状態のこと。

胸中甲錯(きょうちゅうこうさく)　症名。胸部が硬くなった状態のこと。

胸中実(きょうちゅうじつ)　症名。胸中に邪気が充満して、痰涎が閉塞する。実症である。吐法を用いる。

胸中煎熬(きょうちゅうせんごう)　症名。胸焼けのこと。

胸中大煩(きょうちゅうだいはん)　症名。胸苦しさを強く感じる状態のこと。

胸中窒(きょうちゅうちつ)　症名。胸中が閉悶し痞塞して通じないこと。

胸中跳動(きょうちゅうちょうどう)　症名。動悸が激しい状態のこと。

胸中塡塞(きょうちゅうてんそく)　症名。胸がつまってふさがったような状態のこと。

胸中熱煩(きょうちゅうねつはん)　症名。胸郭内に熱感があって不快な状態のこと。

胸中熱痞(きょうちゅうねつひ)　症名。胸郭内に熱感があり、胸がつかえるような状態のこと。

胸中之府(きょうちゅうのふ)　背部のこと。ここでの「胸中」とは五臓のこと。背部にある五臓の兪穴のことを指す。『素問・脈要精微論篇』。

胸中煩(きょうちゅうはん)　症名。胸郭内に熱感があって不快感がある状態のこと。

胸中煩悸(きょうちゅうはんき)　症名。胸中に熱感があって動悸を感じる状態のこと。

胸中煩喘(きょうちゅうはんぜん)　症名。胸中に熱感があって不快感があり、呼吸促迫する状態のこと。

胸中煩躁(きょうちゅうはんそう)　症名。胸中に不快感があって苦しみもだえる状態のこと。

胸中煩熱(きょうちゅうはんねつ)　症名。胸中に熱感があって胸苦しくなる状態のこと。

胸中痹(きょうちゅうひ)　症名。胸中が塞がるような感じがして、呼吸困難と胸痛がある状態のこと。

胸中痞(きょうちゅうひ)　症名。胸郭内につかえる感じがある状態のこと。

胸中痞硬(きょうちゅうひこう)　症名。心窩部から胸郭内まで強く張って、呼吸困難を感じる状態のこと。

胸中微煩(きょうちゅうびはん)　症名。胸郭内にわずかに熱感がある状態のこと。

胸中痞満(きょうちゅうひまん)　症名。「痞」を参照。

胸中閉塞(きょうちゅうへいそく)　症名。胸苦しくて呼吸困難となる状態のこと。

胸中満(きょうちゅうまん)　症名。胸郭内に充実感を感じる状態のこと。

胸中満痛(きょうちゅうまんつう)　症名。胸郭内に充実感があって、痛む状態のこと。

胸中満悶(きょうちゅうまんもん)　症名。胸郭内に充満感があって、もだえ苦しむ状態のこと。

強直(きょうちょく)　「強」とは筋肉が柔軟でないこと、「直」は肢体がまっすぐに伸びて曲がらないこと。

龔廷賢(きょうていけん)　人名。中国明末期の人。号は雲林。名医であった龔信の子。太医院の役職を歴任し、名医の誉れが高かった。著書に『万病回春』『寿世保元』『済世全書』『古今医鑑』などがある。

驚惕(きょうてき)　症名。驚き恐れる状態のこと。

胸動(きょうどう)　症名。動悸が強く、胸部全体が躍っているような状態のこと。

胸堂穴(きょうどうけつ)　穴名。奇穴。両乳頭間、第4肋間、胸骨の外側際に取る。ぜん息・咳嗽・喀血などを主治。

胸内苦悶(きょうないくもん)　症名。胸部が苦しくてもだえる状態のこと。

杏仁(きょうにん)　薬物名。温肺止咳薬。苦、温、小毒、肺・大腸。①温肺平喘　②潤腸通便　③解毒医瘡

杏仁飲子(きょうにんいんし)**『郷薬集成方』**　方剤名。紫蘇子150　柴胡16　陳皮4　杏仁4。「突然発熱し、咳嗽する場合に用いる」。

杏仁滑石湯(きょうにんかっせきとう)**『その他』**　方剤名。杏仁　滑石　半夏各12　黄芩　鬱金　厚朴各8　陳皮6　黄連　通脱木各4。「傷暑により心下痞硬、潮熱、吃逆、煩渇、泄瀉、発汗、尿少の場合に用いる」。

杏仁膏(きょうにんこう)**『医林撮要』**　方剤名。乳120　杏仁　阿膠　紫蘇子各80　蜜5　生姜汁1。「咳嗽、短気、咽中異物感、痰に血が混じる場合に用いる」。

杏仁石膏湯(きょうにんせっこうとう)**『その他』**　方剤名。石膏32　杏仁　半夏各20　梔子　黄柏各12。「黄疸で心下痞硬、悪心、大便硬、尿赤の場合に用いる」。

杏仁湯(きょうにんとう)**『医林撮要』**　方剤名。①肉桂20　天門冬　白芍　麻黄各10　杏仁7　生姜10。「風湿により全身疼痛、悪風する場合に用いる」　②杏仁　滑石　赤茯苓各12　黄芩　連翹　桑葉各6　白豆蔻3.2　梨8。『その他』「傷暑により咳嗽、口渇、多飲、胸悶、悪寒発熱する場合に用いる」　③

大黄 120　杏仁 80　桃仁 40　水蛭各 30。『郷薬集成方』「瘀血により月経不順の場合に用いる」。

杏仁麦門冬湯（きょうにんばくもんどうとう）『四象診療』　方剤名。「太陰人の眼病と耳聾の場合に用いる」。

杏仁半夏湯（きょうにんはんげとう）『東医宝鑑』　方剤名。杏仁　半夏　桔梗　陳皮　赤茯苓　防已　桑白皮　白礬各 4　皀莢　薄荷　甘草各 2　生姜 3。「肺気が不足し、短気、咳嗽する場合に用いる」。

杏仁薏苡湯（きょうにんよくいとう）『その他』　方剤名。杏仁　薏苡仁各 12　白蒺藜 8　半夏　防已各 6　厚朴 4　生姜 2.8　桂枝 2。「風寒暑湿に傷られ咳嗽し、頭重、浮腫、手足が動かしづらい場合に用いる」。

協熱下痢（きょうねつげり）　症名。協熱利ともいう。裏寒と表熱が重なって起こる泄瀉のこと。主な症状は形寒身熱・心下痞硬・瀉下不止などが見られる。これは寒邪を外感して、外邪が残留しているのに、誤下して脾胃を傷るために、外には形寒身熱の表症が残り、内に脾虚腹瀉の裏症が起こり、表裏同病となったものである。

協熱痢（きょうねつり）　「協熱下痢」に同じ。

侠白（きょうはく）　穴名。手太陰肺経。上腕前外側、上腕二頭筋外側縁、腋窩横紋前端の下方 4 寸。①宣散肺気　②痛経活絡　③止咳平喘　④和中健胃

胸痞（きょうひ）　「痞」を参照。

胸痹（きょうひ）　症名。『金匱要略・胸痹心痛短気病脈証并治』に見える。陽気が正常に運行せずに、水飲や痰濁が胸中に閉阻した病証のこと。主な症状は背痛・胸中気塞・呼吸喘促・咳嗽多痰などが見られる。

僵仆（きょうふ）　症名。突然昏倒する症状のこと。

驚風（きょうふう）　症名。小児のひきつけのこと。小児の常見病の一つ。「驚」とは驚厥のこと、「風」とは抽風のこと。小児の疾患で驚厥して抽搐の症状が見られるものは「驚風」と総称する。「急驚風」と「慢驚風」とがある。各項を参照。

驚風四症八候（きょうふうししょうはちこう）　症名。小児の驚風の症候のこと。四症とは、熱・痰・風・驚のこと。八候とは、搐（肘臂が伸縮抽動）、掣（両肩引痛）、顫（手足震顫）、搦（両手を強く握る、または指が開いて戻らない）、反（角弓反張）、引（手臂が弓を引くように広がる）、竄（眼精上視）、視（眼精斜視、眼精が活き活きとしていない）のこと。

驚風八候（きょうふうはちこう）　「驚風四症八候」を参照。

胸腹硬満（きょうふくこうまん）　症名。心窩部と上腹部全体が硬く張っている状態のこと。

胸腹掣痛（きょうふくせいつう）　症名。上腹部が引きちぎられるように痛むこと。

胸腹脹満（きょうふくちょうまん）　症名。心窩部と上腹部全体が膨満している状態のこと。

胸腹動（きょうふくどう）　症名。上腹部に他覚的に拍動を感じる状態のこと。

胸腹煩満（きょうふくはんまん）　症名。心窩部と上腹部全体に熱感があり、脹って苦しい状態のこと。

胸腹膨満（きょうふくぼうまん）　症名。胸腹妨満ともいう。心窩部と上腹部全体が脹って、痞える感じがする状態のこと。

胸腹満（きょうふくまん）　症名。心窩部と上腹部全体が充満している状態のこと。

胸腹満満（きょうふくまんまん）　症名。胸腹満の強い状態のこと。

胸腹攣痛（きょうふくれんつう）　症名。上腹部の引きつられるような痛み。

姜附湯（きょうぶとう）『東医宝鑑』　方剤名。①炮乾姜 40　炮附子 1。「傷寒陰証で手足厥冷し、食不振、腹痙攣し、泄瀉する場合、さらに中寒により悪寒発熱し、全身が痛み、神昏転倒する場合に用いる」　②羌活　炮附子　白朮　甘草各 6　生姜 5。『東医宝鑑』「風湿により手足と身体が痙攣し、疼痛し、浮腫する場合に用いる」。

胸満(きょうまん) 症名。胸部に充実感があること。

胸満脹(きょうまんちょう) 症名。胸部の充実感の強度なもの。

胸満煩驚(きょうまんはんきょう) 症名。熱邪が胸に結集すると、気が閉塞して満脹し、熱邪が心に乗ずれば精神不安・心煩易驚などをあらわすこと。

膠蜜湯(きょうみつとう)『東医宝鑑』 方剤名。葱白　阿膠8　蜜2。「老人や虚弱者の便秘に用いる」。

姜蜜湯(きょうみつとう)『東医宝鑑』 方剤名。生姜7　蜜10　白茅根8。「身体衰弱し、溺血のものに用いる」。

き

鏡面舌(きょうめんぜつ) 舌象名。舌苔が無く舌質は紅く、乳頭が消失して乾燥している舌のこと。これは脾胃が虚した場合に見られる。

胸悶(きょうもん) 症名。湿熱や痰濁の邪が中焦に阻滞して、邪気が胸中を擾乱するために煩悶不舒などがあらわれること。

郷薬簡易方(きょうやくかんいほう) 書名。朝鮮高麗時代の書か。亡失。詳細伝不詳。『郷薬済生集成方』の藍本ではないかと思われる。本書は『郷薬集成方』に13問50方文が引用されている。

郷薬救急方(きょうやくきゅうきゅうほう) 書名。朝鮮高麗時代の書、本書は高麗時代に成したものであろう。撰者伝不詳。日本宮内省図書寮に李朝時代　太宗17年(1417)義興で開刊されたものが所蔵されている。上中下3巻1冊。現在伝わっている朝鮮最古の医書と思われる。

郷薬恵民経験方(きょうやくけいみんけいけんほう) 書名。朝鮮の書、亡失。『郷薬集成方』に本書の26個の方文が引用されている。

郷薬古方(きょうやくこほう) 書名。朝鮮高麗時代に成立した書か。現在は亡失。朝鮮時代の世宗の頃の『郷薬集成方』に『郷薬古方』の一部が引用されている。

郷薬採取月令(きょうやくさいしゅげつれい) 書名。朝鮮李朝時代の書、世宗13年(1431)兪孝通、盧重礼、朴允徳らの撰。刊本は伝わっていないが写本が伝わっている。本書は四季における各地で産生される郷薬(朝鮮本土)100数種の草木を列記して、薬名の下に郷名(朝鮮名)が記されている。本書は李朝最古の本草書である。

郷薬済生集成方(きょうやくさいせいしゅうせいほう) 書名。朝鮮李朝時代の書、亡失。詳細伝不詳。権仲和等撰。全30巻。太宗7年(1398)に済生院で編纂された。

郷薬集成方(きょうやくしゅうせいほう) 書名。朝鮮世宗13年(1431)に兪孝通、盧重礼、朴允徳らの撰。本書の内容は中国の生薬を用いずに朝鮮本土の生薬を用いて治療しようとする意図がある書。

胸有寒(きょうゆうかん) ここでの「寒」は痰と解釈する。つまり胸中に痰涎が凝集すること。胸部に寒邪があることも指す。

胸膺(きょうよう) 前胸部のこと。

頬裏穴(きょうりけつ) 穴名。奇穴。頬内穴ともいう。口腔内で、口角から1寸離れたところに取る。口角と水平。黄疸・歯槽膿漏などを主治。

杏林庵医生(きょうりんあんいせい、生没年不詳) 人名。日本江戸時代の医家。『眼目明鑑』の著者。

杏林内省録(きょうりんないせいろく) 書名。日本江戸時代、緒方惟勝(生没年不詳)の著。医論集。全6巻。天保7年(1836)刊。医師の弊風を痛感して、反省を促すために編んだという。

杏林筆談(きょうりんひつだん) 書名。日本江戸時代、古林見桃(生没年不詳)の著。医論集。全2巻。

劫労散(きょうろうさん)『医林撮要』 方剤名。白芍200　黄耆　甘草　人参　白茯苓　熟地黄　当帰　五味子　半夏曲　阿膠各80。「心腎の虚弱により乾咳し夜間熱を出し、熱が下がると悪寒し冷汗が出て、手足軟で、口中無味、身体が虚弱で消痩してくる場合に用いる」。

脇肋疽(きょうろくそ)　症名。胸肋部に生じる疽のこと。脇部腋下に生じるものは「淵疽」という。正気が虚弱で肝気が鬱滞し、痰火が肝胆経に阻塞するために起こる。初期は肌肉の深部に生じ、次第に脇肋に広がり微痛、皮膚色は不変。3～4ヶ月で化膿し、次第に腫れあがり、激烈な疼痛が出始める。潰爛すると膿汁は透明で薄く、屑綿状の膿塊が混ざる。

去宛陳莝(きょえんちんざ)(宛陳莝を去る)『素問・湯液醪醴論』に見える。治法。宛は「菀」に通じ、鬱結のこと。「陳莝」とは古く腐った刈り上げた細い草のこと。つまり、積んである古い草を取り除くこと。人体においては長期に鬱結した水液の廃物を取り除くこと。つまり甘遂や牽牛などの逐水法を用いること。

祛瘀(きょお)　治法。「瘀」とは死血のこと。創傷骨折や婦人疾患にみられる。瘀血は発熱と疼痛の原因となる。便通や通経を良好にして、瘀血を体外に排除すること。

祛瘀活血(きょおかっけつ)[祛瘀生新、活血生新、化瘀行血]　治法。瘀血を除去して血脈を通じさせる方法のこと。血が渋滞すると瘀血が生じるので、これを除去して血脈を通じさせれば病態を除くことができる。その方法は、温化祛瘀、破瘀消癥、祛瘀消腫などに分けられる。

祛瘀止血(きょおしけつ)　治法。瘀血を除去することによって止血する方法のこと。①女性の機能的な子宮出血で、小腹脹痛し拒按・出血多量・黒紫色で有塊、塊が無くなると減痛する、舌苔灰色、脈渋などには、当帰・川芎・白芍・薄黄・山楂炭・桃仁・三七末(別にして熱湯を注ぐ)などの薬物を用いる。②出産後に出血が多く、何日も止まらず、黒色有塊、腹部拒按、腹脹、舌辺暗紫色、脈渋などには、当帰・川芎・益母草・赤芍・桃仁・炮姜などの薬物を用いる。出血が多量の場合は、失笑散(薄黄・五霊脂を等分)を加味して、布に包んで煎じる。

祛瘀消腫(きょおしょうしゅ)　治法。外傷による瘀血を治療する方法のこと。打撲傷で患部が青く腫痛したり、腹部内傷により気血が渋滞して疼痛するなどの場合は、七釐散(血竭1両、射香、氷片各1分1厘、乳香、没薬、紅花各1銭5分、朱砂1銭2分、児茶2銭4分をすべて砕いて微粉末にし、瓶に入れて口を黄蠟で密封する。毎回7厘を酒に溶いて服用する。患部には高梁酒で練って塗りつける)を用いて治療する。外傷で青く腫痛したり、内傷で気血が渋滞して疼痛する場合には、この方法で瘀血を除去して活血し、気の渋滞を通じさせると良い。瘀血が除去され、気が通じれば痛みと腫れは引く。

去瘀生新(きょおせいしん)　「祛瘀活血」を参照。

虚火(きょか)　症名。真陰虧損によりあらわれる熱性の病状のこと。傷陰の症状は明確で、その他の症状としては微熱があり、午後潮熱・手足心灼熱・口乾・盗汗・唇舌嫩紅や絳・脈虚数などがみられる。

虚家(きょか)　平素より体質が虚弱の人を指す。

居家遠志(きょかえんし)　書名。日本江戸時代、伊沢蘭軒(1777～1829)の著。随筆集。不分巻1冊。文化2年(1805)自序。

虚火上炎(きょかじょうえん)　腎陰虧損して水が制火できずに、虚火が上昇する病理を指す。症状は咽乾・咽痛・頭昏目眩・心煩不眠・耳鳴健忘・手足心熱・舌質嫩紅・脈細数、または目赤・口舌生瘡などが見られる。

去火毒(きょかどく)　膏薬の火毒を除くこと。膏薬は、製成してすぐに伸ばして皮膚に貼ると、皮膚を刺激して、軽症では痒くなり、ひどければ水泡ができて潰爛することもある。これを「火毒」という。火毒を除く方法は二種類ある。①製成した膏薬を日陰に長期間放置してから用いる。②冷水に数日漬ける。②の方法が実用に適している。

去加法(きょかほう)　「加減方」に同じ。

虚陥(きょかん)　「山陥証」を参照。

き

虚寒(きょかん)　正気が虚して有寒の症候をあらわすこと。症状は不欲飲食・口淡・吐涎沫・気短・大便稀薄、または未消化物の瀉下・舌淡白・脈微細などがみられる。

祛寒化痰(きょかんけたん)　「化痰」を参照。

禦寒膏(ぎょかんこう)『東医宝鑑』　方剤名。生姜 300　山椒適量　阿膠 12　乳香　没薬各 6。「身体虚弱なものが、背部が寒気がして、夏でも薄着ができない場合、産後に風冷に傷られ、手足厥冷疼痛、関節痛と腰痛がおきる場合に用いる」。

禦寒湯(ぎょかんとう)『東医宝鑑』　方剤名。黄耆 4　蒼朮 2.8　陳皮　人参　升麻各 2　防風　白芷　金銭草　款冬花　甘草各 1.2　黄連　黄柏　羌活各 0.8。「風寒により鼻閉、臭いがわからない場合に用いる」。

祛寒法(きょかんほう)　「温法」を参照。

虚瘧(きょぎゃく)　症名。平素より元気が虚弱なものが瘧邪を感受して発病するもの。発作時には、悪寒発熱が交互に起こり・自汗倦臥・飲食減少・四肢乏力・脈弦細などがみられる。本病は久瘧がなかなか治癒せずに、脾胃が虚寒しても起こる。発病時は悪寒発熱が交互に起こり・飲食減退・倦怠肢冷・腹満便溏・脈濡弱などがみられる。

曲(きょく)　剤型。薬粉を小麦粉に混ぜてよくこねて塊状にし、これを発酵させたものを「曲剤」という。一般的には水煎して服用する。脾胃に入り消化を助ける。六神曲・半夏曲・沈香曲などがある。

㿗(きょく)　頭痛のこと。

玉液散(ぎょくえきさん)『東医宝鑑』　方剤名。瓜呂根　知母　貝母各同量　人参　甘草各 20。「短気、咳嗽、胸悶、口乾する場合に用いる」。

曲垣(きょくえん)　穴名。手太陽小腸経。肩甲部、肩甲棘内端の上方陥凹部。①疏筋散瘀　②散寒祛湿　③活血止痛

玉華散(ぎょくかさん)『東医宝鑑』　方剤名。葶藶子　桑白皮　天門冬　馬兜鈴　半夏　紫苑　杏仁　貝母　百合　人参各 4　白附　甘草各 2　生姜 4　大棗 2。「肺熱により心煩、咳嗽、短気、咽喉腫痛する場合に用いる」。

極寒傷経(きょくかんしょうけい)(寒極まれば経を傷る)　寒邪は皮膚の表より侵入して太陽経脈を傷り、次に他経にも伝わること。

曲頬(きょくきょう)　頬車(顎骨)のこと。

曲隅(きょくぐう)　「曲周」に同じ。

曲差(きょくさ)　穴名。足太陽膀胱経。頭部、前髪際の上方 0.5 寸、前正中線の外方 1.5 寸。①清頭明目　②泄熱開竅　③調和営衛　④定喘降気

曲剤(きょくざい)　「曲」を参照。

玉鎖丹(ぎょくさたん)『東医宝鑑』　方剤名。龍骨　蓮花穂　槐実　烏梅各同量。「精気が虚して、遺精、滑精が続く場合に用いる」。

玉芝飲子(ぎょくしいんし)『東医宝鑑』　方剤名。炙甘草 80　藿香葉　石膏　梔子各 40。「上中焦に熱があり、口中と舌がただれ、咽喉腫痛する場合に用いる」。

玉芝元(ぎょくしげん)『東医宝鑑』　方剤名。半夏曲 240　人参　薄荷　白茯苓　枯白礬　天南星各 120。「風熱により多痰、咳嗽、短気する場合に用いる」。

玉脂膏(ぎょくしこう)『東医宝鑑』　方剤名。牛乳　側柏子脂　麻油　黄蜜各 40　鉛粉 8　軽粉 6　麝香 2。「鵞掌癬に用いる」。

曲周(きょくしゅう)[曲隅]　額角の外側の下方、耳の前上方の前髪の髪際が湾曲して下垂している部分のこと。

曲鰍(きょくしゅう)　「委中毒」を参照。

玉燭散(ぎょくしょくさん)『東医宝鑑』　方剤名。①大黄　芒硝各 8　川芎　当帰　芍薬　生地黄　甘草各 4。「便毒により肛門周辺が腫痛する場合に用いる」　②当帰　白芍　川芎　熟地黄　大黄　芒硝　甘草各 4。「月経閉止し、癥瘕が生じた場合に用いる」。

玉燭湯(ぎょくしょくとう)『済州新編』　方剤名。当帰　白芍　川芎　熟地黄　大黄　芒硝　甘草各 4。「血虚により月経閉止し、腹満、便秘する場合に用いる」。

玉女煎(ぎょくじょせん)『景岳全書』　方剤名。石膏 15〜30　熟地黄 9〜30　麦門冬 6

知母4.5　牛膝4.5。胃熱陰虚による、身体熱感・口渇・頭痛・歯痛・歯齦出血・歯の動揺・舌質紅・舌苔黄乾などに用いる。

玉女煎(ぎょくじょせん)『処方集』 方剤名。熟地黄　石膏各12　麦門冬8　知母　牛膝各6。「腎陰不足により胃熱が盛んになり、頭痛、歯痛、歯茎から出血し、舌が赤く、煩熱、口渇がある場合に用いる」。

玉真散(ぎょくしんさん)『その他』 方剤名。①天南星　防風　白芷　天麻　羌活　白附子各同量。「狂犬病や破傷風に用いる」 ②天南星　防風各同量。「破傷風、打撲傷などに用いる」。

玉枢丹(ぎょくすうたん) 「丹」を参照。

曲泉(きょくせん) 穴名。足厥陰肝経、合水穴。膝内側、半腱・半膜様筋腱内側の陥凹部、膝窩横紋の内側端。①清熱利湿　②補肝益腎　③清血涼血養血活血補血　④調理下焦　⑤疏肝理気

極泉(きょくせん) 穴名。手少陰心経。腋窩、腋窩中央、腋窩動脈拍動部。①寛胸理気　②疏筋活血　③清熱散結　④調理血脈　⑤寧心止痛

玉泉丸(ぎょくせんがん)『東医宝鑑』 方剤名。瓜呂根　葛根各60　麦門冬　人参　白茯苓　黄耆　烏梅　甘草各40。「消渇で口渇が激しい場合に用いる」。

曲沢(きょくたく) 穴名。手厥陰心包経、合水穴。肘前面、肘窩横紋上、上腕二頭筋腱内方の陥凹部。①清熱除煩　②降逆止嘔　③清心火　④開竅啓閉　⑤行血祛瘀

曲池(きょくち) 穴名。手陽明大腸経、合土穴。肘外側、尺沢と上腕骨外側上顆を結ぶ線上の中点。①清熱利湿　②温経散寒　③疏風解表　④舒筋活絡　⑤調理胃腸

玉竹(ぎょくちく) 薬物名。養陰薬。甘、微鹹、肺・胃。①養陰清熱　②生津止渇　③潤肺寧嗽

玉池散(ぎょくちさん)『東医宝鑑』 方剤名。地骨皮　白芷　細辛　防風　升麻　川芎　当帰　槐花　藁本　甘草各4　生姜3　黒豆100。「歯痰により歯肉がただれ、膿と血が流れ、歯が動揺し疼痛する場合、骨槽風により歯根がむき出しになる場合に用いる」。

玉沈(ぎょくちん) 穴名。足太陽膀胱経。禁針穴。頭部、外後頭隆起上縁(脳戸穴)と同じ高さ、後正中線の外方1.3寸。①通竅明目　②清頭降逆　③解表清熱　④開鼻竅

玉沈骨(ぎょくちんこつ) 「枕骨」を参照。

巨屈(きょくつ) 頬の下の曲骨のこと。

玉堂(ぎょくどう) 穴名。任脈。前胸部、前正中線上、第3肋間と同じ高さ。①寛胸理気　②止咳平喘　③降逆止嘔　④清肺利気

極熱傷絡(きょくねつしょうらく)(熱極まれば絡を傷る) 汗は血と同源なので、極度の高熱の際に汗出が多くなれば、血も損耗して、絡脈が養なわれずに、絡脈が損傷すること。

曲鬢(きょくひん) 穴名。足少陽胆経、足少陽胆と足太陽膀胱の交会穴。頭部、もみあげ後縁の垂線と耳尖の水平線の交点。①清熱消腫　②通関開竅　③熄風止痉　④通経活絡

玉米鬚(ぎょくべいしゅ) 薬物名。甘。平。肝・腎・膀胱・心・小腸。①利水消腫。浮腫・尿量減少に用いる。②退黄。湿熱による黄疸に用いる。日本では「ナンバの毛」・「ナンバンゲ(南蛮毛)」と称し、民間薬として用いられている。

玉屛風散(ぎょくへいふうさん)『究原方』(『医方類聚・巻150』) 方剤名。黄耆18　白朮6　防風6。衛陽不固による、易感冒・自汗・盗汗などに用いる。

玉屛風散(ぎょくへいふうさん) 方剤名。①「方」を参照。②白朮10　防風　黄耆各4.8。『東医宝鑑』「表虚により自汗する場合に用いる」。

玉粉丸(ぎょくふんがん)『東医宝鑑』 方剤名。陳皮80　半夏　天南星各40。「気痰により咳嗽し、短気する場合に用いる」。

局方(きょくほう) 書名。『太平恵民和剤局方』のこと。

局方発揮諺解(きょくほうはっきげんかい) 書名。日本江戸時代、岡本一抱(1654〜

1716)の著。『局方発揮』の解説書。全6巻。宝永5年(1708)刊。『和剤局方発揮諺解』ともいう。

玉鑰啓栄丸(ぎょくやくけいえいがん)『東医宝鑑』 方剤名。香附子600 当帰80 白芍 川芎 赤石脂 藁本 人参 牡丹皮 白茯苓 白薇 白芷 桂心 白朮 延胡索 没薬各40。「気血不足により不妊症になる場合に用いる」。

玉露飲(ぎょくろいん)『済州新編』 方剤名。川芎 白芷 桔梗各20 人参 白茯苓 甘草各10 白芍6 当帰5.2。「産後に乳の出が悪く、硬結が生じ疼痛し、発熱、眩暈する場合に用いる」。

玉露丸(ぎょくろがん)『東医宝鑑』 方剤名。白龍骨 菟絲子 韭子各120。「遺精、滑精に用いる」。

玉露散(ぎょくろさん)『東医宝鑑』 方剤名。①寒水石 滑石 石膏 瓜呂根各40 甘草20。「夏季に汗が多く、胸悶、ひどい口渇がする場合に用いる」 ②桔梗 川芎 白芷各8 芍薬6 人参 赤茯苓 甘草各4 当帰2。「出産後に発熱し、胸悶、乳汁不足の場合に用いる」 ③石膏 寒水石各20 甘草4。「夏季に嘔吐し、泄瀉し、身熱、煩渇する場合に用いる」。

居経(きょけい) 「経閉」を参照。月経が3ヶ月に一回来るもの。

挙元煎(きょげんせん)『景岳全書』 方剤名。人参10〜20 黄耆10〜20 炙甘草3〜6 升麻4 白朮3〜6。気虚下陥による、血崩・亡陽・月経過多・月経の延長・不正性器出血などに用いる。

挙元煎(きょげんせん)『方薬合編』 方剤名。人参 黄耆各12〜20 甘草 白朮各4〜8 升麻2〜2.8。「気虚下陥による血崩または多量の月経の場合に用いる」。

魚口(ぎょこう) 「横痃(おうげん)」を参照。

魚口気粗(ぎょこうきそ) 呼吸切迫の症状を形容する。呼吸する口が、魚の口のように開閉することから名づく。

巨骨(きょこつ) [柱骨]に同じ。

魚際(ぎょさい) 1)「魚」を参照。2)穴名。手太陰肺経、滎火穴。禁灸穴。手掌、第1中手骨中点の橈側、赤白肉際。①清熱利咽 ②潤肺止咳 ③疏風解表 ④扶正逐邪 ⑤開音

虚坐努責(きょざどせき) 腸と肛門の疾病の際に、頻繁に便意を催すが排出できない状態を具体的に形容している。邪滞気虚により起こる。

巨指(きょし) 親指のこと。

祛湿(きょしつ) 治法。湿邪を除去する治療法のこと。湿は重濁で粘膩性の邪気であり、風邪・寒邪・暑邪・熱邪とも容易に結びつき、化熱したり化寒することもある。湿が上焦にある場合には「化法」、中焦にある場合は「燥法」、下焦にある場合は「利法」を用いる。脾は水湿の運化をつかさどるが、逆に湿により障害を受けやすいので、湿邪を治療する際は脾も治療する。

虚実(きょじつ) 虚と実とは、人体の抵抗力の強弱と病邪の盛衰、また人体内部の正気と邪気との闘争の表現でもある。「虚」は人体の正気が不足し、抵抗力も減弱していることを指す。実は病因となる邪気が盛んで、邪気との闘争が激化していることを示す。病人の体質が強ければ、病理変化も有余の実があらわれる。病人の体質が弱ければ、病理変化も不足の虚が現れる。虚実は相対的なものであり、相互に転化し相互に錯雑して現れることもある。たとえば病程が長く病状が複雑な病変では、病邪が長らく停滞し、正気が損傷されるので、「実」から「虚」に転化する。また正気が本来虚して駆邪能力が弱く、痰・食・水・血などが凝結すれば、虚と実が交錯していることを示す。虚実錯雑と虚実の真仮の違いは、それぞれの病機が異なるので詳細に弁別しなければならない。

祛湿散(きょしつさん)『郷薬集成方』 方剤名。蚕砂160 薄荷20。「乾燥した癬瘡と湿潤した癬瘡に用いる」。

虚瀉(きょしゃ) 症名。脾腎陽虚により、瀉

下が長引いて起こる。症状は食べるとすぐに瀉下し、排便回数が多く、便は稀薄で流動状、または完穀不化・神倦無力・面色蒼白・唇舌淡白・脈細弱、または未明に数回瀉下して腰痠肢冷などもともなう。

虚邪(きょじゃ)　①邪気の通称。邪気は虚に乗じて侵入する。『素問。上古天真論』に「虚邪賊風、これを避くるに時あり」(虚邪賊風、避之有時)と見える。②「五邪」の一つ。ある臓が発病し、その邪気が「母病及子」により伝わった邪気のこと。

虚邪賊風(きょじゃぞくふう)　「賊風」を参照。

虚者補其母、実者瀉其子(きょしゃほきぼ、じつしゃしゃきし)(虚する者はその母を補い、実する者はその子を瀉す)　『難経・六十九難』に見える。五行の相生と子母関係を応用した学説である。五行の「木火土金水」と「肝心脾肺腎」に配当させて、五行と五臓の子母関係から治病の法則の補母と瀉子を説明している。①「補母」とは、腎水は肝木を生ずるので、腎は母で肝は子となる。たとえば肝木の虚弱証があらわれると、直接補肝するのではなく、生肝の腎を補う。肝に虚火証があれば、失眠煩躁・嘈雑して飢餓しやすく・頭面洪熱・脈弦細で数で強く押さえると無力などが見られれば、治療には滋補腎水して肝の虚火を消す。この場合は六味地黄丸(「壮水制化」を参照)などを用いる。針灸治療でも、肝に虚火があれば、「曲泉」穴に補法を用いる。曲泉穴は肝の合穴であり、合は水で、水は腎である。②「瀉子」とは、たとえば肝木は心火を生ずるので、肝木は母で心火は子である。もし肝実証であれば、直接瀉肝せずに、肝木が生ずる心火を瀉すのである。たとえば肝に実火証があれば、頭痛眩暈・耳鳴・急躁易怒・面紅目赤・脇肋灼痛・小便黄赤・口苦・大便秘結・苔黄・脈弦数などが見られれば、瀉心法(「瀉心」を参照)を用いる。針灸治療でも、肝に実火があれば、「行間」穴に瀉法を用いる。行間穴は肝の滎穴であり、滎は火であり、火は心である。この治療法は、臓腑の病変を間接的に治療する方法である。

虚邪脈(きょじゃみゃく)　「五邪脈」を参照。

虚腫(きょしゅ)　症名。水腫の虚証のものを指す。陰水に属し、脾陽虚によるものと、腎陽虚によるものとがある。主な症状は水腫の勢いが緩慢・気弱声低・面色暗淡・倦怠泄瀉・畏寒肢冷・脈沈細無力などが見られる。

許叔微(きょしゅくび)　人名。中国12世紀頃の宋の人。医を学び、儒にも詳しく、1132年に科挙に合格。著書に『普済本事方』などがある。

許浚(きょしゅん、ほじゅん)　人名。宣祖時の名医。陽平君、輔国忠勤貞亮扈　聖功臣3等。宣祖29年(1596)儒医鄭碏らとともに『東医宝鑑』を撰した。さらに『救急方』を諺解刊行し、また『諺解痘瘡集要』を撰した。また宣祖41年(1608)『諺解胎産集要』を撰した。光海君5年『新撰辟瘟方』を撰定し、同7年(1615)に逝去。

虚証(きょしょう)　人体の正気が不足し、抗邪能力も減弱し、生理機能が減退した症候を指す。症状は面色蒼白・精神不足・身疲乏力・心悸気短・自汗盗汗・舌嫩無苔・脈虚無力などが見られる。

居常(きょじょう)　常にじっとうずくまっている状態のこと。

魚翔脈(ぎょしょうみゃく)　脈象。「七怪脈」の一つ。脈拍が有るような無いようなはっきりしない脈象のこと。魚が水中を動き回る様子に似ることから名づける。

魚腥草(ぎょせいそう)　薬物名。辛。微寒。肺・腎・膀胱。①清熱解毒・消癰。痰熱壅盛の肺癰(肺化膿症)で、咳嗽・腐臭のある膿血痰・胸痛などに用いる。あるいは、癰瘡腫毒(化膿性皮膚炎)に、単味を内服するか新鮮品を搗き砕いて外用する。また、外痔核の腫脹・疼痛に煎汁で外洗する。②利尿通淋。湿熱の淋証による、排尿痛・排尿困難・尿の湿濁などに用いる。魚腥草はドクダミの全草であり、日本ではジュウヤク

(十薬・重薬)と称し民間薬としても用いられている。

虚泄(きょせつ) 症名。身体が衰弱して起こる下痢のこと。

虚喘(きょぜん) 症名。虚喘は肺腎の虚により起こる。腎は納気をつかさどる。症状は呼吸短促・動くと喘がひどくなる。肺虚のものでは、津液虧損して口渇・面色潮紅・煩熱・自汗・咽喉不利・舌紅乾少苔か剥苔・脈細で弱などがみられる。腎虚では陰虚と陽虚の違いがあり、陰虚のものでは、症状と治法は上記とほぼ同じである。陽虚のものでは、悪寒・肢冷・下部から上部に広がる水腫・舌質淡・脈沈弱などが見られる。

許琮(きょそう) 人名。朝鮮李朝時代の医家。朝鮮宣宗17年(1488)に内医院提調。同20年(1489)に尹壕、任元濬らとともに『新撰救急簡易方』を進した。名医　金順蒙や河宗海らがすべて弟子である。

虚則補之(きょそくほし)(虚すれば則ちこれを補う) 『素問・至真要大論』に見える。虚証では補法の治療をすること。虚証でも気虚・血虚・陰虚・陽虚などの違いがあり、補法でも、補気・補血・補陰・補陽などのそれぞれの方法がある。「補法」を参照。

虚損労傷(きょそんろうしょう) 「虚労」を参照。

虚脱(きょだつ) 「脱」を参照。

祛痰(きょたん) 治法。痰液を排除したり、その病因を除去すること。「化痰」「消痰」「滌痰」の三種類があるが、化痰法が常用される。

祛痰丸(きょたんがん)『東医宝鑑』 方剤名。人参　木香　天麻　陳皮　茯苓　橘皮　白芍各4　皀莢36　槐花　半夏各30。「風痰により喉中に痰音がし、短気、咳嗽するものに用いる」。

虚中夾実(きょちゅうきょうじつ) 証名。虚弱の疾病に実証が見られるもので、しかし実際には虚証が主であるものを指す。たとえば女性の「乾血労」病では、消瘦・肌膚乾枯粗糙・手足心熱・不思飲食などの虚証があらわれる一方で、閉経・舌質紫暗で辺縁に瘀点・脈沈弦などの血瘀の実証がみられる。

曲骨(きょっこつ) 1)「横骨」の中央部にあたる。恥骨結合に相当する。2)穴名。任脈。任脈と足厥陰肝の交会穴。下腹部、前正中線上、恥骨結合上縁。①調経止帯　②清熱利湿　③通利小便　④温補腎陽　⑤渋精挙陽

許秪(きょてい) 人名。朝鮮成宗24年(1494)2月、内医院主簿として『医方要録』を撰進した。

魚肚疔(ぎょとちょう) 「指疔」を参照。

許任(きょにん) 人名。朝鮮李朝時代の医家、本貫は河陽、宣祖31年(1598)同39年(1606)にまで針医として入侍　受針した。仁祖22年(1644)に平素より経験した針灸術を総合して『針灸経験方』を編述。針灸の補瀉法において自家の経験をもとに独自の分野を開拓した。また「四医経験方」の一人として許任方が収録されている。

虚熱(きょねつ) 症名。陰陽気血の不足により起こる発熱のこと。さらに「陰虚」「陽虚」「気虚」「血虚」にも虚熱の症候がある。

虚憊(きょはい) 症名。著しく衰弱した状態のこと。

清原重巨(きよはらしげたか、舎人、1779〜1847) 人名。日本江戸時代の医家。『草木性譜』の著者。重巨は禄高400石の尾張藩士で、通称は武兵衛(ぶへえ)。花道を好み、端流を興した。水谷豊文と交流があり、ともに本草を研究した。

虚斑(きょはん) 症名。実火症のものではない斑疹のこと。症状は斑色淡・手足微冷・口不渇・脈は洪大でない。治療法は「陰斑」と同じ。(「陰斑」を参照)

虚煩(きょはん) 症名。「煩躁」を参照。虚証で左胸部に熱感があって苦悶し手足をバタつかせる状態のこと。

虚煩不眠(きょはんふみん) 症名。病後などに心気が虚弱し、熱邪が留まり潜伏して、

煩躁して不眠などの症状があらわれること。

虚秘(きょひ)　症名。虚証で便秘するもの。津液が虚し、貧血が起こり乾燥して出渋るもの。

魚尾穴(ぎょびけつ)　穴名。奇穴。外眼角の外方、眼窩の外側縁の陥中(瞳子髎穴)の内方、外眼角、眼窩縁の骨上に取る。眼疾患・偏頭痛などを主治。

祛風(きょふう)　治法。風邪を分散させる薬物で、経絡・肌肉・関節の間に滞留している風邪を分散させる方法のこと。風には外風と内風とがある。内風は鎮静法を用い、外風は分散法を用いる。この「祛風」法は外風に適用する。さらに「祛風」法は、「祛風除湿」「疏風泄熱」「祛風養血」「捜風逐寒」などに分けられる。

虚風(きょふう)　①後から迫り来る風のこと。②人体を傷る邪気のこと。③慢脾風の別名。

祛風至宝丹(きょふうしほうたん)『東医宝鑑』　方剤名。滑石60　川芎　当帰各50　甘草40　防風　白芍各30　白朮26　石膏　黄芩　桔梗　熟地黄　天麻　人参　羌活　独活各20　梔子12　連翹　荊芥　薄荷　麻黄　芒消　黄連　大黄　黄柏　細辛　全蝎各10。「中風により神志昏迷し、心悸し、恐怖し、便秘する場合、風熱証や酒毒により頭揺、手が震える場合に用いる」。

祛風除湿(きょふうじょしつ)　治法。風湿の邪が経絡・肌肉・関節などに滞留して、遊走性の疼痛が現れる場合の治療法のこと。羌活・防風・秦艽・威霊仙・桑枝・五加皮・甘草などの薬物を用いる。

祛風除湿湯(きょふうじょしつとう)『東医宝鑑』　方剤名。白朮48　白茯苓　当帰　陳皮　芍薬　半夏　蒼朮　烏薬　枳実　羌活　黄連　黄芩各4　人参　川芎　桔梗　防風各3.2　白芷2.8　炙甘草2　生姜5。「気虚や湿痰により半身不随の場合に用いる」。

禦風丹(ぎょふうたん)『東医宝鑑』　方剤名。麻黄　防風　白芷各60　乾姜　甘草各30　川芎　白芍　桔梗　細辛　白殭蚕　羌活　天南星各20　朱砂10。「中風により口眼喎斜、半身不随、神識昏迷、言語障害がある場合に用いる」。

虚風内動(きょふうないどう)　証名。病変過程中に、津液虧損し液少血枯し、失血して血が筋を養わない、また肝腎が不足し陰が潜陽できずに肝陽上亢するなどして、肝風を引き起こし、眩暈・緩弱な抽搐・震顫などをあらわすことをいう。本証は大汗・大吐・大泄・大出血や久病傷陰・肝腎虧損などに見られる。その中で貧血や失血により起こるものは「血虚生風」といい、陰液虧損により起こるものは「液燥生風」という。

祛風養血(きょふうようけつ)　治法。血脈が失調し風湿が経絡を乱す症状の治療法のこと。症状は肌肉手足の抽搐・突然の口眼喎斜・しゃべりにくい、ひどければ半身不随となる。また悪寒身熱・肢体抽搐・舌苔白膩・脈浮滑などが見られる。その治法は、除去風湿・通行経絡・行血養血などがある。大秦艽湯(秦艽・羌活・独活・防風・白芷・川芎・当帰・芍薬・生地・熟地・白朮・茯苓・細辛・石膏・黄芩・甘草)を用いる。方剤中の川芎・当帰・芍薬・地黄は行血・養血・調血・疏通血脈作用があり、これによって風邪も除去できる。そこで「風を治するは先ず血を治し、血行れば風自ずから滅ぶ」(治風先治血、血行風自滅)という。

巨分(きょぶん)　鼻翼溝のこと。鼻翼の外縁から口角外側へ向かって伸びる溝のこと。古くはここを望診して、大腿部内側の疾病を診察する参考にした。

虚満(きょまん)　症名。腹部が膨張するが、押しても抵抗が無く疼痛も無いもの。

虚脈(きょみゃく)　脈象の一つ。脈が浮大で、軟弱無力で、充実感がなく空虚な感じの脈象のこと。虚証であり、気虚・血虚・失血・脱水などの際に見られる。

去油(きょゆ)　薬物の修治法。薬物の劇性や毒性を緩和するために行う方法。火中で蒸し焼きにして油を取り除く。肉豆蔻は蒸し焼きにして毒を取り除く。巴豆・続随子などは、水に浸した紙に包んで圧搾して毒を取り除く。すりつぶして粉末にし、水を加えて浮き上がる油を取り除く。乳香や没薬は、からいりして毒を取り除く。

巨陽(きょよう)　手足の太陽経のこと。

虚陽外露(きょようがいろ)　「真寒仮熱」を参照。

魚腰穴(ぎょようけつ)　穴名。奇穴。眉毛中央の陥凹で、正視して瞳孔の直上に取る。目赤腫痛・眼瞼下垂などを主治。

虚陽上浮(きょようじょうふ)[孤陽上越、虚陽不斂]　「格陽」と「戴陽」の病理と症候は、基本的に同じである。いずれも腎陽が衰微で、陰が下部に盛んで、微弱な陽気が上部に浮越する。そこで「孤陽上越」や「虚陽不斂」ともいわれる。不斂とは、浮越して収斂貯蔵できないこと。「陰盛格陽」「戴陽」を参照。

虚陽不斂(きょようふれん)　「虚陽上浮」に同じ。

魚絡(ぎょらく)　手の親指内側の拇指球のふくらみ部分(魚際部)にある絡脈のこと(一説には魚際の下、陽谿穴と列欠穴の間とある)。ここの充血は、手陽明経の病変を診察する参考になる。『霊枢・邪気臓腑病形篇』に「魚絡の血は、手陽明の病なり」(魚絡血者、手陽明病)と見える。

虚里(きょり)　「胃の大絡」を参照。

虚痢(きょり)　症名。虚証の下痢のこと。真武湯の証。

巨里の動(きょりのどう)　心尖拍動のこと。

巨里跳動(きょうりちょうどう)　症名。「虚里跳動」ともいう。心尖拍動がひどい状態のこと。

居髎(きょりょう)　穴名。足少陽胆経、足少陽胆と陽蹻脈の交会穴。臀部、上前腸骨棘と大転子の頂点の中点。①強健腰腿　②疏筋活絡　③疏肝健脾　④清熱利湿　⑤行気止痛

魚鱗癬(ぎょりんせん)　「蛇皮癬」を参照。

虚羸(きょるい)　症名。虚証で体がやせ細った状態のこと。

虚労(きょろう)　症名。「虚損労傷」の簡称。「労怯」ともいう。五臓の諸虚不足により生じる多くの疾病の概括である。先天不足・後天失調・病久失養・正気損傷・久虚不復などでは、多種の虚弱症候をあらわす。これらすべてが「虚労」の範囲である。その病変過程は、暫時蓄積されて起こる。病久体弱は「虚」であり、久虚不復のものは「損」であり、虚損が長引けば「労」となる。虚・損・労は、病状の発展であり、相互に関連している。虚労証は広範囲に及ぶので、先人はそれらを分類して、「五労」「六極」「七傷」などの名称がある。しかしその病理変化は、陰虚・陽虚・陰陽両虚などの範囲に含まれる。各項を参照。

帰来(きらい)　穴名。足陽明胃経。下腹部、臍中央の下方4寸、前正中線の外方2寸。①温経散寒　②調経止帯　③培補衝任　④活血散滞　⑤平衡降逆

気痢(きり)　症名。実証と虚証がある。実証では、糞便が蟹が出す泡状で、粘稠で、裏急後重・腹脹・排便時にガスが多く臭う。または腸鳴・小便不利などもともなう。これは湿熱鬱滞して気機が宣暢されずに起こる。虚証では、腹脹して排気とともに排便する。これは中気下陥して腸が虚して不固となり起こる。

切紙(きりかみ)　書名。日本江戸時代、曲直瀬道三(1507〜1594)の著。医学の基本要訣集。全2巻。寛永20年(1643)刊本。

気痢丸(きりがん)『東医宝鑑』　方剤名。訶子皮　陳皮　厚朴各40。「気痢により泡の混じった泄瀉をして、裏急後重する場合に用いる」。

気瘤(きりゅう)　症名。皮膚上に隆起する腫塊の一種。大小不ぞろいで、軟質で皮膚色は変わらず、軽い脹痛感があり、身体の悪寒発熱などは無い。薛立斉は「もし肺気を労傷し、腠理密ならず、外邪の搏つところにして壅腫するもの、その皮膚より隆起し、これを按じて浮軟、名づけて気瘤という」

き

(若労傷肺気、腠理不密、外邪所搏而壅腫者、其自皮膚隆起、按之浮軟、名曰気瘤)と述べている。

気淋(きりん) 症名。神経性の尿意頻数のこと。主な症状は下腹から陰嚢まで脹痛し、小便渋滞か排尿後の疼痛がある。多くは膀胱の気滞により起こる。久病で少腹に墜脹感があり急痛し、排尿困難でたらたらと漏れるのは、脾腎の気虚により起こる。

気輪(きりん) 「五輪」を参照。

気瘰(きるい) 症名。瘰癧の一種。項部の両側に生ずる。肝気鬱結により生じ、憤怒すると腫脹する。

季肋(きろく)[季脇・軟肋] 橛骨(けっこつ)ともいう。側胸部の第11と第12肋軟骨の部分に相当する。

亀鹿二仙膠(きろくにせんきょう)『医方考』 方剤名。鹿角5kg 亀板2.5kg 枸杞子1.5kg 人参0.5kg。煎じつめて膠にし、毎朝9gずつ酒または塩湯で溶解して服用する。腎陰陽両虚による、倦怠・易疲労・短気・羸痩・四肢冷・腰膝酸軟無力・視力減退・陽痿・不孕・不育などに用いる。

気癧(きれき) 症名。瘰癧の一つ。円形で動く瘰癧のこと。

㬐(きん) 筋肉の突起した部分のこと。たとえば上腕二頭筋や腓腹筋などの部分を指す。

筋(きん) 「筋膜」を参照。

禁(きん) ①二便が不通のこと。『素問・六元正紀大論』に「太陽の至るところ、流泄禁止を為す」(太陽所至、為流泄禁止)と見える。「禁止」は二便不通のこと。②関節の運動が不便なこと。『素問・六元正紀大論』に「関節禁固」と見える。③趙学敏の『串雅外編』は走方医の禁法について記述している。「禁」は疾病を禁制すること。つまり「祝由科」の方法の一種であるとしている。孫思邈の『千金翼方』には「禁経」があり、宋代の『聖済総録』には「符禁門」がある。しかし起源が最も古いのは、巫医の一種である。これは迷信の産物であり、信じてはならない。

齦(ぎん) 歯ぐきのこと。歯根を包んでいる肉のこと。足陽明胃経は齦に入る。歯と齦の病証は関連がある。

金安国(きんあんこく) 人名。朝鮮李朝時代の医家、本貫は義城、字は国卿、号は慕斎。燕山君9年(1503)文科に登第、忠宗38年(1543)逝去。『分門瘟疫易解方』を撰し、『辟瘟方』『瘡疹方』などの諺解を行う。

筋痿(きんい) 症名。『素問・痿論』に見える。痿証の一つ。症状は口苦・筋急して痙攣・陰痉弛緩して収縮しない・滑精などがある。本病は肝気熱で肝陰が不足したり、過度に腎精を耗損して、筋と筋膜が滋養されずに起こる。

勻胃散(きんいさん)『救急方』 方剤名。人参 炮乾姜 白豆蔻 藿香 厚朴 木香 丁香各4 炙甘草1.2。「小児が寒邪に傷られて、乳や食物が消化されずに短気し、胃がもたれて、吐瀉する場合に用いる」。

金允誾(きんいんぎん) 人名。朝鮮の医家、毅宗・明宗のころの医人。柳之蕃とともに『疽瘡易解方』を撰した。さらに李之誠とともに『丹渓纂要』を校正・刊行した。

金宇善(きんうぜん) 人名。朝鮮の医家、号は小荷、堂号は泳芸堂、京畿道高陽郡人。『医科秘訣』の遺著があり、子の在浩が1928年に出刊した。

金鬱泄之(きんうつせつし)(金鬱すればこれを泄す) 症名。『素問・六元正紀大論』に見える。「金鬱」とは肺気不利のこと。「泄」とは宣通すること。つまり肺気が不利して水道が通調しなければ、咳嗽気喘して水腫を起こすので、「宣通水道」法を用いる。風寒襲肺し肺気が不利して、鼻塞・喉痒・咳嗽・痰多・苔薄白などを起こせば、「宣肺化痰」法を用いる。

筋会(きんえ) 「八会穴」を参照。

筋癭(きんえい) 症名。癭の一種。症状は結喉部(のどぼとけ)に癭塊が生じ、筋脈が浮き出てみみずのように曲がりくねる。怒気傷肝し肝火が亢盛になり陰血を灼焼して起こる。

金液丹(きんえきたん)『東医宝鑑』 方剤名。

硫黄400。「沈寒痼冷により内寒し吐瀉が長らく癒えない場合、身冷し脈弱の場合に用いる」。

金黄膏（きんおうこう）『処方集』 方剤名。瓜呂根160　天南星　厚朴　陳皮　蒼朮　甘草各32　大黄　黄柏　姜黄　白芷各2。「瘭疽や疔瘡、漆瘡、丹毒、瘡癰などに用いる」。

金黄散（きんおうさん） 「箍囲薬」を参照。

金桜子（きんおうし） 薬物名。固精縮溺薬。酸渋、平、脾・肺・腎。①渋精止遺　②固腸止瀉　③益腎縮溺

金桜丹（きんおうたん）『補陽処方集』 方剤名。金桜子　蒼朮　生地黄　細辛　肉蓯蓉　兎絲子　牛膝　芡実　蓮実　山薬　人参　白茯苓　丁香　木香　石菖蒲　麝香　炙甘草　陳皮　柏子仁各40。「精血不足により消痩、午後潮熱、冷汗、泄瀉、口中無味、手足の脈が弱く、健忘症、心悸、眩暈して、遺精、陰痿症がある場合、病後の身体衰弱した場合に用いる」。

緊火（きんか） 「文火、武火」を参照。

銀海精微（ぎんかいせいび） 書名。中国宋時代の眼科書。孫思邈の著（682年刊）。全２巻。五輪八廓説に詳しく、内服薬・洗薬・点眼薬・針などの眼科治療法を述べている。

金華散（きんかさん）『東医宝鑑』 方剤名。①黄丹40　黄柏　黄連各20　軽粉4。「湿熱により生じた悪瘡や、小児のできものに用いる」　②石膏80　延胡索　瞿麦　当帰　牡丹皮　葛根各40　桂心　威霊仙各30　蒲黄20　生姜3。「血熱により口苦し、煩熱が出て、不正子宮出血が続く場合、瘀血により月経が不順で腹痛する場合に用いる」。

噙化仙方（きんかせんほう）『東医宝鑑』 方剤名。白芨　莱服子　生姜　砂糖　款冬花　桔梗　蝉退各80　五味子　人参各40。「肺痿により多痰、咳嗽、短気、血痰を嘔吐する場合に用いる」。

銀花陳皮湯（ぎんかちんぴとう）『郷薬集成方』 方剤名。金銀花15　蒲公英10　連翹　陳皮　甘草各4。「急性乳腺炎、あらゆる化膿性炎症に用いる」。

金疳（きんかん） 症名。肺火が亢盛して起こる。主な症状は白睛に周囲を血管に囲まれた米粒状の小泡が生じ、眼部にゴロゴロした痛みを覚え、羞明、涙を流す。

金寒水冷（きんかんすいれい） 証名。肺腎の虚寒のこと。肺は金に属し、腎は水に属す。肺金と腎水は生理上では相互に資生し、病理でも影響し合う。肺気虚で腎に影響したり、腎陽虚で肺に影響したり、いずれも肺腎虚寒の総合病証があらわれる。症状は咳嗽・吐痰稀白・気喘・畏寒・腰膝冷・水腫などが現れる。

金匱玉函経解（きんきぎょくかんけいかい） 書名。日本江戸時代、平田篤胤（1776～1843）の著。『傷寒論』の解説書。

金匱鉤玄（きんきこうげん） 書名。中国元代、朱震亨（彦修、丹渓）著。1358年、全3巻。雑病の治療法について述べた書物。

匀気散（きんきさん）『東医宝鑑』 方剤名。①白朮8　烏薬6　人参　天麻各4　沈香　橘皮　白芷　木香　紫蘇葉　甘草各2　生姜3。「中風により半身不随、口眼喎斜の場合、瘀血や風による腰痛に用いる」　②木香　橘皮　山査各32。「小児の咽中腫痛に用いる」　③桔梗80　陳皮40　茴香20　甘草16　砂仁12　乾姜10。『救急方』「小腹冷痛する場合に用いる」。

金気粛降（きんきしゅくこう） 肺の生理の特徴を説明している。金は肺であり、肺は気の活動をつかさどり、肺気は清浄で下降すれば、気化活動が順調になり、三焦の水道も通調する。逆に肺気が粛降下降しなければ、気が上逆して、咳嗽・気喘や小便不利などが生ずる。

禁忌症（きんきしょう） 湯液治療では、投薬してはならない禁忌症が各薬物・各方剤別にある。針灸の場合では、針灸治療をしてはならない症状や疾患のこと。法的には急性伝染性疾患・チフス・コレラ・赤痢・感染力の強い皮膚病・破傷風・丹毒などを

指す。さらに次のような場合にも禁忌である。高熱時・大出血時・衰弱のはなはだしい時・凶暴性のある精神病・過度の飲酒時など。

金匱腎気丸（きんきじんきがん）　「偶方」を参照。

金匱正弁（きんきせいべん）　書名。日本江戸時代、馬場北溟（江戸の人）の著。『金匱要略』の解説書。全3巻。文政13年（1830）自序刊。気血水説をもって説く。

金義孫（きんぎそん）　人名。朝鮮世宗29年（1447）に全循義とともに『針灸択日編集』を撰した。

金匱通玄類証（きんきつうげんるいしょう）　書名。日本江戸時代、加藤謙斎（1669～1724）の著。『金匱要略』の解説書（応用書）。不分巻1冊。安永6年（1777）刊。

金匱摘要（きんきてきよう）　書名。日本江戸時代、羽富伯益（生没年不詳）の編著。『金匱要略』の修訂書。不分巻1冊。安永4年（1775）刊。『金匱要略』を臨床向きに簡便化した小刻本。

禁忌部位（きんきぶい）　針灸治療を施術してはならない部位のこと。小児の泉門・鼓膜・眼球・心臓・陰部など。

筋急（きんきゅう）　症名。身体の筋肉が急激に緊張して、屈伸できなくなる状態のこと。

禁灸穴（きんきゅうけつ）　施灸を禁じた経穴のこと。全身に39穴ある。

銀杏（ぎんきょう）〔白果〕　薬物名。温肺止咳薬。甘苦渋、平、小毒、脾・肺。①斂肺平喘　②渋腸縮溺　③泄濁止帯

銀翹散（ぎんぎょうさん）　方剤名。①「辛涼解表」を参照。②連翹　金銀花各40　牛蒡子　薄荷　桔梗24　竹葉　荊芥各16　大豆黄巻　甘草各20。「風熱感冒により悪寒発熱し、無汗、頭痛、咽痛、咳嗽する場合に用いる」。

金匱要略（きんきようりゃく）　書名。『金匱要略方論』に同じ。

金匱要略攷注（きんきようりゃくこうちゅう）　書名。日本江戸時代、森立之（1807～1885）の著。『金匱要略』の研究註解書・安政文久間（1854～1863）成立。従来の諸文献を博引し、考証学の手法を駆使した良書。

金匱要略国字解（きんきようりゃくこくじかい）　書名。日本江戸時代、雲林院了作（1735～1778）の編。『金匱要略』の和文註解書。全5巻、6冊。安政9年（1780）刊。

金匱要略札記（きんきようりゃくさっき）　書名。日本江戸時代、山田業広（1808～1881）の著。『金匱要略』の用語註解書。全1巻。嘉永3年（1850）稿。

金匱要略集注（きんきようりゃくしっちゅう）　書名。日本江戸時代、山田業広（1808～1881）の著。『金匱要略』の集注・研究書。全3巻。文久3年（1863）自序。

金匱要略釈義（きんきようりゃくしゃくぎ）　書名。日本江戸時代、吉益南涯（1750～1813）の口授。門人の筆記になる『金匱要略』の解説書。全5巻1冊。成立年不詳。和文

金匱要略輯義（きんきようりゃくしゅうぎ）　書名。日本江戸時代、多紀元簡（1755～1810）の著。『金匱要略』の註解書。全6巻。10冊。文化3年（1806）稿。

金匱要略集成（きんきようりゃくしゅうせい）　書名。日本江戸時代、山田図南（1749～1787）の著。『金匱要略』の解説書。不分巻1冊。成書年不詳。漢文。

金匱要略述義（きんきようりゃくじゅつぎ）　書名。日本江戸時代、多紀元堅（1795～1857）の著。『金匱要略』の注解・研究書。全3巻。天保13年（1842）自序、嘉永7年（1854）刊。『金匱玉函要略述義』ともいう。

金匱要略襯註（きんきようりゃくしんちゅう）　書名。日本江戸時代、白水田良（1723～1784）の著。『金匱要略』の解説書。全3巻3冊。安永4年（1775）刊。『金匱要略方論襯註』ともいう。

金匱要略心典（きんきしんてん）　書名。中国清代、尤怡。全3巻。『金匱要略』の本文の意義を解釈している。

金匱要略精義（きんきようりゃくせいぎ）　書名。日本江戸時代、吉益北洲（1786～1857）

の著。『金匱要略』の簡略な解説書。不分巻1冊。嘉永5年(1852)跋。

金匱要略箋註(きんきようりゃくせんちゅう) 書名。日本江戸時代、山辺文伯(生没年不詳)の著。『金匱要略』の註解書。全3巻。天明2年(1782)刊。

金匱要略疏義(きんきようりゃくそぎ) 書名。日本江戸時代、喜多村直寛(1804〜1876)の著。『金匱要略』の註解書。全6巻6冊。文久元年(1861)刊。『金匱玉函要略方論疏義』ともいう。

金匱要略存疑(きんきようりゃくそんぎ) 書名。日本江戸時代、勝沢愿(1800〜1868)の著。『金匱要略』の註解書。全5巻。成立年不詳。和文。『金匱方論存疑』ともいう。

金匱要略註解(きんきようりゃくちゅうかい) 書名。日本江戸時代、名古屋玄医(1628〜1696)の著。『金匱要略』の註解書。全23巻。元禄10年(1697)刊。日本における『金匱要略』の初めての註解書。

金匱要略方論(きんきようりゃくほうろん) 書名。簡称;『金匱要略』。中国漢代、張機(仲景)著。219年。全3巻。内科雑病、婦人科、救急、飲食禁忌など25編、計262方からなっている。

金匱要略方論二劉合注(きんきようりゃくほうろんにりゅうごうちゅう) 書名。日本江戸時代、多紀元胤(1789〜1827)と弟の多紀元堅(1795〜1857)が父の多紀元簡著の『傷寒論輯義』に書き込んだ注を、喜多村直寛(1804〜1876)が抄出して一書としたもの。

金匱要略方論本義(きんきようりゃくほうろんほんぎ) 書名。中国清代、魏荔彤(念庭)著。1720年。全3巻。『金匱要略』の本文に明解な解釈を加えており、要点をうまくまとめている。

筋極(きんきょく) 「六極」を参照。

金銀花(きんぎんか) 薬物名。清熱解毒薬。甘、寒、肺・胃・心・脾。①散熱解表 ②解毒医瘡 ③涼血止痢

金銀花散(きんぎんかさん)『東医宝鑑』 方剤名。金銀花160 炙甘草40。「癰疽により身熱して煩渇する場合に用いる」。

金銀白芷散(きんぎんびゃくしさん)『東医宝鑑』 方剤名。金銀花8 皂莢6 黄耆 当帰 白芷 甘草各4 檳榔 川芎 防風 瓜呂根各2。「疔疽が潰爛した後に、瘻腔が生じ、長らく治癒しない場合に用いる」。

噙下(きんげ) 噙は口に含むこと。噙下とは口に丸薬や錠剤を含んで溶かすこと。溶かした後に、吐き出す場合と(急性扁桃腺炎では、山豆根と玄参で作った丸薬を口に含み溶かした後に吐き出す)、溶液を飲み下す場合がある(肺の陰虚証で、滋養陰気して肺気を粛降させて鎮咳するには、鎮咳の丸薬を口で溶かして飲み下す)。

禁経(きんけい) 「禁」を参照。

金鶏医談(きんけいいだん) 書名。日本江戸時代、畑道雲(1767〜1809)の著。医論集。不分巻1冊。寛政12年(1800)刊。54篇の随筆的医論を載せ、末尾に経験処方を付している。

禁穴(きんけつ) 針灸治療が禁忌の経穴のこと。「禁針穴」と「禁灸穴」とがある。

近血(きんけつ) 症名。直腸や肛門付近の出血のこと。鮮紅血で排便の前に出血するものを指す。大腸の熱毒により起こる。痔瘡や直腸の病変時に見られる。

金元四大家(きんげんよんたいか) 中国金時代と元時代(西暦1115〜1368年)の医学の四大学派のこと。中国医学の発展において、金元時代に医学争鳴の風潮が興った。その代表として次の四派がある。劉完素(守真)は西暦1110〜1200年の人で、疾病は火熱により起こると主張し「六気皆従火化」の学説を提唱した。治療には寒涼薬を多用したので「寒涼派」ともいわれる。張従正(子和)は西暦1156〜1228年の人で、「病を治すはまさに重きをおくに駆邪あり、邪去れば則ち正安んず、攻めて病を養うをおそるるべからず」(治病応着重在駆邪、邪去則正安、不可畏攻而養病)と主張した。それにより治病には、汗吐下の三法を応用したので、後に「攻下派」ともいわれる。李杲(東垣)は西暦

1180〜1251年の人で、「人は胃気を以って本となす」(人以胃気為本)と考え、脾胃を温補する方法を多用した。後に「補土派」と呼ばれる。朱震亨(丹渓)は西暦1281〜1358年の人で、「陽は常に余りあり、陰は常に不足す」(陽常有余、陰常不足)と考え、「滋陰降火」の方法を多用した。後に「養陰派」といわれる。彼らの学術の主張は、当時はもちろん、後世においても多くの影響を与えた。清の『四庫全書総目巻百三・医家類』にも、「儒の門戸は宋に分れ、医の門戸は金元に分る」(儒之門戸分于宋、医之門戸分于金元)と述べられている。

齦交(ぎんこう)　穴名。督脈、任脈と督脈の会穴。顔面部、上歯齦、上唇小帯の接合部。①清心開竅　②寧神鎮痙　③清熱散風　④舒筋止痛

銀口穴(ぎんこうけつ)　穴名。奇穴。肩甲骨の下角の取る。喀血などを主治。

噤口痢(きんこうり)　症名。痢疾で飲食が進まず、嘔吐して食べられないものを「噤口痢」という。多くは疫痢や湿熱痢が変化したもの、または疫痢や湿熱痢の過程に見られる。痢疾の重症の症候である。湿熱の毒邪が腸中に蘊結して、毒の勢いが強く、胃気や胃陰が受傷して起こる。または久病で脾胃を損傷し、胃が和降せず輸化の働く力が弱まり、気機が阻塞して起こる。症状は飲食不思・嘔悪不納・飲むとすぐに吐く、また胸脘痞悶・舌紅絳苔黄膩などが見られる。

筋骨懈墮(きんこつかいだ)　症名。筋骨が弛緩し無力となり、身体を支えられなくなる症状のこと。

銀柴胡(ぎんさいこ)　薬物名。清熱涼血薬。甘、微寒、胃・腎・肝・胆。①清骨退蒸　②清熱療疳　③涼血止血

金鎖固精丸(きんさこせいがん)　方剤名。①「固腎渋精」を参照。②白蒺藜　芡実　蓮鬚各80　龍骨　牡蛎各40。「腎気不足により遺精し、腰痛、腰膝酸軟、耳鳴する場合に用いる」。

金鎖匙(きんさし)『東医宝鑑』　方剤名。朱砂1.3　枯白礬　胆礬各0.6　硼砂0.5　熊胆塩炒　竜脳　麝香各0.4。「風痰熱により喉痹や纏喉風が生じた場合に用いる」。

金鎖思仙丹(きんさしせんたん)『東医宝鑑』　方剤名。蓮花蕊　蓮実　芡実各同量。「精神が昏迷し、常に憂鬱で腰痛し、勃起しやすく早泄する場合に用いる」。

金鎖丹(きんさたん)『東医宝鑑』　方剤名。肉蓯蓉200　破胡紙160　巴戟天　炮附子各80　胡桃20。「心火が旺盛で腎水が不足し、妄想するだけで勃起しやすく、精液が自然に漏れ出る場合に用いる」。

筋弛(きんし)　症名。身体の筋肉が弛緩して、身体を支えられなくなること。

禁刺(きんし)[刺禁]　針法の禁忌事項のこと。禁針部位(内臓部の深針、妊婦の腹部、新生児の顖門部、禁針穴など)、飲酒時、過度に空腹時、過度に満腹時、過度に疲倦時、情緒の激烈な変化(大怒・大驚・大恐)、房事後などを含む。いずれも刺針してはならず、暈針や異常反応が現れやすい。

齗歯(ぎんし)　症名。歯ぎしりのこと。

金士衡(きんしこう)　人名。朝鮮高麗時代の医家、字は平甫、号は洛圃、本貫は安東。高麗時代に恭愍王の時に登第され知門下府事に登る。医政にも功績が多い。

金実不鳴(きんじつふめい)　証名。「金実」とは肺気実のこと。「不鳴」とは声が出ないこと。つまり肺気が実して声が出なくなる病理のこと。多くは外邪の感受により起こる。これには寒熱の区別がある。①風寒を外感すると、内に肺を押さえつけ、寒気が凝滞し、肺気が失宣し、開合が不利になり、突然声が出なくなる。②風熱燥邪は肺陰を灼焼する。また肝鬱化熱して津液を煎熬し、痰熱が結合して、肺気が清粛を失えば、声が出なくなる。この他に、肺に蘊熱があるところへ外寒を感受して、熱が寒に阻束されて、肺気が宣暢を失っても声が出なくなる。いずれも実証である。金実不鳴は病機であり症名は「暴瘖」といわれる。つまり突然声が出なくなるのである。これは、喉部

き

や声帯の急性炎症や水腫などに見られる。
焮腫(きんしゅ)　症名。炎症による腫脹のこと。
金袖光義(きんしゅうこうぎ、生没年不詳)　人名。日本鎌倉時代の医家、『金袖光義抄』の著者。金袖はもと中国人で、嘉元4年(1306)に日本に帰化したという。
金袖光義抄(きんしゅうこうぎしょう)　書名。日本室町時代、金袖光義(生没年不詳)の著。医方書。全2巻。『金袖抄』『初心光義抄』ともいう。35門からなる。
筋縮(きんしゅく)　穴名。督脈。上背部、後正中線上、第9胸椎棘突起下方の陥凹部。①鎮驚熄風　②寧神鎮痙　③醒脳醒神　④通経活絡　⑤緩急
金順蒙(きんじゅんもう)　人名。朝鮮の医員。成宗の頃、許琮の門下生。忠宗11年(1516)内医院提調になる。『簡易群瘟方』を編纂した。名医として名を馳せ、治腫に有能であった。
撳針(きんしん)　針法の一つ。円皮針のこと。押しピン状で、針柄は扁平、針体は1分や2分程度。針体を皮下に刺すように使用する。皮内針や耳針などの皮下に留置する場合に用いられる。
金津(左)玉液(右)穴(きんしんぎょくえき)　穴名。奇穴。舌下面、舌小帯の左右の静脈に取る。口渇・口中生瘡・譫語などを主治。
禁針穴(きんしんけつ)　針による施術を禁じている経穴のこと。全身に26穴ある。
金髄煎丸(きんずいせんがん)『郷薬集成方』　方剤名。乾地黄　熟地黄各600　杏仁300　石斛　牛膝　防風　枳実　当帰各160。「視力減退し、目花、遠くが視えず、長く視ていると眼が疲れる場合に用いる」。
金水相生(きんすいそうせい)　「肺腎相生」に同じ。
金水六君煎(きんすいりっくんせん)『景岳全書』　方剤名。当帰6　熟地黄6〜15　陳皮5　半夏6　茯苓6　炙甘草3　生姜少量と水煎する。肝腎不足・痰湿内盛による、咳嗽・多痰・悪心などに用いる。
金水六君煎(きんすいりっくんせん)『郷薬集成方』　方剤名。熟地黄12〜20　当帰　半夏　白茯苓各8　陳皮6　甘草4　白芥子2.8　生姜5。「肺腎陰虚により湿痰が集り咳嗽し、短気、悪心、多痰の場合に用いる」。
筋折紐(きんせつちゅう)　症名。筋肉が激しく引きつる症状で、日に数回起こることもあり、難治である。
筋疝(きんせん)　古病名。陰痙が疼痛して急縮して、痒く腫れ、潰爛して排膿する。または陽痿も見られ、さらに白色の粘液が小便とともに排出する病証のこと。多くは肝経の湿熱や房室労傷により起こる。
金線膏(きんせんこう)『郷薬集成方』　方剤名。楸木葉300　馬歯莧120。「督脈や膀胱経上に生ずる癰疽に用いる」。
金蟾散(きんせんさん)『東医宝鑑』　方剤名。蟾酥1　砂仁適量。「気鬱により腹満し、脇痛、面黒、身腫、腹部に赤い筋が現れる気鼓などに用いる」。
金銭癬(きんせんせん)　「円癬」に同じ。
金銭草(きんせんそう)　薬物名。甘、鹹、淡。微寒。肝・胆・腎・膀胱。①利水通淋・排石止痛。湿熱蘊結による熱淋・砂淋・石淋の排尿痛や排尿困難に用いる。②清熱祛湿・退黄。湿熱の黄疸に用いる。
齦疽(ぎんそ)　症名。歯齦潰瘍のこと。壊血病のこと。
金創(きんそう)　金瘡ともいう。金属製のものによる創傷のこと。創傷が化膿してつぶれた傷も含む。刀や斧による創傷は「刀斧傷」という。
金瘡痙(きんそうけい)　「破傷風」に同じ。
金瘡中風痙(きんそうちゅうふうけい)　『巣氏病源』に見える。刀刃による外傷により起こり、宋代以後の医書にある「破傷風」に相当する。
金瘡秘伝(きんそうひでん)　書名。日本室町時代、著者不詳の金瘡の療治書。
金鏃(きんぞく)　古代の医学の分科の一つ。刀・槍・矢などの傷を専門に治療する科目のこと。

筋惕(きんてき)　症名。筋肉や腱がピクピク動く状態のこと。

筋惕肉瞤(きんてきにくじゅん)　症名。肌肉が抽掣して跳動すること。その病理は「身瞤動」と基本的に同じであるが、津液の受傷の程度がひどいもの。

焮熱(きんねつ)　焼け付くような熱のこと。

錦嚢医方詳解(きんのういほうしょうかい)　書名。日本江戸時代、下津春抱(生没年不詳)の編著。医方書。全8巻12冊。享保13年(1728)刊。『経験医方詳解』ともいう。

錦嚢外療秘録(きんのうがいりょうひろく)　書名。日本江戸時代、林子伯(18世紀初頃に活躍)の著。外科・皮膚科領域の治療書。『外治宝鑑』ともいう。全2巻、図録1巻。正徳5年(1715)初版。当時民衆が難渋した当該分野の諸疾患の治方を簡明に記したもの。

錦嚢針灸秘録(きんのうしんきゅうひろく)　書名。日本江戸時代、加藤謙斎(1669～1724)の著。針灸治療書。不分巻、全2冊。寛政7年(1795)刊。臨床上有用な針灸の要穴について説き、養生や施術上の要点を述べている。

錦嚢日用療方(きんのうにちようりょうほう)　書名。日本江戸時代、加藤謙斎(1669～1724)の編。医方書。全2巻。明和9年(1772)刊。

錦嚢妙薬秘録(きんのうみょうやくひろく)　書名。日本江戸時代の書、藤井見隆(1689～1759)の和解。医方書。不分巻1冊。安永7年(1778)刊。『外治宝鑑』ともいう。

筋之府(きんのふ)　膝のこと。筋は関節の屈伸をつかさどる。膝は大きな関節で、膝の周囲には強力な筋腱が付着し、膝の外側下部には「陽陵泉」穴があり「筋会」ともいわれる。『素問・脈要精微論』

銀白散(ぎんぱくさん)『東医宝鑑』　方剤名。①蓮実　白扁豆　白茯苓各8　白附子　人参　天麻　全蝎　木香　藿香　炙甘草各4　古米12。「小児が慢驚風により吐瀉し、体力をなくし、時に痙攣を起こす場合に用いる」②升麻　知母　炙甘草　白扁豆　山薬　人参　白茯苓　白朮各同量。『医林撮要』「小児のあらゆる疾病に用いる」。

金破不鳴(きんはふめい)(金破れて鳴らず)　証名。肺気が損傷して声が出なくなる病理のこと。肺は気をつかさどり、腎は納気をつかさどり、二臓は発声に関係している。肺腎が陰虧すれば肺燥し熱鬱して、陰液が上承できず咽喉を濡潤することができないので、声が出なくなる。本病の多くは虚証で慢性的に進行するので「久瘖」ともいわれる。失音は間歇的に出現したり、持続的に存在し、話す機会が多ければ悪化して、完全に失音になるものも少なくない。一般的には外感症状は無い。

筋痹(きんぴ)　症名。『素問・痹論』に見える。筋に痹証の症状があるもののこと。症状は筋脈拘急・関節疼痛して屈伸障害などがみられる。筋は関節に集まり、風寒湿の邪が筋に侵襲することにより起こる。

噤風(きんぷう)　「臍風(さいふう)」に同じ。

金不換円(きんふかんえん)『郷薬集成方』　方剤名。天南星　半夏　白礬　皂莢各同量。「寒風に傷られて咳嗽が出て痰が長らく止まらない場合に用いる」。

金不換散(きんふかんさん)『東医宝鑑』　方剤名。罌粟穀20　枳実16　杏仁　甘草各12。「肺虚で久咳が治らない場合、痰が盛んで短気し、赤い痰が出る場合に用いる」。

金沸草散(きんふつそうさん)『東医宝鑑』　方剤名。荊芥穂8　夏菊花　前胡各6　麻黄　赤茯苓各4　半夏3　細辛　甘草各1.2　生姜3　大棗2　烏梅1。「風寒により咳嗽し、声がかれ、頭痛、眩暈し、黄痰が出る場合に用いる」。

禁方(きんほう)　秘法のこと。

金宝膏(きんほうこう)『東医宝鑑』　方剤名。桑柏5　穿山甲80　信石4　杏仁7　生地黄80　朱砂4　軽粉　麝香各2　石灰40。「瘰癧に用いる」。

筋膜(きんまく)　筋肉の筋腱の部分。関節に付着しているのが「筋」であり、筋腱を包ん

き

でいるのが筋膜である。筋と筋膜の生理機能は肝が関与し、肝血により養分を供給している。そこで「肝は筋をつかさどる」(肝主筋)といわれる。

緊脈(きんみゃく)　脈象の一つ。脈が緊張して有力、強く縛った紐のように張った状態のこと。寒邪が外束したり、裏寒が盛んであったり、寒邪と宿食が同時にある場合に見られ、腹痛・関節疼痛などにも現れる。

金門(きんもん)　穴名。足太陽膀胱経、郄穴。足背、外果前縁の遠位、第5中足骨粗面の後方、立方骨下方の陥凹部。①醒神開竅　②蘇厥安神　③化瘀通滞　④通経止痛

金有智(きんゆうち)　人名。『医方類聚』の編集時の医官で、全循義、崔閏らと共に参与した。

金瘍(きんよう)　金創のこと。金属製のもので創傷したり、化膿潰爛した瘡瘍のこと。

金蘭方(きんらんぽう)　書名。日本平安時代、860年ごろ(平安時代)の菅原岑嗣(793～870)の著書。医方集。『大同類聚方』に次ぐ日本最古の医書。

筋溜(きんりゅう)　「筋瘤」に同じ。

筋瘤(きんりゅう)　症名。静脈怒張のたぐい。邪気が筋に結集して生じた瘤状のできもののこと。『霊枢・刺節真邪篇』では「筋溜」と見える。形状は尖り紫色で、青筋がみみずのように盛り上がり、集中している。下腿や腕関節に好発する。

金鈴散(きんれいさん)『東医宝鑑』　方剤名。苦楝子 30　茴香 30　木香 10。「陰嚢腫脹し小腹腫痛する場合、膀胱痛により眠れないほど痛む場合に用いる」。

金鈴子(きんれいし)　薬物名。川楝子の別名。「川楝子」を参照。

金鈴子散(きんれいしさん)『東医宝鑑』　方剤名。苦楝子　延胡索各 40。「熱厥により満痛し、冷たいものを好み、身体に熱が出て、五心煩熱し、便秘する場合、肝気鬱結で化火し、胸脇疼痛する場合、疝症による疼痛、生理痛の場合に用いる」。

筋癧(きんれき)　瘰癧の一つ。項部の筋間に生じ、大小ふぞろいで、堅硬質である。さらに悪寒・発熱・身体羸痩などをともなう。

金蓮丸(きんれんがん)『東医宝鑑』　方剤名。石蓮肉　白茯苓　龍骨　天門冬　麦門冬　側柏実　当帰　枳実　紫石英　遠志　乳香　竜歯各 40。「心労により心を傷り、心煩、嘆息、不眠、尿赤する場合に用いる」。

金露丸(きんろがん)『郷薬集成方』　方剤名。桔梗 80　大黄 40　枳実 20　牽牛子 10。「熱病にかかり冷たいものが食べたくなり、心下痞硬し、悪心する場合に用いる」。

金露元(きんろげん)『東医宝鑑』　方剤名。草烏　黄連各 40　乾地黄　貝母　巴豆霜　桔梗　柴胡　紫菀　呉茱萸　石菖蒲　乾姜　白茯苓　桂心　川芎　人参　甘草　防風　厚朴　枳実　鼈甲　山椒　甘遂各 20。「腹中に積聚が生じたり、気・血・痰・食が滞り腫塊が生じ、非常に痛む場合に用いる」。

か行・く

苦(く)　①患う、苦しむこと。耐えられないこと。『素問・蔵気法時論』に「肝急に苦しむ」(肝苦急)と見える。つまり肝が怒に傷られて、肝気が太過して病むこと。②疾病のこと。『素問・血気形志篇』に「其の苦しむところを去る」(去其所苦)と見える。つまり疾病を除去すること。③痛苦のこと。『素問・師伝篇』に「これを開くにその苦しむところを以ってす」(開之以其所苦)と見える。つまりその病苦の箇所を開導すること。④「五味」の一つ。各項を参照。

傴(く)　脊柱後湾のこと。痀僂ともいう。『素問・刺禁篇』に「髄にあたれば傴となる」(中髄為傴)と見える。針を深刺して脊髄を傷るとくる病になることがあるとの意味。

空(くう)　①孔に同じ。『素問・四気調神大論』に「邪空竅を害す」(邪害空竅)と見える。病邪が孔竅を侵害して閉塞させること。『素問・水熱穴論』にも「いわゆる玄府なるものは、汗空なり」(所謂玄府者、汗空也)と見える。「汗空」とは汗孔のこと。②経穴のこと。『素問・刺瘧篇』に「跗上の動脈を刺し、その空を開く」(刺跗上動脈、開其空)と見える。つまり、足背の動脈に刺針して、その経穴を開くこと。

寓意草(ぐういそう)　書名。中国清代、喩昌(嘉言)著。1643年。全1巻。審証用薬の道理を明らかにしている。

空竅(くうきょう)　人体と外界とがつながっている孔のこと。九竅に含まれる。

偶刺(ぐうし)　十二刺法の一つ。心痹(心胸痛)の治療に用いられる。その方法は、疼痛のある前胸部と背部の相応する部位を手で押さえて、前後からそれぞれ斜刺する。直刺や深刺は、内臓を損傷するので避ける。『霊枢・官針篇』

藕汁膏(ぐうじゅうこう)『東医宝鑑』　方剤名。蓮根汁　生地黄汁　牛乳各100　生姜汁　黄連粉　瓜呂根粉　蜜各80。「胃熱が盛んで、口乾、口渇、常に飢餓感、頻尿、消痩などに用いる」。

藕汁散(ぐうじゅうさん)『東医宝鑑』　方剤名。生蓮根汁　生地黄汁　大薊汁各3　生蜜半量。「鼻衄、吐血など出血傾向がある場合に用いる」。

空青元(くうせいげん)『東医宝鑑』　方剤名。防風　乾地黄　知母各80　五味子　車前子　全蝎　細辛各40　空青8。「瞳子の中に白点が生じ、疼痛は日中は軽く、夜になると悪化するものに用いる」。

藕節(ぐうせつ)　薬物名。止血薬。甘渋、平、心・肝・胃。①消瘀止血　②渋精止遺　③利水通淋

髃前穴(ぐうぜんけつ)　穴名。奇穴。肩上部で、肩髃穴の斜め上前1寸の陥中に取る。肩痛・肩運動不利などを主治。

隅中(ぐうちゅう)　「十二時」を参照。

空腹服(くうふくふく)[平旦服]　早朝に朝食を取る前に服薬すること。四肢の血脈病と駆虫薬は空腹服する。『神農本草経』に「病四肢血脈にあるものは、空腹にして在旦に宜し」(病在四肢血脈者、宜空腹而在旦)と見える。

偶方(ぐうほう)　方剤の薬味が偶数なもの。二種類の意味がある。①方剤に2味だけを配合するもの。②方剤中の薬味が2種類以上の偶数のもの。一般的に病因が複雑で、2種類以上の主薬を必要とするものを偶方とした。偶方の一例として「金匱腎気丸」(乾地黄・山茱萸・山薬・沢瀉・茯苓・牡丹皮・桂枝・附子・桂枝(後に肉桂を用いた)。肉桂と附子が主薬となり、腎陽を温める)がある。また『素問・至真要大論』に「君二臣四は、偶の制なり、…君二臣六は、偶の制な

り、…遠きものはこれを偶とし、…下すものは偶をもってせず」(君二臣四、偶之制也、…君二臣六、偶之制也、…遠者偶之、…下者不以偶)と2つの偶方の組成例を挙げている。「遠者偶之」とは、病位が遠ければ偶方を用いること。「下者不以偶」とは、瀉下する場合には偶方ではなく「奇方」を用いること。しかし後世ではこの説にはこだわらず、病位が遠くても奇方を用いている。たとえば「温脾湯」で寒積の大便不通を治療している。薬味は当帰・乾姜・附子・党参・芒硝・甘草・大黄の7味である。「大承気湯」は4味である。

駆瘀血剤(くおけつざい) 瘀血を目標に用いる方剤のこと。たとえば桃核承気湯・大黄牡丹皮湯・桂枝茯苓丸・抵当湯などのこと。

苦温燥湿(くおんそうしつ) 「燥湿」を参照。

苦温平燥(くおんへいそう) 治法。外感涼燥の表症の治療法。症状は頭微痛・悪寒・無汗・鼻塞・流清涕・咳嗽・痰多清稀・唇燥咽乾・苔薄白で乾燥・脈弦などが見られれば、杏蘇散(杏仁・陳皮・蘇葉・半夏・前胡・桔梗・茯苓・枳殻・甘草・生姜・大棗)を用いる。

苦寒尅伐(くかんこくばつ) 薬物の苦味薬や寒性薬を誤用すると、正気を傷ること。

苦寒清熱(くかんせいねつ)[苦寒泄熱] 苦寒薬を用いて裏熱を清する方法。たとえば裏熱がひどく煩躁したり、ひどければ発狂・乾嘔・小便紅・うわごとをしゃべる・夜に寝るのが不安、または吐血・鼻出血・発斑・舌苔黄か乾燥して黒色棘がある・脈沈数などには、黄連解毒湯(黄連・黄芩・黄柏・梔子)を用いる。

苦寒清気(くかんせいき) 苦寒薬を用いて気分の熱を清すること。たとえば春温の初期に、発熱・不悪寒(または微悪寒)・骨節疼痛・口渇汗少・小便黄・舌質紅・苔黄・脈数などに、黄芩湯(黄芩・芍薬・甘草・大棗)を用いる。

苦寒泄熱(くかんせつねつ) 「苦寒清熱」に同じ。

苦寒燥湿(くかんそうしつ) 「燥湿」を参照。

口訣(くけつ) 師匠から口伝で教えを受けること。または、その内容をいう。

弘決外典鈔(ぐけつげてんしょう) 書名。日本平安時代、具平親王(964〜1009)の著。全4巻。正暦2年(991)成。妙楽湛然の『止観輔行伝弘決』における仏典以外の典籍の引用文に註解を加えたもの。

苦瓠散(くこさん)『東医宝鑑』 方剤名。苦瓠80　蛇退　露蜂房各60。「小児の浸淫瘡が次第に拡散し治癒しない場合に用いる」。

枸杞子(くこし) 薬物名。養陰薬。甘、平、肺・肝・腎。①益腎補精　②滋肝明目　③潤肺寧嗽　④養陰清熱　⑤堅骨壮腰

枸杞子丸(くこしがん)『郷薬集成方』 方剤名。①鶏内金　麦門冬各60　枸杞子　白茯苓　黄耆　牡蛎各40　沢瀉　牡丹皮　山茱萸各20　瓜呂根　桑螵蛸　車前子各12。「消腎により口渇し、頻尿、脈微、消痩、心煩する場合に用いる」　②枸杞子120　炮乾姜　白朮　陳皮各40　呉茱萸12　山椒2。「痃癖や寒冷により食欲不振で、手足萎弱無力の場合に用いる」　③枸杞子　覆盆子　車前子　甘菊花　乾地黄　地骨皮　白何首烏　巴戟天　続断　白朮　細辛　遠志　石菖蒲　牛膝　兎絲子各40。「老人が身体衰弱し、白髪が増え、記憶力減退、視力減退、難聴、腰膝酸軟、午後潮熱、顔の肌が荒れる場合に用いる」。

枸杞子酒(くこししゅ)『郷薬集成方』 方剤名。枸杞子　麻仁各5　生地黄3。「身体が次第に消痩し虚弱になり、食欲不振の場合に用いる」。

草刈三越(くさかりさんえつ、生没年不詳) 人名。日本江戸時代の医家。『医教正意』の著者。三越は出羽国山方(山形)の人。

奇魂(くしみたま) 書名。日本江戸時代、佐藤方定(生没年不詳)の著。医論集。全2巻。『尚古医典』ともいう。文政7年(1824)刊。

苦者能泄能燥能堅(くしゃのうせつのうそうのうけん)(苦はよく泄しよく燥きよく堅す) 苦味薬は、泄降・燥湿・堅腎作用があ

ること。苦杏仁・黄連・黄柏など。

駆豎斎方府（くじゅさいほうふ） 書名。日本江戸時代、新宮涼庭（1787～1854）の著。常用処方集。不分巻1冊。弘化4年（1847）刊。

久志本常辰（くしもとつねとき、1509～1590） 人名。日本江戸時代の医家。『家伝通外方』の編著者。

久志本常光（くしもとつねみつ、1471～1542） 人名。日本室町時代の医家。『管蠡備急方』の著者。久志本氏は本姓は度会（わたらい）と称し、平安後期の常任（つねとう）を祖とし、代々伊勢の神宮医をつとめ、幕末まで官職を襲った名家。弟に常真（つねざね）、子に常辰（つねとき）がいる。

苦参（くじん） 薬物名。清熱降火薬。苦、寒、心・脾・肝・胆。①清腸止痢　②利湿退黄　③殺虫滅疥　④解毒医瘡

蔻仁（くじん）［白豆蔻］ 薬物名。行気解鬱薬。辛、温、肺・脾・胃。①行血寛胸　②温胃止嘔　③健脾退翳　④解酒制毒

苦参丸（くじんがん）『郷薬集成方』 方剤名。①苦参　車前子　枳実各80。「肝の実熱により視力減退する場合に用いる」　②苦参900　烏梢蛇300　石菖蒲160。「あらゆる癬瘡により身体が非常に痒い場合に用いる」。

苦参湯（くじんとう）『金匱要略』 方剤名。苦参（6）に水500を加え、300まで煮る。「あせものかゆみどめ、および治療、湿疹その他の皮膚病のかゆみ止めなどに用いる」。

狗脊（くせき） 生薬名。助陽薬。苦、甘、温、肝・腎。①堅骨壮腰　②温腎固下　③活絡通痹

苦泄（くせつ） 治法。苦寒潤滑薬を用いて、胸膈の熱痰と腹部の癥瘕と脹を通利する治法のこと。

苦楚（くそ） 症名。苦しみ痛む状態のこと。

百済新集方（くだらしんしゅうほう） 書名。朝鮮前漢末の書。詳細は伝不詳。日本の円融王　永観2年（高麗成宗3年、984）に丹波康頼が偏述した『医心方』や、その曾孫の丹波雅忠が著述した『医略抄』にその内容の一部が引用されている。

虞摶（ぐたん、1468～1517） 人名。中国明代の人。字は天民。朱震亨の説を重んじ、『難経』を研究し、『医学正伝』を発表した。この書は日本の後世派に多大に影響を及ぼした。

駆虫（くちゅう）［殺虫］ 寄生虫の駆除作用がある薬物で、寄生虫病を治療すること。蛔虫には使君子・檳榔・苦楝根皮（苦楝はせんだんのこと。表面の粗皮を除く。毒性があるので多用しない）・鷓鴣菜（海人草のこと）・石榴皮・雷丸（竹林の土中に生ずる菌の一種）・榧子（かやの実）などを用いる。ぎょう虫には、榧子・雷丸・芜荑・使君子・大蒜・苦楝根皮・百部・檳榔などを用いる。条虫には、檳榔・南瓜子（檳榔と南瓜子は一緒に用いる）・仙鶴草根・雷丸・榧子・鴉胆子・蛇脱などを用いる。薑片虫（肥大吸虫）には、檳榔・榧子などを用いる。殺虫作用は無いが寄生虫に治療効果のある薬物もある。たとえば胆道蚘蟲病では、烏梅10個を水で煎じて濃汁を服用する、または酢をコップに半分か一杯を温服すると、蛔虫に鎮静作用がある。

駆虫丸（くちゅうがん）『処方集』 方剤名。檳榔　牽牛子各80　雷丸60　木香　茵陳蒿各20　皀莢　苦楝子各10。「寸白虫症、回虫症、十二指腸虫症、蟯虫症などに用いる」。

苦入心（くにゅうしん） 「五味所入」を参照。

瞿麦（くばく） 薬物名。滲湿薬。苦、寒、心・小腸。①利尿通淋　②破血通経　③清熱明目　④排膿消癰

瞿麦散（くばくさん）『郷薬集成方』 方剤名。①大黄　麦門冬各60　瞿麦　茵陳蒿　黄芩　梔子各40。「黄疸の際に、尿が赤く出づらく、胸悶する場合に用いる」　②冬瓜子　滑石各60　瞿麦　黄芩各40　冬葵子　木通各20　白茅根10。「心熱により尿赤、尿不利、尿痛の場合に用いる」　③瞿麦　白芷　黄耆　当帰　細辛　白芍　川芎　薏苡仁　赤小豆各40。「あらゆる癰が化膿して潰爛せず疼

く

痛したり、潰爛した後に血が混じった膿が流れ出し止まらず、疼痛する場合に用いる」。

苦煩(くはん)　症名。胸部に熱感をおぼえて苦しむ状態のこと。

駆風一字散(くふういちじさん)『東医宝鑑』　方剤名。川芎　荊芥　烏頭各20　羌活　防風各10。「風熱により視力が落ち、物体が二重にも三重にも見える複視の場合や眼が非常に痒い場合に用いる」。

駆風解毒散(くふうげどくとう)『万病回春』　方剤名。防風3　荊芥2　羌活3　連翹2　牛蒡子2　甘草1。「風熱による、痄腮(さ さい)(耳下腺炎)・咽喉腫痛などに用いる。本方は、含嗽しながらゆっくりと少しづつ服む」。

駆風解毒湯(くふうげどくとう)『済生方』　方剤名。防風　荊芥　羌活　甘草各1.5　連翹5　牛蒡子3または桔梗3　石膏10を加える。「咽喉の腫痛に用いる」。

駆風膏(くふうこう)『東医宝鑑』　方剤名。朱砂　全蝎　当帰　龍胆　川芎　梔子　大黄　羌活　防風　甘草各4。「寒風により顔面蒼白で痙攣する場合、胎風で発熱し皮膚が赤くなる場合に用いる」。

駆風散熱飲子(くふうさんねついんし)『その他』　方剤名。連翹　牛蒡子　羌活　薄荷　大黄　芍薬　防風　当帰尾　甘草　梔子　川芎各4。「風熱による天行赤眼、電気性眼炎などに用いる」。

狗米平胃散(くべいへいいさん)『東医宝鑑』　方剤名。沈香　蒼朮各8　陳皮5.6　厚朴4　甘草2.4　生姜3　大棗2。「脾胃虚弱で食後心下痞硬し、腹満し、嘔吐し、大便秘硬する場合に用いる」。

苦木湯(くぼくとう)『処方集』　方剤名。苦木150　蒼朮100　地楡50。「慢性胃炎、消化不良の場合、慢性泄瀉の場合に用いる」。

久保謙亨(くぼけんこう、生没年不詳)　人名。日本江戸時代の医家。『養生論』の著者。謙亨は福井の人で、名は尚(たかし)、字は子謙(しけん)。京都室町に住したが、詳伝は不明。

熊の胃(くまのい)　薬物名。熊胆(ゆうたん)の別名。「熊胆」を参照。

九味安腎丸(くみあんじんがん)『東医宝鑑』　方剤名。胡芦巴　破胡紙　苦楝子　茴香　続断各60　桃仁　杏仁　山薬　白茯苓各40。「腎虚により顔色が黒く消痩し、腰痛、眩暈、耳聾の場合に用いる」。

九味羌活湯(くみきょうかつとう)張元素方『此事難知』　方剤名。羌活4.5　防風4.5　蒼朮4.5　細辛1.5　川芎3　白芷3　生地黄3　黄芩3　甘草3。外感風寒湿邪・兼裏熱による、悪寒・発熱・無汗・頭痛(しめつけられる様)・項部強痛・肢体沈重疼痛・口苦・口渇・舌苔白・脈浮などに用いる。

九味羌活湯(くみきょうかつとう)『東医宝鑑』　方剤名。羌活　防風各6　蒼朮　川芎　白芷　黄芩　生地黄各4.8　細辛　甘草各2　生姜3　大棗2　葱白2。「風寒や風湿により頭項強痛し、関節が痛み、発熱、口渇、悪寒、汗出する場合に用いる」。

九味解毒散(くみげどくさん)『救急方』　方剤名。連翹　金銀花　白芷　当帰　芍薬　防風各2.8　黄連　梔子2　甘草1.4。「小児が胎毒により全身にできものが生じ、発熱し、心煩する場合に用いる」。

九味柴胡湯(くみさいことう)『枢要』　方剤名。①柴胡4　人参　当帰　半夏　芍薬各3　黄芩2　山梔子　龍胆　甘草各1.5。「湿熱が表に薫蒸して諸瘡を生ずるものに用いる」②柴胡　黄芩各2　人参　梔子　半夏　龍胆　当帰　芍薬各1.2　甘草0.8。『救急方』「小児の肝胆経の熱毒により瘰癧が生じたり、耳にできものが生じて発熱や潮熱が出たり、肝経の湿熱により陰部周辺に腫れ物が生ずる場合に用いる」。

九味茱連丸(くみしゅれんがん)『東医宝鑑』　方剤名。蒼朮　黄連　黄芩　呉茱萸　陳皮　桔梗　白茯苓　半夏各40。「気鬱により酸っぱい水が上がり腹痛する場合に用いる」。

九味清心元(くみせいしんげん)『東医宝鑑』　方剤名。蒲黄100　犀角80　黄芩60　雄黄48　羚羊角　麝香　竜脳各40　石雄黄32　金箔1200。「高熱が出て胸悶し、時に痙攣するものに用いる」。

九味檳榔湯(くみびんろうとう)『外台秘要方』 方剤名。檳榔子4　大黄1　厚朴　桂枝　橘皮各3　木香1　紫蘇葉1.5　生姜1［甘草1］［呉茱萸1］［茯苓3］「脚気腫満に対して作られたもの、浮腫をともなう脚気に用いられた」。

九味檳榔湯(くみびんろうとう)『本朝経験』 方剤名。檳榔4　厚朴　桂枝　橘皮各3　蘇葉1.5　甘草　木香　乾生姜各1または呉茱萸1　茯苓3を加える。「脚気で、下肢が腫れ、息切れするものに用いる」。

九味理中湯(くみりちゅうとう)『東医宝鑑』 方剤名。砂仁　炮乾姜　紫蘇子　厚朴　桂皮　陳皮　炙甘草各4　沈香　木香各2　生姜3。「寒冷により短気し、手足厥冷し、沈細脈の場合に用いる」。

蜘蛛臌(くもこ) 「臌脹(こちょう)」を参照。

蜘蛛蠱(くもこ) 「膝脹」を参照。

苦悶(くもん) 症名。苦しみもだえる状態のこと。

蜘蛛病(くもびょう) 「臌脹」を参照。

苦楝子(くれんし)［せんれんし］ 薬物名。駆虫薬。苦、寒、小毒、肝・小腸。①殺虫消積　②行気止痛　③瀉肝療疝　④利尿通淋　⑤調経止帯

黒川道祐(くろかわどうゆう、?～1691) 人名。日本江戸時代の医家。『本朝医考』の編著者。道祐は安芸の人で、名は玄逸(げんいつ)、号は静庵(せいあん)・遠碧(えんぺき)・梅庵(ばいあん)。医を外祖父である堀正意に、儒を林蘭山・林鵞峯に学んだ。安芸藩医となったが、のち辞して京都に移り、多くの著作を残した。

君火(くんか) 相火の対語。心火のこと。「君主の官」である。心臓の活動を意味し、生理的活動現象を広く指す。

薫臍法(くんさいほう) 温灸法の一つ。臍上に漢薬と小麦粉を混ぜて作った餅状のものを乗せて、その上から温灸艾で多壮灸をすえる治療法のこと。

君主之官(くんしゅのかん) 「心主神明」を参照。

君臣佐使(くんしんさし)［主、輔、佐、引］ 方剤の組成の法則のこと。「君臣佐使」は、方剤を理解するための封建的な名称である。「君」薬は方剤中で主証を治療し、主作用をあらわす薬物で、一種類や数種類のこともある。「臣」薬は、主薬を助けて治療効果を高める薬物のこと。「佐」薬は、主薬を助けて兼証を治療したり、主薬の毒性や強い薬味を抑制したり、また反作用の薬物を抑制する。「使」薬は、薬物の薬性を病位に誘導したり、直接導いたり、薬物の調和を保つ。たとえば麻黄湯では、悪寒・発熱・頭痛・関節痛・脈浮緊・無汗で喘を主治するが、麻黄は君薬で発汗して表邪を解除する。桂枝は臣薬で麻黄を助けて表邪を解除する。杏仁は佐薬で喘を鎮める。甘草は使薬で諸薬を調和する。「君臣佐使」を主薬・輔薬・佐薬・引薬とし、佐薬を次輔薬としているものもある。

熏蒸(くんじょう) 治法。薬物を燃焼した時にでる煙や、煮沸した時にでる蒸気で身体を熏蒸して、皮膚の瘡癬やその他の疾病を治療すること。たとえば神経性皮膚炎には、祛風燥湿性の薬物を粉末にして、紙に艾と一緒に入れ棒状に丸めて、一端に火をつけて煙で患部をあぶる。また風湿痹痛のものには、桑枝・楡枝・桃枝などを煮て薬液を作り、これを木樽に入れ、樽の上に板を渡し、その上に座らせて布で身体を覆い患部を蒸す。この方法は火傷に注意を払い、室内の換気も忘れない。小児の麻疹で、斑疹が出きらない場合には、透斑薬を服用するが、それと同時に芫荽・蓮鬚・大葱・浮萍を煎じて、この薬液で身体を蒸したり、タオルに浸して顔や胸腹を拭いて(直後は風にさらさない)、発疹を助ける。

痻痹(くんひ) 症名。しびれて重い状態のこと。

薫法(くんほう) 治法。煙の臭いを嗅がせたり、煙を患部にあてて治療する方法。

形(けい)　形体のこと。外部に露出して、医者が診察できる形体の変化で、診断と治療の参考にできる。

茎(けい)　陰茎のこと。『内経』に「茎中痛」と見え、つまり陰茎の疼痛を指している。

脛(けい)　下腿前面を指す。すねともいう。脛骨全体を指すこともある。

渓(けい)　「渓谷」を参照。

経(けい)　①経絡分布の直行するものを指す。②大きさからして主幹のものを指す。③深浅の、深下部にあって目に見えないものを指す。④「通路」「経過」を意味する。⑤五行穴の「井滎兪経合」の一つ。

荊黄湯(けいおうとう)『東医宝鑑』　方剤名。①大黄　荊芥穂　防風各8。「風熱で眩暈する場合に用いる」　②荊芥16　防風14。「風熱で咽喉腫痛、便秘する場合、風熱により疔瘡が生じた場合に用いる」。

鶏咳(けいがい)　「百日咳」を参照。

荊芥(けいがい)　薬物名。解表薬、発散風寒薬。辛、温、肺・肝。①散寒解表　②疏風解痙　③散瘀止血　④宣毒透疹

経外奇穴(けいがいきけつ)　中国明代以後の医家の研究により、中国古典医書(『内経』『甲乙経』『銅人兪穴鍼灸図経』)に記載されていない穴位を総称して「奇穴」とした。中国の歴代の針灸家が研究を重ねて発見した穴位のこと。近年は臨床上で有効な経穴が、次々と発見されてるが、これは「新穴」という。

荊槐散(けいかいさん)『東医宝鑑』　方剤名。荊芥穂　槐花各同量。「歯根がむき出て、歯肉が腫痛出血する場合に用いる」。

荊芥散(けいがいさん)『医林撮要』　方剤名。①荊芥穂　黄連　当帰　芍薬各60。「肝経に熱が集積し、目赤腫痛する場合に用いる」　②荊芥160　防風　杏仁　白蒺藜　白殭蚕　炙甘草各40。「肺風による酒齄鼻に用いる」　③石膏40　天南星　草烏　荊芥穂各20。『郷薬集成方』「傷寒により鼻閉、鼻水、声がかれ、口乾、胸悶、心煩、頭脹痛する場合に用いる」。

荊芥四物湯(けいがいしもつとう)『医林撮要』　方剤名。荊芥穂　黄芩　当帰　川芎　白芍　生地黄　香附子各4。「崩漏の初期に用いる」。

荊芥湯(けいがいとう)『東医宝鑑』　方剤名。①桔梗80　甘草40　荊芥穂20。「風熱により咽喉腫痛、喉があれ、鼻水が出る場合、咽中に物がつまっているような場合に用いる」　②荊芥　薄荷　升麻　細辛各12。「風熱により歯痛が起こる場合に用いる」　③荊芥穂10　皂莢7　塩0.4。『処方集』「傷風により歯痛が起こる場合に用いる」　④荊芥穂　楮実各同量。『郷薬集成方』「赤痢、白痢、崩漏などに用いる」。

荊芥連翹湯(けいがいれんぎょうとう)『万病回春・耳病』　方剤名。荊芥3　連翹3　防風3　当帰3　川芎3　芍薬3　柴胡3　枳殻3　黄芩3　山梔子2　白芷1　桔梗3　甘草1。「腎経の風熱による、両耳腫痛に用いる」。

荊芥連翹湯(けいがいれんぎょうとう)『万病回春・鼻病』　方剤名。荊芥3　連翹3　防風3　当帰3　川芎3　芍薬3　柴胡3　黄芩3　山梔子2　白芷1　桔梗3　甘草1　薄荷葉1　生地黄3。「胆熱・風熱による鼻淵(副鼻腔炎)で、鼻塞(鼻づまり)・嗅覚脱失などに用いる」。

荊芥連翹湯(けいがいれんぎょうとう)『一貫堂』　方剤名。当帰　芍薬　川芎　熟地黄　黄芩　黄連　黄柏　山梔子　連翹　荊芥　防風　薄荷　甘草　枳殻各1.5　柴胡　桔梗　白芷各2。本方は『万病回春』・「耳

病」と「鼻病」の荊芥連翹湯を合方して黄連・黄柏を加えたものに相当する。風熱毒邪が肝胆三焦に壅盛し遷延して起こす、鼻淵(副鼻腔炎)・鼻塞(鼻づまり)・嗅覚脱失・咽喉腫痛・耳痛(中耳炎など)などに用いる。

荊芥連翹湯(けいがいれんぎょうとう)『肘後百一方』『外台秘要方』『理傷続断方』『万病回春』 方剤名。①荊芥 連翹 防風 当帰 川芎 芍薬 柴胡 枳実 黄芩 梔子 白芷 桔梗各1.5 甘草1。「耳が腫れて痛むときなどに用いる」 ②荊芥 連翹 防風 当帰 川芎 白芍 柴胡 枳実 黄芩 梔子 白芷 桔梗各2.8 甘草2。『東医宝鑑』「風熱が腎経脈に侵襲し、両耳が腫痛する場合に用いる」 ③荊芥 柴胡 川芎 当帰 生地黄 芍薬 白芷 防風 薄荷 梔子 黄芩 桔梗 連翹各2 甘草1.2。『東医宝鑑』「風熱により鼻炎が生じ、濁った鼻水が大量に出る場合に用いる」。

啓膈散(けいかくさん)『その他』 方剤名。沙参 丹参各12 白茯苓4 貝母6 鬱金2 砂仁 蓮葉2 粳米2。「熱結により咽中と胸部が塞がったように感じ、隠痛し、食後すぐに吐き、口渇する場合に用いる」。

景岳全書(けいがくぜんしょ) 書名。中国明時代の医書。張介賓(景岳)著(1624年)、全64巻、全書形式。温補薬を多用しているのが特徴である。

鶏眼(けいがん) 肉刺ともいう。うおのめのこと。足の指や足底に好発する。窮屈な靴をはいたり、足の指の奇形のために、皮膚が長期間刺激されて起こる。円錐形で角質層が増殖して硬くなり、複数生じ、根は深く、皮膚は肥厚増殖し、頂点は突出する。疼痛により歩行障害となる。

形気(けいき) 「形」は身体全体のこと、「気」は生命活動の能力のこと。広義では「真気」や「精神」を指す。

経気(けいき) ①広義では経脈中に運行する「気」を指す。つまり経脈の主要機能のこと。『素問・陰陽別論』に「淖(どう)はすなわち剛柔和せず、経気すなわち絶す」(淖則剛柔不和、経気乃絶)と見える。②体内の「真気」や「正気」を指す。人体の正常活動と抗病力のことであり、また病源の「邪気」と対義する名称でもある。『素問・離合真邪論』に「真気は経気なり」(真気者、経気也)と見える。

啓宮丸(けいきゅうがん)『その他』 方剤名。半夏 蒼朮各60 香附子 神曲 茯苓 陳皮 川芎各40。「不妊症で身体が疲れ、月経周期が遅れ、月経量が少なくなり、ひどければ無月経となり、白帯が多く、元気が無く、心煩して口中無味な場合に用いる」。

経渠(けいきょ) 穴名。手太陰肺経、経金穴。禁灸穴。前腕前外側、橈骨茎状突起と橈骨動脈の間、手関節掌側横紋の上方1寸。①宣肺利気 ②止咳平喘 ③理気降逆

鶏胸(けいきょう) 症名。小児の発育障害による奇形の一つ。多くは先天的な体質虚弱や、後天的な栄養失調により、脾腎が虧損し胸骨が軟弱になり生ずる。症状は胸郭が前方へ奇妙に突出して、鶏の胸のようになるので名づける。脊柱後湾の症状の一つ。

桂姜棗草黄辛附湯(けいきょうそうそうおうしんぶとう)『金匱要略』 方剤名。桂枝 生姜 大棗各3 甘草 麻黄 細辛各2 附子0.5。①熱が出て、頭痛、喘咳、身体痛、関節痛などがあり、悪寒が多く、熱感が少ないもので、脈浮のことも脈沈のこともあるが、緊張が弱く、体力がとぼしく、体質虚弱な人に用いる。②腰痛に用いる。

瓊玉膏(けいぎょくこう)『洪氏集験方』 方剤名。生地黄8kg 人参750g 茯苓1.5kg 蜂蜜5kg。生地黄の搾り汁に、人参末・茯苓末・蜂蜜を混和し、二重釜で3昼夜(72時間)煎じる。この製法により、填精補髄の効能が備わる。腎精不足証による成長不良・老化現象・虚弱体質・精神萎靡、あるいは肺腎陰虚証による慢性乾咳・咽乾口燥などに用いる。

瓊玉膏(けいぎょくこう)『東医宝鑑』 方剤名。生地黄960 人参90 白茯苓180 蜜600。「精髄を呼び起こし、老化を防ぎ、身体を強壮にし、虚労により若年の白髪にな

け

り、歯がぐらつき、易疲労の場合に用いる」。

経筋(けいきん)　「十二経筋」を参照。

経穴(けいけつ)　①体表に循経している経脈に分布した経穴のこと。十二正経の経穴と任脈と督脈の経穴が含まれる(十四経経穴)。奇経の六脈には、専門の経穴は無い。②五兪穴の一つ。腕関節と足関節の付近に集中している。『霊枢・九針十二原篇』に「行るところは経と為す」(所行為経)と見える。経脈の流注が大河の水の流れに似ている。十二経にそれぞれ経穴がある。その名称は次のようになる。

肺	—	経渠	大腸	—	陽谿
心包	—	間使	三焦	—	支溝
心	—	霊道	小腸	—	陽谷
脾	—	商丘	胃	—	解谿
肝	—	中封	胆	—	陽輔
腎	—	復溜	膀胱	—	昆侖

滎穴(けいけつ)　五兪穴の一つ。手足の先端にある。『霊枢・九針十二原篇』に「溜まる(一説には「流」とある)ところは滎となす」(所溜為滎)と見える。経脈の流れが源泉から流れ出たばかりの細い水流に似ている。十二経にそれぞれ滎穴がある。その名称は次のようになる。

肺	—	魚際	肝	—	行間
心包	—	労宮	腎	—	然谷
心	—	少府	大腸	—	二間
脾	—	大都	三焦	—	液門
小腸	—	前谷	胆	—	侠渓
胃	—	内庭	膀胱	—	通谷

経穴彙解(けいけついかい)　書名。日本江戸時代、水戸の藩医原南陽(1752～1820)が著述した(文化4年)経穴書。全8巻。本書は『甲乙経』を骨子として、中国・日本の歴代医書を引用して経穴・経脈を解説した書。

経穴纂要(けいけつさんよう)　書名。日本江戸時代、1810年(江戸時代末期)、京都亀山藩の侍医の小阪元祐(生没年不詳)の著書。全5巻。

鶏血藤(けいけっとう)　薬物名。苦。微甘。温。肝・腎。①活血補血。血虚による月経不順・月経痛・無月経などに用いる。②舒筋通絡。風湿痹の疼痛・しびれ等に用いる。

経穴密語集(けいけつみつごしゅう)　書名。日本江戸時代、1700年ごろ(江戸時代中期)、岡本一抱(1655～1716)の著書。針灸経脈学書。全3巻。正徳5年(1715)刊。本書は李時珍の『奇経八脈考』(1577)の註解書。

経験方および活人新方(けいけんほうおよびかつじんしんぽう)　書名。日本室町時代の書、亡失。詳細伝不詳。中宗14年(1519)編成。朴英の撰。

鶏盲(けいこう)『済衆新編』　方剤名。鶏1　桔梗1　生姜80　肉桂20　山査子20　栗10。「身体虚弱なものに対して人参の代わりに用いる」。

迎香(げいこう)　穴名。手陽明大腸経、手足陽明経の交会穴。禁灸穴。顔面部、鼻唇溝中、鼻翼外縁中点と同じ高さ。①宣通鼻竅　②清熱散風　③通経活絡　④舒筋活絡

頚項強(けいこうきょう)　症名。側頚部と項部の筋肉がこわばっている状態のこと。

経行後期(けいこうこうき)[経遅]　症名。月経が周期より一週以上遅れること。原因は血虚・血寒・痰阻・気鬱血瘀など多種になるが、虚証と寒証が最も多い。「虚証」では腹痛が綿々と続き喜按となる。「血虚証」では、月経色が淡色・量少・稀質・身体痩弱・面色蒼白となる。「血寒証」では、経色が不鮮明、または黒色で量少・悪寒倦怠・肢冷となる。「痰阻証」では、経色淡色で粘稠・帯下が尽きず・心悸・頭眩となる。「気鬱証」では、経行が不暢(スッキリ出ない)・少腹隠痛・腰部まで痛み・また乳房脹痛となる。「血瘀証」では、経色紫暗・血塊多く・下腹疼痛で拒按・押さえると塊が触れる。

経効産宝(けいこうさんぽう)　書名。中国唐代、昝殷著。847年。全3巻。現存する最古の産科の専門書。

経行泄瀉(けいこうせっしゃ)　症名。月経前や月経時に大便泄瀉するもの。月経が始

まると泄瀉し、月経が終わると泄瀉も止まる。脾虚と腎陽虚が影響し、水湿の運行ができずに、面黄・四肢乏力・口淡食減、ひどければ浮腫や腹脹などもともなう。

経行先期(けいこうせんき)[月経先期]　月経の周期が正常の時より一周以上早まること。ひどければ一ヶ月に2回月経が来る。一般に熱証に多く見られる。「血熱証」では、経血量が多く深紅色・稠濃質、さらに煩躁・口乾・脈数となる。「虚熱証」では、経量は少なく・鮮紅色・清稀質・手足心熱となる。「気虚証」では、経血量が多く・稀質・淡色・面色蒼白・神疲体倦・気短懶言・頭重眩暈・舌淡脈遅となる。さらに肝鬱や血瘀のものもよく見られる。

経行先後不定期(けいこうせんごふていき)[経乱]　「月経愆期(けんき)」ともいう。月経が周期通りに来ず、早まったり遅れたり周期が定まらないもの。原因は多く、腎虚・肝気鬱結・脾虚・血瘀積滞などにより起こる。「腎虚証」のものは、経色が暗淡・稀質・眼眶暗黒・腰脊酸痛乏力などが見られる。「肝気鬱滞証」のものは、経色暗紅・稀質・腹脇脹痛不快・易怒などが見られる。「脾虚証」のものは、肢倦納呆・便溏・経色淡で粘液が混じる。「瘀血積滞証」のものでは、月経につねに血塊が混じり・下腹痛で拒按となる。

経行吐衄(けいこうとじく)　「倒経」を参照。

経行不爽(けいこうふそう)　「月経過少」を参照。

経行腹痛(けいこうふくつう)　「痛経」を参照。

経行便血(けいこうべんけつ)　症名。錯経(さくけい)ともいう。毎月の月経周期に大便下血が見られ、月経量が減少する病証のこと。腸中の積熱により迫血妄行して起こる。

渓谷(けいこく)　「谷」と「渓」は、いずれも肢体の筋肉間が接触している間隙やくぼみの部分のこと。大きい間隙部を「谷」や「大谷」といい、十二経脈の循行部位である。小さな間隙を「渓」や「小渓」といい、365穴の経穴部に相当する。『素問・気穴論』に「肉の大会は谷となし、肉の小会は渓となす」(肉之大会為谷、肉之小会為渓)と見える。さらに「渓谷は三百六十五の会なり」(渓谷三百六十五会)と見える。『素問・五臓生成篇』に「人に大谷十二分、小渓三百五十四名あり、十二腧に少し」(人有大谷十二分、小渓三百五十四名、少十二腧)とも見える。

京骨(けいこつ)　穴名。足太陽膀胱経、原穴。足外側、第5中足骨粗面の遠位、赤白肉際。①清熱散風　②利腰膝　③清頭明目　④疏経活絡　⑤定心清脳

頚骨(けいこつ)[天柱骨]　頚椎のこと。全部で7節あり後頭部に位置する。その上部は「顱骨(頭蓋骨)」につながり、下部は胸椎に接する。

軽剤(けいざい)　軽剤は表証を去ることができる。麻黄・葛根のたぐい。風邪が表にあり実証であれば、肌表を軽く開き風邪を除去する方薬を用いる。たとえば発熱悪寒・頭痛身疼・腰痛・骨節痛・口不仁・無汗で喘・脈浮緊などには「麻黄湯」(麻黄・桂枝・杏仁・甘草)を用いる。身熱・不悪寒で逆に悪熱・微汗・頭痛・口渇・脈浮数などには、「加減葛根葱白湯」(葛根・葱白・連翹・金銀花・川芎)を用いる。

形作傷寒(けいさくしょうかん)(形傷寒を作す)　中風症に見られる。脈浮緊で弱く、表面的には頭痛・身熱があり傷寒に似ているもの。

景賛(けいさん、生没年不詳)　人名。日本室町後期の僧医、『鑑効秘要方』の著者。景賛は播磨国室津の人で、かつて明にわたり、医名をあげた。

経刺(けいし)　①治法。一つの経脈に疾病がある場合には、その経脈を刺針して治療する方法のこと。②九刺法の一つ。疾患局部と同じ経脈の結聚して不通する部位を刺針する方法(『霊枢・官針篇』)。

桂枝(けいし)　薬物名。解表薬、発散風寒薬。辛甘、温、肺・心・膀胱。①疏風解肌　②祛風止痛　③開竅通閉　④温肺化痰　⑤活絡通痹

桂香散(けいこうさん)『東医宝鑑』 方剤名。①草豆蔻　良姜　白朮　砂仁　炙甘草　生姜　厚朴　大棗各40　橘皮　訶子各20　肉桂10。「脾胃虚寒による腹痛、特に空腹時の腹痛と消化不良により嘔吐し、泄瀉する場合に用いる」 ②天南星　白芷各4　肉桂　川芎　当帰　細辛　石菖蒲　木香　木通　白蒺藜　麻黄　甘草各2.8　紫蘇葉7　生姜3　葱白2。「風邪に傷られ頭痛し、耳中が痒く難聴のものに用いる」 ③川芎　当帰各20　桂心8。『医方類聚』「出産後に小腹が疼痛する場合に用いる」。

桂枝黄耆湯(けいしおうぎとう)『東医宝鑑』 方剤名。黄耆10　桂枝　白芍各6　甘草4。「全身に黄疸が生じ、黄汗が出て、浮腫し、発熱し、口渇する場合に用いる」。

桂枝加黄耆湯(けいしかおうぎとう)『金匱要略』 方剤名。桂枝9　白芍薬9　炙甘草6　生姜9　大棗6　黄耆6。衛虚湿鬱による黄汗・自汗・盗汗・身疼重などに用いる。

桂枝加葛根湯(けいしかかっこんとう)『傷寒論』 方剤名。葛根4　桂枝3　芍薬3　生姜3　甘草2炙　大棗12枚擘。「太陽病にて項背強ばること几几、反って汗出で悪風する者は、桂枝加葛根湯これを主る。」(太陽病、項背強几几、反汗出悪風者、桂枝加葛根湯主之)

桂枝加桂湯(けいしかけいとう)『傷寒論』 方剤名。桂枝5　芍薬3　生姜3　甘草2　大棗12枚擘。「焼針しそれをして汗しめ、針したる処寒を被り、核起りて赤き者は、必ず奔豚を発す。気少腹より心に上衝する者は、その核上に灸すること各一壮、桂枝加桂湯を与う。更に桂枝二両を加うるなり。」(焼針令其汗、針処被寒、核起而赤者、必発奔豚、気従少腹上衝心者、灸其核上各一壮、與桂枝加桂湯、更加桂枝二両也)

桂枝加厚朴杏子湯(けいしかこうぼくきょうしと)『傷寒論』 方剤名。桂枝3　甘草2　生姜3　芍薬3　大棗12枚擘　厚朴2　杏仁50枚。「喘家作(お)こるに、桂枝湯に厚朴、杏子を加えて佳し。」(喘家作、桂枝湯、加厚朴、杏子佳)

桂枝加芍薬生姜各一両人参三両新加湯(けいしかしゃくやくしょうきょうかくいちりょうにんじんさんりょうしんかとう)『傷寒論』 方剤名。桂枝4　芍薬6　甘草2　人参3　大棗3　生姜3。別名；桂枝加芍薬生姜人参湯。発汗後に身体が冷え、身体痛・関節痛が起るものに用いる。また、肩こり・便秘・下痢などにも用いる。

桂枝加芍薬生姜人参湯(けいしかしゃくやくしょうきょうにんじんとう)『傷寒論』 方剤名。「桂枝加芍薬生姜各一両人参三両新加湯」を参照。

桂枝加芍薬湯(けいしかしゃくやくとう)『傷寒論』 方剤名。桂枝3　芍薬6　甘草2　大棗12枚擘　生姜3。「もと太陽病にて、医反ってこれを下し、しかるに因り腹満し時に痛む者は、太陰に属するなり。桂枝加芍薬湯これを主る。」(本太陽病、医反下之、因而腹満時痛者、属太陰也、桂枝加芍薬湯主之)

桂枝加芍薬大黄湯(けいしかしゃくやくだいおうとう)『傷寒論』 方剤名。桂枝加芍薬湯に大黄1〜2を加味。「桂枝加芍薬湯の証で、裏急後重をともなう下痢、桂枝加芍薬湯では通じない頑固な便秘などに用いる」。

桂枝加附子湯(けいしかぶしとう)『傷寒論』 方剤名。桂枝湯に附子0.5を加味。「虚弱体質で冷え性の人、風邪を引くとすぐ脱力感がひどくなり、悪寒がいつまでも取れない、平素冷えると腹が痛み、四肢や関節が痛み、または半身不随がある、脈は沈んでいて力が弱いものに用いる」。

桂枝加朮附湯(けいしかじゅつぶとう)『本朝経験』 方剤名。桂枝加附子湯に蒼朮4を加味。「発汗ぎみで悪寒し、尿がしぶって出にくく、または尿意頻数があり、四肢の関節が痛んだり腫れたり、四肢の運動が不自由なものに用いる」。

桂枝加苓朮附湯(けいしかりょうじゅつぶとう)『本朝経験』 方剤名。桂枝加朮附湯に茯苓4を加味。「桂枝加朮附湯の証で、心悸亢進、めまい、身体四肢の瞤動などのあるものに用いる」。

桂枝加竜骨牡蛎湯（けいしかりゅうこつぼれいとう）『金匱要略』 方剤名。桂枝 芍薬 生姜各3 甘草2 大棗12枚 竜骨牡蛎各3。「それ失精家は、少腹弦急し、陰頭寒え、目眩み髪落ち、脈極虚芤遅なるは、清穀、亡血、失精たり。脈もろもろ芤動微緊を得れば、男子は失精し、女子は夢交す、桂枝加竜骨牡蠣湯これを主る。」（夫失精家、少腹弦急、陰頭寒、目眩髪落、脈極虚芤遅、為清穀、亡血、失精。脈得諸芤動微緊、男子失精、女子夢交、桂枝加竜骨牡蛎湯主之）

桂枝甘草湯（けいしかんぞうとう）『傷寒論』 方剤名。①桂枝4 甘草2。「熱があるので発汗し、発汗しすぎたため激しい心悸亢進が起こり、上衝・急迫の症状のものに用いる。雑病では不安を主とする神経症状がある」 ②桂枝16 炙甘草8。『東医宝鑑』「風寒により心悸し振顫し、不整脈の場合、熱性病を病んだ後に、結滞脈が見られる場合、傷寒太陽病の際に発汗しすぎて、心悸不安になる場合に用いる」。

桂枝甘草竜骨牡蛎湯（けいしかんぞうりゅうこつぼれいとう）『傷寒論』 方剤名。①桂枝1 甘草2炙 牡蛎2 龍骨2。「火逆にてこれを下し、焼針に因って煩躁する者は、桂枝甘草竜骨牡蠣湯これを主る。」（火逆下之、因焼針煩躁者、桂枝甘草龍骨牡蛎湯主之） ②桂枝40 炙甘草 龍骨 牡蛎各80。『その他』「火逆証を誤治することにより心陽が損傷され、胸悶不安、易驚心悸、恐怖するものに用いる」。

桂枝甘露散（けいしかんろさん）『東医宝鑑』 方剤名。①滑石40 石膏 寒水石 沢瀉 葛根 白朮 茯苓 甘草各20 人参 桂皮 藿香各10 木香5。「夏季に熱により口渇し、水を飲みたがり煩熱し、胸悶し、尿量減少する場合、霍乱により嘔吐泄瀉がひどい場合に用いる」 ②滑石80 茯苓 沢瀉 石膏 寒水石 甘草各40 白朮 肉桂 猪苓各20。「傷熱により煩渇し、多飲、発熱し、頭痛し、尿不利の場合、霍亂により嘔吐し、泄瀉する場合に用いる」。

桂枝羌活湯（けいしきょうかつとう）『東医宝鑑』 方剤名。桂枝 羌活 防風 甘草各6。「太陽瘧により発熱し自汗し、頭項強痛し、腰背が強痛するものに用いる」。

桂枝姜附湯（けいしきょうぶとう）『処方集』 方剤名。①白茯苓 桂枝 乾姜 附子 阿膠 甘草各12。「寒邪に傷られ身冷し手足厥冷し、腰痛し、筋痙攣疼痛する場合に用いる」 ②桂枝24 乾姜 白朮 附子各12。『その他』「寒湿により陽気が傷られ悪寒し、手足厥冷し、肌肉攣痛する場合に用いる」。

桂枝去芍薬加蜀漆竜骨牡蛎湯（けいしきょしゃくやくかしょくしつりゅうこつぼれいとう）（救逆湯）『傷寒論』 方剤名。桂枝 生姜 大棗 蜀漆各4 甘草2 牡蛎6 龍骨5。「火傷や熱射のため、動悸が激しくなり、時には発狂状態になるものに用いる」。

桂枝去芍薬湯（けいしきょしゃくやくとう）『その他』 方剤名。桂枝 生姜各120 炙甘草80 大棗12。「太陽病で誤って泄瀉させたために表症が解せず、胸満して煩悶する場合に用いる」。

桂枝紅花湯（けいしこうかとう）『東医宝鑑』 方剤名。桂枝 白芍 甘草各6 紅花4 生姜4 大棗2。「月経時や出産後に熱が血室に集ったり、血結胸が生じて胸部や小腹や胸脇が満痛し、夜間熱が出て胸悶し落ち着かないなどの場合に用いる」。

桂枝五物湯（けいしごもつとう）『本朝経験』 方剤名。桂枝4 茯苓8 桔梗3 黄芩 地黄各4。「歯の痛み、口腔や舌が荒れて痛むものに用いる」。

桂枝四七湯（けいししちとう）『東医宝鑑』 方剤名。桂枝 半夏各8 白芍6 白茯苓 厚朴 枳実各2.8 人参 紫蘇葉 炙甘草各2 生姜3 大棗2。「冷気に傷られ手足厥冷し、消化不良で腹痛するものに用いる」。

桂枝芍薬知母湯（けいししゃくやくちもとう）『金匱要略』 方剤名。桂枝4 芍薬3

け

甘草2　麻黄2　生姜5　白朮5　知母4　防風4　附子2枚。「諸肢節疼痛し、身体尫羸し、脚腫るること脱するが如く、頭眩し短気し、温温として吐さんと欲するは、桂枝芍薬知母湯これを主る。」(諸肢節疼痛、身体尫羸、脚腫如脱、頭眩短気、温温欲吐、桂枝芍薬知母湯主之)

桂枝生姜枳実湯(けいししょうきょうきじつとう)『金匱要略』　方剤名。桂枝　生姜各3　枳実2。「胸が痞えたり、全体にふさっがたりして、または心下や胸が痛み、上衝、吐き気のあるものに用いる」。

経史証類備急本草(けいししょうるいびきゅうほんぞう)　書名。中国宋代、唐慎微(審元)撰。1108年。全30巻(一説には31巻)『証類本草』ともいう。1558種の薬物を記載し、これら薬物の主治、帰経、製薬法などについて詳述している。

鶏子大(けいしだい)　鶏卵大のこと。

桂枝湯(けいしとう)『傷寒論』　方剤名。①「解肌」と「奇方」を参照。桂枝3　芍薬3　甘草2　生姜3　大棗12枚擘。「太陽の中風にて、陽浮にして陰弱、陽浮なる者は、熱自ら発し、陰弱なる者は、汗自ら出づ。嗇嗇として悪寒し、淅淅として悪風し、翕翕として発熱し、鼻鳴り乾嘔する者は、桂枝湯これを主る。」(太陽中風、陽浮而陰弱、陽浮者熱自発、陰弱者汗自出、嗇嗇悪寒、淅淅悪風、翕翕発熱、鼻鳴乾嘔者、桂枝湯主之)「太陽病にて、頭痛発熱し、汗出で悪風するは、桂枝湯これを主る。」(太陽病、頭痛、発熱、汗出、悪風、桂枝湯主之)　②桂枝12　白芍8　甘草4　生姜3　大棗2。『東医宝鑑』「太陽病で悪寒し悪風し、発熱頭痛し、自汗し鼻閉し手足痹痛する場合に用いる」　③枳実40　桂枝20。『東医宝鑑』「突然驚恐し気が不通となり胸脇が疼痛する場合に用いる」。

鶏子湯(けいしとう)『郷薬集成方』　方剤名。人参40　鶏卵1。「霍乱で嘔吐し泄瀉し、煩躁し易怒するものに用いる」。

桂枝桃仁湯(けいしとうにんとう)『東医宝鑑』　方剤名。桂枝　芍薬　乾地黄各8　炙甘草4　桃仁30　生姜3　大棗2。「寒湿により臍周辺と小腹が冷痛し、月経が停止したり、月経前に腹痛がはげしい場合に用いる」。

桂枝二越婢一湯(けいしにえっぴいちとう)『傷寒論』　方剤名。桂枝2.5　芍薬2.5　麻黄2.5　甘草2.5　大棗3　生姜1　石膏3。本方は、桂枝湯の1/4量と越婢湯の1/8量とを合方したもの。傷寒太陽病で、発熱悪寒(熱多く寒少ない)・咳嗽・口渇・肢体や関節疼痛などに用いる。

桂枝二麻黄一湯(けいしにまおういちとう)『傷寒論』　方剤名。桂枝4　芍薬4　麻黄2　生姜1　杏仁2　甘草2.5　大棗3。本方は桂枝湯が2で麻黄湯が1の比率で合方したもの。傷寒太陽病を発汗したが表邪が残存して、悪寒・発熱・咳嗽・喘急などがあるときに用いる。

桂枝人参湯(けいしにんじんとう)『傷寒論』　方剤名。①桂枝4　甘草4　白朮3　人参3　乾姜3。「太陽病にて、外証未だ除れず、しかるにしばしばこれを下し、遂に熱を協(さしはさ)みて利し、利下止まず、心下痞硬し、表裏解せざる者は、桂枝人参湯これを主る。」(太陽病、外証未除、而数下之、遂協熱而利、利下不止、心下痞硬、表裏不解者、桂枝人参湯主之)　②桂枝　甘草各8　人参　白朮　乾姜各4。『東医宝鑑』「傷寒病で心下痞硬する場合に用いる」　③桂枝　炙甘草各7.2　白朮　人参　乾姜各6。「太陽表症で誤って泄瀉させて止まず、心下痞硬する場合に用いる」。

桂枝半夏生姜湯(けいしはんげしょうきょうとう)『四象診療』　方剤名。生姜12　桂枝　半夏各8　白芍　白朮　陳皮　炙甘草各4。「少陰人の虚寒で嘔吐したり結胸証が生ずる場合に用いる」。

桂枝茯苓丸(けいしぶくりょうがん)『金匱要略』　方剤名。桂枝　茯苓　牡丹　芍薬　桃仁各等分。「婦人もと癥病有り、経断ち未だ三月に及ばず、しかも漏下を得て止まず、

け

胎動　臍上に在る者は、癥痼害すと為す。妊娠六月に動ずる者は、前三月経水利する時、胎なり。下血する者は、経断ち三月の衃なり。血止まざる所以の者は、その症去らざるが故なり。当にその症を下すべし。桂枝茯苓丸これを主る。」(婦人宿有症病、経断未及三月、而得漏下不止、胎動在臍上者、為症痼害。妊娠六月動者、前三月経水利時、胎也。下血者、後断三月衃也。所以血不止者、其症不去故也、当下其症、桂枝茯苓丸主之)

桂枝附子湯(けいしぶしとう)『傷寒論』　方剤名。①桂枝4　附子0.5　生姜　大棗各3　甘草2。「甘草附子湯の証に似て、熱が出て四肢が煩疼し、ひどければ寝返りもできないものに用いる」 ②桂枝　炮附子各12　白芍8　炙甘草4　生姜5　大棗2。『東医宝鑑』「傷寒により悪寒し発熱し頭痛し発汗し悪風し、手足攣急し疼痛する場合に用いる」 ③炮附子　桂枝各12　白芍8　炙甘草4。『四象診療』「少陰人で止汗せず汗出し、手足痙攣する場合に用いる」。

桂枝麻黄各半湯(桂麻各半湯)(けいしまおうかくはんとう)『傷寒論』　方剤名。桂枝3.5　芍薬　生姜　甘草　麻黄　大棗各2　杏仁2.5。「表証があって、体力が弱く、脈の緊張も弱く、かつ喘咳がでるものに用いる」。

瘈瘲(けいしょう)　症名。「抽風」ともいう。小児の驚風の症状の一つ。「瘈」は筋肉が拘急すること、「瘲」は筋肉が弛緩すること。「瘈瘲」とは、手足を伸ばしたり縮めたり、引きつって止まらない状態で、「熱極生風」「肝風内動」の症候である。

涇溲不利(けいしゅうふり)　小便不利のこと。大小便が通利しないこと。

経証(けいしょう)　経証と腑証は、六経弁証中の症候をさらに具体的に分類したもの。経脈は体内の臓腑と関連しているが、病邪が経脈の気を乱して、まだ腑に聚結していない症状を「経証」という。腑に結すると「腑証」となる。経証と腑証は、一般的に三陽経の疾病を指している。経証と腑証の区別と名称は、後世に『傷寒論』の注釈において確立した。経証は、太陽病の悪寒・頭痛・発熱、陽明病の身壮熱・煩渇・自汗、少陽病の往来寒熱・心胸煩悶などを指す。

形色外診簡摩(けいしょくがいしんかんま)　書名。中国清代、周学海(澂之)著。1894年。全2巻。「観形」「察色」などの外診法について述べている。

形色気味(けいしょくきみ)　「形色」は薬物の形態と色彩のこと。「気」は薬性のこと、「味」は滋味のこと。以前はこれにより薬物の効能を帰納したが、今でも応用されている。「四気」「五味」「五色」の各項を参照。

桂枝竜骨牡蛎湯(けいしりゅうこつぼれいとう)『東医宝鑑』　方剤名。桂枝　白芍　龍骨　牡蛎　生姜12　甘草8　大棗12。「夜間尿、遺精があり、冷汗が出るもの、小腹攣急し陰嚢冷のもの、陰萎症などに用いる」。

経尽(けいじん)　傷寒病が一つの経に留まれば、一定の治療期間を経て次第に快方に向う。その病邪がある経に残って、その経内において解消して他経には伝わらないもの。

鶏参膏(けいじんこう)『寿世保元』　方剤名。人参40　桂皮4　鶏1。「少陰人の痢疾と瘧疾に用いる」。

馨飪之邪(けいじんのじゃ・けいたくのじゃ)　「馨飪」とは飲食のこと。『金匱・臓腑経絡先後病脈証』に「馨飪の邪は、口より入るもの、宿食なり」(馨飪之邪、従口入者、宿食也)と見える。つまり臭いの強い食物の過食は、宿食となり疾病を起こすこと。

茎垂(けいすい)　陰茎と睾丸のこと。

経水(けいすい)　①月経のこと。②経脈のこと。『霊枢・経水篇』に「五臓六腑十二経水」の記載がある。

経隧(けいすい)　経脈の流行の道路のこと、また経脈の別名でもある。「隧」とは二種類の解釈がある。①身体の深部にある「隧道」のこと。『素問・調経論』に「五臓の道は、皆経隧に出で、以って気血を行らす」(五臓之道、皆出于経隧、以行気血)と見える。②五臓六腑と関係する「大絡」のこと。『霊枢・玉板篇』に「胃の出ずところの気血は、経隧なり、経隧は、五臓六腑の大絡なり」(胃之所出気血者、経隧也、経隧者、五臓六腑之大絡也)と見える。

経水適来(けいすいてきらい)　疾病にかかった時に、ちょうど月経が来ること。

経水閉滞(けいすいへいたい)　症名。無月経のこと。

迎随補瀉(げいずいほしゃ)[針頭補瀉、針芒補瀉]　刺針手法の一つ。「随」は、針尖を経脈の循行方向(手三陰経は胸部より手に至り、手三陽経は手より頭部に至り、足三陽経は頭部より足に至り、足三陰経は足より胸部に至る)に沿って刺入することで、補法となる。「迎」は、針尖を経脈の循行方向と逆に刺入することで、瀉法となる。

軽清疏解(けいせいそかい)　治法。薬力が弱い解表薬と治咳化痰薬を配合して、傷風による軽度の頭痛・鼻塞・咳嗽などに用いること。薄荷・牛蒡子・桔梗・苦杏仁・橘皮などの薬物が常用される。

経籍訪古志(医部)(けいせきほうこし〔いぶ〕)　書名。日本江戸時代、渋江抽斎(1805～1858)・森立之(1807～1885)・堀川舟庵(？～1857)・小島春沂(1829～1857)らの共著。漢籍善本の解題書。全8巻。安政3年(1856)完成。計190種の善本が著録され、書誌学的考証がなされている。

経絶(けいぜつ)　「経断」に同じ。

軽宣潤燥(けいせいじゅんそう)　治法。燥熱を外感して傷肺したものの治療法。症状は発熱・頭痛・乾咳少痰・気逆喘急・舌乾無苔や薄白で燥・舌辺舌尖いずれも紅などがみられる。この治療には桑杏湯(桑葉・杏仁・沙参・象貝母・豆豉・梔皮・梨皮)を用いる。

鶏舌香散(けいぜつこうさん)『東医宝鑑』　方剤名。丁香100　白朮80　良姜40　炙甘草20。「寒冷により心下冷痛するものに用いる」。

軽宣肺気(けいせんはいき)　治法。軽剤を用いて肺気を宣通し気分の熱邪を清する治療法。たとえば秋季の温燥の気を感受して、身微発熱・口乾して渇・乾咳無痰などに、桑杏湯(桑葉・豆豉・杏仁・沙参・象貝・梔子皮・梨皮)を用いること。

挂線法(けいせんほう)　治法。薬線(または普通の糸)やゴム糸などを痔瘻に巻きつけて、脱落させる治療法のこと。糸の張力で患部の気血を鬱滞させて、肌肉を壊死させて痔瘻を切除する。瘡瘍が潰爛してできる痘瘡にもこの方法で治療する。

形臓(けいぞう)　形臓とは、有形の物(実物)を蔵する胃・小腸・大腸・膀胱の四つの臓腑のこと(『素問・三部九候論』に見える)。

鶏蘇丸(けいそがん)『医林撮要』　方剤名。鶏蘇葉300　黄耆　防風　荊芥各40　桔梗　川芎　甘草　甘菊花　生地黄各20　竜脳2。「虚熱により精神朦朧とし労倦し、痰に血がまじり、鼻衄する場合、肺が損傷し喀血したり次第に元気が無くなり、咳嗽し短気し、痰が多く、口中無味で悪寒する場合に用いる」。

炅則気泄(けいそくきせつ)(炅すれば則ち気泄る)**[熱則気泄]**　『素問・挙痛論』に見える。「炅」とは熱のこと。熱があれば腠理・毛孔がゆるんで開き、皮膚の散熱が増し、陽気が外に漏れ、多汗になること。

鶏足取之(けいそくしゅし)　針術のこと。3本の針を合わせて鶏足のように作り、皮膚に浅刺する方法。

鶏蘇散(けいそさん)『東医宝鑑』　方剤名。鶏蘇葉　黄耆　生地黄　阿膠　白茅根各4　麦門冬　桔梗　蒲黄　貝母　桑柏皮　炙甘草各2　生姜3。「肺熱により鼻衄し、痰に血がまじる場合に用いる」。

形体(けいたい)　体形と体質のこと。臨床では、体形の肥痩や形態の特徴や体質の強弱を観察して、弁証論治の参考にする。

経断(けいだん)[経絶]　女性が49歳ころになって月経が終止すること(病理的な月経閉止は「経閉」といい、生理的な閉止は「閉経」

といっている)。月経閉止前に月経が先後不定期になり、月経量も多かったり少なかったりしても、他の症状が無ければ、正常な生理現象である。もし頭暈・耳鳴心悸・心煩易怒・情志失常・手心発熱・月経多量、またはタラタラと漏下するのは、腎気が衰弱して衝任が虚損したために起こる。「陰虚陽亢」では潮熱汗出・顴紅口乾・脈弦数などとなる。「腎陽偏虚」で衝任二脈虚衰では、腰痛陰墜などが見られる。

経遅(けいち) 「経行後期」に同じ。

経中穴(けいちゅうけつ) 穴名。奇穴。腹部の気海穴の両側3寸に取る。腎疾患・崩漏・月経病などを主治。

茎中痛(けいちゅうつう) 症名。陰茎の痛み。陰茎痛、下部尿道痛のこと。

茎中疼痛(けいちゅうとうつう) 症名。茎中痛の程度の強い状態のこと。

鶏腸散(けいちょうさん)『東医宝鑑』 方剤名。鶏の腸 牡蛎 白朮 桑螵蛸各20 肉桂 龍骨各10。「膀胱の虚冷証による夜間尿、尿不利に用いる」。

啓迪集(けいてきしゅう) 書名。日本室町時代、1570年(元亀2年)曲直瀬道三(1507～1594)の著書。医方書。全8巻。慶安2年(1649)刊。李朱医学を余すところ無く伝えている。『察弁証治啓迪集』ともいう。

景天三七(けいてんさんしち) 薬物名。甘、微酸。平。心・肝。①散瘀止血。鼻出血・歯齦出血・喀血・吐血・皮下出血などに用いる。②消腫定痛。打撲外傷の腫脹・疼痛に用いる。③養心安神。心神不安による心悸・易驚・焦燥感・不眠などに用いる。

鶏頭丸(けいとうがん)『東医宝鑑』 方剤名。鶏頭1 蝉3 大黄 炙甘草各40 当帰 川芎 遠志 麦門冬各30 木通 黄耆各20。「小児のあらゆる病後に、言語障害となる場合に用いる」。

頚動脈(けいどうみゃく) 首筋の人迎穴の部位の動脈のこと。

渓毒(けいどく) 「水毒」を参照。

恵徳方(けいとくほう) 書名。日本江戸時代、曲直瀬玄朔(1549～1631)の著。医書。全3巻。慶長2年(1597)成。

鶏内金(けいないきん) 薬物名。消化薬。甘、平、脾・胃。①消食開胃 ②健脾止瀉 ③固脬縮溺 ④化石通淋 ⑤解毒合瘡

鶏内金散(けいないきんさん)『東医宝鑑』 方剤名。鶏内金4 緑豆12。「喉痺により咽中腫痛し、飲食が降りず、声が低くかすれる場合に用いる」。

桂婢各半湯(けいひかくはんとう)『東医宝鑑』 方剤名。石膏8 桂枝 白芍 麻黄各4 甘草1.2 生姜3 大棗2。「太陽病で悪寒発熱し頭項強痛し、脈が微弱な場合に用いる」。

啓脾丸(けいひがん)『医林撮要』 方剤名。人参 白朮 白茯苓 山薬 蓮実各40 山査子 陳皮 沢瀉 炙甘草各20。「小児の疳疾で消化不良で嘔吐し、腹腫痛し泄瀉して黄疸がでた場合、頻繁に食滞をおこすものに用いる」。

鶏䏶丸(けいひがん)『処方集』 方剤名。人参 蒼朮 白茯苓 山薬各80 山査 陳皮 沢瀉 甘草各40 白芍20 蜜適量。「急性慢性胃炎、胃下垂により胃内停水し消化不良で、口中無味で、腹微痛する場合に用いる」。

頚臂穴(けいひけつ) 穴名。奇穴。鎖骨上窩の内側、欠盆穴と気舎穴の中間に取る。上肢痺痛・上腕痛などを主治。

啓脾元(けいひげん)『東医宝鑑』 方剤名。甘草60 人参 白朮 橘皮 陳皮 神曲 麦芽 砂仁 炮乾姜 厚朴各40。「脾胃不和により消化不良で、悪心し、心下痞硬し、腹鳴して泄瀉する場合に用いる」。

啓脾散(けいひさん)『済衆新編』 方剤名。蓮実40 白朮 白茯苓 山薬 神曲 山査子各20 人参 猪苓 沢瀉 藿香 木香 当帰 白芍 砂仁各12 陳皮8 肉豆蔻3 甘草4。「小児の病後に身体虚弱になった場合に、調理として用いる」。

鶏䏶胵散(けいかいしさん)『救急方』 方剤名。鶏内金 鶏の内臓 豚尿各1。「小児の

け

膀胱が虚冷することで夜尿する場合に用いる」。

鶏膍胵散(けいひしさん)『東医宝鑑』 方剤名。鶏内金1 鶏の内臓1 豚尿1。「膀胱の虚証で遺尿するものに用いる」。

啓脾湯(けいひとう)『万病回春』 方剤名。人参3 蒼朮 茯苓各4 蓮肉 山薬各3 山査子 陳皮 沢瀉各2 甘草1。「慢性の下痢に用いる。真武湯や胃風湯を用いるような下痢で、これらの方剤が無効のときなどに用いる」。

痙病(けいびょう) 症名。熱性病の過程において表れる背強反張・口噤不開の病証のこと。主な症状は身熱足寒(悪寒時に頭熱・面赤・目赤があるもの)・頚項強急・背反張・卒然と口噤し・頭だけが揺れ動く・脈沈細か強急などが見られる。本病は六淫が侵襲して、化燥・化風して起こる。たとえば陽明熱盛で肝風を起こす、心営が熱盛で肝風を起こすなど。また熱盛で傷陰した時に、誤吐・誤汗・誤下した重症の場合にも「痙」が起こる。『金匱要略』では、発熱無汗で逆に悪寒するものを「剛痙」と言い、発熱汗出して悪寒しないものを「柔痙」と言う。その他に、小児の「臍風」、「産後発痙」「破傷風」「暑痙」なども、痙病の範疇に属す。各項を参照。

桂附藿陳理中湯(けいぶかくちんりちゅうとう)『四象診療』 方剤名。人参12 白朮 炮乾姜 肉桂各8 白芍 陳皮 炙甘草 藿香 砂仁各4 炮附子4～8。「少陰人の霍乱により吐瀉する場合に用いる」。

形不足者温之以気(けいふそくしゃおんしいき)(形足らざるものは、これを温たたむるに気を以ってす) 『素問・陰陽応象大論』に見える。中気虚により形体が虚弱した場合には、温気薬にて中気を補陽すれば、脾が健運となり営養が増加し、肌膚形体が次第に豊満になること。「健脾」を参照。

桂附湯(けいぶとう)『東医宝鑑』 方剤名。①桂枝 炮附子各10。「陽虚により自汗が止まない場合に用いる」 ②炮附子12 肉桂4 黄柏 知母各2。「小腹冷で生臭い白帯がある場合に見られる」。

桂附理中湯(けいぶりちゅうとう)『証治宝鑑』 方剤名。人参6 乾姜6 白朮9 炙甘草6 肉桂 附子適量。本方は、理中湯(人参湯)に温陽散寒の肉桂・附子を加えたもので、理中湯証より寒証が甚だしい場合に用いる。①腎虚による呃逆(あくぎゃく)(しゃっくり)を治す(『証治宝鑑』)。②妊娠痢疾を治す(『産科発蒙』)。

軽粉(けいふん) 薬物名。水銀から精製した粗製塩化第一水銀の白色結晶粉末である。辛。寒。有毒。肺・大腸・小腸。①殺虫止痒・攻毒医瘡。疥癬・皮膚掻痒に用いる。②逐水消腫。腹水(臌脹)・水腫で尿量減少・便秘を呈するものに用いる。

経閉(けいへい)[不月] 発育が正常な女性は、平均14歳ころに初潮を迎える。もしその歳を過ぎても(一般には18歳ころ)初潮が無い、また数ヶ月月経が無い、または妊娠や哺乳などの機会が無くて3ヶ月以上も月経が無いものを「経閉」また「不月」という。しかし、身体に疾病が無く月経が来ないものもある。2ヶ月に1回のものを「并月」、3ヶ月に1回のもを「居経」や「季経」という。一年に1回のものを「避年」という。ひどいものは一生月経を見ないのに、毎月周期的に腰痠などがあり懐妊可能なものもある。これを「暗経」という。しかしこれは非常に稀である。以上はすべて病態ではなく、経閉とは実質的に異なる。

経閉は、一般的には「血虚」と「血滞」に分けられる。①「血虚」:脾虚によるものは、面色萎黄・疲倦・頭目眩暈・納呆・腹脹不舒などが見られる。心神虧損のものでは、面色蒼白・腰膝酸軟・心悸気促・目眩耳鳴・手足心熱などが見られる。②「血滞」:気滞血瘀のものでは、面色紫暗・下腹疼痛拒按・脇部に放散痛。寒湿凝滞のものでは、面色青白・下腹冷痛・悪寒・脘悶作嘔に白帯をともなう。経閉は「閉経」のことで、古典では閉経を「経閉」と習慣化して書かれて

け

いる。

経別(けいべつ)　「十二経別」を参照。

経崩(けいほう)　「崩漏」に同じ。

経方(けいほう)　①中国後漢の班固の『漢書・芸文志』医家類に記載される経方十一家のこと。これは漢代以前の臨床の著作である。②『素問』『霊枢』の方剤と、張仲景の『傷寒論』と『金匱要略』に記載されている方剤の総称。③張仲景の『傷寒論』と『金匱要略』に記載された方剤の総称。一般的には③のことを「方剤」という。清の陳修園の『時方歌括・小引』に「余向に経方を匯集してこれに韵注して、名づけて真方歌括となす」(余向者匯集経方而韵注之、名為真方歌括)と見え、真方歌括とは『傷寒真方歌括』のことであり、『傷寒論』の方剤だけが収載された。つまり陳修園は張仲景の著作の方剤のみを「経方」としていたことは、明確である。

軽方(けいほう)　重方の対義語。奇方か偶方を単独で用いること。

荊蓬煎元(けいほうせんげん)『東医宝鑑』　方剤名。三稜　蓬我朮各80　木香　枳実　橘皮　茴香　檳榔各40。「癥瘕、積聚、痃癖などに用いる、食滞の場合に用いる」。

荊防地黄湯(けいぼうぢおうとう)『四象診療』　方剤名。熟地黄　山茱萸　白茯苓　沢瀉各8　車前子　羌活　独活　荊芥　防風各4。「少陽人の亡陰症で、身冷、泄瀉する場合、浮腫の初期に身体を調理する目的で用いる」。

荊防導赤散(けいぼうどうせきさん)『四象診療』　方剤名。生地黄12　木通8　玄参　瓜呂仁各6　前胡　羌活　独活　荊芥　防風各4。「少陽人の少陽頭痛、結胸症、煩躁症がある場合に用いる」。

荊防導白散(けいぼうどうはくさん)『四象診療』　方剤名。生地黄12　白茯苓　沢瀉各8　石膏　知母　羌活　荊芥　防風各4。「少陽人の頭痛、膀胱部痛、煩躁症、少陽病、身熱して頭痛する場合、泄瀉と亡陰症に用いる」。

経方派(けいほうは)　①『漢書芸文志・方技略』に経方十一家が記載されている。内容は痹・疝・癉・風寒熱・狂癲・金瘡・食禁など内科・外科・婦人科・小児科など各科の治療方法が包含されている。これは漢代以前の臨床医学の著作である。②後世では『傷寒論』と『金匱要略』の方剤を経方として、その方剤の用薬と法則を遵守した学派のこと。

荊防敗毒散(けいぼうはいどくさん)『摂生衆妙方』　方剤名。羌活　独活　柴胡　枳殻　茯苓　荊芥　防風　桔梗　川芎各5　甘草3。瘡瘍の初期で、患部が発赤腫脹・疼痛・掻痒し、悪寒発熱・無汗・不口渇・舌苔薄白・脈浮数などのときに用いる。あるいは傷寒の風寒化熱や風熱による、悪寒発熱・無汗・咽喉痛などにも用いる。

荊防敗毒散(けいぼうはいどくさん)『万病回春』　方剤名。『万病回春』では荆芥敗毒散という。羌活　独活　柴胡　前胡　荊芥　防風　薄荷葉　連翹　桔梗　枳殻　川芎　茯苓　金銀花各2　甘草1(生姜にて煎じる)。癰疽(化膿性皮膚病)の初期・疔腫(面疔・吹き出物・化膿性粉刺)・発脊(脊背部にできる腫れ物)・乳癰(乳房に出来る腫れ物)などで、まだ排膿していないもので悪寒発熱をともなうものに用いる。

荊防敗毒散(けいぼうはいどくさん)『医学正伝』　方剤名。①甘草　人参　桔梗　川芎　茯苓　枳殻　前胡　羌活　独活　荊芥穂　防風各4。「温毒発斑宜玄参升麻湯、重用荊防敗毒散」　②羌活　独活　柴胡　前胡　赤茯苓　人参　枳実　桔梗　川芎　荊芥　防風各4　甘草2。『東医宝鑑』「瘡癰の初期で表症症状がある場合、温疫の初期に用いる」　③羌活　独活　柴胡　前胡　荊芥　防風　赤茯苓　地骨皮　生地黄　車前子各4。『四象診療』「少陽人の頭痛、悪寒発熱する場合に用いる」。

経方弁(けいほうべん)　書名。日本江戸時代、山田業広(1808〜1881)の著。処方解説書。全1巻。天保11年(1840)成。

桂麻各半湯(けいまかくはんとう)『東医宝鑑』　方剤名。麻黄6　桂枝　白芍　杏仁各

4　甘草2.8　生姜3　大棗2。「太陽病で悪寒と発熱があり、頭項強痛し脈弱で身体が痒い場合に用いる」。

経脈(けいみゃく)　体内で気血を運行させて、体内の各部と連絡する主要幹線のこと。経脈は「正経」と「奇経」に分類され、互いに協同して経脈系統を構成している。

瘈脈(けいみゃく)　穴名。手少陽三焦経。頭部、乳様突起の中央、翳風と角孫を結ぶ(耳の輪郭に沿った)曲線上、翳風から1/3。①通竅聡耳　②疏風止痙　③清瀉三焦　④通絡止痛

経脈図説(けいみゃくずせつ)　書名。日本江戸時代、夏井透玄(生没年不詳)の著。経脈経穴学書。全4巻。元禄16年(1703)刊。本書は経絡の流注や経穴の所在について詳しく記している。

経脈之海(けいみゃくのうみ)　「十二経之海」に同じ。

経脈動惕(けいみゃくどうてき)　全身の経脈がすべて跳動すること。

鶏鳴(けいめい)　「十二時」を参照。

鶏鳴丸(けいめいがん)『東医宝鑑』　方剤名。①知母160　夏菊花　陳皮　馬兜鈴　麻黄　炙甘草各40　桔梗　人参各20　阿膠　款冬花　五味子各16　杏仁　葶藶子　半夏各12。「肺虚証で咳嗽し、短気し、痰に血が混じる場合に用いる」　②知母　貝母　陳皮　桑柏皮　款冬花　夏菊花　天門冬　麦門冬　人参　葶藶子　桔梗　杏仁　半夏　阿膠　甘草各同量。「胸煩悶し短気し、咳嗽し、痰が出て、咳嗽のために不眠のものに用いる」。

鶏鳴散(けいめいさん)『東医宝鑑』　方剤名。大黄20　当帰尾12　桃仁27。「打撲で瘀血が生じ、胸悶する場合に用いる」。

鶏鳴散(けいめいさん)『備急千金要方』　方剤名。当帰5　大黄1。高所より落下したときなどの打撲による、瘀血・腫脹・疼痛などに用いる。

鶏鳴散(けいめいさん)『三因極一病証方論(三因方)』　方剤名。大黄1　桃仁5。高所より落下したときなどの打撲による、瘀血・腫脹・疼痛などに用いる。

鶏鳴散(けいめいさん)『浅田家方』　方剤名。大黄1　当帰5　桃仁5。高所より落下したときなどの打撲による、瘀血・腫脹・疼痛などに用いる。

鶏鳴散(けいめいさん)『証治準縄』　方剤名。檳榔子15　陳皮9　木瓜9　呉茱萸3　紫蘇葉3　桔梗5　生姜5。寒湿脚気による、下腿の浮腫・沈重無力・運動困難・しびれ・冷痛などに用いる。あるいは胸苦・悪心嘔吐・発熱・悪寒などを伴う。

鶏鳴散加茯苓(けいめいさんかぶくりょう)『時方歌括』　方剤名。『証治準縄』の鶏鳴散に茯苓を加えて利湿の効を強めたもの。檳榔子15　陳皮9　木瓜9　呉茱萸3　紫蘇葉3　桔梗5　生姜5　茯苓6。寒湿脚気による、下腿の浮腫・沈重無力・運動困難・しびれ・冷痛などに用いる。あるいは胸苦・悪心嘔吐・発熱・悪寒などを伴う。

鶏鳴瀉(けいめいしゃ)　「温補命門」を参照。夜明け前の泄瀉のこと。

京門(けいもん)　穴名。足少陽胆経。腎の募穴。側腹部、第12肋骨端下縁。①益腎健腰　②清熱利尿　③利水通淋　④降胃逆　⑤舒筋活絡

経門六之灸穴(けいもんろくのきゅうけつ)　穴名。奇穴。四花の第2の取穴法で督脈上に3点の仮点を作り、患者の口の幅の中間点にそれぞれに置き、3点の外傍に6穴を取る。虚弱・羸瘦・吐血などを主治。

頚癰(けいよう)　症名。小児に好発する。頚部の両側・頷の下・耳下・頬下などの部分に生ずる癰証のこと。風熱や温毒または風湿挟痰などが、少陽と陽明の経脈に阻塞したり、または乳蛾・口疳・齲牙・面瘡癤により起こる。初期は発熱悪寒・頚項強痛・発赤腫脹となる。4～5日して皮膚が赤くなり、腫痛が増加してくれば膿ができあがる。そして潰爛して排膿すれば治癒する。

経要纂言(けいようさんげん)　書名。日本江戸時代、鷲崎順承(生没年不詳)の著。医

論集。全3巻。享保15年(1730)刊。

経絡(けいらく)　体内の経脈と絡脈の総称。直行する幹線を「経脈」といい、経脈から分出して編み目のように身体の各部分に分布している支脈を「絡脈」という。経絡は全身の気血を運行させ、臓腑肢節と連絡し、上下内外を交通させ、体内の各部を調節する通路である。経絡系統の連係により、人体は一つの有機体を構成している。

経絡捷径(けいらくしょうけい)　書名。日本江戸時代、林玄厚(生没年不詳)の著。経脈経穴学書。不分巻1冊。延宝2年(1674)刊。

経絡診(けいらくしん)　切診の一つ。経絡の異常を診察する方法。

経絡治療(けいらくちりょう)　経絡説を基本とする針灸治療のこと。

経絡発明(けいらくはつめい)　書名。日本江戸時代、菊池玄蔵(生没年不詳)の著。経脈経穴学書。不分巻1冊。宝暦3年(1753)刊。『十四経発揮』の流注を是正すべく論じ、図解を施している。

経乱(けいらん)　「経行先後無定期」に同じ。

桂苓湯(けいりょうとう)『東医宝鑑』　方剤名。桂皮　茯苓　当帰　川芎　芍薬　蓬莪朮　三稜　桑柏皮　檳榔　蒼朮　瞿麦　橘皮　陳皮　甘草各2　葶藶子　大黄各1　生姜5。「血分の熱により手足が赤腫し、尿不利、便秘する場合に用いる」。

桂苓白朮散(けいりょうびゃくじゅつさん)『東医宝鑑』　方剤名。①滑石40　寒水石　石膏　沢瀉　甘草各20　白朮　白茯苓　人参　桂枝各10。「傷熱による霍乱で、吐泄し、煩渇がひどく無脈の場合に用いる」　②「桂苓甘露散」に同じ。

頚癧(けいれき)　「瘰癧(るいれき)」を参照。

経漏(けいろう)　「赤帯」を参照。

外科啓玄(げかけいげん)　書名。中国明代、申斗垣(拱宸、子極)著。1604年。全12巻。外科の各疾病の証候、治療について論述している。

外科撮要(げかさつよう)　書名。日本江戸時代、青木紘剛(?～1782)の著。外科医書。全2巻。明和5年(1768)刊。

外科証治全生集(げかしょうちぜんせいしゅう)　書名。中国清代、王惟徳(洪緒)著。1740年。全4巻。祖先伝来の医術と著者個人の40余年間の臨床経験を結びつけて、整理したもの。

外科消法(げかしょうほう)　「内消」に同じ。

外科精義(げかせいぎ)　書名。中国元代、斎徳之の著。1335年。全2巻。「整体観念」を強調し、「攻補兼施」を提唱している。

外科正宗(げかせいそう)　書名。中国明代の外科医書(1617年)。陳実功著、全4巻。100余種の疾病について述べている。

外科精要(げかせいよう)　書名。中国宋代の外科医書(1263年)、陳自明著、全3巻。中国の最も早期の外科医書。

外科大成(げかたいせい)　書名。中国清代、祁坤(広生)著。1665年。全4巻。最初に癰疽の脈、病因、病症、治療について論じ、次いで人体の部分ごとに、各種の外科疾患について弁証、処方を記述している。

外科補法(げかほほう)　瘡瘍を治療する内服薬の三大治療法のこと。つまり補益薬を用いて、正気を扶助し新肉の再生を助け瘡口の癒合を早める方法のこと。潰瘍の後期で火毒が去り身体が虚弱な証に適用される。①調補気血：気虚血少で膿瘍潰破したのちに収口せず、膿水は清稀・精神疲倦・脈虚などは、八珍湯(人参・白朮・茯苓・甘草・地黄・当帰・白芍・川芎)を用いて治療する。②助陽：陽気が不足し、膿瘍が潰えて肉色が灰暗で、新肉が成長せず、大便稀溏・小便頻数・手足厥冷・自汗・舌質痰苔薄・脈微細などは、八味地黄丸(熟地黄・山茱萸・乾山薬・丹皮・白茯苓・沢瀉・肉桂・熟附子)を用いて治療する。③補陰：体質が陰虚で、潰瘍が潰えようがしまいが問わず、体痩・面色憔悴・口乾咽燥・目眩耳鳴・舌紅苔少・脈細数などは、六味地黄丸(八味地黄丸去附子肉桂)を用いて治療する。瘡瘍には気血両虚や陰陽互傷などもあるの

け

で、補益法を用いる際には具体的な状況を考慮して運用する。

外科理例(げかりれい)　書名。中国明代、汪機(石山、省之)著。1531年。全7巻。附方1巻。154門に分け、165の処方が付いている。外科の治療は人体内部の情況に基づくことを強調している。

下脘(げかん)　1)「胃」を参照。2)穴名。任脈。任脈と足太陰脾の交会穴。上腹部、前正中線上、臍中央の上方2寸。①健脾和胃　②消積化滞　③降逆止嘔　④散寒去邪

下関(げかん)　穴名。足陽明胃経、足陽明胃と足少陽胆の交会穴。禁灸穴。顔面部、頬骨弓の下縁中央と下顎切痕の間の陥凹部。①清熱止痛　②開胸益聡　③清熱散風　④疏風活絡　⑤駆邪散滞

下関下五分穴(げかんかごぶけつ)　穴名。奇穴。下顎部、頬骨弓下縁で、下顎骨頭の前方の陥凹部(下関穴)の下0.5寸に取る。息切れ・疲労・歯痛などを主治。

下疳瘡(げかんそう)　症名。男女の陰部に生ずる潰瘍性の性病のこと。

解肌(げき)　治法。外感証の初期の有汗の場合の治療法。「辛温解肌」では桂枝湯(桂枝、芍薬、甘草、生姜、大棗)を用い、頭痛発熱・汗出悪風・鼻鳴・乾嘔・脈浮弱・苔白滑・不渇飲などの症に適応する。「辛涼解肌」では柴胡解肌湯(柴胡、葛根、甘草、黄芩、芍薬、羌活、白芷、桔梗、石膏)を用いて、身熱重で微悪寒・微汗・口渇・苔薄黄・脈浮数などの症に適応する。服用後は厚着したり布団を多く重ねることをせずとも、徐々に汗出させれば解肌できる。

激経(げきけい)　「盛胎」や「胎垢」ともいう。懐妊した後でも毎月月経があるもの。妊婦や胎児に明確な傷害は無ければ、生理現象である。胎児が成長すれば自然に止まる。

郄穴(げきけつ)　郄は孔竅や間隙の意味。郄穴は、体内の気血が聚会する重要な経穴である。十二正経以外に奇経の陰蹻脈・陽蹻脈・陰維脈・陽維脈にも郄穴がある。内臓の急性痛症に多用する。その配当経穴は次のようになる。

肝	—	中都	小腸	—	養老
心	—	陰郄	大腸	—	温溜
脾	—	地機	膀胱	—	金門
肺	—	孔最	三焦	—	会宗
腎	—	水泉	陽蹻	—	跗陽
心包	—	郄門	陰蹻	—	交信
胆	—	外丘	陽維	—	陽交
胃	—	梁丘	陰維	—	築賓

解肌大安湯(げきたいあんとう)『四象診療』　方剤名。葛根16　黄芩　蘿蔔子　藁本　桔梗　升麻　白芷各4　螃蠏10。「太陰人の浮腫に用いる」。

郄門(げきもん)　穴名。手厥陰心包経。郄穴。前腕前面、長掌筋腱と橈側手根屈筋腱の間、手関節掌側横紋の上方5寸。①寧心安神　②涼血止血　③寛胸理気　④清熱解毒

下極兪穴(げきょくゆけつ)　穴名。奇穴。腰部、第3腰椎棘突起下の陥中に取る。腹痛・腰痛などを主治。

下血(げけつ)　症名。肛門からの出血のこと。腸出血など。

下巨虚(げこきょ)　穴名。足陽明胃経、小腸下合穴。下腿前面、犢鼻と解谿を結ぶ線上、犢鼻の下方9寸。①調理脾胃　②清熱利湿　③疏絡通乳　④寧神鎮驚

下者挙之(げしゃきょし)(下る者はこれを挙ぐ)『素問・至真要大論』に見える。治法。「下」は下陥のこと。「挙」は昇挙のこと。つまり中気下陥の際に、補中薬で昇提すること。たとえば中気が虚して下陥し、脱肛がながらく治癒しない場合には、補中益気薬を用いて中気を昇挙すれば、脱肛は収まる。「補気」「昇提中気」を参照。

下重(げじゅう)　症名。しぶり腹、裏急後重のこと。

下消(げしょう)　「腎消」ともいう。多尿で小便が脂膏状のものを主証とする。さらに煩躁・口乾引飲・舌紅・脈沈細で数などが見られる。本病は腎陰虧損し虚して固摂できずに起こる。また脾失輸化にも関係がある。

もし小便頻多・面色暗黒・陽痿・脈沈細で弱などが見られれば、陰陽両虚である。

下焦（げしょう） 「三焦」を参照。

下焦湿熱（げしょうしつねつ） 「湿熱下注」に同じ。

下焦主出（げしょうしゅしゅつ） 『難経・三十一難』に見える。「下焦は、…出でて納めず、以って伝道するをつかさどる」（下焦者、…主出而不納、以伝道也）と見える。大小腸と膀胱などの腑の機能を説明している。主な機能は水液の灌滲（注入と浸透）と清濁を分別して、大小便を排泄することである。そこで「出でて納めずをつかさどる」という。

下焦如瀆（げしょうじょとく）（下焦は瀆の如し） 『霊枢・営衛生会篇』に見える。「瀆」とは下焦の水液の排出を形容している。腎と膀胱の排尿作用と腸道の排便作用も含む。下焦の主な機能は、体内で消化された後の残余物をさらに清濁を分別して、糟粕を大腸に送り、水液は腎の気化作用により膀胱に滲入する。この作用が水路の疎通することに似ることから名づける。

下胎（げたい） 「堕胎」に同じ。

外台（げだい） 書名。『外台秘要』の略称。

外台秘要（げだいひよう） 書名。中国唐代、752年（唐代）、王燾による臨床書。全40巻。唐以前の多くの医薬書を収集し、1104門に編纂し、6000余の方剤を記載してある。

外台四物湯（げだいしもつとう）『外台秘要』 方剤名。桔梗3　紫菀3　炙甘草1　麦門冬7。小児の激しい咳嗽・吐乳・嘔逆で、呼吸困難なものに用いる。

外台四物湯加味（げだいしもつとうかみ）『漢方治療の方証吟味』（細野史郎著） 方剤名。本方は外台四物湯に、人参・貝母・杏仁を加えたもの。桔梗3　紫苑1.5　甘草2　麦門冬9　人参1.5　貝母2.5　杏仁4.5。小児・大人の激しい咳嗽・吐乳・嘔逆で、呼吸困難なものに用いる。

化痰（けたん） 生痰の病因により化痰法は六種類に分けられる。①「宣肺化痰」：風痰を外感し痰多に適用する。症状は鼻塞・喉痒・咳嗽・痰多・苔薄白などが見られ、麻黄・蝉衣・杏仁・桔梗・牛蒡子・辛夷・陳皮・甘草などの薬物を用いる。②「清熱化痰」：熱痰に適用する。症状は咳嗽して黄色粘稠性の喀痰・舌紅苔黄などが見られ、桑白皮・瓜樓皮・象貝母・芦根などの薬物を用いる。③「潤肺化痰」：燥痰に適用される。症状は咽喉乾燥・稠厚痰で喀出困難・苔黄で乾などが見られ、沙参・瓜樓・桔梗・橘紅などの薬物を用いる。④「燥湿化痰」：湿痰に適用される。症状は痰白で多量・喀出容易・胸悶悪心・舌苔白滑で膩などが見られ、法半夏・茯苓・陳皮・甘草などの薬物を用いる。⑤「祛寒化痰」：寒痰に適用される。症状は吐痰清稀・悪寒・手足不温・舌質淡・苔滑などが見られ、桂枝・茯苓・乾姜・姜半夏・橘紅などの薬物を用いる。⑥「治風化痰」：風痰により頭痛眩暈・時には頭旋眼黒・舌苔白滑などに適用される。天麻・釣藤・半夏・茯苓・橘紅・甘草などの薬物を用いる。

化痰開竅（けたんかいきょう） 「豁痰醒脳」に同じ。

化痰玉壺元（けたんぎょくこげん）『郷薬集成方』 方剤名。半夏　天南星各40　天麻20　小麦12。「風痰により頭痛、眩暈、視力が暗く、時に嘔吐、胸脇苦満、消化不良の場合、または咳嗽、多痰、泡交じりの唾を吐く場合に用いる」。

化痰元（けたんげん）『郷薬集成方』 方剤名。半夏　枯白礬各60　天南星　生姜各40。「痰により咳嗽、短気する場合に用いる」。

化痰清火湯（けたんせいかとう）『東医宝鑑』 方剤名。天南星　半夏　陳皮　蒼朮　白朮　白芍　黄連　黄芩　梔子　知母　石膏各2.8　甘草1.2　生姜3。「痰火により生じた嘈雑症で、心煩、悪心、心下痞硬疼痛、酸水が込み上げ、吃逆する場合に用いる」。

欠（けつ） ①あくび（呵欠）のこと。『霊枢・九針論』に「腎は欠をつかさどる」（腎主欠）と見え、『金匱要略・腹満寒疝宿食病脈証治』

に「それ中寒家はよく欠す」(夫中寒家善欠)と見える。寒邪が侵犯した病人はよくあくびをするとの意味。また「欠敌」ともいい、口を大きく開けて息を吐くこと。②不足、欠少の意味。『霊枢・経脈篇』に「小便数にして欠す」(小便数而欠)と見え、小便の回数が多く、量が減少すること。

穴(けつ)[穴位・穴道・気穴] 経絡の気血が身体の表面に聚集・輸注・通過する重要な部位のこと。経絡の連係により体内の臓腑の生理や、病理変化に一定の反応があらわれ、外部からの各種の刺激(針灸・あん摩・指針・電針など)によって、体内の機能を調整し、治療効果を発揮する。

血(けつ) 血の生成は、脾胃などの器官により飲食物が消化された後に、精微な部分と津液が結合して吸収され、心肺に輸送され、肺の「気化」作用により生成される。血の機能は、身体の各組織を営養するほかに、目で物を視る・足の歩行・指や手の握力・皮膚の感覚などと関係している。しかしこれらの血の機能は、気の推動のもとで、気血が心の血管内を正常に運行されることにより、その機能が発揮される。

厥(けつ) ①気が下部より上部に逆行すること。通常は腹部より脇部に逆行することを指し、多くは寒邪の病である。②突然昏暈して人事不省となること。多くの原因により起こる。③肢体や手足の逆冷のことで、同時に昏厥の状況も見られる。

闕(けつ)[闕中、印堂] 鼻根の上部、両眉の間の部位のこと。ここを望診して肺部の疾病の診察の参考にする。

血圧点穴(けつあつてんけつ) 穴名。奇穴。第6・第7頚椎棘突起間の外方2寸に取る。顔面紅腫・頭痛・低熱・消瘦などを主治。

穴位(けつい) 「穴」に同じ。

血為気母(けついきぼ)(血は気の母たり) 「気為血帥」を参照。

穴位注射療法(けついちゅうしゃりょうほう)[小剤量穴位注射] 注射薬剤(新薬や漢方薬剤)を穴位の皮膚や筋肉に注射する療法。注射量は、一般の皮膚筋肉注射量の10分の1から2分の1とする。注射する前に局部を消毒し、針を刺したら小幅に雀啄をして、捻転はしない。局部に得気の感覚を出した後に薬液を注入する。

血溢(けついつ) 血が七穴(両目、両耳、両鼻孔、口)より排出すること。

厥陰(けついん、けっちん) 経脈名の一つ。陰気の発展の最終段階で、ふたたび陽に向かう転化過程でもある。そこで「両陰交尽」という(『素問・至真要大論』に見える)。その位置が太陰と少陰の裏面にあることから、「厥陰為合」ともいわれる(『素問・陰陽離合論』に見える。「開・合・枢」を参照。)。

結陰(けついん) 『素問・陰陽別論』に見える。邪気が陰経に結したことを指す。肝は厥陰で蔵血をつかさどる。脾は太陰で統血をつかさどる。邪が陰経に結すると、陽気の統摂運行ができずに、しばらくすると陰絡を傷り内溢して、便血が出現する。

厥陰為合(けつい〔っち〕んいごう) 「厥陰」を参照。

厥陰頭痛(けつい〔っち〕んずつう) 「肝厥頭痛」に同じ。

結陰丹(けついんたん)『東医宝鑑』 方剤名。枳実　威霊仙　黄耆　陳皮　椿根皮　白何首烏　荊芥穂各20。「腹冷、手足厥冷、食不振、消化不良、血便の場合、腸風や腸毒により便に血が混じる場合に用いる」。

厥陰中風(けつい〔っち〕んちゅうふう) 症名。厥陰病で中風症状があらわれること。

厥陰病(けつい〔っち〕んびょう) 六経病の一つ。症状の表現が非常に複雑で、同時に重い陰経病である。その特徴は、寒熱が錯雑し、厥冷と熱が盛んになる。主な症状は四肢厥冷・厥冷がひどく熱が少ないか厥冷は少なく熱が高い・神識昏乱・口渇・咽乾・気上衝心・心中が疼痛して熱感がある・飢えても食べたがらない・ひどければ蛔虫を吐出するなどが見られる。

厥陰兪(けつい〔っち〕んゆ) 穴名。足太陽膀胱経、心包経の兪穴。上背部、第4胸椎

棘突起下縁と同じ高さ、後正中線の外方1.5寸。①和営寧心　②寛胸降逆　③和胃止嘔　④疏肝理気

血暈(けつうん)　症名。血分の病で昏厥する病証のこと。原因は2つある。①瘀血が上衝する実証で、胸腹脹痛・気促・両手をにぎりしめる・牙関緊急・脈沈伏などがみられる。②出血過多の虚証で、眼閉口開・手を広げ・気微・六脈微細か浮などがみられる。

血会(けつえ)　「八会穴」を参照。

血癭(けつえい)　症名。癭の一種。結喉部(のどぼとけ)の癭塊の筋脈が交叉したり浮き出るもの。心火血熱により起こる。

血翳包睛(けつえいほうせい)　「赤膜下垂」の症状が悪化したもの。症状は眼内に血脈が一面に広がり、黒睛(角膜と虹彩部)を遮断して、物が見えなくなるなどが見られる。さらに頭痛・便秘・目痛などをともなう。失明に至ることもある。

血瘀(けつお)　血液が凝滞して通じないこと。症状は胸満・唇萎・舌紫色・口乾不飲・脈微大で遅または渋などが見られる。治療には、活血祛瘀法を用いる。

血瘀崩漏(けつおほうろう)　症名。瘀血が積留して子宮出血が止まらないこと。多くは瘀血が去らず新血が帰経できずに起こる。症状は出血が止まらず・突然大量に出血し、血色は紫黒で瘀塊が混じり、小腹疼痛拒按、疼痛は胸脇や腰部に広がる、血塊が出ると疼痛は軽減するなどが見られる。

血瘕(けつか)　①女性の癥瘕の一種。月経期間中に邪気と血が結聚して、経絡を阻んで起こる。症状は少腹に積気包塊が触れ・急痛・陰道内に冷感があり、さらに背脊痛・腰痛して俯仰できないなどが見られる。②汪必昌の『医階弁証』に「血瘕少腹および左脇下にあり、仮物形をなし常処無し」(血瘕在少腹及左脇下、仮物成形、無常処)と見える。

血海(けっかい)　1)衝脈のこと。十二経脈の集聚する場所である。2)肝臓のこと。肝には血液の貯蔵と調節作用がある。3)穴名。足太陰脾経。大腿前内側、内側広筋隆起部、膝蓋骨底内端の上方2寸。①益脾摂血　②生血養血　③散風祛湿　④化湿去濁　⑤宣通下焦

月海雑録(げっかいざつろく)　書名。日本室町時代、竹田定祐(1450〜1528)の著。医事雑録集。全1巻。当時の医療状況や医事世情を伝える数少ない史料の一つ。

血寒(けっかん)　症名。血分に寒があること。症状は麻木疲軟・皮膚乾燥・手足冷・悪寒・腹部腫塊疼痛・温めると減痛・女性は経行後期・脈細緩などが見られる。

血灌瞳神(けつかんどうしん)　症名。原因は外傷により血管を傷り、血液が外に漏れることで起こる。また内熱が過盛で、眼内の血絡が損傷して起こる。血が目の風輪や瞳神部に進入して、瞳孔が赤色となる。もし治療が遅れると重大な結果を招く。

厥気(けっき)　一般には続発性の病因を指す。たとえば機能失調・気血逆乱・痰濁閉阻・食積停滞・暴痛などは、これらの病理変化の過程において、他の疾病を起こすことがある。『素問・陰陽応象大論』に「厥気上行すれば、脈を満たし形を去る」(厥気上行、満脈去形)と見える。つまり、血随気逆すれば、脈動が壅盛して突然昏倒する病理のことをいう。

血気痛(けっきつう)　症名。月経痛のこと。

厥逆(けつぎゃく)　症名。冷えが重大となり、冷えが指先から肘部や膝部にまで広がること。

血虚(けっきょ)　症名。営血が不足してあらわれる虚弱な病理のこと。失血過多(または慢性出血)・臓腑虚損・精血の化生機能の減退や障害などにより、血虚がおこり貧血症状が見られる。一般的には心血虚・肝血虚・心脾両虚などの証に分類する。各項を参照。

結胸(けっきょう)　『傷寒論』に見える。邪気が胸中に結した病証のこと。主な症状には2種類がある。①胸脇部に触れると痛む・

頚項強硬・発熱有汗・脈寸脈浮関脈沈などが見られる。②心窩部より少腹まで硬満して疼痛・拒按・大便秘結・口舌乾燥して渇・午後にやや潮熱あり・脈沈結などが見られる。発病の原因は、太陽病で攻下が早すぎて表熱が内陥して、胸中にもともとある水飲と結聚して起こる。また誤下によらずに太陽病が陽明に内伝し、陽明の実熱と腹中にもともとある水飲が互結して起こる。胸脇に触痛があり、頚項強硬し、微汗や頭だけに汗出するのは、熱と水が結聚したもので、「水結胸」、「水気結胸」「水熱結胸」という。心窩部より少腹が硬痛して拒按・便秘・午後にわずかに潮熱があるのは「実熱結胸」という。この他に「小結胸」「大結胸」「血結胸」「寒実結胸」などがある。各項を参照。

血極(けつきょく)　「六極」を参照。

血虚生風(けっきょせいふう)　「虚風内動」を参照。

月経(げっけい)[月事]　女性の周期的な子宮出血で生理現象である。通常は一ヶ月に1回来潮し、毎回3～5日で終わる。毎月周期的に来ることから「月経」「月事」といわれ、「経水」「月信」(毎月至るのこと)ともいう。一般的に14歳前後で初潮を迎え、49歳前後で閉経を迎える。月経が正常かどうかは、間隔の期日・月経量の多少・色沢の濃淡・経血の厚薄などから判断する。正常な女性では、経血が暗紅色で、最初はやや薄く、中間で深さを増し、最後は淡紅色となり、凝血せずに、血塊も無く、薄くも濃くもなく、特殊な臭いも無く、月経量は適量で毎月来潮する。これが健康な月経である。もし月経の期日・量・色・質などに変化があれば、病変とみなす。

月経過少(げっけいかしょう)　症名。「月経渋少」「経行不爽」ともいう。月経時の月経が数滴しかなかったり、少量ですっきり出ず、1～2日で終わってしまうもの。「血虚」「血寒」「血瘀」「痰湿」などの証に分けられる。更年期の女性にもこのような症候が見られるが、それは閉経の前兆である。毎回月経量が非常に少なく、数滴かまったく無い状態が長期に続くものは、早期に治療すべきである。

月経過多(げっけいかた)　症名。月経の来潮時に、正常の血量を超過したり、月経の日数が延びて7日以上を越えて月経量が多くなるもの。しかし一ヶ月に1回の周期は守られているもの。多くは血熱や衝任受損や気虚不摂などにより起こる。「血熱」のものは、経色が深紅色・稠濃質・臭気が強い。「衝任受損」のものは、月経がダラダラと尽きない・面色萎黄・身倦困乏・経色暗淡でやや薄となる。「気虚不摂」のものでは、面色淡白・気弱懶言・経色淡となる。

月経渋少(げっけいじゅうしょう)　「月経過少」を参照。

月経愆期(げっけいけんき)　「経行先後無定期」に同じ。

月経先期(げっけいせんき)　「経行先期」に同じ。

月経病(げっけいびょう)　婦人病の月経に関する病証のこと。つまり経期・経量・経色・経質などにそれぞれの症状をともなうものをいう。「月経不調」「痛経」「経閉」「倒経」「崩漏」「経前便血」「経行泄瀉」などがある。各項を参照。

月経不調(げっけいふちょう)　月経病の総称。臨床的に常見されるものとしては「経行先期」「経行後期」「経行先後無定期」「月経過多」「月経過少」「痛経」「閉経」などがある。各項を参照。

血厥(けっけつ)　症名。血病によりおこる厥証のこと。血虚と血実の違いがある。「血虚」の厥は、失血過多や久病の貧血の際にみられ、脳に一時的に血が欠乏して突然暈厥し、面色蒼白・四肢厥冷・口張自汗・呼吸緩慢などが見られる。「血実」の厥は、体内に瘀血があり、清竅を閉塞するために、突然昏倒・牙関緊閉・面赤唇紫などが見られる。

血竭(けっけつ)　薬物名。甘、鹹。平。心・肝。①活血散瘀・止痛。打撲・骨折などの

け

腫脹・疼痛に用いる。②止血斂瘡生肌。外傷の出血・鼻出血・歯齦出血などに用いる。

血結胸(けつけっきょう)　症名。結胸証の一つ。邪熱と血が胸脘部に結聚して起こる。主な症状は胸脘満悶して微硬で押さえることができない・物忘れがひどく・小便の量が多くなるが口渇は無いなどが見られる。

血竭散(けつけつさん)『東医宝鑑』　方剤名。蒲黄8　龍骨　枯白礬各4　寒水石16　血竭2。「歯疳により歯が黒くなり、歯肉が紅腫疼痛し、頬腫脹、舌痛、口臭がきつい場合に用いる」。

血見黒則止(けつけんこくそくし)(血黒を見ればすなわち止まる)　植物薬を黒焼にすると止血効果が現れることをいう。また後世の解釈には、血色は赤で火に属し、炭色の黒は水に属す。つまり水は火に勝つのでこのように言う。

欠歠(けっこ)　気虚のものがあくびをして気を運ぶの意味。

血枯(けっこ)　①古病名。『素問・腹中論』に見える。主な症状は胸脇脹満し、ひどければ飲食障害となる、発病時は先ず生臭さを感じ、鼻流清涕・唾血・四肢清冷・目眩・常時大小便より出血する。その病因には2つある。一つは年少のころに大出血を患う。もう一つは酒色過度により肝腎の精血を傷って起こる。さらに女性では月経衰少や経閉となる。②大失血後に血液不足により起こる疾病を指す。

血臌(けっこ)　臌脹の一つ。「蓄血臌」ともいう。主な症状は吐血・衄血・便血や大便黒色・小便赤・身発瘀斑・触診で腹内に腫塊を触れて次第に増大する。その病因は瘀塊が阻滞して水湿の運行が影響を受けて起こる。

血蠱(けっこ)　①蠱毒にあたり吐血・便血すること。②外傷で骨折や挫傷して逆気やうっ血を起こした際に、誤治により渋滞を補ってしまい、瘀血が腸部にたまり、腹大膨張して、次第に中満すること。

月湖(げっこ、生没年未詳)　人名。日本室町時代の僧医。『産科秘録』の著者。月湖は室町時代の日本人僧で、中国明に渡り医に精通したと伝えられる。

結喉(けっこう)　のどぼとけのこと。頸部の前方中央に突起している部分のこと。甲状軟骨部に相当する。男性の結喉は突出するが、女性は突出していない。

結喉癰(けっこうよう)　「猛疽」を参照。

橛骨(けつこつ)　「尾閭(びろ)」を参照。

結紮法(けっさつほう)　治法。糸(薬線や普通の糸)でしばり、その張力で患部の気血を不通にして、除去すべき組織を壊死脱落させる治療法のこと。いぼ(贅疣)や痔核などに用いる。頭が大きく根元が小さいいぼなどでは、糸を根元に強めに巻きつけて行う。血瘤やがん腫などには用いてはならない。

月使(げつし)　「月経」に同じ。

月事(げつじ)　「月経」に同じ。

血痣(けつし)　症名。皮膚や粘膜の局部の毛細血管が拡張して生ずる皮膚の病変である。紅色やとび色、青色で、押しても色がさめない、大小さまざまで、多くは盛り上がり、表面は光沢があり、触れて破れると出血する。本病は先天的なもので、何歳からでも発生する。通常は変化しないが、大きくなるものもあるが、不快な症状は無い。

齘歯(けつし)　症名。睡眠中の歯ぎしりのこと。歯をすり合わせて音を出すが、病変ではない。胃中に熱があり、それが絡脈に及んで起こる。

血室(けっしつ)　①子宮のこと。②肝臓のこと。③衝脈のこと。「熱入血室」を参照。

血実(けつじつ)　血のめぐりが悪く、血滞・充血・瘀血などを起こす。

芡実丸(けつじつがん)『東医宝鑑』　方剤名。芡実500　蓮花鬚　山茱萸各40　白蒺藜200　覆盆子80　龍骨20。「陽虚により早泄、遺精、夢精などが見られる場合に用いる」。

血弱気尽腠理開(けつじゃくきじんそうりかい)(血弱く気尽きるは腠理開く)　気血が虚弱なものは、体表の抵抗力が弱く、皮

け

膚の毛穴が粗雑で、開きやすいこと。

結者散之(けつしゃさんし)(結する者はこれを散ず)『素問・至真要大論』に見える。結聚の症候では消散しなけらばならないこと。たとえば痰濁により瘰癧が生じ、ながらく消えなければ、「軟堅散結」法を用いる。

血渋(けつじゅう) 血が渋滞して、流通が悪いもの。

血愁穴(けつしゅうけつ) 穴名。奇穴。腰部、第2腰椎棘突起の直上に取る。吐血・衄血・便血などを主治。

血従上溢(けつじゅうじょういつ) 温邪が血に迫り、口鼻から出血すること。

血証(けっしょう) 血液が経脈を運行せずに溢血する病証のこと。咳血・喀血・吐血・嘔血・衄血・便血・尿血・皮下出血などがある。その病因は非常に多く、外傷・飲食・情志・内傷虚損などにより起こる。虚実の違いがある。虚証は、傷陰虚火妄動や気虚不摂により起こる。実証は、火盛気逆、血熱妄行により起こる。各項を参照。

厥証(けっしょう) 一般に突然昏倒して人事不省・四肢厥冷となるが、しばらくして覚醒する病証のこと。その病因は2つに分類できる。①平素より肝陽偏旺なものが、飲食不節や過度の精神的刺激、激痛などにより、気機逆乱し血が気により逆乱したり、痰が気により上り心神を蒙閉して発病する。②元気がもとより弱く、または病後に気津が受傷したり、または失血により、気血が上衝せずに発病する。『内経』の厥証には、「暴厥」「寒厥」「熱厥」「煎厥」「薄厥」「尸厥」などがあり、後世ではさらに「痰厥」「食厥」「気厥」「血厥」「蛔厥」「暑厥」などに分けた。各項を参照。

闕上(けつじょう) 「闕」のやや上方で、天庭部の下方のこと。古くは闕上部を望診して、肺疾患の診察の参考にした。

潔浄腑(けつじょうふ) 『素問・湯液醪醴論篇』に見える。「浄腑」は膀胱のこと。小便の出をよくすること。

血証論(けっしょうろん) 書名。中国清代、唐宗海(容川)著。1885年。全8巻。気血の関係、血証の病機とその治療法について述べている。

月蝕瘡(げつしょくそう) 「旋瘡」ともいう。小児の鼻や耳に瘡ができ、赤くただれ黄水が流れ出るもの。小児が初めて月を見た際に、手で耳を塞ぐことで瘡ができたので名づけたという。

欠伸(けっしん) 症名。あくびと背伸びのこと。

月信(げつしん) 「月経」に同じ。

厥心痛(けっしんつう) 症名。五臓の陰気が上逆して胸部を侵犯して疼痛すること。

月信痛(げつしんつう) 月経痛のこと。

厥深熱深(けつしんねつしん) 冷えの程度がひどければひどいほど、熱邪の閉鬱もひどくなること。たとえば四肢の厥冷がひどければ、胸腹部が灼熱して、押さえつけられるのを嫌がる。

月水(げつすい) 「月経」に同じ。

血随気陥(けつずいきかん) 気虚下陥して子宮出血を起こす病理を指す。血は気によってめぐるので、気陥すれば血も下部に鬱積して下部から漏れる。症状は出血量も多くなかなか止まらず・面色蒼白・精神疲乏・舌淡苔少・脈虚数や沈細無力などが見られる。

厥頭痛(けつずつう) 「肝厥頭痛」に同じ。

血泄(けつせつ) 便血のこと。つまり大便より血が排出すること。「便血」を参照。

血疝(けつせん) ①「瘀血疝」ともいう。陰嚢部が瘀血腫痛し、錐で刺されるように痛む。疼痛箇所は移動しない。平素より瘀血があり、過労や寒邪を感受することにより発症する。②小腹より外生殖器部分の癰腫のこと。『儒門事親』に「その状黄瓜の如く、少腹の両かたわら、横骨の両端約中にあり、俗に便癰という。…気血流溢し、脬嚢に滲入し、留まりて去らず、結して癰腫となるなり、膿少なく血多し」(其状如黄瓜、在少腹両傍、横骨両端約中、俗云便癰、…気血流溢、滲入脬嚢、留而不去、結成癰腫、膿少

け

血多)と見える。

厥疝(けつせん)　①厥気が逆上して起こる疝証のこと。症状は臍部周辺が絞痛し・脇痛・悪心・吐冷涎・手足厥冷・脈大で虚などがみられる。寒気が腹中に積聚し上逆して起こる。②『済生方』に「厥疝すればすなわち心痛(胃脘部痛のこと)し、足冷し、食おわりて則ち吐す」(厥疝則心痛、足冷、食已則吐)と見える。

血燥(けつそう)　症名。「肌肉枯燥」に同じ。皮膚筋肉の営養が悪く、湿潤光沢や弾力を失い汚らしくなる症候のこと。

血滞(けったい)　症名。血行の渋滞のこと。月経異常を指すこともある。

血脱(けつだつ)　①大出血により起こる虚脱のこと。②慢性出血患者にみられる、面色蒼白無華・形体痩弱・脈虚などの症候のこと。

血脱気脱(けつだつきだつ)［気随血脱］　出血過多により陽気虚脱する病理のこと。気と血は相生相成関係で、相互に依存している。血脱とは出血過多のことである。つまり出血過多になれば気が依拠するところを失い、面色蒼白・四肢厥冷・大汗淋漓・六脈微細などの気虚欲脱の症状があらわれる。治療には、「血脱すれば気益す」の原則により、補気して固脱する。

闕中(けつちゅう)　「闕」を参照。

血癥(けつちょう)　血瘀が積滞して起こる癥のこと。主な症状は胸腹肋間疼痛して、触れると硬く、押しても移動しない・身体は日増しに消痩し・体倦乏力・飲食減少、女性では経閉となる。

血枕痛(けっちんつう)　「児枕痛」に同じ。後陣痛のこと。

穴道(けつどう)　「穴」に同じ。

血毒(けつどく)　血の滞りによって起こる病証のこと。症状は皮膚や粘膜が赤黒い・出血やうっ血を起こしやすい・月経不順・頭痛・不眠・めまい・のぼせ・冷えなどを起こしやすい。

結毒(けつどく)　瘡毒が一箇所に積聚して発展して移動しないもの。梅毒のこと。結毒眼・結毒筋骨痛・咽喉結毒などがある。

結毒瘻瘡(けつどくろうそう)　瘻孔をともなう梅毒、または特異性、非特異性の慢性炎症のこと。

決瀆之官(けっとくのかん)　「三焦主決瀆」を参照。

欠乳(けつにゅう)　「乳汁不行」ともいう。産後の乳汁不足のこと。虚証と実証がある。「虚証」では、体質虚弱や気血不足、出産時の出血過多と気血の虚などにより起こる。症状は乳房不脹痛・乳汁少量・面蒼白・頭暈耳鳴・心悸気短・悪露少量などがみられる。「実証」では、肝鬱気滞し、経脈阻滞して気血不通することで起こる。症状は乳房脹痛・胸脇脹満・胃脘不爽・大便秘結、ひどければ発熱などが見られる。

血熱(けつねつ)　血分に熱があること。症状は吐血・鼻衄・喀血・便血・血尿・発疹、女性では経行先期、脈弦数などがみられる。

結熱(けつねつ)　熱の勢いが鬱結して消散せず、気機の流通が阻止されるもの。

血熱崩漏(けつねつほうろう)　症名。熱盛で迫血妄行して陰道より大量に出血すること。多くは平素より体質が陽気亢盛、または感染により内生殖器に急性炎症があらわれた場合に起こる。症状は出血多量・深紅色や紫色・または少量の血塊があり・面赤・煩躁・易怒などが見られる。さらに陰虚により衝任が熱を受け、局部に炎症が生じて出血を起こすこともある。症状は出血淋漓で止まらず・鮮紅色・心煩不眠・午後潮熱などが見られる。

血之府(けつのふ)　血脈のこと。血は経脈に集まるので名づく。

血痺(けっぴ)　『金匱要略・血痺虚労病脈証并治』に見える。身体の局部が麻痺・疼痛する内傷病証の一つ。主な症状は身体麻木・遊走性の痹痛・脈微で濇緊などが見られる。その病因は気血が内虚したり、労倦汗出したり、または風にあたり睡臥して、邪気が虚に乗じて侵入し、血気が閉阻不通して起こる。
厥微熱微(けつびねつび)　冷えの程度が軽微であれば、熱邪の閉鬱もひどくないこと。
血風(けつふう)　症名。皮膚に紅斑や血泡を生ずる病のこと。
血風湯(けつふうとう)『東医宝鑑』　方剤名。川芎　当帰　熟地黄　白朮　白茯苓各40　白芍　秦艽　羌活　白芷各28　防風20。「出産後に風に傷られ、手足攣急、無力の場合に用いる」。
血不帰経(けつふきけい)(血経に帰せず)　「血不循経」ともいう。血証の病機の一つ。血液が経脈の運行に循行せずに、外に漏れ出ること。崩漏・吐血・衄血・便血・尿血などがある。気虚・気逆・血瘀・火熱など多くの原因により起こる。
血不循経(けつふじゅんけい)(血経を循らず)　「血不帰経」に同じ。
血府逐瘀湯(けっぷちくおとう)『医林改錯』　方剤名。桃仁12　紅花　当帰　生地黄各9　川芎5　赤芍薬6　牛膝9　桔梗5　柴胡3　枳殻6　炙甘草3。胸中血瘀・血行不暢による、胸痛・頭痛・心悸などに用いる。また薬物組成からは、気滞血瘀証による、胸脇痛・頭痛・心悸・抑鬱易怒・吃逆・不眠・舌質暗紫あるいは瘀点・脈渋或は弦などに用いる。
血府逐瘀湯(けっぷちくおとう)『その他』　方剤名。桃仁16　当帰　生地黄　紅花　牛膝各12　枳実　芍薬各8　桔梗　川芎各6　柴胡　甘草各4。「胸中に熱があり、胸刺痛が長らく癒えない場合、吃逆が癒えない場合、煩熱感があり心煩、不眠、夜間発熱する場合などに用いる」。
血分(けつぶん)　「血分証」を参照。
血分瘀熱(けつぶんおねつ)　①血分に鬱結した熱のこと。②瘀血が滞留して起こる発熱のこと。「瘀熱」「瘀熱在裏」を参照。
血分腫(けつぶんしゅ)　症名。月経閉止による浮腫のこと。
血分証(けつぶんしょう)　温熱病の病状が最も重い段階のこと。営分病が発展したものである。傷陰・耗血・動血などの特徴がある。症状は高熱・夜間熱が高い・躁擾不寧・発疹・疹色深紫・舌色深絳や紫晦・脈細数、ひどければ神志不清・譫語発狂、または抽搐昏迷・吐血・衄血・便血などが見られる。

「血分」とは、温熱病の衛気営血弁証の最も深層のことで、心・肝・腎などの臓が受病するものも含まれる。外科の急性瘡瘍疾患も「血分」の熱毒としているが、その意義は異なる。
血分熱毒(けつぶんねつどく)　①温病で熱が血分に入り、高熱・神志昏乱・皮膚斑疹、または吐血・衄血・便血・舌色深絳・脈細数などをあらわすもの。②外科の皮膚瘡瘍の際に、紅腫疼痛・舌質紅絳、または高熱・神志昏乱などをあらわすもの。
決閉(けつへい)　「閉」は閉のこと。つまり闢門(水門)を開くこと。
血癖(けつへき)　瘀血塊のこと。
血崩(けつほう)　「崩漏」を参照。
血乏(けつぼう)　血不足のこと。
欠盆(けつぼん)　1)前胸壁の上方、鎖骨上縁のくぼんだところを指す。大鎖骨上窩のこと。2)穴名。足陽明胃経。禁針穴。前頚部、大鎖骨上窩、前正中線の外方4寸、鎖骨上方の陥凹部。①宣肺降逆　②止咳平喘　③清熱散結　④寛胸利膈　⑤清四肢熱
欠盆骨(けつぼんこつ)　「柱骨」に同じ。
血脈(けつみゃく)　「経脈」に同じ。脈ともいう。気血運行の通路のこと。
結脈(けつみゃく)　脈象の一つ。脈が遅緩で不規則で間歇的なもの。寒凝気滞や疝気・癥瘕積聚、心血管系疾病に見られる。
決明元(けつめいげん)『東医宝鑑』　方剤名。麦門冬　当帰　車前子各80　青葙子　防風　枳実各40　益母仁　細辛　枸杞子　沢瀉　乾地黄　石決明　黄連各20。「肝熱によるすべての眼病と陰虚により生ずる翳膜に用いる」。
決明散(けつめいさん)『東医宝鑑』　方剤名。①石決明　決明子　黄芩　甘菊花　木賊

け

石膏　芍薬　川芎　羌活　蔓荊子　甘草各2.8　生姜5。「風熱により翳膜が生じた場合、眼から出血したり、まぶたに腫塊が生じたり、眼が渋り、視力が落ち視界が暗くなる場合に用いる」　②決明子　蔓青子各120。「視力が落ち、頭と胸脇が痛み、口渇し口苦するものに用いる」。

決明子(けつめいし)　薬物名。清熱降火薬。鹹、平、肝・腎。①祛風清上　②除障明目

決明退翳散(けつめいたいえいさん)『救急方』　方剤名。石決明　決明子　黄芩　甘菊花　木賊　石膏　川芎　芍薬　羌活　蔓荊子　甘草各2。「小児が風熱毒により目赤、目渋して痒痛し、まぶたに胬肉が生じ、次第に視力が落ちるものに用いる」。

決明湯(けつめいとう)『郷薬集成方』　方剤名。石決明　人参　川芎　細辛　五味子各40　茯苓80。「血滝瞳人に用いる」。

穴名備考(けつめいびこう)　書名。日本江戸時代、竹田景淳(生没年不詳)の編著。針灸経穴書。本書は経穴名をイロハ順に配列して典拠を記した経穴名辞書。

血門穴(けつもんけつ)　穴名。奇穴。任脈の中脘穴の両側に取る。胃痛・食少などを主治。

血薬(けつやく)　四物湯の別名。

血余(けつよ)　薬物名。血余炭に同じ。

結陽(けつよう)　『素問・陰陽別論』に見える。四肢浮腫の病理の一つ。四肢は諸陽の本であり、四肢の陽気が凝結し宣通して、水液が停滞してめぐらなければ、浮腫が生ずる。

血余炭(けつよたん)　薬物名。本品は人の頭髪を煅炭加工したものである。苦。平。肝・腎。①止血散瘀。鼻出血・喀血・吐血・血尿・血便・不正性器出血などに用いる。②生肌斂瘡。皮膚潰瘍がなかなか癒合しないものに用いる。③利小便。小便不利に用いる。

血痢(けつり)　「湿熱痢」を参照。血性の下痢のこと。

血瘤(けつりゅう)　瘤の一種。半球形または扁平状の隆起が見られる。境界は明瞭で綿のように柔らかく、または軟質と硬質が混じり、表面は紅色か紫紅色、また変化の無いものもある。押すと縮小して退色し、こすると破れて出血が止まらない。『外科正宗』に「心は血をつかさどり、暴急はなはだしく、火旺して血にせまり沸騰し、また外邪の搏たるところとなりて腫るるは血瘤という」(心主血、暴急太甚、火旺逼血沸騰、復被外邪所搏而腫曰血瘤)と見える。さらに「血瘤は、微紫微紅、軟硬間雑、皮膚隠隠として纏うこと紅絲のごとく、擦破すれば血流れ、これを禁じて住まず」(血瘤者、微紫微紅、軟硬間雑、皮膚隠隠纏若紅絲、擦破血流、禁之不住)と見える。

血淋(けつりん)　証名。血尿に尿道熱渋刺痛をともない、下腹部が疼痛・脹急する病証のこと。これは下焦の湿熱蘊結により迫血妄行して起こる。もし無熱微痛のものは、陰虚火動で摂血できずに起こる。

血輪(けつりん)　①眼の内眥と外眥の総称。②「五輪」を参照。

厥冷(けつれい)　症名。厥逆の軽い状態のこと。

血瀝痛(けつれきつう)　症名。月経不順により腰部が痛むこと。

橛肋(けつろく)　「尾閭(びろ)」を参照。

下都穴(げとけつ)　穴名。奇穴。手の環指と小指の中手指節関節の間に取る。上肢の腫脹発赤・目赤腫痛などを主治。

解毒(げどく)　人体に危害を及ぼす邪毒を解除すること。邪毒は多くは火熱に属すので、「涼血解毒」「瀉火解毒」「清瘟解毒」などが常用されるが、病毒により解毒方法を選択する。この他にごく稀に、寒邪が極度に盛んな場合も寒毒になるので、この場合は温中散寒法を用いて解除する。

解毒飲子(げどくいんし)『郷薬集成方』　方剤名。生地黄汁3　黄芩　生姜各10　蜜半。「熱病の初期で発熱し、心煩、焦燥、頭・腰・下肢が疼痛する場合に用いる」。

解毒丸(げどくがん)『東医宝鑑』　方剤名。

板藍根160　貫仲　青黛　甘草各40。「食中毒などのあらゆる中毒に用いる」。

解毒金花散(げどくきんかさん)『東医宝鑑』 方剤名。黄連　黄柏各8　白朮　黄芩　赤茯苓　芍薬各4。「熱毒により痢疾が生じ、血泡が混じる泄瀉をする場合に用いる」。

解毒済生湯(げどくさいせいとう)『処方集』 方剤名。当帰　遠志　黄芩　犀角　茯神　金銀花　川芎　瓜呂根　柴胡　麦門冬　知母　黄柏各4　紅花　牛膝　甘草各2。「脱疽の初期で煩熱がある場合に用いる」。

解毒散(香川解毒散)(げどくさん)『本朝経験』 方剤名。山帰来(土茯苓)　木通各4　茯苓5　川芎　忍冬各3　甘草　大黄各1。「梅毒などに用いる」。

解毒四物湯(げどくしもつとう)『東医宝鑑』 方剤名。黄芩　黄連　黄柏　梔子　乾地黄　当帰　白芍　川芎各4。「熱が高く崩漏が長らく癒えず、腹痛、面黄、身消痩する場合に用いる」。

解毒防風湯(げどくぼうふうとう)『医林撮要』 方剤名。防風6　地骨皮　黄耆　白芍　枳実　荊芥　羅蔔子各3。「打撲傷が掻痒して疼痛する場合に用いる」。

下乳(げにゅう) 「催乳」を参照。

下百労穴(げひゃくろうけつ) 穴名。奇穴。上背部、第7頚椎棘突起の下(大椎穴)の外方1.3寸に取る。咳嗽・瘰癧などを主治。

下病上取(げびょうじょうしゅ)(下病めば上に取る)『素問・陰陽応象大論』に「病下にあれば、これを上に取る」(病在下、取之上)と見える。①疾病の症状が下部にあらわれれば、上部の穴位に刺針すること。たとえば、脱肛症の場合に頭部の百会穴に刺針するなど。②疾病の症状が下部にあらわれれば、薬物で上部より治療する。たとえば、小便不利で、肺燥して水が行らず、咽乾・煩躁欲飲・呼吸短促・舌苔薄黄・脈数などには、清肺飲(桑白皮・麦冬・茯苓・黄芩・木通・車前)で上焦より治療すること。

下法(げほう)[瀉下、攻下、通利、通下] 治法。瀉下や潤下作用のある薬物を用いて、通導大便、消除積滞、蕩滌実熱、攻逐水飲する治療法のこと。寒下、温下、潤下などに分ける。瀉下薬の中で潤下薬だけが緩和で、他は作用が強いので老年者や体虚のものには注意を必要とする。また妊婦や月経中には禁忌である。実結症状が無ければ使用に注意が必要である。

下品(げほん) 「三品(さんぽん)」を参照。

下薬(げやく) 『神農本草経』の薬物分類の一つ。薬物を上中下の3つに分類し、これを天地人に配し、下薬125種は「病を治し、以って人に応ず」と見える。つまり一般的な治療薬を指す。

下沃(げよく) 症名。細菌性下痢のこと。

下痢後重(げりこうじゅう) 症名。裏急後重のこと。

下痢清穀(げりせいこく) 症名。排便した糞便が澄んだ水のようで、未消化物の食物残渣が混じり、糞便臭もせず、悪寒肢冷・神倦脈微などの脾腎陽虚の症状をともなうもの。

下髎(げりょう) 穴名。足太陽膀胱経。仙骨部、第4後仙骨孔。①清熱利湿　②強腰膝　③補腎調経　④疏理下焦

下廉(げれん) 穴名。手陽明大腸経。前腕後外側、陽谿と曲池を結ぶ線上、肘窩横紋の下方4寸。①通経活絡　②清理腸胃　③理気止痛　④清散風熱

研(けん) 薬物を磁製の鉢か素焼き鉢に入れて、細かく研磨する、または薬研で細かい粉末にすること。

犍(けん) 「五不男」を参照。

瞼(けん) 「胞瞼」を参照。

蠲(けん) ①「捐」に通ず。除去のこと。『素問・刺法論』に「盛を瀉し余を蠲す」(瀉盛蠲余)と見える。つまり、その盛気を瀉して、その「余」を除去すること。また「蠲毒」とは去毒のこと。「蠲風」とは袪風のこと。「蠲痛」とは去痛のこと。②「涓」に通ず。清潔の意味。

蹇(けん) 運動障害のこと。舌が蹇すれば言語が不利になる。蹇膝とは歩行不能のこと。

懸(けん)　引きつること。
痃(げん)　「痃癖」を参照。
健胃保和丸(けんいほわがん)『東医宝鑑』　方剤名。白朮 80　枳実　山査子　陳皮　麦芽各 40　神曲　白豆蔻　木香各 20。「脾胃が虚弱で食滞が生じ、心下痞硬疼痛する場合に用いる」。
懸飲(けんいん)　水飲が脇肋部に留まるもの。水飲が上部の胸中に無く、下部の腹中にも無いので懸飲という。症状は脇下脹満・疼痛・咳唾により両脇が牽引され・脈沈弦などが見られる。ひどければ咳嗽が激しく・胸脇が痞満して痛み・鎖骨上窩に痛みが広がり・乾嘔短気・頭痛となる。
元陰(げんいん)　「腎陰」を参照。
堅陰(けんいん)　治法。腎精を固め、相火を平する治療法のこと。たとえば夢中遺精で、相火の妄動するなどの腎気不固には、清絡飲(鮮荷葉辺・鮮銀花・西瓜翠衣・鮮扁豆花・絲瓜皮・鮮竹葉心)に甘草・桔梗・甜杏仁・麦冬・知母を加味して治療する。
蠲飲枳実丸(けんいんきじつがん)『東医宝鑑』　方剤名。牽牛子 120　枳実　半夏　陳皮各 40。「痰飲により胸悶吃逆し、時々嘔吐し、心下が重苦しく、大小便不利する場合、顔面紅潮、嘔気、咳嗽して、痰涎を吐き、腸鳴する場合に用いる」。
眩暈(げんうん)　症名。「眩運」ともいう。「眩」は目の前が暗くなること。「暈」は頭がくらむこと。本証には多くの呼称がある。頭暈により眼花するものは「癲眩」といい、眼花により頭暈するのは「目眩」という。頭昏重して眼がくらみ眼花するのは「眩冒」という。多くは体虚・肝風・痰気・精神的な刺激などに関係がある。一般的には虚証と実証があるが、虚証の方が多い。虚証は肝腎陰虧や心脾の気血の不足によって起こる。「肝腎陰虚」のものは、頭目昏眩・精神不振・腰膝酸軟・遺精・耳鳴などが見られる。「心脾両虚」では、心悸失眠・体倦納減・面色蒼白・唇色淡などが見られる。実証は肝風上擾・痰濁阻閉などにより起こる。「風陽上擾」では、急躁易怒・失眠多夢・口苦などが見られる。「痰濁阻閉」では、頭重・多痰・胸悶悪心などが見られる。
眩運(げんうん)　「眩暈」に同じ。
瞼縁炎(けんえんえん)　「眼弦赤爛」を参照。
芫花(げんか)　薬物名。逐水薬。辛、温、毒、肺・腎。①逐水消腫　②祛痰止咳　③通経破癥　④解毒消癰
踡臥(けんが)　症名。手足を曲げて、体を丸くして横になっている状態のこと。
肩解(けんかい)　肩関節部のこと
諺解救急方(げんかいきゅうきゅうほう)　書名。朝鮮李朝時代、許浚の撰、上下 2 巻、2 冊。
諺解胎産集要(げんかいたいさんしゅうよう)　書名。朝鮮李朝時代、1608 年　許浚の撰。婦人科の胎産と胎児保護に関する医書。1 冊。各項目に諺解がある。
諺解痘瘡集要(げんかいとうそうしゅうよう)　書名。朝鮮李朝時代、1601 年　許浚の撰、上下 2 冊。
肩外兪(けんがいゆ)　穴名。手太陽小腸経。上背部、第 1 胸椎棘突起下縁と同じ高さ、後正中線の外方 3 寸。①宣肺解表　②調和営衛　③止咳平喘　④活絡止痛
諺解臘薬症治方(げんかいろうやくしょうちほう)　書名。朝鮮の書、刊記不詳。内医院編。1 冊。臘薬とは内医院において翌年使用する各種常備薬を意味するが、本書は、その方分とその効能・用法・禁忌などがしるされて、それを諺解したもの。
元気(げんき)　「原気」に同じ。
原気(げんき)　「元気」ともいう。元陰の気と元陽の気を含む。先天の精が化生したもので、後天に摂入される営養により絶えず滋生している。「原気」の源は腎(「命門」を含む)に発し、臍下の「丹田」に蔵され、「三焦」の通路を通って全身に敷布し、臓腑などのすべての組織器官の活動を推進する。つまり人体の生化動力の源泉である。
眩悸(げんき)　症名。眩暈と心悸亢進が同時に起こった状態のこと。

見宜翁医案(けんぎおういあん)　書名。日本江戸時代、松下見林(1637〜1703)の編著。古林見宜(1579〜1657)の伝記史料集。『見宜翁伝』ともいう。天和3年(1683)成。

元気虚弱(げんききょじゃく)　「気虚」を参照。

原機啓微(げんきけいび)　書名。中国元代、倪維徳の著。1370年。全2巻、附録1巻。眼病の総論、処方製造の要点について論じ、方剤を付している。

懸旗風(けんきふう)　胃火熾盛により脾胃に熱がたまり喉を侵犯するか、外傷により起こる。主な症状は、口腔の懸雍垂の下端に紫色の血泡ができる。血泡が口腔の上顎に生じ、潰爛して、痛み、食べれなくなるものを「飛揚喉」という。

懸癗風(けんきふう)　「懸旗風」に同じ。

牽牛串(けんぎゅうせん)　「串」を参照。

懸旗癰(けんきよう)　「懸旗風」に同じ。

肩髃(けんぐう)　穴名。手陽明大腸経、手陽明大腸と陽蹻との交会穴。肩周囲部、肩峰外縁の前端と上腕骨大結節の間の陥凹部。①捜周身百肢百骸之風　②通利関節　③調和気血　④消炎止痒　⑤消散鬱熱

原穴(げんけつ)　五兪穴の一つ。手足の三陽経にすべて一穴の原穴がある(合計6穴)。その位置は腕関節と足関節付近にある。『鍼灸聚英』に「過ぐるところを原となす」(所過為原)と見える。つまり経脈の流注が水渠の水流が絶えず流れていることから名づける。しかし、三陰経では兪穴と原穴は同じで(合計6つの兪穴を原穴としている)、陽経の6穴を合わせて「十二原穴」という。その名称は次のようになる。

「六陰経(兪穴と原穴が同じ)」

肺　—太淵　　心包—大陵　　心　—神門

脾　—太白　　肝　—太衝　　腎　—太溪

「六陽経」

大腸—合谷　　三焦—陽池　　小腸—腕骨

胃　—衝陽　　胆　—丘墟　　膀胱—京骨

経験痘方(けいけんとうほう)　書名。朝鮮李朝時代、高宗6年(1869)丁若鏞の著述。痘科の専門医書。筆写本1冊。

玄胡(げんこ)[延胡索]　薬物名。辛微苦、微温、肺・肝・脾。①活血調経　②行気止痛　③祛瘀療傷

肩甲(けんこう)　背部の肩甲骨のこと。

言語蹇渋(げんごけんじゅう)　症名。言語障害の一種で、緩徐な言語、断片的な言語の状態のこと。

玄胡索(げんごさく)　薬物名。玄胡・延胡索ともいう。「延胡索」を参照。

玄胡索丸(げんごさくがん)『東医宝鑑』　方剤名。延胡索60　桂心　紅花　滑石　紅麹各20　桃仁30。「瘀血により心下刺痛する場合に用いる」。

玄胡索散(げんごさくさん)『東医宝鑑』　方剤名。①延胡索　当帰　蒲黄　芍薬　肉桂各4　姜黄　木香　乳香　没薬各2.8　炙甘草2　生姜7。「血結胸で心下痞硬、腹痛、疼痛、胸脇刺痛する場合に用いる」　②生地黄40　延胡索　当帰　川芎　肉桂各30　木香　枳実　芍薬　桃仁各20。『医林撮要』「女性が瘀血により心下痞満疼痛する場合に用いる」　③延胡索　三稜　蓬莪朮　当帰各同量。『医林撮要』「女性が瘀血により月経不順で、腹痛、面黄、食欲不振の場合、出産後に腹中に硬い硬結が生じ、下血が続く場合に用いる」。

牽牛子(けんごし)　薬物名。辛、熱、小毒、肺・腎・大腸。①逐水消腫　②祛痰止咳　③殺虫消積

楗骨(けんこつ)[坐板骨、髖]　坐骨のこと(寛骨臼も含む)。女性は「交骨」という。

言語懶惰(げんごらいだ)　症名。言語障害の一種で、緩徐な言語の状態のこと。

蹇膝(けんしつ)　症名。膝関節が動かないこと。

芡実(けんじつ)　薬物名。固精縮溺薬。甘渋、平、脾・腎。①固精止遺　②益腎縮溺　③健脾止瀉　④化濁止帯

堅者削之(けんしゃさくし)(堅きものはこれを削る)　『素問・至真要大論』に見える。堅とは堅実な癥積のこと。この場合には薬物

け

を用いて攻削しなければならない。たとえば瘀血阻滞で腹中に積塊が生じ、押しても動かない場合は、「破瘀消癥」薬で、逐次攻削して消失させる。

玄珠耘苗丹(げんしゅうんびょうたん)『東医宝鑑』 方剤名。五味子 320 蛇床子 肉蓯蓉 山薬 菟絲子 百部根 杜仲 白茯苓 防風 巴戟天 遠志 枸杞子 側柏子各 80。「陰陽気血を補い、五臓を補い、精神を明晰にし、中気を補う補薬として用いる」。

建殊録(けんしゅろく) 書名。日本江戸時代、吉益東洞(1702〜1773)の治験記録を門人の巌渓恭がまとめ、田中栄信が校閲した書。不分巻 1 冊。宝暦 13 年(1763)刊。

兼証(けんしょう) 「客証」に同じ。

懸鍾(けんしょう)[絶骨] 1)「絶骨」を参照。2)穴名。足少陽胆経。髄会。下腿外側、腓骨の前方、外果尖の上方 3 寸。①強筋堅骨 ②清髄熱 ③平肝熄風 ④清熱利湿 ⑤駆邪散滞

玄霜膏(げんしょうこう)『東医宝鑑』 方剤名。烏梅汁 梨汁 柿霜 砂糖 蜜 羅蔔汁各 160 生姜汁 40 赤茯苓 320 款冬花 紫苑各 80。「虚労で咳嗽し、痰に血が混じる場合に用いる」。

玄霜雪梨膏(げんしょうせつりこう)『東医宝鑑』 方剤名。梨 60 白茅根汁 生地黄汁各 10 麦門冬 生羅蔔各 5。「虚労や心火が動じて、咳嗽が長引き、痰に血が混じり、口乾する場合に用いる」。

険証百問(けんしょうひゃくもん) 書名。日本江戸時代の書、中川修亭(1773〜1850)の師の吉益南涯・華岡青洲に治病に関する質問を行い、その答えをまとめたもの。

剣針(けんしん) 「鈹針(ひしん)」を参照。

繭唇(けんしん) 症名。唇部に生じる病症の一つ。突起した白い皮膚が縮んで裂けた状態が、蚕の繭に似ていることから名づける。初期は口唇部に豆粒大の硬結が生じ、次第に増大し、硬くなり疼痛がある。つぶれて流血し、キノコ状の大小ふぞろいで、表面は常に痂皮で覆われ、凸凹している。頚部や頷部に腫塊が生じる。後期には口乾咽燥・消痩が見られる。多くは思慮により脾を傷る、心下内熾、脾胃積火や腎虧火旺により、火毒が唇部に蘊結して起こる。

玄参(げんじん) 薬物名。清熱降火薬。苦鹹、微寒、肺・腎。①滋陰降火 ②解毒利咽 ③潤腸通便 ④軟堅消癧

玄参散(げんじんさん)『東医宝鑑』 方剤名。①玄参 40 升麻 射干 大黄各 20 炙甘草 10。「熱により口蓋垂が腫痛する場合に用いる」 ②防風 60 羚羊角 黄芩各 40 玄参 20 甘菊花 蔓荊子 芍薬 馬牙硝各 12。『郷薬集成方』「風熱により眼が渋り、疼痛し、頭痛する場合に用いる」。

玄参升麻湯(げんじんしょうまとう)『東医宝鑑』 方剤名。玄参 升麻 独活 荊芥 甘草各 12。「傷寒により斑疹が生じ、煩躁、譫語、咽喉腫痛する場合に用いる」。

元神之府(げんしんのふ) 『本草綱目』に見える。脳のこと。「元」とは首の意味がある。「府」とは所在のこと。「元神の府」とは、脳は神経の機能活動を指している。

玄参敗毒散(げんじんはいどくさん)『四象診療』 方剤名。羌活 独活 荊芥 防風 柴胡 前胡 玄参 梔子 薄荷各 6 忍冬藤 地骨皮各 4。「少陽人が悪寒発熱し、頭痛、身痛、煩躁する場合、傷寒の初期に身痛、内熱、嘔吐する場合に用いる」。

玄参貝母湯(げんじんばいもとう)『東医宝鑑』 方剤名。防風 貝母 瓜呂根 黄柏 白茯苓 玄参 白芷 蔓荊子 天麻 半夏各 4 甘草 2 生姜 3。「痰火により耳中に熱感があり、薄い膿が流れ、掻痒する場合に用いる」。

芫荽(げんすい) 薬物名。発散風寒薬。辛、温、肺・胃。①疏表透疹 ②開胃進食 ③利竅導閉

懸枢(けんすう) 穴名。督脈。腰部、後正中線上、第 1 腰椎棘突起下方の陥凹部。①温補脾腎 ②渋腸固脱 ③疏調三焦 ④舒筋活絡

肩井（けんせい）　穴名。足少陽胆経、手足少陽と足陽明と陽維脈の交会穴。禁針穴。後頚部、第７頚椎棘突起と肩峰外縁を結ぶ線上の中点。①理気降痰　②散風祛湿　③通乳堕胎　④消腫止痛　⑤散結補虚

牽正穴（けんせいけつ）　穴名。奇穴。顔面部、耳垂の前方0.5寸、耳垂中点と水平に取る。面癱などを主治。

牽正散（けんせいさん）『東医宝鑑』　方剤名。白附子　白殭蚕　全蝎各同量。「中風により癱瘓した場合に用いる」。

拳尖穴（けんせんけつ）　穴名。奇穴。手の第３中手指節関節の、拳を作って尖った頂点に取る。目混濁・牙痛などを主治。

肩前穴（けんぜんけつ）　穴名。奇穴。肩関節、腋窩横紋の先端と肩峰の前下方の陥凹部（肩髃穴）を結ぶ中点に取る。肩腕痛・上肢痹痛などを主治。

肩息（けんそく）　呼吸困難で肩をあげながら呼吸する状態のこと。哮喘（喘息）の際に見られる。

玄大膏（げんだいこう）『東医宝鑑』　方剤名。麻油1200　黄丹600　玄参　白芷　当帰　肉桂　芍薬　大黄　生地黄各40。「癰疽や瘡癤が化膿する前後に用いる」。

肩柱骨穴（けんちゅうこつけつ）　穴名。奇穴。肩端の骨の尖上に取る。牙痛・瘰癧・肩痛などを主治。

堅中湯（けんちゅうとう）『備急千金要方』　方剤名。法半夏５　茯苓５　桂枝４　大棗３　芍薬３　乾姜1～3　甘草1～1.5。本方は小建中湯の生姜を乾姜に代え、膠飴を去り、半夏・茯苓を加えたもの。虚労内傷による、悪寒発熱・嘔逆・吐血・腹痛などに用いる。

肩中兪（けんちゅうゆ）　穴名。手太陽小腸経。上背部、第７頚椎棘突起下縁と同じ高さ、後正中線の外方２寸。①清熱散風　②止咳平喘　③調和営衛　④活絡止痛

権仲和（けんちゅうわ）　人名。朝鮮李朝時代の医家、字は容甫、号は東皐、本貫は安東。太祖に重用され、後に『郷薬簡易方』の著述を命じ、さらに『郷薬済生集成方』および『新編集成馬医方・牛医方』の編纂を指導した。

蠲痛元（けんつうげん）『東医宝鑑』　方剤名。延胡索40　苦楝子　茴香各20　牽牛子　当帰　良姜　橘皮　木香　烏薬各10　全蝎7。「小腹牽痛し陰嚢が腫痛するものに用いる」。

肩貞（けんてい）　穴名。手太陽小腸経。禁灸穴。肩周囲部、肩関節の後下方、腋窩横紋後端の上方１寸。①清熱聡耳　②活血化瘀　③化痰消腫　④祛風止痛

玄菟固本丸（げんとこほんがん）『東医宝鑑』　方剤名。菟絲子300　熟地黄　天門冬　麦門冬　五味子　茯神各160　山薬120　蓮実　人参　枸杞子各80。「白髪が増え、老化が早まる場合、虚労で虚熱が出て、冷汗、眩暈、耳鳴、焦燥、頻尿、遺精、夢精、陰痿がある場合に用いる」。

玄菟丹（げんとたん）『東医宝鑑』　方剤名。菟絲子400　五味子280　白茯苓　蓮実　山薬各120。「消渇で多飲、多尿、知らぬ間に失禁したり、遺精がある場合に用いる」。

肩内兪穴（けんないゆけつ）　穴名。奇穴。肩峰の前下方の陥凹部（肩髃穴）の直下１寸に取る。肩痛・肩運動不利などを主治。

瞼癈（けんはい）　「上胞下垂」を参照。

肩背穴（けんはいけつ）　穴名。奇穴。斜角筋上縁、鎖骨上窩の正中、前正中線の外方４寸（欠盆穴）の直上１寸に取る。肩背痛・項背痛などを主治。

健肺丸（けんぱいがん）『郷薬集成方』　方剤名。①百部　白芨各600　蔓参　沙参各400　貝母　麦門冬各300　遠志　款冬花　瓜呂根各200。「肺結核により咳嗽して痰や血痰を吐くものに用いる」　②百部600　山薬500　熟地黄　白茯苓　黄耆　黄芩各400　丹参　百金　鶏内金各300。「肺結核により身体衰弱し、微熱が出て消化不良の場合に用いる」。

瞼板線嚢腫（けんばんせんのうしゅ）　「眼胞痰核」を参照。

健脾（けんぴ）［補脾、益脾］　治法。脾虚して運化機能が減弱した場合の治療法。症状

け

に面色萎黄・疲倦無力・飲食減少・胃痛喜按・食べると減痛・大便稀薄・舌淡苔白・脈濡弱などが見られる場合には、人参・白朮・山薬・薏苡仁などを用いる。

健脾丸(けんぴがん)　方剤名。①「消導」を参照。②白朮 200　白茯苓　白芍　半夏各 120　陳皮　神曲　車前草　当帰　川芎各 80。「脾胃が虚弱で口中無味、食後に心下痞硬し消化不良の場合に用いる」。

健脾壮胃湯(けんぴそういとう)『四象診療』　方剤名。人参　黄耆　肉桂　当帰　川芎　白芍　炙甘草　乾姜　白朮　陳皮各 4　紫蘇葉　附子各 2　生姜 3　大棗 2。「少陰人の陽明病で発熱汗出するものに用いる」。

健脾疏肝(けんぴそかん)[培土抑木]　治法。肝気鬱結により脾の運化機能に影響した場合の(肝旺脾虚、木克土証)治療法。肝旺脾虚の症状は両脇脹痛・不思飲食・腹脹腸鳴・大便稀溏・舌苔白膩・脈弦などが見られる。培土には白朮・茯苓・薏苡仁・山薬などを用いる。抑肝には柴胡・青皮・木香・佛手などを用いる。

蠲痹湯(けんぴとう)『東医宝鑑』　方剤名。当帰　芍薬　黄耆　防風　姜黄　羌活各 6　甘草 2　生姜 5　大棗 2。「寒痹により足腰が痹痛し、重くこわばる場合、手足が厥冷し強直する場合に用いる」。

健脾白朮散(けんぴびゃくじゅつさん)『郷薬集成方』　方剤名。厚朴 40　人参 30　白朮　炮乾姜各 12。「脾胃傷湿して水様泄瀉(濡瀉)が続く場合に用いる」。

兼病(けんびょう)　2つ3つの疾病が同時に併発すること。合病や併病などに連関はなく、ただ雑然とした症状が混在しているもの。

現病歴(げんびょうれき)　現在の病気がいつから始まり、どのような経過をたどって現在に至ったかの記録のこと。

元府(げんふ)　「玄府」に同じ。

玄府(げんふ)　元府、気門(汗は肺気が宣散するので名づく)、鬼門(鬼は魄に通じる。肺は魄を蔵し、肺気は皮毛に通じ、汗は皮毛より出るので「魄汗」ともいい、汗孔を「鬼門」ともいう)ともいう。体表の汗孔のこと。

眴仆(げんぷ)　症名。眩暈により倒れる症状のこと。

健脬湯(けんふとう)『処方集』　方剤名。兎絲子 12〜16　萆解 6〜8　益智仁　烏薬各 8〜10　破胡紙　白茯苓各 8。「腎陽不足により頻尿、遺尿の場合に用いる」。

痃癖(げんぺき)　古病名。「痃」と「癖」は2つの症候であるが、習慣的に「痃癖」と通称している。「痃」は臍の両側に索状に筋塊が隆起し、弓の弦のようで大小がふぞろい。痛んだり痛まないものもある。「癖」とは両脇の間の積塊で、平素は触れないが、痛む時に触ると積塊を触れるもの。古くは「食癖」、「飲癖」、「寒癖」、「痰癖」、「血癖」などに分けた。その原因は飲食不摂により脾胃が受傷し、寒痰が結聚して気血が搏結して生ずる。

験方新編(けんぽうしんぺん)　書名。中国清代、鮑相傲(雲韶)編。1846 年。全 16 巻。救急の用に便利なように各種の簡単な処方を選択、収録し、部門別に編纂した書。

瞼胞赤爛(けんぽうせきらん)　症名。急性慢性眼瞼炎のこと。

兼方(けんぽう)　作用の異なる薬物を1つの方剤中に同時に用いることをいう。一般的には寒薬で熱証を治療したり、熱薬で寒証を治療する場合などに用いる。しかし、この方法は病状が複雑な時や疾病が危険な場合は用いてはならない。さらに方剤中に作用の異なる薬物がある場合には、注意が必要である。たとえば大青竜湯は、麻黄で表寒を治療し(悪寒・発熱・無汗を治す)、石膏で裏熱を清する(煩躁を治す)。麻黄附子細辛湯は、発熱して悪寒がひどく(厚着をしても寒気が取れない)・精神衰疲・嗜睡・舌苔白滑や黒潤・脈沈などを主治するが、外に表証があり内に陽気の衰退の状態に用いる。そこで麻黄で解表発汗し、附子で陽気を助け、細辛で表裏を通す。さらに吐瀉が止まっても汗出・手足寒冷・脈微で絶えそうな場合には、通脈四逆加猪胆汁湯を用いる。この場合、吐瀉が止むのは陰液が尽きたことを示し、汗出・手足寒冷・脈微で絶えそうなのは陽気が衰亡しているので、乾姜・附子・甘草を用いて陽気を助け、猪胆汁で胃陰を益すのである。

健忘(けんぼう)　症名。物忘れのこと。心血の虚や心気不足により記憶力が減退したもの。

眩冒(げんぼう)　「眩暈」を参照。

健歩丸(けんぽがん)『東医宝鑑』　方剤名。①防已40　羌活　柴胡　滑石　瓜呂根　炙甘草各20　沢瀉　防風各12　苦参　烏頭各4　肉桂2。「湿熱により腰膝酸軟し歩行困難なものに用いる」　②生地黄　陳皮　芍薬各60　蒼朮　当帰尾各40　牛膝　山茱萸　黄芩各20　檳榔2　桂心8。『医林撮要』「腰膝の関節痺痛無力に用いる」。

兼脈(けんみゃく)　脈診の結果、2つか3つの脈象が同時に見られるもの。

弦脈(げんみゃく)　脈象の一つ。脈がピンと張って長く、ピンと張った琴の弦のように力強い脈のこと。肝胆疾患・痛証・風証・痰飲・瘧疾などに見られる。

玄冶方考(げんやほうこう)　書名。日本江戸時代、岡本玄冶(1587～1645)が常用した方剤の解説書。全3巻。寛文11年(1671)刊。

玄冶目附之書(げんやめつけのしょ)　書名。日本江戸時代、岡本玄冶(1587～1645)の常用処方の口訣集。全2巻。成立年不詳。その方薬運用の秘訣がわかりやすく、しかも詳しく述べられている。

玄冶薬方口解(げんややくほうくげ)　書名。日本江戸時代、岡本玄冶(1587～1645)の述。その弟子の筆録編集になる方剤運用の指南書。不分巻1冊。

肩兪穴(けんゆけつ)　穴名。奇穴。肩峰の前下方の陥凹部(肩髃穴)と胸部正中より外方6寸で鎖骨外端下方の陥凹部(雲門穴)を結んだ線の中間。肩腕痛などを主治。

拳毛倒睫(けんもうとうしょう)　さかさまつげのこと。「睫毛倒入(しょうもうとうにゅう)」に同じ。「眼弦赤爛」(瞼縁炎)や「椒瘡」(砂眼)の治療が適切でなく、長らく治癒しない場合に起こる。まつげ(睫毛)が曲がって眼に入り、眼が渋痛して涙を流し、光を嫌がるなどの症状が見られる。ひどければ「雲翳」を起こす。

眴目(げんもく)　症名。眼がぐるぐる回り定まらず、眼がかすみ暗くなる症状のこと。

懸陽(けんよう)　「心臓」の神気のこと。

懸癰(けんよう)　①「海底癰」「騎馬癰」ともいう。会陰部にできる癰のこと。情志が鬱結して三陰が虧損し、湿熱が阻滞して起こる。会陰部は肌肉が軟らかく、不潔になりやすいので、治癒が困難で瘡漏ができやすい。②上顎部にできる癰のこと。葡萄のように紫色で、舌は伸ばしづらく、口も開けづらく、鼻衄・悪寒発熱もともなう。風熱が内結し、胃火が上昇して起こる。

懸雍(けんよう)　「懸雍垂」を参照。

元陽(げんよう)　「腎陽」を参照。

厳用和(げんようか)　人名。中国13世紀半ばに活躍した南宋の医家。字は子礼。若くして医名をあげた。著書に『済生続方』などがある。

懸雍垂(けんようすい)　「懸雍」「蒂丁」「帝鍾」「小舌頭」ともいう。俗にいう「のどちんこ」のこと。口を開けると「軟顎」(軟口蓋)の後方中央に垂れている突起部のこと。

兼用方(けんようほう)　主方の他に補助的に用いる薬方のこと。

建里(けんり)　穴名。任脈。上腹部、前正中線上、臍中央の上方3寸。①消積和中　②健脾理気　③化湿寛中　④降逆利水

懸釐(けんり)　穴名。足少陽胆経、手足少陽と手足陽明の交会穴。頭部、頭維と曲鬢を結ぶ(側頭の髪際に沿った)曲線上、頭維から3/4。①清熱散風　②消腫止痛　③通竅利気　④化瘀血

建理湯(けんりとう)『方薬合編』　方剤名。人参12～20　炮乾姜　桂枝各8　白朮　白芍各4　炙甘草2。「脾胃が虚冷したり積聚が生じ、胸悶、腹痛する場合に用いる」。

肩髎(けんりょう)　穴名。手少陽三焦経。肩上部、肩峰角と上肢骨大結節の間の陥凹部。①去風散寒　②活血止痛　③疏経利節　④通経活絡

顴髎(けんりょう)　穴名。手太陽小腸経、手少陽と手太陽との交会穴。禁灸穴。顔面部、外眼角の直下、頬骨下方の陥凹部。①清熱消腫　②調経化瘀　③鎮痛鎮痉　④疏経止痛

懸顱(けんろ)　穴名。足少陽胆経、手足少陽経と足陽明経との交会穴。頭部、頭維と曲鬢を結ぶ(側頭の髪際に沿った)曲線上の中点。①清熱散風　②消腫止痛　③清頭化瘀　④疏風通絡

か行・こ

股（こ） 大腿部のこと。
固（こ） 固とは禁固のこと。つまり前後不通、大便の秘結のこと。
鼓（こ） 「五不女」を参照。
蠱（こ） 「蠱蠱」を参照。
五悪（ごあく） 「五臓所悪」を参照。
固庵心腎丸（こあんしんじんがん）『東医宝鑑』 方剤名。熟地黄　乾地黄　山薬　茯神各120　当帰　沢瀉　黄柏各60　山茱萸　枸杞子　亀板　牛膝　黄連　牡丹皮　鹿茸各40　甘草20　朱砂40。「心腎の障害により胸悶し、不安、易驚、不眠する場合、遺精、冷汗、視力障害、耳鳴、陰痿症、腰痛、下肢麻痺などに用いる」。
五位（ごい） 「東、西、南、北、中央」の5つの方位のこと。
五痿（ごい） 「脈痿・筋痿・皮痿・肉痿・骨痿」のこと。
小石元俊（こいしげんしゅん、1743〜1808） 人名。日本江戸時代の医家。小石元瑞の父。名は道、字は有素。最初は山脇東洋の高弟、淡輪元潜・永富独嘯庵に医を学び、大槻玄沢・杉田玄白らと交わり、解剖を行った名医。漢蘭折衷派でオランダ医学にも詳しい。
小石元瑞（こいしげんずい、1784〜1849） 人名。日本江戸時代の医家。『究理堂備用方府』の著者。元瑞の父小石元俊は淡輪元潜・永富独嘯庵に医を学び、大槻玄沢・杉田玄白らと交わり、解剖を行った名医。元瑞は名は龍（りゅう）、号は檉園（ていえん）。父の究理堂を継承、発展させた。
護胃承気湯（ごいじょうきとう）『その他』 方剤名。大黄　玄参　生地黄　麦門冬各12　牡丹皮　知母各8。「温病で下剤を用いても解熱せず、口渇、黒苔や黄苔、脈沈弱の場合に用いる」。
五噎（ごいつ） 「憂噎・思噎・気噎・労噎・食噎」のこと。
古医方（こいほう） 名古屋玄医によって唱えられた実証的な医術のこと。思弁的要素の多い金元医学を排し、『傷寒論』を学ぶべしとした。古医方を実践する一派を古医方派といった。
箍囲薬（こいやく）［囲薬、箍薬］ 治法。初期の腫瘍の周囲に湿潤の泥薬を塗りつけ、瘡の形を縮めて尖らし、化膿と潰破しやすいようにすること。初期に用いると効果的だが、排膿して腫れがまだ残っている場合に用いても良い。薬性の寒熱を使い分ける。たとえば、金黄散（大黄・黄柏・姜黄・白芷・南星・陳皮・蒼朮・厚朴・甘草・天花粉を用いて散剤を作る）は、薬性は涼性が強く、清熱消腫するので、腫瘍の陽証に適応する。さらに葱汁・酒・麻油・菊葉・絲瓜葉などを搗いて汁を出し、これに金黄散の散剤を混ぜて塗りつける。回陽玉竜膏（草烏・乾姜・赤芍・白芷・南星・肉桂）は、薬性が温熱なので、陰証に適用し、熱した酒で調製して塗る。
五陰（ごいん） ①五臓の陰液のこと。②「手太陰・手少陰・足太陰・足少陰・足厥陰」の五経を指す。
股陰疽（こいんそ） 「股脛疽」を参照。
五飲湯（ごいんとう）『東医宝鑑』 方剤名。金沸草　人参　陳皮　枳実　白朮　白茯苓　厚朴　半夏　沢瀉　猪苓　前胡　桂心　白芍　甘草各2.8　生姜10。「全身浮腫し、重く、胸脇支満、咳嗽、喀痰時に胸脇がさらに痛み、身体を動かすと水の音がする場合、胸脇痞満、下腹に水の音がし、時に嘔吐、眩暈、心悸などの五飲症、つまり流飲、懸飲、痰飲、溢飲、留飲などに用いる」。
口（こう） 飲食は口から入り、言語は口より出る。「脾気は口に通ず」（脾気通于口）とあ

こ

り、脾の機能が調和していれば、食べ物の味がよく分かる。

工(こう)　医者のこと。

尻(こう)　仙骨から尾骨までの部分を指す。

肱(こう)　「臑(じゅ)」を参照。

拘(こう)　身体の筋肉が収縮して抽急(ひきつる)すること。『素問・生気通天論』に「緛短するを拘となす」(緛短為拘)とある。つまり筋肉が収縮し、手足拘攣して、思う通りに屈伸できないこと。『素問・至真要大論』には「内に痙強拘瘈をなす」(内為痙強拘瘈)と見える。拘瘈とは、拘急して瘈瘲(引きつれて動かない)こと。『素問・六元正紀大論』には「金格拘強」と見える。拘強とは、拘急して強縮すること。

喉(こう)　口腔内の気管の上端の部分を指す。陳梅澗は『重楼玉鑰』に「喉は空虚にして、気息の出入呼吸をつかさどり、肺の系となし、すなわち肺気の通道なり(喉者空虚、主気息出入呼吸、為肺之系、乃肺気之通道也)と見える。

睾(こう)　「卵」「陰卵」ともいう。睾丸のこと。

膠(こう)　動物の皮・骨・甲殻・角などに水を加えて煮出し、煮詰まったものを固形状にしたもの。補陽薬として用いることが多い。驢皮膠・虎骨膠・鱉甲膠・亀板膠・鹿角膠などがある。

頜(こう)　下顎骨(頬車)の耳下の部分のこと。

膏(こう)　人体内の部位の一つ。『霊枢・九針十二原篇』に「膏の原は鳩尾に出ず」(膏之原、出于鳩尾)と見える。または「膏肓」などがある。「膏肓」を参照。②肥壮・肥沃・稠濁のこと。『霊枢・衛気失常篇』に、「膏人」と見える。つまり多膏の人、肥満体質の人のこと。「膏淋」とは、小便が稠濁して、脂や米のとぎ汁のようになること。③油脂、潤沢のこと。『霊枢・経筋篇』に「これを治するに馬膏をもってす、その急するものに膏す」(治之以馬膏、膏其急者)と見える。前半の「膏」は馬脂のこと、後半の「膏」は潤沢の意味。馬脂を用いて拘急した部位を潤沢にするとの解釈である。

胛(こう)　肩甲部を指す。肩部の後下方のこと。

後(こう)　①大便のこと。『素問・脈度篇』と『霊枢・経脈篇』に「後と気を得る」(得後与気)と見え、『素問・厥論』には「後不利」と見える。「後」はいずれも大便を指している。「後血」とは、便血のことである(『霊枢・百病始生篇』)。②脈象の左右上下が不均衡に感じるものを形容する。『素問・三部九候論』に「一候に後するは則ち病み、二候に後するは則ち病はなはだしく、三候に後するは則ち病危うし。いわゆる後とは、応に俱わざるなり」(一候後則病、二候後則病甚、三候後則病危、所謂後者、応不俱也)。

峇(こう)　「窖(こう)」に同じ。穴倉のこと。『霊枢・淫邪発夢篇』に「深地峇苑の中に居る」(居深峇苑中)と見える。深い地下の穴倉に居留すること。②髎(りょう)に同じ。「下髎」(穴名)を「禾峇」ともいう。

烘(こう)　とろ火で薬物に熱を加えて乾燥させる方法。薬物(菊花・金銀花など)を乾燥室や乾燥箱に入れ、焦げないように加熱して乾燥させること。「焙」の熱より弱火で行う。

候(こう)　①検査・推測・診察のこと。『霊枢・衛気失常篇』に「病のあるところを候う」(候病所在)と見え、つまり疾病の所在を診察すること。②症候のこと。『素問・六元正紀大論』に「その候同じからず」(不同其候)と見える。つまり症候はそれぞれ異なることを意味する。③気候のこと、古くは5日を一候としていた。『素問・六節臓象論』に「五日これを候という」(五日謂之候)と見える。④外感病の伝変時期を指す。傷寒温病は7日を一候としている。

降(こう)　治法では降逆・降気・降瀉などを指す。疾病では痰逆・気逆・火逆などに対応する。薬物の半夏・沈香・蘇子・黄連などは降性がある。痰逆などの疾病には降性薬を用いて治療する。

こ

䀮(こう)　視力が弱まること、物がはっきり見えないこと。『素問・蔵気法時論』に「目䀮䀮として見る所なし」(目䀮䀮無所見)と見える。

合(ごう)　①配合のこと。『素問・五臓生成篇』に「心は脈に合し、肺は皮に合し、肝は筋に合す」(心合脈、肺合皮、肝合筋…)と見える。②相宜(よろしい)のこと。『素問・五臓生成篇』に「心は苦を欲するは…、これ五味の合するところなり」と見える。つまり五臓と五味の相宜のこと。③閉擾、閉密のこと。『素問・脈要経終論』に「地気は合す」(地気合)と見える。つまり地気は閉密していること。④合穴を指す。「合穴」を参照。

熬(ごう)　熬とは煮爛(軟らかくなるまで煮ること)と煎乾(煮詰めて膏状にする)のこと。①「煮爛」: 猪膚湯(『傷寒論』の処方。猪膚1斤を1斗の水で5升まで煮詰めて、滓を去り、白蜜1升を加えて、白粉5合を加えて、香ばしく熬って均等に混ぜる)の熬香とは、香ばしく煮詰めること。②「煎乾」: 煎膏薬(天賦薬)や熬膏薬のこと。薬物をごま油に入れて煮詰めて、濃くして固めて膏状にすること。

口丫瘡(こうあそう)　口角炎のたぐい。脾胃積熱によって起こる。小児に好発する。つまり口角の片側や両側がささくれて、糜爛して、話したり物を食べるのに口を開けると痛むもの。

更衣(こうい)　衣服を着替えること。古代の上層の人は、休息時は衣服を着替えて便所に行った。そこで便所に行くことを更衣という。『傷寒論』に見える「不更衣」とは、大便しないことを意味する。

膠飴(こうい)　薬物名。飴糖ともいう。本品は糯米(もちごめ)粉・粳米(うるちまい)粉・小麦粉などに、麦芽を加えて加工精製した飴糖(アメ)。甘。微温。脾・胃・肺。①補虚建中・緩急止痛。中気不足の虚寒腹痛に用いる。②潤肺止咳。肺虚の慢性乾咳・無痰などに用いる。

江為山(こういざん、生没年不詳)　人名。日本江戸時代の医家。『傷寒冥覧訓』の著者。為山は東奥の人で、玄味子(げんみし)と称したが、経歴は不詳。

後陰(こういん)　肛門部のこと。

黄液上衝(こうえきじょうしょう)　「黄液上衝」に同じ。

広益本草大成(こうえきほんぞうたいせい)　書名。日本江戸時代、岡本一抱(1654～1716)の著。本草書。『和語本草綱目』ともいう。全23巻、目録1巻。元禄11(1698)刊。『本草綱目』の収載薬物1788種に新たに46種を加え、その要点を平易な和語をもって解説した実用書。

控涎丸(こうえんがん)『東医宝鑑』　方剤名。白僵蚕　半夏各20　鉄粉12　甘遂10　全蝎7。「あらゆる痼疾が長引き、発作を起こす時に泡の混じった唾が多量に出る場合に用いる」。

控涎丹(こうえんたん)『東医宝鑑』　方剤名。甘遂　大戟　白芥子各同量。「痰飲により全身各部が攣痛する場合、手足厥冷、頭痛する場合、身浮腫して腹水が生じ短気し、大小便不利の場合に用いる」。

口喎(こうか)　「喎僻不遂」を参照。

紅花(こうか)　薬物名。行血薬。辛、温、心・肝。①活血通経　②祛瘀療傷　③催生堕胎　④宣毒透疹

黄家(こうか)　平素より黄疸を患い、時々発病する人のこと。

呷呀(こうが)　「哮証」を参照。

喉蛾(こうが)　「乳蛾」に同じ。

齩牙(こうが)　上下の歯を強く噛み合わせること。「牙関緊急」ともいう。内風鼓動や痉厥の症候に見られる。

攻潰(こうかい)　治法。穿山甲片や皀角刺などの透膿薬を用いて、瘡瘍を排膿させて泄毒し、腫痛を消退させること。

喉吤(こうかい)　症名。『霊枢・邪気臓腑病形篇』に見える。「吤」とは芥蒂のことで、喉中に芥蒂(小さい物)状の物が詰まっているような症状のこと。

蛤蚧(ごうかい)　薬物名。助陽薬。鹹、温、

肺・腎。①助陽益精　②能腎平喘　③補肺止嗽

香艾丸（こうがいがん）『郷薬集成方』　方剤名。艾葉　陳皮各同量。「気痢により腹痛して安臥できない場合に用いる」。

蛤蚧丸（ごうかいがん）『東医宝鑑』　方剤名。蛤蚧1　訶子　阿膠　生地黄　麦門冬　細辛　甘草各20。「肺に熱が集積し、胸痛、咽喉腫痛する場合、咳嗽が長引き、喉が疼痛する場合に用いる」。

亢害承制（こうがいしょうせい）　『素問・六微旨大論』に「亢すれば害し、承すれば制す、制すれば生化す…」（亢則害、承乃制、制則生化…）と見える。「亢」とは亢盛のこと。「承」は抵抗制御のこと。「制」は圧抑、節制のこと。五経では、事物には化生と克制の面がある。もし化生だけで克制が無ければ、勢力は極めて亢盛となり害になるので、この亢盛の気を制御して、節制できれば事物の正常な生発を維持することができる。たとえば実熱内結の病では、内熱熾盛し津液を損耗して便秘となり、火気が上衝して譫語を起こす。この治療には、承気湯などの苦寒瀉下薬を用いて、亢盛の熱邪を制御する。

喉核（こうかく）　扁桃体のこと。喉腔内の咽後柱（舌顎弓：口蓋舌弓）と咽後柱（咽顎弓：口蓋咽頭弓）の間にある。左右それぞれ1つづつある。

喉科指掌（こうかししょう）　書名。中国清代、張宗良（留仙）著。1757年。全6巻。喉の証候および患者の神気、脈理、声について述べている。

甲賀通元（こうがつうげん、生没年不詳、18世紀前半に活躍）　人名。日本江戸時代の医家。日本江戸時代の医家。『医方紀原』の著者。通元は健斎（けんさい）と号し、京都で活躍した名医。

黄滑苔（こうかつたい）　舌苔の一つ。黄色の舌苔で、黄薄滑苔と黄厚滑苔とがある。黄薄は、風邪化熱により起こり、発熱・無汗・頭痛・悪寒があれば病邪は太陽にあって、頭痛・悪寒があれば病邪は陽明に入ったことを表す。黄厚は、温熱犯胃を表す。

香葛湯（こうかつとう）『東医宝鑑』　方剤名。①蒼朮　紫蘇葉　白芍　香附子　升麻　葛根　陳皮各4　川芎　白芷　甘草各2　生姜3　葱白2　豆豉7。「傷寒で悪寒発熱し、頭痛する場合に用いる」　②香薷12　葛根8　厚朴　白扁豆各6　白芍　升麻　甘草各4　生姜3　葱白2。『済州新編』「傷暑により発熱する場合に用いる」。

紅花桃仁湯（こうかとうにんとう）『医林撮要』　方剤名。黄柏6　生地黄4　沢瀉3.2　蒼朮2.4　当帰尾　防已　防風　猪苓各2　麻仁0.8　桃仁10　紅花若干。「痔瘻が生じ長らく癒えず、血泡が出る場合に用いる」。

頷下癰（ごうかよう）　「喉癰」のこと。

口疳（こうかん）　症名。小児の疳積泄瀉が治癒するかしないかの際に、口腔に潰瘍が発生することをいう。湿熱が津液を蒸灼して起こる。

口乾（こうかん）　口やのどが乾燥しているのに、水を飲みたがらないもの。口中に津液が欠乏することによる。

行間（こうかん）　穴名。足厥陰肝経。榮火穴。足背、第1・第2指間、みずかきの近位、赤白肉際。①舒肝理気　②清肝明目　③熄風開竅　④寧心安神　⑤清下焦

江瓘（こうかん、1503〜1565）　人名。中国明代の名医。字は民宝。安徽省歙県の人。歴代の医家の医案を集め、1552年『名医類案』を著した。

喉関（こうかん）　喉関は扁桃体・懸雍垂・舌根より構成されている。喉関より内側（咽頭後壁・会厭）を「関内」といい、外側（上顎、面頬内側・歯齦）を「関外」という。

猴疳（こうかん）　「猢猻疳（こうそんかん）」を参照。

喉疳（こうかん）　症名。本証は喉部に結毒（咽喉部梅毒）したり、外感風熱により咽喉を灼傷したり、また胃熱により起こる。症状は咽喉や上顎に、大小の黄白色で点状の潰瘍が生じる。時には悪寒発熱などの全身症状もともなう。

喉岩（こうがん）（喉菌）　症名。本証は重症で、多くは鬱怒傷肝、思慮傷脾、脾腎素虚によって起こる。さらに喫煙や飲酒も誘因となる。症状は咽喉部に腫塊が生じ、菌状でやや盛り上がり厚い。潰爛すると臭液が流れ、呼吸するのが辛くなる。病変が喉頭の入口にあれば、音声が枯れ、日増しに消痩し、午後潮熱も見られる。

口乾咽爛（こうかんいんらん）　症名。口中の津液が欠乏して乾燥し、咽部が熱のためにただれる症状のこと。

合歓花（ごうかんか）　薬物名。ネムノキの花蕾（つぼみ）。甘。平。心・脾。解鬱安神・理気開胃。憂鬱・不眠・胸苦・少食などに用いる。

口眼喎斜（こうがんかしゃ）　「口僻不遂」に同じ。顔面神経麻痺、顔面痙攣のこと。

口乾口燥（こうかんこうそう）　症名。自覚・他覚的に口内が乾いている状態のこと。

交感地黄煎元（こうかんじおうせんげん）『東医宝鑑』　方剤名。生地黄　生姜各120　蒲黄16　当帰　延胡索　厚朴各4。「出産後に黒い花びらのような影が見え、狂ったように発狂する場合、胸腹満痛して煩渇し、口中がただれた場合、咽中腫痛し悪寒発熱し、胸悶して不眠の場合、産後中風で面赤、身体が曲がり、歯を食いしばる場合に用いる」。

交感丹（こうかんたん）『東医宝鑑』　方剤名。香附子600　茯神160。「気鬱により胸悶し心下痞硬し、食欲不振、消痩、また常に不安な場合に用いる」。

合歓皮（ごうかんひ）　薬物名。ネムノキの樹皮。甘。平。心・脾・肺。①安神解鬱。心神不寧・気鬱による憂鬱感・怒り・不眠・不安・焦燥などに用いる。②活血消腫・止痛生肌。肺癰（肺化膿症）の咳嗽・胸痛・膿性痰などに用いる。

喉関癰（こうかんよう）　症名。本病は風熱の毒が咽喉に侵襲し、局部の気血が凝滞して、熱毒が壅盛となり化膿するもの。患部の主な症状は、扁桃体の片側や両側の周囲が腫脹して突起し、紅灼熱して、呑咽困難、懸雍垂も腫脹して変形する。小児に好発し、常に発熱などの全身症状もともなう。

後坎離丸（こうかんりがん）『東医宝鑑』　方剤名。黄柏320　知母160　熟地黄　当帰　白芍　川芎各80。「腎陰不足で虚火が動じて、午後潮熱、冷汗、咳嗽、多痰、遺精がある場合に用いる」。

行気（こうき）［利気、通気、化気］　治法。行気散滞のこと。気滞により起こる病症、胸腹脹悶疼痛などの治療法のこと。「疏鬱理気」や「和胃理気」なども行気である。

候気（こうき）　針法の術語。『素問・離合真邪論』に見える。つまり穴位に針を刺入してしばらく置針して、「気至」を促す方法の一つ。補法である。本法は身体虚弱や強刺激に耐えられない患者に適用する。

降気（こうき）［下気］　治法。気の上逆に対する治療法。蘇子・旋復花・半夏・丁香・代赭石などの降気と下気作用のある薬物を用いて、喘咳・呃逆などの病症に適用する。降逆下気も「降気」に属す。

工技（こうぎ）　漢方の診察法の1つで、問診法のこと。

巧技（こうぎ）　漢方の診察法の1つで、脈診法（触診法）のこと。

香橘飲（こうきついん）『東医宝鑑』　方剤名。半夏8　陳皮　白茯苓　白朮各4　木香　丁香　砂仁　炙甘草各2　生姜5。「気虚により眩暈する場合に用いる」。

香橘湯（こうきつとう）『東医宝鑑』　方剤名。①香附子　半夏　陳皮各6　炙甘草2　生姜5　大棗2。「七情に傷られ、心下痞硬、胸脇腫満の場合に用いる」　②香附子　陳皮　枳実　白朮　炙甘草各120。『医林撮要』「気滞により生じた疾病に用い、長患いで消化不良の場合に用いる」。

香橘餅（こうきつべい）『東医宝鑑』　方剤名。木香　陳皮　橘皮各10　厚朴　神曲　麦芽　砂仁各20。「小児が冷積により乳や食物が滞り、吐瀉する場合に用いる」。

降逆下気（こうぎゃくげき）［順気］　治法。

肺胃の気が上逆するのを治療する方法。肺気が上逆すると、咳嗽・哮喘・痰多・気促などが現れる。治療には定喘湯(白果・麻黄・蘇子・甘草・款冬花・杏仁・桑白皮・黄芩・法半夏)を用いる。胃の虚寒で気が上逆すると、呃逆不止・胸中煩悶・脈遅などがあらわれる。この治療には丁香柿蒂湯などを用いる。

拘急(こうきゅう)　四肢が拘攣して屈伸できない症状のこと。多くは風邪により起こる。

黄宮繍(こうきゅうしょう)　人名。中国清代の医家。字は錦芳。宜黄の人。著書に『本草求真』『脈理求真』『医学求真録』『錦芳医案』などがある。

項強(こうきょう)　後頭部の筋肉筋脈が牽引して不快な症状のこと。風寒を外感し、寒邪が太陽経絡に侵入して、経気が不暢になって起こる。項強は頭痛と同時に見られ、太陽病の主証の一つである。湿邪が肌肉に阻滞したり、熱邪が筋脈を灼傷しても起こる。

香姜湯(こうきょうとう)『東医宝鑑』　方剤名。生姜160　黄連80。「脾腎が虚して五更泄瀉する場合に用いる」。

口噤(こうきん)　症名。「牙関噤急」に同じ。口を強く閉じて開けられない症状のこと。

喉菌(こうきん)　「喉岩」を参照。

口苦(こうく)　口中に苦味を感じる状態のこと。

香蔻和中丸(こうくわちゅうがん)『済州新編』　方剤名。白朮　山査　連翹各160　白茯苓　半夏　枳実　陳皮　神曲各80　乾姜40　羅蔔子　白豆蔻各20　木香10。「痰熱や食傷により噯気、酸水が込み上げ、心下痞硬、消化不良の場合に用いる」。

攻下(こうげ)　「下法」を参照。

後下(こうげ)　薬煎法。薬物を煎じる際に、しばらく時間を置いて薬物を入れて煎じること。薬物の作用を強めるために、後下することがある。たとえば、鈎藤は長く煎じると薬力が落ちてしまうので、煎じあがる直前に入れて、2～3沸させたら火から下す。発表薬の薄荷も久煎すると薬気が失われるので「後下」する。瀉下薬の大黄も、先に少量の水に浸して、薬材が煎じあがる前に投入して数回沸騰させて用いる。

後渓(こうけい)　穴名。手太陽小腸経、督脈との交会穴。兪木穴。手背、第5中手指節関節尺側の近位、赤白肉際。①清熱熄風　②開竅寧心　③固表分　④斂汗截瘧　⑤発表寒冷

剛痙(ごうけい)　「痙病」を参照。痙病の重症のもの。

広恵済急方(こうけいさいきゅうほう)　書名。日本江戸時代、多紀元徳(1732～1801)の著。その子元簡(1754～1810)の校訂になる救急医療書名。全3巻。寛政2年(1800)刊。本書は田舎や旅先などで専門医の医療が受けられない状況に備えて作られた応急書で一般向けに書かれている。

攻撃剤(こうげきざい)　瀉下剤、吐剤、発汗剤などの瀉剤のこと。

攻下逐水湯(こうげちくすいとう)『処方集』　方剤名。大黄10　檳榔8　牽牛子　商陸　甘遂　郁李仁各4　沈香1。「肝経病により腹水がたまり、息苦しく、大小便不利の場合に用いる」。

硬結(こうけつ)　経穴の病態変化の一つ、筋肉などの皮下軟部組織の硬くなった部分のこと。俗に「しこり」ともよばれる。

合穴(ごうけつ)　①五兪穴の一つ。いずれも肘関節と膝関節の部位にある。『霊枢・九針十二原篇』に「入るところを合となす」(所入為合)と見える。つまり経脈の流注が各所の河川が合流して大海に流入するように見える。十二経にそれぞれ1つの合穴がある。その名称は次のようになる。

肺	—	尺沢	大腸	—	曲池
心包	—	曲沢	三焦	—	天井
心	—	少海	小腸	—	小海
脾	—	陰陵泉	胃	—	足三里
肝	—	曲泉	胆	—	陽陵泉
腎	—	陰谷	膀胱	—	委中

②手足の三陽経の合穴：下合穴を指す(『霊

こ

枢・邪気臓腑病形篇』に「合は内府を治す」(合治内府)と見える。足の三陽経の合穴は五兪穴と同じである(太陽→委中、少陽→陽陵泉、陽明→足三里)が、手の三陽経は五兪穴と異なる。つまり手太陽→下巨虚、手少陽→委陽、手陽明→上巨虚となる。

攻下派(こうげは)　「金元四大家」を参照。

攻堅(こうけん)　治法。堅積を攻撃すること。癥塊や癖積などの症状で、元気が傷られていない場合に、「攻堅」法を用いて治療すること。

黄兼灰苔(こうけんかいたい)　舌苔の一つ。黄色に灰色を帯びた舌苔。便秘して、温邪に長らく犯され、腸に熱が生じた場合に起こる。

黄兼黒苔(こうけんこくたい)　舌苔の一つ。黄苔に黒色を帯びた舌苔。粘膩のものは太陰経に温熱が鬱結したものである。舌辺が黄色で舌の中心に黒い棘があり、腹脹満と硬痛があれば、陽明の裏症である。舌の棘が黒焦げになり、枯黄色のものは、陽明の裏熱が極盛になったことを示す。

膏肓(こうこう)　1)「膏」は心下部のこと。「肓」は心下膈上の部位。膏肓とは、病位が深いことを指す。古くは、病位が深ければ、薬物や針灸ともに効果が無いと考えた。「病入膏肓」とは「不治の症」や「難治の症」の意味がある。2)穴名。足太陽膀胱経。上背部、第4胸椎棘突起下縁と同じ高さ、後正中線の外方3寸。①補肺健脾　②止咳定喘　③補虚益損　④定心培腎　⑤益気振陽

降香(こうこう)　薬物名。辛。温。心・肝・脾。①散瘀止血定痛。気滞血瘀の胸脇疼痛に用いる。②降気闢穢化濁。穢濁内阻による悪心・嘔吐・腹痛などに用いる。

哮吼(こうこう)　呼吸が急促して、喉に音が出る状態のこと。

控睾(こうこう)　寒邪が下焦に侵襲して起こる。症状は小腹から睾丸にかけて痛む。

齁鮯(こうごう)　病名。肺経が風寒を感受して久咳が化熱生痰したり、暑熱の気が発散せずに熱鬱して風痰を生じたために起こる。症状は気短・痰多して、喉からのこぎりを引くような音がでる。

合谷(ごうこく)　穴名。手陽明大腸経。原穴。手背、第2中手骨中点の橈側。①昇清降濁　②清熱解表　③開竅醒神　④補気固表　⑤通経鎮痛

皇国医林伝(こうこくいりんでん)　書名。日本江戸時代、畑維龍(1748〜1827)の著。日本医家伝記集。全2巻、1冊。文政5年(1822)刊。

香殻丸(こうこくがん)『東医宝鑑』　方剤名。①橘皮　陳皮各80　半夏50　枳実40　香附子30　羅蔔子　木香　三稜　蓬莪朮　神曲　麦芽　檳榔　車前子　草果各20　米1。「食滞により心下痞硬、口中無味、吃逆、泄瀉、時に悪心嘔吐する場合に用いる」　②黄連40　枳実　厚朴各20　当帰16　荊芥穂　木香　黄柏各12　猬皮1。「腸癖や痔瘻に用いる」。

皇国名医伝(こうこくめいいでん)　書名。日本明治時代、浅田宗伯(1815〜1894)の著。日本医家伝記集。嘉永6年(1853)刊の前編と明治4年(1871)刊の後編がある。

合谷刺(ごうこくし)　五刺法の一つ。「筋痹」に用いる。病巣局部の左右両側から外側に向けて斜刺し、筋肉部分に直接刺入すること。鶏の爪のようになる。これは脾病に応用される古代針法のひとつである(『霊枢・官針篇』)。

黄昏(こうこん)　「十二時」を参照。

尻骨(こうこつ)　仙骨のこと。上部は腰椎に、下部は尾椎、左右は腸骨(古くは髁骨という)に連なる。

交骨(こうこつ)　仙骨と尾骨の関節部のこと。妊婦は分娩時にはこの関節が開き、骨盤口を広げる。この関節に障害が起こり、分娩に影響するものを「交骨不開」という。一説には女性の坐骨を指す。

高骨(こうこつ)　腕関節の橈骨茎状突起のこと。腕関節の拇指側の隆起している部分のこと。

箭骨(こうこつ)　「骭骨」ともいう。脛骨のこ

と。下腿内側部にある。

甲根穴(こうこんけつ)　穴名。奇穴。足の第1趾の爪甲根部の内外両側と皮膚の接するところ。少腹激痛などを主治。

蒿芩清胆湯(こうごんせいたんとう)　「清泄少陽」を参照。

喉痧(こうさ)[爛喉丹痧]　「疫喉痧」ともいう。多くは冬春季に生じる。疫毒の邪が口鼻から吸入され、肺胃の蘊熱が合し、熱毒が咽喉を上攻して、たちまち咽痛・紅腫腐乱が出現する。熱毒が肌表に外出すれば、全身の皮膚に痧疹が生ずる。この他に発熱・悪寒・頭痛などの全身症状もともなう。

紅痧(こうさ)　「痧気(さき)」を参照。

孔最(こうさい)　穴名。手太陰肺経。郄穴。前腕部外側、尺沢と太淵を結ぶ線上、手関節掌側横紋の上方7寸。①清熱止血　②潤肺利咽　③清熱解表　④涼血降逆

降剤(こうざい)　「降は昇を去るべし」(降可去昇)という。つまり蘇子・旋復花などの「降薬」は上逆を抑える。「降」は抑えて降下させること、「昇」は病勢が上逆することで、抑制降下作用のある薬物を用いなければならないもの。たとえば咳逆上気し痰多粘稠・舌苔黄・脈滑などには、蘇子竹茹湯(蘇子・竹茹・橘皮・桔梗・甘草)を用いて降逆化痰する。

汞剤(こうざい)　軽粉剤、つまり水銀剤のこと。

合剤(ごうざい)　2種やそれ以上の薬剤を水煎して一定容量に濃縮したり、薬材から抽出した溶剤を配合した液体製剤のこと。必要時には適量の防腐剤を加えて内服する(カビや発酵させてはならないが、多少の沈殿はかまわない。沈殿物は振って均等に分散させて用いる)。

広済秘笈(こうさいひきゅう)　書名。朝鮮李朝時代、正祖14年(1790)、李景華の撰。本書は日常の応急に便利な医書。

香砂丸(こうさがん)『郷薬集成方』　方剤名。①茴香　蚕砂各同量。「小腸疝気により小腹冷痛、攣急する場合に用いる」　②黄連12　木香　厚朴　夜明砂　砂仁各8　訶子4。「疳疾を患った小児が痢疾を併発した場合に用いる」。

香砂枳朮丸(こうさきじゅつがん)『医林撮要』　方剤名。白朮80　枳実40　香附子　砂仁各20。「脾胃虚弱により口中無味、食欲不振、胸悶、心煩する場合に用いる」。

香砂平胃散(こうさへいいさん)『東医宝鑑』　方剤名。①蒼朮8　陳皮　香附子各4　枳実　藿香各3.2　厚朴　砂仁各2.8　木香　甘草各2　生姜3。「飲食が滞った場合に用いる」　②蒼朮　厚朴　陳皮　香附子各4　山査　砂仁　枳実　麦芽　神曲　乾姜　木香各2　炙甘草1.2　生姜3　羅蔔子1。「食鬱により心下痞硬、口中無味、胸苦、吃逆する場合に用いる」。

香砂養胃湯(こうさよういとう)『東医宝鑑』　方剤名。①白朮4　砂仁　蒼朮　厚朴　陳皮　白茯苓各3.2　白豆蔻2.8　人参　木香　甘草各2　生姜3　大棗2。「胃が冷たく、口中無味、内煩、消化不良の場合に用いる」　②白朮　陳皮　半夏　白茯苓各4　香附子　砂仁　木香　枳実　藿香　厚朴　白豆蔻各2.8　甘草1.2　生姜3　大棗2。「胸脇苦満、消化不良の場合に用いる」　③白茯苓4　陳皮　半夏　厚朴　蒼朮　砂仁　藿香各2　人参1.6　炙甘草1.2　生姜　大棗適量。『医林撮要』「夏季に生ものや冷たいものを食べすぎて、吐瀉し、口渇する場合に用いる」　④人参　白朮　白芍　炙甘草　半夏　香附子　陳皮　乾姜　山査　砂仁　白豆蔻各4。『四象診療』「少陰人が太陽病の際に怕冷する場合、または陽明病で高熱が出る場合、太陰病で胃弱の場合、食滞、黄疸などに用いる」。

香砂理中湯(こうさりちゅうとう)『四象診療』　方剤名。人参　白朮　乾姜　白芍各8　砂仁　藿香　陳皮　炙甘草各4　大棗2。「少陰人が食滞、嘔吐、泄瀉、黄疸の場合や腹満する場合に用いる」。

香豉(こうし)　薬物名。辛、甘、微苦。涼あるいは微温。肺・胃。①疏散解表。外感風

寒の発熱・悪寒・頭痛・無汗などに用いる。②宣鬱除煩。熱病後の胸中余熱残存で、胸が熱苦しく気分が悪い・不眠などに用いる。

瘊子(こうし)　「疣(ゆう)」を参照。

黄子厚(こうしこう)　人名。朝鮮李朝時代の医家。忠清道　懐徳県人。典医監提調を経た。薬理に精通し、世宗9年(1427)には子厚の請いのより『郷薬救急方』を印出した。世宗15年(1433)典医監提調として『郷薬集成方』中の経験良方を精選略集して郷名と薬毒の有無を註して民衆にわかりやすく解説した書。

攷事撮要(こうじさつよう)　書名。朝鮮李朝時代、1554年、世足堂　魚叔権の撰。本書は日常服用する200数種の薬方と各道郡別に産する土産品が詳細に提示されている。

敖氏傷寒金鏡録(ごうししょうかんきんきょうろく)　書名。中国元代、敖氏の著。1341年。全1巻。36種の舌苔について述べている。最初の舌診の専門書。

紅糸疔(こうしちょう)　疔瘡の一つ。赤い線状のものが四肢から体幹に向けて走る(求心性)のでこう名づける。内に心火熾盛で、外に傷口から感染して起こる。上肢の前側や下腿の内側に好発する。症状は、紅線が下腿や手腕より速やかに走り出る。一般的には全身症状は無い。重症のものでは悪寒発熱・頭痛・納呆・乏力などの症状がある。紅線が細いものは、治療すればすぐに完治する。紅線が粗く、体幹にまで広がるものは重症である。さらに高熱・神昏・胸痛・咳血などの症状をともなうのは「疔瘡走黄」という。

甲字湯(こうじとう)『叢桂亭医事小言』　方剤名。桂枝3　茯苓3　牡丹皮3　桃仁3　芍薬3　甘草1　生姜1。本方は桂枝茯苓丸に甘草・生姜を加えたもの。『叢桂亭医事小言』には、「瘀血を理する方」とあり、婦人の経閉・腰脊攣急・腹痛・頭痛・頚強に用いる。

合邪(ごうじゃ)　二種かそれ以上の邪気が結合して身体に侵入するか、疾病の表現する病因が二種以上の邪気によるものを指す。湿温・燥熱・風寒湿など。

高者抑之(こうしゃぎょうし)(高きものはこれを抑す)　『素問・至真要大論』に見える。「高」とは上に向けて衝逆する症候のこと。「抑」とは降抑すること。たとえば肺気上逆して咳嗽哮喘・痰多気急する場合には、「降逆下気」法を用いること。

香砂平胃散(こうしゃへいいさん)　方剤名。①『万病回春』　枳実2　木香1　藿香1　香附子4　縮砂2　蒼朮4　陳皮3　甘草1　生姜1。②『丹渓心法附余』　蒼朮4〜6　厚朴3〜4.5　陳皮3〜4.5　縮砂1.5〜2　香附子2〜4。過食による食滞を、消食導滞する。

香砂養胃湯(こうしゃよういとう)『万病回春』　方剤名。香附子2　縮砂1.5　蒼朮2　厚朴2　陳皮2　人参2　白朮3　茯苓3　木香1.5　白豆蔲2　甘草1.5　生姜1　大棗1.5。脾胃不和・胃寒による、食欲不振・口淡無味・脘腹痞悶不舒などに用いる。

香砂六君子湯(こうしゃりっくんしとう)『内科摘要』　方剤名。六君子湯に香附子　縮砂　藿香各2を加味した処方。「六君子湯の適応症にて、慢性になった軽い腹痛や、気分が重く、憂鬱で不安感があり、頭重、疲労性亢進、倦怠感などの神経症状を訴えるものに用いる」。

香砂六君子湯(こうしゃりっくんしとう)『東医宝鑑』　方剤名。①香附子　砂仁　厚朴　陳皮　人参　白朮　白芍　蒼朮　山薬各4　炙甘草2　生姜3　烏梅1。「脾泄で身体と手足が重く、心下痞硬、腹満、小腹腫満、泄瀉後は若干緩解する場合に用いる」②香附子　白朮　白茯苓　半夏　陳皮　白豆蔲　厚朴各4　砂仁　人参　木香　益智仁　甘草各2　生姜3　大棗2。「脾虚で食欲不振、消化不良、食後腹満する場合に用いる」　③人参　白茯苓　白朮　半夏各8　炙甘草　陳皮各4　木香　砂仁各3.2　生姜3　大棗2。『その他』「脾胃気虚により寒湿が中焦に集積し、心下痞硬疼痛、口中無味、吃逆、時に悪心嘔吐する場合に用いる」。

香薷(こうじゅ) 薬物名。温散暑湿薬。辛、微温、肺・胃。①散寒解暑 ②温胃調中 ③行水消腫

香薷飲(こうじゅいん)『郷薬集成方』 方剤名。生姜120 香薷15 木瓜1。「霍乱により胃気が虚し、心下痞硬、心煩、安臥できない場合に用いる」。

後揉法(こうじゅうほう) 抜針後に患部を軽く按圧する方法のこと。

香薷散(こうじゅさん)『東医宝鑑』 方剤名。香薷12 厚朴 白扁豆各6。「傷暑や霍乱により、吐瀉して、腹痛、心煩、筋痙攣して、手足厥冷する場合に用いる」。

広朮化癖丸(こうじゅつかへきがん)『東医宝鑑』 方剤名。木香20 代赭石 当帰 朱砂 枳実 三稜 蓬莪朮各10 麝香 巴豆霜各5。「小児が乳癖や食積により胸腹が硬満し、拒按、便秘、口中無味、腐臭のするげっぷが出る場合に用いる」。

香薷湯(こうじゅとう)『郷薬集成方』 方剤名。①香薷12 厚朴 白扁豆各6 赤茯苓 甘草。「傷暑により吐瀉する場合に用いる」②香薷 木瓜 荊芥穂 艾葉各20 黒豆1米半。「霍乱により腹刺痛し、吐瀉する場合に用いる」。

哮証(こうしょう) 喘する時、喉間に水鳥のようなゼーゼー音が響くのが特徴である。常に喘と同時に見られる。哮は声が響くこと、喘は気息のこと。本病は痰鳴咳喘の症状があるので「呷呀」や「呷嗽」ともいう。幼少より持病のものは「天哮」という。主な病因は、内に痰飲が伏して、外感・飲食・情志・疲労過度などの素因として誘発される。特に気候の変化と関係が深い。病が長引くと肺・脾・腎などの臓腑が虚し、本虚標実の症候が現れる。臨床では「冷哮」と「熱哮」とに分ける。①「冷哮」：咳痰清稀・痰白色で粘沫状で・口渇は無く、胸膈窒悶するのが主証となる。さらに風寒表証をともなうこともある。②「熱哮」：痰濁稠黄膠粘で咯出困難・面赤・自汗・煩悶・喘脹迫促などが主証となる。さらに風熱表証もともなう。

高消(こうしょう) 消渇で舌上が赤裂し、大渇引飲するもの。

合炒(ごうしょう) 「炙(しゃ)」を参照。

香茸丸(こうじょうがん)『郷薬集成方』 方剤名。鹿茸40 麝香4。「精血不足により陰痿症が生じた場合、痢疾が長引く場合に用いる」。

紅昇丹(こうしょうたん) 「霊薬」「丹」を参照。

黄昇丹(こうしょうたん) 方剤名。「霊薬」を参照。

考証派(こうしょうは) 日本江戸時代の流派の一つ。理論的根拠を求めるために、古文献の考証に重きをおく流派のこと。多紀元堅一派、森立之、喜多村直寛、清川玄道、浅田宗伯などが属する。

絳色舌(こうしょくぜつ) 舌の異常の一つで、深紅色になった舌のこと。これは温病の邪が血分にあることを示す。

口歯類要(こうしるいよう) 書名。中国明代、薛已(立斎、新甫)の著。1528年。全1巻。口歯、咽喉、舌の病症について論じている。

交信(こうしん) 穴名。足少陰腎経。陰蹻脈の郄穴。下腿内側、脛骨内縁の後方の陥凹部、内果尖の上方2寸。①補腎調経 ②清湿熱 ③消瘀腫 ④通調二陰

毫針(ごうしん) 古代九針の一つ。現在最も常用されている刺針器具のこと。経穴を刺針して治療する。毫針の長さは5分(約1.5cm)から4～5寸(約13～17cm)。直径は34号(0.22mm)、32号(0.25mm)、30号(0.32mm)、28号(0.38mm)、26号(0.45mm)などがある。

黄仁(こうじん)[睛簾] 眼球角膜の後方の「虹膜」、虹彩膜のこと。風輪の一部。

降心火(こうしんか) 治法。寒涼性の薬物を用いて心の火邪を降下させること。

紅疹新方(こうしんしんぽう) 書名。朝鮮李朝時代、洪陽智の撰、純祖2年(1802)刊。紅疹に関する専門医書。筆写本。1冊。

こ

後神総穴(こうしんそうけつ) 穴名。奇穴。頭頂部(百会穴)の後ろ1寸に取る。頭痛・眩暈・癱瘓などを主治。

降心丹(こうしんたん)『東医宝鑑』 方剤名。熟地黄　当帰　天門冬　麦門冬各120　白茯苓　人参　山薬　茯神　遠志各80　肉桂朱砂各20。「心腎が虚弱で不安で心悸し、健忘症がひどい場合に用いる」。

後陣痛(こうじんつう) 症名。分娩の直後に腹痛が起こるもの。

降心湯(こうしんとう)『東医宝鑑』 方剤名。瓜呂根8　人参　遠志　当帰　熟地黄　白茯苓　黄耆　五味子　甘草各4　大棗2。「心火が盛んで腎水が不足し、心悸心煩し、不眠、多夢、健忘症がひどく、煩渇して多飲し、次第に身体衰弱するものに用いる」。

攻心腹痛(こうしんふくつう) 症名。胸部の中央が苦しくて腹痛する状態をいう。

校正医書局(こうせいいしょきょく) 中国宋代(1057年)に設立された医書を校正・整理・刊行する機構のこと。宋以前に中国医学の書籍は非常に豊富であったが、活版印刷術がまだ発明されておらず応用されていなかった。医書の多くは手で写すか刻版で伝えられたので、誤植も多かった。校正医書局では『素問』『傷寒論』『金匱要略』『金匱玉函経』『脈経』『鍼灸甲乙経』『千金要方』『千金翼方』『外台秘要』などの校正印行を行い、医学の発展に大きな役割を果たした。

高世拭(こうせいしょく) 人名。中国清代初期の医家。字は士宗。浙江銭塘の人。自ら医を学び、後に張志聡に師事した。著書に『黄帝素問直解』『医学真伝』『傷寒論集注』などがある。

孔聖枕中丹(こうせいちんちゅうたん)『備急千金要方』 方剤名。別名；孔子大聖知枕中方。亀板　竜骨　遠志　石菖蒲　等分の粉末を蜜丸にし、1回9gずつ酒で服用する。心神不安の健忘・不眠に用いる。

梗舌(こうぜつ) 新生児の口中に蘆葦(あし)の管のような膜があって、舌尖、舌根を包んでいるもの。

口舌乾涸(こうぜつかんこ) 症名。口と舌がともに乾いて、カラカラの状態のこと。

絳雪散(こうせつさん)『東医宝鑑』 方剤名。寒水石20　硼砂　馬牙消　朱砂各4　竜脳2。「咽中が急に熱くなり、腫痛し、塞がるような感じがする場合に用いる」。

紅雪通中散(こうせつつうちゅうさん)『東医宝鑑』 方剤名。朴硝32　蘇木24　黄芩升麻　羚羊角各12　芍薬　人参　檳榔　枳実　竹葉　木香　甘草各8　梔子　葛根木通　桑白皮　大青各6　朱砂4　麝香2。「積熱により熱が下がらず、頬赤、口乾、大小便不利の場合、口中糜爛の場合、重舌や咽喉腫痛の場合、腸癰などの場合に用いる」。

口舌破裂(こうぜつはれつ) 舌背が乾燥して、亀裂を生じた状態のこと。

口舌腐爛(こうぜつふらん) 口腔内の糜爛、潰瘍のこと。

哮喘(こうぜん) 症名。「哮」とは喉間に音が響き、口を閉じても痰声がする。「喘」は呼吸のことで、気息促迫し、呼気が多く吸気が少ないもの。哮の発作時には必ず喘促がともなうが、喘の発作時には必ずしも哮はともなわない。一般に哮喘とよぶが、実際には違いがある。

甲疽(こうそ) 症名。疽が指(趾)甲部に生じるもの。多くは爪を切る際に、爪の際の肉を傷つけるか、合わない靴を履いて、長期間圧迫されることにより生ずる。足の親指の内側に好発する。初期では爪甲の傍らが腫脹・微痛し、黄水が流れる。次第に紅腫して化膿し、患部の指の爪甲が内陥する。破潰した後は肉が高く盛り上がり、疼痛流膿し、膿が爪の下にしみ込み、爪が脱落して全治する。

口瘡(こうそう) 症名。本病は脾胃積熱や、体質が素虚で虚火が上炎して起こる。症状は口腔内の粘膜上に黄白色で豆状の大小の糜爛点が生ずる。小児の口瘡は疳積により起こるので、口疳ともいう。

口燥(こうそう) 症名。口中が自覚的に乾いて、落ち着かない状態のこと。
呷嗽(こうそう) 「哮証」を参照。吸気時に喘鳴を発するもの。
頏顙(こうそう) 軟口蓋の後部を指す。咽部の上部の上顎洞と鼻が通じている部分のこと。ここは足厥陰肝経の走行である。
猴棗(こうそう) 薬物名。清化熱痰薬。苦鹹、微寒、心・肺・肝・胆。①清熱鎮驚 ②豁痰定喘 ③解毒消癧 ④軟堅散結
膠棗(こうそう) 棗(なつめ)を蒸熟したもの。
寇宗奭(こうそうせき) 人名。中国宋代の医家。1116年に『嘉祐本草』を基本として『本草衍義』20巻を著した。太医局では彼を「収買薬材所弁験薬材」に任じた。
香蘇散(こうそさん)『和剤局方』 処方名。①「辛温解表」を参照。香附子 紫蘇葉各4 甘草1 陳皮2。「治四時瘟疫傷寒」 ②香附子 紫蘇葉各8 蒼朮6 陳皮 炙甘草2 生姜3 葱白2。『東医宝鑑』「風寒に傷られて悪寒発熱し、頭痛、身痛、無汗の場合に用いる」。
黄素妙論(こうそみょうろん) 書名。日本室町時代、曲直瀬道三(1507～1594)の抄訳と伝えられる性医学養生書。全1冊。和文。
公孫(こうそん) 穴名。足太陰脾経、衝脈との交会穴。絡穴。足内側、第1中足骨底の前下方、赤白肉際。①健脾益胃 ②清熱利湿 ③補中益気 ④舒筋活絡 ⑤調理衝任
黄帯(こうたい) 「黄帯(おうたい)」に同じ。
交泰丸(こうたいがん)『韓氏医通』 方剤名。黄連 肉桂を細末にし、蜜にて丸剤にする。清心除煩・交通心腎。心火上炎・心腎不交による、焦燥・不眠・心悸・舌紅・脈数などの場合に用いる。
交泰丸(こうたいがん)『東医宝鑑』 方剤名。大黄160 黄連 白朮 呉茱萸各80 枳実40 当帰52。「悪心、胸悶、胸痛し、便秘する場合に用いる」。
広大重明湯(こうだいちょうめいとう)『東医宝鑑』 方剤名。龍胆 甘草 防風 細辛各4。「眼に熱感があり紅腫し痒痛し、目やにが出て涙が出て、眼が渋り開けられない場合に用いる」。
降濁(こうだく) 「胃主降濁」を参照。
叩打法(こうだほう) 刺絡法の手技の一つ。皮膚表面の細い血管を三稜針で刺針する方法で、速刺法と叩打法の2つがある。
降丹(こうたん) 「霊薬」を参照。
膠痰(こうたん) 粘稠な痰のこと。
喉中水鶏声(こうちゅうすいけいせい) 『金匱要略・肺痿肺癰咳嗽上気病脈証治』に見える。哮喘病の痰鳴が水鳥の鳴き声のように絶えないことを形容している。多くは内に痰飲があり、外に寒邪があって発生する寒飲喘咳証である。
口中秘伝(こうちゅうひでん) 書名。日本室町桃山時代、口腔および歯科に関する治療法を記した医書。
口中不仁(こうちゅうふじん) 味覚に異常があること。
口中和(こうちゅうわ) 口は乾かず、口渇も無く、食事の味もしっかり感じること。胃気が正常で、津液が充足していることをあらわす。
交腸(こうちょう) 大小便が場所を間違えて排出すること。つまり大便時に肛門から尿が流れ出たり、小便時に尿道から糞便を排出すること。
広腸(こうちょう) 直腸のこと。
喉疔(こうちょう) 症名。邪熱が肺胃に内侵して、火毒が喉部に上結して起こる。瘡が喉部の両側に発生し、根は深く釘状をしている。初めは悪寒発熱・頭痛などの全身症状があり、患部は瘙痒麻痹感がある。疔瘡が紅腫して頂点から排膿するものは、順症で治癒しやすい。軟らかく内陥して腐爛するのは重症である。
厚腸丸(こうちょうがん)『東医宝鑑』 方剤名。枳実 麦芽 神曲各2 陳皮 半夏 蒼朮 人参各1.2 厚朴 橘皮各0.8。「小児が気滞で食欲不振、腹満、大便の色がよく変化し、身消痩する場合に用いる」。
絞腸痧(こうちょうさ) 「霍乱」を参照。
高枕無憂散(こうちんむゆうさん)『東医宝

こ

鑑』　方剤名。人参20　石膏12　陳皮　半夏　白茯苓　枳実　竹茹　麦門冬　竜眼肉　甘草各6　酸棗仁4。「心胆が虚弱になり、不安で心煩し、恐怖し不眠の場合に用いる」。

五鬱(ごうつ)　「木鬱・火鬱・土鬱・金鬱・水鬱」のこと。

拘痛(こうつう)　症名。引きつって痛む状態のこと。

交通心腎(こうつうしんじん)　治法。心腎不交の治療法。心腎不交の症状は心悸・心煩・失眠・遺精・頭暈・健忘・耳鳴耳聾・腰痠腿軟・小便短赤で灼熱感・舌質紅・脈細数などが見られる。治療には生地黄・麦冬・百合・枸杞子・女貞子・旱蓮草・何首烏などの薬物を用いる。

黄帝(こうてい)　人名。中国紀元前3500年ごろの伝説上の人物で、古代中国を統一した王として、また中国古代史の三皇帝中の第一人者とされている。三皇帝のうち、伏羲は易を定め、神農は薬草を定め、黄帝は針灸の道を開いたとされる。

喉底(こうてい)　咽部の後壁を指す。

好啼(こうてい)　症名。驚狂症のこと。

黄帝素問宣明論方(こうていそもんせんめいろんぽう)　書名。中国金代、劉完素(守真、河間)の著。1186年。全7巻。『宣明論方』ともいう。主に涼剤を用いている。

黄帝内経(こうていな〔だ〕いけい)　書名。中国漢時代(B.C200～A.D200年ごろ)に、中国で著述された医書。『素問』9巻と『霊枢』9巻からなるが、『素問』1巻が散失し、現在は8巻。

黄帝内経素問諺解(こうていな〔だ〕いけいそもんげんかい)　書名。日本江戸時代、門間嘉寛(1684～18世紀半ば)の編録。『素問』の和語註解書。『素問諺解』ともいう。全9巻。寛保4年(1744)刊。本書は平易な『素問』入門書として昭和の針灸界でも用いられた。

黄帝内経素問霊枢集注(こうていな〔だ〕いけいそもんれいすうしっちゅう)　書名。中国清代、張志聡(隠庵)の注。1672年。各9巻。

黄帝内経素問霊枢註証発微(こうていな〔だ〕いけいそもんれいすうちゅうしょうはつび)　書名。中国明代(1586年)、馬蒔の著。『黄帝内経』に注釈を加えた書。

黄帝内経素問講義(こうていな〔だ〕いけいそもんこうぎ)　書名。日本江戸時代、喜多村直寛(1804～1876)の著。『素問』の註解書。全12巻。嘉永7年(1854)成。

黄帝内経素問要語集注(こうていな〔だ〕いけいそもんようごしっちゅう)　書名。日本江戸時代、竹中通庵(生没年不詳)の著。『素問』の註解書。全10巻。

黄帝内経太素(こうていな〔だ〕いけいたいそ)　書名。中国唐代の医書。随または唐の楊上善著(667年)。原本は中国ですでに失われ、日本で筆写されて残っている。『太素経』ともいう。『黄帝内経』の項目を類別し、注釈を加えたもの。

黄帝内経明堂(こうていな〔だ〕いけいめいどう)　書名。中国唐代、楊上善の著(667年)。古本20篇に注を加えたもの。

黄帝内経霊枢弁鈔(こうていな〔だ〕いけいれいすうべんしょう)　書名。日本江戸時代の書、浅井周伯(1643～1705)の口授を、門人の戸坂三碩が元禄2年(1689)に筆録したもの。

黄帝内経霊枢要語集注(こうていな〔だ〕いけいれいすうようごしっちゅう)　書名。日本江戸時代、竹中通庵(生没年不詳)の著。『霊枢』の註解書。全9巻。享保20年(1735)に刊。

黄帝秘伝経脈発揮(こうていひでんけいみゃくはっき)　書名。日本江戸時代、饗庭東庵(1615～1673)の著。経脈・経穴学書。全7巻。『経脈発揮』ともいう。1660年頃初版。本書は江戸前期のこの類の医書としては最も優れたもので、歴史的にも重要な意義がある。

黄帝秘要良方(こうていひようりょうほう)　書名。日本江戸時代、円弥(伝不詳)の著。

医療雑書。全1冊。慶長13年(1608)刊。内容は脈診法や民間療法などが15項目にわたり雑然と記されている。

黄帝明堂灸経(こうていめいどうきゅうけい)　書名。中国北宋淳化3年(991年)、王懐隠の編による医書。経穴・施灸法・禁忌などが書かれ、また小児灸法などについても述べられている。

後天(こうてん)　「脾主後天」を参照。

後天失調(こうてんしっちょう)　「脾主後天」を参照。

後天之火(こうてんのか)　脾胃は「後天の本」である。後天の火とは脾胃の火のこと。この「火」は、飲食物を消化するのに必要な熱源のことである。しかし消化の全過程には「先天の火」(命門の火のこと)が必要なのである。

後天之精(こうてんのせい)　①「腎蔵精」を参照。②「精」を参照。

後天之本(こうてんのほん)　「脾」を参照。

鈎藤(こうとう)[釣藤鈎]　薬物名。熄風鎮驚薬。甘、寒、肝・心包絡。①平肝潜陽　②熄風鎮驚　③宣毒透疹

鴨溏(こうとう)　症名。鴨の糞のような水様性下痢便のこと。

交藤丸(こうとうがん)『補陽処方集』　方剤名。白何首烏　赤何首烏各600　白茯苓200　牛膝80。「精血不足により若くして白髪が生える場合、腰膝痹痛し無力、遺精などがある場合に用いる」。

黄度淵(こうどえん)　人名。朝鮮李朝時代の医家、号は恵庵、純祖7年(1807)に出生。哲宗時より高宗初期までソウル武橋洞において医業を開業して名声を上げた。哲宗6年(1855)に『附方便覧』14巻、高宗5年(1868)に『医宗損益』12巻と『医宗損益附録(薬性歌)』1巻、高宗6年(1869)に『医方活套』1巻を編述した。

攻毒(こうどく)　治法。邪毒を攻撃すること。積結したものは攻散させ、表にあれば発表し、裏にあれば攻下する。「攻毒」には、一般的に有毒で性質が激烈な薬物が多いので、使用時は特別に注意する。

口軟(こうなん)　「五軟」を参照。

項軟(こうなん)　「五軟」を参照。

硬軟の補瀉(こうなんのほしゃ)　施灸の補瀉法の一つ。同一量の艾を、硬くひねると「瀉法」、軟らかくひねると「補法」となる。

香児散(こうにさん)『東医宝鑑』　方剤名。咳児茶7　厚朴0.6　麝香0.4　葱白1。「血淋、膏淋、砂淋により尿痛する場合に用いる」。

肓之原(こうのげん)　肓とは心の下、膈の上の部位を指し、肓の原とは臓腑の原穴の一つである。①気海穴の部位を指す。『霊枢・九針十二原篇』に「肓の原は脖胦に出ず」と見える。脖胦とは肚臍のこと。つまり気海穴のことで、臍下1.5寸にある。②「関元穴」を指す。

口熱(こうねつ)　症名。口中に熱感を感じる状態のこと。

合熱(ごうねつ)　衛分と気分の熱が、営分と血分に集まること。この熱は営陰を傷る。

項背強几几(こうはいきょうきんきん)　(項背強(こわ)ばること几几)『傷寒論』に見える。頭項と項背の肌肉と経脈が牽引されて不快感を感じること。項強のさらに悪化したもの。頚項部がまっすぐに伸び、やや後方に傾いた上体が、小鳥が飛ぶことを覚えたてた頃の状態にたとえている。もし外感症状がともなえば邪が太陽経絡を侵犯した症候である。

蝦蟆瘟(こうばおん)　「蝦蟆瘟(がまうん)」に同じ。

香麦飲(こうばくいん)『その他』　方剤名。麦芽　藿香　陳皮　香附子各4　神曲　半夏各2.8　枳実　砂仁各2　木香　丁香1.2　生姜2。「小児が食滞で嘔吐し、食欲不振、頻繁に吃逆、吐物から生臭い臭いがし、便が硬く、泄瀉して、身冷の場合に用いる」。

厚白滑苔(こうはくかつたい)　舌苔の一つ。白苔が厚くつき、表面が滑らかなもの。寒邪の侵犯を表す。症状は発熱・悪寒・関節四肢痛などがみられる。

較白膏(こうはくこう)『郷薬集成方』　方剤

名。胡麻油160　鉛粉120　商陸30　楡白20　黄蜜16　黄丹8。「すべての瘡癰と打撲傷に用いる」。

光剥苔（こうはくたい）　舌苔名。舌にある苔が剥脱したように無くなる舌面のこと。胃陰枯渇か胃気がひどく傷られた際に見られる。舌の後半部の舌苔がはげるのは、病邪が裏に入り、胃気がすでに傷られていることを示す。舌の前半部の舌苔がはげているのは、表邪は減退したが、胃腸に痰飲があることを示す。舌の中央の舌苔がはげているのは、陰虚・血虚・胃気傷を示す。

後髪際（こうはっさい）　「髪際」を参照。

行痹（こうひ）　「風痹」を参照。

攻痞（こうひ）　①「消痞」に同じ。②瀉下薬を用いて痞積を攻下すること。

喉痹（こうひ）　痹とは閉塞して通じないこと。つまり咽喉局部の気血が凝滞して痹阻する病理変化を指す。咽喉腫痛の疾病で、阻塞不利したり、嚥下に不快感を感じて、嚥下障害を起こすものは、いずれも喉痹の範囲に属す。

口糜（こうび）　症名。本証は脾経に積熱して上って口腔を熏じて起こる。症状は口腔内に白色の苔癬状の潰爛点が生じ、疼痛して、ひどい場合は飲食を妨げる

黄泌秀（こうひつしゅう）　人名。朝鮮李朝時代の医家、号は恒村、黄度淵の子。高宗21年（1884）恵庵の著の『医宗損益本草』と『医方活套』を合して『方薬合編』を編述。

口糜瀉（こうびしゃ）　症名。口内炎をともなう下痢のこと。

合病（ごうびょう）　傷寒病で二経や三経が同時に受邪し、発病すると各経の主症が同時に出現するものを指す。たとえば「太陽與陽明合病」「少陽與陽明合病」「太陽與少陽合病」「三陽合病」など。各項を参照。

高武（こうぶ）　人名。中国明代の針灸家。字は梅孤。鄞県の人。天文・律呂・兵法に通じていたといわれる。『内経』『難経』に基づいて、『鍼灸節要』を著し、また『鍼灸聚英』を編纂した。

黄風（こうふう）　「五風内障」を参照。

喉風（こうふう）　症名。風熱の外邪を感受して、肺胃にもとから積熱があり、風火が相煽し蘊結して起こる。症状は咽喉部が突然腫痛し、呼吸困難となり、さらに痰涎壅盛・牙関緊急・神志不清などをともなう。もし牙関緊閉と口噤如鎖などがあれば「鎖喉風」という。痰熱壅盛で咽喉部の内外が腫痛し、たちまち頚部・顎部・頬部・齶部などに広がり、ひどければ前胸部にまで広がり、呼吸急促するものは「纏喉風」という。

高風雀目（こうふうじゃくもく）　「夜盲」の一種。先天不足による遺伝性疾患である。日中は視覚が正常だが、夜になったり暗がりに入ると、視界が管から覗くように狭まり、しかも直視しかできない。

香附瓜呂青黛丸（こうぶかろせいたいがん）『東医宝鑑』　方剤名。香附子　瓜呂仁　青黛各同量。「燥痰、鬱痰により濃い痰が咽中に付着し、吐いても吐けず、呑み込んでも飲めず、口渇、咳嗽、短気する場合、気滞により嘔吐、消化不良、口中無味、酸水が込み上げる場合に用いる」。

香附子（こうぶし）　薬物名。辛、微苦、微甘。平。肝・三焦。①理気解鬱。肝鬱気滞による胸脇脹痛・腹満・憂鬱などに用いる。②調経止痛。肝鬱気滞による月経不順・月経痛に用いる。

香附丸（こうぶがん）『東医宝鑑』　方剤名。蒼朮120　香附子60　羅蔔子　瓜呂仁　杏仁　半夏各40　黄芩　赤茯苓各20　川芎12。「咳嗽、多痰、胸悶、消化不良、吃逆する場合に用いる」。

香附散（こうぶさん）『東医宝鑑』　方剤名。香附子40　枳実30　当帰　川芎各20　槐花　甘草各10。「腸風により大便に血が混じる場合に用いる」。

香附子十全湯（こうぶしじゅうぜんとう）『四象診療』　方剤名。香附子8　当帰　白朮　白何首烏　川芎　白芍　陳皮　炙甘草　乾姜　桂皮各4。「少陰人の女性が思い過ぎて、脾が傷られ、口乾、頭隠痛する場合に

こ

用いる」。

香附子八物湯（こうぶしはちもつとう）『四象診療』 方剤名。香附子　当帰　白芍各8　白朮　白何首烏　川芎　陳皮　炙甘草各4。「少陰人の女性が思い過ぎて脾を傷り、口中と舌が乾燥し、頭隠痛する場合に用いる」。

口不仁（こうふじん） 症名。口舌麻痺や味覚減退の症状のこと。中風や脾胃積滞などに見られる。また烏豆などの薬物を過服しても、一時的に口舌麻痺が見られる。

香附旋覆花湯（こうぶせんぷくかとう）『東医宝鑑』 方剤名。半夏　薏苡仁各20　香附子　金沸草　紫蘇子　赤茯苓各12　陳皮8。「胸脇痛、咳嗽、無汗、潮熱、悪寒発熱する場合に用いる」。

口吻（こうふん） 口唇のこと。

蛤粉丸（ごうふんがん）『東医宝鑑』 方剤名。貝粉　黄蜜各同量。「夜盲症に用いる」。

合併病（ごうへいびょう） 発病の時に、まず一経に症状が現れ、それが解消しない内に、他の経に症状が現れるもの。

口僻（こうへき） 「喎僻不遂（かへきふつい）」を参照。

掐法（こうほう） 按摩や傷科で筋肉を調整する手法の一つ。手の親指の先端で穴位を垂直に押さえて、一定の圧力を加える手技のこと。

合方（ごうほう） 2つ以上の方剤を組み合わせて使用すること。たとえば桂枝湯と麻黄湯を合わせて、桂枝麻黄各半湯としたり、小柴胡湯と桂枝湯を合わせて柴胡桂枝湯としたり、四物湯と苓桂朮甘湯を合わせて連珠飲とするなど。

洪寶膏（こうほうこう）『東医宝鑑』 方剤名。瓜呂根120　白芷　芍薬各80　鬱金40。「あらゆる腫毒で、腫痛する場合に用いる」。

厚朴（こうぼく） 薬物名。破気降逆薬。苦辛、温、脾・胃・大腸。①下気散満　②行滞調便　③温中止痛　④燥湿化痰　⑤健胃止嘔

香朴飲子（こうぼくいんし）『東医宝鑑』 方剤名。香薷6　厚朴　白扁豆　沢瀉　赤茯苓　陳皮　木瓜　半夏　人参　紫蘇葉　槐実各2.8。「暑さに負けて嘔吐、泄瀉、胸煩悶する場合に用いる」。

厚朴温中湯（こうぼくおんちゅうとう）『東医宝鑑』 方剤名。炮乾姜8　厚朴　陳皮各6　赤茯苓　草豆蔻各2.8　木香　炙甘草各2　生姜3　大棗2。「脾胃が冷えて消化不良、心下冷、腹満、腹痛する場合に用いる」。

厚朴枳実湯（こうぼくきじつとう）『東医宝鑑』 方剤名。厚朴　訶子　枳実各8　木香4　大黄2.4　黄連　炙甘草各1.6。「腹満痛、泄瀉が止まない場合に用いる」。

厚朴橘皮煎（こうぼくきっぴせん）『東医宝鑑』 方剤名。厚朴120　枳実　乾姜　良姜各48　橘皮　陳皮　肉桂　全蝎各28。「寒邪に傷られて、腹満、呼吸がしづらい場合に用いる」。

厚朴散（こうぼくさん）『郷薬集成方』 方剤名。厚朴80　大黄40　川芎　芍薬　陳皮各30。「傷寒で発汗の後に、腹満痛する場合に用いる」。

厚朴三物湯（こうぼくさんもつとう） 「表裏双解」を参照。

厚朴七物湯（こうぼくしちもつとう） 「表裏双解」を参照。

厚朴生姜半夏甘草人参湯（こうぼくしょうきょうはんげかんぞうにんじんとう）『傷寒論』 方剤名。厚朴3　半夏4　人参　甘草　生姜各2。「胃の運動や胃液の分泌が極度に低下し、腹中にガスと水が停滞して、心下や腹が張って痛み、食物がとれず、食べると嘔吐し、大便も通じない場合などに用いる」。

厚朴煎（こうぼくせん）『東医宝鑑』 方剤名。厚朴　生姜各200　白朮　神曲　麦芽　五味子各40。「諸原因により大便に血が混じったり、下血する場合に用いる」。

厚朴湯（こうぼくとう）『方薬合編』 方剤名。①蒼朮8　陳皮5.6　厚朴　乾姜各4　甘草2.4　生姜3　大棗2。「脾胃が不和で、口中無味、心下痞硬疼痛、吃逆、悪心、酸水が込み上げ、頻繁に泄瀉し、腹冷、身消痩す

こ

る場合に用いる」 ②厚朴　陳皮各8　赤茯苓　炮乾姜　炙甘草各4。『東医宝鑑』「脾胃虚冷、心下痞硬、疼痛する場合に用いる」 ③白朮8　厚朴5.2　陳皮　甘草各4　半夏曲3.6　枳実3.2　生姜3　大棗2。『東医宝鑑』「胃虚で便秘、食欲不振、多尿の場合に用いる」 ④使君子　厚朴　黄連各40　木香12。「小児が濁った尿を出し、身消瘦する場合に用いる」 ⑤厚朴120　陳皮80　半夏40。『郷薬集成方』「口中無味、食欲不振、吃逆、腹鳴、腹痛、発汗する場合に用いる」 ⑥白朮200　厚朴160　人参　白茯苓各120　扁豆葉80。『郷薬集成方』「霍乱を患い、胃が虚して、嘔吐が止まない場合に用いる」。

厚朴半夏湯(こうぼくはんげとう)『東医宝鑑』　方剤名。厚朴12　人参　半夏各6　甘草3　生姜7。「傷寒で発汗させて解熱したが、気が虚して、腹満する場合に用いる」。

攻補兼施(こうほけんし)　治法。邪気が実で正気が虚の疾病では、邪気を攻下するが、攻下法を用いるだけでは正気を維持できず、また補益法を用いるだけでは邪気をより渋滞させてしまう。そこで攻下法に補益作用があり、補益法に攻下作用がある「攻補兼用法」を用いて、邪気を駆逐するとともに、正気を傷らないようにする。この方法には2種類がある。①補気瀉下：瀉下薬と補気薬を同時に用いて、熱結腸胃し正気が衰竭した大便秘結や、下痢清水・腹部脹痛拒按・高熱口渇・神昏して譫語・舌苔焦黄して棘ができる・脈滑数無力などの場合には、黄竜湯(大黄・芒硝・枳実・厚朴・人参・当帰・甘草・生姜・大棗)を用いる。②滋陰瀉下：瀉下薬と滋陰薬を同時に用いる。症状が唇燥口裂・咽乾・口渇して飲みたがる・身熱不退・腹硬満して疼痛・大便不通などの場合には、承気養営湯(知母・当帰・芍薬・生地黄・大黄・枳実・厚朴)を用いる。「増益瀉下」も「滋陰瀉下」に属す。

皇甫中(こうほちゅう)　人名。中国明代の医家。仁和の人。字は雲州。『明医指掌』『傷寒指掌』を著した。

皇甫謐(こうほひつ、215〜282年)　人名。中国晋代の医家、『鍼灸甲乙経』の著者。甘粛省の霊台の西南朝那村生まれ。字は士安、また玄晏と号す。20歳まで放蕩を重ねたが叔母の説諭に改心し、勉学に励んだと言われる。

藁本(こうほん)　薬物名。発散風寒薬。辛、温、膀胱。①疏風解表　②昇陽安脳　③祛寒止痛　④祛湿通痺

藁本散(こうほんさん)『郷薬集成方』　方剤名。藁本　升麻　皂莢各20　石膏60。「風邪の侵襲や歯槽膿漏により歯ぐきが腫れ、歯根が露出し、膿が出て匂う場合に用いる」。

藁本湯(こうほんとう)『郷薬集成方』　方剤名。藁本　石決明　白芍　天麻　細辛　防風各40　白芷　車前子各20。「風毒により眼が赤くなり、疼痛し、涙があふれ出る場合に用いる」。

膏摩(こうま)　膏薬で患部を摩擦すること。祛風薬や抗菌性薬を酒煎して粘稠な膏薬を作り、布にしみ込ませて局部を摩擦する。関節痛や皮膚の癬病の治療に用いる。

肓膜(こうまく)　①心下膈上部位の脂膜(脂肪膜)のこと。②腸外の脂膜(腸間膜)のこと。

厚味(こうみ)　「精不足者補之以味」を参照。

芤脈(こうみゃく)　脈象名。芤とは葱のこと。脈が浮大で軟、按ずると中空で葱を押しているような脈象のこと。大失血の後によく見られる。

洪脈(こうみゃく)　脈象名。脈象名が波がわき立つようで、勢いよく来て、弱々しく去る脈象のこと。熱邪亢盛によく見られる。虚労や失血、泄瀉の際にこの脈が見られれば、病勢がまだ進展していることを示す。

広明(こうめい)　『素問・陰陽離合論』に「中身にして上、名づけて広明という」(中身而上、名曰広明)と見える。つまり、身体の前面と上方部を指す。

光明(こうめい)　穴名。足少陽胆経。絡穴。下腿外側、腓骨の前方、外果尖の上方5寸。

①清肝明目　②清熱散風　③滋益肝陰　④通経活絡

康命吉(こうめいきち)　人名。朝鮮李朝時代の医家。字は君錫、本貫は昇平、英祖13年(1737)出生。『済衆新編』の著述者。1800年逝去。

光明穴(こうめいけつ)　穴名。奇穴。眉毛中央(魚腰穴)の直上に取る。眼の炎症・眼瞼下垂などを主治。

紅綿散(こうめんさん)『東医宝鑑』　方剤名。①枯白礬　烏賊骨各4　乾燕脂2　麝香0.5。「耳から膿が出る場合に用いる」　②全蝎　麻黄　荊芥穂　天麻　甘草各2。「小児が寒邪に傷られたり、紅疫の初期に高熱が出て譫語、煩渇、易驚、痙攣を起こす場合に用いる」。

毫毛(ごうもう)　①皮膚の細毛のこと。②眉中の長毛のこと。

肓門(こうもん)　穴名。足太陽膀胱経。腰部、第1腰椎棘突起下縁と同じ高さ、後正中線の外方3寸。①化瘀消痞　②通調腸胃　③理気解鬱　④通二便　⑤疏調三焦

膏薬(こうやく)　「薬貼」を参照。

厚薬(こうやく)　気味の濃厚な薬のこと。地黄・当帰など。

肓兪(こうゆ)　穴名。足少陰腎経、足少陰と衝脈の交会穴。上腹部、臍中央の外方0.5寸。①潤燥通便　②温中理気　③清腎熱　④調衝脈

喉癰(こうよう)　症名。咽部膿腫の疾病のたぐい。喉間やその付近に生ずる癰瘍の総称。初期は悪寒発熱し、嚥下や言語に障害があり、患部は紅腫熱痛し、時には疼痛は耳部にまで広がる。頚間が腫塊硬結し、ひどければ咽喉が阻塞し、窒息することもある。頷部下の天突穴部に生じるものは「頷下癰」という。

興陽(こうよう)　陽気を興奮させて、性欲を回復させる薬物のこと。

合陽(ごうよう)　穴名。足太陽膀胱経。下腿後面、腓腹筋外側頭と内側頭の間、膝窩横紋の下方2寸。①温経散寒　②活血調経　③強健腰膝　④清熱利湿　⑤調理下焦

康頼本草(こうらいほんぞう)　書名。日本鎌倉時代の書、撰者不詳。南北朝時代の本草書。全1巻。康暦年間(1379～1381)の成立と考えられる。

紅藍花(こうらんか)　薬物名。紅花の別名。「紅花」を参照。

攻裏(こうり)　裏にある実邪を攻略することで、瀉下の意味も含む。水飲・瘀血・宿食・燥屎などが裏に結集したものに用いる。

攻裏不遠寒(こうりふえんかん)(裏を攻めるには寒を遠ざけず)　『素問・六元正紀大論』に見える。遠とは、ここでは避忌の意味がある。熱が裏に積した時は、寒下薬でなければ消除できない。したがって攻裏には寒薬(「辛温解表」を参照)を用いる。腹中寒で大便寒秘した場合にも、寒下薬を用いるが、配合が異なる。大便寒秘には大黄附子湯を用いる(大黄・附子・細辛)。大黄は苦寒、附子は大辛大熱、細辛は辛温で、合用して「温下」剤とする。

喉瘤(こうりゅう)　症名。本病は肝気鬱結し気血痰涎が喉部に凝滞して起こる。咽喉の片側や両側に紅色の肉瘤が発生し、表面は光滑して、堅硬質で、触れると痛む。重症では呼吸困難や呑咽不利を起こす。

黄竜湯(こうりゅうとう)　方剤名。「黄竜湯(おうりゅうとう)」に同じ。

香稜丸(こうりょうがん)『東医宝鑑』　方剤名。①三稜　檳榔各120　山査子80　香附子　羅蔔子　枳実　枳殻　蓬莪朮　陳皮　橘皮各40　黄連　神曲　麦芽　鼈甲　乾漆　桃仁　硇砂　砂仁　当帰尾　木香　甘草各20。「あらゆる積聚や気滞により硬結が生じた場合に用いる」　②蓬莪朮　三稜　枳実各40　木香　丁香　橘皮　苦楝子　茴香各20。「あらゆる積聚や痃癖、癥瘕などに用いる」。

高良姜(こうりょうきょう)　薬物名。温裏祛寒薬。辛、温、脾・胃。①温胃止嘔　②健脾止瀉　③祛寒止痛

膏粱厚味(こうりょうこうみ)　脂っこい濃厚な食物のこと。長期間多食すると、胃腸

こ

の機能に悪影響を及ぼし、内熱と瘡瘍の病症を生じる。『素問・生気通天論』に「高(膏)梁の変は、足に大疔を生ず」(高梁之変、足生大疔)と見える。

膏淋(こうりん) 主な症状は小便が米のとぎ汁や脂膏のように混濁し、排尿が不暢となる。尿道が熱渋して痛むのは実証で、熱も痛みもないものは虚証である。実証は湿熱下注して膀胱に蘊結し、気化不行して脂液を約束できずに起こる。虚証は腎虚して脂液を蒸化と制約できずに起こる。

肛瘻(こうるい) 「肛漏(こうろう)」に同じ

拘攣(こうれん) 症名。筋肉の異常緊張状態のこと。手足のあらゆる部位が引きつれる状態。

香連丸(こうれんがん)『和剤局方』 方剤名。黄連60(呉茱萸300と炒し、呉茱萸を除く)木香130の粉末を丸にする。清熱化湿・行気止痢。湿熱痢疾の膿血下痢・腹痛などの場合に用いる。

香連丸(こうれんがん)『東医宝鑑』 方剤名。黄連40　呉茱萸20　木香10。「赤白痢で血泡は白泡が混じる大便をし、腹痛する場合、他の痢疾にも用いる」。

香連導滞湯(こうれんどうたいとう)『その他』 方剤名。山査　神曲各4　橘皮　陳皮　厚朴　黄連　甘草　木香　檳榔　大黄各2。「疳疾を患った小児が、痢疾になり血泡が混じる大便をし、腹満、腹痛、眼瞼浮腫する場合に用いる」。

肛漏(こうろう) 症名。「肛瘻」ともいう。肛門やその周囲に瘻管ができて、漏水が流れ出て止まらない病症のこと。肛門周囲の癰疽が潰爛した後に、口がふさがらずに瘻管となる。また内痔や肛門裂傷によっても起こる。ただ一箇所の瘻管で、枝分かれしていないものは単純性肛漏という。瘻口が多く、しかも枝分かれしたり、肛管肛門の周囲に生じ、半円形や馬蹄状のものは複雑性肛漏という。長期間にわたり瘻口より膿が流れ出て、自然治癒することはない。もし漏管の外口がふさがり、膿が排出しづらければ、疼痛や脹墜などもともなう。

喉嚨(こうろう) ①広義では喉腔を指す。②喉と同義。『霊枢・憂恚無言篇』に「喉嚨とは、気の上下する所以なり」(喉嚨者、気之所以上下者也)と見える。つまり喉腔内と気管の上部にあり、呼吸の要道である。

五運(ごうん) 木運・火運・土運・金運・水運のこと。

五運六気(ごうんろっき) 運気とも簡称する。運とは「木火土金水」の5つの段階の相互推移を指す。気とは「風火熱燥湿寒」の6種類の気候の転変を指す。昔の医家は「甲乙丙丁戊己庚辛壬癸」の十天干に基づいて「運」を定め、「子丑寅卯辰巳午未申酉戌亥」の十二地支に基づいて「気」を定めた。これを、五行の相生相克理論と結びつけて、毎年の気候変化と疾病の関係を推断した。しかしその中には牽強附会の説明も多く、現在ではあまり用いていない。

五衛(ごえ) 『霊枢・刺節真邪篇』に「刺に五衛あり、…一日は振埃、二日は発蒙、三日は去爪、四日は徹衣、五日は解惑」(刺有五衛…一日振埃、二日発蒙、三日去爪、四日徹衣、五日解惑)と見える。「振埃」とは、体表に近い経脈を針刺して陽病を治すこと。「発蒙」とは、六腑に属す諸陽経の兪穴を針刺して、六腑病を治すこと。「去爪」とは、主に関節と四肢を針刺して、陰嚢肥大を治すこと。「徹衣」とは、奇穴を針刺して、余分な邪気を瀉し、不足している正気を補充することである。

五液(ごえき) 「五臓化液」を参照。

後腋穴(ごえきけつ) 穴名。奇穴。腋窩後側の横紋の頭、上肢を挙げて取る。肩腕不挙・咽頭炎などを主治。

牛黄(ごおう) 薬物名。清熱降火薬。苦、平、小毒、心・肝。①清心寧神　②瀉熱解痙　③利胆退黄　④豁痰通竅　⑤解毒医瘡

牛黄丸(ごおうがん)『その他』 方剤名。①牽牛子30　牛胆南星　枳実　半夏各20　皀莢8　大黄60。「小児が痰が盛んで生じた急驚風に用いる」　②牛黄　白附子　肉桂　全

こ

蝎　川芎　石膏各10　白芷　藿香各20　朱砂　麝香各若干。「肝風により眼球疼痛する場合に用いる」　③犀角8　牛黄4　甘草10　金箔　銀箔各5。「小児が通睛により、眼球が片側に偏る場合に用いる」。

牛黄金花散（ごおうきんかさん）『医林撮要』　方剤名。黄連　黄柏　黄芩各4　牛黄1.2。「痔瘻に用いる」。

牛黄金虎丹（ごおうきんこたん）『東医宝鑑』　方剤名。石雄黄60　枯白礬　竹黄　天南星各10　炮附子5　軽粉　龍脳各2　牛黄1　金箔80。「中風により神識昏迷、牙関緊閉、面黒、身熱、発汗、目が白むき、唇赤、咽喉に痰声がする場合に用いる」。

五黄膏（ごおうこう）『東医宝鑑』　方剤名。黄柏40　黄連　黄芩　黄丹　大黄各20。「流行性眼病により、突然目が充血し、腫痛する場合に用いる」。

牛黄膏（ごおうこう）『東医宝鑑』　方剤名。朱砂　鬱金各12　牛黄10　牡丹皮8　甘草4　龍脳2。「出産後に血室に熱が侵襲し、胸脇苦満、夜に発熱し、躁急、不安の場合に用いる」。

五黄散（ごおうさん）『東医宝鑑』　方剤名。黄丹　黄連　黄芩　黄柏　大黄　乳香各同量。「打撲で局所が腫痛する場合に用いる」。

牛黄散（ごおうさん）『東医宝鑑』　方剤名。牛黄　龍脳　硼砂各0.4　朱砂　石雄黄　青黛各0.8　黄連　黄柏各3.2　塩炒6。「小児が口中糜爛した場合、重舌、喉痹などにより咽喉腫痛、咽喉閉塞する場合、易驚の場合、中悪などの場合に用いる」。

牛黄瀉心湯（ごおうしゃしんとう）『東医宝鑑』　方剤名。①大黄40　龍脳　朱砂　牛黄各4。「癲癇、身熱により精神異常が生じた場合、発熱し神識昏迷、譫語する場合に用いる」　②牛黄　霊砂　龍脳各104　大黄粉180。『薬典』「鎮静、鎮痙、強心薬として用いる」。

牛黄清心丸（ごおうせいしんがん）『太平恵民和剤局方』　方剤名。牛黄4　麝香3　羚羊角3　竜脳1　当帰5　防風5　黄芩5　白朮5　麦門冬5　芍薬5　柴胡4　茯苓4　桔梗4　杏仁4　川芎4　桂皮5　阿膠5　大豆黄巻5　蒲黄6　神麹6　人参6　雄黄3　甘草3　白蘞2　乾姜2　犀角末4　大棗10　山薬10。末とし金箔を衣として蜜丸とし、1回2gを1日3回服用する。本方は『金匱要略』の薯蕷丸を内包する、清熱・開竅・熄風剤である。内風証による、癱瘓（たんしょう）不随・語言蹇渋（けんじゅう）・心忪健忘・恍惚去来・頭目眩冒・胸中煩鬱・痰涎壅塞・精神昏憒（こんかい）などに用いる。また心気不定・神志不定・驚恐怕怖（はくふ）・悲憂慘戚（さんせき）・虚煩少睡・喜怒に時無し・あるいは狂癲・あるいは神情昏乱（こんらん）などにも用いる。

牛黄清心丸（ごおうせいしんがん）『痘疹世医心法』　方剤名。牛黄0.75g　朱砂4.5g　黄連15g　黄芩9g　山梔子9g　鬱金6g。蜜丸にして1日2～3回、3gずつ服用する。熱邪内陥・熱入心包による、小児驚厥や中風神昏に用いる。

牛黄清心元（ごおうせいしんげん）『東医宝鑑』　方剤名。①山薬28　炙甘草20　人参　蒲黄　神曲各10　犀角8　大豆黄巻　肉桂　阿膠各7　白芍　麦門冬　黄芩　当帰　防風　朱砂　白朮各6　柴胡　桔梗　杏仁　白茯苓　川芎各5　牛黄4.8　羚羊角　麝香　龍脳各4　石雄黄3.2　白蘞　炮乾姜各3　金箔120　大棗20。「中風により昏倒し、手足瘛瘲し、牙関緊閉、面赤、口眼喎斜する場合、心腎が虚弱し、健忘、神識昏迷、心煩、易驚、不眠の痼疾、小児の驚風に用いる」　②山薬28　蒲黄10　犀角8　大豆黄巻7　麦門冬　黄芩各6　桔梗　杏仁各5.2　牛黄4.8　羚羊角　龍脳　麝香各4　白蘞2.8　金箔70　烏梅適量。『四象診療』「太陰人の卒中風により神識昏迷、言語障害、咽喉に痰音、手足瘛瘲する場合に用いる」。

牛黄定志丸（ごおうていしがん）『東医宝鑑』　方剤名。朱砂　半夏各8　石雄黄　天麻　烏梢蛇肉　甘草各4　厚朴3　牛黄　龍脳　全蝎　白殭蚕　白附子　牛胆南星各2　麝香1。「中風により神識昏迷の場合、心腎不交により易驚、心煩、不眠の場合に用いる」。

牛黄抱龍丸(ごおうほうりゅうがん)『東医宝鑑』 方剤名。天南星 40 竹黄 20 石雄黄 朱砂各 10 麝香 真珠 厚朴各 4 牛黄 2 金箔 10。「小児の慢性、急性驚風、または痰熱により身熱、神識昏迷、息遣いが荒く、時に咳嗽、多痰、頻繁に失神し、手足痙攣する場合に用いる」。

牛黄涼隔元(ごおうりょうかくげん)『東医宝鑑』 方剤名。馬牙草 寒水石 石膏各 80 炙甘草 40 牛胆南星 30 紫石英 20 牛黄 龍脳 麝香各 10。「心火が盛んで咽喉腫痛、口中と舌が糜爛し、頬赤、発熱する場合に用いる」。

胡黄連(こおうれん) 薬物名。清熱降火薬。苦、寒、心・脾・肝・胆。①清熱退黄 ②清腸止痢 ③殺虫消疳 ④清熱鎮驚 ⑤涼肝明目 ⑥解毒医瘡

胡黄連丸(こおうれんがん)『東医宝鑑』 方剤名。①胡黄連 黄連各 20 朱砂 10 蘆薈 青黛 浮萍各 8 麝香 0.4。「小児が熱により頬が赤く、唇が渇き、身熱、便秘する場合に用いる」 ②胡黄連 20 没薬 木香各 10。「小児が疳疾と痢疾を兼ねて、泄瀉が止まず、腹痛する場合に用いる」。

五音(ごおん) 古楽器の「角・徴・宮・商・羽」の5段階の音階のこと。五行学説の五音を五臓に配当させた。つまり病人の発音の高さ、低さ、重さなどから五臓の病変を推測する。つまり、肝音は角、心音は徴、脾音は宮、肺音は商、腎音は羽となる。しかし、牽強附会的な説明により、現在は用いられていない。

固瘕(こか) 『傷寒論・辨陽明病脈証并治法』に見える。胃腸病の一つ。主な症状は、大便が最初は硬く後は溏となる。または硬い糞と稀薄な糞が混ざって排出すること。これは腸間に寒気が結聚して起こる。

鼓花(こか) 「五不女」を参照。

五化(ごか) 「成、長、化、収、蔵」のこと。

五過(ごか) 『素問・疏五過論』に見える。医師が治療に際して犯してはならない、5つの誤りのこと。①職業や地位の違いにより発生した情志の疾病について、医師がその疾病の起因を知らずに勝手に処理してしまうこと、②病人の生活・環境・思想などを理解せずに、症候の補瀉も理解せずに勝手に治療し、正気を次第に弱化・損傷させてしまい、その結果邪気が体内に侵入してしまうこと、③診断の上手な医師は、必ず症候を分析し、正常と異常とを区別する。同名同形の病症を比較検討すれば、必ず異なる点を見出すことができる。そこで落ち着いた態度で詳細に徹底的に調べ、識別が困難な病症の中から異同を識別するようにする。このようにしなければ誤りが起こる、④診察する際には、まず精・気・神を観察して、また生活や環境や感情の変動により病気になることを理解しなくてはならない。その病因を正確に判断せず、病人の精神状態も把握せず、また嗜好品を把握しなければ、治療は混乱する、⑤疾病を診察し治療するには、必ず発病から現在までの疾病の陰陽の属性や、発病時の他の状況を把握しなければならない。さらに脈象を診ながら状態を確定する。男女の正常脈と病脈との違い、情緒と五臓気血の関係を把握しなければならない。医師が以上の事柄を正確に把握しなければ、病状は日々悪化し、予後も悪くなる。

五膈(ごかく) 「思膈・憂膈・喜膈・怒膈・悲膈」、または「憂・恚・気・寒・熱」のこと。

五膈寛中湯(ごかくかんちゅうとう)『東医宝鑑』 方剤名。厚朴 香附子各 6 甘草 2 陳皮 橘皮 丁香 砂仁各 1.6 木香 1.2 白豆蔻 0.8 生姜 3 塩若干。「腹満して、食べ物が下りず、時に吃逆し、腹痛する場合、小腹冷、口中無味の場合に用いる」。

五膈散(ごかくさん)『医林撮要』 方剤名。枳実 木香 天南星 炮乾姜 麦芽 草果各 40 炙甘草 20。「胃気が滞り胸悶、腹満、胸脇支満、悪心、時に吃逆するなどに用いる」。

五加皮(ごかひ) 薬物名。発散風湿薬。辛、温、肝・腎。①疏風解痙 ②祛湿通痹 ③強筋起痿 ④行水消腫

五加皮散(ごかひさん)『郷薬集成方』 方剤名。①大黄 80 五加皮 芍薬各 40。「風湿により腰重痛する場合、または下半身が水に浸っているように冷たく、腰痛する場合に用いる」 ②五加皮 10 牛膝 木瓜各 4.8。『東医宝鑑』「幼児がなかなか歩き出さない場合に用いる」。

五官(ごかん) ①五臓と関連する感覚器のこと。つまり「鼻・眼・口唇・舌・耳」のこと。「鼻は肺の官なり、目は肝の官なり、口唇は脾の官なり、舌は心の官なり、耳は腎の官なり」(鼻者肺之官也、目者肝之官也、口唇者脾之官也、舌者心之官也、耳者腎之官也)と見える(『霊枢・五閲五使篇』にある)。②診断の意義から見ると、肝は青色を、心は赤色を、脾は黄色を、肺は白色を、腎は黒色をそれぞれつかさどる理論がある。五臓に疾病があると、病色が現れると同時に、それぞれの症候も出現する。たとえば肺病では鼻翼煽動が、肝病では目発青が、脾病では口唇発黄が、心病では舌巻短して顴部発紅が、腎病では、眼眶暗黒または顴部と顔面部が暗青黒色が見られる。『霊枢・五色篇』には、「青黒は痛となし、黄赤は熱となし、白は寒となす、これ五官という」(青黒為痛、黄赤為熱、白為寒、是謂五官)と見える。ここでの「五官」とは、診断上の意味から説明している。

五癇(ごかん) 小児の癇のこと。「牛癇・羊癇・猪癇・馬癇・鶏癇」のこと。癇の症状がこれらの動物に類似していることから名づける。

五疳(ごかん) 疳症の主な臓腑の病変から、5種類に分けたもの。つまり「心疳・肝疳・脾疳・肺疳・腎疳」のこと。各項を参照。

五癇丸(ごかんがん)『東医宝鑑』 方剤名。半夏 80 白殭蚕 60 天南星 烏蛇肉 白礬各 40 白附子 20 麝香 12 朱砂 10 全蝎 8 石雄黄 6 蜈蚣半匹 皂莢 160。「癲癇に用いる」。

五疳消食元(ごかんしょうしょくげん)『東医宝鑑』 方剤名。使君子 龍胆 麦芽 陳皮 蕪荑 神曲 黄連 山査各同量。「小児が疳症により腹満し、口中無味、微熱、消化不良、時に腹痛する場合、または回虫がある場合などに用いる」。

五気(ごき) 天気の「寒・暑・湿・燥・火」を指す。五気は肺から吸入し、心肺に蓄えられて身体の五臓を養う。五臓が五気に滋養されると、面色が明潤になり、音声が清く朗かになる。五気は四季の気候の変遷からすれば、「五運」ともいう。また嗅覚の「臊・焦・香・腥・腐」も五気という。

五宜(ごぎ) 『霊枢・五味篇』に見える。五穀の「肉・果物・野菜」は五臓の疾病に適応するものがあること。たとえば脾病であれば秫米飯(もちきび飯)、牛肉・棗・葵(おくら)などが良い。心病であれば麦、羊肉、杏、韮が良い。腎病であれば大豆黄巻、豚肉、栗、藿(豆の葉)が良い。肝病であれば麻、犬肉、李、韮が良い。肺病であれば黄黍(もち栗)、鶏肉、桃、葱が良いなど。以上のように五臓にはそれぞれ「良い」食物がある。しかしこの考え方は五行学説にとらわれすぎた感があり、理屈に附合する部分もあるが、そのほとんどがこじ付けである。

杞菊丸(こぎくがん)『郷薬集成方』 方剤名。蒼朮 240 枸杞子 甘菊花各 80 川芎 薄荷各 40。「内障や外障により翳膜が生じたり、物がはっきり視えない場合に用いる」。

杞菊地黄丸(こぎくじおうがん)『麻疹全書』 方剤名。原名;杞菊六味丸。熟地黄 24 山茱萸 12 山薬 12 沢瀉 9 茯苓 9 牡丹皮 9 枸杞子 9 菊花 9。肝腎陰虚による、両目昏花(目が疲れてかすむ)・視物模糊・目の乾燥・風に当たると泪が出るなどに用いる。

杞菊地黄丸(こぎくじおうがん)『補陽処方集』 方剤名。熟地黄 山薬 山茱萸 枸杞子各 160 白茯苓 牡丹皮 沢瀉 甘菊花各 120。「肝腎陰虚で眩暈し、視力が落ち、

眼が渋り、痛む場合、風に当たると涙が出る場合、眩暈して不眠、腰膝酸軟の場合に用いる」。

呉基濬(ごきしゅん、1789〜1847) 人名。字は瀹斎。雩婁農と号した。河南省固始の出身。代々官吏の家柄で、自身も1817年に登第した。自ら実験した植物1714種についての図説を『植物名実図考』に記した。

五逆(ごぎゃく) 5種類の危険な症候を指す。3つの解釈がある。1)①腹脹体熱して脈大、②腹脹し手足厥冷し下痢して脈大、③鼻衄不止で脈大、④咳嗽、溺血して脈小で有力、⑤咳嗽、消痩、身熱して脈小で数、2)①腹大脹、四肢厥冷、消痩、下痢、②腹脹便血、脈大で欲絶、③咳嗽、溺血、消痩、脈緩、④嘔血、胸満、脈小で数、⑤咳嗽、嘔血、腹脹、食則下痢、脈伏で欲絶、3)①熱病で脈静、汗出して脈盛躁、②下痢で脈洪大、③湿痹の固定痛、下腿肌痩、身熱で、脈微欲絶、④消痩、身熱蒼白、便血、⑤寒熱し、消痩、脈は一見堅実有力だが実は細弱など。

五宮(ごきゅう) 五臓のこと。五臓は「神」がいるところであり、人が住む宮室に似るところから名づける。

後弓反張(ごきゅうはんちょう) 症名。背中を弓なりにそりかえる症状のこと。

呼吸補瀉(こきゅうほしゃ) 古針法の一つ。①「瀉法」は患者の吸気時に刺入して、呼気時に抜針する。「補法」は呼気時に刺入して、吸気時に抜針する。②刺針して得気した後の捻転手法で、「補法」は捻転を止めて吸気し、「瀉法」は捻転を止めて呼気を行う。

五虚(ごきょ) 『素問・玉機真蔵論』に見える。「脈細」「皮寒」「気少」「泄瀉して小便清利」「飲食不入」などは、五臓がいずれも虚した重篤な症候である。この場合、治療後に食事が進み、腹瀉が止まれば、胃気が回復し、病状は危機を脱したことを示す。

五竅(ごきょう) 「五官」ともいう。「目、舌、唇、鼻、耳」のこと。

五行(ごぎょう) 中国の古代哲学理論であり、古人の物質の属性とその相互関係に対する認識である。医学における五行学説は、古代の素朴な唯物感、自然発生的弁証法の思想方法と医学の実践が結合した産物である。「五」とは「木火土金水」の五つの事物であり、「行」は運動のことである。この学説は、5種類の属性をもって、人体の臓腑器官とを関連付けている。さらに五臓を中心として、相生・相克・相乗・相侮の理論を運用して体内の生理現象と病理変化を説明して、臨床を総括している。基本的な内容は、①五行の属性を用いて臓腑器官の特徴を分別する。たとえば肝・筋・目は「木」に属す。心・脈・舌は「火」に属す。脾・肉・口は「土」に属す。肺・皮毛・鼻は「金」に属す。腎・骨・耳は「水」に属すなど。②相生と相克関係を用いて、臓腑器官の相互協力と制約の生理現象を説明している。たとえば肝は脾を制約し(木克土)、脾は肺と協調して(土生金)、肺は肝を制約する(金克木)など。つまり臓腑間の生理活動は、互いに維持し、協調しあう関係にあることを説明している。③相乗と相侮関係を用いて、体内の病理変化や治療方法を説明している。たとえば肝病が脾を犯すのは、木が土に乗ずるからであり、治療には抑木培土法を用いる。肺気虚弱を治療する際に、健脾補肺を用いることを培土生金法という。このように、五行学説は医学の各方面に通じ、古人の多くの貴重な経験を含み、基礎理論の組成部分ともなっている。それは事物間の相互依存や相互制約の素朴な弁証観を強調することによって、古代医学の発展に大きな貢献をしてきた。しかし、五行学説をもってすべての事物に当てはめて、「生克乗侮」関係によって事物の関係を説明するのは、一貫性を失うばかりか、唯心論と形而上学の泥沼に陥る危険性もある。そこで後世の医学実践においては、次第にこの学説から脱却する動きもあった。今日では、弁証唯物論と歴史的唯物論を基本として、臨床実践を行う中からその有益な経験を吸収し、唯心論と形而上学的な部分は批判的に対処している。

五京丸(ごきょうがん)『医方類聚』 方剤名。乾姜　呉茱萸　白頭翁　白附子　牡蠣　当帰　白芍　黄芩　山椒　狼牙草各30。「心腹痛により心下痞痛、胸痹する場合に用いる」。

五行穴(ごぎょうけつ) 各経絡には五行(木火土金水)の性質を持つ経穴がある。それを「井滎兪経合」に配当している。しかし陰経と陽経では五行配当が異なる。五行穴は経絡の補瀉を行う場合に重要である。

五行色体表(ごぎょうしきたいひょう) 五行説にもとづいて、各種の現象を「木・火・土・金・水」の5つの要素に分類して、一覧表にしたもの。

呉儀洛(ごぎらく、18世紀) 人名。中国清代の医家。字は遵程。著書には『本草従新』『成方切用』『傷寒分経』『四診須知』『女科宜今』などがある。

五禁(ごきん) 「五味所禁」を参照。

五禽戯(ごきんぎ) 古代の医療体操の一つ。華佗は「戸枢は蠹(むしば)まず、流水は腐(くさ)らず)「戸枢不蠹、流水不腐」の考えの下に、「虎・鹿・熊・猿・鳥」の動作や姿態をまねる鍛錬を行い、筋骨を動かし、気血を疏通させ、体質を増強させた。このように5種類の鳥獣の動作を真似ることから名づけた。

谷(こく) 「渓谷」を参照。

膕(こく) 膝関節の後方の膝を屈曲するとくぼむところ。ひかがみ。俗に「腿凹」「膝弯」ともいう。

穀芽(こくが) 薬物名。消化薬。甘、温、脾・胃。①消食化積　②開胃進食　③実腸止痢

黒眼(こくがん) 「黒睛」を参照。

穀気(こくき) 「水穀の気」ともいう。飲食の精気のこと。飲食は五穀が主なのでこのように名づける。

穀気下流(こくきげりゅう) 身体の陽気が下行すること。

黒元(こくげん)『東医宝鑑』 方剤名。当帰80　鹿茸40。「陰血不足で面黒、耳聾、視界が黒く、腰痛、下肢無力、口乾、口渇、濁った尿が出る場合に用いる」。

穀嘴瘡(こくしそう) 面皰、にきびのこと。

黒錫丹(こくしゃくたん)『済州新編』 方剤名。黒錫　乳香各80　附子　破胡紙　肉豆蔻　小茴香　苦楝子　陽起石　木香　沈香　胡蘆巴各40　肉桂20。「脾腎が虚して、腹刺痛、腹鳴、泄瀉、短気、心煩、手足厥冷、冷汗が出る場合、陰痿症で腰膝酸軟の場合、血海が虚して白帯が多い場合に用いる」。

黒逍遙散(こくしょうようさん)『医略六書・女科指要』 方剤名。本方は逍遙散に地黄を加えたものである。柴胡　当帰　白芍薬　白朮　茯苓各9　炙甘草4.5　生姜3　薄荷1　地黄6～12。逍遙散の適応証の肝鬱血虚証で、血虚が顕著なものに用いる。

黒逍遥散(こくしょうようさん)『補陽処方集』 方剤名。白朮　白芍　白茯苓　柴胡　当帰　熟地黄各4　薄荷　甘草各2　生姜3。「肝気鬱結により脾が虚して、胸脇痛、悪寒発熱、頭痛、眩暈、口乾、手足心熱、全身労倦、口中無味、崩漏がある場合に用いる」。

黒色舌(こくしょくぜつ) 舌質名。舌の表面が黒色を呈する舌のこと。血の疾病を示し、重症の証とされる。

黒如炱(こくじょたい)(黒きこと炱の如し)『素問・五臓生成篇』に見える。これは腎の真臓色である。炱とは油煙のこと。灰黒枯槁の病色を形容している。久病で腎気が衰絶するか、胃気が衰敗しそうな場合に見られる。「真臓色」を参照。

黒参丸(こくじんがん)『東医宝鑑』 方剤名。玄参　天門冬　麦門冬各同量。「口中と舌の糜爛が長らく癒えない場合に用いる」。

穀神元(こくしんげん)『東医宝鑑』 方剤名。人参　砂仁　香附子　三稜　蓬莪朮　橘皮　陳皮　神曲　麦芽　枳実各同量。「食滞が長くなり消化されず心下痞硬し、腹痛し、小腹腫満する場合に用いる」。

黒神散(こくしんさん)『東医宝鑑』 方剤名。

①当帰　熟地黄　白芍　肉桂　炙甘草各20　沈香　棕櫚皮　蒲黄　没薬各10　乳香6　芍薬4　血竭2。「産後に悪露が出ずに、発熱、煩躁する場合に用いる」　②熟地黄　当帰　肉桂　炮乾姜　炙甘草　白芍　蒲黄各160　黒豆半。『医林撮要』「産後に悪露が止まない場合、胎盤が下りない場合、心下痛の場合、出血で神識昏迷、眩暈する場合に用いる」。

穀神湯(こくしんとう)『東医宝鑑』　方剤名。曲牙160　砂仁　白朮　炙甘草各40。「脾胃虚寒により、胃部が痞硬し、食欲不振のものに用いる」。

穀飪の邪(こくじんのじゃ)　食中毒のこと。

黒豆(こくず)　薬物名。甘。平。肝・腎。①滋陰補血・利尿。陰血不足の頭暈・月経不順などに用いる。また、血虚の水腫に用いる。②祛風止痙。産後の痙攣・牙関緊急などに用いる。

黒豆衣(こくずい)　薬物名。　黒豆の種皮。甘。平。肝・腎。①益腎平肝。肝腎陰虚・血虚肝旺による頭痛・眩暈に用いる。②清虚熱・止盗汗。陰虚の盗汗に用いる。

黒豆飲子(こくずいんし)『郷薬集成方』　方剤名。黒豆　蜜　蒲黄各1　呉茱萸20。「産後に赤白痢が長らく癒えず、身浮腫する場合に用いる」。

黒睛(こくせい)[黒眼、気輪]　角膜のこと。眼球の黒色の部分のこと。

穀精草(こくせいそう)　薬物名。清熱降火薬。辛甘、微温、肝・胃。①祛風清上　②移星去盲　③殺虫滅疳

穀精草湯(こくせいそうとう)『その他』　方剤名。穀精草2.4　白芍　荊芥穂　玄参　牛蒡子　連翹　決明子　菊花　龍胆各2　桔梗1.2　燈芯1。「天然痘や紅疫により眼が赤くなり涙が出て、光がまぶしく、眼が渋り、瞳に翳膜が生ずる場合に用いる」。

黒睛破損(こくせいはそん)　黒眼珠(角膜や虹彩膜を含む)が眼病や外傷により破損すること。これは重篤な症状で、治療が適切でなければ失明することもある。

黒苔(こくたい)　舌苔が灰黒色のもの。裏病をつかさどり、病状は比較的重い。灰黒苔で滑潤で、舌質が淡白なのは、陽虚内寒や寒湿内伏を示す。灰黒苔で乾燥し、舌質紅絳のものは、熱極傷陰を示す。

黒帯(こくたい)　女性の陰道から流れ出る、黒豆汁のような色彩で、粘ったり薄かったり、または生臭い分泌物のこと。赤白帯中に黒色が混じるものは、熱盛熏蒸し腎水が虧虚して起こる。

穀疸(こくたん)　『金匱要略』に見える。黄疸の一種。酒食の不摂生により脾胃が傷られ、運化失調し、湿濁内鬱して加熱し、湿邪と熱邪が交わって生ずる。主な症状は身体目黄色・胸煩熱・食不振・時に嘔気・小便赤渋・脈弦数などが見られる。

穀疸丸(こくたんがん)『東医宝鑑』　方剤名。苦参120　龍胆40　人参30　梔子20。「食滞や熱いものを食べることによって湿熱が生じ、消化不良になり黄疸が生じた場合に用いる」。

黒地黄丸(こくぢおうがん)『東医宝鑑』　方剤名。蒼朮　熟地黄各600　五味子300　乾姜20～40。「陽盛陰虚や脾胃虚弱で、面黄、長引く痔疾や痔瘻で、血泡が出て長らく癒えない場合に用いる」。

穀道(こくどう)　直腸や肛門のこと。

黒風(こくふう)　「五風内障」を参照。

穀不化(こくふか)　胃腸の機能が衰退して、消化できずに大便に不消化物が混じるもの。

国分西忍(こくぶさいにん、生没年不詳)　人名。日本江戸時代の医家。『西忍流医書』の著者。西忍は河内の人とされるが、伝は不詳。田代三喜と曲直瀬道三に師事したとも伝えられている。金瘡療法ほか、種々の医方に通じたらしい。

黒附湯(こくぶとう)『東医宝鑑』　方剤名。炮附子12　木香6　白附子4　炙甘草2。「小児が慢脾風で神識昏迷、手足厥冷、危篤な場合に用いる」。

槲葉散(こくようさん)『郷薬集成方』　方剤名。槲葉40　地楡　木賊　当帰　芍薬　伏

竜肝各12。「大腸の実熱により血便し、小腹が絞痛する場合に用いる」。

黒龍湯（こくりゅうとう）『医林撮要』 方剤名。龍胆　柴胡　木通　甘草　当帰　金銀花　皂莢　芍薬　防風　黄連　呉茱萸各同量。「陰嚢にできものが生じ、紅腫疼痛、悪寒発熱、口乾、多飲などの場合に用いる」。

谷霊丸（こくれいがん）『東医宝鑑』 方剤名。黄耆　人参　牛膝　当帰各40　熟地黄　白茯苓各20　杜仲　蒼朮　白朮　肉桂　枸杞子各12　炮附子1。「身体が消痩し、足腰が細くなる場合に用いる」。

国老膏（こくろうこう）『東医宝鑑』 方剤名。甘草40。「外癰に用いる」。

古訓医伝（こくんいでん） 書名。日本江戸時代、宇津木昆台(1779～1848)の著。『傷寒論』『金匱要略』に関する解説書。全25巻。天保12年(1841)刊。

誤下（ごげ） 下すべき証でないものに下法を誤用してしまうこと。熱性の疾病で表証が残っている場合に、下法を誤用すると、泄瀉・結胸・痞証などの変証を引き起こすことがある。その他に内科・産婦人科・小児科などで下法をを誤用すると変証が生じやすいので、適切に使用しなくてはならない。

固経丸（こけいがん）『東医宝鑑』 方剤名。黄芩　白朮　亀板各40　椿根皮28　黄柏12　香附子10。「腎陰の虚証にて湿熱が盛んで月経量が多い場合、不正出血があり煩熱し、腹痛し、煩渇し尿赤する場合に用いる」。

股脛疽（こけいそ） 疽が股部(大腿部)や脛部(下腿)に生ずるものの総称。『霊枢・癰疽篇』に「股脛に発するは、名づけて股脛疽という。その状はなはだしくは変わらずして、癰膿骨を搏つ」(発于股脛、名曰股脛疽、其状不甚変、而癰膿搏骨)と見える。本病は、風寒湿が凝結したり、情志が鬱結し肝脾両虧し気滞凝滞して起こる。初めは堅硬で指頭大の塊ができ、皮膚色は変わらず、次第に腫脹し化膿して、膿が深まり骨部にまで及ぶ。つぶれにくく口が塞がりにくい。発生部位の違いにより多くの名称がある。股部に生じるものを「股疽」「大腿疽」という。股部の外側に生じるものを「股陽疽」という。股部の内側の陰部の近辺に生じるものは「股陰疽」という。脛骨部に生じるものは「脛疽」や「小腿疽」という。

固下丸（こげがん）『東医宝鑑』 方剤名。蒼朮　肉豆蔻　兎絲子各40。「長期になる脾泄により腹鳴し未消化物が混じる泄瀉をし、腹冷、腰膝冷の場合に用いる」。

巨闕（こけつ） 穴名。任脈。心の募穴。上腹部、前正中線上、臍中央の上方6寸。①寧心安神　②寛胸止痛　③和胃降逆　④理気暢中

五決（ごけつ） 『素問・五蔵生成篇』に「いわゆる五決とは、五脈なり」(所謂五決者、五脈也)と見える。つまり疾病を診察する際には、五臓の脈証の変化と結びつけて、病状の軽重や予後の吉凶を判断するとの意味。

巨闕兪穴（こけつゆけつ） 穴名。奇穴。背部、第4胸椎棘突起下の陥中。喘促発作・胸脇疼痛などを主治。

虎口（ここう） 「岐骨」を参照。

股肱（ここう） 「股」は大腿部のこと、「肱」は上腕のこと。

五香丸（ごこうがん）『医林撮要』 方剤名。香附子80　草豆蔻　丁香　藿香　代赭石　木香　白芷　桂心各40　甘松香　当帰各20　檳榔2。「胸悶、心下痛、口中や身体から腐った臭いがする場合に用いる」。

虎口三関（ここうさんかん） 小児の望診法の一つ。示指掌面の血管の色を見て診察する方法。男は左手、女は右手で行う。また基節部は「風」、中節部は「気」、末節部は「命」として、色が末節部に及ぶほど疾病が重いとしている。

五更瀉（ごこうしゃ）「五更泄、晨泄、腎泄」 症名。毎日、夜明け前に腸鳴して泄瀉するので「晨泄」ともいう。その病因の多くは腎陽虚により命火が不足し、脾胃を温養できずに起こるので「腎泄」ともいう。

五香白朮散（ごこうびゃくじゅつさん）『東

医宝鑑』 方剤名。人参　白朮　山薬　白茯苓　薏苡仁　白扁豆　桔梗　砂仁　蓮実　白豆蔻　甘草各8　沈香　木香　乳香　丁香　藿香各4。「肺癰により消痩、口中無味、消化不良などの場合に用いる」。

五香連翹湯(ごこうれんぎょうとう)『東医宝鑑』 方剤名。大黄4　連翹　射干　独活　升麻　桑寄生　沈香　藿香　木香　丁香　甘草各2.8　麝香1.2。「癰疽や瘰癧に用いる」。

五穀(ごこく) 五穀の解釈は非常に多い。『素問・蔵気法時論』の王冰注では、「粳米・小豆・麦・大豆・黄黍(もち粟のこと)」と見える。

五穀之腑(ごこくのふ) 「胃」を参照。

五虎穴(ごこけつ) 穴名。奇穴。手の第2・第4中手指節関節の背面で、拳を握って骨のとがった頂点に取る。手指痛、手指痙攣などを主治。

巨骨(ここつ) 1)鎖骨のこと。2)穴名。手陽明大腸経、手陽明大腸と陽蹻との交会穴。肩周囲部、鎖骨の肩峰端と肩甲棘の間の陥凹部。①疏筋利節　②活血散風　③理気降痰　④鎮驚寧心　⑤散瘀通絡

虎骨(ここつ) 薬物名。捜風通絡薬。辛、微温、肝・腎。①捜風通痹　②健骨振胃　③安神鎮驚　④固下収脱

虎骨丸(ここつがん)『東医宝鑑』 方剤名。虎骨　乾地黄　酸棗仁　白茯苓　肉桂　防風　当帰　川芎　牛膝　黄耆各同量。「小児がなかなか歩き出さない場合に用いる」。

虎骨散(ここつさん)『東医宝鑑』 方剤名。①虎骨80　白花蛇　天麻　防風　牛膝　白殭蚕　当帰　乳香　桂心各40　全蝎　炙甘草各20　麝香4。「歴節風により全身の関節が痹痛する場合に用いる」 ②蒼耳子　骨砕補　当帰　自然銅　肉桂　白芷　血竭　没薬　白附子　防風　芍薬　牛膝各120　虎骨　亀板各80　五加皮　天麻　檳榔　羌活各40。『医林撮要』「風毒により皮膚と関節が疼痛し、夜になると悪化し、身体を動かしづらい場合に用いる」。

五虎湯(ごことう)『万病回春』 方剤名。麻黄4　杏仁4　甘草2　石膏10　桑白皮2　細茶1　生姜1　葱白3(一般には細茶・生姜・葱白を除いて応用している)。傷寒喘急で、発熱・咳嗽・呼吸困難・呼吸促迫・鼻翼呼吸・口渇有汗あるいは無汗で、特に咳嗽・呼吸困難が激しいものに用いる。

五虎湯(ごことう)『東医宝鑑』 方剤名。麻黄12　石膏20　杏仁8　甘草4　桑白皮6　大棗10　生姜3　葱白1。「風寒により悪寒発熱し、胸悶、短気、咳嗽する場合に用いる」。

五虎二陳湯(ごこにちんとう)『万病回春』 方剤名。麻黄4　杏仁4　甘草2　石膏10　桑白皮2　陳皮4　半夏4　茯苓4　沈香1　木香1　細茶1　生姜1　葱白3。肺中の痰気による哮吼(哮証)で、喘急し特に喉中の痰鳴が甚だしいものに用いる。

五虎二陳湯(ごこにちんとう)『日本経験方』 方剤名。麻黄4　杏仁4　甘草2　石膏8　桑白皮2　陳皮4　半夏4　茯苓4。五虎湯適応の喘急証で、特に喉中の痰鳴が甚だしいものに用いる。

呉崑(ごこん、1551〜1620?) 人名。中国明代の医家。字は山甫。別に鶴杲とも号した。広範な視野の持ち主だったようで、著書も多岐に渡っている。『黄帝内経素問呉註』『脈語』『針方六集』『薬纂』『医方考』などがある。

古今医案按(ここんいあんあん) 書名。中国清代、兪震(東扶)の著。1778年。全10巻。歴代の医案を選別して注を加えてある。

古今医統(ここんいとう) 書名。中国明代の医書。徐春甫編(1556年)、全100巻。明以前の歴代の医書を分類して、系統別に整理編集したもの。『古今医統大全』ともいう。

古今活幼奇書(ここんかつようきしょ) 書名。日本江戸時代の書、編者、刊年不詳。1冊。痘科の専門医書。筆者本。

古今斎以呂波歌(ここんさいいろはうた) 書名。日本江戸時代、亀井南冥(1734〜1814)の著。医者の心得を諭したいろは歌。『古今斎伊呂波歌』とも書く。全1冊。天保10年

(1839)刊。

古今図書集成医部全録(ここんとしょしゅうせいいぶぜんろく)　書名。中国清代(1722年ごろ)の医書集録。陳夢雷等編、全書、520巻。中国の大部の医学書の集録で、綱目別に診断、治療、理論、医史などに分類して集めたもの。

古今方彙(ここんほうい)　書名。日本江戸時代、甲賀通元(18世紀前半に活躍)の編著。処方集。全1冊。延享4年(1747)初版。全1800方を収録。うち『万病回春』の出典が最も多く、次いで『寿世保元』『済世全書』で、全処方の4割を占める。

古今方彙口解(ここんほういくかい)　書名。日本江戸時代、加藤謙斎(1669～1724)の口訣。処方解説書。不分巻1冊。『方彙口解』ともいう。

古今養性録(ここんようせいろく)　書名。日本江戸時代、竹中通庵(生没年不詳)の著。養生医書。全15巻。元禄5年(1692)刊。

五裁(ごさい)　①五味を食する際に、適度のところで止めること。②病が筋にあれば酸味を食べない、病が血にあれば苦味は食べない、病が肉にあれば甘味を食べない、病が気にあれば辛味を食べない、病が骨にあれば鹹味を食べないこと。

小坂元祐(こさかげんゆう、生没年不詳、江戸後期)　人名。日本江戸時代の医家。『経穴纂要』の著者。元祐は亀山藩医で、名は営昇(えいしょう)、牛淵(ぎゅうえん)と号した。体療を多紀元徳に学び、明堂孔穴を多紀元堅の学統に連なる良益なる人物に学んだという。

枯錯(こさく)　症名。皮膚が営養が悪く痩せて、ガサガサしていること。

巨刺(こし)　古代の針刺法。身体の片側に疾病があれば、反対側の穴位に刺針する方法のこと。次のように応用される。①身体の片側が疼痛して、反対側の脈に異常が見られる場合(『素問・調経論』に見える)。②経脈に疾病がある場合に用いる(『素問・繆刺論に見える)。

杞子(こし)[枸杞子]　薬物名。養陰薬。甘、平、肺・肝・腎。①益腎補精　②滋肝明目　③潤肺寧嗽　④養陰清熱　⑤堅骨壮腰

五尸(ごし)　「飛尸、遁尸、沈尸、風尸、伏尸」のことで、いずれも伝尸労の別名。その伝染経路や変化の多様性から異名がある。

五刺(ごし)　五臓に関係のある病変に応用する五種類の古代針刺法のこと。「半刺、豹文刺、関刺、合谷刺、輸刺」のこと(『霊枢・官針篇』)。各項を参照。

五志(ごし)　5種類の情志の病変のこと。『内経』では情志の変動と五臓の機能は関係があるとしている。肝志は「怒」、心志は「喜」、脾志は「思」、肺志は「憂」、腎志は「恐」である。これを総称して「五志」という。このように人間の情志の変化を五行に帰属する方法は、機械的に五臓に当てはめているだけで、実際には附合しない部分もあるので、さらに詳しく分析して批判的に対処しなくてはならない。

五子衍宗丸(ごしえんそうがん)『東医宝鑑』　方剤名。枸杞子360　菟絲子280　覆盆子200　車前子120　五味子40。「老人が腎気不足により視力が落ち、腰膝酸軟無力疼痛する場合、陰痿症、遺精などの場合、男性の不妊症などに用いる」。

五志化火(ごしかか)　「喜・怒・憂・思・恐」などの情志が失調して起こる病理性の機能亢進を指す。情志と気の活動は密接に関係している。長期にわたり精神活動が過度に興奮したり抑鬱されると、気機が乱れて、臓腑の真陰が虧損して、煩躁・易怒・頭痛・失眠・口苦・脇痛・喘咳・吐血などの症状が見られるが、これはすべて「火」の表現である。

五志過極(ごしかきょく)　五志とは「喜・怒・憂・思・恐」などの5種類の情志のことで、広く各種の精神活動を指している。これらの活動が過度になると、臓腑気血の活動に影響を与えて、発病の原因となる。「五志」、「五志化火」を参照。

五子元(ごしげん)『東医宝鑑』　方剤名。菟

こ

絲子　韮子　益智仁　茴香　蛇床子各同量。「虚弱者や老人の尿失禁の場合、この症状が夜にひどく、眩暈、下肢無力などの症状がある場合に用いる」。

枯痔散（こじさん）『その他』　方剤名。①砒石　硼砂　硫黄　石雄黄各6　白礬60。「内痔核に用いる」　②明礬　砒石各16　軽粉　朱砂各12。「内痔核に用いる」。

午時茶（ごじちゃ）　「茶」を参照。

痼疾（こしつ）　長らく治癒しない頑固な疾病のこと。

牛膝（ごしつ）　薬物名。行血薬。苦酸、平、肝・腎。①行瘀通経　②袪湿通痺　③瀉火解毒　④利溺通淋

五実（ごじつ）　『素問・玉機真蔵論』に見える。脈が洪盛で、皮膚は灼熱し、腹脹、大小便不通、精神昏乱などの五臓に実熱がある重篤な症候のこと。この場合に、治療後に汗出して二便が通調すれば、邪気が出路にさしかかり、病状が危機を脱して安定してきたことを示す。

牛膝丸（ごしつがん）『郷薬集成方』　方剤名。牛膝　乾地黄各600　菟絲子　地骨皮各300　枳実20。「鬚と頭髪が抜けて、生え変わらない場合に用いる」。

牛膝散（ごしつさん）『証治準縄』　方剤名。牛膝3　川芎3　芒硝2　蒲黄3　桂枝3　当帰3　生姜3　地黄3。妊娠5～6ヶ月で流産したときの、胞衣（胎盤など）不出や腹痛に用いる。

枯痔法（こじほう）　治法。まず枯痔薬を痔核の患部に塗り、しばらくして枯痔薬の注射剤を痔核内に注射して、痔核を乾枯・壊死・脱落させて治療する方法のこと。第2期、第3期の脱出した内痔核や、痔核嵌頓、高齢者や軽い貧血のある患者に適用する。逆に外痔や肛門外に脱出していない初期の内痔や、直腸の腫瘤による内痔には不適である。また肺、肝、腎の重い疾患のあるもの、妊婦にも用いてはならない。現在の枯痔法は改良されているが、各地域により方法が異なり、一長一短があるようである。

枯痔方（こじほう）『東医宝鑑』　方剤名。石雄黄　硫黄　白礬各同量。「痔核、痔ろうの際に腫痛する場合に用いる」

小島明（こじまあきら、高明とも。1791～1838）　人名。日本江戸時代の医家。『聖剤発蘊』の編訳者。明は館林藩の医官で、通称は有卿（ゆうけい）、号は瀛州（えいしゅう）。

小島春沂（こじましゅんき、1829～1857）　人名。日本江戸時代の医家。『医籍著録』の著者。春沂は名は尚真（なおざね）、号は抱沖（ほうちゅう）。多紀元堅の門人。父の小島宝素の跡を継ぎ、医籍の書誌に通じたが早逝した。

小島宝素（こじまほうそ、1792～1848）　人名。日本江戸時代の法眼。『河清寓記』の著者。宝素は幕府医官の家系で、名は尚質（なおかた）、字は学古（がっこ）、通称は春庵（しゅんあん）。

五邪（ごじゃ）　5種類の病邪の合称。①「虚邪」「実邪」「賊邪」「微邪」「正邪」の5種の邪気のこと。これは五行の相生相克関係から五臓の受邪の状況を説明したものである。病邪が「我を生む（母）」の方面から伝わるものを「虚邪」という。病邪が「我が生む（子）」方面から伝わるものを「実邪」という。病邪が「我を克す」方面から伝わるものは「賊邪」という。病邪が「我が克す」方面から伝わるものを「微邪」という。本臓が同一の属性の病邪が侵犯して疾病になるものを「正邪」という（『難経・五十難』）。実際の臨床での病邪の虚・実・微・賊などの性質は、主に臨床表現の軽重によるので、機械的に当てはめてはならない。②「風・寒・湿・霧・傷食」などの5種の病邪を指す（『金匱・臓腑経絡先後病脈証』）。③「中風・傷暑・飲食労倦・傷寒・中湿」を指す。『難経・四十九難』に「中風あり、傷暑あり、飲食労倦あり、傷寒あり、中湿あり、この五邪をいう（有中風、有傷暑、有飲食労倦、有傷寒、有中湿、此之謂五邪）と見える。

五積（ごしゃく）　「積」とは胸腹腔の有形の塊の病症のこと。『難経・五十六難』では、積

の発病の病機・部位・形体などを五臓に区分している。心の積を「伏梁」、肝の積を「肥気」、脾の積を「痞気」、肺の積を「息賁」、腎の積を「奔豚」といい、「五積」と合称する。記載されている五積の各症状は、肝脾腫大や胸腹腔の腫塊、積液、膿腫などの病変が含まれている。しかし具体的で実用的な治療法は記載されていないので、五積の名称は、現在ではほとんど用いられていない。各項を参照。

五積散(ごしゃくさん)『和剤局方』 方剤名。①蒼朮3 陳皮 茯苓 半夏 当帰各2 厚朴 芍薬 川芎 白芷 枳実 桔梗 乾姜 桂枝 麻黄 大棗 生姜 甘草各1。「寒冷や湿気に侵されて、下肢が冷えて痛むもの、腹が引きつれて痛むもの、下腹が痛むもの、身体の上部が熱く下部が冷えるものなどに用いる」 ②蒼朮8 麻黄 陳皮各4 厚朴 桔梗 枳実 当帰 乾姜 白芍 白茯苓各3.2 白芷 川芎 半夏 桂皮各2.8 甘草2.4 生姜3 葱白3。「風寒や冷たい食べ物に傷られ、身熱、無汗、頭痛、身痛、項背強痛、心下痞硬、飲食が引っ掛かり、時に嘔吐、腹痛する場合に用いる」。

五邪所見脈(ごじゃしょけんみゃく) 5種類の死脈のこと。つまり春季に秋脈を打つ、夏季に冬脈を打つ、長夏季に春脈を打つ、秋季に夏脈を打つ、冬季に長夏脈を打つこと。

牛車腎気丸(ごしゃじんきがん)『済生方』 方剤名。本方は八味地黄丸に牛膝・車前子を加えたものに相当する。熟地黄5 山茱萸3 山薬3 沢瀉3 牡丹皮3 茯苓3 肉桂1 附子1 牛膝3 車前子3。腎虚により、腰重く脚腫れ、小便不利するものに用いる。

五瀉湯(ごしゃとう)『処方集』 方剤名。黄柏 知母 木通 梔子 生地黄 甘草 玄参 桔梗 黄芩 防風。「瞳神乾欠の後遺症に用いる」。

五邪脈(ごじゃみゃく) 脈象。五邪が原因で疾病を起こした際の脈象のこと。古くはこの脈象をもって五臓間の病理変化を説明したが、今では応用されることは少ない。たとえば肝脈は弦細で長であるが、もし肝病で「浮濇で短」の脈象が見られれば、肺が肝に乗じた「賊邪脈」であり、病状が険悪なことをあらわす。もし肝病で「洪大で散」の脈象があらわれれば、心が肝に乗じた「実邪脈」であり、病は治癒する。同じく肝病で「沈濇で滑」の脈象であれば、腎が肝に乗じた「虚邪脈」であり、疾病は治癒しやすい。さらに肝病で「大和緩」の脈象であれば、脾が肝に乗じた「微邪脈」であり、予後は良好である。

五主(ごしゅ) 「五臓所主」を参照。

五種飲証(ごしゅいんしょう) 5種類の飲証のこと。つまり「痰飲・懸飲・溢飲・支飲・伏飲」のこと。

五汁玉泉丸(ごじゅうぎょくせんがん)『東医宝鑑』 方剤名。黄連 葛根 瓜呂根 知母 麦門冬 五味子 人参 生地黄 烏梅 蓮実 当帰 甘草各40。「消渇に用いる」。

五種傷寒(ごしゅしょうかん) 「中風、傷寒、湿温、熱病、温病」のこと(『難経』)。

狐臭(こしゅう) 「体気」を参照。わきがのこと。

胡臭(こしゅう) 胡気ともいう。わきがのこと。

固渋(こじゅう)[固摂、収渋] 治法。滑脱不収(自汗・盗汗・久瀉・脱肛・遺精・早泄・失血・崩漏・帯下など)の治療法。滑脱不収証は体虚により起こるので、虚が本で滑脱が標となる。したがって身体の虚弱の具体的な状況に応じて、それぞれの薬物を配合して治療する。たとえば気虚や陽虚の症候では、補気薬や補陽薬を配合して用いる。血虚や陰虚の症候であれば、補血薬と補陰薬を配合して用いて、標本兼治すれば良効が得られる。固渋薬の数は多くは無いが、処方中に固渋薬が一味も用いられていなくても、疾病の本質に対して固渋効果があれば、固渋法の範囲に属す。本法は、疾病の初期の表邪が未解の場合や、裏邪が未清の場合は、邪が留まってしまうことがあるので使用しない。本法は「斂汗固表」「斂肺止咳」「渋腸止瀉」「固腎渋精」「固崩止帯」などに分類できる。

五臭（ごしゅう）　5種類の臭気のこと。つまり「臊臭、焦臭、香臭、腥臭、腐臭」のこと。

五汁玉泉丸（ごじゅうぎょくせんがん）『東医宝鑑』　方剤名。黄連　葛根　瓜呂仁　知母　麦門冬　五味子　人参　生地黄　烏梅　蓮実　当帰　甘草各40。「消渇に用いる」。

虎鬚疔（こしゅちょう）　「人中疔」を参照。

虎鬚毒（こしゅどく）　「人中疔」を参照。

呉茱萸（ごしゅゆ）　薬物名。温裏袪寒薬。辛苦、温、肝・腎・脾・胃。①温胃止嘔　②疏肝解鬱　③袪寒止痛　④燥湿止瀉　⑤温経止崩

呉茱萸湯（ごしゅゆとう）『傷寒論』『金匱要略』　方剤名。①呉茱萸3　人参2　大棗生姜各4。「①激しい発作性頭痛で、嘔吐をともなうもの。②心下部に振水音があり、または膨満して硬く、嘔吐したり、唾液を吐いたり、下痢するもの。③手足が厥冷して煩躁するものなどに用いる」　②烏頭　細辛各3　呉茱萸2　良姜　当帰　乾姜　肉桂各1。『東医宝鑑』「疝症により陰嚢萎縮して冷える場合に用いる」　③呉茱萸　厚朴　肉桂　乾姜各4　白朮　陳皮　山椒各2。『東医宝鑑』「中焦に陰寒が盛んで、腹満、膨満感がひどく、食欲不振の場合に用いる」　④呉茱萸20。『東医宝鑑』「脾寒泄瀉に用いる」　⑤呉茱萸　人参各9　生姜180　大棗12。『その他』「脾胃虚寒により腹痛し、酸水がこみ上げ、時に悪心、手足厥冷、内煩する場合に用いる」。

呉茱萸附子理中湯（ごしゅゆぶしりちゅうとう）『四象診療』　方剤名。人参　白朮　炮乾姜　肉桂各8　白芍　陳皮　炙甘草　呉茱萸　小茴香　破胡紙各4　炮附子4～8。「少陰人の臓厥により手足厥冷する場合、真寒仮熱などの場合に用いる」。

五処（ごしょ）　穴名。足太陽膀胱経。頭部、前髪際の上方1寸、前正中線の外方1.5寸。①清頭明目　②散風清熱　③通竅安神　④潜肝陽　⑤清内熱

古書医言（こしょいげん）　書名。日本江戸時代、吉益東洞（1702～1773）の著。医論集。全4巻。文化11年（1814）刊。

胡椒（こしょう）　薬物名。辛。熱。胃・大腸。①温中散寒・行気止痛。胃寒の上腹部痛・嘔吐などに用いる。

五勝（ごしょう）　①五臓の気の相勝関係にもとづいて治療する方法と原理のこと。たとえば肺（金に属す）の病症に、調補脾胃（土に属す）の治療法を用いる。つまり「培土生金」法である。②五行相克のこと。

五傷（ごしょう）　五臓が傷られること。つまり憂愁思慮は「心」を傷り、形寒飲冷は「肺」を傷り、憤慨気逆して気が下がらなければ「肝」を傷り、飲食疲労は「脾」を傷り、湿地久坐や労倦は「腎」を傷ること。

蜈蚣（ごしょう）　薬物名。熄風鎮驚薬。辛、温、毒、肝。①熄風鎮驚　②正邪解毒　③散結消瀝

五常（ごじょう）　五行が代表する5種類の事物の正常な運動のこと。『傷寒論』に「人は五常を稟け、以って五臓あり」（人稟五常、以有五臓）と見える。

腰陽関（こしようかん）　穴名。督脈。腰部、後正中線上、第4腰椎棘突起下方の陥凹部。①壮腰補腎　②去下焦寒湿　③温血室精宮　④強腰膝　⑤舒筋活絡

五蒸丸（ごじょうがん）『東医宝鑑』　方剤名。青蒿　地骨皮　生地黄　石膏各40　当帰28　胡黄連20　鼈甲1。「骨蒸潮熱により口渇、心煩、脈大の場合に用いる」。

虎杖散（こじょうさん）『郷薬集成方』　方剤名。虎杖80　芍薬40。「打撲で瘀血が生じた場合に用いる」。

蜈蚣散（ごしょうさん）『救急方』　方剤名。蜈蚣半匹　麝香適量。「幼児が風痰により驚風を起こした場合に用いる」。

五蒸湯（ごじょうとう）『東医宝鑑』　方剤名。

石膏8　生地黄　葛根各6　人参　知母　黄芩　赤茯苓各4　生甘草2　竹葉7　糯米1米2。「潮熱、口渇、煩躁する場合に用いる」。

五蒸病(ごじょうびょう)　「骨蒸・脈蒸・皮蒸・肉蒸・血蒸」のこと。

胡椒理中円(こしょうりちゅうえん)『医林撮要』　方剤名。白朮100　款冬花　胡椒　華薆　陳皮　乾姜　甘草　良姜　細辛各80。「肺胃の虚寒により、咳嗽、短気、白くさらさらで泡が混じる痰が出て、心煩、胸腹腫痛、食欲不振の場合に用いる」。

五色(ごしょく)　「青・黄・赤・白・黒」の5種の色のこと。これを五行学説に照らして帰属すると、青は木に属し肝に属す、黄は土に属し脾に属す、赤は火に属し心に属す、白は金に属し肺に属す、黒は水に属し腎に属す。しかし疾病を診断するには、実際の状況や病歴や脈証などと照らし合わせるのであって、機械的に運用してはならない。

五色五味所入(ごしょくごみしょにゅう)　薬物の帰経学説の内容の一つ。これは古人が五行学説を用いて、五色と五味と五行を帰属させ、臟腑経脈と結合した理論である。つまり、青色と酸味は木に属し、足厥陰肝と足少陽胆に入る。赤色と苦味は火に属し、手少陰心と手太陽小腸に入る。黄色と甘味は土に属し、足太陰脾と足陽明胃に入る。白色と辛味は金に属し、手太陰肺と手陽明大腸に入る。黒色と鹹味は水に属し、足少陰腎と足太陽膀胱に入る。しかしこの考えは五行学説を機械的に配属したものなので、詳細に分析して批判的に対応しなければならない。

五色主病(ごしょくしゅびょう)　①五行学説の五臓に五色を配したもの。つまり、青色は肝病を、赤色は心病を、黄色は脾病を、白色は肺病を、黒色は腎病をそれぞれつかさどる。この五色は病色である。しかし牽強附会の感を免れない。②後世になり、五色の主病の理論を発展させて、実際に附合させた。つまり青色は風病・寒病・痛証・驚風などをつかさどる。赤色は熱病(虚熱や実熱)をつかさどる。黄色は湿熱・寒湿・血虚をつかさどる。白色は虚証・寒証をつかさどる。黒色は寒証・痛証・労傷・血瘀などをつかさどる。

五色診(ごしょくしん)　望診の内容で、患者の面色にあらわれる「青、黄、赤、白、黒」などの色沢の変化に基づいて、診断と弁証をすすめる方法のこと。「五色主病」「正色」「病色」などを参照。

五色帯(ごしょくたい)　女性の陰道から分泌される、色が混じり悪臭のする分泌物のこと。多くは湿熱が下焦に蘊蒸し、積瘀成毒して日が経ち腐爛して起こる。

五色痢(ごしょくり)　痢疾で膿血が糞便中に混じり、あらゆる色を呈するもの。これには虚証と実証がある。「実証」では腸中の滞熱が尽きる前に止渋薬の使用が早すぎることにより、毒が腸中に滞留して起こり、裏急後重がひどく、脈実有力が現れる。「虚証」では痢疾の後に、臟腑の気が傷れて脾腎両虚になることにより起こり、臍下急痛・便意が頻繁にあるが排便せず・脈虚無力などが現れる。「腎陰虧竭」では、膿血下痢で色が混じり粘稠で、下痢が止まらなく、臍下が急痛し、発熱煩渇して、病状は重い。

五処穴(ごしょけつ)　穴名。奇穴。手関節横紋から中指端までの長さを紐で計る。その一端を尾骨先端(長強穴)に当て、脊柱に沿って上行して尽きるところに1点をつけ①点とする。次に、紐の中心点を上記の①点に当て、左右の端に1点ずつつけて、②点③点とする。さらに紐を中心から折り曲げて両端を①と②、①と③に当てて、この上方に正三角形を作る。その頂点に2点をつけて④点⑤点とする。この5点のこと。

五書剔髄(ごしょてきずい)　書名。日本江戸時代、後藤古漁(生没年不詳、19世紀前半の活躍)の著。『傷寒論』の註解書。全5巻。文政9年(1826)刊。

五辛(ごしん)　5種類の辛味のある蔬菜のこと。①大蒜、小蒜、韮、胡荽(香菜)、蕓薹

こ

(油菜)。②蒜、葱、薤、韮、韲など。

五心(ごしん) 両側の手掌と左右の足底と胸中のこと。

固腎(こじん) 治法。腎気の固摂や腎精の固渋のこと。腎虚で小便遺失や遺精などは固腎する。

五参(ごじん) 「人参・沙参・玄参・壮参・丹参」のこと。

固眞飲子(こしんいんし)『東医宝鑑』 方剤名。熟地黄6 人参 山薬 当帰 当帰 黄耆 黄柏各4 陳皮 白茯苓各3.2 杜仲 炙甘草各2.8 白朮 沢瀉 山茱萸 破胡紙各2 五味子10。「陰陽両虚し気血が不足して、口中無味、手足心熱、微熱があり、冷汗が出る場合、遺精、慢性泄瀉、咳嗽、多痰の場合に用いる」。

五仁橘皮湯(ごじんきっぴとう)『処方集』 方剤名。杏仁 海松子 陳皮 桃仁 柏子仁各10 郁李仁8。「津液不足により肌が荒れ、口渇、便秘する場合に用いる」。

胡愼柔(こしんじゅう、1572〜1636) 人名。中国明末の医僧。法名を釈住想という。了吾について医を学んだ。その後周愼斎にもつき、経験を積んだ。著書に『愼柔五書』などがある。

固腎渋精(こじんじゅうせい) 治法。腎気不固で遺精と頻尿などの治療法。症状は遺精や知らないうちに滑泄する・夜間盗汗・腰痛耳鳴・四肢無力などが見られる。治療には金鎖固精丸(沙苑蒺藜・芡実・蓮須・龍骨・牡蛎)を用いる。小便回数多・小便色は透明で少量などの際には、桑螵蛸散(桑螵蛸・遠志・菖蒲・龍骨・人参・茯神・当帰・亀版)を用いる。

固眞丸(こしんがん)『東医宝鑑』 方剤名。乾姜160 龍骨 当帰各80 柴胡 白赤芝各40 黄柏 白芍各20。「白帯が止まらず、腹冷痛する場合に用いる」。

固眞湯(こしんとう)『東医宝鑑』 方剤名。①黄耆 人参 白朮 白茯苓 白芍 木香 陳皮 訶子 肉豆蔻 炙甘草各1.2 糯米50。「小児が脾胃虚弱により泄瀉が続き、身体衰弱する場合に用いる」 ②人参 附子 白茯苓 白朮各10 山薬 黄耆 肉桂 炙甘草各8。「小児が嘔吐し、泄瀉し、痢疾を患い、後に脾胃が虚弱になり手足厥冷し、元気が無く、精神朦朧とする場合に用いる」。

五神湯(ごしんとう)『東医宝鑑』 方剤名。生蓮根汁 大薊汁 生地黄汁 蜜各10 生姜汁5。「熱症状があり吐血する場合に用いる」。

五心煩熱(ごしんはんねつ) 症名。心中、両手掌、両足底が煩熱する状態のこと。

胡荽(こすい)[芫荽] 薬物名。発散風寒薬。辛、温、肺・胃。①疏表透疹 ②開胃進食 ③利竅導閉

五水(ごすい) 『金匱要略・水気病脈証并治』に見える。水腫病が五臓の水気の影響を受けて、あらゆる症候をあらわすこと。「心水」「肝水」「脾水」「肺水」「腎水」などに分ける。主な症状は、「心水」では身重して少気、煩躁して横になれない、下陰腫脹などが見られる。「肝水」では脇下や腹部が脹満し疼痛して転側できず、尿量が多かったり少なかったりする。「脾水」では腹大で小便困難、少気、四肢困重となる。「肺水」では呼吸不利、身腫して小便困難、大便鴨溏となる。「腎水」では腰痛、排尿困難、腹大で臍腫、下陰が常に水湿が滲出する、足冷、目形消痩となる。

胡荽子散(こすいしさん)『郷薬集成方』 方剤名。胡荽 枳実 当帰 皀莢 郁李仁各40。「痔疾により肛門周辺に硬結が生じ、腫痛し、悪寒発熱する場合に用いる」。

五枢(ごすう) 穴名。足少陽胆経、足少陽胆と帯脈の交会穴。下腹部、臍中央の下方3寸、上前腸骨棘の内方。①通利下焦 ②調補肝腎 ③疏肝調経 ④利湿止帯 ⑤強腰益腎

固精(こせい) 「渋精」に同じ。

五声(ごせい) 人の精神活動と関係して発出する「呼・笑・歌・哭・呻(呻吟)」の5種類の音声のこと。これは臓象学説を五行の観

点から、発声を分類したものである。肝は呼、心は笑、脾は歌、肺は哭、腎は呻をつかさどる。この帰属はこじ付け感を免れないので、現在は応用することは少ない。

五精(ごせい)　五行説の5つの精神作用のこと。五神ともいう。肝は魂、心は神、肺は魄、脾は意、腎は志を蔵すこと。

固精丸(こせいがん)『東医宝鑑』　方剤名。知母　黄柏各40　牡蛎　芡仁　蓮花蕊　白茯苓　遠志各12　龍骨8　山茱萸20。「肝腎の虚証により手足煩熱し脈が弱く、陰嚢冷、頻繁に遺精する場合に用いる」。

五聖丸(ごせいがん)『郷薬集成方』　方剤名。乾地黄80　当帰　熟地黄　川芎　白芍各40。「衝任脈が虚して、月経不順、臍周辺が疼痛し、崩漏、血瘕が集積して時々痛む場合、妊婦が冷えにより胎動不安になり下血する場合、産後に風寒の邪に傷られ、悪露が下りず小腹硬痛、時に悪寒発熱する場合に用いる」。

語声重濁(ごせいじゅうだく)　「声重」ともいう。

後世派(ごせいは)　日本江戸時代に李朱医学を唱えた漢方の流派の一つ。曲直瀬道三らにより誕生。陰陽五行の理に則り、主として宋元代以降の方剤を用いた。

後世方(ごせいほう)　後世派の医説にもとづく要薬方剤のこと。後世方は、古方に比べて使用する薬物も多い。

固泄(こせつ)　「固」は大小便不通のこと、「泄」は二便が固まらないこと。『素問・至真要大論』に「諸厥固泄は、みな下に属す」(諸厥固泄、皆属于下)と見える。

固摂(こせつ)　「固渋」を参照。

五泄(ごせつ)　①「胃泄、脾泄、小腸泄、大腸泄、大瘕泄」のこと(『難経・五十七難』)。②「飧泄、溏泄、鶩泄、濡泄、滑泄」のこと(朱震亨『平治会粋』)。

五節(ごせつ)　「春、夏、長夏、秋、冬」の季節のこと。

五絶(ごぜつ)　5種類の絶症のこと。「縊絶・圧絶・溺絶・魘絶・凍絶」のこと。

狐疝(こせん)　古病名。「狐疝風」ともいう。小腸が陰嚢に陥入し、上がったり下がったりして、横臥したり手で押すと戻る。長らく立っているとまた陰嚢に陥入する。

五疝(ごせん)　5種類の疝症のこと。「石疝・血疝・陰疝・妒疝・気疝」のこと。

五善(ごぜん)　1)瘡瘍の予後良好の5種の現象のこと。①起居が安定して食事が美味しい、②大小便が正常、③膿が粘稠で肉色も良い、④精神が充足し、語音が澄んで明朗、⑤服薬後に病状が好転する。2)痘瘡の予後良好な5種の現象のこと。①飲食が正常、②二便が順調、③痘瘡の色沢が赤くつやがあり硬い、④脈静で身体が熱くなく、手足が暖かい、⑤声音が清亮で、動作が落ち着いてるなどのこと。

虎潜丸(こせんがん)『東医宝鑑』　方剤名。①亀板　黄柏各160　熟地黄　知母各120　白芍　当帰　鎖陽各80　陳皮　虎骨各40　乾姜20。「肝腎の陰虚で午後潮熱、腰痛、下肢無力、歩行困難な場合、遺精、陰痿などに用いる」　②人参　当帰　黄耆　白朮　白茯苓　熟地黄　山薬　杜仲　牛膝　破胡紙　知母　虎骨　亀板各同量。『医林撮要』「気と陰血不足により、午後潮熱、五心煩熱、全身労倦、下肢無力、歩行困難の場合に用いる」。

狐疝風(こせんふう)　「狐疝」を参照。

股疽(こそ)　「股脛疽」を参照。

枯燥(こそう)　症名。皮膚に光沢が無くガサガサしていること。

五走(ごそう)　①『霊枢・九針篇』に見える。「酸は筋に走り、辛は気に走り、苦は血に走り、鹹は骨に走り、甘は肉に走る」(酸走筋、辛走気、苦走血、鹹走骨、甘走肉)と見える。②『霊枢・五味篇』に見える。五味が走る臓器のこと。つまり酸はまず肝に走る、苦はまず心に走る、甘はまず脾に走る、辛はまず肺に走る、鹹はまず骨に走ること。

五嗽(ごそう)　5種類の嗽証のこと。「上気嗽・飲嗽・燥嗽・冷嗽・邪嗽」のこと。

孤臓(こぞう)　①脾臓のこと。『素問・玉機真蔵論』に「脾脈は、土なり、孤臓は以って四傍に灌ぐものなり」(脾脈者、土也、孤臓以灌四傍者也)と見える。つまり脾土は中央にあり、四季に旺盛になるということ。②腎臓のこと。『素問・逆調論』に「肝は一陽なり、心は二陽なり、腎は孤臓なり、一水は二火に勝ることあたわず」(肝、一陽也、心、二陽也、腎、孤臓也、一水不能勝二火)と見える。「一水」とは腎水を指し、一つの腎水は肝と心の二陽の火には勝てずに、孤軍奮闘しているとの意味である。

五臓(ごぞう)　五臓は「心、肝、脾、肺、腎」のこと。臓とは胸腹腔中の内部に組織が充実して、貯蔵と分泌作用と、精気を製造する機能を持つ臓器である(「精気を蔵して瀉せず」(蔵精気而不瀉)。五臓は実質的な臓器を指すが、その機能活動と病理変化のあらゆる現象も指し、むしろその方が重点を占めている。六腑との組み合わせにより「心包絡」を加えて六臓とする。臓と腑との組み合わせは(「互為表裏」といい、腑が表、臓が裏)、心と小腸、脾と胃、肝と胆、肺と大腸、腎と膀胱、心包絡と三焦となる。

五臓咳嗽(ごぞうがいそう)　5種類の咳嗽のこと。「肺咳、心咳、肝咳、脾咳、腎咳」のこと。

五臓化液(ごぞうかえき)　『素問・宣明五気篇』に「五臓の化液は、心は汗となし、肺は涕となし、肝は泪となし、脾は涎となし、腎は唾となす、これ五液という」(五臓化液、心為汗、肺為涕、肝為泪、脾為涎、腎為唾、是謂五液)と見える。五液の由来は、清の張志聴は『素問集注』で「五臓は水穀の津を受け、外竅に淖注して化して五液となる」(五臓受水穀之津、淖注于外竅而化為五液)と述べている。心は血をつかさどり、汗は血の化生なので「汗為心液」という。腎経は舌本に連なり、舌下の廉泉と玉液に通ずるので「唾為腎液」という。肝、脾、肺はそれぞれ目、口、鼻に開竅し、涙は目より出て、涎は口より出て、涕(鼻水)は鼻より出る。そこで「泪為肝液」「涎為脾液」「涕為肺液」という。

猢猻疳(こそんかん)　「猴疳」ともいう。新生児の臀部周囲の皮膚がただれて脱落し、中心部が赤く露出するもの。猿の臀部のようで、次第に全身に蔓延する。これは胎中で熱毒を感受して起こる。

五臓疳(ごぞうかん)　5種類の疳のこと。「肝疳、心疳、脾疳、腎疳、肺疳」のこと。疳病に共通する症状は、消痩・腹脹・神倦体倦などである。「肝疳」は目やにが出て流泪し、目が粘ついて開けにくい。「心疳」は面目赤、高熱汗出する。「脾疳」は身黄、腹脹大、異食を好む。「肺疳」は気逆し、咳出、口鼻生瘡となる。「腎疳」は面暗黒、歯齦、口臭、足冷下痢となる。

五臓七神(ごぞうしちしん)　五臓に蔵される神のこと。肝は魂を蔵し、肺は魄を蔵し、心は神を蔵し、脾は意と智を蔵し、腎は精と志を蔵すこと。

五臓所悪(ごぞうしょあく)(五臓の悪む所)「五悪」ともいう(『素問・宣明五気篇』に見える)。悪とは憎厭(忌み嫌う)のこと。五臓は性能や気化によりそれぞれ悪むところがあること。「五悪」とは「心は熱を悪む」「肺は寒を悪む」「肝は風を悪む」「脾は湿を悪む」「腎は燥を悪む」こと。

五臓所主(ごぞうしょしゅ)(五臓の主る所)「五主」ともいう(『素問・宣明五気篇』に見える)。つまり「心は脈をつかさどる」「肺は皮をつかさどる」「肝は筋をつかさどる」「脾は肉をつかさどる」「腎は骨をつかさどる」こと。

五臓所蔵(ごぞうしょぞう)(五臓の蔵する所)　主に精神や思惟などのこと。2種類の解釈がある。①「心は神を蔵す」「肺は魄を蔵す」「肝は魂を蔵す」「脾は意を蔵す」「腎は志を蔵す」こと(『素問・宣明五気篇』に見える)。②肝は魂を蔵し、肺は魄を蔵し、心は神を蔵し、脾は意と智を蔵し、腎は精と志を蔵すこと(『難経・三十四難』に見える)。

五臓の痿(ごぞうのい)　五臓の痿証のこと。痿躄は「肺」、脈痿は「心」、筋痿は「肝」、肉痿は「脾」、骨痿は「腎」の障害による。

五臓痹(ごぞうひ)　痹証が長らく治癒しないうちに、また風寒湿邪を感受して、痹証が筋・脈・骨・肉・皮などから相合する内臓に発展し、内臓が受傷して「肝痹」「心痹」「腎痹」「脾痹」「肺痹」などが出現すること。これらは気血内虚、陰精虧損や陽気不運により、邪気が虚に乗じて侵襲し、胸腹部に積聚して起こる(『素問・痹論』に見える)。

五臓風(ごぞうふう)　五臓の風証のこと。いずれも多汗と悪風がある上に、「肺風」は眉上白色となり、「心風」は口紅となり、「肝風」は目下青となり、「脾風」は鼻黄となり、「腎風」は頬黒となる。

五臓六腑咳(ごぞうろっぷがい)　『素問・咳論』に見える。咳嗽は肺臓病の症状の一つである。五臓六腑にそれぞれ疾病がある場合に、病気が肺に影響して咳嗽を引き起こす。逆に咳嗽が長引けば、他臓腑の機能にも影響して異常を引き起こす。そこで古くは、咳嗽の兼証は多くの臓腑の機能とその経脈の循行と関係して、咳嗽によって五臓六腑の弁証法を説明した。しかし決して肺以外の臓腑にすべて咳嗽があらわれると理解してはならない。

五体見分集(ごたいみわけしゅう)　書名。日本建武中興時代、生西(伝不詳)の撰。南北朝時代の医書。全3巻。仏教医学の概念に基づき、身体部位別に疾病を記述した書。

五奪(ごだつ)　『霊枢・五禁篇』に「形肉すでに奪う、これ一奪なり、大いに血を奪した後、これ二奪なり、大いに汗出した後、これ三奪なり、大いに泄する後、これ四奪なり、新産して大血に及ぶ後、これ五奪なり、これみな瀉すべからず」(形肉已奪、是一奪也、大奪血之後、是二奪也、大汗出之後、是三奪也、大泄之後、是四奪也、新産及大血之後、是五奪也、此皆不可瀉)と見える。奪とは耗損のこと。臨床上で久病や重病で、以下の5種類の気血津液の耗損があらわれた場合には、針灸や薬物療法を行う際には、瀉法を用いてはならないこと。①肌肉が過度に消痩して身体が極度に虚弱する、②大出血の後、③大汗出の後、④大泄瀉の後、⑤新産で大出血した後などの場合のこと。

五疸(ごたん)　5種類の疸病のこと。「黄疸、穀疸、酒疸、女労疸、黄疸」のこと。

五遅(ごち)　小児の発育が遅れることで、「立遅、行遅、髪遅、歯遅、語遅」のこと。「五軟」に同じ。各項を参照。

五治(ごち)　①春は暖かく、夏は暑く、長夏は蒸し暑く、秋は涼しく、冬は寒いという、5つの気候が正常であること。②和、取、縦、折、属の病気を治療する5つの法則のこと。

梧竹楼方函口訣(ごちくろうほうかんくけつ)　書名。日本江戸時代、百々漢陰(1764～1839)とその長子鳩窻(1808～1878)の処方運用口訣の筆談録。全3巻。

五中(ごちゅう)　五臓のこと(『素問・陰陽類論』に見える)。

五虫(ごちゅう)　5種類の虫のこと。「毛虫、羽虫、倮虫、介虫、鱗虫」のこと。つまり牛馬は毛虫に、燕雀は羽虫に、人は倮虫、魚類は鱗虫に、亀蛙は介虫にそれぞれ属する。

固中丸(こちゅうがん)『東医宝鑑』　方剤名。蒼朮　肉豆蔻各40。「長らく脾泄し、小腹腫満し、泄瀉し、食後に嘔吐し、身重、黄疸無華の場合に用いる」。

五柱灸穴(ごちゅうきゅうけつ)　穴名。奇穴。任脈の巨闕穴、中脘穴、下脘穴、胃経の左右の梁門穴の合計5穴のこと。胃痛などを主治。

鼓脹(こちょう)　「臌脹」に同じ。

臌脹(こちょう)　「鼓脹」ともいう。症名。腹部が太鼓のように脹大し、皮膚色は萎黄、脈絡があらわれるのを特徴とする病症のこと。原因としては、①情志鬱結により気が調達を失調し、肝脾が受傷するもの、②飲食不節や嗜酒過度により、脾胃が受傷して運化が失調したもの、③虫積や他の伝染病により肝脾を損傷して、気血が阻害されるものがある。病変の多くは肝、脾、腎の三臓にある。しかし相互に影響して、気血や水濁が腹内に瘀積するので、腹部が日増しに脹大して「臌脹」となる。もし頭面や四肢が消痩して腹部だけが脹大するものは「単腹臌」という。形状が蜘蛛のようなものは「蜘蛛臌」「蜘蛛病」という。

蠱脹（こちょう）　「蠱蠱」を参照。

五腸（ごちょう）　小腸は赤腸、大腸は白腸、胆は青腸、胃は黄腸、膀胱は黒腸という。合わせて五腸という。

後頂（ごちょう）　穴名。督脈。頭部、後正中線上、後髪際の上方 5.5 寸。①清頭散風　②熄風鎮痙　③寧心安神　④疏調督脈

固腸丸（こちょうがん）『東医宝鑑』　方剤名。龍骨　炮附子　枯白礬　訶子各 40　丁香　良姜　赤石脂　白豆蔻　砂仁各 20　木香 12。「滑泄が長らく続き腹痛する場合に用いる」。

固腸湯（こちょうとう）『東医宝鑑』　方剤名。罌粟穀 8　白芍 6　当帰　炙甘草各 3　陳皮　訶子　乾姜各 2　人参　木香各 1.2。「湿熱により血が混じる泄瀉をする赤痢と、寒湿により白色の粘液が混じる便を出す白痢で腹痛する場合に用いる」。

骨（こつ）　骨は人体を支える重要な役割を果たしている。骨内には髄を蔵し、髄は腎の所蔵の精気が化生して生成されたもので、骨格を滋養する。したがって骨格の成長と機能の状況は、腎気の盛衰によって決まる。同時に牙歯は骨の余気（「歯は骨の余」とあり、実際には腎気の一部分である）により生ずるので、牙歯の成長と機能の状況も、腎と関係がある。

骨痿（こつい）　『素問・痿論』に見える。症名。痿証の一つ。症状は腰背痠軟で直立できない、下肢萎弱無力・面色暗黒・牙歯乾枯などが見られる。大熱で陰液を灼傷したり、長期の過労により腎精が虧損され、腎火が亢盛となり、骨が枯れて髄が減ることで起こる。

五通膏（ごつうこう）『東医宝鑑』　方剤名。生地黄　生姜　葱白　羅蔔子　全蝎各同量。「新生児が臍風により痙攣し、乳を吸えず、泣くこともしない場合に用いる」。

骨会（こつえ）　「八会穴」を参照。

骨極（こつきょく）　「六極」を参照。

骨厥（こつけつ）　病名。足少陰腎経の経気の厥逆のこと。ひどい場合には食欲不振・面紫色・咳血・喘不止・座り立ちたがらない・目がくらみ見えづらい・うつろになり・心が不安定・気虚・易驚となる。

骨硬（こつこう）　症名。のどに魚の骨が刺さること。

兀座（ごつざ）　症名。じっと座って動かない状態のこと。

骨砕補（こつさいほ）　薬物名。助陽薬。苦、温、肝・腎。①堅骨安牙　②接骨療傷　③温腎止瀉　④逐瘀止血　⑤祛風解痙

骨傷科（こつしょうか）　「正骨」を参照。

骨蒸（こつじょう）　「骨蒸癆熱」ともいう。症名。「骨」とは深層の意味。「蒸」とは熏蒸の意味。陰虚潮熱の熱気が裏から透発するように出ること。この熱型には、常に盗汗もともなう。

骨蒸労嗽（こつじょうろうそう）　結核性の熱と咳嗽のこと。

骨蒸癆熱（こつじょうろうねつ）　「骨蒸」に同じ。

骨蝕（こつしょく）　症名。骨部が腐蝕すること。

骨折（こっせつ）　骨の断裂のこと。外力からの強力な力や、筋肉の強力な牽引力により、骨の形態や連続性が途絶えること。閉合性と開放性とがある。閉合性は皮肉は破れず、骨折箇所が外界と相通しないもの。開放性は骨折部に傷口が生じ、感染のおそれがあるので重症である。症状は患部が瘀腫し、畸形・圧痛・軋轢音や縦軸の叩打痛などがある。突然の負傷や疼痛と出血のためにショックを起こすこともある。その他に、骨質本体に腫瘤や結核、骨髄腫などの病変があれば、軽度の外力により断裂を起こすこともあり、これは病理性の骨折である。

骨節蹉跌（こつせつさしつ）　関節の一部分が疾病のために動かなくなること。痺証が長引くことにより現れる症候である。

こ

骨節疼痛(こつせつとうつう)　症名。関節痛や骨痛のこと。

骨節疼煩(こつせつとうはん)　関節の間が非常に痛むこと。

骨疽(こつそ)　「附骨疽」に同じ。

骨槽(こつそう)　歯槽のこと。

骨槽風(こつそうふう)　症名。歯槽膿漏のたぐい。歯齦が腐爛して痛み、膿血がでること。齦は胃絡であり、風熱が胃絡に侵入することにより生ずる。

骨癲疾(こつてんしつ)　症名。風邪が骨に侵入して起こる癲疾のこと。血が腎脈に滞って起こる。症状は身体消痩・汗出煩躁などが見られる。

骨度(こつど)　骨格の長短と大小の度数のこと。人体の全身の部位や骨格の長さ、大小を測定する標準数値であり、人体の部位(主に穴位)を測定する参考資料にもなる。

骨度正誤図説(こつどせいごずせつ)　書名。日本江戸時代、村上宗占(生没年不詳)の著。骨度(人体部位の寸法測定)研究書。不分巻1冊。延享元年自序。宝暦2年(1752)刊。

骨度法(こつどほう)　取穴に際して、骨と骨の間を一定の寸法に定めて経穴の位置を決める方法のこと。

骨痹(こつひ)　『素問・痹論』に見える。気血不足で寒湿の邪が骨髄を傷る病症を指す。主な症状は骨痛・身重・麻痹感・四肢沈重で挙がらないなどが見られる。

骨風(こつふう)　症名。膝が腫脹して槌のように硬くなるもの。

骨繇(こつよう)　筋骨が動揺すること。

骨立羸痩(こつりつるいそう)　やせ細って骨張っている状態のこと。

骨瘤(こつりゅう)　瘤の一種。腎気虧損して寒邪と瘀血が骨に凝聚して起こる。紫黒色で石のように堅硬で、隆起して押しても移動せず、骨に密着しているもの。

骨癆(こつろう)　「流痰」を参照。

呉瑭(ごとう、1736〜1820)　人名。中国の医家。字は鞠通。葉桂の説を受継ぎ、温病学をさらに発展させ、『温病条弁』を著した。

後藤古漁(ごとうこりょう、生没年不詳、19世紀前半に活躍)　人名。日本江戸時代の医家。『五書剔髄』の著者。古漁は号は竹坪(ちくへい)、字は聖民(せいみん)、通称左一郎(さいちろう)、後藤艮山の6世の孫。

後藤艮山(ごとうこんざん、1660〜1733年)　人名。日本江戸時代の医家。江戸に生まれる。『内経』『傷寒論』を重んじ、「病はすべて気の滞りにある」と主張し、『一気留滞論』を著した。香川修徳、吉益東洞とともに古方派の雄とされる。名古屋玄医に続いて出現した古方派の大家。独学で医を学び、革新的な気風を医学界に持ち込んだ。

梧桐子大(ごどうしだい)　丸剤の大きさのこと。一般に丸薬は梧桐(あおぎり)の実ほどの大きさで、体積は0.25ml、重量は0.3gに相当する。

後藤椿庵(ごとうちんあん、1696〜1738)　人名。日本江戸時代の医家。『艾灸通説』の著者。椿庵は後藤艮山の子で、その学を継承・敷衍した。

胡桃肉(ことうにく)　薬物名。甘。温。肺・腎。①補腎壮陽・強腰膝。腎虚の腰痛・腰膝酸軟無力などに用いる。②斂肺定喘。肺腎不足の吸気性呼吸困難・慢性咳嗽に用いる。③潤腸通便。老人・虚弱者・病後などの腸燥便秘に用いる。

後藤敏(ごとうびん、慕庵、1736〜1788)　人名。日本江戸時代の医家。後藤椿庵の子。『針灸灯下余禄』『兪穴捷径』などの後藤流灸法の著がある。

胡桃鹿茸丸(ことうろくじょうがん)『補陽処方集』　方剤名。山茱萸　胡桃各300　蓮実　破胡紙　白蒺藜　蓮鬚　鹿茸　麦門冬　巴戟天　覆盆子各200　五味子150。「腎気が不足し、早漏、遺精、陰痿、記憶力減退、心悸、不安、不眠の場合に用いる」。

蠱毒(こどく)　①身体の腹内の寄生虫のこと。感染すると蠱脹病となる。②人の知覚を失わせる毒物のこと。

五毒(ごどく)　「石胆・丹沙・硫黄・礬石・磁石」のこと。

五軟（ごなん） 小児の発育不全の五種類の症状のこと。「胎弱」「胎怯」「白痴」ともいう。つまり「頭軟、項軟、手足軟、肌肉軟、口軟」のこと。小児の発育が遅く、智力の発達が不完全なものを特徴とする。多くは先天的な体質虚弱・早産、または後天的な乳食の営養不足によって生ずる。

五入（ごにゅう） 「五味所入」を参照。

五人（ごにん） 太陰の人、少陰の人、太陽の人、少陽の人、陰陽和平の人のこと。

五仁丸（ごにんがん）『世医得效方』 方剤名。桃仁 15　杏仁 30　柏子仁 4　松子仁 3　郁李仁 3　陳皮 120。熱病後や大汗あるいは老人や産後の陰血不足などで津液枯渇した場合の、腸燥便秘・便が硬い・皮膚枯燥・舌の乾燥などに用いる。

五仁丸（ごにんがん）『東医宝鑑』 方剤名。郁李仁 8　桃仁　杏仁各 40　柏子仁 20　海松子 5　陳皮 160。「津液不足により便秘する場合に用いる」。

枯痦（こばい） 「白痦（はくばい）」を参照。

五倍子（ごばいし） 薬物名。酸、鹹。寒。肺・大腸・腎。①斂肺降火。肺陰虚の慢性咳嗽に用いる。②渋腸止瀉。慢性の下痢・脱肛に用いる。③渋精縮尿。遺精・遺尿に用いる。④斂汗生津。盗汗・消渇などに用いる。⑤固渋止血。血尿・血便・性器出血などに用いる。

五倍子湯（ごばいしとう）『郷薬集成方』 方剤名。艾葉　五倍子各 80　烏梅　川芎各 20。「血崩や帯下に用いる」。

琥珀（こはく） 薬物名。安神薬。甘、平、心・肝・肺・膀胱。①寧神安神　②平肝鎮驚　③利尿通淋　④散瘀破癥　⑤生肌合瘡

琥珀円（こはくえん）『医林撮要』 方剤名。①熟地黄　木香各 40　没薬　肉蓯蓉　牛膝　当帰　人参　続断各 30　琥珀　朱砂　沈香　阿膠　肉桂　川芎　石斛　五味子　炮附子各 20。「産前産後の諸疾病、中風により半身不随の場合、手足が痹痛する場合、乳房に硬結が生じた場合、疝症、癥瘕などに用いる」　②琥珀　白芍　烏頭　牛膝　鼈甲　蓬莪朮　当帰　厚朴各 40　木香　沢蘭葉　肉桂各 20　麝香 2。「適応症は①に同じ」。

琥珀膏（こはくこう）『東医宝鑑』 方剤名。琥珀 40　丁香　木香各 30　木通　桂心　当帰　白芷　防風　松脂　朱砂　木鱉子各 20　黄丹　麻油各 600。「頚部や腋下に生じた瘰癧が大きくなり、潰えて膿が出る場合に用いる」。

琥珀散（こはくさん）『東医宝鑑』 方剤名。①琥珀　滑石各 8　木通　当帰　木香　鬱金　萹蓄各 4。「砂淋または石淋により尿痛、尿不利、尿赤の場合に用いる」　②琥珀　没薬　蒲黄各 40。『医林撮要』「あらゆる淋病により尿痛、尿不利、尿赤の場合に用いる」。

琥珀定志丸（こはくていしがん）『東医宝鑑』 方剤名。天南星 300　人参　白茯苓　茯神各 120　朱砂　石菖蒲　遠志各 80　琥珀 40。「不安でちょっとしたことで驚き、心悸、記憶力減退の場合に用いる」。

琥珀抱龍丸（こはくほうりゅうがん）『その他』 方剤名。牛黄　琥珀各 7.5　石雄黄 1.6　赤茯苓 15　牛胆南西　牛黄　琥珀各 4.5　竹茹 10.6　麝香 0.6　白殭蚕 9。「裏熱と痰が盛んで、驚風を起こし痙攣し、咳嗽、短気、神識昏迷、または煩躁不安の場合に用いる」。

五発（ごはつ） 五病の発する所のこと。陰病は骨に発し、陽病は血に発し、陰病は内に発し、陽病は冬に発し、陰病は夏に発すこと。

枯礬（こばん）［明礬］ 薬物名。燥湿殺虫薬。酸、寒、脾。①殺虫滅疥　②燥湿退黄　③逐痰開痹　④解毒医瘡

後飯（ごはん） 食後に服薬すること。

五皮飲（ごひいん） 「燥剤」を参照。

五皮散（ごひさん）『東医宝鑑』 方剤名。大腹皮　赤茯苓　生姜皮　桑白皮　陳皮各 6。「皮水により全身に弥漫性浮腫が見られ、身重、腹満、短気、尿不利の場合に用いる」。

五痹湯（ごひとう）『東医宝鑑』 方剤名。羌活　白朮　姜黄　防已各 8　炙甘草 4　生姜

こ

7。「風寒湿により全身と手足が重く、無力、感覚遅鈍して疼痛する場合に用いる」。

五病(ごびょう) 『素問・宣明五気篇』に見える。五臓の気の失調により生ずる病変のこと。心気の失調により噫す、肺気の失調により咳し、肝気の失調により語る、脾気の失調により呑す、腎気の失調により欠す。胃気の失調により気逆し、大腸と小腸の失調により泄し、下焦の気が益すと火となり、膀胱の気が実すると小便閉し、気が虚すると失禁し、胆気が鬱すると易怒となること。

孤腑(こふ) 三焦のこと。六腑中で三焦だけが五臓との組み合わせが無いことから名づける。

呉普(ごふ) 人名。中国三国時代、魏の広陵の人。華佗に師事して医術や導引を学ぶ。『呉普本草』6巻を著す。

五風(ごふう) 5種類の風病のこと。「肝風、心風、脾風、肺風、腎風」のこと。

五風内障(ごふうないしょう) 眼病の5種類の内障病のこと。つまり「青風、緑風、黒風、烏風、黄風」のこと。発病原因は緑風内障に同じ。つまり瞳仁(ひとみ)の色の違いにより名づける。「風」は病勢の変化が急速であること。青風と緑風は病気が軽く、常見される。黒風と烏風は見ることはまれである。黄風は病気が重く、失明することもある。

五福化毒丹(ごふくかどくたん)『東医宝鑑』 方剤名。玄参40 桔梗32 人参 赤茯苓 芒硝各20 青黛10 甘草4 麝香2 金箔 銀箔各8。「熱疳により腫物などができる場合、歯肉から出血し、口臭がきつい場合、または夜盲症などに用いる」。

五不女(ごふじょ) 女性の先天的な生理欠陥のこと。「螺」「紋」「鼓」「角」「脈」の5種がある。古くは生殖能力が無いものを「五不女」とした。「螺」は、陰戸(膣)の中に螺旋じわがあり、性交を妨げるもの(一説には「螺」は「騾」の誤字とし、生殖能力が無いものを指している)。「紋」は「紋陰」のことで、先天性陰道狭小や欠陥のたぐい。「鼓」は「鼓花」のことで、陰戸がしおれた花のようで穴が無く、処女膜閉鎖のたぐい。「角」は「角花」のことで、陰帯が長すぎる、半陰陽のたぐい。「脈」は一生月経が無くて(または月経不調)、懐妊不能症のこと(『広嗣紀要・択配篇』に見える)。

五不男(ごふなん) 男性の生殖能力の無い5種の症状のこと。「天」「漏」「犍」「怯」「変」のこと。「天」とは「天宦」のことで、男性の先天性外生殖器や睾丸の欠陥、または第二性徴の発育不全のこと。「漏」は清液不固で自然に遺泄するもの。「犍」は陰茎や睾丸の切除のこと。「怯」は陽痿のこと。「変」は「人痾」のことで、両性具有の畸形で、俗に言う「陰陽人」のたぐい。

胡粉散(こふんさん)『東医宝鑑』 方剤名。①胡粉 乳香 石雄黄各10 信石5 草烏1 斑猫1 全蝎7 麝香若干。「腫物や発疹に用いる」 ②胡粉 枯白礬 黄丹 黄連 軽粉各8 胭脂4 麝香若干。『医林撮要』「月蝕瘡で耳の外側が紅腫疼痛し膿が出る場合に用いる」。

五賁病(ごふんびょう) 婦人帯下の五賁のこと。①熱病下血、②寒熱下血、③経行中に房を行い血漏、④経行中に重いものを持ち任脈を傷り下血、⑤産後臓開いて経利すなど。

五并(ごへい) 精気が心に結すると喜び、肺に結すると悲しみ、肝に結すると憂い、脾に結すると畏れ、腎に結すると怖がること。

古方(こほう) 『傷寒論』『金匱要略』の方剤、中国唐代以前の方剤も指す。

庫房(こぼう) 穴名。足陽明胃経。前胸部、第1肋間、前正中線の外方4寸。①降逆化痰 ②清熱寛胸 ③止咳平喘 ④清肺熱 ⑤消癰

五崩(ごほう) 5種の血崩症のこと。その色の違いにより、「青崩、黄崩、赤崩、白崩、黒崩」がある。

五法(ごほう) 刺針療法を行う際に5つの心構えのこと。①精神を一意専心する、②養生の道を理解する、③薬物の性能に熟達す

こ

る、④針石の大小が適切か注意を払う、⑤臓腑気血の診断方法をわきまえること。

古方括要(こほうかつよう)　書名。日本江戸時代、古矢知白(生没年不詳)もしくは金古景山(生没年不詳)の著。治方書。全2巻。1840年後半頃印行。

牛蒡子(ごぼうし)　薬物名。発表風熱薬。辛苦、寒、肺・胃。①疏風清上　②清火利咽　③宣肺平喘　④利便消腫　⑤宣毒透疹

固崩止帯(こほうしたい)　治法。女性の血崩、月経が長引き止まらない、帯下が淋瀝する症状の治療法。たとえば女性の崩中、漏下(崩は突然流れるように下血すること、漏は血が持続的にダラダラと流れて止まらないこと)、長らく血がもれて止まらない。気虚に偏るものは面色蒼白、時には微熱があり、心煩気短・飲食減少・舌質淡紅・脈虚数などが見られ、治療には帰脾湯(白朮・黄耆・茯神・党参・酸棗仁・遠志・木香・甘草・竜眼肉・当帰)を用いる。さらに炭剤(綿の実を炒って赤くして、陳棕炭と貫衆炭(各3銭)と合わせて細末にして、毎回3銭を服し、日2回加味して治療する。帯下で腎虚証のものでは、白帯清稀・面色蒼白・頭目眩暈・腰痠して折れそう・舌質淡・脈虚となる。その治療には、首烏枸杞湯(首烏・枸杞・菟糸子・桑螵蛸・赤石脂・狗脊・杜仲・熟地・藿香・砂仁)を用いる。

古法枢要(こほうすうよう)　書名。日本江戸時代、関屋仲敏(?～1831)の口授、門人服部由之の筆受、関屋致鶴・関屋若虚らの校訂。『傷寒論』の解説書。全9巻6冊。文政5年(1822)刊。

古方節義(こほうせつぎ)　書名。日本江戸時代、内島保定(生没年不詳)の著。全3巻。明和6年(1769)刊。『傷寒論』『金匱要略』収載の処方、92処方について解説している。

古方通覧(こほうつうらん)　書名。日本江戸時代、佐藤正昭(生没年不詳)の編著。古方の処方集。不分巻1冊。寛政11年(1799)刊。『傷寒論』『金匱要略』の処方をイロハ順に並べ、主治文と出所を示している。

古方派(こほうは)　漢方の流派の一つ。江戸時代の中期に誕生。『傷寒論』『金匱要略』に準拠して診断治療を行うことを主張する流派。

古方標的(こほうひょうてき)　書名。日本江戸時代、中村元恒(1778～1851)の著。古方処方の解説書。全1巻。天保11年(1840)成。『傷寒論』の処方を三陰三陽の部位に分けて収録・解説した。

古方分量考(こほうぶんりょうこう)　書名。日本江戸時代、立花貞庵(生没年不詳)の編校。古方の処方集。全1巻。寛政5年(1793)刊。全194処方を収録し、簡明な主治文を挙げ、構成薬物に江戸時代における配合分量を記した実用書。

古方便覧(こほうべ〔び〕んらん)　書名。日本江戸時代、六角重任(生没年不詳)の筆記、吉益東洞の校閲。古方処方の運用書。全2巻。天明2年(1782)初刊。187処方を収録し解説。

古方漫筆(こほうまんぴつ)　書名。日本江戸時代、原南陽(1752～1820)の著。簡明な古方処方の運用書。全2巻。天保3年(1832)刊。

古方薬議(こほうやくぎ)　書名。日本江戸時代、浅田宗伯(1815～1894)の著。薬物学書。文久1年(1861)成。

古方薬説(こほうやくせつ)　書名。日本江戸時代、宇治田泰亮(生没年不詳)の著。薬物書。全2巻。

古方薬品考(こほうやくひんこう)　書名。日本江戸時代、内藤尚賢(生没年不詳)の著。薬物学書。天保12年(1841)刊。

古方翼(こほうよく)　書名。日本江戸時代、野間友真(生没年不詳)の口述、門人の筆記。古医方の運用解説書。全3巻。寛政6年(1794)刊。

五補元(ごほげん)『東医宝鑑』　方剤名。地骨皮　白茯苓　牛膝　熟地黄　人参各40。「病後の身体衰弱する場合、慢性消耗性疾病により微熱が出て、元気がない場合に用いる」。

固本元(こほんげん)『東医宝鑑』 方剤名。炙甘草120 猪苓100 蓮花蕊 黄連各80 白茯苓 砂仁 益智仁 半夏 黄柏各40。「脾腎の虚弱や小腸の熱により尿が赤く濁る場合に用いる」。

固本還睛丸(こほんかんせいがん)『東医宝鑑』 方剤名。天門冬 麦門冬 乾地黄 熟地黄各120 人参 白茯苓 山薬 枸杞子各60 牛膝 石膏 決明子 杏仁 甘菊花 兎絲子 枳実各40 零羊角 犀角 防風 青葙子各32 五味子 甘草 黄連 白蒺藜 川芎各28。「内障、外障眼病により翳膜が黒くなる場合、風眼、爛弦風、老人や虚弱なものが目やにが多く出る場合、風にあたると涙が出る場合、視力が落ち、眼花がある場合などに用いる」。

固本健陽丹(こほんけんようたん)『東医宝鑑』 方剤名。枸杞子 熟地黄 山茱萸各120 人参 巴戟天80 兎絲子 続断 遠志 蛇床子各60 茯神 山薬 牛膝 杜仲 当帰 肉蓯蓉 五味子 益智仁 鹿茸各40。「精血不足により冷え性で不妊症のものに用いる」。

固本止崩湯(こほんしほうとう)『その他』 方剤名。熟地黄 当帰 炮乾姜各6 人参 黄耆 白朮各4。「脾気虚による崩漏、口中無味、消化不良、腹満、時に泄瀉し、眩暈し、元気が無い場合に用いる」。

胡麻散(ごまさん)『東医宝鑑』 方剤名。胡麻100 苦参 荊芥穂 白何首烏各40 威霊仙 防風 石菖蒲 羅蔔子 甘菊花 蔓荊子 白蒺藜 甘草各30。「風熱により隠疹が生じ、掻痒する場合、紫癜風、白癜風などに用いる」。

胡麻疏風散(ごまそふうさん)『その他』 方剤名。荊芥 防風 当帰 苦参 白朮 蝉退 胡麻 羅蔔子 石膏 知母 甘草 木通 地楡各同量。「小児が手足の皮膚に発疹が生じ、腹痛する場合に用いる」。

胡麻仁(ごまにん) 薬物名。甘。平。脾・肺・肝・腎。①滋養肝腎・補益精血。肝腎不足の早期白髪・頭暈・目花(目のかすみ)・耳鳴・肢体のしびれ等に用いる。②潤腸通便。腸燥便秘に用いる。

五味(ごみ) 「辛・甘・酸・苦・鹹」の5種の味のこと。この他に「淡味」があるが、味が明確でないことから「五味」としているので、実際には「六味」である。味が異なれば作用も異なる。「辛味」はよく散じてよく行る。たとえば荊芥は風寒を散じ、砂仁は行気し、川芎は活血する。「甘味」は補と緩の作用がある。黄耆は補気し、阿膠は補血し、甘草は攣急を緩解する。「酸味」は収と渋の作用がある。山茱萸は虚汗を収斂し、金桜子は遺精を止め、五倍子は渋腸して久瀉を止める。「苦味」は瀉と燥の作用がある。黄連は瀉火し、大黄は瀉下通便し、蒼朮は燥湿する。「鹹味」は軟堅潤下の作用がある。海藻や牡蛎は瘰癧を治し、芒硝は燥結した大便を潤下する。「淡味」は滲湿して小便を利す作用がある。たとえば通草や茯苓など。

五味安胎丸(ごみあんたいがん)『東医宝鑑』 方剤名。当帰 川芎 黄芩 白芍各40 白朮20。「気血不足により何度も流産する場合に用いる」。

五味異功散(ごみいこうさん)『処方集』 方剤名。人参 白朮 白茯苓 炙甘草 陳皮各5。「気虚症により全身が労倦し、元気がなく、息遣いが荒く、声が弱々しく、口中無味、消化不良、頻繁に腹中にガスがたまり、泄瀉する場合に用いる」。

五味子(ごみし) 薬物名。斂汗薬。酸鹹、温、肺・腎。①益気斂汗 ②渋精止遺 ③斂肺止嗽 ④納腎平喘 ⑤生津止渇 ⑥摂腎止瀉

五味子丸(ごみしがん)『郷薬集成方』 方剤名。五味子 覆盆子 三枝九葉草各40。「三焦の不和により咳嗽、腹満、口中無味の場合に用いる」。

五味子散(ごみしさん)『郷薬集成方』 方剤名。①五味子 人参 当帰 黄耆 川芎 白茯苓各40。「産後に気血不足により短気し、消痩、全身労倦、口中無味の場合に用いる」 ②五味子80 呉茱萸50。「腎虚によ

こ

り五更泄瀉する場合に用いる」。

五味子湯（ごみしとう） 方剤名。①「斂肺止咳」を参照。②五味子 黄耆 人参 麦門冬 甘草各4。『東医宝鑑』「腎水が不足するために癰疽が生じ、身熱、口中と舌が乾燥して、心煩する場合に用いる」 ③五味子12 人参 麦門冬 杏仁 陳皮各8 生姜5 大棗2。『東医宝鑑』「身体虚弱なものが、風寒に傷られ、悪寒、咳嗽、短気、不眠、手足厥冷などの症状がある場合に用いる」 ④麻黄8 五味子 杏仁 陳皮各6 乾姜 桂皮 甘草各4 紫蘇葉3。『東医宝鑑』「風寒喘により短気、咽喉に痰声、咳嗽、悪寒などの症状がある場合に用いる」。

五味消毒飲（ごみしょうどくいん）『医宗金鑑』 方剤名。金銀花15 野菊花 蒲公英 紫花地丁 紫背天葵子各6。各種疔毒・癰瘡癤腫で、発赤・腫脹・熱感・疼痛はげしく、患部が隆起して根脚が深く硬いものに清熱解毒・消散の目的で用いる。

五味消毒飲（ごみしょうどくいん）『処方集』 方剤名。金銀花12 甘菊花 蒲公英 紫花地丁 桂枝各5。「瘭疽の初期で悪寒発熱する場合、急性化膿性炎症性疾患により悪寒発熱する場合に用いる」。

五味所禁（ごみしょきん）（五味の禁ずる所）「五禁」ともいう（『素問・宣明五気篇』に見える）。「禁」とは避免と禁忌のこと。五味は五臓に帰すが、五味の性に偏りがあれば疾病を起こす。そこで禁忌があるのである。「辛味」はよく気分に走り、性は散をつかさどるので、多食すると気を消耗させる。そこで気病では辛味を多食してはならない。「苦味」はよく骨に走り、心火を助ける作用がある。しかし多食すると火が盛んになり腎水を耗損させる。腎は骨をつかさどり、腎は骨髄を生ずるので、骨病では苦味を多食してはならない。「甘味」はよく肌肉に走るが、甘味の性は滞なので、多食すると肌肉が壅満するので、肉病では甘味を多食してはならない。「酸味」はよく筋に走り、酸味は収斂する。しかし多食すると筋が拘急しやすくなるので、筋病では酸味を多食してはならない。以上のように五味の偏りや多食は疾病に不利になること。

五味所入（ごみしょにゅう）（五味の入る所）「五入」ともいう（『素問・宣明五気篇』に見える）。五味は胃に入りそれぞれその好む臓腑がある。つまり「酸入肝」「辛入肺」「苦入心」「鹹入腎」「甘入脾」のこと。薬物治療に関係がある。

五味湯（ごみとう）『処方集』 方剤名。五味子 烏梅 金銀花 黄連各8。「肺結核、肺膿瘍、気管支拡張症などにより咳嗽、多痰、発熱する場合に用いる」。

五味白朮散（ごみびゃくじゅつさん）『東医宝鑑』 方剤名。白朮12 陳皮6 木通 川芎 赤茯苓4。「産後に気血が損傷し、身腫する場合に用いる」。

五味偏嗜（ごみへんし） ①五味は「辛・甘・酸・苦・鹹」のこと。長期に五味を偏食すると、疾病の原因となること。『素問・生気通天論』に「これ故に味に酸に過ぐれば、肝気もって津い（うるお）、脾気すなわち絶す、味に鹹に過ぐれば、大骨気労し、短肌し、心気抑す…」（是故味過于酸、肝気以津、脾気乃絶、味過于鹹、大骨気労、短肌、心気抑…）と見える。つまり五味を五行に対応させているだけで、牽強付会を免れない。②ある食べ物を偏食すると疾病を起こすことを指す。

五味偏勝（ごみへんしょう） 五味が平衡を失うこと。偏勝は健康を害する恐れがある。飲食の際に、ある種の味を長期間偏食したり、ある薬物を長期間服用すると疾病を起こすことがあること。

五脈（ごみゃく） 五臓の脈象のこと。肝は「弦脈」、心は「洪脈」、脾は「緩脈」、肺は「浮脈」、腎は「沈脈」のこと。これは五臓の機能が正常で、胃気が充足していれば、脈象は緩和で均整が取れていて、「弦・洪・浮・沈」などは明確に現れない。ある脈証が単独で出現した場合には、その臓腑に病変があり、その脈証が顕著になればなるほど、疾病が重くなっていることを示す。

五物解毒散（ごもつげどくさん）『方輿輗』 方剤名。川芎５　金銀花２　十薬２〜３　大黄１　荊芥1.5。湿疹・痒みで治り難いもの、あるいは先天梅毒の皮疹に用いる。

五物大黄湯（ごもつだいおうとう）『本朝経験』 方剤名。大黄１　桂枝4.5　地黄６　川芎５　甘草1.5。「瘭疽の初期に内服または外用（湿布）して用いる。脱肛や痔の痛みに外用して用いる」。

五物湯（ごもつとう）『東医宝鑑』 方剤名。黄耆　桂枝　芍薬各12　生姜７　大棗３。「肥満症で元気がなく、冷汗が流れる場合や血痹に用いる」。

戸門（こもん） ①「戸」を参照。②「七衝門」を参照。歯のこと。

午夜（ごや） 「十二時」を参照。

箍薬（こやく） 「箍囲薬（こいやく）」に同じ。

五薬（ごやく） ５種類の薬物のこと。つまり「草、木、石、虫、穀」のこと。

呉有性（ごゆうせい） 人名。17世紀の中国明代の医家。字は又可。1641年に熱病が流行した際に、この病状を研究して「温疫論」を著した。達原飲は彼の創方である。

五有余、五不足（ごゆうよ、ごふそく） 『素問・調経論』に見える。「神・気・血・形・志」の有余と不足のこと。つまり臓象学説の「心蔵神」「肺蔵気」「肝蔵血」「脾蔵肉」「腎蔵志」のこと。しかしこれは実際には、五臓の有余と不足を指している。「有余」とは邪気有余のことで実証である。「不足」とは精気不足のことで虚証である。臨床的には、神が有余であれば笑不止となり、不足すれば悲しむ。気が有余であれば咳して上気し、不足すれば呼吸不利して気短する。血が有余であれば怒り、不足すれば恐れる。形が有余であれば腹脹し二便が通利せず、不足すれば四肢の随意運動が不能になる。志が有余であれば腹脹泄瀉し、不足すれば四肢厥冷すること。

五兪穴（ごゆけつ）［五腧穴］ 四肢の先端（上肢の肘から先、下肢の膝から先）の常用穴のこと。そのうち五臓（陰経）の穴位にはそれぞれ５個の兪穴がある。つまり「井・滎・兪・経・合」で合計25穴となる。左右合わせて50穴となるので、「臓兪五十穴」ともいう。六腑（陽経）の穴位には、それぞれ６個の兪穴があり、「井・滎・兪・経・合」の他に原穴を加えて36穴とし、左右合わせると72穴となり「腑腧七十二穴」という。これらの穴位は臨床では、常用され非常に有効な穴位なのである（『霊枢・本輸篇』と『素問・気穴論』に見える）。

五兪六兪（ごゆろくゆ） 五臓にはそれぞれ「滎・井・経・兪・合」があり、六腑にもそれぞれ「井・滎・兪・原・経・合」がある。そのすべてを兪穴と名づけるために、「五兪六兪」という。

五陽（ごよう） 五臓の陽気のこと。

孤陽上越（こようじょうえつ） 「虚陽上浮」を参照。

股陽疽（こようそ） 「股脛疽」を参照。

五拗湯（ごようとう）『東医宝鑑』 方剤名。麻黄　甘草　杏仁　荊芥　桔梗各６　生姜３。「風寒により鼻閉、咽喉腫痛、頭痛、発熱、咳嗽、短気などの症状がある場合に用いる」。

五乱（ごらん） 五臓の正気が乱れること。邪気が心を乱すと煩心密嘿す。肺を乱すと呼吸短息し手を按じて叫ぶ。腸胃を乱すと霍乱となる。臂脛を乱すと手足厥冷となる。頭を乱すと、厥逆頭重し眩仆する。

五里（ごり） １）「東、西、南、北、中央」の５つの方位のこと。２）経穴。［足五里］：足厥陰肝経。大腿内側の上部、長内転筋と縫工筋の間（陰廉穴）から１寸下方に取る。①清熱利湿　②固脬止遺　③清肝健脾　④除脹満　⑤通調前陰。［手五里］：手陽明大腸経、手陽明大腸と陽蹻脈の交会穴。肘部、上腕骨外側上顆（曲池穴）の上方３寸に取る。①通経散瘀止痛　②清熱化痰　③疏筋起痿　④理気散結　⑤通経活絡

鼓慄（こりつ）［鼓栗］ 「寒慄鼓頷」に同じ。

五粒回春丹（ごりゅうかいしゅんたん） 「丹」を参照。

巨髎（こりょう）　穴名。足陽明胃経、手足陽明経と陽蹻脈との交会穴。顔面部、瞳孔線上、鼻翼下縁と同じ高さ。①清熱散風　②明目去翳　③疏経鎮痛　④消腫止痛　⑤通鼻竅

五淋（ごりん）　5種類の淋症のこと。つまり「石淋、気淋、膏淋、労淋、血淋」のこと。各項を参照。

五輪（ごりん）　眼科の学説のこと。眼睛を外周から中心に向けて「肉輪」「血輪」「気輪」「風輪」「水輪」に分ける。それにより局部と内臓が相関する生理病理を説明して、さらに眼科疾患の診断と治療の参考にする。「肉輪」は上胞（瞼）と下胞（瞼）にある。胞瞼は脾に属し、脾は肌肉をつかさどるので、ここの疾患は脾胃に関係がある。「血輪」は両眥の血絡にあり、心に属す。心は血をつかさどるので、ここの疾患は心と小腸に関係がある。「気輪」は白睛のことで、肺に属す。肺は気をつかさどるので、ここの疾患は肺と大腸とに関係がある。「風輪」は黒睛のことで、肝に属し、肝は風木に属すので、ここの疾患は肝と胆に関係がある。「水輪」は瞳神（仁、ひとみ）のことで、腎に属す。腎は水をつかさどるので、ここの疾患は腎と膀胱に関係がある。この学説は眼科の一連の臨床経験に基づいているものの、五行を五輪に結び付けていて、牽強付会の感を免れないので、機械的に応用することは避けるべきである。

五淋丸（ごりんがん）『処方集』　方剤名。大黄12　木通　黄芩　滑石各8　猪苓　沢瀉　黄柏　萹蓄　梔子　瞿麦　車前子　白茯苓　知母各4　甘草1。「膀胱炎や尿道炎により尿痛、尿不利、頻尿の場合に用いる」。

五淋散（ごりんさん）『和剤局方』　方剤名。①芍薬　梔子各2　茯苓6　当帰　甘草　黄芩各3　さらに沢瀉　木通　滑石　車前子　地黄各3を加味。「尿が出にくく、淋瀝するもの、尿が混濁したり、血尿や膿尿が出たりするものなどに用いる」　②芍薬　梔子各8　当帰　赤茯苓各4　黄芩　甘草各2。『東医宝鑑』「五淋病に用いる」　③梔子6　赤茯苓　芍薬各4　木通　滑石　甘草各3.2　茵蔯蒿　竹葉各2。『東医宝鑑』「五淋病に用いる」。

痼冷（これい）［内有久寒］（内に久寒有り）　痼とは久病のこと。寒気が長らく身体のある経絡や臓腑に留伏すると、局部の寒証を形成して長期にわたり治癒しなくなる。たとえば臍腹冷痛・嘔吐清涎・骨節拘急して疼痛・四肢不温など。多くは脾胃虚弱で内に寒飲や寒湿の久痹のある患者に見られる。

杞苓丸（これいがん）『東医宝鑑』　方剤名。白茯苓　赤茯苓　枸杞子各80　砂仁　当帰各40　塩20。「腎虚により視力が落ち、目の前に虫が飛んでいるように視え、次第に視力が落ちてくる場合に用いる」。

五苓散（ごれいさん）『傷寒論』　方剤名。「温陽利湿」を参照。①猪苓18銖　沢瀉1　白朮18銖　茯苓18銖　桂枝0.5。「太陽病にて、発汗したる後、大汗出で、胃中乾き、煩躁し眠るを得ず。飲水を得んことを欲する者は、少少与えこれに飲ましめ、胃気をして和せしむれば則ち愈ゆ。若し脈浮、小便利せず、微かに熱し消渇する者は、五苓散これを主る。」（太陽病、発汗後、大汗出、胃中乾、煩躁不得眠、欲得飲水者、少少與飲之、令胃気和則愈。若脈浮、小便不利、微熱消渇者、五苓散主之）「発汗しおわり、脈浮数、煩渇する者は、五苓散これを主る。」（発汗已、脈浮数、煩渇者、五苓散主之）「中風にて発熱し、六七日解せずして煩し、表裏の証有り、渇し水を飲まんことを欲し、水入れば則ち吐する者は、名づけて水逆と曰い、五苓散これを主る。」（中風発熱、六七日不解而煩、有表裏証、渇欲飲水、水入則吐者、名曰水逆、五苓散主之）「もとこれを下すを以て、故に心下痞するに、瀉心湯を与うるも、痞解せず、その人渇して口燥き煩し、小便利せざる者は、五苓散これを主る。」（本以下之、故心下痞、與瀉心湯。痞不解、其人渇而口燥煩、小便不利者、五苓散主之）「霍乱にて、頭痛発熱し、身疼

痛し、熱多く水を飲まんと欲する者は五苓散これを主る。」(霍乱、頭痛発熱、身疼痛、熱多欲飲水者、五苓散主之) ②沢瀉10 赤茯苓 白朮 猪苓各6 肉桂2。「傷寒太陽病で熱が内攻し、頭痛、発熱、胸悶、口渇、尿不利の場合、身浮腫、身重して尿不利する場合、胃腸に水湿が集積し、身浮腫、泄瀉、尿不利、時に吐瀉する場合に用いる」。

五霊脂(ごれいし) 薬物名。行血薬。甘、温、肝。①活血通経 ②行瘀止痛 ③祛瘀止血

五霊脂散(ごれいしさん)『東医宝鑑』 方剤名。五霊脂 荊芥穂 防風 羌活 独活 穿山甲 骨砕補 草烏 甘草各20 麝香2。「風寒湿邪により気血が閉塞し、上肢と肩が動かしづらい場合に用いる」。

惟宗時俊(これむねときとし、生没年不詳) 人名。日本鎌倉時代の医家。『続添要穴集』の編著者。惟宗氏は鎌倉時代の宮廷医。時俊は惟宗良俊の子で典頭権助四位下。他に『医家千字文註』などの著もある。

惟宗具俊(これむねともとし、13世紀) 人名。日本鎌倉時代の医家。『本草色葉鈔』の著者。惟宗氏の祖は讃岐国の帰化氏族で秦姓。元来明法家であったが、医博士惟宗俊通の家系は数代にわたり多くの名医を輩出した。具俊はその一人。従五位上。『医談抄』の著もある。

虎列刺病予防注意書(これらびょうよぼうちゅういしょ) 書名。朝鮮光武6年(1902)、虎列刺病(コレラ)の予防法を記した小冊子で、漢城官立医学校の編輯。1冊。

古棟柏丸(これんはくがん)『救急方』 方剤名。黄連 黄柏各40。「小児の熱泄により泄瀉が止まず、身熱し辛そうで、口渇して飲みたがる場合に用いる」。

五労(ごろう) ①五臓の労損の疾病のこと。つまり「心労、肝労、脾労、肺労、腎労」のこと。『証治要訣』に「五労は、五臓の労なり」(五労者、五臟之労也)と見える。『医学綱目』には「何を五労というか、心労は血損なり、肝労は神損なり、脾労は食損なり、肺労は気損なり、腎労は精損なりと」(何謂五労、心労血損、肝労神損、脾労食損、肺労気損、腎労精損)と見える。②労苦と安逸が不適切による、5つの損傷を指す。「五労所傷」を参照。

五労所傷(ごろうしょしょう)(五労の傷る所) 労苦と安逸が不適切なことにより、気血筋骨の活動が失調して起こる5つの損傷のこと。『素問・宣明五気篇』に「久視すれば血を傷り、久臥すれば気を傷り、久坐すれば肉を傷り、久立すれば骨を傷り、久行すれば筋を傷る、これ五労所傷という」(久視傷血、久臥傷気、久坐傷肉、久立傷骨、久行傷筋、是謂五労所傷)と見える。

五労六極七傷(ごろうろくきょくしちしょう) 「五労」は五臓の病、「六極」は六腑の病、「七傷」は表裏に病を受けること。

胡芦巴(ころは) 薬物名。苦。大温。肝・腎。①温腎陽・逐寒湿・止痛。腎陽虚の腰背痛・インポテンツ(ED)・滑精などに用いる。また、虚寒の疝痛で下腹〜陰部の冷痛・陰嚢収縮などに用いる。

胡蘆巴元(ころはげん)『東医宝鑑』 方剤名。茴香120 牽牛子80 烏頭 巴戟天 呉茱萸各60 苦楝子 胡蘆巴各40。「奔豚疝気の発作で、胃に影響して眠れないほど疼痛する場合に用いる」。

狐惑(こわく) 古病名。『金匱要略・百合狐惑陰陽毒病証治』に見える。主な症状は咽喉部と前陰部に腫瘍が生じる。症状は神情が惑乱して不安定で、起居も不安なので名づける。病因は傷寒で発汗せずに、湿毒が排泄できずに起こる。

五和湯(ごわとう)『救急方』 方剤名。大黄 当帰 赤茯苓 枳実 甘草各同量。「小児が腸胃に熱が集まり、営衛不和となり、大小便不利の場合に用いる」。

根(こん) 「胃・神・根」を参照。

昏暈(こんうん) 症名。めまいやめまい感のある状態のこと。

昏憒(こんかい) 症名。人事不省のこと。意

識混乱し、理事不明になる症状のこと。

困学医言(こんがくいげん) 書名。日本江戸時代、石塚汶上(生没年不詳)の編著。医語辞典。不分巻1冊。天保11年(1840)刊。『黄帝内経』などの医書にみえる医学関連用語を画数配列して簡単な語釈を加えたもの。

困学穴法(こんがくけつほう) 書名。日本江戸時代、石塚汶上(生没年不詳)の著。経穴学書。全1冊。天保6年(1835)刊。絵入り横型三切本。

根結(こんけつ) 十二経脈の起こるところを「根」といい、終着するところを「結」という。

昏厥(こんけつ) 症名。一時性昏暈や昏迷のたぐい。突然昏倒して、四肢厥冷し、意識不明人事不省になる症候のこと。しばらくして自然に回復するものは、鬱冒や厥証や中暑に見られる。意識不明が続くものは、中風、尸厥などに見られる。

跟骨(こんこつ) 踵骨のこと。足のかかとにある骨。

魂舎穴(こんしゃけつ) 穴名。奇穴。臍の傍ら1寸に取る。腹痛・下痢・食不可などを主治。

芩朮樗皮丸(こんじゅつちょひがん)『東医宝鑑』 方剤名。黄芩　白朮各12　樗根白皮　白芍　山茱萸各10　白芷　黄連各8　黄柏4。「妊婦が湿熱により黄帯が見られる場合に用いる」。

芩朮湯(こんじゅつとう)『東医宝鑑』 方剤名。黄芩12　白朮6。「内熱し、妊娠4、5ヶ月目に胎動不安や胎漏が見られる場合に用いる」。

混色苔(こんしょくたい) 舌苔の1つで、2色以上見える舌苔のこと。邪気が侵攻し移動していることを示す。

混睛障(こんせいしょう) 本病は肝経の風熱で、津液が灼焼され、瘀血が凝滞して起こる。その症状は黒睛に部分的に灰白色のかげが生じ、すりガラス様で、視力にも障害が生じる。

滾痰丸(こんたんがん)『王隠君方』 方剤名。大黄　黄芩各240　硝煅礞石30　沈香15。降火逐痰。実熱労痰による、精神異常・狂躁状態・意識障害・心悸・易驚・不眠・多夢・咳嗽・粘痰・喘急・眩暈・耳鳴などの場合に用いる。

滾痰丸(こんたんがん)『東医宝鑑』 方剤名。大黄　黄芩各320　青蒙石40　沈香20。「湿熱と痰飲により胸悶し、眩暈し、神昏し、多痰の場合、七情により精神昏迷する場合、肥満し気力が充満している人が中風にかかり半身不随で便秘する場合、痰飲により酸水を吐き、消化不良でよだれを流すものに用いる」。

跟疔(こんちょう) 「足疔」を参照。

昏沈(こんちん) 症名。めまいがして横になる状態のこと。

魂魄(こんぱく) 精神のこと。「魂」は陽に属し、「魄」は陰に属す。

芩半丸(こんはんがん)『東医宝鑑』 方剤名。黄芩　半夏各40。「熱嗽により胸痛、煩躁し、濃痰が出て、息が粗く、咳嗽する場合に用いる」。

昆布(こんぶ) 薬物名。消化痰積薬。鹹、寒、肝・胃・腎。①化痰軟堅　②利尿消腫

魂不蔵(こんふぞう) 「肝蔵魂」を参照。

滾法(こんほう) 按摩と傷科の理筋手法の一つ。手背部の小指に近い部分を用いて、体表部を押さえて、手関節を前後左右に連続して転がすように動かす方法。

昏冒(こんぼう) 症名。気を失うこと。昏絶、昏眩、昏倒、失気、卒倒などは、いずれも同じような状態を指す。

魂門(こんもん) 穴名。足太陽膀胱経。上背部、第9胸椎棘突起下縁と同じ高さ、後正中線の外方3寸。①疏肝理気　②和胃調腸　③清肝胆熱　④和血安神

芩連枳梗湯(ごんれんききょうとう)『救急方』 方剤名。枳実　桔梗各2　半夏　黄芩　括呂実　黄連各1.2　麦門冬　良姜　生姜3。「小児が腹満し短気し、疼痛し、時に発熱する場合に用いる」。

芩連四物湯(ごんれんしもつとう)『その他』 方剤名。生地黄　当帰　川芎　芍薬各8

黄芩　黄連各4。「月経が早まり量も多くなり、赤色や紫色で濃く、面赤、絳舌、煩熱がある場合に用いる」。

芩連消毒飲(ごんれんしょうどくいん)『東医宝鑑』 方剤名。黄連　黄芩　柴胡　桔梗　川芎　荊芥　防風　羌活　枳実　連翹　射干　白芷　甘草各2.8　生姜3　牛蒡子2。「大頭瘟により悪寒発熱し、咽喉腫痛し、面頬が赤くなり、譫語する場合に用いる」。

芩連半夏湯(ごんれんはんげとう)『東医宝鑑』 方剤名。黄芩5　白朮　半夏各4　赤茯苓3　黄連　橘皮　当帰　梔子　枳実　香附子　人参　蒼朮　砂仁　甘草各2　生姜7。「頻繁に嘔吐し食欲不振で、眩暈し、胸部と背部が腫痛する場合に用いる」。

芩連平胃湯(ごんれんへいいとう)『医宗金鑑』 方剤名。本方は平胃散加黄芩・黄連に相当する。蒼朮15　厚朴9　陳皮9　生甘草4　黄芩5　黄連4。燕窩瘡(えんかそう)(燕の巣の様な癧)が下頦(したあご)にでき、紅腫し痛みと痒みが甚だしく、或は瘡破し黄水を分泌するものに用いる。

崑崙(こんろん) 穴名。足太陽膀胱経。経火穴。足関節後外側、外果尖とアキレス腱の間の陥凹部。①疏筋利節　②健腰強腎　③清降鬱熱　④温散寒湿　⑤通絡散滞

さ行・さ

差(さ) ①差別、違うの意。『素問・六元正紀大論』に「その差見るべし」(其差可見)と見える。②参差(ふぞろい)、交差の意。「差夏」とは、長夏(六月)と秋令の交替期のこと。『素問・六元正紀大論』に「物は差夏に成る」(物成於差夏)と見える。③「瘥(癒える)」と同義。『三国志』に「疾少しく瘥ゆ」と見え、病が軽くなったことを意味する。「間」「慧」「瘳」もほぼ同義。

皶(さ) 俗にいう「赤っ鼻」のこと。鼻にできる紅色の小型の瘡のこと。

剉(ざ) やすりをかける、折るの意。『霊枢・癰疽篇』に「菱翹草根を剉すこと各一升」(剉菱翹草根各一升)と見え、『金匱要略・痙湿暍病脈証』には「右麻大豆を剉す」と見える。

淬(さい) 薬物を赤くなるまで火で熱くした後に、すばやく水か酢の中に入れることを、何度か繰り返すこと。「煅淬」ともいう。鉱物薬の磁石、代赭石、自然銅などは、この方法を用いる。

腮(さい) 「顑」ともいう。口腔粘膜の外壁に相当する。口部の外方、頬部の前方、頤部の上方に位置する。

剤(ざい)[剤型] 薬物として製造された形のこと。剤型ともいう。剤には、「湯、酒、丸、散、膏、丹、錠、片、露、霜、膠、茶、曲」などがある。薬物や方剤の性質から、十剤や十二剤などある。「一帖薬」や「一付薬」を、古くは「一剤薬」といった。

済陰綱目(さいいんこうもく) 書名。中国明代、武之望(叔卿)の著。1620年。全14巻。明の王肯堂の『証治準縄』の中の婦人科について、詳釈や圏点を付けた。

済嬰新編(さいえいしんぺん) 書名。朝鮮李朝時代、高宗26年(1889)、李在夏の纂、姜海遠の校訂。牛痘の由来とその方法を論述した牛痘の専門医書。

済嬰新論(さいえいしんろん) 書名。朝鮮時代光武6年(1902)、内部衛生局の刊行。種痘に関する医書。

犀角(さいかく) 薬物名。清熱涼血薬。苦酸鹹、寒、心・肝・胃。①清熱寧神　②涼血止血　③解毒化斑　④清瘀除黄

犀角飲子(さいかくいんし)『東医宝鑑』 方剤名。犀角　木通　石菖蒲　玄参　芍薬　赤小豆　甘菊花各4　甘草2　生姜5。「風熱により難聴、耳が腫痛し、膿が出る場合に用いる」。

犀角化毒湯(さいかくかどくとう)『東医宝鑑』 方剤名。桔梗40　連翹　玄参各24　乾地黄　赤茯苓　牛蒡子各20　塩炒　犀角　甘草各12　青黛8。「小児が痘疹毒が解さず、頭、顔、身体に癰や癤が生じた場合、さらに歯ぐきから出血し、口臭が強い場合に用いる」。

犀角散(さいかくさん)『東医宝鑑』 方剤名。①車前子　枸杞子各40　槐実　五味子　青葙子　牛蒡子　益母仁　胡黄連各30　犀角　羚羊角各20　兎肝1。「眼球が下に下がり物が見えない場合に用いる」　②犀角　地骨皮　黄芩　麦門冬　赤茯苓各4　甘草2。『医林撮要』「妊婦が胸悶、煩躁、心悸、子煩症がある場合に用いる」　③犀角　茵陳蒿　瓜呂根　升麻　甘草　龍胆　生地黄　寒水石各同量。『救急方』「小児が胎黄により全身が黄色くなる場合に用いる」。

犀角地黄湯(さいかくじおうとう)『温病条弁』 方剤名。生地黄30　赤芍薬9　牡丹皮9　犀角3(冲服する)。温病の血分証で血熱動血による、夜間の高熱・意識障害・煩躁・甚だしいと狂躁状態となり、吐血・鼻衄・便血・尿血・崩漏・暗紫色の皮下出血斑などの出血症状を伴うものに用いる。

犀角地黄湯（さいかくじおうとう） 方剤名。①「涼血」を参照。②生地黄12　芍薬8　犀角　牡丹皮各4。『東医宝鑑』「傷寒や温病により高熱が出て、精神昏迷、譫語、心煩、不眠、鼻衄、吐血、便血、出血斑などあらゆる出血症状がある場合に用いる」。

犀角消毒飲（さいかくしょうどくいん）『東医宝鑑』 方剤名。①牛蒡子16　荊芥　防風各8　犀角6　甘草4。「痰毒と打撲に用いる」 ②牛蒡子8　荊芥蕊　防風　黄芩各4　犀角　甘草各2。「透疹しても発疹しなかったり、透疹した後でも熱が下がらない場合に用いる」。

犀角升麻湯（さいかくしょうまとう）『東医宝鑑』 方剤名。犀角6　升麻5　防風　羌活各4　川芎　白附子　白芷　黄芩各3　甘草2。「足陽明経の風毒により、顔面が痹痛し、触れただけで痛む場合、風熱により唇や歯肉が腫痛する場合、三叉神経痛などに用いる」。

犀角湯（さいかくとう）『東医宝鑑』 方剤名。①犀角　玄参各4　升麻　木通各3.2　連翹　柴胡各2.4　沈香　射干　甘草各2　芒消　麦門冬各1.6。「結陽症により中焦に熱が集積し、拡散せずに、手足が浮腫し、大便が堅く便秘する場合に用いる」 ②犀角　防風　木通　赤茯苓　桑柏皮　炙甘草各同量。『救急方』「心熱により易驚する場合に用いる」。

柴葛解肌湯（さいかつげきとう）『傷寒六書』 方剤名。①「解肌」を参照。柴胡　乾葛　甘草　黄芩　芍薬　羌活　白芷　桔梗「柴葛解肌湯、即葛根湯、本湯自有加減法」「治足陽明胃経受証、目疼、鼻乾、不眠、頭疼、眼眶痛、脈来微洪、宜解肌、属陽明経病、其正陽明腑病、別有治法」 ②葛根　石膏各8　柴胡　羌活　白芷　黄芩　白芍各4　桔梗　甘草各2　生姜3　大棗2。『処方集』「風熱感冒により頭痛、悪寒発熱し、胸悶、不眠、眼痛、鼻と咽喉が乾燥し、無汗の場合に用いる」。

柴葛導平湯（さいかつどうへいとう）『その他』 方剤名。柴胡　葛根各8　蒼朮6　厚朴　陳皮　白朮各4　黄連　枳実各2.8　草果2.4　神曲　山査　乾姜　木香　甘草各2。「小児が風寒に傷られて、悪寒発熱、咳嗽、短気、頭痛、未消化物の泄瀉をする場合に用いる」。

柴陥湯（さいかんとう）『本朝経験』 方剤名。①小柴胡湯に括呂仁3　黄連1.5を加味。「小柴胡湯証に準じ、咳がひどく、かつ胸が痛むものに用いる」 ②半夏12　瓜呂仁　柴胡各8　黄芩　黄連各4　人参2.8　甘草2　生姜5　大棗2。『東医宝鑑』「熱実結胸により心下痞硬、煩渇、倦怠する場合、痰結胸により心下痞硬し、多痰、咽喉に痰声がする場合に用いる」。

催気（さいき） 刺針時に得気をうながす方法のこと。刺針した際に、針感を出すために、雀啄・弾爪などの手技を行ったり、周囲を摩擦したりすること。

柴枳半夏湯（さいきはんげとう）『処方集』 方剤名。柴胡　青藁　瓜呂根各10　桔梗　黄芩　枳実　半夏各6。「悪寒発熱し、咳嗽、冷汗、胸痛、口乾、吃逆する場合に用いる」。

再逆（さいぎゃく） 誤治のこと。治療の際に二度誤りを犯すこと。

截瘧（さいぎゃく） 治法。瘧疾が起こる前の適切な時期に、内服薬（たとえば常山、草果、薑半夏の煎薬）や刺針法（大椎穴、後渓穴、間使穴などを選穴）などで発作を止めること。

再経（さいけい） 傷寒の疾病の伝わり方が、一経をすぎて、次に他経に伝わること。つまり太陽経が過ぎて、次に陽明経に伝わることなど。

剤型（ざいけい） 「剤」に同じ。

崔奎憲（さいけいけん） 人名。朝鮮李朝時代の人名、字は胤章、号は夢庵、僉正。憲宗12年（1896）生まれ。高宗元年（1864）甲子式年　医科に登第。光武2年（1898）11月太医院典医として三登郡守を歴任した。小児科医書として『小児医方』の遺書がある。

柴胡（さいこ） 薬物名。発表風熱薬。苦、微

寒、肝・胆。①散熱解表　②昇陽挙陥　③疏肝解鬱　④截瘧退熱　⑤瀉肝明目

柴胡飲(さいこいん)『郷薬集成方』 方剤名。①桔梗　木通各40　芍薬　鼈甲　郁李仁各20　柴胡　赤茯苓各8。「癖気により腹痛、脇満、口中無味の場合に用いる」　②竹茹120　柴胡　桑白皮　知母　百合　麦門冬　升麻各40。「妊娠中に発熱し、気持ちが落ち着かず、心煩、胎動不安、手足熱し労倦する場合に用いる」　③柴胡　人参　麦門冬　甘草各8　龍胆　防風各4。『救急方』「小児が骨蒸潮熱し、煩躁、泣き止まず、不眠の場合に用いる」。

柴胡飲子(さいこいんし)『東医宝鑑』 方剤名。柴胡　黄芩　人参　当帰　芍薬　大黄　甘草各4　生姜3。「肝熱により手足が無力で、立っていられず、大便硬、易驚、易怒の場合に用いる」。

柴香散(さいこうさん)『東医宝鑑』 方剤名。枳実　地骨皮　三稜　蓬莪朮各4　柴胡　黄芩各2.8　芍薬　厚朴　香油　黄連　延胡索各2　甘草1.2。「心下痞結し、腹満、悪寒発熱する場合に用いる」。

柴梗湯(さいこうとう)『東医宝鑑』 方剤名。柴胡8　黄芩　半夏　枳実　桔梗各4　人参2.8　甘草2　生姜5　大棗2。「傷寒により悪寒発熱し、胸悶、心下痞痛する場合に用いる」。

柴梗半夏湯(さいこうはんげとう)『東医宝鑑』 方剤名。柴胡8　瓜呂仁　半夏　黄芩　枳実　桔梗各4　橘皮　杏仁各3.2　甘草1.6　生姜3。「痰熱により発熱し、咳嗽、心下が痞痛し、胸脇痛の場合に用いる」。

柴胡加桂湯(さいこかけいとう)『東医宝鑑』 方剤名。柴胡12　黄芩　桂枝各8　半夏4　甘草1.6　生姜3　大棗2。「悪寒発熱し、胸脇苦満、吃逆する場合に用いる」。

柴胡加芒硝湯(さいこかぼうしょうとう)『傷寒論』 方剤名。柴胡6　半夏5　生姜4　黄芩　人参　大棗　芒硝各3　甘草2。「胸脇苦満があり、吐き気があって軽く下痢する場合に用いる」。

柴胡加竜骨牡蛎湯(さいこかりゅうこつぼれいとう)『傷寒論』 方剤名。柴胡5　半夏4　茯苓　桂枝各3　黄芩　大棗　生姜　人参　竜骨　牡蛎各2.5　大黄1。「傷寒では発熱後数日経ても、なお熱があり、胸脇苦満があって、いわゆる脳症を起こし、意識混濁してうわごとを言ったり、全身が重く苦しく、寝返りもできず、尿利が減少する場合などに用いる」。

柴胡瓜呂根湯(さいこかろこんとう)『東医宝鑑』 方剤名。柴胡10　黄芩　人参　瓜呂根各4　炙甘草2　生姜3　大棗2。「瘧疾により悪寒発熱し、煩躁、口渇、引飲する場合に用いる」。

柴胡枳桔湯(さいこききつとう)『通俗傷寒論』 方剤名。柴胡3～4.5　枳殻4.5　半夏4.5　生姜3　黄芩3～4.5　桔梗3　陳皮4.5　緑茶3。傷寒少陽病・半表半裏証の偏半表で、往来寒熱・両側頭痛・難聴・眩暈・胸脇脹痛・舌苔白滑・脈弦などに用いる。

柴胡枳桔湯(さいこききつとう)『東医宝鑑』 方剤名。①麻黄　杏仁　枳実　桔梗　柴胡　黄芩　半夏　知母　石膏　葛根各4　甘草2　生姜3。「風寒に傷られて、胸脇痛、潮熱、咳嗽、短気、多痰の場合に用いる」　②柴胡　半夏　人参　黄芩　炙甘草　生姜　大棗　枳実　桔梗。『その他』「胸脇脹満、心下痞痛、身熱したり、発熱悪寒、口苦、眩暈する場合に用いる」。

柴胡枳殻湯(さいこきこくとう)『東医宝鑑』 方剤名。大青葉　生地黄　石膏各6　柴胡4　枳実　黄金　梔子　知母　麦門冬　葛根各2　升麻1.6　甘草0.8。「妊婦が風寒に傷られ、身熱、口乾、腹満、便秘、譫語、時には発疹がでる場合に用いる」。

柴胡芎帰湯(さいこきゅうきとう)『医林撮要』 方剤名。①柴胡　川芎　白芍　橘皮　枳実各6　香附子　当帰　龍胆　木香　砂仁　甘草各2　生姜2。「肝火により胸脇満痛、胸悶、口苦、口中無味、面赤、焦燥する場合に用いる」　②柴胡　葛根　川芎各4　桔梗　当帰　芍薬　人参　厚朴　白朮　白

茯苓　陳皮各2.8　紅花　甘草各1.2　生姜3　大棗2　烏梅1。『東医宝鑑』「夜間に悪寒発熱する場合に用いる」。

柴胡桂枝乾姜湯（さいこけいしかんきょうとう）**『傷寒論』**　方剤名。柴胡半斤　桂枝3　乾姜2　括呂根4　黄芩3　牡蛎2　甘草2。「傷寒にて五六日、已に発汗してまたこれを下し、胸脇満し微かに結し、小便利せず、渇して嘔せず、ただ頭汗のみ出で、往来寒熱し、心煩する者は、これ未だ解せずと為すなり、柴胡桂枝乾姜湯これを主る。」（傷寒五六日、已発汗而復下之、胸脇満微結、小便不利、渇而不嘔、但頭汗出、往来寒熱、心煩者、此為未解也、柴胡桂枝乾姜湯主之）

柴胡桂姜湯（さいこけいきょうとう）**『東医宝鑑』**　方剤名。柴胡12　桂枝　牡蠣各6　瓜呂根　黄芩各4　乾姜　甘草各3.2。「邪気が半表半裏にあり、往来寒熱し、胸脇苦満、口渇、嘔気、頭汗、尿不利の場合に用いる」。

柴胡桂枝湯（さいこけいしとう）**『傷寒論』『金匱要略』**　方剤名。①柴胡5　半夏4　桂枝　黄芩　人参　芍薬　生姜　大棗各2　甘草1.5。「小柴胡湯と桂枝湯の合方で、傷寒の場合は、小柴胡湯証に表証が加わったものに用いる。そこで熱病の場合は、小柴胡湯証に悪寒と発熱感が交互に起こり、熱が高く・脈浮・頭痛・関節痛・悪心・嘔吐などがあり・心下支結が見られるものに用いる。雑病の場合は、胸腹が急に痛むもの、時には上腹部に持続的に鈍痛が起こるものに用いる」　②柴胡8　桂枝　黄芩　人参　白芍各4　半夏3.2　炙甘草2.4　生姜5　大棗2。「少陽病と太陽表症を兼ね、発熱、微悪寒、関節に熱感、疼痛し、胸脇苦満、時に嘔吐する場合、傷寒の場合に動気により腹痛し、腹が鼓動する場合に用いる」。

柴胡散（さいこさん）**『医林撮要』**　方剤名。①麦門冬120　柴胡　黄耆　赤茯苓　白朮各40　人参　牡蠣　枳実　桑白皮　桔梗　芍薬　生地黄　熟地黄各30　炙甘草20。「虚労により消痩し、悪寒発熱し、手足の関節が痛み、口乾、煩躁する場合に用いる」　②柴胡　人参　赤茯苓　桔梗　白芍　当帰　橘皮　麦門冬各0.8　甘草0.4。「虚労により潮熱が出て、悪寒発熱し、咳嗽、冷汗、次第に消痩する場合に用いる」　③柴胡　前胡　川芎　当帰　人参　白芍　甘草　生地黄各同量。「妊婦が風寒に傷られて、発熱、頭痛、頚項がこわばり、口乾、胸脇苦満する場合に用いる」　④百合80　柴胡　白茯苓　陳皮　知母　桔梗　黄耆各40。『郷薬集成方』「傷寒百合病の際に、食欲不振、元気がなく、消痩する場合に用いる」　⑤石膏120　柴胡　升麻　梔子　芍薬　木通各80　黄芩　大青　杏仁各60。『郷薬集成方』「中焦に瘀血が集積し、舌腫で荒れ、飲食しがたい場合に用いる」。

柴胡地黄湯（さいこじおうとう）**『東医宝鑑』**　方剤名。柴胡　生地黄各8　人参　半夏　黄芩各4　甘草2　生姜3　大棗2。「出産後に発熱し、悪露が下りずに、時には悪寒発熱し、譫語し、夜に症状が悪化する場合に用いる」。

柴胡地骨皮散（さいこじこっぴさん）**『救急方』**　方剤名。柴胡　地骨皮各8　知母　鼈甲　黄芩　赤茯苓各2　人参　甘草各1。「小児が骨蒸潮熱により頬赤、口乾、盗汗、胸悶、手足心熱、手足倦怠の場合、病後に完全に回復せず、身熱、食欲不振の場合に用いる」。

柴胡地骨皮湯（さいこじこっぴとう）**『東医宝鑑』**　方剤名。柴胡　地骨皮各10。「膀胱熱が小腸に影響し、尿不利、消化不良、口中糜爛する場合に用いる」。

柴胡四物膏（さいこしもつこう）**『郷薬集成方』**　方剤名。熟地黄80　当帰　白芍　荊芥　川芎各60　柴胡　黄耆　五加皮　黄芩各40　甘草20。「産後や流産の後に、悪寒、発汗、冷たい水に手を付けられず、悪風、時に全身熱感、手足の関節が痹痛する場合に用いる」。

柴胡四物湯（さいこしもつとう）　方剤名。

さ

①「複方」を参照。②柴胡　生地黄各8　川芎　芍薬　当帰　黄芩各4　人参　半夏　甘草各2　生姜3。『東医宝鑑』「出産後に陰血不足により、熱が血室に入り、発熱し、煩躁し、夜に悪化し、譫語、発熱悪寒する場合に用いる」　③熟地黄　当帰　白芍　川芎各60　柴胡32　人参　黄芩　半夏　甘草各12。『医林撮要』「女性が虚労により悪寒発熱する場合、月経後に悪寒発熱する場合に用いる」。

柴胡勝湿湯(さいこしょうしつとう)『その他』　方剤名。升麻　柴胡　羌活　白茯苓　沢瀉　甘草　黄柏　龍胆　当帰尾　麻黄根　防已各4　紅花若干　五味子20。「湿熱が肝胆経に集積し、陰嚢が湿り、時にはただれ、尿黄、陰痿症がある場合に用いる」。

柴胡升麻湯(さいこしょうまとう)『東医宝鑑』　方剤名。①柴胡　黄芩　半夏　升麻　葛根　枳実　桔梗　知母　貝母　玄参　桑白皮　甘草各2.8　生姜3。「傷寒で咳嗽し、短気、咽痛する場合に用いる」　②柴胡　前胡　葛根　芍薬　荊芥　石膏各4　桑白皮　黄芩各2.8　升麻2　生姜3　豆豉10。「温疫により高熱が出て、悪風、頭痛、身痛、悪寒発熱し、鼻乾、濃厚な鼻水が出て、胸悶する場合に用いる」。

柴胡四苓湯(さいこしれいとう)『四象診療』　方剤名。柴胡　沢瀉　猪苓　赤茯苓　黄連　瓜呂仁　滑石　車前子各4。「少陽人の傷寒の際に腹痛する場合、傷暑により泄瀉する場合に用いる」。

柴胡清肝散(さいこせいかんさん)『一貫堂』　方剤名。当帰　芍薬　川芎　地黄　黄芩　黄連　黄柏　山梔子　連翹　甘草　桔梗　牛房子　天花粉　薄荷各1.5　柴胡2。一貫堂でいう解毒証体質の幼児期に応用する方剤。易感冒・気管支炎・咽頭炎・扁桃腺炎・鼻炎などの場合に用いる。

柴胡清肝湯(さいこせいかんとう)『医宗金鑑』　方剤名。①柴胡　生地各1.5　当帰2　赤芍1.5　川芎1　連翹2　牛蒡子1.5　黄芩1　生梔子1.5　天花粉　生草節　防風各1。「此証発于髪角、属少陽三焦、足少陽胆二経、由于相火妄動、外受風熱、更因性情急怒、欲念火生、凝結而成。此二経倶属気多血少最難腐潰、更兼髪角肌肉澆薄不宜鍼灸、候其自潰、潰後不宜多見膿、膿多者過耗血液難斂。初起宜服柴胡清肝湯解之」　②柴胡8　梔子6　黄芩　人参　川芎　橘皮各4　連翹　桔梗各3.2　甘草2。「肝・胆・三焦に風熱や火気があり、耳の下、胸、乳房、脇が腫痛し、悪寒発熱する場合に用いる」。

柴胡石膏湯(さいこせっこうとう)『医林撮要』　方剤名。①石膏300　柴胡160　甘草80。「妊婦が傷暑して、悪寒発熱し、頭痛、煩躁、手足疼痛、項背部が強痛し、口乾する場合に用いる」　②柴胡　葛根　前胡　石膏　芍薬各10　桑白皮　黄芩各7　荊芥穂6　升麻5。「小児の熱嗽で、高熱が出て、咳嗽、悪風、頭痛、身痛、胸悶、粘った痰が出て、口乾、引飲する場合に用いる」。

柴胡聡耳湯(さいこそうじとう)『東医宝鑑』　方剤名。連翹12　柴胡8　人参　当帰　甘草4　生姜3。「風熱により耳から水や膿が流れだし、耳鳴・耳聾する場合に用いる」。

柴胡疏肝散(さいこそかんさん)『景岳全書』　方剤名。陳皮　柴胡各2　川芎　枳殻　芍薬各1.5　甘草5　香附1.5。「治脇肋疼痛寒熱往来」。

柴胡疏肝湯(さいこそかんとう)『その他』　方剤名。柴胡　陳皮各8　川芎　芍薬　枳実　香附子各6　甘草2。「肝気鬱結により脾に影響し、心下痞硬し疼痛、吃逆し、脇痛、悪寒発熱する場合に用いる」。

柴胡知母湯(さいこちもとう)『東医宝鑑』　方剤名。柴胡　知母各6　蒼朮　黄芩　葛根　陳皮　半夏　川芎各4　炙甘草2.8　生姜3　烏梅2。「熱瘧により高熱が出て、悪寒はせず、煩渇、時に吃逆、精神昏迷、譫語する場合に用いる」。

柴胡調経湯(さいこちょうけいとう)『東医宝鑑』　方剤名。蒼朮6　柴胡4　羌活　独活　藁本　升麻各2.8　葛根　当帰　甘草各2　紅花0.8。「中気下陥により不正子宮出血が止まらず、鮮紅色で、頭痛、項背が強痛する場合に用いる」。

柴胡通経湯(さいこつうけいとう)『東医宝鑑』 方剤名。桔梗 8　柴胡　連翹　当帰尾　黄芩　黄連　牛蒡子　三稜　甘草各 4　紅花 0.4。「小児が咽喉に硬結が生じ、へこまない場合に用いる」。

柴胡湯(さいことう)『東医宝鑑』 方剤名。①柴胡　芍薬　川芎　当帰　陳皮　龍胆　梔子　連翹各 4　甘草 2。「肝火が盛んで、眼腫痛する場合と、肝気が実して腹痛する場合に用いる」 ②柴胡　芍薬　石膏　葛根各 40　梔子　黄芩各 20。『郷薬集成方』「温疫により高熱を発し、頭痛する場合に用いる」 ③柴胡　白朮各 40　黄耆　生地黄各 20　川芎　当帰　白芍　防風　赤茯苓各 0.4。『郷薬集成方』「妊婦が傷寒し、悪寒発熱し、頭痛、身痛する場合に用いる」 ④柴胡　白芍　黄芩　枳実　人参　当帰各 40　半夏 20。『郷薬集成方』「産後に傷寒して高熱が出て、頭痛、嘔気、煩躁する場合に用いる」。

柴胡破瘀湯(さいこはおとう)『東医宝鑑』 方剤名。柴胡 8　黄芩　半夏　芍薬　当帰　生地黄各 4　桃仁　五霊脂　甘草各 2。「月経時に風寒に傷られて、発熱し、月経が中断し、小腹腫痛、日中は頭がはっきりしているが、夜になると譫語する場合、出産後に傷寒し、発熱し、悪露が下りず小腹腫満し、夜になる不安になる場合に用いる」。

柴胡半夏湯(さいこはんげとう)『郷薬集成方』 方剤名。半夏 8　神曲　蒼朮各 4　白茯苓 2.8　柴胡　藁本各 2　升麻 0.2　生姜 10。「風に当たると目が渋り、頭痛、眩暈、多痰、悪心、嘔気、手足重などの症状に用いる」。

柴胡別甲湯(さいこべっこうとう)『外台秘要』 方剤名。柴胡 5　蒼朮　芍薬　檳榔各 3　別甲　枳実各 2　甘草 1.5。「痃癖で胸背より腹中まで拘急するものに用いる」。

柴胡防帰湯(さいこぼうきとう)『東医宝鑑』 方剤名。当帰 12　川芎 6　柴胡　人参各 4　半夏　陳皮　防風各 3.2　甘草 2　生姜 3　大棗 2。「出産後に風寒に傷られ、発熱、頭痛、関節痛、鼻乾、咳嗽する場合、乳房が腫痛する場合、亡血、宿血、食傷などに用いる」。

柴胡抑肝湯(さいこよっかんとう)『東医宝鑑』 方剤名。柴胡 8　橘皮 6　芍薬各 4　地骨皮　香附子　梔子　蒼朮各 2.8　川芎　神曲各 2　生地黄　連翹各 1.2　甘草 0.8。「女性が精神憂鬱で、悪風、全身労倦、悪寒発熱し、面赤、胸悶する場合に用いる」。

柴胡連翹湯(さいこれんぎょうとう)『東医宝鑑』 方剤名。柴胡　黄芩　枳実　芍薬　桔梗　瓜呂仁　梔子　連翹　黄連　黄柏　甘草各 3.2　生姜 3。「傷寒により発熱し、譫語、うめきごとをいい、不眠の場合に用いる」。

柴胡六合湯(さいころくごうとう)『郷薬集成方』 方剤名。熟地黄　当帰　白芍　川芎各 4　柴胡　黄芩各 2.8。「妊娠中に少陽病で、胸脇痞痛し、発熱悪寒する場合に用いる」。

斉刺(さいし) 刺針法の一つ。『霊枢・官針篇』の十二刺の一つ。患部に直接 1 針、その傍らに 2 針すること。これは寒気が深く侵害したものに適応する。

焠刺(さいし) 九刺法の一つ。火針のこと(『霊枢・官針篇』)。「火針」を参照。

晬時(さいじ) 「一周時」に同じ。つまり一昼夜のこと。

細指術(さいしじゅつ) 刺針法の一つ。切皮して針柄頭が針管内に全部没入しないうちに、針をつまみあげて弾入し、これを数回反復する刺法のこと。

際湿羌活湯(さいしつきょうかつとう)『東医宝鑑』 方剤名。蒼朮　藁本各 8　羌活 6　防風　升麻　柴胡各 4。「風湿により全身の関節が疼痛し、発熱する場合に用いる」。

柴芍六君子湯(さいしゃくりっくんしとう)『日本経験方』 方剤名。本方は六君子湯に柴胡・白芍薬を加えたものに相当する。人参 6　白朮 9　茯苓 9　半夏 9　陳皮 6

炙甘草3　生姜6　大棗2　柴胡9　白芍薬6。脾虚肝乗による肝脾不和で、腹痛・腹脹満・胃痛・胃部膨満感・月経痛・下痢・イライラ感・鬱鬱不楽・胸脇苦満・胸脇脹痛・食欲不振・嘔吐などの症状に用いる。『方函類聚・脾胃諸病』には「四逆散証（肝気鬱）にして胃虚を兼ぬる者を治す」とある。

柴芍六君子湯（さいしゃくりっくんしとう）『医宗金鑑』　方剤名。本方は六君子湯に、柴胡・白芍薬・釣藤鈎を加えたものに相当する。人参　白朮　茯苓　半夏　陳皮　炙甘草　柴胡　白芍薬　釣藤鈎。生姜・大棗を加えて水煎する。脾虚肝乗による慢驚風で、風痰壅盛するものに用いる。

柴芍六君子湯（さいしゃくりっくんしとう）『医学集成』　方剤名。六君子湯加柴胡・芍薬・葛根。本方には、健脾退熱の効能があり、脾虚による小児の発熱あるいは脾虚による発熱を繰り返すものに用いる。

柴芍六君子湯（さいしゃくりっくんしとう）『本朝経験』　方剤名。六君子湯に柴胡4芍薬3を加味。「本方は六君子湯に柴胡、芍薬を加えたもので、六君子湯の証で、腹直筋の拘攣、または腹痛のあるものに用いられる」。

腮腫（さいしゅ）「痄腮」を参照。

済衆新編（さいしゅうしんぺん）　書名。朝鮮李朝時代、正祖23年（1799）、内医院首医　康命吉の撰。本書は『東医宝鑑』に無い養老法と薬性歌を新たに増添し、さらに内医院で使用されている薬剤を選択して診療に便宜をはかるために編集された書。

済衆立効方（さいしゅうりっこうほう）　書名。朝鮮高麗時代、毅宗の頃（1146～1166）金永錫の撰。詳細不伝。当時の医方の集約簡要した大衆向けの著書。『郷薬集成方』巻43中風半身不随の条に引用がある。

淬針（さいしん）　「火針」に同じ。赤く熱した針を刺すこと。

細辛（さいしん）　薬物名。発散風寒薬。辛、温、心・肺・腎。①散寒解表　②祛風止痛　③開竅通閉　④温肺化痰　⑤活絡通痺

細辛散（さいしんさん）『処方集』　方剤名。細辛　白芥子各28　延胡索　甘遂各16。「気管支ぜんそく、慢性気管支炎全般に用いる」。

細辛湯（さいしんとう）『東医宝鑑』　方剤名。①細辛6　蔓荊子　牛蒡子各4　升麻　黄連　防已各2.8　黄柏　知母各2　薄荷1.2　蓽撥0.4。「虚熱や風により奥歯が疼く場合に用いる」　②細辛40　白芷　川芎　露蜂房各10。「歯が生理的に抜けた後に生えない場合、風により歯痛し顔まで痛む場合に用いる」。

催生（さいせい）　出産を促すこと。分娩が困難になった場合には、服薬して出産を促す必要がある。催生の方薬は多種に及ぶので、状況に応じて適切に使用する。

柴青瀉肝湯（さいせいしゃかんとう）『医林撮要』　方剤名。柴胡8　黄芩　半夏　人参　黄連　橘皮各4　甘草2　生姜3　大棗2。「陰茎が勃起して、なかなか収まらない場合に用いる」。

済生腎気丸（さいせいじんきがん）　方剤名。「温腎利水」を参照。

済生方（さいせいほう）　書名。中国宋代、厳用和（子礼）の著。1253年。全10巻。方剤400処方を収録してある。議論は公正で、処方は実際に適合している。

済生宝（さいせいほう）　書名。日本江戸時代、寺島良安（1654～1732）の著。医論・医方集。全5巻。享保7年（1722）刊。はじめに脈診や針灸に関する総論を置き、ついで中風以下、各疾病につき論治を記す。

洒淅悪寒（さいせきおかん）　病人の悪寒の形容で、冷水を浴びた時や、雨に打たれてびしょ濡れになったような悪寒の状態のこと。

済川煎（さいせんせん）『方薬合編』　方剤名。当帰12～20　肉蓯蓉8～12　牛膝8　沢瀉6　升麻　枳実各2～2.8。「腎気不足により頻尿、多尿、便秘、腰痛、項背強の場合、老人や虚弱者が病後に便秘する場合に用いる」。

柴蘇飲(さいそいん)『日本経験方』 方剤名。柴胡5 黄芩3 人参3 半夏5 甘草1.5 生姜1 大棗3 陳皮2 香附子4 紫蘇葉3。本方は小柴胡湯合香蘇散に相当する。傷寒後の耳聾(難聴)・耳竅閉塞感などに用いる。

再造散(さいぞうさん) 方剤名。「助陽解表」を参照。

細茶(さいちゃ) 薬物名。茶葉(ちゃよう)の別名。「茶葉」を参照。

歳直(さいちょく) 「歳会」ともいう。『司天運気節』で中運と年支が同気の年のこと。たとえば丁卯の年は中運は木に属し、卯も木に属すこと。

柴陳湯(さいちんとう)『東医宝鑑』 方剤名。柴胡8 黄芩 半夏 赤茯苓 陳皮各4 人参2.8 甘草2 生姜5 大棗2。「痰熱により悪寒発熱し、心下痞痛、時に嘔吐、食欲不振、眩暈する場合に用いる」。

再伝(さいでん) 『傷寒論』では、傷寒病は六経で太陽から、陽明、少陽、太陰、少陰、厥陰の順に1日に一経づつ伝わる。そして6日目になっても病気が治癒しなければ、再び太陽経に伝わると考えた。しかし、実際には傷寒病が1日に一経伝わるのは現実的でなく、厥陰経から再び太陽経に伝わる事例もまれである。

世医得効方(せいとっこうほう) 書名。中国元代、危亦林(達斎)の著。1337年。全20巻。著者の5代にわたり集積した医方と自分の経験を年代順に編纂した書。

催吐法(さいとほう) 「吐法」を参照。

催乳(さいにゅう)[通乳、下乳] 治法。産後缺乳(乳汁が無い、または少量)の治療法。①補益気血:気血虚弱のものに適用する。症状は乳汁がまったく無い、または少量、乳房に脹痛感が無い、唇爪色淡・舌淡無苔、脈虚細などが見られる。治療には人参・黄耆・当帰・麦冬・桔梗・通草などの薬物を用いる。②行気通絡:気滞不通のものに適用する。症状は乳汁が無いか少量、乳房が脹痛して痛む、または身熱・精神抑鬱・胸脇不舒・胃脘脹満・苔薄・脈弦などが見られる。治療には当帰・川芎・柴胡・香附・穿山甲片・王不留行などの薬物を用いる。

西忍流医書(さいにんりゅういしょ) 書名。日本江戸時代、国分西忍(生没年不詳)の医方を記した書の総称。彼は金瘡療治ほか、種々の医方に通じたらしい。

柴平湯(さいへいとう)『日本経験方』 方剤名。本方は小柴胡湯合平胃散に相当する。傷寒半表半裏証あるいは少陽枢機不利で、湿困が顕著で、腹満・悪心・便溏・食欲不振・舌苔膩などの症状を現わすものに用いる。

塞法(さいほう) 治法。薬物の粉末を脱脂綿かガーゼに包んだものやまたは錠剤を、患者の鼻や陰道、肛門内に挿入して治療する方法のこと。たとえば慢性副鼻腔炎に、川芎・辛夷・細辛・木通を細末に研磨し、少量をガーゼに包み、鼻孔内に挿入して頻繁に取り替える。女性の膣炎などに、毎晩、桃の葉を煎じた薬液で陰道を洗浄するとともに、ガーゼに薬物の粉末(五倍子・蛇床子・生黄柏・氷片を粉末にしたもの、錠剤や丸薬にしても良い)に2～3分を包んで陰道に挿入しておくなどの治療法のこと。

細脈(さいみゃく) 脈象名。脈が糸のように細く、強めに押さえて初めて触知できる。血虚や陰津虧損や、また陰損及陽や血少気衰などの病症に見られる。

済民記(さいみんき) 書名。日本室町時代、曲直瀬玄朔(1549～1631)の著。医方書。全3巻。天成元年(1573)成。

賽命丹(さいめいたん)『東医宝鑑』 方剤名。蟾酥 朱砂 石雄黄 胆礬 血竭 乳香 没薬各12 細辛 全蝎 蟬退 穿山甲 白僵蚕 皂莢各24 白礬 蜈蚣 竜脳 麝香各2。「癰疽、乳癰などのあらゆる腫毒と悪瘡に用いる」。

済命真篇(さいめいしんぺん) 書名。朝鮮李朝時代、高宗35年(1898)、咸泰鎬の撰。本書は李済馬の『寿世保元』を研究し、三陰・三陽・六十四卦 変易法を著述して、

さ

針灸法と諸方法を合編した書。

歳立(さいりつ) 干支の組み合わせで60年の年回りになること。

済瘽篇(さいりゅうへん) 書名。朝鮮李朝時代の書、刊年不詳。五運行大に関する医書。1冊。筆写本。

細料薬(さいりょうやく) 用量が少なく、高価な薬材のこと。たとえば珍珠・氷片・薄荷氷・牛黄・麝香・朱砂・羚羊角・犀角・沈香・蟾酥などがある。細料薬の多くは、別に単味で粉砕して他の薬物と混ぜ合わせて、散剤や丸剤として用いる。

柴苓散(さいれいさん)『医林撮要』 方剤名。黄芩2.8 人参 赤茯苓 麦門冬 甘草各2 柴胡1.2 蜜20 竹葉1。「小児が内熱により高熱が出る場合に用いる」。

柴苓湯(さいれいとう)『世医得效方』 方剤名。本方は小柴胡湯合五苓散に相当する。傷風・傷暑・瘧疾などで、特に浮腫・泄瀉を現わすものに用いる。

柴苓湯(さいれいとう)『東医宝鑑』 方剤名。柴胡6.4 沢瀉5.2 白朮 猪苓 赤茯苓各3 半夏2.8 黄芩 人参 甘草2.4 桂心1.2 生姜3。「傷寒陽証により発熱し、頻脈、内煩、口渇、引飲、泄瀉する場合に用いる」。

坂井豊作(さかいほうさく、生没年不詳) 人名。日本江戸時代の針師、『針術秘要』の著者。豊作は加賀の人で、号は梅軒(ばいけん)。京都に出て小森頼愛の門に入り、針の臨床家として名声を博した。とくに針の横刺法を開発したことで知られる。

坂浄運(さかじょううん、生没年未詳) 人名。日本室町時代の医家。『続添鴻宝秘要抄』の著者。浄運は室町時代の名医家で、坂士仏の子の浄快より五代の子孫。父は浄喜。治部卿、法印。浄運は明応年間(1492〜1500)に明に渡り、張仲景の方を学んで帰国し、名声を博したという。足利義政・後柏原天皇の侍医をつとめた。

痧気(さき)[痧脹] 症名。夏から秋の間に、風寒暑湿の邪気を感受したり、疫気や穢濁の気に接触して、内に阻塞して出現する腹痛悶乱の症状のこと。痧気が胃腸を脹塞して経絡に壅阻するので「痧脹」ともいう。痧が皮膚の気分にあり、皮膚に紅斑がうっすらと生じ、麻疹のようになるのを「紅痧」という。痧毒が肌肉の血分に蘊し、全身が脹痛して黒斑が現れるものは「烏痧」という。もし症候の状態が重くなれば、悪寒発熱、頭・胸・腹が腫脹したり痛む、神昏喉痛、吐瀉、腰に帯をきつく締めたように苦しく、指甲青黒、手足麻木などが現れる。

左帰飲(さきいん)『景岳全書』 方剤名。熟地黄9〜60 山薬6 枸杞子6 炙甘草3 茯苓4.5 山茱萸3〜6。真陰不足による、腰膝酸軟無力・頭暈・目眩・眼花・耳鳴・口燥咽乾・遺精・盗汗・心悸・不眠・舌質紅絳・舌苔少〜無苔・脈細などに用いる。

左帰飲(さきいん)『その他』 方剤名。熟地黄 山薬 枸杞子 山茱萸各8 白茯苓60 炙甘草4。「腎陰不足により腰痛、遺精、微熱、眩暈、耳聾の場合、口乾、冷汗が出る場合に用いる」。

左帰丸(さきがん)『補陽処方集』 方剤名。熟地黄320 山薬 山茱萸 枸杞子 菟絲子 鹿角膠 亀板膠各160 牛膝120。「腎陰不足により腰膝酸軟、眩暈、耳鳴、冷汗、時に遺精がある場合に用いる」。

楂麹平胃散(さぎくへいいさん)『出典不詳』 方剤名。「加味平胃散」を参照。平胃散加神麹・麦芽・山楂子。

楂麹六君子湯(さぎくりっくんしとう)『医石碥』 方剤名。六君子湯加山楂子・神麹・麦芽。脾胃気虚による、食滞・気滞に用いる。

莎芎丸(さきゅうがん)『東医宝鑑』 方剤名。①香附子 川芎各20 黄連 梔子各10 木香 乾姜各6 檳榔 黄芩 芒消各4。「熱い物を食べたあとに胃痛し、しばらく癒えない場合に用いる」 ②香附子160 川芎80。「肝鬱により鼻衄する場合に用いる」。

左金丸(さきんがん)『丹溪心法』 方剤名。黄連6 呉茱萸1。清肝瀉火・降逆止嘔。肝火犯胃による、胸脇脹痛・嘈囃・呑酸・

噯気・嘔吐・口苦・胃脘痛・舌質紅・舌苔黄・脈弦数などの場合に用いる。

佐金丸(さきんがん)『東医宝鑑』 方剤名。黄芩240 呉茱萸40。「肝火が盛んで、胸脇痛、酸水が込み上げ、躁急、面赤する場合に用いる」。

左金丸(さきんがん)『景岳全書』 方剤名。熟地黄240 山薬 枸杞子 山茱萸 兎絲子 鹿角膠 亀板膠各120 牛膝90。粉末を蜜丸にし、朝晩の空腹時に15gずつを薄い塩湯にて服用する。真陰腎水不足・営血不足による、衰弱・虚熱往来・自汗盗汗・神志不定・遺尿・眼花・耳聾・口燥舌乾・腰痛腿軟などに用いる。

佐金平木(さきんへいもく) 治法。粛肺して抑肝する方法のこと。肝気が肺に上衝し、肺気が下降できなければ、両脇竄痛・気喘不平・脈弦などの症状が見られる。この場合は粛肺法を用いて肺気を下降させれば肝気も疏暢する。治療には桑白皮(呉茱萸汁で炒める)・蘇梗・杏仁・枇杷葉などの薬物を用いる。

索(さく) ①離散するの意。『素問・調経論』に「邪気すなわち索る(はなる)」(邪気乃索)と見える。つまり邪気が消散するの意。②完結する、無の意味。『素問・陰陽別論』に「三陽の病たる、寒熱を発し、…その伝わり索沢たり」(三陽為病、発寒熱、…其伝為索沢)と見える。「索沢」とは皮膚に潤沢の気が索然として存在しないこと。『傷寒論・弁厥陰病脈証并治』に「食するに索餅を以ってす」(食以索餅)と見える。「索餅」(素餅ともいう)とは生臭い物を含まない餅のこと。③取る、求める、延長して治療する、刺針する意。『霊枢・熱病篇』に「皮を肺に索め(もとめ)、得ざればこれを火に索む(もとむ)」(索皮於肺、不得索之火)と見える。肺は皮毛に合するので、皮膚に刺針するのは肺経に刺針するのと同じである。「不得」とは、効果が見られないの意。「索之火」とは、火に属す経脈を刺すこと、つまり心経に刺針すること。

錯経(さくけい) 代償性月経のこと。つまり月経と同時に口鼻より出血するもの。「経行便血」を参照。

錯語(さくご) 症名。疾病に罹患して、精神状態は正常だが、言語が錯乱する症状のこと。しかし自分の話したことはおぼえている。これは心気が虚し、精神不足して起こる。

作剤鑑(さくざいかん) 書名。日本江戸時代、白水田良(1723〜1784)の著。古方の処方集。全2巻。安永3年(1774)刊。『傷寒論』『金匱要略』の処方を正剤と変剤に書き分けて記している。薬量は日本の度量衡に直してあり、文字通り臨床時の調剤向けに作られた書。

醋炙(さくしゃ) 「炙」を参照。

醋煮三稜丸(さくしゃさんりょうがん)『東医宝鑑』 方剤名。三稜160 川芎80 大黄20。「血鼓や積聚により腹満する場合に用いる」。

錯心(さくしん) 嘈雑、胸焼けのこと。

索沢(さくたく) 皮膚が枯燥して潤沢でないこと。

錯治(さくち) 誤治のこと。

錯聴(さくちょう) 聴覚異常のこと。重聴と異聴も含む。

数脈(さくみゃく) 脈象名。脈の打ち方が速く、術者の1回の呼吸に、患者の脈が5回以上(1分間に90回以上)脈を打つもの。主として熱証である。数で有力なのは実熱で、数で無力なのは虚熱となる。

鎖肛(さこう) 「無肛」、「一穴」ともいう。肛門が閉鎖しているもの。

鎖肛痔(さこうじ) 症名。肛門のがん腫瘍によって肛門狭窄となる病症のこと。初期は肛門部に墜脹感があり、便秘・大便頻回・大便に血や粘液が混じることもある。症状は次第に悪化し、裏急後重・糞便中に膿血が混じる・臭穢をともなう。後期には糞便が細くなり、突発性の腹痛があり、両腹股間に腫塊が触れ、堅硬で押しても動かない、肛靡・肛漏・身体衰弱などをともなう。

鎖口疔(さこうちょう) 症名。疔瘡の一種。

口角に疔瘡が生じ、口の開閉に障害が出る。これは心脾の火毒によって起こる。「疔瘡」を参照。

鎖喉毒(さこうどく)　症名。本証は小腸に熱が留滞しているのに、風寒が凝結して起こる。症状は耳前に腫塊が生じて疼痛する。次第に咽喉部に蔓延し、腫脹して咽喉がふさがり、疼痛して飲食に障害を起こすもの。

鎖喉風(さこうふう)　「喉風」を参照。

鎖喉癰(さこうよう)　症名。本証は肺胃が風熱の邪気を感受したり、または心経の火毒に風邪がからみ起こる。癰瘍が結喉に生じて、紅腫脹大となり、喉頭に波及する。潰爛して膿が出るものは治癒しやすい。

鎖骨(さこつ)　［柱骨］を参照。

差後労復(さごろうふく)　「労復」を参照。

痄腮(ささい)　「腮腫」「含腮瘡」「蝦蟆瘟」ともいう。症名。耳下腺炎のこと。温毒の病邪を感受して、腸胃の積熱と肝胆の鬱火が少陽経絡に壅阻して起こる。冬季と春季に流行し、学齢期の小児に好発する。主な症状は、片側または両側の耳下腺部が腫脹し、境界は不鮮明で、押すと弾力があり軟らかく、さらに疼痛と圧痛がある。

坐産(ざさん)　「難産」を参照。

痧子(さし)　「麻疹」を参照。

挫刺(ざし)　刺針法の一つ。塩沢幸吉により鎮痛に有効な方法として紹介された。特殊な針を用いて、圧痛点の表皮を1mmほどすくい上げるように刺し、針を持ち上げて表皮を切る。次に切り口の内部の結合織繊維を、同様な手技で切ることを繰り返す。痹証、肩こりなどに応用する。

鎖子骨(さしこつ)　「柱骨」を参照。

刺し手(さしで)　刺針する際に、針柄を持ち針を刺入する方の手のこと。

叉手(さしゅ)　胸部で両手を組みあわせ、胸部を押さえている状態のこと。

挫傷(ざしょう)　「閃挫」を参照。

搓針(さしん)　刺針手法の一つ。刺針後に刺し手で針柄を一方向に捻転(糸をよるように)する方法。針感を強める作用がある。捻転が強すぎると、筋肉繊維がまとわりついて激痛が走るので注意する。

左腎右命(さじんうめい)　この学説は腎の多面的な機能と、人体におよぼす重要性について説明している。『難経・三十六難』に「腎の両なる者は、みな腎にあらざるなり、その左は腎となし、右は命門となす、命門とは、もろもろの神精の舎るところ、元気の系るところなり、故に男子はもって精を蔵し、女子はもって胞に系る、故に腎に一有るを知るなり」(腎両者、非皆腎也、其左者為腎、右者為命門、命門者、諸神精之所舎、元気之所系也、故男子以蔵精、女子以系胞、故知腎有一也)と見える。この説明が最初に唱えられた「左腎右命」説であり、後世の者はこれを踏襲した。この学説の要点は、命門の作用を強調しており、命門は精神と原気などを蔵する重要な生理機能があり、それは人体の生命の根本である。「左腎右命」とは、その所在部位を機械的に鵜呑みにするのではなく、陰と陽の意義を重視して分析しなければならない。この学説は、実際には「腎陰」と「腎陽」の機能があることに注意し、腎陰と腎陽は相互に協調(命門の火と腎水の相済)していることを説明している。もし協調性を欠くと各種の病症が生じることになる。

嗄声(させい)　症名。かれた声のこと。

乍疏乍数(さそさ さく)(たちまち疏にしてたちまち数)　脈象。脈のリズムが不均等で、無秩序で速くなったり遅くなったりすることで、怪脈である。気血が消滅寸前の場合に見られ、危険な状態である。

差㿉(さたい)　症名。陰核(睾丸)の片側のみが腫大すること。

痧脹(さちょう)　「痧気」を参照。

刷(さつ)　「治削」を参照。

雑気(ざっき)　「戻気」を参照。

作強(さっきょう)　「腎主伎巧」を参照。

作強之官(さっきょうのかん)　「腎主伎巧」を参照。

撮空(さっくう)　症名。意識が朦朧として、両手を伸ばして空中の何かをつかむような動作を繰り返す症状のこと。両手をあげて、拇指と食指をこすり合わせる動作を繰り返すことを「撮空理線」という。これは病が重く、元気が離脱しようとしていることを示す。

撮空理線(さっくうりせん)　「撮空」を参照。

撮口(さつこう)　「臍風」を参照。

雑症(ざつしょう)　「雑病」に同じ。

殺虫(さっちゅう)　「駆虫」を参照。

雑病(ざつびょう)　「雑症」ともいう。通常の外感病以外の内科の疾病を指す。

雑病広要(ざつびょうこうよう)　書名。日本江戸時代、多紀元堅(1795～1857)の編著。医書。全40巻。安政3年(1856)刊。

察病指南(さつびょうしなん)　書名。中国宋代、施発(政卿)の著。1241年。全3巻。

雑病弁要(ざつびょうべんよう)　書名。日本江戸時代、浅田宗伯(1815～1894)の著。『金匱要略』の病論解説書。全2巻。安政4年(1857)刊。

察病用薬訣(さつびょうようやくけつ)　書名。朝鮮の書、編者と刊年不詳。察病と診断法とそれによる用薬法を記した医書。筆写本。1冊。

雑病論識(ざつびょうろんし)　書名。日本江戸時代、浅田宗伯(1815～1894)の著。『金匱要略』の註解書。全6巻。成立年不詳。

察目(さつもく)　望診の一つ。眼の神気を観察すること。内臓の精気の盛衰を知ることができる。精気が充実していると、眼は生き生きとし、物がはっきり見える。精気が衰えると、眼に張りが無くなり、物がはっきり見えない。『素問・脈要精微論』に「それ精明らかなる者は、萬物を視、白黒を別ち、短長を審(つまび)らかにする所以なり。長を以って短となし、白を以って黒となし、かくの如くなれば則ち精衰う」(夫精明者、所以視萬物、別白黒、審短長。以長為短、以白為黒、如是則精衰矣)と見える。「察目」では、さらに眼の色つやの変化にも注意しなければならない。「五色主病」を参照。

搓転の補瀉(さてんのほしゃ)　刺針法の一つ。針をひねり回転させる手技のこと。『神応経』によると、左側に刺入する時に針を右回転させ、右側を刺す時に左回転させるのが「瀉法」で、これと反対に行うのが「補法」であるという。

鎖肚(さと)　症名。新生児が胎中で毒に感受して、大便不通・面赤腹脹・乳不食・よく泣くなどの症状をあらわすこと。

佐藤方定(さとうのりさだ、生没年不詳)　人名。日本江戸時代の医家。『奇魂』の著者。方定は後名、神符麻呂(しのぶまろ)、号は鶴城(おほとりのや)。岩代信夫郡飯坂の人で、江戸で医を業とし、和方家として知られた。国史にも通じた。

佐藤正昭(さとうまさあき、生没年不詳)　人名。日本江戸時代の医家。『古方通覧』の著者。正昭は尾張の人で、号は春杏(しゅんきょう)。

左突膏(さとつこう)『春林軒膏方』　方剤名。香油1000g　松脂800g　黄蝋200g　鹿脂60g。『春林軒膏方』(華岡青洲著)に「此方、諸腫物の膿にならんとする処、或は膿気あって全く熟せざる場合に用う。穏やかに膿を吸いて肉を生ずる也。」とある。

左突膏(さとつこう)『華岡青洲』　方剤名。瀝青800.0　ゴマ油1000.0　蜜蝋220.0　豚脂58.0　「癰、癤その他の化膿性腫物の潰爛したものに貼る。腐肉がとれて、新しい肉芽が生じやすくなる」。

坐板骨(ざばんこつ)　「楗骨(けんこつ)」に同じ。

皻鼻(さび)　「酒皻鼻」に同じ。

痤疿(ざひ)　痤は小型の癤のこと、疿は汗疹(あせも)のこと。

佐脾丸(さひがん)『東医宝鑑』　方剤名。車前子120　連翹　陳皮　羅蔔子各20　赤茯苓　半夏各4。「食積により心下痞硬、心煩、消化不良の場合に用いる」。

搓法(さほう)　按摩や傷科における筋肉を調整する手法の一つ。両手の手掌で四肢や腰背部をしっかり把握して、皮膚筋肉上を速い速度でこすりながら揉み、上下や回旋動作を繰り返す手法のこと。

さ

佐薬(さやく)　「君臣佐使」を参照。

坐薬(ざやく)　陰道や肛門の外用薬の一つ。薬物を粉末状にして棗(なつめ)ほどの大きさにし、木綿やガーゼの袋に入れて、陰道や肛門に挿入する治療法。子宮病や肛門病に適用する。

座右抄(ざゆうしょう)　書名。日本平安末期時代、倉部侍郎(伝不詳)の筆写。針灸禁忌書。全1巻。針灸関係の古佚書からの引用が多く、旧をうかがう史料として貴重である。

左兪穴(さゆけつ)　穴名。奇穴。胸部、左乳頭線上の第9肋間に取る。発熱・腹痛などを主治。

鎖陽(さよう)　薬物名。甘。温。肝・腎。①補腎陽・益精血・養筋。腎虚による腰膝酸軟無力・四肢に力がない・運動障害などに用いる。②潤腸通便。腸燥便秘に用いる。

鎖陽丹(さようたん)『東医宝鑑』　方剤名。桑螵蛸120　龍骨　白茯苓各40。「遺精に用いる」。

渣瘤(さりゅう)　「脂瘤」を参照。

散(さん)　薬材名。内服と外用がある。「内服の散剤」は薬物を粗末か細末に砕く。粗末は水で煮て服用し、細末は白湯や茶・重湯または酒に混ぜて服用する。「外用の散剤」は、薬物を細末に砕き、患部に散布するか、酒・酢・蜂蜜などで練って患部に塗る。外科や五官科で用いることが多い。

篡(さん)　「会陰」を参照。

賛育丹(さんいくたん)『景岳全書』　方剤名。熟地黄　白朮各240　当帰　枸杞子各180　杜仲　仙茅　巴戟天　山茱萸　淫羊藿　肉蓯蓉　韮子各120　蛇牀子　製附子　肉桂子各60。蜜丸にして1日2回、6〜9gずつ服用する。腎陽虚による、陽痿・不孕などに用いる。

賛育丹(さんいくたん)『補陽処方集』　方剤名。熟地黄　白朮各320　当帰　枸杞子各240　杜仲　仙茅　巴戟天　山茱萸　三枝九葉草　肉蓯蓉　韮子各160　蛇床子　炮附子　肉桂各80。「腎気虚により陰痿、遺精がある場合に用いる」。

三一承気湯(さんいちじょうきとう)『東医宝鑑』　方剤名。甘草12　大黄　厚朴　枳実　芒消各6　生姜3。「高熱が出て、胸悶、口渇し、譫語、心下痞硬、疼痛、大小便不利の場合、高熱が出て、咳嗽、短気、口中糜爛、咽喉腫痛の場合、小児が高熱が出て痙攣を起こす場合、風痰や飲酒により吃逆が続く場合に用いる」。

三一腎気丸(さんいちじんきがん)『東医宝鑑』　方剤名。熟地黄　乾地黄　山薬　山茱萸各160　牡丹皮　白茯苓　沢瀉　肉蓯蓉　亀板各120　牛膝　枸杞子　人参　麦門冬　天門冬各80　知母　黄柏　五味子　肉桂各40。「精血不足により虚火が盛んで、微熱が出て、冷汗、乾咳、口渇、胸悶、心悸、尿赤、尿不利の場合に用いる」。

三因(さんいん)　古くは病因を「内因」「外因」「不内外因」に分けた。三因は、この3種の病因の総称で、陳無択の『三因極一病症方論』に見える。陳無択は『金匱要略方論』の「千般の疢難、三条を越えず」(千般疢難、不越三条)を引用して、「六淫」を外因とし、「七情」の過度を内因とし、飢飽・労倦・蹎僕・圧溺・虫獣所傷などを「不内外因」とした。これらはすべて病気になる条件と発病過程を結びつけた分類方法である。しかし実際には内因は正気の盛衰状況を指しており、つまり「正気内に存すれば、邪干(おか)すべからず」(正気存内、邪不可干)といい、体質や精神状態や抗病力などを含めている。また正気の相対的な不足は発病の原因となる。気候の変化・疫癘の病邪・外傷・虫獣傷・精神的刺激・過労・飲食不摂などは、いずれも外来の発病素因であり、疾病の発生条件ともなる。

三陰(さんいん)　①「太陰・少陰・厥陰」の三経の総称。それには手の三陰と足の三陰があるので、実際には六経脈である。六経弁証での三陰病とは、病邪が身体の深部や五臓に病があることを指す。②太陰経の代称(『素問・陰陽別論』王冰注)。傷寒病は表より裏に伝わる発病順序がある。さらに三陰経中では太陰経が最初に発病するので、太陰という。その次の少陰経は「二陰」といい、次の厥陰経を「一陰」という。③太陰脾経の代称(『素問・陰陽別論』馬蒔注)。

三因麴朮丸(さんいんきくじゅつがん)『医林撮要』 方剤名。神曲120 蒼朮60 砂仁 陳皮各40。「気滞により心下痞硬し、酸水が込み上げて痛み、時に薄い水を吐き出す場合に用いる」。

三陰瘧(さんいんぎゃく) 「三日瘧」に同じ。元気が内虚し、衛気が不固して、病邪が深入すると、3日に一度発作を起こす。邪気が「三陰」に潜伏するので「三陰瘧」という。一説には病邪が長引き、三陰経の主症が同時にみられるので名づくとある。

三因極一病症方論(さんいんきょくいつびょうしょうほうろん) 書名。中国宋代、陳言(無択)の著。1174年。全18巻。『金匱要略』の病因の分類によって病因の三因説を一層明確に分析している。

三陰痙(さんいんけい) 痙病で三陰経の症状が出現するものをいう。症状は手足厥冷・筋脈拘急・汗出不止・項強脈沈などの他に、頭揺口噤(厥陰に属す)、四肢不収・発熱腹痛(太陰に属す)、閉目嗜睡(少陰に属す)などの三陰経の症状があらわれるもの。

三陰交(さんいんこう) 穴名。足太陰脾経、足太陰と足厥陰と足少陰の交会穴。下腿内側(脛側)、脛骨内縁の後側、内果尖の上方3寸。①調補肝腎 ②補血育陰 ③活血祛瘀 ④補健脾胃 ⑤調経帯

三因七気湯(さんいんしちきとう)『医林撮要』 方剤名。半夏200 赤茯苓160 厚朴120 紫蘇80。「七情に傷られて、痰がのどに詰まるようで、飲み込んでも降りず、吐き出しても吐けない場合に用いる」。

三因青娥元(さんいんせいがげん)『医林撮要』 方剤名。①杜仲 破胡紙各600 生姜400 黒豆120。「腎陽不足により腰痛、腰膝酸軟の場合に用いる」 ②杜仲600 破胡紙300 黒豆20 大蒜160。「適応症は①に同じ」。

三因倉卒散(さんいんそうそつさん)『医林撮要』 方剤名。梔子49 附子1。「心下痞硬し、疼痛し、多汗、手足厥冷する場合に用いる」。

三因葱白散(さんいんそうはくさん)『東医宝鑑』 方剤名。川芎 当帰 熟地黄 白芍 枳実 厚朴 蓬莪朮 三稜 赤茯苓 肉桂 乾姜 人参 苦楝子 神曲 麦芽 陳皮 茴香 木香各2 葱白2 塩1。「冷気が膀胱に集積し、小腹から込み上げて疼痛し、内寒し、尿不利の場合に用いる」。

山茵陳散(さんいんちんさん)『医林撮要』 方剤名。梔子 茵陳蒿各40 枳殻7 赤茯苓 葶藶子 甘草各10。「黄疸に用いる」。

三陰病(さんいんびょう) 「六経弁証」を参照。

三因鯉漁湯(さんいんりりょうとう)『医林撮要』 方剤名。白朮200 赤茯苓160 当帰 芍薬各80 鯉魚1。「妊娠中に水気が集積して腹満する場合に用いる」。

三因立安丸(さんいんりつあんがん)『医林撮要』 方剤名。破胡紙 木瓜各60 牛膝 杜仲 続断各40 萆解80。「腎陽不足の腰痛に用いる」。

散鬱湯(さんうつとう)『東医宝鑑』 方剤名。陳皮 赤茯苓各6 蒼朮 白芍 川芎 梔子各4.8 枳殻 香附子各4 甘草2 生姜3。「食鬱により心下痞硬、口中無味、胸悶、吃逆して酸水が込み上げる場合に用いる」。

餐英館療治雑話(さんえいかんりょうちざつわ) 書名。日本江戸時代、目黒道琢(1739～1798)の著。臨床医学書。全2巻・3巻・4巻本がある。きわめて臨床的で古方・後世方いずれに偏することなく採用している。

山延年(さんえんねん、生没年不詳) 人名。日本江戸時代の医家。『脈法手引草』の著者。延年は越後の人で、名は養貞(やすさだ)、字は君貢(くんこう)、号は北嶽(ほくがく)。白河藩医。幕府医官曲直瀬正珪に医を学んだ。

さ

散瘀(さんお)　「破瘀消癥」を参照。

三黄蝟皮湯(さんおういひとう)『**医林撮要**』　方剤名。大黄　桃仁各12　蝟皮　黄連　秦艽　槐実各40　当帰　檳榔　皂莢　黄柏　荊芥　枳実各20。「痔疾により肛門が痛み、大便が硬く、血便する場合に用いる」。

三黄枳朮丸(さんおうきじゅつがん)『**東医宝鑑**』　方剤名。黄芩80　黄連　大黄　神曲　白朮　陳皮各40　枳実20。「肉や脂っこいものを食べて食滞を起こし、悪心、不快感がある場合に用いる」。

三黄巨勝湯(さんおうきょしょうとう)『**東医宝鑑**』　方剤名。石膏12　黄芩　黄連　黄柏　梔子各6　大黄　芒消各4　生姜1　大棗2。「陽毒により高熱が出て、斑疹が生じ、眼が充血し、譫語、狂状のように跳ね回る場合に用いる」。

三黄解毒丸(さんおうげどくがん)『**東医宝鑑**』　方剤名。牽牛子160　滑石120　大黄　黄芩　黄連　梔子各80。「すべての熱毒、癰腫、瘡癰、歯が抜ける場合、驚悸に用いる」。

三黄元(さんおうげん)『**東医宝鑑**』　方剤名。大黄　黄芩　黄連各同量。「三焦に熱が集積し、頬赤、目赤、頭痛、口中糜爛、煩渇、五心煩熱、口中無味、尿赤、尿不利、便が硬い場合、高熱、吐血、鼻衄する場合、五臓に熱があり癰疽が生じた場合、痔疾により肛門が腫痛し、下血する場合に用い、小児の積熱にも用いる」。

三黄散(さんおうさん)　方剤名。①『備急千金要方』　大黄　黄連　黄芩各120g。三味を末として、1日3回、1回2gを服用する。また、丸剤にして服用してもよい。実熱証の黄疸で、身体・面目すべて黄染しているものに用いる。②日本では、三黄瀉心湯の散剤を三黄散と称している。

三黄散(さんおうさん)『**東医宝鑑**』　方剤名。①石雄黄　乳香各20　黄丹　天南星　枯白礬　蜜陀僧各12。「白癜風、髪際瘡などに用いる」　②大黄60　黄芩　梔子各40。『郷薬集成方』「傷寒により腹満痛し、口乾、口渇、大便不利の場合に用いる」　③黄芩　黄耆　黄柏各4。『郷薬集成方』「黄疸により全身が黄ばみ、尿黄の場合に用いる」　④黄柏500　大黄　黄芩各250。『国規』「肺炎、気管支炎、大腸炎、高血圧症などに用いる」。

三黄瀉心湯(**瀉心湯**)(さんおうしゃしんとう)『**金匱要略**』　方剤名。①大黄　黄連　黄芩各1。「のぼせ気味で、顔面は紅潮し、脈の緊張が強く、腹部は表面は柔軟であっても底に力があり、便秘ぎみの人の諸症状などに用いる」　②大黄12　生地黄8　黄連　黄芩各4。『東医宝鑑』「高熱が出て吐血する場合に用いる」　③大黄　黄連各8　黄芩4。『東医宝鑑』「心熱が盛んで面赤、目赤、心煩、煩躁の場合、口中と舌がただれ、尿赤、便秘する場合、吐血、鼻衄などの症状がある場合に用いる」。

三黄石膏湯(さんおうせっこうとう)『**東医宝鑑**』　方剤名。石膏12　黄芩　黄連　黄柏　梔子各6　麻黄4　豆豉0.5　生姜3　茶葉6。「薬毒により高熱が出て、面赤、目赤、全身に斑疹が生じ、譫語する場合に用いる」。

三黄湯(さんおうとう)『**東医宝鑑**』　方剤名。黄連　黄芩　梔子　石膏　白芍　桔梗　陳皮　赤茯苓各3.2　白朮　甘草各1.2　烏梅1。「脾に熱があり、口中に甘味が出て、口臭がする場合に用いる」。

三黄補血湯(さんおうほけつとう)『**東医宝鑑**』　方剤名。升麻　白芍各8　熟地黄4　当帰　川芎各3　生地黄　柴胡　黄耆　牡丹皮各2。「血虚により虚熱が出て、面赤、易驚、夜になると熱が出て、冷汗、鼻衄、吐血する場合に用いる」。

三黄涼膈散(さんおうりょうかくさん)『**処方集**』　方剤名。玄参8　金銀花　当帰各6　黄芩　瓜呂根　黄柏　梔子　白芍　薄荷　陳皮　射干各4　橘皮3.2　川芎2.8　甘草2　黄連1.6。「急喉風の際に、上焦、中焦に熱が激しく、尿少、尿黄の場合に用いる」。

散瘕(さんか)　治法。癥瘕を攻散する方法のこと。その力は攻堅よりは、やや緩やかである。
蠶蛾(さんが)　「乳蛾」を参照。
三解牛黄散(さんかいごおうさん)『救急方』　方剤名。黄芩　桔梗　大黄　白茯苓各4　防風　白僵蚕　全蝎　白附子　甘草　牛黄　鬱金各1.2。「小児が胎熱、風熱、裏熱により胸悶、胎疾となり、不眠、易驚、眼をむき、大小便不利の場合に用いる」。
三解散(さんかいさん)『救急方』　方剤名。黄芩　芍薬　白僵蚕各10　防風　天麻　茯神　鬱金　白附子　大黄各5　梔子　枳実　甘草各4　全蝎8。「傷風して発熱し、面と眼が赤くなり、煩熱し、狂状を呈する場合、口中糜爛、咳嗽、痰声がして、易驚、良く泣き、痙攣を起こす場合に用いる」。
山郭(さんかく)　「八廓」を参照。
三角筋穴(さんかくきんけつ)　穴名。奇穴。腹部、口の幅で正三角形を作り、頂点を臍におき、臍下の頂点(2点)に取る。計2穴。
三角虱(さんかくしつ)　陰毛のしらみのこと。
三花五子丸(さんかごしがん)『東医宝鑑』　方剤名。密蒙花　金沸草　甘菊花　決明子　枸杞子　兎絲子　牛蒡子　地膚子　全蝎　甘草各同量。「視界に黒い影が見えたり、翳障が生ずる場合に用いる」。
三花神祐丸(さんかしんゆうがん)『東医宝鑑』　方剤名。牽牛子80　大黄40　軽粉4　芫花　甘遂　大戟各2。「水湿が集積し、便が堅く、腹満、咳嗽、短気、大小便不利の場合、水湿により生じた浮腫や脹満が長らく癒えず、消痩、労倦する場合、手足が麻痺したり、あらゆる場所が痛み、風痰により咳嗽し、痰が出て眩暈する場合に用いる」。
三花膏(さんかこう)『東薬と健康』　方剤名。金銀花　苦参各30　蜜240。「蜂窩織炎、瘭疽、乳癰などに用いる」。
賛花丹(さんかたん)『四象診療』　方剤名。①熟地黄80　山茱萸　牡丹皮　沢瀉　蘆薈　木通　苦参　玄参　柴胡　前胡　荊芥　防風　連翹　牛蒡子　紫苑　黄連　神曲　麦芽　忍冬藤　瓜呂仁　甘遂各12。「少陽人の温疫、積聚、癲癇、瘧疾、浮腫、淋症、頭痛、食滞、肥満、泄瀉、黄疸、小児の疳疾などに用いる」　②熟地黄320　白何首烏　人参　山薬　山茱萸各240　枸杞子　当帰　鹿角膠　菟絲子　小茴香　白茯苓　肉蓯蓉　胡桃仁　巴戟天　杜仲各160　破胡紙120。「精気不足により衰弱、老化が早まり、性機能減退の場合に用いる」。
散火湯(さんかとう)『医林撮要』　方剤名。黄連　白芍　梔子　枳実　陳皮　厚朴　香附子　川芎各4　木香　砂仁　茴香各2　甘草1.2　生姜1。「熱腹痛により腹腫満、突然痛み出したり止んだりして、口乾、水を飲みたがり、便秘、尿赤などの場合に用いる」。
産科発蒙(さんかはつもう)　書名。日本江戸時代、片倉鶴陵(1751～1822)の著。産科医書。全6巻。寛政7年(1795)自序。
産科秘録(さんかひろく)　書名。日本室町時代、婦人科医、月湖(生没年未詳)の著。産婦人科の専門書。全2巻。景泰6年(1455)自序。
三間(さんかん)　穴名。手陽明大腸経。兪木穴。手背、第2中手指関節橈側の近位陥凹部。①清熱散風　②疏経利節　③消満止泄　④利咽喉　⑤通腑気
酸甘化陰(さんかんかいん)　治法。酸味薬と甘味薬を同時に用いて益陰する治療法のこと。症状で夜間失眠・多夢・健忘・口舌糜爛・舌質紅・脈細数などがあれば、酸棗仁・五味子・白芍・生地・麦冬・百合などの薬物を用いる。また心陰虚して心陽が亢盛となり、心陽が亢盛になれば心陰がますます虚すので、酸味薬の酸棗仁・五味子・白芍で斂陰し、甘寒薬の生地・麦冬・百合で滋陰し、一斂一滋(斂する一方で滋す)すれば、陰が日増しに長じ、陽亢が日増しに消え、陰陽協調することになる。「化陰」とは、陰の収斂と陽の滋養を並行して行えば、陰が日増しに長ずるという意味である。
三脘散(さんかんさん)『東医宝鑑』　方剤名。

独活　白朮　木瓜　大腹子　紫蘇葉各4　沈香　木香　川芎各2.8　炙甘草2。「脚気衝心により、便が堅く、不快感があり、大小便が不利の場合に用いる」。

三陥証（さんかんしょう）　瘡瘍の邪毒が内攻してあらわれる「火陥」「干陥」「虚陥」の3種の逆症のこと。①「火陥」：瘡瘍の形成期や化膿期に見られ、瘡は高くなく、根は散満で、瘡色は紫暗色、瘡口は乾枯して膿は無く、灼熱激痛する。さらに壮熱・口渇・便秘尿短・煩躁不安・神昏譫語・舌絳脈数などもともなう。多くは陰液虧損して火毒が熾盛になって起こる。②「干陥」：膿ができて潰れるまでの期間に見られる。気血両虚で膿を生成できないので、毒が排出しない。患部は腐敗した膿が動かず、瘡口の中央が糜爛して、膿は少なく薄く、瘡色は灰暗となり、瘡は平旦である。さらに悪寒発熱・神疲・自汗・脈虚数などもともなう。ひどければ肢厥脈微などの脱証に発展する。③「虚陥」：収口期に見られる。気血両傷や脾腎陽衰になるので、腐肉は脱落するが膿水は稀薄で、新肉ができない。瘡口はなかなか収口せず、瘡面は痛まない。さらに寒熱不退・神疲納呆、または腹痛泄瀉・汗出肢冷などもともなう。これも脱証に発展することがある。

三癇丹（さんかんたん）『東医宝鑑』　方剤名。蜈蚣1　牛胆南星8　全蝎　防風　白附子　遠志　芦薈　延胡索　朱砂各4　麝香1　金箔　銀箔各3。「小児の急驚風や癇疾などに用いる」。

酸鹹無昇、甘辛無降（さんかんむしょう、かんしんむこう）（酸鹹は昇ること無く、甘辛は降ること無し）　『本草綱目・序列』に見える。酸味と鹹味の薬性は裏に向かい下に向かい、「昇」の勢いは無い。甘味と辛味の薬性は外に向かい表に向かい発散して、「降」の勢いは無い。しかしそれも絶対的なものではない。たとえば蘇子は辛温であり、沈香は辛微温であり、性味からすれば「昇」であるが、質重のために「降」となる。

三奇（さんき）　「三宝」を参照。

三帰廻翁医書（さんきかいおういしょ）　書名。日本室町時代、田代三喜（1465〜1537）の著書8種を集めた叢書。『三喜十巻書』ともいう。弘治2年（1556）編。

三虚（さんきょ）　①天気が虚、人気が虚、精神が失守のこと。②人が虚のうえに、虚風に感じ、歳気が虚のもの。③歳気が虚、月廓が虚、時の和を失うこと。

三居四要抜粋（さんきょしようばっすい）　書名。日本室町時代、曲直瀬玄朔（1549〜1631）の著。『三居四要』の抄訳書。不分巻1冊。元禄元年（1592）成。

酸苦涌泄為陰（さんくゆうせついいん）（酸苦は涌泄して陰となす）　『素問・至真要大論』に見える。「涌」は吐のこと、「泄」は瀉のこと。酸苦の2味の薬物は催吐して導瀉すること。その性質は陰に属す。たとえば胆礬は酸味で、瓜蒂は苦味であり催吐する。大黄は苦味で瀉下する。

散結（さんけつ）　治法。瘡腫や瘰癧などの結塊や結核などの症状がある場合に、薬物を用いて消散させること。

三結交（さんけつこう）　臍下3寸の関元穴のこと。

三元の気（さんげんのき）　「宗気・衛気・営気」のこと。

纂言方考（さんげんほうこう）　書名。日本江戸時代、名古屋玄医（1628〜1696）の著。医書。野村玄敬の編集。『閲甫纂言方考』ともいう。全5巻。寛文12年（1672）刊。『傷寒論』の研究書。

纂言方考評義（さんげんほうこうひょうぎ）　書名。日本江戸時代、名古屋玄医（1628〜1696）の『纂言方考』に北山友松子（?〜1701）が評議。全5巻。延宝7年（1679）刊。当時、玄医はまだ壮年時のことであったが、友松子は所々で玄医に対して鋭い批判をなしている。

三候（さんこう）　「節気」を参照。

三公散（さんこうさん）『郷薬集成方』　方剤名。蜈蚣3　天南星3　白芷20。「口眼喎斜に用いる」。

三香湯(さんこうとう)『**その他**』 方剤名。瓜呂 桔梗 降香各12 枳実 鬱金 豆豉各8。「湿熱により腹が空かず、食べたがらず、胸悶、腹腫痛、大小便不利の場合に用いる」。

三合湯(さんごうとう)『**東医宝鑑**』 方剤名。白朮 当帰 白芍 黄耆 白茯苓 熟地黄 川芎各4 柴胡 人参各3 黄芩 半夏 甘草各2.2 生姜3 大棗2。「女性の気血不足により、悪寒発熱し、口中無味、眩暈、元気が無く、消痩する場合に用いる」。

三甲復脈湯(さんこうふくみゃくとう)『**温病条辨**』 方剤名。炙甘草18 生地黄18 生白芍薬18 麦門冬15 阿膠9 生牡蛎15 生鼈甲24 生亀板30。滋陰養血・潜陽熄風・安神。温病による、高熱・脈細促・心中憺憺と大動・心中疼痛などの場合に用いる。

三甲復脈湯(さんこうふくみゃくとう)『**その他**』 方剤名。生亀板40 生鼈甲16 炙甘草 乾地黄 白芍各12 麦門冬 生牡蛎各10 阿膠 麻仁各6。「夜に微熱が出て、乾咳、時に痙攣し、手足厥冷、心悸、胸痛の場合に用いる」。

産後音唖(さんごおんあ) 症名。分娩後に声がかすれる(ひどければ声が出ない)症状のこと。平素に腎虚があり、産後に陰精が上承できないために起こる。

産後血暈(さんごけつうん) 症名。産後の急症の一つ。主な症状は、分娩後に突然頭暈し、目眩眼花して起座できない、または心中煩悶・悪心嘔吐し、または痰涌気急して、ひどければ口噤神昏・人事不省となるもの。「閉証」と「脱証」がある。「閉証」では悪露不下か少量・小腹硬痛・血暈時に神昏口噤・両手握緊・面黄か紫暗・舌紫・脈弦有力となり、実証である。多くは血瘀が上攻して起こる。「脱証」では、面色蒼白・悪露多量・血暈時に口開・手撒肢冷・舌淡無苔・脈大で虚か微細で絶えそうになる。ひどければ冷汗淋漓・神志昏迷・口唇と肢端などの症候(ショック)が見られる。

産後降圧湯(さんごこうあつとう)『**東薬と健康**』 方剤名。乾地黄 瓜呂根各12 山薬 山茱萸 白茯苓各6 知母 黄芩 牡丹皮 沢瀉各4。「産後の高血圧症に用いる」。

産後三急(さんごさんきゅう) 症名。産後にあらわれる嘔吐不止・盗汗・泄瀉頻繁など、迅速に傷津耗気する三種の急症のこと。三種が同時に見られれば重症である(『張氏医通』)。

産後三衝(さんごさんしょう) 症名。産後感染により悪露不下などが原因で引き起こされる、三種の危険症候のこと。「敗血衝心」「敗血衝胃」「敗血衝肺」の合称。「敗血」とは、下りるはずが下りない悪露のこと。各項を参照。

三五七散(さんごしちさん)『**東医宝鑑**』 方剤名。①防風80 山茱萸 炮乾姜 赤茯苓各60 炮附子 細辛各30。「風寒に傷られて頭痛、眩暈する場合に用いる」 ②人参 附子 細辛各12 甘草 山茱萸 乾姜 防風 山薬各20。『医林撮要』「陽虚により頭痛、眩暈、悪寒、耳鳴耳聾の場合に用いる」。

産後喘促(さんごぜんそく) 症名。産後に喘急する症候のこと。2つの原因がある。一つは陰虚がひどくなり、失血過多で気が上部で脱する、脱の重症である。さらに一つは寒邪犯肺して肺気が不宣して喘急し、多くは気粗胸脹・咳嗽があらわれる。風寒外感証である(『景岳全書』)。

産後発痙(さんごはつけい) 「産後風痙」に同じ。

産後発熱(さんごはつねつ) 症名。産後に各種の原因により起こる発熱のこと。外感・血虚・血瘀・食滞の4つがよく見られる。「外感」では、症状は悪寒発熱・頭痛身疼・腰背痠楚・無汗・苔薄白・脈浮などが見られる。これは風寒の邪が虚に乗じて侵入して起こる。「血虚」では、微熱・自汗・面紅口渇・頭暈目眩・四肢発麻・舌淡・脈

さ

浮で中空、または潮熱盗汗・顴紅・脈細数などの症状が見られる。これは失血過多で陰虚陽浮して起こる。「血瘀」では、悪露少量・血塊が混じる・小腹脹痛拒按・口乾して飲みたがらない・発熱が続いて引かない・脈弦渋などの症状が見られる。多くは瘀血内阻して営血不和により起こる。「食滞」では、症状は胸膈飽悶・噯腐呑酸・納呆、または脘腹脹痛・苔厚膩・脈滑などが見られる。多くは肥甘食を過食し、胃に停積して起こる。

産後風痙(さんごふうけい)　症名。「産後発痙」ともいう。産後の急症の一つ。主な症状は突然項背が強直し、四肢抽掣し、ひどければ口噤不開・角弓反張となる。多くは産後に風邪を感受して、その上に失血過多し津液虧損して起こる。これには虚証と実証がある。「虚証」では頚項強直・牙関緊閉・面色蒼白や萎黄・四肢抽搐・脈虚細などがあらわれる。もし気血が暴亡すると、四肢僵直・肢冷・両手微撒・気喘自汗・目張口開・脈浮大で虚となる。「実証」では、多くは外感症状が現れ、ついで四肢強直・牙関緊閉・脈浮弦なども見られる。もし内熱熾盛になれば、身熱口渇・面色潮紅・昏悶・両手緊握・便閉尿赤・脈弦数などが見られる。

産後腹痛(さんごふくつう)　症名。腹痛と小腹痛を含むが、小腹部の疼痛がよく見られる。血瘀・気血虚や風寒に感受して起こる。産後の瘀血凝滞(風冷に瘀血をかねる)が主なものは「児枕痛」という。小腹部に硬結が触れ、圧痛が顕著で、つねに悪露不暢や不下・胸腹脹満・脈弦濇有力となる。寒証に偏るものと熱証に偏るものがある。気血虚のものは、風寒を外感しやすく、腹痛喜熱按・小腹に硬結が触れず・頭昏目眩・体倦畏冷となり、ひどければ心悸・気短・舌質淡・脈虚細か弦濇となる。瘀血をかねれば、少腹硬痛し、舌質紫暗となり、気滞をかねれば胸悶腹脹・大便溏薄などの症状も見られる。

参伍不調(さんごふちょう)　脈のリズムが不規則で往来が渋るものをいう。

山根(さんこん)[王宮]　「頞」「下極」ともいう。左右の内眥(内眼角)の中間を指す。古くはここを望診して心病の診察の参考にした。

山査安心丸(さんざあんしんがん)**『東薬と健康』**　方剤名。山査　狼牙草　甘草各6　霊砂4　竜脳2　蜜適量。「自律神経機能障害による心臓神経症に用いる」。

三才丸(さんさいがん)**『東医宝鑑』**　方剤名。天門冬　熟地黄　人参各同量。「気血不足により顔面蒼白、潤いが無く、胸悶、心悸、咳嗽、息が粗く、精神昏迷する場合に用いる」。

三才穴(さんさいけつ)　穴名。奇穴。天才(百会穴)・人才(璇璣穴)・地才(湧泉穴)のこと。または上才(大包穴)・中才(天枢穴)・下才(地機穴)のこと。取穴は各穴参照。癲癇などを主治。

三才封髄丹(さんさいふうずいたん)**『医林撮要』**　方剤名。天門冬　熟地黄　人参各20　黄柏120　砂仁60　炙甘草30。「肺陰虚により咳嗽、腎陰虚による遺精などに用いる」。

三才補瀉(さんさいほしゃ)　「提挿補瀉」を参照。

山査麹朮丸(さんざきくじゅつがん)**『東医宝鑑』**　方剤名。白朮80　神曲　山査各60　黄芩　白芍　半夏各20。「老人が過食により脾を傷り、頻繁に泄瀉する場合、脾泄により身重、心下痞硬する場合に用いる」。

山査子(さんざし)　薬物名。消化薬。酸甘、微温、脾・胃・肝。①消食化積　②健脾止瀉　③行気療疝　④散瘀破癥

三刺(さんし)　①古針法の一つ。針を刺入する深さを3段階に分け、先ず浅層に刺入して、次にやや深く刺入し、最後にもっとも深い層に刺入する方法のこと。『霊枢・官針篇』に「始め刺すにこれを浅くし、以って邪気を逐い、血気を来たす、後に刺すはこれを深くし、以って陰気の邪を致す、最後は

極めて深くこれを刺し、以って穀気を下す」（始刺浅之、以逐邪気而来血気、後刺深之、以致陰気之邪、最後極深刺之、以下穀気）と見える。②「斎刺」の別名。参照。

贊刺（さんし）　十二刺法の一つ。癰の治療に用いる。患部に針を用いて速刺速抜して、浅刺を繰り返しながら出血させる刺法のこと（『霊枢・官針篇』）。

散刺（さんし）　癰腫など皮膚の腫れ物の治療として、三稜針で瀉血または排膿を行うこと。

三子散（さんしさん）『東薬と健康』　方剤名。紫蘇葉　芥子各10　羅蔔子6.5　茴香0.3　乾姜0.2。「慢性気管支炎、気管支喘息など、咳嗽と痰が多く、食欲不振の場合に用いる」。

山梔子（さんしし）　薬物名。清熱降火薬。苦、寒、心・肺・三焦。①清心除煩　②利尿通淋　③燥湿退黄　④涼血止血　⑤清胃止痛　⑥瀉肝明目

山梔地黄湯（さんしじおうとう）『東医宝鑑』　方剤名。梔子4.8　生地黄　芍薬　知母　貝母　栝呂仁各4　瓜呂根　牡丹皮　麦門冬各2。「痰火が盛んで咳嗽し、痰に血が混じり、午後に微熱が出て、胸悶、手足煩熱する場合に用いる」。

山梔子丸（さんししがん）『郷薬集成方』　方剤名。梔子　炮乾姜各20。「風病により手足が長らく不利な場合に用いる」。

三七（さんしち）　薬物名。止血薬。甘微苦、温、肝・胃。①化瘀止血　②化瘀止痛　③托毒合瘡

三実（さんじつ）　①歳気が盛ん、月廓が満つ、時の和を得ること。②肋が実、病が実、皮肉が実のもの。

散者収之（さんしゃしゅうし）（散ずるものはこれを収む）『素問・至真要大論』に見える。「散」とは不固不收の症候のこと。「収」とは収摂固渋の作用のこと。たとえば心血虧損して、心神が浮越し心悸易驚するのは、心気不固なので、「養血安神」法を用いて心気を収摂する。さらに久咳して多汗して、汗を流しやすいのは、肺気不固なので、「斂肺止咳」法を用いて肺気を固め止咳止汗する。遺精滑泄してながらく治癒しないのは、腎気不固なので、「固腎渋精」の方剤を用いて腎気を固めれば遺泄は止まる。

散邪湯（さんじゃとう）『東医宝鑑』　方剤名。川芎　白芷　麻黄　白芍　防風　荊芥　紫蘇葉　羌活各4　甘草2　生姜3　葱白3。「風瘧により悪寒、発熱し、頭痛、全身が痛み、無汗の場合に用いる」。

酸者能濇能収（さんしゃのうしょくのうしゅう）（酸なるものはよく濇しよく収す）　酸味薬は固渋や収斂作用があること。烏梅・五味子・山茱萸などはこの種類の薬物である。

蒜臭（さんしゅう）　にんにく臭のこと。

三十六黄（さんじゅうろくおう）　黄疸の症候を36種に分類したもの。『聖済総録』に見える。

散腫潰堅湯（さんしゅかいけんとう）『東医宝鑑』　方剤名。黄芩4　瓜呂根　黄柏　知母　桔梗　昆布各2.8　龍胆　柴胡各2.4　炙甘草　三稜　蓬莪朮　連翹各1.2　葛根　白芍　当帰尾各0.8　黄連　升麻各0.4。「瘰癧が堅く、潰爛しない場合、または潰えて膿が出る場合に用いる」。

三茱円（さんしゅえん）『東医宝鑑』　方剤名。食茱萸　呉茱萸　桔梗　白蒺藜　山茱萸　陳皮　茴香各40　五味子　大腹皮　苦楝子　延胡索各48。「子宮脱垂し、腰と腹が腫痛する場合に用いる」。

三茱丸（さんしゅがん）『東医宝鑑』　方剤名。山茱萸　呉茱萸　食茱萸各80　破胡紙68　苦楝子40　牽牛子40　青塩　陳皮　茴香各12。「気疝により陰嚢腫痛し、小腹攣痛する場合に用いる」。

散聚湯（さんじゅとう）『東医宝鑑』　方剤名。厚朴　呉茱萸　枳実各6　陳皮　杏仁　桂心　赤茯苓各4　川芎　炮附子　炙甘草各2　檳榔　半夏　当帰各1.6　生姜3。「積聚や癥瘕により硬結が生じ、心下が痞硬して、疼痛し、腰と脇が疼痛し、咳嗽し、短気、

胸悶、小腹腫満、大小便不利する場合、虚労により泄瀉したり、遺精、打撲した場合に用いる」。

山茱萸(さんしゅゆ)　薬物名。固精縮溺薬。酸渋、微温、肝・腎。①固精止遺　②益腎縮溺　③養心斂汗　④養肝定眩　⑤温腎暖腰　⑥利竅啓聾

産書(さんしょ)　書名。撰者不詳。世宗時代に成したものと思われる。

三焦(さんしょう)　①臓腑の六腑の一つ。機能からいうと、『霊枢・営衛生会篇』では「上焦は霧の如し」(上焦如霧)(主に心肺の輸府作用のこと)と見え、「中焦は漚のごとし」(中焦如漚)(脾胃の消化転輸作用のこと)と見え、「下焦は瀆のごとし」(下焦如瀆)(腎と膀胱の排尿作用と腸道の排便作用も含む)と見える。これらは、実質的には体内の臓腑の気化作用を総合している。したがって三焦の機能をまとめると、水穀を受納し、飲食を消化し、気血の精微物質を化生し、営養を輸送し、廃料を排泄するといえる。三焦の「焦」とは、「熱」の意味も含み、その熱源は命門の火で、気化作用によって表現される。②身体の部位のこと。「上焦」「中焦」「下焦」に分ける。「上焦」は胸膈部以上の部位を指し、心・肺を内在している。「中焦」は胸膈以下から臍部以上の部位を指し、脾・胃などの臓腑を包含している。「下焦」は臍部以下の部位を指し、腎・膀胱・小腸・大腸を包含する(生理病理からすると、高い位置にある「肝」も含まれるので、下焦では肝腎は一緒にしている)。

「三焦」の実体については未解決の問題となっている。『霊枢・営衛生会篇』には「上焦は胃の上口に出で、咽に并びて以って上り、膈を貫きて胸中に布く、…中焦はまた胃中に并びて、上焦の後ろに出ず…下焦は廻腸に別れ、膀胱に注ぎ滲入す」(上焦出于胃上口、并咽以上、貫膈而布胸中、…中焦亦并胃中、出上焦之後、…下焦者、別廻腸、注于膀胱而滲入焉)と見える。『難経』では「三焦」を「名有りて形無し」(有名而無形)といっている。張介賓は『類経附翼』で「及び徐遁、陳無択に至りて始創めて三焦の形を言う、脂膜有りて掌大の如く、正に膀胱と相対し、二の白脈ありて中より出で、脊を夾みて上り、脳を貫くと云う」(…及至徐遁、陳無択始創言三焦之形、云有脂膜如掌大、正與膀胱相対、有二白脈自中出、夾脊而上、貫于脳…)と記している。張介賓本人は「三焦は臓腑の外衛と為す」(三焦為臓腑之外衛)、「いわゆる焦とは、火類を象る、色赤く陽に属す謂いなり。今それ人の一身は、外はおのずと皮毛、内はおのずと臓腑にして、巨無く名無く、細無く目無く、その腔腹周囲の上下全体において、状は大嚢のごとき者は、果たして何物か、且つそれ内に着くは一層、形色最も赤く、象は六合の如く、総じて諸陽を護る、これ三焦にあらざれば何ぞや」(所謂焦者、象火類也、色赤属陽之謂也、今夫人之一身、外自皮毛、内自臓腑、無巨無名、無細無目、其于腔腹周囲上下全体、状若大嚢者、果何物耶、且其着内一層、形色最赤、象如六合、総護諸陽、是非三焦而何)と述べている。虞搏は『医学正伝』で「三焦は腔子を指して言う…総じて三焦と名づく、…その体に脂膜有りて腔子の内に在り、包みて五臓六腑の外に羅る」(三焦者指腔子而言、…総名三焦、…其体有脂膜在腔子之内、包羅乎五臓六腑之外也)と述べている。王清任の『医林改錯』では、「網油」が三焦であるとしている。唐容川は「血証論」で「三焦は、古くは膲と作り、すなわち人身の上下内外の相連る油膜なり」(三焦、古作膲、即人身上下内外相聯之油膜也)と述べている。以上は古くの医家の主要論点である。いずれも三焦の人体の気化作用については解釈できていないが参考になる。

三消(さんしょう)　「上消」「中消」「下消」の３種の証のこと。消渇病を病機・症状・病状などの進展段階による３種の名称である。

山椒(さんしょう)　薬物名。蜀椒の別名。「蜀椒」を参照。

三焦咳(さんしょうがい)　証名。咳嗽時に

肚腹が脹満して飲食不振になる症候のこと。

三焦咳嗽(さんしょうがいそう)　長らく咳嗽が治癒せずに三焦が病むこと。

三焦虚寒(さんしょうきょかん)　①上焦・中焦・下焦の虚寒のこと。上焦は心肺の虚寒を指し、中焦は脾胃の虚寒を指し、下焦は肝腎の虚寒を指す。②水腫病と下消の病機の一つ。

三将軍湯(さんしょうぐんとう)『東医宝鑑』　方剤名。呉茱萸　木瓜　大黄各同量。「脚気衝心により心悸し、短気、便秘する場合に用いる」。

三商穴(さんしょうけつ)　穴名。奇穴。「少商」・「中商」・「老商」の3穴のこと。少商穴は、拇指の橈側で爪甲根部から0.1寸。中商穴は、少商穴と老商穴のほぼ中間で、爪甲根から0.1寸のところ。老商穴は、拇指の尺側で爪甲根部から0.1寸のところ、少商穴と相対するところ。感冒・風寒・咳嗽などを主治。

三焦実熱(さんしょうじつねつ)　①上焦・中焦・下焦の実熱のこと。上焦は心肺の実熱を指し、中焦は脾胃の実熱を指し、下焦は肝腎の実熱を指す。②気分実熱証の別称。

三焦主決瀆(さんしょうしゅけっとく)(三焦は決瀆をつかさどる)　「決瀆」とは水道を疏通させること。三焦には水道を通調し、水液を運行する働きがある。そこで「決瀆の官」ともいう(『素問・霊蘭秘典論』に見える)。三焦の決瀆の機能は、その他の多くの臓器と協力して、その働きが発揮される。特に腎・脾・肺などとの関連は密接であり、もしこれらの臓の機能が障害を起こすと、三焦が通利せず、気化が失調して、腫脹や小便不利などの症状があらわれる。

三子養親湯(さんしようしんとう)『韓氏医通』　方剤名。別名；三子湯。　白芥子6　紫蘇子9　莱服子9。痰飲が肺に壅盛した気逆証で、咳嗽・喘急・喘鳴・多痰・胸痞・少食・舌苔白膩・脈滑などに用いる。

三子養親湯(さんしようしんとう)　方剤名。①「消痰」を参照。②紫蘇子　羅蔔子　白芥子各4。「咳嗽、短気、多痰の場合、胸悶、口中無味、消化不良の場合に用いる」。

三焦弁証(さんしょうべんしょう)　この弁証は、温熱病の弁証方法の一つである。『内経』の三焦の部分を分割する概念をもとにして、温熱病の伝変状況と結びつけたものである。心肺病は上焦に属し、脾胃病は中焦に属し、肝腎病は下焦に属す。三焦に所属する各経の主要症状は、次のようになる。①「上焦」：手太陰肺経に病があれば、発熱悪寒・自汗頭痛して咳などの症状が見られる。手厥陰心包経に病があれば、舌質紅絳・神昏譫語・舌蹇肢厥などが見られる。②「中焦」：足陽明胃経に病があれば、発熱して悪寒はなく、汗出口渇・脈大などが見られる。足太陰脾経に病があれば、身熱不揚・体痛して重い・胸悶嘔悪・苔膩・脈緩等が見られる。③「下焦」：足少陰腎経に病があれば、身熱面赤・手足心熱しひどければ手背や足背も熱す・心躁不寐・唇裂舌燥などが見られる。足厥陰肝経に病があれば、熱深厥深(熱もひどく厥冷もひどい)・心中憺憺(ビクビクする)・手足蠕動しひどければ抽搐する。三焦の疾病にそれぞれ異なった症候と類型が有るということは、温病の伝変の3つの段階を示している。つまり初期は上焦にあり、最盛期は中焦にあるか心包に逆伝し、末期は病が下焦にある。この上から下に伝変するということは、「衛気営血」弁証とは縦横や角度の違いはあるが、基本的な考えは一致している。相互に参照すべきである。

三焦約(さんしょうやく)　症名。大小便がいずれも閉じること。

三焦兪(さんしょうゆ)　穴名。足太陽膀胱経。三焦の兪穴。腰部、第1腰椎棘突起下縁と同じ高さ、後正中線の外方1.5寸。①通利三焦　②疏泄水湿　③強腰膝　④利湿健脾

酸心(さんしん)　「中酸」に同じ。呑酸臓雑のこと。

鑱針(ざんしん)　古代九針の一つ。針の頭の

さ

部分は大きく、末端は鋭利な針。浅刺に用い、熱病や皮膚病の治療に用いる。

三神丸（さんしんがん）『**東医宝鑑**』　方剤名。①破胡紙160　肉豆蔲80　木香40　大棗49　生姜160。「脾腎が虚弱になり、腹が腫痛し、五更泄瀉する場合に用いる」　②枳実　皀莢　五倍子各同量。「久坐によるあらゆる痔疾に用いる」　③陳皮80　延胡索　当帰各40。「月経不順で月経痛がひどい場合、月経が止まったり始まったりする場合に用いる」。

三神膏（さんしんこう）『**東医宝鑑**』　方剤名。蓖麻子49　酢1　塩2。「癰疽と背瘡などに用いる」。

散針術（さんしんじゅつ）　刺針法の一つ。特に経穴にこだわらずに、圧痛や硬結部にそれぞれの深さに、刺入と抜針を繰り返す方法のこと。

三神煎（さんしんせん）『**郷薬集成方**』　方剤名。桃仁160　鼈甲120　三稜80。「奔豚気が心下に込み上げ、発作的に疼痛が繰り返す腎積に用いる」。

山豆根（さんずこん）　薬物名。清熱解毒薬。苦、寒、心・肺・大腸。①清火利咽　②清肺寧嗽　③利胆退黄　④解毒医瘡

纂図方論脈訣集成（さんずほうろんみゃくけつしゅうせい）　書名。朝鮮李朝時代の書、1612年刊。高陽生の編、許浚の校。「纂図脈訣」を抜粋・校正して編した医書。李朝時代末期まで広く使用された針灸書。

三世（さんせい）　古くは「医は三世にならざれば、その薬を服さず」（医不三世、不服其薬）とある。①父子の継承の三世のこと。②後世では、黄帝の針灸・神農の本草・素女の脈訣を「三世の書」とも称している。

三世医譚（さんせいいたん）　書名。日本江戸時代、和田元庸（1780～1837）の著。医談集。全2巻。文政9年（1826）刊。和文。

三生飲（さんせいいん）『**東医宝鑑**』　方剤名。天南星8　烏頭　白附子各4　木香2　生姜15。「中風により突然精神昏迷し、昏倒して、立ち上がれず、のどに痰の音がして、口眼喎斜、半身不随の場合に用いる」。

山精丸（さんせいがん）『**東医宝鑑**』　方剤名。蒼朮1200　枸杞子　地骨皮各600。「湿痰により身重、労倦、消化不良、悪心、頭重、眩暈する場合に用いる」。

三生丸（さんせいがん）『**東医宝鑑**』　方剤名。①半夏　白附子　天南星各同量。「痰厥により頭痛、眩暈して眼を開けられず、身重、悪心、嘔気がする場合に用いる」　②胡桃　生姜　杏仁各40。『医林撮要』「咳嗽して短気する場合に用いる」。

三聖丸（さんせいがん）『**東医宝鑑**』　方剤名。①白朮160　陳皮40　黄連20。「嘈雑症により心下痞硬、飢餓感があり、時に噫気し、悪心、胸悶、煩悶する場合に用いる」　②丁香50　斑猫10　麝香4。「瘰癧に用いる」　③黄柏　大蒜　罌粟穀各同量。『郷薬集成方』「赤白痢により頻繁に排便し、水様泄瀉する場合に用いる」。

三聖膏（さんせいこう）『**東医宝鑑**』　方剤名。①附子　蔓荊子　柏子仁各20。「頭髪が黄ばみ、抜け出す場合に用いる」　②石灰300　大黄40　桂心20。「積塊の部分につける」。

三聖散（さんせいさん）『**東医宝鑑**』　方剤名。①当帰40　延胡索　桂心各20。「出産後に後陣痛により激しく腹痛する場合に用いる」　②蒼耳子120　荊芥蕊80　細辛40。「歯痛が長らく治癒しない場合に用いる」。

三聖丹（さんせいたん）『**東医宝鑑**』　方剤名。半夏80　天南星40　甘草20。「痰嗽により咳嗽し、喉に痰の音がし、咳嗽が止まると、胸悶がしばらく取れない場合に用いる」。

産生類聚抄（さんせいるいじゅしょう）　書名。日本鎌倉時代の書、著者未確定。鎌倉後期の産婦人科医書。全2巻。文保2年（1318）成。日本現存最古の産婦人科専書であるが、これまで出版されたことがない。

鑱石（ざんせき）　石針のこと。

三石黄膏湯（さんせきおうこうとう）　方剤名。「表裏双解」を参照。

三石散（さんせきさん）『**東医宝鑑**』　方剤名。炉甘石　石膏　赤石脂各120。「湿疹やでき

ものが出来、液が出て長らく塞がらない場合、火傷後に新しい皮膚が出にくい場合に用いる」。

三折肱(さんせつこう)　医者の経験が多いことを賞賛することば。

産前(さんぜん)　「臨蓐(りんじょく)」を参照。

三仙丸(さんせんがん)『**東医宝鑑**』　方剤名。半夏　天南星各600。「湿痰により咳嗽し、水っぽい痰が多く出て、身重、労倦、頭重、頭痛する場合に用いる」。

三仙丹(さんせんたん)『**東医宝鑑**』　方剤名。蒼朮80　烏頭40　茴香120。「虚労により腎陽が不足し、耳閉、昏迷する場合に用いる」。

三疝湯(さんせんとう)『**東医宝鑑**』　方剤名。車前子9.6　茴香6.4　葱白　沙参3.2。「膀胱気により陰嚢が腫脹し、小腹痛、尿不利の場合に用いる」。

三増茴香円(さんぞうういきょうえん)『**医林撮要**』　方剤名。３種類の方剤からなる。１つは茴香　苦楝子　沙参　木香各40。２つは１つ目の方剤に華撥40　檳榔20を加えて240ｇ。３つは２つ目の方剤に白茯苓160　附子20を加えて420ｇにする。「寒疝により臍周辺が疼痛し、陰嚢腫痛、陰嚢がただれて瘙痒し、液がにじむ場合に用いる」。

酸棗仁(さんそうにん)　薬物名。安神薬。甘、平、心・肝・胆。①寧神安神　②益陰斂汗　③生津止渇　④強筋起痹

酸棗仁丸(さんそうにんがん)『**郷薬集成方**』　方剤名。①茯神　酸棗仁　遠志　柏子仁　防風各40　生地黄　枳実各20　竹茹4。「胆の実熱により胸悶、不安、胸が早急して不眠の場合に用いる」　②酸棗仁　地楡　茯神各40。「胆が虚して不眠の場合に用いる」　③酸棗仁　無夷　麦門冬各80。「虚労により煩熱感があり不眠の場合に用いる」。

酸棗仁散(さんそうにんさん)『**医林撮要**』　方剤名。酸棗仁　白茯苓　杏仁　紫蘇子　人参各40　陳皮30　麦門冬60　当帰　炙甘草各20。「虚労により煩熱感があり、不眠の場合に用いる」。

酸棗仁湯(さんそうにんとう)『**金匱要略**』　方剤名。①酸棗仁２升　甘草１　知母２　茯苓２　芎窮2。「虚労にて、虚煩し、眠るを得ざるは、酸棗仁湯これを主る。」(虚労虚煩不得眠、酸棗仁湯主之)　②石膏10　酸棗仁　人参各6　知母　赤茯苓　甘草各4　桂心2　生姜3。『東医宝鑑』「虚煩により不眠、胸悶、心悸、冷汗、眩暈する場合、傷寒病で吐瀉した後に虚煩して不眠になる場合に用いる」　③酸棗仁　人参　白茯苓各同量。『東医宝鑑』「不眠症や嗜眠症に用いる」　④酸棗仁8　麦門冬　知母各6　白茯苓　川芎各4　乾姜　炙甘草各1。『東医宝鑑』「傷寒病を患った後に、虚煩により不眠となる場合に用いる」　⑤酸棗仁　生地黄　梔子　当帰　麦門冬　人参　甘草各同量　五味子若干　燈芯2　竹葉5。『救急方』「心熱により胸悶、不眠の場合に用いる」　⑥酸棗仁40　麦門冬　防風　川芎各20　当帰　白茯苓　羚羊角　人参　黄耆各12。『郷薬集成方』「傷寒病を患った後に、身体虚弱、元気が無く、筋肉痙攣、手足疼痛、不眠の場合に用いる」　⑦酸棗仁120　麦門冬80　地骨皮40。『郷薬集成方』「傷寒病を患った後に、眩暈、眼が渋り、虚煩症が見られ、不眠の場合に用いる」。

三胎(さんたい)　三つ子のこと。

散滞気(さんたいき)　治法。「行気滞」ともいう。胸・膈・脇の部位に脹があり、ひどいものでは疼痛する。これは気が留滞して発散されずに起こる。この治療には、芳香行気薬で滞気を発散させる。

攢竹(さんちく)　穴名。足太陽膀胱経。禁灸穴。頭部、眉毛内端の陥凹部。①清熱明目　②散風鎮痙　③宣散鬱熱　④泄血散瘀　⑤舒筋活絡

三調術(さんちょうじゅつ)　古針術の一つ。現在の間代術(法)・間歇術(法)に相当する。

痠痛(さんつう)［**酸痛**］　酸疼ともいう。重だるく痛むもの。

三豆解醒湯(さんづかいせいとう)『**東医宝**

さ

鑑』 方剤名。葛花8　蒼朮6　陳皮　赤茯苓　木瓜　半夏各4　神曲2.8　沢瀉2　乾姜1.2　黒豆　緑豆　赤小豆各8。「酒中毒により頭痛、悪心、煩渇する場合に用いる」。

蒜泥灸（さんでいきゅう） 温灸法の一つ。にんにくをすりおろして、経穴部に貼付して灸の代用をする方法のこと。

刪訂傷寒論（さんていしょうかんろん） 書名。日本江戸時代、中西深斎（1724～1803）の口述、藤倉永居（玄素）の筆受。『傷寒論』の正文考定テキスト。不分巻1冊。刊年不詳。全50処方を収載している。

三毒（さんどく） 「水毒・血毒・食毒」のこと。

酸入肝（さんにゅうかん） 「五味所入」を参照。

三仁膏（さんにんこう）『済衆新編』 方剤名。麻仁　杏仁各同量。「癰疽の初期に用いる」。

三仁五子丸（さんにんごしがん）『補陽処方集』 方剤名。柏子仁　薏苡仁　酸棗仁　砂仁　五味子　枸杞子　覆盆子　車前子　肉蓯蓉　熟地黄　白茯苓　当帰　沈香各同量。「精血不足により身体衰弱し、視力が落ちてきた場合、内障により目の前に黒いものが見える場合に用いる」。

三仁煎（さんにんせん）『東薬と健康』 方剤名。桃仁120　阿膠70　郁李仁6。「腹痛や腸がねじれる感覚があり、大便が硬い場合に用いる」。

三仁湯（さんにんとう） 方剤名。①「滲湿於熱下」を参照。②「通陽」を参照。③薏苡仁12　冬瓜子10　桃仁　牡丹皮各8。『東医宝鑑』「胃癰、腸癰により激しく腹痛し、煩悶し、腫脹し、食欲不振、尿不利の場合に用いる」 ④薏苡仁　滑石各18　杏仁　半夏各15　通脱木　白豆蔲　竹葉　厚朴各6。「湿熱から来る火疳、聚星障、聚開障、木疳、気翳、白膜侵睛、瞳神縮小、雲霧移睛、視瞻有色、視直如曲などに用いる」。

散熱飲子（さんねついんし）『東医宝鑑』 方剤名。防風　羌活　黄芩　黄連各同量。「風熱により突然眼に出血し腫痛して、渋り、涙を流し、眼が開けづらい場合に用いる」。

三倍丸（さんばいがん）『郷薬集成方』 方剤名。生地黄180　牛膝18　山椒6。「身体虚弱、元気が無く、昏厥、白髪に用い、老化予防にも用いる」。

三白散（さんぱくさん）『東医宝鑑』 方剤名。①牽牛子40　桑柏皮　白朮　木通　陳皮各10。「膀胱気により熱が集積し、陰嚢が腫脹し、小腹腫満、大小便不利の場合に用いる」 ②白芨　白斂各40　白礬20。『済衆新編』「あらゆる腫毒と腸癰により疼痛する場合に用いる」 ③遠志　蓮実　白茯苓各同量。『郷薬集成方』「尿不利、尿痛、尿赤の場合に用いる」。

三痹湯（さんひとう）『東医宝鑑』 方剤名。杜仲　牛膝　桂皮　細辛　人参　赤茯苓　白芍　防風　当帰　川芎　黄耆　続断　甘草各2.8　独活　秦艽　生地黄各1.2　生姜5　大棗2。「風痹により手足が疼痛し、萎縮し、動かしづらい場合に用いる」。

三百六十五穴（さんびゃくろくじゅうごけつ） 針術で運用される全身の経穴のこと。

三百六十五絡（さんびゃくろくじゅうごらく） 365個の経穴に通じる絡脈のこと。

三拊（さんふ） 何度も按摩することの意味。

三部（さんぶ） ①手腕部位の寸・関・尺の三部のこと。②指・手・足の三部のこと。つまり指の人迎、手の気口、足の趺陽のこと。

産風（さんぷう） 四肢疼痛のこと。

散風丹（さんぷうたん）『救急方』 方剤名。牛胆南星8　羌活　独活　防風　天麻　人参　荊芥蕊　川芎　細辛　柴胡各4。「小児の癲癇に用いる」。

三部九候（さんぶきゅうこう） ①『素問・三部九候論』に見える。最も初期の全身の診断法である。つまり人体の頭部・上肢・下肢を三部に分け、各部にある上・中・下の三箇所の動脈を診脈することを「三部九候」という。「頭部」：上→両額の動脈（太陽穴）で、頭部の病変を診察する。中→両側の耳前動脈（耳門穴）で、耳目の病変を診察する。下→両頬の動脈（地倉穴、大迎穴）で、口歯の病変を診察する。「上肢」：上→手太陰肺経の動脈(寸口部)で、肺を診察する。中→手少陰心経の動脈(神門穴)で、心を診察する。下→手陽明大腸経の動脈(合谷穴)で、胸中を診察する。「下肢」：上→足厥陰肝経の動脈(五里穴、女性は太衝穴を取る)で、肝を診察する。中→足太陰脾経の動脈(箕門穴)で、脾を診察し、胃気を診察する場合には、足陽明胃経の動脈(衝陽穴)を用いる。下→足少陰腎経の動脈(太溪穴)で、腎を診察する。②臨床の経験に基づき、診察法を簡略化して、寸口脈だけで診察すること。そこで「独り寸口を取る」(独取寸口)という。寸口脈を「寸・関・尺」の三部に分け、各部をさらに「軽・中・重」の指の圧力により、「浮・中・沈」の三候に分けて、合わせて九候とする。この他に、張仲景の『傷寒論』の原序に見える「三部」脈とは、「人迎」(結喉両側の総頚動脈)・「寸口」(腕部の橈骨動脈)・「趺陽脈」(足背部の前脛骨動脈)を指している。

三伏(さんふく)　①「初伏」・「中伏」・「末伏」のこと。一年の最も暑い時期のこと。夏至から数えて3番目の「庚」の日を「初伏」をいい、土用の入りのこと。夏至から数えて4番目の「庚」の日を「中伏」といい、立秋の後の最初の庚の日の前日までをいう。立秋の後の初めての「庚」の日を「末伏」という。②末伏のこと。つまり初伏・二伏・三伏の順番で、最後のこと。

三分湯(さんぶんとう)『医林撮要』　方剤名。当帰　川芎　白芍　熟地黄　白朮　白茯苓　黄耆各4　柴胡　人参各6　黄芩　甘草　半夏各2　生姜3　大棗2。「出産の後に虚労により発熱する場合に用いる」。

三変(さんへん)　「刺営」「刺衛」「刺寒痺」の3種の異なる方法のこと。たとえば営分の病に刺すには血を出し、衛分の病に刺すには気を泄らし、寒痺に刺すには熱を納れなければならないこと。

三方(さんぽう)　書名。朝鮮李朝時代の書、亡失。詳細伝不詳。孝宗の(1850年)ころ、宋時烈の編の医書。

三法(さんぽう)　「汗・吐・下」の3種の治法のこと。中国金代の張子和は『儒門事親』において、「汗・吐・下」の三法には、その他の治法も包含されているとしている。つまり涎液を流出させる・嗅鼻薬で噴嚔を起こす・点眼薬で催涙するなどは、作用が向上しているので「吐法」に属す。灸・蒸・熏・洗滌・熨・烙・針刺・砭刺・按摩などは、解表作用があるので「汗法」に属す。催生・下乳汁・癥積を攻伐する・逐水・通経行血・降気などは、作用が下向しているので「下法」に属すとしている。張子和の主張は、あくまで氏の主張に過ぎない。実際には「汗・吐・下」の三法に「八法」をすべて含めることは不可能である。

三宝(さんぽう)　「精・気・神」のこと。「三奇」ともいう。人体の生理活動を説明するのに用いられる。「三宝」とは、生命現象の誕生とその変化の根本である。これは道教思想の影響を受けて生まれた術語である。「神」の活動には物質的な基礎がある。「精」は気の母であり(気は精より生産される)、精の化生も気に依存している。精気が充足していれば、神は旺盛になり、精気が虚すれば神は衰える。したがって「精・気・神」の3つの関係は非常に密切で、存すればともに存し、亡べばともに亡ぶ関係にある。精が脱すれば死に、神が失っても死ぬ。そこで「精・気・神」は生命存亡の鍵を握っている。「精」「気」「神」それぞれを参照。

三宝枳朮丸(さんぽうきじゅつがん)『東医宝鑑』　方剤名。白朮80　陳皮　枳実各40　貝母32　黄連　黄芩　黄柏　白茯苓　神曲　山査子各20　麦芽　香附子各12　砂仁4。「内証により全身労倦、元気が無く、発熱、自汗、胸悶、焦燥、消化不良、心下痞硬する場合に用いる」。

三法術(さんぽうじゅつ)　刺針法の一つ。直刺したのち、その針を皮下まで抜いて、針尖を転じて前方に1回、後方に1回刺針すること。針尖移転の応用法といえる。

さ

三補丸(さんほがん)『**東医宝鑑**』 方剤名。黄芩 黄連 黄柏各同量。「三焦に熱が集積したり、五臓に火が生じ、眼に出血し、頭痛、咽腫、口中糜爛、胸悶、腹満痛、尿赤、尿不利、便が硬い場合に用いる」。

三品(さんぽん)[**上品・中品・下品**] 『素問・至真要大論』と『神農本草経』に見える。古代の薬物の分類法の一つ。当時は、毒性が無く、多服・久服しても人体を損害しないものを「上品」とした。毒性が無いか、有っても注意して用いれば差し支えなく、虚証を治療できるものを「中品」とした。毒が有っても長期に服用せず、寒熱の邪を除去し、積聚を破ることができるものを「下品」とした。この分類は、当時としては価値のあるものであったが、「上品」の薬物中にも劇毒が混在しているなどで、現在ではこの分類は用いていない。

酸麻(さんま) だるくて麻痹すること。

三味安腎丸(さんみあんじんがん)『**東医宝鑑**』 方剤名。破胡紙 茴香 乳香各同量。「腎気虚により悪寒し、手足厥冷、腰膝酸軟、短気、頻尿の場合に用いる」。

三味鷓鴣菜湯(さんみしゃこさいとう)『**撮要方函**』 方剤名。海人草5 大黄 甘草各1.5。「蛔虫症に用いる」。

三味参萸湯(さんみじんゆとう)『**東医宝鑑**』 方剤名。呉茱萸12 人参8 生姜4 大棗2。「胃が虚冷して心下痛、酸水が込みあがり、嘈雑感がり、食べると悪心、嘔気がある場合、厥陰頭痛により頭痛、呃逆、濁った痰を吐く場合、少陰病で嘔吐、泄瀉、胸悶、手足厥冷する場合に用いる」。

蒜蜜湯(さんみつとう)『**四象診療**』 方剤名。白何首烏 白朮 白芍 桂枝 茵陳蒿 益母草 赤石脂 罌粟殻各4 大蒜5蜜半 生姜3 大棗1。「少陰人の痢疾に用いる」。

三脈(さんみゃく) 三陽経の脈のこと。

散脈(さんみゃく) 脈象名。脈が散漫でまとまりが無く、軽く押さえると分散し、強く押さえると脈が触れなくなるもの。気血の消亡や元気の耗散する際に見られる。さらに疾病の危篤な状態の際に見られる。

三妙丸(さんみょうがん)『**医学正伝**』 方剤名。黄柏120 蒼朮180 牛膝60の粉末を小麦粉で丸にし、1回6〜9gを服用する。湿熱蘊結下焦による、両下肢の疼痛・しびれ・発赤腫脹・軟弱無力などに用いる。

三妙丸(さんみょうがん)『**東医宝鑑**』 方剤名。①蒼朮240 黄柏160 牛膝80。「湿熱により足が動かず、感覚が鈍く、時々熱くなる場合に用いる」 ②五加皮 威霊仙各150 蒼朮100 黄柏 牛膝各50 蜜適量。「リウマチ性関節炎、神経痛などに用いる」。

三毛(さんもう) 足の大趾(拇趾)の爪甲(つめ)の後方の部分を指す。足の大趾趾骨の第2節、つまり母趾の第2指節骨の部分に相当する。

三物黄芩湯(さんもつおうごんとう)『**金匱要略**』 方剤名。黄芩 苦参各3 地黄6。「滋陰涼血・清熱燥湿・殺虫止痒。産後陰血不足の湿熱下注による、手足の煩熱、発疹などに用いる」。

三物湯(さんもつとう)『**その他**』 方剤名。厚朴8 枳実 大黄各4。「気の鬱滞により腹満痛、大便が硬い気秘に用いる」。

産門(さんもん) 「陰戸」ともいう。女性の膣外口のこと。

摻薬(さんやく) 外用薬のこと。一般的には少量の薬物の粉末を膏薬の中心に置き、腫瘍上に貼り付けたり、瘡面に直接塗りつけたり、薬線に塗りつけて瘡の傷口に挿入するもの。多くの摻薬の処方により、消毒・散毒・排膿去腐・腐蝕して癩肉を平らにする・肌肉を生じ口を塞ぐ・定痛止血などの作用が期待できる(提膿去腐の昇丹も摻薬である)。

山薬(さんやく) 薬物名。補気薬。甘、平、脾・胃・肺・腎。①開胃進食 ②健脾止瀉 ③益腎固脱 ④補肺寧嗽 ⑤養陰止渇

山薬補肺元湯(さんやくほはいげんとう)『**四象診療**』 方剤名。麦門冬12 桔梗 五味子 山薬 薏苡仁 蘿蔔子各4。「太陰人の体質の小児が、長らく泄瀉することによ

り慢驚風の合併症になる心配がある場合、頻繁に鼻衄する場合に用いる」。

三陽(さんよう) ①「太陽・陽明・少陽」の総称。手の三陽と足の三陽があるので、実際には六経脈となる。六経弁証の三陽病とは、病邪が体表の浅層や六腑に病があることを指す。②太陽経の別称(『素問・著至教論』の馬蒔注)。傷寒論の表から裏に伝わる発病順序からすると、三陽経中の太陽経は表層にあり、最初に発病するので「三陽」という。その次は陽明経なので「二陽」という。その次は少陽経なので「一陽」という。③足太陽膀胱経の別称(『素問・大奇論』の馬蒔注)。

三陽結(さんようけつ) 三陽は太陽経のことで、太陽の熱邪が鬱結するという意味。

三陽五会(さんようごえ) 督脈の百会穴のこと。

三陽合病(さんようごうびょう) 太陽経と少陽経の熱邪が同時に陽明経に入り、陽明の熱邪だけが盛んになる症候のこと。症状は身熱・口渇・汗出・腹部脹満・身倦沈重・転側困難・言語不利・口不知味・面部に垢が付いているように見える・神昏譫語・小便失禁などが見られる。

三陽在頭、三陰在手(さんようざいとう、さんいんざいしゅ)(三陽は頭にあり、三陰は手にあり) 「三陽在頭」は、足陽明経の頭頚部にある人迎部の動脈を指す。「三陰在手」は、手太陰経の手腕部にある寸口部の動脈を指す(『素問・陰陽別論』)。つまり、三陽の気は陽明の胃気を本とし、三陰の気は太陰脾経を本とするからである(『類経』の張注)。

三陽三陰(さんようさんいん) 「三陽」とは太陽・陽明・少陽のこと、「三陰」とは太陰・少陰・厥陰のこと。

三陽湯(さんようとう)『東医宝鑑』 方剤名。羌活　防風　石膏　白芷　柴胡　川芎各4　荊芥　升麻　葛根　白芍　細辛各2　葱白3。「三陽の合病で頭痛、熱感があり、眼が開けられない場合に用いる」。

三拗湯(さんようとう)『太平恵民和剤局方』 方剤名。麻黄　杏仁　甘草各等分。細末として服用する。あるいは生姜を入れ、水煎して服用する。外感風寒で、鼻塞声重・語音不出・咳嗽胸悶・喘急・多痰などに用いる。

三拗湯(さんようとう)『東医宝鑑』 方剤名。麻黄　杏仁　甘草各6　生姜5。「風寒により鼻閉、咳嗽、咽痛して言葉が発せず、頭痛、眩暈、手足攣痛、咳嗽、多痰、胸悶、息遣いが粗い場合に用いる」。

三陽病(さんようびょう) 「六経弁証」を参照。

三陽絡(さんようらく) 穴名。手少陽三焦経。前腕後面、橈骨と尺骨の骨間の中点、手関節背側横紋の上方4寸。①通関開竅　②清脳聡耳　③清音瀉下　④清熱虚風　⑤活絡止痛

山嵐瘴気(さんらんしょうき) 「瘴気」ともいう。南方の山林の湿熱の気が蒸鬱して発生する病邪のことで、自然の疫病の病因である。一般には「瘧疾」を指すことが多い。

杉籬(さんり) 古くの正骨用の器具のこと。竹製ですだれ状をしている。患部の状態により大小を使い分ける。負傷した四肢の外側から包み込み、骨折などの固定に用いる。今では小夾板(副子)が用いられる。

三稜(さんりょう) 薬物名。行血薬。苦、平、肝・脾。①破血通経　②行気止痛　③消食化積　④通乳堕胎

三稜化積丸(さんりょうかせきがん)『東医宝鑑』 方剤名。三稜240　山査子160　大黄　檳榔各120　蓬莪朮　木香　陳皮　橘皮　香附子　枳実　厚朴　砂仁　神曲　麦芽　天南星　半夏　蘿蔔子　黄連　桃仁　乾漆　甘草各40。「あらゆる積聚に用いる」。

三稜散(さんりょうさん)『医林撮要』 方剤名。①白茯苓160　炙甘草120　蓬莪朮　益智仁　三稜　陳皮各80　大棗1　塩少々。「酒や飲食により傷られて、胸不快、酸水を吐き、腹満する場合、酒積や気塊により胸脇攣痛し、食欲不振、身体消瘦する場合、老人や虚弱者が便秘する場合に用いる」 ②

三稜　蓬莪朮各4　益智仁　神曲　麦芽　陳皮　甘草各2。『救急方』「小児の尿が濁り、疳疾になった場合に用いる」。

三稜消積散(さんりょうしょうしゃくさん)『東医宝鑑』　方剤名。三稜　蓬莪朮　神曲各28　巴豆　陳皮　橘皮　茴香各20　丁香皮　益智仁各12。「腐ったものや冷たいもの、硬いものを食べて滞り、消化不良、心下痞硬する場合に用いる」。

三稜針(さんりょうしん)　「鋒針(ほうしん)」を参照。

三稜煎(さんりょうせん)『東医宝鑑』　方剤名。①三稜　蓬莪朮各160　芫花40。「石瘕、酒癖、血瘕、気塊などに用いる」　②三稜　蓬莪朮80　陳皮　半夏　麦芽各40。「適応症は①に同じ」。

三稜煎元(さんりょうせんげん)『東医宝鑑』　方剤名。①三稜300　神曲　麦芽各120　陳皮　乾漆　蘿蔔子各80　杏仁　硇砂各40。「脾が虚弱なものが肉を食べて食滞を起こし、腹満痛、短気、胸悶する場合に用いる」　②大黄300　三稜　蓬莪朮各40。「女性が瘀血により小腹腫痛し、月経不順がある場合に用いる」。

山林経済(さんりんけいさい)　書名。朝鮮李朝時代、粛宗41年(1715)頃、洪萬選の撰。4巻4冊、筆写本。本書は医学に関する専門書籍ではないが、医薬物分野に関する治方が多く含まれている。

産論(さんろん)　書名。日本江戸時代、賀川玄悦(1700〜1777)の著。産科医書。『子玄子産論』ともいう。全4巻。明和2年(1765)刊。難産の異常分娩時の手術の必要性を痛感し、独自の創案になる救護法を開発。また従来の誤説を覆して正常胎位を発見した。

産論翼(さんろんよく)　書名。日本江戸時代の書、賀川玄迪(1739〜1779)の著。産科医書。全2巻。安永4年(1775)初刊。

三和散(さんわさん)『和剤局方』　方剤名。①沈香　蘇葉　大腹皮　羌活各2　甘草　木香　陳皮　檳榔　木瓜　生姜各1.5　蒼朮　川芎各3。「心下や腹部が痞えて苦しく、胸部や側胸部が張って苦しく、または手足が腫れたり、頭部や顔面がやや浮腫し、大便が秘結し、尿が出にくくなり、飲食が進まないもの、または脚気で胸が苦しく呼吸促迫して、大小便の通じないものに用いる」　②川芎4　沈香　紫蘇葉　檳榔　羌活　木瓜各2　木香　白朮　陳皮　炙甘草各1.2。『東医宝鑑』「気滞により腹と胸脇が苦満疼痛し、全身の関節が痛み、面腫、便秘の場合に用いる」　③蓮実12　木瓜4　烏梅2。『救急方』「小児が吐瀉した後に、胸悶、胎疾となり、口渇引飲の場合に用いる」。

三和子郷薬方(さんわしきょうやくほう)　書名。朝鮮高麗時代の書、亡失。詳細伝不詳。高麗時代の書か。『郷薬済生集成方』に143条が引用されいる。つまり『郷薬済生集成方』の藍本と思われる。

三和湯(さんわとう)『東医宝鑑』　方剤名。①白朮　陳皮　厚朴各4　檳榔　紫蘇葉各3　木通　白茯苓　枳実　甘草各2　生姜3。「気脹により腹腫痛、大小便不利の場合に用いる」　②乾地黄　白芍　川芎　当帰　連翹　大黄　朴硝　薄荷　黄芩　梔子　甘草各2.8。「内熱により月経不順になる場合に用いる」。

さ行・し

矢(し)　①「屎」に通ず。『素問・咳論』に「咳して遺失す(失は「矢」の誤り)」(咳而遺失)と見え、つまり咳嗽して大便失禁すること。②矢気は「失気」に同じで、放屁のこと。『素問・咳論』に「咳して失気す」と見える。

趾(し)　「足趾骨」の略。足の指骨のこと。

痓(し)　けいれんのこと。

漬(し)　「泡」を参照。

歯(し)　口内の歯のこと。「戸門」ともいう。その成長状況と堅さは、腎と関係がある。「腎は骨をつかさどる」(腎主骨)、「歯は骨の余なり」(歯為骨之余)という。歯は食物を咀嚼し、消化を補助する働きがある。また唇と歯は、発音や会話にも大切である。

篩(し)　「治削」を参照。

耳(じ)　腎気は耳に通じる。腎気が調和すれば、正常な聴覚機能を発揮する。年老いて腎気が虧虚すれば聴力が落ちる。耳は腎臓の外候でもあり、外耳の変化は腎と関係がある。耳部には、手太陽小腸経・手少陽三焦経・足少陽胆経・足陽明胃経・足太陽膀胱経などが循行している(その内、胆・胃・三焦経は耳中に入る)。

痔(じ)　痔は肛門の内外に生じる。多くは平素より湿熱内積したり、辛辣燥熱性の食物を過食したり、久坐して血脈がめぐらない、または大便が秘結する、出産時にいきみすぎる、または久痢などが原因で、濁気や瘀血が肛門に流注して起こる。主な症状は、塊状のものが突出し、疼痛・出血などが見られる。腫れ物が生じる位置により、内痔と外痔と内外痔などに分ける。各項を参照。

四維(しい)　古書では四肢の別称としている。

志意(しい)　心に憶(おも)う所を意といい、意の存する所を志という。

歯為骨之余(しいこつしよ)(歯は骨の余なり)　①「骨」を参照。②「腎主骨」を参照。

眦帷赤爛(しいせきらん)　病因は瞼弦赤爛に同じ。主な症状は両側の眼瞼が赤爛して痂皮が生じ、瘙痒疼痛を覚える。重症のものでは眼瞼より出血して、睫毛が抜け落ちる。

四維相代(しいそうだい)　「四維」とは手足のこと、「相代」とは相互に交替すること。

子瘖(しいん)　「妊娠失音」のこと、「妊娠音唖」ともいう。妊娠期間に突然声が枯れたり、声が出なくなる病症のこと。多くは腎陰不足によって起こる。症状は頭暈耳鳴・掌心灼熱・顴紅・心悸・心煩・咽喉乾燥などの陰虚症状が見られる。もし分娩時に突然失音して他の症状が無ければ、胞脈が受阻して腎脈が不通し、腎陰が上承できずに起こるので、治療する必要は無い。しばらくすれば自然に回復する。

支飲(しいん)　証名。痰飲や水気が、胸膈と胃脘部に停留した病症のこと。邪気が肺気に迫り、肺が粛降できずに、気機の昇降が阻まれるので、胸膈が不利となる。主な症状は喘咳上逆・胸満短気・倚息して平臥できず、ひどければ浮腫する。

四淫(しいん)　症名。手足の上下に生じる瘡のこと。大きな癰なので、速やかに治療する。百日も不治であれば死亡すると言われる。

四飲(しいん)　「痰飲」「懸飲」「溢飲」「支飲」の4種類の飲証のこと(『金匱要略』)。

死陰(しいん)　五臓病が相克の方向に伝わること。たとえば心病が肺に伝わると、火は金に勝つために、その病気は難治となり、これを「死陰」という。もし五臓病が相生の方向に伝わり、たとえば肝が心に伝わると、木は火を生ずるので、その病は治癒しやすい。これを「生陽」という。

し

至陰(しいん)　1)至は到ること。至陰とは陰に到達するとの意味。たとえば太陰は三陰の始めなので、太陰を「至陰」という。太陰は脾に属すので、至陰は脾の代名詞ともなる。『素問・金匱真言論』に「腹は陰となし、陰中の至陰は、脾なり」(腹為陰、陰中之至陰、脾也)と見える。2)至は最や極のこと。至陰は、陰の最も甚だしいとの意味。『素問・水熱穴論』に「腎は至陰なり、至陰は盛水なり…」(腎者至陰也、至陰者、盛水也…)と見える。3)穴名。足太陽膀胱経。井金穴。足の第5指、末節骨外側、爪甲角の近位外方0.1寸(指寸)、爪甲外側縁の垂線と爪甲基底部の水平線の交点。①通鼻療目　②矯正胎位　③清熱散風　④宣下焦気機　⑤理気活血

滋陰(じいん)　治法。「育陰」「養陰」「補陰」「益陰」ともいう。陰虚証の治療法のこと。陰虚証の症状は、乾咳・咳血・潮熱・盗汗・口乾・腰痠・遺精・眼花・手足心熱などが見られる。この治療には、天門冬・麦門冬・石斛・沙参・玉竹・百合・旱蓮草・女貞子・亀板・鱉甲などの薬物を用いる。「補陰」を参照。

滋陰解表(じいんかいひょう)　「養陰解表」を参照。

滋陰涵陽(じいんかんよう)　「壮水之主、以制陽光」を参照。

滋陰健脾湯(じいんけんぴとう)『東医宝鑑』　方剤名。白朮6　陳皮　半夏　白茯苓各4　当帰　白芍　乾地黄各2.8　人参　茯神　麦門冬　遠志各2　川芎　甘草各1.2　生姜3　大棗2。「心脾不足による気血不足や痰飲で、元気が無く、身重、不安、眩暈する場合に用いる」。

滋陰降火丸(じいんこうかがん)『東医宝鑑』　方剤名。熟地黄80　黄柏60　知母　枸杞子　蓮実　茯神　人参各40。「午後に微熱が出て、咳嗽、冷汗が出る場合、口中熱し、口苦、胸悶、煩熱、不安、不眠の場合に用いる」。

滋陰降火湯(じいんこうかとう)『万病回春』　方剤名。①当帰　芍薬　地黄　天門冬　麦門冬　陳皮各2.5　蒼朮3　知母　黄柏　甘草各1.5。「肺腎陰虚で陰虚火旺の証候をともなうものに用いる」　②白芍5.2　当帰4.8　熟地黄　天門冬　麦門冬　白朮各4　生地黄3.2　陳皮2.8　知母　黄柏　炙甘草各2　生姜3　大棗2。『東医宝鑑』「腎陰不足により火が盛んになり、午後に微熱が出て、盗汗、咳嗽、時に血が混じる痰が出て、口中無味、身体消痩する場合に用いる」　③当帰　地黄　天門冬　白芍　白朮各4　麦門冬　炙甘草　遠志　陳皮各2　知母　黄柏　川芎各2.4　生姜3。『医林撮要』「腎陰不足により火動し、盗汗、午後に微熱が出て、手足心熱する場合に用いる」。

滋陰固本丸(じいんこほんがん)『医林撮要』　方剤名。枸杞子　麦門冬　生地黄各160　天門冬　地骨皮　熟地黄　当帰　白茯苓　知母　黄柏　白朮各80　五味子40。「腎陰と肺陰不足により、骨蒸熱、脚痛、午後微熱、冷汗、咳嗽、痰に血が混じる場合、胸悶、手足心熱の場合に用いる」。

滋陰地黄丸(じいんじおうがん)『東医宝鑑』　方剤名。①熟地黄40　柴胡32　乾地黄30　当帰　黄芩各20　天門冬　地骨皮　五味子　黄連各12　人参　枳実　炙甘草各8。「血虚や腎虚により視界が暗く、時に花びらのような物が見え、視力減退する場合に用いる」　②熟地黄160　山茱萸　山薬　天門冬　麦門冬　乾地黄　知母　貝母　当帰　香附子各80　白茯苓　牡丹皮　沢瀉各60。「虚労により鼻衄、咳嗽、喀血、発熱、冷汗、月経不順の場合に用いる」。

滋陰地黄湯(じいんじおうとう)『済州新編』　方剤名。熟地黄6　山薬　山茱萸　当帰　川芎　白芍各3.2　牡丹皮　沢瀉　白茯苓　石菖蒲　遠志　知母　黄柏各2.4。「陰血不足により虚火が盛んで、微熱が出て、手足心熱、胸悶、不眠、冷汗、口乾、耳聾の場合に用いる」。

滋陰至宝湯(じいんしほうとう)『万病回春』　方剤名。①当帰　芍薬　茯苓　天門冬　陳

皮　麦門冬　地骨皮　香附子各2.5　知母　甘草　貝母　薄荷　柴胡各1.5　生姜1。「体力の衰えた衰弱傾向の人の、慢性に経過した咳嗽に用いる」　②当帰　白朮各4　白茯苓　陳皮　知母　貝母　香附子　地骨皮　麦門冬　白芍各3.2　柴胡　薄荷　甘草各2　生姜3。『東医宝鑑』「女性が虚労により、身体消痩し、食欲不振、悪寒と煩熱が繰り返し、冷汗が多い場合、または月経不順の場合に用いる」。

滋陰瀉下（じいんしゃか）　「攻補兼施」を参照。

滋陰清胃丸（じいんせいいがん）『東医宝鑑』　方剤名。石膏80　当帰　生地黄　梔子　牡丹皮各40　黄連　知母　葛根　防風各28　升麻　白芷各20　甘草16。「胃熱が盛んで、歯茎が腫痛し、歯が動揺する場合に用いる」。

滋陰清胃固歯丸（じいんせいいこしがん）『補陽処方集』　方剤名。黄耆　升麻　山査各80　粳米粉60　山薬　牡丹皮　黄連　当帰　玄参　葛根　知母各40　朱砂適量。「胃熱が盛んで、歯茎が腫痛する場合に用いる」。

滋陰清化膏（じいんせいかこう）『東医宝鑑』　方剤名。生地黄　熟地黄　天門冬　麦門冬各80　黄柏60　白茯苓　山薬　枸杞子　白芍　知母　玄参　薏苡仁各40　五味子28　甘草20。「肺腎陰虚により微熱、短気、咳嗽、手足心熱の場合に用いる」。

四飲煎（しいんせん）　方剤名。「養陰清肺」を参照。

滋陰疏肝（じいんそかん）　「和肝」を参照。

滋陰熄風（じいんそくふう）　滋陰を主として、陰虚によって動風するのを消除する治療法のこと。熱病の後期には真陰を傷りやすい。症状は身熱は高くないが滞留して下らない・手足心熱・面紅・虚煩不眠・咽乾口渇・心慌神倦、ひどい場合は耳聾・手足蠕動または抽搐・舌乾絳少苔・脈虚数なども見られる。治療には生地・白芍・麦冬・鶏子黄・亀板・鱉甲・牡蛎・釣藤などの薬物を用いる。

滋陰熄風湯（じいんそくふうとう『補陽処方集』　方剤名。真珠母10　石斛　甘菊花　天麻　何首烏　牛膝　酸棗仁　遠志　石菖蒲　茯神各4。「肝陽上昇により眩暈、頭痛、耳鳴、耳聾の場合に用いる」。

滋陰大補丸（じいんたいほがん）『東医宝鑑』　方剤名。熟地黄80　牛膝　山薬各60　杜仲　巴戟天　山茱萸　肉蓯蓉　五味子　白茯苓　茴香　遠志各40　石菖蒲　枸杞子各20。「虚労により気血不足し、易疲労、腰膝酸軟の場合、老人の不眠、心悸の場合、皮膚があれる場合に用いる」。

滋陰寧神湯（じいんねいしんとう）『東医宝鑑』　方剤名。当帰　川芎　白芍　熟地黄　人参　茯神　白朮　遠志　天南星各4　酸棗仁　甘草各2　黄連1.6　生姜3。「心血不足により癇疾、突然昏倒して、痰が多く、手足攣縮する場合に用いる」。

滋陰八味丸（じいんはちみがん）『補陽処方集』　方剤名。熟地黄320　山茱萸　山薬160　牡丹皮　白茯苓　沢瀉各120　黄柏　知母各80。「腎陰不足で陰虚火旺し、骨蒸潮熱、胸悶、煩躁、冷汗、腰膝酸軟、遺精がある場合に用いる」。

滋陰百補丸（じいんひゃくほがん）『東医宝鑑』　方剤名。香附子320　益母草160　当帰120　川芎　熟地黄　白朮各80　白芍60　白茯苓　人参　延胡索各40　甘草20。「気血不足により悪寒発熱し、口中無味、身体消痩する場合に用いる」。

滋陰平肝潜陽（じいんへいかんせんよう）　陰虚して肝陽が上亢する場合の治療法。肝陰虚や腎陰虚では、肝陽上亢が生じる。症状は頭痛・頭昏暈・耳鳴耳聾・情緒が激動しやすい・面部烘熱・口燥咽乾・睡眠不足・舌質紅・脈細弦数などが見られる。肝腎の陰を滋すには、熟地・枸杞・山茱萸・旱蓮草などの薬物を用いる。平肝には釣藤・菊花・天麻・僵蚕などの薬物を用いる。潜陽には生牡蛎・生龍骨・生石決明・磁石などの薬物を用いる。

滋陰補腎丸(じいんほじんがん)『**医林撮要**』 方剤名。熟地黄　当帰　杜仲各60　黄柏　苦楝子各48　白芍　枸杞子各40　川芎32　茴香24　桃仁20　破胡紙8。「腎虚により腰痛し、腰膝酸軟無力の場合に用いる」。

滋陰養栄湯(じいんようえいとう)『**東医宝鑑**』 方剤名。当帰8　人参　生地黄各6　麦門冬　白芍　知母　黄柏各4　甘草2　五味子15。「消渇により口と咽喉が乾燥し、冷飲する場合に用いる」。

滋陰利湿(じいんりしつ) 熱邪で傷陰して小便不利になる場合の治療法。症状は口渇して水を飲みたがる・小便不利、または咳嗽嘔悪・心煩して安眠できないなどが見られる。この治療には猪苓湯(猪苓・茯苓・沢瀉・阿膠・滑石)を用いる。心煩して安眠できないのは、傷陰の現象である。この場合に阿膠は補血養陰するので、その他の薬物と併用すれば、利水することができ、陰を傷ることはなくなる。

歯齲(しう) 虫歯のこと。

紫雲膏(しうんこう)『**春林軒膏方**』 方剤名。胡麻油1000ml　当帰100g　紫根100g　蜜蠟380g　豚脂25g。華岡青洲の創方。『春林軒膏方』(華岡青洲著)には、「一名は潤肌膏　禿瘡(頭皮に出来る瘡で痒みをともなう。長引くと頭髪が脱落する。)乾枯し、白斑(白癜風；白ナマズ)にて痒みを為し、毛髪脱落し、手足破裂し、皸(皸裂；ひび割れ)などの症を治す」とある。一般皮膚病・痔・火傷・すり傷・切り傷などに広く応用することができる。『外科正宗』の潤肌膏(胡麻油・当帰・紫根・蜜蠟)に豚脂を加えたもの。

滋栄活絡湯(じえいかつらくとう)『**その他**』 方剤名。当帰　熟地黄　人参各8　川芎6　黄耆　天麻各4　炙甘草　陳皮　防風　荊芥　羌活各1.6　黄連3.2。「産後に血虚により、悪風、悪寒、頭痛、牙関緊閉、手足痙攣する場合に用いる」。

時疫(じえき) 流行性の熱病のこと。

紫円(しえん)『**千金方**』 方剤名。杏仁8.0　代赭石　巴豆　赤石脂各4.0　米糊。「主として胃腸の内容物を速やかに排出させるのに用いる」。

塩(しお) 薬物名。「食塩」を参照。

地黄(じおう) 薬物名。「生地黄」・「乾地黄」・「熟地黄」を参照。

四黄枳殻丸(しおうきこくがん)『**医林撮要**』 方剤名。大黄　黄芩　黄連　黄柏　枳殻　白芍　当帰　滑石　甘草　桃仁　白朮各同量。「熱痢、血痢などにより腹痛し、便がすっきり出ず、血と泡が混じった泄瀉をし、煩渇し、尿赤の場合に用いる」。

四黄散(しおうさん)『**東医宝鑑**』 方剤名。大黄　黄芩　黄連　黄柏　白芨各同量。「火傷により肌肉がただれて痛む場合、小児が熱毒により瘡癤が生じ、痒痛し、潰爛して排膿する場合に用いる」。

塩灸(しおきゅう) 温灸法の一つ。経穴上に和紙をかぶせて食塩を盛り、その上から温灸艾で施灸する方法。下痢や腰痛などに適用する。

紫菀(しおん) 薬物名。温肺止咳薬。苦甘、温、肺。①化痰止咳　②下気平喘　③瀉肺消癰　④潤肺止血　⑤化気痛溺

紫苑散(しおんさん)『**東医宝鑑**』 方剤名。①紫苑　知母　貝母各6　人参　桔梗　赤茯苓各4　阿膠　甘草各2　五味子30　生姜3。「肺痿により咳嗽し、血泡が混じる痰が出て、肺癰になる危険性がある場合に用いる」 ②人参　紫苑　知母　貝母　甘草　五味子　赤茯苓　阿膠各同量。『医林撮要』「虚労または肺痿により咳嗽し、血泡が混じる痰が出る場合に用いる」。

紫苑茸湯(しおんじょうとう)『**東医宝鑑**』 方剤名。紫苑　桑葉　款冬花　百合　杏仁　阿膠　貝母　蒲黄　半夏各4　犀角　人参　甘草各2　生姜5。「熱邪により肺が傷られ、咳嗽、咽喉掻痒、痰が濃く、短気、胸脇が疼痛する場合に用いる」。

紫苑湯(しおんとう)『**東医宝鑑**』 方剤名。①紫苑　天門冬各8　桔梗6　杏仁　桑白皮　甘草各4　竹茹　鶏卵大。「妊婦が肺陰不足

により、風寒に傷られて咳嗽する場合に用いる」 ②紫苑　白芷　人参　黄耆　桑白皮　杏仁　地骨皮　甘草各4　生姜3　大棗2。「熱邪により肺が傷られ、肩背が重く、鼻閉、くしゃみや咳嗽し、短気する場合に用いる」。

嗜臥(しが)　すぐに横になりたがること。

四海(しかい)　髄海(脳)、血海(衝脈)、気海(膻中)、水穀の海(胃)を指す(『霊枢・海論』)。

四街(しがい)　胸・腹・頭・脛などの部位に気街がある。

支膈(しかく)　胸膈部の下部に、気が塞がっているような不快感を自覚すること。

耳廓(じかく)[耳輪]　耳介のこと。外耳道以外の外部に出ている耳部のこと。

四華穴(しかけつ)　穴名。奇穴。背部。①患者の口寸(口の幅)を計り、その長さで正方形を作り中心に穴を開けておく。②紐で足の第2趾の先端から足底を経て、踵の正中から上行して委中穴まで計って切る。③そして②で測った紐を首にかけて、脊柱上の両端を垂らして引っ張り、その先に仮点をつくる。④その点に①の正方形をあて、四隅に4点を取る。ほぼ膈兪穴と胆兪穴にあたる。虚弱・喘促発作・吐血・潮熱などを主治。

紫河車(しかしゃ)　薬物名。補血薬。甘鹹、温、肝・腎。①養心寧神　②補血止血　③益気止嗽　④益腎固精

紫花地丁(しかちちょう)　薬物名。清熱解毒薬。苦辛、寒、心・肝。①解毒医瘡　②散結消癧

止渇湯(しかつとう)『東医宝鑑』　方剤名。人参　麦門冬　赤茯苓　桔梗　瓜呂根　沢瀉　葛根　甘草各20。「霍乱により激しく吐瀉し、口渇、咳嗽などの場合に用いる」。

子癇(しかん)　「妊娠癇証」のこと。「子冒」ともいう。妊娠6～7ヶ月ころから臨月までの時期に出現する。症状は突然眩暈昏倒して、人事不省・四肢抽搐・牙関緊閉・目睛直視・口吐白沫、ひどければ角弓反張して、しばらくして覚醒し、時々起きては止むなどのこと。本病は腎陰が本来虚したものが、肝陽が上亢して起こる。産後に発病するものもある。

四関(しかん)　①上肢の両側の肩関節(両脇)と肘関節、下肢の股関節(大腿骨)と膝関節のこと。②上肢の両側の肘関節と下肢の両側の膝関節のこと。

止汗(しかん)　治法。汗出が多すぎると、津液を消耗させてしまうので、薬物で汗を制止させること。

二間(じかん)　穴名。手陽明大腸経。滎水穴。示指、第2中手指節関節橈側の遠位陥凹部、赤白肉際。①清熱散風　②消腫止痛　③通経利咽　④導積滞　⑤散邪熱

自汗(じかん)　日中に、身体を動かしたり、厚着をしたり、発熱などによらずに、汗が自然に出る症状のこと。肺気の虚弱や衛陽不固によって起こる。

耳疳(じかん)　耳内が慢性的に腫れ、黒色で臭う膿が流れ出る耳病のこと。湿熱内蘊や肝火上擾により起こる。

四関穴(しかんけつ)　穴名。奇穴。合谷穴・太衝穴の左右合わせて4穴のこと。関節痛などを主治。

止汗散(しかんさん)『郷薬集成方』　方剤名。牡蠣　麦くず各同量。「産後に冷汗が出る場合に用いる」。

時還読我書(じかんどくがしょ)　書名。日本江戸時代、多紀元堅(1795～1857)の著。医論随筆集。全2巻。天保10年(1839)成。元堅が従来書き溜めた随筆を一書にまとめたもの。

子気(しき)　①五行の相生関係の「我生ず」(我生)の子気を指す。つまり火は木より生ずるので、火は木の子気となる。②「子腫」を参照。

四気(しき)[四性]　「寒・熱・温・涼」の4種の薬性のこと。薬性の「寒涼」と「温熱」とは、病症の性質の熱性と寒性とを対峙させて言っている。熱性病症を治療する薬物は、寒性や涼性の薬物である。たとえば黄連は寒

し

薬で、熱病の瀉痢を治療する。茵陳蒿は微寒性で涼薬なので、黄疸・身熱を治療する。寒性の病症を治療する薬物は、熱性や温性である。たとえば附子は熱薬であり、大汗して陽気衰竭して、四肢寒冷などを治療する。草果は温薬で微熱性なので、胸腹冷痛と冷えが強い瘧疾を治療する。「寒薬と涼薬」、「熱薬と温薬」は、程度に違いがあるだけである。この他に「平性薬」があり、性質が和平なのだが、実際には寒か熱のいずれかに偏る。たとえば白茯苓は「甘平」だが温に偏り、茯苓も「甘平」だが涼に偏る。しだがって「平」を除いて「四気」というのである。

死肌(しき)　知覚全麻痹のこと。

視歧(しき)　物が二重に見えること。肝腎の陰精の欠損により起こる。

時気(じき)　「時行戻気」を参照。季節の変わり目に発生する急性伝染病のこと。

四気街(しきがい)　穴名。「頭気街」「胸気街」「腹気街」「脛気街」のこと。

四気五味(しきごみ)　薬物の薬性の「寒・熱・温・涼」を四気といい、薬味の「辛・酸・甘・苦・鹹」を五味という。

色診(しきしん)　望診のこと。顔色の変化を観察して疾病を理解する方法のこと。診察時は、必ず顔色の「沈浮」「散摶」「潤沢」「上下拡散の方向」などに注意を払う。たとえば色が明るければ、「浮」であり「表病」をつかさどる。色が隠晦なのは「沈」であり「裏病」をつかさどる。色が淡色でまばらなのは「散」であり、「新病」「邪が浅い」のである。色が深く壅滞しているのは「摶」であり、「久病」「邪盛」である。色彩が潤沢なのは「胃気」が存在する。色彩が「枯槁」しているのは「胃気」が衰憊している。病色が上下に拡散する方向は、病変の方向と関連がある。上記に述べた、特に「枯槁」と「病色」が一箇所に結集しているのは、病状が非常に重いことを意味している。しかし臨床では「五色主病」を基本としながらも、他の症状や脈象などを参考にしながら、全面的に分析して判断する。

色随気華(しきずいきか)(色は気華に随う)
色は色沢のこと。気は五臓の精気のこと。華は外栄のこと。正常な色沢は、五臓の精気の外栄である。たとえば顔では光沢があり明潤で、何ら変化が無いのは、五臓の精気が充足していることをあらわす。もし疾病が重かったり久病で、臓気が衰退すれば、枯槁して衰憊する病色があらわれる。つまり色沢は、五臓の精気の盛衰によって変化することを説明している。

直中(じきちゅう)　「直中三陰」ともいう。傷寒において、三陽経を通り進展しながら変化せずに、直接三陰経を侵犯すること。つまり発病すると三陽経の症候は見られずに、いきなり三陰経の証候が現れることをいう。

直中三陰(じきちゅうさんいん)　「直中」に同じ。

色脈合参(しきみゃくがっさん)　弁証において、脈象と病色の変化をそれぞれに参照して、総合的に分析を行い、病状を判断する方法のこと。一般的に、色と脈の表現が一致するのは「順」で、一致しないのは「逆」である。たとえば面赤唇紅・舌紅苔黄などは、熱邪が盛んな病色であり、そこに洪数や滑数などの脈象(陽脈や実脈)があらわれるのは、色と脈が一致している。邪気が盛んだが正気もまだ充足しているので、「順証」であり、予後も良好である。しかし、もし上記の病色で脈が細数(虚脈)があらわれるのは、色と脈が一致していないので、邪気が盛んで正気が虚し、熱が陰津を傷ったり、邪気が内陥してしまっているので、「逆証」となり、予後も良くない。また数脈は熱であり、赤色も熱である。そこで脈が数なのに面色が蒼白であったり、逆に面色が潮紅しているのに脈が微弱なのは、色と脈が相反する「逆証」であり、病状が危険なことを表している。

四逆(しぎゃく)　「四肢厥冷」を参照。

四逆加人参湯(しぎゃくかにんじんとう)
『傷寒論』　方剤名。甘草2　附子1枚　乾姜1.5　人参1。「悪寒し脈微にして復利し、

利すること止むは亡血なり、四逆加人参湯これを主る。」(悪寒脈微而復利、利止亡血也、四逆加人参湯主之)

四逆散(しぎゃくさん)『傷寒論』 方剤名。①甘草 枳実 柴胡 芍薬。「少陰病にて四逆し、その人あるいは咳し、あるいは悸し、あるいは小便利せず、あるいは腹中痛み、あるいは泄利下重する者は、四逆散これを主る。」(少陰病、四逆、其人或咳、或悸、或小便不利、或腹中痛、或泄利下重者、四逆散主之) ②柴胡 白芍 枳実 炙甘草各同量。『東医宝鑑』「熱厥症により身熱、手足熱し次第に冷たくなる場合、または心下痛の場合、はげしく泄瀉する場合、心下胸脇支満、手足厥冷する場合に用いる」。

四逆湯(しぎゃくとう)『傷寒論』 方剤名。①「急方」を参照。②「熱剤」を参照。甘草2 乾姜1.5 附子1枚。「傷寒にて、脈浮、自汗出で、小便数、心煩し、微かに悪寒し、脚攣急するに、反って桂枝(桂枝湯)を与えその表を攻めんことを欲するは、これ誤りなり。これを得て便(すなわ)ち厥し、咽中乾き、煩躁吐逆する者は、甘草乾姜湯を作りこれに与え、以てその陽を復す。若し厥愈え足温まる者は、更に芍薬甘草湯を作りこれに与えれば、その脚即ち伸ぶ。若し胃気和せず、譫語する者は、少しく調胃承気湯を与う。若し重ねて発汗し、また焼針を加うる者は、四逆湯これを主る。」(傷寒、脈浮、自汗出、小便数、心煩、微悪寒、脚攣急、反與桂枝欲攻其表、此誤也…若重発汗、復加焼鍼者、四逆湯主之)「脈浮にして遅、表熱し、裏寒し、清穀を下利する者は、四逆湯これを主る。」(脈浮而遅、表熱裏寒、下利清穀者、四逆湯主之)「吐利し汗出で、発熱悪寒し、四肢拘急し、手足厥冷する者は、四逆湯これを主る。」(吐利汗出、発熱悪寒、四肢拘急、手足厥冷者、四逆湯主之)「傷寒にて、医これを下し、続いて下利を得、清穀止まず、身疼痛する者は、急ぎ当に裏を救うべし。後身疼痛し、清便自ら調う者は、急ぎ当に表を救うべし。裏を救うには四逆湯に宜しく、表を救うには桂枝湯に宜し。」(傷寒、医下之、続得下利清穀不止、身疼痛者、急当救裏、後身疼痛、清便自調者、急当救表、救裏宜四逆湯、救表宜桂枝湯) ③炙甘草24 炮乾姜20 生附子大1。『東医宝鑑』「陽気不足により、内に陰寒が盛んになり、身冷、手足厥冷する場合、全身疼痛、未消化物の泄瀉をする場合、傷寒病で発汗し過ぎたり、泄瀉させ過ぎることにより、亡陽証となり、手足厥冷、元気が無く、冷汗が流れ、脈微の場合に用いる」。

紫宮(しきゅう) 穴名。任脈。前胸部、前正中線上、第2肋間と同じ高さ。①寛胸止咳 ②清肺利咽 ③降逆止嘔 ④通絡止痛

自灸(じきゅう) 「天灸」を参照。

子宮穴(しきゅうけつ) 穴名。奇穴。下腹部、正中線上の臍下4寸(中極穴)の外方3寸に取る。不孕・陰挺などを主治。

子宮出血穴(しきゅうしゅっけつけつ) 穴名。奇穴。腰部、尾骨端から5寸上に1点、その左右1.5寸に2点、各点の1寸上部に各3点の合計6点とする。崩漏・漏下などを主治。

子宮脱垂(しきゅうだっすい) 「陰挺」を参照。

四極(しきょく) 四肢の別称(『素問・湯液醪醴論』に見える)。

至虚有盛候(しきょゆうせいこう)(虚に至れば盛候あり) 「真寒仮熱」を参照。

刺禁(しきん) 「禁刺」に同じ。

歯齦結瓣(しぎんけつべん) 症名。歯肉が腫脹して花びら状になること。他に出血・疼痛・糜爛・腐臭の口臭が見られる。これは熱毒内攻し胃火極盛することにより起こる。

歯齦刺針(しぎんししん) 上歯や下歯の歯齦に直接刺針すること。歯齦炎・歯痛・歯槽膿漏などを主治。

紫金錠(しきんじょう) 「丹」を参照。

紫金丹(しきんたん)『処方集』 方剤名。①紫金藤200 乳香 没薬各80 血竭 五倍子各60。「脱疽に用いる」 ②豆豉40 枯白

し

礬12　信石4。『東医宝鑑』「肺に痰が集積し、短気、不安、食欲不振の場合に用いる」③自然銅80　没薬　降香　乳香　蘇木　烏頭　螻蛄各40　血竭　龍骨各20。「打撲により瘀血が生じて疼痛する場合に用いる」。

滋筋養血湯（じきんようけつとう）『医林撮要』　方剤名。熟地黄8　白芍6　当帰　麦門冬　牛膝　蒼朮　薏苡仁　杜仲　黄柏各4　人参　川芎　防風各2.4　羌活　知母　甘草各2　五味子9　生姜3　大棗2。「気血不足により下肢無力で歩行困難な場合に用いる」。

衄家（じくか）　平素より鼻出血の傾向がある人のこと。恒常的な失血のために血虚や津液欠乏になりやすい。したがって張仲景は、このような人には発汗すべきでなく、もし発汗させてしまうと、筋脈が抽搐し、両目が直視して、失眠などの症状があらわれると指摘している。

衄血（じくけつ）　鼻出血のこと。原因としては、①太陽病が外表で散ずることができずに、熱が経に滞って起こる。他に頭痛・目眩などもともなう。②陽明経の熱が下らずに、裏に渋滞して起こる。口渇しても不飲なども見られる。③温熱病に辛温薬を誤用して動血しても起こる。

使君子（しくんし）　薬物名。駆虫薬。甘、温、脾・胃。①殺虫消積　②健脾止瀉

使君子丸（しくんしがん）『東医宝鑑』　方剤名。使君子40　厚朴　訶子　炙甘草各20　陳皮10。「小児の冷疳により、眼腫、面黒、腹硬満、青白い泡が混じった泄瀉をする場合に用いる」。

四君子湯（しくんしとう）　①「温養」を参照。②「補剤」を参照。③「緩方」を参照。

四君子湯（しくんしとう）『和剤局方』　方剤名。①人参　甘草　茯苓　白朮（各等分）「治営衛気血、臓腑怯弱、心腹脹満、全不思食、腸鳴泄瀉、嘔噦吐逆、大宜服之」②人参　白朮　白茯苓　炙甘草各5。『東医宝鑑』「真気が不足して顔面蒼白、全身倦怠、口中無味、消化不良、頻繁に泄瀉する場合に用いる」③人参　黄耆　白朮　白茯苓各40。『郷薬集成方』「脾胃が虚弱で頻繁に嘔吐する場合に用いる」。

自経補瀉（じけいほしゃ）　補瀉法の一つ。経絡の補瀉を行う前に、病経のみを用いて補瀉すること。

尸厥（しけつ）　突然昏倒して人事不省となり、仮死状態になること。呼吸は微弱で、脈も微細か少しも指に触れない。見た目は仮死状態に見えるが、慎重に診察して救急する。一酸化炭素中毒の窒息や脳振盪などに見られる。

支結（しけつ）　突っ張って支えられているような感覚のこと。

止血（しけつ）　治法。出血を治療する方法。「清熱止血」「補気止血」「袪瘀止血」などがある。

肢厥（しけつ）　四肢が冷えて暖かくならない症状のこと。

尸厥（しけつ）　仮死状態のこと。

試月（しげつ）　「難産」を参照。

耳穴（じけつ）　「耳針療法」を参照。

止血散（しけつさん）『東医宝鑑』　方剤名。皀角刺80　胡桃　破胡紙　槐花各120。「腸風により大便に血が混じる場合に用いる」。

滋血潤腸湯（じけつじゅんちょうとう）『医学統旨』　方剤名。当帰5　芍薬3　地黄5　紅花1　桃仁5　枳実2　大黄1。韮汁と酒少量を入れて服用する。「血枯および死血膈に在り、飲食下らず、大便燥結するを治す」。血瘀による、噎膈（咽喉閉塞・嚥下不利）・嘔吐・便秘などに用いる。

滋血百補丸（じけつひゃくほがん）『東医宝鑑』　方剤名。熟地黄　菟絲子各160　当帰　杜仲各80　知母　黄柏各40　沈香20。「虚労、陰血不足、腎陽不足などにより、全身労倦し、腰膝酸軟無力、午後微熱、手足心熱する場合に用いる」。

滋血養筋湯（じけつようきんとう）『東医宝鑑』　方剤名。熟地黄6　白芍　当帰　麦門冬　黄柏　牛膝　杜仲　蒼朮　薏苡仁各3.2　人参　川芎　防風　知母各2　羌活　甘草

各1.2　五味子9　生姜3　大棗2。「気血不足により脚弱、歩行困難な場合に用いる」。

刺血絡正誤(しけつらくせいご)　書名。日本江戸時代(1770年ごろ)の刺絡の書、入江大元著。

自下利(じげり)　下痢のこと。

子懸(しけん)　症名。妊娠4～5ヶ月後に胎動不安・心胸脹満・痞悶不舒する病症のこと。肝気鬱結して痰気渋滞し、胎気が上逆して起こる。

子戸(しこ)　子宮のこと。

支溝(しこう)　穴名。手少陽三焦経。経火穴。前腕後面、橈骨と尺骨の骨間の中点、手関節背側横紋の上方3寸。①疏理三焦　②清熱開竅　③活絡散瘀　④通調腸胃　⑤降逆火

耳垢(じこう)　「耵聹(ていでい)」を参照。

時行(じこう)　①「時行戻気」を参照。②「時病」を参照。

地合穴(じごうけつ)　穴名。奇穴。下顎部、オトガイ唇溝正中の陥凹部(承漿穴)の直下、下顎骨下縁の正中に取る。面疔・牙齦腫痛などを主治。

四香散(しこうさん)『東医宝鑑』　方剤名。木香　沈香　乳香　甘草各10　川芎　胡椒　陳皮　人参　白礬各20　桂心　乾姜　砂仁　茴香各40　訶子200。「脾気が不足して、血が集積して生じた脹満により、非常に腹満し、ガスや水がたまり、胸脇痛、腹に静脈が赤く現れ、身腫する場合に用いる」。

四合湯(しごうとう)『東医宝鑑』　方剤名。陳皮　半夏各6　厚朴　枳実　赤茯苓　紫蘇葉　香附子　鬱金各2.8　甘草2　生姜5。「痰と気が集積して腹腫痛する場合に用いる」。

時行戻気(じこうれいき)　「時行」「時気」ともいう。流行して強烈な伝染性を持った病邪のこと。

時行頓嗆(じこうとんそう)　「百日咳」を参照。

子午傾針(しごけいしん)　針術の一つ。

子戸穴(しこけつ)　穴名。奇穴。下腹部、正中線上の臍下3寸(関元穴)から右へ2寸に取る。少腹痛・不孕・淋疾などを主治。

四虎散(しこさん)『東医宝鑑』　方剤名。天南星　草烏　半夏　狼毒各同量。「癰疽が集中して、硬腫し、完全に化膿していない場合に用いる」。

耳後疽(じごそ)　三焦と胆経の火毒により起こる。症状は耳の後部が腫痛潰爛し膿が流れる。さらに頭痛・悪寒・発熱などの全身症状もともなう。

子午補瀉(しごほしゃ)　針術の一つ。子午流注を応用して補瀉を行う針法。

子午流注(しごるちゅう)　針灸治療の学説の一つ。十二経中の五兪穴(計66穴)を基本として、日時の天干と地支の変化を組み合わせて、経脈気血の盛衰や開闔の状況を推算して、いつ何時にどの経穴を用いるかを決定する学説。それによって用いられる経穴は、一定の効果があるが、総合的に見ると形而上学的な内容も含まれ、なおかつ機械的な治療形式を採用しているので、注意しながら応用する。

師語録(しごろく)　書名。日本室町時代、曲直瀬玄朔(1549～1631)の著。療治書。全2巻。天正19年(1591)序。『授蒙聖功方』の内容とも近似し、諸病の治法・処方・灸治の要訣を記した書。

紫根(しこん)　薬物名。紫草の別名。「紫草」を参照。

子芩丸(しこんがん)『東医宝鑑』　方剤名。黄芩160　当帰　香附子各80。「月経が頻繁にあったり、子宮不正出血がある場合に用いる」。

歯痕舌(しこんぜつ)　舌質名。舌の辺縁に歯痕が現れるもの。舌が肥大することが原因で、舌体が普通の人に比べて肥大して、歯の内側に圧迫されるために起こる。脾虚の表現である。さらに舌質が淡色で湿潤しているのは、脾虚で寒湿があるために起こる。

子芩湯(しこんとう)『東医宝鑑』　方剤名。黄耆40　白芍　黄芩　人参　白茯苓　麦門冬　桔梗　乾地黄各20。「心肺が虚して心

悸、多夢、冷汗、口乾の場合に用いる」。

至剤(しざい)　効果が過激な方剤のこと。

梔子(しし)[山梔子]　薬物名。清熱降火薬。苦、寒、心・肺・三焦。①清心除煩　②利尿通淋　③燥湿退黄　④涼血止血　⑤清胃止痛　⑥瀉肝明目

四眥(しし)　内外の外眼角のこと。

四時(しじ)　「春・夏・秋・冬」のこと。夏季の第3番目の月(陰暦6月)を「長夏」ともいう。

耳痔(じじ)　外耳道の中に生じる腫れ物を総称する。肝・腎・胃などの経に熱が醸成して起こり、耳に脹塞感があり、聴力減退・耳鳴して痒みがある。腫瘤の形状により、それぞれの名称がある。腫瘤がさくらんぼや桑の実の形をするものを「耳痔」という。棗の種のようなものは「耳挺」といい、頭が大きくへたが小さいキノコ状のものを「耳蕈」という。

歯衄(しじく)　「牙衄」に同じ。

自衄(じじく)　発汗や熱盛によらずに、自然に鼻出血が起きるもの。

梔子豉湯(しししとう)『傷寒論』　方剤名。梔子14枚　香豉4合。「発汗吐下したる後、虚煩し眠るを得ず。若し劇しき者は、必ず反復顛倒し、心中懊悩す。梔子豉湯これを主る。」(発汗吐下後、虚煩不得眠、若劇者、必反復顛倒、心中懊悩、梔子豉湯主之)

梔子勝奇散(しししょうきさん)『その他』　方剤名。白蒺藜　蝉退　谷精草　甘草　木賊　黄芩　決明子　甘菊花　梔子　川芎　荊芥穂　羌活　蜜蒙花　防風　蔓荊子各同量。「努肉攀睛、眼掻痒症や風熱により目やにと涙が流れ、疼痛する場合に用いる」。

梔子清肝湯(ししせいかんとう)『東医宝鑑』　方剤名。柴胡8　梔子　牡丹皮各5.2　赤茯苓　川芎　芍薬　当帰　牛蒡子各4　橘皮　炙甘草各2。「肝火により耳・頚項・胸・乳房に硬結が生じ、腫痛し、悪寒発熱する場合に用いる」。

梔子大黄湯(ししだいおうとう)『東医宝鑑』　方剤名。豆豉30　梔子　大黄各8　枳実4。「飲酒過度により全身に黄疸を発し、身消痩、心下痞硬疼痛、便秘、尿不利の場合に用いる」。

梔豉地黄湯(ししぢおうとう)『東医宝鑑』　方剤名。豆豉20　大黄12　梔子　枳実　柴胡各4。「熱性疾患を患った後に、飲食調整を誤り、胸脇苦満、口中無味、発熱、便秘する場合に用いる」。

梔子竹茹湯(ししちくじょとう)『東医宝鑑』　方剤名。梔子12　陳皮8　竹茹6。「胃熱により悪心、嘔気が止まない場合に用いる」。

四子調中湯(ししちょうちゅうとう)『東医宝鑑』　方剤名。半夏8　桃仁6　香附子　枳実　栝呂仁　紫蘇子　白芥子各4　黄連2.8　陳皮　橘皮　沈香　白茯苓　木通　芒消各2。「反胃により嘔吐し、多痰、大小便不利の場合に用いる」。

梔子柏皮湯(ししはくひとう)『傷寒論』　方剤名。①肥梔子15枚　甘草1　黄柏2。「傷寒にて、身黄ばみ発熱するは、梔子柏皮湯これを主る。」(傷寒身黄、発熱、梔子柏皮湯主之)　②黄柏　梔子各20　甘草12。『その他』「湿熱により全身に黄疸が出て、発熱、心煩、尿不利の場合に用いる」。

時時自冒(じじじぼう)　常に意識が朦朧としてめまいがする状態のことで、激しい場合は危険な状態となる。

四七調気湯(ししちちょうきとう)『医林撮要』　方剤名。紫蘇　厚朴　赤茯苓　半夏　枳実　砂仁　紫蘇子　陳皮各6　甘草2　生姜3。「七情に傷られて生じた熱膈と反胃により頻繁に嘔吐する場合に用いる」。

志室(ししつ)　穴名。足太陽膀胱経。腰部、第2腰椎棘突起下縁と同じ高さ、後正中線の外方3寸。①強腰滲湿　②補腎益精　③清熱利尿　④調経止帯

四時不正之気(しじふせいのき)　広くは、四季の正常でない気候を指す。たとえば冬季に寒いはずが暖かかったり、春季に暖かいはずが寒かったりすること。それは生物の成長と発育には不利である。人体でもこのような気候に適応できなければ、疾病を

引き起こす。

四肢不用(ししふよう)　四肢が萎えて運動能力を失う症状のこと。

時邪(じじゃ)　広く四季の気候と関係のある病邪を指す。季節病の発病要因の総称。

四炒枳殻丸(ししゃきこくがん)『東医宝鑑』　方剤名。枳殻160　香附子　三稜　蓬莪朮各80。「気血が滞り、臌脹と積聚が生じた場合に用いる」。

四炒川楝丸(ししゃせんれんがん)『東医宝鑑』　方剤名。苦楝子600　木香　破胡紙各40。「疝症により陰嚢腫痛して萎縮する場合に用いる」。

子腫(ししゅ)　症名。妊娠7～8ヶ月ころに、下肢が軽く浮腫し、他に症状が無いものは、妊娠後期の正常な現象である。もし水腫が次第にひどくなり、股関節部や外陰部や下腹部にまで広がり、ひどい場合は顔面や上肢まで腫れあがり、同時に尿量が減少して、体重が急激に増加するものを「子腫」、「妊娠腫脹」または「妊娠水腫」という。これは妊娠後期の中毒症の症状の一種で、その他に皮膚色蒼白・精神疲乏・肢冷倦怠・口淡厭食なども見られる。主な病因は、脾腎陽虚や気滞により起こる。この他に、妊娠6～7ヶ月ころに腹部が脹満して喘するものは「子満」または「胎水」という。膝以下が腫れて、小便清長するものは「子気」という。両下肢だけが浮腫して皮膚が厚くなるものは「皺脚」という。両下肢が腫脹して皮が薄いものは「脆脚」という。これらの病理は、上述したものとほぼ同じである。現代ではこれらの名称が使用されることはない。

持重(じじゅう)　病証に変化が無い場合でも、同じ薬方を用いること。

四獣飲(しじゅういん)『東医宝鑑』　方剤名。人参　白朮　白茯苓　陳皮　半夏　草果甘草　烏梅　生姜　大棗各4。「瘧疾の発作の際に頭痛、痙攣が起こり、悪心、嘔吐、精神昏迷する場合、身体衰弱して瘧疾が長らく癒えない場合に用いる」。

四汁膏(しじゅうこう)『東医宝鑑』　方剤名。梨汁　生蓮根汁　生羅蔔汁　生薄荷汁各同量。「暑気に傷られて、咳嗽、多痰、煩熱、水を多く飲み、口乾、喉がかすれて、時に吐血する場合に用いる」。

資壽解語湯(しじゅかいごとう)『東医宝鑑』　方剤名。羚羊角　桂皮各4　羌活　甘草各3　防風　炮附子　酸棗仁　天麻各2。「心脾経に風邪が侵襲して、舌が硬くしゃべれない場合に用いる」。

磁朱丸(じしゅがん)　方剤名。①「重剤」を参照。②神曲160　磁石80　朱砂40。「眩暈、視界がくらみ、視力減退、心悸、不眠、耳鳴、耳聾する場合、または翳膜、内障外障、重視などに用いる」。

時種通編(じしゅつうへん)　書名。朝鮮李朝時代、純祖17年(1817)、李鍾仁の著述。痘瘡・種痘に関する専門医書。1冊上下巻。

滋潤膏(じじゅんこう)『処方集』　方剤名。黄蜜380　梔子　当帰　麻油各100　豚脂25。「凍傷や熱傷に用いる」。

四順清涼飲(しじゅんせいりょういん)『東医宝鑑』　方剤名。大黄　当帰　芍薬　炙甘草各5　薄荷10。「血熱により胸悶、手足煩熱、夜になると発熱し、不眠、口渇、大小便不利、口中糜爛の場合、風熱により硬結が生じ、頭面に腫れ物が生じ、目赤、咽痛で閉塞感がある場合に用いる」。

滋潤湯(じじゅんとう)『東医宝鑑』　方剤名。当帰　生地黄　枳実　厚朴　檳榔　大黄菟絲子　杏仁各4　羌活2.8　紅花1.2。「中風により神識昏迷、手足麻痺、腹満、大小便不利の場合に用いる」。

四順理中湯(しじゅんりちゅうとう)『救急方』　方剤名。炮乾姜　炙甘草各8　人参白朮各4。「腹冷、腹痛、吐瀉、手足厥冷の場合に用いる」。

子処(ししょ)　女性の生殖器のこと。

四診(ししん)　「望診・聞診・問診・切診」の4種の診断法のこと。四診は必ず総合的に運用し、相互に情報を参照し、全面的に病状を解析して、弁証論治に十分な情報を提

し

供しなければならない。

四神(ししん)　中国古代の神、「青竜・白虎・玄武・朱雀」のこと。この四神にちなんだ漢方処方がある。青竜湯は麻黄、白虎湯は石膏、玄武湯は附子、朱雀湯は大棗を主薬とするが、これはそれぞれの薬物の色に由来している。

指針(ししん)　術者の手指をもちいて、一定部位の皮膚(穴位)を按摩したり、もみさすったり、爪切して、金属の針を刺入する代わりに行う簡便な治療法のこと。

耳針(じしん)　耳針療法に用いる針具のこと。豪針状で短く、長さ0.7〜1.0mmほどで、揿針(きんしん)で代用することもできる。

耳蕈(じじん)　「耳痔」を参照。

滋腎(じじん)　「補腎陰」に同じ。「補陰」を参照。

滋腎飲(じじんいん)『医林撮要』　方剤名。萆薢　麦門冬　遠志　黄柏　菟絲子　五味子各同量　竹葉3　燈芯1.5　大黄若干。「膀胱に湿熱が集積し、尿が米のとぎ汁のように濁り、胸悶、口乾する白濁の初期に用いる」。

四診合参(ししんがっさん)　弁証において「望・聞・問・切」の四診で得られた情報、病歴・症状・形色・脈象などの材料を用いて、全面的に分析を進めて、情報が限局したり一方的になることを防ぎ、疾病の標本や緩急などを判断して、正確に治療を指導すること。「色脈合参」「脈象合参」などを参照。

四神丸(ししんがん)　方剤名。①「温補命門」を参照。②破胡紙160　肉豆蔻　五味子各80　呉茱萸40。「脾腎が虚して、五更泄瀉、口中無味、消化不良、腹隠痛する場合、腰酸痛、手足厥冷、全身労倦する場合に用いる」　③呉茱萸　畢澄茄　青木香各20　香附子40。『東医宝鑑』「寒疝により小腹腫痛する場合に用いる」　④香附子320　蒼朮160　牡蛎　沙参　樗根白皮各80。『東医宝鑑』「白帯に用いる」。

滋腎丸(じじんがん)『東医宝鑑』　方剤名。黄柏　知母各40　肉桂2。「膀胱に熱が集積し、口渇せず、尿不利、小腹腫満、尿痛する場合に用いる」。

四診抉微(ししんけつび)　書名。中国清代、林之翰(慎庵)の著。1723年。全8巻。四診についての先人の学説を集大成したもの。

四神元(ししんげん)『郷薬集成方』　方剤名。天麻　天南星　防風各40　薄荷葉20。「風痰が盛んで眩暈し、目の前がくらくらして、肩背が攣急し、手足感覚鈍麻する場合に用いる」。

四神散(ししんさん)『郷薬集成方』　方剤名。①葶藶子　呉茱萸　陳皮各40。「酒毒により手足が黄腫する場合、積聚が生じた場合に用いる」　②甘菊花　当帰　金沸草　荊芥蕊各同量。「女性の血風により、頭痛、眩暈する場合に用いる」　③当帰　炮乾姜　川芎　芍薬各同量。「産後に瘀血が無くならず集積し、心下と腹が非常に痛む場合に用いる」。

四神聡穴(ししんそうけつ)　穴名。奇穴。頭頂部、頭頂部正中(百会穴)の前後左右へ各1寸に取る。計4穴。頭痛・眩暈・神志病などを主治。

滋腎通耳湯(じじんつうじとう)『万病回春』　方剤名。①当帰　川芎　芍薬　知母　地黄　黄柏　黄芩　柴胡　白芷　香附子各2.5。「八味丸を用いるような腎虚の場合で、特に耳鳴、難聴があるときに用いる」　②当帰　川芎　白芍　乾地黄各4　知母　黄柏　黄芩　柴胡　白芷　香附子各2.8。『東医宝鑑』「腎虚により耳鳴耳聾する場合に用いる」。

刺針転向法(ししんてんこうほう)　刺針手技の一つ。目的の深さまで刺入した針を皮下まで抜き出し、刺針の方向を変えて再度刺入する針法。

滋腎百補湯(じじんひゃくほとう)『医林撮要』　方剤名。熟地黄160　当帰　菟絲子各80　知母　黄柏　山薬　甘菊花　楮実　杜仲各40　沈香10　青塩20。「陰陽不足により咳嗽、冷汗、全身労倦する場合、遺精がある場合に用いる」。

滋腎保元湯(じじんほげんとう)『方薬合編』

方剤名。人参　当帰　白茯苓　白朮　甘草　熟地黄　牡丹皮　黄耆　山茱萸　杜仲各4　肉桂　炮附子各2　蓮実7　生姜3　大棗2。「気血不足により瘰疽が破れて閉じない場合に用いる」。

滋腎明目湯(じじんめいもくとう)『万病回春』　方剤名。①当帰　川芎　地黄　芍薬各3　桔梗　人参　梔子　黄連　白芷　蔓荊子　菊花　甘草　細茶各1.5。「八味丸を用いる腎虚の場合で、視力が低下したものに用いる」　②当帰　川芎　白芍　生地黄　熟地黄各4　人参　桔梗　梔子　黄連　白芷　蔓荊子　甘菊花　甘草各2　茶葉2　燈芯2。『東医宝鑑』「気血と腎陰不足により、神識昏迷、視力が減退した場合に用いる」。

耳針療法(じしんりょうほう)　耳廓上の耳穴位に刺針して疾病治療を行う方法のこと。疾病時に、耳廓上に反応が敏感な部分を探し出す。これを「耳穴」という。一般的には特製の「耳針」を用いたり、短い豪針で直接耳穴に刺針したり、通電したり、針を埋め込む方法を用いる。全身の多くの疾病に適用される。

滋水涵木(じすいかんもく)　「滋養肝腎」に同じ。

滋水制火(じすいせいか)　「壮水之主、以制陽光」を参照。

志都能石屋(しずのいわや)　書名。日本江戸時代、平田篤胤(1776〜1843)の講説、門人らの筆記。医道論。『志都乃石屋』『志豆乃石屋』とも書く。全2巻。文火8年(1811)成。医道の大意、つまり医師たる心得を説いたもので、口語体で記してある。

四生(しせい)　「胎生・卵生・化生・湿生」のこと。

四性(しせい)　「四気」に同じ。

支正(しせい)　穴名。手太陽小腸経。絡穴。前腕後内側、尺骨内縁と尺側手根屈筋の間、手関節背側横紋の上方5寸。①解表清熱　②安神定志　③舒筋活絡　④清熱涼血

孖生(しせい)　双生児のこと。

四政、五化(しせい、ごか)　一年四時の五行の気化のこと。

四精円(しせいえん)『医林撮要』　方剤名。鹿茸　肉蓯蓉　山薬　白茯苓各同量。「尿が濁ったり、赤くなり、尿道と小腹が重痛し、口渇する場合に用いる」。

四生丸(しせいがん)『東医宝鑑』　方剤名。①茨実　艾葉　柏子葉　生地黄各同量。「陰虚陽亢により煩熱、手足煩熱、吐血したり、血熱妄行により鼻衄するなどの場合に用いる」　②牽牛子　大黄　皀莢各80　朴硝20。「熱が集ったり、痰飲により身熱し長らく熱が降りず、胸悶、咳嗽、短気、口乾、大小便不利の実熱便秘に用いる」。

四聖丸(しせいがん)『東医宝鑑』　方剤名。全蝎40　胡椒　木香　陳皮各10。「小児が虚脹により突然吐瀉し、消化不良で、少し食べただけで腹満し、精神昏迷し、面黄の場合に用いる」。

四製香附丸(しせいこうぶがん)『東医宝鑑』　方剤名。香附子600　当帰　川芎各80。「気が鬱結して生ずる月経不順に用いる」。

四生散(しせいさん)『東医宝鑑』　方剤名。①白蒺藜　黄耆　独活　白附子各同量。「腎臓風により陰嚢が萎縮し瘙痒し、出来物が生じ足に広がり、耳鳴する場合に用いる」　②羌活　黄耆　白蒺藜　白附子各同量。『医林撮要』「風毒により眼に出血し、痒痛し、眼がしくしくして、流涙、眼が開けられない場合、両耳が常に痒い場合、乾燥した湿疹が生じた場合、脚膝に腫れ物が生じた場合に用いる」。

四聖散(しせいさん)『処方集』　方剤名。燈芯　黄連　秦皮　木賊　大棗各20。「新生児が胎毒、胎熱により眼が開けづらく、尿黄、尿少する場合に用いる」。

四聖紫金丹(しせいしきんたん)『郷薬集成方』　方剤名。槐実　皀莢　荊芥蕊　甘菊花各同量。「中風により半身不随、口眼喎斜などに用いる」。

四製蒼柏丸(しせいそうはくがん)『東医宝鑑』　方剤名。黄柏1200　蒼朮300。「湿熱が盛んで、足膝が萎弱し、元気が無く、疼

痛し、動かしづらい場合に用いる」。

四製白朮散(しせいびゃくじゅつさん)『東医宝鑑』 方剤名。白朮160　黄耆　石斛　牡蛎　浮小麦各40。「冷汗が出る場合に用いる」。

至聖保命丹(しせいほめいたん)『東医宝鑑』 方剤名。天南星12　白附子　防風　天麻　蝉退　白殭蚕各8　麝香2　全蝎14　朱砂2。「急驚風や慢驚風により眼を見開き、咽喉に痰声がする場合、中風により言語障害、手足厥冷疼痛する場合に用いる」。

至聖来復丹(しせいらいふくたん)『東医宝鑑』 方剤名。五霊脂　橘皮　陳皮各80　硝石　乳香各40。「気が上下せずに生じた衝気、上気、気鬱などに用いる」。

磁石(じせき) 薬物名。安神薬。辛、寒、肝・腎。①平肝潜陽　②養腎明目　③納気平喘

磁石羊腎丸(じせきようじんがん)『東医宝鑑』 方剤名。磁石80　川芎　白朮　山椒　大棗肉　防風　白茯苓　細辛　山薬　遠志　烏頭　木香　当帰　鹿茸　菟絲子　黄耆各40　熟地黄80　石菖蒲60　肉桂26。「老年期に気血不足により耳鳴耳聾する場合に用いる」。

視赤如白(しせきじょはく)(赤を視て白の如し)「色盲」のこと。多くは先天性の発育不良で、陰精が眼部にまで及ばずに起こる。いくつかの色の識別不能のものと、すべての色の識別不能のものがある。

肢節(しせつ)[支節] 四肢の関節のこと。

指切(しせつ) 指の爪で経穴を押さえること。その目的は、①爪で押して痛みを和らげる、②爪の跡で経穴の位置を明確にする、③爪で押して大きな血管の血液の循環を調整して刺傷を避ける。

子舌(しぜつ) 「重舌」に同じ。

紫雪丹(しせつたん)『外台秘要』 方剤名。石膏　寒水石　滑石　磁石各1500g　犀角　羚羊角　青木香　沈香150g　玄参　升麻各500g　炙甘草240g　釣鈎30g　朴消5000g　硝石96g　麝香1.5g　朱砂90g　黄芩300g。1日2回、1.5～3gずつを服用する。熱邪内陥心包動風あるいは小児熱盛動風による、高熱・煩躁・意識障害・譫語・凝視・四肢痙攣・項背の硬直・痙攣・口唇乾燥・尿黄・便秘・舌質紅絳・脈細数などに用いる。

紫雪丹(しせつたん) ①「調服」を参照。②「清熱開竅」を参照。③「丹」を参照。

紫舌脹(しぜつちょう) 「垂癰」を参照。

支節煩疼(しせつはんとう) 四肢の関節に煩熱疼痛がある症状のこと。

師説筆記(しせつひっき) 書名。日本江戸時代、後藤艮山(1659～1733)の述、門人の筆録になる医論集。不分巻。『艮山先生家説筆記』ともいう。

四仙丹(しせんたん)『郷薬集成方』 方剤名。枸杞葉　枸杞花　枸杞子　枸杞枝各同量。「白髪、顔に潤いが無く、眼と耳が老化する場合、滋養強壮に用いる」。

自然銅散(しぜんどうさん)『東医宝鑑』 方剤名。乳香　没薬　蘇木　降真香　烏頭　自然銅各20　蚯蚓　龍骨　水蛭各10　血竭6　螻蛄5。「外傷により骨折し、瘀血が生じた場合に用いる」。

疵疽(しそ) 膝蓋部に生じる疽で、邪気が脾・腎・肝の虚に乗じて起こる。癰のように腫れ、色の変化は無く、往来寒熱する。気血の虚である。疽が高く軟らかいものは「順症」であり、堅硬のものは「逆症」である。

紫蘇飲子(しそいんし)『東医宝鑑』 方剤名。紫蘇葉　桑白皮　橘皮　杏仁　五味子　麻黄　陳皮　甘草各4　人参　半夏各2.4　生姜3。「脾肺が虚して、発熱、頭痛、咳嗽、多痰の場合に用いる」。

子嗽(しそう) 「妊娠咳嗽」のこと。妊娠中に乾咳して長らく止まらず、ひどければ五心煩熱・胎動不安などの病症があらわれるものをいう。多くは平素より陰虚で、妊娠することにより血気の多くが下部に集まり養胎し、陰精が上承できずに、肺陰が虧損して起こる。もし久咳して治らず労嗽になるものは「抱児癆」という。

歯燥(しそう)　症名。牙歯が乾燥して潤いが無いもの。普通は「前板歯(門歯)」のことをいう。新病で歯燥があらわれ、さらに歯が汚れ・口臭などがあれば、肺胃火盛で津液が大いに傷られている。久病で白骨のように歯燥するのは、腎陰の虧耗がひどく、疾病は危険な状態にある。

紫草(しそう)　薬物名。「紫根」ともいう。清熱涼血薬。甘鹹、寒、肝・心包絡。①解毒透疹　②滑腸通便　③涼血通淋

子臓(しぞう)　「女子胞」を参照。子宮のこと。

紫霜丸(しそうがん)『東医宝鑑』　方剤名。代赭石　赤石脂各40　巴豆30　杏仁50。「食癇や食積がある場合、小児が痰積により乳を吐き出す場合に用いる」。

四総穴(しそうけつ)　穴名。奇穴。『鍼灸聚英』に見える。①肚腹は三里穴に留める、②頭項は列欠穴に尋ねる、③腰背は委中穴に求める、④面目は合谷穴に求める。

紫草膏(しそうこう)『東医宝鑑』　方剤名。赤小豆　緑豆各1　紫草茸　黄連　黄柏　漏蘆各20。「熱毒瘡や胎毒により、非常に掻痒し、皮膚がただれ、液が出て、夜中にむずがって不眠の場合に用いる」。

止嗽散(しそうさん)『医学心悟』　方剤名。桔梗　荊芥　紫苑　百部　白前各9g　甘草3　陳皮4.5。粉末にし、1回6gを温湯か生姜湯にて服用する。また水煎して服用してもよい。風邪犯肺による、咳嗽・喀痰・咽痒・微悪風寒・発熱・舌苔薄白などに用いる。

止嗽散(しそうさん)『その他』　方剤名。桔梗　荊芥　紫苑　百部　白前各180　陳皮60　甘草48。「風寒の邪に傷られ、咳嗽、多痰で吐けず、心煩、悪風、頭痛する場合に用いる」。

止嗽散加減(しそうさんかげん)『処方集』　方剤名。杏仁　甘菊花　前胡　紫苑各6　桔梗5　甘草2。「急性や慢性気管支炎により咳嗽、多痰、咽喉腫痛する場合に用いる」。

紫草湯(しそうとう)『医林撮要』　方剤名。①梔子　木香　赤茯苓　白朮各4　甘草2　糯米100。「小児が便秘で食欲不振の場合に用いる」　②梔子　連翹　車前子各15。「小児の血淋と熱淋に用いる」。

紫草木通湯(しそうもくつうとう)『東医宝鑑』　方剤名。紫草茸　木通　人参　赤茯苓　糯米各16　甘草0.8。「小児がむずがり眠れず、尿不利の場合に用いる」。

滋燥養栄湯(じそうようえいとう)『補陽処方集』　方剤名。当帰8　生地黄　熟地黄　黄芩　白芍　秦艽各4　防風　甘草各2。「津液不足により皮膚乾燥し、爪が割れ、便秘がある場合、老人性便秘に用いる」。

四属(しぞく)　「皮膚・筋肉・脂肪・骨髄」のこと。

思則気結(しそくきけつ)(思えばすなわち気結ばる)　『素問・挙痛論』に見える。気結とは脾気の鬱結を指す。憂思が過度になれば、肥気が鬱結し、運化が失調して、胸脘痞満・食欲不振・腹脹便溏などの症状があらわれる。

辞俗功聖方(じぞくこうせいほう)　書名。日本室町時代、曲直瀬道三(1507～1594)の著。初学者向けの治療書。全2巻。天文19年(1550)成。

四塞脈(しそくみゃく)　春脈に沈象が無く、夏脈に弦象が無く、秋脈に数象が無く、冬脈に渋象がまったく無いことをいう。

紫蘇子(しそし)　薬物名。蘇子の別名。「蘇子」を参照。

紫蘇子円(しそしえん)『医林撮要』　方剤名。紫蘇子　陳皮各80　肉桂　良姜　人参各40。「気が逆上して心煩、心下痞硬疼痛、消化不良、嘔吐、咳嗽する場合に用いる」。

紫蘇子湯(しそしとう)『東医宝鑑』　方剤名。①白朮8　紫蘇子　人参各4　大腹皮　草果　半夏　厚朴　木香　陳皮　枳実　甘草各2　大棗2　生姜3。「脹満により心下痞硬、短気、胸満、腹痛、大小便不利の場合に用いる」　②紫蘇子　訶子　杏仁　木香　人参各4　炙甘草　陳皮各2　生姜3。「小児が風寒

に傷られて、咳嗽、多痰の場合、痰が集積して短気、鼻声、吃逆する場合に用いる」③紫蘇子　訶子　羅蔔子　杏仁　木香　人参各4　炙甘草　橘皮各2　生姜3。「身体が冷える場合、気滞により痰が集積し、短気、咳嗽、多痰、吃逆する場合に用いる」。

紫蘇湯(しそとう)『医林撮要』　方剤名。炙甘草　塩各60　烏梅54　紫蘇葉36　杏仁18。「痰が集積して胸悶、咳嗽、口乾、口渇する場合に用いる」。

紫蘇半夏湯(しそはんげとう)『東医宝鑑』　方剤名。桑白皮8　杏仁6　半夏　陳皮　紫蘇葉　五味子　紫苑各4　生姜3。「湿痰により短気し、咳嗽、多痰、往来寒熱する場合に用いる」。

紫蘇葉(しそよう)　薬物名。発散風寒薬。辛、温、肺・脾。①散寒解表　②祛痰止咳　③解鬱寛胸　④健胃止嘔　⑤理気安胎　⑥解毒医瘡

死胎(したい)　「胎死腹中」ともいう。胎児が出産前や妊娠中に子宮内で死亡すること。その原因は非常に多く、転倒や打撲により胎児を損傷する、母体が熱病や熱毒をわずらい胎児を損傷する、または母体の素体が虚証で、妊娠後に胎児を営養できない、さらには胎児の臍帯が首に巻きついて気絶して死亡するなどがある。分娩が長引いて出産できずに、胎児が窒息して死亡するのは「胎児不下」という。

孖胎(したい)　双生児のこと。

膩苔(じたい)　舌苔の一つ。混濁して光沢がある粘液が舌面を覆い、拭き取ることができない舌苔。湿濁内困や食積・痰飲内阻などに見られる。

紫檀香湯(しだんこうとう)『薬典』　方剤名。香木10　側柏葉6　地楡　蒲黄　延胡索　牡丹皮　当帰各2。「不正子宮出血の止血、止痛薬として用いる」。

視胆昏渺(したんこんびょう)　「青盲」を参照。

視胆有色(したんゆうしょく)　「青盲」を参照。

四知(しち)　『難経』に見える。問いて知るを「工」といい、脈を切して知るを「巧」といい、望見して知るを「神」といい、聞いて知るを「聖」という。

指地(しち)　経脈が下向すること。「指天」を参照。

七悪(しちあく)　1)瘡瘍の7種の危険な症候のこと。二説がある。①斉徳の説：「一悪」は煩躁時に咳して、腹痛してひどく渇し、または泄痢が際限なく続き、または小便が淋漓する。「二悪」は膿血は排泄したが、紅腫がひどく、膿汁が汚く臭い、触ることもできないほど痛む。「三悪」は目が正視できず、黒睛が緊小し、白睛は青赤色となり、瞳子が上を向く。「四悪」は粗喘して短気し、恍惚として嗜臥する。「五悪」は肩背が動かしづらく、四肢が沈重する。「六悪」は食べれない、服薬すると吐く、食べても味がしない。「七悪」は声がかれて顔色が悪く、唇鼻が青赤色となり、面目が浮腫する。②陳実功の説：「一悪」は神志混濁し、心煩舌乾し、瘡が紫黒色で、言語が支離滅裂となる。「二悪」は身体強直し、目睛が斜視し、瘡から血水が流れ、驚悸して不安となる。「三悪」は容姿が消痩し、膿は澄んでいるが穢臭がする、瘡部が軟らかく陥没して、疼痛は無い。「四悪」は皮膚が枯槁し、鼻がピクピク動き、声がかれて、痰多喘急する。「五悪」は容姿がやつれて黒ばみ、口渇して陰嚢が縮む。「六悪」は全身が浮腫し、腸鳴し嘔呃し、大便が滑泄する。「七悪」は悪性の瘡が内陥し、鱔(海へび)の皮を剥いだような形で、四肢逆冷し、膿水が漏れ出る。2)痘瘡(天花)の7種の危険な症候のこと。「一悪」は煩躁悶乱し、譫語して恍惚となる。「二悪」は嘔吐泄瀉し、飲食ができない。「三悪」は痘疹が乾枯して黒く陥没する、非常に痒く破れて潰爛する。「四悪」は寒戦して歯をガタつかせ、声はかれて顔色は暗い。「五悪」は頭顔が腫れ、、鼻塞し目が開かない。「六悪」は喉舌が潰爛し、食べるとすぐに吐く、水を飲むとむせる。「七悪」は腹満し喘

逆し、四肢逆冷する。

七害(しちがい) 婦人三十六疾の一つ。①竅孔が痛み利さない、②中寒熱痛するもの、③小腹が急堅痛するもの、④蔵の不仁のもの、⑤子門が背に引かれて痛むもの、⑥月経が多すぎたり少なすぎるもの、⑦咳吐するもの。

七怪脈(しちかいみゃく) 生命が危険にさらされた場合の7種の異常な脈象のこと。つまり「雀啄脈」「屋漏脈」「弾石脈」「解索脈」「魚翔脈」「蝦遊脈」「釜沸脈」を指す。この他に「偃刀脈」「転豆脈」「麻促脈」の三脈を加えて「十怪脈」ともいう。これらの脈象は、臓気が絶滅寸前で、胃気が枯竭した危険な症候である。

七気(しちき) 「寒気・熱気・怒気・恚気・憂気・愁気」のこと。

七気湯(しちきとう)『東医宝鑑』 方剤名。①半夏 12　人参　肉桂　炙甘草各 2.8　生姜 3。「気虚により痰が鬱結し、胸脇苦満疼痛する場合に用いる」 ②半夏　白芍　赤茯苓各 8　桂心　紫蘇葉　陳皮　人参各 4　生姜 7　大棗 1。『その他』「霍乱により吃逆、嘔吐、胸悶、胸脇苦満疼痛、泄瀉する場合に用いる」。

七竅(しちきょう) 頭面の7つの孔竅のこと。眼2つ、耳2つ、鼻孔2つ、口のこと。五臓の精気は七竅に通じ、五臓に病があれば、七竅の変化により、診断上の材料が得られる。

七極(しちきょく) 術者の一呼吸に脈拍が7回あるもの。

絲竹空(しちくくう) 穴名。手少陽三焦経。禁灸穴。頭部、眉毛外端の陥凹部。①清頭明目　②清熱散風　③平肝熄風　④散風鎮驚

七孔(しちこう) 両眼・両耳・鼻・口・肛門のこと。

七死脈(しちしみゃく) 脈象名。死の数日前または前日に打つ脈象のこと。つまり「雀啄・屋漏・弾石・解索・魚翔・蝦遊・釜沸」のこと。

七傷(しちしょう) ①労傷の7種の病因のこと。『諸病源候論・虚労候』に「一に曰く大いに飽きて脾を傷る、…二に曰く大いに怒りて気逆して肝を傷る、…三に曰く力強くして重きを挙げ、久しく湿地に坐して腎を傷る、…四に曰く形寒して寒飲して肺を傷る、…五に曰く憂愁思慮して心を傷る、…六に曰く風雨寒暑にて形を傷る、…七に曰く大いに恐懼して節せず志を傷ると」(一曰大飽傷脾、…二曰大怒気逆傷肝、…三曰強力挙重、久坐湿地傷腎、…四曰形寒、寒飲傷肺、…五曰憂愁思慮傷心、…六曰風雨寒暑傷形、…七曰大恐懼不節傷志)と見える。②腎気虧損の7種の症状のこと。『諸病源候論・虚労候』に「七傷とは、一に陰寒を曰う、二に陰痿を曰う、三に裏急を曰う、四に精連連たるを曰う(精が滑出しやすい)、五に精少くして、陰下湿を曰う、六に精清(精気が清冷で、清液が稀薄なこと)を曰う、七に小便苦数にして、事に臨みて卒(おわ)らず(小便頻数、淋瀝して尽きないか尿が中断すること)を曰うと」(一曰陰寒、二曰陰痿、三曰裏急、四曰精連連、五曰精少、陰下湿、六曰精清、七曰小便苦数、臨事不卒)と見える。

七焦(しちしょう) 脊椎の第7胸椎のこと。

七情(しちじょう) ①「喜・怒・憂・思・悲・恐・驚」の精神情志変化の7種の表現のこと。これは外界の事物に対する反映である。致病要素になるには、これらの精神活動が過度で強烈に持続して、臓腑や気血の機能に影響する。また内臓に疾病が発生すれば、それが進行して精神活動に影響する。「五志」を参照。②薬物の配合の7種の作用を指す。つまり「単行」「相須」「相使」「相畏」「相悪」「相殺」「相反」などを指す。または「七情」ともいう(『神農本草経』に見える)。

七生湯(しちしょうとう)『東医宝鑑』 方剤名。生地黄　蓮葉　蓮根　韮　白茅根各 40　生姜 20。「熱性症状があり、口や鼻から出血する場合に用いる」。

七情の脈(しちじょうのみゃく) 感情が激しい時に現れる脈状のこと。『脈法手引草』

には、内傷の脈を以下のように述べている。①喜ぶときは脈散ず、②怒るときは脈激す、③憂うときは脈濇る、④思うときは脈結す、⑤悲しむときは脈緊る、⑥恐れるときは脈沈む、⑦驚くときは脈動ずとある。

七衝門(しちしょうもん)　消化系全体中の7種の主要な門のこと。「飛門」(唇)、「戸門」(歯)、「吸門」(會厭)、「賁門」(胃の上口)、「幽門」(胃の下口)、「闌門」(大小腸の境界部)、「魄門」(肛門)のこと(『難経・四十四難』に見える)。

七診(しちしん)　1)脈象のこと。①独り小なるものは病む、②独り大なるものは病む、③独り遅なるものは病む、④独り熱なるものは病む、⑤独り寒なるものは病む、⑥独り疾なるものは病む、⑦独り下陥なるものは病む。2)診法のこと。①心静かにして気力を蓄える、②外を忘れて慮を除く、③呼吸を均にして中気を定める、④皮膚の間を軽く押さえて、その腑脈を探る、⑤肌肉の間をやや重く押さえて、その胃気を探る、⑥骨の上を重く押さえて、その胃気を探る、⑦上は魚際を尋ね、下は尺沢を尋ねてその終始を求める。

七聖丸(しちせいがん)『東医宝鑑』　方剤名。①郁李仁 60　羌活 40　大黄 32　檳榔　桂心　木香　川芎各 20。「気鬱により便秘して肛門が疼痛する場合に用いる」　②三稜　蓬莪朮　苦楝子　橘皮　陳皮　芫花　杏仁各同量。「小児が乳や食べ物が滞り、小腹腫満疼痛する場合に用いる」。

七製香附丸(しちせいこうぶがん)『東医宝鑑』　方剤名。香附子 560。「気血不足により月経不順の場合、癥瘕や骨蒸熱がある場合に用いる」。

七星針(しちせいしん)　「皮膚針」を参照。

七成湯(しちせいとう)『その他』　方剤名。五味子 32　破胡紙 12　炮附子　赤茯苓　人参各 4　甘草 2。「腎陽不足により明け方に腹痛して泄瀉する場合に用いる」。

七疝(しちせん)　7種の疝気の総称。①「厥疝」「癥疝」「寒疝」「気疝」「盤疝」「胕疝」「狼疝」のこと(『諸病源候論』)。②「寒疝」「水疝」「筋疝」「血疝」「気疝」「狐疝」「㿗疝」のこと(『儒門事親』)。③「衝疝」「狐疝」「㿗疝」「厥疝」「瘕疝」「㿉疝」「㿉癃疝」のこと(『医宗必読』)。

七宣丸(しちせんがん)『東医宝鑑』　方剤名。①大黄 40　木香　檳榔　訶子皮各 20　桃仁 12。「腸胃に熱が集積し、内煩、腹痛、便秘する場合に用いる」　②桃仁　大黄各 16　芍薬　枳実　阿膠　蓬莪朮　白芷　川芎　生地黄　黄柏　赤茯苓　茯神　当帰尾　甘草　羌活　秦艽各 10。『医林撮要』「痔疾で便秘する場合に用いる」　③大黄 600　枳実　木香　柴胡　訶子各 200　桃仁 240　炙甘草 40。『医方類聚』「気滞や食滞により、心下痞硬、心煩、眩暈、身重、消化不良の場合、風毒により頭や顔に腫物が生じ、大小便不利の場合に用いる」。

七仙丹(しちせんたん)『東医宝鑑』　方剤名。白何首烏 160　人参　乾地黄　熟地黄　麦門冬　天門冬　白茯苓　茴香各 80。「精血不足により、老化が早まり、白髪が増える場合に用いる」。

七損八益(しちそんはちえき)　『素問・陰陽応象大論』に「よく七損八益を知れば、すなわち二者調うべし。これを用うるを知らざれば、すなわち衰うるの節を早むるなり」(納知七損八益、則二者可調、不知用此、則早衰之節也)と見える。男女の成長発育と老衰の生理過程を論述しており、あわせて早衰の予防との関係を述べている。これについての歴代の医家の解釈はそれぞれ異なる。①「七」は陽数であり、「八」は陰数である。「損」は消であり、「益」は長である。陽は消えてはならず、陰も長じてはならず、これに反すれば疾病となる。そこで「七損八益」を知り、その消長の機を察すれば、陽気は旺盛となり、陰邪の侵襲を受けずに、陰陽が調和することになる(『内経知要』)。②陽はつねに余りがあるので、損じなければならない。陰はつねに不足しているので、益さなければならない。この道理が理解できれば、陰精の虧損を免れて、陰陽が調和し、早衰を予防できるのである(張志聡の注)。③『素問・上古天真論』に、女子は「二七(14歳)」で月経が来潮し、以降毎月経血が満ちて、月経が来るのが、生理現象であるので「七可損」という。男子は「二八(16歳)」で精気があふれ瀉すことができるようになり、房事で射精すれば精を補益しなければならないので、「八可益」という(王冰の注)。

七珍散(しちちんさん)『東医宝鑑』 方剤名。①人参 白朮 黄耆 白茯苓 山薬 糯米 炙甘草各同量。「脾胃が虚して消化不良、口中無味の場合に用いる」 ②人参 白朮 白茯苓 黄耆 山薬 罌粟穀 甘草各40。『医林撮要』「適応症は①に同じ」 ③生地黄 川芎 人参 石菖蒲各8 防風 朱砂 細辛各4。「産後に神識昏迷して、言語障害がある場合に用いる」 ④川芎 人参 石菖蒲 乾地黄各40 細辛4 防風 朱砂各20。『医林撮要』「適応症は③に同じ」。

七表の脈(しちひょうのみゃく) 脈診の類別の一つ。『脈経』では24種の脈状をあげて、それを七表・八裏・九道に分けている。その七表の脈は表証の脈で、浮脈・芤脈・滑脈・実脈・弦脈・緊脈・洪脈のこと。

七方(しちほう) 方剤の組成の7種の違いのこと。「大方」「小方」「緩方」「急方」「奇方」「偶方」「複方」のこと。※注:方剤の組成の分類で、最も早く見られるのは、『素問・至真要大論』に「治に緩急あり、方に大小あり」(治有緩急、方有大小)、「君一臣二は、奇の制なり、君二臣四は、偶の制なり」(君一臣二、奇之制也、君二臣四、偶之制也)、「これを奇にして去らざればすなわちこれを偶す、これ重方という」(奇之不去則偶之、是謂重方)と見え、金代の成無已は『傷寒明理論』において、「大・小・緩・急・奇・偶・複」の七方に定めた。

七宝美髯丹(しちほうびぜんたん)『証治準縄』 方剤名。何首烏300g 茯苓 牛膝 当帰 枸杞子 兎絲子各150g 補骨脂(破胡紙)120g。細末を蜜丸にし、朝晩10gずつ服用する。『証治準縄』には「腎元を補い髭(し)髪(はつ)(ヒゲと毛髪)を烏(くろ)くし(黒くし)、延年益寿す」とある。肝腎精血不足による、早期の白髪化・歯の動揺・夢精・滑精・腰膝酸軟無力などに用いる。

七寶美髯丹(しちほうびぜんたん)『済州新編』 方剤名。赤何首烏 白何首烏 白茯苓 赤茯苓各600 牛膝 菟絲子 枸杞子 当帰各320 破胡紙160。「気血不足により、髪が抜け、白髪が増え、手足疲倦する場合、腰膝酸軟無力、歯動揺する場合、遺精、尿少、老人の消渇などに用いる」。

七味蒼柏散(しちみそうはくさん)『東医宝鑑』 方剤名。蒼朮 黄柏 杜仲 破胡紙 川芎 当帰 白朮各4。「腎虚で湿に傷られ、腰重痛、動かせない場合に用いる」。

七味葱白散(しちみそうはくさん)『東医宝鑑』 方剤名。葛根 麦門冬 熟地黄各12 神曲半 葱白3。「熱性疾患を患った後に、身体の摂生に誤りがあり、咳嗽、発熱、心下痞硬疼痛する場合に用いる」。

七味地黄湯(しちみぢおうとう)『その他』 方剤名。熟地黄320 山茱萸 山薬各160 牡丹皮各120 肉桂40。「腎陰不足により口乾、口渇しただれ、心煩、腰膝酸軟疼痛、夜にトイレに立つ場合に用いる」。

七味白朮散(しちみびゃくじゅつさん)『小児薬証直訣』 方剤名。本方は四君子湯に藿香・葛根・木香を加えたものに相当する。人参6 白朮15 茯苓15 炙甘草3 藿香12 葛根15 木香6。脾胃気虚に痰濁中阻をともない、嘔吐・食欲不振・腹満・腹痛・泄瀉などを現わすものに用いる。

七物降下湯(しちもつこうかとう)「大塚敬節」 方剤名。四物湯に黄耆 黄柏各2 釣藤3を加味したもの。「虚証ながら胃腸の働きがよい人で、血圧亢進などに用いる」。

七物厚朴湯(しちもつこうぼくとう)『東医宝鑑』 方剤名。厚朴12 枳実6 大黄 甘草各4 桂心2 生姜5 大棗2。「熱瘡により口乾、心煩、腹満、便秘する場合に用いる」。

七物湯(しちもつとう)『郷薬集成方』 方剤

名。人参80　竹茹　桔梗　前胡　半夏　白茯苓各40　白茅根30。「頻繁に嘔吐し、食欲不振の場合に用いる」。

四柱散(しちゅうさん)『東医宝鑑』　方剤名。木香　白茯苓　人参　炮附子各5　生姜3　大棗2　塩若干。「腎陽が虚冷となり、臍周辺が冷痛し、泄瀉し、手足倦怠、耳鳴、または眩暈する場合に用いる」。

子腸(しちょう)　子宮のこと。

指疔(しちょう)　疔瘡の一つ。手指に生ずる疔瘡の総称。その部位により名称が異なる。手指の先端に生ずるものは「蛇頭疔」という。指甲の両傍らに生じ、蛇眼のような形のものは「蛇眼疔」という。指甲の根元の後面に生ずるものは「蛇背疔」という。手指の中節に生じるものは「蛀節疔」という。手指中節の掌面に生じ、魚腹のように腫脹し、赤色で疼痛するものは「蛇腹疔」や「魚肚疔」という。手指全体が腫脹し、紫色で、泥鰍(どじょう)の形に似て、灼熱疼痛し手掌や手背や肘腕にまで放散し、悪寒発熱をともなうものは「泥鰍疔」という。いずれも傷口からの感染か臓腑の火毒よって起こる。ほとんどの指疔ははげしく痛み、手背にまで腫脹が広がる。もし処置が遅れれば、指の筋骨が損傷し、「疔瘡走黄」などを併発することになる。

趾疔(しちょう)　「足疔」を参照。

弛痛(しちょう)　牽引性疼痛のこと。

耳疔(じちょう)　外耳道に生ずる疔瘡のこと。腎経の火毒により起こる。疔瘡の色が黒く根が深いものを「暗疔」という。発作時は錐で刺されるように刺痛し、寒熱頭痛もともなう。

滋腸五仁丸(じちょうごじんがん)『東医宝鑑』　方剤名。①陳皮160　杏仁　桃仁各40　側柏子20　海松子10　郁李仁4。「出産後に陰血不足により生じた便秘、老人や虚弱者の便秘に用いる」　②「五仁丸」の別称。

弛脹熱(しちょうねつ)　悪寒と発熱の状態が交互に起こるもの。

七釐散(しちりさん)　「祛瘀消腫」を参照。

紫沈丸(しちんがん)『東医宝鑑』　方剤名。陳皮20　半夏曲　代赭石　砂仁　烏梅肉各12　丁香　檳榔各8　沈香　木香　杏仁　白朮各4　白豆蔻　巴豆霜各2。「食滞の場合、気滞により食後に脇腹腫満、腹痛、悪心、嘔吐する場合に用いる」。

児枕痛(じちんつう)　「産後腹痛」を参照。後陣痛のこと。「あと腹痛み」ともいう。

紫沈通気湯(しちんつうきとう)『医林撮要』　方剤名。紫蘇　枳実　陳皮　白茯苓　甘草　檳榔各40　沈降　木香　麦門冬　五味子　黄耆　桑白皮　乾姜　薄荷　荊芥穂　枳実各20。「三焦の気が不通で、脇腹満痛、大便不利の場合に用いる」。

湿(しつ)[湿気]　①六淫の一つ。湿は陰邪で、性質は重濁で粘膩であり、気の活動を阻滞させ、脾の運化に障害を与える。症状は「外感湿邪」: 体重腰痠・四肢困倦・関節肌肉疼痛・疼痛部位は一箇所から移動しない。「湿濁内阻胃腸」: 胃納不佳・胸悶不舒・小便不利・大便溏泄などが見られる。②運化機能が障害されて、水気が停滞する病症のこと。「内湿」を参照。

湿遏熱伏(しつあつねつふく)　「湿鬱熱伏」ともいう。湿は有形の水分であり、熱は無形の暑熱である。湿温病では、腸胃に熱邪が蓄積して阻害され、熱は拡散し、透達できなくなる。さらに湿邪は熱邪に熏蒸されて、湿邪はさらに滲透分解しにくくなる。その治療には、開泄下降法を用いて湿邪を宣化する。湿邪と熱邪が互いに混合しなければ、全身から自汗して、熱邪も汗とともに消散する。

止痛生肌散(しつうせいきさん)『医林撮要』　方剤名。牡蠣20　寒水石　滑石各10。「熱湯のやけどや、火のやけどに用いる」。

止痛当帰湯(しつうとうきとう)『東医宝鑑』　方剤名。人参　黄耆　当帰　白芍　生地黄　肉桂　甘草各4。「癰疽が潰えた後に疼痛する場合、背癰、腸癰、乳癰などで腫痛し、悪寒発熱する場合に用いる」。

止痛没薬散(しつうもつやくさん)『処方集』

方剤名。没薬80　芒硝　大黄各60　血竭40。「外障により血灌瞳神が生じた場合に用いる」。

疾医(しつい)　現在の内科医のこと。『周礼・天官』の記載によると、周代には医師を、「食医」「疾医」「瘍医」「獣医」の４科に分けた。

実以虚治(じついきょち)(実すれば虚を以って治す)　治病の一般的な法則は、虚すれば補し実すれば瀉す。それに対して、補法を用いて実証を治療することをいう。また灸法治療は、一般的に陽虚を治療するが、逆に脈浮で熱が高い陽病に灸法を用いる治療法のことをいう。

刺痛(しつう)　針で刺されるような痛みのこと。

湿鬱熱伏(しつうつねつふく)　「湿遏熱伏」に同じ。

失栄(しつえい)　岩証の一つ。「失営」ともいう。頚部や耳の前後に生じ、始めは粟のようで、盛り上がり根は深く、押すと石のように硬く動かない、発赤・発熱・疼痛も無く、半年から一年ほどで腫塊は増大する。隠痛から始まり次第に潰爛して、破れると臭い血水が滲出する。硬腫はますますひどくなり、傷口は高低ふぞろいで、岩の穴に似て、非常に痛む。血管がただれて大量に出血する。多くは憂思鬱怒により、気鬱血逆して、痰火とともに少陽と陽明の絡脈に凝結して起こる。

失営(しつえい)　「失栄」に同じ。

湿温(しつおん)　長夏(旧暦の六月)の季節に多発する熱性病のこと。季節の湿熱の邪を感受して、体内の腸胃の湿と結び付き、次第に醸成されて発病する。症状は身熱不揚・身重酸痛・胸部痞悶・面色淡黄・苔膩・脈濡などが見られる。病勢が連綿とし、病程は長く、病変は気分に留滞する特徴がある。これには、湿が熱より重いものと、熱が湿より重いものとがある。病状がさらに発展すれば、営分や血分に入り、痙厥・便血などの変証が生ずることもある。

失音(しつおん)　話す時に声が出ない症状のこと。「暗」や「瘖」ともいう。瘖は暗の異体字である。虚証と実証がある。「実証」：風寒や風熱を外感したり、邪に感じた後に飲食により傷れたり、または妊娠後期に気道が受阻して起こる。突然失音になるものを「暴暗」という。「虚証」：陰精が虧損し、津液が上承できずに起こる。慢性的または反復して起こる。声帯の疾患などに見られる。

湿温潮熱(しつおんちょうねつ)　「潮熱」を参照。

失音不語(しつおんふご)　嗄声(させい)や失声のこと。

湿家(しっか)　平素より湿病を患っている人のこと。

実火(じっか)　火邪が極盛になり引き起こされる実証や熱証のこと。多くは肝・胆・胃腸の実熱の症状が見られる。たとえば高熱・口乾渇・煩躁・脇痛・腹痛拒按・便秘・頭痛・口苦・舌苔厚黄で乾燥して芒刺が見られ・脈滑数有力などが見られる。

膝解(しっかい)　「骸関」ともいう。膝関節部のこと。

湿咳(しつがい)　外感咳嗽症の一つ。湿気が傷肺して起こる。症状は骨節疼痛・四肢倦怠汗出・小便不利などをともなう。

湿霍乱(しつかくらん)　「霍乱」を参照。

膝関(しつかん)　穴名。足厥陰肝経。下腿脛骨面、脛骨内側顆の下方、陰陵泉の後方１寸。①疏筋利節　②散寒除湿　③温経化湿　④祛風除痹　⑤調和気血

膝眼穴(しつがんけつ)　穴名。奇穴。膝蓋骨の下両側の陥中、膝の眼のように見えるところに取る。中風・脚気・膝痛などを主治。

矢気(しっき)　「失気」に同じ。

失気(しっき)　①身体が過度に消耗して、津液が運化できずに、精気を失い全身が衰弱し、食物の精微を化生できずに、身体が営養を吸収できないことを指す。②「矢気」ともいう。肛門から排出する気のこと。放屁のこと。

湿気(しっき) 「湿」に同じ。

湿瘧(しつぎゃく) 本病は長らく陰湿を感受して、湿邪が体内に内伏し、さらに風寒に感受することで誘発される。症状は悪寒して熱は高くなく・汗出・一身尽痛(全身が痛む)・四肢沈重・嘔逆脘悶・脈緩などが見られる。

湿困脾陽(しつこんひよう) 脾虚湿困と症状はほぼ同じであるが、病機の上で違いがある。「湿困脾陽」は、外湿が脾陽の運化に影響するので、燥湿利湿法が主となり、湿が去れば脾陽は回復する。「脾虚湿困」では、脾虚により水湿が困阻するので、健脾法を主として、燥湿も組み合わせる。脾が健全であれば正常な運化ができる。「脾虚湿困」を参照。

湿剤(しつざい) 湿は「枯」を去る。たとえば麦門冬・地黄などの薬物のこと。湿は滋潤のこと、枯は津血枯燥のこと。たとえば秋季の気候は炎熱で乾燥し、肺が燥熱を受ければ、咳嗽無痰で脇痛・口舌乾燥・舌紅無苔となる。この治療には清燥救肺湯(麦冬・甘草・桑葉・石膏・黒芝麻・人参・杏仁・阿膠・枇杷葉、血虚には地黄を加味)を用いる。

湿瀉(しつしゃ) 「洞泄」や「濡泄」ともいう。これは水湿が腸胃を阻み、脾虚して制水できずに起こる。つまり「湿勝れば則ち濡瀉す」(湿勝則濡瀉)(『素問・陰陽応象大論』)という。症状は身重・胸悶・口不渇・腹痛は無いかわずかに痛む・大便稀溏・尿少か黄赤・舌苔滑膩・脈濡緩などが見られる。

実邪(じつじゃ) ①邪気が盛んなこと。②五邪の一つ。ある臓気が発病し、邪気が「子母気を盗む」(子盗母気)から伝来したもの。

実邪脈(じつじゃみゃく) 「五邪脈」を参照。

失溲(しっしゅう) 「小便失禁」のこと。脾肺気虚し、腎気も不足して、膀胱が抑制力を失って起こる。これは老年者や病後や、体質が虚弱なものによく見られる。症状は少腹に時々墜脹感があらわれ、常に尿意・量少・滴瀝不禁などがある。神志昏迷して、膀胱が抑制力を失って起こるのは、中風や熱性病で邪が心包に陥入したものによく見られ、危険な状態である。

室女(しつじょ) 処女のこと。未婚の女性を指すこともある。

実女(じつじょ) 「石女」に同じ。

実証(じっしょう) 病邪が亢盛で、正気と邪気が対抗して反応が激烈なことを指す。または人体内部の機能障害により起こる、気血鬱結・水飲・停痰・食積などを指す。これは実証であり、そこで「邪気盛んなれば則ち実す」(邪気盛則実)という。たとえば急性熱病の高熱・口渇・煩躁・譫語・腹満痛して拒按・便秘・小便短赤・舌質蒼老・苔黄乾糙・脈実有力なども、実証に属す。

失笑散(しっしょうさん) 方剤名。①「祛瘀止血」を参照。②五霊脂　蒲黄各同量。『東医宝鑑』「出産後に後陣痛により腹痛する場合、月経不順で小腹痛の場合に用いる」。

湿勝陽微(しつしょうようび)(湿勝れば陽微かなり) 湿邪が過盛で陽気を傷害する病理のこと。湿は陰邪であり、もし湿邪が過盛であれば、陽気を傷害して、陽気が衰微となり、「寒湿」の症状があらわれる。

湿勝則濡瀉(しつしょうそくじゅしゃ)(湿勝れば則ち濡瀉す) 『素問・陰陽応象大論』に見える。湿邪偏勝によりあらわれる大便泄瀉の病理のこと。脾は燥を好み湿を嫌い、湿気が偏勝すれば、脾陽が不振となり、水湿の運化機能が障害を受けて「濡瀉」を起こす。「濡瀉」とは腸鳴腹瀉のことで、ドロドロの大便を便出するが腹痛は無い。

疾徐補瀉(しつじょほしゃ) 刺針手法の一つ。「補法」は、ゆっくり刺入してすばやく抜針する。「瀉法」は、すばやく刺入してゆっくり抜針する方法のこと。

失神(しっしん) 神気を喪失すること。神とは生命活動の現象の総称である。生命の機能がひどく障害され、五臓の精気が衰憊すると、目睛昏暗・形羸色敗・暴瀉不止・喘息異常、または全身の大肉が脱し、または両手で循衣摸床し、または卒倒して眼閉口開・手撒尿遺などを起こす。いずれも「失神」といい、「神を失うものは亡ぶ」(失神者亡)(『素問・移精変気論』)ともいう。その他に、望診中の「真臓色」や、脈診中の「真臓脈」も失神の現象である。したがって失神とは、精神症状だけに限局して理解してはならない。

失神者亡(しっしんしゃぼう)　「失神」を参照。

失精(しっせい)　「遺精」を参照。夢精のこと。

失精家(しっせいか)　平素より遺精を患っている人のこと。精液損耗により、下腹部が緊張して柔和にならず、陰部冰冷して、目眩・脱髪などの虚弱な病状が見られる。

実喘(じつぜん)　喘は呼吸が促迫する症状であり、その病因病理と証型により、実喘と虚喘がある。実喘は邪気が肺に壅盛となり、症候は痰が主となり、常に風寒や燥邪の外感により誘発される。「風寒型」:胸満喘咳・頭痛悪寒・痰稀薄・口不渇・舌苔白膩・脈浮滑が見られる。「燥熱型」:喘して煩熱・咽痛口渇・咳嗽胸痛・喀黄稠痰・舌苔黄・脈数などが見られる。

漆瘡(しつそう)　症名。うるしかぶれ。漆に接触して起こる皮膚病の一種。多くは肌表腠理が緻密でなく、漆に過敏な体質で、漆毒を感受して生ずる。肌が露出した部分に多発し、接触した部分の皮膚は突然紅腫し、焮熱作痒し、さらに小丘疹や水泡が生じ、手でかくことで肢体に広がり、爪で破ると糜爛して多量の汁が出る。何度も感染するものは、頭痛・悪寒発熱などの全身症状もともなう。

湿阻気分(しつそきぶん)　気分に湿邪が阻滞する病理のこと。主な症状は身熱不揚・頭重如裹・身重体痠・骨節疼痛・胸悶納呆・腹満泄瀉・苔滑膩・脈濡緩などが見られる。

実則瀉其子(じつそくしゃきし)(実すれば則ちその子を瀉す)　①「瀉心」を参照。②「虚者補其母、実者瀉其子」を参照。③五臓を五行に配当して、「母子」は相生関係のことである。たとえば肝木は心火を生じ、火は木の子であり、心は肝の子である。「実則瀉其子」とは、その子の臓を瀉すこと。肝邪が実ならば心を瀉すこと。

実則瀉之(じつそくしゃし)(実すれば則ちこれを瀉す)　『素問・三部九候論』に見える。証が実であれば、邪気を去る瀉法を用いて治療すること。瀉法を用いる実証とは、燥屎・痰飲・瘀血・食滞・寒積などであり、寒下・潤下・祛除痰飲・祛瘀・消導・温下などの方法を用いて治療する。「下法」「祛痰」「祛瘀」「消導」などを参照。

実則太陽、虚則少陰(じつそくたいよう、きょそくしょういん)(実すれば則ち太陽、虚すれば則ち少陰なり)　外寒を感受して発病する2種の病理変化のこと。一つは、患者の正気が充実していれば、寒邪を感受してもすぐに外寒の侵入に抵抗して、頭項強痛・悪寒発熱・無汗や有汗・脈浮などの太陽表証が現れる。そこで「実則太陽」という。さらに一つは、正気が虚弱であれば、寒邪を感受すると、寒邪が少陰に内陥して、悪寒・身不発熱して心煩神倦、または時に発熱して頭痛せず、脈も浮にならない。これを「少陰表証」という。そこで「虚則少陰」という。『傷寒論』に「病いに発熱悪寒するものは、陽に発するなりと、熱無く悪寒する者は、陰に発するなり」(病有発熱悪寒者、発于陽也、無熱悪寒者、発于陰也)と見える。つまり、「発于陽」とは病が太陽に発すことで、「発于陰」とは病が少陰に発すことである。各項を参考。

実則陽明、虚則太陰(じつそくようめい、きょそくたいいん)(実すれば則ち陽明、虚すれば則ち太陰なり)　外感により発熱し、病が内伝する2種の病理変化のこと。一つは中気が充足していれば、裏に入った時に傷津化熱して胃腸実熱証を生ずる。胃は陽明に属するので、「実則陽明」という。さらに一つは、中気が虚弱であれば、裏に入った邪気が化熱せずに、寒が陽気を傷り、脾陽失運して、脾胃虚寒証が生ずる。脾は太陰に属すので「虚則太陰」という。

湿阻中焦（しつそちゅうしょう） 湿邪が脾胃を阻むこと。「湿困脾陽」「脾虚湿困」を参照。

湿濁（しつだく） 湿気のこと。湿性は重濁で粘膩であり、病位に停留し停滞して、軽清な陽気の活動を阻害する。

湿痰（しつたん） 湿濁が長らく内停して生ずる痰のこと。「痰湿」や「痰濁」ともいう。その病因は脾虚して水湿を運化できずに、正常に津液を輸布できずに停滞すると「内湿」となり、積留すると「痰飲」となる。症状は痰多で稀白・胸悶や悪心・喘咳・舌体胖で苔滑膩などが見られる。

湿痰流注（しつたんるちゅう） 火毒流注による化膿性病症の一種。これは脾虚気弱で、湿痰が内阻して、その上に邪毒を感受して、営衛肌肉の間に流溢して起こる。はじめは肌肉が疼痛・腫れるが盛り上りは無く、皮膚色も変わらず、さらに悪寒発熱・全身の関節疼痛などもともなう。膿が生じれば腫脹疼痛が悪化し、燥熱・汗出となる。膿が破れて排膿すれば治癒する。また正虚して邪が留恋すれば、あらゆる箇所に生じ、なかなか治癒しない。もし夏秋に発生し、暑湿症状もともなえば「暑湿流注」という。

実中夾虚（じつちゅうきょうきょ） 実邪が結聚する病症に虚証をともなうもの。多くは邪盛正虚である。たとえば長らく臌脹病を患っていると、腹脹大で実・静脈怒張・面色蒼黄で暗晦・形痩肢腫・飲食するとすぐに腹脹・二便不利・舌質暗紅で棘が生じる・苔黄で乾燥・脈緩弱か沈細弦数などが見られる。これは気血鬱結の実証中に、脾腎不足の虚証があらわれているのである。

集注太素（しっちゅうたいそ） 書名。日本平安時代、小野蔵根（平安時代の人）の撰。全30巻。

実腸散（じっちょうさん）『東医宝鑑』 方剤名。厚朴　肉豆蔻　訶子　砂仁　陳皮　蒼朮　赤茯苓各4　木香　炙甘草各2　生姜3　大棗2。「大腸の虚寒により、腹冷痛し、激しい泄瀉をする場合に用いる」。

湿毒（しつどく） 湿気が長らく鬱積して毒となったものを指す。湿毒が腸に積して下注すれば「湿毒便血」となり、糞便に血水が混じり、またはくすんだ紫暗色の便血を見るが腹痛は無い。もし湿毒下注して、肌膚に鬱すれば、下腿部に瘡瘍が生じやすく、これを「湿毒流注」という。症状は瘡は平旦で、根元が腫れあがり、青紫か紫黒色で、潰爛した後に流膿し、蔓延して口が塞がりづらい。

湿毒便血（しつどくべんけつ） 「湿毒」を参照。

湿毒流注（しつどくるちゅう） 「湿毒」を参照。

湿熱（しつねつ） 「温熱」を参照。

実熱（じつねつ） 外邪が体内に侵入し、化熱して裏に入り、邪気が盛んだが正気もまだ充足して、邪正が相争って熱が生じる。症状は高熱・煩躁・脇痛・腹痛拒按・便秘・頭痛・口苦・舌苔厚黄で乾燥して芒刺が生じ・脈滑数有力などがあらわれる。

湿熱下注（しつねつげちゅう）［下焦湿熱］ 湿熱が下焦に流注する病理のこと。多くの疾病に見られる。たとえば湿熱痢疾・湿熱泄瀉・淋濁・癃閉・陰痒・帯下などに見られる。

実熱結胸（じつねつけっきょう） 「結胸」を参照。

湿熱内蘊（しつねつないうん） 湿熱が中焦の脾胃と肝胆に蘊醸することを指す。湿は重濁粘膩の邪であり、気機の流通に影響しやすい。熱邪と結びつくと、湿と熱が互いに影響し、熱は湿により阻害され清熱しづらくなり、湿は熱により蒸されて陽気の損傷を悪化させる。症状としては熱盛が続き・午後に熱が上がり・身重・神疲・懶言・神志昏沈・胸脘痞悶・悪心・納呆・腹脹・便溏、または黄疸・小便不利や黄赤尿・舌苔黄膩などがあらわれる。

湿熱痢（しつねつり） 痢疾の証型の一つ。脾胃の湿熱が内蘊して、胃が消導せず、脾が健運せず、湿熱が混じり滞って起こる。その下痢は赤色、または魚脳のように粘稠で臭く、排便回数も多く、裏急後重・肛門灼熱・小便熱赤・舌苔黄膩・脈滑数有力などの特徴がある。もし湿熱の毒邪が血分で盛んになり、腸絡に波及して、鮮血を下痢するものは「赤痢」や「血痢」という。もし病邪が気血に波及し、腸中の気が滞り、腸絡が損傷して、下痢に赤色と白色が混じり、膿血も混ざり、腹中が絞痛し、排便回数も増えるのは「赤白痢」という。

湿痹（しっぴ）　「着痹」ともいう。痹証の一つ。症状は肌膚麻木し、関節が重着し、腫痛は固定して動かない。「風・寒・湿」の病因の中で、湿邪が偏勝するもの。湿性は粘膩で滞着するので起こる。『素問・痹論』では「湿気勝るものは、着痹と為る」（湿気勝者、為着痹也）と見える。

実脾飲（じっぴいん）『済生方』　方剤名。厚朴　白朮　木瓜　木香　檳榔子　草果　附子　茯苓　乾姜　炙甘草。生姜・大棗を入れて水煎する。脾腎陽虚証で水滞と気滞とがあり、浮腫（特に下焦）・胸腹部脹満・身体倦重・食欲不振・四肢冷・尿量減少・大便溏～下痢・舌苔白膩・脈沈遅などに用いる。

実脾飲（じっぴいん）　方剤名。①「陰病治陽」を参照。②蒼朮　白朮　厚朴　赤茯苓　猪苓　沢瀉　砂仁　香附子　枳実　陳皮　檳榔　木香各2.8　燈心2。『東医宝鑑』「身腫、尿不利、消化不良、腹満する場合に用いる」。

実脾散（じっぴさん）『東医宝鑑』　方剤名。厚朴　白朮　木瓜　草果　檳榔　炮附子　白茯苓各4　木香　炮乾姜　炙甘草各2　生姜3　大棗2。「脾腎の陽虚により、腰と小腹が腫痛し、尿量減少、口中無味、消化不良、心下痞硬、手足厥冷、腹満する場合、浮腫や腹水がある場合に用いる」。

湿病（しつびょう）　広くは湿により起こる病症を指す。湿は重濁粘膩性の邪であり、外湿と内湿とがある。霧露の気を感受したり、潮湿が強い場所に久坐したり、または川などの水中に長く入っていたり雨に打たれたり、汗ばんだ肌着や濡れた衣服を長らく着ていることにより起こる。湿邪が肌膚に侵入して、身重体疲や関節疼痛したり、悪寒発熱・身重自汗などがあらわれるものは、外寒湿邪であり、「傷湿」ともいう。飲食の不節で生冷物を過食したり、または脾胃が虚弱で、運化が失調し、水湿が内停して、食欲不振・泄瀉・腹脹・小便少などがあらわれ、ひどければ面目や四肢が浮腫するなどがあらわれるのは、湿が内より生じたものである。いずれも「湿病」である。「外湿」「内湿」を参照。

実風（じつふう）　『内経・九宮八風篇』には、風が太乙のいる所から生じるのが「実風」であり、これは萬物を養育すると見える。

膝旁穴（しつぼうけつ）　穴名。奇穴。膝を曲げてできる横紋の両端に取り、左右で4穴。腰痛・足のしびれなどを主治する。

疾脈（しつみゃく）　脈象名。脈が異常に早く、術者の一呼吸に脈拍が7～8回（1分間に120～140回）になるもの。陽熱が極盛で陰気が竭きそうな場合に起こる。熱性病で熱が極めて高い場合などに見られる。また妊婦の分娩時にもこの脈象が見られることがある。

実脈（じつみゃく）　脈象名。脈の去来がいずれも盛んで、軽く押さえても強く押さえても充実感がある。主に実証である。実熱内結や停痰食積などに見られる。

漆利散（しつりさん）『処方集』　方剤名。乳香　没薬　血竭　当帰各4　麝香　朱砂　龍脳　紅花各2。「打撲に用いる」。

湿瘰（しつるい）　項部後方の足太陽膀胱経の循行上に生じる瘰癧のこと。

蒺藜子（しつりし）　薬物名。白蒺藜（びゃくしつり）の別名。「白蒺藜」を参照。

湿斂瘡（しつれんそう）　「奶癬（だいせん）」を参照。

湿労（しつろう）　慢性の湿毒で、身体が衰弱するもの。

膝弯（しつわん）　「膕」を参照。
子腸不收（しちょうふしゅう）　「陰挺」を参照。
柿蒂（してい）　薬物名。破気降逆薬。苦渋、温、胃。①温胃止呃　②渋血止淋
耳挺（じてい）　「耳痔」を参照。
柿蒂湯（していとう）『済生方』　方剤名。①丁香1　柿蒂5　生姜4。「吃逆などに用いる」　②柿蒂10　生姜8　丁香2。「胃寒症により心下痞硬し、吃逆し、身体を温めても、冷やしても悪化する場合に用いる」。
指天（してん）　人体の経脈の循行方向を指した言葉。つまり経脈が下から上に向かって走行すること。たとえば「手少陽元正指天」などという。
司天在泉（してんざいせん）　司天運気説によれば、毎年の客気の三気を「司天」とし、終気を「在泉」とする。
子盗母気（しとうぼき）　五行説により、相生関係の子病が母に及ぶこと。五臓の虚損性の疾病が相互に影響する病理を、簡単に説明する場合に用いられる。たとえば土は金を生じるので、脾土は母で、肺金は子となり、肺気の虚弱が一定程度に発展すると、脾気の運化機能に影響を及ぼすことがある。
四徳（しとく）　春夏秋冬は、「生・長・收・藏」などの自然作用を有すること。
四瀆（しとく）　穴名。手少陽三焦経。前腕後面、橈骨と尺骨の骨間の中点、肘頭の下方5寸。①通竅聡耳　②清瀉三焦　③清熱利咽　④疏経活絡
時毒（じどく）　季節性と流行性を備えた病邪のこと。つまり疫毒のこと。
耳内啾啾（じないしゅうしゅう）　耳内で泣き声がするような耳鳴りのこと。
四難（しなん）　予後不良の4つの徴候のこと。つまり「形気相失・色夭不沢・脈実而堅・脈逆四時」のことをいう。
紙捻（しねん）　「薬線引流」を参照。
四白（しはく）　穴名。足陽明胃経。顔面部、眼窩下孔部。①清熱明目　②舒筋鎮痛　③疏風通絡　④清頭鎮痛
四白散（しはくさん）『郷薬集成方』　方剤名。白蒺藜　白芷　白附子　白僵蚕各同量。「傷寒により頭痛、発熱し、全身の関節が痛む場合に用いる」。
四白丹（しはくたん）『東医宝鑑』　方剤名。竹葉120　白芷40　白朮　砂仁　白茯苓　香附子　防風　川芎　人参　甘草各20　羌活　独活　薄荷各10　細辛　知母各8　藿香　白檀香各6　竜脳　雄黄各2　麝香1。「中風により意識混濁する場合に用いる」。
紫白癜風（しはくでんぷう）　「汗斑」ともいう。臓腑に積熱したところに、風湿を外感して、毛孔に侵入して、気血が凝滞し、毛竅が閉塞して生じる。胸部・背部・面部・項部などに好発し、紫色か白色の斑点で、斑点は短期間に広がり、ひどければ蔓延して塊を作り、全身に及ぶ。初期は疼痛も瘙痒も無く、病程はやや長く、次第に斑点部だけが痒くなる。
施発（しはつ、1190?～?）　人名。中国南宋の医家。字は政卿。永嘉の人。若い時に医学と挙子業を志したが、後に科挙を棄て、医学に専心した。『察病指南』などを著した。
子煩（しはん）　「妊娠心煩」のこと。妊娠中にあらわれる煩悶不安や心悸胆怯などの病症のこと。病因には陰虚・痰火・肝鬱などがある。「陰虚」：午後潮熱・手心発熱・舌紅無苔・脈細数などが見られる。「痰火」：頭暈・脘悶・悪心嘔吐などが見られる。「肝鬱」：両脇脹痛・脈弦数などが見られる。
滋脾丸（じひがん）『東医宝鑑』　方剤名。神曲　麦芽　半夏曲　陳皮　蓮実　枳実　砂仁　甘草各40。「滞気を受けて口中無味、食後心下痞硬、消化不良、腹痛する場合に用いる」。
子病（しびょう）　「悪阻」を参照。
時病（じびょう）　「時令病」ともいう。季節的に多発する疾病のこと。つまり春季の「春温」「風温」「温毒」「傷風」など、夏季の「泄瀉」「痢疾」「中暑」「暑温」「熱病」「注夏」など、秋季の「瘧疾」「湿温」「秋燥」など、冬季の「傷寒」「冬温」などのこと。時病には、伝染性と

流行性を備えたものが多く、古くは「時行」と言っていた。もし大流行を起こすものは「天行」や「天行時疫」ともいう。中国清代の雷豊著の『時病論』には、温病学の重要な内容が書かれているが、温疫類の病症も一部含まれている。

時病論（じびょうろん） 書名。中国清代、雷豊（少逸）の著。1882年。全8巻。四季の「伏気」「新感」などの急性熱病について述べている。

渋江抽斎（しぶえちゅうさい、1805〜1858） 人名。日本江戸時代の医家。『霊枢講義』の著者。抽斎は森鷗外の史伝によって知られる考証医家で、弘前藩医。名は全善（かねよし）、字は道純（どうじゅん）または子良（しりょう）。狩谷棭斎・市野迷庵に儒を、伊沢蘭軒・池田京水に医を学んだ。多紀元堅に才を愛され、江戸医学館講師となり、古医籍の研究を行った。54歳で病没。

耳屏（じへい） 「蔽（へい）」を参照。

豉餅灸（しべいきゅう） 隔物灸。黄酒などで淡豆豉末を練り、厚さ2分ほどの丸状の餅を作り、その上で艾炷を燃焼させる灸法のこと。癰疽発背で潰爛後に口がなかなか塞がらず、瘡色が黒暗のものなどに使用する。この方法は瘡口の癒合を促す。

刺法（しほう） 「針法」を参照。

子冒（しぼう） 「子癇」を参照。

時方（じほう） 張仲景以後の医家が製成した方剤のこと。これは「経方」を基礎として、大いに発展させたものである。清代の陳修園は『時方歌括・小引』において「唐宋以後に始めて通行の時方有り」（唐宋以後始有通行之時方）と述べている。唐代の孫思邈の『千金要方』や『千金翼方』、王燾の『外台秘要』に記載されている方剤は、主に晋代以後の方剤が含まれている。

時方歌括（じほうかかつ） 書名。中国清代、陳念祖（修園）の著。1801年。全2巻。その性質によって12門に分類。

四縫穴（しほうけつ） 穴名。奇穴。手の示指・中指・環指・小指の4指の掌側で、第2・第3節の横紋中央に取る。小児慢驚風・小児消瘦などを主治。

至宝丹（しほうたん） 方剤名。①「丹」を参照。②犀角　朱砂　石雄黄　厚朴　貝母各40　雄黄20　龍脳　麝香各10　銀箔　金箔各50。『東医宝鑑』「突然風邪に傷られ、言語障害、神識昏迷する場合、中悪により短気、心煩、昏倒する場合、痰飲により言語障害、神識昏迷する場合、小児の癇疾、あらゆる驚風、産後血暈により眩暈、心煩、煩躁する場合に用いる」。

四傍天の刺法（しぼうてんのしほう） 管針法の一つ。針先を上下左右の4方向に刺入すること。刺針効果を強める場合に用いる。

時方派（じほうは） 中国漢代の張仲景以後に制定された方剤を「時方」という。後世の医家は、古典の方剤を用いる場合にも、その薬物の組成にこだわらずに、宋代以後の時方も多用し、また疾病の実際の状況に応じて用薬すべきことを主張した。これらを「時方派」という。

滋補丸（じほがん）『郷薬集成方』 方剤名。白芍80　人参　白朮　阿膠　当帰　地黄　半夏　鹿茸　黄耆　五味子各40。「下焦の原気不足により、全身労倦、消瘦、口中無味の場合に用いる」。

滋補養栄丸（じほようえいがん）『東医宝鑑』 方剤名。遠志　白芍　黄耆　白朮各60　熟地黄　人参　五味子　川芎　当帰　山薬各40　陳皮32　白茯苓28　乾地黄20　山茱萸16。「虚労または気血不足により、全身労倦、脈弱、消化不良、夜盲症などに用いる」。

四末（しまつ） 手足のこと。つまり四肢の末梢のこと。

四磨湯（しまとう）『東医宝鑑』 方剤名。①檳榔　沈香　木香　烏薬各同量。「気滞により便秘し、噫気し、胸脇支満、口中無味、腹満腫痛する場合に用いる」　②人参　檳榔　沈香　烏薬各同量。「平素から精気が不足し、情緒活動に異常を起こし、気が逆上し、短気、胸悶、食欲不振する場合に用いる」。

し

子満(しまん)　「子腫」を参照。

四満(しまん)　穴名。足少陰腎経。下腹部、臍中央の下方２寸、前正中線の外方0.5寸。①調経利水　②補腎健脾　③理気導疝　④消瘀　⑤理衝脈

四味阿膠丸(しみあきょうがん)**『医林撮要』**　方剤名。黄連160　赤茯苓80　芍薬120　阿膠40。「熱痢により腹痛し、肛門が重く、血泡が混じった泄瀉をして煩躁し、口渇し、尿不利の場合に用いる」。

四味茴香散(しみういきょうさん)**『東医宝鑑』**　方剤名。烏薬　良姜　茴香　陳皮各40。「小腸気、つまり陰嚢と陰茎が非常に痛み、小腹が牽引する場合に用いる」。

四味丸(しみがん)**『郷薬集成方』**　方剤名。熟地黄　天門冬　白茯苓　遠志各120。「五労七傷により精髄が不足する場合に用いる」。

四味香連丸(しみこうれんがん)**『医林撮要』**　方剤名。黄連400　大黄160　木香80　檳榔40。「痢疾の初期の赤痢や白痢などに用いる」。

四味散(しみさん)**『郷薬集成方』**　方剤名。破胡紙　牽牛子　杏仁各40　郁李仁20。「腎虚により咳嗽し、腰背に牽引痛がある場合に用いる」。

四味茱連丸(しみしゅれんがん)**『東医宝鑑』**　方剤名。半夏60　陳皮20　黄連40　呉茱萸4　桃仁24。「痰火に瘀血が重なり、胸悶、胸痛、酸水が込み上げる場合に用いる」。

清水直(しみずただし、生没年不詳)　人名。日本江戸時代の医家。『於保志考』の著者。

四味湯(しみとう)**『東医宝鑑』**　方剤名。①当帰　延胡索　血竭　没薬各4。「出産後に悪露が降りずに、小腹が激しく痛み、突然眩暈し、目の前がちかちかして、胸悶、悪心、嘔吐、時に牙関緊閉して昏蒙する場合に用いる」　②赤茯苓80　半夏　厚朴　陳皮各40。「咽中に物が詰まった感じがして、飲み込んでも降りず、吐いても出ない場合に用いる」。

四味肥児丸(しみひじがん)**『救急方』**　方剤名。黄連　無夷　神曲　麦芽各同量。「小児が身熱し、腹満し、消痩する場合、嘔吐して食欲不振、疳疾になった場合、泄瀉が続く場合などに用いる」。

四味白朮芍薬湯(しみびゃくじゅつしゃくやくとう)**『医林撮要』**　方剤名。白朮　白芍各80　陳皮60　防風40。「洞泄により食べ物が消化されずに泄瀉する場合に用いる」。

持脈(じみゃく)　「脈診」を参照。

四妙丸(しみょうがん)**『成方便読』**　方剤名。黄柏　薏苡仁各200ｇ　蒼朮　牛膝各120ｇ。水にて丸にし、１回６～９ｇを服用する。湿熱蘊結下焦による、両脚の発赤・腫脹・疼痛・しびれ・軟弱無力に用いる。本方は三妙丸に薏苡仁を加えたもので、清熱利湿の効が強化されている。

嗜眠(しみん)　病的によく眠ること。

子鳴(しめい)　病名。妊婦の下腹部から子供が泣くような、グウグウと音が聞こえる症状のこと。

耳鳴(じめい)　症名。耳中にせみの鳴き声や、その他の音が響くことをいう。虚証と実証がある。「虚証」：肝腎虧損により虚火が上炎して、頭暈目眩・腰痛などの症状があらわれ、脈は細弱となる。「実証」：暴怒傷肝により、肝と胆の火逆が起きて、耳中に突然鐘太鼓が鳴り響くようになる。

指迷丸(しめいがん)**『東医宝鑑』**　方剤名。半夏曲80　白茯苓　枳実各40　芒硝10。「痰飲による疾病に用いる」。

指目(しもく)　指の先端を脈診する診断法のこと。中国清代の葉霖の『脈説』に「医者の食指、中指、無名指の爪甲は留むべからず、必ず指の端棱(かど)を用い起こること線のごとき者、名づけて「指目」という、以って脈の脊を按ずれば、啻(ただ)に睛(ひとみ)の物を視るのみならず、妍嗤(けんし)(きれいか汚いか)立ちどころに判る」(医者之食指、中指、無名指爪甲不可留、必用指端棱起如線者、名曰指目、以按脈之背、不啻睛之視物、妍嗤立判)と述べ

ている。つまり「指目」とは通常の脈診法にて十分に情報が得られない場合に、医者の指先の毛細動脈による脈診の誤差を無くそうとするもの。

下少海穴(しもしょうかいけつ) 穴名。奇穴。前腕部尺側、肘を屈曲して肘窩横紋端(少海穴)から、心経の下へ2横指に取る。心痛・胸痛などを主治。

四物安神湯(しもつあんしんとう)『東医宝鑑』 方剤名。当帰 白芍 生地黄 熟地黄 人参 白朮 茯神 酸棗仁 黄連 梔子 麦門冬 竹茹各2.8 朱砂2 大棗2 米2 烏梅1。「心血不足により顔面蒼白、眩暈、心悸、不安な場合に用いる」。

四物一黄湯(しもついちおうとう)『医林撮要』 方剤名。当帰 川芎 白芍 熟地黄各20 蒲黄8。「産後に悪露が降りず、激しく腹痛する場合に用いる」。

下津元知(しもつげんち、京都の人。生没年不詳) 人名。日本江戸時代の医家。『図解本草』の著者。元知の伝は不詳。

四物五子元(しもつごしげん)『東医宝鑑』 方剤名。当帰 川芎 熟地黄 白芍 枸杞子 覆盆子 地膚子 兎絲子 車前子各同量。「肝腎の陰虚により視力が落ち、視界が暗く、眼球が乾燥するような場合に用いる」。

四物坎離丸(しもつこんりがん)『東医宝鑑』 方剤名。熟地黄120 生地黄60 当帰180 白芍60 知母40 黄柏80 柏子葉 槐実各40 連翹24。「陰血不足により若くして白髪になった場合に用いる」。

下津寿泉(しもつじゅせん、生没年不詳) 人名。日本江戸時代の医家。『奇疾便覧』の著者。寿泉は下津春抱の弟。他に『小児方彙』『怪妖故事談』などがある。

下津春抱(しもつしゅんぽう、生没年不詳) 人名。日本江戸時代の医家。『婦療方彙』の編著者。春抱は摂津の人、下津寿泉の兄、翠松軒と号した。

四物調経湯(しもつちょうけいとう)『東医宝鑑』 方剤名。香附子4 当帰 川芎 白芍 柴胡 黄芩 枳実各2.8 熟地黄 陳皮 白朮 三稜 蓬莪朮 白芷 茴香 延胡索各2 橘皮 砂仁 紅花 甘草各1.2 生姜3 葱白3。「月経停止し、小腹に硬結が生じて疼痛する場合に用いる」。

四物湯(しもつとう)『和剤局方』 方剤名。①「補血」を参照。②「複方」を参照。③当帰 川芎 白芍 熟乾地黄(各等分)。「調益営衛、滋養気血。治衝任虚損、月水不調、臍腹絞痛、崩中漏下、血瘕塊硬、発歇疼痛、妊娠縮冷、将理失宜、胎動不安、血下不止、及産後乗虚、風寒内搏、悪露不下、結生瘕聚、少腹堅痛、時作寒熱」 ④熟地黄 白芍 川芎 当帰各5。「血虚証すべて用いる」。

四物二連湯(しもつにれんとう)『東医宝鑑』 方剤名。熟地黄 当帰 白芍 川芎 黄連 胡黄連各5。「血虚により夜中に潮熱が出て、胸悶、手足煩熱、口乾し、時に口中がただれる場合に用いる」。

四物竜胆湯(しもつりゅうたんとう)『東医宝鑑』 方剤名。川芎 当帰 芍薬 乾地黄各5.2 羌活 防風各3.2 龍胆 防已各2.4。「肝血不足により眼が紅腫疼痛し、突然雲翳が生じて視力が落ちる場合に用いる」。

子門(しもん) 子宮外口のこと。

耳門(じもん) 1)「蔽」を参照。2)穴名。手少陽三焦経。顔面部、耳珠上の切痕と下顎骨の関節突起の間、陥凹部。①開竅聡耳 ②清熱散風 ③解毒化瘀 ④消腫

炙(しゃ) 薬材と液状の補助材を鍋に入れて、温めて炒め、補助材を薬材にしみ込ませる方法。「合炒」ともいう。使用する薬材により11種に分ける。①「酒炙」:多くは黄酒を用いるが、白酒を用いることもある。2種の方法がある。一つは先ず薬材を入れ酒を混ぜて、加熱して薄い黄色に色づくまで炒める。さらに一つは薬材を薄い黄色に炒めていから酒を吹きかけて少し炒める。当帰・川連はこの方法で炒める。②「酢炙」:米酢を用いる。たとえば炙製香附子・三稜など。③「塩炙」:先ず塩を水に入れて溶かし、そこに薬材を入れて炒める。炙製

橘核・杜仲葉など。④「姜炙」：まず生姜を搗いて汁を取り、そこへ薬材を入れて炒める。炙製竹茹など。⑤「蜜炙」：薬物に蜜を入れて撹拌して、加熱して炒める。炙製甘草・枇杷葉など。⑥「米泔水炙」：米泔水に浸した後に炒める。炙製蒼朮など。⑦「羊脂炙」：羊脂と薬材を一緒に炒める。炙製淫羊藿など。⑧「童便炙」：薬材と童便を一緒に炒める。炙製香附子など。⑨「鼈血炙」：まず鼈血に少量の水を加えて薬材を入れて撹拌して、一時間ほど放置して、鍋に入れて色が変わるまで炒める。鼈血炙柴胡など。⑩「矾(礬)炙」：まず礬に水を加えて溶かし、この液を乾煎りした薬材に吹きつけて、さらに乾煎りする。炙製郁金など。⑪「薬汁炙」：薬材と薬汁を同時に炒める。甘草汁炙呉茱萸など。「輔料」とは製薬時に用いる補助材のこと。液体の輔料では酒や酢などがあり、液体でないのは、澱粉・砂糖・塩などがある。塩だけは水に溶かして液体の輔料として用いることもある。

舎(しゃ)　居留、寄宿のこと。邪気が侵入して、居留して潜伏すること。『素問・痹論』に「内に五臓六腑に舎る」と見える。『霊枢・本神篇』には「脈に神舎る」と見え、神が血脈中に寄舎していること。

煮(しゃ)　薬物に水や液体の輔料(酢や薬汁などの補助材)を入れてしばらく煮て、その毒性を弱めたり、薬物の純度を高めること。たとえば芫花を酢で煮て毒性を弱める、芒硝には泥や挟雑物があるので、大根と一緒に煮て冷やすと、玄明粉となり、芒硝より純度を高めることができる。

瀉(しゃ)　①瀉に通ず。泄と解する。『素問・至真要大論』に「苦を以って之を写す」(以苦写之)と見える。つまり苦味薬でその気を泄したり、その熱を泄するということ。また「濡写」は、水瀉のこと。②刺針手法の一つ。『霊枢・九針十二原篇』に「補瀉の時は、針を以って之を為す」(補瀉之時、以針為之)と見え、また『霊枢・刺節真邪篇』にも「其の有余を瀉し、其の不足を補し、陰陽平復す、針を用いて此れの若くす…」(瀉其有余、補其不足、陰陽平復、用針若此…)と見える。

邪(じゃ)　①「風・寒・暑・湿・燥・火」の六淫と疫癘の気などの、外部から侵入する発病要因を指す。そこで「外邪」ともいう。②人体の正気との対義語。多くの発病要因と病理の損害状況を指す。

瀉胃湯(しゃいとう)『東医宝鑑』　方剤名。①大黄 10　葛根 4　桔梗　枳実　前胡　杏仁各 2　生姜 3。「胃の実熱により唇が乾き、喉が渇き、悪心、大便が硬い場合に用いる」②当帰　川芎　芍薬　生地黄　黄連　牡丹皮　梔子　防風　荊芥　薄荷　甘草各 4。「胃熱により歯ぐきが腫れ、歯痛、口臭が強く、冷たい食べ物を好む場合、歯槽膿漏症などに用いる」。

沙苑子(しゃえんし)　薬物名。別名；沙苑蒺藜ともいう。甘。温。肝・腎。①補腎陽・益精・固精・縮尿。腎虚の腰痛・遺精・滑精・頻尿・帯下などに用いる。②養肝明目。肝腎不足による目花(目のかすみ)・眩暈・視力減退・翳障(角膜混濁)などに用いる。

瀉黄飲子(しゃおういんし)『東医宝鑑』　方剤名。升麻　白芷　枳実　黄芩　防風　半夏　石斛各 4　甘草 2　生姜 3。「脾経に風熱が集積し、唇が乾き裂け、口を開けたり飲食するのが困難な場合に用いる」。

瀉黄散(しゃおうさん)『東医宝鑑』　方剤名。梔子 6　藿香　甘草各 4　石膏 3.2　防風 2.4。「脾胃の熱により口中糜爛、口臭、口渇、胸悶、食事をしてもすぐにお腹が空く場合に用いる」。

邪火(じゃか)　生理的な火の対義語。病因としての火邪や、病変中に生じる火熱現象のこと。「火」を参照。

邪害空竅(じゃがいくうきょう)　「空竅」は、耳・目・口・鼻などの器官のこと。病邪がこれらに侵害すると、風寒では鼻流清涕・鼻塞、風熱、火邪では目赤・耳閉、燥邪では鼻咽乾燥などが見られる。

邪解舒鬱丸(じゃかいじょうつがん)『処方

集』　方剤名。牡蛎20　山茨菰8　昆布　香附子各6　枳実4　柴胡3。「甲状腺腫または甲状腺機能亢進症などで、全身症状はひどくないが甲状腺だけが腫大したり、乾咳、咽痛、唾を飲むのが困難な場合に用いる」。

瀉火以熄風(しゃかいそくふう)(火を瀉し以って熄風す)　火旺して生風した場合には、瀉火すれば風が止むということ。

瀉火清肺湯(しゃかせいはいとう)『東医宝鑑』　方剤名。黄芩4　梔子　枳実　桑柏皮　陳皮　杏仁　赤茯苓　紫蘇子　麦門冬　貝母各3.2　沈香　朱砂各2。「火喘により心煩、短気、黄色く濃厚な痰が多い場合に用いる」。

瀉火熄風(しゃかそくふう)[清熱熄風]　熱極生風(実熱証)に対する治療法。熱性病は高熱によって、手足抽搐・両眼上翻・項強、ひどければ角弓反張・神志昏迷となる。これを「熱極生風」という。症状は苔黄舌質紅・脈弦数などが見られる。治療には釣藤・蚯蚓・全蝎・蜈蚣・生石決明・生牡蛎・石膏・黄連・大青葉などの薬物を用いる。

瀉肝(しゃかん)　治法。苦寒薬で肝火を退散させる薬物を用いて、肝火の上昇を治療する方法のこと。肝火が上昇すると、頭痛・目眩・耳鳴耳聾・面赤目赤・口渇口苦・脇痛・嘔吐苦水、ひどければ煩躁易怒・便秘・舌苔黄・脈弦数などが見られる。この治療には胆草・梔子・丹皮・夏枯草・黄芩・黄連などの薬物を用いる。

瀉肝散(しゃかんさん)『東医宝鑑』　方剤名。大黄　甘草各20　郁李仁　荊芥蕊各10。「烏風により眼が痒痛し、何かに覆われるように、次第に眼が見えづらく、時に黒いゴミのようなものが飛び回る場合に用いる」。

蛇串瘡(じゃかんそう)　「纏腰蛇丹」を参照。

炙甘草湯(しゃかんぞうとう)『傷寒論』　方剤名。①甘草4　生姜3　人参2　生地黄1斤　桂枝3　阿膠2　麦門冬半斤　麻仁半升　大棗30枚。「傷寒にて、脈結代、心動悸するは、炙甘草湯これを主る。」(傷寒、脈結代、心動悸、炙甘草湯主之)　②炙甘草8　乾地黄　桂枝　麻仁　麦門冬各6　人参　阿膠各4　生姜5　大棗3。「気血不足により心悸し、結滞脈が現れ、消痩し、息苦しい場合、虚熱や咳嗽が出て、血痰が見られ、胸悶して不眠の場合に用いる」。

瀉肝胆実火(しゃかんたんじっか)　肝胆火盛では狂躁怒罵・目黄赤・口苦などが見られる。治療には苦寒瀉火薬を用いて実火を瀉す。

蛇眼疔(じゃがんちょう)　「指疔」を参照。

邪気(じゃき)　「邪」を参照。

邪気盛則実(じゃきせいそくじつ)(邪気盛んなれば則ち実す)　『素問・通評虚実論』に見える。実証に対する定義である。「邪気」とは発病要因のこと。病邪に余りがあり、正気が充実していれば機能代謝活動が増強して、しかも病邪も抵抗するために、亢盛の実証があらわれる。つまり痰飲・食積・瘀血・水湿などはいずれも「邪気有余」による。また壮熱・煩躁・便秘・尿赤・脈滑数有力などは、機能亢盛の表現であり実証である。

尺(しゃく)　①前腕部の総称。②同身寸法における長さの基準。③長さの基準の一つ、1尺は約33.3cm。④橈骨動脈の脈診部の名称の一つ。

積(しゃく)　腹中の塊、または刺すような腹痛のこと。

尺外(しゃくがい)　臍より下部のこと。

積気(しゃくき)　腸管の痙攣のこと。

若山好古(腫方)撮要(じゃくさんこうこ〔しゅほう〕さつよう)　書名。朝鮮李朝時代、純祖後期～憲宗、姜彝五の撰。治腫に関する専門医書。写本1冊。

積聚(しゃくじゅ)　腹腔内の腫瘤のこと。

赤石脂(しゃくせきし)　薬物名。止瀉薬。甘鹹渋、温、胃・大腸。①渋腸止瀉　②温経止血　③固精止遺　④温胃止嘔

爍燥(しゃくそう)　秋季の燥気を感受して発生する疾病の一種。

尺沢(しゃくたく)　穴名。手太陰肺経。合水穴。肘前部、肘窩横紋上、上腕二頭筋腱外

方の陥凹部。①清肺泄熱　②滋陰潤肺　③和中降逆　④舒筋止痛　⑤止咳平喘

雀啄術(じゃくたくじゅつ)　針を目的の深さまで刺入したのち、そこで細かく抜いたり刺したりする刺法のこと。その速度や回数などにより、弱刺激と強刺激を調節する。

雀啄脈(じゃくたくみゃく)　「七怪脈」の一つ。脈が急数で、律動は不均衡であり、雀が餌をついばむように、出たり引っ込んだりする脈象のこと。

尺中(しゃくちゅう)　腹中のこと。

尺動脈(しゃくどうみゃく)　①尺沢穴の動脈のこと。②手の五里穴のこと。

尺内(しゃくない)　臍より上部のこと。

灼熱(しゃくねつ)　発熱が高熱の状態で、皮膚が灼かれるような状態をいう。

赤白何烏寛中湯(しゃくはくかうかんちゅうとう)『寿世保元』　方剤名。白何首烏　赤何首烏　良姜　乾姜　橘皮　陳皮　香附子　益智仁各4　大棗2。「少陰人が身体疲倦し、尿不利、陰痿症、身体浮腫する場合に用いる」。

雀斑(じゃくはん)　「黧黒斑」に同じ。そばかすのこと。

尺膚(しゃくふ)　「診尺膚」を参照。

尺脈(しゃくみゃく)　「寸・関・尺」を参照。

弱脈(じゃくみゃく)　脈象名。脈が軟弱で沈の脈象。気血不足の虚弱の病症に見られる。

雀盲(じゃくもう)　「夜盲」を参照。

雀目(じゃくもく)　夜盲症のこと。

芍薬(しゃくやく)　薬物名。「赤芍薬(せきしゃくやく)」・「白(びゃく)芍薬(しゃくやく)」を参照。

芍薬黄連湯(しゃくやくおうれんとう)『東医宝鑑』　方剤名。白芍　黄連　当帰各10　炙甘草4　大黄2　桂心1。「膿血痢により腹痛し、発熱、心煩、大便に血泡が混じる場合に用いる」。

芍薬甘草湯(しゃくやくかんぞうとう)『傷寒論』　方剤名。①芍薬　甘草各3。「急激に起こった筋肉の拘攣による症状(特に痛み)に、頓服として用いる」　②白芍16　炙甘草8。『東医宝鑑』「血の循環が悪く、腹痛する場合、下肢攣急疼痛する場合に用いる」　③桂枝8.6　炙甘草6　白芍　白朮　炮附子各4。『東医宝鑑』「発汗後に、悪寒発熱し、頭痛、尿不利、下肢攣急疼痛する場合に用いる」。

芍薬甘草附子湯(しゃくやくかんぞうぶしとう)『傷寒論』　方剤名。白芍薬9　炙甘草9　附子3。発汗過多による亡陽で陰液も消耗し、悪寒・四肢痙攣・腹中痙攣などを現わすものに用いる。

芍薬散(しゃくやくさん)『東医宝鑑』　方剤名。香附子160　肉桂　延胡索　白芍各40。「女性の冷え症で、胸脇疼痛する場合に用いる」。

芍薬湯(しゃくやくとう)『東医宝鑑』　方剤名。①白芍8　黄連　黄芩　当帰尾各4　大黄2.8　木香　檳榔　桂心　甘草各2。「膿血痢により腹痛、発熱し、尿不利、心煩する場合に用いる」　②白芍　梔子　連翹　石膏　黄連　薄荷各4　甘草2。「脾胃に熱が盛んで、口中と唇がただれる場合、消渇により口渇し、食事をしても腹痛し、冷飲を好む場合に用いる」。

芍薬柏皮丸(しゃくやくはくひがん)『東医宝鑑』　方剤名。白芍　黄柏各40　当帰　黄連各20。「湿熱により腹痛、大便に血泡が混じる場合に用いる」。

瀉下(しゃげ)　「下法」を参照。

瀉下禁例(しゃげきんれい)　瀉下法を用いてはならない状況のこと。1)病邪が表か半表半裏にある、2)老年で血虚腸燥の場合、3)初産婦で血虚でひどく便秘する場合、4)病後で津液損耗してひどく便秘する場合、5)大失血の病人、6)熱邪が裏にあり、大便秘結している場合に瀉下法を用いるが、以下の場合は瀉下してはならない。①病人の臍部の上下左右に動気があるもの、②脈微弱か浮大で、脈を押して無力か脈遅のもの、③気喘して胸部が脹満するもの、④嘔吐するもの、⑤平素より胃弱で食欲不振のもの、⑥平素より気虚して動くと気喘するもの、⑦腹部脹満して、軽減したり脹満し

たり繰り返すもの、⑧妊婦や月経時など。以上の状況では、瀉下法の使用に十分注意しなければならない。このような場合で、どうしても瀉下法を用いたい時には、「表裏双解」「攻補兼施」「潤下」「蜜煎導」「猪胆汁導」などを参照する。

瀉血(しゃけつ)　治療のために血液を取ること。刺絡ともいう。

瀉血湯(しゃけつとう)『東医宝鑑』　方剤名。生地黄　柴胡各4　熟地黄　蒲黄　丹参　当帰　防已　羌活　炙甘草各2.8　桃仁1.2。「熱が血室に進入し、日中は微熱で、夜間に高熱が出て、胸悶、不安、落ち着かない場合に用いる」。

麝香(じゃこう)　薬物名。通気開竅薬。辛、温、十二経。①辟穢開竅　②活血通経　③祛瘀療傷　④蝕膿消廱　⑤催生堕胎

麝香軽粉散(じゃこうけいふんさん)『東医宝鑑』　方剤名。白礬　乳香各40　軽粉20　麝香2。「天疱瘡、疳蝕瘡により全身に出来物が出来た場合に用いる」。

麝香元(じゃこうげん)『東医宝鑑』　方剤名。烏頭3　全蝎21　蚯蚓20　黒豆　麝香1。「白虎歴節風により身体のあらゆる場所が痛み、蟻走感があり、日中は軽く夜になるとひどくなる場合に用いる」。

麝香黒豆丸(じゃこうこくずがん)『郷薬集成方』　方剤名。黒豆1　石菖蒲80　韮子2。「耳鳴耳聾に用いる」。

麝香散(じゃこうさん)『東医宝鑑』　方剤名。①枯白礬　白龍骨各12　麝香0.6。「鼻衄が止まない場合に用いる」　②枯白礬　青黛　胡黄連　竜脳各10　青蛙2　麝香1。「疳䘌瘡に用いる」。

鷓胡菜湯(しゃこさいとう)『撮要方函』　方剤名。別名；三味鷓鴣菜湯。鷓鴣菜4　大黄1　甘草1。駆虫剤。蛔虫・蟯虫・鞭虫などによる腹痛・食欲不振などに用いる。

瀉剤(しゃざい)　攻撃剤に同じ。

斜差穴(しゃさけつ)(すじかいけつ)　穴名。奇穴。背部、男は左肝兪と右脾兪、女は右肝兪と左脾兪に取る。食少・消痩などを主治。

煮散(しゃさん)　薬物を粗い粉末状にした散剤を水に入れて煮出し、滓をこして取り出し、その湯液を服用するもの。

瀉子(しゃし)　「虚者補其母、実者瀉其子」を参照。

瀉湿湯(しゃしつとう)『東医宝鑑』　方剤名。白朮12　白芍8　陳皮6　防風4　升麻2。「洞泄により水のような泄瀉を激しくする場合、食事をするとすぐに未消化なものを泄瀉する場合に用いる」。

斜刺法(しゃしほう)　刺針法。皮膚に対して斜めの角度で刺入する刺法。

蛇瘴(じゃしょう)　「瘭疽」を参照。

蛇床子(じゃしょうし)　薬物名。燥湿殺虫薬。辛苦、温、小毒、腎・三焦。①温腎助陽　②燥湿殺虫　③疏風止痒　④散寒宣痹

蛇床子散(じゃしょうしさん)『金匱要略』　方剤名。蛇床子を末とし、白粉(米粉)で混和し棗大の棒状にし、綿につつんで膣内に挿入する(膣坐薬)。腎陽虚による、婦人の陰寒(陰部の冷え)に用いる。

蛇床子湯(じゃしょうしとう)『外科正宗』　方剤名。蛇床子5　当帰5　威霊仙5　苦参5。水500mlで煎じて洗剤(外用)とする。陰部湿疹や掻痒に外用する。

舎証従証(しゃしょうじゅうしょう)　弁証の過程中において、脈象と症候が不一致の場合には、経過を分析して、脈象と病機とを審査して、治療方案を確定する根拠にすること。これは慢性病で病状が複雑な場合に多用する。たとえばひどく喀血する場合に、喀血は止まっても、脈が細弱にならずに、逆に滑数になる場合には、滑数は内に熱邪があり、病勢は必ず迫血妄行して再度出血する恐れがあるので、その症状の好転は一時的な現象と考え、脈象にしたがって瀉下寧血法を用いる。

瀉心(しゃしん)　治法。瀉心とは、実際は胃火を瀉すことである。胃火が盛んで牙齦腫痛・口臭・嘈雑・大便秘結・舌紅苔黄厚・脈数などには、瀉心湯(大黄・黄芩・黄連)

を用いる。また心火が盛んで、迫血向上し妄行して、鼻血が出たり、大便秘結・小便赤渋・目赤腫痛・口舌生瘡・苔黄・脈数などにも、本方で治療するが、これは胃火を瀉す方法を用いて、心火を瀉しているのである。つまり「実則瀉其子」である。

し

沙参(しゃじん) 薬物名。養陰薬。甘微苦、微寒、肺。①養陰清熱 ②清肺止嗽

瀉心湯(しゃしんとう) 方剤名。①「瀉心」を参照。②大黄6 黄連 黄芩 梔子 漏蘆 沢蘭 連翹 蘇木各2.8。『東医宝鑑』「心癰または癰疽の際に、身熱し、胸悶、短気、心悸、口渇する場合に用いる」 ③黄連適量。『東医宝鑑』「心熱により面赤、煩熱感があり、不安で不眠、口渇する場合、小児が口中糜爛して乳を吸えない場合に用いる」 ④黄連 黄芩 大黄 連翹 荊芥 芍薬 車前子 薄荷 菊花各同量。「心火または風湿熱邪により生じた赤脈伝睛、赤絲虬脈、血翳包睛、瞼弦赤爛、垂簾障、蟹睛などに用いる」。

瀉腎湯(しゃじんとう)『東医宝鑑』 方剤名。大黄8 磁石6.4 石菖蒲 生地黄各4 玄参 細辛各3.2 芒硝 赤茯苓 黄芩各2.4 甘草1.6。「あらゆる淋症に用いるが、特に小腹腫満攣痛する場合に用いる」。

瀉心導赤散(しゃしんどうせきさん)『医林撮要』 方剤名。①梔子 黄芩 麦門冬 滑石 人参 犀角 知母 茯神 黄連 甘草各同量。「傷寒により面赤、煩熱、焦燥して不眠、口渇、吐血、鼻衄の場合、傷寒の病にかかった後に、精神昏迷する場合に用いる」 ②木通 生地黄 黄連 甘草各4 燈芯0.8。「小児が心疳により心煩、手足煩熱、高熱、冷汗、歯燥、唇赤、舌がただれ、易驚する場合に用いる」。

沙参麦冬湯(しゃじんばくどうとう)『温病条弁』 方剤名。別名;沙参麦門冬湯。沙参9 玉竹6 生甘草3 桑葉4.5 麦門冬9 生扁豆4.5 天花粉(栝楼根)4.5。肺胃傷津による、微熱・口渇・咽乾口燥・乾咳・少痰・舌質紅・舌乾・舌苔少・脈細数などに用いる。

沙参麦門冬湯(しゃじんばくもんどうとう)『温病条弁』 方剤名。「沙参麦冬湯」を参照。

蛇頭瘡(じゃずそう) 「指疔」を参照。

瀉青丸(しゃせいがん)『東医宝鑑』 方剤名。当帰 龍胆 川芎 梔子 大黄 羌活 防風各同量。「肝火が鬱結して易驚、易怒、非常に不安、眼赤疼痛、大便が硬い場合、小児の肝熱により瘈攣を起こす場合に用いる」。

車前散(しゃぜんさん)『東医宝鑑』 方剤名。蜜蒙花 甘菊花 白蒺藜 羌活 決明子 車前子 黄芩 龍胆 甘草各同量。「肝経に熱毒が盛んで、順生翳と逆生翳の場合、血灌瞳仁により光がまぶしく、涙が流れ、眼球と頭が痛み、口苦、口乾する場合に用いる」。

車前子(しゃぜんし) 薬物名。滲湿薬。甘、寒、肝・腎・小腸。①利尿通淋 ②滲湿止瀉 ③清肝明目 ④滑胎助産

車前子丸(しゃぜんしがん)『郷薬集成方』 方剤名。車前子 羚羊角 防風 菟絲子各40 決明子60。「肝に風熱があり、視力障害のある場合に用いる」。

車前子散(しゃぜんしさん)『医林撮要』 方剤名。①車前子20 竹葉 荊芥穂 赤茯苓 燈芯各10。「淋症により排尿痛、尿不利の場合に用いる」 ②木通 陳皮 赤茯苓 車前子 芍薬 当帰 滑石 石葦 檳榔各同量。「下焦に熱が集積し、尿不利、尿痛の場合に用いる」。

車前草(しゃぜんそう) 薬物名。性味・帰経・効能は、車前子とほぼ同じで涼血解毒に偏する。衄血・血尿・皮膚化膿症・熱痢などに用いる。

車前葉散(しゃぜんようさん)『郷薬集成方』 方剤名。車前子40 石葦 当帰 白芍 蒲黄各12。「虚労で下焦に熱が集積し、尿血の場合に用いる」。

車前葉湯(しゃぜんようとう)『郷薬集成方』 方剤名。車前葉 茜草根 黄芩 阿膠 地

骨皮　紅花各40。「膀胱に熱が集積し、尿血、小腹重痛する場合に用いる」。

䗪虫(しゃちゅう)　薬物名。鹹。寒。小毒。肝。①破血逐瘀・消癥。血瘀による無月経・腹腔内腫瘤・産後の瘀阻による腹痛などに用いる。②続筋接骨。打撲や骨折による腫脹疼痛に用いる。

瀉南補北(しゃなんほほく)　南方は火であり、北方は水である。身体では心は火に属し、腎は水に属す。つまり心火を瀉し、腎水を補うこと。

砂仁(しゃにん)[縮砂]　薬物名。行気解鬱薬。辛、温、脾・胃・腎。①行滞寛腸　②健胃止嘔　③温脾止瀉　④順気安胎

邪熱(じゃねつ)　①病因の熱邪のこと。②症状で外邪によりあらわれる発熱のこと。

瀉肺丸(しゃはいがん)『処方集』　方剤名。栝呂仁　半夏　貝母　鬱金　葶藶子　杏仁各40　黄芩　黄連　黄柏各6。「労瘵により胸悶、多痰、咳嗽、短気する場合に用いる」。

瀉肺大黄煎(しゃはいだいおうせん)『郷薬集成方』　方剤名。①大黄　郁李仁各80　杏仁　枳実各40　生地黄3　牛蒡子2　蜜160。「肺実により胸悶、心煩、短気、大便が硬く便秘する場合に用いる」　②大黄46　五味子　車前子各40。「適応症は①に同じ」。

蛇背疔(じゃはいちょう)　「指疔」を参照。

瀉肺湯(しゃはいとう)『処方集』　方剤名。桑柏皮　黄芩　地骨皮　知母　麦門冬　桔梗各6。「眼球に白い斑点が生じ、血も集り視力が落ちて、眼がまぶしい場合、白膜侵睛の初期に用いる」。

炙煿(しゃはく)　煎・炒・炸・烤・爆などの調理方法のこと。「煿」は爆に通じ、強い火で焼くこと。「炙煿」で調理した食物は、燥熱性が強いために、偏食や多食すると胃陰を傷り、内熱症を起こす。

瀉白(しゃはく)　「瀉肺」に同じ。

瀉白安胃飲(しゃはくあんいいん)『東医宝鑑』　方剤名。蒼朮　白芍　蓮実各4　白朮3　人参　陳皮　白茯苓　黄耆　当帰各2　木香　炮乾姜　炙甘草各1.2。「白痢で腹痛し、肛門が重く、泡が混じった泄瀉をして、尿赤で尿不利の場合に用いる」。

瀉白散(しゃはくさん)　方剤名。①「瀉肺」を参照。②桑柏皮　牡蛎各8　甘草4。『東医宝鑑』「肺熱により咳嗽し、短気し、胸悶、胸痛、発熱、黄色く濃い痰や血が混じった痰を吐く場合に用いる」。

瀉白湯(しゃはくとう)『東医宝鑑』　方剤名。生地黄8　赤茯苓　芒硝各4　陳皮　竹茹　黄芩　梔子　黄柏各2　生姜3　大棗2。「大腸の実熱により臍周囲が痛み、腹満、大便が硬く、出づらい場合に用いる」。

邪犯衛分(じゃはんえぶん)　「衛分証」を参照。

瀉脾際熱飲(しゃひさいねついん)『その他』　方剤名。黄耆　防風　益母仁　桔梗　大黄　黄連　黄芩　車前子　芒硝各6。「湿熱から来る黄油症、脾胃の熱から来る努肉攀睛などに用いる」。

瀉脾大青湯(しゃひだいせいとう)『郷薬集成方』　方剤名。乾地黄120　大黄　大青　升麻各80。「上焦に熱があり、咽腫、口中糜爛、口中が甘く、面赤する場合に用いる」。

蛇皮癬(じゃひせん)　「魚鱗癬」ともいう。患部の皮膚が蛇皮や魚鱗状になるので名づく。血虚生風で、風邪が皮膚に搏して生ずる。本症は四肢の屈側に好発し、ひどいものは全身に広がる。発病後は患部の皮膚が次第に灰色に変色し、乾燥・粗糙(ざらざら汚れる)・皮膚が角化して鱗屑が生じ、触ると棘が刺さるような感触がある。冬に悪化しやすく、難治である。

斜飛脈(しゃひみゃく)　生理的に特異な位置にある脈のこと。橈骨動脈が手関節の背面に触れる。したがって脈を取るにも寸口の背面に取る。「反関脈」と同類。

蛇腹疔(じゃふくちょう)　「指疔」を参照。

煮附元(しゃぶげん)『郷薬集成方』　方剤名。香附子600　生姜240　茯神　白茯苓各160

山椒　茴香各120　塩80。「気虚により心下満、痰が集積して胸悶する場合、赤白濁がある場合に用いる」。

瀉法（しゃほう）　実証に対して、過多なものを取り去る目的で行う、刺針法または施灸法のこと。「刺針法」では、①吸気時に刺入し、呼気時に抜針する、②経絡の走行に逆らって刺入する、③抜針後に針痕をもまない、④刺入後に針柄を強く弾く、⑤速く刺入して速く抜針する、⑥浅く刺す、⑦冷たい針を刺す、⑧置針しないなど。「施灸法」では、①艾を硬くひねる、②艾柱を皮膚に押し付ける、③灸灰を施灸のつど落とす、④施灸時に風を送る、⑤大きな灸をすえる、などを基準とする。湯液においては攻撃剤、つまり瀉下剤・吐剤・発汗剤などの瀉剤を用いて治療することをいう。

瀉方補円（しゃほうほえん）　針法。刺針時に瀉法を用いる場合には、「方」を理解しなくてはならない。正気が方に盛ん、月が方に円く、天気が方に温和で、患者が方に吸気する時に刺入して、方に呼気する時に捻針し、さらに方に呼気する時を待って徐々に抜針する。補法では、「円」の法則を理解する。つまり円は行気のことで、気を導いて病所に至らせることである。その刺法は、営気の運行状況を理解して、患者が吸気する時に抜針する。

瀉陽補陰湯（しゃようほいんとう）『東医宝鑑』　方剤名。黄柏6　天門冬　貝母　黄連各4　杏仁3　知母　生地黄各2.8　紫菀　芍薬各2.4　瓜呂根　桔梗　黄芩　当帰　白茯苓各2　白朮1　五味子9　烏梅1　燈芯4。「陰虚火動により午後に発熱し、咳嗽、多痰の場合に用いる」。

煮爛（しゃらん）　「熬」を参照。

邪留三焦（じゃりゅうさんしょう）（邪三焦に留まる）　①熱性病のために湿熱の邪が三焦の気分に滞留して、上焦では咳嗽・胸悶、中焦では腹脹・納呆、下焦では小便不利などの症状が見られる。②水液の代謝障害のために、胸脇脹悶・少腹疼痛・小便不利などの症状があらわれる。

砂淋（しゃりん）　淋症の一つ。尿に砂が混じるもの。

邪恋心包（じゃれんしんぽう）　「熱入心包」を参照。

主（しゅ）　①主宰、関連のこと。『素問・宣明五気篇』に「五臓の主るところ、心は脈を主る…」（五臓所主、心主脈…）と見え、つまり五臓は身体各部を主宰して関連する場所がある。たとえば心は血脈と関係があるということ。②制約を受けること。『素問・五臓生成篇』に「心は…、それ腎に主る」と見え、心は腎の制約を受けるということ。③主要のこと。『素問・至真要大論』に「すなわち主病を治す」と見え、主要な病症を治療するということ。さらに「毒有り毒無きは、治す所の主たり」（有毒無毒、所治為主）と見え、薬物の有毒や無毒は、疾病を治療するには重要であるということ。④「客」の意味と相反するもの。『素問・六元正紀大論』に「必ず其の主客を安んず」（必安其主客）と見え、さらに「いわゆる主は気足らず、客は気勝るなり」（所謂主気不足、客気勝也）と見える。また脈象を指して『素問・陰陽類論』に「至るを先んずるを主となし、至るを後にするを客となす」（先至為主、後至為客）と見える。⑤主治のこと。『傷寒論・辨太陽病脈証并治上』に「桂枝湯これを主る」（桂枝湯主之）と見え、桂枝湯で主治すること。

銖（しゅ）　昔の衡制で、黍10粒を1銖とし、6銖を1分とし、4分を1両とし、16両を1筋とした。これは「神農秤」である。

聚（じゅ）　病名の一つ。六腑に生じ、積塊の有無は一定せず、疼痛も一定の部位とは限らない。

臑（じゅ）　「肱部」（上腕部）のこと。肩関節以下で肘関節以上の部分を指す。

守胃散（しゅいさん）『救急方』　方剤名。人参　白朮　山薬　白扁豆　葛根　藿香　天南星　防風　天麻　炙甘草各4。「陰陽不和により嘔吐、泄瀉する場合、慢驚風の予防に用いる」。

主因(しゅいん)　疾病の原因として最も重要または有力なものをいう。

首烏(しゅう)[首烏]　薬物名。何首烏ともいう。補血薬。苦甘渋、微温、肝・腎。①益腎斂精　②滋肝熄風　③益血寧神　④振脾截瘧　⑤潤腸通便　⑥解毒消癰

従(じゅう)　①正常のこと。『素問・陰陽応象大論』に「これ陰陽の反作は、病の逆従なり」(此陰陽反作、病之逆従也)と見える。「病之逆従」とは、疾病の異常と正常の変化のこと。②順のこと。『素問・至真要大論』に「甚だしき者はこれに従う」(甚者従之)と見え、病が重い場合は、その病気に従うこと。③迎のこと。『素問・骨空論』に「風に従い風を憎む」(従風憎風)と見える。「従風」とは風邪を迎えてこれに感受すること。④治療法の一つ。「従治」(つまり「反治」のこと)など。⑤従容のこと。『素問・示従容論』に「従容」の２字があり、その意味は挙動には一定の法則があるということ。ここでは主に疾病治療において守るべき法則を指している。

就安斎玄幽(しゅうあんさいげんゆう、生没年不詳)　人名。『医方大成論抄』の著者。玄幽は師の就安斎の号を継承したもの、任にたえず、紀州の高野山にこもった。他に『崔真人脈訣鈔』『本草簡便』などの編著がある。

獣医(じゅうい)　もっぱら家畜の病気を治療する医師のこと。『周礼・天官』に初めて見える。現存する獣医書としては、著者不明の『安驥集』(906年以前？　唐・賈誠重校訂)、明代の喩仁・喩杰の『元亨療馬集附牛経・駝経』などがある。

習医先入(しゅういせんにゅう)　書名。日本江戸時代、香月牛山(1656～1740)の述、門人の筆記。医学教育書。全３巻。享保18年(1733)刊。自己の長年の医療経験にもとづき、医学修業の道や医学の倫理について和文で平易に説いた書。

十一椎(じゅういちつい)　脊椎の第11胸椎のこと。

収引(しゅういん)　「収」とは収縮のこと。「引」とは拘急のこと。つまり筋脈が収縮して、関節が十分に屈伸できないことを指す。多くは寒邪によって起こる。

重陰(じゅういん)　２種類の陰に属す性質が、同時に一つの事物上に出現すること。①一晩の夜半では、夜は陰であり、夜半は陰中の陰なので「重陰」という。②身冷で脈微で絶えそうなのは、症と脈がいずれも陰盛なので、「重陰」といい、陰寒の盛を言っている。③自然の気候と人の病変の関係から、冬季は陰に属し、寒は陰邪であるので、冬季に寒邪を感受することも、「重陰」という。

重陰為癲(じゅういんいてん)(重陰なれば癲と為る)　陰脈が陽位にも陰位にもあらわれるものを「重陰」という。つまり陰邪が鬱結して疾病を起こし、それが癲証ならば「重陰為癲」という。

重陰必陽(じゅういんひつよう)(重陰なれば必ず陽)　疾病の性質が陰気の偏勝に属しているが、その陰気がある限局まで旺盛になると、陽の現象、または陽の方向へ転化することがある。たとえば、①病理変化中における「寒極生熱」とは、陰寒が盛んな疾病において、ある条件により熱性の症状があらわれること。②冬季に寒邪を感受すると重陰となり、これは本来風寒感冒に属す。しかし寒邪が化熱して裏に入ると、熱病に転化する。これらの伝変には、ある条件が備わることにより起こる。しかし、疾病がすべてこのようになるわけではない。

周栄(しゅうえい)　穴名。足太陰脾経。前胸部、第２肋間、前正中線の外方６寸。①寛胸理気　②祛痰平喘　③昇清降濁　④通経摂気

首烏延壽丹(しゅうえんじゅたん)『補陽処方集』　方剤名。赤何首烏　何首烏各1500　火炊草　桑椹　金桜子　旱蓮草300　菟絲子　杜仲　牛膝　桑葉　女貞子各160　忍冬藤180　生地黄80。「肝腎不足により眩暈、目の前が暗く、全身倦怠、下肢無力、

易疲労、小便頻数、耳鳴、視力障害、腰膝酸軟、若くして白髪がめだつなどの場合に用いる」。

十王穴(じゅうおうけつ)　穴名。奇穴。手の左右5指の爪甲の後ろの正中、赤白肉の際に取る。暑病・瘧疾などを主治。

秋応中衡(しゅうおうちゅうこう)　『素問・脈要精微論篇』に見える。「衡」とは古代の平衡を測量する器具のこと。脈象において秋の脈象が軽く平らで、虚で浮いていることを形容している。

従外測内(じゅうがいそくない)　「これ内有れば、必ずこれ外に形どる」(有諸内、必形諸外)の道理に基づいて、外表に反映される各種の症状や身体の特徴から、体内に発生する病変を推測すること。

周学海(しゅうがくかい)　人名。中国清末の医家。安徽建徳の人。1892年進士にあげられ、内閣中書に任ぜられた。『周氏医学叢書』などを著した。

渋化丹(じゅうかたん)『その他』　方剤名。赤石脂300　炉甘石180　薄荷　白僵蚕　麻黄　蔓荊子　空青石　黄連各30　梔子21　細辛15　龍胆　草烏各12　珊瑚9　厚朴6　蘆薈　血竭各3　真珠1.5。「すべての宿翳に用いる」。

重感(じゅうかん)　「両感」に同じ。

柔肝(じゅうかん)[養肝・養血柔肝]　治法。肝の陰虚(肝血不足)の治療法。肝陰虚では、視力減退・両眼乾渋・夜盲・時に頭暈耳鳴・爪甲淡色、または夜間不眠・多夢・口乾して津液欠少・脈細弱などが見られる。治療には当帰・白芍・地黄・首烏・枸杞子・女貞子・旱蓮草・桑椹子などの薬物を用いる。「肝は剛臓」で、血によって養わなければならないので、必ず養血の薬物を用いる。

周監方(しゅうかんほう)　書名。日本室町時代、半井道三(?～1507)の著。医方書。全1巻。

皺脚(しゅうきゃく)　「子腫」を参照。

十九畏(じゅうきゅうい)　薬物の配合禁忌のこと。2種類の薬物を同時に用いると、ある薬物が他の薬物の抑制を受けたり、その毒性や有効性を低減したり、まったく効果を無くしてしまうことすらある。これを「相畏」という。以前より伝わる19種類の薬物の相畏がある。つまり硫黄は朴消を畏(おそ)れ、水銀は砒霜を畏れ、狼毒は密陀僧を畏れ、巴豆は牽牛を畏れ、丁香は郁金を畏れ、牙硝は三稜を畏れ、川烏と草烏は犀角を畏れ、人参は五霊脂を畏れ、肉桂は赤石脂を畏れる。ただしこの「十九畏」をまったく信用して良いものかは、今後の研究を待たなければならない。

繡球風(しゅうきゅうふう)　症名。陰嚢の皮膚が痒く潰爛する病症。湿疹や皮膚炎のたぐい。多くは肝経の湿熱下注により生ずる。陰嚢の皮膚に紅斑・丘疹・水泡・糜爛・結痂が生じ、皮膚が肥厚増殖し脱屑などが生じる。重症では陰嚢の皮膚が大きく削脱される。これを「脱嚢」という。

重虚(じゅうきょ)　①虚証であるのにさらに瀉法を用いてしまうこと。②臨月時に気血が充実している情況において、さらに補法を用いてしまうこと。

重齗(じゅうぎん)　齗は齦に同じ。上下の歯齦の両側が高く腫れあがること。

柔痙(じゅうけい)　「痙病」を参照。

溲血(しゅうけつ)　尿血に同じ。溺血ともいう。小便の中に血液や血塊が混じり、排尿痛は少ない。時に軽度の脹痛や熱痛があるが、小便渋や疼痛がはげしい血淋とは異なる。一般に疼痛があるものは「血淋」といい、無痛のものを「溲血」という。虚証と実証がある。「実証」：突然発症し、血尿は鮮紅色・排尿時に熱渋感がある。もし身熱・面赤・心煩・口渇をともなうのは、熱が血分を乱すか、下焦の湿熱による。神疲・眩暈・耳鳴・腰腿酸痛などがともなうものは、陰虚火動による。「虚証」：久病により、血尿は淡紅色・排尿時の渋痛感は無い・食少・神疲・面色萎黄・腰脊酸痛・眩暈耳鳴などが見られるのは、脾腎両虚による。

重竭、逆厥(じゅうけつ、ぎゃくけつ) 誤治のこと。五臓の気が体内ですでに絶えているのに、かえって刺針して外部を充実させてしまうのは「重竭」という。重竭は死症であり、その死は静である。反対に、五臓の気が外ですでに絶えているところに、刺針して内を充実させることを「逆厥」という。逆厥も死症であり、その死は躁である。

輯光傷寒論(しゅうこうしょうかんろん) 書名。日本江戸時代、吉益東洞(1702〜1773)の遺教により門人の藤田大信・鶴田真・向田迪が補正して文政5年(1822)出版。『傷寒論』の簡略化テキスト。全2巻。

集香湯(しゅうこうとう)『東医宝鑑』 方剤名。木香 藿香 川芎 赤茯苓 檳榔 枳実 甘草各12 沈香 丁香各8 乳香6 麝香1。「身浮腫、尿不利、小腹腫満、消化不良の場合に用いる」。

重広補注黄帝内経素問(じゅうこうほちゅうこうていな〔だ〕いけいそもん) 書名。中国唐時代(762年)の書、王冰注釈。

重校薬徴(じゅうこうやくちょう) 書名。日本江戸時代、尾台榕堂(1799〜1870)の編著。『薬徴』の重訂本。全3巻。嘉永6年(1853)自序。

十五絡(じゅうごらく) 全身で大きな15本の絡脈のこと。つまり、十四経のそれぞれの絡脈に、脾の大絡を合わせて15本となる。

十剤(じゅうざい) 方剤の効用の分類のこと。10種類の名称がある。「宣剤」「通剤」「補剤」「泄剤」「軽剤」「重剤」「滑剤」「渋剤」「燥剤」「湿剤」。「十剤」については、唐代に陳蔵器が自著の『本草拾遺』にて初めて提起している。

重剤(じゅうざい) 「重可去怯」(重は怯を去るべし)といい、磁石・朱砂などのこと。「重」は質が重い薬物のことで、鎮墜・鎮静作用がある。「怯」とは精神紊乱・驚恐健忘のこと。たとえば癲癇に磁朱丸(磁石・朱砂・神曲)などを用いて治療するなど。

渋剤(じゅうざい) 「渋可去脱」(渋は脱を去るべし)といい、牡蛎・龍骨などのこと。「渋」は収斂のこと、脱とは滑脱して不固のことで、収斂性の薬物を用いて治療する。たとえば病後の自汗は、衛気不固なので、牡蠣散(麻黄根・黄耆・牡蛎)を用いて治療する。腎虚して遺精したり、または睡眠中に精が遺出する者には、金鎖固精丸(沙苑蒺藜・芡実・連須・龍骨・牡蛎)を用いて治療する。

溲数(しゅうさく) 小便が頻繁に出て、回数が多いこと。

十三科(じゅうさんか) 中国の中世の医学分科のこと。元代・明代の太医院では、いずれも医学を13科に分けている。元代では、「大方脈科」「雑医科」「小方脈科」「風科」「産科」「眼科」「口歯科」「咽喉科」「正骨科」「金瘡腫科」「針灸科」「祝由科」「禁科」などに分けた。明代の太医院では、「大方脈科」「小方脈科」「婦人科」「瘡瘍科」「針灸科」「眼科」「口歯科」「咽喉科」「傷寒科」「接骨科」「金鏃科」「按摩科」「祝由科」などに分けた。

十三鬼穴(じゅうさんきけつ) 穴名。奇穴。①鬼宮穴(人中穴)、②鬼信穴(少商穴)、③鬼壘穴(隠白穴)、④鬼心穴(大陵穴)、⑤鬼路穴(申脈穴)、⑥鬼枕穴(風府穴)、⑦鬼床穴(頬車穴)、⑧鬼市穴(承漿穴)、⑨鬼窟穴(労宮穴)、⑩鬼堂穴(上星穴)、⑪鬼蔵穴(男：会陰穴、女：玉門頭穴)、⑫鬼腿穴(曲池穴)、⑬気封穴(海泉穴)のこと。癲癇などを主治。

重視(じゅうし) 複視に同じ。物が二重に見えるもの。

修事(しゅうじ) 中国明代の李時珍の『本草綱目』に見える。炮製のこと。修治ともいう。「修事」に関する著述には、張仲岩の『修事指南』などがある。

周時(しゅうじ) 晬時(さいじ)に同じ。一昼夜のこと。

螽斯丸(しゅうしがん)『東医宝鑑』 方剤名。香附子 白薇 半夏 白茯苓 杜仲 薄荷 当帰 秦艽各80 防風 肉桂 乾姜 牛膝 沙参各60 細辛 人参各9.2。「月経不順で常に小腹冷、不妊症の場合に用いる」。

十四経(じゅうしけい)　十二経(正経)に、奇経八脈の任脈と督脈を合わせたもの。この十四経には、それぞれに所属する経穴があるが、奇経八脈のその他の六経には、直接所属する経穴は無い。

し

十四経経穴(じゅうしけいけいけつ)　「経穴」を参照。

十四経絡発揮(じゅうしけいらくはっき)　書名。中国元代1341年、元代の滑伯仁著の経穴学書。全3巻。経脈の専門書。

十四経発揮評誤(じゅうしけいはっきひょうご)　書名。日本江戸時代、中生寸木子(生没年不詳)の著。『十四経発揮』の註解・弁誤書。全2巻。天和2年(1682)刊。

十四経眸子(じゅうしけいぼうし)　書名。日本江戸時代、逵瑞郁(生没年不詳)の著。『十四経発揮』の註解書。全3巻。元禄7年(1694)刊。

十四経絡発揮鈔(じゅうしけいらくはっきしょう)　書名。日本江戸時代、谷村玄仙(生没年不詳)の著述。『十四経発揮』の解説書。全10巻。万治4年(1661)刊。

十四経絡発揮和解(じゅうしけいらくはっきわげ)　書名。日本江戸時代、岡本一抱(1654〜1716)の著述。『十四経発揮』の解説書。全6巻。元禄6年(1693)刊。日本における『十四経発揮』の解説書として最も流布した。

十四針法(じゅうししんぽう)　『霊枢』に記述されている14種類の刺法のこと。

重実(じゅうじつ)　①身体は発熱して、さらに脈象が充実していること。②臨月時に血気が充実しているところに、補法を用いること。

舟楫之剤(しゅうしゅうのざい)［**舟楫之薬**］楫とは水をかいて船を進める道具のこと。舟は船のこと。船は物質を乗せて水面に浮かぶことができる。ある方剤のなかで、ある種の薬物は他薬を引率して上焦の疾病を治療することができる。桔梗は他薬を上焦病に引率するので、「舟楫の剤」といわれる。

舟楫之薬(しゅうしゅうのやく)　「舟楫之剤」を参照。

収渋(しゅうじゅう)　「固渋」を参照。

扭傷(じゅうしょう)　関節付近の軟部組織、筋膜・靭帯・腱などが、強力な牽引外力によって引き起こされる関節の損傷のこと。症状は患部の腫脹・疼痛・関節の運動障害などが見られる。

重身(じゅうしん)　「妊娠」に同じ。

十精丸(じゅうせいがん)『補陽処方集』　方剤名。巴戟天　人参　菊花　肉蓯蓉　五加皮　石斛　側柏子　菟絲子　鹿茸　白朮各40。「老人の精血不足により記憶力が落ち、精力減退、視力も落ち、耳聾、手足厥冷する場合に用いる」。

集成肥児丸(しゅうせいひじがん)『その他』　方剤名。蓮実96　砂仁24　白朮40　人参4　車前子　白芍　陳皮　半夏各16　赤茯苓40　黄連80　神曲　薏苡仁各24　炙甘草8。「小児が脾胃虚弱により食欲不振、消化不良、身体虚弱の場合に用いる」。

重舌(じゅうぜつ)　症候名。ガマ腫、口腔底腫脹のこと。舌下の静脈が鬱結して腫脹し、小型の舌がもう一つできたようになり、または舌体に重なり花びらのようになるもの。さらに頭項痛・発熱などもともなう。しばらくすると潰爛する。心脾の積熱や飲酒後に受風して起こる。

濈然(しゅうぜん)　連続して発汗することを形容している。

十全大補湯(じゅうぜんたいほとう)『和剤局方』　方剤名。①「温血」を参照。人参　肉桂　川芎　地黄　茯苓　白朮　甘草　黄耆　川当帰　白芍薬(各等分)。「治男子、婦人諸虚不足、五労七傷、不進飲食、久病虚損、時発潮熱、気攻骨脊拘急疼痛、夜夢遺精、面色萎黄、脚膝無力。一切病後気不如旧、憂愁思慮傷動血気、喘咳中満、脾腎気弱、五心煩熱、并皆治之。此薬性温不熱、平補有効、養気育神、醒脾止渇、順正辟邪、温暖脾腎、其効不可具述」　②人参　白朮　白茯苓　甘草　熟地黄　当帰　白芍　川芎

黄耆　肉桂各4　生姜3　大棗2。『東医宝鑑』「気血不足により身体虚弱、元気がなく、時に咳嗽、発汗、口中無味、消化不良の場合に用いる」。

十全丹(じゅうぜんたん)『東医宝鑑』　方剤名。陳皮　橘皮　蓬莪朮　川芎　五霊脂　白豆蔻　檳榔　蘆薈各20　木香　使君子　蝦蟆各12。「疳疾により腹満し、咽喉掻痒、顔に黄疸、消痩、発熱する場合に用いる」。

秋燥(しゅうそう)　秋季に燥邪を感受して発生する疾病のこと。燥邪は口鼻から侵入し、始めは津気乾燥の症状があらわれる。たとえば、鼻咽乾燥・乾咳少痰・皮膚乾燥などのこと。燥には2種類の性質がある、寒に偏るものと熱に偏るものがある。これを「涼燥」と「温燥」と言う。各項を参照。

十棗湯(じゅうそうとう)　方剤名。①「寒下」を参照。②「滌痰」を参照。③芫花　甘遂　大戟各同量。『東医宝鑑』「懸飲により咳嗽し、胸脇支満、心下痞硬、時に嘔気、短気する場合、または腹水がある場合に用いる」。

舟村新方(しゅうそんしんぽう)　書名。朝鮮李朝時代、粛宗13年(1687)に舟村　申曼の著。本書は小児編、婦人編、大人編の3編になっている。

毌胎(しゅうたい)　四つ子のこと。

修治(しゅうち)　中国宋代の龐安時著の『傷寒総病論』の「修治薬法」にある。修事・炮製のこと。

従治(じゅうち)　①「反治」を参照。②「甚者従之」を参照。

修治纂要(しゅうちさんよう)　書名。日本江戸時代、曲直瀬玄朔(1549～1631)流の薬物解説書。全5巻。横型本。臨床用に平易な和文で、生薬の「異名」「和名」「気味」「修治」を説く。

重聴(じゅうちょう)　「耳聾」を参照。錯聴、聴覚異常のこと。

渋腸(じゅうちょう)　治法。大腸を固渋させる治療法のこと。泄瀉が続き、邪は去ったが正が衰え、腸が固渋しないものに用いる。

渋腸固脱(じゅうちょうこだつ)　「渋腸止瀉」を参照。

渋腸止瀉(じゅうちょうししゃ)　治法。久瀉で大便自出(大便が滑脱して止まらない)する場合の治法。下痢が長らく止まらず、大便中に膿血が混じり汚く、血色は鮮紅色、大便を制御できず、脱肛が収まらず、腹痛して温めたり手掌でなでられるのを好み、脈遅弱や細などが見られれば、養臓湯(白芍・当帰・人参・白朮・肉豆蔻・肉桂・炙甘草・木香・訶子・罌粟殻)を用いる。

重鎮(じゅうちん)　重墜性の薬物で、精神を安定して痙攣を制止する効果のあるもの。十剤中で「重は怯を慎むべし」とある。重鎮薬の多くは、鉱物や貝殻類の生薬であり、また鎮静薬にも重質の性質があるものもある。

重鎮安神(じゅうちんあんしん)[鎮心]　治法。金石類や貝殻類の薬物は、質重なので鎮心安神効果がある。これは癲狂・煩躁・心悸・失眠などに適用し、薬物は磁石・朱砂・龍骨・牡蛎・真珠母などを用いる。これらの薬物は鎮静安神の標治効果はあるが、具体的な病状に基づいて、清熱・化痰・滋陰・補血などの本治薬を用いて、標本を兼治しなくてはならない。

袖珍地楡散(しゅうちんちゆさん)『医林撮要』　方剤名。地楡　芍薬　黄連　橘皮各同量。「傷暑により血と泡が混じった大便が出たり、血便したり、腹痛、裏急後重する場合に用いる」。

臭田螺(しゅうでんら)　「脚湿気」を参照。

州都之官(しゅうとのかん)　①「膀胱」を参照。②「膀胱主臟津液」を参照。

十二官(じゅうにかん)　「十二臓」を参照。

十二経(じゅうにけい)　「正経」を参照。

十二経筋(じゅうにけいきん)[経筋]　十二経脈の循行部位上に分布している体表の肌肉の総称。また全身の体表の肌肉を十二経脈の循行部位に基づいて分類する方法でもある。そこで十二経筋は十二経脈に基づいて命名している。ある経筋は、同名経が循行している部位の肌肉群も含む。たとえば足太陽の(経)筋、足少陽の(経)筋など。これらの十二の筋群は、主に四肢部にあり、次に体幹部や頭部にも分布している。この経筋が病むと、主に痺証や肌肉拘急や不収などの症状があらわれる(『霊枢・経筋篇』)。

し

十二経水(じゅうにけいすい) 川の名称。つまり「清水・渭水・海水・湖水・汝水・澠水・淮水・漯水・江水・河水・済水・漳水」のこと。

十二経動脈(じゅうにけいどうみゃく) 十二経の循行上に脈拍が触れる動脈部のこと。つまり身体の表在性の動脈血管のこと(『難経・一難』)。この体表の動脈位置は非常に多い。たとえば手太陰経の動脈では、中府・雲門・天府・俠白・経渠などの経穴がすべて動脈が触れる。診断上で最も常用される動脈部位は寸口部である。

十二経之海(じゅうにけいのうみ)[経脈之海] 衝脈の別称(『霊枢・海論』)。衝脈の循行は、足少陰腎経と足陽明胃経と関係がある。腎は先天の根本であり、胃は後天の根本である。したがって、衝脈には人身の先天と後天の元気があるので、「十二経の海」という。

十二経別(じゅうにけいべつ)[経別] 十二経脈から別れて分出して、身体の深部に循行する経脈の幹線のこと。全身に12本ある(身体の片側)。その循行は、主に正経の経脈から分出した後に、体幹・臓腑・頭項などを経過して、最後に正経の経脈に戻り、また循行する。六陽脈の経別はすべて元の陽経に流入するが、六陰経の経別もすべて、それと表裏関係にある陽経に流入する。したがって、十二経別の主な作用は、正経経脈の循行の補助経路という役割だけでなく、表裏関係にある陰経と陽経の連係を強める働きもある。十二経別は陰陽表裏を配合すると六組になるので、「六合」ともいわれる(『霊枢・経別篇』)。

十二経脈(じゅうにけいみゃく) 「正経」を参照。

十二原穴(じゅうにげんけつ) 「原穴」を参照。

十二剤(じゅうにざい) ①十剤に「寒剤」と「熱剤」を加えたもの(中国宋代・寇宗奭の『本草衍義』にある)。②十剤に「昇剤」と「降剤」を加えたもの(中国明代・繆仲淳『本草経疏』にある)。

十二刺(じゅうにし)[十二節刺] 12種類の古針法のこと。①偶刺、②報刺、③恢刺、④斉刺、⑤揚刺、⑥直針刺、⑦輸刺、⑧短刺、⑨浮刺、⑩陰刺、⑪傍針刺、⑫賛刺(『霊枢・官針篇』)。各項参照。

十二時(じゅうにじ) 「子・丑・寅・卯・辰・巳・午・未・申・酉・戌・亥」の12の「自辰」のこと。自辰とは昔の時計の単位で、一自辰は2時間に相当し、子時は午後11時から翌1時に相当し、丑時は午前1時から3時までに相当し、その他は順番に2時間間隔に相当する。さらに子時を「夜半」や「午夜」、丑時を「鶏鳴」、寅時と「平旦」、卯時を「日出」、辰時を「食時」、巳時を「隅中」、午時を「日中」、未時を「日昳」、申時を「晡時」や「日晡所」、酉時を「日入」、戌時を「黄昏」、亥時を「人定」などという(『左氏伝』昭公五年注)。これらの名称は、中国の古代の生活習慣と関係が深く、黄河流域地域の昼夜の特徴とほぼ合致している。

十二井穴(じゅうにせいけつ) 「井穴」を参照。

十二節(じゅうにせつ) 四肢の大きな関節を指す。上肢の肩関節と肘関節と手関節、下肢の股関節と膝関節と足関節のこと。

十二節刺(じゅうにせつし) 「十四刺」を参照。

十二臓(じゅうにぞう) 臓腑の合称。「十二官」ともいう。「心・肝・脾・肺・腎・心包絡・胆・胃・大腸・小腸・三焦・膀胱」のこと(『素問・霊蘭秘典論』)。

十二癥(じゅうにちょう) 婦人三十六疾の一つ。①膏状の帯下、②黒血のような帯下、③紫斗のような帯下、④赤肉のような帯下、⑤膿痂のような帯下、⑥豆汁のような帯下、

⑦葵羹のような帯下、⑧凝血のような帯下、⑨清血のような帯下、⑩米泔のような帯下、⑪月のたちまち前にたちまち却くような帯下、⑫経度の期に応じない帯下のこと。

十二皮部(じゅうにひぶ) 十二経脈の体表の一定の皮膚部位の反映区のこと。皮膚と経脈の間は、主に絡脈によって連係されている。十二皮部の区分は、基本的には十二経脈の体表における循行部位と一致する(『素問・皮部論』)。

十二味寛中湯(じゅうにみかんちゅうとう)『醫宗損益』 方剤名。白何首烏 赤何首烏 良姜 乾姜 陳皮 橘皮 香附子 益智仁 枳実 厚朴 木香 檳榔各4。「尿不利 全身浮腫する場合に用いる」。

十二味地黄湯(じゅうにみじおうとう)『四象診療』 方剤名。熟地黄16 山茱萸12 白茯苓 沢瀉各8 牡丹皮 地骨皮 玄参 枸杞子 覆盆子 車前子 荊芥 防風各4。「少陰人が吐血する場合、陰虚により午後潮熱する場合、痂症や痞症に用いる」。

十二腧穴(じゅうにゆけつ) 「兪穴」を参照。

十八剤(じゅうはちざい) 「軽剤」「解剤」「清剤」「緩剤」「寒剤」「調剤」「甘剤」「火剤」「暑剤」「淡剤」「湿剤」「奪剤」「補剤」「平剤」「栄剤」「渋剤」「温剤」の18種の剤型のこと。

十八反(じゅうはちはん) 薬物の配合禁忌の一つ。2種類の薬物を同時に用いて、激烈な副作用が発生するものを「相反」という。その18種類の相反のこと。甘草は、大戟・芫花・甘遂・海藻と反す。烏豆は、貝母・瓜樓・半夏・白斂・白芨と反す。藜蘆は、人参・丹参・沙参・苦参・玄参・細辛・芍薬と反す(藜蘆に反する人参類は、人参・丹参・沙参・苦参の4種としているが、李時珍の『本草綱目』では玄参を加えているので、実際には19種類となる)。この「十八反」が、実際に合致するかは、今後の研究の余地がある。

十八病(じゅうはちびょう) 陽病の十八病とは、頭痛・項・腰・腎・脚の掣痛をそれぞれ3つに区別する。陰病の十八病とは、欬・上気・喘・噦・咽・腸鳴・脹満・心痛・拘急をそれぞれ2つに区別する。

周痹(しゅうひ) ①「風痹」を参照。②本症は全身攣痛・上部が痛んだり下部が痛んだりして、しびれをともなう。風・寒・湿の三邪がいずれも盛んで、全身や手足に侵入するために起こる。

重複脱骱(じゅうふくだっかい) 「脱骱」を参照。

十變(じゅうへん) 診脈の際に、一臓の脈象で五臓五腑の邪気を診断すること。

重方(じゅうほう) 『素問・至真要大論』に見える。まず奇方を用いて、治癒しなければ、さらに偶方を用いること。

揉法(じゅうほう) 按摩や傷科で筋肉を調整する手法の一つ。手の親指の指腹や手掌の付け根の部分を用いて、身体の部位を押さえて手首や指の関節を軸にし、円をかくように揉む手法のこと。

衆方規矩(しゅうほうきく) 書名。日本江戸時代、曲直瀬道三(1507～1594)の原著。曲直瀬玄朔の増補。簡便実用向きの処方集。『医療衆方規矩』ともいう。全3巻。寛永13年(1636)跋。『衆方規矩』が日本漢方の臨床分野に与えた影響は計り知れないものがある。

首烏補心湯(しゅうほしんとう)『補陽処方集』 方剤名。人参 赤何首烏 何首烏 麦門冬 天門冬 白茯苓 桂皮 炙甘草各4～5 木香 川芎各2 生姜5 大棗3。「疲労感が強く、睡眠が浅い場合、陰痿、胸悶、心悸の場合、結滞脈がある場合に用いる」

十補湯(じゅうほとう)『医林撮要』 方剤名。①熟地黄 炮附子 五味子各80 山茱萸 山薬 牡丹皮 鹿茸 桂心 白茯苓 沢瀉各40。「腎陽、腎精不足により面黒、手足厥冷、身浮腫、尿不利、耳鳴、腰膝酸軟の場合に用いる」 ②熟地黄320 麦門冬 山薬 山茱萸 菟絲子 牛膝 杜仲 枸杞子各160 鹿茸80 五味子40。『補陽処方集』「腎気不足による陰痿症、遺精などがあり、陰冷、腰膝酸軟無力の場合に用いる」 ③附子40　胡蘆巴　木香　巴戟天　苦楝子　肉桂　延胡索　蓽澄茄　茴香　破胡紙各40。『東医宝鑑』「陰嚢冷縮する場合、寒疝、奔豚症により小腹支痛する場合に用いる」。

十味温胆湯（じゅうみうんたんとう）『東医宝鑑』　方剤名。半夏　枳実　陳皮各120　白茯苓60　遠志　酸棗仁　熟地黄　人参　五味子各40　甘草20。「心胆の虚により易驚、怖い夢を見て、不眠、心煩、発汗する場合に用いる」。

十味芎蘇湯（じゅうみきゅうそとう）『東医宝鑑』　方剤名。川芎6　半夏4.8　赤茯苓　紫蘇葉　柴胡　葛根各4　陳皮　枳実　甘草各2.8　桔梗2　生姜3　大棗2。「季節に関係なく、傷寒により発熱し、頭痛する場合に用いる」。

十味香薷湯（じゅうみこうじゅとう）『東医宝鑑』　方剤名。香薷6　厚朴　白扁豆　人参　陳皮　白朮　白茯苓　黄耆　木瓜　甘草各2.8。「傷暑により嘔吐し、泄瀉し、頭重、精神昏迷、発汗、全身労倦する場合に用いる」。

十味挫散（じゅうみざさん）「葉氏」　方剤名。当帰　芍薬　川芎　地黄　茯苓　白朮　黄耆　肉桂　防風各3　附子0.5。「血虚臂痛がひどいもの。足痛が長引いて下肢の筋肉が痩せ、歩行の困難なものなどに用いる」。

十味蒼柏散（じゅうみそうはくさん）『東医宝鑑』　方剤名。蒼朮　黄柏　香附子各4　陳皮　延胡索　益智仁　桃仁各2.8　茴香　炮附子　甘草各2。「湿熱により生じた疝症で、陰嚢腫脹、小腹腫痛する場合に用いる」。

十味導赤散（じゅうみどうせきさん）『東医宝鑑』　方剤名。黄連　黄芩　麦門冬　半夏　牡蠣　茯神　芍薬　木通　生地黄　甘草各2　生姜5。「心に実熱があり、口舌がただれ、易驚、心悸、煩渇する場合に用いる」。

十味人参湯（じゅうみにんじんとう）『医林撮要』　方剤名。柴胡　甘草　人参　白朮　赤茯苓　半夏　黄芩　当帰　白芍　葛根各同量。「全身労倦、口中無味、午後に微熱が出て、冷汗、口乾する場合に用いる」。

十味敗毒湯（じゅうみはいどくとう）『本朝経験』　方剤名。柴胡　樸樕　桔梗　生姜　川芎　茯苓各3　独活　防風各1.5　甘草　荊芥各1。「癰、癤、疔などの化膿性腫物が、単発、またはつぎつぎと続発するものなどに用いる」。

渋脈（じゅうみゃく）　脈象名。脈の流れが滑らかでなく、虚細で遅、一呼吸に3～5回と不規則で、刀で竹を割ったような脈状のこと。これは血少傷精、津液虧損・気滞血瘀などにより起こる。

十味蘆薈丸（じゅうみろかいがん）『東医宝鑑』　方剤名。胡黄連　雷丸　蘆薈　蕪荑　木香　青黛　鶴膝　黄連各20　蝉退10　麝香2。「疳疾により消化不良で泄瀉し、発熱する場合に用いる」。

十味和解散（じゅうみわかいさん）『東医宝鑑』　方剤名。白朮16　桔梗8　当帰　陳皮　枳実　防風　白芍　厚朴　人参　甘草各2　生姜3　葱白3。「外感に内証を兼ねて、発熱、頭痛して、咳嗽、短気、口中無味、発汗、労倦する場合に用いる」。

羞明（しゅうめい）　まぶしさを感じること。光をいやがること。

秋毛（しゅうもう）　正常な脈象の秋の変化のこと。「毛」は軽微のこと。秋には陽気が春夏の発展から、収斂に転じる。これによって脈象の幅もそれに応じて、大きく盛んな脈から、減少し弱化して軽浮となる。

十問（じゅうもん）　問診の10項目の質問事項のこと。①『景岳全書』:「一は寒熱を問う、二は汗を問う、三は頭身を問う、四は便を問う、五は飲食を問う、六は胸を問う、七は聾、八は渇ともに当に弁ずべし、九は脈色により陰陽を察し、十は気味により神見を章（あきら）かにす、…」(一問寒熱二問汗、三問頭身四問便、五問飲食六問胸、七聾八渇倶当辨、九因脈色察陰陽、十従気味章神見、…)と見える。(後半の二句は、切診と望診と聞診の内容であろう)。②陳修園『医学実在易』には「一は寒熱、二は汗を問う、三は頭身、四は便を問う、五は飲食を問う、六は胸を問う、七は聾、八は渇ともに当に辨ずべし、九は旧病を問う、十は因を問う、さらにかねて薬を服して機変を参(まじ)え、婦人はもっとも必ず経期を問う、遅速閉崩みな見るべし、さらに片語を添えて児科を告げるに、天花麻疹すべて験を占う」(一問寒熱二問汗、三問頭身四問便、五問飲食六問胸、七聾八渇倶当辨、九因旧病十問因、再兼服薬参機変、婦人尤必問経期、遅速閉崩皆可見、再添片語告児科、天花麻疹全占験)と見える。どちらも内容は似ているが、問診時の参考とする。

集毛針(しゅうもうしん) 小児針の一つ。細い針を数本〜10数本束ねて用いる。松葉針・集毛針何本立・変形集毛針・バネ式集毛針などがある。

十薬・重薬(じゅうやく) 薬物名。魚腥草の別名。「魚腥草」を参照。

十薬新書(じゅうやくしんしょ) 書名。中国元代、葛乾孫(可久)の著。1348年。全1巻。肺癆を治療する10方剤を紹介している。

重陽(じゅうよう) 2種の陽に属す性質が、同時に一つの事物上に出現すること。①一昼夜の日中(午前では、白昼は陽であり、日中は陽中の陽なので「重陽」という。②身熱で脈洪大は、症と脈がいずれも陽盛なので「重陽」という。これは陽明の盛を指している。③自然の気候と人の病変の関係から、夏季は陽に属し、暑は陽邪であるので、夏季に暑邪を感受することも「重陽」という。

重陽必陰(じゅうようひついん) 疾病の性質が陽気の偏勝に属しているが、その陽気がある限局まで旺盛になると、陰の現象、または陰の方向へと転化することがある。たとえば、①病理変化中における「熱極生寒」とは、陽熱が盛んな疾病で、ある条件の下で熱性の症状があらわれること。②夏季に日中の暑は重陽となるが、暑熱は津液を損傷するばかりでなく、陽気も耗散させて正気不足して虚脱が生じる。これらの病理上の伝変には、必ず条件があるのであって、疾病がすべてこのようになるわけではない。

十四味建中湯(じゅうよんみけんちゅうとう)『東医宝鑑』 方剤名。人参　白朮　白茯苓　甘草　熟地黄　当帰　白芍　川芎　黄耆　肉桂　炮附子　肉蓯蓉　半夏　麦門冬各4　生姜3　大棗2。「虚労により気血が不足し、身体虚弱、面無華、発熱悪寒、咳嗽、口中無味、消化不良、冷汗、手足厥冷、頻尿の場合に用いる」。

十四友元(じゅうよんゆうげん)『東医宝鑑』 方剤名。龍歯80　熟地黄　白茯苓　茯神　酸棗仁　人参　肉桂　阿膠　遠志　当帰　黄耆　側柏子　磁石各40　朱砂20。「腎肝の虚により不安、心悸、不眠、多夢、健忘症などに用いる」。

渋利(じゅうり) しぶり腹のこと。

重楼玉鑰(じゅうろうぎょくやく) 書名。中国清代、鄭梅澗(樞扶)の撰。1838年。全4巻。1巻と2巻に喉病の証治と方薬、3巻と4巻に喉病の針法について論じている。

十六部(じゅうろくぶ) 手足が2、九竅が9、五臓が5、これを合計して十六部という。

十六味流気飲(じゅうろくみりゅうきいん)『玉機微義』 方剤名。人参　当帰　黄耆　桔梗　防風　木香　枳実　芍薬　川芎　桂枝　檳榔　白芷　厚朴　蘇葉　烏薬　甘草各1.5。「悪瘡や癰疽などに奇効がある」。

主運主気(しゅうんしゅき) 司天運気において、毎年順番に進行すること。たとえば初運は木運から起こり、初気は厥陰風木から起こる。これが毎年続く。

臑会(じゅえ) 穴名。手少陽三焦経。手足太陽と陽維と陽蹻の交会穴。上腕後面、三角筋の後下縁、肩峰角の下方3寸。①消腫散瘀　②清熱利節　③清鬱熱　④理気軟堅　⑤化痰散結

疰夏(しゅか)[夏疰] 「注夏」ともいう。小児の夏季熱のたぐい。本病は明らかな季節性があり、毎年夏季に発病する。幼弱な児童

に好発する。発病原因は、体質が脆弱で、脾胃が虚弱か陰気が不足して、夏季の炎天中に温熱の気を感受して起こる。その体質の違いにより2種類の臨床表現がある。①「脾胃虚弱」型：主な症状は肢体無力・胸悶不適、話したがらない・納呆便溏などがみられる。もし長引くと、身体が異常に羸痩し、下肢も次第に痿軟無力となる。②「暑熱熾盛」型：主な症状は、身熱が午後に高くなり・有汗もしくは無汗・口渇喜飲・小便多量、後期には身熱が貯留して引かず・消瘦・肢体疲乏・精神萎靡となる。したがって「夏痿」ともいう。

取下腧(しゅかゆ)　取穴法。手の三陽経の腑病の際に、足部の他に経脈の兪穴を取穴すること。たとえば手少陽三焦経病の際に、足太陽の委陽穴を取穴するなど。

守関(しゅかん)　未熟な医者を指す。それは病人の手足の大関節の箇所だけに刺針すること以外は、無知であることを形容している。

梔萸丸(しゆがん)『東医宝鑑』　方剤名。梔子60　呉茱萸　香附子各10。「気滞により心下痛の場合、押すと疼痛悪化する場合に用いる」。

守機(しゅき)　熟練した医者は、病人の気機の活動状況をよく観察して刺針することを指している。

酒帰飲(しゅきいん)『東医宝鑑』　方剤名。当帰　白朮各6　黄芩　白芍　川芎　陳皮各4　天麻　蒼朮　蒼耳子各3　黄柏　甘草各1.6　防風1.2。「頭に生じた湿瘡に用いる」。

酒客(しゅきゃく)　平素より飲酒を好む者のこと。古典では、この酒客の疾病には、甘味の桂枝湯を与えてはならないと言っている。それは桂枝湯を服すと即座に嘔吐を起こすからである。

手逆注穴(しゅぎゃくちゅうけつ)　穴名。奇穴。前腕部、手根黄紋の掌側の中央(大陵穴)の上6寸に取る。神志病などを主治。

手脚軟(しゅきゃくなん)　「五軟」を参照。

手魚(しゅぎょ)　手の親指の付け根の隆起した肌肉のこと。魚際のこと。

宿患(しゅくかん)　慢性病のこと。

熟乾地黄丸(じゅくかんじおうがん)『郷薬集成方』　方剤名。①熟地黄　黄耆　鹿茸　菟絲子　冬葵子　車前子各40　蒲黄　当帰　赤茯苓各12。「虚労により血尿が出て、尿不利、尿痛の場合に用いる」②乾地黄　山薬各80　杜仲　五味子　牛膝　肉蓯蓉各40　菟絲子　破胡紙各20。『医方類聚』。「腎気虚により腰膝酸軟、中気が虚して精血不足になり、肌が荒れて、面色がさえない場合に用いる」。

熟乾地黄散(じゅくかんじおうさん)『郷薬集成方』　方剤名。①乾地黄60　白芍　羚羊角　茯心　黄耆　麦門冬　酸棗仁　人参各40。「傷寒にかかり、身体虚弱になり、心煩、不眠、手足無力の場合に用いる」②熟地黄　紅花　艾葉　川芎　杜仲　当帰各40。「妊娠時に重いものを持ち転倒し、小腹が激痛する場合に用いる」。

縮脚腸癰(しゅくきゃくちょうよう)　「腸癰」を参照。

縮脚流注(しゅくきゃくるちゅう)　病因は「暑湿流注」に同じ。腸骨窩部の肌肉の深部に生じる。腸骨窩の膿腫のたぐい。初期は、患側の大腿部が拘攣して不自由で、次第に収縮し、進展が不能となり、無理に伸ばすと激痛が走る。腸骨窩部に円形の腫塊が触れる。膿が出来上がると、押すと湿って軟らかく、皮膚色に変化はでない。全身症状として壮熱・自汗・消瘦・面色蒼白・舌質紅絳・脈細数などの症状があらわれる。

熟地黄(じゅくじおう)　薬物名。補血薬。甘、微温、心・肝・腎。①益腎填精　②補血調経　③滋液止渇　④納気平喘　⑤養肝明目

熟地黄丸(じゅくじおうがん)『東医宝鑑』　方剤名。熟地黄　石膏　菟絲子　防風　黄耆　車前子　益母草　覆盆子　肉蓯蓉　磁石　地膚子各40　兎肝1。「肝腎の虚弱で、視界が暗く、花模様が見え、視力が落ち、耳聾

の場合に用いる」。

熟地黄湯(じゅくじおうとう)『東医宝鑑』 方剤名。瓜呂根 8 人参 麦門冬各 6 熟地黄 4 甘草 2 糯米 100 生姜 3 大棗 2。「出産後に陰虚となり、口渇し、足虚弱、視界が暗くなり、眩暈、口中無味の場合に用いる」。

熟大黄湯(じゅくだいおうとう)『郷薬集成方』 方剤名。大黄 生姜各 20。「腰を打撲して痛んだり、瘀血が集まり、眠れないほど痛む場合に用いる」。

主穴(しゅけつ) 針灸治療の際の、最も主要で良く使用される経穴のこと。

宿穀(しゅくこく) 宿食、胃腸中に停滞した未消化物のこと。

縮砂香附湯(しゅくさこうぶとう)『医林撮要』 方剤名。香附子 40 烏薬 20 砂仁 8 炙甘草 4。「気滞により心下痞痛する場合に用いる」。

宿疾(しゅくしつ) 「久病」ともいう。久しく治癒しない疾病のこと。新病の対義語。

縮砂(しゅくしゃ) 薬物名。行気解鬱薬。辛、温、脾・胃・腎。①行滞寛腸 ②健胃止嘔 ③温脾止瀉 ④順気安胎

宿食(しゅくしょく) 「宿滞」「食積」「傷食」ともいう。脾胃の運化が失常し、または脾胃に寒があり、食物が翌日になっても消化されず、胃腸に停積するもの。始めは胸脘痞悶・悪食・噯腐呑酸・舌体厚膩などの症状があらわれる。

宿水(しゅくすい) 水湿が腸内に停積すること。胃内停水のこと。

宿醒(しゅくせい) 二日酔いのこと。

縮泉丸(しゅくせんがん)『婦人良方大全』 方剤名。烏薬 益智仁各等分。粉末を酒煎山薬末で丸にし、1日1～2回6gずつ服用する。6gずつを水煎して服用してもよい。下元虚冷・膀胱失約による、頻尿あるいは遺尿に用いる。

縮泉元(しゅくせんげん)『東医宝鑑』 方剤名。烏薬 益智仁各同量。「下焦が虚冷し、頻尿の場合、小児の夜尿症に用いる」。

宿滞(しゅくたい) 「宿食」に同じ。

宿痰(しゅくたん) 「伏痰」に同じ。

縮脾飲(しゅくひいん)『東医宝鑑』 方剤名。砂仁 6 草果 烏梅 香薷 甘草各 4 白扁豆 葛根各 2.8 生姜 5。「夏季に身体を冷やし過ぎたり、生ものや冷たいものを食べすぎて、腹痛、吐瀉、煩熱する場合に用いる」。

祝由(しゅくゆう) 古く「祝説病由」の迷信的な方法により、疾病を治療すること。「祝説」とは、神霊の事に通じる振りをして、神霊に祈り厄払いをして難を逃れ、病人の疾病苦痛を解除すること。古くは多くの祝由科や呪禁科が用いられていた。

守形(しゅけい) 未熟な医者が刺針を行う際に、表象のみを重んじてしまうこと。たとえば頭痛では頭に刺し、脚痛では脚に刺すなど。

朱肱(しゅこう、11～12 世紀) 人名。中国宋代の医家。字は翼中。無求子と号した。江蘇呉県の人。『傷寒論』を深く研究して、『傷寒百問』を著した。

臑骨(じゅこつ) 「肱骨」(上腕骨)のこと。下部は正骨(尺骨)と輔骨(橈骨)に連なる。

酒剤(しゅざい) 今の「薬酒」のこと。薬物を酒に浸して、一定の期間漬けるか、煮出して滓を取り、透明な液体にして用いる。活血祛瘀、通経活絡、除痹止痛などに用いられる。

酒皶鼻(しゅさび) 「鼻赤」「酒皶鼻」ともいう。あかはな。これは脾胃の湿熱が上り肺を熏じ、血瘀が凝結して起こる。主な症状は鼻頭の血管が拡張して、局部の皮膚が発赤し、長くなれば紫紅色となり、皮膚は肥厚し、鼻頭が肥大して、表面は凸凹し、瘤状に盛り上がる。

種子済陰丹(しゅしさいいんたん)『医林撮要』 方剤名。香附子 160 益母草 熟地黄 阿膠各 80 当帰 白朮各 60 白芍 52 川芎 半夏 陳皮 白茯苓 麦門冬 牡丹皮 続断 黄芩 艾葉各 40 茴香 没薬 呉茱萸各 20 延胡索 16 炙甘草 12。「気血不足と

し

瘀血により、小腹と腰部が疼痛し、月経不順、不妊症の場合、帯下が多い場合に用いる」。

酒炙(しゅしゃ) 「炙」を参照。

朱砂(しゅしゃ) 薬物名。安神薬。甘、微寒、心。①鎮心安神 ②祛風解痙 ③清肝明目 ④辟悪止痛 ⑤解毒駆梅

濡瀉(じゅしゃ) 「湿勝則濡瀉」を参照。

朱砂安神丸(安神丸)(しゅしゃあんしんがん)『医学発明』 方剤名。①朱砂半両 黄連6銭 炙甘草5銭半 生地黄2銭半 当帰2銭半。「…如気浮心乱、以朱砂安神丸鎮固之則愈」 ②黄連24 朱砂20 甘草 乾地黄各14 当帰10。『東医宝鑑』「心火が盛んで、陰血不足となり、心悸、不安、煩熱、易驚、不眠、多夢、眩暈する場合に用いる」 ③黄連20 朱砂16 甘草10。『処方集』「適応症は②に同じ」。

朱砂益元散(しゅしゃえきげんさん)『寿世保元』 方剤名。滑石8 沢瀉4 甘遂2 朱砂0.4。「少陽人が夏季に傷暑した場合に用いる」。

朱砂黄連丸(しゅしゃおうれんがん)『東医宝鑑』 方剤名。黄連120 乾地黄80 朱砂40。「飲酒過多により胃熱が生じた消渇の際に、口乾、冷飲を好み、心悸する場合に用いる」。

朱雀丸(しゅじゃくがん)『東医宝鑑』 方剤名。茯神80 沈香 朱砂各20。「心腎不交により精神不安、おどおどし、健忘、心悸する場合に用いる」。

朱砂煎(しゅしゃせん)『その他』 方剤名。朱砂 杏仁 藍塩各7.5 馬牙硝 黄連各15。「肝虚積熱外障、聚星障、木疳などに用いる」。

酒煮当帰丸(しゅしゃとうきがん)『東医宝鑑』 方剤名。当帰40 良姜 炮附子各28 茴香20 延胡索16 塩 全蝎各12 柴胡8 炙甘草 苦楝子 丁香 木香 升麻各4。「陽虚により腰部と下肢が非常に冷えて、顔色に潤いが無く、視力減退、眩暈、身重、消痩する場合、癩疝、脚気などに用いる」。

朱砂涼膈丸(しゅしゃりょうかくがん)『東医宝鑑』 方剤名。黄連 梔子各40 人参 赤茯苓各20 朱砂12 龍脳2。「上焦に虚熱が盛んで、口中と鼻が乾燥しただれ、心煩、不安、易驚する場合に用いる」。

腫聚(しゅしゅ) 腫脹、積聚のこと。

主証(しゅしょう) 証には主証と客証(兼証)がある。主証とは、疾病に必発の症状のこと。

朱橚(しゅしょう、?~1425) 人名。中国明代の永楽帝(1402~1424)の弟。洪武11年(1378)周王に封ぜられた。医学に詳しく、救荒食物として利用しうる植物400種について記載した『救荒本草』を著した。他に『普済方』168巻などの大著がある。

守神(しゅしん) 熟練した医者は、血気や虚実の動向を把握して治療することをいう。

朱震亨(しゅしんこう、1281~1358年) 人名。中国元時代の医家。字は彦脩、丹渓と号した。劉河間の系統を引き、「陽有余陰不足論」を唱えた。著書に『格致余論』『局方発揮』『本草衍義補遺』『丹渓心法』などがある。

聚星障(じゅせいしょう) 本病は肝火が内盛し、これに風邪が重なり、風熱が結合して起こる。症状は黒睛の表面に小型の星状の点が生じ、3~5個群がり、灰白色か薄黄色を呈し、散っては群がり、繰り返し発病する。治療が早ければ予後は良好となるが、治療が遅れれば、黒睛に薄膜がかかり、潰えるなどの重症となる。

濡泄(じゅせい) 「湿瀉」を参照。

壽星丸(じゅせいがん)『医林撮要』 方剤名。天南星600 朱砂80 厚朴40。「驚恐して精神混乱する場合、痰が心竅を塞ぎ、精神がおどおどして、物事をすぐ忘れる場合に用いる」。

寿生新鑑(じゅせいしんかん) 書名。朝鮮李朝時代の書、高宗2年(1865)に成したものと思われる。1巻。

受盛之官(じゅせいのかん) 「小腸主受盛」を参照。

寿世保元(じゅせいほげん) 書名。中国明

代、龔延賢(子才、雲林)の著。1615年、全10巻。10集に分かれている。

酒積丸(しゅせきがん)『東医宝鑑』 方剤名。黄連　烏梅各40　半夏曲28　枳実　砂仁各20　木香16　杏仁12　巴豆霜4。「酒積により面黒、腹腫満、時に悪心、薄い水のような痰を吐く場合に用いる」。

蛀節疔(しゅせつちょう) 「指疔」を参照。

聚泉穴(じゅせんけつ) 穴名。奇穴。舌の上面の中央に取る。口乾・舌不利などを主治。

手足逆冷(しゅそくぎゃくれい) 「手足厥冷」に同じ。

手足厥(しゅそくけつ) 手足が冷えること。特に末端から肘や膝までが冷える。

手足厥寒(しゅそくけつかん) 手足だけが冷えて、厥逆より軽く、肘や膝までは冷えない。

手足厥冷(しゅそくけつれい) 「手足逆冷」「四逆」ともいう。四肢の末端から肘や膝までが冷える症状のこと。寒証と熱証がある。「寒証」:陰寒内盛し、陽気衰微して、四肢が陽気の温暖を受けられない。他に悪寒・下痢清穀・脈沈微・舌淡などもともなう。「熱証」:熱盛傷津により熱邪が阻まれ、陽気が四肢まで外達できない。他に胸腹灼熱・口渇心煩、または神昏譫語・舌質紅絳・脈促や沈遅で有力などもともなう。

手足髄孔穴(しゅそくずいこうけつ) 穴名。奇穴。腕骨穴と昆侖穴の2穴のこと。下肢癱瘓・半身不随などを主治。

手足躁擾(しゅそくそうじょう) 手足をバタつかせて落ち着かない状態を指す。実証と虚証がある。「実証」:内熱熾盛、心中が煩躁して不寧となるので、手足をバタつかせて安臥できない。他に身熱口渇または腹脹痛・大便秘結などの実熱症状もともなう。「虚証」:危険な状態で疾病が重く、元気が脱しそうで、神が自主できないので、循衣摸床・四肢躁擾などの意識不明のような動作が見られる。他に神倦昏沈・肢冷・脈微などの虚寒症状もともなう。

酒疸(しゅたん) 『金匱要略』に見える。黄疸の一つ。酒食の不摂生により、脾胃が傷られ、運化が失常し、湿濁が内鬱して熱が生じ、湿熱が交蒸して起こる。主な症状は身目発黄・胸中煩悶して熱し、食べられず、吐きそうになる、小便赤渋・脈沈弦で数などが見られる。

朱丹渓(しゅたんけい、1281〜1358) 人名。中国元時代の医家。「朱震亨(しゅしんこう)」に同じ。

守中金元(しゅちゅうきんげん)『東医宝鑑』 方剤名。蒼朮　桔梗　炮乾姜　炙甘草各40。「脾胃の虚冷により、心下痞痛し、腹鳴、泄瀉、口中無味の場合に用いる」。

酒脹(しゅちょう) 酒積に傷られて生ずる脹のこと。主な症状は腹が枡(ます)のように腫脹し、または便血・尿血・脈数か渋などがみられる。これは酒毒に傷られて、湿熱が肝脾に蘊結し、気血が逆阻して、肝が蔵血せず、脾が統血せずに起こる。

酒癥(しゅちょう) 「酒癖」を参照。

腫脹(しゅちょう) 全身の水腫を「腫」といい、腹部の脹満を「脹」という。古くは、頭面と四肢が先に腫れて、後に腹脹するものは「水」に属し、先ず腹脹して、後に四肢が腫れるものは「脹」に属すと分類した。しかし水と脹は同時に見られるし、脹にも水が見られることから、今では水腫や腹脹満の症状を「腫脹」と総称している。

珠頂穴(しゅちょうけつ) 穴名。奇穴。両耳珠の上に取る。牙痛・耳痛などを主治。

蓯沈丸(じゅちんがん)『東医宝鑑』 方剤名。肉蓯蓉80　沈香40。「津液不足により便秘する場合、気滞により腹満、便秘する場合に用いる」。

十灰散(じゅっかいさん)『東医宝鑑』 方剤名。大薊　小薊　側柏葉　荷葉　白茅根　茜草根　大黄　梔子　棕櫚皮　牡丹皮各同量。「あらゆる原因による鼻衄、喀血、吐血など出血を止血する場合に用いる」。

朮桂湯(じゅつけいとう)『その他』 方剤名。蒼朮8　麻黄　神曲　陳皮　赤茯苓　沢瀉各4　桂枝　半夏　草豆蔻　猪苓各2　黄耆

1.2　炙甘草 0.8　杏仁 10　生姜 5。「寒湿により身重、心下痞痛、面黄、潤いが無い場合に用いる」。

出証配剤(しゅつしょうはいざい)　書名。日本室町時代、曲直瀬道三(1507～1594)の著述。医論・医方集。全 2 巻。天正 5 年(1577)に成立。臨床向けの実用書で、治療症例を挙げ、適応薬剤を付記している。

出針(しゅつしん)[引針、排針、抜針]　刺針が完了した後に、押し手で経穴を固定して、刺し手で針を持ち、捻転しながら、もしくはそのまま針を引き上げて抜くこと。

十神湯(じゅっしんとう)『東医宝鑑』　方剤名。香附子　紫蘇葉　升麻　芍薬　麻黄　陳皮　川芎　葛根　白芷　甘草各 4　生姜 3　葱白 2。「風寒に傷られて、悪寒発熱し、頭痛、関節痛、無汗の場合に用いる」。

十宣穴(じゅっせんけつ)　穴名。10 本の手指の先端の正中にあり、左右合わせて 10 穴となる。中風・中暑などによる昏迷した際の救急法などに用いる。

十珍湯(じゅっちんとう)『処方集』　方剤名。生地黄 12　当帰　白芍　地骨皮　天門冬　知母　牡丹皮　麦門冬各 6　人参　甘草各 2。「結膜が若干赤みがかかり、腰膝酸軟、手足熱する場合、眼痛、悪寒発熱する場合に用いる」。

怵惕(じゅってき)　恐怖の刺激を受けて動悸が起こること。

十宣散(じゅっせんさん)『東医宝鑑』　方剤名。人参　黄耆　当帰　厚朴　桔梗　肉桂　川芎　防風　白芷　甘草各同量。「癰疽が紅腫して疼痛、化膿が潰えなかったり、潰えても閉じない場合、膿が出きらない場合に用いる」。

十仙斑龍丸(じゅっせんはんりゅうがん)『補陽処方集』　方剤名。鹿角 600　当帰 450　天門冬　青何首烏　白何首烏　破胡紙　石斛　枸杞子　牛膝各 240。「腎陽不足により眩暈、易驚、心悸、不眠、健忘、耳鳴、歯動揺、視界が暗く、白髪、陰痿、遺精があり、手足厥冷疼痛無力の場合に用いる」。

朮附姜苓湯(じゅつぶきょうれいとう)『その他』　方剤名。白朮　白茯苓各 20　附子　乾姜各 12。「陽虚で湿が盛んで、手足重、労倦、麻痺、便に血が混じる場合に用いる」。

朮附湯(じゅつぶとう)『東医宝鑑』　方剤名。①白朮　附子各 8　杜仲 4　生姜 3。「寒湿により腰痛する場合、関節が麻痺する場合に用いる」 ②白朮 12　附子 8　甘草 4　生姜 3　大棗 2。「寒湿で悪寒し、手足の関節が疼痛し、動かしづらい場合に用いる」 ③甘草 80　白朮 160　附子 60。『医林撮要』「寒湿で身重、疼痛、便秘、眩暈、頭重する場合に用いる」。

秫米(じゅつべい)　薬物名。甘。微寒。肺・胃・大腸。①益陰和胃・安神。脾胃虚・胃気不和による不眠に用いる。

朮苓丸(じゅつりょうがん)『東医宝鑑』　方剤名。①黄耆　防風　白茯苓　白朮　麻黄根各 20　炙甘草 10。「気虚で自汗する場合に用いる」 ②蒼朮　滑石各 8　赤茯苓　白朮　陳皮各 4。「脾胃に湿熱が集積し、酸水を嘔吐する場合に用いる」。

朮連丸(じゅつれんがん)『東医宝鑑』　方剤名。白朮 160　黄連 18。「湿熱で胸脇苦満、酸水が込み上げる場合に用いる」。

酒酲(しゅてい)　宿酔、二日酔いのこと。

糯稲根(じゅとうこん)　薬物名。甘。平。心・肝。①自汗・盗汗などの虚証の汗を止汗する。②骨蒸労熱などの虚熱を退ける。

種痘新書(しゅとうしんしょ)　書名。大韓国時代の書、光武 2 年(1898)、日本人　古城梅渓　講述、麻川松次郎　翻訳。ソウルで賛化病院を開業している際に、政府の依頼により種痘養成所を設置し、そこで種痘医を養成したが、そこで使用された教材として用いられた書。

寿徳庵玄由(じゅとくあんげんゆう、?～1644)　人名。日本室町・江戸時代の医家。『難経捷径』の著者。玄由は曲直瀬道三の弟子で、曲直瀬正純没後、その妻(道三の養女)を娶り、曲直瀬寿徳院家の祖となった。

他に『難経本義抄』や『本草序列鈔』などの著がある。

茱萸内消丸(しゅゆないしょうがん)『東医宝鑑』 方剤名。山茱萸　呉茱萸　苦棟子　馬藺子　茴香　橘皮　陳皮　山薬　肉桂各80　木香40。「腎と膀胱が虚して、寒疝となり、片側の陰嚢が腫痛する場合に用いる」。

受納(じゅのう) 「胃主受納」を参照。

手拈散(しゅねんさん)『東医宝鑑』 方剤名。延胡索　五霊脂　草果　没薬各同量。「あらゆる原因により、胸痛、心下痛する場合に用いる」。

酒悖(しゅはい) 酒に酔ってでたらめな言動をする状態のこと。

朱礬散(しゅばんさん)『東医宝鑑』 方剤名。朱砂　枯白礬各同量。「小児が心脾に熱が盛んで生じた鵞口瘡により、口中糜爛、乳を吸えない場合に用いる」。

首風(しゅふう) 洗髪により傷風して起こる疾病のこと。

酒癖(しゅへき) ①病因。飲酒が習慣になっている者。②病症。「酒癥」ともいう。癖とは硬い癥塊のこと。酒を飲みすぎることにより生じる慢性病のこと。消瘦・腹水・腹中に硬塊があるなど。

聚寶丹(じゅほうたん)『東医宝鑑』 方剤名。厚朴　当帰各40　没薬　乳香各10　朱砂　木香　麝香各4。「月経不順で腹部と胸脇が腫満疼痛する場合に用いる」。

主、輔、佐、引(しゅ、ほ、さ、いん) 「君・臣・佐・使」を参照。

腫満(しゅまん) 「腫」は全身がむくむこと。「満」は腹部が膨満すること。

濡脈(じゅみゃく) 脈象名。濡は軟のこと。脈が細く軟らかく表面に浮いて、軽く押すと触れて、強く押すと触れなくなる脈のこと。亡血傷陰や湿邪滞留などに見られる。

寿民妙詮(じゅみんみょうせん) 書名。朝鮮李朝時代、正祖(1777〜1800)の撰。4巻2冊。

聚毛(じゅもう) 足の親指の趾骨の第1関節、つまり拇趾の第1指節骨後方の皮膚の横紋部に位置する(三毛の後方に相当)。

授蒙聖功方(じゅもうせいこうほう) 書名。日本室町時代、曲直瀬道三(1507〜1594)の著。医書。全2巻。天文15年(1546)成立。初学者に授けるため和文で平易に書かれた治療書で、道三の著作としては初期のもの。

儒門事親(じゅもんじしん) 書名。中国金代、張従正(子和、戴人)著。1228年?。全15巻。主として治療に汗法、吐法、下法を用いることを主張しているが、薬物の使用では、特に寒涼薬の使用を重視している。

主薬(しゅやく) 「君薬」に同じ。方剤中の薬効を代表する主要な薬剤のこと。

臑兪(じゅゆ) 穴名。手太陽小腸経。肩周囲部、腋窩横紋後端の上方、肩甲棘の下方陥凹部。①化痰消腫　②宣痹止痛　③化瘀通絡　④散風活絡

茱萸丸(しゅゆがん)『郷薬集成方』 方剤名。①呉茱萸　木瓜各同量。脚気の際に、腹満して感覚が鈍り、短気して煩躁する場合に用いる」　②白茯苓　呉茱萸各80。「頭痛、背痛、視界が暗み、眩暈、酸水を吐き、口中無味、尿不利の場合に用いる」　③呉茱萸　山椒各1。「女性が下り物が多く、陰部が冷たく、長らく妊娠しない場合に用いる」。

茱萸散(しゅゆさん)『医林撮要』 方剤名。川芎20　木通16　呉茱萸10　半夏4。「心下痞硬して悪心して、濃い痰がでる場合に用いる」。

茱萸内消元(しゅゆないしょうげん)『東医宝鑑』 方剤名。苦楝子60　檳榔　五味子　延胡索各50　桔梗　橘皮　山茱萸各40　木香28　茴香　桂心　烏頭　呉茱萸　食茱萸　桃仁各20。「陰嚢の片側が腫大し、小腹痛、時には腫物が生じて黄色い膿が流れ出て、腰膝が重く、腫脹する場合に用いる」。

茱萸人参散(しゅゆにんじんさん)『郷薬集成方』 方剤名。呉茱萸200　人参120。「吃逆し、胸悶、食欲不振、泡の混じった唾を吐き、頭痛する場合に用いる」。

腫瘍(しゅよう) 紅腫する瘡瘍と、名称の無い腫毒の総称。

し

蓯蓉（じゅよう）［肉蓯蓉］ 薬物名。助陽薬。甘酸鹹、温・腎。①助陽益精　②堅骨壮腰　③滋陰止渇　④潤腸通便

薷苓湯（じゅれいとう）『東医宝鑑』 方剤名。沢瀉4.8　猪苓　赤茯苓　白朮　香薷　黄連　白扁豆　厚朴各4　甘草1.2。「夏季に泄瀉し、胸悶、口渇、冷汗、尿赤、尿少などの場合に用いる」。

茱連丸（しゅれんがん）『東医宝鑑』 方剤名。①呉茱萸　陳皮　黄芩各20　黄連40　蒼朮30。「湿熱により胸悶、悪心、酸水が込みあがる場合に用いる」　②黄連40　呉茱萸20。「小腹痛、裏急後重する赤白痢に用いる」。

棕櫚（しゅろ） 薬物名。止血薬。苦渋、平、肝・脾。渋血止血

瞚（しゅん） 音義ともに「瞬」に通ず。目瞚とは、まばたきすること。『素問・宝命全形篇』に「そのまさに発すべきに至れば、間も瞚するを容れず」と見える。これは発病が非常に早いので、刺針時には、時期を把握して、瞬時もゆるがせにしてはならないということ。

循（じゅん） 針刺手法の一つ。刺針する前の動作の一つで、刺針しようとする経穴や、その経脈上を順々に押さえて、その気血を宣散した後に刺針する方法のこと。

瞤（じゅん） まぶたが痙攣することを指す。また肌肉が跳動（ピクピク動く）する形容詞である。

閏以太息（じゅんいたいそく）（閏(うるう)に太息を以ってす）「太息」を参照。

循衣摸床（じゅんいもしょう） 神志昏迷の病人が、手で衣服や寝具をまさぐり、または寝具の縁をさすったり手探りする症状のこと。これは熱が心神を傷り、邪盛正虚の危険な症状の一つである。

淳于意（じゅんうい、BC216〜150年ごろ） 人名。中国古代の医家。斉国の大倉長（今の大蔵大臣）を歴任したことで、倉公とも言われた。『史記』の扁鵲倉公列伝には、淳于意の25個の医案が記載されている。これは史上初めての医案であろう。

春応中規（しゅんおうちゅうき） 『素問・脈要精微論』に見える。「規」とは、昔の円を描くための道具（コンパスのよう）のこと。春応中規とは、円形のように春の脈象が滑らかで流暢であること。

春温（しゅんおん） 春季に発病する温病のこと。その特徴は、初期は裏熱症状があらわれる。たとえば高熱・口渇・心煩・小便赤など。または外寒裏熱・悪寒・身熱・無汗・口渇・頭痛・身痛・煩躁不安・咽乾・舌質紅・脈細数などが見られる。裏熱熾盛の時は、発斑と神昏・四肢抽搐などの症状が見られる。

春鑑録（しゅんかんろく） 書名。朝鮮日韓合併時代、仁堂　李永春の著。臨床投薬における経験方を集めた医書。特に婦人科、小児科の疾病治療法を記した。

順気（じゅんき） 「降逆下気」を参照。

惇気（じゅんき） 心悸亢進のこと。

順気散（じゅんきさん）『東医宝鑑』 方剤名。厚朴10　大黄8　枳実4。「中消の際に、多食、多尿、尿赤の場合に用いる」。

順気散瘀湯（じゅんきさんおとう）『医林撮要』 方剤名。当帰　川芎　芍薬　生地黄　桃仁　紅花　延胡索　蓬莪朮　橘皮各4。「月経のたびに瘀血により小腹、腰背が疼痛する場合に用いる」。

順気疏鬱（じゅんきそうつ） 治法。気機を順調にして、滞気を疏通させること。

潤肌膏（じゅんきこう）『処方集』 方剤名。当帰　黄蜜各20　梔子4　麻油160。「鵞掌風やフケが多い場合に用いる」。

順気導痰湯（じゅんきどうたんとう）『東医宝鑑』 方剤名。半夏　天南星　赤茯苓　枳実　陳皮　香附子　烏薬各4　木香　沈香　甘草各2　生姜5。「気痰により胸悶、胸痛、のどに痰が絡むようで、吐いても吐き出せない場合に用いる」。

順気木香散（じゅんきもっこうさん）『東医宝鑑』 方剤名。砂仁　丁香　良姜　炮乾姜　肉桂　陳皮　厚朴　桔梗　茴香　蒼朮各4　炙甘草2　生姜3　大棗2。「寒脹によ

り胸痛、腹痛、または泄瀉し、腹満、顔に黄疸が出て、手足厥冷する場合に用いる」。

順気和中湯(じゅんきわちゅうとう)『東医宝鑑』 方剤名。①陳皮　香附子　梔子各4　白朮3.2　白茯苓2.8　半夏　神曲　黄連各2.4　枳実2　砂仁1.2　炙甘草0.8　生姜3。「胸と心下が痞痛し、酸水がこみ上げ、濃い痰を吐いたり、食たべるとすぐに吐く場合に用いる」　②黄耆6　人参　白朮　当帰　白芍　陳皮各2　升麻　柴胡各1.2　蔓荊子　川芎　細辛各0.8。「気虚により頭痛、眩暈、耳鳴、自汗する場合に用いる」。

峻下(しゅんげ) 強烈な瀉下作用のある薬物で、下痢させる作用のある薬物のこと。大黄・巴豆・芫花・甘遂・大戟・商陸・牽牛子・芒硝など。

潤下(じゅんげ) ①潤滑作用のある薬物で、熱性病の津液損耗による便秘や、老人の腸燥便秘または習慣性便秘、さらに妊婦や産後の便秘を治療すること。常用薬物は麻子仁・郁李仁(イクリニン)・蜂蜜など。さらに、落花生油と葱汁を混ぜて服用するのも、潤下法である。②津液を滋潤する薬物を用いるもの。大腸が熱結し津液枯燥して大便秘結するものに、増液湯(玄参・蓮心・麦冬・生地)を使用するのを、「増液潤下」といい、熱性病で津液虧損する便秘に適用する。

瞤瘈(じゅんけい) 眼目がピクピク動き、手足がひきつること。

順経散(じゅんけいさん)『救急法』 方剤名。韮子　厚朴　益智仁　狗脊　白茯苓各20　石葦4。「小児が驚恐して、尿を漏らしたり、腎虚により頻繁に夜尿する場合に用いる」。

循経取穴(じゅんけいしゅけつ) 全身の経脈は、体表を循行するにおいて、一定の方向がある。針灸治療に際して、患部と同じ経脈上で、患部から離れた経穴を選択して治療する方法のこと。

循経伝(じゅんけいでん) 「伝経」を参照。

潤下丸(じゅんげがん)『東医宝鑑』 方剤名。陳皮600　炙甘草80。「気痰により胸悶、咳嗽、多痰の場合に用いる」。

春弦(しゅんげん) 正常の春季の脈象のこと。「弦」とは、弦を弾くように張っていて、脈気が流暢に流れ堅実なものをあらわす。春季は陽気が上昇し、生発機能が旺盛なので、脈象も弦脈があらわれる。

潤剤(じゅんざい) 「滋潤剤」に同じ。体液の枯燥を潤す方剤のこと。知母・当帰・杏仁・括呂根・大棗・人参・芍薬などの薬物からなる。

瞤瞤(じゅんじゅん) 痙攣すること。

順証(じゅんしょう) 病状が一般的な法則にもとづいて発展し、正気がまだ衰微せずに、抗病能力もまだ十分にあり、病邪がまだ重要な器官を損なうことも無い。または症状が重症から軽症に明らかに好転している傾向が見えること。たとえば小児の麻疹では、３段階に分ける。①「前駆期」：発病から発斑までの期間、②「発疹期」：斑疹が生じて全身に広がるまでの期間、全身の上部から下部へ広がる、発疹は１つ１つが分離している、発疹は紅色でツヤツヤしている、③「回復期」：斑疹が全身に広がり、消退するまでの期間で、消退するとともに解熱する。この３段階が順序通りに発展し、変証が無いものを「順証」という。

潤腎丸(じゅんじんがん)『東医宝鑑』 方剤名。蒼朮600　熟地黄600　五味子300　乾姜20～40。「脾腎の虚により食欲不振、消痩、顔色が青白い場合に用いる」。

潤燥(じゅんそう)[清燥、涼燥] 治法。滋潤薬で燥熱証を治療する方法のこと。燥証には内燥と外燥がある。外燥は燥気に外感して起こり、内燥は内臓の津液虧損の証である。潤燥でも、「軽宣潤燥」「甘寒滋潤」「清腸潤燥」「養陰潤燥」「養血潤燥」などに分ける。

潤燥腐膩(じゅんそうふじ) 舌診の際の基本内容のこと。「潤」は舌苔が潤い、津液が充足していることを指す。病理的に潤が現れるのは、湿邪による。「燥」は舌苔が乾いていることで、他にどのような舌苔が混ざっていても、陰液が損傷していることをあらわす。「腐」は舌苔が豆腐かすのようになっていること。「膩」は舌苔がネバネバしていることを指す。「腐苔」「膩苔」を参照。

春澤湯（しゅんたくとう）**『東医宝鑑』** 方剤名。①沢瀉 10 赤茯苓 白朮 猪苓各 6 人参 4。「夏季に傷暑し、煩熱、口渇、多飲の場合に用いる」 ②沢瀉 12 猪苓 赤茯苓 白朮各 8 人参 麦門冬各 6 桂心 柴胡各 4。『医林撮要』「夏季に傷暑し、煩熱、口渇、多飲、尿不利の場合に用いる」。

潤腸丸（じゅんちょうがん）**『『沈氏尊生書』』** 方剤名。当帰 9 熟地黄 30 桃仁 9 麻子仁 15 枳殻 9。粉末を蜜丸にし、1 回 9～15g を服用する。陰血不足・腸燥便秘で、便が硬い・兎糞状・皮膚口唇枯燥・舌苔少・脈細などに用いる。

潤腸丸（じゅんちょうがん）**『医林撮要』** 方剤名。①麻仁 大黄各 60 桃仁 当帰尾 枳実 白芍 升麻各 20 人参 甘草 陳皮各 12 木香 檳榔各 8。「老人が中風にかかり大小便不利の場合に用いる」 ②桃仁 麻仁各 40 当帰尾 大黄 羌活各 20。「風熱により便秘し、食欲不振の場合に用いる」 ③杏仁 枳実 麻仁 陳皮各 20 阿膠 防風各 10。『東医宝鑑』「血虚により便秘になる場合に用いる」 ④枳実 麻仁各 40。『郷薬集成方』「妊婦が便秘により胸腹腫満する場合に用いる」。

潤腸湯（じゅんちょうとう）**『万病回春』** 方剤名。当帰 地黄各 4 麻子仁 桃仁 杏仁 枳実 厚朴 黄芩 大黄各 2 甘草 1.5。「頑固な便秘に用いる」。

順伝（じゅんでん） 疾病が一定の順序で伝経し変化すること。たとえば傷寒の陽経では、表から裏に入り、太陽経から陽明経に伝入する、もしくは少陽経に伝入する。または陽経から陰経に伝入する（陰経は太陰経→少陰経→厥陰経に伝経）のは、「順伝」である。温病では、上焦の手太陰肺経から中焦の足陽明胃経に伝入し、また下焦の足少陰腎経と足厥陰肝経にも伝入する。さらに衛分から気分→営分→血分に伝入するのも「順伝」という。

準頭（じゅんとう） 「鼻準」を参照。

瞤動（じゅんどう） 皮膚や筋肉が震えるて動くこと。

潤肺豁痰寧嗽湯（じゅんぱいかつたんねいそうとう）**『東医宝鑑』** 方剤名。陳皮 半夏 熟地黄 黄柏 知母各 3.2 白茯苓 2.8 黄芩 貝母 天門冬 紫苑 款冬花 桔梗 当帰 甘草各 2.4 生姜 3。「肺陰不足により短気、多痰、咳嗽する場合に用いる」。

潤肺丸（じゅんぱいがん）**『東医宝鑑』** 方剤名。①貝母 40 瓜呂仁 青黛各 20。「虚労により咳嗽し、粘稠な痰が吐き出せない場合に用いる」 ②訶子皮 五倍子 五味子 黄芩 甘草各同量。「長引く咳嗽により咽喉がつまり、話せない場合に用いる」。

潤肺化痰（じゅんぱいけたん） 「化痰」を参照。

潤肺膏（じゅんぱいこう）**『東医宝鑑』** 方剤名。①羊肺 1 杏仁 柿霜 煮つめた乳 合粉各 40 蜜 80。「虚労により長引く咳嗽の場合や肺痿に用いる」 ②紫苑 杏仁 款冬花各 40 麻黄 桔梗 訶子 細辛各 20 枯白礬 4 胡桃肉 40 生姜 80 麻油 300 蜜 600。「痰喘により咳嗽、短気、咽喉に痰声がし、心煩、気が上衝する感がする場合に用いる」。

潤肺除嗽飲（じゅんぱいじょそういん）**『東医宝鑑』** 方剤名。款冬花 紫苑 麻黄 陳皮 石膏 桔梗 半夏 桑白皮 枳実 烏梅 罌粟穀各 2.8 人参 杏仁 薄荷 甘草各 2 五味子 9 生姜 3 茶葉 2。「長引く咳嗽に用いる」。

潤麻丸（じゅんまがん）**『東医宝鑑』** 方剤名。麻仁 桃仁 生地黄 当帰 枳実各 40。「血燥による便秘に用いる」。

徇蒙招憂（しゅんもうしょうゆう） 『素問・五臓生成篇』に見える。頭暈眼花の症状のこと。「徇蒙」とは、まばたきして物がぼやけて見えること。「招憂」とは、頭部が動揺して定まらないこと。

瞬目（しゅんもく） まばたきすること。

潤養（じゅんよう） 治法。「温潤法」と「滋潤法」とに分ける。潤とは潤沢の意味、補液滋陰のこと。

春林軒丸散便覧（しゅんりんけんがんさんべ〔び〕んらん） 書名。日本江戸時代の書、華岡青洲（1760〜1835）の常用した膏薬処方の運用と製法を記した方集。不分巻、１冊。『丸散便覧』『春林軒丸散』『春林軒丸散録』ともいう。成立年は不詳。

春林軒膏方便覧（しゅんりんけんこうほうべ〔び〕んらん） 書名。日本江戸時代の書、華岡青洲（1760〜1835）の常用した膏薬処方の運用と製法を記した方書。不分巻、１冊。『膏方便覧』『春林軒膏方』『春林軒膏方録』ともいう。成立年不詳。

杵（しょ） 木製や鉄製の棒で薬物を搗き、粉砕したり搗き合わせて均等にすること。

暑（しょ） 夏季の主気のこと、六淫の一つ。暑は陽邪であり、季節性の特徴がある。症状は頭痛・発熱・口渇・心煩・多汗・脈洪数などがあらわれる。暑邪は耗気傷津するので、身体疲倦・四肢乏力・口乾などの症状があらわれる。長夏は多湿で、暑邪と湿とが絡みやすく、胸悶脹悶・悪心嘔吐や泄瀉などの症状があらわれる。

暑穢（しょあい） 暑湿穢濁の気を感受して発する病症のこと。症状は発病が急速・頭痛して頭脹・胸悶脹悶・煩躁・悪心嘔吐・身熱有汗、ひどければ神昏・耳聾などの症状が現れる。

諸痿（しょい） 動作に躍動感がなく、自分の足で歩くことができない疾病のこと。「筋痿」「脈痿」「骨痿」「肉痿」「肺痿」などがある。これらを総称していう。各項を参照。

助胃膏（じょいこう）『東医宝鑑』 方剤名。山薬20　人参　白朮　白茯苓　陳皮　甘草各10　木香4　側柏子20　白豆蔻7　肉豆蔻2。「小児が吐瀉し、食欲不振の場合に用いる」。

子癰（しよう） 睾丸部に生ずる癰のこと。急性のものと慢性のものがある。急性のものは、湿熱下注や気凝血滞により起こる。発病が急激で、片側の陰嚢が腫大灼熱し、皮膚が緊張して光沢があり、はげしく疼痛し、睾丸腫硬・潰爛した後は黄色粘稠の膿液が流れる・瘡口はすぐに塞がる。慢性のものは、肝腎陰虚により痰湿の邪が凝聚して起こる。睾丸は徐々に腫大し、硬結が生じ、疼痛は軽微で、陰嚢は紅くも熱くもない、数ヶ月から数年して初めて膿ができ、潰爛したら稀薄な膿が流れ出し、時には瘻管が生じ、なかなか治癒しない。

至陽（しよう） 穴名。督脈。上背部、後正中線上、第７胸椎棘突起下方の陥凹部。①寛胸利膈　②清熱化痰　③止咳平喘　④健脾胃　⑤通経活絡

耳癰（じよう） 外耳道の癰腫のたぐい。耳竅が壅腫し、耳部の根元が熱脹痛し、潰爛して膿が流れ出る耳病のこと。

升（しょう） 『傷寒論』の１升は、今の１合ほどである。

炒（しょう） 薬材を鍋の中に入れて加熱し、かきまぜ続けること。①「微炒」：薬物の表面の水分を取りわずかに乾燥させる方法で、見た目の変化は無い。②「炒爆」：薬物を破裂するまで炒る方法。王不留行などの種子類の薬物は、とろ火（文火）で破裂させる。③「炒黄」：薬材を軽く黄色くなるまで炒る方法。香りが付くまで炒る。炒麦芽・炒穀芽などに用いる。④「炒焦」：薬物の表面が褐色に焦げめがつき、内部が深黄色になる程度に炒る方法。神曲・白朮などに用いる。⑤「炒炭」：薬材の全体が黒色に焦げて、中心は黄褐色になる程度に炒る方法。「炒存性」ともいう。地楡・生地などに用いる。

証（しょう） 身体の病変の外部に現れた症候で、病の本態を証明するもの、また方剤を決めるための証拠になるものをいう。

睫（しょう） まつげのこと。上下の眼瞼の縁の細い毛のこと。ほこりや光線から眼を防ぐ作用がある。

踵（しょう） 足のかかとの地面に着く部分のこと。

し

膲(しょう)　①三焦のこと。②肌膚が豊満でないこと。『素問・根結篇』に「皮肉の宛膲して弱」(皮肉宛膲而弱)と見える。

蒸(じょう)　製剤するのに便利なように、薬材を蒸篭(せいろう)に入れて蒸すこと。たとえば茯苓や厚朴を蒸して薄片に切りやすいようにする。さらに酒に入れて蒸すものもあり、大黄や地黄はこの方法で蒸すと、熟大黄は瀉下作用が弱くなり、熟地黄にすると生地黄の涼血作用が温性となり補血となる。

錠(じょう)　薬物を砕いて細末にし、糊などと混ぜて、紡錘形や円錐形や長方形などの固体の薬剤に成製すること。内服の際は、錠を搗いて砕いて、白湯で服用する。外用の際は、酢やゴマ油で練って患部に塗布する。

縄(じょう)　耳廓の根元の前面で、側頭部に付着している部分のこと。

小安腎丸(しょうあんじんがん)『東医宝鑑』　方剤名。香附子　苦楝子各300　茴香240　熟地黄160　烏頭　山椒各80。「腎陽・腎気不足により夜間尿が多く、尿が濁り、身体消痩し、顔が黒ずみ、視界が暗くなり、耳鳴、歯が動揺疼痛する場合に用いる」。

衝胃(しょうい)　産後に煩悶し、嘔悪し、腹満腹痛するもの。

滋養胃陰(じよういいん)[養胃]　治法。胃陰不足の治療法のこと。症状に胃部灼痛・胃中不舒(すっきりしない)・易飢(すぐ腹が空く)・大便燥結・口乾咽燥・舌質淡紅少苔・脈細数などが見られる場合には、北沙参・麦冬・石斛・玉竹などの薬物を用いる。

衝為血海(しょういけっかい)(衝は血海為り)　「肝主血海」を参照。

衝為血海、任主胞胎(しょういけっかい、にんしゅほうたい)(衝は血海為り、任は胞胎を主る)　「衝任損傷」を参照。

生胃丹(しょういたん)『東医宝鑑』　方剤名。天南星120　人参　白朮　白茯苓各80　麦芽　沙参　半夏曲　陳皮　橘皮　白豆蔻　畢澄茄　蓮実各40　木香12。「脾胃が虚して口中無味、消化不良、心下痞硬、胸悶、悪心する場合に用いる」。

少陰(しょういん)　経脈名。陰気減弱の意味。位置は太陰と厥陰の中間にある。そこで「少陰為枢」(『素問・陰陽離合論』、「開・合・枢」を参照)ともいう。太陰と厥陰の中間にあって重要な作用がある。

晶瘖(しょういん)　「白」を参照。

傷陰(しょういん)　温熱病の後期に肝と腎の真陰が受傷するもの。症状は低熱(微熱)・手足心灼熱・神倦・消痩・口乾舌燥、または咽痛・耳聾・顴紅・舌乾絳・脈細数無力などが見られる。

少陰為枢(しょういんいすう)(少陰は枢為り)　「少陰」を参照。

消飲元(しょういんげん)『郷薬集成方』　方剤名。白朮300　赤茯苓　炮乾姜各120　枳実20。「酒癖または痰飲により消化不良、腹満、悪心嘔吐、胸脇支満疼痛、視界が暗くなり、耳聾する場合に用いる」。

少陰証(しょういんしょう)　少陰病の主な症状は、脈が微細で、嗜眠など。この症候を主症とするもの。

消飲参茱丸(しょういんじんしゅがん)『郷薬集成方』　方剤名。呉茱萸　半夏　乾姜各40　人参20。「痰飲により吃逆する場合に用いる」。

少陰中風(しょういんちゅうふう)　少陰病の症状に中風症状が現れるもの。

少陰熱化(しょういんねっか)　傷寒の六経の病理術語。心腎は少陰に属す。腎陰が受傷すると、心火が偏盛して、夜間熱・心煩して臥せず・舌紅絳・脈細数となる。さらに邪熱が少陰の経絡に内鬱して咽痛があるものは「少陰熱証」という。熱性病が少陰経まで伝わると、ほとんどが寒化する。少陰熱化は陰虚内熱のことで、少陰寒化と相対している。

少陰病(しょういんびょう)　六経病の一つ。主な症状は精神不振・嗜睡(眠っているようで眠っていない)・脈微細などが見られる。心腎両傷で陰陽気血がいずれも虚して起こる。症状は陽虚症が多く見られ、悪寒肢厥・下痢などが見られる。これは陽虚裏寒証に属す。もし腎陰の受傷がひどければ、心煩失眠などの虚熱証があらわれる。

少陰表症(しょういんひょうしょう) 「実則太陽、虚則少陰」を参照。

症因問答(しょういんもんどう) 書名。日本江戸時代、古矢知白(生没年不詳)の著。医論・治験集。全3巻。弘化4年(1847)刊。

小茴香(しょうういきょう) 薬物名。辛。温。肝・腎・脾・胃。①散寒止痛。寒滞肝脈による四肢冷・両側下腹～陰部～大腿内側の冷痛(疝痛)などに用いる。②理気和胃。胃寒の上腹部痛・嘔吐・食欲不振などに用いる。

掌禹錫(しょううしゃく) 人名。中国北宋の地理学者で、医薬にも通じていた。字は唐卿。仁宗帝の時に光禄卿直秘閣を任ずる。『開宝本草』を校訂、『嘉祐補注神農本草』20巻などを完成させた。

小烏沈湯(しょううちんとう)**『東医宝鑑』** 方剤名。香附子 80　烏薬 40　沈香　甘草各 10。「あらゆる原因により気滞が起こり、消化不良、心下痞硬疼痛する場合に用いる」。

小温経湯(しょううんけいとう)**『済州新編』** 方剤名。当帰　香附子　熟地黄　白芍各 4　川芎　黄芩　枳実各 2.8　白朮 2　白芷　羌活　柴胡　砂仁　小茴香各 1.6　桂枝 1.2　甘草 0.8。「女性が寒さにさらされ、月経が無くなり、腹満感があり、悪寒、発熱し、頭痛、身痛する場合に用いる」。

正営(しょうえい) 穴名。足少陽胆経。足少陽経と陽維脈の交会穴。頭部、前髪際から入ること 2.5 寸、瞳孔線上。①清熱散風　②舒筋活絡　③清脳止嘔　④疏風止痛

消瘀(しょうお) 治法。瘀血を消散させること。

消瘀飲(しょうおいん)**『東医宝鑑』** 方剤名。当帰　芍薬　生地黄　桃仁　紅花　蘇木　大黄　芒硝各 4　甘草 2。「瘀血により腹痛する場合に用いる」。

炒黄(しょうおう) 「炒」を参照。

上横骨(じょうおうこつ) 胸骨上端の胸骨柄の頚切痕の部分を指す。その外端は鎖骨に連なる。

小温中湯(しょうおんちゅうとう)**『東医宝鑑』** 方剤名。白朮 120　山査　橘皮　蒼朮　神曲各 80　香附子 60。「食積により黄疸が生じ、心下痞硬し、口中無味、消化不良の場合に用いる」。

少火(しょうか) 『素問・陰陽応象大論』に見える。「少火の気壮なり」(少火之気壮)とある。少火と壮火は対義語。正常な火のことで、生気の火を具有しており、人体の正常な生理活動には必要なものである。

傷科(しょうか) 「正骨」を参照。

小海(しょうかい) 穴名。手太陽小腸経。合土穴。肘後内側、肘頭と上腕骨内側上顆の間の陥凹部。①清熱散風　②通竅活血　③清頭目　④疏肝安神　⑤清心導火

少海(しょうかい) 穴名。手少陰心経。合水穴。肘前内側、上腕骨内側上顆の前縁、肘窩横紋と同じ高さ。①清心寧神　②通竅安神　③行気活血　④化痰涎　⑤清包絡

照海(しょうかい) 穴名。足少陰腎経。陰蹻脈交会穴。足内側、内果尖の下方1寸、内果下方の陥凹部。①滋陰補腎　②清熱利咽　③通腸逐穢　④清心安神　⑤寛胸快膈

消解散(しょうかいさん)**『東医宝鑑』** 方剤名。天南星　半夏各 4　陳皮　枳実　桔梗　柴胡　前胡　黄連　連翹　芍薬　防風　独活　白附子　紫蘇子　蓬莪朮　蔓荊子　木通　甘草各 2　生姜 3　燈心 1。「咽喉に硬結が生じ、腫痛し、両脇に硬い腫物が生じた場合に用いる」。

傷科滙纂(しょうかかいさん) 書名。中国清代、胡延光の著。1818 年。全 12 巻。清代以前の各医家の説を集大成し、これに家伝の法を付している。

消化丸(しょうかがん)**『東医宝鑑』** 方剤名。青礞石　白礬　皀莢　天南星　半夏　白茯苓　陳皮各 80　枳実　枳殻各 60　薄荷 40　沈香　黄芩各 20。「虚労や肺痿により咳嗽し、黄色くて濃い痰が出にくい場合に用い

る」。

生姜灸(しょうがきゅう) 温灸法の一つ。生姜を厚さ5mmにスライスし、それを経穴部に乗せて、その上に温灸艾を乗せて熱くなるまで施灸する方法。

し

消核丸(しょうかくがん)『東医宝鑑』 方剤名。陳皮　赤茯苓　連翹各40　黄芩　梔子各32　半夏曲　玄参　牡蠣　瓜呂根　瓜呂仁　桔梗各28　白殭蚕24　甘草16。「痰核により咽喉と耳の後ろに硬結が生じ、腫れも赤みも膿も出来ずにしばらく治癒しない場合に用いる」。

上膈下膈(じょうかくげかく) 「上膈」とは、食べ物が入るとすぐに吐くこと。「下膈」は、朝に食べたものを夕方に吐くことである。

上顎癰(じょうがくよう) 喉癰の一種。「懸癰」ともいう。上顎部に生じる癰瘍のこと。病因は心・腎・三焦に積熱することで起こる。主な症状は、上顎に膿腫が突起し、舌の伸縮が困難となり、嚥下困難になる。さらに発熱などの全身症状もともなう。

消渇病(しょうかちびょう) ①口渇して多飲し多食するのに逆に消痩して、多尿と糖尿が出る病証のこと。糖尿病のたぐい。本病は飲酒と甘いものや濃い味を多食して、中焦に積熱する、または五志過極で鬱して化火する、恣欲を尽くし、虚火妄動し、腎精が耗損して起こる。陰虚と燥熱はいずれも因果関係があり、肺胃の津液を消灼すると腎の陰精にも影響する。つまり腎の陰虚が主であり、陰が傷られれば陽に波及し、疾病が長引けば腎陽も虚す。②口渇・多飲・多尿を主症とする疾病を指す。「上消」「中消」「下消」がある。

小活絡丹(しょうかつらくたん) 「捜風逐寒」を参照。

傷科補要(しょうかほよう) 書名。中国清代、銭秀昌の著。1808年。全6巻。種々の外傷治療の36原則について述べ、さらに「治傷湯頭歌括」をつけ、最後に各医科の秘方を附録として付けた書。

傷寒(しょうかん) ①病名または症候名。広義の傷寒は、外感熱病の総称であり、狭義の傷寒は太陽表証を指す。主な症状は、頭項強痛・悪風・発熱・汗出・脈浮緩などがあらわれる。②病因のこと。寒邪に傷られること。

上関(じょうかん) 穴名。別名、客主人。足少陽胆経。手足少陽経と足陽明経の交会穴。頭部、頬骨弓中点上縁の陥凹部。①清肝胆熱　②聡耳明目　③清頭散風　④開竅醒神　⑤止痛鎮痙

上脘(じょうかん) 1)「胃」を参照。2)穴名。任脈。任脈と足陽明と手太陽の交会穴。上腹部、前正中線上、臍中央の上方5寸。①和中降逆　②健脾益胃　③疏肝寧心　④消積軟堅　⑤化痰濁

蒸眼一方(じょうがんいっぽう)『出典不詳』 方剤名。黄連2　黄柏2　白礬2　紅花2　甘草2。水一合五勺(270ml)をもって、煎じて1合とし、頻回に洗眼する。結膜炎・眼の充血などに洗眼薬として用いる。眼痛が甚だしいときは甘草を倍量にし、更に地黄を加えるとよい。

傷寒外伝(しょうかんがいでん) 書名。日本江戸時代、橘南谿(宮川春暉、1753～1805)の著。『傷寒論』研究書。全3巻。寛政8年(1796)刊。

上寒下熱(じょうかんかねつ) 症状が、上部が寒性で下部が熱性の症候が同時に見られるもの。病因が寒熱錯雑して起こる。熱邪が下部に発すれば、腹脹・便秘・小便赤渋などが見られ、寒邪が上部で感ずれば、悪寒・悪心嘔吐・舌苔白などが見られる。さらに上下が異なる疾病であることで起こることもある。たとえば上部に痰飲喘咳の寒証が見られ、下部に小便淋漓疼痛などの熱証が見られるなど。

消疳丸(しょうかんがん)『東医宝鑑』 方剤名。蒼朮　陳皮　厚朴　枳実　檳榔　神曲　山査子　麦芽　三稜　蓬莪朮　砂仁　白茯苓　黄連　胡黄連　楡根　四君子　蘆薈各同量。「疳症により食欲がなく、よく吐き、腹満し、未消化物の泄瀉、咳嗽、口舌鼻は

ただれ、黄疸がでて、髪に潤いがなく、消瘦する場合に用いる」。

傷寒貫珠集(しょうかんかんじゅしゅう) 書名。中国清代、尤怡(在涇)の著。1729年。全8巻。病症とその治療法の相異にもとづき、『傷寒論』の条文を、正治法・権變法・斡旋法・救逆法・類病法・明辨法・雑病法に分類し、再編集した書。

小陥胸湯(しょうかんきょうとう、『傷寒論』) 方剤名。①黄連1　半夏5　括呂仁大1枚。「小結胸の病は、正に心下に在り、これを按ずれば則ち痛み、脈浮滑なる者は、小陥胸湯これを主る。」(小陥胸病、正在心下、按之則痛、脈浮滑者、小陥胸湯主之) ②半夏20　黄連10　瓜呂仁1/4。『東医宝鑑』「小結胸により心下痞硬し、押すと疼痛し、黄苔が生じる場合、傷寒の際に発汗が誤り、結胸症が生じ、胸と心下が痞硬する場合に用いる」。

傷寒啓微(しょうかんけいび) 書名。日本江戸時代、片倉鶴陵(1751～1822)の著。『傷寒論』の研究書。全3巻。寛政4年(1792)自序。

傷寒考(しょうかんこう) 書名。日本江戸時代、山田図南(1749～1787)の著。『傷寒論』の論考書。全1巻。安永8年(1779)序刊。

傷寒広要(しょうかんこうよう) 書名。日本江戸時代、多紀元堅(1795～1857)の編著。医書。全12巻。文政8年(1825)成。

傷寒雑病類方(しょうかんざつびょうるいほう) 書名。日本江戸時代、喜多村直寛(1804～1876)の編。『傷寒論』『金匱要略』の処方集。不分巻1冊。弘化元年(1844)刊。計281処方を収載する。

傷寒雑病論(しょうかんざつびょうろん) 書名。中国後漢時代、張仲景(張機)の著。219年。全16巻。『内経』などの理論を背景に豊富な経験を総合した書。

傷寒雑病論類纂(しょうかんざつびょうろんるいさん) 書名。日本江戸時代、山田業広(1808～1881)の編著。『傷寒論』『金匱要略』に関する類書。全33巻35冊。嘉永2年(1849)成。

傷寒雑病論類編(しょうかんざつびょうろんるいへん) 書名。日本江戸時代、内藤希哲(1701～1735)の原著。『傷寒論』の研究解説書。本書は『傷寒論』の条文を類をもって再編成し註解を加えたもの。

衝寒散(しょうかんさん)『東医宝鑑』 方剤名。香附子　陳皮　草果各6　砂仁　乾姜　肉豆蔲各2.8　藿香　白茯苓　木通　呉茱萸各1.2。「中焦に冷えが長らく集積し、腹冷、腹痛、口中無味、頻繁に泄瀉する場合に用いる」。

生乾地黄散(しょうかんじおうさん)『医林撮要』 方剤名。①乾地黄　川芎　羚羊角　大黄各40　芍薬　木香　枳実各12。「外障により眼腫、目渋、目痛の場合に用いる」 ②乾地黄80　麦門冬　芍薬各60　大黄　人参　黄芩　遠志　黄耆　赤茯苓　羚羊角各40　当帰　升麻各20。『郷薬集成方』「風熱により腕疽が生じ、紅腫し、痒く、手足に熱感がある場合に用いる」 ③乾地黄80　阿膠40　柏子葉　黄芩各20。『郷薬集成方』「尿血の場合に用いる」 ④乾地黄80　烏賊骨40。『郷薬集成方』「小児が発熱し、気血不足し、小泉門が凹む場合に用いる」。

滋養肝腎(じようかんじん) ①「滋水涵木」ともいう。腎陰を滋して肝陰を潤養すること。これは腎陰が虚して肝木が旺盛な症候に多用される。症状は頭目眩暈・眼乾発渋・耳鳴顴紅・口乾・五心煩熱・腰膝酸軟・男子は遺精・女性は月経不調・苔少で舌質紅・脈細弦数などが見られる。治療には乾地黄・山茱萸・枸杞子・玄参・亀板・女貞子・何首烏などの薬物を用いる。②肝腎陰虚で軽度の浮腫を兼ねるものを治療する。症状は頭暈・面紅昇火・眼花耳鳴・腰部酸痛・咽乾・夜間睡眠が浅い、または盗汗・尿少黄色・舌紅苔少・脈弦細などが見られる。治療には杞菊地黄丸(熟地黄・山茱萸・山薬・丹皮・茯苓・沢瀉・枸杞子・菊花)を用いる。

滋養肝腎湯(じようかんじんとう)『処方集』 方剤名。磁石16　亀板　旱蓮草各10　熟地黄8　女貞子　白何首烏　枸杞子　当帰　白芍各6。「貧血があり、胸騒ぎがして、微熱、耳鳴、眩暈などがある場合に用いる」。

傷寒水火交易国字弁(しょうかんすいかこうえきこくじべん) 書名。日本江戸時代、金古景山(生没年不詳)の著。『傷寒論』の解釈書。全5巻。弘化4年(1847)印行。

傷寒舌鑒(しょうかんぜつかん) 書名。中国清代、張登(誕先)の著。1668年。全1巻。27種の脈象について論述している。同時にまた高陽生の『脈訣』を批判している。

傷寒総病論(しょうかんそうびょうろん) 書名。中国宋代、龐安時(安常)の著。1100年。全6巻。音訓1巻、修治薬法1巻を付す。

傷寒日期纂攷(しょうかんにっきさんこう) 書名。日本江戸時代、森立之(1807～1885)の著。傷寒の研究書。不分巻1冊。文久2年(1862)成。

傷寒派(しょうかんは) 中国漢代の張仲景の『傷寒論』については、後世の医家が自己の経験や体験をもとに、『傷寒論』に注釈や疏を加えた書籍は百を有に超えて、張仲景の学説を発展させた。これらの中には、見解の違いなどにより論争が起きたりもしたが、張仲景の学説を継承し発展させるという姿勢は一致していた。温病学説が興り、傷寒と温病の間に学術的な争鳴があったり、学術はさらに発展し、外感熱病の診療において、張仲景の学説を尊重する大きな一派が形成された。後世これを「傷寒派」と呼んだ。

消疳敗毒散(しょうかんはいどくさん)『東医宝鑑』 方剤名。柴胡6　黄柏　芍薬　赤茯苓　木通　龍胆各3.6　連翹　荊芥　黄連　蒼朮　知母各2.8　独活　防風各2.4　甘草1.2　燈心2。「主に下疳瘡により肛門と陰部に生じた腫物や陰茎と陰嚢が腫痛して、小便淋漓する場合に用いる」。

傷寒名数解(しょうかんめいすうかい) 書名。日本江戸時代、中西深斎(1724～1803)の著。『傷寒論』に関する研究書。全5巻。安永3年(1774)刊。『傷寒論』の種々の問題について40余項目にわたり論じている。

傷寒明理論(しょうかんめいりろん) 書名。中国金代、成無己の著。1156年。全3巻。『傷寒論』の50の証候の比較・分析。方論1巻を付し、張仲景の処方20について方義を論じている。

傷寒冥覧訓(しょうかんめいらんくん) 書名。日本江戸時代、江為山(生没年不詳)の著。『傷寒論』の註解書。全5巻。文化元年(1804)自序刊。

傷寒薬議(しょうかんやくぎ) 書名。日本江戸時代、喜多村直寛(1804～1876)の著。薬物書。全4巻。嘉永5年(1852)自序。『傷寒論』『金匱要略』の薬物について、「気味」「注治」「引徴」「参証」「輯説」「愚按」の項を立てて考究した書。

傷寒薬通(しょうかんやくつう) 書名。日本江戸時代、鈴木定寛(1754～1788)の著。傷寒の治方書。全2巻。天明3年(1783)刊。

傷寒来蘇集(しょうかんらいそしゅう) 書名。中国清代、柯琴(韵伯)の著。1669年。全8巻。『傷寒論注』4巻、『論翼』2巻、『附翼』2巻に分かれる。六経により雑病の治療法を決めるように主張している。

傷寒両感(しょうかんりょうかん) 「両感」を参照。

傷寒類証活人書(しょうかんるいしょうかつじんしょ) 書名。中国宋代、朱肱(翼中)の著。1107年、全18巻。『傷寒論』の各処方の意義を説明するとともに、『千金要方』『外台秘要』『太平聖恵方』から126の処方を選んで補充している。

傷寒論(しょうかんろん) 書名。中国漢代、張機(仲景)の著。219年。全10巻。古くからある医方、薬術を集成して撰用した書。

傷寒論韻語図解(しょうかんろんいんごずかい) 書名。日本江戸時代、岡田静安(1770～1848)の著。『傷寒論』の音韻研究書。全3巻6冊。文政13年(1830)自序刊。『傷寒論』の文章の韻を指摘した書。
傷寒論繹解(しょうかんろんえきかい)　書名。日本江戸時代、柳田活斎(生没年不詳)の著。『傷寒論』の註解書。全10巻10冊。嘉永4年(1851)自序。
傷寒論解故(しょうかんろんかいこ)　書名。日本江戸時代、鈴木良知(1761～1816)の著。『傷寒論』の註解書。
傷寒論厥疑(しょうかんろんけつぎ)　書名。日本江戸時代、小林見桃(生没年不詳)の著。『傷寒論』の註解書。全8巻。安永8年(1779)刊。本書は江戸前中期、古方派勃興以前の『傷寒論』解釈を伝える書。
傷寒論後条弁鈔訳(しょうかんろんこうじょうべんしょうやく)　書名。日本江戸時代、陶山南濤(生没年不詳)の著。『傷寒論後条弁』の註解書。全2巻。宝暦5年(1755)刊。『傷寒論条弁』『傷寒尚論篇』とともに、日本の古方派勃興、その理論形成に大きく寄与した。
傷寒論攷注(しょうかんろんこうちゅう)　書名。日本明治時代、森立之(1807～1885)の著。『傷寒論』の研究註解書。全35巻。慶応4年(1868)完成。本書は『医心方』ほか当時新出の資料も充分に取り込まれており、江戸医学館を中心とした考証学の精華が結集されている。
傷寒論考文(しょうかんろんこうぶん)　書名。日本江戸時代、本山観(生没年不詳)と稲葉徳基(生没年不詳)の共著。『傷寒論』の校勘書。不分巻1冊。享和3年(1803)刊。
傷寒論国字解(しょうかんろんこくじかい)　書名。日本江戸時代、雲林院了作(1735～1778)の編、門人橋本正隆の筆授。『傷寒論』の和文注解書。全10巻、6冊。明和8年(1856)刊。『金匱要略国字解』の前年に刊行され、平易な『傷寒論』の解説書として広く用いられた。
傷寒論国字弁(しょうかんろんこくじべん)　書名。日本江戸時代、浅野元甫(1728～?)の著。『傷寒論』の注解書。全11巻、7冊。寛政3年(1791)自序刊。『傷寒論』の経文を正文と非正文とに分け、平易な和文で注を付した入門書。
傷寒論古訓(しょうかんろんこくん)　書名。日本江戸時代、桃井桃庵(生没年不詳)の著。『傷寒論』の注解書。全2巻。安永3年(1774)刊。
傷寒論古訓伝(しょうかんろんこくんでん)　書名。日本江戸時代、及川東谷(生没年不詳)の著。『傷寒論』の注解書。全5巻5冊。文化元年(1804)刊。
傷寒論札記(しょうかんろんさっき)　書名。日本江戸時代、山田業広(1808～1881)の著。『傷寒論』の用語注解書。全1巻。嘉永3年(1850)稿。本書は『金匱玉函経』をはじめ他本との異同を示し、若干の注解を施したもの。
傷寒論識(しょうかんろんし)　書名。日本江戸時代、浅田宗伯(1815～1894)の著。『傷寒論』の注解書。全6巻。成立年不詳。
傷寒論実義(しょうかんろんじつぎ)　書名。日本江戸時代、早川宗庵(生没年不詳)の著。『傷寒論』の注解書。全5巻。文政8年(1825)開彫。本書は『傷寒論』を陰陽昇降の理で説いたもの。
傷寒論輯義(しょうかんろんしゅうぎ)　書名。日本江戸時代、多紀元簡(1755～1810)の著。『傷寒論』の注解書。全7巻。文政5年(1822)刊。考証学的『傷寒論』研究の基本テキストとなる。
傷寒論集成(しょうかんろんしゅうせい)　書名。日本江戸時代、山田図南(1749～1787)の著。『傷寒論』の注解書。全10巻。寛政2年(1788)跋。従来の中国・日本の諸家の説を引用し、逐次順を追って解釈している。
傷寒論述義(しょうかんろんじゅつぎ)　書名。日本江戸時代、多紀元堅(1795～1857)の著。『傷寒論』の解説・研究書。全5巻。天保9年(1838)刊。父元簡の『傷寒論輯義』の不足を補遺する目的で編まれたもので、『傷寒論』の理論を整理した好著。
傷寒論章句(しょうかんろんしょうく)　書名。日本江戸時代、吉益南涯(1750～1813)

し

の編。門人賀屋恭安(1779〜1842)の記。『傷寒論』の再編書。全1冊。文化8年(1811)刊。

傷寒論条弁(しょうかんろんじょうべん) 書名。中国明代、方有執(中行)の著。1589年。全8巻。『本草鈔』1巻、『或問』1巻、『痙書』1巻を付す。『傷寒論』を新たに編集し直した書。

傷寒論図説(しょうかんろんずせつ) 書名。日本江戸時代、原元麟(生没年不詳)の著。『傷寒論』の図解書。全1冊。

傷寒論正解(しょうかんろんせいかい) 書名。日本江戸時代、中茎暘谷(1776〜1866)の著。『傷寒論』の注解書。全8巻付図説・付録、全2冊。

傷寒論正義(しょうかんろんせいぎ) 書名。日本江戸時代、吉益南涯(1750〜1813)の著。『傷寒論』の注解書。成書年不詳。不分巻1冊。

傷寒論精義(しょうかんろんせいぎ) 書名。日本江戸時代の書、原元麟(生没年不詳)の著。『傷寒論』の注解書。全5巻。文化5年(1805)刊。

傷寒論精義外伝(しょうかんろんせいぎがいでん) 書名。日本江戸時代、和田元庸(1780〜1837)の著。『傷寒論』の注解書。全2巻。文政9年(1826)刊。本書は漢文で図説を多く交える。

傷寒論正文解(しょうかんろんせいぶんかい) 書名。日本江戸時代、和田東郭(1742〜1803)の口授、門人の筆記、加門恭輔の校訂。『傷寒論』の解説書。全8巻。天保15年(1844)刊。和文を用い、いかにも臨床家らしく平易に述べられている。

傷寒論正文復聖解(しょうかんろんせいぶんふくせいかい) 書名。日本江戸時代、古矢知白(生没年不詳)の篇述、織田信貞の復文、山田春隆の校訂。『傷寒論』の注解書。全4巻。易の思想で『傷寒論』を解釈した特異な書。

傷寒論箋注(しょうかんろんせんちゅう) 書名。日本江戸時代、山辺文伯(生没年不詳)の著。『傷寒論』の注解書。全3巻。安永8年(1779)刊。本書は経絡説を軸に『傷寒論』を解釈したもので、東洞の思想とは異質。

傷寒論疏義(しょうかんろんそぎ) 書名。日本江戸時代、喜多村直寛(1804〜1876)の著。『傷寒論』の注解書。全8巻。天保15(1844)自序。

傷寒論張義定本(しょうかんろんちょうぎていほん) 書名。日本江戸時代、伊藤鹿里(1778〜1838)の著。『傷寒論』の本文の考定書。文政元年(1818)出版。

傷寒論張義定本国字弁(しょうかんろんちょうぎていこくじべん) 書名。日本江戸時代、伊藤鹿里(1778〜1838)の著。『傷寒論』の解説書。文政2年(1819)出版。

傷寒論通断(しょうかんろんつうだん) 書名。日本江戸時代、東海林順泰(生没年不詳)の著。『傷寒論』の注解書。全10巻。寛政7年(1795)刊。古方派的立場を取り、山田図南『傷寒論集成』や中西深斎『傷寒論弁正』を痛烈に非難する。

傷寒論手引草(しょうかんろんてびきぐさ) 書名。日本江戸時代、加藤謙斎(1669〜1724)の述。子の玄順の録、門人佐藤宗哲の校。不分巻1冊。安永6年(1777)刊。非常に平易な文体で臨床目的に書かれた傷寒学入門書。

傷寒論劄記(しょうかんろんとうき) 書名。日本江戸時代、喜多村直寛(1804〜1876)の著。『傷寒論』の字句考証の書。不分巻1冊。

傷寒論特解(しょうかんろんとくかい) 書名。日本江戸時代、斎宮静斎(1729〜1778)の原著。『傷寒論』の注解書。全10巻。寛政3年(1791)刊。本書は静斎が未完成で没したため、門人の浅野玄甫が補注を加えて刊行したもの。

傷寒論分註(しょうかんろんぶんちゅう) 書名。日本江戸時代、橘南谿(宮川春暉、1753〜1805)の著。『傷寒論』の注解書。不分巻1冊。寛政3年刊。本書の注は簡要で理解しやすい。

傷寒論弁正(しょうかんろんべんせい) 書

名。日本江戸時代、中西深斎(1724〜1803)の著。『傷寒論』の研究注解書。漢文。全6巻。寛政2年(1790)印刷。数ある『傷寒論』解説書のうちでも最も著名な書の一つ。

傷寒論便蒙(しょうかんろんべんもう) 書名。日本江戸時代、幡師貞(1657〜?)の著。『傷寒論』の解説書。不分巻1冊。宝暦3年(1753)刊。

傷寒論脈証式(しょうかんろんみゃくしょうしき) 書名。日本江戸時代、川越衡山(1758〜1828)の著。『傷寒論』の注解書。全8巻。文化13年(1816)刊。本書は中西深斎の学を承けたものであるが、平易さが評価される。

傷寒論文字攷(しょうかんろんもじこう) 書名。日本江戸時代、伊藤鳳山(1806〜1870)の著。『傷寒論』の研究書。全2巻。嘉永4年(1851)刊。『傷寒論』の字句85則について考証してある。

傷寒論夜話(しょうかんろんやわ) 書名。日本江戸時代、原南陽(1752〜1820)の著。『傷寒論』の注解書。全4巻。弘化3年(1846)刊。和文で平易に書かれているが、三陽病篇のみで終わっている。

傷寒論劉氏伝(しょうかんろんりゅうしでん) 書名。日本江戸時代、白水田良(1723〜1784)の著。『傷寒論』の注解書。全4巻。明和9年(1772)刊。

傷寒論類方(しょうかんろんるいほう) 書名。中国清代、徐大椿(霊胎、洄渓)の著。1759年。全1巻。『傷寒論』の薬方を12類に分けてある。

小気(しょうき) 呼吸が弱く、息切れする呼吸困難の状態のこと。

少気(しょうき) 気虚不足のこと。症状は気息低微で、話していると気力が無くなり、懶言・倦怠・脈弱などが見られる。多くは中気不足や肺腎両虚により起こる。「小気」に同じ。

勝気(しょうき) 勝復の気では、四季の移り変わりには法則があると考え、上半期に異常な気候が発生すること。「勝復」を参照。

衝気(しょうき) 下腹部から上腹部や胸部に突き上げてくるような状態のこと。

忪気(しょうき) 胸さわぎのこと。

上気(じょうき) ①呼気が多く吸気が少ない、気息急促のこと。これは肺経が邪を受けて、気道が不利する症候のこと。②上部の気(心と肺の気)のこと。心と肺は人体の上部にあるので名づける。

上気海(じょうきかい) 「気海」を参照。

上紀下紀(じょうきかき) 「上紀」とは中脘穴のこと、「下紀」とは関元穴のこと。

上期門穴(じょうきもんけつ) 穴名。新穴。前胸部乳頭線上、第9肋軟骨先端(期門穴)から斜め上方2横指の肋間に取る。右側は肝胆疾患、左側は脾胃疾患などを主治。

小逆(しょうぎゃく) 治療において比較的小さな誤りのこと。

瘴瘧(しょうぎゃく) 山嵐瘴気を感受して起こる瘧疾のこと。悪性の瘧疾のたぐい。症状は寒が多く熱が少ない、または熱が多く寒が少ない、発作が毎日か隔日に起こり、煩悶身重・昏沈不語、または狂言譫語などが見られる。

衝逆(しょうぎゃく) 衝心ともいう。異常感覚が腹部から左胸部に強く突きあがる状態のこと。

承泣(しょうきゅう) 穴名。足陽明胃経。足陽明と陽蹻と任脈の交会穴。禁針穴。顔面部、眼球と眼窩下縁の間、瞳孔線上。①清熱明目　②泄血祛瘀　③散風瀉火　④鎮痙止涙　⑤活絡開竅。

商丘(しょうきゅう) 穴名。足太陰脾経。経金穴。足内踝、内果の前下方、舟状骨粗面と内果尖の中央陥凹部。①健脾利湿　②調和肝脾　③舒筋活絡　④化湿滞　⑤粛降肺気

小芎辛湯(しょうきゅうしんとう)『医林撮要』 方剤名。川芎8　細辛　白朮各4　炙甘草2　生姜5。「風寒湿の侵襲により頭重痛し、眩暈、嘔吐する場合に用いる」。

生姜(しょうきょう) 薬物名。発散風寒薬。辛、微温、肺・脾・胃。①散寒解表　②温

し

胃止嘔　③行水消痞　④祛寒止痛　⑤制毒療傷

上竅(じょうきょう)　顔面の孔のこと。

承気養営湯(じょうきようえいとう)　「攻補兼施」を参照。

生姜丸(しょうきょうがん)『**郷薬集成方**』　方剤名。生姜　陳皮　厚朴各240　人参　白茯苓　神曲　麦芽各60　半夏40。「脹満により腹硬満する症状が現れ、また胸悶、大小便不利の場合に用いる」。

生姜柑桔湯(しょうきょうかんきつとう)『**東医宝鑑**』　方剤名。桔梗40　甘草　生姜各20。「咽喉腫痛、胸悶、短気、頻繁に吃逆する場合に用いる」。

生姜甘草湯(しょうきょうかんぞうとう)『**処方集**』　方剤名。生姜20　炙甘草12　人参8　大棗5。「肺痿により咳嗽が激しく、短気、泡が混じった痰が多く、口乾、水をよく飲む場合に用いる」。

生姜橘皮湯(しょうきょうきっぴとう)『**東医宝鑑**』　方剤名。生姜320　橘皮160。「悪心、吃逆、手足厥冷する場合に用いる」。

小驚元(しょうきょうげん)『**東医宝鑑**』　方剤名。鬱金　黄連　芒硝　木香　藿香　龍胆各10　全蝎3。「小児の肝・心経の熱により生じた驚疳の際に、手足に痙攣があり、精神朦朧とし、易驚、時に潮熱がでる場合に用いる」。

生姜散(しょうきょうさん)『**郷薬集成方**』　方剤名。生姜80　陳皮　木瓜各40。「霍乱により頻繁に嘔吐する場合に用いる」。

生姜瀉心場(しょうきょうしゃしんとう)『**傷寒論**』　方剤名。本方は半夏瀉心湯の乾姜を減じ、生姜を加えたものに相当する。半夏9　黄芩6　乾姜3　人参6　炙甘草6　黄連3　大棗4　生姜12。『傷寒論』には「傷寒にて、汗出で解したるの後、胃中和せず、心下痞硬し、食臭を乾噫し、脇下に水気有り、腹中雷鳴下利する者は、生姜瀉心場これを主る」とある。傷寒時ではなくても、寒熱互結・食滞による胃気虚で、食臭のある噫気(ゲップ)・水気下泄の腹中雷鳴下痢などに用いることができる。

生姜瀉心湯(しょうきょうしゃしんとう)『**東医宝鑑**』　方剤名。生姜　半夏各8　人参　乾姜各6　黄連　甘草各4　黄芩2　大棗3。「胸悶、心下痞硬、腹水音、悪心、腹鳴、泄瀉する場合に用いる」。

小夾板(しょうきょうばん)　正骨用の器具。四肢などを骨折した場合などに用いる。柳の木、杉の木やベニヤ板などを用いて、肢体の長さに合わせて作る長方形の薄い板のこと。

生姜半夏湯(しょうきょうはんげとう)『**東医宝鑑**』　方剤名。半夏20　生姜5。「胸悶、悪心、吃逆、時に嘔吐する場合に用いる」。

上虚下実(じょうきょかじつ)　正気が上部で虚し、邪気が下部で実している症候のこと。たとえば本来怔忡証で心悸無寧などがあれば、心血虚損の上虚である。そこへ湿熱痢疾を感受して腹痛・赤白色の大便を下し、一日何度も下痢し、苔黄膩などがあれば、邪気が下部に実しているのである。これは上虚があるので、治療には一気に攻撃してはならない。

商曲(しょうきょく)　穴名。足少陰腎経。足少陰経と衝脈の交会穴。上腹部、臍中央の上方2寸、前正中線の外方0.5寸。①調理胃腸　②消積化滞　③調衝脈　④和中化湿

昇挙陽気(しょうきょようき)　治法。陽気が下陥すると、脱肛・子宮脱などの制約失調の症候が見られる。これらの症候は下向性があるので、この状況を改善することを「昇挙」という。

承筋(しょうきん)　穴名。足太陽膀胱経。下腿後面、腓腹筋の両筋腹の間、膝窩横紋の下方5寸。①清熱散結　②疏筋活絡　③健強腰膝　④調理中焦。

勝金円(しょうきんえん)『**郷薬集成方**』　方剤名。当帰　白芍　鹿茸　鼈甲　川芎　白朮　艾葉　側柏葉　赤石脂　白芷　烏賊骨各同量。「女性が身熱し、頭痛、臍下が絞痛し、下血する場合に用いる」。

勝金散(しょうきんさん)『東医宝鑑』 方剤名。桂枝　延胡索　五霊脂　当帰各同量。「瘀血により胸と心下が疼痛し、耐えられず痛む場合に用いる」。

勝金丹(しょうきんたん)『東医宝鑑』 方剤名。牡丹皮　藁本　人参　当帰　白茯苓　赤石脂　白芷　肉桂　白薇　川芎　延胡索　白芍　白朮各40　沈香　甘草各20。「月経周期が遅れがちで、不妊症の場合に用いる、血癖により女性が小腹に硬結が生じ疼痛する場合に用いる」。

将軍之官(しょうぐんのかん) 「肝主謀慮」を参照。

小溪(しょうけい) 「渓谷」を参照。

小薊(しょうけい) 薬物名。甘。涼。心・肝・小腸・膀胱。①涼血止血・化瘀。血熱血瘀の鼻衄・吐血・喀血・血尿・血便・崩漏などに用いる。②利水。黄疸・水腫などの尿量減少に用いる。

小薊飲子(しょうけいいんし)『済生方』 方剤名。生地黄24　小薊15　滑石12　木通6　蒲黄9　竹葉6　藕節9　当帰6　山梔子9　炙甘草6。下焦瘀熱による血淋で、血尿・頻尿・排尿困難・排尿痛・排尿時灼熱感・舌質紅・脈数などに用いる。

小薊飲子(しょうけいいんし)『東医宝鑑』 方剤名。蓮花8　当帰4　梔子3.2　小薊　生地黄　滑石　通脱木　蒲黄各2　甘草1.2　竹葉7。「下焦に熱が集積し、排尿時に陰茎に熱感があり、疼痛し、尿血が出る熱淋に用いる」。

上迎香穴(じょうげいこうけつ) 穴名。奇穴。鼻通穴ともいう。鼻翼外縁の中央(迎香穴)の上方、鼻唇溝中に取る。鼻塞・鼻淵・鼻臭などを主治。

小薊湯(しょうけいとう)『医林撮要』 方剤名。①生地黄　小薊　木通　滑石　梔子　蒲黄　竹葉　当帰尾　蓮根　甘草各2。「下焦に熱が集積した熱淋で、排尿時に陰茎が熱痛し、尿血する場合に用いる」 ②小薊　麦門冬　生地黄各80　竹茹60　鶏蘇40。『郷薬集成方』「鉱物性薬物の中毒により、鼻衄、頭痛、高熱が出て、全身が疼痛して煩悶する場合に用いる」。

上厥下竭(じょうけつかけつ) 下部の真陰と真陽が衰竭して昏厥・神志不清などの症状があらわれること。「厥証」を参照。

小結胸(しょうけっきょう) 結胸証の一つ。「痰熱結胸」ともいう。多くは痰熱が互結して起こる。症状は胃脘部が硬満し圧痛があり、舌苔黄で微膩、脈浮滑などが見られる。

上下分消導気湯(じょうげぶんしょうどうきとう)『東医宝鑑』 方剤名。枳実　桔梗　桑柏皮　川芎　赤茯苓　厚朴　陳皮　香附子各80　黄連　半夏　栝呂仁　沢瀉　木通　檳榔　麦芽各40　炙甘草12。「気が鬱滞して胸悶、腹満、尿不利、時に身浮腫する場合に用いる」。

小建中湯(しょうけんちゅうとう)『傷寒論』 方剤名。①桂枝3　甘草2　大棗12枚　芍薬6　生姜3　膠飴1升。「傷寒にて、陽脈渋、陰脈弦なるは、法に当に腹中急痛すべし。先づ小建中湯を与う。差えざる者は、小柴胡湯これを主る。」(傷寒、陽脈渋、陰脈弦、法当腹中急痛、先與小建中湯、不差者、小柴胡湯主之)「傷寒にて、二三日、心中悸して煩する者は、小建中湯これを主る。」(傷寒二三日、心中悸而煩者、小建中湯主之) ②白芍20　桂枝12　炙甘草4　生姜5　大棗4。『東医宝鑑』「虚労により腹脹痛し、温めると減痛し、口中無味、身熱、手足熱、脚痹痛、心悸、心煩、自汗、遺精、夢精がある場合に用いる」。

症候(しょうこう) 症状の組み合わせのこと。たとえば発熱・悪寒・頭痛・脈浮などは外感表証の症候である。壮熱・煩渇・舌紅苔黄・便秘などは、裏実熱の症候である。さらに中風病などに見られる牙関緊閉・面赤気粗・痰涎壅盛・両手握固・脈弦滑か沈緩などは「閉証」という。気息微弱・四肢厥冷・汗出如珠・口開目合・手撒遺尿・脈微細で絶えそうか沈伏などは「脱証」である。閉証と脱証は、いずれも疾病の症候である。また痹証・痿証・癇証・血証なども、証で命名したもので、突出した主症を表記している。一つの証には、多くの症候が含まれる。たとえば痹証に見られる肢体酸痛・遊走性疼痛などは、風痹の症候であり、疼痛激烈・冷えると増痛・温める減痛するのは、実痹の症候であり、固定痛・酸重麻木などは、湿痹の症候であるなどのこと。

承光(しょうこう)　穴名。足太陽膀胱経。頭部、前髪際の上方2.5寸、前正中線の外方1.5寸。①清頭散風　②明目通竅　③降逆清神　④清熱除煩

上工(じょうこう)　古代の技術が優秀な医師に対する呼称。上工と呼ばれるには、具体的な条件が備わっていなくてはならない。つまり疾病が未発の時期や、発症してもまだ発展していない時期に、早めに診断して予防と治療を行い、約９割の確立で治癒に導くもの。

条口(じょうこう)　穴名。足陽明胃経。禁灸穴。下腿前面、犢鼻と解谿を結ぶ線上、犢鼻の下方８寸。①舒筋活絡　②理気止痛　③活血通経　④理気和中

勝紅元(しょうこうげん)『東医宝鑑』　方剤名。香附子80　三稜　蓬莪朮　陳皮　橘皮　炮乾姜　良姜各40。「脾積により胸満、心煩、腹満痛、短気、さらさらの水を吐く場合に用いる」。

茸香元(じょうこうげん)『東医宝鑑』　方剤名。鶏内金30　鹿茸　肉蓯蓉　当帰各20　龍骨　牡蠣　巴戟天　赤石脂　禹餘粮　乾姜　益智仁　乳香各10。「虚労や腎虚により、遺尿や頻尿になった場合、頻尿や多尿の場合に用いる」。

昇降失常(しょうこうしつじょう)　胃気不降と脾陽不昇により、脾胃の機能が失調する病理現象のこと。症状は腹脹・噯気・厭食・泄瀉などの症候があらわれる。「清陽不昇、濁飲不降」を参照。

昇降浮沈(しょうこうふちん)　薬物作用の方向のこと。「昇」は上昇、「降」は下降、「浮」は発散上行、「沈」は瀉利下行のこと。つまり「昇浮薬」は上行して外に向かい、昇陽・発表・散寒などの作用がある。「沈降薬」は下行して内に向い、潜陽・降逆・収斂・清熱・滲湿・瀉下などの作用がある。一般的に気が温熱に属し、味が辛甘に属す陽性の薬物には、ほとんどが昇浮作用がある。たとえば麻黄・桂枝・黄耆などの薬物のこと。気が寒涼に属し、味が苦酸に属す陰性の薬物は、ほとんどが沈降作用がある。たとえば大黄・芒硝・黄柏などの薬物のこと。花や葉や質が軽量の薬物は、昇浮作用がある。たとえば辛夷・薄荷・升麻など(しかし旋復花は昇浮しない例外もある)の薬物のこと。種子や実などの質が重い薬物は、沈降作用がある。たとえば蘇子・枳実・寒水石など(蔓青子は不沈で例外である)の薬物のこと。その他に、炮炙(修治)においては、酒で炒ると昇となり、塩で炒ると降となり、姜で炒ると散となり、酢で炒ると収斂となる。

上巨虚(じょうこきょ)　穴名。足陽明胃経。大腸下合穴。下腿前面、犢鼻と解谿を結ぶ線上、犢鼻の下方６寸。①理脾和胃　②通腸化滞　③疏経活絡　④起痿緩攣　⑤清利湿熱

消穀(しょうこく)　「消穀善飢」の略称。

消穀善飢(しょうこくぜんき)　消渇の主症状の一つ。「消穀」とは食物を消化すること。「善飢」とは飢餓しやすいこと。つまり食欲旺盛でも、食後すぐに飢餓感を感じること。往々にして、身体は逆に消痩する。これは胃火熾盛で胃陰が損耗することで起こる。

小骨空穴(しょうこっくうけつ)　穴名。奇穴。手の小指の背面で、拳を握って遠位指節関節のとがった上に取る。目痛・眼瞼腫痛・流涙などを主治。

小蠱湯(しょうことう)『東医宝鑑』　方剤名。半夏　蘿蔔子　炙甘草各３　紫蘇　砂仁　肉豆蔻　枳実　橘皮　陳皮　三稜　蓬莪朮　檳榔　肉桂　白豆蔻　華澄茄　木香各２　生姜３　大棗２。「気滞による鼓脹の際に、腹脹満し、便秘して疼痛する場合に用いる」。

小胡連丸(しょうこれんがん)『救急方』　方

剤名。黄連　神曲各8　阿魏6　胡黄連2　麝香0.2。「小児が食痞により、腹満し、青い血筋が現れる場合に用いる」。

生西（しょうさい、筑前香椎宮社僧、伝不詳）　人名。『五体見分集』の撰者。

昇剤（しょうざい）　「昇は降を去るべし」（昇可去降）という。たとえば升麻・柴胡などの薬物のこと。昇は昇提作用の薬物のこと、降は気虚下陥の病症のことで、昇提薬で治療する。たとえば気虚による脱肛や子宮下垂などの場合は、補中益気湯（黄耆・甘草・人参・当帰・橘皮・白朮・升麻・柴胡）を用いる。

小犀角丸（しょうさいかくがん）『東医宝鑑』　方剤名。薄荷1200　牽牛子　犀角　橘皮　陳皮各40　連翹20　皂莢2。「瘰癧に用いる」。

生犀角散（しょうさいかくさん）『郷薬集成方』　方剤名。大黄　鼈甲　黄耆　麦門冬　秦艽　桑柏皮　犀角　枳実　人参　白茯苓　地骨皮　柴胡　芍薬各同量。「小児が骨蒸熱により頬赤、口乾、潮熱が出て、冷汗、胸悶、手足心熱、手足倦怠、食べても消痩する場合、重病を患った後に、完治しなかったり、傷寒を患った後に食事にあたり、発熱して熱が下がらない場合に用いる」。

小柴胡湯（しょうさいことう）『傷寒論』　①「和解少陽」を参照。②「複方」を参照。方剤名。柴胡半斤　黄芩3　人参3　半夏半升　甘草3　生姜3　大棗12枚。「傷寒にて五六日、中風にて、往来寒熱し、胸脇苦満し、黙々として飲食を欲せず、心煩ししばしば嘔し、あるいは胸中煩して嘔せず、あるいは渇し、あるいは腹中痛み、あるいは脇下痞硬し、あるいは心下悸し小便利せず、あるいは渇せず、身に微熱有り、あるいは咳する者は、小柴胡湯これを主る。」（傷寒五六日、中風、往来寒熱、胸脇苦満、嘿嘿不欲飲食、心煩喜嘔、或胸中煩而不嘔、或渇、或腹中痛、或脇下痞硬、或心下悸、小便不利、或不渇、身有微熱、或咳者、小柴胡湯主之）③柴胡12　黄芩8　人参　半夏各4　甘草2　生姜3　大棗2。『東医宝鑑』「半表半裏により、発熱したり悪寒したり胸脇煩悶し、口中無味、時に吃逆し、口乾、眩暈する場合に用いる」。

小柴胡湯加桔梗石膏（しょうさいことうかききょうせっこう）『出典不詳』　方剤名。柴胡5　黄芩3　人参3　甘草2　大棗3　生姜1　半夏5　桔梗3　石膏10。小柴胡湯の適応証で、肺系熱鬱による、咽痛・嗄声・粘痰咳嗽などを現わすものに用いる。

小柴胡六君子湯（しょうさいこりっくんしとう）『医林撮要』　方剤名。柴胡8　黄芩　陳皮各6　半夏　赤茯苓　白朮　枳実各4　人参3.2　甘草1.2　生姜3。「傷寒の解熱して回復時期に、過労や過食することで、再び発熱する場合に用いる」。

生犀散（しょうさいさん）『東医宝鑑』　方剤名。犀角　地骨皮　芍薬　柴胡　葛根　甘草各1.2。「小児が骨蒸熱により、消痩して頬赤、口乾、潮熱が出て、冷汗、五心煩熱、不眠、食不振の場合に用いる」。

小剤量穴位注射（しょうざいりょうけついちゅうしゃ）　「穴位注射療法」を参照。

小産（しょうざん）　「堕胎」を参照。

承山（しょうざん）　穴名。足太陽膀胱経。下腿後面、腓腹筋筋腹とアキレス腱の移行部。①温経散邪　②消瘀解毒　③舒筋涼血　④理腸療痔　⑤強健腰膝

傷産（しょうざん）　「難産」を参照。

常山（じょうざん）　薬物名。清化熱痰薬。苦、寒、毒、肺・心・肝。①解熱截瘧　②吐痰寛腸

上竄（じょうざん）　眼球上転のこと。

焼山火（しょうざんか）　古代針法の一つ。寒証の治療に用い、補法の一種である。その操作は、患者に呼気をさせると同時に、すばやく針を皮下の浅層に刺入し、穴位の周囲をしっかり押さえて、何度も強めに捻転する。さらに少し針を刺入して、そこでまた同様に捻転する。さらに深層に刺入して捻転する。穴位局部や全身に温熱感を感じたら、針をゆっくり捻転しながら抜針す

る。この他に、他の手法を用いたり、呼気と結びつけないやり方もあるが、熱感を出すことを原則とする。

笑散穴(しょうさんけつ) 穴名。奇穴。鼻唇溝と鼻翼外縁の中央(迎香穴)の間に取る。鼻塞・疔瘡などを主治。

常山方(じょうざんほう) 書名。日本室町時代、曲直瀬玄朔(1549〜1631)の原著、曲直瀬玄淵(1636〜1686)の増補。処方集。全12巻。

生地黄(しょうじおう) 薬物名。清熱涼血薬。甘苦、寒、心・小腸・肝・腎。①滋陰降火 ②涼血止血 ③潤腸通便 ④解毒化斑 ⑤養血安胎

生地黄飲子(しょうじおういんし)『東医宝鑑』 方剤名。①人参 乾地黄 熟地黄 黄耆 天門冬 麦門冬 枳実 石斛 枇把葉 沢瀉各4 甘草2。「消渇により口渇し、多飲、多尿、全身労倦、胸悶する場合に用いる」 ②生地黄汁 生益母草汁 生蓮根汁各2。「産後血暈により胸悶、煩躁、精神昏迷する場合に用いる」。

小地黄丸(しょうじおうがん)『郷薬集成方』 方剤名。人参 炮乾姜各同量。「妊婦が悪心して、さらさらな水を吐き出し、腹痛、食欲不振の場合に用いる」。

生地黄丸(しょうじおうがん)『郷薬集成方』 方剤名。生地黄80 芍薬40 柴胡 秦艽 黄芩各20。「女性が悪風、非常に疲倦し、悪寒発熱し、面赤、胸悶、自汗する場合に用いる」。

生地黄散(しょうじおうさん)『医林撮要』 方剤名。①枸杞子 柴胡 黄連 地骨皮 天門冬 白芍 甘草 黄芩 黄耆 生地黄 熟地黄各2。「熱が積み重なり、鼻衄、吐血、血痰などがある場合に用いる」 ②乾地黄 川芎 羚羊角 大黄 芍薬 枳実 木香各4。『東医宝鑑』「外障により眼が腫痛する場合に用いる」。

生地黄煎(しょうじおうせん)『郷薬集成方』 方剤名。①生地黄汁 生瓜呂根汁 生麦門冬汁各5 生蓮根汁3 蜜2。「熱病で胸に煩熱感がり、口乾、皮膚が黄色くなる場合に用いる」 ②生地黄汁3 生麦門冬汁1 蜜300。「骨極により発熱し、骨が痹痛する場合に用いる」 ③生地黄汁 蜜 生麦門冬汁各3。「小児が高熱が続き、胸悶、平臥出来ない場合に用いる」 ④生地黄 大薊各300 杏仁40 阿膠20 蜜1。「小児が鼻衄が止まらない場合に用いる」。

生地黄湯(しょうじおうとう)『東医宝鑑』 方剤名。①生地黄 芍薬 川芎 当帰 瓜呂根各6。「乳児が胎熱により面赤、発熱、眼が開けられず、よく泣き、大便が堅く、尿赤、乳を吸えない場合、乳児の黄疸、小児の疳疾により発熱し、面黄、消痩する場合に用いる」 ②乾地黄80 竹葉 決明子 黄芩各40 芍薬20。『郷薬集成方』「突然眼に出血し、渋り疼痛し、眼が開けられない場合に用いる」 ③生地黄200 小薊120 黄芩40 梔子20 豆豉14。『郷薬集成方』「鉱物性薬物により中毒となり、高熱が出て、吐血、鼻衄する場合に用いる」。

上字灸穴(じょうじきゅうけつ) 穴名。奇穴。背部、第3腰椎棘突起の下、命門穴と陽関穴と華佗夾脊穴の計5穴。胃痛などを主治。

生地芩連湯(しょうじこんれんとう)『東医宝鑑』 方剤名。防風8 生地黄 川芎 当帰各6 芍薬 梔子 黄芩 黄連各2.8。「出血過多により精神が混迷し、譫語し、発熱、鼻乾、息遣いが粗い場合に用いる」。

小指次指(しょうしじし) 手足の第2指と第5指のこと(大指から数える)。

東海林順泰(しょうじじゅんたい、生没年不詳) 人名。『傷寒論通断』の著者。順泰は秋田藩の侍医で、名は順(じゅん)、字は大明(たいめい)、順泰は通称。古方派的立場をとり、山田図南『傷寒論集成』や中西深斎『傷寒論弁正』を痛烈に非難している。

小指節穴(しょうしせつけつ) 穴名。奇穴。手の第5中手指節関節部の背面で、拳を握って骨のとがった上に取る。胃痛などを主治。

傷湿(しょうしつ) 「湿病」を参照。

上実下虚(じょうじつげきょ)　①邪気が上部で実し、正気が下部で虚している症候のこと。上部と下部とはその相対性をいう。たとえば脾胃虚弱し中気不足したところへ寒邪を感受すれば、腹痛・大便溏・肢冷などの下虚証がある一方で、寒邪が肺衛を外束するので、悪寒・頭項痛・喘咳などの相対する上部の表実証があらわれること。②肝腎が不足して、陰が下で虚し、陽が上に亢することを指す。また「上盛下虚」ともいう。腰膝酸軟無力・遺精などの下虚証があらわれる一方、脇痛・頭眩・頭痛・目赤・煩躁易怒などの肝陽上亢の症候もあらわれる。

橡実散(しょうじつさん)『郷薬集成方』　方剤名。橡実80　楮実40。「老人や小児が水穀痢により大便を日に何回も排便する場合に用いる」。

勝湿湯(しょうしつとう)『東医宝鑑』　方剤名。白朮12　人参　乾姜　白芍　炮附子　桂枝　白茯苓　甘草各3　生姜5　大棗2。「傷湿により下肢浮腫、または下肢萎弱、身重、頻繁に泄瀉する場合に用いる」。

小指中節穴(しょうしちゅうせつけつ)　穴名。奇穴。指を屈して、手の小指の中節骨と基節骨のあいだの関節の外側、横紋頭上に取る。腫瘤(男は左、女は右)などを主治。

消積正元散(しょうせきしょうげんさん)『東医宝鑑』　方剤名。白朮6　神曲　香附子　枳実　延胡索　貝粉各4　赤茯苓　陳皮　橘皮　砂仁　麦芽　山査　甘草各2.8　生姜3。「痰飲、気血の鬱滞、食積などにより積聚が生じ、心下と腹が腫満し、疼痛する場合に用いる」。

消積保中丸(しょうしゃくほちゅうがん)『東医宝鑑』　方剤名。白朮120　陳皮80　半夏　白茯苓　香附子　羅蔔子　白芥子　黄連　梔子各40　檳榔28　蓬莪朮　三稜各32　麦芽24　乾漆20　橘皮　砂仁各16　木香　阿魏各12。「腹中に硬い腫物が生じ、心下痞硬疼痛、心煩する場合に用いる」。

消積利気丸(しょうしゃくりきがん)『医林撮要』　方剤名。羅蔔子60　黄連　香附子　車前草　陳皮　半夏　瓜呂仁各40　蒼朮　当帰各28　枳実　延胡索各24　川芎　梔子　三稜　蓬莪朮　神曲　桃仁　連翹　橘皮　檳榔　木香　炙甘草各20　貝粉16。「瘀血、食積、痰飲により、胸心下が痞満疼痛し、腹中に硬結が生じ、腹鳴、腹満、眩暈、悪寒発熱する場合に用いる」。

小邪中裏(しょうじゃちゅうり)　「小邪」とは、情志により生ずる病のこと、その病は内から生ずるので「中裏」という。

顳顬(しょうじゅ)　こめかみのこと。

消腫丸(しょうしゅがん)『東医宝鑑』　方剤名。赤茯苓　丁香各20　白朮　牽牛子　滑石　陳皮各6　木通　茯心　半夏　通脱木　木香各5。「身体浮腫し、腹満、短気、尿不利の場合に用いる」。

生熟地黄丸(しょうじゅくじおうがん)『東医宝鑑』　方剤名。乾地黄　熟地黄　玄参　石膏各40。「肝血不足により視力が落ち、胸悶、煩躁、不眠の場合に用いる」。

消腫膏(しょうしゅこう)『その他』　方剤名。黄柏　蒼朮各200　羌活　大黄　陳皮　香附子　罌粟穀各120　甘草40。「癰疽や疔瘡などの腫れを取り、止痛として用いる」。

浹旬(しょうしゅん)　十日間のこと。

傷暑(しょうしょ)　「感暑」ともいう。夏季に暑邪に傷られて、多汗身熱・心煩口渇・気粗・四肢疲乏・小便赤渋などの「陽暑」の症候をあらわすこと。

少小(しょうしょう)　「小方脈」を参照。少は18歳以下、小は6歳以下を指す。

少衝(しょうしょう)　穴名。手少陰心経。井木穴。小指、末節骨橈側、爪甲角の近位外方0.1寸(指寸)、爪甲橈側縁の垂線と爪甲基底部の水平線の交点。①回陽救逆　②清熱醒神　③理気通経　④行気活血　⑤蘇厥逆

少商(しょうしょう)　穴名。手太陰肺経。井木穴。母指、末節骨橈側、爪甲角の近位外方0.1寸(指寸)、爪甲橈側縁の垂線と爪甲基底部の水平線の交点。①清熱利咽　②疏

し

厥開竅　③清脳醒神　④利咽鎮痙　⑤解表清熱

承漿(しょうしょう)　1)オトガイ唇溝のこと。下唇の中央部下方のくぼんだところ。2)穴名。任脈。任脈と足陽明の交会穴。顔面部、オトガイ唇溝中央の陥凹部。①開竅醒神　②清熱散風　③安神定志　④鎮静消渇　⑤疏口歯面目風邪

炒焦(しょうしょう)　「炒」を参照。

上消(じょうしょう)　「肺消」「鬲消」ともいう。口渇多飲を主症とする。「偏熱」「偏寒」がある。「偏熱」証は口乾舌燥・小便多・舌紅苔黄などが見られ、これは胃火や心火が肺を熏灼して、肺陰を耗傷して起こる。「偏寒」証は一回飲むと二度小便が出る、急速に消痩・倦怠無力・気短・脈沈遅などがみられ、これは気津両傷により起こる。

上焦(じょうしょう)　「三焦」を参照。

上衝(じょうしょう)　気が上部にのぼり、のぼせること。

小承気湯(しょうじょうきとう)『傷寒論』　方剤名。①大黄4　厚朴2　枳実3。「陽明病にて、その人汗多く、津液外に出づるを以て、胃中燥き、大便必ず硬く、硬ければ則ち譫語するは、小承気湯これを主る。若し一服にて譫語止む者は、更にまた服する莫(なか)れ。」(陽明病、其人多汗、以津液外出、胃中燥、大便必鞕、鞕則譫語、小承気湯主之、若一服譫語止者、更莫復服)　②大黄16　厚朴　枳実各6。『東医宝鑑』「傷寒陽明腑証で発熱、譫語し、胸腹腫満し、大便秘結する場合、痢疾の初期で腹痛し、裏急後重する場合に用いる」。

上焦主納(じょうしょうしゅのう)(上焦は納を主る)　『難経・三十一難』に「上焦は…納れて出ずるをつかさどる」(上焦者…主納而不出)と見える。「納」とは呼吸と食物の栄養分の摂取を指す。つまり呼吸と飲食は、上焦において摂納すること。

上焦如霧(じょうしょうじょむ)(上焦は霧の如し)　『霊枢・営衛生会篇』に見える。「霧」とは蒸発した気が霧のように満遍なく行き渡っていることを形容している。これは心と肺の輸布作用を指している。上焦の心肺は、中焦より転輸された水穀の精気を宣発して、これを全身に行き渡らせ肌膚や骨節を温養して、腠理を通調して、体内各組織の器官の機能活動に供給する。つまり霧露のように、その作用を全身に均等に行き渡らせることを形容している。

小昇丹(しょうしょうたん)　「霊薬」を参照。

承漿疔(しょうしょうちょう)　「人中疔」を参照。

症象陽旦(しょうしょうようたん)(症陽旦を象る)　陽旦とは「桂枝湯」の別名で、春の日や明け方の気を取り入れること。これは、症が桂枝湯症に似ていることを指している。『千金方』『外台秘要』では、桂枝湯に黄芩を加味して「陽旦湯」としている。

傷食(しょうしょく)　飲食に傷られる発病原因のこと。広くは暴飲暴食を指すが、不潔なものを飲食したり、寒涼生冷物などの過食も指す。また急性消化不良の病症は「食滞」という。症状としては、厭食・胸脘痞悶・呑酸噯腐・腹脹泄瀉・大便酸臭・舌苔濁膩などが見られる。

消食化滞(しょうしょくかたい)　「消導」を参照。

消食健脾丸(しょうしょくけんぴがん)『その他』　方剤名。蒼朮30　陳皮　厚朴　塩胡椒　山査　神曲　麦芽　白蒺藜各20　乾姜10。「食傷により心下痞硬して消化不良、噫逆、悪心、嘔吐する場合に用いる」。

消食散(しょうしょくさん)『東医宝鑑』　方剤名。白朮10　麦芽　砂仁　山査各4　陳皮　香附子　神曲　橘皮各2.8　甘草2。「小児が気滞により食欲不振、小腹満、腹痛する場合に用いる」。

傷食瀉(しょうしょくしゃ)　傷食により泄瀉を起こすもの。腹痛・譩気・便溏・泄瀉などが見られる。

消食清鬱湯(しょうしょくせいうつとう)『東医宝鑑』　方剤名。半夏　陳皮　白茯苓　神曲　山査　香附子　川芎　麦芽　枳実

梔子　黄連　蒼朮　藿香　甘草各2.8　生姜3。「嘈雑症により、胸がざわつき、煩心、心下痞硬、悪心、頭痛する場合に用いる」。

消食導滞（しょうしょくどうたい）　「消導」を参照。

消暑十全湯（しょうしょじゅうぜんとう）『東医宝鑑』　方剤名。香薷6　白扁豆　厚朴　紫蘇葉　白朮　赤茯苓　藿香　木香　白檀香各4　甘草2。「胃の痰飲が集積したり、熱にやぶられて、悪心、嘔吐、腹痛、泄瀉、頭痛、発熱し、煩渇する場合に用いる」。

消暑敗毒散（しょうしょはいどくさん）『済州新編』　方剤名。香薷8　黄連　羌活　独活　柴胡　前胡　枳実　桔梗　川芎　赤茯苓　人参　甘草各4　生姜3　大棗2。「発熱し、頭痛、手足が痛み、鼻閉、暑さに敗れて、咳嗽、口渇などの症状がある場合に用いる」。

小心（しょうしん）　『素問・刺禁論』に「七節の傍ら、中に小心あり」（七節之傍、中有小心）と見える。これについて歴代の医家は見解が異なる。①「心包絡」を指す。馬蒔注に「五椎（心兪）の下よりこれを推せば、則ち包絡はまさに垂れて第七節に至りて止まるべし…蓋し心は…大心となし、包絡は…小心となすなり」（自五椎之下而推之、則包絡当垂至第七節而止…蓋心…為大心、包絡…為小心也）と見える。②「命門」を指す。呉鶴皐注に「下部の第七節なり（尾椎より上に数えて第七椎）、その傍らはすなわち両腎の系るところ、左は腎となし、右は命門となす、命門の相火は君に代り事を行う、故に小心という」（下部之第七節也、其傍乃両腎所系、左為腎、右為命門、命門相火代君行事、故曰小心）と見える。③「膈兪穴」のこと。張志聴注に「七節の傍らは、膈兪の間なり、中に小心有るとは、心気のその間に出で、極めて微にして極めて細なり」（七節之傍、膈兪之間也、中有小心者、謂心気之出于其間、極微極細）と見える。

傷津（しょうしん）　津液が受傷すること。普通は肺胃の津液を指す。熱性病において邪熱熾盛となれば、肺と胃の津液が耗傷して燥熱症状があらわれる。肺津が受傷すれば、乾咳無痰または痰に血が混じる・鼻燥咽乾・喉痛などがみられる。胃津が受傷すれば、口燥咽乾・煩躁・口渇して飲が止まらないなどが見られる。もし誤汗・誤吐・誤下や消渇病などで津液を耗傷すると、一時的に小便不利や大便難などがあらわれる。これを『傷寒論』では「亡津液」と言っている。

焼針（しょうしん）　「火針」を参照。

焼針丸（しょうしんがん）『東医宝鑑』　方剤名。黄丹　朱砂　胡白礬各同量。「小児が乳や食滞により、嘔吐、泄瀉する場合に用いる」。

焼腎散（しょうじんさん）『東医宝鑑』　方剤名。磁石　炮附子　山椒　巴戟天各40。「腎陽不足により耳聾する場合に用いる」。

小参蘇飲（しょうじんそいん）『東医宝鑑』　方剤名。蘇木80　人参8。「出産時に出血が多いために、顔色が黒く、非常に短気する場合に用いる」。

掌心毒（しょうしんどく）　「托盤疔」を参照。

小針微針（しょうしんびしん）　「微針」ともいう。たとえば、九針中の「鑱針」「員針」「鍉針」「員利針」「豪針」などは微針である。

掌心風（しょうしんふう）　「鵝掌風」を参照。

消水（しょうすい）　治法。水腫の実証を治療する場合に、発汗法や利尿法を用いて、積水を排除すること。たとえば越婢湯で発汗させて水腫を除く、五皮飲で利尿させて水腫を除くなど。

漿水散（しょうすいさん）『東医宝鑑』　方剤名。半夏80　炮乾姜　肉桂　炮附子　甘草各20　良姜10。「脾腎の虚弱により手足厥冷、冷汗、元気が無く、頻繁に泄瀉し、時に嘔吐する場合に用いる」。

昇清（しょうせい）　「脾主昇清」を参照。

上星（じょうせい）　穴名。督脈。頭部、前正中線上、前髪際の後方1寸。①熄風清熱　②清頭明目　③止口鼻出血　④寧神通鼻　⑤疏通経絡

し

上盛下虚(じょうせいげきょ)　「上実下虚」を参照。

上清元(じょうせいげん)『東医宝鑑』　方剤名。薄荷葉600　砂仁160　甘草80　防風　黄芩　桔梗各40。「風熱により咽喉腫痛し、口中と舌が糜爛する場合に用いる」。

樵青斎洞丹(しょうせいさいどうたん、伝不詳)　人名。日本室町時代の医家。『煙蘿子針灸法』の著者。

上清湯(じょうせいとう)『医林撮要』　方剤名。甘草16　黄芩8　葛根6　防風4　人参　蔓荊子各2。「傷風により頭痛、眩暈、項背が強痛する場合に用いる」。

上清白附子丸(じょうせいびゃくぶしがん)『東医宝鑑』　方剤名。白附子　半夏　川芎　甘菊花　天南星　白僵蚕　陳皮　金沸草　天麻各40　全蝎20。「風痰が盛んで頭痛し、視界が暗く眩暈し、悪心、吃逆し、時に精神昏迷する場合に用いる」。

小省風湯(しょうせいふうとう)『医林撮要』　方剤名。防風　天南星各120　炙甘草40。「中風により口眼喎斜、言語障害、半身不随の場合に用いる」。

小青竜湯(しょうせいりゅうとう)『傷寒論』　方剤名。①「化飲解表」を参照。麻黄　芍薬　細辛　乾姜　甘草　桂枝各3　五味子半升　半夏半升。「傷寒にて表解せず、心下に水気有り、乾嘔し、発熱して咳し、あるいは渇し、あるいは利し、あるいは噎し、あるいは小便利せず、少腹満し、あるいは喘する者は、小青竜湯これを主る。」(傷寒表不解、心下有水気、乾嘔、発熱而咳、或渇、或利、或噎、或小便不利、少腹満、或喘者、小青竜湯主之)「傷寒にて、心下に水気有り、咳して微かに喘し、発熱し渇せず。湯を服し已(おわ)り渇する者は、これ寒去り解せんと欲するなり。小青竜湯これを主る。」(傷寒、心下有水気、咳而微喘、発熱不渇、服湯已渇者、此寒去欲解也、小青竜湯主之)　②麻黄　白芍　五味子　半夏各6　細辛　乾姜　桂枝　炙甘草各4。『東医宝鑑』「傷寒表証の際に内に水飲が停滞して、悪寒発熱し、咳嗽、短気、泡が混じった痰がでて、吃逆し、胸腹が硬満する場合に用いる」。

小青竜湯加石膏湯(しょうせいりゅうとうかせっこうとう)『金匱要略』　方剤名。本方は小青龍湯に石膏を加えたものである。麻黄9　桂枝6　半夏9　乾姜3　細辛3　五味子3　白芍薬9　炙甘草6　石膏9。痰飲の喘咳で心下の水飲が化熱し、咳嗽・喘急・発熱・煩躁を現わすものに用いる。

小青龍湯加杏仁石膏(しょうせいりゅうとうかきょうにんせっこう)　方剤名。「小青竜湯合麻杏甘石湯」を参照。

小青竜湯合麻杏甘石湯(しょうせいりゅうとうごうまきょうかんせきとう)『内科秘録』　方剤名。本方は、小青龍湯と麻杏甘石湯とを合方したもので、小青龍湯に杏仁・石膏を加えたものに相当する。『内科秘録』には「感冒により発したる喘息に用いる」とある。一般に小青龍湯の適応証で喘急の甚だしいものに用いる。

硝石(しょうせき)　薬物名。消石ともいう。辛・苦・鹹。大温。①散寒。伏暑傷冷による嘔吐・腹痛・下痢・四肢冷などに用いる。

上石疽(じょうせきそ)　「石疽」を参照。

正舌散(しょうぜつさん)『東医宝鑑』　方剤名。薄荷80　赤茯苓40　全蝎尾10。「中風により舌が強ばり、言語障害の場合、風痰により肝熱が盛んで、痙攣症状がある場合に用いる」。

小舌頭(しょうぜつとう)　「懸雍垂」を参照。

衝疝(しょうせん)　急性腹症などに見られる激しい腹痛のこと。

疊磚(じょうせん)　「攀索疊磚(はんさくじょうせん)」を参照。

消疝丸(しょうせんがん)『東医宝鑑』　方剤名。蒼朮600　山椒　白茯苓　茴香各160。「腎陽不足により腰と大腿部が痛み、視力が落ちた場合、小腸疝気により陰嚢腫脹し、小腹冷痛し、尿不利の場合に用いる」。

上仙穴(じょうせんけつ)　穴名。奇穴。腰部、第5腰椎棘突起と仙骨の間に取る。急性腰扭傷・慢性腰痛・下肢痹痛などを主治。

椒瘡(しょうそう)　本病は外界の毒邪を感受

して、その上脾胃にもとより積熱があり、風邪が外束し、胞瞼の脈絡が壅滞して気血が失調して起こる。主な症状は眼瞼内と胞瞼内に、細かい顆粒状の病変があらわれ、その形が花椒(山椒)に似ている。症状は眼内が沙渋痒痛し、光を嫌がり涙を流す。もし治療が遅れると、眼瞼や角膜を損壊して、翳障が残り、視力傷害を起こす。

蕉窓雑話(しょうそうざつわ) 書名。日本江戸時代、和田東郭(1742～1803)の述、門人の久保賀喬徳・梶谷守清の筆録。医論集。全5編。文政6年(1824)刊。本書は巻首に東郭先生医則を掲げ、その哲学を示し、ついで東郭の医術をさまざまな角度から論述しており、古方に対する卓抜した臨床見識をあらわした代表作として評価が高い。

蕉窓方意解(しょうそうほういかい) 書名。日本江戸時代、和田東郭(1742～1803)の述、門人の清水康之の筆談。処方解説書。『方意解』ともいう。全2巻。文化10年(1813)刊。東郭が日常頻用した薬方・古方・後世方を合わせて計47方を選び、適応症を述べ、さらに構成薬味の効を気血水や臓腑学説を用いて解説している。

小続命湯(しょうぞくめいとう)『千金要方』 方剤名。①麻黄　防已　人参　桂心　黄芩　芍薬　甘草　川芎　杏仁各1　防風1.5　附子1枚　生姜5。「小続命湯　治卒中風欲死、身体緩急、口目不正、舌強不能語、奄奄忽忽、神情悶乱、諸風服之皆験、不令人虚方」②防風6　防已　肉桂　杏仁　黄芩　白芍　人参　川芎　麻黄　甘草各4　炮附子　生姜3　大棗2。『東医宝鑑』「中風により昏迷し、口眼喎斜、言語障害、半身不随、手足鈍麻、眩暈がある場合、風湿による痹症に用いる」。

上損及下(じょうそんきゅうげ) 虚損病が上部から下部に発展した病変のこと。虚損とは五臓が虚弱して生ずる多くの疾病の総称である。一つの臓の虚損は、長らく治癒しなければ他臓に損傷が波及して、ひどければ五臓すべてに影響を及ぼすことになる。たとえば最初に肺臓の虚損の症候が現れ、次第に腎臓に損傷が波及し、腎臓も虚すことを「上損及下」という。昔から、一は肺を損じ(労嗽)、二は心を損じ(盗汗)、三は胃を損じ(食減)、四は肝を損じ(鬱怒)、五は腎を損ず(淋や漏)といわれている。これは上部から下部に病変が伝変することを述べている。

炒存性(しょうぞんせい) 「焼存性」を参照。

焼存性(しょうぞんせい) 薬物の一部を炭化させて、一部に本来の気味を残すこと。つまり植物性の薬物を、外側を黒こげにして、内側をきつね色に焦げる程度に焼くこと。止血薬の炭剤を作る際には、このように炮製する。「焼存性」とは直接火で焼き、「炒存性」は間接火で処理する。その目的は同様である。

昇打(しょうだ) 薬材の調整法。「昇」は火で上昇させること、「打」は昇薬の時間のこと。その方法は、丹薬の方剤を調合して鍋に入れ、フタをして、下から火で鍋を焼いて、しばらく時間をおいて丹薬を鍋の中で固める方法。

消滞丸(しょうたいがん)『東医宝鑑』 方剤名。牽牛子80　香附子　五霊脂各40。「食滞により心下痞満し、疼痛し、腹鳴する場合に用いる」。

消滞散(しょうたいさん)『救急方』 方剤名。山査　神曲　麦芽　半夏曲　陳皮　蓮実各4　枳実　砂仁　甘草各2　生姜2。「食滞が長引き、口中無味、消化不良の場合に用いる」。

小腿疽(しょうたいそ) 「股脛疽」を参照。

消滞湯(しょうたいとう)『医林撮要』 方剤名。白芍4　当帰　白朮各2.8　白茯苓　陳皮　檳榔　防風　升麻各2　木香　黄芩　蒼朮　砂仁各1.2　枳実　黄連　甘草各0.8。「赤白痢に用いる」。

少沢(しょうたく) 穴名。手太陽小腸経。井金穴。小指、末節骨尺側、爪甲角の近位内方0.1寸(指寸)、爪甲尺側縁の垂線と爪甲基底部の水平線の交点。①清熱解表　②通

乳散結　③開竅利咽　④清熱醒神　⑤散鬱熱

昇丹(しょうたん)　「霊薬」を参照。

炒炭(しょうたん)　「炒」を参照。

消癉(しょうたん)　『内経』に見え、「熱癉」ともいう。消渇病のこと。「消」は津液が消耗して消痩すること。「癉」は内熱のこと。消癉とは邪熱が内積して、津液を消灼して起こる。多く飲食しても消痩する症候のこと。

消痰(しょうたん)　治法。濁痰の留滞を攻伐する治療法のこと。多用すると元気を損傷するので、体弱のものは禁忌である。①「消痰平喘」：痰飲が肺臓に伏して、喘咳・痰多・胸部不舒・食欲不振・舌苔粘膩などが見られる場合には、三子養親湯(蘇子・白芥子・莱服子)を用いる。②「消痰軟堅」：濁痰が結聚して瘰癧になった場合には、貝母・玄参・牡蛎・海藻などを用いる。

上丹(じょうたん)『東医宝鑑』　方剤名。五味子 320　蛇床子　兎絲子　百部　杜仲　白茯苓　防風　巴戟天　肉縦容　山薬　遠志　枸杞子　柏子仁各 80。「陽気不足により腰膝酸軟、手足に力が無く、陰痿症となる場合、子どもの頃から気血が不足する場合に用い、虚労症にも用いる」。

消痰丸(しょうたんがん)『郷薬集成方』　方剤名。牽牛子 160　皀莢 80　半夏 40　槐実　橘皮各 20。「風痰が盛んでぜんそくし、短気、胸悶、こみ上げる感じがする場合に用いる」。

滌痰湯(じょうたんとう)『東医宝鑑』　方剤名。半夏　天南星各 8　枳実 6　白茯苓　陳皮各 4　石菖蒲　人参　竹茹各 2　甘草 1.2　生姜 5。「痰が心竅を塞いで生じた中風で、舌強不語の場合に用いる」。

上丹田(じょうたんでん)　「丹田」を参照。

消痰軟堅(しょうたんなんけん)　「消痰」を参照。

消痰茯苓丸(しょうたんぶくりょうがん)『東医宝鑑』　方剤名。半夏 80　赤茯苓 40　枳実 20　朴硝 10。「痰飲により腕痛し、上肢を拳上できずに、ときどき疼痛が遊走する場合に用いる」。

消痰平喘(しょうたんへいぜん)　「消痰」を参照。

証治滙補(しょうちかいほ)　書名。中国清代、李用粋(修之、惺庵)の著。1687 年。全 10 巻。雑病に関する先人の証治を収録。

証治準縄(しょうちじゅんじょう)　書名。中国明代、王肯堂(宇泰、損庵)の著。1602 年。全 120 巻。「証治」「傷寒」「瘍医」「幼科」「女科」「類方」の 6 部門に分かれる。『六科準縄』とも言われる。

上池秘録(じょうちひろく)　書名。日本江戸時代、西川国華(1744〜1818)の編著。処方集。前 4 編各 1 冊。初編は安永 6 年(1777)刊。丸散処方を集成した書。

消中(しょうちゅう)　『素問・脈要精微論篇』に見える。消食善飢の病症のこと。つまり消渇病の「中消」証である。「中消」を参照。

掌中要方(しょうちゅうようほう)　書名。日本平安時代、深根輔仁(平安時代)の編著。日本最古の医書の一つ。全 1 巻。『掌中方』ともいう。延喜 18 年(918)成。『医心方』をさかのぼる古医学資料として貴重。

小腸(しょうちょう)　六腑の一つ。主な機能は、胃で初歩的に消化された飲食物をさらに消化して、食物中のわずかな営養分を吸収した後に、脾の運化を通じて全身を滋養して、さらに消化後に生じた糟粕(かす)状の物質を大腸に送り込み、その中の水液は、他の臓腑の作用を通じて膀胱に滲入させる。そこで小腸は消化の過程において、非常に重要な清濁を分別する作用がある。飲食の精華と糟粕は、主に小腸の消化作用を通じて分別される。その他に、小腸経と心経は表裏関係にあり、心経に熱があれば小腸にも移行して、小便短赤などの症候があらわれる。

消脹(しょうちょう)　薬物を用いて腫脹を消除すること

消脹飲子(しょうちょういんし)『東医宝鑑』　方剤名。猪苓　沢瀉　人参　白朮　赤茯苓　半夏　橘皮　陳皮　厚朴　紫蘇葉　香附子

砂仁　木香　檳榔　木通　蘿蔔子　甘草各20　生姜5　大棗2。「鼓脹や単腹脹により、腹が脹満し、顔と手足の肉が消痩し、腹壁に血管が浮き出て、短気、消化不良、腹痛、大小便不利の場合に用いる」。

小腸咳(しょうちょうがい)　咳嗽時に放屁し、咳と放屁が同時に出現する症候のこと。

小腸虚寒(しょうちょうきょかん)　寒邪が小腸を傷るか、小腸の機能が低下する病変のこと。症状は脾虚の症候が同時に見られる。たとえば小腹が常に隠痛・疼痛時は喜按・腸鳴泄瀉・小便頻数不利・舌淡苔白・脈緩弱などが見られる。

小腸気(しょうちょうき)　「疝」を参照。

小腸気痛(しょうちょうきつう)　「疝」を参照。

小調経散(しょうちょうけいさん)『東医宝鑑』　方剤名。当帰40　桂心　芍薬各20　没薬　厚朴　甘草各8　細辛　麝香各4。「出産後に手足や身体が浮腫厥冷し、小腹痛のする場合、月経周期が乱れ、月経時に小腹が疼痛し、月経の色は黒く、血塊が見え、順調に出ない場合に用いる」。

消脹元(しょうちょうげん)『東医宝鑑』　方剤名。牽牛子　蘿蔔子　木香　檳榔各同量。「腹満し、短気、大小便不利、腹水音、食欲不振、消化不良の場合に用いる」。

小腸実熱(しょうちょうじつねつ)　熱邪が小腸に蘊して起こる病変のこと。症状は心煩・耳鳴・咽痛・口瘡・小便赤渋・排尿刺痛または尿血・腹脹・苔黄・脈滑数などが見られる。

小腸主受盛(しょうちょうしゅじゅせい)（小腸は受盛を主る）　受盛とは承受のこと。『素問・霊蘭秘典論』に「小腸は受盛の官、化物これより出ず」(小腸者、受盛之官、化物出焉)と見える。つまり小腸は胃中で初歩的に消化された飲食物を受けて、さらに消化を進めること。

小調中湯(しょうちょうちゅうとう)『東医宝鑑』　方剤名。黄連　甘草　瓜呂仁　半夏各同量。「咳嗽して短気、のどに痰声が聞こえ、胸悶、眩暈する場合に用いる」。

小腸兪(しょうちょうゆ)　穴名。足太陽膀胱経。仙骨部、第1後仙骨孔と同じ高さ、正中仙骨稜の外方1.5寸。①調理小腸　②通調腸腑　③清熱利湿　④調膀胱　⑤通調二便

小腸癰(しょうちょうよう)　「腸癰」を参照。

小通聖散(しょうつうしょうさん)『東医宝鑑』　方剤名。羌活　防風　薄荷　当帰　梔子　大黄　川芎　桔梗各4　防已　甘草各2　燈心2　竹葉7。「風熱により頭痛、咽痛、歯肉が腫れ、口乾、煩躁、手足麻痹する場合に用いる」。

昇提中気(しょうていちゅうき)　治法。中気下陥の治療法。「中気」とは脾気のこと。脾気は上昇して、水穀の気を肺に輸送して、その他の臓腑を営養する。もし脾気が下陥すると(つまり中気下陥のこと。実すれば脾気が虚し、虚すれば下陥する)、久瀉・脱肛・子宮脱垂などの証があらわれる。ひどければ脾気が下陥して小便不利となる。それは脾気が九竅に通じているからである。いずれも脾気虚を治療する補気法の「補中益気湯」を用いて、中気を昇提する。脾気が旺盛になり下陥が止まれば、久瀉・脱肛・子宮脱垂などの下陥症状は自然に消失する。小便不利についても、脾気が旺盛となり昇清降濁すれば、小便は通暢する。

升提湯(しょうていとう)『その他』　方剤名。熟地黄　巴戟天　白朮各12　人参　黄耆各8　山茱萸6　枸杞子4　柴胡1.5。「腎陽不足により悪寒し、手足厥冷、腰膝酸軟、口中無味、全身倦怠、小腹痛、月経の周期が長引き、血量は少なく、血色が薄い場合、女性が脾腎が虚して不妊で、口中無味、食欲がなく、胸悶、全身労倦して嗜臥する場合に用いる」。

昇提補気(しょうていほき)　治法。陽気が下陥して中気が不足した場合の治療法。補中益気湯が代表方剤となる。

小葶藶湯(しょうていれきとう)『郷薬集成方』　方剤名。桑白皮100　葶藶子30　大棗

10。「気滞により咳嗽し、短気し、唾が多く、眼と顔が浮腫する場合に用いる」。

上搭手(じょうとうしゅ)　「搭手」を参照。

消導(しょうどう)[消食導滞、消食化滞]　治法。食滞を消除して脾胃の運化機能を回復させる治療法。①「消食導滞」：傷食の初期に適用する。たとえば脘腹脹悶・噯気して食物の腐臭・時に腹痛や嘔吐泄瀉・舌苔厚膩で黄・脈滑などの場合には、保和丸(山査・神曲・半夏・茯苓・陳皮・連翹・莱服子)を用いる。②「消補兼施」：消導薬と補脾胃薬を同時に用いること。脾胃が虚して食物不消化・脘腹脹悶・大便稀薄・舌苔黄膩・脈弱無力などの症状に適用する。方剤は健脾丸(白朮・白茯苓・人参・甘草・木香・連翹・神曲・陳皮・麦芽・砂仁・山査・肉豆蔻・山薬)を用いる。

消導の剤(しょうどうのざい)　飲食物が消化管内などに停滞しているものに、大小便として導き排泄する場合に用いる薬剤のこと。

小毒(しょうどく)　薬物にごくわずかな毒性があるもの。

瘴毒(しょうどく)　「山嵐瘴気」を参照。

消毒飲(しょうどくいん)『東医宝鑑』　方剤名。①皀角刺　金銀花　防風　当帰　大黄　瓜呂仁　甘草各5.2。「便毒により腋窩や膝窩などに硬結が生じ、腫脹して疼痛する場合に用いる」　②牛蒡子8　荊芥穂4　防風　甘草各2。「小児のすべての瘡毒、丹毒に用い、紅疫などにも用いる」　③大黄　荊芥穂各8　牛蒡子　甘草各4。「瞼生風粟により結膜に米粒状の腫物が生じ、眼がざらざらして目やにが多い場合に用いる」。

消毒散(しょうどくさん)『東医宝鑑』　方剤名。当帰　金銀花各8　大黄　芒硝　連翹　黄芩　芍薬各4　皀角刺　牡蠣　瓜呂根各2。「疔瘡などのあらゆる悪瘡などが化膿し始めた際に用いる」。

消毒湯(しょうどくとう)『東医宝鑑』　方剤名。芍薬　連翹各4　甘草　桔梗各2　貝母　忍冬藤　白芷　瓜呂根各1.2。「熱病を患った後に、腫物が生じ、頭、顔、胸脇、手足が熱くなる場合に用いる」。

消毒麻仁丸(しょうどくまじんがん)『郷薬集成方』　方剤名。梔子400　大黄200　杏仁80。「風毒と痰涎により胸悶し、眩暈する場合、あらゆる腸癰が生じ、胸悶、悪心し、口乾、口渇して飲みたがる場合、身熱し口鼻から出血し、煩躁感がある場合、風毒が下焦に集積し、腫物が生じ、腫痛する場合、脚気衝心して胸悶、悪心する場合、腹満硬腫して便秘する場合、肝熱により眼が充血して疼痛する場合、小児が発熱して易驚する場合に用いる」。

上都穴(じょうとけつ)　①「八邪穴」を参照。②穴名。奇穴。拳を握って、手の示指の中手指節関節の間に取る。感冒・目痛などを主治。

小菟絲子元(しょうとししげん)『東医宝鑑』　方剤名。菟絲子200　山薬　蓮実各80　白茯苓40。「腎陽不足により、視力が落ち、耳鳴、腰膝酸軟、小腹痛、頻尿の場合、口中無味、心下痞、泄瀉する場合、遺精、陰痿証の場合、心悸、不眠、健忘がある場合に用いる」。

小児医方(しょうにいほう)　書名。朝鮮日韓合併時代の書、光武2年(1898)、太医院典医、三登郡守を歴任した崔奎憲の遺稿。小児科の専門医書。

小児衛生総微論方(しょうにえいせいそうびろんぽう)　書名。中国宋代の書、撰者不詳。1158年。全20巻。医工論から疵黶論まで、小児の初生から成童までの諸疾病について述べている。

小児塩哮穴(しょうにえんこうけつ)　穴名。奇穴。手の小指の先端(男は左、女は右に取る)。百日咳・小児気管支炎などを主治。

小児活法(しょうにかっぽう)　書名。日本江戸時代、松下元真(生没年不詳)の編著。小児科領域の処方集。全1冊。正徳3年(1713)刊。横型本。小児病を45門に分け、各門に症を論じ、総計259方剤を収載している。

小児疳瘦穴(しょうにかんそうけつ)　穴名。奇穴。臀部の尾骨端から上方3寸に取る。小児慢驚風・脱肛・口渇などを主治。

小児亀胸穴(しょうにききょうけつ)　穴名。奇穴。胸部、第2・第3・第4肋間にあり、両乳の内側各1.5寸の計6穴。胸部腫脹などを主治。

小児食癇穴(しょうにしょくかんけつ)　穴名。奇穴。胸部、剣状突起の上0.5寸に取る。胸苦・小児慢驚風などを主治。

小児針(しょうにしん)　乳幼児や小児に用いる特殊な針、およびそれを用いて小児に行う針治療のこと。

小児清心丸(しょうにせいしんがん)『東医宝鑑』　方剤名。人参　茯心　防風　朱砂　柴胡各8　金箔30。「あらゆる原因により発熱する場合、驚風熱により内熱して煩悶する場合、食滞により消化不良、発熱する場合に用いる」。

小児必用養育草(しょうにひつようそだてぐさ)　書名。日本江戸時代、香月牛山(1656〜1740)の著。小児の保険・療養書。全6巻。正徳4年(1714)刊。

小児方彙(しょうにほうい)　書名。下津寿泉(生没年不詳)の編著。小児科領域の処方集。不分巻1冊。宝永6年(1709)自序刊。横型本。正式書名は『古今幼科摘要』。

小児保鑑(しょうにほかん)　書名。朝鮮日韓合併時代1936年、李承天の著述、金性基の校閲。小児科の専門医書。とくに劇薬を用いない薬方を集めて編集したもの。

小児薬証直訣(しょうにやくしょうちょっけつ)　書名。中国宋代、銭乙(仲陽)の著。1114年。全3巻。小児科について多くの独創的な見解が述べられている。

消乳食丹(しょうにゅうしょくたん)『救急法』　方剤名。丁香　木香　橘皮　肉豆蔻　三稜　蓬莪朮各同量。「小児が食傷により嘔吐、泄瀉し、消化不良、顔が黄色く、消痩、腹満、大便が腐臭のする場合に用いる」。

醸乳方(じょうにゅうほう)『東医宝鑑』　方剤名。①沢瀉8　生地黄6　猪苓　赤茯苓　茵蔯蒿　瓜呂根　甘草各4。「乳児が発熱し、顔が黄色く、むくみ、眼が開けられず、大小便不利、乳を吸えない場合に用いる」②人参　木香　藿香　沈香　陳皮　神曲　麦芽各4　丁香2　生姜5　大棗3　紫蘇葉5。『東医宝鑑』「ひどく吐瀉し、慢驚風に用いる」。

小児療治集(しょうにりょうちしゅう)　書名。日本江戸時代、加屋松庵(生没年不詳)の編著。小児科の方書。全3巻1冊。寛文元年(1661)刊。横型本。和文。末に付される『道三家譜』は初代曲直瀬道三の履歴を示す資料として有用。

衝任損傷(しょうにんそんしょう)　衝任の二脈の病変は、肝腎の気血の失調や発展により起こる病変である。衝脈は子宮に起こり、腎脈と平衡して上行して、諸経の気血の作用を総領する効果がある。任脈は中極の下に起こり、腹部の正中線の子宮部位をめぐって上行して、全身の陰脈を調養する作用を担任する。そこで「衝為血海、任主胞胎」といわれる。これは衝脈と任脈が女性の月経と妊娠に密接な関係があることを述べている。衝任が損傷すると、月経不調・下腹疼痛・腰酸痛・不妊などの症状があらわれる。衝任の損傷は気血両虚を起こしやすく、「衝任不固」となる。不固とは、虚して固摂しない意味であり、崩漏や流産などの病症が生じやすい。

衝任不固(しょうにんふこ)　「衝任損傷」を参照。

上熱下寒(じょうねつげかん)　①上部に熱性の症状、下部に寒性の症状が同時に見られるもの。これは病因が錯雑し、病理的に陰陽の気が協調せずに、陽が上部で盛ん、陰が下部で盛んになるために起こる。例えば外感病に攻下法を誤用すると、大瀉不止、津液耗傷を起こして、熱邪を上昇させてしまい咽喉痛、ひどければ黄痰や血痰を喀出する。また陰寒が下部に盛んになれば、大便溏泄・四肢冷・脈沈遅など見られる。②腎陽虚で陰寒が下部に盛んで、火が原に帰

し

さずに虚陽が上越するものをさす。これは真寒仮熱の虚寒証である。

樟脳(しょうのう) 薬物名。燥湿殺虫薬。辛、熱、脾・胃・心。①辟悪定乱 ②開竅通閉 ③殺虫滅疥 ④祛湿通痹

消膿飲(しょうのういん)『東医宝鑑』 方剤名。天南星4 射干 桔梗 天門冬 薄荷 紫蘇葉 杏仁 半夏 防風各3 知母 貝母 阿膠 川芎 乾地黄 桑白皮 白芨 白芷 甘草各2 生姜7 烏梅1。「肺癰により膿痰がでて、生臭い臭いがして、咳嗽する場合に用いる」。

椒梅瀉心湯(しょうばいしゃしんとう)『本朝経験』 方剤名。半夏瀉心湯に烏梅 蜀椒(各2)を加味。「蛔虫症で嘔吐、心下(胃部)の刺すような痛みを治す。また常に心下に寒飲があり、悪心、喜唾するものなどに用いる」。

椒梅湯(しょうばいとう)『出典不詳』 方剤名。烏梅2 山椒2 檳榔子2 枳実2 木香2 縮砂2 香附子2 桂枝2 川楝子2 厚朴2 甘草2 乾姜2。蛔虫駆除の駆虫剤として用いる。

上膊(じょうはく) 「臑」を参照。

炒暴(しょうばく) 「炒」を参照。

小麦(しょうばく) 薬物名。斂汗薬。甘鹹、涼、心。①養心斂汗 ②清熱退蒸 ③涼血止血 ④利尿通淋

小白薇元(しょうはくびげん)『医林撮要』 方剤名。麦門冬 人参 肉桂 遠志 桃仁 白茯苓 藁本 巻柏 白芷各60 龍骨 熟地黄 山椒 白薇各40 覆盆子 石菖蒲各30 車前子 炮乾姜 細辛 川芎 当帰 蛇床子各20。「子宮が寒邪にやぶられて、長らく妊娠せず、不正出血と下り物が多く腹痛する場合、子宮が虚して冷えて、月経不順、顔色が黄色く、消痩、歯がぐらつき、髪が抜ける場合、衝任脈が虚して食欲がなく、冷汗、顔の筋肉が動かしづらい場合に用いる」。

生麦門冬湯(しょうばくもんどうとう)『郷薬集成方』 方剤名。麦門冬40 豆豉1 葱白3。「鉱物性薬物の中毒により悪寒発熱し、胸悶、面腫、手足煩熱疼痛する場合に用いる」。

上発背(じょうはつはい) 「発背」を参照。

小煩(しょうはん) 軽微な煩悶のこと。

小半夏加茯苓湯(しょうはんげかぶくりょうとう)『金匱要略方論』 方剤名。半夏1升 生姜半斤 茯苓3。「卒(にわ)かに嘔吐し、心下否し、膈間に水有りて、眩悸する者は、小半夏加茯苓湯これを主る。」(卒嘔吐、心下痞、膈間有水、眩悸者、半夏加茯苓湯主之)

小半夏散(しょうはんげさん)『郷薬集成方』 方剤名。人参 葛根各80 半夏40。「陰黄の際に、腹満し、短気し、吃逆する場合に用いる」。

小半夏湯(しょうはんげとう) 方剤名。①「方」を参照。②半夏 生姜各40 陳皮16。『郷薬集成方』「痰飲により胸脇痞満し、吃逆し、嘔吐し、心下痞硬する場合に用いる」。

小半夏茯苓湯(しょうはんげぶくりょうとう)『郷薬集成方』 方剤名。半夏16 赤茯苓12。「水結胸により胸悶、心悸、胸脇痛の場合、水飲により嘔吐し、心下痞、心悸、眩暈する場合に用いる」。

消斑青黛飲(しょうはんせいたいいん)『東医宝鑑』 方剤名。黄連 石膏 知母 柴胡 玄参 生地黄 梔子 犀角各4 人参 甘草各2 生姜1 大棗2。「陽毒または熱毒により、露出している皮膚に虹のような斑疹が生じ、関節が腫痛し、口渇して水を飲み、心煩して不眠の場合に用いる」。

消痞(しょうひ)[化痞] 治法。①「消痞化積」:痞積の治療法。たとえば両脇下に腫塊があり、食欲減退・腹脹・唇舌発紫・脈細などの場合に、桃仁・紅花・当帰・赤芍・丹参・三稜・蓬莪朮・香附・枳殻・鱉甲などの行気化瘀軟堅薬を同時に用いる。②食積気滞して胸脘痞満などに、行気消食薬を用いて治療することも「消痞」という。「消導」の①を参照。

消痞化積(しょうひかせき) 「消痞」を参照。

蕉尾雑記(しょうびざっき) 書名。日本江

戸時代、伊沢蘭軒(1777〜1829)の生前の医学考証に関する談を、門人の山田業広(1808〜1881)が筆録編集した書。不分巻1冊。明治5年(1872)序。

焼脾散(しょうひさん)『医林撮要』 方剤名。乾姜　草花　厚朴　砂仁　神曲　麦芽　陳皮　良姜　甘草各同量。「生冷物の食べすぎで食滞を起こし、心下冷痛する場合に用いる」。

松皮癬(しょうひせん) 証名。皮膚が松の樹の樹皮状に損害したもの。銀屑病のたぐい。浸潤肥厚して、表面が白色で皮屑があるので「白瘡」ともいう。風寒外襲して、営衛が失調したり、また風熱が毛孔に侵入し、久鬱して化燥し、皮膚が栄養されずに起こる。四肢の屈側に好発し、体幹部や頭皮などにも生じる。癬は大小ふぞろいで、患部は瘙痒し、薄い竹べらで表面を削ると屑が落ち、さらに患部の淡紅色や半透明の薄い膜が一層鮮明になり、削り続けると小さく出血点があらわれる。癬の形態は、点滴状・貨幣状・盤状・地図状などがある。慢性の経過をたどり、反復発症を繰り返す。

消痞湯(しょうひとう)『済生方』 方剤名。①人参　白朮　茯苓　陳皮　半夏各3　厚朴　枳実　沢瀉各2　黄連　縮砂　乾生姜各1.5。②半夏6　草豆蔻　炙甘草各4　柴胡2.8　陳皮　木香　乾姜各2.4　当帰　枳実各1.6　紅花0.4　生姜3。『医林撮要』「思慮し過ぎにより、気が中焦に集積し、腹部隠痛し、心下痞硬して口中無味の場合に用いる」。

上病下取(じょうびょうげしゅ) 『素問・五常政体論』に「病上に在れば、これを下に取る」(病在上、取之下)と見える。①疾病の症状の表現が上部にあれば、下部の穴位に刺針すること。たとえば失眠に足三里を刺針する。頭暈目眩に足部の太衝を刺針するなど。②疾病の症状の表現が上部にあれば、薬物で下部より治療すること。たとえば頭目眩暈・耳鳴・眼の中で花火が飛ぶような感覚・苔黄・脈洪数などの場合に、酒蒸した大黄を適量用いて、軽めに瀉下するなど。

小檳榔湯(しょうびんろうとう)『千金』 方剤名。檳榔　桂枝各3　半夏　茯苓各4　甘草　乾生姜各1.5。

少府(しょうふ) 穴名。手少陰心経。滎火穴。手掌、第5中手指節関節の近位端と同じ高さ、第4・第5中手骨の間。①清心瀉火　②清熱寧神　③調補肝腎　④通利小便　⑤化瘀通絡。

承扶(しょうふ) 穴名。足太陽膀胱経。臀部、臀溝の中点。①通調二便　②舒筋活絡　③消痔　④散風祛湿　⑤化瘀解毒

昌蒲(しょうぶ) 薬物名。通気開竅薬。辛、温、心・肝。①辟穢開竅　②養心寧神　③健胃開噤　④逐痰宣壅　⑤祛湿通痹

淨府(じょうふ) 「潔淨府」を参照。

傷風(しょうふう) 風邪に傷られて発病するのを傷風感冒という。それには「風寒」と「風熱」がある。「風寒感冒」を参照。

消風化痰湯(しょうふうけたんとう)『東医宝鑑』 方剤名。白附子　木通各4　天南星　半夏　芍薬　連翹　天満　白殭蚕　金銀花　天門冬　桔梗各2.8　白芷　防風　羌活　皂莢各2　全蝎　陳皮各16　甘草0.8　生姜5。「風痰により硬結が生じた場合に用いる」。

消風散(しょうふうさん)『外科正宗』 方剤名。①当帰　生地　防風　蝉退　知母　苦参　胡麻　荊芥　蒼朮　牛蒡子　石膏各1　甘草　木通5。「治風湿侵淫血脈、致生瘡疥、瘙痒不絶、及大人小児風熱癮疹、遍身雲片斑点、乍有乍無并効」　②荊芥　甘草各4　人参　白茯苓　白殭蚕　川芎　防風　藿香　蝉退　羌活各2　陳皮　厚朴各1.2。『東医宝鑑』「風証により頭痛、眩暈、咽喉と背部が強痛し、眼が渋り、耳鳴、鼻閉、鼻水、皮膚搔痒、蕁麻疹が出る場合、女性の血風により頭皮が浮腫して、搔痒する場合に用いる」　③荊芥　防風　当帰　生地黄　苦参　蒼朮　蝉退　胡麻　牛蒡子　知母　石膏各3　甘草　木通各1.5。「風邪、湿邪、熱邪により生ずる時復症、胞肉膠凝、眼癬、魚子石榴などに用いる」。

消風百解散(しょうふうひゃくかいさん)『東医宝鑑』 方剤名。荊芥　蒼朮　白芷　陳皮　麻黄各4　甘草2　生姜3　葱白2。「風寒に傷られて、悪寒発熱し、頭項が疼痛し、全身疼痛、咳嗽、短気、鼻乾、鼻息が荒い場合に用いる」。

し

傷風約言(しょうふうやくげん) 書名。日本江戸時代、後藤椿庵(1696〜1738)の著。傷寒・傷風に関する医論書。全1冊。享保17(1732)刊。『傷風証治約言』ともいう。本書は後藤流の古方理論を知る上での貴重な資料。

菖蒲丸(しょうぶがん)『東医宝鑑』 方剤名。①石菖蒲　人参　麦門冬　遠志　川芎　当帰各8　乳香　朱砂各4。「心気虚により5、6歳になってもしゃべらない場合に用いる」②石菖蒲　丹参各8　赤石脂12　人参20　天門冬　麦門冬各40。「適応症は①に同じ」。

小腹(しょうふく) 「腹」を参照。下腹部のこと。

少腹(しょうふく) 「腹」を参照。

勝復(しょうふく) 『五運行大論』の一年の相勝相制と先勝後復の相互関係を指す。「勝」とは勝気のこと、「復」は復気のことである。勝には能動的で強く勝るという意味があり、復には受動的で報復の意味がある。勝復の気とは、つまり一年の上半期に太過の勝気があれば、下半期には必ず相反する復気があるということ。たとえば上半期に熱気が偏盛すれば、下半期には寒気が生じ報復する。また木運不及・金気勝木・木鬱して生火・火能克金なども「復」という。勝復の一般規律は、先ず勝があれば、後に必ず報復して、その勝を報復するということである。しかしこの勝復の気は毎年必ずあるわけではない。

少腹急結(しょうふくきゅうけつ) 「少腹硬満」を参照。

小腹硬満(しょうふくこうまん) 臍以下の部位が堅硬して脹満する症状のこと。局部を押して硬くなく、脹満して拘急不舒するものは「小腹急結」という。いずれも瘀血と邪熱が互結して少腹に阻滞して起これば、畜血証である。または膀胱の気化が失調して、水が下焦に内停して起これば、蓄水証である。弁証の要点は、小便の通利と不利とにある。小便が通利するものは畜血証であり、小便が不利するものは蓄水証である。

少腹如扇(しょうふくじょせん)(少腹扇の如し) 『金匱要略・婦人妊娠病脈証并治』に見える。妊娠6、7ヶ月ころに、下腹に寒冷感があり、扇子で扇がれているような感覚がすること。これは下焦が虚寒し、陽気が胞胎を温養できずに起こる。

少腹逐瘀湯(しょうふくちくおとう)『医林改錯』 方剤名。小茴香1.5　乾姜3　延胡索3　当帰9　川芎3　肉桂3　赤芍薬6　蒲黄9　五霊脂6　没薬3。少腹の血瘀による、下腹部の腫瘤・疼痛・脹痛・月経不順・月経痛・経血が暗紫〜黒色・凝血塊・不正出血などに用いる。

小腹不仁(しょうふくふじん) 下腹部の知覚鈍麻や麻痺があること。

少腹満(しょうふくまん) 臍部の下部が脹満する状態のこと。

菖蒲散(しょうぶさん)『東医宝鑑』 方剤名。①石菖蒲　皂莢各同量。「風寒に傷られ鼻閉して、呼吸しづらい場合に用いる」　②石菖蒲　当帰各40　秦艽30　呉茱萸20。『医林撮要』「瘀血により月経不順、陰部腫痛する場合に用いる」。

生附四君子湯(しょうぶしくんしとう)『東医宝鑑』 方剤名。人参　白朮　白茯苓　甘草　附子各4　生姜5。「小児が慢脾風により顔が青く、発汗し、精神昏迷し、労倦し、嗜眠、手足厥冷、軽く瘈攣し、頻繁に吐瀉し、時に身熱する場合に用いる」。

生附除湿湯(しょうぶじょしつとう)『東医宝鑑』 方剤名。蒼朮8　附子　白朮　厚朴　木瓜　甘草各4　生姜10。「寒湿により身冷、身重、疼痛、消化不良、泄瀉したり、浮腫する場合に用いる」。

生附湯(しょうぶとう)『東医宝鑑』 方剤名。①附子　滑石各2.8　木通　半夏　瞿麥各

4.8　蜜0.5　生姜7　燈芯2。「冷淋により尿不利、尿意頻数、尿痛する場合に用いる」②蒼朮　杜仲各6　附子　牛膝　厚朴　乾姜　白朮　赤茯苓　甘草各2.8　生姜3　大棗2。「寒湿に傷られて、腰と関節が腫痛し、手足厥冷、腹満、泄瀉して浮腫する場合に用いる」。

茸附湯(じょうぶとう)『東医宝鑑』　方剤名。鹿茸　炮附子各10　生姜7。「原気と精血不足により、潮熱が出て、冷汗が出る場合、冷え性、貧血、慢性消耗性疾患などに用いる」。

上不容穴(じょうふようけつ)　穴名。新穴。胸骨傍線上、臍上6寸の両側2寸(不容穴)の上方約1横指半に取る。呑酸・胃痛・口中糜爛などを主治。

小分(しょうぶん)　「肉分」を参照。

椒粉散(しょうふんさん)『東医宝鑑』　方剤名。麻黄根8　貫仲　蛇床子各4　山椒　当帰尾　猪苓各2.4　斑猫4　軽粉　紅花各若干。「腎臓風により陰嚢攣縮、掻痒する場合に用いる」。

上餅灸法(じょうへいきゅうほう)　温灸の一つ。日本江戸時代に大村寿庵が『外科捷径俗書』で提唱。椒・姜・葱などをまぜて、ついて餅状にして瘡の上において施灸する。瘰・癧などに効果がある。

消癖丸(しょうへきがん)『東医宝鑑』　方剤名。水紅花子　神曲　麦芽各16　人参　白朮　白茯苓各12　使君子　胡黄連3　山査　香附子　三稜　蓬莪朮各8　蘆薈　阿魏　青黛　木香　檳榔　厚朴　陳皮　甘草各4。「小児が癖塊により食べものが消化せず、往来感熱し、水を多く飲み、短気、咳嗽する場合に用いる」。

小便数(しょうべんさく)　小便の回数が多いこと。

小便失禁(しょうべんしっきん)　「失溲」を参照。

小便自利(しょうべんじり)　小便が出過ぎること。

小便淋瀝(しょうべんりんれき)　症名。小便の回数が増えるが、短く渋り、たらたらと尽きないもの。本証には虚証と実証がある。「虚証」は腎気不固や脾腎両虚により起こる。「実証」は下焦の湿熱などにより起こる。

小便難(しょうべんなん)　小便が出にくくなること。

小便不利(しょうべんふり)　尿の回数が少ないもの、または尿量が少ないものをいう。

小方(しょうほう)　邪気が軽浅で、兼証が無い場合に用いる。3つの意味がある。①病勢が軽浅で、猛剤を用いる必要が無い場合。②上焦の疾病を治療できるので、分量は軽くし、数回に分けて内服する。③疾病に兼証が無いので、薬味を少なくする場合など。小方には汗法中の「葱豉湯」(葱白・淡豆豉)などがある。

消法(しょうほう)　治法。これには「消散」と「消導」の意味がある。消導導滞破積薬を用いて、食滞や気血の瘀滞により生ずる痞積などを消除すること。「消導」(消食化滞)と「消痞化積」などの方法がある。

上胞下垂(じょうほうかすい)[瞼廃]　先天性と後天性のものがある。先天性のものでは、多くは発育不全により生じ、両側に発生する。後天性のものでは、多くは脾弱気虚で脈絡が失和し、風邪が胞瞼に客して起こり、片側に発生することが多い。症状は上瞼の肌肉が無力となり、大きく眼瞼を開けることができず、頭をもたげて額にしわを寄せながら物を見る。

小方脈(しょうほうみゃく)　「幼科」の別称。今の小児科に相当する。「少小」ともいう。昔の中国の医学分科の一つで、小児を専門に治療する。

生蒲黄湯(しょうぼおうとう)『その他』　方剤名。蒲黄　旱蓮草各24　丹参　鬱金各15　荊芥　生地黄　牡丹皮各12　川芎6。「眼底出血症、眼病、血管瞳神、外障により生じた眼衄などに用いる」。

消補兼施(しょうほけんし)　「消導」を参照。

上品(じょうほん)　「三品」を参照。

し

升麻(しょうま)　薬物名。発表風熱薬。甘辛微苦、微寒、肺・胃。①散熱解表　②昇陽挙陥　③疏風清上　④宣毒透疹

升麻黄連湯(しょうまおうれんとう)『東医宝鑑』　方剤名。升麻　葛根各4　白芷2.8　細辛　甘草各2　黄連1.6　犀角　川芎　荊芥穂　薄荷各1.2。「胃熱により面赤、頭重、頭痛する場合に用いる」。

升麻葛根湯(しょうまかっこんとう)『小児薬証直結』　方剤名。①乾葛　升麻　芍薬　甘草各等分。「治傷寒、瘟疫、風熱、壮熱頭痛、肢体痛、瘡疹已発未発、并宜服之」　②葛根8　白芍　升麻　甘草各4　生姜3　葱白2。「流行性感冒により悪寒発熱し、頭重、腰と関節が痛み、鼻閉、鼻水、咳嗽する場合に用いる」。

升麻散(しょうまさん)『東医宝鑑』　方剤名。①升麻　玄参　川芎　生地黄　麦門冬各4　大黄　黄連　黄芩　甘草各2　生姜3　大棗2。「心脾の熱があり、心煩、煩熱、口中が荒れ、咽喉腫痛、大便秘結する場合に用いる」　②升麻　芍薬　人参　桔梗　葛根各10　甘草2.8。『医林撮要』「上半身に生じた癰毒、口中糜爛、咽喉腫痛する場合に用いる」　③升麻　荊芥　川芎　細辛　防風各20　露蜂房　山椒各4。『医林撮要』「風にさらされると歯痛する場合に用いる」　④升麻　木通　射干　麦門冬　蘆根各80　羚羊角40。『郷薬集成方』「流行病により高熱を発し、口中糜爛する場合に用いる」　⑤葛根120　升麻　麦門冬　射干　芍薬各80　羚羊角40。『郷薬集成方』「虚して口乾する場合に用いる」　⑥麦門冬　桑白皮各80　瓜呂根60　升麻　白茯苓各40　橘皮12。『郷薬集成方』「消渇により水腫が生じ、顔と身体が浮腫する場合に用いる」　⑦決明子　車前子　地膚子　乾姜各4　升麻　黄芩各3.2　梔子各2.8　龍胆　益母仁各2。『郷薬集成方』「肝火により眼赤、まぶたが腫れ、翳膜が生じて視力が落ちる場合に用いる」。

升麻順気湯(しょうまじゅんきとう)『医林撮要』　方剤名。升麻6　葛根　防風　白芷　黄耆　人参各4　白芍2.4　蒼朮　甘草各2　生姜　大棗各適量。「思慮しすぎたり、飲食の不摂生により、面色黒、常に飢餓感があり、口中無味、呼吸が荒い場合に用いる」。

升麻前胡湯(しょうまぜんことう)『郷薬集成方』　方剤名。升麻　前胡各100　羚羊角　葛根各80　玄参　地骨皮各40　酸棗仁4。「肝風により頭痛、眼がくらみ、胸部閉塞感、胸悶痛、精神昏迷、身体倦怠する場合に用いる」。

升麻蒼朮湯(しょうまそうじゅつとう)『東医宝鑑』　方剤名。蒼朮6　半夏4　厚朴　陳皮　枳実　桔梗　川芎　木通　升麻　柴胡各2.8　黄連　黄芩　木香　甘草各2　生姜5。「夏季や熱い地方にて、気候の影響により悪寒発熱し、胸悶、食欲不振の場合に用いる」。

升麻湯(しょうまとう)『東医宝鑑』　方剤名。①升麻8　茯神　人参　防風　犀角　羚羊角　羌活各4　桂皮2　生姜5。「熱痹により皮膚が熱く、知覚異常が生じ、あらゆる部分が痹痛し、唇が弛緩し、唇色に異常がある場合に用いる」　②陳皮　甘草各4　蒼朮　葛根　桔梗　升麻各2.8　芍薬　大黄各2　半夏　赤茯苓　白芷　当帰各1.2　枳実　乾姜各0.8　生姜5　燈心2。「風邪による腫物に用いる」　③升麻8　犀角　射干　人参　甘草各「4」。『医林撮要』「陽毒により、顔や外部に出ている部位に赤く発疹が生じた場合に用いる」。

升麻溻腫湯(しょうまとうしゅとう)『郷薬集成方』　方剤名。升麻　黄耆　防風　生地黄　川芎　細辛各40。「あらゆる腫物の初期に発赤腫痛する場合に用いる」。

升麻附子湯(しょうまぶしとう)『東医宝鑑』　方剤名。升麻　炮附子　葛根　白芷　黄耆各2.8　人参　草豆蔻　炙甘草各2　益智仁1.2　葱白3。「胃に寒湿が生じ、顔が麻痹して、悪風する場合に用いる」。

升麻鼈甲湯(しょうまべっこうとう)『東医宝鑑』　方剤名。升麻8　当帰　甘草各4.8　鼈甲4　石雄黄1.6　山椒20。「飲毒により

陰斑が生じ、胸、背部、手足に小さくて赤い斑点が生じ、手足厥冷、未消化物の泄瀉をする場合、または陽毒により顔が浮腫し、斑点が生じ、咽痛、血の混じった痰を吐く場合に用いる」。

升麻和気飲(しょうまわきいん)『東医宝鑑』 方剤名。葛根8　陳皮　甘草各6　升麻　蒼朮　桔梗各4　芍薬3　大黄2　半夏　当帰　白茯苓　白芷各1.2　枳実　乾姜各0.8　生姜5　燈心3。「身体に腫物が生じ、搔痒、腫痛、悪寒発熱する場合に用いる」。

消満(しょうまん) ①薬物で痞満を消除すること。②厚朴・枳実などの痞満を消除する効果のある薬物のこと。

承満(しょうまん) 穴名。足陽明胃経。上腹部、臍中央の上方5寸、前正中線の外方2寸。①除脹降逆　②和胃理気　③降逆止嘔

忪満(しょうまん) 胸さわぎして驚くこと。

衝脈(しょうみゃく) 奇経八脈の一つ。その脈は小腹内(胞中)に起こり、脊椎骨の内部に沿って上行する(『霊枢・五音五味篇』)。同時に陰部の両側(気衝穴の部位)より始まり、臍の両傍らを挟み向上し、胸部に至って止まる(『素問・骨空論』)。本経に病があれば、主に哮喘・腹痛・腸鳴・月経不調・不妊症などの症状と病症があらわれる。

常脈(じょうみゃく) 「平脈」を参照。

生脈散(しょうみゃくさん)『内外傷弁惑論』 方剤名。①「益気生津」を参照。②「救脱」を参照。③麦門冬8　人参　五味子各4。「心気虚により全身労倦し、元気が無く、口乾し、胸痛、短気、脈微の場合、暑熱に傷られ多汗、口乾、全身労倦、脈微の場合、肺虚により乾咳、短気、冷汗、口乾、脈微の場合に用いる」。

生脈地黄湯(しょうみゃくじおうとう)『補陽処方集』 方剤名。熟地黄　山薬　山茱萸　麦門冬各6　人参　五味子　白茯苓　牡丹皮　沢瀉各4。「肺腎の陰虚により咳嗽、短気、濃い痰が出て、胸悶、手足心熱、潮熱と冷汗が出て、口渇する場合に用いる」。

周命新(しゅうめいしん) 人名。朝鮮李朝時代の医家、本貫は尚州、号は岐下、粛宗時の医人。景宗4年(1724)『医門宝鑑』を著述。

睫毛(しょうもう) 「睫」を参照。

睫毛倒入(しょうもうとうにゅう) 「拳毛倒睫」を参照。

椒目丸(しょうもくがん)『東医宝鑑』 方剤名。蒼朮80　山椒40。「肝腎虚により視界に黒い模様が見えて、視力が落ちる場合に用いる」。

章門(しょうもん) 穴名。足厥陰肝経。脾の募穴、臓会、足厥陰と足少陽と帯脈の交会穴。側腹部、第11肋骨端下縁。①活血化瘀　②降逆和中　③疏肝健脾　④清散積塊　⑤清心熱

衝門(しょうもん) 穴名。足太陰脾経。足太陰と厥陰と陰維脈との交会穴。鼠径部、鼠径溝、大腿動脈拍動部の外方。①温経活血　②調中益気　③行気化湿　④調理肝腎　⑤清湿熱

生薬(しょうやく) 動物・植物・鉱物などを漢方で使用する薬物にしたもの。

上薬(じょうやく) 『神農本草経』における薬物の分類法の一つ。薬物を上中下に分類し、それを天地人に配している。上薬は120種。「命を養い天に応ず」「毒無く久服しても人を傷らず、軽身・益気・不老延年を得る」とある。

生薬学(しょうやくがく) 薬物の起源・形状・性質・成分・応用・用量などを研究する学問のこと。古代の本草学に相当する。

少陽(しょうよう) 経脈名の一つ。陽気減弱の意味もある。経脈の位置は半表半裏にあり、太陽と陽明の中間にあるので、そこで「少陽為枢」(『素問・陰陽離合論』、「開・合・枢」を参照)といわれる。つまり本経は、太陽と陽明の間にあって重要な役割をしていることをいう。

商陽(しょうよう) 穴名。手陽明大腸経。井穴。示指、末節骨橈側、爪甲角の近位外方0.1寸(指寸)、爪甲橈側縁の垂線と爪甲基底

部の水平線の交点。①清熱消腫　②通経利咽　③清心開竅　④清脳蘇厥　⑤疏瀉陽明。

衝陽（しょうよう）　穴名。足陽明胃経。原穴。足背、第２中足骨底部と中間楔状骨の間、足背動脈拍動部。①運脾化湿　②通絡寧神　③和胃化痰　④鎮驚安神

し

消癰（しょうよう）　癰は陽性に属す瘡腫であり、多くは鬱熱して成毒し、血気が流通せず、営衛が阻害されて起こる。初期には活血通絡薬や清熱解毒薬を用いて消散し、潰瘍させないようにすること。

傷陽（しょうよう）　陽気が受傷すること。各種の急性病や慢性病に見られる。たとえば寒邪が「直中三陰」した場合、温熱病で寒涼薬を過服した場合、または発汗や瀉下過多した場合、熱病の末期、または水湿の停留などの場合には、いずれも陽気を損傷してしまい、「陽虚」の症候があらわれる。この他に、情志の過度の刺激でも陽気を損傷する。たとえば過度に暴怒すると、心神浮越し、陽気が耗散しやすく、心悸・怔忡・精神恍惚・失眠などの症状が見られる。

少陽維穴（しょうよういけつ）　穴名。奇穴。足の内踝とアキレス腱の間（太溪穴）とその直上２寸（復溜穴）の中間、内踝の後ろ１寸に取る。脚気などを主治。

少陽為枢（しょうよういすう）　「少陽」を参照。

逍遥飲（しょうよういん）『郷薬集成方』　方剤名。柴胡　白茯苓　芍薬　白朮　当帰各80。「女性の血風により心煩、胸悶、口乾、咳嗽、手足無力で嗜臥、関節が発赤する場合に用いる」。

升陽益胃散（しょうようえきいさん）『東医宝鑑』　方剤名。連翹８　羌活　藁本　黄耆　炙甘草各６　知母　生地黄　黄芩　桔梗　甘草各４　沢瀉2.8　独活　防風　黄連　黄柏　人参　陳皮　当帰尾　蘇木　防已各２。「首筋や背部に生じた癰疽などのあらゆる悪瘡に用いるが、化膿しないのは化膿させ、化膿したものは潰えさせる」。

升陽益胃湯（しょうようえきいとう）『東医宝鑑』　方剤名。黄耆８　人参　半夏　甘草各４　羌活　独活　防風　白芍各2.8　陳皮２　柴胡　白朮　白茯苓　沢瀉各1.2　黄連0.8　生姜３　大棗２。「脾胃虚弱により身体労倦し、嗜臥、手足不利、口中無味、消化不良、身重、関節痛、口乾、大小便不利、悪寒、顔に黄疸が出る場合に用いる」。

升陽益気附子湯（しょうようえっきぶしとう）『四象診療』　方剤名。人参　桂枝　白芍　黄耆各８　何首烏　肉桂　当帰　甘草　附子各４。「少陰人の亡陽症に用いる」。

逍遙散（しょうようさん）『太平恵民和剤局方』　方剤名。柴胡　当帰　白芍薬　白朮　茯苓各９　炙甘草4.5　生姜３　薄荷１。肝鬱血虚・脾失健運による、憂鬱感・抑鬱易怒・胸脇脹痛・烘熱・頭痛・眩暈・口燥咽乾・月経不順・乳房脹痛・食欲不振・易疲労・脈弦などに用いる。

逍遥散（しょうようさん）『東医宝鑑』　方剤名。白朮　白芍　白茯苓　柴胡　当帰　麦門冬各４　甘草　薄荷各２　生姜３。「脇痛、悪寒発熱し、頭痛、眩暈、口中無味、心下痞硬する場合、月経不順、心煩、手足煩熱、乳房が熱痛する場合に用いる」。

升陽散火湯（しょうようさんかとう）『東医宝鑑』　方剤名。①升麻　葛根　羌活　独活　白芍　人参各４　柴胡　炙甘草各2.4　防風２　甘草1.6。「気と痰が滞り、悪心、胸悶、眩暈、頭痛、口渇、引飲する場合、五心煩熱、皮膚が熱く、心煩、全身倦怠する場合に用いる」　②人参　当帰　白芍　柴胡　黄芩　白芍　麦門冬　陳皮　茯神　甘草各４　生姜３　大棗２。「傷寒により肝熱が肺を侵犯して、元気が虚弱し、精神安寧せず、譫語し、精神昏迷、手足をばたつかせる撮空症に用いる」　③升麻　葛根　蔓荊子　白芍　羌活　独活　甘草　人参各４　柴胡　香附子　白殭蚕各６　川芎2.4　生姜１　大棗１。『その他』「頬瘍または骨槽風などに用いる」。

升陽順気湯（しょうようじゅんきとう）『東医宝鑑』　方剤名。黄耆８　人参　半夏各４

神曲3　当帰　草豆蔻　陳皮　升麻　柴胡各2　黄柏　炙甘草各1　生姜3。「内傷七情により常に憂鬱で、春季には口中無味、夏季には悪寒し、胸腹が硬満し、食べなくても腹満する場合に用いる」。

少陽症（しょうようしょう）　口苦・咽乾・目眩などを主症とするもの。

升陽除湿湯（しょうようじょしつとう）『東医宝鑑』　方剤名。①蒼朮6　升麻　柴胡　羌活　防風　神曲　沢瀉　猪苓各2.8　陳皮　麦芽　炙甘草各2。「脾胃虚弱により泄瀉し、腹痛、口中無味、疲倦して元気がない場合に用いる」　②黄耆　蒼朮　羌活各4　柴胡　升麻　防風　藁本　炙甘草各2.8　蔓荊子2　当帰　独活各1.2。「脾胃虚弱や湿熱による不正子宮出血などに用いる」。

升陽除湿和血湯（しょうようじょしつわけつとう）『東医宝鑑』　方剤名。白芍6　黄耆　炙甘草各4　陳皮　升麻各2.8　生地黄　牡丹皮　甘草各2　当帰　熟地黄　蒼朮　秦艽　肉桂各1.2。「腸癖により血が混じった泄瀉をし、腹痛する場合に用いる」。

少陽中風（しょうようちゅうふう）　少陽病状に中風症状があらわれるもの。

升陽調経湯（しょうようちょうけいとう）『東医宝鑑』　方剤名。柴胡　羌活　蒼朮　黄耆各4　当帰　防風　升麻　藁本　甘草各2.8　蔓荊子2　独活1.2。「中気下陥により全身が労倦し、消化不良、不正子宮出血が止まらない場合に用いる」。

少陽半表半裏（しょうようはんぴょうはんり）　半表に偏するものは、寒熱往来し、胸脇苦悶し、黙々として食べたがらず、心煩喜嘔などがあらわれる。この場合は小柴胡湯を用いて和解させる。半裏に偏するものは、嘔止まず、心下急、鬱々として微煩などがみられる。この場合は大柴胡湯を用いて表裏双解する。

少陽病（しょうようびょう）　六経の一つ。常見症状は、口苦咽乾・目眩・往来寒熱・胸脇満悶・心煩喜嘔・不欲食・脈弦などである。熱型の特徴は往来寒熱であり、発熱していないのに悪寒し、全身疼痛などの表証が見られる。または発熱しているのに悪寒しない、大便燥結などの裏証がある。さらに脇下硬満などの症状もともなう。つまり病邪が太陽の表位には無いが、陽明の裏位にも入っていない。そこで少陽病を「半表半裏」証という。

升陽補胃湯（しょうようほいとう）『東医宝鑑』　方剤名。白芍6　升麻　羌活　黄耆各4　生地黄　熟地黄　独活　柴胡　防風　牡丹皮　炙甘草各2　当帰　葛根各1.2　肉桂0.8。「湿毒により血泡が混じった泄瀉をし、腰と腹が落ちるような感覚がある場合に用いる」。

升陽補気湯（しょうようほきとう）『東医宝鑑』　方剤名。柴胡6　生地黄4　升麻　沢瀉　白芍　防風　羌活　独活　甘草各2.8　厚朴2　生姜3　大棗2。「飲食不摂生や過労により、脾胃が虚して、息が荒く、気力がなく、手足倦怠、食後に精神が朦朧とし、嗜臥、五心煩熱する場合に用いる」。

衝陽脈（しょうようみゃく）　「趺陽脈」を参照。

小陽脈卑（しょうようみゃくひ）　少陽脈とは、足の外踝の陽輔穴の前の動脈のこと。「卑」とは沈溺のこと。

小羅皂丸（しょうらそうがん）『東医宝鑑』　方剤名。羅蔔子80　皂莢20　天南星　瓜呂仁　貝殻粉40。「慢性のぜんそくにより短気、多痰の場合に用いる」。

商陸（しょうりく）　薬物名。逐水薬。苦、寒、毒、腎。①利水消腫　②解毒消癰

商陸散（しょうりくさん）『郷薬集成方』　方剤名。①沢瀉　商陸各同量。「小児が身体浮腫し、腹満し、短気、尿不利の場合に用いる」　②商陸　昆布各40　射干　木通　羚羊角　杏仁各20　牛蒡子1.2。「小児ののどに癭気が集積し、胸悶、のどが詰まるような感覚がある場合に用いる」。

商陸湯（しょうりくとう）『東薬と健康』　方剤名。商陸2　沢瀉　杜仲各3。「慢性腎炎により尿少、咽腫、腰痛、時に血圧が高く

なる場合に用いる」。

小龍薈丸(しょうりゅうかいがん)『東医宝鑑』 方剤名。当帰　龍胆　梔子　黄連　川芎　大黄各20　蘆薈12　木香4。「肝火が盛んで胸脇が痛み、煩躁する場合に用いる」。

上髎(じょうりょう) 穴名。足太陽膀胱経。仙骨部、第1後仙骨孔。①調経止帯　②補益下焦　③強健腰膝　④調経種子　⑤舒筋活絡

消瘰丸(しょうるいがん)『処方集』 方剤名。玄参　陳皮　貝母各40。「瘰癧に用いる」。

承霊(しょうれい) 穴名。足少陽胆経。禁針穴。足少陽と陽維脈の交会穴。頭部、前髪際から入ること4寸、瞳孔線上。①清脳通竅　②活絡散風　③宣通鼻竅　④清頭明目

瘴癘(しょうれい) 悪性の瘧疾のこと。悪性の毒気・山嵐瘴気・瘴毒ともいう。

消濼(しょうれき) 穴名。手少陽三焦経。上腕後面、肘頭と肩峰角を結ぶ線上、肘頭の上方5寸。①清熱止痛　②清心寧神　③疏筋活絡　④清頭散風　⑤清三焦熱

上廉(じょうれん) 1)「廉」を参照。2)穴名。手陽明大腸経。前腕後外側、陽谿と曲池を結ぶ線上、肘窩横紋の下方3寸。①理気通腑　②清利腸胃　③祛湿行湿　④利関節　⑤通経活絡

上廉泉穴(じょうれんせんけつ) 穴名。奇穴。前頚部正中、下顎下縁と舌骨のあいだの陥凹部に取る。譫語・流延・咽頭腫痛などを主治。

蒸露(じょうろ) 薬物を蒸留法で露を作ること。金銀花露・藿香露・薄荷露などがある。

至陽六之灸穴(しようろくのきゅうけつ) 穴名。奇穴。背部、第7胸椎棘突起下(至陽穴)を中点として両側0.5寸に2穴、この2穴の上下0.5寸に各4穴で、計6穴。胃疾患などを主治。

尚論篇(しょうろんへん) 書名。中国清代、喩昌(嘉言)の著。1648年。全8巻。方有執の『傷寒論条弁』に注釈をつけた書。

冲和膏(しょうわこう)『その他』 方剤名。紫荊皮150　独活90　芍薬60　白芷30　石菖蒲45。「癰疽、疔瘡などの瘡癰の初期に用いる」。

冲和散(しょうわさん)『東医宝鑑』 方剤名。蒼朮16　荊芥8　甘草4。「風寒感冒で発熱、頭痛、鼻水、くしゃみが出る場合に用いる」。

冲和補気湯(しょうわほきとう)『東医宝鑑』 方剤名。黄耆8　蒼朮　陳皮各6　人参　白朮　白芍　沢瀉　猪苓各4　羌活2.8　升麻　甘草各2　独活　当帰　黄柏各1.2　柴胡　神曲　木香　草豆蔲　麻黄　黄連各0.8。「気虚により湿が生じ、手足疲倦、脈弱、感覚鈍麻、眩暈、視界が暗い場合に用いる」。

冲和養胃湯(しょうわよういとう)『東医宝鑑』 方剤名。黄耆　羌活各4　人参　白朮　升麻　葛根　当帰　炙甘草各2.8　柴胡　白芍各2　防風　白茯苓各1.2　五味子0.8　乾姜0.4　黄芩　黄連各2。「脾胃虚弱で心火と三焦熱が盛んで生じた内障で、視界がぼやけてよく見えない場合に用いる」。

暑温(しょおん) 夏季に暑邪を感受して発病する熱性病のこと。症状は発病するとすぐに発熱身困し、汗大出・背微悪寒・傷寒に似る・右脈は洪大で数・左脈は逆に右にくらべて小・頭暈頭痛・面垢歯燥・口渇引飲・面赤心煩悪熱・大便秘または瀉、または瀉しても不快などが見られる。

諸温夾毒(しょおんきょうどく) 「温毒」を参照。

暑温夾癘(しょおんきょうまん) 「暑温」を参照。

女科(じょか) 「婦科」を参照。

舒解肝鬱(じょかいかんうつ) 治法。肝気は疏泄を好む。もし肝気が鬱結すると、脇肋や心下が痛み、頭暈、食不振などが見られる。このような場合に疏肝解鬱する方法のこと。

暑咳(しょがい) 症名。暑邪を感受して、暑気が傷肺して咳するもの。主な症状は咳嗽・痰少または無痰・身熱・口渇・心煩、または胸悶脇痛・尿赤・脈濡滑で数などが

見られる。

女科経論(じょかけいろん)　書名。中国清代、蕭壎(賡六)の著。1689年。全8巻。月経・胎前・産後・崩淋・帯下・雑病の各編に分け、虚実寒熱を識別し、治療法について詳述している。

女科摘要(じょかてきよう)　書名。日本江戸時代、早川俊城(生没年不詳)の著。婦人科医書。全3巻。安永2年(1773)刊。中国歴代の医書を引用して婦人科領域の疾病治療を記している。

舒肝(じょかん)　「疏肝」を参照。

諸寒之而熱者取之陰(しょかんしじねつしゃしゅしいん)(もろもろのこれを寒すれど、熱するものはこれを陰に取る)　『素問・至真要大論』に見える。苦寒薬を用いて熱証を治療して、逆に熱がひどくなるのは、有余の熱証ではなく、腎陰(真陰)不足の虚熱なので、腎陰を滋補しなければならないということ。「壮水之主、以制陽光」を参照。

助気丸(じょきがん)『医林撮要』　方剤名。三稜　蓬莪朮各128　橘皮　陳皮　白朮各60　檳榔　枳実　木香各40。「三焦の気不和により、胸脇苦満の場合、玄癖、積聚、気塊が生じた場合に用いる」。

暑瘧(しょぎゃく)　暑邪が内鬱しているところに、秋涼の気を感受して誘発される瘧疾のこと。症状は悪寒壮熱・無汗・煩渇引飲・脈弦数や洪数、または着衣が煩わしいが、脱ぐと寒い、大いに汗出した後に熱が退くなどの症候がみられる。

如瘧状(じょぎゃくじょう)(瘧状の如し)　悪寒発熱することは瘧状に似ているが、その悪寒発熱が1日に2、3回起こり、瘧疾の悪寒は一定の時間に発作を起こすこととは異なるので、本来の瘧状ではないということから「瘧状の如し」という。

如狂(じょきょう)　意識がはっきりせず、支離滅裂なことをしゃべり、歩き回り、まるで発狂したよう見えるが、まだ発狂に至っていないもの。

舒筋散(じょきんさん)『東医宝鑑』　方剤名。延胡索　当帰　桂心各同量。「挫傷により瘀血が生じ、腰痛する場合、瘀血により腹痛する場合、寒邪により脚痛する場合に用いる」。

如銀内障(じょぎんないしょう)　「円翳内障」を参照。

舒筋保安散(じょきんほあんさん)『東医宝鑑』　方剤名。木瓜200　萆解　五霊脂　牛膝　続断　白僵蚕　烏薬　白芍　天麻　威霊仙　黄耆　当帰　防風　虎骨各40。「中風により半身不随、筋肉攣痛、無力の場合、乾脚気、湿脚気と痹症により、手足のあらゆる場所が痛み、手足が不利する場合に用いる」。

食(しょく)　①「蝕」に通ず。侵蝕、消耗のこと。『素問・陰陽応象大論』に「壮火は気を食う」(壮火食気)と見える。つまり過度に亢盛な陽気は元気を消耗させるということ。②「飼」に同じ。延長、依存のこと。『素問・陰陽応象大論』に「精は気を食う」(精食気)と見える。精は気に依存して生ずるということ。「形は味を食う」(形食味)とは形体は食物の営養に依存しているということ。

食医(しょくい)　中国周時代の専門医の一つ。帝王のために飲食衛生を管理した医師のこと。現在の栄養医に相当する。「疾医」を参照。

食亦(しょくえき)　古代の病名。『素問・気厥論』に見える。つまり「中消」証のこと。また亦は「㑊」に通じ、怠惰の意味。食べても飢え、逆に消瘦身倦すること。中焦の燥熱により起こる。

食塩(しょくえん)　薬物名。鹹。寒。胃・肺・腎。①涌吐宿食痰涎毒物。宿食の腹満や腹痛、あるいは胸中痰飲による胸中苦悶、あるいは痰迷心竅による精神異常などに、単味を湯に溶いて飽和させたものを服用させて吐かせる(塩湯探吐方)。毒物の誤飲・誤食にも用いる。②清火涼血解毒。歯齦出血や風熱の止痛に、単味をすりこむ。

食塩鉄灸(しょくえんてつきゅう)　温灸法の一つ。直径10mmの円筒状の筒の底にガーゼを敷き、その上に食塩と酸化鉄を混合したものを置き、そこに艾を置いて燃焼する方法。下痢・食欲不振などに適用する。

食遠服(しょくえんぷく)　食事後しばらく時間をおいて服薬すること。つまり食間に服薬すること。脾胃の疾病や瀉下薬は食間に服薬する。

し

食癎(しょくかん)　癎証の一つ。小児に見られ、乳食により傷られて生ずる。

食瘧(しょくぎゃく)　飲食が停滞した所に、外邪を感受して起こる瘧疾のこと。その特徴は、悪寒発熱が交互に起こり、悪寒が止めば発熱し、発熱が止めば悪寒する。さらに噯気・納呆・食するとすぐに吐逆する・腹脹脘悶などもともなう。

食厥(しょくけつ)　飲食不節により起こる厥証のこと。「食中」ともいう。暴飲暴食ののちに、風寒を感受する、または情志が触動し、食が中脘に停滞し、気逆し上壅して、清竅が閉塞して昏厥する。症状は脘腹脹満・噯気食物腐臭・舌苔厚膩・脈滑数などが見られる。しかし食物を吐出するとすぐに回復する。

色克病(しょくこくびょう)　「病色相克」を参照。

食指(しょくし)　人差し指(次指)のこと。

食時(しょくじ)　「十二時」を参照。

蝕死肌(しょくしき)　腐蝕し壊死した肌肉のこと。多くは瘡や癰が潰爛した後に、腐肉が摘出されずに生ずる。

蜀漆(しょくしつ)　薬物名。苦・辛。寒。小毒。肺・心・肝。吐痰行水。喀出したい痰が喀出できない、胸中に痰飲があり胸が脹って苦しいなどに用いる。性味・帰経・効能・用量などは、「常山」と同様であるが、涌吐の効力が常山より強い。

食臭(しょくしゅう)　食物が胃に停滞し、腐敗発酵して生じる臭気のこと。

蜀椒(しょくしょう)　薬物名。温裏祛寒薬。辛、温、毒、肺・胃・腎。①祛寒止痛　②燥湿止瀉　③殺虫消積

触診(しょくしん)　「切診」を参照。

食瀉(しょくしゃ)　傷食により泄瀉を起こすこと。症状は呑酸穢臭・食べ物のにおいを嫌う・胸脘痞悶・腹痛して泄瀉・泄瀉の後に減痛・苔膩などが見られる。これは飲食不節により脾胃を傷り、脾の健運が失調して起こる。そこで「飲食おのずから倍すれば、腸胃乃ち傷る」(飲食自倍、腸胃乃傷)という(『素問・痹論』)。

色悴(しょくすい)　面色が憔悴して無華(つやが無い)することで、慢性病の表現である。もし久病で、面色が枯槁して潤いが無いものは「夭然不沢」という。これも慢性病の表現であり、気血虧損して胃気が尽きそうな現象である。

食積(しょくせき)　「宿食」を参照。

食躁(しょくそう)　食後に悪心・膨満・煩熱が起こるもの。

褥瘡(じょくそう)　床ずれのこと。長期臥床にともなう皮膚の潰瘍性変化のこと。

食倉穴(しょくそうけつ)　穴名。奇穴。上腹部、正中線上で臍上4寸(中脘穴)の両側1.5寸に取る。脾胃疾患などを主治。

食滞(しょくたい)　「傷食」を参照。

食滞胃脘(しょくたいいかん)　飲食不摂により胃脘部に滞留して、消化できなければ、上腹脹痛・噯腐・嘔吐・厭食・舌苔厚膩・脈滑などの症状があらわれる。

食痰(しょくたん)　飽食により痰がよく出るもの。

食治(しょくち)[食療]　食物を応用して疾病に対して治療と調理を行うこと。食物にはそれぞれ異なる性味があり、各臓器の疾病について治効作用がある。唐代の孫思邈の『千金要方』には食治門があり、『内経』から唐代以前の食物治療の学説を集大成するとともに、多くの植物の性味と治療作用について叙述している。これは著名な食事専門書の一つである。

食中(しょくちゅう)　「食厥」を参照。

食竇(しょくとく)　穴名。足太陰脾経。前胸部、第5肋間、前正中線の外方6寸。①健脾和胃　②降逆止嘔　③行気通乳　④宣肺

平喘　⑤利水消腫

食毒（しょくどく）　宿食や自家中毒のこと。

食肉則遺（しょくにくそくい）　「食肉則復」を参照。

食肉則復（しょくにくそくふく）　「食肉則遺」をもいう。「復」とは復発のこと、「遺」は遺留のこと。急性熱性病の回復期などは、消化機能が低下している場合に、脂っこく生臭く濃い味の肉類を多食すると、体温が再び上昇して、病状が再発する現象のこと。特に小児などで起こしやすい。

褥熱（じょくねつ）　産褥熱のこと。

食痹（しょくひ）　『素問・脈要精微論』に見える。胃病の一つ。主な症状は飲食物が胃に入ると上腹部に悶痛感があり、吐出すると快適になる。多くは肝気乗胃し胃脘気滞して起こる。

食品弁明（しょくひんべんめい）　書名。日本江戸時代、鈴木重遠（生没年不詳）の原著。中根正甫の編著。食物本草書。不分巻1冊。宝暦10年（1760）序。

食復（しょくふく）　労復の一つ。久病や大病が回復したばかりに、飲食不節により脾胃の消化と吸収に影響して、疾病が再発すること。特に小児の熱病で、熱が引ききらないうちに、味の濃いものや脂っこい肉類などを食べ過ぎると、再発を起こしやすい。

食療（しょくりょう）　「食治」を参照。

食療纂要（しょくりょうさんよう）　書名。朝鮮李朝時代の書、亡失。詳細伝不詳。全循義の撰。本書は飲食物に対する医学的説明を記した書。

食療正要（しょくりょうせいよう）　書名。日本江戸時代、松岡玄達（1668～1746）の原著。食物本草書。全4巻。明和6年（1769）刊。433品目を収録する。

蓐癆（じょくろう）　妊婦が出産後に、気血欠損や栄養失調または過労し、その上風冷に傷られたために起こる病症のこと。主な症状は頭暈・四肢抽搐・煩悶・口渇・盗汗・咳嗽・寒熱往来・食不化・消痩などが見られる。

暑痙（しょけい）　「暑風」を参照。

舒経湯（じょけいとう）『東医宝鑑』　方剤名。姜黄8　当帰　海桐皮　白朮　芍薬各4　羌活　甘草各2　生姜3。「気血不通により足が疼痛し、動かし辛い場合に用いる」。

暑厥（しょけつ）　中暑の患者が神志昏迷・手足厥冷して、肘や膝までが冷える症状があらわれるもの。

助元散（じょげんさん）『東医宝鑑』　方剤名。白朮120　白茯苓　陳皮各40　蓮実60　麦芽20。「老人や虚弱なものが口中無味、消化不良、腹満、げっぷなどが出る場合に用いる」。

諸蠱保命丹（しょこほめいたん）『東医宝鑑』　方剤名。麦芽900　緑礬　大棗　香附子各600　肉蓯蓉120。「臌脹により腹満し、疼痛する場合に用いる」。

暑瘵（しょさい）　暑熱を感受して、突然喀血咳嗽して「癆瘵」のような病症をあらわすこと。これは暑熱傷肺して肺絡が蒸迫して起こる。症状は煩熱口渇・咳嗽気喘・頭目不清・喀血・衄血・脈洪で芤などがあらわれる。もし暑熱に湿邪が絡むと、口渇は無く白滑苔となる。

初持、久持（しょじ、きゅうじ）　脈診時の按脈の時間の長さのこと。普通は按脈は1分ほどにする。しかし間歇脈（促・結・代）などでは、3～5分間按脈して詳しく診る。この他に脈診をされることや、その環境に慣れないと脈気に影響することがあり、初めは仮象があらわれて、しばらくして本来の脈象を見せることがあるので注意する。

徐之才（じょしさい、492～572）　人名。中国南北朝時代の医家。字は士茂。丹陽の人。代々医家の家系で、父も伯父も名医として知られた。薬物に詳しく、『雷公薬対』に手を加え、整備した。

暑湿（しょしつ）　暑熱に湿邪が絡むもの。主な症状は胸脘痞悶・心煩・身熱・舌苔黄膩となる。暑湿が中焦に困阻すると、燥熱煩渇・汗多尿少・胸脘痞悶・身重困倦などが見られる。暑湿が三焦に弥漫すると、咳

し

嗽・身熱面赤・胸脘痞悶・大便稀臭・小便短赤、ひどくなれば喀痰滞血などが見られる。暑湿が内蘊して風寒を外感すると、頭痛身熱・悪寒無汗・身体拘急不舒・胸悶心煩・舌苔白膩などが見られる。

し

除湿(じょしつ) 治法。薬を用いて湿邪を除去すること。外部から解したり、または内部から滲すこと。いずれも「除湿」という。薬物では羌活・秦艽・苡仁・白朮などにこの作用がある。

除湿益気丸(じょしつえっきがん)『郷薬集成方』 方剤名。枳実　白朮　黄芩　神曲各40　羅蔔子20　紅花12。「飲食物が滞り、心下痞硬、身重する場合に用いる」。

女膝穴(じょしつけつ) 穴名。奇穴。足の後ろ正中、踵骨上、赤白肉の際に取る。歯齦潰爛・腹痛などを主治。

除湿健脾湯(じょしつけんぴとう)『東医宝鑑』 方剤名。白朮6　蒼朮　白茯苓　白芍各4　当帰　陳皮各3.2　猪苓　沢瀉各2.8　厚朴　防風各2.4　升麻　柴胡各2　甘草1.6　生姜3　大棗2。「脾胃虚弱により頻繁に嘔吐し、口中無味、消化不良、全身疲倦、身重、浮腫、尿量減少の場合に用いる」。

除湿湯(じょしつとう)『東医宝鑑』 方剤名。①蒼朮　厚朴　半夏各6　藿香　陳皮各3　甘草2　生姜7　大棗2。「中焦に湿が盛んで、口中無味、腹満、身重、浮腫、手足痛の場合に用いる」　②半夏曲　厚朴　蒼朮各80　藿香　陳皮　白朮　白茯苓各40　甘草28。「湿が盛んで身重、腹満、尿不利、吐瀉する場合、腰痛、下肢浮腫する場合に用いる」。

暑湿流注(しょしつるちゅう) 「湿痰流注」を参照。

女子胞(じょしほう) 「胞宮」「胞臓」「子臓」ともいう。子宮のこと。主な機能は、月経の通調と懐妊である。女子胞の生理機能と五臓の腎・肝・心・脾、経絡の衝脈・任脈などとは密接な関係がある。つまり女性の年齢による月経の変化と、腎気の盛衰とは関係があり、肝は蔵血の臓であり、心は血液の運行をつかさどり、脾は血液を統摂する。衝脈は「血海」といい、任脈は胞胎をつかさどり、この二脈は流通しているので、月経は定期的に来潮し、さらに懐妊しやすくする。しかし衝脈と任脈が正常に機能を発揮するには、腎に依存している。したがって腎精と腎気の充旺は、女子胞の生理機能と密接に関係しているのである。

暑瀉(しょしゃ) 熱瀉の一つ。これは暑熱の邪を感受することにより起こる。主な症状は水が流れるように瀉下し、または粘稠便を瀉下し、煩渇・尿赤・自汗・面垢・脈濡数などがみられる。

除邪悪気(じょじゃあくき) 邪悪不正の気を除去したり、伝染性の疾患を予防または治療したり、または精神異常の病症を治療することをすべて「除邪悪気」という。

徐春甫(じょしゅんぽ、生没年不詳) 人名。中国明時代の医家。汪宦について医を学び、後に太医院の官についた。湯液・針灸ともに重視し、また李杲の学説を重んじた。『古今医統大全』全100巻(1556年)、『医学捷径』の著者。

所勝(しょしょう) 「勝」は克に同じ。五行の相克関係において、「我克」(我に克(か)つ)を「所勝」という。つまり「木克土」では、土は木の克つところなので、土は木の「所勝」であるという。

如神湯(じょしんとう)『東医宝鑑』 方剤名。①延胡索　当帰　桂心　杜仲各同量。「腰部が刺痛する場合に用いる」　②延胡索　当帰　桂心　香附子　木香各同量。『四象診療』「少陰人の腰痛に用いる」。

如聖丸(じょせいがん)『東医宝鑑』 方剤名。黄連　胡黄連　蕪荑　四君子各40　麝香2　蟾酥5。「小児の冷熱疳により眼瞼が腫脹し、口唇が乾燥し、潮熱が出て、腹満して、便秘と泄瀉が交互に起こる場合に用いる」。

如聖勝金錠(じょせいしょうきんじょう)『東医宝鑑』 方剤名。乳香　川芎　薄荷　烏頭　芒硝　生地黄各同量。「重舌や木舌、突然咽喉腫痛し、息遣いが荒い場合に用いる」。

所生病(しょせいびょう)　邪が経脈の血分に入ると、血が閉塞して経脈を濡養できずに疾病を起こす。このように血により起こる病を「所生病」という。

暑泄(しょせつ)　暑熱の邪により起こる泄瀉のこと。『東医宝鑑』に「煩渇して尿赤く、暴瀉すること水の如し」と見える。

暑癤(しょせつ)　「痱毒」「熱毒」ともいう。暑い日に発生する小型の癤腫のこと。多くは疹をかいたあとに感染して起こる。本症は小児や初産の妊婦に好発し、顔面部に生じやすい。

徐大椿(じょだいちん、1693〜1771)　人名。中国の医家。字は霊胎。晩年は洄溪に隠居し、自ら洄溪老人と号した。諸芸に通じ、研究せざるものなしというほどの博学で、特に医術に優れていた。著書には『医学源流論』『内経詮釈』『難経経釈』『神農本草経百種録』『蘭台軌範』『洄溪医案』などがある。

諸遅(しょち)　諸機能の発育が遅いこと。

初中(しょちゅう)　1年の360日を分けて6歩とし、さらに毎歩を初気と中気に分ける。

諸虫(しょちゅう)　人体に寄生して病気を引き起こす各種の虫類のこと。最もよく見られるものは、腸道の寄生虫である。

除中(じょちゅう)　古代の病名。『傷寒論』に見える。「除」は消えて無くなること、「中」は中焦脾胃の気のこと。疾病が重篤な状態になると、元来食欲が無いものが、突然暴飲暴食すること。これは中焦脾胃の気が絶えようとしている異常現象である。

女貞子(じょていし)　薬物名。養陰薬。甘苦、平、肝・腎。①養陰清熱　②堅骨壮腰　③補肝明目

諸転反戻(しょてんはんれい)　「諸」とは反と解し、「転」とは左右にねじれること、「反」とは角弓反張のこと、「戻」とはねじり曲がること。いずれも症状を形容している。つまり、身体が反り返って、ねじり曲がる症状を指す。

暑熱(しょねつ)　①病因。暑邪のこと。『素問・五運行大論』に「それ天に在りては熱となり、地に在りては火となり、…その性は暑となる」(其在天為熱、在地為火、…其性為暑)と見える。②外感暑邪の発熱の病症のこと。「暑熱症」を参照。

諸熱之而寒者取之陽(しょねつしじかんしゃしゅしよう)(もろもろのこれを熱すれども寒する者はこれを陽に取る)　『素問・至真要大論』に見える。辛熱薬で寒証を治療したら、寒証が逆にひどくなること。これは外感寒邪の寒証ではなく、腎陽(真陽)不足による虚寒なので、温補腎陽しなくてはならない。「益火之原、以消陰翳」を参照。

暑熱証(しょねつしょう)　①広義の暑熱の日の熱証を指す。②狭義では小児の夏季熱(古くは「注夏」という)を指す。幼児が毎年夏季になると長期に発熱し、または夕方に発熱し朝は熱は下がる、または朝に発熱して夕方に熱が下がる。さらに口渇・多尿・無汗や少汗などの症状もともなう。発病原因は、幼児期は陰気がまだ充実せず、陽気もまだ盛んにならず、炎熱の気候に耐えられずに熏蒸して起こる。病が後期になると、元気が受損して、上実下虚の症状があらわれる。「注夏」を参照。

蹠跛(しょひ)　跛行のこと。正常に歩けないこと。

暑病(しょびょう)　暑は六淫の一つで、夏季の主気である。夏季に暑熱の邪気を感受して発生する多くの急性熱病の総称。しかし狭義では、暑温・中暑・感暑などの病症を指す。

諸病源候論(しょびょうげんこうろん)　書名・中国隋代、巣元方の著。610年。全50巻。67門、1720節に分け、各科の疾病の病因、病状について詳述している。

諸病食性禁好物(しょびょうしょくせいきんこうぶつ)　書名。日本江戸時代の書、編著者不詳。食養医書。不分巻1冊。慶長(1596〜1614)頃刊。

暑風(しょふう)　「暑痙」ともいう。暑温病で、熱盛により出現する昏迷抽搐などの症

状のこと。症状は突発的に高熱を発し、神志不清・面赤・口渇・小便短赤、ひどければ角弓反張・牙関緊閉・手足抽搦などをあらわす。暑邪の多くは湿邪や痰湿邪と互結する。湿盛では胸悶悪心・大便溏泄となる。痰湿互阻すると、喉間痰鳴・面色垢晦・舌苔厚膩などが見られる。

し

諸風(しょふう)　「諸」とは「すべて」の意味。「風」は広義での疾病すべてを指し、狭義では病因を指す。その意味は非常に広く、傷風・暑風・風温・中風・驚風・歴風などすべてが「風」となる。これらすべてを含めて「諸風」という。

除風清脾飲(じょふうせいひいん)『処方集』　方剤名。陳皮　連翹　防風　知母　芒硝　黄芩　玄参　黄連　荊芥　大黄　桔梗　生地黄各4。「流涙、まぶたが浮腫し、目が渋る場合に用いる」。

所不勝(しょふしょう)　「勝」は克に同じ。五行の相克関係において、「克我」(我に克(か)つ)を「所不勝」という。つまり木克土では土は木の克つところなので、木は土の「所不勝」となる。

書目(しょもく)　図書目録を記載した本のこと。中国医書の書目としては、明代の殷仲春の『医蔵書目』(1644年)、清代の凌奐の『医学薪伝』(1892年)などがある。さらに『四庫全書総目提要・医家類』(1782年)、清代の曹禾の『医学読書志』(1892年)などのように、「書目」を記載する以外に、その本についての簡単な批評を紹介し、著者の一生、その著書の伝播、修訂などを考証しているのは、医書のための書目提要といえる。

如喪神安(じょもしんあん)　『素問・至真要大論』に「諸禁鼓慄し、神守を喪うが如きは、みな火に属す」(諸禁鼓慄、如喪神守、皆属於火)と見える。「如喪神守」とは、精神が混乱して不安定な状態を形容して、内熱熾盛によりあらわれる症候である。

薯蕷(しょよ)[山薬]　薬物名。補気薬。甘、平、脾・胃・肺・腎。①開胃進食　②健脾止瀉　③益腎固脱　④補肺寧嗽　⑤養陰止渇

助陽(じょよう)　「補陽」を参照。

助陽解表(じょようかいひょう)　助陽薬と解表薬を配合して、陽気虚の外感証を治療すること。症状は頭痛・悪寒重・発熱軽・無汗・手足不温・衣服を着たがる・精神衰倦・嗜睡・面色蒼白・話し声が低微・脈沈無力・舌苔淡白などがあらわれる。方剤としては再造散(黄耆・人参・桂枝・甘草・熟附子・細辛・羌活・防風・川芎・煨生姜・芍薬・紅棗)などを用いる。

助陽事(じょようじ)　性欲を強くする効能を持つ薬物のこと。

徐用誠(じょようせい、?～1384)　人名。中国の医家。字は彦純。浙江省会稽の人。朱震亨の弟子。著書に『本草発揮』『医学折衷』などがある。

諸陽之会(しょようのかい)　頭部のこと。十二経脈の手の三陽経は、手から頭部に走り、足の三陽経は、頭部から足部に走る。そこで頭部を「諸陽の会」という。

薯蕷湯(しょよとう)『補陽処方集』　方剤名。①山薬12　甘草11.2　当帰　桂枝　神曲　乾地黄　大豆黄巻各4　人参　阿膠各2.8　川芎　麦門冬　白芍　白朮　防風　杏仁各2.4　柴胡　桔梗　白茯苓各2　乾姜1.2　白斂0.8　大棗100。「虚労により眩暈し、心煩、身重、元気が無く、口中無味、消痩、手足の関節や腰が痛む場合に用いる」　②山薬　酸棗仁各40　柏子仁　茯神　山茱萸各12。『郷薬集成方』「胆が虚冷し、不安、眩暈、非常に怖がる場合に用いる」　③遠志60　山薬　乾地黄　黄耆各40　石菖蒲20。「心気が虚して恐怖し、易驚、心悸、精神がふらつき、健忘、悪心、不安、消痩する場合に用いる」　④山薬　熟地黄　肉蓯蓉　附子、兎絲子　赤石脂各80　牛膝　山茱萸　白茯苓　五味子　柏子仁　巴戟天　人参　炮乾姜　沢瀉　白朮　桂心各40。「身体衰弱し、顔に潤いが無く、腰膝酸軟、陰痿症がある場合に用いる」。

暑痢(しょり)　夏季に暑熱の邪に感受して、内に積滞し、腸胃を損傷して起こる。症状

は腹中絞痛・下痢赤白・発熱・面垢・汗出・嘔逆・煩渇多飲・小便不利などが見られる。

女労(じょろう) 房事過度のこと。

女労疸(じょろうたん) 『金匱要略』に見える。黄疸の一つ。疲労・房労・酒食不節により、脾胃が受傷し、運化失常し、湿濁が内鬱して熱が生じ、湿熱が互いに熏蒸して生ずる。主な症状は身目発黄・胸中煩悶して熱し・不能食・時々嘔気・小便赤渋・脈沈弦で数などが見られる。

女労復(じょろうふく) 労復の一つ。大病が回復しかけて、精神や気血がまだ回復していない時に、不摂生して過度に房事をして、腎精を損傷して出現する病症のこと。主な症状は頭重不挙・眼花・腰背疼痛または小腹急迫絞痛、または憎寒発熱、または虚火上衝・頭面烘熱・心胸煩悶などが見られる。

新羅法師方、新羅法師流観秘密要術方、新羅法師秘密方(しらぎほうしほう、しらぎほうしりゅうかんひみつようじゅつほう、しらぎほうしひみつほう) 書名。朝鮮統一新羅の最盛期の書か、著者不詳。日本の「医心方」巻2の服薬用意、巻10の治積聚方に「新羅法師方」が、巻28の房内用薬石に「新羅法師流観秘密要術方」「新羅法師秘密方」が引用されている。

刺絡(しらく) 針や三稜針を用いて血を取ること。

刺絡見聞録(しらくけんぶんろく) 書名。日本江戸時代の刺絡書。文化14年(1817)刊。三輪東朔(1747〜1819)口述、伊藤鹿里の筆記。刺絡療法の解説書。全2巻。現代刺絡療法における指針書ともなっている。

刺絡篇(しらくへん) 書名。江戸時代の刺絡書。明和8年(1770)刊。荻野元凱(台州、1737〜1806)の著。刺絡療法の解説書。全1巻。本書は刺絡術の代表的著述。

自利(じり) 小便が普通に出る状態のこと。

自利益甚(じりえきじん) 腸胃虚寒で下痢が重いものをいう。

自利清水(じりせいすい) 水様便を泄瀉し、便は青色で泄瀉するものは、実熱証である。逆に水様便であっても青色ではなく、鴨糞状の便のものは、虚寒証である。

脂瘤(しりゅう) 瘤の一種。「粉瘤」のこと。「渣瘤」ともいう。多くは痰凝気結により起こる。頭面・項背・臀部に好発し、小型のものは豆状で、大型のものは鶏卵大もある、成長は緩慢で柔らかい、皮膚色は淡紅で、押しても動かない、瘤の頂点に黒色の小さな口があり、搾り出すと臭い豆腐状の液体が出る。

次髎(じりょう) 穴名。足太陽膀胱経。仙骨部、第2後仙骨孔。①温経散寒　②行血散滞　③壮腰補腎　④調経活血　⑤提肛約胞

子淋(しりん) 妊娠時の小便淋瀝のこと。つまり妊婦が小便が近くなり、排尿痛をともなう病症のこと。多くは下焦の虚熱や湿熱による。

耳輪(じりん) 「耳廓」を参照。

涿涙(しるい) 涙と目やにのこと。

時令(じれい) ①季節ごとの主な気候のこと。②季節に応じて制定された農事や医事に関する政令のこと。

四苓五皮散(しれいごひさん)『東医宝鑑』 方剤名。桑柏皮　陳皮　地骨皮　茯苓　生姜　檳榔　蒼朮　白朮　沢瀉　猪苓　橘皮　車前子各4。「全身浮腫、尿不利、口渇、心下痞硬する場合に用いる」。

四苓散(しれいさん)『明医指掌』 方剤名。本方は五苓散去桂枝に相当する。猪苓9　沢瀉15　白朮9　茯苓9。明医指掌には「内傷飲食有湿にて、小便赤少し、大便溏泄するを治す」とある。また水湿内停による諸症にも有効である。本方は利水滲湿薬のみで組成されており、水湿証でもやや熱に偏している場合に適する。水煎して湯剤として用いてもよい。

四苓散(しれいさん)『東医宝鑑』 方剤名。沢瀉10　赤茯苓　白朮　猪苓各6。「熱泄により口渇、冷水を多く飲み、腹痛、悪臭がして泡が混じる泄瀉をする場合と、尿赤、

し

尿不利、血尿が見られる場合に用いる」。

四霊散(しれいさん)『東医宝鑑』　方剤名。蔘蘆8　赤小豆　甘草各6。「若干催吐作用がある薬で、老人や虚弱人が胸部に痰飲があり胸悶、悪心、吐きたいのに吐けない場合に用いる」。

四苓湯(しれいとう)　方剤名。四苓散を湯剤にしたもの。「四苓散」を参照。

四苓湯(しれいとう)『温疫論』　方剤名。茯苓4　沢瀉4　猪苓4　白朮4。煩渇にて飲水過多し、心下に水分停滞を自覚するものに用いる。

時令病(じれいびょう)　「時病」を参照。

止漏(しろう)　治則。漏下を制止する治療法のこと。漏下症で陰道から断続的に出血するが、出血が多量でないものに適用される。「補気」「補血」「止渋」などの方剤を用いる。

眦漏(しろう)　「漏睛(ろうせい)」を参照。

耳聾(じろう)　症名。耳は腎の外竅であり、胆と三焦などの経脈は耳中に会すので、耳病と腎・胆・三焦は密接な関係がある。耳聾には虚証と実証がある。「虚証耳聾」は発病が緩慢で、初めは先ず聴力の減退が見られる。これを「重聴」という。その原因は、下元虧損と腎精不足による。「実証耳聾」は発病が急激で「暴聾」ともいい、多くは外傷、風火の外感、または内火上炎により起こる。

四六湯(しろくとう)『補陽処方集』　方剤名。熟地黄　山薬　山茱萸　当帰　白芍各16　白茯苓　牡丹皮　沢瀉　川芎各12。「心肝腎の陰血が不足した場合、特に肝血不足による筋萎縮性疾患に用いる」。

代田文誌(しろたぶんし、1900〜1974年)　人名。日本江戸時代の医家。日本長野県生まれ。『針灸治療基礎学』の著者。頚動脈洞刺針法を開発した。

白水田良(しろみずでんりょう、1723〜1784)　人名。日本江戸時代の医家。『金匱要略襯註』の著者。田良は筑前の人、名は棟(とう)、箏山(そうざん)と号した。田良は字。明の蜀郡白水県から帰化した劉雲貞の七世の孫。その旧姓によって劉とも称した。古方派に属した。他に『傷寒論劉氏伝』『作剤鑑』などの著がある。

心(しん)　①五臓の一つ。五臓中で最も重要な臓器である。『霊枢・邪客変』に「心は、五臓六腑の大主なり、精神の舎る所なり」(心者、五臓六腑之大主也、精神之所舎也)と見える。さらに『素問・六節蔵象論』には「心は生の本、神の変なり、その華は面に在り、その充は血脈に在り」(心者生之本、神之変也、其華在面、其充在血脈)と見える。心の主な機能は血脈と神明を主ることである。血液の運行は、心気の推動作用に依存している。神明とは神や精神のことである。心の病変としては、主としてこの2つの面の異常変化として反映される。さらに、心は汗を主り、汗は心液なので、自汗や盗汗などの病証では、補心法により治療する。心の竅は舌であり、舌は心の苗なので、心の病変は舌体に反映される。たとえば、口舌糜爛、舌体強硬などが見られる。②推拿部位名。「手少陰心経」を参照。

胂(しん)　①腸骨(吹骨)の腸骨稜(吹脊)の下部の筋肉の部分を指す。②脊柱起立筋のこと。脊椎の両側の筋肉を指す。

津(しん)　「津液」を参照。

疹(しん)　「斑疹」を参照。

浸(しん)　薬物を液体(酒や水または他の溶剤)中に入れて、浸透させて、切りやすくしたり、その他の溶剤に製造すること。

唇(しん)　「飛門」ともいう。脾気は散精作用があり、統血作用があり、営気を全身にめぐらす作用がある。そこで口唇の色で脾の機能を診断することができる。

神(しん)　「神」は、神体・知覚・運動などの生命活動を主宰する。その物質の基礎は、先天の精により生成され、さらに、後天の飲食から化生した精気の充養を受けることにより、その機能を維持し発揮できる。「神」は人体の重要な地位を占めている。一般的に神気が充旺していれば、身体は強健で、臓器器官の機能も旺盛になり協調し合う。逆に神気が渙散になれば、すべての機能活動の正常な状態が破壊されてしまう。『素問・宣明五気篇』に「心蔵神、肺蔵魄、肝蔵魂、脾蔵意、腎蔵志」と見え、ここでの「神・魂・魄・意・志」はそれぞれの活動現象と内臓の病理の影響を区別しているだけである。しかし実際にはいずれも「心」がつかさどる。「五臓所蔵」を参照。神は、生命の活動現象の総称でもあり、内臓機能の反映でもある。たとえば診断時における、眼精や脈象の生理機能の正常な反映は、すべて「神」があると言える(「得神」を参照)。

顖(しん)　「顖門」ともいう。泉門のこと。前頭部前方の正中部にあり、「額骨(前頭骨)」と左右の「頂骨(頭頂骨)」の連結した場所のこと。新生児は「顱骨(頭蓋骨)」がまだ完全に成長して縫合していないので、「顖門」が閉じず、手で軽く触れると脈動が触れる。

腎(じん)　五臓の一つ。「腎為先天之本」といい、蔵精の臓である。腎が所蔵する精は、腎の精(男女の性交の精気、「先天の精」)だけを蔵するだけでなく、五臓六腑の水穀が化生した精気(「後天の精」)も蔵し、臓腑と肢体の各部の組織を滋養する。腎が所蔵する精は、飲食の絶え間ない補充に来源し、これが人体の生命と成長発育の基本的な物質ともなる。

腎精は骨と髄を滋養する。『霊枢・海論』に「脳は髄の海為り」(脳為髄之海)と見える。つまり腎は直接、脳・髄・骨の成長と発育と機能状況に関係している。そこで腎精が充足していれば、人体は精力が充溢する。また牙歯の健康と頭髪の成長や脱落と光沢も、腎気の充実と関係がある。腎には「納気」の機能があるので、呼吸系統とも関係が深い。腰部の症状も腎と関係がある(腎は腰部に位置しているので、「腰は腎の府為り」(腰為腎之府)ともいう)。腎は、上部では「開竅于耳」なので、腎気が調和していれば聴覚は鋭敏になる。下部では「竅を二陰に開く」(開竅于二陰)(前陰は尿道や精管を指し、後陰は肛門を指す)となる。したがって耳の生理病理と大小便の異常は、まず腎から分析を進める。腎は水をつかさどり、水液は腎に下行し、その濁液は腎の気化作用を経て、膀胱より体外に排出され、濁中の清なるものは、腎により体内に保存される。したがって腎は体液を平衡に調節する重要な臓器なのである。腎は二葉あり、『難経・三十六難』では左側を腎とし、右側を命門としている。腎は陰をつかさどり、水に属す。命門は陽をつかさどり、火に属す。そこで腎は「水火之臓」ともいわれる。通常いわれる「真陰」とは、腎水を指し、「真陽」は腎陽を指し、また「命門之火」ともいわれる。

人痾(じんあ)　「五不男」を参照。

辛頞(しんあん)　「鼻淵」を参照。

辛夷(しんい)　薬物名。発散風寒薬。辛、温、肺・胃。①疏風解表　②昇陽安脳　③温肺通鼻

心為汗(しんいかん)　「五臓化液」を参照。

辛夷膏(しんいこう)『東医宝鑑』　方剤名。辛夷40　細辛　木通　木香　白芷　杏仁各10　龍脳　麝香各2　羊の骨髄40。「鼻中に贅肉が生じ、鼻閉して疼痛する場合、小児がさらさらの鼻水を流す場合に用いる」。

神異膏(しんいこう)『東医宝鑑』　方剤名。①蛇床子　石雄黄各12　皀莢8　巴豆7　全蝎7　軽粉1　黄蜜20　麻油40。「あらゆる腫物に用いる」　②蛇床子　苦参各80　皀莢40　石雄黄粉28　巴豆20　軽粉4　全蝎30。『救急方』「発疹、腫物、癰などが長らく治癒しない場合に用いる」　③露蜂房　杏仁各40　黄耆30　蛇退　玄参各20　黄丹200　麻油380。「癰疽の毒が盛んな場合に用いる」。

腎為水臓(じんいすいぞう)(腎は水臓たり)　「腎主水」を参照。

辛夷清肺湯(しんいせいはいとう)『外科正宗』　方剤名。辛夷2　黄芩　山梔子　麦門冬　百合　石膏　知母各3　甘草1.5　枇杷葉2　升麻1。肺熱による、鼻内瘜肉(はなたけ・ポリープ)・鼻孔閉塞などに用いる。

腎為先天之本(じんいせんてんのほん)(腎は先天の本たり)　「腎主先天」を参照。

し

腎為唾(じんいだ)(腎は唾たり) 「五臓化液」を参照。

心移熱於小腸(しんいねつおしょうちょう)(心熱を小腸に移す) 心火が小腸に影響した病変のこと。心と小腸は表裏関係にあり、心火が旺盛になれば、心煩・口舌生瘡などの症状があらわれるが、さらに進行して小腸の清濁分別に影響すれば、小便短赤や刺痛・尿血などの症状があらわれる。

神遺方(しんいほう) 書名。日本平安時代、丹波康頼(912〜995)の撰。秘方を集めた書。文政10年(1827)刊行。しかし実は江戸時代の偽作である。

心陰(しんいん) 心臓の陰液のことであり、営血の組成部分でもある。その生理・病理と「心血」は密接な関係があり、さらに肺陰・腎陰などの消長と増減と関係がある。陰虚内熱の病症と心・肺・腎の陰液の欠乏とは関係がある。

真陰(しんいん) 「腎陰」を参照。

腎陰(じんいん) 「元陰」「真陰」「腎水」「真水」などの名称がる。これは腎陽と相対して言われる。腎陰とは腎臓の陰液を指し(腎臓所蔵の精も含む)、これは腎陽の機能活動の物質的な基礎である。もし腎陰が不足すれば、腎陽は興奮して、「相火妄動」の病理現象が現れる。

心陰虚(しんいんきょ) 「心陰不足」のこと。主な症状は心煩・怔忡・失眠・微熱・盗汗・顴紅・口乾・脈細数などが見られる。

腎陰虚(じんいんきょ)[腎陰不足] 「腎水不足」のこと。腎精の過度の耗損により起こる。症状は腰痠疲乏・頭暈耳鳴・遺精早泄・口乾咽痛・両顴潮紅・五心煩熱や午後潮熱・舌紅無苔・脈細数などが見られる。このような現象を「下元虧損」という。

心陰不足(しんいんふそく) 「心陰虚」を参照。

真陰不足(しんいんふそく) 「腎陰虚」を参照。

顖会(しんえ) 穴名。督脈。禁針穴。頭部、前正中線上、前髪際の後方2寸。①清熱熄風 ②開竅鎮驚 ③清頭散風 ④疏調督脈

心営過耗(しんえいかもう) 心陰が過度に耗損すること。心は血をつかさどり、営は血中の気である。つまり血脈の中に流動する栄養物質のこと。熱性病にかかり、久熱で傷陰したり、虚損内傷や虚火亢盛して、血液内の栄養物質が過度に消耗して、体質が虚弱であれば、夜間熱・心煩・易汗・舌絳・脈細数などの症状があらわれる。これを「心営過耗」という。

津液(しんえき) ①広くは体内のすべての水液を指す。②飲食物の精微が胃・脾・肺・三焦などの臓腑の共同作用を通じて化生される栄養物質のこと。津液は、経脈内では血液を組成する成分であり、経脈外では組織の間隙の中に流布している。津と液は一緒に称されるが、その性質と分布部位と具体的な効能の面では違いがある。「津」は清稀な物質で、肌膚の間に分布して肌膚を温潤する。「液」は粘濁な物質で、関節・脳髄・孔竅に分布して濡養している。しかし全体的な機能からすると、津と液は影響し合い、相互に転化している。津液は、組織器官を営養し潤沢にする他に、体内の状況と外界の気候の変化によって、体内の陰陽の平衡を保つのに関与している。たとえば、炎暑時に汗を多くかけば小便が少なくなり、寒冷時に汗出が少なければ小便が多くなるなど。③汗と小便のこと。『霊枢・決気篇』に「腠理発泄し、汗出ずること溱溱たり、これ津という」(腠理発泄、汗出溱溱、是謂津)と見える。ここでの「津」は汗のこと。また『素問・霊蘭秘典論』に「膀胱は、州都の官、津液これに蔵さる」(膀胱者、州都之官、津液蔵焉)と見える。ここでの「津液」とは小便のこと。汗出過多や排尿過多(糖尿病や尿崩症)などは、いずれも一定以上になれば、体内の津液を耗損する。

神応経(しんおうきょう) 書名。中国明代1425年、劉金の著。百穴法歌・折量図・補瀉手法・穴法図・奇穴図などが記載されている。

辛黄三白湯(しんおうさんぱくとう)『東医宝鑑』 方剤名。人参　蒼朮　白芍各8　白茯苓　当帰各4　細辛　麻黄各2　生姜3　大棗2。「傷寒陰証で、嘔吐し、泄瀉し、手足厥冷、嗜臥、悪寒発熱、頭痛、関節が痛む場合に用いる」。

新応養真丹(しんおうようしんたん)『医林撮要』 方剤名。熟地黄　当帰　白芍　川芎　羌活　天麻各同量。「肝経が傷害されて半身不随となったり、痰により半身不随となったり、言語障害、精神昏迷、頭痛、眩暈、短気、自汗、身痛する場合、産後に傷風する場合、打撲により瘀血が生じた場合に用いる」。

腎悪燥(じんおそう)(腎は燥を悪む)　『素問・宣明五気篇』に「五臓の悪(い)むところ、…腎は燥を悪む」(五臓所悪、…腎悪燥)と見える。腎は骨をつかさどり髄を生ず。「燥」は陰精を傷り、腎気は耗損し、骨髄が枯竭し、津液が消灼する。

心悪熱(しんおねつ) 心は火臓であり、血脈をつかさどる。熱がはなはだしく火は旺盛になると、心血を傷りやすい。心は神明をつかさどるので、高熱の患者は神昏譫語や狂躁などの神明が損傷された症候が現れやすい。

辛温解表(しんおんかいひょう) 治法。性味が辛温で発汗力の強い薬物を用いて表証を治療すること。本法は悪寒が重く、発熱が軽く、身体疼痛して無汗の風寒表証の場合、水腫の初期で上半身の水腫が顕著な場合、または悪風発熱をかねて風湿が表にある骨節疼痛の場合、外感風寒に哮喘をかねるなどの証に適用する。夏季の炎熱の天気の際には、汗が出やすいので、辛温解表は慎重に用いる。常用される辛温解表薬は、香蘇散(香附・蘇葉・陳皮・甘草・生姜・葱白)などで、感冒の風寒表証や、または胸膈満悶・噯気悪食などがともなう際に適用する。辛温と辛涼を同時に用いるものは、辛温解表法に属す。たとえば葱豉湯(葱白・淡豆豉)などは、風寒感冒の軽症の際に適用される。

辛温発表(しんおんはっぴょう) 治法。発表法の一つ。辛温薬で発表すること。悪寒があるが発熱は無い、または悪寒が強く熱は軽く、無汗の表証に適用される。発汗力は辛涼解表薬より辛温発表薬の方が強い。

心下(しんか) 「壊病」を参照。

真火(しんか) 「腎陽」を参照。

真牙(しんが) 親知らず(智歯)のこと。『素問・上古天真論』に「(女子)三七は、腎気平均す、故に真牙生じて長極まる」(三七、腎気平均、故真牙生而長極)と見え、「(男子)三八、腎気平均し、筋骨勁強す、故に真牙生じて長極まる」(三八、腎気平均、筋骨勁強、故真牙生而長極)と見える。つまり女子は21歳、男子は24歳ころに、腎気が発育して成人に発育するので、智歯(親知らず)が成長し、牙歯が完全に生え揃うこと。

辛開(しんかい) 治法。辛味薬を用いて胸膈を開達すること。痰湿や水飲が中焦に結集したり、また湿盛熱微の症に適用する。

心咳(しんがい) 咳嗽時に心胸部が疼痛し、咽喉にものが詰まるように感じ、ひどければ咽喉腫痛などをあらわす症候のこと。

腎咳(じんがい) 咳嗽時に腰背が引きつり痛み、ひどい場合は涎唾を吐くもの。

心憒憒(しんかいかい) 「憒」とは煩乱のこと。心中煩乱して自制できない症状の形容。心中煩乱し、胸苦痞痛するものは「心悗(しんばん)」という。

心開竅於舌(しんかいきょうおぜつ)(心は舌に開竅す)　心の生理と病理の状況は、舌の変化として反映されるということ。『素問・陰陽応象大論』では「色に在りては赤となし、…竅に在りては舌となす」(在色為赤、…在竅為舌)と述べている。さらに「舌は心の苗たり」(舌為心苗)という。「苗」とは現れるという意味。つまり心の病証は舌象に現れるということ(たとえば心経に熱があれば、舌尖が紅くなる…など)。このように五官の苗竅の変化から臓腑の病状を判断することは、非常に大切である。

腎開竅於耳(じんかいきょうおじ)(腎は竅を耳に開く)　『素問・陰陽応象大論』には「竅に在りては耳となす」(在竅為耳)と見え、『霊枢・脈度篇』では「腎気は耳に通じ、腎和すれば耳よく五音を聞く」(腎気通于耳、腎和則耳能聞五音矣)と見える。つまり耳は腎の官であり、腎精が充足していれば、聴覚は鋭敏になり、腎精が虚すれば両耳は失聴する。そこで耳の聴覚の変化から、腎の盛衰の状況を判断できるのである。

腎開竅於二陰(じんかいきょうおにいん)(腎は竅を二陰に開く)　前陰とは尿道(一説には精竅も含む)のこと、後陰とは肛門のこと。つまり腎と大小便の関係を指している。腎は水をつかさどるとは、水液の代謝を管理することである。この機能は、命門の火の気化機能と関係がある。したがって腎の機能が正常であれば、水液の分布と排泄において二陰を正常に通すことができる。大小便の通利と不利は、腎との関係が密接である。もし腎水が不足すれば、大便が乾燥秘結や小便少量となる。命門の火が不足すれば、泄瀉や小便不禁などの病症が生ずる。

辛開苦降(しんかいくこう)　「辛開苦泄」を参照。

辛開苦泄(しんかいくせつ)[開泄]　①辛味薬を用いて表邪を発散し、苦味薬を用いて裏熱を清泄すること。たとえば微悪寒・身熱・頭痛・汗少・口渇・咽痛・舌苔黄・脈浮数などの場合は、桑葉・菊花・蔓荊子などの辛涼薬を用いて表邪を発散し、連翹・大青葉・山豆根などを用いて裏熱を清泄すること。②辛味薬は胸脘の痰湿を開通し、苦味薬は胸脘の湿熱を治療する。この2種類の薬味を配合すると、痰湿熱が阻滞した胸脘で痞悶脹満や悪心嘔吐などの症を治療できる。辛味薬は厚朴・枳殻・姜半夏・橘皮など、苦味薬は黄連・黄芩などである。(②の方法は「辛開苦降」ともいう)。

心下温温欲吐(しんかうんうんよくと)(心下温温として吐するを欲す)　『傷寒論』に見える。「心下」とは胃脘部のこと。「温温」とは悪心のこと。つまり胃脘部に悪心感があり、吐きたくても吐けないことを形容している。これは胃中の寒飲が上逆したり、胸中の痰気が阻塞して起こる。

神化円(しんかえん)『補陽処方集』　方剤名。遠志　沢瀉　炮附子　側柏子　人参　防風　石斛　瓜呂根　杜仲　黄連　白朮　甘草　当帰各40　肉蓯蓉　牛膝　山薬各24　続断　山茱萸　大黄各20　桂心　乾姜　蛇床子　赤石脂　萆薢　白茯苓　細辛　石菖蒲　川芎各12。「腎陽不足により陰嚢が縮み、掻痒し、冷感があり、尿頻数、尿失禁、遺精などがある場合、小腹痛、臍周辺痛、迎風流涙の場合、下肢無力などの場合に用いる」。

心下悸(しんかき)　心陽が損傷され、心下部で動悸がすること。発汗後に発症し易い。心悸ともいう。

心下急(しんかきゅう)　胃脘部が急迫微痛し脹満不舒の感覚があること。これは邪熱が胃に結して、激烈な嘔吐を起こした後に出現する自覚症状である。さらに心煩や大便閉などの症状もともなう。

診家枢要(しんかすうよう)　書名。中国元時代、至正19年(1357年刊)、滑伯仁の著。脈診についての重要な点を解説している。

心下痛(しんかつう)　「胃痛」を参照。

心下逆満(しんかぎゃくまん)　「心下満」を参照。

心下硬満(しんかこうまん)　胃脘部が硬く肥大する症状のこと。

心下支結(しんかしけつ)　胃脘部に物がつかえているような感覚があり、煩悶して不快で、硬くも膨満感も無い症状のこと。これは少陽病の「胸脇苦満」より軽度の症状である。

心火上炎(しんかじょうえん)　心経の虚火上昇のこと。主な症状は舌上に瘡が生じ、心煩・失眠などが見られる。

心火内熾(しんかないし)　「心火内焚(しんかないふん)」ともいう。焚と熾は、火熱過盛をあらわす。心は火に属す。これは心経の火が過盛して生ずる病変のこと。主な症状は心煩失眠・怔忡不安・ひどければ狂躁譫語・喜笑不休などが見られる。

心下内焚(しんかないふん)　「心下内熾」に同じ。

心下痞(しんかひ)　「痞」を参照。

心下痞硬(しんかひこう)　「痞」を参照。

腎火偏亢(じんかへんこう)　「龍火内燔」を参照。

心下満(しんかまん)　胃脘部の痞悶脹満感のこと。もし気の上逆の感覚がともなえば「心下逆満」という。これは中陽が受傷し、運化に異常を起こして、水飲が中焦に停留して起こる自覚症状である。

診家要訣(しんかようけつ)　書名。日本江戸時代、竹田公道(1729～1751)の纂述。総合診断医学書。全3巻。

心汗(しんかん)　心部(前胸の中央部位のこと)だけに汗出が多い症状のこと。方隅の『医林縄墨』の「みな多く慮するにより、心脾を傷ることあり」(皆因多慮、有傷心脾)により起こる。

心疳(しんかん)　五疳の一つ。乳食の失調で、心経が鬱熱して起こる。主な症状は身熱・頬赤面黄・口舌生瘡・胸膈煩悶・口渇飲冷・下痢膿血・盗汗・磨牙・易驚などが見られる。

振寒(しんかん)　寒気がする時に、全身が震えて動くこと。つまり寒くて身震いすること。

針感(しんかん)　「得気」を参照。

針管(しんかん)　針を刺入するときに用いる円筒状の金属製の管のこと。

新感(しんかん)　病邪を感受して、非常に早く発病することをいう。内に伏邪があり、それが新感に蝕動されて発病するものを「新感引動伏邪」という。新感と伏気との違いは、温病を新感すると、感受してすぐに発病し、初めは悪風畏寒の表証が現れる。伏気の初期は、内熱の症状がある。「伏気温病」を参照。

顖陥(しんかん)　顖門がくぼんで陥没すること。多くは先天虧損、または長期の腹瀉や慢驚風の後に、気結虚弱し、臓虚して上栄できずに起こる。生後6ヶ月以内の乳児が、顖門が陥没していても、他の症状がなければ病態とみなさない。

針眼(しんがん)[土疳]　「土瘍」ともいう。麦粒腫のこと。胞瞼の辺縁に生じる小型の癤のこと。多くは風熱や脾胃の熱毒により起こる。初めは麦粒状に腫れて、わずかに痒く、次第に赤痛して触れないくらいになる。

腎疳(じんかん)　五疳の一つ。乳食の失調により、伏熱が内阻して起こる。主な症状は四肢消痩・面色黝黒(青黒い)・歯齦生瘡や潰爛出血・上熱下冷・時々悪寒発熱・吐逆・乳食減少・大便滑泄、ひどければ脱肛・肛門潰爛し湿痒生瘡となる。常に解顱・歯遅・行遅などの腎気不足の症状をともなう。

腎岩(じんがん)　「腎岩翻花」「翻花下疳」ともいう。多くは肝腎がもとより虚、または鬱慮憂思して相火が内灼し、陰精が乾涸し、火邪鬱結して起こる。初めは冠状溝に肉刺が生じ、堅硬で痒く、患部より滲出液がある。1～2年もすると陰莖が次第に腫脹し、肉刺が増大し、ざくろのように反り返り、次第に亀頭が亀裂し、凹凸がふぞろいになり、非常に臭く、ひどければ鮮血がしたたり、食欲不振となり、心神が困憊する。

新感引動伏邪(しんかんいんどうふくじゃ)　「新感」を参照。

新感温病(しんかんうんびょう)　四季を通じて、外邪を感受してすぐに発病する温病のこと。初めが表寒証のものは、発熱は軽く、悪寒・頭痛・体痛はひどく・舌質淡舌苔薄白・口中和・不渇・脈浮緊や浮緩などが見られ、その後に化熱して裏に入る。初めが表熱証のものは、発熱は重く・悪寒・頭痛・体痛は軽く・舌質紅舌苔薄白か微黄・口渇・脈浮数となり、その後に熱が裏に入り益々ひどくなる。風温・暑温・湿温・秋燥・冬温などは、いずれも新感温病である。

真寒仮熱(しんかんかねつ)　陽証に似た陰証の症状のこと。病は本来寒証に属すが、寒が極限に到達すると、身熱・面色浮紅・口渇・手足躁擾不寧・脈洪大などの仮熱現象があらわれる。仮熱の弁証の要点は、身熱が有っても衣服や寝具をかぶりたがる、口渇しても多くは飲めない、手足は躁擾しても神志は安静、苔は黒色でも滑潤している、脈も洪大だが押すと無力などである。つまり「虚陽外露」の仮象である。これは四逆湯証である。「陰盛格陽」を参照。

辛甘化陽(しんかんかよう)　治法。辛味薬と甘味薬を同時に用いて助陽する治療法のこと。たとえば脾腎陽虚で血虚があるものは、症状は頭眩・耳鳴・眼花・腰痠腿軟・疲乏無力・面色蒼白・唇爪が紅潤でなく・悪寒・舌質淡・脈細軟などがあらわれる。この治療には当帰・熟地・人参・黄耆・鹿角膠・仙霊脾・肉桂・甘草などの薬物を用いる。その当帰・熟地は甘温で補血し、人参・黄耆・甘草は甘温で脾陽を補し、鹿角膠・仙霊脾・肉桂は辛甘で腎陽を補す。つまり主に辛甘薬で脾腎の陽を補して、陽が生じ陰が長ずれば、血虚は改善する。

腎肝色泛(じんかんしょくはん)　腎は黒色で、肝は青色であり、その青黒が混ざると、舌は暗紫色となる。つまり舌診において暗紫色で乾燥しているのは、精血が枯れて、邪熱が侵入した症である。

辛寒清気(しんかんせいき)　治法。辛寒薬を用いて気分の熱を清すること。症状で高熱・ただ悪熱して悪寒は無い・大汗・面目赤色・呼吸気粗・話し声が重濁・小便渋少・舌苔黄・脈浮洪で燥などの場合は、白虎湯(生石膏・知母・甘草・粳米)を用いる。

辛寒生津(しんかんせいしん)　治法。辛寒薬を用いて胃熱を清し津液を生ずる治療法のこと。たとえば口瘡が生じて数日がたつと、口臭がひどくなり・舌苔焦黄・脈大で虚などになるのは、胃火が盛んで陰虚を起こしたのである。この治療には石膏・知母・竹葉・玄参などの薬物を用いる。

腎間動気(じんかんどうき)　「原気」ともいう。これは両側の腎間で産生される熱源と動力であるが、実際には命門の火の作用である。人体の臓腑や経絡の活動と三焦の気化などは、すべて腎間動気の作用に依存しているので、生気の源や生命の根源ともいわれる。

辛甘発散為陽(しんかんはっさんいよう)(辛甘は発散し陽たり)　『素問・至真要大論』に見える。辛味や甘味薬を用いて発散するもので、その薬性は陽に属すこと。たとえば桂枝・防風の性味は辛甘であり、発汗解肌の効果がある。

腎岩翻花(じんがんほんか)　「腎岩」を参照。

心悸(しんき)　心が跳動動悸して不安な病症のこと。一般的には陣発性で、情緒的刺激や過度の労働により発症する。本病の発症は、精神的な素因の他に、心血不足・心陽虚弱・腎陰虧損、または水飲内停・瘀血・痰火などでも起こる。心悸が驚恐や悩怒により発症するのを「驚悸」というが、多くは先ず心気内虚の内在素因がある。「心血不足」のものでは、面色萎黄・頭暈目眩などが見られる。「心陽衰弱」のものでは、面色蒼白・頭暈神倦・肢冷形寒などが見られる。「心腎虧損」のものでは、心煩少寐・頭目昏眩・耳鳴腰痠などが見られる。「水飲内停」のものでは、心下脹満・小便不利・頭眩暈、ひどければ浮腫気喘・形寒肢冷などが見られる。「痰熱上擾」のものでは、痰多胸悶・善驚・悪夢紛擾などが見られる。「瘀血内阻」のものでは、胸悶不舒、ひどければ心痛陣作・痰気喘息・舌色紫暗・脈渋か結代などが見られる。

心気(しんき)　心の血管の機能として表現される。この機能は「心陽」と密接な関係がある。その作用には、心臓の拍動の強弱・頻度・律動(リズム)・心臓の伝導・気血の循環などの状況も含まれる。同時に心の神志活動は心気とも関連がある。

津気(しんき)　「津」の機能のこと。津は清で稀薄なものであり、陽に属す。津が肌膚を温養する機能は、気の輸布作用に依存しているので、津の活動は気とは密接に関係している。そこで津のこれらの機能活動を「津気」という。

真気（しんき）　「正気」ともいう。『霊枢・刺節真邪篇』に「真気は、天の受けるところ、穀気と併せて身を充たす（者）なり」（真気者、所受于天、與穀気併而充身也）と見える。つまり「真気」は先天の気（先天より受ける原気）と後天の気（呼吸飲食から得た気）が結合して生成されたものであり、これが全身を営養することを説明している。人体の各種の機能活動と抗病能力は、すべて真気と直接相関している。したがって真気は人体生命活動の動力なのである。

神技（しんぎ）　診察法。望診法（視診法）のこと。身体の五色を望見して診断すること。

腎気（じんき）　①人体の発育・成長から老衰に至る過程における主なる働きのこと。②男女の生殖機能のこと。

腎虧（じんき）　「腎虚」を参照。

参帰益元湯（じんきえきげんとう）『東医宝鑑』　方剤名。当帰　白芍　熟地黄　白茯苓　麦門冬各4　陳皮　知母　黄柏各2.8　人参2　甘草1.2　五味子10　大棗1　米12。「注夏病により頭痛、眩暈、眼前にほこりが飛んでいるように視え、全身労倦、手足煩熱、多汗、口中無味などに用いる」。

心其華在面（しんきかざいめん）（心その華は面に在り）　華とは栄華が外に現れること。心は全身の血脈をつかさどり、血脈は全身を循行するので、血気の充実度は、面部の望診により観察することができること（『素問・六節臟象論』）。

腎其華在髮（じんきかざいはつ）（腎其の華は髪に在り）　『素問・六節臟象論』に「腎は、…その華は髪に在り」と見える。「華」とは栄華が外に現れるとこいうこと。頭髪の営養は血に来源しているが（「髪為血之余」）、頭髪の成長は腎気に来源している。したがって腎気の外部の表現は毛髪にあらわれる。青壮年は腎気が旺盛なので、頭髪が茂密して光沢もある。しかし老年者や体弱で腎気が虚弱している者では、毛髪が枯槁して脱けやすい。

参帰丸（じんきがん）『東医宝鑑』　方剤名。苦参160　当帰80。「肺に血熱があり、酒齄鼻になる場合に用いる」。

腎気丸（じんきがん）『東医宝鑑』　方剤名。①熟地黄320　山薬　山茱萸　五味子各160　白茯苓　沢瀉　牡丹皮各120。「陰虚により微熱が出て、咳嗽、短気する場合、遺精する場合、小児が泉門が閉じない場合」　②炮附子2　白茯苓　沢瀉　山茱萸　山薬　紫蘇子　牡丹皮各40　肉桂　牛膝　熟地黄各20。『その他』「腎陽不足により腰重、全身浮腫、尿不利の場合に用いる」。

心気虚（しんききょ）　「心気不足」に同じ。症状は心悸・短気（動くと悪化）・胸悶不舒・自汗・脈細弱か結代などが見られる。

神機気立（しんききりつ）　「神機」とは、人の聡明さと知恵が優れていることをいう。「気立」とは、身体の生理機能のこと。つまり生物の生命活動が優れていることをいう。

神麴（しんぎく）　薬物名。消化薬。辛甘、温、脾・胃。①消食開胃　②健脾止瀉　③行滞回乳

参耆建中湯（じんぎけんちゅうとう）『東医宝鑑』　方剤名。当帰6　人参　黄耆　白朮　陳皮　白茯苓　白芍　乾地黄各4　甘草2　五味子1.2　生姜3　大棗2。「虚労により声が小さく、懶言、全身労倦、口中無味の場合に用いる」。

参耆膏（じんぎこう）　「補剤」を参照。

神奇散（しんきさん）『東医宝鑑』　方剤名。①当帰　川芎　白芍　生地黄　陳皮　砂仁　半夏　白茯苓　白朮　香附子　枳実　烏梅　藿香　赤茯苓　檳榔　木通　猪苓　黄芩　黄柏　芍薬　天門冬　麦門冬　甘草各2。「噎膈や反胃によりひどく嘔吐し、消痩、下肢無力の場合に用いる」　②牡蠣　大黄各12　黄連　黄芩　黄柏　金銀花　連翹各6　穿山甲3　木鱉子3　黄蜜120。「便毒により

腋窩や膝窩に硬結が生じ、化膿した場合に用いる」。

神亀滋陰丸(しんきじいんがん)『東医宝鑑』 方剤名。亀板160 黄柏 知母各80 枸杞子 五味子 鎖陽各40 乾姜20。「腎陰不足により瘀血が生じ、下肢無力、麻痺する場合に用いる」。

心気盛(しんきせい)[心陽盛] 主に精神面の病理変化のこと。心気が盛んになれば心火も熾(さか)んとなり、精神が過度に興奮し、心煩失眠・夢を見ながら笑うなどがあらわれる。心火盛の程度がひどくなれば、煩躁・発狂などがあらわれるが、これを「心陽盛」という。

心気胆怯(しんきたんきょ) 心中が空虚で易驚などの症候をあらわすもの。心血不足や心気虚などにより起こる。情緒にも左右される。

腎気通於耳(じんきつうおじ)(腎気は耳に通ず) 「腎開竅於耳」を参照。

参橘丸(じんきつがん)『東医宝鑑』 方剤名。陳皮 赤茯苓各6 麦門冬 白朮 厚朴 人参 甘草各4 生姜7 竹茹 鶏卵1。「赤い水を吐き、飲食をまったく食べれない場合に用いる」。

参桔丸(じんきつがん)『東薬と健康』 方剤名。苦参70 桔梗30。「慢性気管支炎、肺結核、気管支喘息および咳嗽して多痰の場合に用いる」。

参奇湯(じんきとう)『医林撮要』 方剤名。桔梗40 訶子4 甘草20。「咽痛により声が出ない場合に用いる」。

参耆湯(じんぎとう)『東医宝鑑』 方剤名。①黄耆 人参 白朮 白茯苓 当帰 熟地黄 白芍 酸棗仁 牡蛎各4 陳皮2.8 甘草0.8 大棗2 浮小麦10 烏梅1。「気血不足により全身が労倦し、元気が無く、顔面に潤いが無く、身体消痩、易驚、心悸、不眠、自汗する場合に用いる」 ②人参 黄耆 白朮 白茯苓 白扁豆 山薬 陳皮 葛根 半夏曲 甘草各4。「身体虚弱で冷汗が出て、元気が無く、心下痞硬、消化不良、口中無味、頻繁に泄瀉し、身重の場合に用いる」 ③人参 黄耆 白茯苓 当帰 熟地黄 白朮 陳皮各4 益智仁3.2 升麻 肉桂各2 甘草1.2 生姜3 大棗2。「気虚により頻尿の場合、老人や虚弱者の夜間尿に用いる」 ④人参 黄耆 当帰 白朮 生地黄 白芍 白茯苓各4 升麻 桔梗 陳皮 炮乾姜各2 炙甘草1.2。「気血不足により脱肛を起こす場合、胃下垂などに用いる」 ⑤人参 桔梗 瓜呂根 甘草各40 黄耆 白芍各80 白茯苓 五味子各60。『医林撮要』「消渇により口渇し水を多く飲み、多尿の場合に用いる」。

参耆当帰湯(じんぎとうきとう)『医林撮要』 方剤名。人参 黄耆 当帰 白朮 白芍 艾葉 炙甘草 阿膠 川芎 陳皮 香附子 砂仁各同量。「流産後に止血しない場合に用いる」。

腎気不固(じんきふこ) 「下元不固」ともいう。腎は精を蔵し、二陰に開竅する。もし腎気が不固になれば、遺精・滑精・早泄・夜尿頻多・遺尿・小便失禁などの症状が見られる。

心気不收(しんきふしゅう) 心気が虚弱で収斂できないものを指す。心は精神を蔵し、汗液をつかさどる機能がある。もし心気が虚弱して収斂できなければ、心神浮越・精神散乱・健忘易驚・心悸怔忡・自汗多汗・動くと汗出しやすいなどの症状が見られる。

心気不足(しんきふそく) 「心気虚」に同じ。

心気不寧(しんきふねい) 心気が不安定な病理のことを指す。症状は心悸・怔忡・心神不安などが見られる。つねに心煩不寐や脈拍不整などもともなう。その病因の多くは、心血が不足して、心が養うところを失うことにより起こる。また邪気の影響によっても起こる。たとえば「痰火擾心」「水気凌心」「肝火旺」「肝胆気虚」などにより起こる。

参帰鼈甲散(じんきべっこうさん)『東医宝鑑』 方剤名。鼈甲5.2 黄耆 陳皮 当帰 白茯苓 白朮 厚朴 川芎 香附子各3.2 人参 砂仁 山査 枳実各2 甘草1.2 生姜3　大棗2　烏梅1。「瘧疾を長らく患い、胸脇に硬結が生じ瘧母が生じた場合に用いる」。

参耆補肺湯(じんぎほはいとう)『東医宝鑑』 方剤名。熟地黄6　牡丹皮4　人参　黄耆　白朮　白茯苓　陳皮　山茱萸　当帰　山薬　五味子　麦門冬各2.8　炙甘草2　生姜3。「肺癰により発熱し、口渇し、咳嗽し、または血痰を吐く場合に用いる」。

針灸(しんきゅう) 「針法」と「灸法」の治療法のこと。「針灸療法」ともいう。

針灸阿是要穴(しんきゅうあぜようけつ) 書名。日本江戸時代の書、元禄16(1703)刊。『阿是要穴』ともいう。(江戸時代中期)、岡本一抱(1654～1716)の著。針灸経穴書。全5巻。387穴の阿是穴を集め正誤を正している。

清九科(しんきゅうか) 「清代九科」を参照。

神芎丸(しんきゅうがん)『救急方』 方剤名。滑石80　大黄　黄芩各40　牽牛子20　黄連　薄荷　川芎各10。「小児が風熱により発熱し、煩躁、口渇し、大小便不利、腹満、短気、痙攣して不眠の場合に用いる」。

針灸経験方(しんきゅうけいけんほう) 書名。朝鮮李朝時代、仁祖22年(1644)、許任の撰。針灸に関する専門書。1巻1冊。

針灸甲乙経(しんきゅうこうおつきょう) 書名。中国晋時代、紀元280年、皇甫謐の著。全12巻からなる、現存する最古の針灸医学書。

針灸広狭神倶集(しんきゅうこうきょうしんぐしゅう) 書名。日本江戸時代、1824年(文政7年)、石坂宗哲の著。かな書きの針の臨床書。

針灸合類(しんきゅうごうるい) 書名。日本江戸時代、雒洋散人(生没年不詳)の編著。針灸書。全2巻。万治3年(1660)刊。『類経図翼』からの引用が多い。

針灸五蘊抄(しんきゅうごうんしょう) 書名。日本江戸時代、田中智新(生没年不詳)の著。針灸書。全5巻1冊。延享2年(1745)刊。

針灸極秘伝(しんきゅうごくひでん) 書名。日本江戸時代、木村太仲(生没年不詳)の編著。針灸書。安永7年(1780)刊。慶長年間(1596～1615年)、甲斐の永田徳本が朝鮮の医師金徳邦から伝授された針灸の秘伝書といわれる。

針灸指掌(しんきゅうししょう) 書名。日本江戸時代、今村了庵(1814～1890)の著。針灸経穴書。不分巻1冊。元治元年(1864)刊。『十四経発揮』の経穴記載の不正確さを正すために、多くの典籍に基づき、経穴の位置を考定し、さらに諸症の主治穴について記した書。

鍼灸資生経(しんきゅうしせいきょう) 書名。中国宋代1220年ごろ、王執中の著。経穴の応用に重点をおいた針灸の専門書。

針灸指南(しんきゅうしなん) 書名。日本江戸時代の書、著者不詳。針灸書。全2巻1冊。慶長古活字版。

針灸指南集(しんきゅうしなんしゅう) 書名。日本安土桃山時代1596年ごろ、後世派の大家曲直瀬道三の著した経穴書。散逸して12経しか伝わっていない。

針灸聚英(しんきゅうじゅえい) 書名。中国明代、高武(梅孤)の著。1529年。全4巻。針灸理論、経絡兪穴、針灸方法および初学者の入門用としての歌として成っている。

針灸聚英発揮(しんきゅうじゅえいはっき) 書名。中国明代1529年、高武の著。経穴の主治症を集大成している。

針灸集成(しんきゅうしゅうせい) 書名。中国清時代の針灸書(1874年刊)、廖潤鴻選。全4巻。

針灸集要(しんきゅうしゅうよう) 書名。日本安土桃山時代1575年(天井3年)、曲直瀬道三(1507～1594)の著。針灸の基礎から針の刺し方、折鍼・針の無効・艾の作り方など述べている。道三の針灸学への理解を示す好資料。

針灸捷要(しんきゅうしょうよう) 書名。「針灸大全」を参照。

し

針灸初心鈔(しんきゅうしょしんしょう) 書名。日本江戸時代、岡本一抱(1654～1716)の撰。針灸医学書。全3巻。宝永7年(1710)刊。

針灸枢要(しんきゅうすうよう) 書名。日本江戸時代、山本玄通(17世紀)の著。針灸医学書。全20巻。延宝4年(1676)刊。

針灸説約(しんきゅうせつやく) 書名。日本江戸時代末期1827年、石坂宗哲(1770～1841)の著。不分巻1冊。針灸治療の左右差、上下差などに重点を置かれていることが注目される。漢文で簡潔。宗哲の代表作の一つ。

針灸溯洄集(しんきゅうそかいしゅう) 書名。日本江戸時代前期、元禄7年(1694年刊)、高津松悦斎敬節(17世紀)の著。全3巻。腹診を重視していることが特色。針灸術について理論・実技をわかりやすく説いた書。漢文ですべて振り仮名が付いている。

針灸則(しんきゅうそく) 書名。日本江戸時代中期1766年、菅沼周桂(1706～1764)の著。不分巻1冊。「特に切要な経穴は70穴のみなり」と述べ、大胆な説を展開した。吉益東洞の湯液古方派に呼応し、針灸における復古(古方針)を唱え、経絡説などを否定している。

針灸素難要旨(しんきゅうそなんようし)[鍼灸節要、針灸要旨] 書名。中国明時代の針灸書(1531年刊)、高武の著。

鍼灸大成(しんきゅうたいせい) 書名。中国明時代の針灸書(1601年刊)、楊継洲の著。全10巻。当時の針灸治療法を集録している。

針灸大全(しんきゅうたいぜん)[針灸捷要] 書名。中国明時代の針灸書(1439年ごろ)、徐鳳選、6巻。当時の各家の針灸治療法を多く集めている。

針灸択日編集(しんきゅうたくじつへんしゅう) 書名。朝鮮李朝時代の書、世宗29年(1447)内医院医官　全循義と金義孫の撰。針灸治療を受ける際の吉凶宜忌日の選択を記した書。1巻1冊。

針灸知要一言(しんきゅうちよういちげん) 書名。日本江戸時代、石坂宗哲(1770～1841)の著。不分巻1冊。『針灸知要』『知要一言』ともいう。文政7年(1824)成。オランダ医官フォンシーボルトがこれによって針灸を知った書として有名である。

針灸重宝記(しんきゅうちょうほうき) 書名。日本江戸時代末期、1850年ごろ本郷正豊(生没年不詳)の著。針灸入門ハンドブック。不分巻1冊。横小型本。享保3年(1718)初版。『針灸重宝記大成』『針灸重宝記綱目』ともいう。和文で平易に書かれ、一般の針灸家に広く流布した。

針灸手引草(しんきゅうてびきぐさ) 書名。日本江戸時代、大簡室主人の著。針灸医学書。全2冊。和文で平易しかも懇切に針灸の要を説いた実用書。

針灸銅人(しんきゅうどうじん) 銅で鋳造して針灸の経穴を刻した人体模型のこと。中国宋代の中国医学は非常に進歩が見られ、針灸面においても非常に発展した。その中でも特記すべきは、王惟一が先人の業績を系統的に整理したことがあげられる。彼は針灸の専門書の『銅人兪穴針灸図形』を整理し、さらに銅人の模型を鋳造した。この模型は教育にも試験にも用いられた。試験に使用する方法としては、銅人に水を入れ、経穴の外側を蝋(ろう)で埋め、経穴に刺針させて正確ならば、そこから水が漏れるようにして使用した。

神芎導水丸(しんきゅうどうすいがん)『東医宝鑑』 方剤名。牽牛子　滑石各160　大黄80　黄芩40　黄連　川芎　薄荷各20。「熱鬱により頭痛、眩暈、胸悶、口乾、引飲、尿黄、大便硬の場合、湿が集まり全身が浮腫し、尿不利、腹脹満、短気する場合に用いる」。

針灸抜粋(しんきゅうばっすい) 書名。日本江戸時代の書、著者未詳。針灸医学書。全3巻。針灸入門書として当時一般に広く流布した。

針灸抜萃大成(しんきゅうばっすいたいせ

い) 書名。日本江戸時代中期1698年(元禄11年)、岡本一抱(1654〜1716)の著。全3巻。元禄12年(1698)刊。『針灸抜粋』を敷衍し改補した書。和文で針灸治療の指針書として流布した。臨床書として有名。

針灸備要(しんきゅうびよう) 書名。日本明治時代、山道醇(生没年不詳)の著。針灸書。全2巻。明治20年(1887)刊。

針灸問対(しんきゅうもんつい) 書名。中国明時代の針灸書(1530年刊)、汪機の著。内容は『黄帝内経』に準拠し、問答形式を用いて、針灸の基本理論、針治療法、灸治療法などが述べられている。

針灸要歌集(しんきゅうようかしゅう) 書名。日本江戸時代、安井昌玄(生没年不詳)の著。針灸医学書。全5巻。元禄8年(1695)刊。無分(御薗)の末流の針灸を伝えるというが、内容は道三流に似るともされる。

針灸要訣(しんきゅうようけつ) 書名。朝鮮李朝時代、1600年刊、柳成龍の著述。針灸書。

針灸要法(しんきゅうようほう) 書名。日本江戸時代、岩田利斎(生没年不詳)の著。針灸医学書。全6巻。貞享3年(1686)刊。

針灸要法指南(しんきゅうようほうしなん) 書名。日本江戸時代前期、貞享3年(1686年刊)、岩田利斎の著。全6巻。多くの医師に読まれた。

針灸療法(しんきゅうりょうほう) 「針灸」を参照。

針灸和解大全(しんきゅうわかいたいぜん) 書名。日本江戸時代の書、著者不詳。針灸入門書。全5巻1冊。元禄11年(1698)刊。横型袖珍本。

心虚(しんきょ) 心の気血の不足を指す。症状は心悸・怔忡・短気・健忘・易驚・心中苦悶不舒・睡中不安・面色萎靡・自汗・盗汗などが見られる。

腎虚(じんきょ) 「腎虧」ともいう。腎の精気不足の病変のこと。症状は神疲・頭暈目眩・耳鳴・健忘・腰痠・遺精・陽萎などが見られる。「腎陽虚」「腎陰虚」を参照。

針経(しんきょう) 『霊枢』のこと。

秦艽(じんぎょう) 薬物名。発散風湿薬。苦辛、平、胃・大腸・肝・胆。①祛風通痹 ②清熱退蒸 ③燥湿除黄 ④和血安胎 ⑤舒筋解痙 ⑥清腸通便

参帰養営湯(じんきようえいとう)『東医宝鑑』 方剤名。①人参 当帰 川芎 白芍 熟地黄 白朮 白茯苓 陳皮各4 甘草2 生姜3 大棗2。「気血不足により口眼喎斜、手足厥冷、痙攣、風痰により痙攣を起こす場合に用いる」 ②人参 白朮 白茯苓 当帰 陳皮 砂仁 厚朴 山薬 蓮実 白芍 熟地黄 甘草各3.2 大棗2。「気血を補う目的で用いる」 ③人参 当帰 熟地黄 白朮 白茯苓 白芍 陳皮 黄柏 知母 牛膝 杜仲 破胡紙各同量 甘草半。『医林撮要』「気血不足により痿症となり手足無力、動かせない場合に用いる」。

秦艽羌活湯(じんぎょうきょうかつとう)『蘭室秘蔵』 方剤名。秦艽3 羌活5 黄耆3 防風3 升麻2 甘草2 麻黄2 柴胡2 藁本1 細辛1 紅花1。痔瘻・脱肛で掻痒のあるもの、あるいは陰部瘙痒症に用いる。

参帰腰子(じんきようし)『東医宝鑑』 方剤名。人参 当帰各20 猪心1。「心気虚損により心悸、不眠、自汗する場合に用いる」。

秦艽防風湯(じんぎょうぼうふうとう)『蘭室秘蔵』 方剤名。秦艽2 防風2 当帰5 白朮5 甘草2 沢瀉2 黄柏1 大黄1 陳皮2 柴胡2 升麻1 桃仁5 紅花1。痔瘻・痔核で排便時に疼痛を発するものに用いる。

診胸腹(しんきょうふく) 切診の一つ。患者の胸腹部に触れて疼痛の箇所・その範囲の大きさ・硬さ・冷熱・拒按喜按などを確認すること。痞満・積液・癥瘕積聚などの検査法でもある。

真虚仮実(しんきょかじつ) 虚弱な疾病が厳重な段階にさしかかると、反対に強盛に似た仮象が現れること。このような状況を

し

「至虚有盛候」という。たとえばひどい貧血の場合に高熱・脈洪大などの陽明実熱証に似た現象が起こる。しかし脈が洪大でも、強く押さえると中空の葱のようであり(芤脈)、舌質も淡白や嫩紅でも、古い黄苔が無いことなどから鑑別できる。このように虚実の真仮を弁別する場合には、脈象と舌象や体質と既往症などを総合して全面的に分析しなければならない。

診極図説(しんきょくずせつ) 書名。日本江戸時代、瀬丘長圭(1733〜1781)の著。腹診医学書。全3巻。

腎虚水泛(じんきょすいはん) 腎陽虚により水腫があらわれる病理のこと。腎は水液の代謝をつかさどる。もし腎陽が虚弱して水をつかさどらなければ、膀胱の気化が不利し、小便が少量になり、同時に脾の運化に影響して、水液泛濫して水腫が生じる。症状は全身浮腫(特に腰部以下が顕著)・押さえると陥凹・腰痛痠重・畏寒肢冷・舌淡胖・苔白潤・脈沈細などが見られる。

診虚里(しんきょり) 切診における胸腹部の診察法のこと。「虚里」とは心尖部の拍動箇所で、胃の大絡である(左乳下の部分)。人体は胃気が根本であり、虚里は宗気が集結する場所なので、ここの動静を診れば、胃気と宗気の盛衰を診察することができる。身体が健康な場合には、虚里はしっかりと手に触れ、緊張感も無く、穏やかで急迫してもいない。もし触れて動きが弱いのは「不及」(脈が小さいこと)といい、宗気が不足していることを示す。動きが非常に速いのは、胸腹部に積熱があり、邪気が盛んで正気が衰微して、虚陽が外に散ずるからである。動きが止まれば宗気の消滅をあらわし、病気が危篤状態にあることを示す。

疹筋(しんきん) 疹は病と解す。つまり病が筋にあること。

新宮涼庭(しんぐうりょうてい、1787〜1854) 人名。日本江戸時代の医家。『駆豎斎方府』の著者。丹後国由良の生まれ。涼庭の名は硯(ひろし)、字ははじめ涼亭のち涼庭と改めた。号は鬼国(きこく)・大愚(たいぐ)・順正(じゅんせい)・駆豎斎(くじゅさい)など。伯父の有馬涼築に漢方を学び、さらに転じて蘭方を修めた。京都東山に順正書院を創設して門人を育成。養子に涼民・涼閣・涼介らがいる。

腎苦燥、急食辛以潤之(じんくそう、きゅうしょくしんいじゅんし)(腎は燥に苦しめば、急ぎて辛を食して以ってこれを潤す) 腎は水に属し、燥を嫌う。燥の原因は腠理が開かず、津液が下らないからである。辛味は腠理を開き生津する。そこで腎が燥の状態になった場合には、辛味で潤さなければならない。

心系(しんけい) 直接心臓に連係している大血管のこと。主動脈・肺動脈・肺静脈・上下の腹腔動脈を包含する(『霊枢・経脈篇』に見える。また『類経』巻七張注に「(心)その系に五有り、上系は肺に連なり、肺下は心の系なり、心下の三系は脾、肝、腎に連なる」とある)。

人迎(じんげい) 1)結喉(喉頭隆起)の両側の総頚動脈の拍動の部分。「人迎脈」ともいう。2)脈診部位のこと。左寸口脈の別称。3)穴名。足陽明胃経。足陽明と少陽の交会穴。禁灸穴。前頚部、甲状軟骨上縁と同じ高さ、胸鎖乳突筋の前縁、総頚動脈上。①理気降逆　②清肺利咽　③清熱平喘　④行気散瘀

人迎脈(じんげいみゃく) 「人迎」を参照。

人迎脈診法(じんげいみゃくしんぽう) 古代中国医学の脈診法の一つ。脈診法はこれ以外に、「三部九候法」と「六部定位法」がある。これは総頚動脈と橈骨動脈の脈の強さを比較して、その差により経絡の虚実を知る脈診法のこと。

参桂鹿茸丸(じんけいろくじょうがん)『処方集』 方剤名。熟地黄120　黄耆　萬蔘　白朮　当帰　白芍　遠志　枸杞子　肉蓯蓉各100　白茯苓　陳皮各80　人参　鹿茸　続断　肉桂　甘草各50。「気血不足や虚労損傷により口中無味、泄瀉する傾向がある

場合、腎気虚により悪寒し、感冒を引きやすい場合、全身労倦、腰膝酸軟の場合に用いる」。

心血(しんけつ)　人体の血液循環の主要な内容物のこと。心血は全身の各部の組織を営養する以外に、心の神志活動のための物質の基礎を提供している。そこで心血が虚すと心悸・健忘・失眠・多夢などの症候が現れる。

神闕(しんけつ)　1)臍の別名。2)穴名。任脈。上腹部、臍の中央。①温散寒邪　②培元固本　③蘇厥固脱　④健運脾胃　⑤逐冷散結

心血虚(しんけっきょ)　「心血不足」のこと。主な症状は頭暈・顔面蒼白・心悸・心煩・不眠・多夢・健忘・脈細弱などが見られる。

津血同源(しんけつどうげん)　津液と血は飲食の精気に来源し、互いに相互資生・相互作用している。津液が耗損すると気血も虧虚し、さらに気血が虧虚すると、同様に津液の不足も引き起こす。たとえば大汗・大吐・大瀉、または温病で津液を耗損した場合には、往々にして心悸気短・四肢厥冷・脈微細などの気血虧虚の症候があらわれる。さらに大量に失血した後は、口燥渇・舌乾無津・尿少便秘などの津液不足の現象があらわれる。そこで『霊枢・営衛生会篇』では「血奪うる者は汗無く、汗奪う者は血無し」(奪血者無汗、奪汗者無血)といわれる。『傷寒論』でも失血や出血が多い患者(「亡血家」)には、発汗さてはならないとしている。つまり津と血の間に密接な関係があることを説明している。

心血不足(しんけつふそく)　「心血虚」を参照。

真元下虚(しんげんげきょ)　「腎陽虚」を参照。

新建穴(しんけんけつ)　穴名。奇穴。大腿骨大転子と上前腸骨棘の中点に取る。下肢癱瘓・下肢疼痛などを主治。

沈香(じんこう)　薬物名。破気降逆薬。辛、微温、脾・胃・腎。①納腎平喘　②行気止痛　③墜痰止嗽　④行水消腫　⑤潤腸通便　⑥降逆止嘔

神効黄耆湯(しんこうおうぎとう)『東医宝鑑』　方剤名。黄耆　白芍　炙甘草各6　人参4　陳皮2.8　蔓荊子2。「全身またはある部位の感覚が鈍る場合、視界に黒い点が混じり、眼が渋り、疼痛し、眼が開けづらい場合に用いる」。

神効瓜蔞散(しんこうかろうさん)『東医宝鑑』　方剤名。瓜呂仁1　甘草　当帰各20　乳香　没薬各10。「乳癰がまだ潰えない場合に用いる」。

神功丸(しんこうがん)『東医宝鑑』　方剤名。升麻6　蘭香葉　当帰　藿香　木香各4　黄連　砂仁各2　生地黄　甘草各1.2。「胃熱により口臭が強い場合、歯肉から出血し、歯がぐらつき抜ける場合に用いる」。

神効丸(しんこうがん)『東医宝鑑』　方剤名。当帰　烏梅　黄連　阿膠各同量。「休息痢により血泡が混じる泄瀉が続き、腹痛、労倦する場合に用いる」。

参香散(じんこうさん)『東医宝鑑』　方剤名。人参　白朮　黄耆　山薬　白茯苓　蓮実各4　甘草3　烏薬　砂仁　陳皮　乾姜各2　丁香　木香　白檀香各1　沈香0.8　生姜3　大棗2。「虚労損傷により身体衰弱し、元気が無く、息が粗く、口中無味、消化不良の場合に用いる」。

神効散(しんこうさん)『東医宝鑑』　方剤名。①木香　橘皮　陳皮　麦芽　枳実　三稜　蓬莪朮　神曲　白芍　白芷　肉桂　延胡索　破胡紙　甘草各2.8　華澄茄　丁香各1.2　生姜5　大棗2。「身体を冷やしたり、冷たいものを口にすると、胸と心下が疼痛し、疼痛が背部にまで放散する場合に用いる」②荊芥穂適量。「喉痹により咽喉腫痛し、飲食を飲み下しづらく、短気、声を出しづらい場合に用いる」。

心合小腸(しんごうしょうちょう)　心と小腸との間の相互関連と影響を指す。「相合」とは、臓腑は表裏関係であり(臓は陰で裏に属す、腑は陽で表に属す)、「心と小腸は相

表裏」とは、主に心と小腸の経絡間の関係と生理機能の相互の組み合わせにより表現される。心と小腸の病症を治療する場合には、この「相合」や「相表裏」の関係により互いに影響する。たとえば心の熱は小腸にも移るので、小便尿赤などの際には、方剤中に清心火の薬物を配合する。

神効参香散（しんこうじんこうさん）『東医宝鑑』 方剤名。陳皮　罌粟殻各48　肉豆蔻　赤茯苓各16　白扁豆　人参　木香各8。「痢疾を長らく患い、大便に泡が混じり、腹痛、水っぽい大便が出る場合に用いる」。

神効托裏散（しんこうたくりさん）『東医宝鑑』 方剤名。黄耆　忍冬藤各12　当帰8　甘草4。「老人、小児、虚弱者の癰疽、腸癰、乳癰などが腫痛し、悪寒発熱する場合と、癰疽が潰えたのちに、新たに肉が盛り上がらない場合に用いる」。

沈香天麻湯（じんこうてんまとう）『東医宝鑑』 方剤名。羌活2　独活1.6　防風　天麻　半夏　附子各1.2　沈香　益智仁　烏頭各0.8　乾姜　当帰　甘草各0.6　生姜3。「小児が驚いて癇疾となり喉間に痰声がし、手足痙攣し精神昏迷する場合に用いる」。

参香湯（じんこうとう）『医方類聚』 方剤名。人参　白朮　白茯苓　陳皮各40　黄耆　葛根　檀香　甘草各20。「脾胃虚弱により口中無味、消化不良、身体疲倦、口渇する場合に用いる」。

腎合膀胱（じんごうぼうこう）（腎は膀胱と合す）　腎と膀胱は相互に関連し影響し合っていることを指す。相合とは、臓腑の表裏関係である（臓は陰で裏に属す、腑は陽で表に属す）。「腎與膀胱相表裏」とは、腎と膀胱の経絡の関連と、生理機能の組み合わせにより表現される。たとえば膀胱の排尿は腎の気化作用に依存している。腎と膀胱病の治療においても、この「相合」と「相表裏」の関係により影響し合う。たとえば小便不禁や小便不利を治療する場合に、腎の治療から始めて、良効が得られる場合がある。

神効明目湯（しんこうめいもくとう）『東医宝鑑』 方剤名。甘草8　葛根6　防風4　蔓荊子2　細辛0.8。「逆さまつ毛によりまぶたが腫痛し、流涙、眼を開けられない場合に用いる」。

参胡三白湯（じんこさんぱくとう）『東医宝鑑』 方剤名。柴胡　白朮　白茯苓　白芍　当帰　陳皮　麦門冬　梔子　甘草各3.2　人参2　五味子10　大棗2　烏梅1　燈芯2。「霍乱を患い、煩熱感があり、口乾、頭痛、身痛する場合に用いる」。

参胡芍薬湯（じんこしゃくやくとう）『東医宝鑑』 方剤名。生地黄6　人参　柴胡　白芍　黄芩　知母　麦門冬各4　枳実3.2　甘草1.2　生姜3。「外感により長らく発熱し、口渇し、煩躁して、寝ていられず、食不振、大便が不快、尿黄の場合に用いる」。

神昏（しんこん）　神志昏迷して不清（はっきりしない）のこと。これは邪熱が心包に内陥したり、湿熱や痰濁が清竅を蒙蔽して現れる症状のこと。

参根飲（じんこんいん）『東医宝鑑』 方剤名。五倍子　蒼耳子　苧根　白薇各同量。「休息痢により悪化したり緩和したりしながら、長らく治癒しない場合に用いる」。

申斎独妙（しんさいどくみょう、生没年不詳）　人名。日本江戸時代の医家、『妙薬手引草』の著者。申斎独妙は富芳（とみよし）と称し、衢富芳（くふほう）と修した。和泉の国の人で、泉陽隠士（せんよういんし）とも号した。

参砂丸（じんさがん）『医林撮要』 方剤名。人参　貝殻粉　朱砂各同量。「風癇によりよく驚き、瞳子が広がり、発熱、痙攣、頭痛、口からあわ立つ唾を吐く場合に用いる」。

辰砂既済丸（しんさきせいがん）『済州新編』 方剤名。蒼朮320　熟地黄160　人参　黄耆　当帰　山薬　枸杞子　鎖陽　亀板　牡蠣各80　牛膝　知母各60　破胡紙　黄柏各40。「身体虚弱、元気が無く、冷汗、口中無味、夢精がある場合に用いる」。

辰砂膏（しんさこう）『東医宝鑑』 方剤名。①朱砂12　玄明粉8　硼砂　馬牙硝各6

全蝎　真珠各4　麝香1。「新生児の胎驚肝風、撮口、噤口風などに用いる」　②附子40　牛胆南星20　白附子　五霊脂　全蝎各10。『その他』「慢脾風により痰声がし、手足厥冷、攣急する場合に用いる」。

辰砂五苓散（しんさごれいさん）『**東医宝鑑**』　方剤名。沢瀉　赤茯苓　猪苓　白朮各10　肉桂　朱砂各2。「傷寒病で高熱が出て、譫語、尿不利する場合、病後に解熱せず、心煩する場合に用いる」。

辰砂湯（しんさとう）『**医林撮要**』　方剤名。石蓮肉20　白芍薬　人参　炙甘草各4　赤茯苓　朱砂各2。「小児が瘀血があり、胃弱、食欲不振、胸悶する場合に用いる」。

辰砂寧志丸（しんさねいしがん）『**東医宝鑑**』　方剤名。朱砂80　遠志　石菖蒲　酸棗仁　乳香　当帰　茯神　白茯苓各28　人参20。「心血虚により易驚、心悸、怖い夢をよく見る場合に用いる」。

辰砂妙香散（しんさみょうこうさん）『**東医宝鑑**』　方剤名。白茯苓　茯神　黄耆　遠志各40　人参　桔梗　甘草各20　朱砂12　木香10　麝香4。「心気虚により心悸、易驚、内煩、不眠の場合、冷汗、口中無味、眩暈する場合に用いる」。

新纂辟瘟方（しんさんへきうんほう）　書名。朝鮮李朝時代、1613年許浚の撰。辟瘟の予防と治療法が記された1冊。

心志（しんし）　「五志」を参照。

疹子（しんし）　麻疹のこと。

唇紫（しんし）　唇色が紫暗色か紫色のもので熱に属す。多くは血分の熱盛や瘀血証などに見られる。青紫色は寒に属し（紫紺色も同様）、多くは寒邪壅盛、心血瘀阻などに見られる。

針刺（しんし）　「針法」を参照。

腎志（じんし）　「五志」を参照。

震耳（しんじ）　耳鳴のこと。

神志間病（しんしかんびょう）　精神や神経活動（特に思惟意識の活動）に異常を来たす病症のこと。

新識穴（しんしけつ）　穴名。奇穴。頚部、第3頚椎の下、外方1.5寸、胸鎖乳突筋と僧帽筋の上端の陥凹部（風池穴）の直下に取る。咳嗽・頭痛などを主治。

針治新書（しんじしんしょ）　書名。日本明治時代、大久保適斎による針灸書。明治24年（1894年刊）。西洋医学の立場から古い針灸治療を評価しようと試みている書籍。

滲湿（しんしつ）　滲は濾過のこと。滲利・滲泄・滲透など、湿気がしみ出て止まらないこと。

滲湿於熱下（しんしつおねつげ）　中国清代の葉桂の『温熱論』に見える。熱性病で湿が熱より重ければ、熱邪が水湿に阻まれて外透できなくなる。この場合は利湿薬を用いて水湿を分利すれば、熱邪を外透することができる。たとえば湿温の初期で、頭痛悪寒・身重疼痛・舌白不渇・脈弦細で濡・胸悶不飢・午後に身熱が上がるなどの場合には、三仁湯（杏仁・飛滑石・白通草・白蔻仁・竹葉・厚朴・生薏苡・半夏）を用いる。方剤中の滑石・白通草・生薏苡は滲湿利湿作用があり、他に芳香祛湿薬と配合して治療する。

真実仮虚（しんじつかきょ）　実邪が結聚した疾病で、反対に虚弱に似た仮象をあらわすこと。このような状況を「大実如羸状」ともいう。たとえば「熱厥」証では、熱邪が鬱すれば鬱するほど、四肢厥冷がますます顕著になり、脈象も初めは沈脈だが、強く押さえると有力で、舌質紅絳、または焦黄苔、または高熱・神昏・譫語などがあらわれる。そこで虚実の真仮を弁別するには、脈象と舌象や体質と既往歴などを参考にして、全面的に分析しなければならない。さらに実熱が内閉して伝変した脱証の場合は、特に詳細に弁証しなくてはならない。

滲湿清熱湯（しんしつせいねつとう）『**東医宝鑑**』　方剤名。蒼朮　黄柏各160　牛膝　当帰尾各80　亀板　虎骨　防已各40。「湿脚気により膝と下腿が腫痛し、元気が無く動かしづらい場合に用いる」。

滲湿湯（しんしつとう）『**東医宝鑑**』　方剤名。

①赤茯苓　炮乾姜各8　蒼朮　白朮　甘草各4　陳皮　丁香各2　生姜3　大棗2。「寒湿に傷られて身重、腰痛、尿不利、便秘する場合、雨に打たれたり寒い場所で寝てしまい、起きると足腰が重痛する場合に用いる」　②赤茯苓　炮乾姜各80　蒼朮　白朮　甘草各40　陳皮　木香各10。『医林撮要』「適応症は①に同じ」　③蒼朮　半夏曲各8　厚朴　藿香　陳皮　白朮　白茯苓各4　甘草2　生姜3　大棗2。『東医宝鑑』「湿痰が長らく侵襲して淋症になった場合に用い、またあらゆる湿病に用いる」。

臣使之官（しんしのかん）　膻中の機能のこと。膻中は心包絡のことで、心の周囲を包んでいる、君主の側近の使臣が、君主の意思を代行することから名づく。

唇四白（しんしはく）　「脾其華在唇四白」を参照。

神志不寧（しんしふねい）　精神状態が落ち着かない症状のこと。

針刺麻酔（しんしますい）［針麻］　中国の伝統的な刺針療法で、鎮痛を発展させたもの。その方法は、特定の穴位に豪針を刺針した後に、手法操作（または電流）で誘導し、病人が覚醒した状態のままで、各種の手術（頭部・頚項部・胸部・四肢など）を行える。針麻酔は鎮痛効果のみならず、他に多くの利点がある。

診指紋（しんしもん）　指紋とは、食指の掌面の浅在の静脈のこと。幼児の皮膚は薄く軟らかく、静脈が浮き出ているので、指紋がはっきりしている。その後年齢を重ねるにつれて、皮膚は厚くなり指紋が不鮮明になる。小児の脈部は短少なので、どの部位でも拍動しており、脈象が明確に反映されている。したがって3歳以下の小児では、指紋の変化を診察の判断材料に加えることができる。指紋の診察は主に、その色と充実度を観察する。術者は自分の食指と親指で小児の食指の端を握り、右手の親指で小児の食指の上を、先端から付け根までを数回なぜて、指紋をよりはっきり浮き出させてから観察する。正常な指紋は紅黄色で鮮明で、掌の第一関節を越えることは無い。疾病がある際に、指紋が浮いているのは表証であり、沈着しているのは裏証であり、淡色なのは虚証・寒証であり、紫紅色なのは熱証であり、青紫色なのは驚風・風寒・痛証・傷食・風痰などであり、黒色なのは瘀血証である。さらに指紋の区分や長さについては、「透関射甲」を参照。

腎者胃之関（じんしゃいしかん）（腎は胃の関）　「関」とは水液の出入口である。腎は下焦にあり、至陰の臓で、二陰に開竅し、膀胱と表裏関係にある。また腎は水をつかさどり、水液代謝において非常に重要な作用がある。通常は水は胃に入り、脾により肺に輸送され、肺気が粛降し、水が下へ流れて腎に帰る。これが水液を体外から摂取した場合の、体内における昇降の過程である。もし腎気が不化すれば二便が不利となる。二便が不利となれば、中焦は痞満して水液代謝に影響を与える。そこで『素問・水熱穴論』には「腎は、胃の関なり、関門利せず、故に水を聚めて、その類に従うなり」（腎者、胃之関也、関門不利、故聚水而従其類也）と見える。水液の排泄が障害されると、体内に積聚して浮腫を形成する。この浮腫は、腎の聚水から発展したものである。

腎積（じんしゃく）　「奔豚気」に同じ。

診尺膚（しんしゃくふ）　両手の肘関節（尺沢穴）の下から寸口までの皮膚を「尺膚」という。古代の診法の一つで、その部位の肌膚の潤沢さ・ざらざらの度合い・冷熱などの状況を観察して、これを全身の症状や脈象などと結合して病状を推測した。現在ではほとんど使用されていない。

甚者従之（じんしゃじゅうし）（甚だしき者は之に従う）　『素問・至真要大論』に見える。「甚」とは複雑で識別が困難な重症の症候を指す。たとえば熱が極まれば寒に似る（内に真熱で外に仮寒）、または寒が極まれば熱に似る（内に真寒で外に仮熱）などの場合には、仮寒や仮熱の仮象にしたがって、一般に「従治」といわれる「反治法」を用いること。

唇腫(しんしゅ)　唇が腫脹すること。脾胃の積熱や食中毒によく見られる。

真珠(しんじゅ)　薬物名。安神薬。甘鹹、寒、心・肝。①清熱安神　②墜痰定驚　③益陰摂精　④解毒医瘡

参薷飲(じんじゅいん)『東医宝鑑』　方剤名。白朮6　人参48　麦門冬　白芍　白茯苓各4　知母　陳皮　香薷各2.8　炙甘草2　黄芩1.2　五味子10　生姜3。「傷暑により発熱、発汗、吐瀉し、元気が無い場合に用いる」。

腎充則髄実(じんじゅうそくずいじつ)(腎充つれば則ち髄実す)　「腎主骨」を参照。

新修本草(しんしゅうほんぞう)　書名。中国唐代、李勣の撰。659年。全54巻。原書は紛失。最初の国定の薬典。

腎主開闔(じんしゅかいこう)(腎は開闔を主る)　「腎主水」を参照。

腎主伎巧(じんしゅぎこう)(腎は技巧を主る)　『素問・霊蘭秘典論』に「腎は、作強の官、技巧ここに出づ」(腎者、作強之官、技巧出焉)と見える。「作強」の「作」とは動作や仕事のこと、「強」とは負荷能力のこと。作強とは重労働に耐え、動作が機敏であること。「技巧」とは精巧霊敏のこと。腎のこのような作用は、腎の蔵精・主骨・生髄の作用と密接に関係している。腎気が充旺して精髄が充足していれば、精神が健旺で精巧敏捷であるばかりか、筋骨が強靭で動作も力強い。逆に腎虧精虚髄少の者では、腰痠骨弱・精神疲憊・頭昏健忘・動作も緩慢となる。

腎主恐(じんしゅきょう)(腎は恐を主る)　心中が恐れおののき不安なものを恐という。『素問・陰陽応象大論』に腎は「在志為恐」と見える。五臓の精気は腎に併合されるので、腎経の脈気が不足したり、腎水が不足したり、肝・心・胃の病症では、いずれも「恐」の症候が現れる。しかし、腎本体の素因が最も大切で、腎水が充足していれば、肝血も充足し胆も盛んとなる。そこで腎水が虚すと肝血も不足し、胆も弱くなり恐れやすくなる。さらに「恐則気下」とも言われ、恐すると精を傷り腎も傷れる。したがって「腎主恐」ともいわれる。「五志」を参照。

仁熟散(じんじゅくさん)『東医宝鑑』　方剤名。側柏子　熟地黄各4　人参　枳実　五味子　桂心　山茱萸　甘菊花　茯神　枸杞子各3。「胆が虚したために易驚、恐々とし、不眠、不安な場合に用いる」。

心主血(しんしゅけつ)(心は血を主る)　心は全身の血脈をつかさどる。『素問・痿論』に「心主身之血脈」と見え、『素問・六節臓象論』では「心者、…其充在血脈」と見える。つまり心の機能と血脈の密接な関係を説明している。心は血液を運行する動力があり、脈管は血液が運行する通路である。心と血脈の関係は、主に営養の輸送と、血液の循環との相互関係に具体的に反映される。

心主血脈(しんしゅけつみゃく)(心は血脈を主る)　「奇恒之府」を参照。

心主言(しんしゅげん)(心は言を主る)　『難経』で論述している「心」とは、「其声言」としている。正常な場合は、言語は心の主持と制御を受けるが、心やその外衛の心包絡が熱邪に侵犯されると、その症状に「譫語」が見られる。

腎主骨(じんしゅこつ)(腎は骨を主る)　『素問・宣明五気篇』に「五臓の主る所、…腎は骨を主る」(五臓所主、…腎主骨)と見える。「主」とは主持のこと。「腎主骨」には腎は骨格を充養する作用と、腎と骨格の生理機能の連鎖関係も含まれる。『素問・六節臓象論』には「腎者、…其充在骨」と見え、骨格は人体を支持する働きがあり、人体の支柱である。骨のこれらの作用は、骨髄の営養に依存しているのである。骨髄は腎精により生ずるので、『素問・陰陽応象大論』では「腎生骨髄」という。髄は骨腔の中に蔵され、骨格を充養するので、「腎充つれば則ち髄実す」(腎充則髄実)という。しかし髄の生成も「腎は骨を主る」(腎主骨)と見えるように、その物質の基礎を提供している。この他に、牙歯と骨の営養の来源も同じで、腎臓の精

気により化生される。そこで「歯は骨の余たり」(歯為骨之余)といわれる。

参薷四苓湯(じんじゅしれいとう)『医林撮要』 方剤名。沢瀉　猪苓　白茯苓　白朮　人参　香薷　黄連　麦門冬各同量。「心経に邪熱があり、尿赤、尿濁し、排尿時に尿道に熱感がある場合に用いる」。

し

心主神明(しんしゅしんめい)(心は神明を主る)『素問・霊蘭秘典論』に「心は、君主の官なり、神明ここに出づ」(心者、君主之官也、神明出焉)と見え、『素問・調経論』には「心蔵神」と見える。「君主」とは、統帥やすべてより高いという意味、つまり心は臓腑の中で最も重要な位置に居るということ。これらの機能は心により主宰され表現されるので、「心主神明」という。

腎主生殖(じんしゅせいしょく)(腎は生殖を主る)　腎は蔵精の臓なので、人体の成長発育と生殖などの重要な作用がある。男女の生殖器官の発育と成熟およびその生殖能力は、腎気(腎の精気)の充実に左右される。女子は14歳前後に来潮し、男子は16歳前後で精気が充満して精通が可能になるとしている。これは生殖機能が成熟しはじめ、男女が生殖機能が成熟した場合に交合すれば受精できる。そして女子は49歳、男子は64歳頃に腎気が衰微し、老化が目立ち始め、女子は更年期により経閉を迎え、男子は精力が減退し身体も衰えて、生殖能力も次第に喪失してくる。そこで精気の生成・貯蔵・排泄は腎が主管するので、「腎主生殖」といわれる。

腎主先天(じんしゅせんてん)(腎は先天を主る)　腎の生理機能は人体に対して重要な働きがあること。腎には蔵精・主骨・生髄・各器官に熱源を供給する重要な働きがあるばかりでなく、腎気の盛衰は、人の成長・発育・老衰・生殖能力についても直接関与している。先人は、腎を「先天」といい、また「腎主先天」「腎為先天之本」ともいい、腎が発育や生殖の源であることを説明している。したがって嬰児の出産直後の発育障害、つまり「五遅」(起立・歩行・頭髪・歯・会話などが正常な幼児に比べて遅いこと)や「五軟」(頭項・口・手・足・筋肉などが痿軟無力なもの)や「解顱」(頭部の顖門部が閉合しない・前顖門が広すぎる)などの症状は、いずれも腎虚や先天不足と関係が深い。そこでその治療には補腎法を主として進める。

腎主水(じんしゅすい)(腎は水を主る)「腎は水臓たり」(腎為水臓)といい、体内の水液の平衡を調節するのに重要な働きがある。腎の水液の貯留と分布と排泄作用は、主に腎気の「開」と「闔」(「腎主開闔」という)によって行われる。「開」とは、主に水液の輸出と排泄作用である。「闔」とは、一定量の水液を体内に貯留することである。「開」と「闔」は、腎陰と腎陽の機能が協調することにより決まる。正常な場合は、腎陰と腎陽は平衡に保たれ、腎気の開闔も協調して、尿液の排泄も正常に保たれる。もし腎に疾病が生じれば、「主水」機能が失われ、体内の水液の代謝の平衡を維持するのが難しくなり、水腫などの病症が生じることになる。

参朮飲(じんじゅついん)『東医宝鑑』 方剤名。熟地黄　当帰　白芍　川芎　人参　白朮　半夏　陳皮　甘草各4　生姜3　大棗2。「妊婦が転胞症となり小腹腫痛、尿不利の場合に用いる」。

参朮益胃湯(じんじゅつえきいとう)『補陽処方集』 方剤名。黄耆6　白朮　炙甘草各4　蒼朮2.4　当帰　陳皮各2　升麻　柴胡　黄芩　半夏各1.2　生姜3　大棗4。「内証により潮熱があり、短気、口乾、口中無味、便秘する場合に用いる」。

参朮健脾丸(じんじゅつけんぴがん)『東医宝鑑』 方剤名。蒼朮320　人参　白朮　白茯苓　山薬　破胡紙　枸杞子　兎絲子　蓮実各80　苦楝子　五味子　牛膝各60　山椒　茴香　陳皮　木香　遠志各20。「脾胃が虚冷となり長らく泄瀉し、臍周辺が冷痛する場合に用いる」。

参朮健脾湯(じんじゅつけんぴとう)『東医宝鑑』 方剤名。人参　白朮　白茯苓　厚

朴　陳皮　山査各 4　枳実　白芍各 3.2　神曲　麦芽　砂仁　甘草各 2　生姜 3　大棗 2。「脾胃虚弱により消化不良で口中無味、心下痞硬、腫痛、悪心、嘔吐、泄瀉する場合に用いる」。

参朮膏(じんじゅつこう)**『東医宝鑑』**　方剤名。人参 10　白朮 8　黄耆 6　陳皮　桃仁　白茯苓各 4　甘草 2。「出産後に身体虚弱となり、膀胱が傷られて尿淋漓となる場合に用いる」。

神朮散(しんじゅつさん)**『東医宝鑑』**　方剤名。①蒼朮 8　羌活　川芎　白芷　細辛　甘草各 4　生姜 3　葱白 1。「傷風して頭痛、鼻乾、嗄声、咳嗽が出る場合に用いる」　②蒼朮 8　荊芥　藁本　葛根　麻黄　炙甘草各 4　生姜 3　葱白 2。「風寒により悪寒発熱し、頭痛、関節が痛み、無汗の場合に用いる」　③蒼朮　厚朴　陳皮各 34　甘草 12　藿香 8　砂仁 4。『処方集』「食滞により胸悶、腹満痛、突然神識昏迷、昏倒する場合に用いる」。

参朮散(じんじゅつさん)**『東医宝鑑』**　方剤名。人参　白朮　炮乾姜　白豆蔻　砂仁　丁香　陳皮　炙甘草各 4　生姜 3。「脾胃の虚寒により心下痞硬疼痛する場合に用いる」。

神朮煮散(しんじゅつしゃさん)**『郷薬集成方』**　方剤名。蒼朮 240　当帰　厚朴各 80　人参 40　白芍　川芎　橘皮各 20。「寒邪に犯されて悪寒発熱し、頭痛、項強、関節が痛み、消化不良の場合に用いる」。

参朮調元膏(じんじゅつちょうげんこう)**『東医宝鑑』**　方剤名。白朮 600　人参 160。「脾胃虚弱で口中無味、消化不良、元気が無い場合に用いる」。

参朮調中湯(じんじゅつちょうちゅうとう)**『東医宝鑑』**　方剤名。①桑柏皮 4　黄耆 3.2　人参　白朮　白茯苓　甘草各 2.4　地骨皮　麦門冬　陳皮各 1.6　橘皮 0.8　五味子 20。「暑気に傷られて発熱し、咳嗽、煩熱し、水を飲みたがり、食不振の場合に用いる」　②白朮 2　黄耆 1.6　桑柏皮　炙甘草　人参各 1.2　麦門冬　陳皮　橘皮　地骨皮　白茯苓各 0.8　五味子 20。「適応症は①に同じ」。

参朮湯(じんじゅつとう)**『東医宝鑑』**　方剤名。黄耆 8　蒼朮 4　神曲 2.8　人参　陳皮　橘皮　甘草各 2　升麻　柴胡　黄柏　当帰各 1.2。「脾胃の虚弱により、食後に非常に疲倦、心下痞硬、身重する場合に用いる」。

参朮半夏湯(じんじゅつはんげとう)**『東医宝鑑』**　方剤名。人参　白朮各 8　半夏　天麻各 2.8　白茯苓　陳皮各 2　細辛　薄荷　甘草各 0.8　全蝎 1　生姜 3。「小児が長らく消化不良で、吐瀉し、慢驚風を起こす場合に用いる」。

針術秘要(しんじゅつひよう)　書名。日本江戸時代、坂井豊作(生没年不詳)の針術を中村謙作が記述した書。全 3 巻。慶応元年(1865)刊。とくに針の横刺法を開発したことで知られる。本書は針の施術法を図入りで解説している。

参朮補脾湯(じんじゅつほひとう)**『東医宝鑑』**　方剤名。黄耆 8　人参　白朮各 6　陳皮　当帰　白茯苓各 4　麦門冬 2.8　桔梗 2.4　甘草 2　五味子 1.6　升麻 1.2　生姜 3。「肺癰により血痰を吐き、長らく癒えず、脾胃が虚弱になり食欲不振の場合に用いる」。

参朮六物湯(じんじゅつろくもつとう)**『医林撮要』**　方剤名。人参　白朮　白茯苓　甘草　生姜　酸棗仁各同量。「全身労倦し、元気が無く、口中無味、胸悶不安、不眠の場合に用いる」。

腎主納気(じんしゅのうき)(腎は納気を主る)　肺は呼吸をつかさどるが、腎には肺気を摂納(「納気」という)する働きがある。久病の咳喘で、老人の腎虚のものでは、納気が困難となる。気喘の特徴は、呼気が多く吸気が少ない。これを「腎不納気」といい、補腎納気法を用いて治療する。

真珠粉丸(しんじゅふんがん)**『東医宝鑑』**　方剤名。黄柏　牡蠣各 60　真珠 12。「陰虚による夢精、遺精に用いる」。

真珠母丸(しんじゅぼがん)**『東医宝鑑』**　方剤名。熟地黄　当帰各 60　人参　酸棗仁

側柏子　犀角　茯神各40　真珠粉30　沈香　龍歯各20。「肝胆が虚して、不安、心悸、不眠の場合に用いる」。

心主脈(しんしゅみゃく)(心は脈を主る)「五臓所主」を参照。

身瞤動(しんじゅんどう)　身体の肌肉が痙攣してこきざみに動くこと。その原因は発汗過多で陽気と陰液が傷れる、または陽虚で津液の生産を促す機能が失調して、気液が不足し、肌肉が温養できずに起こる。

心忪(しんしょう)　胸騒ぎのこと。

唇焦(しんしょう)　唇が乾くこと。脾胃に実熱がある場合に見られる、または秋燥や熱病のために津液が傷られ内燥した場合にも見られる。

腎消(じんしょう)「下消」を参照。

審視瑶函(しんしようかん)　書名。眼科専門書。中国明代、付仁宇(允科)の著。1644年。全6巻、首1巻。最初が総論、次に方論となっている。108の病症の治療法と方剤について論述している。

審証求因(しんしょうきゅういん)「病因弁証」を参照。

神捷膏(しんしょうこう)『東医宝鑑』　方剤名。乳香　没薬　軽粉　血竭　咳児茶　枯白礬　龍骨各12　山椒16。「足の脛骨に臁瘡が生じ、長らく化膿しない場合に用いる」。

参茸固本丸(じんじょうこほんがん)『処方集』　方剤名。熟地黄60　炙甘草50　人参　巴戟天　山薬　白茯神　肉蓯蓉　当帰　兎絲子各30　黄耆　牛膝　肉桂　枸杞子各20　鹿茸　白芍　小茴香　陳皮　白朮各16。「元気不足、虚労損傷、病後の補薬として用い、また消痩、腰膝酸軟、腰痛、耳鳴する場合に用いる」。

針処被寒(しんしょひかん)　刺針した穴位が開いて、寒邪の侵襲を受けてしまうこと。

唇胗(しんしん)　胗は「疹」に同じ。唇に生じる乾燥性の瘡疹(できもの)のこと。

唇瀋(しんしん)　唇緊が潰爛して長く治らないもの。脾の湿熱により起こる。

進針(しんしん)［内針］　刺針法。豪針を体内に刺入する方法。一般的には、循按経脈(経脈の走行に沿って押さえる)や揣按穴位(手で穴位を押さえる)などの準備操作を行った後に、針を浅い部位から一定の深さに刺入する。

壬申疹疫方(しんしんしんえきほう)　書名。朝鮮李朝時代の書、亡失。詳細伝不詳。任瑞鳳の撰。当時広く利用された麻疹書。

詵詵丸(しんしんがん)『郷薬集成方』　方剤名。延胡索　沢蘭各60　当帰　熟地黄　川芎　芍薬　白薇　人参　石斛　牡丹皮各40。「衝任脈の不調の場合、子宮が虚して月経不順、途中で月経閉止する場合、流産の後に気血が回復しない場合に用い、衝任脈や気血を補う目的で用いる」。

参仁丸(じんじんがん)『東医宝鑑』　方剤名。麻仁　大黄各120　当帰40　人参30。「気滞便秘により腹満、疼痛、便秘する場合に用いる」。

心腎相交(しんじんそうこう)　心は上焦にあり火に属す。腎は下焦にあり水に属す。心中の陽は、下降して腎に至ることで腎陽を温養できる。腎中の陰は上昇して心に至ることで、心陰を涵養することができる。正常な場合は、心火と腎水は相互に昇降・協調・交通して、それぞれの動態を平衡に保持できる。これを「心腎相交」といい、「水火相済」の表現となる。もし腎陰が虧虚したり心火が熾盛となり、腎水と心火の平衡状態が失調すると、相済できずに心煩・怔忡不安・失眠などの心火熾盛の症候が現れる。これを「心腎不交」という。

真心痛(しんしんつう)　主な症状は前胸部に発作性の絞痛があり、胸が息苦しい感じがともない、ひどければ大汗・肢冷・紫紺(チアノーゼ)などの現象が見られる。心窩部の疼痛(胃脘痛のこと、古書では「心痛」とも「心下痛」ともいう)と区別するために「真心痛」といった。心絞痛のたぐい。

心腎不交(しんじんふこう)　心陽と腎陰の生理関係が失調する病変のこと。心は上焦にあり、腎は下焦にある。正常な場合は、心と腎は、相互に協調し、相互に制約して、相互に交通して動態の平衡が保たれている。もし腎陰が不足したり心火が擾動すると、両者の協調関係が失われる。これを「心腎不交」という。主な症状は心煩・失眠・多夢・怔忡・心悸・遺精などが見られる。

振振欲擗地(しんしんよくへきち)(振振として地に擗(たお)れんと欲す) 立っていても不安定で、ゆらゆらと地面に倒れそうになる状態のこと。

心水(しんすい) 「五水」を参照。

真水(しんすい) 「腎陰」を参照。

腎水(じんすい) ①「腎陰」を参照。②「五水」を参照。

腎水素虧(じんすいそき) 平素より腎水が不足している者のこと。この場合は熱邪が下焦に侵入しやすいので注意する。鹹寒薬を用いて、まだ邪を受けていない部分を保護して、その内陥を防ぐ必要がある。

腎水不足(じんすいふそく) 「腎陰虚」を参照。

真頭痛(しんずつう) 頭痛証の一つ。主な症状は頭痛が耐えられないほど激烈で、脳戸穴(穴名、後頭部の風府穴の上)まで放散して痛み、手足厥冷して肘と膝関節まで冷える。先人は邪が脳戸に侵入して起こると考えた。脳は髄海であり、真気が集まるところであり、受邪すると痛みが耐えがたく、頭痛中でも危険な病症である。その中には頭部内の疾患の可能性もある。

心掣(しんせい) 心の虚証により、引っ張られるように痛む(掣痛)こと。

腎生骨髄(じんせいこつずい) 「腎正骨」を参照。

新製柴連湯(しんせいさいれんとう)『処方集』 方剤名。黄連 白芍 蔓荊子 龍胆 荊芥 防風各4 柴胡 黄芩 梔子 木通 甘草各2。「隔膜の数か所に浸潤が生じ、まぶたが腫脹し、目赤、流涙、異物感がある場合に用いる」。

神聖散(しんせいさん)『東医宝鑑』 方剤名。①麻黄 細辛 葛根 藿香各同量。「外風により背部が悪寒し、頚項部も冷たく、頭痛する場合に用いる」 ②白礬 乳香各6 黄丹5.2 朱砂4 胡桐涙1.2 軽粉 麝香各0.6。『済州新編』「あらゆる悪瘡と天疱瘡により腫物が生じ、潰えない場合に用いる」。

真睛破損(しんせいはそん) 眼球に異物が刺さったり、転倒して眼球を打撲して眼球に穴が開くことで、危篤な眼疾患である。処置を誤ると失明することもある。

神聖復気湯(しんせいふっきとう)『東医宝鑑』 方剤名。羌活 柴胡 黄耆 草豆蔻各4 藁本 甘草各3.2 半夏 升麻各2.8 当帰2.4 防風 人参 郁李仁 陳皮各2 炮附子 炮乾姜 黄柏 黄連 生地黄 枳実各1.2 細辛 川芎 蔓荊子各0.8。「腎陽不足により胸脇や臍周辺が冷痛し、悪寒する場合に用いる」。

診藉(しんせき) 「医案」を参照。

辛泄(しんせつ) 治法。熱邪が肌腠に鬱積して外出できない場合の治療法。熱邪を透達して排出させる治療法。この治療には辛味で表邪を発散できる薬物を用いる。

晨泄(しんせつ) 「五更泄」を参照。

伸舌(しんぜつ) 舌を頻繁に伸ばして唇をなめ回す症状。多くは脾胃の内燥により、津液が不足した病症に見られる。また舌に熱脹感があり、常に舌を出すのは、心か心包経に痰熱がある実証である。

腎泄(じんせつ) 「五更泄」を参照。

診切枢要(しんせつすうよう) 書名。日本室町時代、曲直瀬道三(1507～1594)の著。脈書。不分巻1冊。永禄9年(1566)著。

心疝(しんせん) 古病名。『素問・脈要精微論』に見える。これは寒邪が心経に侵犯して起こる急性痛証の一つ。症状は下復に腫塊が生じ、気が胸に上衝して、心が暴痛し、脈弦急となる。

振顫(しんせん) 不随意的でリズミカルに身体の一部が振動すること。

新撰救急簡易方(しんせんきゅうきゅうかんいほう) 書名。朝鮮李朝時代、世宗20

年(1489)に編纂、刊行、亡失。

振顫術(しんせんじゅつ)　「竜指術」や「細振術」ともいう。針を目的の深さまで刺入した後に、針柄を指頭で軽く弾いて針体を震動させる方法。催気法ともいい、機能促進の目的で応用される。

し

神仙太乙膏(しんせんたいおつこう)『太平恵民和剤局方』　方剤名。玄参　白芷　当帰　肉桂　大黄　赤芍薬　地黄各1両。粉末とし、胡麻油を用いて軟膏あるいは丸剤にする。軟膏は外瘍剤、丸剤は内服剤として用いる。涼血散瘀・消腫止痛の効能があり、癰疽・瘡瘍・刀傷・火傷などで、膿を形成し或は未だ膿を形成せず・紅腫疼痛するものに用いる。また、褥瘡(床ずれ)などにも用いる。

神仙太乙紫金丹方(しんせんたいおつしきんたんほう)　書名。朝鮮李朝時代の書、1497年に李宗準が中国の「太乙紫金丹方」を解説してこれに諺解を付して刊行したもの。

針先転移法(しんせんてんいほう)　刺針手技の一つ。針先を皮下にとどめ、押し手と刺し手を用いて、針と皮膚を上下左右に、または円を描くように移動させ、強刺激を与える方法。

神仙労(しんせんろう)　心因により食物を拒否し、そのためにはひどい消痩をみる状態をいう。

参蘇飲(じんそいん)『和剤局方』　方剤名。①「益気解表」を参照。陳皮　枳殻　桔梗　甘草　木香各半両　半夏　紫蘇　乾葛　前胡　人参　茯苓各3。「治感冒発熱、頭疼、或因痰飲凝結、兼以為熱、并宜服之。若因感冒発熱、亦如服養胃湯法、以被蓋臥、連進数服、微汗則愈。尚有余熱、更宜徐徐服之、自然平治、因痰飲発熱、但連日頻進此薬、以熱退以期、不可預止。雖有前胡、乾葛、但能解肌耳、既有枳殻、橘紅輩、自能寛中快膈不致傷脾、兼大治中脘痞満、嘔逆悪心、開胃進食、無以逾此。毋以性涼為疑。一切発熱皆能取効、不必拘其所因也。小児室女亦宜服之」　②人参　紫蘇葉　前胡　半夏　葛根　赤茯苓各4　陳皮　桔梗　枳実　甘草各3　生姜3　大棗2。「虚弱者や老人が風寒に傷られ、悪寒発熱し、頭痛、鼻閉、咳嗽、痰が多く、短気、胸悶、悪心、全身労倦、冷汗が出る場合に用いる」。

神蔵(しんぞう)　穴名。足少陰腎経。前胸部、第2肋間、前正中線の外方2寸。①寛胸順気　②降逆定喘　③清肺和胃

神臓(しんぞう)　神臓とは、臓には心・肝・脾・肺・腎の5つの神が蔵すること。つまり心は「神」を蔵し、肝は「魂」を蔵し、脾は「意」を蔵し、肺は「魄」を蔵し、腎は「志」を蔵すること。五臓は神がやどるところなので名づける。

腎蔵志(じんぞうし)(腎は志を蔵す)　『素問・調経論』に「腎蔵志」と見える。「志」とは「誌」に通じ、記憶力のこと。脳と髄は腎精が化したものである。そこで腎虚の者では、健忘がよく見られる。一説には「志」は専心して気移りしない意味とある。「五臓所蔵」を参照。

真臓色(しんぞうしょく)　五臓の精気が衰弱した際に見られる色のこと。色診で、顔面色の色沢は明潤で含蓄(深み)があるのが良いとする。明潤とは胃気があることで、含蓄とは臓精が充足していることである。反対に枯槁は胃気が無く、色沢が顕著に現れるのは五臓の精気が衰竭していることをあらわす。この枯槁して顕著な色沢は、五臓の精気が尽きて、五臓の真気が外部に現れたものである。これを「真臓色」という。またそれは重症の内臓疾病があることを明示している。たとえば黄色では、面目と全身が枯槁して黄土のようなもの、または乾枯して枳実のようなものは、脾の真臓色であり、脾胃が衰敗していることを示す。

心蔵神(しんぞうしん)(心は神を蔵す)　「心主神明」を参照。

腎蔵精(じんぞうせい)(腎は精を蔵す)　精とは生命の基本物質のこと。「腎蔵精」には2種の意味がある。①五臓六腑の水穀の精気(後天の精)を蔵すること。これは生命を

維持し、人体の各部の組織器官を滋養し、合わせて気体の成長発育の基本物質の生成を促進する。②腎本臓の精(先天の精)、また男女の性交の精気を蔵すること。これは生育と繁殖の基本物質である。さらに人の生殖・成長・発育・老衰と関係がある。このような精の生成・貯蔵・排泄などは、いずれも腎が主管している。腎は先天の根本であり、その他の臓腑の精気を貯蔵する。そこで五臓の精気が充旺していれば、腎精の生成・貯蔵・排泄も正常に保たれる。「腎蔵精」は腎の重要な働きの一つであり、『素問・六節臓象論』に腎は「封蔵之本」(封蔵とは閉蔵・貯蔵の意味)と見えるのは、主に腎の臓精作用を述べている。精は過度に消耗しないようにしながら、全身の各種の機能への影響を避ける。

真臓脈(しんぞうみゃく)　五臓の真気が衰亡した際の脈象のこと。五臓の疾病が重篤な段階に発展した場合には、その臓の精気が衰竭し、胃気が絶えそうになり、それぞれに特別な脈象をあらわす。しかしいずれも「胃・神・根」の脈気は無く、従容(落ち着き)や和緩の象も無い。肝の真臓脈は、ピンと張って硬く、脈体の緊張度は強く、脈に触れると刃物の刃に触れたような脈となる。心の真臓脈は、堅硬で指を弾くようになる。肺の真臓脈は、大で空虚となる。腎の真臓脈は、捻った綱が切れそうな、指で石を弾いたときのように力強くなる。脾の真臓脈は、軟弱無力で速度も不均衡となる(『素問・玉機真蔵論』)。この真臓脈の出現は、慢性病の予後を診断する上で、一定の意義がある。

参蘇温肺湯(じんそおんはいとう)『東医宝鑑』　方剤名。人参　紫蘇葉　肉桂　木香　五味子　陳皮　半夏　桑柏皮　白朮　白茯苓各4　甘草2　生姜3。「風寒の邪が肺を傷り、咳嗽し、薄い痰が出て、短気、胸悶、全身が疲倦する場合に用いる」。

疹属気(しんぞくき)　絡中の熱邪が肺を侵して、発疹しそうになるもの。手太陰の気分に属す。

清代九科(しんだいきゅうか)　十八世紀の中国において、医学を大方脈・傷寒・婦人・小方脈・瘡瘍・眼科・口歯咽喉・針灸・正骨に分けたもののこと。「清九科」ともいう。清代の太医院では医学の分科が一致せず、五科に分けたこともあれば、11科に分けたこともある。

身体疼煩(しんたいとうはん)　肌肉関節に疼痛があり、煩躁して不安、全身が不快な症状のこと。

腎疸湯(じんたんとう)『その他』　方剤名。蒼朮4　升麻　羌活　防風　藁本　独活　柴胡　葛根　白朮各2　猪苓1.6　沢瀉　神曲　人参　甘草各1.2　黄芩　黄柏各0.8。「腎虚により黄疸が生じ、眼と全身が黄色くなり、尿黄、尿不利の場合に用いる」。

腎着(じんちゃく)　身体が重く、腰から下が冷痛し、腹部も重い症状のこと。

腎着湯(じんちゃくとう)　方剤名。「方」を参照。

心忡(しんちゅう)　胸さわぎのこと。

身柱(しんちゅう)　穴名。督脈。上背部、後正中線上、第3胸椎棘突起下方の陥凹部。①清熱散風　②宣肺止咳　③寧心安神　④去邪退熱　⑤清心定志

人中(じんちゅう)[水溝]　1)鼻の下方、唇の上方の皮膚の縦溝の部分。古くはここを望診して、膀胱と子宮(子處)の疾病を診察した。2)穴名。水溝穴ともいう。督脈。督脈と手足陽明の交会穴。鼻唇溝の中央に取る。①清熱開竅　②蘇厥醒神　③回陽救逆　④祛風止痛　⑤調理下焦

人中黄(じんちゅうおう)　薬物名。清熱解毒薬。甘、寒、胃。①清熱降火薬　②解毒医瘡　③涼血止血　④清胃止噎

心中懊悩(しんちゅうおうのう)　「懊憹」を参照。

心中憺憺大動(しんちゅうたんたんだいどう)　「憺」とは空虚で震動する意味。つまり心臓が激しく跳動して、空虚感があることを形容している。温熱病の後期によく見ら

し

れる。これは陰虚水虧し、虚風が内擾し、心神が自制できずに起こる。さらに手足蠕動・神倦脈虚などの心腎陰虧や肝風内動の症状も見られる。

人中疔(じんちゅうちょう)　疔瘡が人中部に生じるもの。「竜泉疔」ともいう。もし疔が承漿穴の部に生ずれば「承漿疔」という。口角の外方に生じるものは「虎須疔」や「虎須毒」という。いずれも腎と督脈の火毒が上攻して起こる。初めは小型のできものが生じ、豆状で硬く腫痛し、悪寒発熱などの全身症状もともなう。手で押さえつけると「疔瘡走黄」が発生しやすい。

人中白(じんちゅうはく)　薬物名。清熱涼血薬。鹹、平、肝・三焦・膀胱。①清熱降火　②涼血止血　③祛瘀療傷　④解毒医瘡

真中風(しんちゅうふう)　「中風」を参照。

瞋脹(しんちょう)　瞋とは飽脹の意味。つまり上腹脹満の症状のこと。多くは脾失健運による消化不良により起こる。『素問・陰陽応象大論』に「濁気上にあれば、すなわち瞋脹を生ず」(濁気在上、則生瞋脹)と見える。

心痛(しんつう)　「真心痛」を参照。

身痛逐瘀湯(しんつうちくおとう)『医林改錯』　方剤名。秦艽3　川芎6　桃仁9　紅花9　甘草6　羌活3　没薬6　当帰9　五霊脂6　香附子3　牛膝9　地竜6。血瘀痹阻経絡による、長期にわたる肩痛・腰痛・腿痛・全身疼痛などに用いる。

神庭(しんてい)　穴名。督脈。督脈と足太陽と足陽明との交会穴。禁針穴。頭部、前正中線上、前髪際の後方0.5寸。①清熱鎮痙　②寧神安神　③清脳熄風　④通竅止嘔　⑤清頭明目

振挺(しんてい)　正骨用の身体を叩く工具のこと。直径2～3cmの小型の木の棒のこと。その用途は、①骨傷部の瘀血腫脹した際に、患部の周囲を軽くたたく。②頭部や胸部を強打して負傷した場合には、布で頭部をしばり、土踏まずの部分を軽くたたく。気血の流通、瘀血の腫脹の消散を補助する目的で行う。

人定(じんてい)　「十二時」を参照。

顖填(しんてん)　顖門部が盛り上がる症状のこと。寒気凝滞によるものは、顖門が腫硬し、発熱は無く、四肢は冷える。火気上衝によるものは、顖門が腫れるが軟らかく、面赤唇紅・指紋は紫色となる。

神堂(しんどう)　穴名。足太陽膀胱経。上背部、第5胸椎棘突起下縁と同じ高さ、後正中線の外方3寸。①寛胸理気　②清肺寧神　③理気和胃　④活血通絡　⑤調気血

神道(しんどう)　穴名。督脈。禁針穴。上背部、後正中線上、第5胸椎棘突起下方の陥凹部。①清熱熄風　②清熱散風　③寧神化痰　④通経止痛

心動悸(しんどうき)　心臓が激しく跳動すること。心悸を自覚するだけでなく、心部を外観しただけでもその拍動が観察できる。そこで「其の動衣に応ず」(其動応衣)ともいう。「心悸」「怔忡」を参照。

人痘接種法(じんとうせっしゅほう)　患者の痘漿を採取して人に接種し、免疫力を作り、天然痘を予防する方法。中国ではこの方法を発明してから歴史が長く、16～17世紀には、人痘接種により天然痘を予防することが広く行われていた。その方法には、「痘漿法」「旱苗法」「水苗法」「痘衣法」の4種がある。前の3種類は鼻孔に接種する。その痘苗を「鼻苗」といい、その方法を「鼻苗法」という。「痘衣法」は天然痘患者が罹患時に着ていた衣服を着用する。人痘接種法の創造は免疫学の先駆で、この技術は17世紀を前後して、ロシア・朝鮮・日本・アラビアおよびヨーロッパ・アフリカ各国に伝わった。1717年にイギリスに伝わり、1796年にイギリス人ジェンナーが牛痘接種法を発明した。

針道発秘(しんどうはつひ)　書名。日本江戸時代、葦原検校(1798～1857)の著。針灸臨床医学書。全1巻。天保2年(1831)序。

針道秘結集(しんどうひけつしゅう)　書名。日本桃山室町時代1550年、御薗意斎の著。全2巻。貞享2年(1685)打針法の槌をもっ

て針を打つ方法と腹診を重視し、経絡を問わない特徴がある。

針頭補瀉(しんとうほしゃ) 「迎随補瀉」を参照。

晋唐名医方選(しんとうめいいほうせん) 書名。日本江戸時代、喜多村直寛(1804～1876)の編著。処方集。全10巻。

心與小腸相表裏(しんとしょうちょうそうひょうり) 「心合小腸」を参照。

腎與膀胱相表裏(じんとぼうこうそうひょうり) 「腎合膀胱」を参照。

辛入肺(しんにゅうはい) 「五味所入」を参照。

心熱(しんねつ) 心火亢盛により起こる病変のこと。主な症状は面赤・心中煩熱・睡眠不寧・小便赤、または狂ったように譫語、または吐血・衄血などが見られる。

身熱(しんねつ) 全身に発熱すること。

真熱仮寒(しんねつかかん) 陰証に似た陽証の症状の一つ。本来は熱証に属す。熱が極点に達して、手足冰冷・脈細などの仮寒症状があらわれるもの。仮寒の弁証の要点は、悪寒しても衣服を着たがらない、手足冰冷しても胸腹灼熱する、さらに煩渇・咽乾・口臭・舌苔黄乾・小便黄・大便が臭く汚いまたは秘結・腹部脹痛・脈細で按ずると有力などの症状をともなう。これは実質的には熱の症候である。「陽盛格陰」を参照。

身熱不揚(しんねつふよう) 湿邪に阻止された熱象を形容する言葉。その特徴は、体表に手を当てても、始めは熱さを感じないが、しばらくすると手が灼(や)かれるように熱く感じるもの。

辛能散能潤能旁達(しんのうさんのうじゅんのうほうたつ)(辛はよく散じよく潤しよく旁達す) 辛味薬は、邪を発散し、肺燥を潤沢にし、手足を伸展させるなどの作用があること。

神農本経臆断(しんのうほんきょうおくだん) 書名。日本江戸時代、太田澄元(1721～1795)の著。『神農本草経』収載薬物の解説書。不分巻1冊。あらゆる薬物につき、そ

れぞれ産地・形状・品質などに関して述べられており、とくに本邦における産地にも言及している。

神農本経解故(しんのうほんきょうかいこ) 書名。日本江戸時代、鈴木良知(1761～1816)の著。『神農本草経』の注解書。全10巻ないし12巻。『神農本草経』の考証学的研究の先駆の書となった。

神農本草経(しんのうほんぞうきょう) 書名。中国後漢時代の書、年代不詳、著者不詳の中国最古の薬学書。薬物を、上薬・中薬・下薬に分けたり、神仙系の思想が強く出ている。後漢以前の薬物学を集大成したものである。

腎嚢癰(じんのうよう) 「嚢癰」を参照。

腎之府(じんのふ) 腰部を指すので、「腰為腎之府」ともいう。腰の疼痛は虚証に属すが、多くは腎虚による(『素問・脈要精微論篇』)。

参麦補心湯(じんばくほしんとう)『補陽処方集』 方剤名。麦門冬200 人参 白茯苓 当帰 炙甘草各120 石菖蒲 沢瀉 山薬 乾姜 独活 遠志各80 桂心40 大棗50。「気血と心気不足により胸悶、心悸、健忘、結滞脈が現れ、不安、不眠、口中無味、全身倦怠する場合に用いる」。

身八邪穴(しんはちじゃけつ) 穴名。奇穴。肩井穴・風門穴・肺兪穴・曲沢穴の左右合わせて8穴。瘰癧などを主治。

心悗(しんばん) 「心憒憒(しんかいかい)」を参照。

心煩(しんぱん) 胸苦しく、吐き気がする。心中が煩悶すること。多くは内熱により起こる。「内煩」を参照。

心痹(しんぴ) 五臓の痹証の一つ。主な症状は心悸・気喘・咽乾などであり、さらに嘆息・煩躁・驚恐しやすいなどもともなう。これは脈痹が長らく治癒せず、そこへ邪気を感受して、疾病が深入し発展して起こる。『素問・痹論』に「脈痹已えず、復た邪を感じ、内に心に舎る」(脈痹不已、復感于邪、内舎于心)と見える。また思慮過度により心血虚損し、そこへ邪気を感じ、邪気が胸中

に積して起こるともいう。

秦皮(しんぴ)　薬物名。清熱降火薬。苦、微寒、肝・胆・大腸。①燥湿止痢　②清熱明目　③解毒医瘡

腎痹(じんぴ)　五臓の痹証の一つ。主な症状は骨痿弱して歩行できず、腰背が彎曲してまっすぐに伸びない、または関節が腫脹し硬直して屈曲できないなどがみられる。これは骨痹が長らく治癒せずに、そこへ外邪を感受して、疾病が深入し発展して起こる。『素問・痹論』に「故に骨痹已えず、復た邪を感じ、内に腎に舎る」(故骨痹不已、復感于邪、内舎于腎)と見える。復た邪気が小腹と外陰部に積し、内に腎気を傷りて起こるともいわれる(『素問・五臓生成篇』)。

神秘左経湯(しんぴさけいとう)『東医宝鑑』　方剤名。麻黄　桂心　黄芩　枳実　柴胡　赤茯苓　半夏　羌活　防風　厚朴　乾姜　遠志　防已　麦門冬　葛根　細辛　甘草各2　生姜3　大棗2。「風寒暑湿に傷られて、下肢が痹痛し、腫脹する場合に用いる」。

神秘湯(しんぴとう)『外台秘要』　方剤名。①麻黄　蘇葉　橘皮各3　柴胡　杏仁各4。「咳嗽、喘鳴、呼吸困難などが目標であるが、小青竜湯証のような水毒が無いものに用いる」②紫蘇葉　陳皮　桑白皮各8　人参　赤茯苓　半夏各4　木香2　生姜5。「胸悶、短気、不眠の場合に用いる」③陳皮　桔梗　紫蘇葉　人参　五味子　檳榔　甘草　桑白皮　半夏各同量。『医林撮要』「②に同じ適応症」④陳皮　桔梗　紫蘇　人参　五味子各同量。『郷薬集成方』「水気が肺に侵犯して短気する場合、支飲により短気する場合に用いる」。

新病(しんびょう)　「卒病」を参照。

診病奇侅(しんびょうきがい)　書名。日本江戸時代、多紀元堅(1795～1857)の編著。腹証診断学書。全2巻。天保14年(1843)成。日本旧来の腹診に関する諸説を集成したもので、病名・予後・診断などを記してある。いわゆる後世派の腹診法が主となっている。

審苗竅(しんびょうきょう)　望診の一つ。「苗竅」とは、兆候が外部に現れる孔竅のこと。臓象学説では、心の苗竅は舌、肺の苗竅は鼻、肝の苗竅は目、脾の苗竅は口唇、腎の苗竅は耳となる。したがってこれらの苗竅の異常変化を観察すれば、臓腑の病変を理解するのに役立つ。たとえば心火熾盛では舌絳となる。肺気が絶えそうな場合は鼻翼煽動する。眼の角膜が橘子(みかん)色のように黄色いのは肝胆湿熱である。口唇に疱疹ができれば脾胃湿熱である。蝉の鳴き声のように耳鳴するのは腎気虧損に見られる。しかし全体的な診断を心がけなければならない。

心脾両虚(しんぴりょうきょ)　心と脾がともに虚すこと。主な症状は心悸・健忘・失眠・多夢・食欲減退・腹脹・便溏・倦怠・面黄・苔白・脈細などが見られる。

唇風(しんぷう)　「驢嘴風」ともいう。本病は胃経にもともと湿熱があるところへ、風邪を外感して、風と熱が結びついて起こる。下唇に好発する。主な症状は唇部の紅腫痛、日がたつと潰爛し、水が出る。

神封(しんぷう)　穴名。足少陰腎経。前胸部、第4肋間、前正中線の外方2寸。①和胃降逆　②補腎健脾　③寛肺止咳　④寧心安神　⑤通乳消癰

心風(しんぷう)　①心気が虚しくて風を受けて起こる。主な症状は自汗多・悪風・唇赤・嗜臥・健忘・驚悸などが見られる。②心気不足して癲狂の軽症のようなもの。

心風疝(しんふうせん)　風燥熱邪により血が傷られて起こる疝症のこと。

腎風疝(じんふうせん)　腎が風寒邪を感受して起こる疝症のこと。

真福寺所蔵零本甘草丸等方(しんぷくじしょぞうれいほんかんぞうがんとうほう)　書名。日本鎌倉時代の書、編著者不詳。薬方集。不分巻1冊。平安末から鎌倉初にかけて成立したとみられる丸剤の処方集。数少ない日本古代医学資料の一つ。

神不守舎(しんふしゅしゃ)　精神錯乱のこ

と。心は精神の蔵す。『霊枢・邪客篇』に「心は、…精神の舎る所なり」(心者、…精神之所舎也…)と見える。病邪が心を犯したり、精神が過度に刺激されると神志に異常を来たす。

身不仁(しんふじん)　身体の皮膚が麻痹して感覚が無くなること。これは邪気が絡脈に侵入して、営気が肌表に運行されないことにより生ずる。

人父須知(じんふすち)　書名。編者、刊年不詳。紅疹、痘瘡に関する専門医書。筆写本1冊。

真武湯(しんぶとう)『傷寒論』　方剤名。①茯苓3　芍薬3　生姜3　白朮2　附子1枚。「太陽病にて発汗し、汗出づるも解せず、その人なお発熱し、心下悸し、頭眩し、身瞤動し、振振として地に擗れんと欲する者は、真武湯これを主る。」(太陽病発汗、汗出不解、其人仍発熱、心下悸、頭眩、身瞤動、振振欲擗地者、真武湯主之)「少陰病、二三日已まず、四五日に至り、腹痛し、小便利せず、四肢沈重疼痛し、自ら下利する者は、此れ水気有りと為す、その人あるいは咳し、あるいは小便利し、あるいは下利し、あるいは嘔する者は、真武湯これを主る。」(少陰病、二三日不已、至四五日、腹痛、小便不利、四肢沈重疼痛、自下利者、此為有水気、其人或咳、或小便不利、或下利、或嘔者、真武湯主之)　②白茯苓　白芍　炮附子各12　白朮8　生姜5。「腎陽不足により、身浮腫、小腹腫痛、手足厥冷、手足重痛、尿不利の場合、吐瀉する場合、発熱、心悸、眩暈、身体震戦して昏倒しそうな場合に用いる」。

参附龍牡救逆湯(じんぶりゅうぼきゅうぎゃくとう)『その他』　方剤名。人参6　附子4　龍骨　牡蛎各20　白芍12　炙甘草3.2。「小児が長らく泄瀉し、突然顔面蒼白となり、全身が冷え、額に冷汗が出て、精神朦朧、呼吸が弱々しい場合に用いる」。

新編集成牛馬医方(しんぺんしゅうせいぎゅうまいほう)　書名。朝鮮李朝時代の書、太宗元年(1399)6月済生院で『郷薬済生集成方』30巻に附刊されたものと思われる。趙浚、金士衡、権仲和、韓尚敬による撰集。馬病治療法の書。本書は日本において『朝鮮牛馬医方』という書名で翻刻されている。

浸泡(しんぽう)　①「湯浴」を参照。②「泡」を参照。

心包(しんぽう)　「心包絡」を参照。

針法(しんぽう)[針刺、刺法]　金属製の針で、身体の一定の体表部位を刺激し、それにより治療する方法のこと。古くは九針があるが、現代で常用されるものは、その中で毫針・三稜針・皮内針・梅花針などである。

診法(しんぽう)　疾病を診察する方法のこと。四診と弁証の2つに分けられる。四診は望・聞・問・切の方法により、病状の客観的な情報を収集すること。弁証はそれらの情報を総合的に分析する過程のこと。この診察法を組み合わせて正確な診断を下すのである。

新方(しんぽう)　書名。日本鎌倉、室町時代の書か。著者不詳。処方集。存巻上1巻。

針法口訣指南(しんぽうくけつしなん)　書名。日本江戸時代、和田養安(生没年不詳)の著。針術の入門・口訣書。全3巻。享保13年(1728)刊。横型袖珍本。平易で和文で、当時流布した。

新法半夏湯(しんぽうはんげとう)『東医宝鑑』　方剤名。半夏160　炙甘草80　陳皮　砂仁　神曲　草果各40　丁香　白豆蔻各20。「脾胃が虚冷して、痰が生じ、酸水がこみ上げ、脇腹脹満、眩暈、悪心、口中無味の場合に用いる」。

針法弁惑(しんぽうべんわく)　書名。日本江戸時代、加藤秀孟(生没年不詳)の著。針術書。全3巻。明和5年(1768)刊。

針芒補瀉(しんぽうほしゃ)　「迎随補瀉」を参照。

心包絡(しんぽうらく)　「心包」ともいう。心臓の外膜で、気血が通行する絡脈が付属している。心包と心は、もし外邪が心臓に侵犯すると、まず心包が影響を受ける。たとえば高熱で引き起こされる譫語・発狂などは、「熱入心包」といい、「清心」法を用いて治療を進める。これは心包と心が弁証が一致しており、ただその反映される病状の深浅や軽重の程度の違いがあるだけである。

心包絡合三焦（しんぽうらくごうさんしょう）　「臓腑相合」を参照。

神保元（しんほげん）『東医宝鑑』　方剤名。全蝎7　巴豆10　木香　胡椒各10　朱砂4。「中焦の気滞により心下、腹、胸脇が疼痛し、大便秘結する場合に用いる」。

針麻（しんま）　「針刺麻酔」を参照。

申曼（しんまん）　人名。朝鮮李朝時代の医家、字は曼倩、号は舟村、光海君12年（1620）生まれ。『舟村新方』『単方新編』の著書がある。

申脈（しんみゃく）　穴名。足太陽膀胱経。陽蹻脈の交会穴。足外側、外果尖の直下、外果下縁と踵骨の間の陥凹部。①鎮静止癇　②祛風通絡　③清利明目　④寧心安神　⑤舒筋活絡

診脈口伝集（しんみゃくくでんしゅう）　書名。日本室町時代の書、天正5年（1577年）、後世派の大家で、脈診の名人である曲直瀬道三（1507〜1594）の著。不分巻1冊。天正5年（1577）成。「浮・沈・遅・数」の4脈の脈状を重視した。

診脈図訣（しんみゃくずけつ）　書名。朝鮮高麗時代の書、亡失、詳細伝不詳。恭愍王元年（1389）に鄭道伝の撰。本書の内容の詳細は伝わっていないが、脈診法を図式にしてその概要を説明して訣を付して詳細に説明したものと思われる。

神妙散（しんみょうさん）『郷薬集成方』　方剤名。牽牛子　橘皮　梔子　地骨皮　玄参各同量。「瘰癧により硬結が生じ、腫痛し、化膿する場合に用いる」。

神明（しんめい）　①神は精神のこと。『素問・霊蘭秘典論』に「心は君主の官なり、神明ここに出づ。」（心者君主之官、神明出焉）と見える。②太陽と月と星（日月星辰）のこと。『素問・五運行大論』に「論ずるに天地の動静を言うは、神明之を紀（のり）と為す」（論言天地之動静、神明為之紀）と見える。

神門（しんもん）　穴名。手少陰心経。原穴、兪土穴。手関節前内側、尺側手根屈筋腱の橈側縁、手関節掌側横紋上。①寧心安神　②瀉熱清心　③清火涼営　④駆除散滞　⑤壮筋補虚

顖門（しんもん）　「顖」を参照。

顖門不合穴（しんもんふごうけつ）　穴名。奇穴。腹部、臍の上下0.5寸に各1点。小児顖門癒合不全・腹鳴泄瀉・婦科疾患などを主治。

神門脈（しんもんみゃく）　手少陰心経の神門穴の動脈のこと。手掌の後ろの鋭骨（尺骨茎状突起のこと）の端のくぼみの中の拍動のこと。

臣薬（しんやく）　「君臣佐使」を参照。

心兪（しんゆ）　穴名。足太陽膀胱経。心の兪穴。上背部、第5胸椎棘突起下縁と同じ高さ、後正中線の外方1.5寸。①寧心安神　②疏通心脈　③調和営衛　④通絡寛胸　⑤散瘀血

腎兪（じんゆ）　穴名。足太陽膀胱経。腎の兪穴。腰部、第2腰椎棘突起下縁と同じ高さ、後正中線の外方1.5寸。①補腎益精　②壮耳目　③強壮腰脊　④利湿消腫　⑤清心熱

診有十度（しんゆうじゅうど）（診に十度有り）　人体の脈度・臓度・肉度・筋度・腧穴度を診察すること。この5つの度は、それぞれ陰陽に分けるので十度という。

心陽（しんよう）　主に心の機能の一つ。この機能は「心気」と密接な関係がある（「心気」を参照）。心陽は血管の機能活動を主宰する以外に、衛外の陽を宣通する働きがある。

真陽（しんよう）　「腎陽」を参照。

腎陽（じんよう）　「元陽」「真陽」「真火」「命門之火」「先天之火」の名称がある。腎陽は命門の中にあり、先天の真火である。これは腎臓の生理機能の動力であり、さらに人体の熱エネルギーの源泉でもある。腎が蔵する精（先天と後天の精）は、生命の火を温養す

るのに必要であり、それにより体内の各組織器官を滋養し、生殖の作用を発揮できる。さらに後天の脾胃の火は、命門の火の温蒸により、消化運輸の作用が発揮できる。

心陽虚(しんようきょ) 「心陽不振」のこと。心気虚の重症のもの。心気虚の症状の他に、四肢厥冷・大汗出・心悸厳重、ひどければ昏迷して不醒、脈微で絶えそうなどが見られる。

腎陽虚(じんようきょ) 腎は全身の陽気をつかさどる。腎陽が衰微すれば、全身の陽気はすべて虚す。そこで腎陽を「元陽」ともいい、命門の火として表現される。一般的な虚弱は、腎陽虚のことを指しており、命門の火の不足によって起こる。主な症状は身寒・悪寒・腰痠・滑精・陽痿・夜尿頻多などが見られる。もし虚弱の程度がひどくなれば、「腎陽衰微」や「命門火衰」といい、上記の症状がひどくなる他に、精神萎靡・腰痛・脊冷・明け方の泄瀉や浮腫・脈沈遅微弱などが見られる。これを「下元虚憊」や「真元下虚」という。

腎陽衰微(じんようすいび) 「腎陽虚」を参照。

心陽盛(しんようせい) 「心気盛」を参照。

心陽不振(しんようふしん) 「心陽虚」を参照。

腎欲堅、急食苦以堅之(じんよくけん、きゅうしょくくいけんし)(腎堅を欲すれば、急ぎ苦を食し以ってこれを堅くす) 腎は水に属し、水の性は重く実する。堅は凝固すること。苦味薬は陰を堅くする。したがって腎を堅するには、苦味薬を用いて治療する。

針烙(しんらく) 「烙法」を参照。

振慄(しんりつ) 「寒慄鼓頷」を参照。

甄立言(しんりつげん) 人名。中国唐代の医家。兄の甄権も著名な医家で、針灸を得意としたらしい。弟の立言は本草・湯液に詳しく、『薬性論』『本草音義』『古今録験方』などの著がある。

辛涼解表(しんりょうかいひょう) 治法。辛涼薬で解熱作用のある薬物を用いて表証を治療する方法のこと。本法は悪寒が軽微で、発熱が重くまたは有汗の風熱表証や、麻疹の初期で発疹がまだ出ていない場合などに適用される。もし風寒の表証に辛涼解表法を誤用すると、病状が悪化したり、回復を遅らせることがある。常用される辛涼平剤としては、風熱表証を治療する銀翹散(金銀花・連翹・苦桔梗・薄荷・竹茹・生甘草・荊芥穂・淡豆豉・牛蒡子)を用いる。方剤中の荊芥穂は辛温であるが、多種類の辛涼清熱薬と同用するので、辛涼解表方ともいえる。辛涼解表剤にも峻烈な辛温薬がある。たとえば麻杏甘石湯の麻黄の辛温と、石膏の甘辛寒を配合すると、肺熱を宣泄することができ、さらに杏仁・甘草の辛涼宣泄剤を配合すると、外感風熱で肺気が壅塞して、咳嗽気急・鼻煽・口渇・高熱・舌紅・苔白か黄・脈滑数などの症に適用できる。

参苓元(じんりょうげん)**『東医宝鑑』** 方剤名。人参　石菖蒲　遠志　赤茯苓　地骨皮　牛膝各40。「食㑊症により胃熱があり、消化がよく、食後すぐに空腹感があり、よく食べるのに身体消痩する場合に用いる」。

参苓琥珀湯(じんりょうこはくとう)**『東医宝鑑』** 方剤名。苦楝子　甘草各4　延胡索2.8　人参2　赤茯苓1.6　厚朴　沢瀉　柴胡　当帰尾　陳皮　黄柏各1.2　燈芯1。「淋症により尿不利、尿痛、小腹攣痛する場合に用いる」。

参苓壮脾元(じんりょうそうひげん)**『東医宝鑑』** 方剤名。人参　白朮　白茯苓　砂仁　神曲　麦芽　山薬　白扁豆　肉桂　乾姜　胡椒各40。「脾胃が虚して冷たく、消化不良、心下痞硬疼痛、口中無味、全身労倦する場合、病後に食欲不振の場合に用いる」。

参苓白朮丸(じんりょうびゃくじゅつがん)**『東医宝鑑』** 方剤名。白朮100　蓮実　桔梗　薏苡仁各80　人参　白茯苓　山薬　陳皮　半夏　白扁豆　黄連　当帰　香附子

遠志　甘草各40　砂仁　石菖蒲各20　神曲40。「病後に原気と脾胃が虚弱となり、全身労倦、元気が無く、消化不良、口中無味、不安、不眠の場合に用いる」。

参苓白朮散(じんりょうびゃくじゅつさん)『和剤局方』　方剤名。①白扁豆　蓮肉各4　桔梗　縮砂各2　薏苡仁5　人参　茯苓　白朮各3　甘草　山薬各1.5。「体質や胃腸が虚弱で、食欲が無くて下利するものに用いる」　②人参　白朮　白茯苓　山薬　炙甘草各12　薏苡仁　蓮実　桔梗　白扁豆　砂仁各6。「脾胃虚弱により口中無味、消化不良、時に嘔吐、泄瀉、心下痞硬、心煩、手足無力、身体衰弱する場合、病後の身体調理に用いる」。

参苓白朮芍薬湯(じんりょうびゃくじゅつしゃくやくとう)『医林撮要』　方剤名。人参　白茯苓各8　白朮10　白芍6　神曲2.8　升麻2　蒼朮4。「虚弱者や老人の痢疾に用いる」。

参苓平胃散(じんりょうへいいさん)『医林撮要』　方剤名。藿香　蒼朮　厚朴　陳皮　砂仁　白芷　甘草　半夏　赤茯苓　人参　神曲各同量。「霍乱により心下痞硬疼痛し、吐瀉する場合に用いる」。

参苓連朮散(じんりょうれんじゅつさん)『東医宝鑑』　方剤名。人参　白朮　白茯苓　山薬　蓮実　陳皮各4　砂仁　藿香　訶子　肉豆蔲　炮乾姜　炙甘草各2　烏梅1　燈芯2。「原気と脾胃が虚弱になり全身が労倦し、元気が無く、口中無味、未消化物の泄瀉をする場合、病後の身体調理に用いる」。

参苓膏(じんれいこう)『医林撮要』　方剤名。人参　白朮　白茯苓　山薬各40　木香　砂仁各20　白豆蔲　肉豆蔲各28　炙甘草12。「脾胃が冷たく嘔吐し、泄瀉し、食欲不振の場合に用いる」。

腎瀝湯(じんれきとう)『東医宝鑑』　方剤名。羊腎1　生姜80　磁石68　玄参　白芍　白茯苓各50　黄耆　川芎　五味子　桂心　当帰　人参　防風　甘草各40　地骨皮20。「腎臓風により言語障害がある場合に用いる」。

唇裂(しんれつ)　唇が乾燥してひび割れること。外感燥気や熱病により津液が傷られた場合に見られる。

新廉泉穴(しんれんせんけつ)　穴名。奇穴。甲状軟骨と環状軟骨の間の陥凹部に取る。咽喉腫痛・嗄声などを主治。

参連湯(じんれんとう)『東医宝鑑』　方剤名。黄連12　人参　石蓮肉各8。「胃熱が激しく、口中無味、悪心、心下痞硬、泡が混じる泄瀉をする場合に用いる」。

心労(しんろう)　五労の一つ。これは心血を耗損して起こる。主な症状は心煩失眠、心悸易驚などが見られる。

腎労(じんろう)　五労の一つ。性欲過度により腎気を損傷して起こる。主な症状は遺精・盗汗・骨蒸潮熱、ひどければ腰痛して折れそう・下肢萎弱で長く立っていられないなどが見られる。

さ行・す

衰(すい)　「衰之以属」を参照。

揣(すい)　針法で、陽経に陥があり、陰経に動脈がある場合に、その穴位を探り部位を探ること。

髄(ずい)　主に脊髄を指す。これには骨腔内の髄質も含む。腎に貯蔵されている精気が変化したもの。腎は髄を生じ、脊柱の髄は脳とも通じているので、「髄・脳・骨」の病変は、腎より論治する。

頭維(ずい)　穴名。足陽明胃経。足少陽と陽明の交会穴、禁灸穴。頭部、額角髪際の直上0.5寸、前正中線の外方4.5寸。①清頭明目　②熄風鎮痙　③清熱散風　④祛風瀉火

水飲(すいいん)　臓腑の病理変化の過程において生じる滲出液のこと。水は稀薄で澄んでいて、飲は稀薄で粘り気がある。

水鬱折之(すいうつせつし)(水鬱すれば之を折る)　『素問・六元正紀大論』に見える。「水鬱」とは、水気が内部に鬱滞すること。折とは、調節・制約の意。その調節・制約の根本は腎にある。腎に関係する水気の鬱滞、例えば腎陽衰微で、症状として顔面蒼白・頭暈眼花・腰部痠痛・四肢発冷・小便短少・浮腫が頭面から始まり、下半身に広がり長らく引かない・それを押すと陥凹して戻らない・舌淡・苔薄白・脈沈細で弱、この場合は「温腎利水」法を用いて治療する。または肝腎陰虚では、症状として軽度の浮腫があり・頭暈・面紅昇火・眼花耳鳴・腰脚痠痛・咽乾・夜間に眠れず・尿少色黄・舌紅苔少・脈弦細などが見られ、治療には「滋養肝腎」法を用いる。この他にも「汗法」「逐水法」「利小便法」なども、「水鬱折之」の範囲に属す。

髄会(ずいえ)　①「八会穴」を参照。②八会穴の一つ。懸鍾穴のこと。『難経』四十五難に見える。

水火(すいか)　心(火)と腎(水)のこと。

髄海(ずいかい)　「脳」を参照。

水潰痹(すいかいひ)　「脚湿気」を参照。

水郭(すいかく)　「八廓」を参照。

吹花癬(すいかせん)　風癬のこと。桃花癬ともいう。春季に好発する。脾胃に積熱があり、風熱が内蘊し、その上に風邪を感受することにより生ずる。顔面に好発し、初めは皮疹や小型の水泡のようで、次第に雲状に広がり、爪でかくと白屑が落ちる。女性に好発する。

水火相済(すいかそうさい)　①「心腎相交」を参照。②「水火不済」を参照。

水火之臓(すいかのぞう)　「腎」を参照。

水瘕痹(すいかひ)　水湿が胸下にたまり、結聚して固まり、小便が出にくくなる病症のこと。

水火不済(すいかふさい)　心は火に属し、腎は水に属す。水火は相互に制約し、相互に作用しながら、生理的な動態の平衡を維持している。これを「水火相済」という。もし腎水が不足すれば、上りて心火を済することができない。または心火が妄動して、下りて腎陰を傷ると、この協調関係が失われ、心煩・失眠・遺精などの症状があらわれることになる。「心腎不交」を参照。

水火分清飲(すいかぶんせいいん)『東医宝鑑』　方剤名。赤茯苓4　益智仁　萆薢　石菖蒲　猪苓　車前子　沢瀉　白朮　陳皮　枳実　升麻各2.8　甘草2。「尿が黄赤色で、寒熱の区別が難しい場合に用いる」。

推罐(すいかん)　抜罐療法の一つ。走罐とも言う。腰背部や四肢の肌肉部に常用される。罐の口が滑らかなものを用い、患部の皮膚に油を塗り、罐を吸着させて、罐を握って皮膚上を上下左右に動かし、局部を発赤させ潤おす方法。

水寒射肺(すいかんしゃはい) 寒邪と水気が肺臓に影響を及ぼす病理のこと。平素より痰飲や水腫がある者が、寒邪を外感し、寒邪が水飲を引き込み、寒水が上逆して、肺気失宣を起こすこと。主な症状は咳嗽・気喘・痰涎が多く稀白・舌苔白膩・脈浮緊などが見られ、さらに発熱や悪寒などもともなう。

水気(すいき) ①水液が体内に停留して生ずる病症のこと。多くは脾腎の陽虚により、水湿が運化できずに起こる。『金匱要略』に見られる水気とは「水腫」を指す。②「水腫」のこと。水気とは病理を指し、水腫とは症状を指す。体内の水分の運行は、主に肺気の通調粛降と、腎気の開闔の調節と、さらに脾気の運化転輸に依存している。その中の一つの臓腑の機能に失調が現れれば、水は化気できず、水分は停留して水腫が発生する。『金匱要略』では「風水」「皮水」「正水」「石水」「黄汗」などに分類している。さらに五臓の症候により「五水」に分類しているが、一般的には「陰水」と「陽水」に大別する。各項を参照。

水虧火旺(すいきかおう) ①水は腎水を指し、火は心火を指す。腎水が不足して火を制することができずに、心火が旺盛となり、心煩・失眠・睡臥不寧などが生ずること。②腎陰や腎陽の失調のこと。水は腎水で、火は命門の火である。つまり腎水が虧損し、命門の火が偏亢して、性欲亢進や遺精などの症が現れること。

水虧火勝(すいきかしょう) 「陰虚陽亢」に同じ。

推気丸(すいきがん)『東医宝鑑』 方剤名。牽牛子　大黄　檳榔　枳実　陳皮　黄芩各同量。「気滞により便秘、尿不利の場合に用いる」。

水気結胸(すいきけっきょう) 「結胸」を参照。

推気散(すいきさん)『東医宝鑑』 方剤名。枳実　桂心　姜黄各20　甘草10。「肝気が滞り、内煩、口中無味、右の胸脇痛の場合に用いる」。

水逆(すいぎゃく) 胃内に停水し、水気が化せずに、渇して水を飲みたがる・飲むとすぐに吐くなどの病変のこと。

推気養血丸(すいきようけつがん)『東医宝鑑』 方剤名。香附子80　当帰　川芎　白芍　白朮　橘皮　陳皮　枳実　烏薬　厚朴　神曲　乾姜　蓬莪朮各32　麦芽　肉桂各24　木香12。「産後に右の胸脇が腫痛する場合に用いる」。

水気凌心(すいきりょうしん) 水気が心臓に影響した病変のこと。脾腎陽虚で、気化が障害され、水液が体内に停留し、正常に排泄できずに、痰飲や水腫などの水気病が生じた場合に、水気が上逆して、胸膈に停聚して心陽を阻害すると、心陽不振や心気不寧となり、気促・心悸などの症候が現れる。

水銀(すいぎん) 薬物名。辛。寒。大毒。脾・胃。攻毒殺虫。疥癬・癰瘡(皮膚化膿症)・梅毒の潰瘍などに、単味の軟膏を外用する。古代には、内服により鎮逆潜陽・降痰・止嘔・下死胎などに用いていたが、毒性が強いため、現在は内服では使用しない。

瑞金散(ずいきんさん)『東医宝鑑』 方剤名。羌活6　牡丹皮　蓬莪朮　紅花　当帰　芍薬　川芎　延胡索　肉桂各2.8。「月経が有ったり無かったりする場合、瘀血により月経前に嘔吐して腹痛する場合に用いる」。

水鶏(すいけい) 蛙(かえる)のこと。

随経(ずいけい) 経絡にしたがって進み発病すること。一経が病む期間は、通常10日間以内という。

水鶏声(すいけいせい) 痰と気が結して、喉中に蛙(かえる)の鳴き声のような音が出るもの。

髄経瘀熱(ずいけいおねつ) 六経の邪が外散できずに、鬱結して熱となり、その後、それぞれの経脈を通して本臓本腑に伝入すること。

水結胸(すいけっきょう) 「結胸」を参照。水毒のために心窩部が膨満して硬く、自覚・他覚的に疼痛を感じる状態のこと。

水結在胸脇(すいけつざいきょうきょう) (水結胸脇に在り) 胸脇部に水湿が蓄積すること。

水鼓(すいこ) 臌脹の一つ。主な症状は腹脹大し、皮薄く緊張し、蒼色となり、小便難・両脇が痛む。多くの患者は、面色萎黄や黄疸もともない、身体に紅点(蜘蛛痣)が現れる。これは肝鬱傷脾し、肝が疏泄できずに、脾が運化できずに水湿が結聚して起こる。

水溝(すいこう) 1)「人中」を参照。2)穴名。人中穴ともいう。督脈。督脈と手足陽明の交会穴。顔面部、人中溝の中点。①清熱開竅 ②蘇厥醒神 ③回陽救逆 ④祛風止痛 ⑤調理下焦。

吹喉散(すいこうさん)『東医宝鑑』 方剤名。①胆礬 白礬 芒硝 龍脳 朱砂 鶏内金各同量。「熱邪により口蓋垂が腫痛する場合、またすべての咽喉病に用いる」 ②甘草10 朴硝40。『方薬合編』「小児が咽喉腫痛して短気する場合に用いる」。

水穀(すいこく) 飲食物のこと。

水穀之海(すいこくのうみ) 「胃」を参照。

水穀之気(すいこくのき) 「穀気」を参照。

水穀之精(すいこくのせい) 「精」を参照。

水穀之道路(すいこくのどうろ) 『難経』三十一難に「三焦は水穀の道路、気の終始するところなり」と見える。つまり三焦には、脾胃で消化されたものを、気血や津液に変化させて全身に送る働きがあることを道路にたとえている。

水穀痢(すいこくり) 脾胃気虚して、水穀を消化できずに起こる。症状は腹中微痛し、便中に食物の残渣や膿血が混じり、飲食減少・四肢困倦・脈細緩無力などの症状が見られる。

晬時(すいじ) 「周時」に同じ。一昼夜のこと。

衰之以属(すいしいぞく)(これを衰うるには属をもってす) 「衰」とは、病邪を弱化させる治療方法のこと。「属」とは、症候と治法の連係のこと。つまり症候の性質を明確にしてから、薬性の分類と結びつけて治療法を決定すること。たとえば寒薬を用いて熱証を治療し、熱薬を用いて寒証を治療し、温薬を用いて涼証(軽度の寒証)を治療し、涼薬を用いて温証(軽度の熱証)を治療する。これを「寒・熱・温・涼、衰之以属」という。「清法」「温法」を参照。

吹耳散(すいじさん)『東医宝鑑』 方剤名。烏賊骨 枯白礬 龍骨 赤石脂 蜜陀僧 胆礬 青黛 硼砂 黄連各4 龍脳0.8 麝香0.4。「腎経に風熱があり、耳から膿が出る場合に用いる」。

水瀉(すいしゃ) 水様性の下痢のこと。

水煮木香元(すいしゃもっこうげん)『東医宝鑑』 方剤名。乾姜80 罌粟穀40 訶子12 当帰 白芍各10 木香 橘皮 陳皮 甘草各6。「長らく血と泡が混じった泄瀉をし、裏急後重する場合に用いる」。

水煮木香膏(すいしゃもっこうこう)『東医宝鑑』 方剤名。罌粟穀120 砂仁 肉豆蔻 乳香各30 木香 丁香 訶子 藿香 当帰 厚朴 陳皮 橘皮 白芍 炙甘草各20 枳実 炮乾姜各10。「脾胃が傷湿して腹鳴、腹痛、裏急後重、血と泡が混じった泄瀉をして口中無味の場合、長らく痢疾を患い、衰弱してきた場合に用いる」。

水腫(すいしゅ) 「水気」を参照。

随証治療(ずいしょうちりょう) 証(病象)にしたがって行う治療法のこと。

頭為諸陽会(ずいしょようかい)(頭は諸陽の会たり) これは太陽・陽明・少陽の経脈がすべて頭部に集中しているという意味。つまり手の三陽は手から頭へ、足の三陽は頭から足に向かって循行していること。

水振音(すいしんおん) 「拍水音」に同じ。上腹部がチャプチャプと音がすること。

水針療法(すいしんりょうほう) 注射薬や生理溶液(食塩水・砂糖水)を入れた注射器で、豪針の代わりに穴位に刺入する治療方法のこと。注射の部位は穴位でも、体表の疼痛箇所でもよい。「穴位注射療法」を参照。

遂生雑記(すいせいざっき) 書名。日本江戸時代、中山三柳(1614～1684)の編著。食物本草書。全3巻。天和2年(1682)刊。本書は『本草綱目』を基本として、付録を含めて353品を収載している。

水性流下(すいせいりゅうげ)　水が下に流れる現象を利用して、水湿の邪気の病変が下に向かう特徴を例えている。たとえば腹瀉・下肢倦怠・下肢浮腫など。

す

水疝(すいせん)　症状は陰嚢腫痛し、陰汗が時々出る。または陰嚢が水晶のように腫脹する、または少腹部を押すと水音がする(『儒門事親』)。多くは腎虚の者が風寒を感受して、湿邪が嚢中に流れて起こる。

水泉(すいせん)　穴名。足少陰腎経。郄穴。足内側、太谿の下方1寸、踵骨隆起前方の陥凹部。①益腎清熱　②調理下焦　③利水消腫　④通腸逐穢　⑤舒肝明目

推曹(すいそう)　薬研(やげん)のこと。鉄製で船の形に似ていることから、鉄船ともいう。最も常用される。

水臓(すいぞう)　①「命門」を参照。②「温腎」を参照。

吸玉(すいだま)　吸角法に用いられる器具のこと。陶器・ガラス・プラスチック・金属・竹などで作られる。

雖知苦庵養生物語(すいちくあんようじょうものがたり)　書名。日本江戸時代、曲直瀬道三(1507～1594)の著。養生書。不分巻1冊。『道三翁養生物語』『雖知苦庵道三養生物語』ともいう。天保3年(1832)刊。衣食住・起居の養生法を口語体で記しているが、道三の書とは信じがたく、仮託書と思われる。

睡中呢喃(すいちゅうじなん)　「呢喃」は擬声語である、つまり睡眠中のうわごとのこと。発音ははっきりせず、意味不明である。多くは心火・胆熱・胃不和などにより起こる。

水脹(すいちょう)　『霊枢・五癃津液別篇』に見える。①水腫の別名。水が肌膚に溢して腫脹する。多くは脾腎陽虚により水湿を運化できずに起こる。②水脹は水腫とは異なる。汪必昌は『医階弁証』で「水腫の状は、あるいは先ず足跗腫れて上る、あるいは先ず眼窠腫れて下る、あるいは面目足跗一時に并せて腫る、ようやく胸腹に至り、甚だしき者は外腫して内脹す」(水腫之状、或先足跗而上、或先眼窠腫而下、或面目足跗一時并腫、漸至于胸腹、甚者外腫而内脹)と見え「水脹の状は、先ず腹内脹し、しかる後外また大なり、ようやく四肢に至りてまた腫る」(水脹之状、先腹内脹、而後外亦大、漸至四肢亦腫)と見える。

水癥(すいちょう)　水気が停聚して、腹中に塊が生じ、両脇間が腫れあがり、体中も腫れるもの。

水蛭(すいてつ)　薬物名。鹹・苦。平。有毒。肝。破血逐瘀・消癥。血瘀による無月経・腹腔内腫瘤などに用いる。

水道(すいどう)　穴名。足陽明胃経。下腹部、臍中央の下方3寸、前正中線の外方2寸。①温経散寒　②通調水道　③調理三焦　④利水消腫　⑤調経種子

隧道(すいどう)　血管系のこと。

水毒(すいどく)　①「渓毒」ともいう。谷川の汚染された疫水のこと。人が感染すると「蠱病」となる。『諸病源候論・水蠱候』二十一巻に「これ水毒の気内に結聚し、腹をしてようやく大ならしむ、…名づけて蠱となすなり」(此由水毒気結聚于内、令腹漸大、…名為蠱也)と見える。②水滞、水気、宿水などと同義。水湿の滞りの総称で、身体内の偏在や水分の代謝障害を起こした状態をいう。

水突(すいとつ)　穴名。足陽明胃経。前頚部、輪状軟骨と同じ高さ、胸鎖乳突筋の前縁。①理気化痰　②降逆平喘　③利咽喉　④寛胸理気

水土不服(すいどふふく)　初めての土地に住み、その自然環境や生活習慣の違いにより、それに適応できずに、食欲不振・腹脹・腹痛泄瀉・月経不調などを起こすこと。

推拿(すいな)　「按摩」を参照。

水熱結胸(すいねつけっきょう)　「結胸」を参照。

随年壮(ずいねんそう) 施灸の数を年齢の数に応じて決めること。

髄之府(ずいのふ) 骨のこと。骨の中に髄がある。

水飛(すいひ) 薬物の製薬法。薬物をひいて粉末にし、乳鉢に入れて水を加えて、さらに砕いて非常に細かくし、そこへ大量の水を入れて攪拌して、薬粉を分離させる。それを乾燥させて細かい粉末にする方法。滑石・礞石・朱砂・炉甘石などに用いる。

吹鼻(すいび) 「嗅鼻(きゅうび)」を参照。

水苗法(すいびょうほう) 「人痘接種法」を参照。

水不化気(すいふかき) 水液代謝の機能障害により起こる、小便不利や水腫の病理のこと。人体の水液の輸布と排泄は、気化の過程が必要であり、その過程は肺・脾・腎の機能と密接な関係がある。特に腎陽が虚すれば、正常な昇清降濁の気化作用が維持できず、水液が蒸発敷布できずに水腫が出現すること。

水不涵木(すいふかんもく) 「涵」とは滋潤のこと。腎は水に属し、肝は木に属す。つまり腎陰が虚して肝木を滋養できなければ、肝陰が不足して、虚風内動を起こすこと。症状としては微熱・眩暈・耳鳴・耳聾・腰痠・遺精・口乾咽燥・手足蠕動、ひどければ抽掣などの症状が現れる。

水分(すいぶん) 1)まず水腫を起こしてから月経が止まること。2)穴名。任脈。上腹部、前正中線上、臍中央の上方1寸。①分利水湿 ②健脾利水 ③利水消腫 ④和中理気

水平刺(すいへいし) 「横刺法」を参照。

推法(すいほう) 按摩や傷科において、筋肉を調整する手法の一つ。手や手掌(主に手の拇指と小指の指腹や手掌の付け根部)で、外に向けて肌肉を押しながらもむ、または力強く直線的にもむこと。

萑目(すいもく) 流涙症のこと。

睢目(すいもく) 上眼瞼が麻痺して下垂するもの。侵風・眼胞余皮・眼蓋下墜ともいう。

吹薬(すいやく) 咽喉部や口腔病に用いる外用の散薬のこと。たとえば咽喉や口舌の腫痛に用いる冰硼酸(玄明粉5銭・朱砂6分・硼砂5銭・氷片5分をひいて砕いて微粉末にする)を少量噴霧器で口中に吹き入れる方法。毎日3～4回行う。

膵兪穴(すいゆけつ) 穴名。奇穴。背部、第8胸椎棘突起下に取る。丸山昌朗の八兪経の八兪穴にあたる。脾胃疾患などを主治。

水兪五十七(すいゆごじゅうしち) 水病を治療する57穴の経穴のこと。『内経・気穴論』に見える。

隧輸通攷(ずいゆ〔しゅ〕つうこう) 書名。日本江戸時代、堀元厚(1686～1754)の著。経穴学書。全6巻。延享元年(1744)序。元厚の経穴学に対する力量を示す書で、後世の日本経穴書に大きな影響を及ぼした。

垂癰(すいよう) 紫舌脹ともいう。これは心経の熱盛により血滞して起こる。新生児に好発し、舌面に腫れ物が生じ、中に血水が混じり、疼痛するもの。

水輪(すいりん) ①「瞳神」を参照。②「五輪」を参照。

瑞蓮丸(ずいれんがん)『東医宝鑑』 方剤名。①山薬　白朮　蓮実　芡実各80　白茯苓　陳皮　白芍各40　人参　炙甘草各20。「脾胃が虚弱で口中無味、消化不良、頻繁に泄瀉する場合に用いる」 ②蒼朮600　蓮実600　枸杞子　五味子　破胡紙　熟地黄各80。「虚労により五臓がすべて虚した場合、つまり脾胃が虚して口中無味、消化不良の場合、肺が虚して長らく咳嗽する場合、腎が虚して遺精がある場合に用いる」。

垂簾障(すいれんしょう) 「赤膜下垂」を参照。

数(すう) ①数目のこと。「禁数」(『素問・刺禁論』に見える)とは、針刺が禁忌の穴位の数のこと。②常数のこと。法則・常規・正常な現象のこと。『霊枢・診疾診尺篇』の「これを取るに数有りか」(取之有数乎)とは、穴位に針刺するには一定の常規があるのかとの意味。『霊枢・邪客篇』の「持針之数」とは、

刺針操作の法則のこと。さらに『霊枢・陰陽二十五人篇』には「太陰は常に多血少気なり、これ天の常数なり」と見える。③点数・計算のこと。『素問・陰陽離合論』に「陰陽とは、これを数えて十なるべく、これを推して百なるべし」(陰陽者、数之可十、推之可百…)と見える。④推測のこと。『素問・陰陽離合論』に「陰陽の変、それ人に在りては、また数の数うべし」(陰陽之変、其在人者、亦数之可数)と見え、つまり陰陽の人身における変化は、推測して知ることができること。⑤しばしば、頻繁のこと。『素問・痿論』には「しばしば溲血す」(数溲血)と見え、『素問・四気調神大論』には「賊風しばしば至る」(賊風数至)と見える。⑥速いこと、「遅」の対義語。たとえば「数脈」は「遅脈」の対義。『霊枢・始終篇』には「脈口四盛、かつ大かつ数なるもの」(脈口四盛、且大且数者)と見え、つまり脈が大きく速いこと。⑦綿密・詳細のこと。

鄒澍(すうじゅ、1790～1844)　人名。中国清代の医家。字は潤安、閏庵と号した。江蘇武進の人。著書に『本経疏証』『続疏証』『本経序疏要』『傷寒通解』『傷寒金匱方解』『医理摘要』などがある。

崇蘭館集験方(すうらんかんしゅうけんほう)　書名。日本江戸時代、福井楓亭(1725～1792)の著。常用処方を集めた処方集。冊数不定。『集験良方』『崇蘭館経験方』『崇蘭館試験方』ともいう。

頭暈(ずうん)　旋暈の別名。めまいのこと。

図解本草(ずかいほんぞう)　書名。日本江戸時代、下津元知(生没年不詳)の著。本草書。全10巻。貞享2年(1685)刊。257品を収載。

菅沼周圭(すがぬましゅうけい、1706～1764年)　人名。日本江戸時代の針灸家、『鍼灸則』の著者。周圭は攝津の人で、名は長之(ながゆき)。吉益東洞らの湯液古方派に呼応し、針灸における復古(古方針)を唱え、経絡説などを否定。治療は70穴で十分であると主張し、少数穴で効果をあげた。また刺絡を重視した。他に『針灸摘要』『針灸治験』などの著がある。

菅原岑嗣(すがわらのみねつぐ、793～870)　人名。日本平安時代、左京の医家。『金蘭方』の撰者。岑嗣の父の出雲広貞は『大同類聚方』の編者としても知られる名医。岑嗣は父業を継ぎ、医博士・侍医・典薬頭となった。

頭汗(ずかん)　頭部だけに発汗すること。

杉田玄白(すぎたげんぱく、1733～1817年)　人名。日本江戸中期の蘭方医。若狭(福井県)生まれ。『解体新書』4巻(1774年)、『蘭学事始』『形影夜話』『和蘭医事問答』などの著者。

杉本忠温(すぎもとちゅうおん、1770～1836)　人名。日本江戸時代の医家。『難経滑義補正』の著者。忠温は名は良(りょう)・良敬(よしたか)・樗園(ちょえん)と号した。官医杉本家の養子となり、六代目を継ぎ、御匙・法印に進み、陽春院の号を賜って頂点をきわめた。

杉山流三部書(すぎやまりゅうさんぶしょ)　書名。日本江戸時代初期1680年ごろ、杉山和一(1610～1694)の代表的な著書。『療治之大概集』『選針三要集』『医学節用集』の3部からなる。本書は中国・日本の針灸書を取捨選択し、平易かつ有効な独自の治療体系を展開したもので、理論の背景は明の張介賓の『類経』に基づくところが多い。

杉山和一(すぎやまわいち、1610～1694年)　人名。日本江戸時代の医家、管針法の発明者として知られる。和一は伊勢津藩士の生まれだが、幼くして失明。江戸に出て、山瀬琢一に師事するが破門され、悲憤慷慨して研鑽し、京都の入江豊明に入門し、針術の奥義をきわめた。江ノ島弁財天に願をかけ、夢の中で針管と松葉針を授けられたという伝説もある。江戸で開業するや名声を博し、寛文10年(1671)検校となり、将軍家綱・綱吉の侍医をつとめた。著書に『療治之大概集』『選針三要集』『医学節用集』の3部作がある。

豆蔻(ずく)[白豆蔻]　薬物名。行気解鬱薬。辛、温、肺・脾・胃。①行気寛胸　②温胃止嘔　③健脾退翳　④解酒制毒

豆蔻橘紅散(ずくきっこうさん)『東医宝鑑』　方剤名。木香　丁香各4　白豆蔻　人参　厚朴　白朮　神曲　乾姜　半夏曲　陳皮　藿香　炙甘草各2　生姜3　大棗2。「気滞により消化不良、腹脹、手足厥冷、腹痛する場合に用いる」。

豆巻(ずけん)　薬物名。清解暑熱薬。甘、平、胃。①散熱解暑　②行水消腫　③袪湿除痹

頭眩(ずげん)　頭がぼんやりしてめまいがすること。

豆砂散(ずささん)『救急方』　方剤名。白豆蔻　沙参　陳皮　橘皮　香附子　蓬莪朮　炙甘草各4。「小児の小腸寒症により、物が食べられず、臍周囲が非常に痛む場合に用いる」。

頭重(ずじゅう)　頭部に墜重感があり、頭が布で巻かれているように感じるもの。多くは湿邪を外感したり、湿痰内阻により生ずる。『素問・生気通天論』に「湿によるは、首裹まるるがごとし」(因於湿、首如裹)と見える。「外感湿邪」によるものは、表証があり、頭重して頚項も痠痛する。「湿痰内阻」によるものは、表証は無く、頭重して眩暈し、悪心・胸脘痞悶・胃納呆滞・四肢困倦などが見られる。この他にも、気血虚弱や陽明経の実熱証でも頭重が見られるが、気血虚弱では虚弱症状が主であり、陽明実熱では火熱症状が主となる。

鈴木朗(すずきあきら、1764～1837)　人名。日本江戸時代の国学者、『養生要論』の著者。朗は尾張の人で、字は叔清(しゅくせい)、通称常介(つねすけ)、号は離屋(はなれや)。本居宣長の門人。国学者。尾張藩に仕え、国学・漢学の書を遺した。

鈴木定寛(すずきさだひろ、1754～1788)　人名。日本江戸時代の医家、『傷寒訳通』の著者。定寛の字は温卿(おんけい)、号は旭山(きょくざん)。京都で古野(雲林院)了作に就いて『傷寒論』を学んだ。

鈴木重遠(すずきしげとお、字は松達(しょうたつ)、生没年不詳)　人名。日本江戸時代の医家。『食品弁明』の原著者。

鈴木良知(すずきりょうち、1761～1816)　人名。日本江戸時代の医家。『傷寒論解故』の著者。良知は江戸の人で、名は素行(もとゆき)、号は目耕(もくこう)・暘谷(ようこく)。片山兼山に儒を、田村西湖に本草を、目黒道琢に医を学び、医学古典を究めた。他に『医海蠡測』『金匱要略解故』などがある。

頭旋(ずせん)　脳充血により起こる眩暈のこと。

頭痛(ずつう)　常見症状の一つ。その病因は主に、風・熱・湿・痰・気虚・血虚など多種に上る。「風」では頭目眩暈・悪風・汗出が見られる。「熱」では壮熱・面赤煩渇・多汗が見られる。「湿」では頭帽感・身熱不揚・四肢疲倦が見られる。「痰」では頭目眩暈・悪心・欲吐が見られる。「気虚」では綿々と頭痛・動くと悪化・倦怠・気短が見られる。「血虚」では額上が疼痛・午後悪化・さらに心悸・怔忡・眩暈が見られる。秋田散人の『医学節約』には「大抵風なれば抽掣し、寒なれば拘急(抽掣と拘急は頭痛の性質を形容している)、熱なれば煩心し、湿なれば頭重し、痰なれば吐するを欲す」(大抵風則抽掣、寒則拘急、熱則煩心、湿則頭重、痰則欲吐)と見える。これは一般的に見られる頭痛の病因弁証である。この他にも「肝厥頭痛」「瘀血頭痛」「偏頭痛」「雷頭風」などがある。各項を参照。

頭軟(ずなん)　「五軟」を参照。

頭風(ずふう)　頭痛が長らく治癒せずに、時々出たり止んだり、ひどい場合には突発的に発症する。原因としては、風寒が頭部の経絡に侵入する、または痰涎風火が、経絡に鬱遏し、気血が壅滞して起こる。症状としては頭部が激烈に掣痛し、眉部や眼睛まで痛み、ひどければ眼がくらみ開けられず、頭を上げることもできず、頭皮が麻木し、眼の症状もともなう。

す

墨灸(すみきゅう)　薬灸法の一つ。黄柏20gを水180ccに入れて半分になるまで煎じ、これに和墨を入れて濃液とし、麝香4g、竜脳8g、米の粉8gを混ぜて、皮膚に塗布して、その上で施灸する方法。

陶山南濤(すやまなんとう、生没年不詳)　人名。日本江戸時代の医家。『傷寒論後条弁鈔訳』の著者。南濤は土佐の人で、名は冕(べん)・字は廷美(ていび)。

頭揺(ずよう)　頭部が揺れて、震動する症状のこと。その病因は多様である。胆火が内鬱して肝風が引動されるものでは、突然頭揺し、目眩耳鳴・頚項強痛などが見られる。陽明の実熱が肝風を引動するものでは、高熱面赤・腹痛便秘・胸悶煩躁などが見られる。老年で肝腎が不足したり、病後に気血が虚弱して、虚風内動するものは、頭が常時動揺して、その他の虚弱症状もともなう。他にも小児の驚風でも頭揺が見られるが、これは肝風内動の前兆である。

頭顱(ずろ)　「頭顱骨」を参照。

頭顱骨(ずろこつ)　①頂骨(頭頂骨)のこと。②頭蓋骨のこと。頭部の脳髄を覆い取り巻いている骨格のこと。「頭顱」ともいう。左右の「頂骨」と「額骨」(前頭骨)、「枕骨」(後頭骨)により構成される。

寸、関、尺(すん、かん、しゃく)　「寸口」脈を三部に分けた名称のこと。橈骨茎状突起の部分が「関」、関の前(手掌側)を「寸」、関の後(肘側)を「尺」といい、その「寸・関・尺」の脈動を「寸脈」「関脈」「尺脈」という。この三部の脈象と臓腑についての問題は、多くの議論がなされている。しかし基本的な考えは共通している。その代表的な区分については、左手の寸脈は「心」、関脈は「肝」、尺脈は「腎」を診て、右手の寸脈は「肺」、関脈は「胃」、尺脈は「命門」をそれぞれ診る。つまり「上の寸脈以って上(身体の上部)を候い、下の尺脈以って下(身体の下部)を候う」の原則となる。さらに「浮・中・沈」のそれぞれの脈の押さえ方を組み合わせて、多方面から正確な脈象を求め、それと四診との分析結果を合わせて、正確な診断を行うのである。単に脈診だけに依存せず、また三部九候の臓腑を機械的に運用することだけは注意深く応用する。

寸口(すんこう)　両手橈骨の内側にある橈骨動脈の脈診部位のこと。「気口」「脈口」ともいう。臓腑経絡学説からすると、寸口は手太陰肺経の動脈であり、肺は気をつかさどり百脈を朝し(集める)、肺の経脈は中焦の脾胃に起こり、脾胃は臓腑気血営養の来源なので、全身の臓腑経脈や気血の状況は、寸口脈に現れるのである。

寸白(すんぱく)　婦人の疝痛の俗称。下肢の静脈瘤の俗称。

寸白虫(すんぱくちゅう)　条虫・さなだ虫のこと。煮え足りずに、条虫(さなだ虫)に汚染された牛肉や豚肉を食べると感染する。『古今医統・虫候有九』に「寸白虫は、長さ一寸、子孫繁生し、長さ四、五尺に至るは、またよく人を殺す」(寸白虫、長一寸、子孫繁生、長至四、五尺、亦能殺人)と見える。

寸平穴(すんへいけつ)　穴名。奇穴。手背、手関節横紋の上1寸、橈側に0.4寸寄るところに取る。神昏・心虚証などを主治。

寸脈(すんみゃく)　「寸・関・尺」を参照。

さ行・せ

圊(せい)　便所のこと。「清」と同義。『難経・四十三難』に「故に平人は日にふたたび圊(せい)に至る」(故平人日再至圊)と見える。

斉(せい)　①平・同・等のこと。正常のこと。『素問・五常政大論』に「其収斉」と見え、原文では「収」気は「長」と「化」の気と平衡を保っていることで、「収」気とは正常のこと。また「其生斉」と見え、生気が正常であること。②「剤」に同じ。『霊枢・終始篇』に「その時斉をなす」(其時為斉)と見え、ここでの「斉」は、刺針の回数と深さを指すが、服薬の剤数にも相当する。また『素問・玉板論要篇』では「必ず斉し主治す」(必斉主治)と見え、必ず薬剤を用いて治療すること。③「臍」に同じ。『素問・腹中論』に「斉上に居るは逆となし、斉下に居るは従となす」(居斉上為逆、居斉下為従)と見える。

精(せい)　人体を構成し、生命活動を維持する基本物質のこと。その人体を構成する精を「生殖の精」(先天の精)といい、生命活動を維持するのに必要な精を「水穀の精」(後天の精)という。先天の精は生殖の基本物質で、繁殖するのに必要であり、後天の精は絶えず摂取する飲食物から生じ、生命活動と人体の代謝には必要不可欠のものである。通常は臓腑の精気が充溢していれば、腎に蔵され、生殖機能が発育成熟した際に、生殖の精と変化する。精気は絶えず消耗しているが、また絶えず水穀の精により、滋生と補充がなされているのである。精は生命の基礎であり、精が充足していれば生命力は強く、外界の環境の変化にも適応して、疾病にもかかりにくい。逆に精が虚せば、生命力は弱まり、適応能力も抵抗力も減退する。

世医(せいい)　中国では、父の医業を継いだ医師を「世医」といった。

清胃散(せいいさん)『東医宝鑑』　方剤名。升麻 8　牡丹皮 6　当帰　生地黄　黄連各 4。「胃熱により歯が非常にうずき、頭痛、発熱、面赤する場合に用いる」。

清胃湯(せいいとう)『東医宝鑑』　方剤名。①梔子　連翹　牡丹皮　黄芩各 4　生地黄　黄連各 3.2　升麻　白芍　桔梗各 2.8　藿香 2　甘草 1.2　石膏 2。「陽明経に熱が盛んで、歯肉が腫痛し、歯動揺、歯肉がただれて、歯が抜ける場合に用いる」　②石膏 16　黄芩　生地黄　黄連　升麻各 4　牡丹皮 6。『その他』「胃の実熱により歯肉から出血し、口中から生臭い臭いがする場合に用いる」。

生胃導気湯(せいいどうきとう)『その他』　方剤名。当帰 12　黄耆 8　白芍　威霊仙　牛膝　桂枝　生姜各 4　甘草 2。「小児が痿証により手足の筋肉と皮膚に弾力性が無くなり、麻痺感があり無力で、動きたがらない場合に用いる」。

清胃補陰湯(せいいほいんとう)『医林撮要』　方剤名。人参　白茯苓　蓮実　当帰各 4　麦門冬　知母各 2.8　瓜呂根 2.4　炙甘草　甘草各 2　乾地黄　葛根　柴胡各 1.6　黄連　黄柏　黄芩　五味子　紅花各 1.2　糯米 2。「脾胃に燥熱が盛んで、精血が傷られ、冷飲を好み、多食する場合に用いる」。

清飲(せいいん)　津液のこと。

清咽利膈散(せいいんりかくさん)『東医宝鑑』　方剤名。桔梗　連翹各 4　大黄　芒硝　牛蒡子　荊芥各 2.8　黄芩　梔子　薄荷　防風　玄参　黄連　金銀花　甘草各 2。「風熱により咽喉紅腫疼痛する場合、乳蛾、喉閉、喉癰などに用いる」。

清咽利膈湯(せいいんりかくとう)『処方集』　方剤名。玄参　升麻　桔梗　赤茯苓　黄連　黄芩　牛蒡子　防風　白芍　炙甘草各同量。「発熱、皮膚発赤、咽中・頬・舌が腫痛する場合に用いる」。

清鬱散(せいうつさん)『東医宝鑑』 方剤名。半夏 陳皮 白茯苓 蒼朮 香附子 神曲 黄連 梔子各4 川芎2.4 乾姜2 炙甘草0.8 生姜3。「熱痰により心煩、焦燥、心下痞痛、時に酸水が込み上げ、悪心する場合に用いる」。

清鬱二陳湯(せいうつにちんとう)『医林撮要』 方剤名。神曲20 陳皮 半夏 白茯苓 香附子 黄連 梔子各4 蒼朮 川芎 枳実各3.2 白芍2.8 甘草1.2 生姜3。「湿熱により酸水が込み上げ、胸苦する場合に用いる」。

清暈化痰湯(せいうんけたんとう)『東医宝鑑』 方剤名。陳皮 半夏 白茯苓各4 枳実 白朮各2.8 川芎 黄芩 白芷 羌活 人参 天南星 防風各2 細辛 黄連 甘草各1.2 生姜3。「風熱痰により頭暈、頭痛、心煩、時に悪心する場合に用いる」。

清瘟敗毒飲(せいうんはいどくいん) 方剤名。「涼血解毒」を参照。

清瘟敗毒散(せいうんはいどくさん)『その他』 方剤名。石膏32 生地黄20 知母 黄連 梔子 桔梗 黄芩 芍薬 玄参 牡丹皮 竹葉各12 連翹8 犀角 甘草各4。「外感病で高熱が出て、焦燥、頭痛、譫語、発狂、口渇、嘔気、鼻衄する場合に用いる」。

清営(せいえい)[清営泄熱] 治法。熱病で営分の熱邪を消除する方法のこと。熱邪が営分に入ると、症状としては高熱煩躁が主となり、夜になると睡眠不安・舌絳で乾燥・脈細数・口渇は軽度などの症状となり、治療には清営湯(犀角・生地黄・元参・竹茹・麦冬・丹参・黄連・金銀花・連翹)を用いる。

清営泄熱(せいえいせつねつ) 「清営」を参照。

清営湯(せいえいとう) 方剤名。①「清営」を参照。②生地黄20 犀角 玄参 麦門冬 金銀花各12 丹参 連翹各8 黄連6 竹葉4。「温熱の邪が営分に侵入したために、高熱、煩躁するが口渇せず、心煩、不眠、譫語する場合に用いる」。

清営透疹(せいえいとうしん) 治法。営分の熱を清して、疹を外出させる治療法のこと。症状に高熱煩躁・夜間睡眠不安・口渇は軽度・舌絳で乾燥・脈細数などが見られれば、細生地・丹皮・大青葉などの薬物を用いて営分の熱邪を清し、金銀花・連翹・苦桔梗・薄荷・竹茹・牛蒡子などの薬物を用いて透疹する。

清音湯(せいおんとう)『東医宝鑑』 方剤名。訶子皮12 桔梗20 甘草8 木通12。「声がかれ、咽喉腫痛、のどが荒れる場合に用いる」。

制化(せいか) 「制」は抑制、「化」は化生のこと。五行では、化生と抑制は相互に作用するものであり、一般の事物においても、化生の中にも抑制はあり、その反対もある。そのことによって相対的な平衡協調作用が維持できているのである。このような抑制化生の関係を「制化」という。例えば、木は土を克すが、土は金を生じ、金はまた木を生じる。このように調節しながら木は過度に土を克しないようにすること。

西瓜(せいか) 薬物名。清解暑熱薬。甘、平、胃。①散熱解暑 ②行水消腫 ③祛湿除痹

清解(せいかい) 治法。表に風邪があり、裏に熱邪があり、症状として悪寒・頭痛・口渇・舌苔黄で乾燥などの症状がある場合には、裏では清熱し、外では解表すること。また清熱薬を用いて透熱することも「清解」という。

清咳湯(せいがいとう)『東医宝鑑』 方剤名。当帰 白芍 桃仁 貝母各4 白朮 牡丹皮 黄芩 梔子各3.2 橘皮 桔梗各2 甘草1.2。「肺熱で発熱し、咳嗽、血痰が出る場合に用いる」。

臍下悸(せいかき) 下腹部が拍動して不安な症状のこと。多くは下焦に平素から停水があり、外感病にかかり発汗が適切でなく、腎気を受傷してしまい、水気が衝逆した場

合に見られる。
清膈散（せいかくさん）『医林撮要』 方剤名。柴胡8 黄芩6 黄連 枳実 梔子 竹茹 芍薬各4 甘草1.2 生姜1。「肝気鬱結により心下痞痛、身熱、口乾、煩躁する場合に用いる」。
清火化痰湯（せいかけたんとう）『東医宝鑑』 方剤名。半夏 陳皮 赤茯苓各4 桔梗 枳実 瓜呂仁各2.8 黄連 黄芩 梔子 貝母 紫蘇子 桑白皮 杏仁 芒硝各2 木香 甘草各1.2 生姜3。「熱痰が胸膈に生じ、胸満、心煩、粘稠な痰が吐けずに、咳嗽時に胸痛する場合に用いる」。
青娥元（せいがげん）『東医宝鑑』 方剤名。杜仲 破胡紙各160 胡桃肉30。「腎気虚により腰痛、無力の場合に用いる」。
臍下拘急（せいかこうきゅう） 症名。下腹の腹直筋が硬く張っている状態のこと。八味丸の目標症状となる。
生化湯（せいかとう）『処方集』 方剤名。当帰8 川芎4 炙甘草 炮乾姜各2 桃仁10。「産後に悪露が降りず、小腹が痛む場合に用い、出産を軽くし、出産後の諸病の予防のために用いるが、その際は出産の前から服用する」。
臍下丹田（せいかたんでん） 臍の下3寸の部位をいう。下腹部の中央に当たる。腎気を診察する重要な部位である。
清火豁痰丸（せいかかつたんがん）『東医宝鑑』 方剤名。大黄100 白朮 枳実 陳皮各40 黄芩 梔子 天南星 半夏各60 貝母52 連翹 瓜呂根 白茯苓 神曲 白芥子各40 玄明粉28 青礞石 青黛 甘草各20 沈香8。「上焦に痰涎が集積し、胸悶、口乾、咽中に物が塞がっているようで呑み込んでも下りず、吐いても出ない場合に用いる」。
臍下不仁（せいかふじん） 症名。臍下が無力で脱力し、くぼんでいる状態のこと。八味丸の目標症状である。
清火補陰湯（せいかほいんとう）『東医宝鑑』 方剤名。玄参8 白芍 熟地黄各4 当帰 川芎 黄柏 知母 瓜呂根 甘草各2.8。「陰虚火動により咽喉腫痛する場合に用いる」。
西河柳（せいかりゅう） 薬物名。発表風熱薬。甘鹹、平、心・肺・胃。①宣毒透疹 ②疏風止痒
臍下六一穴（せいかろくいちけつ） 穴名。奇穴。下腹部、臍下6寸、両側各1寸の恥骨上に取る。胸まで突き上がる疼痛を主治。
井観医言（せいかんいげん） 書名。日本江戸時代、尾台榕堂（1799～1870）の著。医論・治験集。全3巻。
清肝火（せいかんか） 「瀉肝」を参照。
清肝解鬱湯（せいかんかいうつとう）『東医宝鑑』 方剤名。当帰 白朮各4 貝母 赤茯苓 白芍 熟地黄 梔子各2.8 人参 柴胡 牡丹皮 陳皮 川芎 甘草各2。「肝気鬱結により乳房腫痛する場合に用いる」。
清肝瀉火（せいかんしゃか） 「瀉肝」を参照。
清肝湯（せいかんとう）『東医宝鑑』 方剤名。①白芍6 川芎 当帰各4 柴胡3.2 梔子 牡丹皮各1.6。「肝血不足により胸脇苦満、易怒の場合、目赤、悪寒発熱し、不眠の場合に用いる」 ②水芹50 茵蔯蒿 薏苡仁 山査 神曲各4 蒼朮2.5 柴草2 姜黄 甘草 黄連各1.5。『薬典』「急性や慢性肝炎に用いる」。
清肝蘆薈丸（せいかんろかいがん）『その他』 方剤名。当帰 生地黄 白芍 川芎各80 黄連 貝粉 蘆薈 昆布 甘草各20。「筋瘤、筋瘻などに用いる」。
清気（せいき） ①水穀の精微の気のこと。つまり、胃から肺に伝わり、そして臓腑に伝わる営気のこと。②秋季の清粛の気のこと。または肺に入る大気のこと。③治法のこと。つまり気分の熱を清すること。
精気（せいき） ①治法。辛寒薬や苦寒薬を用いて裏熱を清解すること。熱性病が気分にある際に、解熱除煩し、透熱発表するのに適用する。②後天の精のこと。つまり臓腑を充養する精華（飲食物が化生した「営衛の気」も含む）のこと。これは生命活動を維持するのに不可欠な物質である。また腎臓に

所蔵する精気(男女の性交の精気)とも密接な関係がある。したがって臓腑の精気が充足してこそ、腎臓も精液を充盛にすることができる。

正気(せいき)　「真気」を参照。

生肌(せいき)　肌肉の生長のこと。瘡瘍が潰爛して、腐肉が無くなり、新肉ができるのを待つ状況のこと。

生気(せいき)　①春季の生き生きとした気のこと。これは萬物が生長するのには必要なものである。古くは人間の活動とは、季節の変化の特徴に適応しなければ、疾病が生じやすいと考えた。②元気を活発にし増強する意味。『素問・陰陽応象大論』に「壮火は気を食らい、少火は気を生ず」と見える。「少火」とは正常な陽気や熱能を指す。この陽気や熱能は、元気を活発にし増強する作用がある。

聖技(せいぎ)　漢方の診察法の一つで、人の五音を聞いてその症状を診断すること。聞診法のこと。

清肌安蛔湯(せいきあんかいとう)『蔓難録(まんなんろく)』　方剤名。柴胡5　黄芩3　半夏5　人参3　麦門冬3　鷓鴣菜(海人草)3　生姜1　甘草1。蛔虫症・小児蛔虫症の発熱あるいは寒熱往来に用いる。

生肌玉紅膏(せいきぎょくこうこう)『処方集』　方剤名。当帰　葱白各80　甘草45　白芷20　軽粉　血竭各16　梔子8　麻油600。「凍傷で皮膚がただれた場合に用いる」。

清気化痰丸(せいきけたんがん)『東医宝鑑』　方剤名。①半夏80　陳皮　赤茯苓各60　黄芩　連翹　梔子　桔梗　甘草各40　薄荷　荊芥各20。「熱痰により煩熱し、口渇、心煩、不安、多痰、発熱する場合、心下痞硬、心悸する場合に用いる」　②天南星　半夏各80　神曲　麦芽各60　白茯苓　紫蘇子　羅蔔子　瓜呂仁　白豆蔻　陳皮　枳実　白朮　香附子　車前子各40　黄芩32　貝粉28　橘皮　葛根　黄連各20。「痰飲と食積により悪寒発熱し、口乾、口渇する場合、心下痞硬、悪心、口中無味、多痰、便秘する場合に用いる」。

清気化痰湯(せいきけたんとう)『医林撮要』　方剤名。陳皮　白朮各4　半夏曲　貝母　白茯苓　桔梗　香附子　枳実　竹茹各3.2　青黛　梔子各2　炙甘草1.6　生姜3。「痰が盛んで短気、咳嗽する場合、心下痞硬、悪心、消化不良の場合に用いる」。

生肌散(せいきさん)『東医宝鑑』　方剤名。寒水石　滑石各40　烏賊骨　龍骨各20　蜜陀僧　枯白礬　鉛粉各10。「あらゆるできものや悪瘡により血膿が出て痒痛する場合に用いる」。

清気散(せいきさん)『東医宝鑑』　方剤名。人参　羌活　独活　柴胡　前胡　枳実　桔梗　川芎　赤茯苓　荊芥　防風　天麻　薄荷　蝉退各4　甘草2　生姜3。「風寒熱湿により隠疹が生じ、全身が掻痒し、ただれる場合に用いる」。

清気宣風散(せいきせんぷうさん)『東医宝鑑』　方剤名。当帰　白朮　白芍各4　川芎　羌活　半夏　生地黄　白殭蚕各3.2　蝉退　赤茯苓各2.4　防風　甘菊花　枳実　陳皮　荊芥　升麻　黄連　梔子各2　甘草1.2　生姜3　大棗2。「風熱により頭痛、眩暈、痙攣を起こす場合に用いる」。

精気奪則虚(せいきだつそくきょ)(精気奪えば則ち虚す)　『素問・通評虚実論』に見える。「虚証」の定義である。「精気」とは人体の正気のこと。「奪」とは、耗損のこと。つまり正気が過度に耗損すると虚証が現れるということ。たとえば大病や久病で精気を消耗する、または大汗や大出血で陽気と陰液が損傷すれば、正気が虚弱となり、機能が衰減する。症状としては面白唇淡・神疲体倦・心悸気短・自汗盗汗・脈細弱無力などが現れる。

正気天香湯(せいきてんこうとう)『東医宝鑑』　方剤名。香附子12　烏薬　陳皮　紫蘇葉各4　乾姜　甘草各2。「気滞により小腹と胸部が悶痛する場合、女性の胸悶などに用いる」。

正気湯(せいきとう)『東医宝鑑』 方剤名。①黄柏 知母各6 炙甘草2。「陰虚火動により午後微熱が出て、口渇、冷汗、遺精がある場合に用いる」 ②柴胡 前胡 川芎 白芷 半夏 麦門冬 檳榔 草果 橘皮 赤茯苓各4 桂枝 甘草各2 生姜3 大棗2。「風邪に傷られて発熱悪寒し、冷汗が出る場合に用いる」。

正気補虚湯(せいきほきょとう)『東医宝鑑』 方剤名。人参 藿香 厚朴 黄耆 当帰 熟地黄 川芎 茯神各2.8 肉桂 五味子 白朮 半夏 附子 丁香 木香 乾姜 甘草各1.6 生姜3。「虚労により口中無味、小腹満の場合、冷えにより小腹痛、悪心、頻繁に泄瀉する場合に用いる」。

脆脚(ぜいきゃく) 「子種」を参照。

清宮(せいきゅう) 「清心」を参照。

清宮湯(せいきゅうとう) 「清心」を参照。

清竅(せいきょう) ①「神昏」を参照。②顔面の耳・目・口・鼻のこと。

清気涼営(せいきりょうえい) 「気営両清」を参照。

清金(せいきん) 「清粛肺気」を参照。

清金降火(せいきんこうか) 「清粛肺気」を参照。

精極(せいきょく) 「六極」を参照。

正虚邪実(せいきょじゃじつ) 「正虚」とは、正気の虚弱、「邪実」とは邪気の結聚や邪気の過盛のこと。つまり邪気が過盛になることにより、正気の抗病機能が低下して現れる病理現象を指す言葉。熱性病の者で、陽明腑実が長らく治癒しなければ、潮熱・譫語・腹痛拒按・大便秘結などの邪気盛の症状のほかに、神志昏迷・循衣摸床・驚惕不安・微喘・両眼直視などの正気が持ちこたえられない危険な現象が現れる。内傷雑病の者で、臌脹積聚が長らく治癒しなければ、身体消瘦・心悸気短・大便溏泄・食欲減退などが見られる。これはすべて正虚邪実の表現である。

清金飲(せいきんいん)『東医宝鑑』 方剤名。①杏仁 白茯苓各6 陳皮4.8 五味子 桔梗 甘草各4。「咳嗽全般に用いる」 ②黄芩6 麦門冬 生地黄各4 当帰 牡丹皮各2.8 川芎 鬱金各2 薄荷葉10 竹葉5。「肺熱により鼻衄する場合に用いる」。

清金丸(せいきんがん)『東医宝鑑』 方剤名。蘿蔔子40 皂莢12。「脂っこいものを食べて短気が起こる場合に用いる」。

清金降火丹(せいきんこうかたん)『東医宝鑑』 方剤名。天門冬 麦門冬 蓮実各40 五味子20 砂糖200 龍脳1.2。「心肺虚熱により手足心熱、乾咳、口渇、心煩する場合に用いる」。

清金降火湯(せいきんこうかとう)『東医宝鑑』 方剤名。陳皮 杏仁各6 赤茯苓 半夏 桔梗 貝母 前胡 瓜呂仁 黄芩 石膏各4 枳実3.2 甘草1.2 生姜3。「肺胃に熱があり、咳嗽するが痰は少なく、面赤、心煩、口渇する場合に用いる」。

清金湯(せいきんとう)『東医宝鑑』 方剤名。陳皮 赤茯苓 杏仁 阿膠 五味子 桑白皮 薏苡仁 紫蘇葉 百合 貝母 半夏曲 款冬花各2.8 罌粟穀 人参 甘草各1.2 烏梅1 生姜3 大棗2。「気滞により咳嗽し、短気、心煩、不安な場合に用いる」。

清空膏(せいくうこう)『東医宝鑑』 方剤名。黄芩120 炙甘草60 防風 羌活 黄連各40 柴胡28 川芎20。「風湿熱により偏頭痛する場合、頭頂部が長らく疼痛する場合に用いる」。

正経(せいけい)[十二経脈、十二経] 経脈の一つ。体内で気血が運行する主要通路である。それには「手太陰肺経」「手陽明大腸経」「足陽明胃経」「足太陰脾経」「手少陰心経」「手太陽小腸経」「足太陽膀胱経」「足少陰腎経」「手厥陰心包経」「手少陽三焦経」「足少陽胆経」「足厥陰肝経」の十二経がある。これを「十二経脈」という。各経脈は体内の一定の臓腑と直接連係し、さらに各経脈は表裏関係がある。

清経四物湯(せいけいしもつとう)『東医宝鑑』 方剤名。当帰6 乾地黄 黄芩 香附子各4 白芍 黄連各3.2 川芎 阿膠 黄

柏　知母各2　艾葉　甘草各1.2。「血虚により虚熱が生じ、月経周期が早まる場合に用いる」。

井榮兪経合(せいけいゆけいごう)　四肢にある要穴のこと。

生血(せいけつ)　補薬で血の生成を促すこと。

正穴(せいけつ)　①経穴と同義語。『千金方』では、「腧穴」「気穴」「孔穴」「墜穴」「兪穴」「空穴」なども同義語としてあげている。②一般的には『十四経発揮』に記載されている経絡に所属する経穴を指す。これに所属しない経穴を奇穴とした。

井穴(せいけつ)　①五兪穴の一つ。いずれも手指や足趾の末端にある。『霊枢・九針十二原篇』に「所出為井」と見える。つまり経脈の流注の様子が、水が流れ始める源泉に似ている。十二経にそれぞれ一つの井穴がある。そこで「十二井穴」ともいう。

その名称は以下のようになる。

肺	—	少商	大腸	—	商陽
心包	—	中衝	三焦	—	関衝
心	—	少衝	小腸	—	少沢
脾	—	隠白	胃	—	厲兌
肝	—	大敦	胆	—	竅陰(足)
腎	—	湧泉	膀胱	—	至陰

②手の手指端の少商・商陽・中衝・関衝・少衝・少沢の6穴(左右で計12穴)を指す。これは中風や突然昏倒する場合に用いる救急の要穴である。

圊血(せいけつ)　「清血」ともいう。清は圊に通じ、便所のこと。つまり大便時に出血すること。

清血(せいけつ)　「圊血」に同じ。下血、血便のこと。

精血(せいけつ)　血の生成は、先天の精に来源している。人間が出生した後の血液の再生は、後天の飲食に来源し、中焦の脾胃の気化により、飲食物中の精微物質を吸収して変化して生成される。精の生成も同様に、後天の飲食物の化生に来源するので、「精血同源」ともいわれる。精気は臓腑の機能活動の物質の基本なので、精血の充実度は人体の健康に重要な指標となる。腎は蔵精をつかさどり、肝は蔵血をつかさどるので、精血不足の病症では、往々にして補肝益腎法を用いて治療する。

清血四物湯(せいけつしもつとう)『東医宝鑑』　方剤名。川芎　当帰　芍薬　生地黄　黄芩　紅花　赤茯苓　陳皮各4　甘草2　生姜2。「肺熱や血熱により鼻先が赤くなる酒齄鼻に用いる」。

生血潤膚生津湯(せいけつじゅんふせいしんとう)『東薬と健康』　方剤名。天門冬6　生地黄　熟地黄　黄芩各4　栝呂仁　桃仁各2　升麻　紅花　五味子各1。「皮膚がしわになり、潤いが無く、潰えて、発赤、疼痛する場合、日にさらされた部分がさらにひどい場合に用いる」。

生血潤膚飲(せいけつじゅんふいん)『東医宝鑑』　方剤名。天門冬6　生地黄　熟地黄　麦門冬　当帰　黄耆各4　黄芩　瓜呂根　桃仁各2　升麻0.8　紅花0.4　五味子9。「陰血不足により生じた燥証により、皮膚が乾燥し、かきむしると皮膚が破けて出血して、非常に痛み、また手足の爪が乾燥する場合に用いる」。

精血同源(せいけつどうげん)　「精血」を参照。

静倹堂治験(せいけんどうちけん)　書名。日本江戸時代、片倉鶴陵(1751～1822)の著。治験集。全3巻。文政5年(1822)刊。自己の治験95例を集めたもので、記載は詳細を極めており、治療集の好著として評価が高い。

青蒿(せいこう)　薬物名。清熱涼血薬。苦、寒、肝・胆。①清熱退蒸　②涼血止血　③辟穢清暑　④利湿截瘧

青光眼(せいこうがん)　「緑風内障」を参照。

星香丸(せいこうがん)『東医宝鑑』　方剤名。天南星　半夏　陳皮　香附子各120。「気嗽により咳嗽し、痰がのどにひっついているようで、吐き出しても出ず、飲み込んでも降りない場合、血痰を吐く場合、さらに肺痿などに用いる」。

聖効散(せいこうさん)『医林撮要』 方剤名。黄芩 細辛 甘草 熟地黄 大黄 梔子 芍薬 当帰尾 牛蒡子 桑柏皮各80。「外障と熱証の眼病に用いる」。

星香散(せいこうさん)『東医宝鑑』 方剤名。天南星10 木香 陳皮各4 全蝎2 生姜4。「小児が急驚風や慢驚風により痙攣を起こし、眼をむき、喉中に痰声がする場合に用いる」。

星香全蝎湯(せいこうぜんかつとう)『医林撮要』 方剤名。天南星8 木香 人参 陳皮各4 全蝎3 炙甘草2。「小児が慢驚風により精神昏迷し、痙攣を起こす場合に用いる」。

星香二陳湯(せいこうにちんとう)『その他』 方剤名。半夏8 陳皮 天南星 木香 甘草各6 生姜4。「癲癇に用いる」。

清穀(せいこく) 「完穀下痢」に同じ。糞臭のしない完全不消化下痢便のこと。

正骨(せいこつ) ①尺骨のこと。「臂骨」(前腕骨)の一つ。②正骨手法の簡称。

成骨穴(せいこつけつ) 穴名。奇穴。膝の外側、腓骨小頭の上端に取る。腰痛・膝痛などを主治。

正骨工具(せいこつこうぐ) 各種の外傷や骨折の治療に用いる器具のこと。たとえば腰柱・披肩・竹簾・杉籬など各種の材料で作った大小の夾板や包帯のこと。患部の固定に用いる。

清骨散(せいこつさん)『東医宝鑑』 方剤名。①生地黄 柴胡各8 熟地黄 人参 防風各4 薄荷2.8 秦艽 赤茯苓 胡黄連各2。「陰虚により手足心熱、午後微熱、唇と頬が赤くなり、口渇、身消痩する場合に用いる」②銀柴胡6 胡黄連 秦艽 亀板 地骨皮 青蒿 知母各4 甘草2。「適応症は①に同じ」。

正骨手法(せいこつしゅほう) 骨折・脱臼・扭傷・挫傷などの治療に使用される手法のこと。摸・摂・端・提・按・摩・推・拿などのこと。

整骨新書(せいこつしんしょ) 書名。日本江戸時代末期1810年、各務文献の著書。整骨の術をまとめ、骨の名称・数・形などを上げている。

清魂散(せいこんさん)『東医宝鑑』 方剤名。荊芥穂20 川芎10 人参 沢蘭各5 甘草4。「産後に失血過多により、眩暈、視界が暗く、時に神識昏迷する場合に用いる」。

清魂湯(せいこんとう)『東医宝鑑』 方剤名。柴胡 黄柏 甘草各4 升麻 沢瀉各3 当帰尾 羌活 麻黄根 防已 龍胆 赤茯苓各2 紅花0.4 五味子9。「陰茎と陰嚢が冷たく、発汗し、萎縮して掻痒、陰痿がある場合に用いる」。

声嗄(せいさ) 「失音」に同じ。

嘶嗄(せいさ) 声がしわがれる症状。風熱が肺を侵犯したり、津液の損傷、急性・慢性の咽喉炎により声帯が損傷した場合などに見られる。

聖済総録(せいさいそうろく) 書名。中国宋時代の医書(1117年)。宋代の太医院編集。歴代の医書ならびに経験方などを整理した全書、全200巻。

製剤発蘊(せいざいはつうん) 書名。日本江戸時代、小島明(1791〜1838)の編訳。古方流医書。全5巻。天保5年(1834)刊。腹証に詳しい。

斉刺(せいし)[三刺] 十二刺法の一つ。部位が狭い場合や、深い寒気を治療する場合に用いる。その刺法は、患部の中央に一針し、その両側に二針する(『霊枢・官針篇』)。

臍湿(せいしつ) 小児の臍が尿のために常に湿っていること。ひどくなれば、赤くただれて瘡となることもある。これを「臍瘡」という。

清湿化痰湯(せいしつけたんとう)『寿世保元』 方剤名。天南星 黄芩 生姜各3 半夏 茯苓 蒼朮各4 陳皮2 羌活 白芷 白芥子 甘草各1.5。「水毒による全身または四肢の筋痛、関節痛、胸背の痛み、喘鳴のある咳をしてわき腹に痛みがひびき、または運動麻痺、知覚麻痺があって、脈沈滑のものに用いる」。

正邪(せいじゃ)　「五邪」を参照。

清邪(せいじゃ)　空気中にある霧露の邪気のこと。『金匱要略・臓腑経絡先後病脈証』には「清邪は上に居り、濁邪は下に居る」(清邪居上、濁邪居下)と見える。

正邪相争(せいじゃそうそう)　体内で正気と邪気が争っていること。広義では、すべての疾病はいずれも正邪相争の反映である。狭義では、外感発熱病で出現する寒熱往来の病理のこと。悪寒は正気が邪気に負けているのことを示し、発熱は正気が邪気に抵抗して外出していることを示す。そして正気と邪気が争って、互いに譲らないので、悪寒発熱が交互に現れる。

清邪中上(せいじゃちゅうじょう)　霧露の邪気を「清邪」という。これは人体の上焦部を傷ることが多い。

正邪分争(せいじゃぶんそう)　正気と邪気が争って譲らないこと。

腥臭(せいしゅう)　生臭い臭いのこと。

精汁(せいじゅう)　「胆」を参照。

製絨(せいじゅう)　薬物の繊維を搗いて糸状に作り、燃えやすくすること。蓬(よもぎ)の葉を搗いて艾絨にして、灸法に用いることなど。

声重(せいじゅう)　「語声重濁」を参照。

腥臭気(せいしゅうき)　「腥臊気」ともいう。病人の痰や唾液、または白帯や糞便などの分泌物や排泄物が発散する生臭い臭いのこと。ひどく臭う訳ではないが、特殊な臭いがする。「嗅気味」を参照。

青洲治験録(せいしゅうちけんろく)　書名。日本江戸時代、華岡青洲(1760～1835)の治験例集。不分巻。

青洲白円子(せいしゅうはくえんし)『東医宝鑑』　方剤名。半夏280　天南星120　白附子80　烏頭20。「風痰により嘔吐、眩暈する場合、中風で風痰が盛んで、口眼喎斜、半身不随の場合、女性の血風、小児の驚風などに用いる」。

躋寿館医籍備考(せいじゅかんいせきびこう)　書名。日本明治時代、高島祐啓(1832～1881)と岡田昌春(1827～1897)の共著。江戸医学館(躋寿館)旧蔵書の解題書。全7巻4冊。明治10年序。

生熟水(せいじゅくすい)　「陰陽水」を参照。

清粛肺気(せいしゅくはいき)[清金、清金降火]　治法。肺熱により肺気が上逆した場合の治療法。肺気は下行するのが「順」である。もし火熱が肺に迫り、肺気が通暢できずに上逆すれば、症状として咳嗽気逆・喀黄痰・口乾渇・舌質紅・苔黄・身熱して悪寒は無い・脈浮数などが見られる。咳嗽気逆は肺気の上逆であり、その他の症状は肺熱の症状である。この治療に肺熱を清し、肺気を降ろす薬物を用いることを「清粛肺気」という。薬物としては桑白皮・魚腥草・芦根・板藍根・金銀花・蘇子・前胡・枇杷葉などを用いる。清金とは、清金降火と同じく肺熱を清する方法であるが、いずれも肺気を降ろす薬物を補助薬として用いるので、同様の治療法となる。

清暑(せいしょ)　暑は夏季の熱邪のこと。もし暑熱に傷られると、煩渇身倦・発熱尿赤などの症状が見られる。この治療に、涼薬や益気生津薬を用いて暑邪を清除すること。

正証(せいしょう)　定型的な病証のこと。

清上丸(せいじょうがん)『その他』　方剤名。①石菖蒲　酸棗仁　牛胆南星　白茯苓　黄連　半夏　神曲　陳皮各40　白殭蚕　青黛　木香各20　柴胡30。「痰火により眩暈する場合に用いる」　②硼砂4　石雄黄　薄荷　塩各2　熊胆0.4　胆礬若干。「熱毒により咽喉腫痛する場合に用いる」。

臍上下穴(さいじょうげけつ)　穴名。奇穴。臍部を中心に、臍の上下各1.5寸のところに取る。計2穴。発黄・泄瀉・腹痛などを主治。

清上蠲痛湯(せいじょうけんつうとう)『寿世保元』　方剤名。①当帰　川芎　白芷　羌活　独活　防風　生姜各2.5　蒼朮　麦門冬各3　黄芩3.5　菊花　蔓荊子各1.5　細辛　甘草各4。「頭痛に用いる」　②黄芩6　蒼朮　羌活　独活　防風　川芎　当帰　白芷　麦門冬各4　蔓荊子　甘菊花各2　細辛　甘草各1.2　生姜3。『方薬合編』「風寒や風熱により頭痛する場合に用いる」。

清上瀉火湯（せいじょうしゃかとう）『東医宝鑑』　方剤名。柴胡4　羌活3.2　黄芩　知母各2.8　黄柏　炙甘草　黄耆各2　生地黄　黄連　藁本各1.6　升麻　防風各1.4　蔓荊子　当帰　蒼朮　細辛各1.2　荊芥穂　川芎　甘草各0.8　紅花0.4。「熱厥により頭痛、煩熱する場合、身体を冷やすと緩解し、熱くすると悪化する場合に用いる」。

清上防風湯（せいじょうぼうふうとう）『万病回春』　方剤名。①荊芥　連翹　薄荷各1　梔子2　枳実　甘草各1.5　川芎　黄芩　連翹　白芷　桔梗　防風各2.5。「実証の人の顔面、頭部に生じた化膿性腫物・癤・疔・皮膚の発疹などに用いる」　②防風4　連翹　白芷　桔梗各3.2　黄芩　川芎各2.8　荊芥　梔子　黄連　枳実　薄荷各2　甘草1.2。『医林撮要』「風熱により頭や顔に癰疽が生じた場合に用いる」。

清上補下丸（せいじょうほげがん）『方薬合編』　方剤名。熟地黄160　山薬　山茱萸各80　五味子　枳実　麦門冬　天門冬　貝母　桔梗　黄連　杏仁　半夏　瓜呂仁　黄芩　白茯苓　牡丹皮　沢瀉各60　甘草20。「虚労により身体衰弱する場合、冷気を受けて咳嗽、痰が濃く、短気、長らく癒えない場合に用いる」。

清上明目丸（せいじょうめいもくがん）『医林撮要』　方剤名。当帰尾　川芎各24　生地黄　黄連　黄芩　大黄　黄柏　連翹　桔梗　薄荷　防風　荊芥　羌活　独活　白芷　甘菊花　決明子　木賊　甘草各20。「風熱により眼腫痛する場合に用いる」。

声如拽鋸（せいじょえいきょ）　喉中で痰鳴し、呼吸が困難となり、鋸（のこぎり）を引く時のような音を出す症状のこと。神昏や咽喉閉塞などの際に見られる。

清暑益気湯（せいしょえっきとう）『医学六要』　方剤名。黄耆12　人参6　麦門冬12　白朮6　当帰6　五味子3　陳皮3　黄柏3　炙甘草3。暑熱による気津両傷で、全身倦怠・無力感・口渇・熱感・脈数で無力などに用いる。清暑益気湯には同名異方が多数ある。本方は日本の薬局製剤方であり、日本で繁用されている。

清暑益気湯（せいしょえっきとう）『内外傷弁惑論』　方剤名。黄耆6　蒼朮3　升麻3　人参1.5　神麹3　陳皮1.5　白朮3　麦門冬3　当帰1　炙甘草1　青皮1　黄柏3　葛根3　沢瀉3　五味子3。素体気虚の者が暑湿の邪を感受し、発熱・熱感・口渇・自汗・頭痛・四肢身体の倦重・胸苦・食欲不振・大便溏泄・小便短赤・舌苔膩・脈虚などを現わすものに用いる。

清暑益気湯（せいしょえっきとう）『温熱経緯』　方剤名。西洋参5　石斛15　麦門冬9　黄連3　竹葉6　荷梗（かこう）（蓮の葉柄）15　知母6　炙甘草3　粳米15　西瓜皮30。感受暑熱・津気両傷による、発熱・熱感・焦燥感・多汗・口渇・小便短赤・全身倦怠・短気・脈虚数などに用いる。

清暑益気湯（せいしょえっきとう）『温熱経緯』　方剤名。①人参　白朮　麦門冬　当帰　黄耆各3　五味子　陳皮　甘草　黄柏各2。「夏負けの処方。大便は軟便で、体がだるく、脚膝の力がぬけ、気が不精になり、食が進まず、次第に痩せて夏痩せするものなどに用いる」　②蒼朮6　黄耆　升麻各4　人参　白朮　陳皮　神曲　沢瀉各2　黄柏　当帰　橘皮　麦門冬　葛根　甘草各1.2　五味子9。『東医宝鑑』「夏季に湿熱に傷られ、全身労倦、精神昏迷、動きたがらず、身熱、発汗、心煩、煩熱、口渇がある場合、尿黄、尿少、泄瀉、食欲不振の場合に用いる」。

正色（せいしょく）　正常な人の色沢は、明るく潤って深みがあり、赤色と黄色が適度に混じり合い、容貌が輝いている。これは気血が調和し、精気が内充し、胃気と神がある象徴である。その正色には主色と客色がある。主色は各個人の皮膚色であり、それぞれ異なる。客色とは気候や環境や、その時々の生理状態により変化するが、いずれも病色ではない。

青如草茲(せいじょそうし)(青きこと草茲の如し)『素問・五臓生成篇』に見える。これは肝の真臓色である。「草茲」とは、枯れた青草のことで、枯れた青草のように青黒い病色を形容している。これは風邪極盛や胃気が絶えそうな疾病などの場合に見られる。「真臓色」を参照。

生殖之精(せいしょくのせい)「精」を参照。

清暑利湿(せいしょりしつ) 治法。夏季の暑湿証の治療法。暑湿の邪に傷られると発熱・心煩・口渇・小便不利などが見られる。この治療には、六一散(滑石6両、甘草1両を砕いて細かくし、毎回3～4銭を水で煎じて服用する)を用いる。

清暑和中散(せいしょわちゅうさん)『東医宝鑑』 方剤名。香薷80 猪苓 沢瀉 滑石 草果各60 黄連 厚朴 木通 車前子 枳実 砂仁各40 白朮 赤茯苓 陳皮各28 茴香20 白扁豆16 木香 甘草各12。「傷暑により吐瀉し、腹痛、尿不利の場合、悪寒発熱、口渇する場合に用いる」。

生津(せいしん)[養津液] 治法。熱性の疾病で長らく発熱し、津液を損耗すると、発熱・口渇・舌紅・唇乾などの症状が見られる。この治療には、玄参・麦冬・生地・石斛などの津液を滋養する薬物を用いて、清熱し生津する。

清心(せいしん)[清心熱、清営] 治法。熱性病で熱邪が心包に侵入する際の治療法。熱邪が心包に侵入すると、神昏・譫語が主症となり、さらに高熱煩躁不安・舌質絳・脈細数なども現れる。この治療には、清営湯(元参心・蓮子心・竹葉巻心・連翹心・蓮心・麦冬・犀角尖)を用いる。処方名の営とは心包のこと。

精神(せいしん)「神」の概念のこと。これは人体の生命活動の重要な組成部分であり、五臓の「心」と密接な関係がある。心は「蔵神」である。『霊枢・邪客篇』では「心は、五臓六腑の大主なり、精神の舎るところなり」(心者、五臓六腑之大主也、精神之所舎也)と見える。「大主」とは、臓腑の「心」の統率作用をあらわす。「舎」とは寄舎のこと。つまり精神とは「神」の主要表現なのである。

醒神(せいしん)「開竅」を参照。

清心温胆湯(せいしんうんたんとう)『東医宝鑑』 方剤名。陳皮 半夏 白茯苓 枳実 竹茹 白朮 石菖蒲 黄連 香附子 当帰 白芍各4 麦門冬3.2 川芎 遠志 人参各2.4 甘草1.6。「心血不足により肝胆の気が障害され、心悸、易驚、恐々とし、頻繁に癲癇発作を起こす場合に用いる」。

清神益気湯(せいしんえっきとう)『東医宝鑑』 方剤名。人参4 生姜3.2 沢瀉 蒼朮 防風 五味子各2.4 赤茯苓 升麻 白朮 白芍 甘草 麦門冬各1.6 黄柏 橘皮各0.8。「脾胃虚弱により口中無味、全身労倦、面黄の場合、湿熱が盛んな夏季に、眼病にかかり、皮膚と面色が黄色くなる場合に用いる」。

清心開竅(せいしんかいきょう)「清熱開竅」を参照。

清神解語湯(せいしんかいごとう)『東医宝鑑』 方剤名。天南星 半夏各4 当帰 川芎 白芍 生地黄 麦門冬 遠志 石菖蒲 陳皮 白茯苓 烏薬 枳実 黄連 防風 羌活 甘草各2 竹茹2 生姜3。「中風により不語、神識昏迷する場合に用いる」。

清心丸(せいしんがん)『東医宝鑑』 方剤名。①黄柏80 天門冬 麦門冬各40 黄連20 龍脳4。「上焦の熱により口渇、皮膚があれ、心煩、不安、便が硬く便秘する場合に用いる」 ②黄連40 茯神 赤茯苓各20。「心熱により心煩、疼痛、不安、皮膚掻痒、出来物が生じる場合に用いる」 ③牛胆南星 全蝎 天麻 人参 鬱金 生地黄各同量。『医林撮要』「心熱により神識昏迷、譫語、不眠の場合に用いる」 ④黄柏120 龍脳8。『医林撮要』「心熱で夢精、心煩、神識昏迷、口中糜爛、口乾する場合に用いる」。

生津甘露湯(せいしんかんろとう)『東医宝鑑』 方剤名。石膏 龍胆 黄柏各4 柴胡 羌活 黄耆 知母 黄芩 炙甘草各3.2 当帰2.4　升麻1.6　防風　防已　生地黄　甘草各1.2　杏仁10　桃仁5　紅花若干。「中消により食べても消瘦し、大便も堅く、多飲、多尿の場合に用いる」。

清神甘露丸(せいしんかんろがん)**『東医宝鑑』**　方剤名。人参　蒼朮　黄耆　黄連　五味子　胡黄連各同量。「虚労により身消瘦、心煩、微熱、口渇する場合に用いる」。

清心滾痰丸(せいしんこんたんがん)**『東医宝鑑』**　方剤名。大黄　黄芩各160　青礞石　犀角　皀莢　朱砂各20　沈香10　麝香2。「痰火により非常に不安になり、発熱する癇疾と癲狂などに用いる」。

清神散(せいしんさん)**『東医宝鑑』**　方剤名。白殭蚕　甘菊花各40　羌活　荊芥　木通　川芎　香附子　防風各20　石菖蒲　甘草各10。「傷風により耳聾、頭暈、視力障害がある場合に用いる」。

醒心散(せいしんさん)**『東医宝鑑』**　方剤名。人参　麦門冬　五味子　石菖蒲　遠志　茯神　生地黄各同量。「心虚により心悸、心煩、心痛、不安、不眠、冷汗が流れる場合に用いる」。

清心山薬湯(せいしんさんやくとう)**『四象診療』**　方剤名。山薬12　遠志8　天門冬　麦門冬　蓮実　側柏子　酸棗仁　龍眼肉　桔梗　黄芩　石菖蒲各4　甘菊花2。「太陰人が虚労により夢精する場合、腹痛はせずに泄瀉する場合、中風による不語に用いる」。

生津止渇湯(せいしんしかつとう)**『救急方』**　方剤名。葛根　胡黄連　炙甘草　玄参　麦門冬各4。「小児が疳渇によりのどが非常に渇き、水を飲みたがり、微熱が出て、不安な場合に用いる」。

清心滌熱(せいしんじょうねつ)　「清心」を参照。

静神丹(せいしんたん)**『東医宝鑑』**　方剤名。当帰　乾地黄　遠志　茯神各20　石菖蒲　黄連各10　朱砂8　牛黄4　金箔15。「七情により傷心し、心悸、心煩、易驚、恐々とし、不安な場合に用いる」。

清心湯(せいしんとう)**『東医宝鑑』**　方剤名。甘草6.8　連翹　梔子　大黄　薄荷　黄芩　黄連各2.8　芒硝2　竹葉7　蜜若干。「上焦に熱が盛んで、心煩、口中と舌がただれ、口渇、大小便不利の場合、または譫語して発狂する場合に用いる」。

清晨湯(せいしんとう)**『医林撮要』**　方剤名。羌活　黄柏各4　升麻　柴胡4　蒼朮　黄芩各2　沢瀉1.6　麻黄根　猪苓　防風各1.2　炙甘草　当帰　藁本各0.8　紅花0.4。「尿黄、淋漓と流れ、陰嚢冷、発汗、湿潤する場合に用いる」。

清心導痰丸(せいしんどうたんがん)**『東医宝鑑』**　方剤名。天南星　半夏各80　白附子　瓜呂根各40　黄連　鬱金各30　白殭蚕　天麻　羌活各20　烏頭8。「中風により口眼喎斜、よだれを流す場合に用いる」。

清神補気湯(せいしんほきとう)**『東医宝鑑』**　方剤名。升麻6　柴胡　当帰　荊芥穂　防已　桃仁各4　黄柏　黄連　知母　甘草各2　石膏　熟地黄各1.6　生地黄　細辛各0.8　杏仁6　山椒2　紅花若干。「消渇で口渇する場合に用いる」。

生津補血湯(せいしんほけつとう)**『東医宝鑑』**　方剤名。白芍　熟地黄　生地黄　白朮各4　枳実　陳皮　黄連　紫蘇子　貝母各2.8　沙参　沈香各2　生姜1　大棗2。「熱厥により消瘦、大便硬、消化不良の場合に用いる」。

清心補血湯(せいしんほけつとう)**『東医宝鑑』**　方剤名。人参4.8　当帰　白芍　茯神　酸棗仁　麦門冬各4　川芎　生地黄　陳皮　梔子　炙甘草各2　五味子15。「精神的ストレスが多いために眩暈、頭痛、眼が渋り、心煩、煩熱、短気、易驚する場合に用いる」。

清神養栄湯(せいしんようえいとう)**『医林撮要』**　方剤名。当帰　麦門冬各4.8　川芎4　白芷2.8　薄荷葉　甘菊花　羌活　梔子各2　炙甘草1.6　升麻0.8　生姜3　茶葉2。「風熱により眩暈、頭痛、視力障害、耳鳴、耳聾する場合に用いる」。

生津養血湯(せいしんようけつとう)『東医宝鑑』 方剤名。当帰　白芍　生地黄　麦門冬各4　川芎　黄連各3.2　瓜呂根2.8　知母　黄柏　蓮実　烏梅　薄荷　甘草各2。「上消により口渇し、多飲、胸悶、皮膚が荒れる場合に用いる」。

清心蓮子飲(せいしんれんしいん)『和剤局方』 方剤名。①蓮肉　麦門冬　茯苓各4　人参　車前子　黄芩各3　黄耆　地骨皮各2　甘草1.5。「尿が淋瀝したり、尿が出そうで出にくいものなどに用いる」　②蓮実8　赤茯苓　人参　黄耆各4　黄芩　車前子　麦門冬　地骨皮　甘草各2.8。「心火が盛んで口乾、口渇、心煩、尿赤、尿不利の場合に用いる」。

正水(せいすい) 水腫症候の一つ。主な症状は全身浮腫・腹満して喘・脈沈遅などが見られる。多くは脾腎陽虚により、水気が輸化できずに胸腹に貯留し、肺臓に迫及して起こる。その標は肺にあり、本は脾腎にある。

惺惺散(せいせいさん)『東医宝鑑』 方剤名。人参　白朮　白茯苓　桔梗　川芎　白芍　瓜呂根　甘草各1　細辛　薄荷各0.4　生姜3。「小児が傷風により発熱し、頭痛、鼻水、咳嗽、多痰、煩躁、口乾する場合に用いる」。

洒洒然(せいせいぜん) わなわなとおののく状態のこと。

生々堂医譚(せいせいどういたん) 書名。日本江戸時代、中神琴渓(1744〜1833)の口授、門人の伊藤王佐の筆述。医論集。不分巻1冊。寛政7年(1795)刊。

生々堂雑記(せいせいどうざっき) 書名。日本江戸時代、中神琴渓(1744〜1833)の口授、門人保木之光の筆述。医論集。全2巻。寛政11年(1799)刊。和文。医学全般にわたる雑論を集めたもので臨床的。琴渓の医学観を示す一資料。

生々堂傷寒約言(せいせいどうしょうかんやくげん) 書名。日本江戸時代、中神琴渓(1744〜1833)の口授、安芸良平の筆述、大塚碩庵の校正。『傷寒論』の解説書。不分巻1冊。琴渓独自の思想をもって、『傷寒論』を評し解説した書で、忌憚無い文章でつづられている。

生々堂治験(せいせいどうちけん) 書名。日本江戸時代、中神琴渓(1744〜1833)の口授、門人小野匡輔の編輯。琴渓の治験例集。全2巻。文火元年(1804)刊。153の治験例を収録。

生々堂養生論(せいせいどうようじょうろん) 書名。日本江戸時代、中神琴渓(1744〜1833)の口授、坂井道仙・大塚碩庵の筆記。養生医書。全1巻。文化14年(1817)序。琴渓の養生に関する医論をまとめたもので、医師のあるべき姿勢についても力説している。

成蹟録(せいせきろく) 書名。日本江戸時代、吉益南涯(1750〜1813)の治験を門人が記録したものを、中川修亭(1773〜1850)が編集して出版した医案集。

清泄少陽(せいせつしょうよう) 治法。清泄法にて熱性病の病邪が半表半裏(少陽)に在るものを治療する方法。春温の初期には、寒冷と発熱が交互に起こり、口苦脇痛・胸悶欲吐・小便混濁・舌質紅・苔黄膩・脈弦滑で数などが見られる。この治療には、蒿芩清胆湯(青蒿梢・淡竹茹・仙半夏・赤茯苓・黄芩・生枳殻・橘皮・碧玉散)を用いる。碧玉散は滑石・甘草・青黛で組成される。

臍疝(せいせん) 「臍突」ともいう。幼児によく見られる。症状は臍に突き出た腫れ物が生じ、表面はツルツルしている。

精選秘要抄(せいせんひようしょう) 書名。日本室町時代、丹波頼秀(生没年不詳)の著。医方集。全6巻。『精選秘用方』ともいう。寛正2年(1461)成。

清燥(せいそう) 「潤燥」を参照。

製霜(せいそう) ①植物の種子を薬材とする場合に、その種子の油を絞り出して粉末にすること。巴子霜・蘇子霜・杏仁霜など。②薬材から抽出した結晶のこと。③動物性の薬材の膠(にかわ)部分を取り除いて、骨などを粉末にしたもの。

臍瘡(せいそう)　「臍湿」を参照。

腥臊気(せいそうき)　「腥臭気」に同じ。

清燥救肺湯(せいそうきゅうはいとう)　方剤名。①「湿剤」を参照。②桑葉12　石膏　麦門冬各8　人参　黒胡麻　阿膠　甘草　杏仁各4　琵琶葉1。「肺陰不足により、鼻・口中・咽中が乾燥し、乾咳、短気、胸脇疼痛、口渇する場合に用いる」。

清聡化痰丸(せいそうけたんがん)『東医宝鑑』　方剤名。陳皮　赤茯苓　蔓荊子各40　黄芩32　黄連　白芍　生地黄　柴胡　半夏各28　人参24　橘皮20　甘草16。「肝胃の火により耳鳴耳聾する場合に用いる」。

茜草根(せいそうこん)　薬物名。止血薬。苦、涼、肝。①涼血止血　②行瘀調経　③活絡通痹　④排膿消癰

青葙子(せいそうし)　薬物名。清熱降火薬。苦、微寒、肝。①清肝明目　②祛風清上　③涼血止血

青草蒼柏湯(せいそうそうはくとう)『東医宝鑑』　方剤名。蒼朮　黄柏各12　橘皮6　甘草2。「附骨疽の初期に用いる」。

清燥湯(せいそうとう)『東医宝鑑』　方剤名。黄耆　白朮各6　蒼朮4　陳皮　沢瀉各2.8　赤茯苓　人参　升麻各2　生地黄　当帰　猪苓　麦門冬　神曲　甘草各1.2　黄連　黄柏　柴胡各0.8　五味子9。「夏季に湿熱に傷られ、両下肢が消痩無力で動かせない場合に用いる」。

清臓湯(せいぞうとう)『東医宝鑑』　方剤名。生地黄4　地楡3.2　黄芩　梔子　黄柏各2.8　白芍　黄連　側柏葉　阿膠各2.4　川芎　槐実各2。「実熱の腸風下血で、大便に血が混じる場合に用いる」。

清嗽寧肺湯(せいそうねいはいとう)『医林撮要』　方剤名。知母　白茯苓　陳皮　麦門冬　桑白皮各4　桔梗　枳実　貝母各3.2　五味子1.2　黄柏　炙甘草各2。「熱痰により短気、咳嗽、痰が濃く、発熱する場合に用いる」。

清燥養栄湯(せいそうようえいとう)『処方集』　方剤名。生地黄10　知母　瓜呂根各6　白芍4　陳皮3　当帰　燈芯　甘草各2。「津液不足により口中と咽喉が乾燥し、皮膚が荒れ、脈弱の場合、泄瀉の後に津液が消耗し、口乾、微熱がでる場合に用いる」。

青帯(せいたい)　女性の陰道から流出する、青緑色の粘稠で臭う液体のこと。多くは肝経の湿熱が下注して起こる。

盛胎(せいたい)　「激経」を参照。受胎後も月経があるもの。

青黛(せいたい)　薬物名。清熱解毒薬。鹹、寒、肝。①瀉肝鎮驚　②消積療疳　③涼血止血　④解毒化斑　⑤清熱解暑

生禿烏雲油(せいたいううんゆ)『東医宝鑑』　方剤名。山椒　白芷　川芎各40　蔓荊子　零陵香　香附子各20。「脱毛に用いる」。

整体観念(せいたいかんねん)　中国医学の疾病を診療する際の思想法の一つ。中国医学では、人体の内臓と体表の各組織や器官を、一つの有機整体と考える。さらに四季の気候・土地や産物・環境などの要素の変化も、人体の生理や病理に、程度の違いこそあるが影響があると考える。さらに人体内部の協調性や完整性を強調するとともに、人体と外界の環境の統一性も重視した。このような整体観に基づいて、問題を全面的に考慮する思想法を用いて、疾病の診断と治療にも応用した。このようにして、単に局部の変化だけに着眼することが無いようにした。これを「整体観念」という。弁証においても、局部の症状から全身を考慮するのである。例えば頭痛では、局部や全身におよぼす影響から分析するだけでなく、全身の臓腑気血などの要素も頭痛に影響を及ぼすことも考慮する。さらに瘡癰では単純に邪毒が局部に侵入するのだけでなく、下消病とも関係がある。また全身の症状から局部を考慮することもある。たとえば小児が冬季と春季に発熱すると、咽喉部に乳蛾やその他に喉の病気があるかどうかを観察する。また微熱・黄疸などの全身症状でも、

右脇部の隠痛や絞痛の有無、痛みが止めば常人ような症状が見られれば、胆の疾病と診断できる。次に薬剤を使用する場合でも、①陰陽を協調する。もし腎陽が過盛で腎陰が不足し、陽亢の現象が見られれば、「壮水制火」法を用いる。また腎陰が過盛で腎陽が虚衰し、陰寒の現象が見られれば、「益火消陰」法を用いる。②間接治療。各臓の間は相互に関係しているので、ある臓が疾病にかかれば、他臓を治療することにより調治することができる。たとえば「虚則補其母」「実則瀉其子」など。③表裏互治。肺と大腸は表裏であるので、例えば肺に寒痰と咳嗽があれば、大腸も寒結して大便が秘となる。この治療には、紫菀などで寒痰を袪り寒結を通せば、大便が自然に通ずる。④五臓から五官を治療する。五臓と五官は密接な関係がある。たとえば「肝は竅を目に開く」(肝開竅于目)なので、補肝法により眼病の虚証を治療し、清肝法により眼病の実証を治療できるのである。針灸治療においても、「上病下取」「下病上取」「陽病治陰」「陰病治陽」、さらに「以右治左」「以左治右」などの方法がある。以上のように、必ず整体と局部の対立と統一関係を理解しなければならない。決して限局したり、一面的に処理してはならない。

青黛散(せいたいさん)『東医宝鑑』 方剤名。黄連　黄柏各12　青黛　馬牙硝　朱砂各2.4　石雄黄　牛黄　硼砂各1.2　龍脳0.4。「心脾に熱が盛んで生じた重舌、咽喉腫痛、発熱する場合に用いる」。

正体類要(せいたいるいよう) 書名。中国明代、薛已(立斎、新甫)著。1529年。全2巻。傷科の病症の治療について述べている。

清唾湯(せいだとう)『東医宝鑑』 方剤名。知母　貝母　桔梗　黄柏　熟地黄　玄参　遠志　天門冬　麦門冬各4　乾姜2。「肺陰不足により咳嗽、血が混じる痰が出る場合に用いる」。

清痰丸(せいたんがん)『東医宝鑑』 方剤名。蒼朮80　香附子60　瓜呂仁　半夏各40　黄連　黄芩各20。「痰火により消化不良、心煩、酸水が込み上げ、胸苦する場合に用いる」。

清痰順気湯(せいたんじゅんきとう)『東医宝鑑』 方剤名。天南星　瓜呂仁　荊芥穂　貝母　陳皮　蒼朮　肉桂　防風各4　黄連　黄芩　甘草各2.4　生姜3。「中風による口眼喎斜の場合に用いる」。

清膻竹葉湯(せいたんちくようとう)『東医宝鑑』 方剤名。竹葉　升麻　黄耆　瓜呂根　麦門冬各4　生地黄　黄芩　芍薬　人参　知母　白茯苓　炙甘草各3　大棗2。「熱毒により生じた癰疽で、口渇する場合に用いる」。

正治(せいち) 『素問・至真要大論』に見える。一般的な原則による治療方法のこと。つまり疾病の性質と相反する方法と薬物を用いて治療を進めること。たとえば、寒証には熱薬を、熱証には寒薬を、実証には攻法を、虚証には補法を用いるなどのこと。正治法を「逆治」ともいう。「逆」とは薬性と疾病の性質が相反すること、つまり薬物と疾病が対立していること。

怔忡(せいちゅう) 胸騒ぎ。心が激しく跳動する症状のこと。劉完素は『素問玄機原病式』に「心胸躁動す、これを怔忡と謂う」(心胸躁動、謂之怔忡)と見え、その跳動は、心胸部から臍腹部にまで起こるとしている。これは心血と心陰の虚損や心陽の不足により起こる。心悸とほぼ同じであるが、怔忡の方が病状が重い。心悸は突発的に起こるが、怔忡は持続的に起こる。心悸には虚証と実証があるが、怔忡の多くは虚証である。さらに心悸の多くは機能性のもので、怔忡の多くは器質性である。これらは「心悸」と「怔忡」の違いの要点である。しかし心悸が発展して怔忡に似た症状をあらわすこともあるので、判然と区別することはできない。

清中導湿湯(せいちゅうどうしつとう)『医林撮要』 方剤名。人参　白朮各4　陳皮　紫蘇　沢瀉　猪苓　赤茯苓各2.8　車前子2.4　麦門冬　蒼朮　白芍各2　木通　当帰各1.6　厚朴　檳榔　紅花各1.2　升麻　黄芩各0.8。「全身浮腫、尿不利の場合に用いる」。

清腸（せいちょう）　治法。腸中の積滞や熱邪を除去すること。寒性の下剤を用いる。

清腸潤燥（せいちょうじゅんそう）　治法。大腸燥熱により便秘を起こすものの治療法。症状は大便乾結・口臭唇瘡・面赤・小便短赤・苔黄燥・脈滑実などが見られる。その治療には、麻仁丸（麻仁・芍薬・枳実・大黄・厚朴・杏仁）を用いる。

生苧根散（せいちょこんさん）『郷薬集成方』　方剤名。生苧根　阿膠各60　当帰40　黄芩　芍薬各30。「胎動不安により腹痛し、煩熱感があり、食欲不振の場合に用いる」。

清涕（せいてい）　水様の鼻汁のこと。

聖痘神方（せいとうしんぽう）　書名。編者と刊年不詳。痘瘡に関する専門医書。筆写本1冊2巻。表紙に「附紅疹」とある。

臍突（せいとつ）　「臍腸墜」「臍崩」ともいう。俗に「でべそ」のこと。「臍疝」を参照。

清熱（せいねつ）　寒涼性の薬物を用いて熱病を治療し、熱邪を清解すること。実熱を清解するには「苦寒薬」を用い、虚熱を清解するには「甘涼清潤薬」を用いる。

清熱解鬱湯（せいねつかいうつとう）『東医宝鑑』　方剤名。梔子6　枳実　川芎　香附子各4　黄連　蒼朮各2.8　陳皮　乾姜　炙甘草各2　生姜3。「胃熱により口渇し、口苦、胸悶、心下痞痛する場合に用いる」。

清熱開竅（せいねつかいきょう）［清心開竅］　治法。熱証の神昏の治療法。清熱開竅するには、芳香開竅薬と清熱薬を配合して用いる。たとえば熱性病で高熱神昏・譫語・煩躁不安・四肢抽搐・唇焦歯燥や小児驚厥の熱証などには、紫雪丹（寒水石・石膏・磁石・滑石・升麻・玄参・羚羊角屑・青木香・犀角屑・沈香・丁香・甘草）を用いる。

清熱解暑（せいねつかいしょ）　治法。清熱薬を用いて、暑熱を感受しても湿気を帯びていないものを解除する治療法。症状に頭痛・身熱・有汗・口渇・小便黄赤・苔薄で黄・脈数などが見られれば、青蒿・金銀花・連翹・蘆根などの薬物を用いる。

清熱化湿（せいねつかしつ）　「化湿」を参照。

清熱化痰（せいねつけたん）　「化痰」を参照。

清熱解鬱湯（せいねつげうつとう）『万病回春』　方剤名。梔子3　枳実　川芎　香附子　黄連各1.5　乾姜　陳皮　甘草各1　蒼朮2　生姜3。「心下部のつまったような痛みなどに用いる」。

清熱化痰開竅（せいねつけたんかいきょう）　治法。小児が痰熱により神昏する際に治療する方法。小児が痰熱を内壅すると、発熱昏睡・呼吸気粗・驚厥が生じ・四肢抽搐し、急驚風などの実証となる。この治療には、抱竜丸（天竺黄・雄黄・朱砂・麝香・陳胆星）を用いる。

清熱解毒（せいねつげどく）　ここでの「毒」とは、火熱が極盛になることにより生ずるので、「熱毒」や「火毒」ともいう。たとえば熱邪を清し、熱毒を解する薬物を用いて、熱性病の裏熱盛や癰瘡・癤腫疔毒・斑疹などを治療することをいう。常用薬としては、金銀花・連翹・板藍根・紫花地丁・蒲公英・半枝蓮などがある。

清熱解毒湯（せいねつげどくとう）『東医宝鑑』　方剤名。升麻8　生地黄6　黄柏　芍薬　牡丹皮各2.8　葛根　黄連　黄芩　桔梗　梔子　連翹　甘草各2　生姜3。「発熱、心煩、煩熱、吐血、鼻衄の場合に用いる」。

清熱滋陰湯（せいねつじいんとう）『東医宝鑑』　方剤名。生地黄　麦門冬　梔子各4　玄参　牡丹皮各3.2　当帰　川芎　芍薬各2　知母　黄柏　白朮　陳皮　甘草各1.2。「陰虚火旺により尿赤や血便の場合に用いる」。

清熱止血（せいねつしけつ）　治法。血熱妄行で出血するものを治療する方法。たとえば胃熱による吐血で、血色は鮮紅で、さらに口乾咽燥・舌紅唇紅・脈洪数などが見られれば、茜草根・阿膠・黄芩・側柏葉・生地・小薊などの薬物を用いる。

清熱瀉湿湯（せいねつしゃしつとう）『東医宝鑑』　方剤名。蒼朮　黄柏各4　紫蘇葉

芍薬　木瓜　沢瀉　木通　防已　檳榔　枳実　香附子　羌活　甘草各2.8。「湿熱脚気により下肢浮腫、疼痛する場合に用いる」。

清熱瀉脾散(せいねつしゃひさん)『その他』　方剤名。梔子　石膏　黄連　生地黄　黄芩　赤茯苓各4　燈芯2。「小児の鵞口瘡で、口中と舌に、丸く小さな斑点が生じ、次第につながり口中の粘膜と舌の白膜が覆われ、非常に不安で、便秘、尿不利の場合に用いる」。

せ

清熱消毒飲(せいねつしょうどくいん)『東医宝鑑』　方剤名。金銀花8　芍薬　生地黄　川芎各6　当帰　黄連　梔子　連翹　甘草各4。「癰疽が腫痛し、発熱、口渇する場合に用いる」。

清熱如聖散(せいねつじょせいさん)『東医宝鑑』　方剤名。連翹6　牛蒡子　黄連各4　瓜呂根　梔子各2.8　枳実　柴胡　荊芥　薄荷各2　甘草1.2　燈芯2。「熱毒により舌腫、硬結が生じ、この症状を繰り返す場合に用いる」。

清熱熄風(せいねつそくふう)　「瀉火熄風」を参照。

清熱調血湯(せいねつちょうけつとう)『東医宝鑑』　方剤名。当帰　川芎　白芍　乾地黄　黄連　香附子　桃仁　紅花　蓬莪朮　延胡索　牡丹皮各2.8。「気血の不調により瘀血が生じ、月経前と月経中に小腹痛、月経色が黒く血塊が混じる場合に用いる」。

清熱導痰湯(せいねつどうたんとう)『東医宝鑑』　方剤名。黄連　黄芩　瓜呂仁　天南星　半夏　陳皮　赤茯苓　桔梗　白朮　人参各2.8　枳実　甘草各2　生姜3　大棗2。「悪寒、震戦、高熱、頭痛、眩暈、短気、涎を流す場合、中風により神識昏迷する場合に用いる」。

清熱二陳湯(せいねつにちんとう)『東医宝鑑』　方剤名。半夏　陳皮　赤茯苓　甘草　人参　白朮　竹茹　砂仁　梔子　麦門冬各4　生姜3　大棗2　烏梅1。「痰火により面赤、手足熱、食後嘔吐、泡交じりの濃い唾を吐く場合に用いる」。

清熱法(せいねつほう)　「清法」を参照。

清熱補気湯(せいねつほきとう)『証治準縄』　方剤名。人参　当帰　芍薬　麦門冬各3　蒼朮　茯苓各3.5　升麻　五味子　玄参　甘草各1。「平素胃腸が虚弱で、地黄剤を飲むとすぐに食欲が無くなったり、下痢気味になったりする人の口腔、舌の荒れ、痛みなどに用いる」。

清熱補血湯(せいねつほけつとう)『証治準縄』　方剤名。当帰　芍薬　川芎　地黄　麦門冬各3　玄参　知母　黄柏　柴胡　牡丹皮　五味子各1.5。「重症の口内潰瘍で、涼膈散や黄連解毒湯などが無効の時に用いる」。

清熱利湿(せいねつりしつ)　治法。湿熱下注して、少腹脹急・小便混赤・排尿時に渋痛・淋瀝して不暢(すっきりしない)・舌苔黄膩などが見られれば、八正散(車前子、木通、瞿麦、萹蓄、滑石、甘草梢、梔子仁、大黄)を用いる。

性能(せいのう)　一般には「四気」「五味」と「升・降・浮・沈」などを指すが、実際には薬物の作用のことをいう。

醒脳(せいのう)　「開竅」を参照。

清膿血(せいのうけつ)　血便、大便中に出血すること。

青嚢瑣探(せいのうさたん)　書名。日本江戸時代、片倉鶴陵(1751～1822)の著。医論集。全2巻。鶴陵の著作叢書『医学質験』の一つ。享和元年(1801)自序刊。

青嚢秘録(せいのうひろく)　書名。日本江戸時代、華岡青洲(1760～1835)の自家経験方を録した方剤集。不分巻1冊。漢方・蘭方を含め、200ほどの方剤を収めており、青洲常用処方の傾向が分かる。

清肺飲(せいはいいん)　方剤名。①「下病上取」を参照。②前胡　荊芥　桑白皮　枳実各4　知母　貝母　薄荷　赤茯苓　桔梗　紫蘇葉　阿膠　杏仁　天門冬　甘草各2.8　生姜3　烏梅1。『東医宝鑑』「肺熱により短気、咳嗽、痰少、面赤の場合に用いる」　③黄耆8　人参　麦門冬　当帰　生地黄各2　五味子10。『医林撮要』「鼻衄や吐血が長引く場合に用いる」。

清肺散(せいはいさん)『東医宝鑑』 方剤名。桑白皮 黄芩 甘菊花 枳実 防風 荊芥 柴胡 升麻 芍薬 当帰尾 玄参 苦参 白蒺藜 木賊 金沸草 葶藶子 甘草各2。「風熱により目赤腫痛する場合に用いる」。

清肺滋陰散(せいはいじいんさん)『東医宝鑑』 方剤名。生地黄6 白芍3.2 川芎 白朮 陳皮 黄柏 知母 貝母 麦門冬 牡蠣各2 白茯苓 款冬花 紫苑 遠志各1.6 五味子 酸棗仁各1.2 黄連 炙甘草各0.8 生姜3。「陰虚火動により咽中糜爛、疼痛、痰声がし、短気、咳嗽、煩熱、不眠、口中無味の場合に用いる」。

清肺生脈散(せいはいしょうみゃくさん)『東医宝鑑』 方剤名。黄耆8 当帰 生地黄 人参 麦門冬各4 五味子10。「肺が傷暑し、咳嗽、息使いが荒く、口渇、短気する場合に用いる」。

清肺湯(せいはいとう)『万病回春』 方剤名。甘草1 黄芩4.5 桔梗 茯苓 陳皮 当帰 貝母 桑白皮各3 天門冬 山梔子 杏仁 麦門冬 五味子各2、生姜・大棗にて水煎して服用する。肺失粛降・痰飲阻肺・化熱傷陰による、咳嗽・喘満気急・黄色粘稠痰で喀出困難・胸膈痞苦などに用いる。

清肺湯(せいはいとう)『東医宝鑑』 方剤名。①赤茯苓 陳皮 当帰 生地黄 芍薬 天門冬 麦門冬 黄芩 梔子 紫苑 阿膠 桑白皮各2.8 甘草1.2 大棗2 烏梅1。「上焦に熱が盛んで短気、咳嗽、発熱、口渇、血痰が出る場合に用いる」 ②黄芩6 桔梗 赤茯苓 桑白皮 陳皮 貝母各4 当帰 天門冬 梔子 杏仁 麦門冬各2.8 五味子7 甘草1.2 生姜3 大棗2。「痰嗽や肺脹などで咳嗽が長引く場合に用いる」 ③桑白皮20 紫蘇 前胡 黄芩 当帰 天門冬 連翹 防風 赤茯苓 桔梗 乾地黄 炙甘草各10。『医林撮要』「小児が肺疳により咳嗽、短気、よく泣き、悪寒発熱する場合に用いる」。

清白散(せいはくさん)『東医宝鑑』 方剤名。当帰 川芎 白芍 生地黄 黄柏 貝母 樗根白皮各4 乾姜 甘草各2 生姜3。「血熱により白帯が多い場合に用いる」。

星半蛤粉丸(せいはんごうふんがん)『東医宝鑑』 方剤名。蛤粉80 天南星 半夏 蒼朮 青黛各40。「湿熱により米のとぎ汁のような尿が出る場合に用いる」。

星半湯(せいはんとう)『東医宝鑑』 方剤名。石膏 半夏各8 天南星 香附子 梔子各4 生姜3。「中焦に痰熱が集積し、心下痞痛、吃逆、悪心、時に濁った水を吐き出す場合に用いる」。

醒脾(せいひ) 治法。脾気虚寒で運化無力に対する治療法。脾気虚寒になれば、食欲不振・食物不消化・時には噯気・大便溏、時には腹部隠痛して喜熱按・舌質淡・脈弱などが見られる。この治療には、醒脾散(人参・白朮・茯苓・炙甘草・草果・木香・陳皮・厚朴・蘇梗を各等分を散にし、毎服3銭する。さらに生姜一片、大棗一枚を加えて、水煎して服す)を用いて、健脾温中し運化を促進して、食欲を増強する。

青皮(せいひ) 薬物名。行気解鬱薬。苦辛、温、肝・胆。①下気降逆 ②疏肝散結 ③化痰截瘧 ④消食快膈

精微(せいび) 「泌別清濁」を参照。

醒脾育胃湯(せいひいくいとう)『東医宝鑑』 方剤名。人参 白朮 白茯苓各4 半夏 砂仁 藿香 蒼朮 厚朴 白芍 麦芽 陳皮各3.2 枳実2 生姜3 大棗2。「脾胃の気虚により消化不良、心下痞硬、酸水が込みあがる場合に用いる」。

清脾飲(せいひいん)『東医宝鑑』 方剤名。柴胡 半夏 黄芩 草果 白朮 赤茯苓 厚朴 橘皮各4 甘草2 生姜3 大棗2。「悪寒発熱し、心下痞硬、口中無味、時に悪心、嘔吐する場合に用いる」。

青皮瓜呂湯(せいひかろうとう)『医林撮要』 方剤名。陳皮 瓜呂仁 桃仁 連翹 川芎 橘葉 皀角刺 甘草各同量。「産後の乳癰により乳房が腫れ、硬結が生じて腫痛する場

せ

合に用いる」。
正脾散（せいひさん）『東医宝鑑』 方剤名。蓬莪朮　香附子　陳皮　茴香　炙甘草各同量。「産後に全身が浮腫する場合に用いる」。
清脾散（せいひさん）『処方集』 方剤名。梔子　白芍　枳実　黄芩　陳皮　藿香　防風　石膏各10　薄荷　升麻　甘草各5。「眼瞼が紅腫疼痛し、塞がるような麦粒腫に用いる」。
醒脾散（せいひさん） 方剤名。①「醒脾」を参照。②人参　白朮　白茯苓　甘草　白附子　白僵蚕　天麻　木香各2　全蝎1。「小児が脾虚により頻繁に吐瀉し、精神昏迷し痙攣する場合、時に軽度の痙攣を起こす慢驚風に用いる」。
済美堂方函（せいびどうほうかん） 書名。日本江戸時代、竹中文輔（1766～1836）の常用処方を録した方剤集。不分巻1冊。
青皮白芷湯（せいひびゃくしとう）『医林撮要』 方剤名。橘皮　白芷角4　川芎　白茯苓　柴胡　前胡　羌活　独活角2.8　枳実　桔梗各2　甘草1.2　薄荷5　生姜3　葱白2。「産後に乳房腫痛し、乳汁不足の場合に用いる」。
清脾涼血湯（せいひりょうけつとう）『その他』 方剤名。荊芥　防風　芍薬　玄参　陳皮　蝉退　蒼朮　白蘚皮各4　大黄　連翹各6　厚朴　甘草各2　竹葉30。「風熱により椒瘡、粟瘡が生じ、眼痛、掻痒、眼が渋り、流涙する場合に用いる」。
正風（せいふう） ①四季の正常な気候のこと。たとえば春季の温気、夏季の暑気など。②春の東風、夏の南風、秋の西風、冬の北風のこと。
青風（せいふう） 「五風内障」を参照。
臍風（せいふう） 「撮口」「噤口」「喉噤」「噤風」ともいう。牙関緊閉・強直痙攣・角弓反張・面帯苦笑などを特徴とする。重症では面色発青・呼吸急促などの症状もともなう。主として臍帯の切断部が不潔になる、また臍帯の切断が早すぎたりして、局部から感染して起こる。最近は衛生状態が良くなり、本症はほとんど見ない。
省風湯（せいふうとう）『東医宝鑑』 方剤名。防風　天南星各8　半夏　黄芩　甘草各4　生姜10。「中風により昏迷昏倒し、人事不省、熱性症状がある場合に用いる」。
星附散（せいぶさん）『東医宝鑑』 方剤名。天南星　半夏　人参　炮附子　白附子　白茯苓　烏頭　白僵蚕各4　没薬2。「中風により口眼喎斜、手足厥冷、痹痛、運動不利、皮膚感覚が鈍麻する場合に用いる」。
精不足者補之以味（せいふそくしゃほしいみ）（精足らざるものは、これを補うに味を以ってす）『素問・陰陽応象大論』に見える。精不足とは、人体の精髄が虧虚していること。このような場合には、補うのに厚味のものを用いて、精髄を逐次充実させる。厚味とは営養が豊富な動植物の食品のこと。また厚味の薬物も指す。たとえば熟地黄・肉蓯蓉・鹿角膠などの薬物のこと。
清浮熱（せいふねつ） 浮には、不確実・浮遊・天に昇って遊ぶなどの意味がある。浮熱邪とは軽浅なので、微苦微辛または甘涼甘寒な薬物を用いて清解する。
正文傷寒論復聖弁（せいぶんしょうかんろんふくせいべん） 書名。日本江戸時代、古矢知白（生没年不詳）の著。『傷寒論』の研究・解説書。全2巻3冊。易の思想で説いたもの。和文。弘化3年（1846）成。
柴平湯（さいへいとう）『東医宝鑑』 方剤名。柴胡　蒼朮各8　厚朴　陳皮　半夏　黄芩各4　人参　甘草各2　生姜3　大棗2　烏梅1。「悪寒発熱し、口中無味、消化不良、悪心、嘔吐、腹痛、身重する場合に用いる」。
清便（せいべん） 大小便のこと。
清便自調（せいべんじちょう） 大小便が正常なこと。
清法（せいほう）［清熱法］ 寒涼性の薬物を用いて火熱証を清除すること。それには清熱・瀉火・涼血・祛暑・生津・解毒の作用がある。熱性病とその他の雑病、および膿瘍症による熱証などに適用される。熱性病に清熱法を使用する場合には、それが衛分・気分・営分・血分のどの部分を清するかを選択し、病邪の浅深の程度によって清法を使用しなくてはならない。各臓腑の熱証においても、その臓腑の病症の表現の違いに基づいて、それぞれの臓腑の熱証を清する方法を用いなければならない。「清法」でも、苦寒清熱法は実熱証に適用し、甘寒清熱法は虚熱証に適用する。また清法は久服を避ける。特に苦寒清熱法は脾胃を損傷し、消化に影響を与える。大病後の体質が虚弱な者や産後には、清法は用いてはならない。

成方切用(せいほうせつよう) 書名。中国清代、呉儀洛(遵程)の著。1761年。全26巻。24門に分類、方剤1100余を収録。

成無己(せいむき) 人名。中国11〜12世紀の人。もともと宋の人だったが、その居住地、輒摂が金に占領されたため金人となった。著書に『注解傷寒論』『傷寒明理論』などがある。

精明(せいめい) ①五臓の精気が外部に色となって表れたもの。②神を表現したもの。③目のこと。

睛明(せいめい) 穴名。足太陽膀胱経。手足太陽と陽明と陽蹻と陰蹻の交会穴。禁灸穴。顔面部、内眼角の内上方と眼窩内側壁の間の陥凹部。①滋陰明目　②退翳散瘀　③疏風瀉熱　④清頭　⑤舒筋活絡

精明之府(せいめいのふ) 頭部のこと。五臓六腑の精気(または精華)は、すべて上行して頭面部に会す。その中で眼睛は、その現れる表情や輝きが、臓腑の機能の状況を最も反映している(『素問・脈要精微論篇』に見える)。

青盲(せいもう) 肝腎不足により、精血が虧損し、そこへ脾胃の虚弱をかねて、精気が目に達することができずに起こる。始めは視力減退し、徐々に発展して、いずれは失明する。これは病程が長い慢性眼疾である。青盲の初期の段階で、物がはっきり見えないものを「視瞻昏渺(したんこんびょう)」という。もし目の前に陰影が映り、ひどければ群青色や深藍色や赤黄色に見えるのを「視瞻有色」という。視力が次第に減退し失明に至るが、外観上に異常が見られないものを「青盲」という。

青礞石(せいもうせき)[碒石] 薬物名。清化熱痰薬。甘鹹、平、肝。①墜痰消癖　②消食破癥　③平肝鎮驚

青礞石丸(せいもうせきがん)『東医宝鑑』 方剤名。半夏　黄芩　赤茯苓　枳実各120　青礞石　天南星80　芒硝20。「湿熱痰により消化不良、心下痞硬の場合、食積により心下痞硬消化不良、口中無味の場合に用いる」。

青木香元(せいもくこうげん)『東医宝鑑』 方剤名。牽牛子120　破胡紙　蓽澄茄　檳榔各80　馬兜鈴40。「寒疝により陰嚢から小腹まで攣急疼痛する場合、陰嚢腫脹する場合、飲食が停滞し、心煩、内煩、吃逆、食欲不振、腹水音がする場合に用いる」。

制薬(せいやく) 薬を酒で炒り、酒に浸したり炙って用いること。

生肬(せいゆう) 皮膚が高く盛り上がり、こぶのような瘡ができること。

贅疣(ぜいゆう) 「疣」を参照。

聖愈湯(せいゆとう)『東医宝鑑』 方剤名。熟地黄　生地黄　人参　川芎各8　当帰　黄耆各4。「癰疽が潰えた後に、膿と液が出続けて、胸悶、不眠の場合に用いる」。

生陽(せいよう) 五臓の疾病が互いに伝生すること。たとえば肝は心に伝わり、木は火を生ずること。

臍癰(せいよう) 「腹皮癰」を参照。

精陽気(せいようき) 人体の精気は陽性であり、視覚・聴覚はすべて「精陽気」より発する。

清陽実四肢(せいようじつしし)(清陽は四肢を実す) 「清陽・濁陰」を参照。

清陽出上竅(せいようしゅつじょうきょう)(清陽は上竅に出ず) 「清陽・濁陰」を参照。

西洋参(せいようじん) 薬物名。苦・微甘。寒。心・肺・腎。①補気養陰・清火生津。熱病による気津両傷の倦怠感・口渇などに

用いる。

清陽、濁飲(せいよう、だくいん) 「清陽」は体内の軽清で上昇する気を指し、「濁陰」は体内の重濁な物質を指す。『素問・陰陽応象大論』では「清陽は上竅に出で、濁陰は下竅に出ず、清陽は腠理に発し、濁陰は五臓に走る、清陽は四肢を実し、濁陰は六腑に帰す」(清陽出上竅、濁陰出下竅、清陽発湊理、濁陰走五臓、清陽実四肢、濁陰帰六腑)と見える。つまり陽は気をつかさどり、軽清で上昇する。したがって「清陽」(主に呼吸の気)は耳・目・口・鼻などの上竅に出る。陰は形をつかさどり、重濁で下降する。したがって「濁陰」(水穀の営養成分の濃濁な部分)は、体内の臓腑の組織器官を行る。四肢は諸陽の本なので、「清陽」(外衛の気)は四肢を充実させる。六腑では水穀を伝え消化するので、「濁陰」(飲食物や水穀)は六腑に帰還する。

正陽散(せいようさん)『東医宝鑑』 方剤名。①麻黄6 陳皮 大黄 乾姜 肉桂 白芍 炮附子 半夏 炙甘草各2.8 呉茱萸2 生姜3 大棗2。「傷寒陰証により手足厥冷、疼痛、嘔吐、泄瀉する場合に用いる」 ②炮附子40 炮乾姜 炙甘草各8 皀莢1 麝香4。「適応症は①に同じ」。

正容湯(せいようとう)『その他』 方剤名。羌活 白附子 防風 秦艽 牛黄南星 白殭蚕 半夏 木瓜 草果 黄松節各同量 生姜3。「風痰湿による眼皮麻木、上瞼下垂、口眼喎斜、視正反斜、視正反動、視大為小、瞳神散大などに用いる」。

清陽湯(せいようとう)『東医宝鑑』 方剤名。升麻 黄耆 当帰各8 葛根6 炙甘草4 蘇木 甘草各2 黄柏 紅花 桂枝各0.8。「中風により口眼喎斜、頬がひきつり、自汗、頻尿の場合に用いる」。

清陽発腠理(せいようはつそうり)(清陽は湊理に発す) 「清陽・濁陰」を参照。

清陽不昇、濁飲不降(せいようふしょう、だくいんふこう)(清陽は昇らず、濁陰は降りず) 昇清降濁の機能障害のこと。脾胃の陽気が不足すると、運化機能が減弱し、水穀を腐熟できず、精微も化生できずに、聚湿生痰し、中焦に阻滞して「清陽不昇、濁陰不降」の病理変化が生ずる。主な症状は頭重眩暈・胸悶腹脹・食少・倦怠・大便溏瀉・舌苔白膩・脈濡滑などが見られる。

正陽陽明(せいようようめい) 太陽の邪が胃にある宿食に乗じて、燥熱と結びつくこと。

清絡飲(せいらくいん) 「清絡保険」を参照。

清絡保陰(せいらくほいん) 治法。肺絡の熱を清して、肺陰を保つ方法のこと。暑温を治療した後に、諸症は解消されたが、咳嗽して無痰で、咳嗽音が高く澄んでいるのは、肺絡中にまだ熱があり、肺陰が内熱により受傷して消耗している。この治療には清絡飲(鮮荷葉辺・鮮銀花・西瓜翠衣・鮮扁豆花・絲瓜皮・鮮竹葉心)に、甘草・桔梗・甜杏仁・麦冬・知母などを加味して用いる。

清離滋坎湯(せいりじかんとう)『東医宝鑑』 方剤名。熟地黄 乾地黄 天門冬 麦門冬 当帰 白芍 山茱萸 山薬 白茯苓 白朮各2.8 牡丹皮 沢瀉 黄柏 知母 炙甘草各2。「陰虚火動により潮熱、冷汗、痰が濃く、短気、神識昏迷する場合に用いる」。

青龍散(せいりゅうさん)『東医宝鑑』 方剤名。人参 陳皮 紫蘇葉 五味子各同量。「咳嗽、短気、不眠の場合に用いる」。

清涼散(せいりょうさん)『東医宝鑑』 方剤名。蔓荊子 荊芥穂 竹葉 甘草各6 梔子3 薄荷葉7。「眼に青い翳膜が生じ、眼痛、視力障害の場合に用いる」。

生料四物湯(せいりょうしもつとう)『東医宝鑑』 方剤名。生地黄 芍薬 川芎 当帰 防風各1.2 黄芩 薄荷各0.8。「風熱によりあちこちに腫れ物が生じ、全身が痒く、腫痛する場合に用いる」。

清涼潤燥湯(せいりょうじゅんそうとう)『醫門損益』 方剤名。当帰 生地黄各6 黄連 黄芩 白芍 川芎各4 天麻 防風 羌活 荊芥各2.8 細辛2.4 甘草2。「血虚により内風が生じ、手足痹痛、動かしづらい場合に用いる」。

青霊(せいれい)　穴名。手少陰心経。禁針穴。上腕内側面、上腕二頭筋の内側縁、肘窩横紋の上方3寸。①行気活血　②疏筋利節　③清頭明目　④清熱利湿　⑤舒経起痿

精冷(せいれい)　男性の真陽の不足により起こる精気の冷却のこと。生殖能力が無くなることをいう。

清冷淵(せいれいえん)　穴名。手少陽三焦経。上腕後面、肘頭と肩峰角を結ぶ線上、肘頭の上方2寸。①温経散寒　②通経止痛　③疏風散寒　④清熱退黄　⑤疏経利節

聖霊丹(せいれいたん)『医林撮要』　方剤名。葶藶子160　木香　檳榔　木通　人参各10　防已8　赤茯苓6。「肺脾に湿邪が集積し、胸悶、短気、腹満、身腫、尿赤、尿不利の場合に用いる」。

臍漏(せいろう)　「腹皮癰」を参照。

清六丸(せいろくがん)『東医宝鑑』　方剤名。滑石120　炙甘草　紅麹各20。「湿に傷られて煩渇し、泄瀉、尿赤、尿不利の場合に用いる」。

瀬丘長圭(せおかちょうけい、1733〜1781)　人名。日本江戸時代の医家。『診極図説』の著者。長圭は越(北陸)の出身で、名は斑(てい)、号は優哉廬(ゆうさいろ)・自得軒(じとくけん)。吉益東洞に入門し、江戸において医業を行い、江戸在住の東洞の高弟として岑少翁と並び称された。

脊(せき)　脊椎のこと。中医学での「脊」とは、第1胸椎棘突起から第4仙骨棘突起までの合計21節(胸椎12節、腰椎5節、仙骨4節)を指す。

蹠(せき)　①足底のこと。立位で足が地面につく部分のこと。②足の「大趾球部(拇指球部)」のこと。足の「大趾(拇趾)」の下端の先端の部分。

石葦(せきい)　薬物名。滲湿薬。苦甘、微寒、肺・膀胱。①利尿通淋　②清肺止咳　③涼血止血

石葦散(せきいさん)『東医宝鑑』　方剤名。①滑石8　白朮　瞿麥　芍薬　冬葵子　石葦　木通各4　当帰　王不留行　甘草各2。「腎気虚により膀胱に熱があり、尿淋瀉し、頻尿、小腹攣痛、疲労すると発作を起こし、尿が出たり、砂のようなものが混じる場合に用いる」　②石葦　木通　滑石各4。『医林撮要』「小児の熱淋や石淋により、尿淋瀉し、尿痛、時に尿血や砂のようなものが混じる場合に用いる」　③石葦4　冬葵子　木通　赤茯苓各2　車前子　瞿麥　楡根皮　滑石　甘草各1。「小児が淋症により尿痛、小腹攣痛する場合に用いる」　④白茅根　陳皮各80　石葦　瞿麥　芍薬　冬葵子　楡根皮各40　麻仁2。『郷薬集成方』「尿不利、熱感、尿痛する場合に用いる」　⑤瞿麥　冬葵子　車前子各40　石葦　王不留行　当帰各12。『郷薬集成方』「虚労により煩熱感があり、尿不利、尿痛の場合に用いる」　⑥石葦　楡根　木通各40　芍薬　冬葵子各20　黄芩1.2。『郷薬集成方』「出産後に尿不利、血尿が出る場合に用いる」。

斥医断(せきいだん)　書名。日本江戸時代、畑惟和(1721〜1804)の著。医論集。不分巻1冊。宝暦12(1762)刊。

石葦湯(せきいとう)『郷薬集成方』　方剤名。①石葦　車前子各同量。「転胞により小腹が腫痛し、尿不利する場合に用いる」　②滑石80　石葦　楡根皮各40。「妊娠中に頻尿で量が少なく、尿不利、尿痛する場合に用いる」。

石癭(せきえい)　癭病の一種。肉癭などが発展して生ずる。癭塊は堅硬で、表面は凹凸して、あるものは石のように堅硬で、押しても動かず、ひどければ痛む。さらに煩躁・心悸・気促・多汗・多食善飢・消痩・脱髮、または眼球突出・手部震顫・月経不調などの症状もともなう。さらに声が枯れたり、呼吸や嚥下困難なども見られる。多くは久病で情志鬱結し、肝脾の気が逆し、痰湿や瘀血が凝滞することで起こる。

石英散(せきえいさん)『東医宝鑑』　方剤名。紫石英40　当帰尾　馬鞭草　紅花　芍薬各20　蓬莪朮　三稜　蘇木各12　没薬　厚朴

甘草各4。「石瘕により子宮に硬腫が生じ、堅く、次第に大きく妊娠したようになり、月経が停止する場合に用いる」。

石燕丸(せきえんがん)『東医宝鑑』 方剤名。石燕　滑石　石葦　瞿麥各40。「石淋により排尿痛、時に血尿、砂が混じる場合に用いる」。

石瘕(せきか) 『霊枢。水脹篇』に見える。本病の多くは、月経期間中に寒気が侵入し、悪血が停積して起こる。主な症状は子宮内に塊状の腫れ物が生じ、日増しに増大し、懐妊したようになる。さらに閉経もともなう。石のように堅硬になるので名づける。

せ

石蛾(せきが) 乳蛾の一種。症状は乳蛾とほぼ同じ。小児によく見られ、病状の発展は緩慢で、治りにくく、喉に硬く腫大した硬結が生じる。

石関(せきかん) 穴名。足少陰腎経。足少陰経と衝脈の交会穴。上腹部、臍中央の上方3寸、前正中線の外方0.5寸。①調理腸胃　②和中化滞　③育陰清熱　④理気散結　⑤攻堅消満

脊疳(せきかん) 疳積で消痩し、脊椎があらわになること。

石斛(せきこく) 薬物名。養陰薬。甘淡微鹹、寒、胃・腎。①養陰清熱　②療胃止嘔

脊五穴(せきごけつ) 穴名。奇穴。背部、第2胸椎棘突起上に第1点、尾骨尖端上(長強穴)に第2点、両点の中間に第3点、さらに第1と第2点の半分の長さで三角形を作り、1角を中点に置き、他の2角を等高に下方において、2点。計5点とする。小児の慢驚風、癲癇などを主治。

脊三穴(せきさんけつ) 穴名。奇穴。後髪際の正中、髪際を0.5寸入ったところ(唖門穴)の下1寸と、第1胸椎棘突起下の陥中に取る。腰から背部にかけての痹証・痙攣などを主治。

積山遺言(せきざんいげん) 書名。日本江戸時代、田村玄仙＝津田玄仙(1737～1809)の遺教を門人の思堂が編成した書。13巻別録1巻全14巻14冊。病門別の処方集で、証治とも非常に詳しく、大塚敬節は本書を高く評価した。

赤疵(せきし) 肌肉が赤く腫れて、硬貨大やそれ以上に大きくなる病症の一種。

赤施(せきし) 陰股疽ともいう。大腿部の内側に生じる疽のこと。

赤糸虬脈(せきしきゅうみゃく) 気輪(白睛)の血脈や絡脈の赤い筋が明確になる病状のこと。多くは血脈や絡脈が渋滞するために起こる。「椒瘡」や「粟瘡」などの病症によく見られる。また目の酷使や飲酒過多でも起こりやすい。

石子薺苨湯(せきしさいでいとう)『東医宝鑑』 方剤名。薺苨根　石膏各6　人参　茯神　瓜呂根　磁石　知母　葛根　黄芩　甘草各4　黒豆1。「強中症により、陰茎が自然に勃起し、なかなか萎縮せず、時に精液が自然に漏れ、多尿、口中無味、多食する場合に用いる」。

赤石脂丸(せきしゃくしがん)『東医宝鑑』 方剤名。赤石脂　乾姜各40　黄連　当帰各80。「痢疾により血泡が混じる大便をし、腹痛する場合に用いる」。

赤石脂散(せきしゃくしさん)『東医宝鑑』 方剤名。肉豆蔲40　砂仁20　赤石脂　炙甘草各10。「血泡が混じる大便が出る冷痢や、脾胃虚冷による泄瀉に用いる」。

赤芍薬(せきしゃくやく) 薬物名。行血薬。酸苦、微寒、肝・脾。①活血通経　②散瘀止痛　③涼血止血　④瀉肝明目　⑤清営消癰

赤芍薬散(せきしゃくやくさん)『医林撮要』 方剤名。柴胡60　牡丹皮　白茯苓　芍薬　白芷　甘草各40。「気血の不和により心煩、胸悶、口中無味、眩暈、視界が暗く、身体疼痛する場合に用いる」。

赤芍薬湯(せきしゃくやくとう)『郷薬集成方』 方剤名。半夏60　陳皮40　芍薬8。「瘀血が胃に集積し、心下痞硬、口中無味、悪寒、食後嘔吐する場合に用いる」。

積聚痞塊穴(せきじゅひかいけつ) 穴名。奇穴。腰部、第2腰椎棘突起下の外方4寸

に取る。腹部の腫瘍、腹痛、食不化などを主治。

石女(せきじょ)　「実女」ともいう。陰道口が小さい女性のこと。

赤小豆桑白皮湯(せきしょうずそうはくひとう)　「燥剤」を参照。

赤小豆湯(せきしょうずとう)『東医宝鑑』　方剤名。赤小豆　猪苓　桑白皮　防已　連翹　沢瀉　当帰　商陸　芍薬各4　生姜5。「若い人が熱毒により腫物が生じ、身浮腫、悪寒発熱し、尿不利、便秘する場合に用いる」。

赤豆当帰散(せきずとうきさん)『金匱要略』　方剤名。①赤小豆4　当帰1　以上の割合で、赤小豆を水に漬けて芽を出させ、乾燥して当帰とともに粉末にして用いる。清熱利湿、和営解毒。②赤小豆200　当帰40。『東医宝鑑』「大腸に湿熱が集積し、便が出る前に血が出る場合に用いる」。

赤豆散(せきずさん)『医林撮要』　方剤名。赤小豆　呉茱萸　黄柏　黄連　貝母　乳香　糯米各10　黄丹5。「皮膚が掻痒し、出来物が生じ、液がにじむ悪瘡に用いる」。

石菖蒲(せきしょうぶ)　薬物名。菖蒲の別名。「菖蒲」を参照。

石菖蒲遠志散(せきしょうぶおんじさん)『寿世保元』　方剤名。遠志　石菖蒲各40　皀莢12。「少陰人の難聴、視力減退に用いる」。

赤如衃血(せきじょはいけつ)(赤きこと衃血のごとし)　『素問・五臓生成篇』に見える。これは心の真臓色である。「衃血」とは凝固した血液のこと。紫黒色で枯槁した病色を形容している。心血瘀阻や胃気衰敗の疾病などに見られる。「真臓色」を参照。

石針(せきしん)　「砭石(へんせき)」を参照。

石水(せきすい)　水腫症候の一つ。主な症候は腹満するが喘は無い、または脇下まで脹痛し、水腫が腹部に偏る、脈沈などが見られる。多くは腎陽が虚弱して、化水できずに起こる。しかし脾肺とも関係がある。

石疽(せきそ)　疽の一つ。石のように堅硬で、桃や鶏卵状で、皮膚色は変わらず、次第に大きくなり、消えにくく潰れにくく、潰れても収口しにくい。多くは寒凝気滞により起こる。もし内部に向けて潰爛すれば、逆症となる。また化膿して陽証に転じるものは、治癒しやすい。その発病部位の違いにより、上・中・下に分ける。①「上石疽」：頚項の両側(右側か左側の片側のみ)に生じ、大きな腫塊となり、堅硬で痛む。多くは肝気鬱結や気血が経絡に凝滞して起こる。②「中石疽」：腰や股間部に生じ、時々しびれるように痛む。これは寒気と瘀血が凝結して起こる。③「下石疽」：両膝の左右に生じ、疼痛により膝関節の運動障害を起こす。病因は中石疽に同じ。

席瘡(せきそう)　「褥瘡」を参照。

赤帯(せきたい)　帯下の一種。女性の陰道から、絶えず流出する紅色で粘濁性で血に似て血液でない分泌物のこと。もし流出するものが、純粋な赤色の分泌物であれば「経漏」である。そこへ白色のものが混じれば「赤白帯」という。一般的に「赤帯」は心肝の火盛により起こり、熱に属すものが多い。「経漏」は、飲食労倦や脾失健運や湿熱下迫などにより起こり、虚に属すものが多い。「赤白帯」は湿熱留恋で、胞内に瘀血が挟雑して起こる。また情志の鬱結でも起こり、湿熱挟雑のものが多い。

脊中(せきちゅう)　穴名。督脈。禁灸穴。上背部、後正中線上、第11胸椎棘突起下方の陥凹部。①健脾利湿　②健強腰膝　③鎮痙固脱　④調理胃腸

石疔(せきとう)　水疱瘡のこと。

赤肉(せきにく)　「分肉」を参照。

赤肉際(せきにくさい)　「赤白肉際」を参照。

蹠跛(せきは)　蹠とは足底のこと。跛とは跛行(歩行障害)のこと。つまり足底の病変により跛行すること。『素問・通評虚実論』に「蹠跛は、寒風湿の病なり」(蹠跛、寒風湿之病也)と見え、風寒湿などの邪気の侵犯により起こることを説明している。

赤白丸(せきはくがん)『医林撮要』　方剤名。白礬120　朱砂36。「瘰癧の化膿期に用い

る」。

赤白帯（せきはくたい） 「赤帯」を参照。

赤白帯下（せきはくたいげ） 帯下に時々血が混じる状態のこと。

赤白肉際（せきはくにくさい） 四肢の内側と外側の赤肉と白肉の境界部のこと。上肢では屈側（手掌側）が陰面で、皮膚色が白いので「白肉際」といい、伸側（手背側）が陽面で、皮膚色は濃いので「赤肉際」という。下肢では内側が陰面を「白肉際」、外側と後側が陽面を「赤肉際」という。

赤白痢（せきはくり） 「湿熱痢」を参照。大便に時々血が混じる状態のこと。

石発（せきはつ） 水疱瘡のこと。

赤茯苓散（せきぶくりょうさん）『東医宝鑑』 方剤名。①木通　赤茯苓　檳榔　生地黄　黄芩　芍薬　麦門冬　甘草各4　生姜5。「小腸に熱があり、面赤、口乾、心煩、冷飲を好み、多汗、尿不利の場合に用いる」 ②半夏　赤茯苓各8　陳皮　人参　川芎　白朮各4　生姜5。「水結胸により心下痞硬、頭汗する場合に用いる」。

赤膜下垂（せきまくかすい） 「垂簾障（すいれんしょう）」ともいう。本病は「椒瘡」（砂眼）を長引かせたり、治療が適切でなかったりして、その上、心経・肺経・肝経の風熱や風火により、瘀血が凝滞して起こる。主な症状は、眼の白睛から黒睛にすだれ状に細い血管が侵入し、目痒・流涙・光がまぶしくて目を開けられないなどが見られる。重症では瞳孔にまで侵犯して、角膜が混濁する。

赤脈（せきみゃく） ①心の脈のこと。②細い糸のような赤い脈。紅筋ともいう。一般には眼中の赤い脈をいう。

赤脈貫布（せきみゃくかんふ） 「赤脈如縷」ともいう。目の気輪の血管が増加して、白睛全体に広がるもの。これは多くの眼病に共通の症状（椒瘡・粟瘡・火疳など）である。

赤脈如縷（せきみゃくじょろう） 「赤脈貫布」に同じ。

赤脈伝睛（せきみゃくでんせい） 目の気輪（白睛）の両側の眥（眼角）から赤脈があらわれ、次第に内側へ広がっていくもの。多くは脂っこい肉食や、濃い味を過食して、心火が亢盛となり、眼に上擾して起こる。本証と「赤糸虬脈」との鑑別は、赤糸虬脈の病変は、眼角より始まるのではなく、白睛のどの部位からでも起こり、血管がねじれて充血していく。

石門（せきもん） 穴名。任脈。三焦経の募穴。下腹部、前正中線上、臍中央の下方2寸。①清熱利湿　②調経止帯　③温腎散寒　④清熱利尿　⑤利水消腫

関屋仲敏（せきやなかとし、?～1831） 人名。日本江戸時代の医家。『古方枢要』の著者。仲敏は岩代二本松藩医で、号は嶺南。

施灸三法式（せきゅうさんほうしき） 有痕灸における3つの方法のこと。「灰除法」「固定法」「交換法」のこと。

赤遊腫（せきゆうしゅ） 病名。風毒と熱毒が気血と争い、皮膚が赤く腫れ、あちこちに移動すること。

赤遊丹（せきゆうたん） 「游風」を参照。

施灸の補瀉（せきゅうのほしゃ） 施灸により補瀉法を行うこと。補法は艾を柔らかくひねり、艾柱を軽く皮膚に付けて燃焼する。瀉法は艾を硬くひねり、艾柱を皮膚に密着させて燃焼する。

赤遊風（せきゆうふう） 「游風」を参照。

赤沃（せきよく） 血痢、尿赤のこと。

赤痢（せきり） 「湿熱痢」を参照。

石癃（せきりゅう） 石淋のこと。

昔瘤（せきりゅう） 慢性腫瘤のこと。

石榴皮（せきりゅうひ） 薬物名。止瀉薬。酸渋、温、大腸。①固下収脱　②殺虫止痛

石榴皮散（せきりゅうひさん）『郷薬集成方』 方剤名。石榴皮120　阿膠　地楡　黄柏　当帰各40　川芎1.2。「妊婦が赤白痢により、泡が混じった泄瀉をし、腹痛する場合に用いる」。

石淋（せきりん） 尿路系結石のこと。「砂淋」ともいう。主な症状は臍腹が拘急し、腰部の片側が痛む、または突発的に絞痛があり、痛みが小腹と陰部に広がり、排尿は渋るか

中途で止まる、または頻繁に尿意があるが渋痛して出にくい。時には尿中に砂が混じり、尿色は黄濁か血尿も出る。多くは湿熱が下焦に蘊結し、尿中に雑物が凝結して起こる。

石蓮湯(せきれんとう)『その他』 方剤名。黄芩　石蓮子各12　黄連8　人参6。「禁口痢により泡が混じった泄瀉をし、心煩、手足煩熱、食臭により嘔気がし、食欲不振の場合に用いる」。

是斎双補丸(ぜさいそうほがん)『東医宝鑑』 方剤名。熟地黄　菟絲子各300。「腎気不足により腰部疼痛し、頻尿、夜尿する場合に用いる」。

截(せつ) 趙学敏の『串雅内篇』に見える。走方医は「截」は「絶」(中止する)とし、疾病の発病を停止させることだとしている。たとえば常山や草果などを用いて截瘧したり、白金丸(郁金・明礬を粉末にして丸剤を作る)を用いて癇証を治療するなど。外治法の点痣薬でも、鮮威霊仙を煎じて濃汁を作り、そこへ桑柴灰と風化石灰を入れ、煮詰めて軟膏状にして、痣に貼り着ければ、痣を腐蝕させる作用がある。しかし血痣には禁忌である。予後が不良となる。また点痣薬は眼に近づけてはならない。

切(せつ) 1)「治削」を参照。2)①押さえなでる、切脈のこと。「切診」は「四診」の一つである。『霊枢・終始篇』に「必ず切してこれを験(しら)ぶ」(必切而験之)と見え、『素問・三部九候論』には「切して而(しこう)してこれに従う」(切而従之)と見える。「切診」を参照。②激烈のこと。「切痛」とは激烈な疼痛のこと。『霊枢・邪気臓腑病形篇』に「腸中切痛して、鳴ること濯濯(たくたく)たり」と見える。③急速のこと。『素問・調経論』に「必ず切して出だせば、大気すなわち屈す」(必切而出、大気乃屈)と見える。つまり、急いで抜針すれば、亢盛の邪気を排出することができること。

泄(せつ) ①漏らすこと。『霊枢・陰陽二十五人篇』に「得してこれを泄らす」(得而泄之)と見え、原文では専門の学術を会得して、これを他人に漏らすことを指している。②排泄のこと。普通は肺気の宣泄を指す。『素問・六元正紀大論』に「金鬱すればこれを泄す」(金鬱泄之)と見える。また「泄鬱湯」(『沈氏尊生書』方)は、肺鬱の治療薬である。「金鬱泄之」を参照。③「瀉」に通ず。腹瀉の総称である。『難経・五十七難』に「泄におよそ五有り」(泄凡有五)と見え、『霊枢・診疾診脈篇』には「尺膚寒して、その脈小なる者は、泄す…」(尺膚寒、其脈小者、泄…)と見える。つまり尺膚が寒冷で脈が小になるものは泄瀉病であること。「泄瀉」は「泄痢」ともいう。また瀉剤や瀉法を用いることも指す。『素問・熱論』に「その三日を満たす者は、泄して已ゆべし」(其満三日者、可泄而已)と見える。④筋弛緩の症を指す。『金匱要略・中風歴節病脈証并治』に「筋傷るれば則ち緩む、名づけて泄という」(筋傷則緩、名曰泄)と見える。

䪼(せつ) 「䪼骨」を参照。

歠(せつ) すする。啜に同じ。飲むこと。『傷寒論・辨太陽病脈并治上』に「歠熱稀粥」と見え、熱いお粥をすすること。

癤(せつ) 皮膚上に赤く・腫れて・熱く・痛み・根が浅い小型の結節のこと。これは内に熱毒が蘊す、または暑熱の邪を外感して生ずる。春季や秋季に好発する。結節の初めは、硬く・円形で、腫勢は限局し、消えやすく、つぶれやすく、数日もすれば化膿して、排膿すればすぐに治癒する。

舌(ぜつ) 舌は口腔内において非常に重要な作用を担っている。舌は五味を判別し、咀嚼した飲食物を咽喉部へ送り込む。また「音声之機」なので、口腔内において発音や構音に重要な働きがある。さらに舌の変化(舌体や舌苔を含む)により、疾病の状況を観察でき、望診でも重要である。

焫(ぜつ) 爇に同じ。本来は「焼」のこと。「火針」(焼針)や温針は、砭石を火熱して、体表の局部を刺激する方法。

舌痿(ぜつい) 舌が軟弱無力で、自由に伸縮・運動ができないこと。多くは陰液耗損

せ

により、筋脈が失養して起こる。新病にて舌紅して痿になるものは、熱灼陰傷である。久病で舌絳で痿になるものは、陰虧が極まっていることを示す。久病で舌白して痿になるものは、気血両虚を示す。

舌為心苗（ぜついしんびょう）（舌は心苗たり）「心開竅於舌」を参照。

折鬱扶運（せつうつふうん）（鬱を折りて運を扶く）鬱滞を除去して、衛気や営気の運行を助けること。

せ

泄衛透熱（せつえとうねつ） 治法。温病で邪熱が気分に達すると、身熱して悪寒せず、心煩口渇・舌苔黄などが現れるが、無汗なのは衛分が閉じて通じないからである。この場合は、辛涼透達薬を用いて微量でも汗をかかせる。これを「泄衛」という。気分の熱邪を表から外に透散させることを「透熱」という。泄衛透熱の辛涼薬としては、浮萍・薄荷・淡豆豉・蝉衣・菊花・金銀花・連翹・白茅根などの薬物を用いる。

泄肝（せつかん）「疏肝」を参照。

舌岩（ぜつがん） 多くは舌の両側の辺縁か舌尖の裏面に生じる。初めは豆のように腫れあがり、硬く、次第にキノコ状に拡大する。これを「舌菌」という。腫大の頭部は大きく、根部は小さく、紅紫色で疼痛し、長らく破れず、深部か周辺に広がり、辺縁は鶏冠（とさか）のように隆起し、触れると出血し、悪臭がして、患部から浸出液が漏れる。後期は舌本が収縮して、痛みに耐えられず、激しく怒気すると、破裂して出血が止まらない。これは心脾の毒火が熾盛で、舌部に結して起こる。

絶汗（ぜつかん）「脱汗」を参照。脱汗、死の直前の多汗状態のこと。

截疳散（せつかんさん）『医林撮要』 方剤名。蜜陀僧　白蘞　白芨　黄丹各40　黄連20　軽粉8　龍脳　麝香各2。「長引く疳瘡や漏瘡に用いる」。

雪羹湯（せつかんとう）「鹹寒増液」を参照。

泄気（せつき） 放屁のこと。

節気（せつき） 旧暦で四季の気候を推算する単位のこと。五日を一候とし、三候を一節気とする。そこで一つの節気を「三候」ともいう。節気は、四季の気候が変化するそれぞれの段階を指す。一年には合計「二十四節気」があり、その順序は「立春・雨水・啓蟄・春分・清明・穀雨・立夏・小満・芒種・夏至・小暑・大暑・立秋・処暑・白露・秋分・寒露・霜降・立冬・小雪・大雪・冬至・小寒・大寒」となる。

薛己（せつき、1486?〜1558） 人名。中国明代の名医。号は立斎。薛鎧の子。全科に通じ、正徳年間（1506〜1521）御医にあげられ、後に太医院使となった。著書には『芸氏医案』と呼ばれるが、中に『内科摘要』『校注外科精要』『校注婦人良方』『校注銭氏小児直訣』『口歯類要』『本草約言』などが含まれる。

舌起芒刺（ぜつきぼうし） 芒刺とは、舌苔が棘状に隆起するもの。これは熱極の証明である。舌苔色は焦黒色か黒色である。熱邪が盛んになれば、芒刺も多くなる。芒刺の発生する部位により、病位を区分する。たとえば舌尖に芒刺があれば心熱であり、舌中に芒刺があれば脾胃積熱とする。

截瘧七宝飲（せつぎゃくしちほういん）『東医宝鑑』 方剤名。常山　橘皮　陳皮　檳榔　草果　厚朴　甘草各4　生姜5　烏梅2。「長引く瘧疾に用いる」。

截瘧常山飲（せつぎゃくじょうさんいん）『医林撮要』 方剤名。①知母　常山　草果　炙甘草各12　良姜8　烏梅6。「発熱、関節痛、心煩、全身疲倦する場合に用いる」②常山　草果　知母　檳榔　烏梅　穿山甲　炙甘草各4。「瘧疾の治療に用いた」。

截瘧湯（せつぎゃくとう）『医林撮要』 方剤名。大黄8　草果　橘皮　常山　柴胡　黄芩　白朮　梔子各4。「悪寒発熱し、小腹硬満、便秘する場合に用いる」。

舌強（ぜつきょう） 舌体が強ばり自由に動かないこと。もし肢体の癱瘓（まひ）や口眼喎斜などの症状もあれば中風である。もし舌が強ばり、舌質が紅絳で、さらに頸項強直や神昏譫語などがあるものは、温熱病の「熱入心包」であり熱毒が壅盛なことを示す。

舌菌(ぜつきん) 「舌岩」を参照。

切経(せっけい) 触診の一つ。経絡や経穴などを触診すること。

石決明(せっけつめい) 薬物名。安神薬。鹹、平、肝・肺。①平肝潜陽 ②退障治盲 ③利尿通淋

石決明丸(せっけつめいがん)『郷薬集成方』 方剤名。益母仁 桔梗各80 石決明 防風 車前子 細辛 人参 白茯苓 山薬各40。「眼に五風内障が生じ、瞳子が白く濁り、頭痛、良く見えない場合に用いる」。

石決明散(せっけつめいさん)『東医宝鑑』 方剤名。①石決明 決明子各40 羌活 梔子 木賊 青葙子 芍薬各20 大黄 荊芥各10。「肝熱により眼に出血し、疼痛し、突然翳膜が生ずる場合に用いる」 ②石決明 真珠 厚朴各30 烏賊骨20 竜脳4。「釘翳により眼前に翳膜が生じ、長らく癒えない場合に用いる」。

舌蹇(ぜつけん)[舌巻] 蹇とは遅鈍のこと。舌体が巻き上がって縮まり、運動が鈍く強ばってしゃべれないこと。多くは痰阻心竅や熱灼飲傷により起こる。中風の後遺症などにも見られる。

舌巻卵縮(ぜっけんらんしゅく) 舌巻とは、舌体が巻き上がり伸びないこと。卵縮とは、睾丸が上がり縮むこと。いずれも足厥陰肝経の気絶の症候である。肝は筋をつかさどり、肝脈は外陰を経過して、上って咽喉を循っている。火熱が肝経を燔灼して、病状が進展して重くなれば、その筋脈は攣縮するので、舌が巻き上がり伸びず、睾丸も縮みあがる。これは急性熱病の衰退期などに見られる。

雪口(せつこう) 「鵝口瘡」を参照。

石膏(せっこう) 薬物名。清熱降火薬。甘辛、寒、肺・胃・三焦。①清肌解表 ②清熱降火 ③清肺平喘 ④清血化斑 ⑤清胃止渇

舌紅(ぜつこう) 舌質が正常時の淡紅色に比べて色が濃いもので、熱証である。濃紅色で黄苔があれば実熱であり、明るい淡紅色は虚熱であり、淡紅色で無苔なのは陰虚火旺である。舌が鮮紅色で芒刺があるのは、営分に熱があり、紅色で乾燥しているのは胃津が傷られている。舌尖が紅色なのは心火上炎であり、舌辺が紅色なのは肝胆に熱がある。

舌絳(ぜつこう) 舌質が濃紅色のもの。多くは温病で熱邪が営分に伝入した場合に見られる。舌苔が初めは絳色でも黄白苔があれば、邪がまだ気分にあり、営分に伝入していない。舌質が明るい絳色なのは、心包絡が邪を受けたことを示す。舌が絳色で中心が乾燥しているのは、熱毒が心に乗じたことをあらわす。舌尖だけが絳色なのは心火盛である。もし絳色で乾枯していれば、腎陰が涸(か)れてる。舌が絳色で一見乾いているように見えるが、そこを綿棒で拭くとまだ津液があるのは、津液が虧損して湿熱上蒸したか湿痰による。舌が絳色で粘膩性の白苔があれば「湿鬱熱伏」である。

石膏茵陳散(せっこういんちんさん)『東医宝鑑』 方剤名。石膏8 梔子 木通 大黄各4 甘草2 栝呂仁1 生姜5 葱白2。「黄疸により眼と全身が黄色くなり、食後にすぐに空腹感を感じる場合に用いる」。

石膏羌活散(せっこうきょうかつさん)『東医宝鑑』 方剤名。石膏 羌活 黄芩 藁本 密蒙花 木賊 白芷 羅蔔子 細辛 麻仁 川芎 蒼朮 甘菊花 荊芥 甘草各同量。「突然生じた内障と外障、風熱により視力が落ちた場合、眼の周囲の皮膚がたるむ場合、眼に血がにじむ場合、まつげが眼の中に折れ曲がる場合に用いる」。

石膏散(せっこうさん)『東医宝鑑』 方剤名。①石膏 川芎 白芷各同量。「陽明頭痛により発熱し、煩渇し、前頭部が痛む場合に用いる」 ②石膏 滑石各同量。「あらゆる原因により、身体と眼が黄色く、額は黒光りし、夕方に発熱し、手足煩熱、小腹攣痛する場合に用いる」 ③石膏 前胡 葛根 芍薬 柴胡各40 升麻20 黄芩 桑柏皮 荊

せ

芥各12。『郷薬集成方』「傷寒病の際に高熱が出て、頭痛、咳嗽、手足煩熱して疼痛する場合に用いる」 ④石膏　決明子　荊芥　白芷　川芎　防風　金沸草各同量。『その他』「眼痛が朝方と午前中がひどい場合に用いる」。

石膏湯(せっこうとう)『郷薬集成方』 方剤名。石膏80　柴胡　虎杖根　芍薬各40　知母20　梔子1.2。「傷寒病や流行熱病により高熱が出て、頭痛し、斑疹が生じる場合に用いる」。

石斛夜光丸(せっこくやこうがん)『原機啓微』 方剤名。天門冬　人参　茯苓各60　麦門冬　熟地黄　生地黄各30　兎絲子　菊花　決明子　杏仁　山薬　枸杞子　牛膝　五味子各25　蒺藜子　石斛　肉蓯蓉　川芎　炙甘草　枳殻　青葙子　防風　黄連　犀角　羚羊角各15。肝腎陰虚・火旺による、瞳孔散大・目花・視力減退・羞明・流涙・頭暈・目弦・白内障・硝子体混濁・舌質紅絳で少苔・脈細数などに用いる。

石斛(せっこく) 薬物名。甘。微寒。肺・胃・腎。①養胃生津・滋陰清熱。熱病傷津の絳舌・少苔・激しい口渇、あるいは胃陰虚の消渇などに用いる。

石斛夜光丸(せっこくやこうがん)『補陽処方集』 方剤名。天門冬　人参　白茯苓各80　麦門冬　熟地黄　生地黄各40　兎絲子　甘菊花　決明子　杏仁　山薬　枸杞子　牛膝各28　五味子　白蒺藜　石斛　肉蓯蓉　川芎　炙甘草　枳実　青葙子　防風　黄連　犀角　羚羊角各20。「肝腎が虚して、眼に精気が無く、物がはっきり見えなかったり、重複して見えたり、眼に内障が生じたり、瞳子が白濁して曇る場合、老年期に入り視力が落ちた場合に用いる」。

顳骨(せつこつ) 眼眶(眼窩の周囲の骨)の上縁の骨のこと。「額骨」(前頭骨)の眼眶を構成している部分を指す。

絶骨(ぜっこつ) ①絶骨穴の部位を指す。腓骨下端から内踝上端の部分に相当する。②穴名。「懸鍾」ともいう。

摂骨穴(せっこつけつ) 穴名。奇穴。背部、第12胸椎棘突起下の陥中に取る。背部痛・胃痛・食不化などを主治。

接骨散(せっこつさん)『東医宝鑑』 方剤名。滑石40　自然銅20　乳香　没薬各10　龍骨　赤石脂各6　麝香1。「骨折に用いる」。

接骨紫金丹(せっこつしきんたん)『東医宝鑑』 方剤名。䗪虫　自然銅　骨砕補　大黄　血竭　当帰尾　乳香　没薬　硼砂各4。「骨折により瘀血が生じ、発熱、神識昏迷する場合に用いる」。

接骨丹(せっこつたん)『その他』 方剤名。自然銅　朱砂　龍脳各10　乳香　白芨　桃仁　血竭　芍薬各50　没薬　大黄　三七根各30　紅花20　麝香1。「外傷により骨折し、腫脹、疼痛、瘀血がある場合に用いる」。

泄剤(せつざい) 「泄は閉を去るべし」(泄可去閉)と見え、葶藶、大黄などの薬物のこと。泄とは瀉のこと。閉とは病邪が実証を作るということ。裏実では瀉法を用いる。たとえば肺実証で咳嗽・気急・痰多などが見れれば、葶藶大棗瀉肺湯(葶藶・大棗)を用いて去痰する。また気鬱により起こる便秘で、つねに噫気し、胸脇脹満し、便意はあるが排便できない、ひどければ腹中脹痛・苔黄膩・脈弦となれば、六磨湯(沈香・木香・檳榔・烏薬・枳実・大黄)を用いる。

節斎化痰丸(せつさいけたんがん)『東医宝鑑』 方剤名。天門冬　黄芩　瓜呂根　陳皮各40　芒硝　香附子　桔梗　連翹各20　青黛8。「熱痰により心煩、咳嗽、渇いた痰が出て、口乾、煩熱、顔に潤いが無く、便秘する場合に用いる」。

絶産(ぜつさん) 経産婦が懐妊を断念すること。

切歯(せっし) 歯ぎしりのこと。

舌衄(ぜつじく) 舌体から血がにじみ出ること。ひどい時は眼・耳・口・鼻・二陰にも同時に出血がみられる。血熱妄行や気虚不摂、または心火熾盛や脾腎の虚火上炎により起こる。

舌質(ぜっしつ)　舌体ともいう。舌本体のこと。舌質の望診は弁証の重要な内容である。舌診では、舌のそれぞれの部位を観察して臓腑の状態を診察する。つまり舌尖で心肺を候い、舌辺で肝胆を候い、舌根部で腎を候い、舌の中央で脾胃を候う。しかし機械的に当てはめてはならない。必ず舌苔や全身症状を総合して診断しなければならない。舌質では、主に営枯老嫩を弁別する。つまり、その形状・色沢・動態・湿潤などを望診する。一般的には、臓腑の虚実は、舌質により診断する。病邪の深浅と胃気の存亡は、舌苔により診断する。さらに「気病は苔を察し、血病は質を観る」(気病察苔、血病観質)とも言われる。

泄瀉(せっしゃ)　「泄」は大便が稀薄で、起こったり止まったりするもの。「瀉」は大便が水のように流れること。しかし臨床的には「泄瀉」と併称して、それぞれを区別していない。原因は非常に多く、風・寒・湿・熱の邪気が腸胃を内犯したり、飲食不節で脾胃が内傷したり、また腎陽衰微などにより起こる。一般的には「寒瀉」「湿瀉」「熱瀉」「食瀉」「虚瀉」などに分ける。各項を参照。

顳顬(せつじゅ)　こめかみのこと。側頭部、眼窩の外後方、側頭筋付着部のこと。

舌腫(ぜつしゅ)　舌体が腫脹して疼痛するもの。ひどければ喉頭を閉塞して窒息する。多くは心経が火盛で血壅して起こる。

舌縮(ぜつしゅく)　「舌短」を参照。

顳顬穴(せつじゅけつ)　穴名。奇穴。眉の外端と外眼角の中間に取る。傷暑・頭痛・眩暈などを主治。

折傷(せっしょう)　打撲損傷のこと。

折衝飲(せっしょういん)『産論』　方剤名。牡丹皮　川芎　芍薬　桂枝各3　桃仁　当帰各4　延胡索　牛膝各2　紅花1。「婦人の瘀血などに用いる」。

舌上起弁(ぜつじょうきべん)　舌苔が花びら状に隆起すること。その弁は黒色が多く、黄膩弁や焦黄弁も見られる。弁が少なければ病状は軽く、多ければ病状は重い。多くは臓腑の実火が熏蒸して起こる。「湿温」や「温疫」などに見られる。

接触針(せっしょくしん)　小児針や皮膚針の一種。針を刺入せずに皮膚へ接触させることで刺激をあたえる針法のこと。

切診(せっしん)　四診の一つ。脈診と触診に分ける。いずれも指端の触覚で、患者の一定部位を触れたり按圧する検査方法である。脈診は、患者の手関節の橈骨動脈の拍動を診る。「脈診」を参照。触診は、患者の皮膚や胸腹部や疼痛箇所を触れたり按圧して、そして局部の冷熱・軟硬・圧痛・腫塊の有無やその他の変化を察知する。

折針(せっしん)　刺針時に針が折れること。多くは刺針した針体に破損などの欠陥があるか、刺針時に患者が体位を急に変えることなどにより起こる。その処置法としては、冷静沈着に患者を元の体位に戻させて、ピンセットなどで折れた針先を抜き出す。切開して摘出しなければならない場合もある。

舌診(ぜっしん)　望診の一つ。主に「舌苔」と「舌質」の形態・色沢・潤燥などの変化を観察する。それにより病変の性質や病邪の深浅と、病状の虚実などを弁別する資料とする。そこで「舌質を弁ずれば五臓の虚実を弁ずべく、舌苔を視て六淫の浅深を察すべし」(弁舌質可弁五臓之虚実、視舌苔可察六淫之浅深)といわれる。

舌神(ぜっしん)　舌の色つやのこと。舌診する際に、舌に「舌神」が有れば予後が良好で、無ければ予後は悪いとする。

摂生飲(せっせいいん)『東医宝鑑』　方剤名。天南星　半夏各6　木香　蒼朮　細辛　石菖蒲　甘草各4　生姜7。「中風、中暑、中湿などと気厥、痰厥などにより精神昏迷し、昏倒し、人事不省、熱証症状が無い場合に用いる」。

折脊(せつせき)　脊柱が折られるように痛むこと。

舌顫(ぜつせん)　舌尖が顫動(震える)すること。多くは内風により起こる。舌色が淡紅でぶるぶる震えるのは血虚生風に見られる。

舌色が紫紅色で顫動するのは熱極生風に見られる。さらに舌体が強ばって伸び上がり顫動するのは、アルコール中毒などに見られる。

舌苔（ぜったい） 舌面上にある苔状の物質のこと。舌苔を観察することで、病状を判断することができる。病邪の深浅や津液の存亡を理解するのに役立ち、弁証の情報にもなる。正常な舌上には、白色で薄い苔があり、これは胃気により生ずる。病理的な舌苔は、病邪の外侵や、内に停痰や食積があることにより見られる。舌苔の診察には、主にその色彩・津液・厚薄・形状・分布などの変化により、舌質と総合して分析する。しかし食べ物や薬物などの染料による仮象に注意しなければならない。

舌体（ぜったい） 「舌質」を参照。

舌態（ぜったい） 舌の状態のこと。以下の８つの舌態により病症を判断する目安にする。①軟、②硬、③戦、④痿、⑤歪、⑥伸、⑦縮、⑧吐弄など。

舌短（ぜつたん） 「舌縮」ともいう。舌体が収縮して伸びないこと。これは寒邪や熱邪や痰湿などにより起こる。舌淡で苔白潤なのは寒凝経脈である。舌紅絳で乾燥し、無苔や焦黒苔なのは、熱病傷津である。舌が胖大で粘膩で短なのは、痰湿阻閉である。一般に舌が短縮して強硬し、神昏不語なのは、危篤な状態である。

泄注（せつちゅう） 注泄ともいう。「水瀉」に同じ。

折衷派（せっちゅうは） 漢方の流派の一つ。徳川時代の日本医学において、古方派と後世方派の長点を取ってできた流派のこと。山田図南や多紀藍渓らが先導した。彼らは中国や日本の古典を読み、その内容の真偽をただし、比較検討を行い、公正な道を見出そうとした。彼は文献を重んじたので考証学派とも言われた。

舌疔（ぜつちょう） 疔瘡の一つ。舌にできる疔のこと。これは心経の鬱火により起こる。症状は舌面上に豆状で紫色の疱が生じ、堅硬で激痛が走り、ひどければ悪寒発熱などの全身症状もともなう。

切痛（せっつう） 刃物で切られるような痛みのこと。

舌脹大（ぜつちょうだい） 舌体が腫脹して増大するもの。赤色で口が塞がるほどに腫大しているのは、心脾経の有熱である。舌赤で腫満し呼吸が苦しくなるのは、血絡熱盛で気血壅滞することで起こる。また食物の中毒でも、舌腫大して青紫晦暗となる。舌色紫暗で腫大するのは、酒毒上壅して心火上炎するからである。舌が腫大するが淡質で、舌辺に歯型があるのは、脾虚で寒湿壅盛である。

絶道（ぜつどう） 絡脈と経脈とは異なるが、その経脈の流注でない場所を指す。『霊枢・経脈』に「諸の絡脈は皆大節の間を経るあたわず、必ず絶道を行きて出入す」（諸絡脈皆不能経大節之間、必行絶道而出入）と見える。

舌胖（ぜつはん） 舌体が胖大すること。一般に、舌がやや胖大して軟弱で淡色で、舌辺に歯痕があるものは脾虚である。もし舌色が深紅で腫大して口が塞がりそうなものは、心脾経の有熱である。「舌腫」を参照。もし舌が腫大して、青紫色で暗いのは、中毒によく見られる。「舌脹大」を参照。

折髀（せつひ） 「髀」とは股関節部のこと。股関節部が折れるように痛む症状のこと。

切皮（せっぴ） 刺針する時に、針先が皮膚を貫通する状態をいう。

切皮針（せっぴしん） 小児針や皮膚針の一種で、軽く皮膚に傷をつけるために、かき痕を残したり、少量の出血を見ること。

泄風（せつふう） ①腠理が弛緩して風邪を感受することによりあらわれる。汗泄不止・口乾・身痛の病症のこと（『素問・風論』）。②皮膚に生じる小型のできもので、非常に痒い病症のこと。

截風丸（せつふうがん）『東医宝鑑』 方剤名。天麻　白殭蚕　天南星各８　蜈蚣１　白附子　防風　朱砂　全蝎各４　麝香１。「小児が風痰が盛んで痙攣する慢驚風に用いる」。

切法(せっぽう)　取穴するときの寸法の取り方をいう。「切量法」ともいう。

接法(せつほう)　傷科における正骨の方法のこと。骨折した骨端部や骨組織片を元の位置に接合させること。

舌本(ぜっぽん)　舌の根元のこと。口を開けて舌を伸ばして上にあげた際、裏側と下顎とが連なる部分のこと。足太陰脾経は舌本につながり、舌下に散布する。

切脈(せつみゃく)　「脈診」を参照。

舌面如鏡(ぜつめんじょきょう)(舌面鏡の如し)　舌面に苔が無く、膜を取り除いた豚の腎臓のようで、鏡のようにツルツルに滑らかな舌面のこと。多くは肝腎の真陰虧損の病症に見られる。

折瘍(せつよう)　骨折して瘡瘍となったものを指す。「跌打損傷」ともいう。

絶孕穴(ぜつようけつ)　穴名。奇穴。下腹部、臍下2寸(石門穴)に取る。婦人科疾患などに用いる。

切要方義(せつようほうぎ)　書名。日本江戸時代、上田山沢(生没年不詳)の編著。処方解説(口訣)書。全5巻。万治2年(1659)自序。

泄利(せつり)　「鶩溏(ぼくとう)」を参照。

舌裂(ぜつれつ)　舌に裂紋があること。傷陰の症候である。もし舌絳で光り乾燥して明瞭に裂紋があるものは、熱盛傷陰に見られる。もし舌が淡色で軟質で裂紋があるものは、久病で陰陽両虚や気血両傷に見られる。

舌歪(ぜつわい)　舌が左右どちらか一方に偏り、舌を伸ばすと歪むもの。多くは肝風内動により起こる。中風などに見られる。

是動病(ぜどうびょう)　邪気が経脈の気分に中(あた)り、正気の運行を阻止して、気に異常な変動を起こさせて生ずる病のこと。

施薬院全宗(せやくいんぜんそう、1526〜1599)　人名。医家の名流丹波家の後裔。初め僧となり、叡山に入り薬樹院の住持となり徳運軒と号した。のち曲直瀬道三の門に入って医術を学び、医をもって秀吉に仕えた。秀吉が施薬院を復興させたために、子孫は代々施薬院を姓とした。

串(せん)　趙学敏の『串雅内編』に見える。走方位は薬性を下降させることを「串」と言っている。「串薬」は下痢させるのに用いられる。たとえば「牽牛串」は、気の積聚の治療に用いられる。つまり黒牽牛末を丸薬とし、陳皮・生姜とともに煎じて薬汁を服用する。

疝(せん)　①体腔の内容物が外に向けて突出した病症のこと。多くは気痛の症状をともなうので、「疝気」「小腸気」「小腸気痛」「盤腸気」ともいわれる。たとえば腹壁や鼠径部に突出したり、腹腔から陰嚢に下垂する腸疝などのこと。②生殖器・睾丸・陰嚢部の病症のこと。男女の生殖器が潰腫して流膿したり、尿孔から腐敗した精濁物が流れ出たり、睾丸や陰嚢の腫大疼痛などの病症のこと。腹部の症状も伴うことがある。③腹部に激烈な疼痛があり、さらに二便不通の症候をともなうもの。たとえば「病少腹にあり、腹痛して大小便するを得ず、病名は疝という」(病在少腹、腹痛不得大小便、病名曰疝)(『素問・長刺節論』)と見え、さらに「督脈の病たり、少腹より上りて心を衝きて痛み、前後するを得ず(大小便秘結のこと)衝疝となす」(督脈為病、…従少腹上衝心而痛、不得前後、為衝疝)(『素問・骨空論』)と見える。

洗(せん)　水で薬物の表面に付着した泥や不純物を洗い取ること。

銭(せん)　薬剤を計る量の名称の一つ。錢匕(せんひ)のこと。漢代は5銖銭で作り、薬末をすくって一杯を一銭とした。徳川時代は、銭と匁(もんめ)とし、一銭を一匁とし、今の約3.7グラムである。

煎(せん)　①薬材を水に入れて煮出すこと。②「湯剤」の別名。

腨(せん)　「腓腹筋」(小腿肚)のこと。下腿部の膨隆した腓腸筋のこと。

燀(せん)　もえる。「治削」を参照。

癬(せん)　外症。皮膚の表面に生じ、その形は苔(こけ)が生えたようで、蔓延して非常に痒い病症のこと。

髯、鬚、髭、通髯(ぜん、しゅ、し、つうぜん)　「髯」は頬の毛、「鬚」は下あごの毛、「髭」は唇の上で鼻の下の毛、「通髯」は頬の毛ともみ上げの毛が連なっている毛のこと。

銭乙(せんいつ、1035〜1117)　人名。中国の医家。字は仲陽。小児科に精通していた。1107年頃、閻孝忠が銭乙の理論や経験を整理して、『銭氏小児薬証直訣』を著した。

せ

前陰(ぜんいん)　「下陰」ともいう。男女の外生殖器と尿道の総称のこと。

戦曳(せんえい)　下肢の振顫マヒのこと。

腨痟(せんえん)　『素問・陰陽別論』に見える。「腨」は腓腹筋のこと。「痟」は痠痛のこと。つまり腓腹筋が痠痛する症状のこと。

遷延痢(せんえんり)　「久痢」を参照。

疝瘕(せんか)　『素問・玉機真蔵論』に見える。「瘕疝」ともいう。つまり小腹部が熱痛して、尿孔から白色の粘液が漏出する病症のこと。

疝家(せんか)　疝痛発作を起こしやすい人のこと。

喘家(ぜんか)　発作喘息の持病のある人のこと。

喘咳(ぜんがい)　「喘鳴」を参照。

仙鶴草(せんかくそう)　薬物名。止血薬。苦渋、微温、肺・脾。①斂血止血　②益気補中

蝉花散(せんかさん)『東医宝鑑』　方剤名。①龍胆　甘菊花　密蒙花　蔓荊子　荊芥蕊　川芎　蝉退　青葙子　決明子　梔子　防風　木賊　白蒺藜　甘草各同量。「肝経に熱毒が集積し、それが眼に込み上げ、眼が紅腫し、涙が多く流れ、翳膜が生じた場合に用いる」　②上記の処方から龍胆と青葙子を減じて、羌活と穀精草と蒼朮を加味したもの。「風熱により眼が紅腫し、視力が落ち、次第に翳膜が生ずる場合に用いる」　③①の処方から龍胆と青葙子を減じ、羌活と穀精草と黄芩を加味したもの。『医林撮要』「風熱により紅腫疼痛し、眼が渋り涙が多く流れ、視力が落ちたり、翳膜が生じた場合、風熱により眩暈する場合に用いる」　④白蒺藜　決明子　密蒙花　青葙子　川芎　木賊　梔子　荊芥蕊　防風　蝉退　蔓荊子　甘草各同量。『救急方』「小児が風熱により眼が渋り、疼痛し、次第に翳膜が生ずる場合に用いる」。

穿踝疽(せんかそ)　「足踝疽」を参照。足関節部の炎症性疾患のこと。

穿牙疔(せんがちょう)　「牙疔」を参照。

全蝎(ぜんかつ)　薬物名。熄風鎮驚薬。鹹微辛、平、毒、肝。①熄風鎮驚　②活絡通痹　③行気止痛　④解毒医瘡

蝉蝎散(ぜんかつさん)『東医宝鑑』　方剤名。全蝎7　蝉退21　天南星1　甘草1。「陽症症状がある慢驚風に用いる」。

喘喝欲脱(ぜんかつよくだつ)　喘喝とは喘して声が出ることの形容。これは陽気の発散が激しく、気が虚して脱しそうな危険な状態である。

蝉花無比散(せんかむひさん)『東医宝鑑』　方剤名。①蒼朮　白芍各40　白蒺藜32　白茯苓16　決明子　当帰　防風　羌活各12　蝉退　甘草各8　蛇退　荊芥　細辛各4。「風眼や気眼により視力が落ち、まぶたに米粒のような腫れ物が生じ、流涙、痒痛、次第に翳膜が生じ、瞳子を覆う場合、頭風症により眼が次第に小さくなり、まぶたが紅腫する場合に用いる」　②蒼朮460　芍薬380　白蒺藜300　白茯苓　炙甘草　防風各160　決明子　川芎　羌活　当帰12　蝉退　蛇退各80。『医林撮要』「適応症は①に同じ」。

閃缶(せんかん)　抜罐療法の一つ。綿棒にアルコールつけて点火し、罐の内側をぐるりと塗りつけて一周して取り出し、一定の部位にすばやくかぶせる。そしてすぐに罐を取り外して、同様に点火した綿棒を塗りつけてかぶせる。これを繰り返す。局部の皮膚が充血するまで行う。

煎乾(せんかん)　「熬(ごう)」を参照。

戦汗(せんかん)　戦慄して汗出する症状のこと。これは熱病の進行中に正気と邪気が争っている表現である。抗病力がまだ残り、正気が邪気に勝てば、汗出して表解する。これは好現象である。しかし正気が不足し

て、戦慄が起きても汗出できなければ、邪気が内陥している証拠である。また汗出とともに正気も外脱してしまうのは、危篤な症候である。したがって戦汗がある場合には、注意深く観察しなければならない。もし汗出して解熱し、脈が緩になれば、これは邪気が去り正気が安定してきているので、十分に休息させて、元気が次第に回復してくれば心配はいらない。もし汗出しても四肢厥冷し、脈がはげしくなり、煩躁不安になれば、これは正気が邪気に勝てていないことを示す。これは虚脱の傾向なので、急いで治療する必要がある。

洗肝散(せんかんさん)『東医宝鑑』 方剤名。①羌活 当帰 薄荷 防風 大黄 川芎 梔子 炙甘草各4。「肝気鬱結して目赤、目渋、流涙、腫痛し、眼を開けづらい場合に用いる」 ②大黄 川芎各80 梔子 防風 薄荷 当帰 羌活 甘草各40。『処方集』「眼腫、目渋、疼痛、流涙、舌の辺縁が腫脹する場合、突然目赤して腫痛し、眼を開けられない場合に用いる」。

洗眼湯(せんがんとう)『東医宝鑑』 方剤名。①当帰 黄連各4 芍薬 防風各2 杏仁4。「突然目に血がにじむ場合に用いる」 ②胆礬 白礬 当帰 黄連 杏仁 防風 紅花各1.2。『済州新編』「風熱により突然眼が赤くなり、腫脹し、目やにがたまり、涙が出る場合に用いる」。

洗肝明目湯(せんかんめいもくとう)『万病回春』 方剤名。当帰1.5 川芎1.5 芍薬1.5 地黄1.5 黄芩1.5 山梔子1.5 連翹1.5 防風1.5 決明子1.5 黄連1〜1.5 荊芥1〜1.5 薄荷1〜1.5 羌活1〜1.5 蔓荊子1〜1.5 菊花1〜1.5 桔梗1〜1.5 蒺藜子1〜1.5 甘草1〜1.5 石膏1.5〜3。風熱による、目の充血・目の腫脹・目の疼痛・目の乾燥などに用いる。

洗肝明目湯(せんかんめいもくとう)『東医宝鑑』 方剤名。当帰尾 芍薬 川芎 生地黄 黄連 黄芩 梔子 石膏 連翹 防風 荊芥 薄荷 羌活 蔓荊子 甘菊花 白蒺藜 決明子 桔梗 甘草各2。「風熱により眼が紅腫して疼痛する場合に用いる」。

疝気(せんき) 「疝」を参照。

璇璣(せんき) 穴名。任脈。前胸部、前正中線上、胸骨上窩の下方1寸。①寛胸止咳 ②消積導滞 ③利咽喉 ④清熱除壅

善飢(ぜんき) 常に飢餓感があり、よくお腹が空く状態のこと。

蟬菊散(ぜんきくさん)『郷薬集成方』 方剤名。蟬退 白菊花同量。「小児が熱病にかかったり、その後に眼に翳膜が生じた場合に用いる」。

宣気散(せんきさん)『東医宝鑑』 方剤名。甘草 木通各12 梔子8 冬葵子 滑石各4。「尿不利、尿痛、小腹攣痛する場合に用いる」。

川帰地黄円(せんきじおうえん)『医林撮要』 方剤名。当帰 生地黄 遠志 茯神各20 石菖蒲 黄連 朱砂各8 牛黄4 金箔15。「心火が盛んで心悸、易驚、不安、不眠の場合に用いる」。

選奇湯(せんきとう)『東医宝鑑』 方剤名。羌活 防風 半夏各8 黄芩6 甘草4 生姜3。「風湿熱痰によりまぶたが非常に痛む場合に用いる」。

川芎(せんきゅう) 薬物名。行血薬。辛、温、肝・胆・心包絡。①活血調経 ②疏風止痛 ③理気解鬱 ④逐寒通痺 ⑤排膿消癰

喘急(ぜんきゅう) 「喘促」ともいう。気喘する時に呼吸急促する状態のこと。

川芎円(せんきゅうえん)『医林撮要』 方剤名。桔梗400 川芎 薄荷葉各300 甘草140 防風100 細辛20。「風痰により頭痛、眩暈、心悸、煩熱、頭項強痛、身熱、疼痛する場合、皮膚掻痒、鼻閉、顔面に虫がはうような感じがする場合に用いる」。

川芎桂枝湯(せんきゅうけいしとう)『寿世保元』 方剤名。桂枝12 白芍8 川芎 蒼朮 陳皮 炙甘草各4 生姜3 大棗2。「少陰人が無汗で煩躁する場合に用いる」。

川芎散(せんきゅうさん)『東医宝鑑』 方剤

名。①山茱萸40　山薬　甘菊花　人参　茯神各20。「中風により眩暈する場合に用いる」②甘菊花　石膏　川芎　白殭蚕各24。「風痰により偏頭痛する場合に用いる」③川芎　白茯苓　白朮各40　細辛　桂枝各30　甘草20。『医林撮要』「気が上衝して眩暈、悪風、冷汗する場合に用いる」④川芎　当帰各4　人参　呉茱萸　厚朴各2　白茯苓　桔梗各1.6　芍薬3　枳実　甘草各1.2。『医林撮要』「女性が冷気が集積して、胸部刺痛する場合に用いる」。

川芎茶調散(せんきゅうちゃちょうさん)『和剤局方』　方剤名。①川芎　香附子各3　白芷　羌活　荊芥　防風　薄荷葉各2　甘草　細辛各1.5。「常に頭痛するものに用いる」②薄荷160　荊芥穂　川芎各80　羌活　白芷　炙甘草各40　細辛20　防風30。「傷風により眩暈、頭痛、冷風に当たると悪化する場合、悪寒、発熱、鼻閉、声枯れする場合、全身の関節が疼痛する場合に用いる」。

川芎肉桂湯(せんきゅうにっけいとう)『東医宝鑑』　方剤名。羌活6　肉桂　川芎　柴胡　当帰尾　蒼朮　炙甘草各4　神曲　独活各2　防已　防風各1.2　桃仁5。「瘀血により頭部が痹痛する場合、湿気が多い場所に居ることにより腰痛、胸脇支満する場合に用いる」。

川芎茯苓湯(せんきゅうぶくりょうとう)『東医宝鑑』　方剤名。赤茯苓　桑白皮各6　川芎　防風　麻黄　芍薬　当帰各4　桂皮　甘草各2　大棗2。「着痹で手足麻痹、感覚鈍麻、腫痛する場合に用いる」。

宣竅(せんきょう)　「開竅」を参照。

蟮拱頭(ぜんきょうとう)　「螻蛄癤(ろうこせつ)」を参照。

千金(せんきん)　書名。『備急千金要方』のこと。

千金葦茎湯(せんきんいけいとう)『備急千金要方』　方剤名。別名；葦茎湯。芦根30　薏苡仁30　冬瓜子24　桃仁9。肺癰による、咳嗽・腥臭のある黄痰・あるいは膿血痰・胸痛・舌質紅・舌苔黄膩・脈滑数などに用いる。

千金鶏鳴散(せんきんけいめいさん)『備急千金要方』　方剤名。鶏鳴散『備急千金要方』に同じ。当帰5　大黄1。高所より落下したときなどの打撲による、瘀血・腫脹・疼痛などに用いる。

千金内托散(せんきんないたくさん)『備急千金要方』　方剤名。当帰4　桂枝3　人参4　川芎3　厚朴3　防風3　甘草2　白芷2　桔梗3　黄耆3。化膿性の癰疽で、気虚のために排膿出来ない場合に用いる。

千金方薬註(せんきんほうやくちゅう)　書名。日本江戸時代、松岡定庵(生没年不詳)の著。本草書。全4巻。『千金方』に所出する薬物につき、その基源や品種などを解説したもの。安永7年(1778)刊。

千金要方(せんきんようほう)　書名。中国唐代、孫思邈の著。652年。全30巻。唐初以前の医薬書を集大成した大著。

千金翼方(せんきんよくほう)　書名。中国唐時代(682年)、孫思邈の著書。『備急千金要方』に補足を加えた書。全30巻。

全九集(ぜんくしゅう)　書名。日本室町時代、月湖(生没年未詳)の原著。のち曲直瀬道三(1507～1594)が増補改訂した医書。巻数不定。

宣経気(せんけいき)　治法。経絡の気道を宣達して、阻滞を解消すること。

煎厥(せんけつ)　古病名。内熱が陰液を焼灼して出現する昏厥の病症のこと。多くは平素より陰精が虧損し、陽気が亢盛となり、そこへ暑熱の病邪を感受して煮詰まって起こる。症状は耳鳴・耳聾・目盲、ひどければ突然昏厥する。その病勢は非常に急激である(『素問・生気通天論』)。

前肩髃穴(ぜんけんぐうけつ)　穴名。新穴。肩峰の前下方(肩髃穴)の前、約3横指に取る。肩痛などを主治。

譫語(せんご)　「鄭声」「妄語」ともいう。うわごと。精神状態に異常を起こして、支離滅裂なことを口走る症状のこと。実証が多い。高熱や温邪が営血に侵入した場合や、邪犯心包の際に見られる。
前胡(ぜんこ) 薬物名。清肺止咳薬。苦辛、微寒、肺・脾。①散熱解表 ②祛痰止咳 ③下気降逆
前胡飲(ぜんこいん)『医方類聚』 方剤名。前胡 細辛 白茯苓 炙甘草 厚朴各16。「脾胃に痰飲が盛んで、食欲不振、食べるとすぐに吐き、頭痛、眩暈、悪寒発熱する場合に用いる」。
前後隠珠穴(ぜんごいんじゅけつ) 穴名。奇穴。足底部の前方より3/1(湧泉穴)の前後0.5寸に取る。足の疔瘡などを主治。
剪紅元(せんこうげん)『東医宝鑑』 方剤名。当帰40 側柏葉 鹿茸 炮附子 続断 黄耆 阿膠 枯白礬各20。「腸風または腸毒により、大便に血が混じるのがしばらく続き、面黄、身消痩する場合に用いる」。
先攻後補(せんこうこうほ) 攻下法の適応の症状があり、攻下法を用いた後に、大便が通じて解熱したのに、呼吸気短・手足がやや涼・脈弱などが現れるのは「気虚」なので、人参を適量用いて煎服して補気する。また熱性病で攻下法の適応の症状があり、攻下法を用いた後に、大便が通じて解熱したのに、汗出が多めで脈細なのは、「陰虚」なので、滋胃陰薬法を用いる。たとえば沙参・麦門冬・細生地・玉竹などの薬物。また胸脇に積水があり、甘遂・芫花・大戟などの攻下を用いて稀水を瀉下した後に、適量の粥を食べさせ、横になりしばらく休息させるのも補法の一つである。このように、まず攻下法を用いて、後に補益法を用いることを「先攻後補」という。
前谷(ぜんこく) 穴名。手太陽小腸経。滎水穴。小指、第5中手指節関節尺側の遠位陥凹部、赤白肉際。①清熱散風 ②通経解鬱 ③明目聡耳 ④安神志 ⑤通経開竅
前胡湯(ぜんことう)『郷薬集成方』 方剤名。①前胡 麦門冬 人参 竹葉 白芍 陳皮 半夏各同量。「胃気が滞り、嘔吐して食欲不振の場合に用いる」 ②前胡 白朮 人参 石膏 黄芩各80。「妊婦が傷寒により頭痛、高熱が出る場合に用いる」。
前胡半夏湯(ぜんこはんげとう)『東医宝鑑』 方剤名。前胡 半夏 赤茯苓各4 陳皮 紫蘇葉 枳実各2.8 木香 甘草各2 生姜5 烏梅1。「発熱、咳嗽、胸痛、痰が濃く、心煩、短気、時に悪心する場合に用いる」。
茜根丸(せんこんがん)『東医宝鑑』 方剤名。茜草根 犀角 升麻 地楡 当帰 黄連 枳実 白芍各同量。「長引く痢疾により、大便に血泡が混じり、口渇、腹痛する場合に用いる」。
茜根散(せんこんさん)『郷薬集成方』 方剤名。①石葦 木通 滑石各80 茜草根 黄芩 乾地黄各40。「産後に尿血する場合に用いる」 ②竹茹 紫蘇葉各160 白芍 麦門冬各120 茜草根 小薊各80。「頻繁に吐血し、煩熱する場合に用いる」 ③茜草根 黄芩 阿膠 側柏子 生地黄各40 甘草20。「鼻衄が止まらず、心煩、不安な場合に用いる」。
先坎離丸(せんこんりがん)『東医宝鑑』 方剤名。黄柏 知母各同量。「虚火により遺精があり、潮熱が出て、冷汗が出て、咳嗽、痰が多い場合に用いる」。
閃挫(せんざ) 閃傷と挫傷の合称。躯体を突然捻転したり屈伸することにより、筋膜や靭帯や筋腱などが急激に牽引されて起こる損傷のことを「閃傷」という。これは扭傷であり、腰部に好発する。さらに体表部に、鈍器などで直接打撃を受けて、肌肉などの軟部組織が損傷することを「挫傷」という。これらの合称である。
宣剤(せんざい) 「宣は壅を去るべし」(宣可去壅)と見え、生姜・橘皮などの薬物のこと。「宣」は散のこと、「壅」は鬱塞のこと。たとえば胸中脹悶・嘔吐・悪心などの症状には、二陳湯(陳皮・半夏・茯苓・甘草)を用いて、利気散鬱する。もし胃に痰飲があれば、瓜蒂散などの吐法を用いるが、これも宣剤の方法の一種である。
穿山甲(せんざんこう) 薬物名。鹹。微寒。肝・胃。①通経下乳。血瘀による無月経・

せ

腹腔内腫瘤に用いる。②消腫排膿。癰腫(皮膚化膿症)の初期に用いる。③通絡散風。風湿痹の関節痛・肢体のこわばり・運動障害などに用いる。

喘而汗出(ぜんじかんしゅつ)(喘して汗出す) 裏熱が熏蒸されて熱気が逆して喘となること。汗出は喘により起こる。

喘四君子湯(ぜんしくんしとう)『万病回春』 方剤名。人参 茯苓 厚朴 蘇子 陳皮 当帰 蒼朮各2 縮砂 木香 沈香 甘草各1 桑白皮1.5。「胃腸虚弱で胃下垂がひどい人が、喘息発作をおこして呼吸が苦しくなるものなどに用いる」。

銭氏白朮散(せんしびゃくじゅつさん)『太平恵民和剤局方』 方剤名。人参3 白朮4 茯苓4 甘草1 藿香1 葛根4 木香1。本方は四君子湯に藿香・葛根・木香を加えたものに相当する。小児の脾胃気虚・湿濁中阻による、嘔吐・泄瀉・腹痛・腹満などに用いる。本方は、『小児薬証直訣』の七味白朮散と同方である(七味白朮散を参照)。

痁瀉(せんしゃ) 「鶏鳴下痢」「五更瀉」に同じ。

痁積(せんしゃく) 寒冷期に起こる腰痛のこと。

前揉法(ぜんじゅうほう) 刺針を容易にするために、刺針前に穴所を押し手で軽くもむこと。

全循義(ぜんじゅんぎ) 人名。朝鮮李朝時代 世宗後期から世祖まで活躍した医官。世宗20年(1438)『医方類聚』の編纂に関与。同27年(1447)金義孫とともに『針灸択日編集』を撰し、『食療纂要』も著述した。

全書(ぜんしょ) ①個人の著作叢書のこと。たとえば、中国明代の張介賓の『景岳全書』(1624年)は、張介賓の多くの医書を包括している。②収集して印刷した叢書のこと。中国清代の崇文斎が印刷した『仲景全書』(1894年)は、明代の張卿子の『集注傷寒論』、漢代の張仲景の『金匱要略方論』、金代の宋雲公の『傷寒類証』、清代の曹東斎の『運気掌訣録』、金代の成無己の『傷寒明理論』などを包括している。③部門別に論述した医書のこと。たとえば明代の龔延賢の『済世全書』(1620年)など。④特定の課題について研究した医書のこと。たとえば明代の張鶴騰の『傷暑全書』(1623年)、清代の謝玉瓊の『麻科活人全書』(1748年)など。

閃傷(せんしょう) 「閃挫」を参照。

遷正(せんしょう) 司天運気説によれば、昨年度の司天と在泉の差が、本年の司天と在泉の位置に移ることをいう。

喘証(ぜんしょう) 呼吸急促し、ひどければ鼻翼煽動し、または口を開けて肩をもたげて、平臥できないのを特徴とする。外感や内傷の疾患に見られ、実喘と虚喘に分ける。①「実喘」:多くは風寒や痰濁や痰熱などにより起こる。「風寒」により起こるものは、初めは悪寒発熱などの表証がある。「痰濁」により誘発されるものは、胸中満悶し、ひどければ咳引胸痛する。「痰熱」によるものは、発熱・咳嗽痰盛・胸痛・煩躁などが見られる。②「虚喘」:多くは肺弱腎虚に属す。肺弱のものは、喘促短気・咳声低弱・自汗畏風などが主症となる。腎虚のものは、呼気が多く吸気が少なく、動くと喘が悪化し、神疲肢冷などが主症となる。

川椒(せんしょう)[蜀椒] 薬物名。温裏袪寒薬。辛、温、毒、肺・胃・腎。①袪寒止痛 ②燥湿止瀉 ③殺虫消積

全生活血湯(ぜんしょうかっけつとう)『方薬合編』 方剤名。白芍 升麻各4 防風 羌活 独活 柴胡 当帰 葛根 甘草各2.8 藁本 川芎各2 生地黄 熟地黄各1.6 蔓荊子 細辛各1.2 紅花0.4。「不正子宮出血があり発熱し、全身の関節が痛み、眩暈、神識昏迷する場合に用いる」。

全生虎骨散(ぜんしょうここつさん)『東医宝鑑』 方剤名。当帰60 芍薬 続断 白朮 藁本 虎骨各40 烏梢蛇20。「半身不随で消痩し、手足無力に用いる」。

川椒散(せんしょうさん)『東医宝鑑』 方剤名。山椒 訶子 生姜 桂心 川芎 細辛 白朮各同量。「肺が寒邪に傷られ、さらさら

の鼻水が出て、頻繁にくしゃみをする場合に用いる」。

全生百朮散(ぜんしょうびゃくじゅつさん)『医林撮要』 方剤名。白朮40 生姜 檳榔 陳皮 赤茯苓 桑白皮各20。「妊婦が全身浮腫し、尿不利の場合に用いる」。

全生茯苓散(ぜんしょうぶくりょうさん)『医林撮要』 方剤名。赤茯苓 冬葵子各同量。「妊婦の尿不利に用いる」。

善色(ぜんしょく) 「病色」を参照。

善食而痩(ぜんしょくじそう) 中消の主症である。これは内熱が陰津を消耗することにより生ずる。「食亦」「中消」を参照。

蝉針(せんしん) 「鑱針(ざんしん)」を参照。

顫振(せんしん) 手足が動揺して自制できない症候のこと。多くは心血が虚し、肝と筋を養うことができずに起こる。

選針三要集(せんしんさんようしゅう) 書名。日本江戸時代の針医杉山和一の著書。この書と『療治之大概集』と『医学節要集』を合わせて「杉山三部書」という。内容は、取穴法・補瀉迎随・虚実論・謬針などを論述している。

前神総穴(ぜんしんそうけつ) 穴名。奇穴。頭頂部正中(百会穴)の前1寸に取る。頭痛・眩暈・中風などを主治。

浅深の補瀉(せんしんのほしゃ) 刺針の深さを調節して行う補瀉のこと。

泉生足穴(せんせいそくけつ) 穴名。奇穴。踵骨後面正中の横紋中に取る。滞産・嘔吐・悪心などを主治。

先煎(せんせん) 鉱物類や貝類の薬物は、その薬気や薬味を煎じ出すことが困難なので、搗いて砕き、先に煎じる。たとえば石膏・代赭石・鵝管石・牡蛎・鱉甲などに用いる。また処方中の麻黄は、先ず煎じて2～3回沸騰させ、水面に浮く泡を除き、さらに水を加えて、そこへ残りの薬物を入れる。麻黄は先に煎じて泡を取らなければ、服薬後に心煩を起こすことがある。

蟾酥(せんそ) 薬物名。燥湿殺虫薬。甘辛、温、毒、胃。①散毒抜疔 ②殺虫消積 ③通陽宣竅

蟾酥丸(せんそがん)『東医宝鑑』 方剤名。朱砂 石雄黄各12 麝香1。「疔瘡やあらゆる腫毒、咽喉腫痛、小児の急驚風や慢驚風に用いる」。

喘促(ぜんそく) 「喘急」を参照。

喘息丸(ぜんそくがん)『処方集』 方剤名。桔梗 紫蘇葉各100 紫蘇子 杏仁 前胡 五味子各50 蜜。「気管支喘息、気管支炎で咳嗽、多痰、息苦しい場合に用いる」。

喘息穴(ぜんそくけつ) 穴名。奇穴。背部、第7頚椎棘突起の外方1寸に取る。喘促・気促・風疹などを主治。

蟾酥膏(せんそこう)『東医宝鑑』 方剤名。蟾酥0.4 白丁香15 巴豆5 寒水石 小麦各若干。「るいれきが化膿した場合に用いる」。

染苔(せんたい) 舌苔が食物や薬品などで染められ、本来の色から変化したものをいう。診察時はこの仮象に注意しなければならない。

善太息(ぜんたいそく) 「太息」を参照。

蝉脱(せんだい)〔蝉蛻(ぜんぜい)〕 薬物名。熄風鎮驚薬。鹹、寒、肺・肝。①散熱解表 ②疏風解痙 ③退翳明目 ④宣肺開瘖 ⑤清胃止嘔 ⑥宣毒透疹

全知穴(ぜんちけつ) 穴名。奇穴。胸鎖乳突筋の後縁(完骨穴)の直下、約4横指に取る。頚項痛・全身痛などを主治。

疝癥(せんちょう) 腹部に硬結や固定性の腫瘤があって激痛を訴えるもの。

前頂(ぜんちょう) 穴名。督脈。頭部、前正中線上、前髪際の後方3.5寸。①熄風醒脳 ②清頭安神 ③潜肝陽 ④寧神鎮痙

潜鎮(せんちん)[鎮潜] 治法。質が重く、下墜作用のある鎮静安神薬と潜陽薬を同時に用いる治療法のこと。重質で下墜性のある鎮静安神薬には、硃砂・磁石・生鉄落・竜歯・牡蛎などの薬物がある。重質で下墜性のある潜陽薬には、牡蛎・龍骨・石決明・真珠母・磁石・代赭石などの薬物がある。以上の薬物中には、鎮静安神と潜陽の

せ

両方の作用が兼有しているものもある。潜鎮法は、心神不寧・心悸失眠・肝陽上亢の頭痛・眩暈などの症状に常用される。

宣通水道(せんつうすいどう)　治法。肺気を開いて水湿を利す治療法のこと。これは咳嗽気喘して水腫があるものに適用される。症状は浮腫が上半身と面部にひどく、小便不利や量少で深黄色・腹部脹満、さらに咳嗽気喘、または悪寒発熱・苔白滑・脈浮滑などが見られる。この治療には麻黄・桂枝・浮萍・連皮・茯苓・杏仁・桑白皮などの薬物を用いる。

先哲医話(せんてついわ)　書名。日本明治時代、浅田宗伯(1815～1894)の編著。先哲医家の医論・治験抜粋集。全2巻。明治13年刊。後藤艮山、北山友松子、和田東郭、荻野元凱、華岡青洲、永富独嘯庵、恵美三白、福島慎独軒、田中適所、福井楓亭、高階枳園、多紀元簡、多紀元堅の13名の医術の深奥を紹介している。

先天(せんてん)　「腎主先天」を参照。

先天帰一湯(せんてんきいちとう)『東医宝鑑』　方剤名。当帰48　白朮　白茯苓　生地黄　川芎各40　人参　白芍　牛膝各32　沙参　香附子　牡丹皮　半夏各28　陳皮24　甘草16。「気血不足により月経が不順で、月経量が少なく、不妊症の場合に用いる」。

先天之火(せんてんのか)　「腎陽」を参照。

先天之精(せんてんのせい)　①「腎蔵精」を参照。②「精」を参照。

仙伝化毒湯(せんでんかどくとう)『東医宝鑑』　方剤名。金銀花　瓜呂根各4.8　防風　黄芩　甘草　白芍　赤茯苓　貝母　連翹　白芷各4　半夏2.8　乳香　没薬各2。「癰疽、痘瘡、乳癰などにより、赤く腫れ疼痛し、まだ化膿しなかったり、化膿しても膿が出ない場合に用いる」。

仙伝六子丸(せんでんろくしがん)『補陽処方集』　方剤名。地骨皮　熟地黄　牛膝各120　木瓜　小茴香各80　兎絲子　苦楝子　枸杞子　覆盆子　五味子　蛇床子　白何首烏各40。「精血不足により老化を早め、白髪になり、皮膚にしわがより、視界が暗く、陰痿症、遺精がある場合に用いる」。

仙桃散(せんとうさん)『郷薬集成方』　方剤名。防風　桃皮　白芷　細辛各40　山椒20。「傷風により歯ぐきが痛み、血膿が出て、口臭が強い場合に用いる」。

宣毒丸(せんどくがん)『東医宝鑑』　方剤名。牽牛子160　大黄80　陳皮　橘皮　蒼朮　当帰各40。「湿熱により腹満痛し、大小便不利の場合に用いる」。

宣毒発表湯(せんどくはっぴょうとう)『処方集』　方剤名。葛根　連翹各12　牛蒡子8　淡竹葉6　前胡　桔梗　枳実　木通各4　甘草3.2　荊芥　防風　升麻各2.8　薄荷2。「紅疫の初期で、発疹がよく出ない場合に用いる」。

千日瘡(ぜんにちそう)　「疣(ゆう)」を参照。

宣熱丹(せんねつたん)『東医宝鑑』　方剤名。薄荷　皀莢　連翹　白何首烏　蔓荊子　三稜　荊芥各40　豆豉100。「るいれきに用いる」。

千年健(せんねんけん)　薬物名。辛・苦。温。肝・腎。祛風湿・強筋骨。風湿痹による関節痛・筋骨無力などに用いる。

旋撚術(せんねんじゅつ)　刺針法。針を目的の深さまで刺入したのち、その位置で針をひねりながら刺激する方法。旋捻の速度や回数などにより、弱刺激にも強刺激にもなる。

宣肺(せんぱい)[宣白]　治法。肺気不利の治療法。肺気不利になれば、咳嗽・気喘・痰多などが現れる。この治療には開通肺気・化痰止咳の薬物を用いる。これを「宣肺」という。肺は五行では金に属し、五色では白色に属す。したがって「宣白」とは、宣肺の意味である。「化痰」の項の「宣肺化痰」を参照。

宣肺化痰(せんぱいけたん)　「化痰」を参照。

洗肺湯(せんぱいとう)『東医宝鑑』　方剤名。半夏12　黄芩8　天門冬　麦門冬　五味子各6　杏仁4　甘草2　生姜5。「熱痰により高熱が出て、せきが出て、痰が多く出て、胸悶する場合、口渇し、多く飲みたがり、声がかれる場合、鼻中がただれる場合などに用いる」。
宣白(せんはく)　「宣肺」を参照。
前髪際(ぜんはっさい)　「髪際」を参照。
前板歯(ぜんばんし)　「歯燥」を参照。
銭匕(せんひ)　散薬を測る単位のこと。『千金方』に「銭匕は大銭(五銖銭)を用い一杯抄(すく)い、半銭匕とは一銭の半分ですくう」と見える。また奔制の刀銭の一部分で散末をすくい取ることを銭匕という説もある。
宣痺湯(せんぴとう)『その他』　方剤名。枇杷葉8　鬱金　豆豉各6　射干　木通各4。「太陰湿温が気分に侵入して、嘔吐、吃逆する場合に用いる」。
宣風散(せんぷうさん)『東医宝鑑』　方剤名。全蝎12　麝香1。「乳児が臍風や撮口症により良く泣き、乳を吸えず、白い泡の混じったよだれを流す場合に用いる」。
旋復花(せんぷくか)　薬物名。温肺止咳薬。鹹、温、小毒、肺・大腸。①化痰止咳　②下気平噫　③行水消腫
旋復花丸(せんぷくかがん)『郷薬集成方』　方剤名。大黄　杏仁各60　金沸草　皀莢　枳実各40。「気が逆上して咳嗽と痰が多く、短気、胸悶する場合に用いる」。
旋復花代赭石湯(せんぷくかたいしゃせきとう)『傷寒論』　方剤名。旋復花　大棗各3　代赭石　甘草　人参各2　半夏5　生姜4。「胃部が痞えて張り(心下痞硬)、呑酸、嘈雑、噯気があるもので、特にゲップが多い、便秘することが多いが、下痢していても用いられる」。
旋復花代赭湯(せんぷくかたいしゃとう)『処方集』　方剤名。代赭石6　金沸草　人参　半夏各4　炙甘草3　生姜3　大棗2。「脾胃が虚弱し、心下痞硬、吃逆が出る場合に用いる」。
旋復花湯(せんぷくかとう)『東医宝鑑』　方剤名。①金沸草　芍薬　荊芥蕊　半夏曲　五味子　麻黄　赤茯苓　杏仁　前胡　甘草各4　生姜3　大棗2。「出産後に風寒により咳嗽し、痰が多く、短気し、安臥できない場合に用いる」　②枳実　厚朴　白朮　黄芩　白茯苓各120　半夏　白芍　生姜各80　金沸草40。『郷薬集成方』「妊娠6～7ヶ月目に、胎動不安が生じた場合に用いる」。
全不産(ぜんふさん)　不妊症のこと。女性が結婚後2～3年が経ち、夫が無病であるにもかかわらず全く妊娠しないもの。
先別陰陽(せんべついんよう)　『素問・陰陽応象大論』に「よく診る者は、色を察し脈を按じ、先ず陰陽を別つ」(善診者、察色按脈、先別陰陽)と見える。つまり、疾病を診察する際には、四診法を運用して、先ず疾病の陰陽の属性を分析することが、弁証論治の基本原則であることを強調している。
仙茅(せんぼう)　薬物名。辛。熱。有毒。腎。①温腎壮陽。腎陽虚による陽痿・勃起不全・遺精・早漏・頻尿・尿失禁などに用いる。②強筋骨・祛寒湿。腎虚の寒湿痺による腰膝酸軟無力・関節痛・冷え症などに用いる。
善忘(ぜんぼう)　記憶力が減退すること。ものわすれ。
喘冒(ぜんぼう)[喘乏]　喘急昏冒のこと。呼吸促迫して気絶する状態のこと。
煎法(せんぽう)　薬を煎じる方法のことで、これには一定の規則がある。
喘冒不能臥(ぜんぼうふのうが)(喘冒して臥すあたわず)　気息が荒く、頭と目がくらみ、安眠できないこと。
先補後攻(せんほこうこう)　治法。攻下法の適応の疾病であるが、患者の体質が虚弱で、攻下法を受け付けない場合には、先ず補法を用いて、体質を増強させた後に攻下する。このように、先ず培補を用いた後に攻下する方法を「先補後攻」という。
宣補大黄湯(せんほだいおうとう)『医方類聚』　方剤名。大黄200　車前子10　檳榔　郁李仁　麻仁　牛膝　沙参　山薬各80　防風　独活　山茱萸　枳実各40。「あらゆる風病や気病により、上焦が焼けて、下焦が虚冷した場合、腰膝酸軟、嗜眠、口中無味、

悪寒する場合、さらに眩暈、胸悶、多夢、不眠、皮膚が荒れて、短気、咳嗽する場合に用いる」。

喘満(ぜんまん)　呼吸が切迫し、気が上逆して下降せず、塞がれて充満すること。

千緡湯(せんみんとう)『東医宝鑑』　方剤名。半夏6　皀莢　炙甘草各3　天南星各4　生姜5。「痰喘により短気、咳嗽する場合に用いる」。

千緡導痰湯(せんみんどうたんとう)『東医宝鑑』　方剤名。半夏6　天南星　陳皮　赤茯苓　枳実各4　皀莢　炙甘草各3　生姜3。「風痰により咽中痰声、短気、咳嗽する場合に用いる」。

喘鳴(ぜんめい)　喘気時に喉間に痰鳴がするもの。ゼーゼー、ヒューヒューという音。痰盛で喘するものは「痰喘」という。痰喘して咳嗽をともなうものは「喘咳」という。

譫妄(せんもう)　裏熱過盛や痰火内擾などにより、意識がもうろうとし、支離滅裂なことをしゃべり、錯覚や幻覚があり、情緒が乱れ、または異常に興奮して激動するなどの症状のこと。

煎薬法(せんやくほう)　薬物を水に入れて一定時間煎じて、滓を取り去り、汁を取って内服すること。煎薬には一定の方法がある。発表薬と理気薬は、その薬気を用いるので、強めの火ですばやく煎じる(煎じる時間は短め)。補益薬は、その薬味を用いるので、弱めのとろ火でゆっくり煎じる(煎じる時間は長め)。また煎薬時の水量の多少は、薬物の性質や処方中の薬味の多少、また病人の年齢などにより決める。この他にも、「先煎」「後下」「包煎」などの方法がある。各項を参照。

潜陽(せんよう)　治法。陰虚で肝陽上昇(上亢)したものに対する治療法。肝陽が上昇すると、頭痛・眩暈・耳鳴・耳聾・肢体麻木や震顫などの症状が見られる。この治療には、生牡蛎・生龍骨・生決明子・真珠母・磁石・代赭石などの質重で鎮墜性の薬物を用いて、虚陽を収斂させる。これを「潜陽」という。潜陽法は平肝滋陰法と併用する。「滋陰平肝潜陽」を参照。

洗浴(せんよく)　「搨浴」を参照。

旋螺突起(せんらとっき)　本病は肝火内盛により、風輪の部分が螺旋状に突出し、眼球が白色か青色になり、しばらくすると黒色に変化するもの。重症では失明する。

疝痢(せんり)　腹部が冷えて下痢する状態のこと。

戦慄(せんりつ)　「寒慄鼓頷」を参照。身体がガタガタ震える状態のこと。

川楝子(せんれんし)　薬物名。駆虫薬。苦、寒、小毒、肝・小腸。①殺虫消積　②行気止痛　③瀉肝療疝　④利尿通淋　⑤調経止帯

宣和賜芪絲丸(せんわしぎしがん)『郷薬集成方』　方剤名。黄芪1200　兎絲子600　当帰300　薏苡仁　茯神　鹿角霜　熟地黄各150。「精血不足により遺精、夢精、白濁があり腰背が痛み、面黒、口乾、脚弱、視力減退、難聴の場合、消渇により多尿の場合、陰痿症がある場合、老化防止にも用いる」。

さ行・そ

疽(そ)　瘡瘍の表面が平らで広がり、皮膚色に変化は無く、熱くも無く疼痛も少ない。化膿しないうちは消えにくく、化膿していれば潰れにくい、膿は清稀で、潰爛後は口が塞がりにくい。これを「疽」という。その原因は外邪を感受し、邪気が肌肉と筋骨の間に鬱積し、気血が凝滞して生ずる。または情志により内傷し、気血が失調して生ずる。または脂っこい物や濃い味の物を食べ過ぎて、痰凝湿滞することにより生ずる。

素因(そいん)　固体の内部にあって、ある疾患にかかりやすい性状(機能的・形態的)をいい、「一般的素因」と「個人的素因」とに分ける。

爪(そう)　穴位の上を指の甲で押さえること。それは穴位部の気血を散らす、または圧迫して痛みを止めて、刺入しやすいようにする。

湊(そう)　①聚合、会同のこと。赴く、侵犯する意味がある。『素問・評熱病論』に「邪の湊るところ、その気必ず虚す、陰虚す者は、陽必ずこれに湊る」(邪之所湊、其気必虚、陰虚者、陽必湊之)と見える。『霊枢・百病始生篇』に「故に往来して腸胃の間に移行し、水湊りて滲注灌す」と見える。②「腠」に通ず。「腠理」のこと。(『文心雕龍・養気篇』に「湊理無滞」とある)。「腠理」を参照。

瘡(そう)　癰疽よりも小さく、皮膚の浅層に多発する湿熱瘡や疥瘡などのこと。

燥(そう)[燥気]　①六淫の一つ。燥気は津液を傷りやすい。症状は目赤・口鼻乾燥・唇焦・乾咳・胸痛・便秘などが見られる。その症候の熱に偏るものを「温燥」、寒に偏るものを「涼燥」という。②陰津虧損の病症のこと。「内燥」を参照。

顙(そう)　「額顱」を参照。

躁(そう)　手足を動きまわして落ち着かず、または裸になり衣服を着たがらず、または水に入ろうとするなど落ち着かない症状のこと。

霜(そう)　薬物を黒焼きにすること。

臓(ぞう)　①内臓の総称。②五臓(肝・心・脾・肺・腎)のこと。これに心包を加えて「六臓」という。

相畏(そうい)　七情の一つ。薬物の相互の抑制のこと。つまり毒性のある薬物には、その毒性を抑制する薬物を配合して、有害な作用が起きないようにすること。たとえば半夏は有毒で、生姜を畏れるので、半夏は生姜と配合して、半夏の毒性を抑制する。

僧医(そうい)　僧と医師を兼ねた者のこと。奈良時代、仏教の渡来とともに、中国医学が僧侶によって直接日本に伝えられた。この時代の名僧医として、法蔵・法蓮・鑑真などがあげられる。鎌倉時代の僧医としては、蓮基・栄西・仏厳・忍性・智玄・行蓮などが知られる。

瘡痍(そうい)　皮膚の腫れ物のこと。

爪為筋之余(そういきんしよ)(爪は筋の余たり)　「肝其華為爪」を参照。

臓会(ぞうえ)　「八会穴」を参照。

増益帰茸丸(ぞうえききじょうがん)『方薬合編』　方剤名。鹿角膠320　熟地黄　鹿茸　五味子　当帰各160　山薬　山茱萸　炮附子　牛膝　肉桂各80　白茯苓　牡丹皮　沢瀉各40。「腎陽不足により陰痿症、遺精、夢精などがある場合、腰痛、下半身が厥冷無力、易疲労の場合に用いる」。

増液瀉下(ぞうえきしゃげ)　治法。増補津液薬と寒下薬を併用して、熱結津液による大便秘結を治療すること。もし病人の正気が太虚にならず、攻下に耐えられるようならば、増液承気湯(元参・蓮心・麦冬・生地・大黄・芒硝)を用いる。

増液潤下(ぞうえきじゅんげ)　「潤下」を参照。

増液承気湯(ぞうえきじょうきとう)　方剤名。①「増液瀉下」を参照。②玄参 40　麦門冬　生地黄各 32　大黄 12　芒硝 6。「温熱病により陰虚し、口乾、舌紅、黄苔、便秘する場合に用いる」。

増液湯(ぞうえきとう)『温病条弁』　方剤名。玄参 30　麦門冬 24　生地黄 24。陽明温病で腸胃熱盛により津液損耗し、便秘・発熱・口渇・腹満・舌質紅で乾燥・舌苔黄燥・脈細無力などに用いる。

増液湯(ぞうえきとう)　「潤下」を参照。

相悪(そうお)　七情の一つ。ある薬物は、他の薬物の性能を弱めることができる。たとえば生姜は黄芩を悪むので、黄芩は生姜の温性を弱めることができる。

壮火(そうか)　『素問・陰陽応象大論』に「壮火の気衰う」と見える。壮火と少火は対義語。興奮した際の病理の火のことで、正気を損耗しやすく、人体の正常な生理機能に影響する。

相火(そうか)　「君火」に対していう。君火と相火が協力して、臓腑を温養し、機能活動を推進するのである。一般には命門・肝・胆・三焦に相火がある。しかし相火の根源は、主に命門より発生する。

瘡家(そうか)　①刀剣などで傷つき、出血過多の病人のこと。②平素より瘡・瘍・癤・癰などがある病人のこと。張仲景は『傷寒論』中で、この瘡家については、発汗法を用いてはならず、もし発汗すると痙攣を起こすと述べている。

燥火(そうか)　「燥熱」を参照。

草果(そうか)　薬物名。温裏祛寒薬。辛、温、脾・胃。①祛寒止痛　②温脾截瘧　③温胃止嘔　④消食化積　⑤燥湿化痰

燥咳(そうがい)　燥気が肺津を耗傷して起こる咳嗽のこと。症状としては、乾咳痰少・咽喉乾痛・口鼻や皮膚が乾燥・気息不利・骨節煩痛・大便乾燥・舌紅苔黄・脈弦数などが見られる。

雙解散(そうかいさん)『東医宝鑑』　方剤名。①滑石 12　甘草 4　石膏　黄芩　桔梗各 2.8　防風　川芎　当帰　芍薬　大黄　麻黄　薄荷　連翹　芒硝　荊芥　白朮　梔子各 2　生姜 3　葱白 3　豆豉半量。「傷寒、傷風、風熱などにより頭痛　眩暈、言語障害がある場合、痙攣が起きる場合、できものやあざができやすい場合、大便硬の場合に用いる」　②大黄　牽牛子各 6　肉桂　白芍　沢瀉　桃仁各 4　甘草 2.8　生姜 5。「便毒により肛門周辺に腫物が生じた場合に用いる」。

皂角(そうかく)　薬物名。温化寒痰薬。辛鹹、温、小毒、肺・大腸。①祛痰止咳　②開竅通閉　③透膿破癰　④殺虫滅疥　⑤軟堅消癧

皂角元(そうかくげん)『東医宝鑑』　方剤名。羌活　防風　皂莢　枳実　桑白皮　檳榔　杏仁　菟絲子　白芷　陳皮各同量。「中風により半身不随、便秘する場合に用いる」。

皂角刺(そうかくし)　薬物名。辛。温。肺・大腸・肝・胃。辛散温通し薬力が鋭利であり、病変部に直接達するので、癰疽腫毒(皮膚化膿症)の潰破する前に用いる。

皂角散(そうかくさん)『東医宝鑑』　方剤名。皂莢　羅蔔子角同量。「突然傷風し、痰が心竅を塞ぎ、神識昏迷、咽喉痰声の場合に用いる」。

皂角大黄湯(そうかくだいおうとう)『寿世保元』　方剤名。升麻　葛根 12　大黄　皂莢各 4。「太陰人が悪寒発熱し、面赤、頚項紅腫する場合に用いる」。

挿花穴(そうかけつ)　穴名。奇穴。額角髪際から後方 1.5 寸に取る。面疔・偏頭痛などを主治。

壮火食気(そうかしょくき)(壮火は気を食む)　人体の内では臓腑を養い、外では皮膚を充す陽気は、生理上の火であり「少火」という。もし陽気が過亢して、火熱が内生すれば、病理上の「火」となり、これを「壮火」という。このような亢盛な火は、物質の消耗を増加させて、陰と気を耗傷する。これを「壮火食気」という。「食」とは腐蝕や損耗

の意味である。

草果知母湯(そうかちもとう)『その他』 方剤名。半夏12 厚朴 知母各8 草果 黄芩 烏梅 瓜呂根各6。「心煩、焦燥、煩熱、冷飲を好む場合に用いる」。

草果平胃散(そうかへいいさん)『東医宝鑑』 方剤名。蒼朮8 厚朴 陳皮 橘皮 大腹皮 檳榔 草果各4 甘草2 生姜3 大棗2。「脾胃の湿鬱により口中無味、消化不良、小腹腫満、時に発熱、尿不利の場合に用いる」。

相火妄動(そうかもうどう) 肝と腎の相火が、腎陰の滋養を受けられずに妄動することを指す。症状として「肝火上炎」すれば、眩暈頭痛・視物不明・耳鳴耳聾・急躁易怒・睡眠多夢・顔面烘熱などの症状が見られる。「腎の虚火内灼」のものでは、五心煩熱・頭目眩暈・腰背脛跟痠痛・性機能興奮・遺精・早泄などの症状が見られる。

走缶(そうかん) 「推缶」を参照。

走緩(そうかん) 「鞋帯癰」に同じ。足の内踝に生じる癰のこと。

憎寒(ぞうかん) 外では戦慄が起こり、内では煩熱が起こる症状のこと。これは熱邪が内伏し、陽気が阻塞して疏通せずに起こる。

臓寒(ぞうかん) ①新生児が出生後100日以内に、手足逆冷・唇面微青・額上汗出・不思乳食・腹痛腸鳴・泄瀉清水・夜啼などの症状が現れるもの。これは出産時に冷気が侵入した、または臍帯から寒気が内侵することにより起こることもある。②「脾胃虚寒」を指す。

桑韓医談(そうかんいだん) 書名。日本江戸時代の書、北尾春圃(1659～1741)と朝鮮通信使の医員・奇斗文との間に交わされた医事に関する問答集。全2巻。

草還丹(そうかんたん)『補陽処方集』 方剤名。①山茱萸600 破胡紙300 当帰160 麝香4。「肝腎虚により生じた陰萎と腰痛、腰膝酸軟の場合、遺精、遺尿があり陰嚢が常に湿潤して冷えている場合、眩暈、耳鳴、耳聾する場合、月経量が多い場合などに用いる」 ②地骨皮 生地黄 石菖蒲 牛膝 遠志 菟絲子各同量。「精血不足により白髪になり、身重、記憶力減退などの場合に用いる」。

宗気(そうき) 飲食物の水穀が化生した営衛の気と、吸入された大気が結合して胸中に蓄積された気のこと。胸中は、宗気が積聚する場所でもあり、全身の気の運動と輸布の出発点でもある。宗気の機能は、上にのぼり喉嚨に出て呼吸を行い、また言語・声音・呼吸の強弱に関係する。さらに心脈に貫注して気血をめぐらす。そこで気血の運行や肢体の寒温と活動能力などは、宗気と関係が深い。

燥気(そうき) 「燥」に同じ。

臓気(ぞうき) 五臓の気、つまり五臓の機能活動のこと。各項を参照。

蒼亀丸(そうきがん)『東医宝鑑』 方剤名。蒼朮 亀板 白芍各100 黄柏20。「痢疾のために次第に消痩してくる場合に用いる」。

桑菊飲(そうぎくいん) 方剤名。①「奇方」を参照。②桑葉10 杏仁 桔梗 蘆根各8 連翹6 甘菊花4 甘草 薄荷3.2。『その他』「風熱により発熱し、頭痛、咳嗽、咽喉腫痛する場合、突然眼が赤くなり翳膜が生ずる場合、状若漁胞症、聚星障などに用いる」。

燥気傷肺(そうきしょうはい) 秋燥の邪気が肺を傷ること。燥は六淫の一つ。秋季の気候は乾燥しているので、口鼻から肺に侵入して、肺津を耗傷しやすい。症状は乾咳無痰、または喀痰帯血・咽喉疼痛・胸脇痛などの燥気の症候をあらわす。これは温燥と涼燥とに分ける。「温燥」「涼燥」を参照。

桑寄生(そうきせい) 薬物名。熄風鎮驚薬。苦、平、肝・腎。①祛風通痹 ②養血安胎 ③通絡行乳

桑寄生散(そうきせいさん)『郷薬集成方』 方剤名。白朮80 桑柏皮 白茯苓 人参 甘野老各40 糯米0.5 生姜10。「妊娠中に胎児が育たず、胸悶する場合に用いる」。

宗気泄(そうきせつ) 宗気が外泄すること。

症状は気喘・虚里穴(乳根穴・心尖拍動の部)の跳動が過多・拍動が着物上からも分かるなどが見られる。多くは痰瘀や心陽不足などの症状に見られる。

蒼橘湯(そうきつとう)『東医宝鑑』 方剤名。蒼朮8 橘皮6 芍薬 赤茯苓各4 黄柏 威霊仙 羌活 甘草各2。「飲酒過度により湿熱が生じ、口眼喎斜、半身不随、舌が強ばり、言語障害の場合に用いる」。

宋九科(そうきゅうか) 中国宋代の太医署での医科を9科に分けた。つまり「大方脈科」・「風科」・「小方脈科」・「瘡腫兼折傷科」・「眼科」・「産科」・「口歯兼咽喉科」・「針兼灸科」・「金鏃兼書禁科」のこと。

臓虚、重実、乱経(ぞうきょ、じゅうじつ、らんけい) 針法。月初めに瀉針を用いることを「臓虚」という。満月の時に補針を用い、血気を表層に充満させて、経脈中の血液を留滞させることを「重実」という。旧暦の月末に刺針して、経気を擾乱させることを「乱経」という。

躁狂(そうきょう) 「躁」とは、手足を躁擾(ばたつかせる)させること。「狂」とは、狂乱して不安になり、異常な行動を起こすこと。狂乱して不安になり、手足を躁擾することは、神志失常の症候の一つである。多くは肝経熱盛、または胆火上擾、陽明熱盛、熱擾心神、または穢濁上干、血蓄下焦、瘀熱上衝などにより起こる。

棗杏元(そうきょうげん)『処方集』 方剤名。大棗50 葶藶子 杏仁各80。「痰により短気し、痰声がする場合に用いる」。

皀莢煎丸(そうきょうせんがん)『郷薬集成方』 方剤名。①皀莢600 烏梢蛇120 防風 枳実 大黄 苦参 牛蒡子 天麻 荊芥穂各40。「頭面風の際に、顔面に虫が這うような感覚があり、搔痒する場合に用いる」 ②皀莢600 薄荷120 天南星 防風 天麻 甘菊花各80。「風痰により眼が渋り、頭痛、眩暈、しゃっくりする場合に用いる」。

桑杏湯(そうきょうとう) 方剤名。①「軽宣肺気」を参照。②「軽宣潤燥」を参照。③沙参8 桑葉 杏仁 貝母 豆豉 梔子各4。『処方集』「悪寒発熱し、胸悶する温燥症、または発熱し、咳嗽、多痰の場合に用いる」。

宗筋(そうきん) ①三陰三陽の経筋が前陰部に会合するものをいう。経筋とは、十二正経と十二経別以外のもう一つの循行系統のこと。その特徴は、体表を循行し、四肢末端の爪から起こり、四肢の前腕・肘・腋と踝・膝・股の間に上行し、回旋して曲折し、肌肉の間を貫通して、頚項に上行して頭面に終結する。②男子の生殖器・陰茎のこと。

宗筋之会(そうきんのかい) ①筋腱の集合する箇所を指す。つまり経絡が循行中に、陰経と陽経が筋腱が豊富な大関節に会合する部位のこと。たとえば股関節、膝関節など。②男子の生殖器のこと。

桑鉤(そうく) 外治法の一つ。生の桑を焼いて炭にし、坑の中に置き、病人をその上に座らせ、そして馬膏を付ける。

雙倶散(そうぐさん)『郷薬集成方』 方剤名。石菖蒲40 当帰20。「産後の腰痛に用いる」。

送下(そうげ) 「送服」を参照。

叢桂偶記(そうけいぐうき) 書名。日本江戸時代の書、原南陽(1752〜1820)の著。医論集。全2巻。寛政12年(1800)刊。南陽の学風を示す医学小論集。

叢桂亭医事小言(そうけいていいじしょうげん) 書名。日本江戸時代、享和3年(1803年)、原南陽(1752〜1820)の著。全7巻。漢方入門書。南陽の医術を具体的に示す代表的著述で、古方・後世方・針灸法が巧みに運用されている。

燥結(そうけつ) 病邪が化熱して、その邪熱が胃腸に結し、胃腸の津液が受傷する病理のこと。主な症状は、身熱または午後潮熱・腹脹痛・便閉・尿赤・舌紅苔黄乾燥・脈数などが現れる。

臓結(ぞうけつ) 『傷寒論』に見える。①症状は結胸証に類似するが、発熱と煩躁が無い。病人は平常通り飲食するが、時には腹瀉、脈象は寸浮・関細小沈緊・舌苔白滑で膩となる。これは邪が臓に結し、陽虚して陰濁が凝結して起こる。②病人の脇下にもとより積聚痞塊があり、これが臍の傍らにまで連なり、疼痛が少腹にまで牽引する病症を指す。

臓厥(ぞうけつ) 臓の真陽が衰微して極点にまで達し、躁を呈して落ち着かず、虚陽上擾する症状のこと。

壮元丸(そうげんがん)『東医宝鑑』 方剤名。遠志 龍眼肉 乾地黄 玄参 朱砂 石菖蒲各12 人参 茯神 当帰 酸棗仁 麦門冬 側柏子各8。「心虚証により、健忘、全身労倦、不眠、心悸の場合に用いる」。

壮原湯(そうげんとう)『処方集』 方剤名。人参 白朮各8 赤茯苓 破胡紙各4 陳皮2.8 肉桂 乾姜 炮附子 砂仁各2。「下焦の虚冷により、腹満、尿不利、短気、ひどければ陰嚢、下肢、顔面が浮腫する場合に用いる」。

巣元方(そうげんぽう、生没年不詳) 人名。中国隋時代の人。大業年間(605〜616)に太医博士となり、『諸病源候論』を著した。これは中国で最も早く書かれた病因と証候の専門書である。

爪甲(そうこう) つめのこと。

臓行気於腑(ぞうこうきおふ)(臓は気を腑に行らす) 臓と腑の特徴について、『素問・五蔵別論』では臓は「精気を蔵して瀉せず」(蔵精気而不瀉)と見え、腑は「化物を伝えて蔵せず」(伝化物而不蔵)と指摘している。五臓は精気を貯蔵するが、その五臓の気(活動の動力)の作用は、必ず六腑と密接に関連してこそ、臓と腑の総合的な機能を表現できる。腑については、『素問・五蔵別論』に「これ五臓の濁気を受け、名づけて伝化の府という、これ久しく留むるあたわず輸写(瀉に同じ)する者なり」(此受五臓濁気、名曰伝化之府、此不能久留輸写者也)と見える。ここでの「濁気」とは、飲食物と飲食が変化した産物の糟粕や水分などを指す。この「気」は臓から来るものなので、「臓行気于腑」という。たとえば胆汁の排泄には、肝気の疏泄が必要であり、膀胱の排尿も腎の気化作用が必要である。これらはいずれも臓の行気機能である。

棗膏湯(そうこうとう) 方剤名。「滌痰」を参照。

雙合湯(そうごうとう)『東医宝鑑』 方剤名。当帰 川芎 白芍 乾地黄 陳皮 半夏 白茯苓 白芥子各4 桃仁3.2 紅花 甘草各1.2。「湿痰と瘀血により手足浮腫痹痛、動かしづらく、感覚鈍麻する場合に用いる」。

相克(そうこく) 相互に制約・排斥・克服すること。五行学説では、相克の関係を用いて、事物に相互拮抗の関係があることを説明している。具体的には、木は土を克し、土は水を克し、水は火を克し、火は金を克し、金は木を克す。相克とは、本来は正常な範囲での制約を指していたが、習慣的に「相乗」と混用している。たとえば病理的に木が土に乗じたものは、「木克土」といわれている。

燥剤(そうざい) 「燥」とは袪湿のこと。たとえば桑白皮・赤小豆など。たとえば水腫病で、水湿が皮膚の間に停蓄して、面目四肢がすべて浮腫し、脘腹脹満・気喘・小便不利などが見られれば、五皮飲(桑白皮・陳橘皮・生姜皮・大腹皮・茯苓皮)を用いる。また「赤小豆桑白皮湯」(上記の二味のみ)も、水湿が皮膚の間に停蓄した水腫を治療する。一般に言われる「燥湿」とは、中焦の湿邪を袪すことを指す。寒湿には「苦温燥湿」の蒼朮や厚朴などの薬物を用いる。湿熱には「苦寒燥湿」の黄連や黄柏などの薬物を用いる。

相殺(そうさつ) 七情の一つ。ある薬物は他の薬物の中毒反応を消除することができる。これを「相殺」という。緑豆は巴豆の毒を殺(さつ)すなど。

嘈雑(そうざつ) 胸焼けのこと。胃脘部と心口(心窩部)部の症状の一つ。虞摶の『医学正伝』に「それ嘈雑の証たるや、飢うるに似て飢えず、痛むに似て痛まず、しかるに懊憹して自ら寧(やす)まざるの状有る者これなり。その証あるいは噯気を兼ね、あるいは痞満を兼ね、あるいは悪心を兼ね、ようやく胃脘に至りて作痛す…」(夫嘈雑之為証也、似飢不飢、似痛不痛、而有懊憹不自寧之状者是也、其証或兼噯気、或兼痞満、或兼悪心。漸至胃脘作痛…)と見える。その疼痛は、胃に食物が入れば止まる。多くは痰火・肝胃不和・胃熱・血虚などにより起こる。潰瘍病と胃炎などの疾病によく見られる症状である。

相使(そうし)　七情の一つ。２種類以上の薬物を同時に用いる場合に、主薬を補助して、その薬効を高めることを「相使」という。款冬花は杏仁を用いて使とする。

燥矢(そうし)　屎とは、古くは「矢」としている。燥矢とは、乾燥して硬結した糞便のこと。大便が乾燥硬結し、さらに壮熱・煩渇・腹脹痛して拒按などの症状があらわれれば、陽明胃の実熱証である。もし数日間大便が出ないが、腹が脹痛しないものは、津虚燥結である。

燥屎(そうし)　硬く乾燥状の大便のこと。

蔵志(ぞうし)　書名。江戸時代中期1759年、山脇東洋(1705～1762)の著書。人体解剖学書。全２巻。宝暦８年(1758)自序。日本の解剖図誌の嚆矢として歴史的意義が大きい。

雙芝丸(そうしがん)『補陽処方集』　方剤名。熟地黄　石斛　五味子　黄耆　肉蓯蓉　牛膝　菟絲子　杜仲　鹿角霜　薏苡仁各80　白茯苓　人参　覆盆子　山薬　木瓜　天麻　秦艽各40　沈香12　麝香8。「原気と精血不足により全身が労倦し、口中無味、腰膝酸軟無力、精神昏迷、記憶力減退、眩暈する場合に用いる」。

燥矢在胃中(そうしざいいちゅう)(燥矢胃中に在り)　胃とは腸のこと。つまり腸中に糟粕が結積していること。「燥矢」とは、燥結した糞便のこと。

桑耳散(そうじさん)『郷薬集成方』　方剤名。桑耳子　熟地黄各80　茜草根　阿膠各40。「不正子宮出血が続き、全身労倦、黄疸が出て、消痩する場合に用いる」。

蒼耳子(そうじし)　薬物名。発散風湿薬。甘、温、小毒、肺。①蒸脳止涕　②祛湿通痹　③行水消腫　④解毒医瘡

蒼耳子丸(そうじしがん)『郷薬集成方』　方剤名。蒼耳子120　苦参　白蒺藜　蝉退各40。「傷風により皮膚掻痒、蕁麻疹が生じ、小さな湿疹が生じた場合に用いる」。

桑枝煎(そうしせん)『郷薬集成方』　方剤名。桑柏皮40　益母草12。「紫癜風により赤紫斑や斑点が生じ、痒くも痛みも無く、かくと皮膚が荒れてくる場合に用いる」。

葱豉湯(そうしとう)『肘後備急方』　方剤名。葱白５条(１握)　淡豆豉30。外感風寒の軽症で、鼻閉・微悪風寒・微熱・無汗・頭痛・噴嚏・舌苔薄白・脈浮などを現わすものに用いる。

葱豉湯(そうしとう)　方剤名。①「辛温解表」を参照。②「小方」を参照。

桑枝湯(そうしとう)『郷薬集成方』　方剤名。桑枝　楡柏　山椒　杉木節　槐実各600　白礬　塩各120。「風毒が手足に集積し、疼痛し、時に紅腫し、感覚鈍麻する場合に用いる」。

聡耳湯(そうじとう)『東医宝鑑』　方剤名。黄柏4　当帰　白芍　生地黄　川芎　知母　陳皮　烏薬　白芷　防風　羌活　独活　薄荷　蔓荊子　藁本各2　細辛1.2。「腎虚や風熱により耳聾になる場合に用いる」。

燥湿(そうしつ)　①「苦温燥湿」：中焦に寒湿が阻滞したために、胸悶嘔吐・悪心・腹脹・大便清稀・苔白膩などが見られれば、厚朴・半夏・白蔻仁・茯苓などを用いる。②「苦寒燥湿」：中焦に湿熱が阻滞したために、腹痛腹脹・大便稀薄して熱臭・舌苔黄膩などが見られれば、黄連・黄芩・枳殻・猪苓などを用いる。

燥湿化痰(そうしつけたん)　「化痰」を参照。

燥湿上瀉湯(そうしつじょうしゃとう)『医林撮要』　方剤名。人参　白朮　白茯苓　蓮実　山薬各4　炙甘草3.2　白扁豆　薏苡仁　沢瀉　桔梗　砂仁各2　肉豆蔻1.2　生姜3　大棗2。「脾胃気虚により湿が盛んで、心下痞硬、消化不良、吐瀉する場合に用い

る」。

燥者濡之(そうしゃじゅし)(燥く者は之を濡す) 『素問・至真要大論』に見える。つまり津液枯燥した場合に、滋潤薬を用いること。「燥」には内燥と外燥の違いがある。「内燥」は燥熱が肺胃の津液を傷るもので、「養陰潤燥」法を用いる。「外燥」は外感燥邪が肺を傷るもので「軽宣潤肺」法を用いる。

操縦(そうじゅう) 脈拍を感じ取るために、指先の力を用いる方法のこと。先ず軽く押さえて、次第に強く押さえて、さらにこれを繰り返して、様々な脈象を感知する方法。

蒼朮(そうじゅつ) 薬物名。発散風湿薬。辛苦、温、脾・胃。①散寒解表 ②祛湿通痹 ③健脾止瀉 ④調胃消痞 ⑤補虚明目 ⑥燥湿化痰 ⑦辟穢解疫

蒼朮膏(そうじゅつこう)『東医宝鑑』 方剤名。蒼朮600 白茯苓150 蜜150。「気滞により口中無味、消化不良、身重、顔と手足が浮腫する場合に用いる」。

蒼朮香附湯(そうじゅつこうぶとう)『医林撮要』 方剤名。蒼朮 香附子 黄柏 橘皮 延胡索 益智仁 桃仁 茴香 附子 炙甘草各同量。「寒疝により陰嚢腫脹冷痛する場合に用いる」。

蒼朮難名丹(そうじゅつなんめいたん)『東医宝鑑』 方剤名。蒼朮160 茴香 苦楝子各30 烏頭 破胡紙 白茯苓 龍骨各40。「脾気虚により尿が濁り、頻尿、淋瀝、下肢無力、腰背冷感して疼痛する場合に用いる」。

蒼朮白虎湯(そうじゅつびゃっことう)『方薬合編』 方剤名。石膏20 糯米半 知母8 蒼朮4 甘草2.8。「湿温により多汗、身重、手足厥冷、消化不良の場合、陽明病で多汗、煩渇、脈洪大の場合に用いる」。

蒼朮防風湯(そうじゅつぼうふうとう)『東医宝鑑』 方剤名。蒼朮24 麻黄8 防風4 生姜7。「風邪が脾胃を傷り、飧泄が生じ、腹痛、消化不良、未消化便が出る場合に用いる」。

叢書(そうしょ) 部門別に分類して編集した書籍のこと。医学分野では、基礎医学から臨床医学までの広範囲にのぼる。中国清代の陳夢雷らが編集した『古今図書集成医部全録』はその代表作である。

臓象(ぞうしょう) 臓とは臓腑のこと。象とは、人体の臓腑の正常な機能、病態変化が発生した時に、外に現れる徴候のこと。つまり、形体組織と症候で見られる、または診察される症候のこと。これは内在臓腑の機能(実際には営・衛・気・血・精・神・津液のこと)の変化であり、これにより人体の健康を判断し、疾病を診断・治療する情報にする。

躁擾(そうじょう) 手足を動かして、もだえ騒ぐ状態のこと。

相乗(そうじょう) 「乗」とは、虚に乗じて侵襲すること。「相乗」とは「相克」の太過のもので、正常な制約の程度を超えることである。これは事物間の関係が、正常な協調関係を失ったことの表現である。たとえば木気が偏亢して、金も木を正常に克制できなければ、太過の木が土に乗じて、肝木亢盛や脾土虚弱の病症が現れる。五行学説での「相乗」は、病理変化である。

燥勝則乾(そうしょうそくかん)(燥勝れば則ち乾す) 『素問・陰陽応象大論』に見える。つまり燥気が偏勝して出現する乾燥した病理のこと。燥気が太過になれば、津液が耗傷して口唇鼻咽が乾燥・皮膚燥裂・乾咳・大便乾結などの傷津の症状が現れる。

草褥(そうじょく) 産褥のこと。

棗子緑礬丸(そうしりょくばんがん)『東医宝鑑』 方剤名。針砂 緑礬 蒼朮 厚朴 陳皮 神曲各40 甘草20。「脾胃に湿熱が集積し、腹満、口中無味、身重、黄疸が生じた場合に用いる」。

叢針(そうしん) 数本の豪針をそろえて、浅めに刺針する方法。手で針柄を持ち、針先を皮膚の表面に置き、叩くように数回浅く刺入すること。

桑椹(そうじん) 薬物名。補血薬。甘酸、寒、肝・腎。①養血祛風 ②生津止渇 ③

軟堅消癧　④行水消腫　⑤潤腸通便

瘡疹集(そうしんしゅう)　書名。亡失。詳細伝不詳。任元濬撰の瘡疹に関する専門書。

相須(そうす)　七情の一つ。性能が似ている２種類の薬物を同時に用いて、相互に作用を増強させること。たとえば知母と黄柏など。

壮水制陽(そうすいせいよう)　「壮水之主、以制陽光」を参照。

壮水之主、以制陽光(そうすいのしゅ、いせいようこう)(水の主を壮して、以って陽光を制す)　中国唐代の王冰が「諸々のこれを寒して熱する者は、これを陰に取る」(諸寒之而熱者取之陰)に対する注釈である。後に「壮水制陽」「滋水制火」「滋陰涵陽」と簡称した。これは滋陰壮水の方法を用いて、陽亢の火盛を抑制する意味である。たとえば温熱薬で寒証を治療して、効果が現れなかったり、逆に悪化した場合には、その熱証は陰虚陽亢の性質のもので、腎陰虚に属すので、腎陰(腎の真水)を滋補しなければならない。腎陰が不足して、虚火が上炎して、頭暈目眩・腰痠足軟・咽燥・骨蒸痠痛などがあらわれれば、六味地黄丸(熟地黄・山茱萸・山薬・沢瀉・茯苓・丹皮)を用いて治療する。

壮水明目丸(そうすいめいもくがん)『済州新編』　方剤名。熟地黄　山薬　山茱萸各48　白茯苓　当帰　蔓荊子各40　沢瀉　牡丹皮各32　甘菊花　黄連　五味子　生地黄各20　川芎　柴胡各12。「腎陰不足により視力低下する場合に用いる」。

壮数(そうすう)　施灸において燃やす艾炷数のこと。１回燃やすことを一壮という。

草豆蔲(そうずく)　薬物名。辛。温。脾・胃。①健脾燥湿・散寒。脾虚寒湿による食欲不振・嘔吐・上腹部痛・冷えなどに用いる。②温胃止嘔。胃寒の悪心・嘔吐・上腹部痛などに用いる。

草豆蔲丸(そうずくがん)『東医宝鑑』　方剤名。①枳実80　草豆蔲　白朮各40　麦芽　神曲　半夏各20　乾姜　陳皮　橘皮各8　塩2。「身体を冷やし過ぎたり、冷たいものを食べすぎて、脾胃を傷り、消化不良、心下痞硬疼痛する場合に用いる」　②草豆蔲　沢瀉　半夏各40　陳皮　呉茱萸　人参　白殭蚕　黄耆　益智仁各32　橘皮　当帰　甘草各24　麦芽20　柴胡　神曲　姜黄各16　桃仁70。『医林撮要』「身体を冷やし過ぎたり、冷たいものを食べすぎて、湿熱が集積したり、気が虚して、消化不良、心下痛の場合に用いる」。

相生(そうせい)　相互資生・促進・助長のこと。五行学説では、相生の関係を用いて、事物には相互に協同関係があることを説明している。たとえば、木は火を生じ、火は土を生じ、土は金を生じ、金は水を生じ、水は木を生ずること。

増精補腎丸(ぞうせいほじんがん)『処方集』　方剤名。菟絲子80　枸杞子　石斛　熟地黄　覆盆子　肉蓯蓉　車前子　沈香各40　五味子　塩各20。「腎気不足により陰痿、遺精、夢精などがある場合、眩暈、腰痛、筋骨と下半身無力の場合に用いる」。

早泄(そうせつ)　性交時に、精液を早く漏らしてしまう現象のこと。早漏。多くは腎虚や相火の過盛により生ずる。

草蘇、草荄(そうそ、そうかい)　薬草の上部を「草蘇」といい、下部を「草荄」という。

臓燥(ぞうそう)　病名。症状は、精神に異変を来たし、時には悲嘆にくれ、時にはあくびや伸びをする病症のこと。

臓躁(ぞうそう)　ヒステリーのこと。発作性の精神病の一種で、女性の患者が多い。発病前は、精神抑鬱・幻覚・感情は激動しやすく・知覚過敏や遅鈍などの前駆症状がある。発作時には煩悶・急躁・理由も無く嘆息や悲しみ泣き出す、ひどければ抽搐する、しかし面色は蒼白にならず、意識も完全に消失していないので、癲癇とは異なる。多くは心肝血虚に、情志の抑鬱や血躁肝急をかねることにより起こる。

草窓訣(そうそうけつ)　書名。朝鮮李朝時代　英宗元年(1725)の書、尹東里の撰。運気論に関する医書。

倉卒散（そうそつさん）『東医宝鑑』 方剤名。梔子30　炮附子6。「寒疝により腹攣痛、冷汗、手足厥冷の場合に用いる」。

増損柴胡湯（ぞうそんさいことう）『医林撮要』 方剤名。柴胡　人参　甘草　半夏　陳皮　川芎　白芍各同量。「産後に失血過多により、悪寒発熱する場合、消化不良で腹満する場合に用いる」。

増損四物湯（ぞうそんしもつとう）『東医宝鑑』 方剤名。川芎　白芍　当帰　人参　乾姜　甘草各5。「産後に失血過多により営衛が虚し、悪寒、発熱する場合に用いる」。

増損如聖湯（ぞうそんじょせいとう）『東医宝鑑』 方剤名。桔梗80　炙甘草60　枳実　防風各20。「風熱により咽喉腫痛して、声が出ない場合に用いる」。

増損白朮散（ぞうそんびゃくじゅつさん）『東医宝鑑』 方剤名。人参　白朮　白茯苓　陳皮　藿香　葛根各2.8　木香　乾地黄　甘草各1.2。「病後に消化不良、冷えると腹痛する場合に用いる」。

増損防風通聖散（ぞうそんぼうふうつうしょうさん）『医林撮要』 方剤名。荊芥穂120　甘草40　羅蔔子　桔梗　紫苑　桑白皮各20。「感冒により咳嗽、鼻閉、呼吸しづらい場合に用いる」。

増損楽令湯（ぞうそんらくれいとう）『東医宝鑑』 方剤名。半夏6　黄耆　人参　陳皮　白茯苓　当帰　桂心　細辛　前胡　麦門冬　白芍　甘草各2.8　炮附子　熟地黄各1.4　遠志0.8　生姜3　大棗2。「虚労により陽虚、悪寒、感冒にかかりやすい場合に用いる」。

燥痰（そうたん） 痰質は濃くて粘り気があり、少量、または細い糸状の血が混じるのが特徴である。多くは口鼻乾燥・痰は喀出しづらい・咽痛・脈細数などの症状が見られる。

走注（そうちゅう） 「風痹」を参照。水腫が身体の各部に移動する状態のこと。

走痛（そうつう） 疼痛があちこちに移動すること。

疏鬱理気（そうつりき）［寛胸・寛中・解鬱・開鬱］ 治法。情志抑鬱により引き起こされる気滞の治療法。症状は胸膈痞悶・両脇や小腹に脹痛などの症状が見られる。この治療には香附・延胡索・烏薬・広木香などの薬物を用いる。

漱滌（そうてき）［含漱］ 口腔や咽喉の患部を清潔にする方法のこと。清熱解毒作用のある薬湯により腐爛した組織や膿腋を除去すること。漱滌薬は各種の薬物を水で煎じて作る。使用時に半量のぬるま湯で薄め、口に含みしばらくうがいをして吐きすてる。疾病が軽ければ１日に３～４回、重症の場合は１日に５～６回行う。薬湯は熱すぎないようにする。たとえば麻疹により口内炎が生じた場合には、野ばらの根の煎湯で含漱する。急逝扁桃炎では、風化硝・白礬・食塩各一銭に水一杯を加え、煎じて、冷ましてから口腔を漱する。

相伝之官（そうでんのかん） 「肺主治節」を参照。

臓毒（ぞうどく） 病名。直腸癌のような悪性の腫瘍のこと。肛門が桃李のように腫大し、黒色の濁血を下し、大便秘結・小便短赤・刺痛などが現れる。これは湿鬱化熱により起こる。

臓毒便血（ぞうどくべんけつ） これは腸胃積熱や湿熱鬱滞により起こる。症状は下血して血塊が多く、汚らしく暗色で、大便溏でスッキリ出ず、消化不良・身体倦乏・舌紅・苔黄膩・脈濡数などが現れる。

棗肉平胃散（そうにくへいいさん）『東医宝鑑』 方剤名。蒼朮300　陳皮160　厚朴136　甘草　大棗肉　生姜各64。「食滞により心下痞硬し、口中無味、消化不良の場合に用いる」。

壮熱（そうねつ） 手を触れただけで熱を感じる状態のこと。実証に見られる高熱で、温病が気分にある熱型である。

燥熱（そうねつ）［燥火］ 燥気を感受して津液を損傷して、化熱化火したものをいう。症状は目赤・牙齦腫・咽痛・耳鳴、または

そ

鼻衄・乾咳・喀血などが見られる。

窠嚢（そうのう） 胃拡張症のこと。

捜膿散（そうのうさん）『医林撮要』 方剤名。白芍120　川芎80　白芷40　軽粉12。「慢性の悪瘡に用いる」。

窠嚢之痰（そうのうのたん） 「痰火」を参照。

葱白（そうはく） 薬物名。発散風寒薬。辛、温、肺・胃。①散寒解表　②通陽回厥　③温中止痛　④活血理傷　⑤解毒医瘡　⑥殺虫消積

雙白丸（そうはくがん）『郷薬集成方』 方剤名。白茯苓　鹿角霜各同量。「頻尿に用いる」。

そ

葱白散（そうはくさん）『東医宝鑑』 方剤名。①麻黄8　蒼朮　白朮　川芎各6　石膏　葛根　甘草各2.8　生姜3　葱白2。「風寒により頭痛、発熱、関節痛、口渇する場合に用いる」　②葱白2　阿膠2。『その他』「老人の便秘に用いる」。

葱白七味飲（そうはくしちみいん）『外台秘要』 方剤名。葱白9　葛根9　淡豆豉6　生姜6　麦門冬6　生地黄9。陰血虚損・風寒表証による、微悪寒・発熱・頭痛・無汗・口乾・舌質淡・舌苔少・脈細数などに用いる。

葱白七味湯（そうはくしちみとう） 方剤名。「養血解表」を参照。

蒼柏樗皮丸（そうはくちょひがん）『東医宝鑑』 方剤名。黄柏　樗根白皮　海浮石　半夏　天南星　川芎　香附子　乾姜各同量。「肥満の女性が湿痰が盛んで、白滞が多い場合に用いる」。

葱白湯（そうはくとう）『東医宝鑑』 方剤名。①葱白10　生姜80。「妊婦が風寒感冒により悪寒発熱し、頭痛する場合、発汗解熱するために用いる」　②陳皮120　冬葵子40　葱白3。「転胞症で突然尿閉、小腹満、心煩、短気する場合に用いる」。

桑白皮（そうはくひ） 薬物名。清肺止咳薬。甘、寒、肺。①瀉肺平喘　②清火止血　③行水消腫　④縫瘡療傷

桑柏皮散（そうはくひさん）『東医宝鑑』 方剤名。①赤茯苓8　木香　防已　檳榔各4.8　桑柏皮　郁李仁各4　紫蘇子各4　紫蘇葉　木通　檳榔　陳皮各2.8　生姜3。「脚気により脚腫、尿不利、腹痛、腹満の場合に用いる」　②黄芩　冬葵子　牽牛子各40　瞿麥　陳皮各20　桑柏皮12。「突然尿が淋漓となり、尿不利する場合に用いる」。

桑柏皮湯（そうはくひとう）『東医宝鑑』 方剤名。①桑柏皮8　白茯苓　人参　麦門冬　葛根　山薬　桂皮各4　甘草2。「消渇に用いる」　②桑柏皮　冬葵子　赤茯苓　木通各40　枳実　商陸各20　沢瀉1.2。「妊娠中に足が浮腫し、尿不利、短気する場合に用いる」　③桑柏皮4.5　沢瀉　玄参各2.4　甘草0.75　麦門冬　黄芩　金沸草4　菊花2　亀板　桔梗　白茯苓各2.8。『その他』「肺胃に集積する熱により生ずる胞腫如桃、肺熱による天行赤眼、金疳、白渋症などに用いる」。

相反（そうはん） 七情の一つ。2種類の薬物を同時に用いると、強烈な副作用が起こること。たとえば烏豆と半夏など。

躁煩（そうはん） 「煩躁」を参照。左胸部に熱感があり、苦しみもだえ騒ぐ状態のこと。

皁礬頂（そうばんちょう） 「頂」を参照。

桑皮散（そうひさん）『東医宝鑑』 方剤名。①甘草6　薄荷　桔梗　川芎　防風　桑柏皮　黄芩　前胡　紫蘇葉　柴胡　赤茯苓　枳実各3.2　生姜3　大棗2。「上焦に熱があり、咳嗽し、短気、胸悶、のどから生臭さが込みあがる場合に用いる」　②桑柏皮40　苦参　槐花　瓜呂根各20。『郷薬集成方』「癰疽が生じ、紅腫疼痛し、潰えて液が漏れ出る場合に用いる」。

燥脾湿（そうひしつ） 燥湿の治法。脾は湿を嫌う。もし湿邪に傷られて、運化が損傷された場合には、性味が辛温の健胃薬で治療する。「燥脾湿」と「健脾」は、ほぼ同じ意味であるが、祛湿を強調して「燥脾湿」という。

桑皮消腫丸（そうひしょうしゅがん）『救急方』 方剤名。桑柏皮　防已　赤茯苓　人参　胡黄連各4　麝香若干。「小児が脾疳により面黄、嗜眠、手足浮腫、泄瀉、米のとぎ汁

のような尿が出る場合に用いる」。

桑螵蛸(そうひょうしょう) 薬物名。固精縮溺薬。甘鹹、平、肝・腎。①固精止遺 ②益腎縮溺 ③益気斂汗 ④化濁止帯

桑螵蛸丸(そうひょうしょうがん)『処方集』 方剤名。桑螵蛸30 鹿茸 黄耆各120 牡蛎 人参 赤石脂 厚朴各80。「下焦が虚冷し、夜尿が多い場合、女性が産後に陽気が虚して、尿が我慢できずに淋漓と頻繁に漏れ出る場合に用いる」。

桑螵蛸散(そうひょうしょうさん) 方剤名。①「固腎渋精」を参照。②桑螵蛸 遠志 石菖蒲 龍骨 人参 茯神 当帰 鼈甲各20 炙甘草10。『東医宝鑑』「虚損により、濁って濃い尿を頻繁に出したり、小便頻数、遺尿症、遺精があり、精神昏迷し、健忘、消痩する場合に用いる」 ③桑螵蛸15 鹿茸 黄耆各60 牡蛎 人参 赤石脂 厚朴各40。『東医宝鑑』「出産後に傷寒にあい、下半身が冷たく、尿不利淋漓、遺尿症がある場合に用いる」 ④麦門冬60 桑螵蛸 韭子 兎絲子 牡蛎 車前子各40。「傷寒病を患い、身体虚弱となり、元気が無く、陰痿症があったり、夢精する場合に用いる」。

相侮(そうぶ) 「侮」とは、強きにすがり、弱きを虐げること。「相侮」は「相反」の逆のことで、「反克」である。これは事物間の関係が、正常な協調を失ったもう一つの表現である。たとえば正常な相克関係は、金は木を克し、もし金気が不足すれば、木気が偏亢し、木は逆に金を侮り、肺金虚損して肝木亢盛の病症が現れる。五行学説での「相侮」は病理変化である。

捜風丸(そうふうがん)『東医宝鑑』 方剤名。①牽牛子80 大黄 檳榔 枳実各20。「脚気により下肢が腫痛する場合に用いる」 ②牽牛子160 滑石 大黄 黄芩 貝粉 天南星各80 乾姜 白礬 半夏 寒水石各40 人参 白茯苓 薄荷各20 藿香8。「風熱により面赤、口乾、腹満、大小便不利の場合に用いる」。

捜風順気丸(そうふうじゅんきがん)『処方集』 方剤名。檳榔 麻仁 菟絲子 牛膝 山薬 郁李仁各120 車前子100 枳実 防風 独活各40 大黄20。「風病を患った後に生ずる便秘、風秘または老人の便秘に用いる」。

捜風潤腸丸(そうふうじゅんちょうがん)『東医宝鑑』 方剤名。郁李仁40 木香 檳榔 橘皮 陳皮 沈香 蘿蔔子 槐実 枳実 枳殻 三稜 大黄各20。「三焦の不和により気が順調にめぐらず、胸悸、消化不良、便秘する場合に用いる」。

捜風逐寒(そうふうちくかん) 治法。風邪・寒邪・湿痰・瘀血が経絡に留滞して現れる症状を治療する方法。たとえば中風で手足麻痹し、長らく治癒しない、経絡に湿痰や瘀血が留滞して、手足が痛むもの、または風寒湿の邪気が経絡に留滞して、肢体や筋骨がだるくて痛むなどの場合には、小活絡丹(川烏・蚯蚓・草烏・天南星・乳香・没薬を砕いて粉末にし、老酒と小麦粉を加えて混ぜて丸薬にする)を用いる。

送風の補瀉(そうふうのほしゃ) 施灸の補瀉法の一つ。施灸中に、風を送って艾の燃焼を強くするのを「瀉法」、風を送らないのを「補法」とする。

送服(そうふく)[送下] 丸薬を服用する場合には、お湯や水を用いる。一般には丸薬はお湯で服用する。温めたり寒を抑制する薬を服用するには、生姜湯を用いる。清熱の丸薬では薄荷湯を用いる。頭目を清するには緑茶を用いる。滋補薬や調製した峻薬や補腎薬などは淡塩湯を用いる。祛瘀活血薬は酒で送服して薬力を助ける。多くの医書中で丸剤においてその服用法に「下」の字が付くのは、送服のことである。

臓腑経絡詳解(ぞうふけいらくしょうかい) 書名。日本江戸時代の書、岡本一抱(1654～1716)の著。臓腑経絡の解説書。全5巻、付録1巻。元禄3年(1690)刊。

臓腑相合(ぞうふそうごう) 臓腑間の相互の関連と影響を指す。人体の臓腑の配合は、陰陽表裏の配合の関係で表現されている。

臓腑の表裏相合は、主に経脈の関係と、生理機能の相互配合により表現されている。その臓腑の配合は、「心合小腸」「肺合大腸」「肝合胆」「脾合胃」「腎合膀胱」「心包絡合三焦」である。

躁不得臥(そうふとくが)(躁して臥するを得ず) 手足をバタつかせて安静に睡眠できない状態のこと。

藏府和名攷(ぞうふわみょうこう) 書名。日本江戸時代の書、森立之(1807～1885)の著。不分巻1冊。『五藏六府倭名攷』ともいう。安政6年(1859)成。

走哺(そうほ) 上に嘔逆、下に大小便の不通が現れる病証のこと。汪必昌の『医階弁証』では「下通ぜず、濁気上衝して飲食入るるを得ざるによる」(由下不通、濁気上衝而飲食不得入)と見え、このために生ずるとしている。

走法医(そうほうい) 「鈴医」を参照。

雙補円(そうほえん)『医林撮要』 方剤名。①菟絲子80 五味子40。「真気と腎水不足により口渇、耳鳴、眩暈、視界に花びらが見え、面黒、膝痛がある場合に用いる」 ②熟地黄 菟絲子各300。『郷薬集成方』「精血不足により眩暈、耳鳴、口乾、五心煩熱、潮熱が出る場合に用いる」。

増補能毒(ぞうほのうどく) 書名。日本江戸時代の書、長沢道寿(?～1637)の著。薬物書。全3巻。万治2年(1659)刊。

走馬疳(そうまかん) 口腔癌のこと。

走馬湯(そうまとう)『金匱要略』 方剤名。巴豆 杏仁各2。「強い瀉下剤である」。

増味五痺湯(ぞうみごひとう)『東医宝鑑』 方剤名。羌活 防已 姜黄 白朮 海桐皮 当帰 白芍各4 炙甘草3 生姜10。「風寒湿により身浮腫、麻痺して感覚鈍麻する場合、肩痛で拳上できず、腰と下肢が疼痛する場合に用いる」。

増味四物湯(ぞうみしもつとう)『東医宝鑑』 方剤名。熟地黄 白芍 川芎 当帰各5 三稜 蓬莪朮 乾漆 肉桂各4。「血瘕や血積により月経周期が乱れ、月経時に小腹腫痛、手足厥冷する場合に用いる」。

増味導赤散(ぞうみどうせきさん)『東医宝鑑』 方剤名。乾地黄 木通 黄芩 車前子 梔子 川芎 芍薬 甘草各4 生姜3 竹葉10。「血淋により尿不利、尿血、小腹と陰茎が疼痛する場合に用いる」。

増味二陳湯(ぞうみにちんとう)『東医宝鑑』 方剤名。半夏 陳皮 白茯苓 梔子 黄連 香附子各4 枳実 川芎 蒼朮各3.2 白芍2.8 神曲2 甘草1.2 生姜3。「湿熱痰により消化不良、心煩、心下痞硬、酸水が込みあがる場合に用いる」。

宗脈(そうみゃく) ①宗には「総」の意味がある。宗脈には二種類の解釈がある。1)広くは、多くの経脈の集合場所を指す。たとえば『霊枢・口問篇』に「目は、宗脈の聚まるところなり」(目者、宗脈之所聚也)と見える。つまり五臓六腑の精気は、宗脈を通じて目に上注するので、眼睛はその機能を良好に発揮できるのある。2)肺経の経脈を指す。張志聡は『霊枢経集注』で、「それ肺は百脈を朝す、宗脈は、百脈の宗(あつ)まるところ、肺のつかさどるところなり」(夫肺朝百脈、宗脈者、百脈所宗、肺所主也)と見える。②耳などに集まる大きな経脈のこと。『霊枢・口問篇』に「耳は、宗脈の聚まるところなり」(耳者、宗脈所聚也)と見える。

宗脈所聚(そうみゃくしょじゅ)(宗脈の聚るところ) 「宗脈」を参照。

聡明湯(そうめいとう)『東医宝鑑』 方剤名。茯神 遠志 石菖蒲各同量。「心虚による健忘症に用いる」。

叢毛(そうもう) 「聚毛」を参照。

草木図説(そうもくずせつ) 書名。日本江戸時代の書、飯沼慾斎(1783～1865)の著。本草書。全40巻。文久2年(1861)刊。

草木性譜(そうもくせいふ) 書名。日本江戸時代の書、舎人重巨(1779～1847)の著。本草書。全3巻。

草薬(そうやく) 一般薬草書には記載されていない薬草のこと。主に一般民衆や中草医がその使用に精通している。

挿薬(そうやく)　瘡内に挿入する細い薬条(薬物の粉末に糊を加えて糸状にしたもの)のこと。これには腐蝕作用がある。組織が破壊された肌肉や、痛みや痒みも感じない瘡に用いられる。挿薬には劇毒の鉱物が含まれているので、使用後に激しい痛みを覚えることがあるので、注意して使用する。

臓兪五十穴(ぞうゆごじゅっけつ)　「五兪穴」を参照。

壮陽(そうよう)　温補薬で人体の陽気、主に心腎の陽気を強壮にすること。たとえば人参・附子は心陽を強壮にし(「回陽救逆」を参照)、肉桂・鹿茸は腎陽を強壮にする(「補腎」を参照)。一般にいわれる「壮陽」とは、腎陽を強壮にすることだけを指す。

瘡瘍(そうよう)　外科で常見される多発性の疾病のこと。外科疾患は瘡瘍と雑証に大きく分ける。「瘡瘍」とはすべての腫瘍と潰瘍を含む。たとえば癰疽・疔瘡・癤腫・流痰・流注・瘰癧など。

桑葉(そうよう)　薬物名。発表風熱薬。苦甘、寒、肺・肝。①散熱解表　②祛風明目　③潤肺利咽　④涼血止血

腠理(そうり)　①皮膚・肌肉・臓腑の紋理(あや)のこと。②皮膚と肌肉が交接する場所のこと。「皮腠」ともいう。

倉廩湯(そうりんとう)『東医宝鑑』　方剤名。人参　羌活　独活　柴胡　前胡　枳実　桔梗　川芎　赤茯苓　甘草　黄連各4　蓮実7　糯米20　生姜3　大棗2。「噤口痢により頭痛、手足心熱、心煩、悪心、食欲不振の場合に用いる」。

倉廩之官(そうりんのかん)　「倉廩」とは、穀物を貯蔵する倉庫のこと。「倉廩の官」とは、脾と胃を指す。『素問・霊蘭秘典論』に「脾胃は、倉廩の官、五味ここに出ず」(脾胃者、倉廩之官、五味出焉)と見える。その意味は「胃主受納」、「脾主運化」のことであり、これは五味(飲食)化生の本源である。また臓腑器官と全身に営養を提供する「倉庫」である。また「倉廩の官」は、単純に胃だけを指すこともある。

倉廩之本(そうりんのほん)　「腑輸精於臓」を参照。

蒼連丸(そうれんがん)『東医宝鑑』　方剤名。黄連60　呉茱萸　蒼朮　陳皮　半夏　白茯苓各40。「湿熱が集積して呑酸と吐酸が生じた場合に用いる」。

臓連丸(ぞうれんがん)『その他』　方剤名。熟地黄20　山茱萸　山薬　白茯苓　沢瀉　牡丹皮各12　黄連8。「腎陰不足により身体消痩、腰膝酸軟無力、眩暈、目がしぶる場合、耳鳴耳聾の場合、遺精、夢精があり冷汗、尿不利、発熱、咳嗽する場合に用いる」。

蒼連湯(そうれんとう)『東医宝鑑』　方剤名。蒼朮　黄連　陳皮　半夏　赤茯苓　神曲各4　呉茱萸　砂仁各2　甘草1.2　生姜3。「湿熱により消化不良、心煩、心下痞硬、酸水が込み上げる場合に用いる」。

瘡癆(そうろう)　「流痰」を参照。

雙和湯(そうわとう)『東医宝鑑』　方剤名。白芍10　熟地黄　黄耆　当帰　川芎各4　桂皮　甘草各3　生姜3　大棗2。「虚労損傷により気血が虚した場合、重労働や病後に全身労倦し、疲労が抜けず、眩暈、心悸、自汗する場合、虚弱者が頻繁に風邪にかかる場合に用いる」。

疏肝(そかん)[舒肝・疏肝理気・泄肝]　治法。肝気鬱結を疏散する治療法。肝気鬱結では、症状として両脇脹痛か竄痛・胸悶不舒、または悪心・嘔吐酸水・食欲不振・腹痛腹瀉・全身竄痛・舌苔薄・脈弦などが見られる。この治療には、柴胡・当帰・白芍・香附・川楝子・延胡索・厚朴などの薬物を用いる。

疏肝飲(そかんいん)『医林撮要』　方剤名。黄連8　柴胡　当帰各6　橘皮　桃仁　枳実各4　川芎　白芍各2.8　紅花2。「虚熱により肝積が生じ、胸脇が刺痛する場合に用いる」。

疏肝理気(そかんりき)　「疏肝」を参照。

蘇姜達表湯(そきょうたつひょうとう)『その他』　方剤名。赤茯苓　杏仁各8　紫蘇　白芷各6　防風　羌活　生姜各4　陳皮。

そ

「寒気に湿邪がからみ、熱は高くないが、頭重、身重、関節が疼痛する場合に用いる」。

息(そく)　①止める、留まる、結ぶこと。『霊枢・百病始生篇』に「その痛みの時に息(そく)す」(其痛之時息)と見え、つまり疼痛が時々起こり時々止むこと。また「息して積と成る」(息而成積)と見え、つまり邪気が人体に留止して積症になること。また「息利」とは鼻塞のこと、「息胞」とは胎位不下のこと。②鼻息のこと。一回の呼吸を一息という。『素問・平人気象論』に「呼吸定息」と見える。『金匱要略・臓腑経絡先後病脈証』に「息して口を張り短気する者」(息張口短気者)と見え、『霊枢・海論』には「悗息面赤」と見え、煩悶喘息すれば、気上逆して面部が発赤するということ。③「瘜」に同じ。「鼻瘜肉」など。『霊枢・邪気臓腑病形篇』に「鼻息肉不通」と見える。

属(ぞく)　「治求其属」を参照。

足丫疔(そくあちょう)　「足疔」を参照。

足痿(そくい)　下肢の運動麻痺のこと。

塞因塞用(そくいんそくよう)　治法。『素問・至真要大論』に見える。反治法の一つ。補益薬を用いて阻塞の仮象を治療する方法。たとえば胸脘痞満して、時々脹満したり軽くなったり、手で按摩されることを好み、温めると緩解し、食欲不振、時には嘔吐し、同時に舌質淡・脈虚大など、これは痞悶が実証ではなく、脾胃の虚弱によって起こるものであれば、六君子湯去甘草(人参・白朮・茯苓・半夏・陳皮)などを用いて治療する。

足踝疽(そくかそ)　疽が足関節部に生じるもの。多くは三陰が虧損し、脾経の寒湿が下注して、血濇気阻する、または足踝部に先ず瘡毒や外傷があり、余毒が関節に留まり、局部の経絡気血が行滞して起こる。先ず内踝から発病するものが多い。初めは寒熱往来し、足踝部が紅腫熱痛し、疼痛の程度が次第に重くなり、関節部に明確な圧痛がある(陰証では患部の皮膚色に変化は無く、もし破れると稀膿がでる)。つねに内踝から外踝に向かうか、外踝から内踝に向かうので「穿踝疽」ともいう。約1ヶ月ほどで左右が化膿し、破れると口が塞がりにくい。収口した後は、往々にして関節組織が破壊して、足関節の運動に影響を与える。

粟起(ぞくき)　鳥肌(とりはだ)のこと。

俗解襲方集(ぞくげきょうほうしゅう)　書名。日本江戸時代、苗村丈伯(生没年不詳)の著。医方書。全8巻。元禄6巻自序刊。『万病回春』を和文で書き下したもの。

続建殊録(ぞくけんしゅろく)　書名。日本江戸時代の書、吉益南涯(1750～1813)の治験録を門人の武貞徳夫が編録したもの。全1巻付録1巻1冊。「東洞柴胡、南涯当帰」といわれた南涯の穏便な投薬姿勢がうかがえる。

息高(そくこう)　呼気が多く吸気が少ない喘迫のこと。これは肺気が絶えそうで、真陽が渙散になる虚脱の症候である。潮のような呼吸に似ている。『傷寒論』には「少陰病、六七日、息高者、死」と見える。

速効散(そっこうさん)『東医宝鑑』　方剤名。①苦楝子　茴香　破胡紙各40。「腰痛して屈伸不利の場合に用いる」　②黄連　黄芩　黄柏　梔子　連翹　薄荷　荊芥　柴胡　当帰　生地黄　地骨皮　瓜呂根　甘菊花　牛蒡子　白蒺藜　決明子　石決明　枳実　甘草各2。「眼に贅肉が生じた場合、赤いか白い翳膜が生じた場合、白眼に血管が浮き出る場合、眼瞼が腫痛する場合に用いる」。

束骨(そくこつ)　1)足の外側の第5中足指節関節の部分。2)穴名。足太陽膀胱経。兪木穴。足外側、第5中足指節関節の近位陥凹部、赤白肉際。①清熱散風　②清頭明目　③疏通経気　④利腰膝　⑤清熱消腫

続嗣壮元丹(ぞくしそうげんたん)『済州新編』　方剤名。山薬　山茱萸　柏子仁各160　鹿茸　沈香　肉蓯蓉　天門冬　麦門冬　人参　熟地黄　巴戟天　枸杞子　白茯苓　五味子　当帰　杜仲　牛膝　菟絲子　茴香　鼈甲　破胡紙　白何首烏　石菖蒲各40　朱砂20。「虚損により陰痿症になった場合、

痼冷により心身が調和されずに、遺精、尿白濁する場合に用いる」。

賊邪（ぞくじゃ）　五行論による疾病の変化の法則の一つ。『難経』五十一難では五邪の犯し方により、「微邪」・「虚邪」・「実邪」・「正邪」・「賊邪」の５つに分けた。五行の相克関係において、克する臓から克される臓への伝変を賊邪としている。

賊邪脈（ぞくじゃみゃく）　「五邪脈」を参照。

属少陰（ぞくしょういん）　傷寒が伝変して、邪が少陰に至ると、病勢は虚熱か、転化して寒となる。もし直中の邪があれば、その症状は伝経の邪と同じだが、ずべてが少陰症には属さないので、「属少陰」と「少陰」の症状を区別している。

足踵穴（そくしょうけつ）　穴名。奇穴。足の後面正中、アキレス腱の正中の下、赤白肉の際に取る。発黄・腹痛などを主治。

足小趾尖穴（そくしょうしせんけつ）　穴名。奇穴。足の小趾外端の尖端に取る。難産などに応用する。

属少陽（ぞくしょうよう）　これは少陽病の範囲に属す。たとえば頭痛発熱の太陽表証がある上に、さらに少陽の脈象の弦脈があるのを「属少陽」という。

足心（そくしん）　足の裏のこと。

足針（そくしん）　足の特定の部位に刺針して疾病を治療する方法をいう。これに類するものに、手針・鼻針・耳針などがある。

足心穴（そくしんけつ）　穴名。奇穴。湧泉穴の後ろ１寸に取る。崩漏・小児の驚風・頭痛などを主治。

息積（そくせき）　古病名。『素問・奇病論』に見える。その病因は肺が粛降を失い、肺気が長期に鬱積して起こる。症状は胸脇脹満・呼吸気逆するが、飲食は妨げない。

息粗（そくそ）　呼吸が太くて粗い症状のこと。実証であり、風邪・熱邪・痰邪・湿邪などが肺気を塞ぐので起こる。

粟瘡（ぞくそう）　本症の原因は椒瘡と類似している。症状は眼瞼内側に黄色くて軟らかい粟粒状の病変が見られる。椒瘡（砂眼）と同時に見られることが多く、眼内がゴロゴロして痒みがある。ひどくなれば粟粒が眼球を摩擦して、「翳膜」が生じ、視力に障害を与える。

属太陰（ぞくたいいん）　太陰は脾胃虚寒の症型を代表する。もし腹脹して疼痛などの症状が現れれば、太陰とは言わず、「属太陰」という。

続断（ぞくだん）　薬物名。助陽薬。苦辛、微温、肝・腎。①堅骨壮腰　②続断療傷　③活絡通痹

続断丸（ぞくだんがん）『補陽処方集』　方剤名。続断　萆薢　木瓜　杜仲各80「風寒湿により筋肉が突っ張り、骨が痛む場合に用いる」。

足疔（そくちょう）　疔瘡の一つ。足部に生ずる疔瘡の総称。その部位の違いにより名称が異なる。足の趾上に生ずるものは「趾疔」という。足趾のまたに生ずるものは「足丫疔（そくあちょう）」という。足底の湧泉穴の部分に生ずるものは「湧泉疔」という。足跟部に生ずるものは「跟疔」や「足底疔」という。いずれも湿火が下注したり破損部位の感染により生ずる。その根は硬く、むず痒くて腫れて痛み、足背まで腫れあがり、または筋骨にまで至り腐敗することもある。また悪寒発熱などの症状もともなう。

足底疔（そくていちょう）　「足疔」を参照。

続添鴻宝秘要抄（ぞくてんこうほうひようしょう）　書名。日本室町時代の書、坂浄運（生没年未詳）の著。医学全書。全８巻。永正５年（1508）成。

続添要穴集（ぞくてんようけつしゅう）　書名。日本鎌倉時代の書、惟宗時俊（生没年不詳）の編著。灸法書。正安元年（1292）成。

瘜肉痔（そくにくじ）　直腸の下端が脱出した息肉のこと。小児に好発し、その色は鮮紅色で、軟らかく根は小さく、大小さまざまで、大きいものは胡桃（くるみ）ほどもある。普通は一つだけ生ずるが、何個も葡萄のように連なって生ずるものもあり、疼痛は無く、大便の時に肛門外に突き出て、鮮血や

そ

粘液が流れ出る。大きな息肉は、手で押さえないと元に戻らない。

息迫(そくはく)　息苦しい状態のこと。

側柏葉(そくはくよう)　薬物名。止血薬。苦渋、微寒、肺・肝・大腸。①涼血止血　②燥湿止帯　③祛風除癘

足痹(そくひ)　寒痹や湿痹による足の疾病のこと。

息微(そくび)　呼吸が浅く、気息が微弱な症状のこと。陽気が不足し、衰弱して、肺気が絶えそうなのが原因である。

息必鼾(そくひつかん)　いびきのこと。睡眠中に呼吸に音がするものをいう。

足跗(そくふ)　「跗」を参照。

息風(そくふう)　「熄風」に同じ。

熄風(そくふう)　治法。内風の症候を治療すること。症状は眩暈・震顫・高熱・抽搐・驚風・癲癇などが見られる。薬物としては羚羊角・全蝎・蜈蚣・僵蚕・蚯蚓などを用いる。陰虚で肝風が内動するものを平熄するには、「平肝」「解痙」「重鎮」などの薬物を用いる。息風は「祛風」とは異なり、内風に用いられる。「祛風」は外感の風邪の除去に用いられる。「滋陰熄風」「平肝熄風」「瀉火熄風」「和血熄風」などに分けられる。

賊風(ぞくふう)　『霊枢・賊風篇』に見える。①風邪のこと。②「虚邪賊風」の簡称。四季の異常な気候を指す。このような気候は、人体に侵犯して疾病を起こす性質を持っている。

息風湯(そくふうとう)『その他』　方剤名。沙参30　黄耆　瓜呂根　鈎藤　防風各15　生地黄　当帰各12　麻黄　蛇退各6　犀角0.9。「肝胆の火や肝腎陰虚による青風内障、黄風内障に用いる」。

息賁(そくふん)　古代の病名。『霊枢・経脈篇』、『難経・五十六難』に見える。五積病の一つ。肺の積に属す。症状は、右脇下に腫塊が生じ、伏せた盃の形で、急迫感があり、胸背が痛み・吐血などが見られ、さらに悪寒発熱・咳嗽・嘔逆・呼吸促迫などの症状もともなう。これは肺気が鬱結して、痰熱が壅遏して起こる。

息胞(そくほう)　「胞衣不下」ともいう。胎盤残留のこと。「胞」「胞衣」とは、胎盤のこと。息胞とは、分娩の後に、数時間経っても胎盤が自然に排出しないもの。多くは出血が多くなるので、速やかに胎盤を排出させなければならない。出血過多により虚脱しないようにする。本病は分娩により元気が大いに虚して、排出する力が無くなる。または産後に外邪を感受して、気血が行滞して起こる。

息賁丸(そくほんがん)『東医宝鑑』　方剤名。黄連52　厚朴32　烏頭　桔梗　白豆蔻　陳皮　三稜　天門冬　人参各8　乾姜　白茯苓　山椒　紫苑各6　橘皮　巴豆霜各2。「右側の胸腹に生じた硬結が長らく癒えず、悪寒発熱、咳嗽、短気などの症状が見られる肺積に用いる」。

促脈(そくみゃく)　脈象の一つ。脈が速くて、不規則的で間歇的に見られる。多くは陽熱が亢盛になり、そこへ気滞・血瘀・停痰・食積がともなう。

続名医類案(ぞくめいいるいあん)　書名。中国清代の書、魏之琇(玉璜)編。1770年。最初は60巻だったが、後に王孟英が36巻に再編集した。清以前の歴代の名医の効果のある臨床各科の処方を集大成した書。

続命煮散(ぞくめいしゃさん)『補陽処方集』　方剤名。桂皮3　防風　独活　当帰　人参　細辛　葛根　白芍　川芎　熟地黄　荊芥穂　遠志　半夏　甘草各2　生姜3。「中風虚証により自汗する場合、風により精神昏迷し、手足麻痺、唇とまぶたがぶるぶる震え、時には痙攣する場合に用いる」。

続命湯(ぞくめいとう)『金匱要略』　方剤名。麻黄3　桂枝3　当帰3　人参3　石膏6　乾姜2　甘草2　川芎2　杏仁4。本方には、解表・清熱・活血・利水・補気血の効がある。中風(脳出血)による、半身不随・言語障害・知覚麻痺などに用いる。また、産後の中風による身体疼痛にも用いる。

続命湯(大続命湯)(ぞくめいとう)『補陽処

方集』 方剤名。麻黄　桂枝　乾姜　杏仁　人参　甘草　当帰　川芎各40。「風痱により身体が動かしづらく、精神混濁し、口ごもり、手足が痙攣し、口眼喎斜、半身不随の場合、咳嗽、短気、安臥できずに、面浮腫する場合に用いる」。

属陽明（ぞくようめい） 症候群が太陽や少陽の部位を離脱しているが、まだ純粋に陽明の症候でないものをいう。

粟粒疹（ぞくりゅうしん） 「眼胞菌毒」を参照。

蘇敬（そけい、7世紀） 人名。中国唐代の医家。勅撰の『新修本草』の編者。

疎経活血湯（そけいかっけつとう）『万病回春』 方剤名。当帰　地黄　川芎　蒼朮　茯苓　桃仁各2　芍薬2.5　牛膝　威霊仙　防已　羌活　防風　龍胆　生姜　陳皮各1.5　白芷　甘草各1。「平素よりお酒をよく飲む人、瘀血のある人の、上・下肢痛、または片身痛を治す。痛みが激しいものに用いる」。

巣源（そげん） 書名。中国隋代の巣元方の『諸病源候論』の略。

蘇合香（そごうこう） 薬物名。通気開竅薬。甘、温、心・脾。①辟穢開竅　②豁痰截驚　③逐水消腫

蘇合香丸（そごうこうがん） 方剤名。「逐寒開竅」を参照。

蘇合香元（そごうこうげん）『東医宝鑑』 方剤名。白朮　木香　沈香　丁香　安息香　白檀香　朱砂　犀角　訶子　香附子　蓽撥各80　蘇合香油　乳香　龍脳各40。「中風、中悪により突然神識昏迷し、昏倒して口噤し、胸腹が腫満疼痛し、咽喉から痰声がする場合、突然嘔吐して泄瀉する場合、中気、気鬱、気痛など気によるあらゆる症状に用い、小児の驚風、癇疾などに用いる」。

蘇子（そし） 薬物名。辛。温。肺・大腸。①下気消痰・止咳平喘。痰壅気逆による咳嗽・喘（呼吸困難）・喘鳴・胸苦などに用いる。②寛腸潤燥。腸燥便秘に用いる。

蘇子降気湯（そしこうきとう）『和剤局方』 方剤名。①蘇子3　半夏4　陳皮　厚朴　前胡　桂枝　当帰各2.5　大棗　生姜各1.5　甘草1。「元来体質虚弱の人や老人が多く、下焦両脚に力が無く、痰が多く上衝して呼吸困難を訴えるものに用いる」 ②半夏曲　紫蘇子各4　肉桂　陳皮各3　当帰　前胡　厚朴　炙甘草各2　生姜3　大棗2　紫蘇葉5。『東医宝鑑』「痰涎が盛んで、咳嗽、短気、胸脇下痞満、口渇、大小便不利の場合に用いる」。

蘇子煎（そしせん）『東医宝鑑』 方剤名。紫蘇子　杏仁　生姜汁　生地黄汁　蜜各1。「老人や虚弱者が咳嗽し、短気する場合に用いる」。

蘇子竹茹湯（そしちくじょとう） 方剤名。「降剤」を参照。

蘇子湯（そしとう）『外台秘要』 方剤名。蘇子　乾姜　橘皮　甘草各2　茯苓　半夏各4　桂枝　人参各3。

蘇子導痰降気湯（そしどうたんこうきとう）『東医宝鑑』 方剤名。紫蘇子8　半夏　当帰各6　天南星　陳皮各4　前胡　厚朴　枳実　赤茯苓各2.8　甘草2　生姜3　大棗2。「痰喘により喘促し、短気、痰声がして、濃い痰が切れにくく、胸悶する場合に用いる」。

蘇頌（そしょう、1019〜1101） 人名。中国北宋の官吏で、医薬にも通じていた。字は子容。泉州南安の出身。著書に『図経本草』がある。

蘇生穴（そせいけつ） 穴名。失神の救急穴をいう。たとえば「脳貧血」には百会穴・足三里穴・合谷穴、「失神」には隠白穴・少沢穴・人中穴など。その他に鳩尾穴・少衝穴・会陰穴などがある。

蘇青元（そせいげん）『東医宝鑑』 方剤名。半夏22.4　天南星9.6　白朮　木香　沈香　麝香　丁香　安息香　白檀香　朱砂　犀角　訶子　香附子　蓽撥各8.8　白附子6.4　蘇合香油　乳香　龍脳各4.4　烏頭1.6。「風中で痰が非常に盛んな場合に用いる」。

鼠瘡（そそう） 「瘰癧」を参照。

卒（そつ） ①尽（ことごと）く、終る、全てのこと。『素問・蔵気法時論』に「願わくば卒くこれを聞かん」（願卒聞之）と見え、つまり、すべてを

聞きたいという意味である。また人の死亡・臨終も「卒」という。②「猝」に同じ。1）急に、にわかに、突然のこと。「卒中」とは「中風」のこと。また「卒疝」（『霊枢・経脈篇』）や「卒痛」（『素問・挙痛論』）は、突然疼痛を起こす疾病のことを指す。2）あわただしく、軽率とも解釈する。『素問・徴四失論』に「卒（にわか）に寸口を持す」（卒持寸口）と見え、あわただしく脈を診るという意味である。③「焠」に同じ。焼灼すること。『霊枢・四時気篇』に「みなこれを卒刺す」（皆卒刺之）と見え、焼針すること。また「卒するにその三里を取る」（卒取其三里）とあり、焼針で三里を刺針すること。「焠針」を参照。

率谷（そっこく）　穴名。足少陽胆経。足太陽と少陽の交会穴。頭部、耳介の直上、髪際の上方 1.5 寸。①清熱熄風　②平肝利胆　③通竅聡耳　④寧神止吐　⑤和胃化痰

卒疝（そつせん）　急性の心窩部の痛みをいう。急性腹症に同じ。

卒中（そっちゅう）　「中風」を参照。

卒病（そつびょう）　①突然発病するものを指す。「暴病」ともいう。「暴病」とは、一般に危重な疾病を指す。②新たに罹患する疾病のこと。また「新病」ともいう。新病とは、旧病や宿疾の対義語である。

祖伝経験方（そでんけいけんほう）『医林撮要』　方剤名。黄芩 80　川芎 40　白芷 20　荊芥穂 16　茶葉 12　薄荷葉 10。「風熱により頭痛、眩暈、時に発熱し、悪風する場合に用いる」。

素難評（そなんひょう）　書名。日本江戸時代の書、荻生徂徠（1666～1728）の原著。大野道明編刊。『素問』『難経』の注解書。『徂徠先生素難評』ともいう。不分巻 1 冊。明和 2 年（1765）刊。

鼠粘子湯（そねんしとう）『東医宝鑑』　方剤名。①連翹　黄芩　玄参　桔梗　梔子　牛蒡子　龍胆　板藍根　甘草各 4。「風熱により耳中が紅腫し、疼痛し、膿が出て、耳閉、耳聾する場合に用いる」　②桔梗 6　黄耆　柴胡各 2.8　牛蒡子　連翹　乾地黄　当帰尾　黄芩　生甘草　炙甘草各 2　昆布　蘇木　黄連　蒲黄　龍胆各 1.2　桃仁 3　紅花 0.4。「耳中に腫れ物が出来て腫痛する場合に用いる」。

疏表（そひょう）　治法。風邪を疏解すること。外感の表証が軽い場合には（風寒表証と風熱表証を含む）、発表作用の弱めの解表薬（辛温では紫蘇葉・荊芥・防風など、辛涼では薄荷・桑葉・葛根など）を用いる。しかし汗出しても表証が解除できないこともある。

阻病（そびょう）　「悪阻」を参照。

疏表化湿（そひょうかしつ）　「化湿」を参照。

疏風（そふう）　治法。風邪を疏散させること。外感風邪を治療するには、袪風の薬物を用いる。風寒表証では防風・白芷・藁本などを用いる。風熱表証では薄荷・牛蒡子などを用いる。風湿証で骨節疼痛するものには羌活・桂枝などを用いる。

疏風活血湯（そふうかっけつとう）『東医宝鑑』　方剤名。当帰　川芎　威霊仙　白芷　防已　黄柏　天南星　蒼朮　羌活　桂枝各 4　紅花 1.2　生姜 5。「風、湿、痰、瘀血により手足の関節が痹痛し、発赤腫脹する場合に用いる」。

疏風解毒散（そふうげどくさん）『東医宝鑑』　方剤名。白芷　細辛　白蒺藜　麻黄　檳榔　当帰尾　乾地黄　川芎　芍薬　独活　牽牛子　桑白皮　蒼朮　枳実　炙甘草各 2.8　黒豆 70　紫蘇葉　生姜 5。「全身にできものが生じ、発熱して掻痒する場合、女性が風熱により赤くて丸い斑点が生じた場合に用いる」。

疏風散（そふうさん）『医林撮要』　方剤名。①枳実 20　防風　羌活　独活　白芷　檳榔各 10。「風毒により腹満疼痛し、大便秘硬する場合に用いる」　②牽牛子　大黄各 12　檳榔　陳皮各 8　芒硝 4。「小児が発熱し、のどに痰声が聞こえ、易驚、痙攣、大便秘、腹満痛する場合に用いる」。

疏風順気元（そふうじゅんきげん）『東医宝鑑』　方剤名。大黄 200　車前子 100　郁李仁　檳榔　麻仁　砂仁　牛膝　山薬　山茱

莢各80　枳実　防風　独活各40。「腸胃に熱が集積し、大小便不利の場合、風秘、気秘、老人の便秘、風痹により手足麻痹したり、半身不随の場合に用いる」。

疏風順気湯（そふうじゅんきとう）『東医宝鑑』　方剤名。人参　防風　麻黄　羌活　升麻　桔梗　石膏　黄芩　荊芥穂　天麻　天南星　薄荷　葛根　白芍　杏仁　当帰　川芎　白朮　細辛　皂莢各2　生姜5。「元気が虚弱なものが傷風して、半身不随になったり、全身不随の場合に用いる」。

疏風順腸丸（そふうじゅんちょうがん）『東医宝鑑』　方剤名。麻仁100　桃仁80　皂莢52　大黄　羌活各40　防風　当帰各12。「風熱が集積し、腹満し、便秘する場合に用いる」。

疏風勝湿湯（そふうしょうしつとう）『医林撮要』　方剤名。羌活　独活　防已　蔓荊子　蒼朮　防風各同量。「風湿により全身の関節が痛み、身体が重く労倦する場合に用いる」。

疏風泄熱（そふうせつねつ）　治法。外に風邪があって裏熱をかねるものの治療法。風邪が侵襲すると頭痛・鼻塞・咳嗽などの症状が現れる。裏熱では口渇・小便黄・舌質紅・舌苔黄などの症状が見られる。上記の症状の他に身熱微悪寒・脈浮数などが見られれば、鮮葱白・淡豆豉・蔓荊子・焦山梔・苦桔梗・連翹・淡竹葉・杏仁・牛蒡子などの薬物を用いる。さらに上記の症状の他に、身熱悪寒・脈浮数などが見られれば、荊芥・防風・白芷・焦山梔・苦桔梗・連翹・淡竹葉・杏仁・牛蒡子などの薬物を用いる。

疏風湯（そふうとう）『東医宝鑑』　方剤名。羌活　防風　当帰　川芎　赤茯苓　陳皮　半夏　烏薬　白芷　香附子各3.2　桂枝　細辛　甘草各1.2　生姜3。「中風により半身不随、知覚鈍麻の場合、風湿により手足痹痛する場合に用いる」。

疏風敗毒散（そふうはいどくさん）『東医宝鑑』　方剤名。当帰尾　川芎　芍薬　升麻　葛根　黄芩　生地黄各4　黄連　黄柏　連翹　防風各3.2　羌活　金銀花　甘草各2　蟬退2。「天疱瘡や楊梅瘡の初期に用いる」。

阻片（そへん）　「飲片」を参照。

蘇方散（そほうさん）『東医宝鑑』　方剤名。木鱉子　当帰尾　芍薬　白芷　川芎　射干　大黄　金銀花　穿山甲　没薬　蘇木　甘草各3.2。「便毒により腋窩や膝窩に硬結が生じ、次第に腫大し、疼痛し、発熱し、化膿して、膿が出た後にふさがらない場合に用いる」。

蘇木（そぼく）　薬物名。行血薬。甘鹹、平、心・肝・脾。①活血通経　②祛瘀療傷　③排膿消癰　④散風解痙

素脈（そみゃく）　最も重視される6つの基本的な脈状のこと。つまり①浮脈、②沈脈、③遅脈、④速脈、⑤虚脈、⑥実脈。これらの脈状の組み合わせにより、七表八裏九道という24種類の脈状が区別されている。

祖脈（そみゃく）　脈象。「浮脈」・「沈脈」・「遅脈」・「数脈」のこと。脈診の基本的な脈象である。各項を参照。

素問（そもん）　書名。中国後漢時代200年ごろの書、黄帝の著と伝えられる。『霊枢』と対をなし、両方を合わせて『黄帝内経』と呼ぶ。

素問研（そもんけん）　書名。日本江戸時代の書、稲葉道遠（生没年不詳）の著。『素問』の注解書。全8巻。成立年不詳。多紀元簡の『素問識』に先行し、少なからぬ影響を与えた高水準の『素問』研究書として評価される。

素問玄機原病式（そもんげんきげんびょうしき）　書名。中国金代（1188年）の書、劉完素の著書。『黄帝内経素問』の中の運気説、病機関係の記述の注釈。さらに劉完素の寒涼派の論述もある。

素問考（そもんこう）　書名。日本江戸時代の書、金窪七郎（生没年不詳）の著。『素問』の注釈書。全5冊。寛政4年成。

素問攷注（そもんこうちゅう）　書名。日本江戸時代の書、森立之（1807～1885）の著。『素問』の研究・注解書。全20巻。元治元年（1864）脱稿。従来の考証学研究の成果を集

大成し、自己の見解を附している。『素問』研究書の白眉で、現在の日本・中国でもこの水準をしのぐ書は現れていない。

素問識(そもんし)　書名。日本江戸時代の書、多紀元簡(1755〜1810)の著。『素問』の注釈書。全8巻。文化3年(1806)自序。天保8年(1837)刊。『素問』の考証学研究のスタンダード。

素問次注集疏(そもんじちゅうしゅうそ)　書名。日本明治時代の書、山田業広(1808〜1881)の著。『素問』の研究・注解書。全20冊。明治3年(1870)の稿。

そ

素問釈義(そもんしゃくぎ)　書名。日本明治時代、伊沢棠軒(1834〜1875)の著。『素問』の注釈書。全20巻12冊。慶応3年(1868)成。

素問紹識(そもんしょうし)　書名。日本江戸時代、多紀元堅(1795〜1857)の著。『素問』の注釈書。全4巻。弘化3年(1846)自序。

素問箚記(そもんとうき)　書名。日本江戸時代、喜多村直寛(1804〜1876)の著。『素問』の注釈書。全3巻3冊。嘉永4年(1851)成。

素問評(そもんひょう)　書名。日本江戸時代、荻生徂徠(1666〜1728)の原著、宇佐美水の編刊。『素問』の注解書。不分巻1冊。『徂徠先生素問評』ともいう。明和3年(1766)刊。

素問病機気宜保命集(そもんびょうききぎほめいしゅう)　書名。中国金代、劉完素(守真、河間)の著。1186年。全3巻。32門からなる。

素問霊枢類纂約注(そもんれいすうるいさんやくちゅう)　書名。中国清代、汪昂(訒庵)の注。1689年、全2巻。

素髎(そりょう)　穴名。督脈。禁灸穴。顔面部、鼻の尖端。①清熱開竅　②回陽救逆　③通利鼻竅　④清熱化瘀　⑤蘇厥逆

蘇葉(そよう)[紫蘇葉]　薬物名。発散風寒薬。辛、温、肺・脾。①散寒解表　②祛痰止咳　③解鬱寛胸　④健胃止嘔　⑤理気安胎　⑥解毒医瘡

鼠瘻(そる)　①「瘰癧」を参照。②瘰癧が潰爛した後に、瘻管ができるもの。

潠(そん)　「噀」に同じ。噴出する、水をかけること。昔の治療法のこと。『傷寒論・弁太陽病脈証并治下』に「冷水を以ってこれを潠(ふ)く」(以冷水潠之)と見える。

村家救急方(そんかきゅうきゅうほう)　書名。朝鮮李朝時代、中宗33年(1538)6月、金正国の撰。1冊。本書は窮村民の疾病治療に利用しやすいように、入手しやすい薬材を利用した医書。

孫一奎(そんいっけい、1522〜1619?)　人名。中国明代の名医。字は文垣、東宿と号した。また生生子とも称した。明の万歴年間に活躍。著書に『赤水玄珠』『医旨緒余』『痘疹心印』などがある。

孫思邈(そんしばく、581〜682年)　人名。中国唐代の医家、道士。『千金方』の著者。他に『千金翼方』『福禄論』(幸福論)『摂生真録』(衛生)『梗中素書会』(性について)『銀海精微』(眼科)『三教論』(3つの宗教について)などの著がある。彼の医学体系は、インド医学を取り入れ仏教の影響を受けて、これと中国の五行論とを折衷した実証的なものである。

存性(そんせい)　「焼存性」を参照。

飧泄(そんせつ)　本病は肝鬱脾虚により精気が上らずに起こる。症状は透明で稀薄な便を泄瀉し、未消化物の食物残渣が混じる、さらに腸鳴・腹痛・脈弦緩なども見られる。

孫脈(そんみゃく)　「絡脈」を参照。

孫絡(そんらく)　「絡脈」を参照。

た行・た

嚲(た)　垂れ下がるさま。広い。厚い。

殆(たい)　危険、重体、不安のこと。『素問・霊蘭秘典論』に「これを以って養生すればすなわち寿く、世を歿るまで殆うからず」(以此養生則寿、歿世不殆)と見え、つまりこの方法で養生すれば、終生危険はないという意味。「歿」とは終生のこと。

大阿膠元(だいあきょうげん)『東医宝鑑』　方剤名。山薬　五味子　熟地黄　阿膠　白茯苓各40　麦門冬　丹参　貝母　防風　茯神　側柏仁　百部　杜仲各20　遠志　人参各10。「虚労により咳嗽し、喀血し、発熱、消痩する場合に用いる」。

大安丸(だいあんがん)『東医宝鑑』　方剤名。①山査子　白朮各80　神曲　半夏　白茯苓各40　陳皮　連翹　蘿蔔子各20。「食傷により胸腹満し、触れないほど疼痛し、大便硬、口中無味、腐臭のする噫気をする場合に用いる」②陳皮8　白茯苓　白朮　神曲　麦芽　山査　砂仁　蘿蔔子各4　枳実2.8。『救急方』「小児の気滞により小腹腫満、吐瀉、頭熱、発汗、咳嗽、短気、身体消痩する場合に用いる」。

大安腎丸(だいあんじんがん)『東薬処方集』　方剤名。桃仁　白蒺藜　巴戟天　山薬　白茯苓　肉蓯蓉　石斛　萆解　白朮　破胡紙各600　肉桂　烏頭各200。「元陽と腎気不足により腰痛、耳鳴、耳聾の場合に用いる」。

大医(たいい)　昔の人品徳性および医療技術がともに優れた医師に対する尊称。

太医(たいい)　昔の医師の職名の一つ。太医院の医師で、もっぱら帝王や官廷官員らに奉仕した。

滞頤(たいい)　よだれを流してあごがただれること。これは脾胃の虚冷や実熱により、津液を制約できずに起こる。

太医院(たいいいん)　「太医署」を参照。

太医局(たいいきょく)　「太医署」を参照。

大異香散(だいいこうさん)『東医宝鑑』　方剤名。三稜　蓬莪朮　橘皮　陳皮　藿香　半夏曲　桔梗　益智仁　香附子　枳実各4　甘草1　生姜5　大棗2。「穀脹や気脹により心下痞硬し、すっぱいげっぷが出て、腹脹痛する場合に用いる」。

太医署(たいいしょ)　中国唐代、支配階級のために奉仕した医療保険機構のこと。この機構内に医学各科が分設され、医療保健を行うほかに、医学教育も行った。宋代ではこの機構を「太医局」といい、明代・清代では「太医院」と改めた。

太医博士(たいいはかせ)　中国北魏より太医博士の官職が設けられ、医学教育を行った。隋唐代以後は、医学が分科して、各科に博士が設けられた。

太医令(たいいれい)　古代中国の太医署や太医院の行政長官のこと。中国の秦・漢時代にはすでにこの官職があった。太医署・太医院の行政や業務を管理する責任を負った。この下に「太医丞」を設け、「太医令」の助手をした。

太陰(たいいん)　経脈の名称の一つ。陰気が盛んという意味がある。3つの陰経のうち、最も表層にあることから「太陰為開」(『素問・陰陽離合論』、「開・合・枢」を参照)ともいう。

胎殞(たいいん)　流産のこと。

太陰為開(たいいんいかい)(太陰は開たり)「太陰」を参照。

太陰中風(たいいんちゅうふう)　太陰病で中風の病状を現すもの。

太陰調胃湯(たいいんちょういとう)『四象診療』　方剤名。薏苡仁　乾栗各12　蘿蔔子8　五味子　麦門冬　石菖蒲　桔梗　麻

た

黄各4。「太陰人の黄疸、傷寒により頭痛、身体痛、無汗の場合、食滞により心下痞硬、下肢無力の場合に用いる」。

太陰病(たいいんびょう)　六経病の一つ。ほとんどが三陽病より伝変したものである。一般的な特徴は、発熱が無い。太陰病では腹満・嘔吐・泄瀉・口不渇・食不下・脈緩弱などの症状が見られる。陽明病と同じく裏証であるが、その性質が相反し、陽明は実熱で太陰は虚寒であり、陽明病は胃腸の燥熱で太陰病は脾胃の寒湿である。

大茴香(だいういきょう)　薬物名。八角茴香の別名。「八角茴香」を参照。

退雲丸(たいうんがん)『東医宝鑑』　方剤名。当帰60　川芎　木賊　蜜蒙花　荊芥穂　地骨皮　白蒺藜　甘菊花　羌活各40　皀莢30　瓜呂根　枳実　蔓荊子　薄荷　決明子　炙甘草各20　蛇退　蝉退　黄連各12。「眼に生じた翳膜や内障、外障により瞳仁がさえぎられた場合に用いる」。

退雲散(たいうんさん)『東医宝鑑』　方剤名。当帰　乾地黄　穀精草　甘菊花　木賊　羌活　石決明　大黄　蔓荊子　白芷　黄柏　連翹　龍胆各4　蝉退7。「風熱で生じた外障や翳膜が瞳仁にかかった場合に用いる」。

退翳丸(たいえいがん)『医林撮要』　方剤名。木賊80　当帰　川芎　白蒺藜　甘菊花　蔓荊子　蜜蒙花　羌活　荊芥各40　地骨皮　皀莢各28　瓜呂根24　楮実　薄荷　蛇退　黄連　甘草各12。「風熱により眼に翳膜が生じ、視力減退した場合、女性の血暈などに用いる」。

大営煎(だいえいせん)『方薬合編』　方剤名。熟地黄12～28　当帰8～20　枸杞子　杜仲各8　牛膝6　肉桂　炙甘草各4～8。「肝腎の虚により月経の周期が遅れ、月経量が少なくなり、腰膝酸痛する場合、また気血が虚したために心下痞痛する場合に用いる」。

太淵(たいえん)　穴名。手太陰肺経。原穴、兪土穴、脈会穴。手関節前外側、橈骨茎状突起と舟状骨の間、長母指外転筋腱の尺側陥凹部。①潤肺止咳　②祛風化痰　③健脾益気　④壮筋補虚　⑤通脈理血

胎黄(たいおう)　新生児黄疸のこと。「胎疸」ともいう。新生児が出生して数日後に、面目や皮膚に黄疸が生ずる。多くは妊娠時に、母体の湿熱が胎に熏蒸して起こる。軽症のものは治療しなくても、自然に消退していく。

腿凹(たいおう)　「膕」を参照。

大黄(だいおう)　薬物名。寒下薬。苦、寒、脾・胃・肝・心包絡・大腸。①清腸通便　②清熱瀉火　③行水消腫　④導瘀通経　⑤解毒医瘡

大横(だいおう)　穴名。足太陰脾経。足太陰と陰維脈の交会穴。上腹部、臍中央の外方4寸。①温中散寒　②通調腸胃　③理気止痛　④通便止瀉　⑤行気止痛

大黄飲子(だいおういんし)『東医宝鑑』　方剤名。生地黄8　大黄　杏仁　梔子　升麻　枳実各4　人参　黄芩　甘草各2　生姜3　豆豉21　烏梅1。「熱痞により内熱し、口渇、大便が硬く、便秘する場合に用いる」。

大黄黄連瀉心湯(だいおうおうれんしゃしんとう)『その他』　方剤名。大黄8　黄連4。「熱痞により心下痞硬するが、押しても柔らかく、痛まない場合、心火が盛んなために、鼻衄、吐血する場合に用いる」。

大黄丸(だいおうがん)『救急方』　方剤名。大黄　牽牛子20　川芎2　甘草0.4。「小児が風熱により息が熱く、大小便不利、口渇、冷たい水を飲みたがる場合に用いる」。

大黄甘遂湯(だいおうかんすいとう)『その他』　方剤名。大黄　阿膠各8　甘遂4。「産後に血室に水と血が凝滞して、小腹腫満し、尿少、口渇が無いものに用いる」。

大黄甘草散(だいおうかんぞうさん)『東薬と健康』　方剤名。大黄50　甘草10。「習慣性便秘により常に便が硬い場合に用いる」。

大黄甘草湯(だいおうかんぞうとう)『金匱要略』　方剤名。大黄4　甘草2。「大便秘結して食べたものを吐くものに用いる」。

大黄膏(だいおうこう『医林撮要』　方剤名。大黄　当帰　黄柏各同量。「出来物が出来そ

た

うな場合に用いる」。

大黄左経湯(だいおうさけいとう)『**東医宝鑑**』 方剤名。大黄4 羌活 白茯苓 細辛 前胡 枳実 厚朴 黄芩 杏仁 甘草各2.8 生姜3 大棗2。「風寒暑湿により足腰が腫脹痛痺し、大小便が不利な場合に用いる」。

大黄散(だいおうさん)『**処方集**』 方剤名。①大黄 苦参 滑石各40。「風冷に傷られたり、関格になり、腹満痛、便秘し、大小便不利の場合に用いる」 ②大黄 黄柏 蒼朮 寒水石各50 竜脳20。「湿疹により痒く、浸出液が出る場合に用いる」。

退黄散(たいおうさん)『**東医宝鑑**』 方剤名。柴胡 升麻 龍胆 茵蔯蒿 黄連 黄芩 梔子 黄柏 木通 滑石各4 甘草2 燈芯2。「黄疸により全身が黄ばみ、尿少、発熱する場合に用いる」。

大黄䗪虫丸(だいおうしゃちゅうがん)『**その他**』 方剤名。桃仁 杏仁 水蛭各9 黄芩 白芍 䗪虫 蠐螬 地黄各6 大黄 甘草 乾漆 虻虫各3。「虚労により身体消痩、腹満、食欲不振、瘀血が集積して面黒、皮膚が黒色になる場合、または月経少量や閉止し、冷汗、頭痛、骨蒸潮熱がする場合に用いる」。

大黄湯(だいおうとう)『**東医宝鑑**』 方剤名。大黄40 生姜汁5。「食後小腹冷、硬腫、未消化物を黄痰とともに嘔吐し、身体が次第に消痩する場合に用いる」。

大黄当帰散(だいおうとうきさん)『**処方集**』 方剤名。大黄 木賊 黄芩各40 紅花34 当帰 梔子 蘇木20 菊花12。「外障により血灌瞳神が生じた場合に用いる」。

大黄附子湯(だいおうぶしとう)『**金匱要略**』 方剤名。①「攻裏不遠寒」を参照。②「温下」を参照。方剤名。大黄3 附子3 細辛2。「脇下偏痛し、発熱し、その脈緊弦なるは、これ寒なり、温薬を以てこれを下す、大黄附子湯に宜し。」(脇下偏痛、発熱、其脈緊弦、此寒也、以温薬下之、宜大黄附子湯) ③大黄 炮附子各16 細辛12。「陰寒が蓄積し腹痛し、便秘して、特に片側の小腹が痛み、発熱し、沈脈で弦緊の場合に用いる」。

大黄牡丹湯(だいおうぼたんとう)『**その他**』 方剤名。大黄 芒消各6 牡丹皮 桃仁 瓜呂仁各10。「腸癰により右側の小腹が腫痛し、悪寒発熱し、冷汗が出る場合に用いる」。

大黄牡丹皮湯(だいおうぼたんぴとう)『**金匱要略**』 方剤名。大黄4 牡丹1 桃仁50枚 瓜子半斤 芒硝3。「腸癰は、少腹腫痞し、これを按ずれば即ち痛むこと淋の如く、小便自ら調い、時時発熱し、自汗出で、また悪寒す。その脈遅緊なる者は、膿未だ成らず、これを下すべし、当に血有るべし。脈洪数なる者は、膿すでに成る、下す可からず、大黄牡丹湯これを主る。」(腸癰者、少腹腫痞、按之即痛如淋、小便自調、時時発熱、自汗出、復悪寒、其脈遅緊者、膿未成、可下之、当有血、脈洪数者、膿已成、不可下也。大黄牡丹湯主之)

太乙(たいおつ) 穴名。足陽明胃経。上腹部、臍正中の上方2寸、前正中線の外方2寸。①調理胃腸 ②和胃安神 ③豁痰利竅 ④清心安神 ⑤消脹化滞

太乙神針(たいおつしんしん) 「薬物艾巻」を参照。

太乙天府(たいおつてんぷ) 司天運気説で、司天・中運・年支の三者の気が同じくなる年のこと。たとえば戊午の年は火運火支であり、また少陰君火の司天であるから「太乙天府」という。

大温驚元(だいおんきょうげん)『**救急方**』 方剤名。人参 白茯苓 白朮 朱砂 麦門冬 木香 代赭石10 炙甘草 酸棗仁各20 白僵蚕 桔梗各4.6 全蝎3 金箔 銀箔各3。「小児が心熱により心煩、夜啼、時に瘈瘲する場合に用いる」。

大温脾丸(だいおんひがん)『**医林撮要**』 方剤名。呉茱萸 肉桂 麦芽各200 炙甘草 桔梗 神曲 人参 炮乾姜 枳実各120 炮附子 細辛各80。「脾胃の虚寒により消化不良で、心下痛、腹鳴、泄瀉する場合に用いる」。

大赫(だいかく)　穴名。足少陰腎経。足少陰と衝脈の交会穴。下腹部、臍中央の下方4寸、前正中線の外方0.5寸。①清熱利湿　②調補肝腎　③理胞宮　④強腎益精　⑤渋精止帯

大瘕泄(だいかせつ)　『難経・五十七難』に「大瘕泄なるもの、裏急後重し、しばしば圊(かわや)(便所のこと)に至れども便するあたわず、茎中痛む」(大瘕泄者、裏急後重、数至圊而不能便、茎中痛)と見える。『難経辨疑』では「大瘕泄はすなわち腸澼なり」(大瘕泄即腸澼也)と指摘している。今の下痢のこと。

苔滑(たいかつ)　舌苔が湿潤して光滑となるもの。舌苔が薄白で滑なのは、内に寒湿がある。厚白で滑なのは、湿濁内盛である。白滑粘膩なのは、内に痰湿がある。舌苔が薄黄で滑なのは、湿熱か、または外邪が化熱して裏に入ろうとしているが、津液はまだ傷られていない。舌苔が黄厚で滑なのは、湿熱が重いか痰熱盛である。

大活絡丹(だいかつらくたん)『その他』　方剤名。白花蛇　烏梢蛇　大黄　川芎　黄芩　玄参　橘皮　甘草　木香　藿香　白芷　竹黄　草豆蔻　肉桂　竹節　香附　黄連　附子　蚯蚓　香附子　麻黄　白朮　羌活　白何首烏　沈香　熟地黄　天麻　虎骨　乳香　骨砕補　全蝎　松育　細辛　白僵蚕　烏薬　血竭　威霊仙　白茯苓　丁香　没薬　当帰　葛根　竜脳　犀角　雄黄　朱砂　安息香。「中風痰厥による半身不随、足弱痹痛、萎弱する場合、腰膝疼痛して歩行困難な場合、打撲傷により非常に痛む場合に用いる」。

大汗(たいかん)　汗出過多の現象のこと。熱盛で汗出したり、発表が過ぎたり、病後の気虚、元気が脱出しそうな場合に見られる。汗は津液が化したものなので、汗が多ければ津が傷られる。ひどければ「亡陰」となる。汗は心液なので、汗多になれば「亡陽」ともなる。「亡陰」「亡陽」「漏汗」「熱汗」「冷汗」などの項を参照。

胎寒(たいかん)　胎児が母体中にある際に、母体が冷たいものを飲食し過ぎて、冷気が小児の胃腸を傷って起こる。出生後に乳の消化が悪く、また腹脹・時々瀉痢・よく泣くなどが見られる。

胎癇(たいかん)　新生児の出生100日以内に発症する癲癇のこと。

戴眼(たいがん)　瞳孔が上視して動かない症状のこと。これは太陽経の経気が衰えたために起こり、疾病が危篤な段階で見られる症状の一つ。

奶岩(だいがん)　乳癌のこと。

大陥胸丸(だいかんきょうがん)『東医宝鑑』　方剤名。大黄20　葶藶子　杏仁各12　芒消10　甘遂2。「急性熱性病を誤って下し、胸痛、心下痞硬疼痛する場合、熱実結胸により腹満、咽乾、大小便不利の場合に用いる」。

大陥胸湯(だいかんきょうとう)『傷寒論』　方剤名。大黄18　芒硝21　甘遂1〜1.5。大黄を水煎して滓を除き、芒硝を加えて1〜2回沸湯させ、甘遂末を加え、2回に分けて服用する。爽快に大便下痢すれば服用を中止する。水熱結胸による、心窩部の硬痛と脹痛・圧痛抵抗が強い・呼吸促迫・煩躁・発熱・頭汗・便秘・口乾・舌質紅・舌苔黄燥・脈沈緊で有力などに用いる。

大陥胸湯(だいかんきょうとう)『東医宝鑑』　方剤名。大黄12　芒消8　甘遂2。「胸部から臍部まで腫痛し、胃内停水、便秘、午後潮熱する場合に用いる」。

胎患内障(たいかんないしょう)　妊婦が病気や消化吸収が不良となり、胎児の発育に悪影響を与えることをいう。また辛い刺激性の食物を偏食することにより、胎児が先天的に内障を起こすことをいう。両目は、外観上は正常であるが、視力に影響を及ぼす。

大気(たいき)　大気中の空気、または胸中に吸入する気のこと。

胎気(たいき)　①胎腫、胎水ともいう。妊婦で面目浮腫・四肢水腫するもの。②胎児が母体内で、母気により育まれる気のこと。

体気(たいき)　体臭、わきがのこと。「狐臭(こしゅう)」

ともいう。これは湿熱が腠理の汗孔に鬱して起こる。遺伝のものもある。排出する汗液は、特殊な鼻に付く生臭い匂いがする。狐臭は腋窩部に多発し、重症のものでは乳暈(乳輪のこと)・臍・鼠径部・陰部などからも臭う。

胎気上逼(たいきじょうひつ) 妊娠期に見られる胎動気逆の症状のこと。多くは母体の虚弱、病後に身体が弱まり栄養失調により、血気不和となることにより起こる。

大芎黄湯(治頭瘡一方)(だいきゅうおうとう)(ちずそういっぽう)『本朝経験』 方剤名。忍冬4 紅花2 連翹 荊芥 蒼朮各4 防風 川芎各3 大黄2 甘草1.5。「頭部、顔面の発疹、化膿性腫物などに用いる」。

大芎藭湯(だいきゅうきゅうとう)『医林撮要』 方剤名。川芎40 赤茯苓 桂心 芍薬 酸棗仁 当帰 木香 牛膝各30 羌活 枳実 甘草各20。「女性の血風により全身の関節が痛み、心煩し、また口中無味の場合に用いる」。

胎怯(たいきょ) 「五軟」を参照。

胎驚(たいきょう) 新生児が、臍風の原因以外に驚風の症候をあらわすもの。母体の栄養失調や、母体の精神的素因が胎児に影響して起こる。主な症状は驚厥・知覚全失・手足抽動・面部肌肉痙攣などが見られる。突発的に発症するが、発症しない時は異常な徴候は見られない。

大羌活湯(だいきょうかつとう)『東医宝鑑』 方剤名。①羌活 升麻各6 独活4 蒼朮 防已 威霊仙 白朮 当帰 赤茯苓 沢瀉 甘草各2.8。「風湿により足の関節が腫痛し、強張(ば)る場合に用いる」 ②羌活 防風各6 独活4 蒼朮 白朮 防已 川芎 生地黄 黄連 知母各3 細辛 甘草各2。『処方集』「風寒湿に傷られて生じた感冒で、悪寒発熱し、頭痛、胸悶、咽中乾燥、身重の場合に用いる」。

胎教新記(たいきょうしんき) 書名。朝鮮李朝時代、純祖21年(1821)ころ、柳夫人完山 李氏の撰。胎教に関する著書。本文と諺解が付してある。

太極療法(たいきょくりょうほう) 局所にとらわれず、あらゆる疾病について、全体調整の意味を持つ針灸治療のこと。沢田健は、この方法を用いた。彼は「背部」の肝兪穴・脾兪穴・腎兪穴・次髎穴、「腹部」の中脘穴・気海穴、手の曲池穴・陽池穴、足三里穴・太渓穴などを好んで用いた。

褪金丸(たいきんがん)『東医宝鑑』 方剤名。辰砂 香附子各240 蒼朮 白朮各100 陳皮 神曲 麦芽各60 厚朴 甘草各40。「黄疸により全身がむくんで黄色く、口中無味、消化不良、心下痞硬疼痛、時に心煩する場合に用いる」。

大苦参丸(だいくじんがん)『東医宝鑑』 方剤名。苦参80 防風 荊芥 白芷 烏頭 芍薬 白何首烏 川芎 独活 梔子 皂莢 蔓荊子 赤茯苓 山薬 白蒺藜 黄耆 羌活 白附子各20 草烏6。「膝部、肘部、または脛骨部に瘡癰が生じ、痒痛し、粘液が流れ、閉じづらい場合に用いる」。

帯下(たいげ) ①広義の帯下は、婦人科疾患すべてを指す。帯脈は人体の腰部を一周している。その帯脈から下部を帯下という。そこで古くは婦人科のすべての病を「帯下病」とした。②狭義の帯下は、女性の陰道から流出する、粘質の液体のことを指す。帯のように絶えないので帯下という。女性の多くは生殖器に炎症がある場合には、帯下量が多く、悪臭をともなう。古くから、帯下の色の違いから、「白帯」・「赤帯」・「赤白帯」・「黄帯」・「青帯」・「黒帯」・「五色帯」などに分類している。各項を参照。

滞下(たいげ) 「痢疾」を参照。

大薊(たいけい) 薬物名。止血薬。甘、涼、肝。①涼血止血 ②破瘀消癰 ③解毒医瘡

太谿(たいけい) 穴名。足少陰腎経。原穴、兪土穴。足関節後内側、内果尖とアキレス腱の陥凹部。①滋陰降火 ②調理任衝 ③駆邪散滞 ④強壮筋骨 ⑤健脳髄

帯下医(たいげい) 早くは『史記・扁鵲列伝』に見える。帯下とは骨盤より下、帯脈より

た

下の部分を指す。女性には帯下病が常見されるので、古くは産婦人科の疾病を専門に治療する医師を指した。

大経(だいけい) ①大きな経脈のこと。『素問・調経論』に「その大経に中ること無かれ」(無中其大経)と見える。②本経の経脈のこと。『霊枢・官針篇』に「経刺なるもの、大経の結絡経の分に刺すなり」(経刺者、刺大経之結絡経分也)と見える。

大迎(だいげい) 穴名。足陽明胃経。顔面部、下顎角の前方、咬筋付着部の前方陥凹部、顔面動脈上。①通利牙関 ②清頭散風 ③清熱解毒 ④調和経脈 ⑤消腫止痛

た

大薊飲子(だいけいいんし)『東医宝鑑』 方剤名。大薊 桑柏皮 犀角 升麻 蒲黄 杏仁 桔梗 甘草各4。「肺疽により発熱、咳嗽、短気、口中と口唇が乾燥し、血痰や血を吐く場合に用いる」。

大経隧(だいけいすい) 人体の大きな経脈のこと。

対経補瀉(たいけいほしゃ) 五行穴の運用の一つ。自経補瀉と対比して言う。『難経本義諺解』に「病経にあれば、相生関係にある経脈の五行穴を利用して補瀉する」と見える。

大戟(たいげき) 薬物名。逐水薬。苦、寒、毒、腎。①逐水消腫 ②祛痰止咳 ③解毒医瘡

大郄(だいげき) 穴名。奇穴。大腿部、大腿部後面のほぼ中央(殷門穴)の外上方約3横指に取る。下肢の痹証・腰痛などを主治。

体厥(たいけつ) 全身の皮膚が温暖でないこと。

大厥(だいけつ) 「中風」に属す病症のこと。つまり中風卒倒し、昏迷して醒めない症候を指す。「厥証」の、昏倒して次第に回復する症状とは異なる。「中風」を参照。

大結胸(だいけっきょう) 『傷寒論』の大陥胸湯証に見える。これは太陽表証がまだ去らないのに下法を誤用してしまい、心下より少腹までが硬満して痛み、手で触れることもできない症候が現れるもの。

大決明散(だいけつめいさん)『医林撮要』 方剤名。牡蛎40 決明子 羌活 梔子 木賊 青葙子 芍薬各20 大黄 荊芥各10。「目赤腫痛、光を嫌がり、眼球が渋り、流涙する場合と翳膜が生じた場合に用いる」。

帯下病(たいげびょう) 「帯下」を参照。

胎元(たいげん) ①懐妊した際、母体の子宮内にある胚胎のこと。②母体中で胎児を充養する元気のこと。③胎盤のこと。『証治準縄』の胎元散の条文に見える「胎元一具を用いて…」とは、胎盤を指している。

大玄胡索散(だいげんこさくさん)『医林撮要』 方剤名。甘草40 桔梗 黄芩 大黄各20 厚朴 木香 檳榔 苦楝子 当帰 三稜 蓬莪朮 肉桂 延胡索 芍薬各10。「月経時や出産後に腹腫満疼痛し、短気、心煩する場合、癥瘕、痃癖、積聚に用いる」。

大建中湯(だいけんちゅうとう)『金匱要略』 方剤名。蜀椒2 乾姜4 人参2。「心胸中大いに寒痛し、嘔して飲食する能わず、腹中寒し、上衝し皮起り、出で見われ頭足有り、上下して痛みて触近する可からざるは、大建中湯これを主る。」(心胸中大寒痛、嘔不能飲食、腹中寒、上衝皮起、出見有頭足、上下痛而不可触近、大建中湯主之)

大巨(だいこ) 穴名。足陽明胃経。下腹部、臍中央の下方2寸、前正中線の外方2寸。①温経散寒 ②分別清濁 ③理気消脹 ④益気安神固精 ⑤扶正化湿

苔垢(たいこう) 舌苔上に混濁している汚垢のこと。多くは宿食不化や湿濁内停の際に見られる。

胎甲(たいこう) 「妊娠」を参照。

胎垢(たいこう) 「激経」を参照。

対口(たいこう) 「脳疽」ともいう。後頭部、項背部の中央に生じる疽のこと。督脈に属し、その部位が口と正反対に位置するので「対口」という。部位が左右にずれて、足太陽膀胱経上に位置するものは「偏口」「偏口疽」「偏脳疽」という。多くは湿熱交蒸の気に感受したり、または積熱や湿毒が上壅して起こる。「順証」では瘡の形の頂が高く、根

は深く赤く腫れ、熱を持ち疼痛がある。「逆証」では情志鬱結や肝腎虧損や陰虚火炎と関係が深く、瘡は平旦で広がり、根は深く次第に深まり、潰爛しづらく、収斂しづらい。

大谷(だいこく)　「渓谷」を参照。

大骨空穴(だいこっくうけつ)　穴名。奇穴。手の拇指の背面、拳を握って第1節骨の尖ったところに取る。眼疾患・吐瀉などを主治。

大骨枯槁(だいこつここう)　大骨とは、体幹と四肢を支持する主な骨格のこと。枯槁とは枯萎(枯れる)や乾竭(乾く)のこと。つまり慢性の消耗性疾患の後期などで、極度に消痩して、肌肉が削げ落ち、全身の骨格や関節があらわになることを形容している。また気血虧損し骨髄が充実せず、骨格が枯萎して身体を支持できないのは、悪性の疾病の状況に見られる。

大五補湯(だいごほとう)『東医宝鑑』　方剤名。天門冬　麦門冬　石菖蒲　茯神　人参　益智仁　枸杞子　地骨皮　遠志　熟地黄各40。「虚労により全身が疲倦し、元気が無く、午後に悪寒し、発熱し、自汗、咳痰する場合、健忘症がひどい場合に用いる」。

大固陽湯(だいこようとう)『東医宝鑑』　方剤名。炮附子1　白朮　炮乾姜各20　木香10。「食傷により頻繁に嘔吐し泄瀉した後に、陽気が虚したり、手足厥冷、面黒、短気、自汗、精神昏迷する場合に用いる」。

大剤(だいざい)　通常の服用量よりも多く用いるもの。

大柴胡湯(だいさいことう)『金匱要略』　方剤名。①柴胡半斤　黄芩3　芍薬3　半夏半升　枳実4枚　大黄2　大棗12枚　生姜5。「これを按じて心下満痛する者は、これ実と為すなり。当にこれを下すべし、大柴胡湯に宜し。」(按之心下満痛者、此為実也、当下之、宜大柴胡湯)　②柴胡16　黄芩　白芍各10　大黄8　枳実6　半夏4　生姜3　大棗2。『東医宝鑑』「往来寒熱し、胸脇苦満、吃逆、心下痞硬疼痛、便秘する場合に用いる」。

大柴胡湯去大黄(だいさいことうきょだいおう)『出典不詳』　方剤名。柴胡15　黄芩9　白芍薬9　半夏9　生姜12　枳実9　大棗4。本方は大柴胡湯から大黄を除いたものである。熱結心下の大柴胡湯適応証で、便秘がないものに用いる。

堆沙鬍鬚(たいさらつり)　「肥瘡」を参照。

大蒜(たいさん)　薬物名。駆虫薬。辛、温、小毒、肝・胃。①温中止痢　②殺虫消積　③解毒医瘡　④去痰鎮咳　⑤行水消腫　⑥宣竅通閉

大山芋元(だいさんうげん)『東医宝鑑』　方剤名。山薬150　甘草140　大豆黄巻　熟地黄　当帰　肉桂　神曲各50　人参　阿膠各33　白朮　麦門冬　防風　白芍　杏仁　川芎各30　白茯苓　桔梗　柴胡各25　乾姜15　白斂10　大棗100。「脾胃虚弱により食欲不振、次第に消痩して元気が無い場合、長らく病んで元気が回復しない場合に用いる」。

大蒜膏(たいさんこう)『東薬と健康』　方剤名。仙人杖100　大蒜　馬歯莧各50。「肺炎により悪寒、咳嗽、胸悶、口中無味、全身倦怠する場合に用いる」。

胎産要録(たいさんようろく)　書名。朝鮮李朝時代、世宗16年(1434) 3月判典医監事盧重礼の撰。上下2巻1冊。本書は李朝時代初期の産書として大いに用いられた。

大指(だいし)　手の第一指(拇指)のこと。

大眦(だいし)　「内眥」を参照。

代指(だいし)　指の尖端が腫れて、後に爪の甲が脱落する疾病のこと。

戴思恭(たいしきょう、1324～1405)　人名。中国の医家。字は元礼。元来儒家であったが、朱震亨について医を学んだ。著書に『証治要訣』などがある。

大衄(だいじく)　口と鼻に同時に出血が見られたり、ひどい場合は眼・耳・口・鼻・二陰に同時に出血が見られるもの。これは血熱妄行や気虚不摂により起こる。

大指甲根穴(だいしこうこんけつ)　穴名。奇穴。手の拇指爪甲の後ろ、正中から約0.1寸、赤白肉の際に取る。咽喉腫痛・卒中な

どを主治。
大指次指(だいしじし)　手足の第一指(拇指)と第二指(次指)のこと。
太子参(たいしじん)　薬物名。甘・微苦。微寒。脾・肺。益気生津。気津両傷による疲労倦怠感・食欲不振・口渇などに用いる。太子参は、なでしこ科・ワダソウの塊根。
大七気湯(だいしちきとう)『東医宝鑑』　方剤名。三稜　蓬莪朮　橘皮　陳皮　桔梗　藿香　益智仁　香附子　肉桂　甘草各4　生姜3　大棗2。「積聚により心下痞硬疼痛し、小腹腫満し、尿不利する場合に用いる」。
胎実(たいじつ)　新生児が、顔が赤く、黒目勝ちで、よく笑うこと。
大実(だいじつ)　大便不通のこと。
大実如羸状(だいじつじょるいじょう)　「真実仮虚」を参照。
大指内側横紋頭穴(だいしないそくおうもんとうけつ)　穴名。奇穴。手の拇趾第1節の橈側で、掌側横紋の頭に取る。眼疾患などを主治。
胎死腹中(たいしふくちゅう)　「死胎」を参照。
胎死不下(たいしふげ)　「死胎」を参照。
大瀉(たいしゃ)　刺針手法における瀉法の一種。穴位に刺針した後に、押し手で周囲を固定して、刺し手で針柄を持ち、針柄を前後左右に大きく揺り動かして、針孔を大きく開く刺法のこと。
大邪(だいじゃ)　風気のこと。小邪は湿気のこと。
胎弱(たいじゃく)　「五軟」を参照。
大瀉刺(だいしゃし)　九刺法の一つ。鈹針を用いて膿瘍を切開し、膿血を排出させる刺法(『霊枢・官針篇』)。
代赭石(たいしゃせき)　薬物名。止血薬。苦、寒、肝・心包絡。①涼血止血　②平肝鎮驚　③鎮逆止嘔　④墜痰平喘
大邪中表(だいじゃちゅうひょう)　「大邪」とは、外界の「風・寒・暑・湿・燥・火」の六淫の邪気のこと。病が外界から侵入するには、まず皮毛を傷るので「中表」をいう。
大主(だいしゅ)　「精神」を参照。
体重(たいじゅう)　身体が重く、挙動に活発さが無くなること。
退腫塌気散(たいしゅとうきさん)『東医宝鑑』　方剤名。赤小豆　陳皮　蘿蔔子各8　甘草4　木香2　生姜3　大棗2。「積水や驚水により全身浮腫して発熱する場合に用いる」。
苔潤(たいじゅん)　舌苔が湿潤なもの。舌苔が潤沢で、粘膩で厚くないのが、正常な舌苔であり、津液が充足してる。もし舌苔が湿潤して厚膩なのは、湿病である。
大順散(だいじゅんさん)『東医宝鑑』　方剤名。甘草80　乾姜　杏仁　肉桂各16。「夏季に暑邪に傷られて、胸悶、口渇し水を飲みすぎて、嘔吐、泄瀉する場合に用いる」。
大杼(だいじょ)　穴名。足太陽膀胱経。手足太陽経の交会穴。骨会穴。上背部、第1胸椎棘突起下縁と同じ高さ、後正中線の外方1.5寸。①解表清熱　②通調筋骨　③宣肺定喘　④清四肢熱通暢経気
太衝(たいしょう)　1)太衝脈のこと。2)背後の下部を指す。3)穴名。足厥陰肝経。原穴、兪土穴。足背、第1・第2中足骨間、中足骨底接合部遠位の陥凹部、足背動脈拍動部。①通経行瘀　②調経固衝　③清血生血　④鎮驚熄風　⑤調補肝腎
大鍾(だいしょう)　穴名。足少陰腎経。絡穴。足内側、内果後下方、踵骨上方、アキレス腱付着部内側前方の陥凹部。①利水消腫　②補腎和血　③強壮筋骨　④鎮静安神　⑤通調二便
大正気散(だいしょうきさん)『東医宝鑑』　方剤名。白朮　蒼朮　陳皮　厚朴　藿香　半夏各4　枳実　檳榔各2.8　桂枝　乾姜　甘草各2　生姜5　大棗2。「風寒暑湿の邪に傷られて悪寒発熱し、悪心、小腹腫満、消化不良の場合に用いる」。
大承気湯(だいじょうきとう)『傷寒論』　方剤名。①「寒下」を参照。②「方」を参照。③「大方」を参照。方剤名。大黄4　厚朴半斤　枳実5枚　芒硝3。「陽明病にて、脈遅、汗

出づと雖も悪寒せざる者は、その身必ず重く、短気し、腹満して喘す。若し潮熱有る者は、これ外解せんと欲し、裏を攻むべし。手足濈然として汗出づる者は、これ大便已に硬きなり。大承気湯これを主る。若し汗多く、微かに発熱し悪寒する者は、外未だ解せざるなり。その熱潮ならず、未だ承気湯を与う可からず。若し腹大いに満し通ぜざる者は、小承気湯を与え微かに胃気を和す可し。大泄下に至らしむる勿れ。」(陽明病、脈遅、雖汗出、不悪寒者、其身必重、短気、腹満而喘、有潮熱者、此外欲解、可攻裏也、手足濈然汗出者、此大便已鞕也、大承気湯主之、若汗多、微発熱悪寒者、外未解也、其熱不潮、未可與承気湯、若腹大満不通者、可與小承気湯微和胃気、勿令至大泄下)「傷寒にて六七日、目中了了たらず、睛和せず、表裏の証無く、大便難く、身微かに熱する者は、これ実と為すなり、急ぎこれを下す。大承気湯に宜し。」(傷寒六七日、目中不了了、睛不和、無表裏証、大便難、身微熱者、此為実也、急下之、宜大承気湯)「少陰病にて、自ら清水を利し、色純青、心下必ず痛み、口乾燥する者は、これを下す可し。大承気湯に宜し。」(少陰病、自利清水、色純青、必下必痛、口乾燥者、可下之、宜大承気湯) ④大黄 16 厚朴 枳実 芒消各 8。『東医宝鑑』「陽明腑実証により高熱が出て、小腹腫痛し、ひどければ譫語し、便秘する場合に用いる」。

対症方(たいしょうほう) 証に適中した方剤のこと。

太衝脈(たいしょうみゃく) 衝脈の別名。女性の月経や胞胎を調養する。『素問・上古天真論』に「(女子)二七にして天癸至り、任脈通じ、太衝脈盛ん、月事時を以って下る、故に子有るなり」(二七而天癸至、任脈通、太衝脈盛、月事以時下、故有子)と見える。

対症療法(たいしょうりょうほう) 病体に出現する諸症状を直接取り除く療法のこと。

大眥漏(だいしろう) たえまなく涙が出る症状のこと。

退針(たいしん) ①刺針手法の一つ。針を体内の一定の部分まで刺入した後に、深部から次第に浅部へ針体を抜く方法のこと(完全に抜針しない)。②抜針のこと。

滞針(たいしん) 刺針時の操作により現れる異常な状況のこと。つまり豪針を体内に刺入した後に、捻転も提挿もできずに、操作ができなくなる現象のこと。多くは患者が精神的に緊張して、肌肉が痙攣したり、捻転の幅が大きすぎて、筋繊維に針尖がまとわりついて起こる。その処置としては、先ず患者を落ち着かせて、滞針部位の周囲を軽めに按摩して、針体をゆっくりと上下に提挿する。またはその付近に一箇所刺針して、局部の筋肉を弛緩させて、抜針を試みる。

体針(たいしん) 針を用いて身体各部の経脈や穴位に刺針する治療法の総称。耳針などに対していう。

大針(だいしん) 古代九針の一つ。針体は太く、針尖は丸い。多くは全身の水腫や腹中の癥瘕の治療に用いられる。

大晨(だいしん) 寅の刻の後の、空が明るくなる時のこと。

唾為腎液(だいじんえき)(唾は腎液たり) 「五液化液」を参照。

大秦艽湯(だいじんきゅうとう) 方剤名。①「袪風養血」を参照。②秦艽 石膏各 4 羌活 独活 川芎 白芷 生地黄 熟地黄 当帰 白芍 黄芩 白茯苓 防風 白朮 甘草各 2.8 細辛 1.2。『東医宝鑑』「中風により半身不随、面癱、言語障害が残る場合に用いる」。

対心発(たいしんはつ) 「発背」を参照。

胎水(たいすい) 「子種」を参照。

大頭瘟(だいずうん) 温毒の一つ。「大頭風」や「大頭傷寒」ともいう。風温の時毒を感受して、肺胃に侵入して発病する。その特徴は、頭面紅腫や咽喉腫痛である。ひどければ耳聾・口噤・神昏・譫妄などの危険な症候が見られる。さらに頚項腫大を主症とし、それが頭面にまで広がり、蝦蟆(がま)のようになるものを「蝦蟆瘟」という。

大豆黄巻(だいずおうけん)[豆巻]　薬物名。清解暑熱薬。甘、平、胃。①散熱解暑　②行水消腫　③祛湿除痹

大頭傷寒(だいずしょうかん)　「大頭瘟」を参照。

大頭風(だいずふう)　「大頭瘟」を参照。

対臍発(たいせいはつ)　「発背」を参照。

大省風湯(だいせいふうとう)『東医宝鑑』　方剤名。防風　半夏各8　烏頭　天南星　白附子　木香　甘草各4　全蝎1.2　生姜10。「中風により面癱、半身不随の場合に用いる」。

た

大青葉(だいせいよう)　薬物名。清熱解毒薬。苦鹹、大寒、心・胃。①清熱降火　②解毒化斑　③涼血止痢

大青竜湯(だいせいりゅうとう)『傷寒論』　「兼法」を参照。方剤名。①麻黄6　桂枝2　甘草2　杏仁40枚　生姜3　大棗10枚　石膏鶏子大。「太陽の中風にて、脈浮緊、発熱悪寒し、汗出でづして煩躁する者は、大青竜湯これを主る。」(太陽中風、脈浮緊、発熱悪寒、身疼痛、不汗出而煩躁者、大青竜湯主之)　②麻黄12　桂枝8　杏仁6　石膏16　甘草4　生姜3　大棗2。「悪寒、発熱、無汗、身重疼痛、口乾、心煩、短気する場合に用いる」。

胎赤(たいせき)　①新生児の皮膚色が丹(朱)を塗ったように赤くなるもの。これは胎中において熱毒を感受して起こる。②小児の眼瞼赤爛のこと。③「胎風」の別名。

大節(だいせつ)　①人体の大関節のこと。②手足の指の第一関節のこと。

胎疝(たいせん)　新生児の陰嚢が肥大する病症のこと。

頽疝(たいせん)　古病名。①睾丸が腫大して堅くなり、陥没して腫痛したり、無感覚になり痛痒を感じないもの。②女性の少腹が腫れる病症のこと(『素問・脈解篇』)。「㿗」、「瘄」、「瘄」、「腸㿗」、「狐疝風」、「狐疝」、「陰狐疝」、「偏墜」ともいう。

奶癬(だいせん)　「嬰児湿疹」のこと。「胎斂瘡」ともいう。多くは体質過敏の者が、風湿の邪に侵襲され、気血に搏して生ずる。新生児の顔面部に好発する。乾燥型と湿潤型がある。初めに粟粒状に隆起し、散在したり密集したり、疹色は紅色で、かくと白屑が出る、その形が癬疥のようで液汁が無いものは「乾斂瘡」といい、風熱盛に属す。また粟状に盛り上がり、非常に痒く、破ると液が流れ出し、浸淫して塊りができ、ひどければ身体の各部に広がるものは「湿斂瘡」といい、湿熱重である。この証は煩躁して睡眠安臥できず、長くなれば皮膚が苔癬状に変化する。もし皮膚損傷部の滲出液が減少し、皮膚の紅色が退けば、好転の象徴である。

大川芎丸(だいせんきゅうがん)『郷薬集成方』　方剤名。川芎600　天麻160。「頭風症により眩暈、偏頭痛、正頭痛、全身倦怠する場合に用いる」。

太倉(たいそう)　「胃」を参照。

大棗(たいそう)　薬物名。補気薬。甘、平、脾・胃。①和薬調剤　②緩急止痛　③養心安神　④健脾止瀉　⑤生津止渇

大棗煎湯(たいそうせんとう)　方剤名。「滌痰」を参照。

太素経攷異(たいそきょうこうい)　書名。日本江戸時代、藍川玄慎(?～1842)の著。『黄帝内経太素』の校勘録。全2巻。天保中(1830～1843)成。

太息(たいそく)　深呼吸のこと。嘆息(ためいき)と同義。しかし吐き出す息が主である。正常人でも間歇的に深呼吸はする。普通は呼吸と脈拍との比率は、1：4であるが、深呼吸の場合は1：5となる。この比率の変化を脈診上では「閏(うるう)は太息を以ってす」(閏以太息)とある。しきりにため息をつくのは「善太息」という。これは症状の一つで、肝胆の気の鬱滞、肺気不宣により起こる。

胎息(たいそく)　気功の呼吸法の一つ。呼吸をする時に、静かに少しづつ吸い、同じように静かに吐く。吸い込んだ息を丹田に入れるようにする呼吸法。

対待(たいたい)　多くの脈象に対して、相対

的な性質を踏まえて、簡潔に数種類に帰納する方法のこと。たとえば「浮沈」「遅数」「滑渋」「虚実」の八脈の識別を基準にして、これにより疾病の「表裏」「寒熱」「虚実」「順逆」を識別すること。

大腿疽（だいたいそ） 「股脛疽」を参照。

大地黄湯（だいぢおうとう）『郷薬集成方』 方剤名。熟地黄 80　烏梅　当帰各 40。「妊娠期や産後に血不足により腰腹が痛み、手足が動きづらい場合に用いる」。

大腸（だいちょう） 六腑の一つ。「廻腸」ともいう（一説には、廻腸には直腸と肛門も含まれる）。主な機能は、小腸で消化吸収されて送下された化物を受け、その中の余剰な水分と養分を吸収して、そこで糞便を形成し、肛門を通じて体外に排出する。これを「伝導の官」ともいう。主に糟粕を伝え瀉下する、消化の最終段階である。もし大腸に疾病があれば、大便の回数や性状に影響が出る。

大腸液虧（だいちょうえきき） 大腸の津液が不足して現れる病変のこと。これは陰血不足や熱病傷津と関係がある。主な症状は便秘や排便困難であり、さらに消痩・皮膚乾燥・咽乾・舌紅苔少、脈細などもともなう。

大腸咳（だいちょうがい） 咳すると同時に、大便の失禁が起こるものを指す。

大腸寒（だいちょうかん） 大便が鴨溏便で、腹痛腸鳴・手足厥冷などの症状が見られるもの。

大腸寒結（だいちょうかんけつ） 寒気が大腸に結して出現する便秘のこと。主な症状は腹部隠痛・大便秘結・口淡・舌白少苔・脈沈弦などが見られる。

大腸虚（だいちょうきょ） 「大腸虚寒」ともいう。大腸の気虚のことで、通常は脾虚の症候も兼ねる。主な症状は脱肛・久瀉不止・完穀不化・糞便淡色で臭わない・腸鳴などが見られる。もし久瀉不止になれば、虚寒の症状もともなう。

大腸虚寒（だいちょうきょかん） 大腸の虚寒により伝導が失調する病理のこと。多くは脾腎の虚寒と関係がある。主な症状は下痢稀薄・食少・四肢冷・腰痠・悪寒・苔薄・脈沈細などが見られる。

大調経散（だいちょうけいさん）『東医宝鑑』 方剤名。黒豆 40　茯神 20　厚朴 4。「産後に尿不利、全身浮腫、腹満、短気する場合に用いる」。

大腸湿熱（だいちょうしつねつ） 湿熱が大腸に蘊醸する病変のこと。主な症状は下痢膿血・腹痛・裏急後重・尿短赤・苔黄膩・脈滑数などが見られる。

大腸実（だいちょうじつ） 大便が不通で肛門が墜脹したり、血膿が出る症状のこと。

大腸主伝導（だいちょうしゅでんどう）（大腸は伝導を主る）『素問・霊蘭秘典論』に「大腸は、伝導の官、変化ここに出ず」（大腸者、伝導之官、変化出焉）と見える。大腸の主な機能は、小腸で消化吸収されて送り込まれる化物から、その中の余剰な水分と養分を吸収して糞便にして、肛門より体外に排出する。大腸は糟粕を伝送する通路なので、「主伝導」や「伝導之官」ともいわれる。もし各種の原因により大腸の伝導機能が異常を起こすと、泄瀉や便秘などの症状が生じる。

大調中湯（だいちょうちゅうとう）『東医宝鑑』 方剤名。甘草　黄連　半夏　栝呂仁各 32　人参　白朮　白茯苓　当帰　川芎　生地黄　白芍各同量。「身体虚弱のものが痰が多く、発熱、咳嗽、短気、心煩、眩暈、時に吐血などの症状がある場合に用いる」。

大腸熱（だいちょうねつ） 大便が秘結し肛門が腫痛して、水様便で腐臭がするものをいう。

大腸熱結（だいちょうねっけつ） 邪熱が大腸に結して起こす病変のこと。症状は便秘・腹痛拒按・舌黄苔燥・脈沈実有力などが見られる。各種の外感熱病が気分にある場合に見られる。

大腸兪（だいちょうゆ） 穴名。足太陽膀胱経。腰部、第 4 腰椎棘突起下縁と同じ高さ、後正中線の外方 1.5 寸。①通調大腸　②理気化滞　③扶陽益陰　④疏調二便　⑤通便

止瀉
大腸癰(だいちょうよう)　「腸癰」を参照。
大椎(だいつい)　穴名。督脈。督脈と手足三陽経の交会穴。後頚部、後正中線上、第7頚椎棘突起下方の陥凹部。①清熱散風　②通督解痙　③清心寧神　④調理胃気　⑤解表通絡
大天南星丸(だいてんなんしょうがん)『医林撮要』　方剤名。天南星　竜脳　人参　乳香各20　朱砂12　雄黄　天麻　防風各10　麝香6　全蝎14。「小児の急驚風と慢驚風によりよだれを流し、眼をむき、痙攣する場合に用いる」。
大都(だいと)　穴名。足太陰脾経。滎火穴。足の第1指、第1中足指節関節の遠位陥凹部、赤白肉際。①健脾利湿　②清熱解表　③養陰退熱　④回陽救逆　⑤鎮驚熄風
胎動(たいどう)　「胎動不安」を参照。
胎動不安(たいどうふあん)　「胎動」ともいう。腹中で胎児がしきりに躁動して、腹中が痛み、下墜感もともない、ひどければ陰道から流血する病症のこと。多くは打撲損傷や陰虚血熱、または衝任二脈が空虚となり、胎児を固摂できずに起こる。
大同類聚方(だいどうるいじゅほう)　書名。日本平安初期の医方書。808年(大同3年)出雲広貞・安部真直(両人とも生没年不詳)の著書。全100巻。
胎毒(たいどく)　新生児に発生する瘡癧や痘疹などの疾病のこと。古くは胎児が母体中に慰留する熱毒に感染して起こるとした。そこで「胎毒」といった。
大毒(だいどく)　薬物の毒性が非常に強いものをいう。
大毒、常毒、小毒、無毒(たいどく、じょうどく、しょうどく、むどく)　『素問・五常政大論』に見える。「大毒」は毒性が激烈なもの。「常毒」は毒性が大毒の次に強いもの。「小毒」は毒性が少ないもの。「無毒」は毒性が無い薬物のこと。
大都穴(だいとけつ)　「八邪穴」を参照。
大兎絲子元(だいとししげん)『東医宝鑑』　方剤名。兎絲子　肉蓯蓉各80　牡蛎　五味子　炮附子　鹿茸各40　桑螵蛸　鶏内金各20。「腎、膀胱の虚寒により尿失禁、頻尿の場合、遺精、夢精または陰痿症に用いる」。
大敦(だいとん)　穴名。足厥陰肝経。井木穴。足の第1指、末節骨外端、爪甲角の近位外方0.1寸(指寸)、爪甲外側の垂線と爪甲基底部の水平線の交点。①熄風開竅　②昇挙下陥　③調経固衝　④清熱醒神　⑤調理肝腎
大肉(だいにく)　腕と足の筋肉のこと。
大肉陥下(だいにくかんげ)　『素問・玉機真蔵論』に見える。「大肉」とは、身体の大きくあらわになった筋肉や筋肉群を指す。「陥下」とは、消痩して凹むこと。
大寧嗽湯(だいねいそうとう)『東医宝鑑』　方剤名。半夏8　五味子　赤茯苓　陳皮　桑柏皮　紫蘇葉　枳実　杏仁　阿膠　罌粟穀各4　細辛　甘草各2　生姜3　大棗2　烏梅1。「虚労により長らく咳嗽する場合に用いる」。
大熱(たいねつ)　熱勢が広範囲に広がり、体表に現れるもの。
胎熱(たいねつ)　①新生児で壮熱・煩驚・痰多喘急・目赤胞腫・便秘・小便赤などの症候をあらわすこと。これは母体が妊娠中に熱毒性の食物を過食したり、温薬を過服することで、熱が体内に蓄積し、胎気を熏蒸して起こる。②妊婦が、常に眼が赤く、目やにも多く、眼目昏花するものをいう。
退熱散(たいねつさん)『処方集』　方剤名。芍薬　黄連　木通　生地黄　梔子　黄柏　黄芩　当帰尾　牡丹皮　甘草各同量。「目赤、目渋、まぶしく、流涙の場合に用いる」。
退熱清気湯(たいねつせいきとう)『東医宝鑑』　方剤名。柴胡　陳皮　赤茯苓各4　半夏　枳実各3.2　香附子2.8　川芎2　砂仁7　木香　炙甘草各1.2　生姜3。「気滞により心下痞硬、発熱する場合に用いる」。
退熱湯(たいねつとう)『東医宝鑑』　方剤名。黄耆5.2　柴胡4　甘草　黄連　黄芩　芍薬　地骨皮　生地黄　蒼朮各2.8　当帰　升麻各

た

2。「陰虚により表にある虚熱の症状が、夜に悪化する場合に用いる」。

太白（たいはく） 穴名。足太陰脾経。原穴、兪土穴。足内側、第1中足指節関節の近位陥凹部、赤白肉際。①健脾利湿 ②理気化湿 ③活絡止痛 ④益気摂血 ⑤通腸逐穢

大煩渇（だいはんかつ） 心煩と口渇が極限になるもの。

大半夏湯（だいはんげとう）『金匱要略』 方剤名。半夏 24～30 人参 9 蜂蜜 15。半夏・人参を水煎して滓を除き、蜂蜜を混和して服用する。胃反の嘔吐で、朝に食べた物を夕方に吐く・夜に食べた物を朝に吐く・食べたら直ぐに吐く・心下痞硬・便秘・倦怠・羸痩などに用いる。

胎肥（たいひ） 新生児が肌肉肥厚し、目睛が紅色となり、生後1ヶ月後から次第に消痩し・五心煩熱・大便難・口中からよだれを流すなどの症状が見られる。これは胎中にいる際に、母体が胃熱を感受することで起こる。

大病（たいびょう） 重病を患ったことのある患者のこと。

㿉病（たいびょう） 睾丸炎・副睾丸炎・精系炎・陰嚢炎・陰嚢水腫などの総称。

大夫（たいふ） 古代中国の官名。中国清代以前の太医院長官の職位を指す。したがって太医院五品以上の医官をすべて「大夫」と呼んだ。北方の人達は、医師を大夫と習慣的に呼び、今でもそのまま呼ばれている。洪邁の『容斎三筆』にある。

胎風（たいふう） 新生児が身熱・皮膚紅赤で火傷をしたようになる症候のこと。多くは妊娠時に妊婦が辛熱性の食物を過食し、脾胃積熱して胎児に影響して起こる。

大風（だいふう） 風邪の激しいもの。癘風ともいう。

大風苛毒（たいふうかどく） 『素問・生気通天論』に見える。「大風」とは、猛烈な風邪のこと。「苛毒」とは、ひどい毒気のこと。いずれも激烈な病邪を形容している。

退風散（たいふうさん）『東医宝鑑』 方剤名。防風 天麻 白芷 麻黄 赤茯苓 当帰各4 薄荷 2.8 荊芥 白殭蚕 甘草各2 生姜7。「破傷風により牙関緊閉、痙攣、神識昏迷する場合に用いる」。

大楓子（だいふうし） 薬物名。燥湿殺虫薬。辛、熱、毒。①攻毒駆梅 ②殺虫除癩

大腹（だいふく） 「腹」を参照。

大腹皮（だいふくひ） 薬物名。破気降逆薬。辛、微温、脾・胃。①下気寛中 ②行水消腫 ③利湿止瀉

大腹皮散（だいふくひさん）『医林撮要』 方剤名。大腹皮 木瓜 100 沈香 桑柏皮 枳実各 60 蘿蔔子 20 檳榔 荊芥穂 烏薬 陳皮 紫蘇葉 紫蘇子各 40。「あらゆる脚気により腫痛し、尿不利の場合に用いる」。

大分（だいぶん） 「分肉」を参照。

大分清飲（だいぶんせいいん）『方薬合編』 方剤名。梔子 赤茯苓 猪苓 木通 沢瀉 枳実 車前子各 4。「湿熱が積もり骨痛、尿不利、血尿の場合、黄疸があり泄瀉する場合に用いる」。

太平恵民和剤局（たいへいけいみんわざいきょく） 中国宋時代に開設された薬材を売買する機構のこと。宋代の頃は、多くの薬材は国の専売であった。さらに 11 世紀後期に首都に太医局売薬所が設立され、丸薬・散薬・膏薬・丹や薬酒なども製造販売した。その後、何度か名称を変えて、多くの省・州・県でも相次いで設立された。当時薬物を製造する部門を「修合薬所」や「和剤局」といい、薬物を販売する部門を「売薬所」や「恵民局」や「太平恵民局」と呼んだ。

太平聖恵方（たいへいせいけいほう） 書名。中国宋代（992 年）、王懐隠らによる医学全書。全 100 巻。1670 門に分け、16834 の処方を記載してある。宋代以前の方書と当時の民間の処方を広く収集している。

大便燥結（だいべんそうけつ） 熱のために大便中の水分が減少して、便が硬くなって排泄しにくい状態のこと。

大便溏（だいべんとう） 大便溏泄に同じ。水様の軟便のこと。

大便秘結(だいべんひけつ)　便秘のこと。

大補陰丸(だいほいんがん)『東医宝鑑』　方剤名。黄柏　知母各160　熟地黄　亀板各240。「陰虚陽亢のために骨が痹痛し、午後潮熱し、冷汗、咳痰、喀血、心煩、不眠の場合、また足膝が冷痛して熱感があったり、手足煩熱する場合に用いる」。

大方(だいほう)　邪気が強盛で兼証が見られる場合には、「大方」を用いる。大方には5つの意義がある。①薬力が峻烈なもの、②薬味が多いもの、③薬量が多いもの、④多量で一回で完服するもの、⑤下焦の重病を治療するものなど。例えば瀉下法に用いる大承気湯(大黄・厚朴・枳実・芒硝)は「大方」である。

大包(だいほう)　穴名。足太陰脾経。脾大絡。側胸部、第6肋間、中腋窩線上。①温経散寒　②寛胸利脇　③宣肺平喘　④活血化瘀　⑤通経活絡

大鳳髓丹(だいほうずいたん)『東医宝鑑』　方剤名。黄柏80　砂仁40　甘草20　半夏　猪苓　白茯苓　蓮実　益智仁各10。「腎水が不足し、心火が盛んになり、精液が早く漏れてしまう早漏症と遺精に用いる」。

大防風湯(だいぼうふうとう)『外科正宗』　方剤名。①人参2　防風　白朮　附子　当帰　白朮　川芎　杜仲　黄耆　羌活　牛膝　甘草　熟地各1。「治三陰之気不足、風邪乗之、両膝作痛、久則膝愈大而腿愈細、因名曰鶴膝風、乃敗症也、非此方不能治。又治附骨疽、皮色不変、大腿通腫、疼痛無奈、及痢後脚痛、緩弱不能行、或腿膝腫痛」　②熟地黄6　白朮　防風　当帰　白芍　杜仲　黄耆各4　附子　川芎　牛膝　羌活　人参　甘草各2　生姜5　大棗2。「鶴膝風や鼠径部や膝部が痛む場合、また附骨疽、骨内が痹痛する場合、痢疾を患った後に脛骨と膝部が痛み、歩行困難な場合に用いる」。

大方脈(だいほうみゃく)　古代中国の分科の一つで、成人の病気を専門に治療する分科のこと。現在の内科に相当する。

大補黄耆湯(だいほおうぎとう)『医林撮要』　方剤名。熟地黄8　白茯苓6　黄耆　防風　川芎　山茱萸　当帰　白朮　肉桂　肉蓯蓉　炙甘草　五味子　人参各4　大棗2。「虚弱なものの冷汗に用いる」。

大補丸(だいほがん)『東医宝鑑』　方剤名。黄柏320。「陰虚火動、または痰火により耳鳴耳聾の場合に用いる」。

大補元煎(だいほげんせん)　方剤名。①「補気」を参照。②熟地黄12　人参　山薬　杜仲　当帰　枸杞子各8　山茱萸　炙甘草各4。『処方集』「気血不足、腎虚により身体衰弱し、眩暈、眼花する場合、腰痛、耳鳴、心悸する場合に用いる」。

大拇指頭穴(だいぼしとうけつ)　穴名。奇穴。両手の拇指の尖端に取る。肺疾患・全身浮腫などを主治。

玳瑁(たいまい)　薬物名。甘。寒。心・肝。①鎮心平肝。温熱病や中暑などの陽亢火盛による意識障害・譫語・高熱・痙攣などに用いる。②清熱解毒。癰腫瘡毒(化膿性皮膚病)などに用いる。また、犀角の代用品として用いられる事もある。

大麻仁丸(だいまじんがん)『東医宝鑑』　方剤名。木香　檳榔　枳実各40　麻仁　大黄各12。「大便が硬く排便が困難な場合に用いる」。

大麻風(だいまふう)　「癘風」を参照。

戴曼公(たいまんこう、独立性易[どくりゅうしょうえき]、1596〜1673)　人名。日本江戸時代の僧医。『戴曼公先生治痘要方』の伝授者。独立は戴曼公と称し、明の滅亡にともない承応2年(1653)に来朝した帰化人。翌年渡来した黄檗宗の隠元に入門して禅僧となった。出身は杭州で、龔延賢について医を修得。書画・詩文・篆刻にも長じた。とくに痘科に秀で、岩国で池田正直にその術を伝授。

戴曼公先生治痘要方(たいまんこうせんせいちとうようほう)　書名。日本江戸時代、独立性易(1596〜1673)の伝授、池田正直(1734〜1816)の筆記、池田成美の撰次。天然痘の治方書。不分巻1冊。

た

帯脈(たいみゃく)　1)奇経八脈の一つ。季脇に始まり、水平に腰を一周循環する。本経に病邪があれば、腹部脹満・腰痠・下肢軟弱で歩けず・悪寒・月経不調・赤白帯下などの症状が現れる。2)穴名。足少陽胆経。足少陽と陽維脈と帯脈の交会穴。側腹部、第11肋骨下方、臍中央と同じ高さ。①束調帯脈　②調理通便　③固摂胞宮　④疏肝和胃　⑤理腸化滞

代脈(たいみゃく)　脈象の一つ。脈が緩弱で、規則的に間歇し、間歇性に脈を打ち、その間歇の間隔が長いもの。主に臓気の衰微により起こる。この他に驚恐・打撲の重症や妊婦でも代脈が見られる。

大脈(だいみゃく)　脈象の一つ。脈が大きく指全体に感じられ、波動は平常の二倍ほどになる。もし大で有力なのは邪熱実証であり、大で無力なのは虚損や気が内守できない証である。

大明琢周針法(だいみんたくしゅうしんぽう)　書名。日本江戸時代の書。匹地喜庵(生没年不詳)の針術を孫の福田道折(生没年不詳)が出版。匹地流針術書。

大門穴(だいもんけつ)　穴名。奇穴。後頭部の外後頭隆起の上1寸の取る。上肢・下肢の痹証などを主治。

太陽(たいよう)　①顳顬のこと。②穴名。奇穴。眉稜骨の先端と外眼角との中間から後方1寸に取る。片頭痛・眼疾などを主治。③経脈の一つ。陽気が盛んということ。身体の最も表層にあり、外感すると最初に発病する経脈であるので、「太陽為開」(『素問・陰陽離合論』)ともいう。

戴陽(たいよう)　下焦の虚寒により上部に陽気が浮越して出現する、下真寒で上仮熱の症候のこと。症状は気短・呼吸迫促・倦怠懶言・無理してしゃべると息切れ・頭暈心悸・足冷・小便清・大便稀溏・舌胖嫩・苔黒で潤などが見られる。これは「真寒」の表現である。しかし面色が紅色になり、口鼻から時々出血し・口燥歯浮・脈浮大で強く押すと空虚で無力となる。これは「仮熱」の症状である。「戴陽」と「格陽」は、いずれも真寒仮熱の病理変化である。しかし「格陽」証は、内は真寒で外は仮熱であり、「戴陽」証は、下は虚寒で上は仮熱である。実際に病状が重篤な段階に発展すれば、同時に見られ、判然と区別することはできなくなる。「陰盛格陽」を参照。

太陽為開(たいよういかい)(太陽は開たり)「太陽」を参照。

太陽傷寒(たいようしょうかん)　太陽病で悪寒、身痛・嘔逆の症状とともに、脈が陰陽ともに緊の脈象を現すものをいう。

太陽大絡(たいようたいらく)　足太陽膀胱経の大絡のことで、「飛揚穴」のこと。足の外踝の上7寸に取る。

太陽中風(たいようちゅうふう)　①太陽経が風邪を感受することで、太陽表証の証型である。主な症状は頭項強痛・悪風・発熱・汗出・脈浮緩などが見られる。表虚である。②真中風の証型の一つ。中風病で寒熱の症候中に無汗悪寒、または有汗悪風などが現れるものを「太陽中風」という。しかし、以上のような分類を用いて、弁証論治することの意味はそれほど大きくない。したがって現在では用いない。

太陽與少陽合病(たいようとしょうようごうびょう)　太陽と少陽の両経の症候が同時に出現することを指す。臨床表現は太陽病の頭痛・発熱があり、同時に少陽病の口苦・咽乾・目眩などが現れる。もし裏熱だけが偏盛して、熱が下に迫れば下痢後重となり、熱が上に迫れば嘔逆する。

太陽與少陽併病(たいようとしょうようへいびょう)　太陽病がまだ解さないうちに、少陽病を併発すること。

太陽與陽明合病(たいようとようめいごうびょう)　発病すると、太陽と陽明の両経の症候が同時に出現するもの。臨床表現は太陽病の頭痛・項強などの症状があり、同時に陽明病の身熱・口渇・下痢黄色糞水・肛門灼熱などの裏熱症状が現れる。

太陽病(たいようびょう)　六経病の一つ。

主な症状は悪寒・頭痛・項強・脈浮などが見られる。これは風寒を感受して、営衛が失調して起こる。この頭痛・悪寒・脈浮の症状は、太陽経表証であるが、それには表実と表虚の２種がある。「表実」は無汗・脈浮緊となり、「表虚」は有汗、脈浮緩となる。

太陽表証（たいようひょうしょう） ２つの症がある。①「表実」：無汗・脈浮緊・頭痛発熱・体痛・骨節疼痛・悪風寒となり、この治療には麻黄湯で発汗させる。②「表虚」：汗出・脈浮緩・発熱頭痛・鼻鳴・嘔気・悪風となり、この治療には桂枝湯で解肌する。

た

太陽陽明（たいようようめい） 太陽の邪が胃の燥熱に乗じて、陽明経に伝入すること。

大僂（だいる） 脊柱後湾のこと。

大蘿皂丸（だいらそうがん）『東医宝鑑』 方剤名。蘿蔔子 80　皂莢 40　天南星　半夏　杏仁　瓜呂仁　香附子　青黛　陳皮各 20。「風寒痰による喘促の際に心煩、短気、喉に痰声がして、眩暈、眼花する場合、麦飯などの食滞に用いる」。

大絡（たいらく） 全身最大の絡脈のこと。「経隧（けいずい）」ともいう。つまり十四経にそれぞれ一つの大絡があり、さらに脾の大絡（以上までを「十五絡」という）と胃の大絡がある（「胃の大絡」）。「十五絡」「胃之大絡」を参照。

瘖瘤疝（たいりゅうせん） 腹腔内に生じる包裹性・化膿性の炎症腫塊のこと。つまり「腹中の裏の大膿血、腸胃の外に在り」（腹中裹大膿血、在腸胃之外）（王肯堂『証治準縄』）のこと。小便不通の症候をともなう。

大陵（だいりょう） 穴名。手厥陰心包経。原穴、兪土穴。手関節前面、長掌筋腱と橈側手根屈筋腱の間、手関節掌側横紋上。①寧心安神　②寛胸和胃　③清営涼血　④舒筋活絡　⑤宣動気血

大霊宝丹（だいれいほうたん）『医方類聚』 方剤名。天麻　烏梢蛇　天南星各 80　防風 60　炮附子　白附子　川芎　白僵蚕　蔓荊子　炮乾姜　肉桂各 40　麻黄　当帰　朱砂各 30　竜脳　麝香各 10。「あらゆる風病により身体が動かない場合に用いる」。

大連翹飲（だいれんぎょういん）『東医宝鑑』 方剤名。甘草 1.6　柴胡　黄芩　荊芥各 1.2　連翹　車前子　瞿麦　滑石　牛蒡子　芍薬　梔子　木通　当帰　防風各 0.8　蝉退 1　竹葉 2　燈芯 2。「あらゆる出来物と風邪や熱毒により全身に粟粒状の吹き出物ができ瘙痒する場合、小児が胎毒により全身に出来物が生じ、面赤、発熱する場合、短気、目渋、流涙、頻繁に欠伸し、大小便不利、手足攣急、斜視、身体が傾く場合に用いる」。

胎斂瘡（たいれんそう） 「奶癬（だいせん）」を参照。

胎臚（たいろ） 衛汎の著書の『婦人胎臓経』と『小児臚顖方』を指す。しかし双方とも散失している（『太平御覧』を参照）。

胎漏（たいろう） 「胞漏」ともいう。妊娠後に、時々陰道より血のような液体を排出するが、腹は痛まない病症のこと。気虚・血熱・胎元不固・房室過多などにより起こる。

太和丸（たいわがん）『東医宝鑑』 方剤名。白朮 160　白茯苓　白芍　神曲　麦芽各 100　香附子　当帰　枳実各 80　龍眼肉　白豆蔲各 52　半夏 48　陳皮　黄連　車前子各 40　炙甘草 28　人参　木香各 20。「脾胃虚弱により心下痞硬、消化不良、口中無味、身消瘦、面黄、潤いが無い場合に用いる」。

大和中飲（だいわちゅういん）『方薬合編』 方剤名。山査　麦芽各 8　陳皮　厚朴　沢瀉各 6　枳実 4　砂仁 2。「食滞により噫気が出て、胃部が硬腫し、口中無味、尿不利の場合に用いる」。

高階枳園（たかしなきえん、1773～1843） 人名。日本江戸時代の医家。『求古館医譜』の口授者。枳園は京都の名医で、名は経宣（つねのぶ）、字は子順（しじゅん）。典薬大允、安芸守、正四位下に叙せられ、臨床家として知られた。のち京都北の鷹ヶ峰の医聖書院に隠居。

高田玄柳（たかだげんりゅう、17 世紀、生没年不詳） 人名。日本江戸時代の医家。『湯液片玉本草』の著者。玄柳は大阪の人で、中山三柳の弟子ということ以外には経歴未

詳。

鷹取秀次(たかとりひでつぐ、生没年不詳) 人名。日本安土桃山時代の医家。『外療細塹』の著者。秀次は播磨国の人、正名を鷹取甚右衛門尉藤原秀次といい、戦国の世で外科医術の一派を創始したとされるが、詳伝を欠く。子の理斎もまた外科術をもって名を馳せたと伝え、その流派を鷹取流という。

鷹取養巴(たかとりようは、生没年不詳) 人名。日本江戸時代の医家。『薬品炮炙論』の著者。養巴は筑前福岡藩医で、名は秀長、別号は聴安。他に『的伝分類』がある。

鷹取理斎(たかとりりさい、生没年不詳) 人名。日本江戸時代の医家。鷹取秀次の子で、外科術をもって名を馳せたという。その流派を鷹取流という。

多紀元胤(たきもとつぐ、1789～1827) 人名。日本江戸時代の医家。『難経疏証』『体雅』『薬雅』『疾雅』『医籍考』の著者。元胤は元簡の三男で嫡嗣。通称は安良(あんりょう)、のち安元(あんげん)、字は奕禧(えきき)・紹翁(しょうおう)、号は柳沜(りゅうはん)。大田錦城に儒を、父元簡に医を学んだ。父元簡の急逝後、その職を継いで文化3年(1806)医学館督事となり、文政5年(1827)法眼に進んだが、同年39歳で没した。

多紀元悳(たきもとのり、1732～1801) 人名。日本江戸時代の医家。『医家初訓』などの著者。元悳の字は仲明(ちゅうめい)、通称は安元(あんげん)、号は藍渓(らんけい)。丹波康頼の子孫、多紀元孝の五男。元孝のあとを承けて躋寿館を発展させ、寛政2年(1790)年に法印に進み、広寿院(のち永寿院)と称した。

多紀元簡(たきもとやす、1754～1810年) 人名。日本江戸時代の漢方医。幕府医官。多紀元徳の嫡子として生まれ、父の後を継いで家学を発展させた。考証学者として多くの著書がある。元簡の通称は安清(あんせい)、のち安長(あんちょう)、字は廉夫(れんぷ)、号は桂山(けいざん)。井上金峨に儒を、父の多紀元悳に医を学んだ。松平定信の信任を得て寛政2年(1790)、奥医師・法眼に進んだ。『素問識』『霊枢識』『医賸』『金匱要略集義』『脈学集要』『挨穴輯要』などの著者。考証学に影響を与えた。

多紀元堅(たきげんけん、1795～1857) 人名。日本江戸時代の医家。多紀元簡の第5子。号は茝庭。元簡の死後、本家は三男元胤が継ぎ、元堅は分家となった。著書に『傷寒論述義』『金匱要略述義』『素問紹識』『薬治通義』などがある。

多紀元徳(たきげんとく、1732～1801) 人名。字は仲明、通称は安元、藍渓と号す。丹波康頼の子孫で、口中科に長じた金保氏の裔。著書に『広恵済急方』『医家初訓』『医学平言』などがある。

濁飲(だくいん) 胃液の分泌が亢進して、食後に胃液が逆流して口腔に出てくること。

濁陰帰六腑(だくいんきろっぷ)(濁陰は六腑に帰す) 「清陽、濁陰」を参照。

濁飲出下竅(だくいんしゅつげきょう)(濁陰は下竅に出ず) 「清陽、濁陰」を参照。

濁飲走五臓(だくいんそうごぞう)(濁陰は五臓に走る) 「清陽、濁陰」を参照。

沢廓(たくかく) 「八廓」を参照。

沢下穴(たくかけつ) 穴名。奇穴。前腕掌側、肘窩横紋上で、上腕二頭筋腱の橈側(尺沢穴)の下方2寸に取る。牙痛・疔瘡・上肢痛などを主治。

濁気(だくき) ①飲食物の精華の濃濁部分のこと。②人体が呼出する濁気と排出する失気(放屁)のこと。

濁気帰心(だくききしん)(濁気は心に帰す) 水穀の精気が、血の運行を通じて心臓に帰ること。『素問・経脈別論』に「食気は胃に入り、濁気は心に帰し、精を脈に淫す…」(食気入胃、濁気帰心、淫精于脈…)と見える。つまり「濁気」は飲食物の精華の濃濁な部分であり、それは運行して心に到達し、心臓から再び経脈を通じて養分を身体の各部に送ることを説明している。「濁気帰心」とは、心はこれらの過程において、営養を循環輸送する「総枢」(中枢機関)の作用があること

た

を説明している。

沢漆(たくしつ)　薬物名。辛・苦。微寒。有毒。肺・大腸・小腸。①逐水消腫。水腫実証の腹水・腹満・全身浮腫などに用いる。②清熱消痰・散結解毒。瘰癧・皮下結節などに用いる。

沢瀉(たくしゃ)　薬物名。滲湿薬。甘鹹、寒、腎・膀胱。①利尿通淋　②滌飲定眩　③滲湿止瀉　④瀉火止遺

濁邪(だくじゃ)　湿濁の邪気を指す。『金匱要略・臓腑経絡先後病脈証』に「清邪は上に居り、濁邪は下に居る」(清邪居上、濁邪居下)と見える。「湿濁」を参照。

濁邪害清(だくじゃがいせい)(濁邪は清を害す)　濁邪とは湿濁の邪気のこと。「清」とは軽清な陽気を指し、これは頭面の孔竅、耳・目・口・鼻などに上って通じている。「湿」は重濁な邪気であり、熱邪と結合すれば、湿熱となり蘊積して上蒸して、軽清な陽気が阻まれて、孔竅を壅塞する。そして神志昏蒙・耳聾・鼻塞などの症状が現われる。

沢瀉丸(たくしゃがん)『郷薬集成方』　方剤名。沢瀉　益母仁　菟絲子　石斛　地膚子　五味子各40　山薬60　細辛20。「臓腑に熱が集積し、眼が渋り、目やにが多い場合に用いる」。

沢瀉散(たくしゃさん)『東医宝鑑』　方剤名。沢瀉　赤茯苓　枳実　猪苓　木通　檳榔　牽牛子各同量。「水腫で全身が浮腫し、小腹満、尿不利の場合、大小便不利の症状がある場合に用いる」。

沢瀉湯(たくしゃとう)『東医宝鑑』　方剤名。①沢瀉100　白朮60。「支飲により胸悶、心下痞硬、短気、眩暈する場合に用いる」　②沢瀉　桑白皮　赤茯苓　枳実　檳榔　木通各6　生姜5。「子淋により全身浮腫、尿不利、小腹痛の場合に用いる」。

濁邪中下(だくじゃちゅうげ)(濁邪は下に中る)　寒湿の邪気を濁邪といい、下焦を傷ることが多い。

沢瀉湯(たくしゃとう)『金匱要略』　方剤名。沢瀉5　蒼朮2。「胃内停水があって、頭冒感、眩暈するものなどに用いる」。

沢前穴(たくぜんけつ)　穴名。奇穴。前腕掌側、肘窩横紋頭の橈側(尺沢穴)の下方1寸に取る。咽喉腫痛などを主治。

托疽(たくそ)　膝関節付近の陽関穴と陽陵泉穴あたりに生じる疽のこと。これは足少陽胆経の疾病に属す。患部は焮腫疼痛し、立っていると悪化し、常に両手で患部を押さえて痛みを和らげている。約半月もすると膿が生じ、潰爛して膿が出尽くせば治癒する。もし痛まずに鮮血や青黒色の膿が流出したり、膿頭が非常に多いのは、逆症である。

托毒透膿法(たくどくとうのうほう)　「内托」を参照。

托盤疔(たくばんちょう)　疔瘡の一種。「掌心毒」ともいう。疔が手掌に生じ手指が動かずに、托盤(お盆を持つ手)の状態になるもの。これは心と心包絡の火毒熾盛により生ずる。疔は小さく根は深く、腫痛が激烈で、ひどければ手掌部の筋骨が腐爛し、合わせて悪寒発熱が交互に現れ、食欲不振などの症状があらわれる。

托補(たくほ)　瘡が潰爛して膿血が多く、次第に体虚となる場合に、解毒補脾剤を用いて早期に治療することをいう。

托法(たくほう)　「内托」を参照。

濁薬軽投(だくやくけいとう)　「飲」を参照。

濁浴穴(だくよくけつ)　穴名。奇穴。背部、第10胸椎棘突起の下、正中から外方2.5寸に取る、左右2穴。腹満・臓躁・食不振などを主治。

沢蘭(たくらん)　薬物名。行血薬。苦、微温、脾・肝。①行血通経　②祛瘀止血　③行水消腫　④排膿消癰

沢蘭散(たくらんさん)『東医宝鑑』　方剤名。沢蘭　防已各同量。「産後に風腫や水腫により全身浮腫、尿不利の場合に用いる」。

沢蘭湯(たくらんとう)『東医宝鑑』　方剤名。沢蘭8　当帰　白芍　甘草各4。「七情に傷られて、小腹痛、無月経の場合に用いる」。

托裏益気湯(たくりえっきとう)『東医宝鑑』

方剤名。白朮8　人参　白茯苓　貝母　陳皮　香附子　白芍　熟地黄　当帰各4　桔梗　甘草各2。「癰疽が潰えた後に、気血不足により長らく閉じず、排膿し続ける場合、または午後潮熱する場合に用いる」。

托裏黄耆湯（たくりおうぎとう）『東医宝鑑』　方剤名。①人参　黄耆　当帰　桂皮　白茯苓　遠志　麦門冬　五味子各4。「癰疽が潰えて膿が出た後に、身体虚弱する場合に用いる」　②当帰尾6.8　柴胡6　白芷4.8　連翹　牛蒡子　肉桂　黄耆各4　黄柏　升麻　甘草各2。「附骨疽が生じ、非常に疼痛する場合に用いる」　③黄耆24　炙甘草　瓜呂根各4。『その他』「癰疽が生じ、気虚により発熱、口渇、泄瀉、尿不利の場合に用いる」。

托裏温中湯（たくりおんちゅうとう）『東医宝鑑』　方剤名。①炮附子8　乾姜　羌活各5　炙甘草4　益智仁　丁香　沈香　木香　茴香　陳皮各2　生姜5。「癰疽が生じ、陽気が虚したために薄い膿が出て、身冷、心下痞満、腹鳴、腹痛、泄瀉、吃逆する場合に用いる」　②白朮　木香　丁香各2　人参　益智仁　炮乾姜　半夏　陳皮　羌活　白豆蔻　甘草各4。「適応症は①に同じ」。

托裏散（たくりさん）『東医宝鑑』　方剤名。①人参　黄耆各8　白朮　陳皮　当帰　熟地黄　白茯苓　白芍各6　甘草4。「癰疽が潰えて気血が虚して、新たに肉が盛り上がらず、長らく閉じず、膿が止まらない場合、癰疽で悪寒発熱が繰り返す場合に用いる」　②金銀花　当帰各8　大黄　牡蠣　瓜呂根　犀角刺　芒硝　連翹各2.4　芍薬　黄芩各1.6。『医林撮要』「あらゆる悪瘡、発背、疔瘡、便毒などで、局所が発赤腫脹疼痛し、熱感がある場合に用いる」　③麦門冬　当帰　連翹　黄芩　大黄各8　羌活　藁本　黄芩　人参　炙甘草　猪苓各6　桔梗　梔子　生地黄　黄連各4　防風　当帰尾　甘草　陳皮　蘇木　五味子　黄柏　防已各2。『医林撮要』「背疽やあらゆる悪瘡に用いる」　④黄耆60　厚朴　防風　桔梗各80　連翹88　木香　没薬各12　乳香8　当帰20　川芎　白芷　芍薬　肉桂　人参　甘草各40。『その他』「瘡腫、発背、疔瘡などに用いる」。

托裏消毒飲（たくりしょうどくいん）『東医宝鑑』　方剤名。人参　黄耆　白芍　当帰　白朮　白茯苓　陳皮　連翹　金銀花各4　白芷　甘草各2。「癰疽が潰えた後に、原気が虚して、閉じずに膿が出続ける場合に用いる」。

托裏消毒散（たくりしょうどくさん）『外科正宗』　方剤名。①人参　川芎　桔梗　白朮　芍薬　当帰　茯苓各2.5　白芷1　甘草　皂角刺各2　黄耆　金銀花各1.5または厚朴2を加味。「種々の化膿症の前半期（初期、急性期）で、局所の発赤、腫脹、疼痛などの炎症症状が著名なもの。化膿の傾向のあるものに用いる」　②金銀花　陳皮各12　黄耆　瓜呂根各8　防風　当帰　川芎　白芷　桔梗　厚朴　穿山甲　犀角刺各4。『医林撮要』「癰疽に用いる」　③人参　川芎　白芍　黄耆　白朮　白茯苓　当帰　金銀花各4　白芷　甘草　桔梗　皀莢各2。『その他』「癰疽がすでに化膿しているが、気血が虚しているために潰えず、発熱、疼痛、潰えても塞がりづらい場合に用いる」。

托裏茯苓湯（たくりぶくりょうとう）『東医宝鑑』　方剤名。白茯苓　黄耆　当帰各4.8　白芍　防風　桔梗　五味子　川芎　麦門冬　桂皮　熟地黄　甘草各2.8。「癰疽が潰えて膿が多量に出て、身体が虚した場合に用いる」。

托裏和中湯（たくりわちゅうとう）『東医宝鑑』　方剤名。人参　白朮各6　黄耆　白茯苓　炮乾姜　陳皮　半夏各4　木香　炙甘草各2　生姜3　大棗2。「癰疽が潰えた後に、気虚により長らく閉じず、口中無味、時に泄瀉する場合に用いる」。

竹田公豊（たけだきんとよ、1750〜1794）　人名。日本江戸時代の医家。竹田公道の息子。『診家要訣』を校補。

竹田公道（たけだきんみち、1729〜1751）　人名。日本江戸時代の法印。『診家要訣』の纂述者。公道らは竹田定祐の後裔で、竹田

た

定宣の代から徳川家康に仕え、定勝→定快→公美→公道→公豊と続き、代々江戸にあって法印の位に就いた。

竹田景淳(たけだけいじゅん、生没年不詳) 人名。日本江戸時代の医家。『穴名備考』の編著者。紀州藩医。

竹田昌慶(たけだしょうけい、1338〜1380) 人名。日本室町時代の名医。太政大臣藤原公経の子。応安2年(1369)、32歳の時に渡明し、金翁道士について医術を学び、その娘を娶り二子を設けた。永和4年(1378)医書と銅人形を携えて帰国し、翌々年法印に叙せられたが、この年に世を去った。医家の名門竹田家はここに始まる。

た

竹田昭慶(たけだしょうけい、1420〜1507) 人名。日本江戸時代の針家。『延寿類要』の編著者。昭慶は渡明して医を学び、竹田家の祖となった竹田昌慶(1338〜1380)の孫。

竹田定祐(たけだじょうゆう、1450〜1528) 人名。日本室町時代の名医、『月海雑録』の著者。定祐は渡明医家竹田昌慶の曾孫で、竹田昭慶の子。

唾血(だけつ) 「咳血」を参照。

竹中通庵(たけなかつうあん、生没年不詳、17世紀後半に活躍) 人名。日本江戸時代の医家。『黄帝内経素問要語集注』の著者。通庵は美濃の人で、名は敬、字は子昌(昌父)、瑞伯(ずいはく)と称した。京都で饗庭東庵に学び、万治2年(1659)、江戸に移って半井通仙院の門人瑞賢の門に入った。通庵・瑞伯の称はそれによる。

竹中文輔(たけなかふみすけ、1766〜1836) 人名。日本江戸時代の医家。『済美堂方函』の著者。文輔は通称、名は温(あつし)、字は子良(しりょう)、号は南峰(なんぽう)・時為斎(じいさい)。堂号は済美堂。紀伊田辺の出身で、和田東郭、池田瑞仙に学び、京都東洞院錦小路で開業、医名を博した。

兌骨(だこつ) 「鋭骨」を参照。手の外果のこと。

田代三喜(たしろさんき、1465〜1537年) 人名。日本室町時代の名医。『三喜廻翁医書』の著者。後世派の開祖として知られる。三喜は室町時代の名医で、武州越生の出身。渡明して日本人僧の月湖に金元流の医学を学び、帰国後、鎌倉円覚寺、足利を経て古河に移り住み、「古河の三喜」として名声を博したと伝える。しかし史実としてはかなり不鮮明な人物で、複数の人物が混同して伝えられている。室町時代に李朱医学を唱導した医師。弟子に曲直瀬道三など多数がいる。

達生園方轂(たっせいえんほうこく) 書名。日本江戸時代の医書。奥劣斎(1771〜1835)の常用処方集。全1巻。門人の柴原順と山成厳の編。成立年不詳。

打針法(だしんほう) やや太目にすりおろした形の針を用い、押し手の指を並列に刺針部に置き、示指と中指の間に針をはさんで立て、針先を皮膚のわずか上に保持し、刺し手で木製の小さな小槌を持ち軽く針柄を叩いて一気に切皮する方法。江戸時代に御園流打針術がこれである。

堕胎(だたい) 妊娠してまだ月が足らずに流産してしまうこと。一般的には妊娠三ヶ月以内に、胎児がまだ形成されない内に堕落してしまうものを指す。三ヶ月以上で、胎児ができ始めて堕落するものは、「小産」や「半産」という。堕胎や小産を3回以上続くものを「滑胎」という。

堕胎や小産の直前には、一般的に胎動不安・少量の出血・腹部隠痛などの症状があるので、速やかに予防治療しなくてはならない。堕胎や小産の後に、明らかな症状がなければ、一般の産後の調理を行えば良い。もし堕胎や小産の後に、下血が止まらず、ひどければ昏暈・面色蒼白などが見られれば、衝任が損傷し、気が摂血できないからである。もし陰道からの下血が止まらないのは、瘀血が残留しているからである。もし悪露(産後の下りもの)が少なくて小腹が硬痛して拒按なのは、血凝不行である。「悪露不下」を参照。

兌端(だたん) 穴名。督脈。顔面部、上唇結

節上縁の中点。①清熱散風　②開竅醒神　③生津止渇　④疏調経絡　⑤養胃陰

立花貞庵(たちばなていあん、生没年不詳)　人名。日本江戸時代の医家。『古方分量考』の編校者。貞庵は江戸の人であるが、伝は不詳。

橘南谿(たちばななんけい、宮川春暉、1753〜1805)　人名。日本江戸時代の医家。『傷寒外伝』の著者。南谿は伊勢の儒医で、名は春暉(しゅんき)、字は恵風(けいふう)、別号梅仙(ばいせん)、本姓は宮川。古方を修め、同時に解剖にも興味を示した。他に『傷寒邇言』『傷寒論分註』などの著もある。

脱(だつ)　疾病中に「陰・陽・気・血」が大量に耗損して生命が危篤状態になる病理のこと。それらを総合して「脱証」という。主な症状は珠のような汗出・四肢厥冷・口開目合・手をだらしなく投げ出す・遺尿・脈微細で絶えそうなどの症状が見られる。その病因病理と症状は、いずれも精気が外泄する特徴があるので、「外脱」ともいう。重症の中風などでは、「内閉」と「外脱」を弁証の基本とする。しかし脱証に含まれる疾病は非常に多く、中風・大汗・大瀉・大失血・精液大泄などの、精気が急激に耗損して陰陽裏決するものを、「暴脱」という。もし久病で元気虚弱し、精気が次第に消耗して起こるものは「虚脱」といい、心・肺・肝・腎などの機能衰竭も基本的にこの範囲内に包括する。

奪(だつ)　①傷る、損失すること。『素問・経脈別論』に「驚きて精を奪(うば)わる」と見え、驚いて精気が損傷すること。『素問・脈要精微論』に「脈と五色ともに奪わる」(脈與五色倶奪)と見え、脈と色がすべて損傷して異常を起こすこと。また「奪血」とは失血のこと、「奪汗」とは汗出過多、「奪気」とは気の損傷過多のことである。②判断、決定すること。『素問・玉版論要篇』に「治は権衡に在りてあい奪す」(治在権衡相奪)と見え、つまり治療時においては、必ず軽重虚実を考慮して治法を決定するという意味。③治療法の一つ。「土鬱奪之」を参照。

脱陰(だついん)　耗損の意味。真陰が耗損して突然視力がひどく減弱する病変のこと(『難経・二十難』「脱陰者目盲」)。五臓六腑の精気はすべて目に注ぐ。もし臓腑の真陰が耗損すれば、視力が減弱する。これは主に肝腎の耗損による。腎は蔵精をつかさどり、肝は目に開竅するので、肝腎が虧損すれば、物がはっきり見えなかったり、夜盲などが起こる。これは急性熱病の後期、慢性の発熱、栄養不良、産後の体弱などの患者によく見られる。

脱営(だつえい)　社会において安逸に生活していたものが、生活が激変して、悲痛のあまり発病すること。

脱骱(だつかい)　「骱」とは関節のこと。つまり関節脱位のことで、「脱臼」ともいう。関節の骨端で構成される正常な連接が、ある損害を受けることにより、その本来の解剖学的な位置を離脱したものを指す。一般的には外傷により起こり、肩関節と股関節に好発する。これには開放性と非開放性とがある。非開放性のものは、皮肉を破らない。開放性のものは、瘡口から脱位した関節が見え、感染の恐れがあるので、病状は複雑で重症である。主な症状は患部が腫痛し、関節の機能障害を起こす。さらに脱骱は、気血が虚弱して、筋骨が弛緩しても起こり、また反復して同じ関節に発症するので、重複脱骱(習慣性脱臼)ともいう。先天不足や、胚胎の発育不全により起こるものもある。

獺肝(たつかん)　薬物名。駆虫薬。甘、温、小毒、肝・胃。①殺虫滅瘵　②補肺寧嗽　③補肝治盲

脱汗(だつかん)　「絶汗」ともいう。病状が危険で重く陽気が脱しそうな場合に、汗出が珠や油のようにダラダラと流れ出る症状のこと。多くは呼吸喘促・四肢厥冷・脈微で絶えそうなどの危険証候をともなう。これは陽気が絶えそうな徴候である。

脱気(だっき)　脱とは耗損のこと。①広くは精気が耗散したり、虚脱の証候を指す。②

虚労病に見られる、動くとすぐに気喘・手足氷冷・食不消化・腹脹・大便溏泄・脈沈小で遅などの陽気虚弱の証候を指す(『金匱要略・血痺虚労病脈証并治』)。

脱臼(だっきゅう)　「脱骱」を参照。

奪血(だっけつ)　①血液喪失のこと。②「奪」とは奪い取ること。「血」と汗は同じく水穀の精気に来源している。血虚の者は、本来津液が不足しているので、もし無理に発汗させると、必ず営を傷り血を動かす。これを「奪血」という。

脱血家(だっけつか)　脱水や大出血して衰弱した状態のものを指す。

奪血者無汗、奪汗者無血(だつけつしゃむかん、だつかんしゃむけつ)(血を奪わる者は汗無く、汗を奪はる者は血無し)『霊枢・営衛生会篇』に見える。「奪」とは失うこと。「血」と汗は同源なので、失血した者は、発汗することはできず、逆に発汗した者は、血を去ることはできない。もし血が損失しているのに発汗させてしまったり、汗液が耗損しているのに血を去ってしまうと、汗と血が両方失い、病状を悪化させてしまう。そこで古くから、これを誤治としている。

達原飲(たつげんいん)　方剤名。①「開達膜原」を参照。②檳榔8　厚朴　知母　白芍　黄芩各4　草果　甘草各2。「湿熱が膜原(横隔膜)に鬱滞して、瘧疾のように悪寒発熱を繰り返し、身重、心煩、心下痞硬、時に吃逆、口中乾燥、口渇するが飲みたがらないなどの症状の際に用いる」。

脱肛(だっこう)　直腸や直腸粘膜が肛門外に脱出する病症の一つ。これは虚弱の小児や老人によく見られる。多くは中気が不足し、気虚下陥し、肛門が弛緩することで起こる。さらに大腸の湿熱下注をかねても起こる。初期では、大便時に肛門が脱垂するが自然に戻る。疾病が長引くと、脱出時間が長くなり、手で押さえないと戻らず、さらに歩行・疲労・咳嗽・気張るなどにより脱出する。脱出時は墜脹感と不快感をともなう。もし脱出が長引き収納できなければ、患部が紫赤色となり、腫痛がひどくなり、さらに長引けば潰爛することもある。

達邪(たつじゃ)　「透邪」を参照。

脱証(だつしょう)　「脱」を参照。

脱神(だつしん)　神気が外脱すること。つまり「失神」のこと。これは生命が危機に瀕している表現である。精気が消耗するので、神がその存在するよりどころを失うのである。

奪精(だつせい)　①「奪」とは耗損のこと。つまり精気がひどく耗損していること。主な症状は精神萎靡・耳聾・視物不明などである。②脈拍が一呼吸中に1～4回打つものを指す(『難経』)。

達生散(たつせいさん)『東医宝鑑』　方剤名。檳榔8　炙甘草6　当帰　白朮　白芍各4　人参　陳皮　紫蘇葉　枳実　砂仁各2　青葉5。「出産月に飲むと安産で、産後の合併症が出にくくなる」。

脱疽(だつそ)　『霊枢・癰疽篇』には「脱癰」と見える。手足に発病するが、特に足趾に多く見られる。多くは膏粱厚味の過食、または生活の不摂生、または壮陽補腎の熱薬の過服により、鬱火邪毒が臓腑に蘊積して、陰液を消爍して起こる。また寒湿の毒気を外感し、内に積熱して、患部の気血が凝滞して起こる。発病の経過は緩慢で、初めは粟粒状の黄疱が生じ、皮膚色は煮詰めた棗のような紫暗色で、黒色が広がり、腐爛して次第に周囲や深部に蔓延し、また下腿にまで蔓延したり、隣の指にも広がり、患部が焼けるように激痛が走る。多くは間歇的に起こり、または歩行時や夜間に突然発症する。脱疽は、肉を腐らし、筋を蝕(むしば)み、骨を腐爛させ、瘡面の膿水と分泌物は非常に臭く、完全治癒するのは困難になるので、早期に治療しなければならない。

脱肉破䐃(だつにくはこん)　『素問・玉機真蔵論』に見える。「䐃」とは隆起する肌肉のこと。王冰注に「䐃は肉の標なり、脾は肉をつかさどる、故に肉脱し尽くすが如く、䐃破敗するが如くなり」(䐃者肉之標、脾主肉、故肉如脱尽、䐃如破敗也)と見える。これは内熱が熾盛になり、脾の陰精が虧損して、肌肉が乾燥し消痩する症状のこと。

脱嚢(だつのう) 「繍球風(しゅうきゅうふう)」を参照。

奪命丸(だつめいがん)『東医宝鑑』 方剤名。桂枝　赤茯苓　牡丹皮　芍薬　桃仁各同量。「出産後に胎盤が下りずに、腹痛、出血しない場合、胎動不安、瘀血による月経痛、産後に悪露が下りずに小腹痛の場合などに用いる」。

奪命穴(だつめいけつ) 穴名。奇穴。肘窩、肘窩横紋上、上腕二頭筋腱の尺側側(曲沢穴)の上方1寸に取る。眩暈・上肢痛・腹痛などを主治。

奪命散(だつめいさん)『東医宝鑑』 方剤名。①枯白礬　白殭蚕　硼砂　皂莢各同量。「風痰、風熱に傷られて生じた、急性喉閉症に用いる」 ②天南星　葶藶子　白芷　半夏　巴豆各同量。「中風により牙関緊閉、目を見開き、涎を流す場合、破傷風により痙攣を起こす場合、小児の驚風に用いる」。

奪命丹(だつめいたん)『東医宝鑑』 方剤名。①呉茱萸600　沢瀉80。「奔豚疝気が胃に影響し、小腹攣痛する場合に用いる」 ②附子20　牡丹皮　乾漆各40。「産後に瘀血が子宮に充満し腫脹し、胸部に影響して危険な場合に用いる」。

脱陽(だつよう) 脱とは耗損のこと。陽気がひどく耗損して、虚脱傾向の病変があるものを指す。①陰寒内盛し、陽気が耗傷して、神気が蔵せずに出現する、幻覚・幻視・精神異常・支離滅裂な言葉をしゃべる、または大汗がダラダラと流れるなどの症状を指す。②男性の性交後に出現する虚脱症状のこと。

脱癰(だつよう) 「脱疽」を参照。

田中智新(たなかちしん、名は休意(きゅうい)、生没年不詳) 人名。日本江戸時代の針家。『針灸五蘊抄』の著者。

田中栄信(たなかひでのぶ、1732～1792) 人名。日本江戸時代の医家。『長沙正経証彙』の編著者。栄信は播磨の人で、字は愿仲(げんちゅう)、号は張海(ちょうかい)。京都に出て吉益東洞の門人となり、のち大阪に住した。

谷野一栢(たにのいつはく、15世紀末～16世紀中ごろ) 人名。日本室町時代の医家。『難経雲庵抄』の著者。一栢は戦国時代の僧医で、雲庵(うんあん)・連山人(れんさんじん)と号した。関東・和泉・京を経て朝倉孝景に招かれ一乗谷に居住。暦学・儒学に長じた。

谷村玄仙(たにむらげんせん、生没年不詳) 人名。日本江戸時代の医家。『十四経絡発揮鈔』の著者。玄仙は摂津の人。就安斎玄幽の弟子で、昌安斎と称した。

打膿灸(だのうきゅう) 灸法。治療を目的に局所を化膿させるために行う施灸法のこと。

打膿散(だのうさん)『東医宝鑑』 方剤名。大黄20　芒硝6　金銀花　黄芩　黄連　黄柏　当帰尾各2　甘草　穿山甲各1.4　木鱉子3～5。「癰疽で膿が出ずに、発熱する場合に用いる」。

兌髪(だはつ) もみあげのこと。鬢(びん)ともいう。前髪の曲周部が下へ伸びている部分で、耳の前に至る。

田村玄仙＝津田玄仙(たむらげんせん＝つだげんせん、1737～1809) 人名。日本江戸時代の医家。『勧学治体』の著者。玄仙は本姓津田、名は兼詮(かねあき)、号は積山(せきざん)。饗庭道庵に就き、臨床の術に長けた。

丹(たん) 内服と外用がある。「外用」は、水銀や硫黄などの鉱物質の薬物が含まれ、加熱して昇華したり、溶化し抽出して製剤にして粉末状にする。たとえば白降丹・紅昇丹など(「霊薬」を参照)。「内服」は、紫雪丹のような散剤もあれば、至宝丹・五粒回春丹などの丸剤もあれば、辟瘟丹のような錠剤もある。また玉枢丹(一名紫金錠)のように、内服にも外用にも用いる丹もあるが、これは丸剤や錠剤である。

古くにも練丹術もあったが、丹の本来の意味は、昇華して抽出するものである。たとえば白降丹や紅昇丹などは、この方法で精製されたものである。後に丹の付いた方剤が多く出現するが、実際には昇華抽出していないものも含まれる。また「丸薬」や「散薬」の中で、薬性が峻烈で少量のものを「丹」と呼んでいる。たとえば、紫雪丹や至宝丹などがそれに相当する。しかし『傷寒論』の「白散」は、峻烈で用量が極めて少ないが、「丹」とは呼んでいない。

痰（たん）　呼吸気道で分泌される病理産物のこと。また器官組織内に積滞した粘液物質も「痰」という。これは津液が変化して生ずる。疾病により生ずる痰には、「風痰」「熱痰」「寒痰」「燥痰」「湿痰」などがある。痰により起こる疾病としては、「痰飲」「痰火」「痰包」「痰核」「痰瘧」「頑痰」「宿痰」「伏痰」などの病症がある。これらの「痰」は、肺・脾と密接な病理関係がある。さらに六淫の病邪が、肺を侵犯しても「痰」が生じ、脾陽が虚弱で、水湿が停聚しても「痰」が生ずる。そこで「脾は生痰の源、肺は貯痰の器なり」といわれる。痰濁は気にしたがって昇降して、到達しない場所が無い。もし痰迷心竅すれば、神昏・癲狂などとなる。風痰が竄動すると、驚風・癲証などとなる。痰濁が上冒すると、心悸・眩暈などとなる。痰湿が上泛すれば、悪心嘔吐となる。痰が脇肋に停滞すると、胸悶脇痛、喘咳痞悶となる。痰火が互結すると、瘰癧癭瘤が生ずる。痰が経絡を阻むと、半身不随となる。痰が肌膚に流れると、陰疽が生ずる。痰が関節に注ぐと、鶴膝となる。この他にも多くの奇病難病が、痰と関係している。

担（たん）　針灸治療の操作法の一つ。①一針で２穴以上を同時に刺す方法。攢竹穴と魚腰穴、外関穴と内関穴、合谷と労宮を刺針する方法のこと。②刺針で行う瀉法のこと。提ともいう。

胆（たん）　六腑の一つ。主に胆汁の貯蔵と胆汁の輸出を行い、消化を助ける。これは外界と直接通じることもなく、水穀の伝化とも直接関与していない。胃腸の機能とは異なるので、「奇恒之府」ともいう。胆内に貯蔵された肝から分泌される胆汁（王叔和の『脈経』では「肝の余気は、胆に泄せられ、聚まりて精と成る」（肝之余気、泄于胆、聚而成精））は、清潔なもので、精気を含有しているので、「精汁」ともいう。これは、腸道や膀胱中の糟粕や排泄物とは異なるので、「中精之腑」や「中清之腑」ともいう。さらに胆と肝は表裏関係にあり、「肝主謀慮」「胆主決断」であり、肝と胆の作用は配合している。胆と肝は、その中に「相火」（心の「君火」の対義語）があり、病理上の「火」の証候として生じやすい。

癉（たん）　①「疸」に通じる。「黄癉病」は「黄疸」に同じ。②熱証のこと。『素問・奇病論』に「これ五気の溢なり、名づけて脾癉という」（此五気之溢也、名曰脾癉）と見え、『史記・扁鵲倉公列伝』に「風癉は脬に客すれば、大小溲に難く、溺赤す」（風癉客脬、難於大小溲、溺赤）と見える。

煅（たん）　薬物を火の中に入れて赤くなるまで焼くか、耐火容器の中で間接的に焼いて、その性質を軟らかくすること。牡蛎・瓦楞子・血余・明礬などはこの方法を用いる。

弾（だん）　「弾針」を参照。

単按、総按（たんあん、そうあん）　脈診の際に、色々な指で脈象を診る方法のこと。一本の指で脈象を診ることを「単按」という。たとえば、寸口脈を診る場合に、食指で寸部を押さえ、他の指は軽く持ち上げる。また食指・中指・薬指で同時にそれぞれ寸部・関部・尺部を診るのを「総按」という。これらを組み合わせながら、正確な脈象を診断するのである。

煅胃（だんい）　「温中祛寒」を参照。

痰飲（たんいん）　これは病因と症状により命名される。広義と狭義の意味がある。①「広義の痰飲」は、多くの水飲病の総称である。つまり体内の水液の転輸不利により、体腔や四肢部に停積した疾病群を指す。その病因は、脾・肺・腎の機能の失調と関係があり、相互に影響し合い、特に脾陽の健運が失調し、三焦の気化が障害され、水飲が留積するのが主な原因である。②「狭義の痰飲」は、水飲病の一つで、虚証と実証のものに分ける。「虚証」の症状は、胸脇支満・脘部に振水音が有り・嘔吐清涎・頭暈・心悸・気短・形体消痩などが見られる。これは脾腎の陽虚により、水穀が運化できずに、水飲が胃腸に散在して起こる。「実証」の症状は、胃脘部が硬満し、腹瀉し、腹瀉した後は症状が緩解するが、胃脘部はすぐに硬満し、水液が腸間を流動し、ゴロゴロと音がする。これは水飲が胃腸に留伏することで起こる。

胆黄症(たんおうしょう) 驚恐して胆を傷ることで起こる。急性のものと慢性のものがある。急性のものは、突然全身が黄色くなる。これは喧嘩をしたり、猛獣などに驚かされて起こる。慢性のものは、発病が緩慢で、恐怖や喧嘩などのしばらく後に黄色が現れる。さらに身体は冷たく乾き、もうろうとして疲れ、皮膚が黄色くなる。この状態は治癒が困難である。

痰火(たんか) ①無形の火と有形の痰が煎熬されて固まり、それが肺に貯積して起こる病症のこと。「窠嚢之痰(そうのうのたん)」ともいう。平素ははっきりした症状は無いが、外邪や飲食内傷などの素因により発症する。症状は哮喘に似ており、煩熱胸痛・口乾唇燥・痰塊が喀出しづらいなどが見られる。②頚部や耳後に生ずる数珠状の痰核や、または腋下の結核の病症のこと。その核は押さえると硬く、動かない。さらに舌紅苔黄・脈弦滑数なども ともなう。これは肝火と痰鬱により生ずるので、「痰火」という。

痰咳(たんがい) 「痰湿咳嗽」ともいう。咳の音は低く濁り、痰が多く喀出しづらく、痰が出れば咳が止まる特徴がある。さらに胸悶食少・苔白膩・脈浮滑などの症状もともなう。多くは痰湿が内瘟し、上って肺を犯すことで起こる。

胆咳(たんがい) 咳と同時に、胆汁や青色の苦汁を吐く証候のこと。

痰核(たんかく) ①皮下に核状に腫起する結塊のこと。「痰歴」に同じ。多くは湿痰が流聚して起こる。結塊の数は一定せず、赤くも腫れも無く、硬くも痛みも無く、手で触れると軟らかく滑らかで動く、普通は膿が出来たりつぶれたりはしない。その痰核は頚部や項部や下頷部に好発し、四肢や肩背にも見られる。身体の上部に生ずるものは「風熱」により、下部に生ずるものは「湿熱」により起こる。②「臖核(きょうかく)」のこと。

痰火擾心(たんかじょうしん) 痰火が上り心神を擾(乱(みだ)す)して起こる神志錯乱の病変のこと。たとえば神志失常・言語錯乱、ひどければ狂躁妄動・舌尖紅苔黄膩・脈滑数などが起こる。

胆寒(たんかん) 胆腑が寒邪を感受すること。症状は不眠・昏冒・嘔吐・胸中煩悶などが見られる。

癱緩(たんかん) 手足が挙がらないこと。

暖肝煎(だんかんせん)『方薬合編』 方剤名。枸杞子12　当帰8〜12　白朮　小茴香　烏薬各8　肉桂4〜8　沈香4。「肝腎の陰寒により陰嚢冷痛する場合に用いる」。

弾丸大(だんがんだい) 丸剤の大きさのこと。弾丸大とは、10mm 重さ10g 前後の大きさのもの。

断癇丹(だんかんたん)『東医宝鑑』 方剤名。黄耆　釣藤　細辛　甘草各20　蛇退1　蝉退1　雄黄1。「癲癇発作が頻繁に起こる場合に用いる」。

短気(たんき) 呼吸が短促して、切れ切れになること。多くの疾病で見られる。これには虚証と実証がある。「実証」では、突然発病し、さらに胸腹脹満・呼吸声粗などをともなう。多くは痰により食が阻まれて、気機の昇降に影響して起こる。「虚証」は久病に属し、声低息微・形疲神倦などが見られる。多くは元気が大虚して起こる。

短肌(たんき) 肌肉が短縮すること。

胆気不足(たんきふそく) 「胆虚」を参照。

痰瘧(たんぎゃく) 重症の瘧疾のこと。症状としては、発症時は悪寒発熱が交互に起こるが、発熱が多く悪寒は少ない、頭痛眩暈・痰多嘔逆・脈弦滑などが見られる。重症のものでは、昏迷抽搐となる。脳型瘧疾のたぐい。

癉瘧(たんぎゃく) 「癉」とは熱気が盛んという意味。瘧疾の邪を感受して、裏熱が非常に盛んなために起こる。症状は発熱があるが寒戦は無い、煩躁気粗・胸苦して嘔逆などの症状が見られる。

暖宮丸(だんきゅうがん)『その他』 方剤名。艾葉8　益母草6　当帰　香附子各4。「陰血不足や腎気虚により衝任の経血が充実せず月経少量の場合に用いる」。

暖宮螽斯丸(だんきゅうしゅうしがん)『東医宝鑑』 方剤名。厚朴50　呉茱萸　白茯苓　白芨　人参　白斂　石菖蒲　白附子　桂心　没薬各40　細辛　乳香　当帰　牛膝各30。「気血不足により腎陽不足になり不妊症になった場合に用いる」。

胆虚(たんきょ)[胆気不足] 「胆虚気怯」ともいう。主な症状は虚煩不眠・心慌心跳・驚恐しやすい・猜疑心が強い・よく嘆息するなどが見られる。

胆虚気怯(たんきょききょ) 「胆虚」を参照。

団魚散(だんぎょさん)『東医宝鑑』 方剤名。貝母　前胡　知母　杏仁　柴胡各同量　鼈甲2。「陰虚火動により午後に微熱が出て、冷汗、短気、心煩、咳嗽して不眠の場合、五心煩熱の場合に用いる」。

弾筋(だんきん) 「拿法(だほう)」を参照。

丹渓心法(たんけいしんぽう) 書名。中国元代、朱震亨(彦修、丹渓)の著。1347年。全5巻。「外感、内傷、外証、婦科、幼科」を含む100門に分かれている。

断下滲湿湯(だんげしんしつとう)『その他』 方剤名。樗根白皮40　山査　赤茯苓各12　地楡6　蒼朮4　黄柏4　猪苓　金銀花各6。「長らく泄瀉して小腹重く、肛門が出てきそうな感覚がある場合に用いる」。

痰血(たんけつ) 「咳血」を参照。

但厥無汗(たんけつむかん) 厥を発症しても汗出しないもの。厥逆は亡陽により起こり、無汗は津液不足により起こる。これは少陰が亡陽し、津液が欠乏した証候である。

但弦無胃(たんげんむい) 「脈無胃気」を参照。

単行(たんこう) 七情の一つ。1つの薬物を単独で使用して効果を発揮するもの。たとえば甘草湯・独参湯など。

檀香(だんこう) 薬物名。通気開竅薬。辛、温、脾・胃。①辟穢開竅　②行気止痛　③温胃止嘔

断紅元(だんこうげん)『東医宝鑑』 方剤名。猬皮　黄連　秦艽　槐実各40　当帰　檳榔　皂莢　黄柏　荊芥穂　枳実各20　大黄　桃仁各12。「腸風や腸毒により腸出血が続き、黄疸が出て潤いが無く、次第に消痩する場合に用いる」。

丹谷経験方抄(たんこくけいけんほうしょう) 書名。朝鮮の書、著者不詳。詳細伝不詳。本書は身体各部分の大きさなどの特徴を説明し、その部分に発生する疾病について「単方」の治療法を記した書。

煅淬(だんさい) 「淬」を参照。

炭剤(たんざい) ①「固崩止帯」を参照。②「崩漏」を参照。

端座流易極病穴之抜書(たんざりゅうえききょくびょうけつのぬきがき) 書名。日本江戸時代の書、著者不詳。簡明針灸治療書。全1冊。明暦2年(1658)刊。日本ではかなり古い針灸流派。

断産(だんさん) 「中絶」に同じ。薬物やその他の方法を用いて、出産を中断すること。

短刺(たんし) 十二刺法の一つ。骨痹の治療に用いる。その刺法は、針体をやや揺らしながら深部に刺入して、骨部まで到達させる。さらに提挿の手法も合わせて行う(『霊枢・官針篇』)。

短視(たんし) 短睛ともいう。近視のこと。

単刺術(たんしじゅつ) 針を目的の深さまで静かに刺入し、直ちに静かに抜針する方法のこと。

丹梔逍遙散(たんししょうようさん)『内科摘要』 方剤名。加味逍遥散のこと。「加味

逍遥散」を参照。
丹梔逍遥散(たんししょうようさん)『その他』 方剤名。①当帰16　柴胡　白芍　白朮　白茯苓　炮乾姜　牡丹皮各12　梔子8　甘草6　薄荷4。「肝鬱、血虚により発熱したり、午後潮熱する場合、冷汗が出る場合、頭痛、目渋する場合、顴紅、口乾する場合、心悸する場合、月経不順の場合、小腹が重く、尿不利などの場合に用いる」　②当帰　白芍　白茯苓　白朮　炙甘草　柴胡　麦門冬各4　牡丹皮　梔子各2.8　薄荷　甘草各2　生姜3。「乳の出すぎる場合に用いる」。
痰湿(たんしつ)　「湿痰」を参照。
胆実(たんじつ)　これは胆気の不暢により現れる実証のこと。主な症状は胸脘満悶・脇下脹痛・口苦で乾燥・頭額の両側や目の鋭眥の疼痛などが見られる。
痰湿咳嗽(たんしつがいそう)　「痰咳」を参照。
単日瘧(たんじつぎゃく)　「瘧疾」を参照。
談疾語証(だんしつごしょう)　書名。日本江戸時代、朝倉友諒(生没年不詳)の著。詳細な病症病名辞典。全10冊。享保21年(1736)序。
痰湿阻肺(たんしつそはい)　痰湿が肺を壅阻して発生する喘咳の病理のこと。肺は「貯痰の器」であり、脾は「生痰の源」である。もし脾陽が虚して、運化が失調して、精気が肺に輸送できなければ、湿が集まり痰となり、肺に影響する。主な症状は咳嗽・痰涎壅盛して・痰は白色で稀薄・喀痰は容易・胸膈が満悶し・動くと咳嗽が悪化し・気喘し・舌苔白膩や白滑・脈濡緩などが見られる。
痰瀉(たんしゃ)　涎沫を流しながら、同時に泄瀉を起こすもの。これは溢水成痰となり、腸から下るために起こる。
痰積(たんしゃく)　主な症状は、胸膈痞満隠痛・痰涎を咳出するが喀出できない・鼻水と唾が粘稠・飲み込むとのどに詰まる・眩暈目眩・腹中に腫硬が触れるなどが見られる。これは痰が阻み気滞を起こし、湿濁が胸膈間に凝滞して起こる。
淡者能利竅能滲泄(たんしゃのうりきょうのうしんせつ)(淡なる者はよく竅を利しよく滲泄す))　淡味薬は尿道を滑らかにし、同時に小便の出を良くすること。たとえば猪苓・沢瀉・滑石など。
胆主決断(たんしゅけつだん)(胆は決断を主る)　『素問・霊蘭秘典論』に「胆は中正の官、決断これより出ず」(胆者、中正之官、決断出焉)と見える。「中正」とは、偏らないこと。これは胆の作用が神経の機能に関係があることを説明している。さらに「胆主決断」とは、精神的な刺激(突然の驚恐など)により起こる悪影響から防御したり、それを消除することにより、人体の気血の正常な運行を維持し制御して、臓腑の機能の協調関係を促進するのに、重要な作用があることを説明している。胆気が怯弱な者は、驚恐により疾病を起こすが、胆気が強壮なものは、顕著な影響は受けない。
断緒(だんしょ)　経産婦が、ある疾病の後に妊娠しなくなること。
丹参(たんじん)　薬物名。行血薬。苦、微寒、心・肝。①活血調経　②祛瘀破癥　③活絡通痹　④行気止痛　⑤解毒医瘡
弾針(だんしん)　刺針手法の一つ。その方法は、針を体内に刺入した後に、指で針柄を軽く弾き、針体の下部に軽めの震動を与える方法。
団参飲子(だんじんいんし)『東医宝鑑』　方剤名。人参　半夏　紫菀　阿膠　百合　款冬花　天門冬　杏仁　桑葉各4　細辛　甘草各2　五味子15　生姜3。「虚労により肺脾が虚して、咳嗽し、血と泡が混じった痰を吐き、長らく癒えずに次第に消痩する場合に用いる」。
丹参膏(たんじんこう)『東医宝鑑』　方剤名。丹参　芍薬　白芷各同量　猪脂300　黄蜜40。「乳癰により硬結が硬く、非常に痛んだり、癰が潰えて閉じがたい場合に用いる」。
丹参散(たんじんさん)『処方集』　方剤名。丹参　当帰各40　白芍10。「貧血全般に用

いる」。

淡滲利湿(たんしんりしつ)　淡味利湿薬を用いて、湿を下焦から排出すること。たとえば泄瀉清稀・小便不利・舌苔白・脈濡などの場合には、茯苓・猪苓・沢瀉・冬瓜子・薏苡仁などの薬物を用いる。

丹水家訓(たんすいかくん)　書名。日本江戸時代、名古屋玄医(1628〜1696)の著。訓示書。全2冊。元禄6年(1693)刊。

丹水子(たんすいし)　書名。日本江戸時代、名古屋玄医(1628〜1696)の著。医論を中心とした随筆集。全2巻。貞享4年(1687)刊。病床中に書き記した随筆類をまとめた書で、主に中国の古典や医書を引用して私見を述べて、玄医の哲学思想を示している。

煅水臓(だんすいぞう)　「温腎」を参照。

短睛(たんせい)　「短視」に同じ。

端正穴(たんせいけつ)　穴名。奇穴。手の中指掌側面、中指の遠位・近位指節関節横紋の中央に取る。小児の驚風などを主治。

弾石脈(だんせきみゃく)　七怪脈の一つ。その脈象は沈実で、指で石を弾いたような脈象のこと。

痰喘(たんぜん)　「喘鳴」を参照。

丹草(たんそう)[竜胆草]　薬物名。清熱降火薬。苦、寒、肝・胆・膀胱。①瀉肝降火　②清熱鎮驚　③利湿退黄　④瀉脬通溺　⑤解毒殺虫

短息抬肩(たんそくたいけん)　呼吸が気短で、両肩を引き上げながら呼吸する症状のこと。哮証によく見られる。

痰阻心竅(たんそしんきょう)　「痰迷心竅」を参照。

痰阻肺絡(たんそはいらく)　肺臓が受邪して、津液を輸布する機能が失調し、聚液成痰し、肺を壅阻することを指す。症状は痰盛気逆・喘咳などが見られる。これは「痰熱阻肺」と「痰湿阻肺」に分ける。各項を参照。

但代無胃(たんだいむい)　「脈無胃気」を参照。

痰濁(たんだく)　「湿痰」を参照。

癱瘓(たんたん)　運動麻痺のこと。

淡竹茹湯(たんちくじょとう)『東医宝鑑』方剤名。麦門冬　蜜各8　竹茹　半夏各6　人参　白茯苓各4　甘草2　生姜5　大棗2。「心虚により心煩、煩熱が出て、心悸、頭痛、息遣いが粗く、訳も無く悲しみ、口乾する場合に用いる」。

淡竹葉(たんちくよう)　薬物名。滲湿薬。甘淡、寒、心・小腸。①利尿通淋　②清心除煩　③瀉火解毒

膻中(だんちゅう)　1)前胸部の正中、両乳の中間の部を指す。つまり前正中溝のこと。2)穴名。任脈。心包募穴、気会穴。禁針穴。前胸部、前正中線上、第4肋間と同じ高さ。①寛胸理気　②調気降逆　③寧心化痰　④温陽散寒　⑤止咳平喘

膻中跳動(だんちゅうちょうどう)　心窩部が強く脈動している状態のこと。

痰潮(たんちょう)　痰が湧き出るようにたくさん出る状態。

丹田(たんでん)　①道家では、身体の臍下三寸の部位を丹田という。この部位は男子の精室、女子の胞宮がある場所である。②気功法で意守する部位の名称。その部位には3か所ある。臍下を「下丹田」、心窩部を「中丹田」、両眉間を「上丹田」という。

探吐(たんと)　人工的な方法で、道具などを用いて嘔吐させる方法のこと。その目的は毒物や食滞を吐かせるために行う。一般的な方法としては、熱湯で洗った鵞毛(みず鳥の毛)や鶩毛(あひるの毛)を用いて、咽頭部をこすり催吐する。

胆導(たんどう)　治法。胆汁を直腸内に導いて大便を促す治療法のこと。

淡豆豉(たんとうし)　薬物名。発表風熱薬。苦、寒、肺・胃。①散熱解表　②和胃除煩　③祛痰平喘

丹毒(たんどく)　①「流火」や「火丹」ともいう。急性の皮膚熱毒の病症の一つ。患部の皮膚が朱を塗ったように紅くなる。下腿や顔面に好発し、患部の皮膚は紅腫して広がり、軽度に盛り上がり、境界は鮮明で、表面は滑らかで光沢があり、触れると硬く腫

大する。さらに寒戦・高熱・頭痛・骨節疼痛などの全身症状もともなう。原因の多くは血分に熱があり、皮膚に発表するか、または皮膚の粘膜が破損し、疫毒が外侵して起こる。②体表の皮膚が広範囲に紅くなる病症を指す。「赤遊丹」や「纏腰火丹」など。

胆南星(たんなんしょう) 薬物名。苦。涼。肺・肝・脾。①清火熱痰。痰熱による咳嗽に用いる。②熄風定驚。痰熱による意識障害・痙攣・癲癇などに用いる。胆南星は、天南星を牛胆汁で浸製したもので、苦・辛がさらに苦になり温性が涼性に変化し、燥烈の性が大幅に減弱し、性質が緩和で燥熱傷陰の弊害がない。

胆熱(たんねつ) 胆の熱証のこと。胆は少陽経脈で、肝と表裏関係にある。したがって胆の熱証や実証も肝と関係がある。症状は胸脇煩悶・口苦・咽乾・嘔吐苦水・頭暈眼花・耳聾・往来寒熱・黄疸・鼻流濁涕などが見られる。

痰熱結胸(たんねつけっきょう) 「小結胸」を参照。

痰熱阻肺(たんねつそはい) 痰熱が肺を壅阻して発生する喘咳の病理のこと。主な症状は発熱・咳嗽・痰鳴・胸膈満悶・黄稠痰を喀出・または痰中に血が混じる・ひどければ呼吸促迫・胸脇作痛・舌紅苔黄膩・脈滑数などが見られる。ほとんどが外邪が肺に侵犯した後に、鬱して化熱し、熱が肺津を傷り、液を焼灼して痰となり、痰と熱が互結し、肺絡を壅阻して起こる。

胆嚢穴(たんのうけつ) 穴名。奇穴。下腿部、腓骨頭下方の陥凹部(陽陵泉穴)の下約1寸に取る。肝胆疾患などを主治。

丹波冬康(たんばふゆやす、14世紀初) 人名。日本平安時代の名医。丹波康頼(912〜995)の子孫、口歯科に優れ、その孫兼康、甥の親康の家系はそれぞれの名を氏として、代々、口科をもって知られた。日本の扁鵲と称せられた。著書に『医略抄』『医書』などがある。

丹波雅忠(たんばまさただ、1021〜1088) 人名。日本平安時代の医家。『医略抄』の編著者。雅忠の康頼の孫忠明の子で、永承7年(1052)に後冷泉天皇の病を治して従四位下、天喜5年(1057)に典薬頭、康平2年(1059)に施薬院使、さらに正四位下に至った。当時日本随一の名医とうたわれ、中国の伝説上の名医扁鵲に比喩して日本の扁鵲と称賞された。

丹波康頼(たんばやすより、912〜995年) 人名。日本平安時代の医家、針博士。『医心方』30巻(982年頃)の著者。康頼は中国後漢の霊帝の子孫で、日本に帰化した阿知王より数えて八世の孫とされ、針博士・医博士となり、丹波宿禰の姓を賜り、宮廷医丹波家の祖となった。和気家とともに、医業をもって朝廷に仕えた。康頼は、針博士の称号を得て丹波介に任じられ、医家として朝廷では、最高位にまで上った。

丹波行長(たんばゆきなが、生没年不詳、13〜14世紀) 人名。日本鎌倉時代の医家。丹波康頼より10代の子孫。典薬頭。『衛生秘要抄』の著者。

丹波頼秀(たんばよりひで、生没年不詳) 人名。日本室町時代の医家。『精選秘要抄』の著者。頼秀は15世紀の人で、号は錦小路。小森家の祖。文明11年(1479)に正四位下、長享2年(1488)に施薬院使に補任。延徳元年(1489)までは文献に活動記録がある。

胆礬(たんばん) 薬物名。湧吐薬。酸渋辛、寒、小毒、胆。①吐痰宣壅　②吐毒救誤　③祛風明目　④解毒医瘡　⑤殺虫止痛

丹皮(たんぴ)[牡丹皮] 薬物名。清熱涼血薬。辛苦、微寒、心・肝・腎。①清熱退蒸　②涼血止血　③清血化瘀　④柔肝熄風　⑤排膿消癰　⑥祛瘀療傷

単腹臌(たんふくこ) 「臌脹」を参照。

単腹脹(たんふくちょう) 腹部だけが腫脹して、四肢は腫脹しない症状のこと。

痰癖(たんへき) 右肋骨弓下に腫瘤が触れて、つまった感じがする状態のこと。

痰包(たんほう) 舌下に生じる病理性の包塊で、表面は光沢があり滑らかで、軟らかく、

た

表面は黄色で、中には卵黄状の粘液があり、患部に麻木疼痛感があり、腫大すると言語や飲食が妨げられる。痰火流注により起こる。

単方（たんぽう） 簡単な薬物の組成からなる方剤のこと。主証を的確に主治し、即効性があるもの。

端法（たんぽう） 傷科における正骨の手法のこと。「正す」や「正しく復位」させるという意味である。主に骨傷や関節の転位や脱臼に適用する。術者が負傷部の下端の骨をしっかりと把握して、確実に正しい位置へ復位させる方法。

単方新編（たんぽうしんぺん） 書名。朝鮮李朝時代の書、著者不詳。丁若鏞・申曼原著、李義絅訳。本書は各疾病について単方での治療法を記したもの。

単方秘要　経験新編（たんぽうひよう　けいけんしんぺん） 書名。朝鮮の書、観斎申海容の著述。1913年10月刊。本書は多くの疾病を網羅し、その療法を詳細に記述してある。

淡味滲泄為陽（たんみしんせついよう）（淡味は滲泄し陽となす）『素問・至真要大論』に見える。滲泄とは水湿を滲利排泄すること。淡味薬は水湿を下へ向けて滲利排泄して出す効果があり、この薬性は陽に属す。たとえば通草と薏苡仁などは淡味で、いずれも小便を利し、水湿を去る作用がある。

短脈（たんみゃく） 脈象の一つ。脈の幅が短く、正常な脈幅より短く、関部では明瞭に感じるが、寸部と尺部でははっきりと感じない脈象のこと。これは気病をつかさどる。短脈で有力なのは気鬱や気滞であり、短脈で無力なのは肺気虚や中気不足である。

痰迷心竅（たんめいしんきょう）［痰蒙心包］「痰阻心竅」ともいう。主な症状は意識がもうろうとし、喉に痰音がし、胸悶などが見られる。ひどければ昏迷不醒・苔白膩・脈滑などとなる。

痰蒙心包（たんもうしんぽう） 「痰迷心竅」を参照。

胆兪（たんゆ） 穴名。足太陽膀胱経。上背部、第10胸椎棘突起下縁と同じ高さ、後正中線の外方1.5寸。①清肝利胆　②理気解鬱　③健運中陽　④清湿熱　⑤和胃降逆

但欲寝（たんよくしん） 少陰経の主症の一つ。これは意識がもうろうとして、眠っているようで眠らず、醒めているようで醒めていない状態のこと。少陰病で心腎が両衰し、気血が虚弱した際に見られる。

丹瘤（たんりゅう） 皮膚に朱を塗ったような紅い腫塊が生じるものを指す。熱毒により起こる。

澹寮五淋散（たんりょうごりんさん）『東医宝鑑』 方剤名。梔子6　赤茯苓　芍薬各4　木通　滑石　甘草各3.2　竹葉　茵陳蒿各2。「尿不利、排尿痛、尿に血や砂などが混じる淋症に用いる」。

痰瘰（たんるい） 項部の前面の足陽明胃経の経絡上に生じる瘰癧のこと。

治（ち） ①管理、調節、主管のこと。『素問・刺禁論』に「腎治于裏」と見え、『素問・太陰陽明論』には「脾は、土なり、中央を治す」（脾者、土也、治中央）と見える。②平、正常のこと。『素問・脈要精微論篇』には「長なればすなわち気治まる」（長則気治）と見え、長とは長脈のこと、気治とは、気が平（へい）すること、つまり正常の状態をあらわす。③「乱」と相対する。延長して安定すること。集中、専念のこと。『素問・宝命全形論』に「およそ刺の真は、必ず先ず心を治める」（凡刺之真、必先治神）と見え、また「一に曰く心を治むと」と見える。その意味は刺針の要領と鍵は、先ず精神を統一して乱れないことを述べている。『素問・湯液醪醴論篇』に「志意治まらず」（志意不治）と見え、志意が散乱することである。

地黄（ぢおう）［生地黄］ 薬物名。清熱涼血薬。甘苦、寒、心・小腸・肝・腎。①滋陰降火 ②涼血止血 ③潤腸通便 ④解毒化斑 ⑤養血安胎

地黄飲（ぢおういん）『医林撮要』 方剤名。生地黄 熟地黄 枸杞子 地骨皮各同量。「陰血不足により鼻衄する場合に用いる」。

地黄飲子（ぢおういんし）『東医宝鑑』 方剤名。①熟地黄 巴戟天 肉蓯蓉 山茱萸 石斛 麦門冬 白茯苓 五味子 遠志各4 石菖蒲 肉桂 炮附子各2 生姜3 大棗2 竹葉若干。「中風により口眼喎斜、舌が固まり、言語障害、半身不随の場合、腎気虚により眩暈、視界が暗く、面浮腫、下肢厥冷する場合に用いる」 ②熟地黄 芍薬各8 羌活 当帰 甘草各4。「乳児が黄疸が出て、発熱、面赤、目が開けられない場合、尿不利、全身に腫物が生じた場合に用いる」 ③人参 黄耆 炙甘草 生地黄 熟地黄 天門冬 麦門冬 枇杷葉 石斛 沢瀉 枳実各同量。「消渇により心煩、煩躁、口乾、面赤の場合に用いる」。

地黄艾葉湯（ぢおうがいようとう）『郷薬集成方』 方剤名。乾地黄 艾葉各80 人参 地楡 炮乾姜 阿膠 当帰各40。「妊娠中に突然下血し、腰腹が非常に疼痛する場合に用いる」。

地黄元（ぢおうげん）『東医宝鑑』 方剤名。①熟地黄60 黄連 決明子各40 防風 甘菊花 羌活 桂心 朱砂 没薬各20。「肝虚風熱により目赤腫脹、視力減退、翳膜が生ずる場合に用いる」 ②熟地黄400 菟絲子 鹿角霜各200 白茯苓 側柏子各120 附子40。『その他』「心腎不交により尿が米のとぎ汁のように濁り、尿不利などの白濁に用いる」。

地黄膏（ぢおうこう）『東医宝鑑』 方剤名。熟地黄150 黄連40 黄柏 寒水石各20。「打撲により眼が腫れ瘀血が生じ、視力障害がある場合、天行目赤により眼が渋り、視界が悪く、よく見えない場合に用いる」。

地黄散（ぢおうさん）『東医宝鑑』 方剤名。①生地黄40 芍薬 当帰 甘草各20。「混睛や白睛などにより眼が痒痛し、風に当たると涙が出て、光がまぶしく、目が充血し、目やにが多い場合に用いる」 ②熟地黄 当帰各20 乾地黄 木通 甘草各12 黄連 大黄 防風 羌活 犀角 蝉退 木賊 穀精草 玄参 白蒺藜各8。「心と肝に熱が集積し、目腫脹、充血、疼痛、白い翳膜が生じた場合に用いる」。

地黄煎円（ぢおうせんえん）『医林撮要』 方剤名。生地黄380 黄連200 黄芩120 枳実 大黄各100 人参80。「熱痰が盛んで、気血不和にて生じた腫物と悪瘡で、便秘する場合に用いる」。

地黄通経散（ぢおうつうけいさん）『東医宝

ち

鑑』　方剤名。熟地黄80　蝱虫　水蛭　桃仁各50。「血瘕により月経不順で、小腹腫痛する場合に用いる」。

地黄湯(ぢおうとう)『東医宝鑑』　方剤名。①磁石80　乾地黄60　枳実　羌活　桑白皮　防風　黄芩　木通各40　甘草20。「腎経に熱が盛んで、片側の耳聾が生じた場合、気分が悪く疲労すると悪化し、耳鳴、耳痛する場合に用いる」　②生地黄　木通各8　滑石　赤茯苓　梔子　蘿蔔子　荊芥　防風各4。『四象診療』「少陽人のあらゆる腫物に用いる」。

地黄敗毒散(ぢおうはいどくさん)『四象診療』　方剤名。生地黄16　知母8　赤茯苓　沢瀉　猪苓　車前子　羌活　独活　防風　荊芥　瓜呂仁各4。「少陽人の裏証により短気する場合、陽明病が三陽合病になった場合に用いる」。

地黄白虎湯(ぢおうびゃっことう)『寿世保元』　方剤名。石膏20〜40　生地黄16　知母8　防風　独活各4。「少陽人が結胸や亡陰により譫語する場合、太陽病証が瘧疾のような場合、陽明病の煩躁、便秘、裏熱などがある場合に用いる」。

痴疥(ちかい)　皮膚上に生ずる、乾いて固まりやすく痒い瘡疥のこと。

地廓(ちかく)　「八廓」を参照。

地機(ちき)　穴名。足太陰脾経。郄穴。下腿内側(脛側)、脛骨内縁の後側、陰陵泉の下方3寸。①健脾利湿　②調理月経　③調補肝腎　④調変胞宮　⑤理血固精

治求其属(ちきゅうきぞく)(治はその属に求む)『素問・至真要大論』に「その属に求むるなり」(求其属也)と見え、この「属」とは、症候と治法の関係を指す。一連の症状が、どの臓の症候に属すかを弁別して、治法を確定しなければならない。たとえば怕冷・手足涼・腰脊痠痛・陽痿早泄・苔淡白・脈沈細などの場合に、一般の温熱薬を用いて効果が無ければ、さらに分析して、腎陽虚なのが分かれば、温補腎陽の治法を用いるなどのこと。「温腎」を参照。

蓄飲(ちくいん)　胃内停水のこと。

逐瘀(ちくお)　「破瘀消癥」を参照。

逐瘀湯(ちくおとう)『東医宝鑑』　方剤名。大黄　桃仁各4　川芎　白芷　乾地黄　芍薬　枳実　蓬莪朮　五霊脂　阿膠　赤茯苓　茯神　木通　甘草各2.8　生姜5。「痔疾で便秘し、便に血が混じり、尿不利の場合に用いる」。

逐寒開竅(ちくかんかいきょう)　治法。寒証に属する神昏の治療法。たとえば突然昏倒し、人事不省・面色青白・手足発涼・脈沈などの治療には、蘇合香丸(白朮・朱砂・訶黎勒皮・麝香・香附・丁香・沈香・畢撥・檀香・青木香・安息香・犀角屑・熏陸香・竜脳)を用いる。

蓄血(ちくけつ)　「瘀血」を参照。

蓄血臌(ちくけつこ)　「血臌」を参照。

蓄血証(ちくけつしょう)　傷寒太陽腑証の証候の一つ。主な症状は身熱・癲狂・小腹脹満・攣痛・小便自利などが見られる。表熱が裏に入り、血と争い、瘀熱が少腹部に滞り、心神が上擾して起こる。ひどければ小腹硬満・小便自利・発狂・身黄・黒ずみ・脈沈結などが見られる。

竹茹(ちくじょ)　薬物名。清化熱痰薬。甘、微寒、肺・胃・肝。①清肺利胆　②瀉肝明目　③清熱除煩　④潤燥止渇

竹杖穴(ちくじょうけつ)　穴名。奇穴。腰部にある。患者を直立させて、竹の棒で地面から臍までの高さを測る。次に背後の地面から同じ高さの腰椎の正中の上端の高さに取る。食不振・脱肛・痔疾などを主治。

竹茹温胆湯(ちくじょうんたんとう)『万病回春』　方剤名。①柴胡　竹茹　茯苓各3　半夏5　生姜　香附子　桔梗　陳皮　枳実各2　黄連　甘草　人参各1　麦門冬4。「発熱が長引いたり、または解熱後に咳が出て痰が多く、煩躁して眠れないものに用いる」　②柴胡8　竹茹　白茯苓　桔梗　陳皮　半夏　枳実各4　香附子3.2　人参　黄連各2　甘草1.2　生姜3　大棗2。『済州新編』「傷寒により発熱し、多夢、胸悶、不眠、痰声が

する場合に用いる」。
竹茹湯(ちくじょとう)『東医宝鑑』 方剤名。①竹茹　麦門冬各12　前胡8　陳皮4　蘆根4。「多痰、胸悶、心悸、濃い痰を吐き、食欲不振の場合に用いる」 ②葛根　竹茹　梔子各2.8　半夏4　甘草1.2　生姜5。「小児が内煩し、胸悶、冷飲を好み、時に悪心、嘔吐する場合に用いる」。
逐水(ちくすい) 治法。寒下法の③のこと。これは水腫の実証の治療法である。利水作用がある強い薬物(牽牛・甘遂・芫花・大戟・商陸など)を用いて、水分を大量に排出すること。
蓄水証(ちくすいしょう) 太陽膀胱経の証である。主な症状は小便不利・小腹膨満・不眠不安・心煩・口乾・微悪寒・頭痛・脈浮などが見られる。これは発汗後に、表邪が浄化されないために、膀胱の気化機能が失調し、水湿が下焦に停留して起こる。
逐水法(ちくすいほう) 「寒下」を参照。
搐搦(ちくでき) 間代性痙攣が広範囲に強く起こる状態のこと。
竹皮逍遥湯(ちくひしょうようとう)『東医宝鑑』 方剤名。竹皮　生地黄　人参　知母　黄連　滑石　柴胡　犀角　甘草各4　生姜3　大棗2。「傷寒後に気血が回復せず、邪熱が完全に抜けきらずに、調理が誤り、ぶり返した場合と、陰陽易に用いる」。
竹皮大丸(ちくひだいがん)『金匱要略』 方剤名。竹茹　甘草　白薇各3　石膏10　桂枝4　大棗5。「虚証の婦人の産後の発熱や嘔逆の症などに用いる」。
搐鼻法(ちくびほう) 治法。薬品を粉末にして、そのままか、または紙に包んで鼻腔内に挿入して治療する方法。
築賓(ちくひん) 穴名。足少陰腎経。陰維脈の郄穴。下腿後内側、ヒラメ筋とアキレス腱の間、内果尖の上方5寸。①調補肝腎 ②活絡開竅　③清熱利湿　④鎮驚安神　⑤解毒
畜門(ちくもん) 「外鼻孔」、つまり鼻孔のこと。
竹葉(ちくよう) 薬物名。清熱降火薬。辛淡甘、寒、心・肺。①清心寧神　②涼胃止嘔 ③清肺化痰　④熄風解痙
竹葉黄耆湯(ちくようおうぎとう)『東医宝鑑』 方剤名。竹葉　生地黄各6　黄耆　麦門冬　当帰　川芎　黄芩　芍薬　人参　半夏　石膏　甘草各3　生姜3。「癰疽や悪瘡の場合、熱毒が激しく、発熱、口渇する場合に用いる」。
竹葉玉女煎(ちくようぎょくじょせん)『その他』 方剤名。石膏24　乾地黄　麦門冬16　竹葉12　知母　牛膝各8。「温熱病により耳鳴、耳漏、吃逆、煩渇する場合、手足攣縮する場合に用いる」。
竹葉瀉経湯(ちくようしゃけいとう)『処方集』 方剤名。黄芩2.4　炙甘草　升麻　沢瀉　梔子　羌活　柴胡　黄連　大黄各2　芍薬　決明子　白茯苓　車前子各1.6　竹葉10。「風熱により眼が渋痛し、目やにが多く、視力減退する場合に用いる」。
竹葉石膏湯(ちくようせっこうとう)『傷寒論』 方剤名。①竹葉2　石膏10　半夏5　麦門冬1升　人参2　甘草2　粳米半升。「傷寒解したる後、虚羸し少気し、気逆し吐さんと欲する者は、竹葉石膏湯これを主る。」(傷寒解後、虚羸少気、気逆欲吐、竹葉石膏湯主之) ②石膏16　人参8　麦門冬6　半夏4　甘草2.8　竹葉　糯米各2　生姜汁2。『処方集』「熱病を患った後に、気血不足により発熱、口渇、心煩する場合、口中糜爛の場合、短気、胸悶、咳嗽、嘔吐する場合に用いる」。
竹葉防風湯(ちくようぼうふうとう)『東医宝鑑』 方剤名。竹葉24　防風　人参　桂枝　桔梗　前胡　陳皮　赤茯苓各4　生姜3　大棗2。「産後に風寒に傷られ、発熱、頭痛、関節痛、咳嗽、多痰の場合に用いる」。
竹瀝(ちくれき) 薬物名。清化熱痰薬。甘、大寒、心・胃・大腸。①滑痰利竅　②瀉肝明目　③清熱除煩　④潤燥止渇
竹瀝飲子(ちくれきいんし)『郷薬集成方』 方剤名。石膏80　茯神40　麦門冬　独活各

ち

1.2　羚羊角20　竹茹3。「中風により半身不随、言語障害、心煩、神識昏迷する場合に用いる」。

竹瀝枳朮丸(ちくれききじゅつがん)『東医宝鑑』　方剤名。半夏　天南星　枳実　黄芩　陳皮　蒼朮　車前子　白芥子　白茯苓各40　黄連各20　神曲240　生姜汁　竹茹各120。「老人や虚弱者が痰飲により腹満、悪心、口中無味、消化不良、眩暈、多痰の場合に用いる」。

竹瀝達痰丸(ちくれきたつたんがん)『東医宝鑑』　方剤名。半夏　陳皮　白朮　白茯苓　大黄　黄芩各80　人参　炙甘草各60　青礞石40　沈香20　竹茹350　生姜汁35。「痰涎が胸膈に集積し、短気、神識昏迷、胸脇苦満、眩暈、視界が暗い場合、痰が盛んで生じた厥逆、驚癇に用いる」。

竹簾(ちくれん)　古代の正骨用の器具のこと。今の副子のこと。すだれ状で、大きさは患部により適宜作成する。負傷した四肢の外側から包み、骨折などの固定に用いる。

治血狂一方(ちけつきょういっぽう)『本朝経験』　方剤名。当帰　芍薬　川芎各3　地黄4　乾姜　紅花各2　大黄1　桂枝3。「瘀血による精神異常を治す。精神・神経症状が慢性化し、症状は激しくないが、緩慢に長引くものなどに用いる」。

地甲子(ちこうし)　司天運気説において、在泉の気の干支符号のこと。

地五会(ちごえ)　穴名。足少陽胆経。足背、第4・第5中足骨間、第4中足指節関節近位の陥凹部。①清肝泄胆　②通経止痛　③散風清熱　④明目聡耳　⑤化湿消腫

地骨皮(ぢこっぴ)　薬物名。清熱涼血薬。甘、寒、肺・肝・腎。①清熱退蒸　②清肺寧嗽　③涼血止血

地骨皮丸(ぢこっぴがん)『医林撮要』　方剤名。地骨皮　生地黄各200　桃仁　菟絲子　白蒺藜各160　牛膝　五味子　覆盆子　黄耆各120。「気血不足により腰脚無力、若くして白髪になる場合に用いる」。

地骨皮散(ぢこっぴさん)『東医宝鑑』　方剤名。①知母　半夏　柴胡　人参　地骨皮　赤茯苓　甘草各1.2　生姜3。「虚熱が下がらず、悪寒発熱し、咳嗽、冷汗が出る場合に用いる」　②石膏8　柴胡　黄芩　知母　生地黄各4　羌活　麻黄各3　地骨皮　赤茯苓各2　生姜3。「血熱と陽毒により火が盛んで、口渇、発熱する場合に用いる」　③地骨皮　秦艽　柴胡　枳殻　知母　当帰　亀板各4　川芎　甘草各2　桃皮　楡白皮各4　生姜3　烏梅1。「骨蒸熱により潮熱があり、冷汗、口渇、尿不利、尿黄の場合に用いる」。

治削(ちさく)　『金匱玉函経』に見える。薬材の挟雑物を取り除いたり、薬物を切削する技術のこと。①「挑揀」：薬用部分を残して、その他を除去すること。たとえば桑螵蛸の梗(茎のこと)を取り除いたり、牡丹皮の芯を除くなど。②「顛簸」：柳の枝や竹で作った道具で、ここへ薬材を入れて上下左右に振って、薬材中の泥や挟雑物を取り除くこと。③「篩」：薬材を大小により分けて、挟雑物を取り除くこと。網目の違う竹製の篩、銅製の篩、馬の尾毛で作った篩などを用途によって使い分ける。④「刷」：薬物の表面の絨毛や泥などを刷毛で落とすこと。⑤「刮」：金属製か角製の道具で、薬物の表面の不必要部分をこそぎ落とすこと。たとえば肉桂や厚朴の粗皮(あらかわ)を取り除き、虎骨などの筋肉を取り除くなど。⑥「搗」：石製や鉄製や銅製の臼と杵で搗いて、砕いたり、皮を取り除くこと。たとえば白果や訶子の皮を取り除き、生石膏や竜歯などは搗き砕くこと。⑦「碾」：鉄製の薬研(やげん)で薬物を碾いて粉末にすること。⑧「鎊」：特製の鎊刀(ナイフのこと、鎊は削ること)で薬物を削り薄片にすること。たとえば犀角・羚羊角などは削って用いる。⑨「切」：最も常用される方法で、切砕(切り砕く)・切塊(塊状に切る)・切絲(糸状に切る)・切段(数段に切る)・切節(数個に切る)・切片(薄片に切る)などがある。

地芝丸(ちしがん)『東医宝鑑』　方剤名。熟地黄　天門冬各160　枳実　甘菊花各80。

「遠視の場合に用いる」。

治湿中和湯(ちしつちゅうわとう)『東医宝鑑』 方剤名。蒼朮8　白朮　陳皮　赤茯苓　厚朴　乾姜　炙甘草各4　生姜3　燈芯2。「寒湿により身冷、身重、口中無味、消化不良、尿不利の場合に用いる」。

治酒皶鼻方(ちしゅさびほう)『本朝経験』 方剤名。黄連　大黄各2　山梔　甘草各1.5　芍薬　地黄各3　紅花1。「実証の酒皶鼻に用いる」。

治腫指南(ちしゅしなん) 書名。朝鮮の書、亡失。詳細伝不詳。任彦国の撰。本書は95種の治法綱要と用薬法17などが詳細に説明されている。

地神穴(ちしんけつ) 穴名。奇穴。手の第1中手指節関節の掌側で、横紋のほぼ中央に取る。神昏などを主治。

置針術(ちしんじゅつ) 針法。針を刺入して、しばらくそのまま置いておく方法のこと。補法として用いる。

治頭瘡一方(ちずそういっぽう)『日本経験方』 方剤名。別名；大芎黄湯。連翹　蒼朮　川芎各3　防風　忍冬藤各2　荊芥　生甘草　紅花各1　大黄0.5。風湿熱毒が血分に阻滞したことによる久瘡で、頭部瘡瘍・掻痒・発赤・化膿・痂皮形成などに用いる。また、全身の久瘡にも用いることができる。

治頭瘡一方去大黄(ちずそういっぽうきょだいおう)『日本経験方』 方剤名。本方は、治頭瘡一方から大黄を除いたものである。連翹　蒼朮　川芎各3　防風　忍冬藤各2　荊芥　生甘草　紅花各1。風湿熱毒が血分に阻滞したことによる久瘡で、頭部瘡瘍・掻痒・発赤・化膿・痂皮形成などで、発赤・化膿などの熱状が治頭瘡一方より緩和なものに用いる。また、全身の久瘡にも用いることができる。

治節(ちせつ) 「肺主治節」を参照。

治喘穴(ちぜんけつ) 穴名。奇穴。第7頚椎棘突起と第1胸椎棘突起の間の両側の骨際に取る。喘促・咳嗽・頚項痛などを主治。

地倉(ちそう) 穴名。足陽明胃経。手足陽明と陽蹻脈の交会穴。顔面部、口角の外方0.4寸(指寸)。①清熱散風　②疏経鎮痛　③疏風明目　④袪風活絡　⑤治口噤喎斜

治瘡記(ちそうき) 書名。日本平安時代、大村福吉(生没年不詳)の著。瘡腫の治療書。

治濁固本丸(ちだくこほんがん)『その他』 方剤名。甘草120　猪苓100　蓮花　黄連各80　白茯苓　砂仁　益智仁　半夏　黄柏各40。「膀胱に湿熱が集積し、小腹腫満、米のとぎ汁のような尿が出る場合に用いる」。

治打撲一方(ちだぼくいっぽう)『香川修庵』 方剤名。川骨　撲樕　川芎　桂枝各3　大黄　丁香　甘草各1。打撲による、腫脹・疼痛に内服として用いる。

秩辺(ちっぺん) 穴名。足太陽膀胱経。臀部、第4後仙骨孔と同じ高さ、正中仙骨稜の外方3寸。①強健腰膝　②疏通経絡　③疏調三焦　④清湿熱　⑤消腫平痔

知熱感度測定法(ちねつかんどそくていほう) 赤羽幸兵衛の考案による、指端の温度感覚を測定し、針灸治療に応用する方法のこと。

知熱灸(ちねつきゅう) 灸法。直接灸の一つで、瞬間灸や七分灸ともいう。小豆や大豆大の艾を経穴部上で燃焼させ、熱感を感じたら艾を取り除くか、指頭で押し消す灸法。刺激が弱く、補法として用いられる。消炎を目的としても用いられる。

血の道(ちのみち) 更年期における婦人の不定愁訴のこと。頭痛・頭重・めまい・耳鳴り・のぼせ・足腰の冷え・便秘・汗をかきやすい・のどのつまり感・不眠・精神不安定などの症状が見られる。

知柏地黄丸(ちばくじおうがん)『医方考』 方剤名。原名；六味地黄丸加黄柏知母方。熟地黄24　山茱萸12　山薬12　沢瀉9　茯苓9　牡丹皮9　知母6　黄柏6。細末とし、煉蜜にて梧桐子大の丸とし、1回6gを温湯にて服用する。陰虚火旺による、骨蒸潮熱・虚煩盗汗・腰脊酸痛・遺精などに用いる。

治病必求於本(ちびょうひつきゅうおほん)

（病を治すには必ず本に求む）『素問・陰陽応象大論』に見える。疾病を治療する際には、必ず疾病の根本原因を追究する。これは陰陽の偏盛と偏衰を探求することである。たとえば頭部昏暈して疼痛・肢麻・肉跳・虚煩・夜寐不安・面部烘熱・口乾・舌質紅・脈弦で細などが見られる場合は、これは肝陰不足で肝陽上亢しているので、滋陰潜陽法と養血柔肝法を用いる。薬物としては生地・白芍・何首烏・菊花・牡蛎・真珠母などを用いる。また食物不化・清水嘔吐・大便水瀉・舌淡苔白・脈沈細などが見られれば、これは脾胃陽虚なので脾胃の陽を温めるのに、「温中散寒」法を用いる。

治風化痰（ちふうけたん）　「化痰」を参照。

治風先治血、血行風自滅（ちふうせんちけつ、けつこうふうじめつ）（風を治するには先ず血を治す、血行れば風おのずから滅ぶ）「祛風養血」を参照。

地膚子（ぢふし）　薬物名。滲湿薬。甘苦、寒、膀胱。①利尿通淋　②強陰療疝　③祛風清上　④解毒医瘡

地膚子湯（ぢふしとう）『東医宝鑑』　方剤名。①地膚子4　知母　黄芩　猪苓　瞿麦　枳実　升麻　木通　羅蔔子各2.8。「下焦に湿熱が盛んで、尿不利、尿血の場合に用いる」②地膚子　車前子各6　知母　黄芩　枳実　赤茯苓　白芍各4　升麻　木通　甘草各2.8。「妊婦が膀胱に熱が集積し、身浮腫、尿不利、排尿時に小腹と尿道が疼痛し、残尿感がある場合に用いる」③地膚子　桑白皮各10　浮萍8　木賊6。『処方集』「身浮腫して尿不利の場合に用いる」。

治疱易験・治疱方（ちほういけん、ちほうほう）　書名。亡失。詳細伝不詳。「攷事撮要」に記載がある。

治未病（ちみびょう）　①予防の意味。『素問遺篇・刺法論』には、薬物を内服して疫病を予防する方法が記載されている。②早期の治療の意味。古くは、中風の予兆で、頭目眩暈や大指と示指が麻木したり、口眼の肌肉が無意識に跳動するなどが現れれば、一定の期間が過ぎると、中風発作の危険性があるので、あらかじめ服薬して中風の発病を予防する。③疾病の展開の方向性をつかむこと。疾病が五臓のどこにあるかを見れば、その趨勢から、他臓に影響することが十分に考えられる。たとえば肝気鬱結証であれば、肝病が脾に伝わるのを予防するために、肝薬とともに健脾法を用いて予防するなど。「培土抑木」を参照。

遅脈（ちみゃく）　脈象の一つ。脈が遅く、術者の一呼吸に脈拍が4回以下（1分間に60回以下）の脈のこと。多くは寒証であるが、陽気が実邪に阻滞されても起こる。この他に、長らく鍛錬している運動選手などで、脈拍が遅く力強い者を見るが、これは病脈ではない。

知母（ちも）　薬物名。清熱降火薬。苦、寒、脾・胃・腎。①清熱降火　②瀉脬通乳　③涼肺寧嗽　④清胃止渇　⑤潤腸通便

知母散（ちもさん）『その他』　方剤名。①赤茯苓120　柴胡　檳榔　亀板各40　木香20　升麻　黄芩　瓜呂根各1.2　知母0.8。「腸毒脚気により発熱し、頭痛、腰膝酸軟、心煩、口中無味、口渇する場合に用いる」②柴胡　乾地黄各40　炙甘草20　知母　芍薬　麦門冬　射干　黄芩各1.2　升麻0.4。「女性が熱邪により虚労、消痩、高熱、手足痛、咽痛、口中無味の場合に用いる」。

知母湯（ちもとう）『東医宝鑑』　方剤名。黄耆6　白芍　乾地黄　黄芩　麦門冬　人参　白茯苓　桔梗　知母各4　甘草2　生姜3　竹葉3　蜜3。「虚労により心肺に熱があり、短気、咳嗽、血泡が混じる痰が出る場合に用いる」。

知母茯苓湯（ちもぶくりょうとう）『東医宝鑑』　方剤名。知母　赤茯苓　黄芩各4　人参　半夏各2.8　五味子　款冬花　桔梗　麦門冬　柴胡各2　白朮　甘草各2.4　川芎　阿膠1.6　薄荷1.2。「肺痿により短気、咳嗽、悪寒、発熱し、自汗する場合に用いる」。

知母麻黄湯（ちもまおうとう）『東医宝鑑』　方剤名。知母12　麻黄　芍薬　黄芩　桂心

炙甘草各4。「傷寒により長らく、神識昏迷し、言語障害があったり、発熱、頬赤、悪寒発熱する場合に用いる」。

茶(ちゃ)　薬物を挽いて粗末にし、固形状に固める。これをお湯で溶かすか、煎じて液汁とし、お茶代わりに服用する。

着痹(ちゃくひ)　「湿痹」を参照。

茶葉(ちゃよう)　薬物名。別名；細茶。苦、微甘。微寒。心・肺・肝・腎・脾・胃。①袪風・清爽頭目。傷風による頭痛・鼻閉、風熱上攻による頭痛・眩暈・眼の充血などに用いる。②清熱降火・解暑。傷暑による頭痛・口渇に用いる。③利水。小便不利に用いる。

地楡(ちゆ)　薬物名。止血薬。苦、微寒、肝・大腸。①清腸斂血　②清熱止帯　③涼血療傷　④解毒医瘡

肘(ちゅう)　腕の関節部のこと。

瘳(ちゅう)　病が軽くなる、治癒すること。『尚書・説命篇上』に「もし薬しても瞑眩せざれば、その病瘳えず」(若薬弗瞑眩、厥疾弗瘳)と見える。つまり、薬を服した後に瞑眩が無ければ、疾病が軽減されていないこと。「厥」とは「其」の意味。「厥病」は「その病」のこと。『素問・痹論』には「すなわち病瘳ゆるなり」(則病瘳也)と見え、つまり病が全快したことをいう。

中悪(ちゅうお)　①不正の気に触れたり、突然怪異な現象を見て大いに驚恐して、手足逆冷・面色発青・精神恍惚・頭面昏暈が現れたり、または支離滅裂なことをしゃべり、ひどければ口噤・昏厥などの症状を現わすもの。小児の病証のこと。小児の真気が衰弱して「悪気」に中るものを指す。たとえば『医学綱目・小児部』に「その状卒然として心腹刺痛し、悶乱して死せんと欲す」(其状卒然心腹刺痛、悶乱欲死)と見える。

中運(ちゅううん)　毎年司天在泉の中位にあれば、5年で一周するので、甲巳の年は土が中運となる。

中暍(ちゅうえつ)　「中暑」を参照。

中黄膏(ちゅうおうこう)　方剤名。ゴマ油(1000.0ml)　黄蝋(380.0)　鬱金(40.0)　黄柏(20.0)「体表部の諸種化膿性炎症、膿瘍などで腫痛するものなどに外用する」。

注夏(ちゅうか)　「疰夏」を参照。

蛀牙(ちゅうが)　「齲歯」に同じ。

中魁穴(ちゅうかいけつ)　穴名。奇穴。手の中指背面で、拳を握って基節骨頭の尖った上に取る。咽喉疾患・胃疾患などを主治。

注解傷寒論(ちゅうかいしょうかんろん)　書名。中国金代、成無已の撰。1144年。全10巻。『傷寒論』に注釈を加え、『内経』『難経』に基づいて各条項を解釈している。現存する最古の『傷寒論』の全注本。

肘外輔骨(ちゅうがいほこつ)　肘部外側の突起した2つの骨のこと。

注夏病(ちゅうかびょう)　いわゆる夏やせ・夏やみ・夏ばてのこと。湯液では清暑益気湯・五苓散などを用いる。

中寒(ちゅうかん)　①寒邪に中ること。平素より陽気が不足している所へ、突然寒邪が侵襲して、四肢厥冷・六脈沈細や遅緩などの症状が現れるもの。②中焦の虚寒を指す。陽気が不足し、脾胃の機能が衰退して、腹痛喜按・胃寒肢冷・口淡泛悪・食少便溏などの症状を現すもの。

中脘(ちゅうかん)　1)「胃」を参照。2)穴名。任脈。胃の募穴。腑会穴。任脈と手太陽小腸と手少陽三焦と足陽明胃との交会穴。上腹部、前正中線上、臍中央の上方4寸。①和胃降逆　②理中化滞　③暖胃散邪　④安神定志　⑤調昇降

中気(ちゅうき)　通常は中焦の脾胃の気や、脾胃などの臓腑が飲食物の消化運輸と昇清降濁するなどの生理機能を指す。また単に脾気だけを指すこともある。脾気は「昇」をつかさどる。そこで脱肛や子宮脱垂などの病証は、往々にして脾虚下陥により起こり、補中益気法を常用する。「補中益気」とは、補脾や下陥した脾気を昇提することを指す。

中気下陥(ちゅうきげかん)[気虚下陥]　「脾気下陥」ともいう。これは中気不足の発展型である。主な症状には面色淡白・眩暈易

汗・短気・倦怠・食少・便溏・腹部重墜・便意頻数・小便淋漓などがある。胃下垂・腎下垂・子宮下垂・脱肛・慢性腸炎・慢性痢疾などの疾病によく見られる。

中気不足（ちゅうきぶそく）　中気とは、中焦の脾胃の気のこと。つまり中気不足とは脾胃虚弱のことである。脾胃が虚弱になると、機能衰退が起こり、運化力が不足し、精気を輸送できなくなる。症状には食欲不振・食後すぐに腹脹満・面色淡白・眩暈倦怠・気虚乏力・胃痛喜按・大便稀爛などが見られる。

中極（ちゅうきょく）　穴名。任脈。膀胱募穴、任脈と足太陰脾と足少陰腎と足厥陰肝との交会穴。下腹部、前正中線上、臍中央の下方4寸。①清熱利湿　②補腎培元　③調経止帯　④理下焦　⑤温陽行水

抽筋（ちゅうきん）　「転筋」を参照。

注下（ちゅうげ）　泄瀉の症状で、大便が水のように下に流れ出ることを形容している。

中経（ちゅうけい）　中風証候の一つ。病は経脈にあり、昏倒はしないが、半身偏癱・手足麻木・口多痰涎・言語不利・脈弦滑などの症状が現れるものをいう。

駐景丸（ちゅうけいがん）『その他』　方剤名。山椒　楮実　五味子　枸杞子　乳香　人参　熟地黄各40　菟絲子　肉蓯蓉各40。「心腎が虚して気血が不足し、視力減退の場合に用いる」。

仲景氏事蹟考（ちゅうけいしじせきこう）　書名。日本江戸時代、伊藤鹿里（1778〜1838）の著。不分巻1冊。張仲景の諸書を引いて、氏の伝記を考証した書名。

仲景方詁（ちゅうけいほうこ）　書名。日本江戸時代、横井玄同（生没年不詳）の著。古方の解説書。全2編2冊。『略述方詁』ともいう。安永8年（1779）刊。『傷寒論』『金匱要略』所載の処方について、主治・製法を記し、運用法について考察している。

中建中湯（ちゅうけんちゅうとう）『日本経験方』　方剤名。本方は、大建中湯と小建中湯を合方し生姜を除いたものに相当する。大建中湯合小建中湯とも呼ばれている。山椒1〜2　乾姜3〜5　人参2〜3　膠飴20g　桂皮3〜4　芍薬6　甘草2〜3　大棗3〜4。中焦虚寒による、腹痛を伴う下痢や便秘に用いる。

虫臌（ちゅうこ）　「蠱脹」や「蠱」ともいう。寄生虫などにより起こる臌脹を指す。症状としては、初めは腹部が脹満し、腋下に痞塊が生じる、次第に腹水が増えてくると、面色青白や萎黄や黒色・消痩・食少・身倦乏力などが見られる。これは虫毒が内に結聚し、肝脾が傷られ、脈絡が停滞して塞がれ、昇降が失調して、清濁が混合するために起こる。

中工（ちゅうこう）　昔の医師の呼称。中等度の医療技術を持った医師のこと。その技術は「上工」ほど優秀でないが、「下工」よりは優れている。疾病の治効率は約7割ほどを要求された。

中候（ちゅうこう）　「寸・関・尺」を参照。

柱骨（ちゅうこつ）［鎖子骨、巨骨、缺盆骨］　鎖骨のこと。前胸部の上方に位置する骨のこと。

肘後備急方（ちゅうごびきゅうほう）　書名。中国晋時代（341年?）の葛洪の撰による医書。全8巻。救急に必要な経験方や、灸法などを編集した書。

中指同身寸（ちゅうしどうしんすん）　「同身寸」を参照。

虫獣傷（ちゅうじゅうしょう）　虫獣などのあらゆる動物が、人に及ぼす傷害のこと。蛇傷・犬傷・昆虫の咬傷などのこと。

中暑（ちゅうしょ）　「中暍」（暑熱に傷られること）ともいう。夏季の炎熱の気温の中で、暑邪にあたり発生する病証のこと。症状は突然暈倒・身熱・悪心・嘔吐・煩躁・大汗（または無汗）・気粗（呼吸が乱れる）・面色蒼白・脈細数、または昏迷不醒・四肢抽搐・牙関緊閉などが現れる。

中渚（ちゅうしょ）　穴名。手少陽三焦経。兪木穴。手背、第4・第5中手骨間、第4中手指節関節近位の陥凹部。①清熱散邪　②

聡耳明目　③祛邪散滞　④活気血　⑤壮筋補虚

中消（ちゅうしょう）　「消中」「胃消」「脾消」ともいう。食べても食べても空腹感があり、身体は逆に消痩してしまうのが主症となる。さらに大便秘結・小便黄赤頻数・舌苔黄燥などが見られる。多くは胃火が熾盛で、水穀精微を消耗し、精血が傷られて起こる。

中焦（ちゅうしょう）　「三焦」を参照。

中衝（ちゅうしょう）　穴名。手厥陰心包経。井木穴。禁灸穴。中指、中指先端中央。①開胸蘇厥　②清心泄熱　③瀉心包　④清熱散邪　⑤活血開竅

中焦主化（ちゅうしょうしゅか）（中焦は化を主る）　飲食物は主に中焦の脾胃で消化され、さらに中焦により営血が化生することをいう。

中焦如漚（ちゅうしょうじょおう）（中焦は漚の如し）　『霊枢・営衛生会篇』に見える。「漚」とは、中焦が飲食物を消化する状況を形容している。つまり脾胃の消化転輸作用を指している。中焦の脾胃は、飲食物を消化し、精微を吸収し、津液を蒸化して、その栄養物質は肺脈の輸布を通じて営衛となるのである。

中条流産科全書（ちゅうじょうりゅうさんかぜんしょ）　書名。日本江戸時代、戸田旭山（1696～1769）の著。産科医書。不分巻1冊または2冊。宝暦元年（1751）自序。安永7年（1778）刊。後世、中条流は産婦人科医の代名詞として標榜され、ひいては一般に堕胎手術を行う医師を中条流と称するようにもなった。

中条流産書（ちゅうじょうりゅうさんしょ）　書名。日本江戸時代、村山林益（生没年不詳）の著。産科医書。全2巻。寛文8年（1668）刊。横型本。和文。

中枢（ちゅうすう）　穴名。督脈。上背部、後正中線上、第10胸椎棘突起下方の陥凹部。①鎮痙熄風　②清脳醒神　③止痙熄風　④緩急止痛　⑤舒筋活絡

中正之官（ちゅうせいのかん）　「胆主決断」を参照。

中清之腑（ちゅうせいのふ）　「胆」を参照。

中精之腑（ちゅうせいのふ）　「胆」を参照。

虫積（ちゅうせき）　腹腔内の臓腑（主に胃腸）に寄生する寄生虫病のことで、小児によく見られる。主な症状は嘈雑・腹痛が出たり止んだりする、長引くと面色萎黄・消痩、または腹部脹大となる。

中石疽（ちゅうせきそ）　「石疽」を参照。

肘尖穴（ちゅうせんけつ）　穴名。奇穴。肘頭の尖端、肘を屈して取る。瘰癧・腫瘍などを主治。

疰嗽（ちゅうそう）　結核性の咳嗽のたぐい。

中草薬（ちゅうそうやく）　本草書に記載されたり、中薬店で販売されている薬物と、一般民衆や草薬医が使用している薬草を総称して「中草薬」という。その後に草薬も、そのまま草薬として残っているものもあれば、常時使用されることにより薬物となったものもあり、薬物と草薬の区別は困難なので、今では、これらをすべて「中草薬」と総称するようになった。

中臓（ちゅうぞう）　中風の証候の一つ。これは卒然と昏迷するのが特徴である。中風は「閉証」と「脱証」に分類する。①「閉証」：「陽閉」と「陰閉」に分ける。「陽閉」では昏迷・牙関緊閉・握拳・面紅気粗、または痰の音がゴロゴロ鳴り・二便がともに閉し・舌苔黄膩となり、ひどければ舌巻縮・脈弦滑で数となる。「陰閉」では昏迷・牙関緊閉・握拳・面白唇紫・痰涎壅盛・四肢冷・舌苔白膩・脈沈滑などが見られる。②「脱証」：深く昏迷し、眼合・口開・いびきをかき・呼吸微弱・四肢寒冷となり、または両手撒開・遺溺・大汗出となり、または油のような汗出・舌淡・苔白潤・脈細弱などが見られる。

柱側穴（ちゅうそくけつ）　穴名。奇穴。背部、第3胸椎棘突起下の外方5分に取る。慢性の胸痛や腹痛・腰背痛・気促などを主治。

中丹田（ちゅうたんでん）　「丹田」を参照。

中注(ちゅうちゅう) 穴名。足少陰腎経。足少陰腎と衝脈の交会穴。下腹部、臍中央の下方1寸、前正中線の外方0.5寸。①滋腎養肝 ②通調腑気 ③通便止瀉 ④泄熱調経 ⑤行気止痛

漐漐汗出(ちゅうちゅうかんしゅつ) 「毛毛汗」ともいう。全身から微量の汗をかくこと。

中庭(ちゅうてい) 穴名。任脈。前胸部、前正中線上、胸骨体下端の中点。①寛胸理気 ②降逆止嘔 ③疏膈理気

中都(ちゅうと) 1)穴名。足厥陰肝経。郄穴。下腿前内側、脛骨内側面の中央、内果尖の上方7寸。①活血止痛 ②清熱利湿 ③消腫止痛 ④調経止血 ⑤固衝止崩。2)穴名。奇穴。手の中指と薬指の中手指節関節の間に取る。前腕の浮腫・発熱・眼痛などを主治。

中搭手(ちゅうとうしゅ) 「搭手」を参照。

中等生理衛生学(ちゅうとうせいりえいせいがく) 書名。大韓帝国1907年、任璟宰の訳述、閔大植が校正。生理衛生学の教科書。

中瀆(ちゅうとく) 穴名。足少陽胆経。大腿部外側、腸脛靭帯の後方で、膝窩横紋の上方7寸。①祛風活絡 ②温経散寒 ③清熱散風 ④通経活絡

中毒(ちゅうどく) 毒物が体内に侵入して、その毒性により発生する病証のこと。たとえば巴豆・砒霜・斑蝥(虫の名)や、食物毒としてアルコール・ふぐ・病気にかかった鳥類・タピオカなどがある。

中都穴(ちゅうとけつ) 「八邪穴」を参照。

中発背(ちゅうはつはい) 「発背」を参照。

虫斑(ちゅうはん) 虫積により、顔面や頚部に続発する糠状や鱗癬状の皮膚病のこと。皮膚の損傷部は、境界が明確で、円形や楕円形となり、灰色や薄白色の斑となり、表面は灰白色で、少量の糠状の鱗屑で覆われている。ほとんどは自覚症状は無い。

中府(ちゅうふ) 穴名。手太陰肺経。肺経募穴。手足太陰肺と脾の交会穴。前胸部、第1肋間と同じ高さ、鎖骨下窩の外側、前正中線の外方6寸。①清熱宣肺 ②止咳定喘 ③補気健脾 ④清宣上焦 ⑤清四肢熱

中腑(ちゅうふ) 中風の証候の一つ。突然昏倒し、覚醒後に半身偏癱・口眼歪斜・言語障害、または痰涎壅盛・しゃべれない・二便失禁や閉阻などの症状が現れる。

中風(ちゅうふう) ①「風」とは「内風」を指す。「卒中」ともいう。中風とは脳血管障害を指す。つまり急襲する風証の意味である。その病因は、陰精が虧損するもの、または暴怒して肝を傷り、肝陽が偏亢して肝風内動するもの、または濃い味や甘い物の過食により、痰熱が内壅して化風するもの、または気血が虧損して虚風を生ずるもの。または、もとより内虚があるところへ急激に外来の風邪を感受するなどにより起こる。古典では、中風をその症状により、「類中風」と「真中風」に分けている。「類中風」とは、卒倒・昏迷・半身不随・口眼歪斜・言語障害などが現れる。その病状の軽重により、さらに「中絡」・「中経」・「中腑」・「中臓」に分類し、中絡が最も軽症で、中臓が最も重症である。「真中風」とは、類中風の症状が見られる他に、初期には発熱悪風寒などの症状が現れる。そこで類中風と真中風を鑑別する意味は無い。一説には、類中風は暫時の知覚喪失が現れ、覚醒後には半身不随や口眼喎斜などの症状も無く、「気厥」「食厥」「血厥」などの疾病のたぐいを指していると言う。以上の説明は古典を理解する上で参考になる。②「風」とは「外風」を指す。つまり外感風邪の病証を指し、発熱・頭痛・汗出・脈浮緩などの症状が見られる(『傷寒論』)。

抽風(ちゅうふう) 「瘈瘲」を参照。

中風七穴の灸穴(ちゅうふうしちけつのきゅうけつ) 穴名。奇穴。偏癱に応用する灸治穴のこと。①百会穴、②曲鬢穴、③肩井穴、④風市穴、⑤足三里穴、⑥絶骨穴、⑦曲池穴。別説:①百会穴、②風池穴、③大椎穴、④肩井穴、⑤間使穴、⑥曲池穴、

⑦足三里穴。中風・半身不随・言語障害などを主治。

中風不語穴(ちゅうふうふごけつ) 穴名。奇穴。背部、第2胸椎棘突起と第5胸椎棘突起上の陥中に取る。譫語などを主治。

冲服(ちゅうふく) 服薬法。方剤中の沈香・木香などの芳香薬は、先ず椀に入れ、他の薬物は水を加えて煎じて、熱い内にその椀に入れ、しばらく浸して、温かい内にその薬湯を温服すること。その他に、散薬に煎湯を注いで、温かい内にかき混ぜて服用するものもあるが、これは「調服」と同じである。

冲服剤(ちゅうふくざい) これは草薬を精製して膏状に練り上げ、それに砂糖と賦形剤などを加えて、顆粒剤や散剤を作り、これを袋や瓶に入れ、服用時にはお湯で溶いて服用するもの。

中封(ちゅうほう) 穴名。足厥陰肝経。経金穴。足関節前内側、前脛骨筋腱内側の陥凹部、内果尖の前方。①清熱利湿 ②疏肝健脾 ③通利下焦 ④疏筋通絡 ⑤清肝鬱熱

虫胞(ちゅうほう) 新生児の頭に瘡が生じ、次第に全身に広がり、その瘡に虫がいるものを指す。

丑寶丸(ちゅうほうがん)『東医宝鑑』 方剤名。大黄 黄芩各80 牛胆南星 石菖蒲各40 白殭蚕28 朱砂24 青礞石 天麻 蝉退各20 沈香 犀角各6 厚朴 石雄黄各4 牛黄2 豚心2。「あらゆる癲癇と怔忡症により、心悸、易驚、手足攣縮する場合に用いる」。

中品(ちゅうほん) 「三品」を参照。

中満分消丸(ちゅうまんぶんしょうがん)『東医宝鑑』 方剤名。厚朴40 人参 白朮 姜黄 黄芩 黄連 枳実 半夏各20 知母16 沢瀉 陳皮各12 白茯苓 砂仁 乾姜各8 猪苓 甘草4。「中満と熱脹、鼓脹、気脹、水脹などにより腹満痛、大小便不利の場合に用いる」。

中満分消湯(ちゅうまんぶんしょうとう)『東医宝鑑』 方剤名。益智仁 半夏 木香 赤茯苓 升麻各3 川芎 人参 橘皮 当帰 柴胡 生姜 乾姜 蓽澄茄 黄連 黄耆 呉茱萸 草豆蔻 厚朴各2。「中満や寒脹により、内煩して大便不利、手足厥冷、心下痞硬、悪心、小腹腫満の場合に用いる」。

注能毒(ちゅうのうどく) 書名。日本安土桃山時代、曲直瀬道三(1507〜1594)の述、養嗣子玄朔の校録。薬物書。全3巻。天正8年(1580)成。計148種の薬物を一字薬名で示し、『薬性能毒』の主文を示し、和文でその効用を説いている。

中満(ちゅうまん) 腹中が脹満する症状のこと。これは気虚・食滞・寒濁上壅・湿熱困阻などの原因により、脾胃の運化が異常を起こして、気機が痞塞して起こる。

中満者瀉之於内(ちゅうまんしゃしゃしおない)(中満するものは、これを内に瀉す)『素問・陰陽応象大論』に見える。「中満」とは、気が内に阻滞して胸腹脹満すること。「瀉」とはその気を調利して脹悶を消失させること。たとえば気と痰湿が中脘に阻滞し、胸腹脹満するものには、「和胃理気」法を用いる。また飲食が積滞して脘腹が脹痛するものには、「消導」剤を用いる。

肘兪穴(ちゅうゆけつ) 穴名。奇穴。肘関節背面、肘頭と橈骨頭の間の陥凹部に取る。肘痛などを主治。

中陽不振(ちゅうようふしん) これは中焦の脾胃の陽気が虚弱となり、消化機能が不振になることを指す。主な症状は、食少不化・嘔吐・泄瀉・四肢清冷・面色萎黄・唇淡などが見られる。

中絡(ちゅうらく) 中風の証候の一つ。病は絡脈にあり、口眼歪斜・肌膚麻木などの症状が現れ、さらに頭暈・頭痛などもともなう。

中髎(ちゅうりょう) 穴名。足太陽膀胱経。仙骨部、第3後仙骨孔。①補腎調経 ②清熱利湿 ③散寒止痛 ④強腰膝 ⑤調三焦

肘髎(ちゅうりょう) 穴名。手陽明大腸経。肘後外側、上腕骨外側上顆の上縁、外側顆

上稜の前縁。①疏筋利節　②通経活絡

中膂兪(ちゅうりょうゆ)　穴名。足太陽膀胱経。仙骨部、第3後仙骨孔と同じ高さ、正中仙骨稜の外方1.5寸。①強壮腰脊　②散寒止瀉　③通腸化滞　④温陽散寒　⑤清利下焦

中和丸(ちゅうわがん)『医林撮要』　方剤名。蒼朮　黄芩　半夏　香附子各同量。「湿痰により胸脇苦満、心下痞硬、悪心、消化不良の場合に用いる」。

中和湯(ちゅうわとう)『その他』　方剤名。神曲　蘿蔔子　黄芩　半夏　赤茯苓　山査　蒼朮　黄連各6。「湿熱により泡が混じる大便が出て、裏急後重、腹痛する赤白痢に用いる」。

地楡槐角丸(ちゆかいかくがん)『医林撮要』　方剤名。枳実80　槐実60　当帰　生地黄　地楡　黄連　黄芩　川芎　白芍　黄柏　梔子　連翹　防風各40　茜草根　側柏葉　茯神　陳皮　荊芥各20。「腸風により便に血が混じる場合、痔瘻などに用いる」。

地楡芍薬湯(ちゆしゃくやくとう)『郷薬集成方』　方剤名。蒼朮300　地楡80　巻柏　白芍各120。「痢疾により血泡が混じる泄瀉が長引き、脱肛になる場合に用いる」。

地楡湯(ちゆとう)『郷薬集成方』　方剤名。①地楡　樗根白皮各40　石榴根皮20。「血痢により血が混じる大便をする場合に用いる」　②地楡　巻柏各同量。「腸毒により血が混じる大便をする場合に用いる」。

疔(ちょう)　「疔瘡」ともいう。外科の常見病の一つ。その疔は硬くて根が深く釘状である。多くは火熱の毒が蓄結して起こる。疔の名称は非常に多く、その発病部位や症状により、「面疔」「指疔」「足疔」「爛疔」「紅糸疔」「疫疔」などの名称がある。症状は、初めは粟粒状で、上部に白色の膿頭があり、小型でも根は深く、腫は釘のように硬く骨に届き、激烈に痛み、病勢は不良で、拡散して走黄しやすい。

頂(ちょう)　趙学敏の『串雅内篇』に見える。走方医は薬性が上行するものを「頂」と述べている。頂薬は吐法に多用する。たとえば「皂矾頂」は、風痰が上涌して昏倒するものを治療する。その皂矾頂は、皂莢末・生矾末・膩粉を用いて散剤を作り、水一銭で服用して吐かせる。膩粉には「汞粉」と「鉛粉」があるが、いずれも有毒なので使用しない方が良い。『聖済総録』の「稀涎散」では、皂莢・白矾の二味を用いて痰涎を吐出させている。

癥(ちょう)　病名。血積のために起こる。症状は腹中に積塊が生じ、石のように硬く、押しても動かない。

腸遺穴(ちょういけつ)　穴名。奇穴。下腹部、正中臍下4寸(中極穴)の外方2寸。疝痛・便秘・赤白帯下などを主治。

調胃承気湯(ちょういじょうきとう)『傷寒論』　方剤名。①大黄4　甘草2　芒硝半升。「太陽病にて三日、発汗するも解せず、蒸蒸として発熱する者は、胃に属するなり、調胃承気湯これを主る」(太陽病三日、発汗不解、蒸蒸発熱者、属胃也、調胃承気湯主之)　②大黄16　芒硝8　甘草4。『東医宝鑑』「胃熱が盛んで、口渇し、大便硬、腹満、消化不良の場合に用いる」。

聴会(ちょうえ)　穴名。足少陽胆経。顔面部、珠間切痕と下顎骨関節突起の間、陥凹部。①開竅聡耳　②清泄肝胆　③疏経活絡　④通利牙関　⑤清熱散風

調栄活絡湯(ちょうえいかつらくとう)『医林撮要』　方剤名。当帰　桃仁　大黄　牛膝各8　川芎　芍薬　紅花　生地黄　羌活各4　桂枝1.2。「捻挫や打撲により腰痛を起こし便秘する場合に用いる」。

調栄順気湯(ちょうえいじゅんきとう)『医林撮要』　方剤名。当帰　白芍　生地黄　香附子　阿膠　牡丹皮　桃仁　紅花各4　川芎　艾葉各3.2　白朮4.8　甘草1.6　生姜3。「陰血不足と瘀血により月経が早まったり遅れたり、月経時に小腹と腰部が疼痛する場合に用いる」。

調衛湯(ちょうえいとう)『東医宝鑑』　方剤名。麻黄根　黄耆各4　羌活2.8　甘草　当

ち

帰尾　黄芩　半夏各2　麦門冬　生地黄各1.2　猪苓0.8　蘇木　紅花各0.4　五味子7。「湿熱が盛んで、自汗する場合に用いる」。

長夏(ちょうか)　「四時」を参照。

調解散(ちょうかいさん)『東医宝鑑』　方剤名。橘皮　陳皮　桔梗　枳実　当帰　紫蘇葉　半夏　川芎　紫草茸　木通　葛根　甘草各1.2　人参0.6　生姜3　大棗2。「風疹や紅疫の際に、風寒に傷られて発疹が出きらない場合に用いる」。

張介賓(ちょうかいひん、1563～1640年)　人名。中国金元時代の医家。号を景岳という。薛己の学説を重視した。『景岳全書』『類経』などの著者。朱丹渓の「陽有余、陰不足」の滋陰説を修正し、「真陰不足、真陽不足」説を唱えた。

趙学敏(ちょうがくびん、1719～1805)　人名。中国清代の薬物学者。字は依吉。恕軒と号した。銭唐の出身。李時珍の『本草綱目』を補足する形で、『本草綱目拾遺』を編纂した。他に『串雅内篇』『串雅外篇』『本草話』『医林集腋』などの書がある。

癥瘕積聚(ちょうかしゃくじゅ)　癥瘕と積聚は、いずれも腹内の積塊のことで、腫脹して疼痛する病証である。「癥」と「積」は有形のもので、固定して動かず、疼痛は固定痛で、病は臓にあり、血分に属す。「瘕」と「聚」は無形のもので、固まったり散ったりして、疼痛は遊走性で、病は腑にあり、気分に属す。「積聚」は中焦の病変によく見られ、癥瘕は下焦の病変や婦人科疾患によく見られる。この「癥瘕」と積聚は、情志の抑鬱、飲食の内傷などにより、肝脾が受傷し、臓腑が失調し、気機が阻滞し、瘀血が内停し、長期間にわたり蓄積することで生ずる。しかも正気の不足が、本病の発生の主原因となる。

挑揀(ちょうかん)　「治削」を参照。

調肝散(ちょうかんさん)『処方集』　方剤名。山薬20　阿膠　当帰　白芍　山茱萸各12　巴戟天　甘草各4。「月経不順、月経が終わりかけに腹痛する場合に用いる」。

調気(ちょうき)　①気滞や気逆の証候を治療するに際して、順気疏通して正常にもどす治療法のこと。理気法の行気や降気がこれにあたる。②針灸の術語。『霊枢・官能篇』に見える。刺針の補瀉法を応用して、人体の陰陽を調節して、機能を改善することをいう。つまり針刺により身体の抗病力を増強し、体内の各組織と内臓の病理状態を修正することをいう。『霊枢・終始篇』に「およそ刺の道は、気調(ととの)えて止(とど)む」(凡刺之道、気調而止)と見える。この調気により治療する原理は経絡系統と関係がある。

聴宮(ちょうきゅう)　穴名。手太陽小腸経。手足少陽と手太陽の交会穴。顔面部、耳珠中央の前縁と下顎骨関節突起の間の陥凹部。①開竅聡耳　②清宣少陽　③清熱散風　④通経活絡　⑤止鳴復聡

長強(ちょうきょう)　穴名。督脈。絡穴、督脈と足少陽腎の交会穴。会陰部、尾骨の下方、尾骨端と肛門の中央。①清熱利湿　②益気固脱　③通暢督脈　④鎮痙止痛　⑤寧神鎮痙

調気則後重除(ちょうきそくごじゅうじょ)　(気を調うればすなわち後重除かる)　痢疾により尿意頻数だが尿が出ずに、直腸に下墜感があり重脹する状態を「後重」という。この治療には気機不暢を除けば解消する。たとえば「香連丸」の木香は調気作用がある。

輒筋(ちょうきん)　穴名。足少陽胆経。足少陽と太陽経の交会穴。側胸部、第4肋間、中腋窩線の前方1寸。①活血止痛　②寛胸降逆　③疏肝和胃　④散瘀消滞　⑤疏経活絡

調経(ちょうけい)　治法。月経の異常による病証の治療法。月経の異常とは、月経不順(経行先期、経行後期、経行先後無定期)・痛経・経閉・経量過多や過少などを含む。病証の気血の変化や寒熱虚実の違いにより、月経病とその他の疾病の発病の先後を明確にして、適切に処置する。つまり月経病が先にあり、それによって他の疾病を引き起こすものには、「調経」を主とする。逆にそ

ち

の他の疾病が先にあって、後に月経病を引き起こすものでは、その他の疾病を主とする。

丁奚疳(ちょうけいかん) 過食により脾胃が傷られて、営養を吸収できずに起こる。症状は腹大・頚部細小・面黄消痩などが特徴となる。

調経散(ちょうけいさん)『東医宝鑑』 方剤名。麦門冬8 当帰6 人参 半夏 白芍 川芎 牡丹皮各4 阿膠 炙甘草各3 呉茱萸 肉桂各2 生姜3。「衝任脈の虚損により、午後に微熱が出て、手足心熱、小腹攣急、腹満、月経不順の場合、崩漏、冷えにより不妊症の場合に用いる」。

調経止帯湯(ちょうけいしたいとう)『処方集』 方剤名。熟地黄 当帰 香附子各8 牡蠣 赤石脂各6 川芎 烏賊骨 黄柏 遠志 白芍 樗根白皮各4。「子宮内膜炎、月経不順、帯下が多い場合に用いる」。

調経種玉湯(ちょうけいしゅぎょくとう)『東医宝鑑』 方剤名。熟地黄 香附子各24 当帰 呉茱萸 川芎各16 白芍 白茯苓 陳皮 延胡索 牡丹皮 乾姜各12 肉桂 艾葉各8。「七情に傷られ月経不順、小腹冷、不妊の場合に用いる」。

調経湯(ちょうけいとう)『東医宝鑑』 方剤名。①柴胡 生地黄各6 芍薬 当帰 黄芩各4 半夏 人参 川芎 甘草各2 生姜3 大棗2。「熱入血室により月経時に発熱し、月経閉止、咳嗽、譫語する場合に用いる」 ②益母草9 当帰 延胡索 白朮各6 香附子 白朮 生地黄各3 川芎 陳皮 牡丹皮各2.4 甘草1.8。『その他』「瘀血により小腹痛、無月経の場合に用いる」。

調経当帰湯(ちょうけいとうきとう)『医林撮要』 方剤名。当帰6 生地黄 香附子 黄芩各4 白芍 黄連各3.2 川芎 阿膠 艾葉 甘草 黄柏 知母各2。「陰血不足により月経が早まる場合に用いる」。

調経養血元(ちょうけいようけつげん)『東医宝鑑』 方剤名。香附子480 当帰 白芍 乾地黄 牡丹皮各80 川芎 白茯苓 白芷 乾姜 肉桂 紅花 桃仁 没薬 半夏 阿膠各40 延胡索24 蓬莪朮 炙甘草各20 茴香8。「陰血不足により月経不順、小腹冷痛、不妊症の場合に用いる」。

癥結(ちょうけつ) 腹部の深在性の腫瘤のこと。

治痒穴(ちようけつ) 穴名。奇穴。上腕外側の直下、前腕窩横紋頭と同じ高さで上腕骨後縁に取る。湿疹・皮膚瘙痒などを主治。

調元散(ちょうげんさん)『東医宝鑑』 方剤名。山薬2 白朮 白芍 熟地黄 当帰 川芎 黄耆各1 人参 白茯苓 茯神各0.8 甘草0.6 石菖蒲0.4 生姜3 大棗2。「小児が気血不足により、歩き初めの時期が遅い場合に用いる」。

張元素(ちょうげんそ) 人名。中国宋代の易州の人。字を潔古という。著書に『珍珠嚢』『潔古家珍』『医学啓源』などがある。

癥痼(ちょうこ) 腹部の慢性癒着性硬結のたぐい。

丁香(ちょうこう) 薬物名。温裏祛寒薬。辛、温、肺・脾・胃・腎。①温胃止嘔 ②行滞寛腸 ③祛寒止痛 ④燥脾止瀉

張杲(ちょうこう、12世紀) 人名。中国宋代の医家。字は秀明。三世続いた医家の出身で、龐安時の系統を引くといわれる。著書に『医説』10巻がある。

丁香安胃湯(ちょうこうあんいとう)『東医宝鑑』 方剤名。黄耆8 呉茱萸 草豆蔻 人参 蒼朮各4 丁香 柴胡 升麻 当帰 陳皮 炙甘草各2 黄柏0.8。「脾胃虚寒により顔面蒼白、食後嘔吐する場合、しゃっくりが止まらない場合に用いる」。

丁香膠艾湯(ちょうこうきょうがいとう)『東医宝鑑』 方剤名。当帰6 艾葉4.8 阿膠2.8 川芎 丁香各2 熟地黄 白芍1.6。「陰血不足により崩漏が止まない場合、小腹が疼痛し白帯が止まない場合に用いる」。

丁香呉茱萸湯(ちょうこうごしゅゆとう)『その他』 方剤名。蒼朮8 当帰6 呉茱萸 草豆蔻 黄耆 人参各4 升麻2.8 丁香 黄柏各0.8。「脾胃が虚して、冷たく、

悪心、嘔吐、しゃっくりが止まらない場合に用いる」。

丁香柿蒂散（ちょうこうしていさん）『東医宝鑑』 方剤名。①丁香　柿蒂　人参　白茯苓　陳皮　良姜　半夏各20　甘草10　生姜30。「病後に脾胃虚弱となり、口中無味、胸悶、手足厥冷、しゃっくりが止まらない場合に用いる」 ②丁香　柿蒂　陳皮　橘皮各同量。『その他』「しゃっくりが止まらず、水を吐く場合に用いる」。

丁香柿蒂湯（ちょうこうしていとう） 方剤名。「降逆下気」を参照。

調降湯（ちょうこうとう）『東医宝鑑』 方剤名。枳実5.2　甘草4　半夏　桔梗　赤茯苓　橘皮　陳皮　紫蘇子　檳榔　葶藶子各2.8　白豆蔻　木香　砂仁　紫蘇葉各2　生姜5。「気が上衝し、咳嗽する場合に用いる」。

丁香透膈湯（ちょうこうとうかくとう）『東医宝鑑』 方剤名。白朮5.2　甘草3.6　人参　白茯苓　砂仁　香附子各2.8　沈香　藿香　陳皮　厚朴各2　丁香　木香　麦芽　橘皮　肉豆蔻　白豆蔻各1.2　草果　神曲　半夏各0.8　生姜3　大棗2。「熱厥により食後嘔吐、胸脇苦満、胸悶、消化不良の場合に用いる」。

丁香脾積丸（ちょうこうひしゃくがん）『東医宝鑑』 方剤名。三稜　蓬莪朮各28　橘皮14　良姜　丁香　木香　巴豆霜各6.8　皀莢1　百草霜少量。「食積により胸腹痞硬疼痛、口中無味、消化不良の場合に用いる」。

丁香茯苓湯（ちょうこうぶくりょうとう）『東医宝鑑』 方剤名。白茯苓　半夏各5　陳皮　肉桂各3　乾姜　砂仁各1.5　丁香1　附子0.5。「脾胃虚寒により顔色が悪く、食後嘔吐、心下痞硬、手足厥冷、胸悶する場合に用いる」。

丁香爛飯丸（ちょうこうらんぱんがん）『東医宝鑑』 方剤名。香附子40　益智仁　丁香皮　砂仁　甘松香　甘草各24　丁香　木香　三稜　蓬莪朮各8。「気滞により消化不良、小腹腫満、腹痛する場合に用いる」。

丁香練実丸（ちょうこうれんじつがん）『東医宝鑑』 方剤名。当帰　炮附子　苦楝子　茴香各20　延胡索40　丁香　木香各8　全蝎13。「男性の七疝と女性の帯下、癥瘕、積聚などに用いる」。

癥痼害（ちょうこがい） 妊娠後に、本来持っている癥病の影響を受けて、胎動出血などの症状が現れるもの。

長谷穴（ちょうこくけつ） 穴名。奇穴。腹部、臍の傍ら2.5寸に取る。食不振・食不化・泄瀉などを主治。

長沙正経証彙（ちょうさせいけいしょうい） 書名。日本江戸時代、田中栄信（1732〜1792）の編著。『傷寒論』『金匱要略』の再編書。不分巻1冊。寛政3年（1791）刊。『長沙証彙』とも略称される。本書は証候別に『傷寒論』『金匱要略』の条文を組み替え、方剤を付した書。

張三錫（ちょうさんしゃく） 人名。中国明代の医家。字は叔承。嗣泉と号した。代々医家の家に生まれ、30年間の研究成果を『医学六要』として著した。

丁字（ちょうじ） 薬物名。丁香の別名。「丁香」を参照。

張氏医通（ちょうしいつう） 書名。中国清代、張璐（路玉、石頑）の著。1695年。全16巻。歴代の名家の方論を収集し、年代順に編纂したもの。

張氏医通纂要（ちょうしいつうさんよう） 書名。中国清代の張路玉の著。医学全書『張氏医通』全16巻（1695）の主要部分を、加藤謙斎（1669〜1724）が抜粋し、玄順が校正したもの。『医通纂要』ともいう。全5冊。明和2年（1765）刊。

張志聡（ちょうしそう、1610〜1674?） 人名。中国清代の医家。字は隠庵。代々医家に生まれ、張卿子に学んだ。著書に『黄帝内経素問集注』『霊枢経集注』『傷寒論集注』『本草崇原』などがある。

張錫純（ちょうしゃくじゅん、1860〜1933） 人名。中国の医家。著書に『医学折衷参西録』などがある。

張従正（ちょうじゅうせい、1156〜1228年）

ち

人名。中国南宋時代の医家。字は子和、戴人と号した。劉完素に基づき、『傷寒論』の説による「汗・吐・下」の三法が治療の原則であると主張した。著書に『儒門事親』などがある。

趙浚(ちょうしゅん) 人名。朝鮮高麗時代の医家、字は明仲、号は吁斎、本貫は平壌。高麗末に大司憲になる。太祖6年(1397)済生院の設置、『済生集成方』『牛馬医方』の編纂に関与。

朝食暮吐(ちょうしょくぼと) 朝に食べたものが胃に入り、胃気が虚しているために消化できずに、夕暮れ時に胃気が上逆して、その食物を吐き出してしまうこと。これは胃中の虚冷により起こる。

ち

長針(ちょうしん) 古代九針の一つ。針体が長く、6〜7寸(20〜23cm)ほどあり、さらに長い針もある。深刺するのに用いられ、慢性風湿病や痹証などに適用する。

澄清飲(ちょうせいいん)『東医宝鑑』 方剤名。天南星　半夏　真珠粉　知母　貝母　白礬各4　生姜5。「咳嗽、咽喉痰声、心煩する痰嗽に用いる」。

長生療養方(ちょうせいりょうようほう) 書名。日本平安時代、釈蓮基(伝不詳、平安末期)の編著。医書。全2巻。寿永3年(1184)成。

腸疝(ちょうせん) 「疝」を参照。

癥疝(ちょうせん) 古病名。主な症状は腹中の気が突然脹満し、胃腸が腕ほどに膨張隆起し、胃脘部が疼痛するもの。

疔疽(ちょうそ) ①両側の頤頷部や鼻の下に生ずる疔瘡のこと。多くは膏粱厚味や煎炒炙煿のものを過食したり、死んだ家畜や腐敗した蔬菜などを誤食することにより、熱毒が蘊積して起こる。症状は患部が焮腫激痛し、触れると硬く、釘が刺さったように骨に届き、やぶれると悪血がしたたり流れる。治療が不適切であれば、牙関緊閉・角弓反張・嘔吐煩躁・昏迷譫語などの変証を起こしやすい。②「乾疽」を参照。

疔瘡(ちょうそう) 「疔」を参照。

疔瘡走黄(ちょうそうそうおう) 疔毒が迅速に内陥して、血分に侵入して、神識不清などの症状が出現するもの。患部の腫勢が弥漫のものを「疔瘡走黄」という。多くは熱毒熾盛、または早期の治療が誤り、または圧迫して負傷したり、または切開が早すぎて、邪毒が拡散して起こる。主な症状は、瘡の頂点が黒く、さらに寒戦高熱・頭昏痛・無膿・腫勢が勢い良く周囲に拡散するなどが見られる。さらに悪寒発熱・頭昏痛・煩躁・胸腹脹悶・四肢無力・舌紅絳・苔黄糙・脈洪数や弦滑数などもともなう。また悪心嘔吐・舌硬口乾・便秘や腹瀉などもともなう。さらに重症のものでは、神昏譫語・痙厥などの症状が見られる。その皮膚には瘀点や瘀斑が現れ、または全身が発黄する。また膿毒の流注により「附骨疽」や「肺癰」などを合併する。

腸覃(ちょうたん) 古病名。『霊枢・水脹篇』に見える。症状は、主に女性に見られ、初期は腹内に鶏卵大の腫塊が生じ、次第に大きくなり、妊婦のように腹脹し、腫塊は硬いが押すと移動するが、月経は平常通り来潮する。これは気阻して血が停滞し、癖積が留滞することで生ずる。

長虫(ちょうちゅう) 「蛔虫」を参照。

調中益胃湯(ちょうちゅうえきいとう)『補陽処方集』 方剤名。黄耆10　人参　炙甘草　白朮各4　陳皮　升麻　柴胡各2　黄柏1.5。「脾胃虚弱に陰虚潮熱が重なり、手足心熱、心煩、煩熱、口中無味、未消化泄瀉する場合に用いる」。

調中益気湯(ちょうちゅうえっきとう)『東医宝鑑』 方剤名。黄耆8　人参　蒼朮　甘草各4　陳皮　升麻　柴胡各1.6　木香0.8。「脾胃虚弱により身重、手足労倦、消化不良、口中無味、心下痞硬、泄瀉し、時に大便に白い泡が混じる場合に用いる」。

張仲景(ちょうちゅうけい、150〜219年) 人名。中国後漢末時代の医家。『傷寒論』の著者。中国医学史上重要な人物の一人。南陽の人で名は機、字が仲景。

調中健脾丸(ちょうちゅうけんぴがん)『**東医宝鑑**』 方剤名。白朮　破胡紙　訶子　肉豆蔻各40　赤茯苓　陳皮各32　黄連28　神曲24　木香　厚朴　茴香　砂仁　山薬　蓮実各20。「脾腎の気虚により泄瀉が止まない場合に用いる」。

調中順気丸(ちょうちゅうじゅんきがん)『**東医宝鑑**』 方剤名。半夏　檳榔子各40　木香　白豆蔻　陳皮　橘皮　三稜各20　砂仁　檳榔　沈香各10。「気滞に痰飲が重なり、胸脇苦満、時に刺痛する場合に用いる」。

調中湯(ちょうちゅうとう)『**東医宝鑑**』 方剤名。①蒼朮6　陳皮4　砂仁　藿香　白芍　桔梗　半夏　白芷　羌活　枳実　甘草各2.8　川芎2　麻黄　桂枝各1.2　生姜3。「内傷と外感により陰斑が生じた場合に用いる」 ②大黄6　黄芩　白芍　葛根　桔梗　赤茯苓　藁本　白朮　甘草各4。「夏季に発熱、口乾、咽喉閉塞感がある場合に用いる」 ③良姜　当帰　桂心　白芍　炮附子　川芎各4　炙甘草2　生姜5。『医林撮要』「産後に泄瀉し、臍周辺が激しく疼痛する場合に用いる」。

調中理気湯(ちょうちゅうりきとう)『**東医宝鑑**』 方剤名。白朮　枳実　白芍　檳榔各4　蒼朮　陳皮各3.2　厚朴2.8　木香2。「脾胃虚弱により中焦に湿が集積し、身体労倦、口中無味、腹隠痛、泄瀉する場合に用いる」。

鈎腸丸(ちょうちょうがん)『**東医宝鑑**』 方剤名。雞冠花100　白附子　天南星　半夏　枳実　訶子皮各40　緑礬　附子各20　瓜呂仁　猬皮各1　胡桃肉7。「痔疾と長引く痔瘻に脱肛が重なり、肛門から血膿が出る場合に用いる」。

頂椎穴(ちょうついけつ) 穴名。奇穴。肩背部、第7頚椎棘突起端に取る。消渇などを主治。

趙廷俊(ちょうていしゅん) 人名。朝鮮李朝時代の医家、本貫は横城、字は重卿。粛宗・英祖の時の名医。特に小児科に通じた。英祖25年(1799)に『及幼方』を著述。

張登(ちょうとう) 人名。中国清代の医家。名医、張璐の長子。『傷寒舌鑑』を著し、舌診学の発達を促した。

釣藤(ちょうとう) 薬物名。釣藤鈎の別名。「釣藤鈎」を参照。

釣藤飲(ちょうとういん)『**処方集**』 方剤名。①釣藤　梔子　連翹　白朮　香附子各6　蝉退　前胡　瓜呂根　白芍各4　柴胡32　木賊2。「風熱により角膜浸潤があり、角膜周辺に出血があり、羞明、眼瞼痙攣、流涙、頭痛などがある場合に用いる」 ②釣藤　茯神　赤茯苓　川芎　当帰　木香　甘草　白芍各4。「小児の夜泣きに用いる」 ③釣藤　人参　犀角各20　全蝎　天麻各0.8　甘草0.2。「小児の潮熱が出て驚き、驚風が起きる場合に用いる」 ④釣藤　犀角　天麻各2.8　全蝎5　木香　甘草各2。「高熱が出て、驚風が起き、頭を後ろに傾け、眼が上を向く、手足をばたつかせる場合に用いる」。

釣藤飲子(ちょうとういんし)『**急救方**』 方剤名。釣藤2　麻黄　甘草各1.2　天麻　川芎　防風　人参各2.8　全蝎4　白殭蚕4.8　生姜3。「小児が驚風などで急に驚き眼球が裏返る場合に用いる」。

鈎藤膏(ちょうとうこう)『**東医宝鑑**』 方剤名。木香　羌活各8　乳香　没薬各6　木鱉子5。「小児が驚風内鈎症により腹痛、泣き、面赤、手足痙攣、睾丸腫脹、濁った尿が出る場合に用いる」。

釣藤鈎(ちょうとうこう) 薬物名。熄風鎮驚薬。甘、寒、肝・心包絡。①平肝潜陽　②熄風鎮驚　③宣毒透疹

釣藤散(ちょうとうさん)『**本事方**』 方剤名。①釣藤　橘皮　半夏　麦門冬　茯苓各3　人参　菊花　防風各2　石膏5　甘草　生姜各1。「老人の頑固な頭痛で、めまいをともなうものなどに用いる」 ②釣藤　白茯苓　陳皮　半夏　麦門冬各6　人参　甘菊花　防風各4　石膏10　甘草　生姜各2。「肝陽の上昇により頭痛眩暈し、不眠、易怒、目赤、面赤、胸脇苦満、腰背脹痛する場合に

ち

用いる」。

潮熱(ちょうねつ)　発熱が潮の干満のように、決まった時間に起こり、毎日一定の時間になると、体温が上昇(普通は午後が多い)する症状。潮熱の原因には3種ある。①体内の陰液の不足により起こり、夜になると発熱し、盗汗をともなう。これは「陰虚潮熱」という。②陽気が湿邪に抑制されることで起こり、午後になると発熱する。これは「湿温潮熱」という。③熱邪が腸に凝結することで起こり、これも午後になると発熱する。これは陽明病の「日晡潮熱」という。この他に、温病が営分や血分に伝わると、身熱が午後に上昇しやすい。この発熱は「潮熱」と言わず、「熱入営分」や「熱入血分」という。

腸風(ちょうふう)　下血の色が鮮紅色で、四方に散らばるが、肛門は腫れず痛まないもの。これは風邪が腸中に宿るために起こる。血便などのたぐい。

腸風穴(ちょうふうけつ)　穴名。奇穴。腰部、第2腰椎棘突起下の外方1寸に取る。胃腸病・腰痛・遺尿・遺精などを主治。

腸風便血(ちょうふうべんけつ)　これは風熱が腸胃に宿る、または湿熱が腸胃に蘊積し、長引いて陰絡を損傷することにより起こり、大便に血が混じる。その症状は排便の前に、水が流れるように出血し、血色は鮮紅色で、肛門は腫れるが痛まず、舌紅、脈数などが見られる。

調服(ちょうふく)　服薬法の一つ。衝服に同じ。ある方剤を煎じ終わる前に、少量碗に取り出し、そこへある薬物を入れてよく混ぜて服用して、その後に残りの薬湯を服用すること。途中に投入する薬物には犀角・羚羊角・鹿角・牛黄・朱砂などの粉末を用いる。紫雪丹の服用法も同様にする。

腸澼(ちょうへき)　「痢疾」を参照。

腸痺(ちょうひ)　古病名。『素問・痺論』に見える。内臓の痺証の一つ。痺証が大小腸に影響して現れる証候の一つ。主な症状は、口渇して水を飲むが小便不利・腹脹下痢などを起こす。これは大小腸の気が阻まれて、水道が通じず、糟粕が運化されず、清濁が分離しないために起こる。

癥病(ちょうびょう)　女性の腹部の固着性腫瘤のこと。

丁附治中湯(ちょうぶちちゅうとう)『医林撮要』　方剤名。附子8　白朮　乾姜　陳皮　丁香各4　人参　炙甘草各2　生姜5　大棗2。「冷たいものを食べて胃を傷り、心下痞硬、悪心、嘔吐する場合に用いる」。

長脈(ちょうみゃく)　脈象名。脈の幅が大きく、正常な幅よりも大きく、指からはみ出るように感じられる脈象のこと。脈が長く緩なのは、中気が旺盛で健康な脈象である。しかし長で弦硬で、押さえると紐が張ったように感じるのは、邪気と正気がともに盛んな実証であり、実熱が内部に結滞して、熱盛生風した場合に見られる。

疔兪穴(ちょうゆけつ)　穴名。奇穴。前腕部尺部、患側の手根横紋の尺側端(神門穴)の上方4寸に取る。疔・瘍などを主治。

腸癰(ちょうよう)　虫垂炎のこと。「大腸癰」「小腸癰」ともいう。「湿熱」「気滞」「血瘀」などが腸に滞留し、気血が鬱結し阻まれることにより起こる。「大腸癰」は急性虫垂炎に相当し、右下腹が急激に痛み、はっきりした圧痛があり、さらに悪寒発熱・自汗・悪心などの症状もともなう。右下腹が激しく痛んで、右足が曲がり伸ばせないこともある。これを「縮脚腸癰」という。または患部が化膿し、つぶれて包塊が生じ、腹痛が激しくなり、腹皮が引きつり、脈洪大で数、右下腹に包塊が触れるものもある。これは虫垂の膿腫である。もし破れ出てしまうと腹膜炎を起こす。「小腸癰」は、小腸が引きつり、臍下が脹痛し、拒按、小便渋、または頻尿で短赤となる。その症状により左下肢が屈曲し、伸ばすと下腹の疼痛が増し、悪寒発熱や自汗などの症状をともなうこともあるが、「大腸癰」よりは少ない。この他に、「腸癰」により、腹壁や臍部がただれるのを「盤腸癰」という。

腸癰湯(ちょうようとう)『千金方』 方剤名。薏苡仁10 冬瓜子6 桃仁5 牡丹皮4。「虫垂炎で腹が痛み、または腹脹、食物が食べられず、尿が出渋って淋瀝するものなどに用いる」。

調理(ちょうり) 病気の最後の仕上げのための養生のこと。

調理肺元湯(ちょうりはいげんとう)『四象診療』 方剤名。麦門冬 桔梗 薏苡仁各8 麻黄 黄芩 蘿蔔子各4。「太陰人が重病を患った後の調理として用いる」。

腸溜(ちょうりゅう) 邪気が腸中に伝入することをいう。

調和営衛(ちょうわえいえ) 治法。営衛の失調を修正して、風邪を解除する方法のこと。風邪が表より入ると、営衛の失調を引き起こす。その症状は、頭痛発熱・汗出悪風・鼻鳴乾嘔・脈浮弱・苔白滑・口不渴などの症状が見られる。この治療には、桂枝湯を用いれば、その営衛の失調の状態を修正できる。方剤中の主薬は桂枝で、解肌祛風して風邪を衛より外泄させる。そして臣薬としての芍薬は斂陰和営し、佐薬として生姜・大棗で桂枝と芍薬と協調して営衛を調和し、甘草で諸薬を調和する。このように営衛を調和する薬物を調合して、風邪を解除する。

調和肝胃(ちょうわかんい) 治法。和法にて肝気犯胃を治療すること。肝胃が調和しなければ、脇肋脹痛・脘部脹悶疼痛・飲食減少・噯気呑酸・嘔吐や酸苦水を吐出するなどの症状が見られる。この治療には柴胡・白芍・枳殻・甘草・呉茱萸・黄連・半夏・香附・煅瓦楞子などの薬物を用いる。

調和肝脾(ちょうわかんぴ) 治法。和法にて肝気犯脾を治療すること。肝脾が調和しなければ、脇脹や脇痛・大便稀薄・性情急躁・食欲不振・舌苔薄白・脈弦細などの症状が見られる。この治療には柴胡・白芍・枳殻・甘草・白朮・陳皮・防風などの薬物を用いる。

瘃(ちょく) 凍瘡のこと。

腫(ちょく) 直腸のこと。

直視(ちょくし) 意識がもうろうとして、両目がじっと前を直視し、眼球が動かない症状のこと。肝風内動により起こることが多い。中風・驚風・癲癇などの疾病に見られる。

直針刺(ちょくしんし) 十二刺法の一つ。病位が浅い寒気の治療に用いる。その刺法は、皮膚を持ち上げて皮下に刺入する。深刺する必要はない(『霊枢・官針篇』)。

直接灸(ちょくせつきゅう) 艾炷を直接穴位の皮膚に置き燃焼する灸法。その刺激量と、瘢痕を残すか残さないかにより、「瘢痕灸」と「無瘢痕灸」に分かれる。

勅撰養寿録(ちょくせんようじゅろく) 書名。日本江戸時代、山脇道作(1597〜1678)の編著。養生医書。全4巻。正保5年(1648)自序刊。本書は明の『類経』の摂生篇より要語を抜粋し、張介賓の注を和解して付した書。

杼骨(ちょこつ) 背部の第1胸椎のこと。

樗根白皮湯(ちょこんはくひとう)『処方集』 方剤名。樗根白皮 黄芩 木香 金銀花 連翹 白芍 地楡各6。「小児の急性消化不良、急性大腸炎、細菌性赤痢などにより発熱、泄瀉する場合に用いる」。

樗根皮(ちょこんぴ) 薬物名。苦・渋。寒。胃・大腸・肝。①清熱燥湿・止帯。湿熱による帯下に用いる。②渋腸止瀉。慢性の泄瀉(下痢)や泥状〜水様便などに用いる。③固下止血。血熱による月経過多・崩漏などに用いる。

樗雑集(ちょざつしゅう) 書名。梵益(生没年不詳)の著。医方集。全20冊。天正3年(1575)成。

猪胆汁(ちょたんじゅう) 薬物名。イノシシ科・ブタの胆汁。苦。寒。心・肝・胆。①清熱通便。熱秘に単味を注腸して導便する。『傷寒論・陽明病』に「陽明病にて、自から汗いで、若しくは発汗し、小便自利するものは、此れ津液内(うち)に竭(つ)くと為し、鞕(かた)しと雖(いえど)も之を攻むべからず。当(まさ)に自から大便せ

ち

んと欲するを須つべし。宜しく蜜煎もて導きて之を通ずべし。若しくは土瓜根および大猪胆汁、みな導と為すべし。」とある。②清肺・止咳平喘。肺熱の咳嗽に用いる。③清胆涼肝・明目。肝火による目の充血・腫脹・疼痛などに用いる。④皮膚化膿症・火傷・外耳炎などに用いる。

猪胆汁導(ちょたんじゅうどう)　導便法の一つ。猪胆汁に少量の酢を混ぜて、それを肛門内に灌注して大便を促す方法のこと。

猪肚丸(ちょとがん)『郷薬集成方』　方剤名。牡蠣　白朮各160　苦参120。「頻尿、白濁、夢精があり、身消痩、元気が無い場合、女性の淋症や帯下などがある場合に用いる」。

樗柏丸(ちょはくがん)『東医宝鑑』　方剤名。黄柏120　樗根400　滑石　神曲各20　青黛　乾姜各12。「下焦の湿熱と痰火により米のとぎ汁のような尿が出る場合に用いる」。

猪脬湯(ちょふとう)『東医宝鑑』　方剤名。人参　白朮各8　桃仁　陳皮　黄耆　白茯苓　川芎　当帰各4。「産後、気血不足により尿失禁し、頻尿の場合に用いる」。

猪苓(ちょれい)　薬物名。滲湿薬。甘淡、平、腎・膀胱。①利尿通淋　②滲湿止瀉　③益陰止渇

猪苓散(ちょれいさん)『東医宝鑑』　方剤名。猪苓　赤茯苓　白朮各同量。「尿不利、口渇、心煩、不眠の場合、または尿に血が混じり、尿痛、小腹満痛する場合に用いる」。

猪苓車前子湯(ちょれいしゃぜんしとう)『四象診療』　方剤名。沢瀉　赤茯苓各8　猪苓　車前子各6　知母　石膏　羌活　独活　荊芥　防風各4。「少陽人の亡陰証で、身熱し、泄瀉する場合、三陽合病の場合、頭痛、腹痛する場合に用いる」。

猪苓湯(ちょれいとう)『傷寒論』　方剤名。猪苓　茯苓　沢瀉　阿膠　滑石各1。「若し脈浮発熱し、渇し水を飲まんことを欲し、小便利せざる者は、猪苓湯これを主る。」(若脈浮発熱、渇欲飲水、小便不利者、猪苓湯主之)「陽明病にて、汗出づること多くして渇する者は、猪苓湯を与う可からず、汗多く胃中燥き、猪苓湯はまたその小便を利するが故を以てなり。」(陽明病、汗出多而渇者、不可與猪苓湯、以汗多胃中燥、猪苓湯復利其小便故也)「少陰病にて、下利し、六七日、咳して嘔し渇し、心煩し眠るを得ざる者は、猪苓湯これを主る。」(少陰病、下利六七日、咳而嘔渇、心煩不得眠者、猪苓湯主之)　湿熱蘊結下焦による、排尿困難・排尿痛・血尿などに用いる。また、水熱互結による、尿量減少・発熱・口渇・不眠・咳嗽・悪心・嘔吐・下痢にも用いる。

猪苓湯(ちょれいとう)　方剤名。①「滋陰利湿」を参照。②猪苓　赤茯苓　白朮各同量。『東医宝鑑』「尿不利、口渇、心煩、不眠の場合、または尿に血が混じり、尿痛、小腹満痛する場合に用いる」　③猪苓　木通　沢瀉　滑石　枳実　黄柏　牛膝　麦門冬　瞿麦　萹蓄　車前子各2.8　甘草1.2　燈芯。『東医宝鑑』「膀胱の湿熱で、尿不利、排尿時に小腹と陰茎が疼痛する場合に用いる」　④赤茯苓　猪苓　阿膠　沢瀉　滑石各4。『東医宝鑑』「熱により傷陰し、尿不利、口渇し、心煩、不安で不眠の場合に用いる」。

猪苓湯合四物湯(ちょれいとうごうしもつとう)『日本経験方』　方剤名。本方は猪苓湯と四物湯を合方したものである。猪苓　茯苓　沢瀉　阿膠　滑石各9　当帰9　川芎6　白芍薬12　熟地黄12。猪苓湯の適応証が遷延して血虚が生じた場合や、血虚体質者の血淋(排尿困難・排尿痛・血尿)・水熱互結に用いる。

治痢経験(ちりけいけん)　書名。日本江戸時代、加藤玄順(1699～1785)の著。痢疾の治方書。不分巻1冊。延享3年(1746)自序。痢病の療法専門書。

散気の灸(ちりげのきゅう)　灸法。小児の疳虫に用いる灸法のこと。身柱穴に3～5壮、米粒大の施灸をする。夜驚・驚風に有効。

地竜(ぢりゅう)　薬物名。熄風通絡薬。鹹、寒、胃。①清熱降火　②清熱鎮驚　③化瘀

瘀傷　④活絡通痹　⑤利湿退黄　⑥解毒医瘡

地竜散(ぢりゅうさん)**『東医宝鑑』**　方剤名。羌活 8　独活　黄柏　甘草各 4　蘇木 2.4　麻黄 2　地竜　桂心各 1.6　当帰尾 0.8　桃仁 6。「重量物を持ったり、打撲により瘀血が生じ腰痛する場合に用いる」。

沈(ちん)　①伏積した病気のこと。②沈の脈象のこと。③薬物の作用で「下降」「下瀉」「発汗下熱」の効用を「沈」という。たとえば大黄・牛膝・磁石などの薬物のこと。

鎮液丹(ちんえきたん)**『東医宝鑑』**　方剤名。黄耆 100　附子 80　防風　白朮　白芍　肉桂各 40。「陽虚により元気が無く、手足厥冷、悪寒、冷汗が出る場合に用いる」。

陳延之(ちんえんし)　人名。中国劉宋代の医家。『小品方』12 巻を著述。中国中世および日本古代における医学の教科書として重んじられた。

陳嘉謨(ちんかも)　人名。中国宋代の医家。字は延采、月朋子と号した。安徽省祁門の人。著書に『本草蒙筌』がある。

鎮咳散(ちんがいさん)**『処方集』**　方剤名。紫苑　百部　桔梗　荊芥　白前各 6　陳皮 4　甘草 2。「感冒、流行性感冒、気管支炎、肺炎などにより咳嗽、多痰、発熱、疼痛する場合に用いる」。

枕陥(ちんかん)　枕骨(後頭隆起)が平坦なもの。新生児が寝たきりで位置を変えないことにより生ずる。

鎮肝丸(ちんかんがん)**『東医宝鑑』**　方剤名。竹茹　乾地黄　当帰　竹葉　龍胆　川芎　大黄　羌活　防風各 10。「風熱により急驚風を起こした場合に用いる」。

鎮肝熄風(ちんかんそくふう)　「平肝熄風」を参照。

鎮肝息風湯(ちんかんそくふうとう)**『医学衷中参西録』**　方剤名。牛膝　生代赭石各 30　生竜骨　生牡蠣　生亀板　生白芍薬　玄参　天門冬各 15　川楝子　生麦芽　茵蔯蒿各 6　甘草 4.5。肝陽上亢・肝風内動による、頭暈・目弦・眼球腫脹・耳鳴・頭熱痛・胸中熱感・胸苦・顔面紅潮・脈弦有力・重症では半身不随などに用いる。

鎮驚(ちんきょう)　治法。心が病を受けて、易驚・小児の驚風・手足抽搐・心神不安などが見られる場合に、その症状を鎮定する方法のこと。

秦艽飲子(ぢんぎょういんし)**『東医宝鑑』**　方剤名。秦艽　当帰　白芍　白朮　桂皮　赤茯苓　陳皮　熟地黄　川芎　遠志各 4　半夏　甘草各 2　生姜 5。「長らく全身と眼が黄ばみ、顔が浅黒く、午後に手足が熱し、小腹攣急する場合に用いる」。

秦艽羌活湯(ぢんぎょうきょうかつとう)**『東医宝鑑』**　方剤名。羌活 6　秦艽　黄耆各 4　防風 2.8　升麻　麻黄　柴胡　炙甘草各 2　藁本 1.2　細辛　紅花各 0.8。「痔瘻で硬結が生じ、非常に痒い場合に用いる」。

鎮驚丸(ちんきょうがん)**『東医宝鑑』**　方剤名。牛胆南星 20　朱砂 14　厚朴　竹茹　石雄黄各 12　牛黄 8　真珠 4　麝香 2　金箔 10。「発熱して急驚風を発症した場合に用いる」。

鎮驚散(ちんきょうさん)**『東医宝鑑』**　方剤名。黄連　天麻　朱砂各 1.6　全蝎　白殭蚕各 1.2　牛胆南星　甘草各 0.8　牛黄　龍脳各 0.24。「風痰が盛んで生じた、急驚風や慢驚風に用いる」。

秦艽升麻湯(ぢんぎょうしょうまとう)**『東医宝鑑』**　方剤名。升麻　葛根　白芍　人参　甘草各 6　秦艽　白芷　防風　桂枝各 2.8　葱白 3。「手足の陽明経に傷風し、口眼喎斜、悪風、手足攣急する場合に用いる」。

秦艽蒼朮湯(ぢんぎょうそうじゅつとう)**『東医宝鑑』**　方剤名。秦艽　皂莢　桃仁各 4　蒼朮　防風各 2.8　黄柏 2　当帰尾　沢瀉　檳榔各 1.2　大黄 0.8。「風熱湿燥邪が侵襲して生じた痔疾、痔瘻が潰えて、血泡が流れだし、硬く疼痛する場合に用いる」。

秦艽湯(ぢゅんぎょうとう)**『郷薬集成方』**　方剤名。①秦艽　枳実　升麻　柴胡　知母　当帰　白芍各 40　川芎 20。「胸部に痰が集積し、煩躁し、悪寒発熱し、頭痛、目赤、

ち

疼痛、視力障害の場合に用いる」 ②秦艽　阿膠　艾葉各同量。「胎動不安により腹痛する場合に用いる」 ③秦艽　玄参　白芍各40　艾葉　白芷　続断　当帰各60。「産後に悪露が止まらない場合に用いる」 ④秦艽　石膏各4　炙甘草　川芎　当帰　白芍　羌活　独活　防風　黄芩　白朮　熟地黄　白茯苓各2　生地黄2.4　白芷2.8　細辛1.2。『その他』「産後の頭痛に用いる」。

秦艽当帰湯(ぢんぎょうとうきとう)『東医宝鑑』　方剤名。大黄16　秦艽　枳実各4　沢瀉　当帰尾　皀莢　白朮各2　紅花0.8　桃仁20。「痔疾、痔瘻で血泡が混じる便が出て、非常に硬く、痛む場合に用いる」。

秦艽白朮散(ぢんぎょうびゃくじゅつさん)『東医宝鑑』　方剤名。秦艽　桃仁　皀莢各40　当帰尾　沢瀉　枳実　白朮各20　地楡12。「痔疾や痔瘻で、便に血泡が混じり、硬く、痛む場合に用いる」。

秦艽鼈甲散(ぢんぎょうべっこうさん)『東医宝鑑』　方剤名。①葛根6　荊芥　貝母　前胡　天仙藤　橘皮　柴胡　秦艽　鼈甲　甘草各3　白芷　羌活　肉桂各1.4　生姜3。「虚労により潮熱が続き、冷汗、多痰、咳嗽する場合に用いる」 ②鼈甲　柴胡　地骨皮各40　秦艽　知母　当帰各20。『郷薬集成方』「陰虚潮熱により消痩、唇や頬が赤く、手足疲倦、骨が疼くように痛み、冷汗、咳嗽する場合に用いる」。

鎮痙(ちんけい)　「解痙」を参照。

秦桂丸(ちんけいがん)『医林撮要』　方剤名。人参　細辛各90　附子　白茯苓各60　秦艽　桂心　杜仲　防風　厚朴各30　白薇　炮乾姜　沙参　牛膝　半夏各20。「月経周期が遅れ、不妊症の場合に用いる」。

沈厥(ちんけつ)　沈とは重大のこと。つまり重症の昏厥病のこと。

沈候(ちんこう)　「寸・関・尺」を参照。

沈香飲(ぢんこういん)『東医宝鑑』　方剤名。蘿蔔子8　沈香　木香　枳実各4　生姜3。「脹満により腹満、短気、消化不良の場合に用いる」。

沈香温胃丸(ぢんこうおんいがん)『東医宝鑑』　方剤名。附子　巴戟天　乾姜　茴香各40　肉桂28　沈香　当帰　人参　白朮　呉茱萸　白芍　白茯苓　良姜　木香　甘草各20　丁香12。「脾胃虚寒により心下痛、口中無味、腹鳴、便秘する場合、霍乱により吐瀉し、手足厥冷、下焦の陽虚により臍周辺が疼痛する場合に用いる」。

沈香曲(ぢんこうきょく)　「曲」を参照。

沈香桂附丸(ぢんこうけいぶがん)『その他』　方剤名。沈香　炮附子　烏頭　炮乾姜　良姜　茴香　肉桂　呉茱萸各40。「脾胃虚寒や冷積により心下痛、胸脇満、腹鳴、泄瀉、手足厥冷の場合、下焦の陽虚で小腹攣痛する場合に用いる」。

沈香降気散(ぢんこうこうきさん)『東医宝鑑』　方剤名。姜黄　陳皮　甘草各4　三稜　蓬莪朮　益智仁　厚朴各2.8　白朮　紫蘇葉　香附子　神曲　麦芽　烏薬各2　人参　訶子　檳榔各1。「気鬱により胸悶、胸脇刺痛する場合に用いる」。

沈香降気湯(ぢんこうこうきとう)『東医宝鑑』　方剤名。香附子160　炙甘草48　砂仁20　沈香16。「気が順調に降りずに胃に滞り、全身浮腫、心煩、短気、腹満、吃逆、咳嗽、薄い痰を吐く場合に用いる」。

沈香交泰丸(ぢんこうこうたいがん)　方剤名。呉茱萸　大黄各40　厚朴20　沈香　白朮　陳皮各12　白茯苓　沢瀉　当帰　木香　橘皮各8。「冷たい濁気が上昇に滞り、消化不良、口中無味、腹満、身重の場合に用いる」。

沈香琥珀丸(ぢんこうこはくがん)『東医宝鑑』　方剤名。葶藶子　郁李仁　沈香各60　厚朴　杏仁　紫蘇子　赤茯苓　沢瀉各20。「浮腫で尿不利の場合に用いる」。

沈香散(ぢんこうさん)『東医宝鑑』　方剤名。①冬葵子　芍薬各30　沈香　石葦　滑石　王不留行　当帰各20　陳皮　橘皮　木香　甘草各10。「気淋により小腹腫満、尿不利、尿痛の場合に用いる」 ②石膏160　寒水石80　細辛20　升麻　藁本　藿香　甘松香白芷各10　沈香　麝香各4。『医林撮要』「口中より生臭い臭いがし、歯茎紅腫する場合に用いる」。

沈香磁石丸(ちんこうじせきがん)**『醫宗損益』** 方剤名。巴戟天　胡蘆巴　皂莢　山茱萸　山薬　磁石　陽起石　附子各4　沈香　蔓荊子　塩　甘菊花各2。「上焦が実して、下焦が虚し、眩暈、耳鳴、耳聾の場合に用いる」。

沈香長寿丸(ぢんこうちょうじゅがん)**『補陽処方集』** 方剤名。蓮実600　蒼朮600　白茯苓160　沈香　熟地黄　木香　枸杞子　五味子　苦楝子　茴香　山薬　側柏子　破胡紙各80　塩20。「腎陽や精血不足により、全身疲倦、視力減退、眩暈、健忘症がある場合、口中無味、消化不良、小腹冷、泄瀉する場合、遺精、陰痿がある場合に用いる」。

沈香天麻湯(ぢんこうてんまとう)**『東医宝鑑』** 方剤名。羌活2　独活1.6　防風　天麻　半夏　附子各1.2　沈香　益智仁　烏頭各0.8　乾姜　当帰　甘草各0.6　生姜3。「小児が驚くことで癇疾となり、喉から痰声がし、手足痙攣、神識昏迷する場合に用いる」。

沈香半夏湯(ぢんこうはんげとう)**『東医宝鑑』** 方剤名。人参20　附子　沈香各16　半夏8　天南星4。「中風で痰が盛んで、痰声がし、手足厥冷、眩暈、言語障害の場合に用いる」。

沈香百補丸(ぢんこうひゃくほがん)**『東医宝鑑』** 方剤名。熟地黄120　菟絲子80　杜仲　肉蓯蓉　山薬　当帰各60　知母　黄柏　人参各40　沈香20。「虚労により陰血と気が不足し、全身労倦、焦燥、手足心熱、微熱、口中無味の場合に用いる」。

沈香鼈甲散(ぢんこうべっこうさん)**『東医宝鑑』** 方剤名。鼈甲　炮附子　肉桂各4　当帰　熟地黄　羌活各3　沈香　木香　人参　巴戟天　白茯苓　牛膝　黄耆　柴胡　荊芥　半夏　秦艽各2　全蝎1　肉豆蔻1　生姜3　大棗2　葱白2。「虚労により全身消痩、手足労倦、口中無味の場合に用いる」。

沈香磨脾散(ぢんこうまひさん)**『東医宝鑑』** 方剤名。藿香4　丁香　白檀香　木香　白豆蔻　砂仁　半夏曲　肉桂　烏薬各2.8　炙甘草2　人参　沈香各1.2　生姜3　大棗2。「脾胃の虚寒により小腹腫痛、口中無味、消化不良の場合に用いる」。

沈香鹿茸丸(ぢんこうろくじょうがん)**『その他』** 方剤名。熟地黄240　菟絲子200　肉蓯蓉160　鹿茸120　炮附子80　沈香40。「あらゆる虚損の症状に用いる」。

枕骨(ちんこつ)**[玉沈骨]** 後頭骨のこと。頭頂部の後方にある隆起した骨のこと。

沈痔(ちんじ)　いつまでも治癒しない痔疾のこと。

陳士鐸(ちんしたく)　人名。中国清代の医家。字は敬之。また遠公、朱華子とも号した。浙江省山陰の人。著書に『石室秘録』『洞天奥旨』『弁証録』『本草新編』などがある。

鎮日(ちんじつ)　一日のこと。

陳実功(ちんじっこう、**1555〜1636**)　人名。中国の医家。外科に長じ、『外科正宗』を著した。

陳自明(ちんじめい、**1190頃〜1270**)　人名。中国の医家。字は了甫。江西臨川県の人で、代々医家の家に生まれた。1237年健康府医学教授に任じられた。産婦人科に長じ、『婦人大全良方』24巻を著した。他に『外科精要』などの著もある。

珍珠(ちんじゅ)　薬物名。真珠ともいう。甘・鹹。寒。心・肝。①鎮心定驚。心肝火旺による心悸・易驚・痙攣・癲癇などに用いる。②清肝明目・退翳。肝熱による目の充血・痛み・異物感・目生星翳(角膜混濁)などに用いる。③解毒・生肌斂瘡。皮膚の潰瘍で瘡口が癒合しないものに用いる。

陳修園(ちんしゅうえん、**1753〜1826**)　人名。中国の医家。陳念祖ともいう。著書に『傷寒論浅注』『医学三字経』『南雅堂医書全集』『長沙方歌括』などがある。

珍珠母(ちんじゅも)　薬物名。珍珠(真珠)の母貝の真珠層。真珠母ともいう。鹹。涼。心・肝。平肝潜陽・明目安神。肝陽上亢による眩暈・頭痛・耳鳴・痙攣・心悸・不眠・眼疾などに用いる。

鎮心(ちんしん) 「重鎮安神」を参照。

鎮心丸(ちんしんがん)『東医宝鑑』 方剤名。①山薬　白茯苓各40　寒水石　炙甘草各30　芒硝　朱砂各20　人参10　龍脳　麝香各2。「熱痰により心煩、不安、手足攣急する急驚風に用いる」 ②防風　当帰　大黄　人参各2　炙甘草　白朮各100　乾姜　紫苑各20　沢瀉　白蘞　白茯苓各40　茯神0.8　秦艽60　石菖蒲　桂心　石膏各120　遠志　炮附子　山薬各80　桔梗12　大棗50　麦門冬200　大豆黄巻160。『その他』「心気虚により健忘、恐々とし、不安な場合に用いる」。

ち

鎮心丹(ちんしんたん)『東医宝鑑』 方剤名。朱砂　龍歯各同量。「心虚により易驚、不眠、心悸する場合に用いる」。

沈水膏(ちんすいこう)『東医宝鑑』 方剤名。天南星30　白芨　白芷　赤小豆　半夏　貝母各20　木鱉子　乳香　没薬各10　石雄黄4。「癰疽などで局所が発赤腫脹疼痛する場合に、排膿させるために用いる」。

鎮潜(ちんせん) 「潜鎮」を参照。

陳蔵器(ちんぞうき) 人名。中国唐代の医家。『新修本草』の遺逸を拾うという意図で、『本草拾遺』10巻を編んだ。

陳倉米(ちんそうべい) 薬物名。補気薬。甘淡、平、脾・胃。①開胃進食　②生津止渇　③健脾止瀉

趁痛散(ちんつうさん)『東医宝鑑』 方剤名。①桃仁　紅花　当帰　蚯蚓　牛膝　羌活　香附子　甘草各8　乳香　没薬各4。「血虚により瘀血が生じ、痛風になる場合に用いる」 ②当帰　黄耆　牛膝　肉桂　白朮各20　独活0.8　甘草0.4。「産後に全身の関節が痛み、動かせない場合に用いる」。

椿庭先生夜話(ちんていせんせいやわ) 書名。日本江戸時代、山田業広(1808～1881)の述、門人の井出正安の筆録。医方治験の随筆集。不分巻1冊。

陳皮(ちんぴ) 薬物名。橘皮ともいう。「橘皮」を参照。

陳皮苦参湯(ちんぴくじんとう)『処方集』 方剤名。陳皮16　白頭翁12　苦参　黄芩　黄柏各10。「細菌性赤痢や急性・慢性大腸炎により発熱し、泄瀉する場合、特に血泡が混じる場合に用いる」。

秦皮散(ちんぴさん)『医林撮要』 方剤名。陳皮　滑石　黄連各280。「風毒により目赤、腫痛、目やにが多く、流涙、眼が見えずらい場合に用いる」。

陳皮白朮湯(ちんぴびゃくじゅつとう)『医林撮要』 方剤名。陳皮　白朮　白茯苓　川芎　白芍　黄芩　滑石　炙甘草各4。「産後に陰血不足により全身労倦、食欲不振、腹痛、泄瀉する場合に用いる」。

沈脈(ちんみゃく) 脈象名。脈に軽く触れただけでは感じられず、強く押さえて初めて感じる脈のこと。病は裏にある。沈で有力なのは裏実であり、沈で無力なのは裏虚である。

鎮斂浮陽(ちんれんふよう) 治法。浮上した陽気を沈降収斂させること。薬物としては龍骨・牡蛎・磁石などがある。

た行・つ

墜翳丸(ついえいがん)『郷薬集成方』 方剤名。石決明　甘菊花　人参　地膚子各40　細辛20　乾地黄　防風各80　五味子60　兎肝1。「風熱により眼に内障が生じ、視力減退する場合に用いる」。

追虚逐実(ついきょちくじつ) 血が虚しているところへ火法を行うことにより、陰分を傷ることを「追虚」という。熱が実しているところへ火法を用いて、裏熱を増加させてしまうことを「逐実」という。

墜痰元(ついたんげん)『東医宝鑑』 方剤名。牽牛子120　皀莢64　白礬40。「痰飲により心悸、心煩する場合、また痰飲によるあらゆる疾病に用いる」。

追虫丸(ついちゅうがん)『東医宝鑑』 方剤名。牽牛子40　大黄12　使君子8　木香　檳榔　蕪荑　石灰各4.8。「虫積により腹満疼痛、便秘する場合に用いる」。

追虫取積散(ついちゅうしゅせきさん)『東医宝鑑』 方剤名。蕪荑　石灰　使君子　檳榔　牽牛子　大黄　鶴膝　木香各同量。「虫積により食後悪心、生唾が出て、時に腹痛、回虫を吐き出す場合に用いる」。

椎頂穴(ついちょうけつ) 穴名。奇穴。項部、第6・第7頚椎棘突起の間に取る。項背痛などを主治。

追風丸(ついふうがん)『東医宝鑑』 方剤名。白何首烏　荊芥穂　苦参　蒼朮各160　皀莢1200。「白癜風により皮膚に白色の斑点が生ずる場合に用いる」。

追風祛痰丸(ついふうきょたんがん)『東医宝鑑』 方剤名。半夏240　天南星120　防風　天麻　白殭蚕　白附子　皀莢各40　全蝎　枯白礬　木香20。「風痰により癇疾を起こした場合、肥満症の人の癇疾に用いる」。

追風散(ついふうさん)『東医宝鑑』 方剤名。烏頭　白殭蚕　川芎　防風　荊芥　甘草各20　天南星　白附子　羌活　天麻　全蝎　蚯蚓　白芷各10　草烏　没薬　乳香　石雄黄各5。「風毒により頭痛、眩暈、咽喉腫痛、鼻閉、心煩、神識昏迷する場合、頭風症で皮膚掻痒、面赤などの場合に用いる」。

通因通用(つういんつうよう) 『素問・至真要大論』に見える。反治法の一つ。通利薬を用いて通利の病証を治療する方法のこと。たとえば飲食積滞が内にあれば、胸脘痞悶・腹中脹痛・不思飲食・大便泄瀉などが見られる。この治療には攻逐積滞しなければならないので、枳実導滞丸(枳実・大黄・黄芩・黄連・神曲・白朮・茯苓・沢瀉)などを用いる。

通瘀煎(つうおせん)『醫宗損益』 方剤名。当帰尾12〜20　車前　香附子　紅花各8　烏薬　橘皮　沢瀉各6　木香2.8。「気滞血瘀により月経不順、腹痛する場合、産後の瘀血により腹痛する場合に用いる」。

通瘀破結(つうおはけつ) 「破瘀消癥」を参照。

通膈散(つうかくさん)『東医宝鑑』 方剤名。牽牛子　大黄　木通各同量。「湿熱が集積して、大小便不利、腹満、全身浮腫する場合に用いる」。

通関飲(つうかんいん)『東医宝鑑』 方剤名。桔梗8　炙甘草6　人参　白朮　赤茯苓各4　防風2.8　荊芥　薄荷　炮乾姜各2。「喉痹で咽喉腫痛、言葉をしゃべれない場合に用いる」。

通関丸(つうかんがん)『東医宝鑑』 方剤名。黄柏　知母　滑石各80　木通40　肉桂12。「下焦に湿熱が集積し、尿不利する場合に用いる」。

通肝散(つうかんさん)『東医宝鑑』 方剤名。梔子　白蒺藜　枳実　荊芥　甘草各20　車

前子　蘿蔔子各10。「風熱により生じた翳障で、翳が白く、視力障害の場合に用いる」。

通関散(つうかんさん)　方剤名。①「開噤通関」を参照。②細辛　皀莢　薄荷　石雄黄各4。『東医宝鑑』「中風により突然神識昏迷、昏倒、牙関緊閉、顔面蒼白、咽喉痰声の場合に用いる」　③細辛　皀莢各4。『医林撮要』「適応症は②に同じ」　④滑石　甘草各80　羌活　独活　防風　天麻　梔子　大黄各40。『医林撮要』「風熱により目赤、頭痛、多痰、手足攣縮する場合に用いる」。

通気(つうき)　「行気」を参照。

通気駆風湯(つうきくふうとう)『東医宝鑑』　方剤名。烏薬6　川芎　白芷　桔梗　陳皮　白朮　甘草各4　麻黄　枳実　人参各2　生姜3　大棗2。「中風により口眼喎斜、半身不随、多痰、不語の場合、神識昏迷の場合、鼻閉で臭いをかげない場合などに用いる」。

通気散堅丸(ちいきさんけんがん)『その他』　方剤名。人参　桔梗　川芎　当帰　瓜呂根粉　黄芩　枳実　陳皮　半夏　白茯苓　天南星　貝母　香附子　石菖蒲　甘草各40。「気癭に用いる」。

通気防風湯(つうきぼうふうとう)『東医宝鑑』　方剤名。黄耆　升麻　柴胡各4　防風　羌活　陳皮　人参　甘草各2　橘皮1.2　白豆蔻　黄柏各0.8。「太陽経に寒湿が集積し、肺に侵犯し、肺気が障害され、発汗し肩背が疼痛する場合に用いる」。

通竅活血湯(つうきょうかっけつとう)『医林改錯』　方剤名。赤芍薬3　川芎3　桃仁9　紅花9　老葱3　生姜3　大棗5　麝香0.15　黄酒適量。水煎して服用する。頭面部の瘀阻による、頭痛・眩暈・難聴・脱髪・面色青紫・酒皶鼻などに用いる。

通竅活血湯(つうきょうかっけつとう)『その他』　方剤名。紅花　生姜各12　桃仁8　芍薬　川芎各4　麝香0.2　葱白3　大棗7。「頭部に瘀血が生じ、眩暈、頭痛、耳聾の場合、頭髪が抜ける場合、目赤、眼痛の場合、酒皶鼻、牙疳、白癜風などに用いる」。

通竅湯(つうきょうとう)『東医宝鑑』　方剤名。防風　羌活　藁本　升麻　葛根　川芎　蒼朮各4　白芷2　麻黄　皀莢　細辛　甘草各1.2　生姜3　葱白2。「風寒に傷られて、鼻閉、声がかれ、鼻水、臭いがわからない場合に用いる」。

通下(つうげ)　「下法」を参照。

通経(つうけい)　治法。月経期を過ぎても月経が来ない(閉経)ものに対して、通暢させる治療法のこと。経閉を治療する場合には、先ず妊娠中・哺乳時期や閉経期の生理的経閉を除いては、虚証と実証に分別する。常用する通経の治療法は、①「益気養血」：これは気血両虚証に適用される。症状は経閉・頭昏眼花・耳鳴・心悸・気短疲乏・舌淡無苔・脈沈細などが見られる。その治療には当帰・白芍・川芎・党参・白朮・甘草・丹参などの薬物を用いる。②「行気活血」：これは気滞血瘀証に適用される。症状は経閉・精神抑鬱・煩躁易怒・胸悶胸痛・小腹脹痛・舌辺紫や紫点が見られ・脈弦か渋などが見られる。その治療には当帰・川芎・赤芍・桃仁・紅花・香附・延胡索などの薬物を用いる。

痛経(つうけい)　「経行腹痛」ともいう。これは月経の前後や経行時に、下腹や腰部が疼痛するのを主症とする。婦人科の常見病である。その原因は気滞・血瘀・寒凝・血虚などにより起こる。「気滞」によるものは、月経前に下腹部が痛み、疼痛は脇肋に放散し、乳房腫脹などが見られる。「血瘀」によるものは、月経前や月経が来た直後に、少腹が刺痛し拒按・経色紫暗、または瘀塊が見られる。「寒凝」によるものは、下腹が冷痛か絞痛し、温めると減痛し、月経がすっきり出ず、暗滞色である。「気虚」のものは、月経後に腹部や腰部がシクシクと痛み、喜按、月経量少・色淡で稀薄質などが見られる。

通経丸(つうけいがん)『東医宝鑑』　方剤名。桂心　橘皮　大黄　乾姜　皀莢　蓬莪朮　乾漆　当帰　桃仁　紅花各2。「月経がない場合でも、小腹腫満疼痛、血瘕が生ずる場合に用いる」。

通経散(つうけいさん)『東医宝鑑』　方剤名。

①陳皮　当帰　甘遂各同量。「水湿により、身重、腰痛する場合に用いる」　②黄芩80　紅花　蘇木　黄連　羌活　薄荷　梔子　香附子　生地黄　当帰　芍薬　木賊　甘草　川芎各40　大黄20。『その他』「女性の倒経により、鼻衄、目赤、目渋の場合、目に贅肉が生ずる場合に用いる」。

通経四物湯(つうけいしもつとう)『東医宝鑑』　方剤名。当帰6　熟地黄　白芍　香附子　蓬莪朮　蘇木各4　木通3.2　川芎　肉桂　甘草各2　紅花1.2　桃仁20。「瘀血や血虚により、月経時に小腹と腰部が疼痛し、月経量少、周期が遅れがちの場合に用いる」。

通経湯(つうけいとう)『東医宝鑑』　方剤名。当帰　川芎　白芍　乾地黄　大黄　肉桂　厚朴　枳実　黄芩　蘇木　紅花各2.8　烏梅1　生姜3　大棗2。「気滞血瘀により眩暈、胸悶、小腹満、便秘、月経が停止する場合に用いる」。

通血丸(つうけつがん)『東医宝鑑』　方剤名。川芎　当帰尾　防風　荊芥各40　乾地黄　芍薬　甘草各20。「血灌瞳仁により目赤、刺痛、視力減退の場合に用いる」。

通玄集(つうげんしゅう)　書名。朝鮮李朝時代の書、編纂年代不詳。康命吉の撰。本書は『東医宝鑑』の内容を簡略に抜出編集したものと思われる。

通玄二八丹(つうげんにはちたん)『東医宝鑑』　方剤名。黄連300　白芍　当帰　生地黄　烏梅各20　猪胃1。「積聚により腹腫満疼痛する場合に用いる」。

通谷(つうこく)　1)「腹通谷」穴名。足少陰腎経。足少陰と衝脈の交会穴。上腹部、臍の両側0.5寸(肓兪穴)の上方5寸に取る。①健脾和胃　②降逆止嘔　③寛胸寧心　④和中化滞　⑤調理中焦。2)「足通谷」穴名。足太陽膀胱経。滎水穴。足部、第5中足基節関節の前下方の陥凹部に取る。①清熱散風　②清頭明目　③安神泄熱　④清熱截瘧　⑤除虚熱。3)穴名。奇穴。胸部、胃経の乳頭の中央(乳中穴)の下方2寸に取る。心痛・悪心・胸部の急痛などを主治。

通剤(つうざい)　「通ずれば滞を去るべし」(通可去滞)と見える。通草・防已などの薬物のたぐい。「通」とは通利のこと、滞は留滞の証のこと。たとえば産後に気血が壅滞して、乳汁が出なければ、通草や漏芦などの薬物を用いて通竅下乳する。また湿邪が留滞した湿痹では、四肢緩弱、皮膚不仁、降雨時は身体沈重疼痛などが見られる。この治療には防已・威霊仙などの薬物で留滞した湿邪を去留する。

痛瀉要方(つうしゃようほう)『丹渓心法』　方剤名。別名；白朮芍薬散。白朮9　白芍薬6　陳皮4.5　防風6。　脾虚肝乗・肝脾不和による、腹鳴や腹痛を伴う下痢・下痢した後にも腹痛止まず・舌質偏淡・舌苔薄白・脈は両関が不同で弦かつ無力などに用いる。

通瀉要方(つうしゃようほう)『その他』　方剤名。白朮12　白芍8　防風4　陳皮6。「肝気が盛んで脾気が虚したために、腹鳴、腹痛、泄瀉、白苔、脈弦旺の場合に用いる」。

通身(つうしん)　全身のこと。

通心飲(つうしんいん)『東医宝鑑』　方剤名。連翹　木通　瞿麦　梔子　黄芩　甘草各1.6　燈芯　麦門冬各0.8。「小児が臍風や旋螺風で、臍や陰茎が紅腫疼痛し、尿不利の場合に用いる」。

通神散(つうしんさん)『東医宝鑑』　方剤名。大黄　芒硝　桃仁　郁李仁各40　木香20。「女性が気血が滞り便秘する場合に用いる」。

通睛(つうせい)　「斗鶏眼」ともいう。これは片目や両目が、相対的に目じり側に偏り、複視の症状が見られ、顔を傾けないと物を見れない。多くは重病後に、眼部の肌肉が受損し、眼部の運動の協調性が失われて起こる。また外傷によっても起こる。

通泄(つうせつ)[通腑泄熱]　治法。大便を通じて裏熱を消除する治療法。たとえば「寒下」法の①、「潤下」、「増液瀉下」「鹹寒増液」などの方法のこと。腑とは大腸を指す。

痛節丸(つうせつがん)『処方集』　方剤名。

つ

蒼朮100　独活　威霊仙各80　松膏　牛膝各60　黄柏50　草烏20。「神経痛、関節炎などに用いる」。

通草(つうそう)　薬物名。滲湿薬。甘淡、寒、肺・胃。①利尿通淋　②利竅下乳　③清胃止嘔

通草湯(つうそうとう)『東医宝鑑』　方剤名。①桔梗8　瞿麦　柴胡　瓜呂根各4　通脱木2.8　木通　橘皮　白芷　芍薬　連翹　甘草各2。「産後に乳房が腫脹し、発熱、疼痛、乳汁不足の場合に用いる」　②通脱木　冬葵子　白茅根　桃花　瞿麦　当帰　蒲黄　滑石　王不留行各4　甘草2　生姜5。「淋症で小腹腫満、尿不利の場合に用いる」。

通滞(つうたい)　治法。積滞や滞着を通利させること。邪が結集して気が滞る、腫脹疼痛などの諸症に適用する。

通腸(つうちょう)　治法。これは陽気阻遏や陽気衰微などの治療法。①「通陽散結、豁痰下気」：胸痹証は、胸中に陽気が寒気により阻滞したために、胸背痛・気喘咳嗽・呼吸気短や喘悶・舌苔白膩潤滑・脈沈弦や緊となる。この治療には括呂薤白白酒湯(全瓜樓・薤白・白酒)を用いて、胸陽を宣通すれば、胸痛や短気は治療できる。②「清熱利湿・開肺通陽」：湿温病の初期の胸悶不飢は、湿邪が胸中の陽気が流れる通路を閉塞するために起こる。この治療には三仁湯(杏仁・飛滑石・白通草・竹茹・厚朴・生苡仁・半夏・白蔻仁)を用いて治療する。この方剤の祛湿薬は、芳香理気薬と清熱薬を同時に用いて、軽く上焦の肺気を開いて、胸中の陽気を疏通する。③陽気が衰微で陰寒内盛となり、脈微で絶えそうな場合には、通脈四逆湯で陽気を温通する。これも「通陽」の部類に属す。「通脈」の項を参照。

通頂散(つうちょうさん)『東医宝鑑』　方剤名。石膏8　川芎　細辛　人参　甘草各1.6。「突然傷風して神識昏迷する場合に用いる」。

通天(つうてん)　穴名。足太陽膀胱経。頭部、前髪際の上方4寸、前正中線の外方1.5寸。①清熱散風　②通利鼻竅　③清熱化瘀　④調理気血

通天愈風湯(つうてんゆふうとう)『東医宝鑑』　方剤名。桔梗12　白朮6　人参　天南星　貝母各4　威霊仙　連翹　防風　荊芥穂　甘草各2　瓜呂仁15　生姜3。「傷風により口眼喎斜、半身不随、涎を流す場合に用いる」。

通導散(つうどうさん)『万病回春』　方剤名。大黄　芒硝　枳殻各6　厚朴　当帰　陳皮　木通　紅花　蘇木各3　甘草1.5。跌打損傷による気滞血瘀の重症で、大小便通ぜず・肚腹膨張し心腹に上攻し、悶乱し死に至らんとするものに用いる。

通導散(つうどうさん)『東医宝鑑』　方剤名。大黄　芒硝各8　当帰　蘇木　紅花　桃仁各4　厚朴　陳皮　木通　枳実　甘草各2。「打撲後に瘀血が生じ、大小便不利、心下痞硬、心煩する場合に用いる」。

通乳(つうにゅう)　「催乳」を参照。

通乳湯(つうにゅうとう)『東医宝鑑』　方剤名。①通脱木　川芎各40　穿山甲14　甘草4　猪足4。「産後に陰血不足により、乳汁不足の場合に用いる」　②当帰40　人参　黄耆各20　麦門冬10　柴胡4　木通　桔梗　熟地黄　甘草各1.2　猪足2。『処方集』「出産後に気血不足により、乳汁不足の場合に用いる」。

痛痹(つうひ)　「寒痹」を参照。

通痹散(つうひさん)『医林撮要』　方剤名。独活　川芎　天麻　当帰　白朮各同量。「痹証で腰部と陰部が冷痛し、歩行困難な場合に用いる」。

通脾瀉胃湯(つうひしゃいとう)『その他』　方剤名。石膏　益母仁各8　黄芩6　玄参　防風　知母　梔子　大黄各4。「黄風内障の初期に夜に視界が悪く、次第に瞳子が縮小し、黄色くなり、眼瞼浮腫、流涙の場合に用いる」。

痛風(つうふう)　①痹証の一つ(『丹渓心法』)。「白虎歴節」ともいう。疼痛が激烈なために、痛痹に分類することもある(『医学

正伝』)。さらに疼痛があちこちに移動するために、風痹に分類することもある(『景岳全書』)。

通腑泄熱(つうふせつねつ)　「通泄」を参照。

通脈(つうみゃく)　①治法。これは陽気を温通して、脈拍を奮起させる方法のこと。たとえば少陰病で泄瀉し、その排泄物が未消化の食物なのは、内に真寒があり、外に仮熱があるからである。症状で四肢寒冷・脈微で絶えそうなのは真寒であり、身体が悪寒せずに、面色浮紅なのは仮熱である。しかしその実質は、身体が悪寒しないのは「格陽」であり、面色浮紅するのは、浮陽が上越する「戴陽」である。この治療には通脈四逆湯(甘草・附子・乾姜に葱9茎を加味)を用いる。この方剤中で、甘草・附子・乾姜は回陽救逆し、葱を用いて通陽するので、この方剤を用いれば、陽気を温通して脈拍を強力に奮起することができる。②産後の気血が虚して、無乳や少乳となる場合の治療には、補益気血法を用いて乳汁を充満させて乳を出す。これも「通脈」という。「催乳」を参照。

通脈四逆湯(つうみゃくしぎゃくとう)　方剤名。①「通脈」を参照。②附子10　乾姜6　甘草4。『東医宝鑑』「少陰病で頻繁に泄瀉し、手足厥冷、脈微の場合に用いる」。

通脈四逆加猪胆汁湯(つうみゃくしぎゃくかちょたんじゅうとう)　方剤名。「兼方」を参照。

通明利気湯(つうめいりきとう)『東医宝鑑』　方剤名。貝母4.8　陳皮4　黄連　黄芩　黄柏　梔子　玄参各2.8　蒼朮　白朮　香附子　乾地黄　檳榔各2　川芎1.6　木香1　甘草0.8　生姜3。「痰火により耳鳴、耳聾、心下痞硬、心煩する場合に用いる」。

通木(つうもく)　古代の正骨用の器具のこと。幅3寸、厚さ2寸ほどの一枚の板を用いる。長さは患者の頚部より腰部までを計り、その板の片面に凹型の溝を掘り、その中に綿を詰めて背骨に合わせる。板の両側に孔を開けて、そこへ幅広の紐を通して身体をしばり固定して用いる。

通里(つうり)　穴名。手少陰心経。郄穴。前腕前内側、尺側手根屈筋腱の橈側縁、関節掌側横紋の上方1寸。①養血安神　②熄風開音　③祛邪散滞　④通経活絡　⑤清心養心

通裏(つうり)　「下法」を参照。

通利関節(つうりかんせつ)　治法。関節が不自由で、引きつり、疼痛、麻痹などの症状がある場合は、多くは風寒湿邪が滞留して起こる。この治療には、気味が辛温の薬物を用いて、湿邪を走散させて、血脈を通利することで、症状を緩解させること。風湿性の疼痛を治療する薬物には、すべてこの効用が備わる。

通淋(つうりん)　治法。「淋」とは小便が淋漓として通じないこと。つまり「通淋」とは、小便不利を通利する治療法のこと。導赤散・八正散などの方剤が用いられる。

月役(つきやく)　「経水」に同じ。

柘植彰常(つげあきつね、1770〜1820)　人名。日本江戸時代中期〜後期の医師。日本初の蛔虫病の専門書『蔓難録(まんなんろく)』を著す。「蔓難録(まんなんろく)」を参照。

津田玄仙＝田村玄仙(つだげんせん＝たむらげんせん、1737〜1809)　人名。日本江戸時代の医家。『療治茶談』『勧学治体』の著者。玄仙は本姓津田、名は兼詮(かねあき)、号は積山(せきざん)。饗庭道庵に就き、臨床の術に長けた。

常丸(つねまる、生没年不詳)　人名。日本江戸時代の医家、『妙薬妙術集』の著者。常丸は江戸下谷上野の呉服商常陸屋甚兵衛のことで、戯作者・狂歌作者として知られる。忍岡常丸・東川と号した。

椿灸(つばききゅう)　温灸法の一つ。椿の葉を穴位に敷いて、その上で温艾灸を燃焼させる灸法。痔疾・脱肛などに応用する。

鶴田元逸(冲)(つるたげんいつ)(ちゅう)　人名。日本江戸時代の医家、吉益東洞の門人。『医断』の編著者。

た行・て

庭(てい)　前額部の中央の部位を指す。望診では、ここで頭部や顔部の疾病を診察する。

涕(てい)　鼻水のこと。

骶(てい)　「尾閭」を参照。

鄭惟仁(ていいじん)　人名。朝鮮李朝時代の医家、本貫は東萊、字は徳老、中宗癸卯式文科に登第。『頤生録』などの著書がある。

涕為肺液(ていいはいえき)(涕は肺液たり)「五臟化液」を参照。

停飲(ていいん)　心窩部に振水音や拍水音がする状態のこと。

程応旄(ていおうぼう)　人名。中国清代の医家。字は郊清。康熙帝の頃に活躍した。『傷寒論後条弁』を著した。他に『傷寒論贅余』『医経句測』などがある。

定癇丸(ていかんがん)『処方集』　方剤名。丹参　麦門冬各80　天麻　貝母　半夏　白茯苓　茯神各40　陳皮25　遠志28　牛胆南星　石菖蒲　全蝎　白殭蚕　厚朴各20　朱砂3。「癇疾により眩暈、頭痛、心煩、あくびを良くして、突然昏倒して、手足攣急する場合、癲癇発作を繰り返し、喉に痰の音がし、覚醒しても昏迷し、脈が弱い場合に用いる」。

定悸飲(ていきいん)『多紀櫟窓(多紀元簡)の方』　方剤名。本方は苓桂朮甘湯に牡蛎・呉茱萸・李根皮を加えたものに相当する。茯苓4　桂皮4　白朮4　甘草2　牡蛎3　呉茱萸2　李根皮3。痰飲・脾陽不足による頭暈・目弦・心悸に、心神不安を伴うものに用いる。

定痙丸(ていけいがん)『その他』　方剤名。天南星　天麻各8　人参　防風　白附子　白殭蚕　全蝎各4。「高熱が出て、むずがり、泣き、意識昏迷、手足攣縮、全身が冷える場合に用いる」。

定経湯(ていけいとう)『処方集』　方剤名。菟絲子　白芍　当帰各20　熟地黄　山薬各12　白茯苓6　柴胡　荊芥各4。「月経が早まったり遅れたりして、小腹と腰部が疼痛する場合に用いる」。

廷孔(ていこう)　女性の尿道口のこと。督脈はここに連係している。

定魂魄(ていこんぱく)(魂魄を定む)　治法。精神が不安定な症状を安定させること。

定志(てうし)(志を定む)　治法。精神不安定や癲狂を治療する場合に、特に「鎮静」に重点を置いて、常態に回復させること。

耵耳(ていじ)　「耵聹」を参照。

聤耳(ていじ)　「膿耳」を参照。耳内の分泌物のこと。耳あかや耳だれのこと。

定志円(ていしえん)『医林撮要』　方剤名。人参　白茯苓各120　遠志　石菖蒲各80。「心気虚により心悸、心煩、易驚、健忘、不眠症の場合に用いる」。

定志丸(ていしがん)『東医宝鑑』　方剤名。①人参　白茯苓　茯神各120　石菖蒲　遠志各80　朱砂40。「心気虚により心悸、不安、恐恐、不眠、多夢、健忘の場合、視力減退の場合に用いる」　②厚朴　茯神　遠志　人参　白附子　天麻　天門冬　炙甘草　酸棗仁各同量。「驚風発作が治まった後に不安な場合に用いる」。

提耳談(ていじだん)　書名。日本江戸時代、北尾春圃(1659～1741)の著。医論医方集。全5巻。文化4年(1807)加藤正昭により刊。一般病の証治から、外科・婦人科・小児科にわたり、その治験の要領を自己の経験をもとにわかりやすく解説しており、臨床書として高く評価される。

定志珍珠粉丸(ていしちんじゅふんがん)『東医宝鑑』　方剤名。珍珠粉　黄柏　人参　白茯苓各120　遠志　石菖蒲　青黛各80　樗根白皮40。「心虚により脈弱、発汗、心煩、煩熱、恐恐として不眠、夢精する場合に用いる」。

訂字標註傷寒論（ていじひょうちゅうしょうかんろん） 書名。日本江戸時代、小原蘭峡（1797〜1854）の編。『傷寒論』の校定テキスト。不分巻1冊。天保11年（1840）自序刊。

泥鰍疔（でいしゅうちょう） 「指疔」を参照。

定証（ていしょう） 疾病に固有する一定の症状のことで、主証と副証とを含む。

帝鍾（ていしょう） 「懸雍垂」を参照。

停食（ていしょく） 消化管に食物が停滞している状態のこと。

鍉針（ていしん） 古代九針の一つ。針体は大きく、針尖は鋭い針具。多くは、血脈病や熱病の治療に用いられる。

鄭声（ていせい） うわごとのこと。精神状態に異常を来たし、支離滅裂な言葉を何度も発し、低くうなる症状のこと。虚証に属す。疾病の後期で心気が傷られて、精神が錯乱する危険な段階に見られる。

抵聖散（ていせいさん）『東医宝鑑』 方剤名。烏賊骨12　乳香8　枯白礬　軽粉各4　麝香2。「耳から膿が出て、長らく癒えない場合に用いる」。

定生丹（ていせいたん）『東医宝鑑』 方剤名。石雄黄　朱砂　乳香　半夏　木香　肉豆蔻　百草霜各12　沈香4　阿魏　硇砂各2　緑豆　烏梅各40。「消化不良、嘔吐、胸悶、短気する反胃症に用いる」。

抵聖湯（ていせいとう）『東医宝鑑』 方剤名。芍薬　半夏　沢蘭　人参　陳皮各6　甘草2　生姜7。「産後に腹腫満し、食欲不振、悪心、時に嘔吐する場合に用いる」。

訂正東医宝鑑湯液篇（ていせいとういほうかんとうえきへん） 書名。刊年不詳。許浚の撰。天地人3巻3冊。本書は『東医宝鑑』の湯液篇を訂正して刊行したものと思われる。

定喘化痰湯（ていぜんけたんとう）『東医宝鑑』 方剤名。陳皮　杏仁各8　半夏　天南星各6　五味子　甘草各3.2　款冬花　人参各2.8　生姜5。「痰により短気、痰が濃く、咳嗽する場合に用いる」。

定喘穴（ていぜんけつ） 穴名。奇穴。背部、第1胸椎と第7頚椎の棘突起間の外方0.5寸に取る。喘促・咳嗽・落枕などを主治。

定喘湯（ていぜんとう） 方剤名。①「降逆下気」を参照。②麻黄12　杏仁6　黄芩　半夏　桑白皮　紫蘇子　款冬花　甘草各4　白果21。『東医宝鑑』「風寒により短気、咳嗽、痰が濃く、心煩、頭痛、発熱する場合に用いる」　③阿膠　半夏　麻黄　人参　甘草　桑白皮　五味子各16　罌粟穀8。「肺虚による慢性喘息に用いる」。

定喘湯加減方（ていぜんとうかげんほう）『処方集』 方剤名。桑白皮10　杏仁8　黄芩　半夏各6　麻黄3　甘草2。「気管支喘息により短気、咽喉に痰声がし、泡がまじるどろどろの痰や黄色い痰が出て、時に発熱する場合に用いる」。

提挿補瀉（ていそうほしゃ） 古代九針の一つ。「天人地三才補瀉」や「三才補瀉」ともいう。その刺法は、刺入しようとする穴位の深さを3等分にする。そして「補法」では、3回に分けて浅位→中位→深位と順に刺入して、抜針時は一気に抜く。「瀉法」では穴位の深位まで直接刺入して、そして深位→中位→浅位の順で抜針する。

提托穴（ていたくけつ） 穴名。奇穴。下腹部、臍下3寸の正中線から外方4寸に取る。子宮下垂・下腹部痛・陰挺などを主治。

骶端（ていたん） 「尾閭」を参照。

停痰（ていたん） 痰が咽につかえて切れない状態のこと。

帝丁（ていちょう） 「懸雍垂」を参照。

定痛散（ていつうさん）『東医宝鑑』 方剤名。①蒼耳子　骨砕補　自然銅　血竭　白附子　芍薬　当帰　肉桂　白芷　没薬　防風　牛膝各30　虎骨　亀板各20　天麻　檳榔　羌活　五加皮各10。「風寒湿邪に傷られ、全身の関節が疼痛する場合、特に夜に悪化し、手足が動かしづらい場合に用いる」　②当帰　白芍各8　肉桂4　生姜5。『医林撮要』「産後に悪露が下りず、腹痛する場合に用いる」

て

③当帰　生地黄　細辛　乾姜　白芷　連翹　苦参　黄連　山椒　桔梗　烏梅　甘草各4。『東医宝鑑』「歯痛の場合に用いる」。

定吐飲(ていといん)『医林撮要』　方剤名。半夏80　生姜40　桂皮12。「冷たいものを食べて停滞した場合、胃寒により嘔吐する場合に用いる」。

抵当丸(ていとうがん)『傷寒論』　方剤名。水蛭　虻虫　桃仁各6　大黄9。つき砕いて4丸とし、1丸ずつ服用する。傷寒の蓄血証で、発熱・小腹満・小便自利などに用いる。

抵当湯(ていとうとう)『東医宝鑑』　方剤名。水蛭　蝱虫　桃仁各10　大黄12。「瘀血により結胸となり、譫語、口乾するが飲みたがらない場合、下焦に宿血があるが、身熱せず、小腹満、尿利、便秘する場合に用いる」。

耵聹(ていねい)　「耳垢」ともいう。つまり外耳道に見られる黄褐色の分泌物のこと。少量では正常範囲である。もし風熱が相搏すれば、分泌物は増加し、外耳道を塞いで聴こえづらくなるものもある。これを「耵耳」という。つまり耵聹の塞栓である。

定肺湯(ていはいとう)『東医宝鑑』　方剤名。紫苑　五味子　陳皮　紫蘇子　杏仁　桑白皮　半夏　枳実　甘草各4　生姜4　紫蘇葉5。「気滞により短気、咳嗽する場合に用いる」。

定魄丸(ていはくがん)『東医宝鑑』　方剤名。人参　厚朴　茯神　遠志　朱砂　天麻　石菖蒲　天門冬　酸棗仁　甘草各同量。「小児が驚いたことにより癲癇発作を起こす場合に用いる」。

定風(ていふう)　治法。滋養鎮静薬を用いて肝風を止めること。『温病条弁』には、大定風珠や小定風珠などの代表方剤があげられている。

定風餅子(ていふうべいし)『東医宝鑑』　方剤名。①天麻　烏頭　天南星　半夏　乾姜　川芎　白茯苓　甘草各同量。「中風で痰が盛んで、口眼喎斜の場合、痰厥により頭痛、嘔吐する場合に用いる」　②烏頭　川芎　天南星　半夏　乾姜　天麻　白茯苓　白附子　甘草各同量。「痰厥により頭痛、眩暈、悪心、嘔吐する場合に用いる」。

提泡(ていほう)　「発泡」を参照。

提法(ていほう)　傷科における正骨の方法のこと。折れて下陥した骨端を、手や紐で上側や外側に牽引して、直接または間接的に復位させる牽引法のこと。

鄭北窓方(ていほくそうほう)　書名。朝鮮李朝時代の書、亡失。詳細伝不詳。北窓の号は鄭、儒医で医術に精通したが、その経験方を集成したものであろう。

葶藶丸(ていれきがん)『東医宝鑑』　方剤名。①葶藶子　防已　木通　杏仁　貝母各40。「肺気不通により短気、心煩、顔とまぶたが浮腫する場合に用いる」　②葶藶子　沢瀉　山椒　桑白皮　杏仁　猪苓各20。「脾胃に水質が停滞し、短気、心煩、腹水音がする場合に用いる」　③葶藶子　大黄各40　杏仁27。『処方集』「肺に実熱が生じ、短気、声がかれ、咳嗽が続く場合に用いる」。

葶藶散(ていれきさん)『東医宝鑑』　方剤名。葶藶子　瓜呂仁　薏苡仁　桑白皮　升麻　葛根　桔梗各4　甘草2　生姜3。「肺癰により短気、胸悶、胸痛、痰が濃く、咳嗽する場合に用いる」。

葶藶子(ていれきし)　薬物名。逐水薬。辛苦、大寒、肺・膀胱。①瀉肺平喘　②行水消腫

葶藶大棗瀉肺湯(ていれきたいそうしゃはいとう)　方剤名。①「泄剤」を参照。②葶藶子15　大棗20。『東医宝鑑』「支飲や肺癰により短気、不眠、痰が濃く、咳嗽する場合に用いる」。

葶藶木香湯(ていれきもっこうとう)『東医宝鑑』　方剤名。滑石120　白芷　葶藶子　猪苓　赤茯苓各40　木香　沢瀉　木通　桂皮　甘草各20。「浮腫により腹満し、尿赤、泄瀉する場合に用いる」。

鄭磏(ていれん)　人名。朝鮮李朝時代の医家、字は士揆、号は北窓。司馬、天文、地

理、医薬、卜筮に精通。『鄭北窓方』があるが、伝不詳。

泥恋(でいれん) 胃もたれのこと。

適寒温(てきかんおん)(寒温に適す) 冷熱を適温に調節すること。

滌痰(てきたん・じょうたん) 治法。頑痰を滌蕩する治療法のこと。痰飲が脇下に停聚して、咳嗽喀痰すると脇下まで痛み、舌苔滑・脈沈弦などが見られれば、治療に十棗湯(大棗・芫花・甘遂・大戟)を用いる。また実熱で老痰が生じて、癲狂や眩暈、痰が粘稠で多量、大便秘結・舌苔黄厚で膩・脈滑数有力などが見られれば、治療に礞石滾痰丸(大黄・黄芩・礞石・沈香)を用いる。また痰が粘稠で多量・咳嗽して気が上逆した場合には、皀角を煅存(参照)して、細末に研磨し、毎回五分を服し、棗膏湯(または大棗の煎湯)で送下する。滌痰法は峻烈なので、虚弱な者は注意して用い、妊婦や喀血傾向のあるものには禁忌である。

敵痰丸(てきたんがん)『東医宝鑑』 方剤名。牽牛子120 皀莢80 枯白礬 半夏曲 陳皮各40。「痰飲により胸悶、多痰、口中無味、消化不良の場合、大小便不利、腹水音がする場合に用いる」。

手厥陰経筋(てけっちんけいきん) 走行は手の第3指から起こり、手の太陰の筋と平行して、肘窩内側に結し、上腕内側に沿って走行し腋下に結し、下って季肋を前後に挟んで分布する経脈のこと。その分枝は腋下に進入して、胸中に散じ、心下部に結す。この経筋の流れが悪くなると、本経流注部分の強直・筋のけいれん・胸痛・息切れなどを起こす。

手厥陰心包経(てけっちんしんぽうけい) 十二経脈の一つ。その循行は、体内では心包絡に属し、三焦を絡し、並びて横隔膜に連なる。体表では側胸部に起こり、腋下・上肢の屈側の正中線を経て、手の中指の指尖に止まる。その本経に病があれば、主に心煩・心痛・心悸・精神病・面黄・目赤などの症状と病証と、本経の循行部の局部症状が見られる。

手厥陰別絡(てけっちんべつらく) 手の厥陰心包経から分かれる絡脈のこと。分かれる部位は内関穴。手根部の上2寸から、両筋の間に散じ、経脈に沿って上行し、心包に連なり、心系に絡す。実証では心痛、虚証では煩心が見られる。

手五里(てごり) 穴名。手陽明大腸経。禁針穴。上腕外側、曲池と肩髃を結ぶ線上、肘窩横紋の上方3寸。①清熱化痰 ②化痰消腫 ③寧嗽止血 ④行気散瘀 ⑤疏筋利節

手三陰経(てさんいんけい) 十二経脈中の3本の手の陰経脈のこと。つまり「手太陰肺経」「手少陰心経」「手厥陰心包経」のこと。これらの循行方向は、すべて胸部より上肢内側を通り手部に至る。

手三陽経(てさんようけい) 十二経脈中の3本の手の陽経脈のこと。つまり「手陽明大腸経」「手太陽小腸経」「手少陽三焦経」のこと。これらの循行方向は、すべて手部より上肢外側を通り頭部に至る。

手三里(てさんり) 穴名。手陽明大腸経。前腕後外側、陽谿と曲池を結ぶ線上、肘窩横紋の下方2寸。①清熱利湿 ②清瀉明目 ③調気和中 ④祛風通絡 ⑤消腫止痛

手少陰経筋(てしょういんけいきん) 走行は手の第5指の内側から起こり、手掌の後方にある豆状骨に結し、上って肘窩内側に結し、さらに上って腋窩部に進入し、手の太陰と交わり乳房部に至り、胸中に結し、心下部をめぐって下り、臍と連なる経脈のこと。その病証は、内部の筋が痙攣して、心下に積聚して伏梁となる。さらに本経の流注部分の強直、筋の痙攣、疼痛などが見られる。

手少陰心経(てしょういんしんけい) 十二経脈の一つ。その循行は、体内では心に属し、小腸を絡し、並びて咽部と眼に連なる。体表では、腋下部より上肢の屈側後面に沿って下向し、小指端に止まる。その本経に病があれば、主に心痛・口渇・咽乾・目黄・脇痛などの症状や病証と、本経の循行

部位の局部症状が見られる。

手少陰別絡(てしょういんべつらく)　手の少陰心経から分かれる絡脈のこと。分かれる部位は通里穴。手掌の上１寸から分かれて手の太陽小腸経に走行する。手根部の上1.5寸のところから上行し、経脈に沿って心中に入り、舌本に連なり、さらに上行して目系に属す。この絡脈のめぐりが悪くなると、実証としては胸部と心下部の膨満・不快感、虚証としては言語障害などが起こる。

手少陽経筋(てしょうようけいきん)　走行は手の第４指端から起こり、上り手関節背部に結し、前腕に沿って上り、肘部先端に結し、上腕外側をめぐり、肩を上り頚に行き、足の太陽と合す経筋のこと。その分枝は下顎角を下った後に、舌本に連なる。別の支筋は歯部から上行し、耳前に沿って外眼角に達し、上り額を過ぎ、頭角に結す。経筋のめぐりが悪くなると、本経筋流注部分の強直、筋の痙攣・麻痹などが見られる。

手少陽、厥陰の経別(てしょうよう、けっちんのけいべつ)　手少陽三焦経と厥陰心包経から分かれる経脈のこと。手少陽の経別は、頭頂部で分かれ、鎖骨上窩に入り、下行し三焦に走り、胸中に布く。手厥陰の経別は、腋窩の下３寸のところで分かれ、胸中に入り、分かれて三焦に属し、上行して喉をめぐり耳後に出て手の少陽経に合す。この経別を「五合」ともいう。

手少陽三焦経(てしょうようさんしょうけい)　十二経脈の一つ。その循行は、体内では三焦に属し、心包絡を絡い、並びて耳・眼と連なる。体表では無名指の端に起こり、上肢の伸側の正中線に沿って、肩部・側頚部・側頭部・耳部を経て眼部に止まる。その本経に病があれば、主に耳病・咽喉病・眼病・頬腫・出汗などの症状と病証と、本経の循行部の局部症状が見られる。

手少陽別絡(てしょうようべつらく)　手少陽三焦経から分かれる絡脈のこと。分かれる部位は外関穴。手根部の上２寸から上腕外側をめぐり上行し、胸中に進み、手厥陰心包経と会合する。その実証は肘部の痙攣、虚証は肘部が弛緩して、曲がらないなどが見られる。

手太陰肺経(てたいいんはいけい)　十二経脈の一つ。その循行は、体内では肺に属し、大腸を絡し、並びて胃と喉と連なる。体表では、胸部の外方より上肢の屈側の前面に沿って下降し、拇指端に止まる。その本経に病があれば、主に咳嗽・咳血・喘息・気短・口渇・煩躁・胸満・肩背痛・手心発熱・傷風・自汗・小便頻数・尿黄赤などの症状や病証と、本経の循行部の局部症状が見られる。

手太陰別絡(てたいいんべつらく)　手太陰肺経から分かれる絡脈のこと。分かれる部位は列欠穴。手掌の指の付け根から、皮膚と筋肉の間を上り、分かれて手陽明大腸経に行く。また手太陰肺経とともに手掌の中に入り、魚際穴付近に至る。この絡脈のめぐりが悪くなると、実証では手掌・指の付け根の灼熱感、虚証では呼吸短促・遺尿・頻尿などを起こす。

手太陽経筋(てたいようけいきん)　手の第１指の上から起こり、指をめぐり上行し、魚際穴の後ろに結し、寸口の外側に沿って上り前腕に達し、肘窩に結す。再び上腕内側を上り腋下に入り、欠盆穴に出て肩髃穴の前に結し、上り欠盆穴に結し、下り胸中に結し、散じて膈を貫き、膈下で会合し季肋に達する経筋のこと。

手太陽、少陰の経別(てたいよう、しょういんのけいべつ)　手太陽小腸経と手少陰心経の経脈から分かれる経脈のこと。手の太陽の経別は、肩関節後面で分かれ、腋窩に入り、心に進み、下行し小腸に連なる。手の少陰の経別は、腋窩の両筋の間で分かれ、胸中に入り、心に属す。再び上行し喉に進み、顔面部で浅いところに出て、内眼角で手の太陽経と合す。この経別を「四合」という。

手太陽小腸経(てたいようしょうちょうけい)　十二経脈の一つ。その循行は、体内で

て

は小腸に属し、心を絡い、並びて胃と眼と内耳と連なる。体表では、小指端より、上肢の伸側の後面・肩甲部・側頚部・顔部・眼部を経て、耳部に止まる。その本経に病があれば、主に耳聾・目黄・頬腫・下頷部が腫脹して頚部を回旋できない・咽喉病などの症状や病症と、本経の循行部の局部症状が見られる。

手太陽別絡(てたいようべつらく) 手太陽小腸経から分かれる絡脈のこと。分かれる部位は支正穴。手根部の上５寸から内に向かい、分かれて手少陰心経に行く。別の分枝は上行し肘部を経て、肩髃穴を絡う。その実証では関節が弛緩し、上肢が萎縮し関節の運動制限が起こる。虚証では疣(いぼ)ができやすい。

手陽明経筋(てようめいけいきん) 手陽明大腸経に属す筋肉系の経脈のこと。手の第２指の先に起こり、上り手関節背面に結し、上り前腕をめぐり肘部外側に結し、再び上腕に沿って上り肩髃穴に結す。その分枝は肩甲部をめぐり、脊柱を挟む。直行するものは再び肩髃穴から頚部に上る。その分枝は頬部に上り鼻傍に結す。その直行するものは、頭部を絡い、右側の顎部に下る。その病証は本経の流注部分の強直、疼痛、筋痙攣、肩の挙上不能、頚の回旋運動の制限などが見られる。

手陽明、太陰経別(てようめい、たいいんけいべつ) 手陽明大腸経と太陰肺経から分かれる経脈のこと。手陽明経別は、手部で分かれ、前腕、肘、上腕部に沿い、胸部・乳房を行る。別の一枝は肩髃穴から分かれ、項部の大椎穴に入る。下行するものは大腸に行き肺に属し、上行するものは喉に沿い、欠盆穴に出て手陽明経に合す。手太陰経別は、腋窩で分かれ、手少陰経の前を行き、胸中に入り、肺に走り、大腸をめぐる。さらに上行して鎖骨上窩に出て、喉に沿い手陽明経に合す。この経別を「六合」という。

手陽明大腸経(てようめいだいちょうけい) 十二経脈の一つ。その循行は、体内では大腸に属し、肺を絡う。体表では、食指端より上肢の伸側の前面・肩部・頚部・頬部を経て、対側の鼻穴傍らに止まる。その本経に病があれば、主に泄瀉・痢疾・腸鳴・悪寒戦慄・目黄・口乾・鼻衄・鼻塞・咽喉炎・牙痛・頚部腫大などの症状や病証と、本経の循行部の局部症状が見られる。

手陽明別絡(てようめいべつらく) 手陽明大腸経から分かれる絡脈のこと。分かれる部位は偏歴穴。手根部の上３寸から分かれて手太陰肺経に行く。もう一本の分枝は上腕に沿って肩髃穴に達し、上行して曲頬を経て、歯部を絡い、その分枝は耳部に入り、宗脈と合す。その実証では歯痛、難聴、虚証では歯の冷感、心下部の痞えなどが見られる。

寺島良安(てらしまりょうあん、1650〜1700年) 人名。日本江戸時代の医家。大阪生まれ。『和漢三才図絵』『済生宝』の著者。良安は尚順(しょうじゅん)、堂号は杏林堂。能代の船問屋でのちに土崎に移った尾張屋に生まれ、大阪で伊藤玄良の門に入って医となり、法橋の位についた。

癲(てん) 「癲」に同じ。『素問・腹中論』に「石薬は癲を発す」(石薬発癲)と見える。つまり金石性の薬物は癲疾(精神錯乱症)を起こすことがあること。

碾(てん) 「治削」を参照。

顛(てん)[巓、巓頂] 頭頂部のこと。

臀(でん) 腰部(胂)の下方、骶骨部(尻)の両側にあり、大臀筋の部位のこと。

転移術(てんいじゅつ) 刺針手技の一つ。針尖転移法ともいう。針を刺入した後に、針尖を左右に方向を変えて刺激する方法のこと。強刺激として用いる。

天応穴(てんおうけつ) 「阿是穴」を参照。

天乙丸(てんおつがん)『東医宝鑑』 方剤名。人参 40　沢瀉 12　燈芯 10　滑石　猪苓各 10　赤茯苓　白茯苓　茯神各 6.8。「小児が心熱が盛んで、神識昏迷、譫語する場合、丹毒、風疹、嘔吐、泄瀉などに用いる」。

て

天廓(てんかく)　「八廓」を参照。

天花散(てんかさん)『東医宝鑑』　方剤名。金銀花8　芍薬6.8　瓜呂根6　穿山甲4.8　白芷　当帰各4　貝母2.8　没薬2　乳香0.8。「瘰癧が潰えて、液が流れだし非常に疼痛する場合に用いる」。

甜瓜蒂(てんかてい)[瓜蒂]　生薬名。湧吐薬。苦、寒、小毒、胃。①吐痰宣壅　②吐食安胃　③散湿退黄

伝化之符(でんかのふ)　「臓行気於腑」を参照。

伝化物(でんかぶつ)　「腑輸精於臓」を参照。

伝化物而不臓(でんかぶつじふぞう)(化物を伝えて蔵さず)　「六腑」を参照。

天花粉(てんかふん)　薬物名。栝楼根の別名。「栝楼根」を参照。

癲癇(てんかん)　「癇証」を参照。

點眼(てんがん)　点眼薬のこと。ある薬物を乾燥させて、極微細末に砕き、試しに舐めてみて溶けて滓が残らなければ、眼にさしても差し支えない。爽快感があり刺激が無いようにする。眼病の治療に用い、炎症や腫脹を取り除く効果がある。

貼眼地黄膏(てんがんじおうこう)『医林撮要』　方剤名。生地黄150　黄連40　黄柏　寒水石各20。「眼を打撲したり、風熱により、目赤、腫痛、流涙の場合に用いる」。

転丸脈(てんがんみゃく)　「転豆脈」を参照。

天癸(てんき)　①男女の腎精を指す。『素問・上古天真論』に「女子は…二七にして天癸至り、任脈通じ、太衝脈盛んにして、月事時を以って下る…丈夫は…二八にして腎気盛ん、天癸至りて、精気を溢れ瀉す…」(女子…二七而天癸至、任脈通、太衝脈盛、月事以時下…丈夫…二八腎気盛、天癸至、精気溢瀉…)と見える。つまり、天癸とは、性腺を刺激する作用のある物質のたぐいである。②婦人科では、天癸を「月経」の代名詞としているものもある。

転気(てんき)　放屁のこと。

天灸(てんきゅう)[自灸、冷灸]　毛茛(牡丹の一種)などの植物(石竜肉・鉄線蓮・鉄脚威霊仙など)の新鮮な薬草を搗いて糊状にし、直径4cmほどの盃に盛り、それを穴位に軽く貼り付けるように乗せ、1時間ほど放置して、局部に灼熱感や痒痛感が出たら取り去る。この際に、皮膚上に大きな深黄色の水泡を生ずることもある。それを消毒したピンセットで、その水泡を破り、綿花をかぶせて固定する。これは瘧疾・哮喘・関節炎などの疾病に応用される。

癲狂(てんきょう)　癲と狂は、いずれも精神錯乱の疾病である。「癲」は、抑鬱状態で、情感淡漠・沈黙痴呆・言語錯乱・飢飽を忘れる、ひどくなれば身体が強直して転倒し、直視する。虚証に属す。これは痰気鬱結や心脾両虚により起こる。「狂」は、興奮状態で喧擾不寧・衣服や寝具を片付けない・人を殴りののしる・しきりに歌い笑い・よく怒る、ひどければ塀を乗り越えたり屋根に上ったりする。実証である。これは陽気が亢進しすぎて、心神が外越して起こる。そこで『難経・二十難』に「重陽のものは狂となり、重陰のものは癲となる」(重陽者狂、重陰者癲)と見える。しかし癲と狂は、病理変化上においては関係がある。癲病が長引き、痰鬱化火すれば狂症が出現し、狂病が長引けば、鬱火がやや宣泄して、痰気だけが留滞するので、癲証が出現する。そこで「癲狂」と合称する。

転驚丸(てんきょうがん)『医林撮要』　方剤名。天南星　天麻各8　人参　防風　白附子　白殭蚕　全蝎各4。「脾胃虚弱で泄瀉し、身消痩する場合、長らく嘔吐泄瀉して慢驚風に発展した場合に用いる」。

転筋(てんきん)　筋肉の痙攣、こむらがえりのこと。「抽筋」ともいう。腓腹筋が引きつること。これは津液が失われた症状の一つである。

転筋入腹(てんきんにゅうふく)　転筋が悪化し、腓腹筋が痙攣して、両下腿から小腹まで引きつりが広がるものをいう。

天溪(てんけい)　穴名。足太陰脾経。前胸部、第4肋間、前正中線の外方6寸。①寛

て

胸通乳　②健脾和中　③降逆止嘔　④利水除湿　⑤運化水穀

伝経(でんけい)　傷寒病がある経から他経に伝入すること。つまり、ある経の症候が他経の症候に変化すること。その伝経には3種がある。①「循経伝」：太陽から陽明、陽明から少陽、または太陰から少陰・厥陰と順序通りに、また表から裏へ、浅部から深部へ伝わることを指す。しかし必ずしも、六経をすべて伝変するのではなく、もし正気が充実して、抵抗力が増強され、治療が適切であれば、伝経はたちどころに止まる。②「越経伝」：病邪がある経を越えて伝わることをいう。つまり、太陽が陽明に伝わらずに、少陽に伝わるなど。③「表裏伝」：表裏関係の両経に伝わることをいう。つまり太陽と少陰、陽明と太陰、少陽と厥陰などは表裏関係にある。そこで太陽から少陰に伝入することを表裏伝という。

転系陽明(てんけいようめい)　「転属陽明」とは異なる。「転属」とは、疾病が転変して太陽から離脱したものを指し、「転系」とは、転変してもまだ太陽から離脱していないものを指す。「転属陽明」を参照。

顛眩(てんげん)　「眩暈」を参照。

天行(てんこう)　流行病のこと。「時行」を参照。

天哮(てんこう)　「哮証」を参照。

天鋼(てんこう)　天文の大綱のこと。

天香散(てんこうさん)『東医宝鑑』　方剤名。天南星　半夏　烏頭　白芷各4。「頭風症の発作により、皮膚の感覚が鈍麻し、掻痒、かくとみみずばれになる場合、痰が集積して嘔吐し食欲不振の場合に用いる」。

天行時疫(てんこうじえき)　「時病」を参照。

天行赤目(てんこうせきもく)　これは四時の風熱毒癘の気を感受して起こる。主な症状は、胞瞼腫脹・眼瞼や白睛が紅赤・痒痛流泪・眼眥が粘稠となる。必ず両目が前後して罹患するが、同時に罹患することもある。

纏喉風(てんこうふう)　「喉風」を参照。

點刺(てんし)　刺針手法の一つ。速刺法のこと。その方法は、片手で皮膚をつかみ、他の片手で針を持ち、親指と人差し指で針柄を持ち、中指で針先上部の約1分ほどの場所を押さえ、すばやく皮下の浅層の静脈に刺入して、直ちに抜針して、その場所を押さえて、血を数滴出す方法。この方法では「三稜針」を多用する。刺針部位としては、手足の指の端・耳尖・太陽穴などに常用される。

纏耳(てんじ)　「膿耳」を参照。

天竺黄(てんじくおう)　薬物名。清化熱痰薬。甘、寒、心。①滑痰平喘　②清熱寧神　③袪風解痙

天竺黄散(てんじくおうさん)『処方集』　方剤名。竹黄　鬱金　梔子　白殭蚕　蝉退　甘草各同量。「小児が発熱し、驚風する場合、上焦に熱が盛んなために生じる鵞口瘡に用いる」。

田七(でんしち)[三七]　薬物名。止血薬。甘微苦、温、肝・胃。①化瘀止血　②化瘀止痛　③托毒合瘡

天疾(てんしつ)　生まれつきの病気のこと。

顛疾(てんしつ)　「顛」とは頭頂部を指す。顛疾とは頭部の疾病を指すが、一般的には頭痛を指す。頭部は諸陽の会であり、臓腑に気血がすべて頭部に集まるので、六淫の外感や臓腑の内傷はすべて顛疾を起こすことがある。

転失気(てんしっき)　放屁のこと。

伝屍病廿五方(でんしびょうにじゅうごほう)　書名。日本鎌倉時代、我宝(鎌倉末。生没年不詳)の編著。伝屍病(結核性疾患)の治方書。全1巻。建武元年(1334)成。本書は25種の伝染疾患(結核性疾患)の病態と経過が記され、治方は灸治が主で、食治も併記されている。中世の医療の実態を示す数少ない資料の一つ。

天蛇毒(てんじゃどく)　指が腫れる病のこと。

天衝(てんしょう)　穴名。足少陽胆経。足少陽と太陽経との交会穴。頭部、耳介の付け

根の後縁の直上、髪際の上方2寸。①清熱散風　②活血散瘀　③寧心安神　④通竅活絡　⑤清頭散風

伝尸労(でんしろう)　「癆瘵」を参照。

天宦(てんしん)　「五不男」を参照。

転針(てんしん)　「捻針」を参照。

電針(でんしん)　針法。豪針を人体の一定の穴位に刺入した後、針に電流を流して治療する針法。その治療内容により、刺激の強さや頻度を調節する。電針は内科・外科・婦人科・小児科・五官科などの各疾患に適用され、さらに手術の麻酔(電針麻酔)にも応用される。

天真元(てんしんげん)『東医宝鑑』　方剤名。羊肉4200　当帰480　肉蓯蓉　山薬　天門冬各400　黄耆200　人参120　白朮80。「虚損により消痩し、労倦し、食欲不振、泄瀉して津液不足の症状がある場合、出血過多の場合に用いる」。

天人合一説(てんじんごういつせつ)　古代中国の医説の一つ。神仙家や道家の唱えた、自然哲学的な思想に基づく。天地間の自然現象、つまり大宇宙と人体の現象に、同一の規律があるとする説。

天人相応(てんじんそうおう)　人体の組織構造や生理現象、さらに疾病と自然界の変化との対応関係を指す。『霊枢・邪客篇』に「これ人と天地とはあい応ずる者なり」(此人與天地相応者也)と見える。その主旨は、疾病を診断治療する場合には、必ず四時の気候などの疾病の変化に対する影響に留意し、「因時・因地・因人」により適切に処置しなければならないことを述べている。しかし、この説明は「天人相応」学説の一面であり、機械的で唯心的な内容も含まれる。つまり「天に日月あり、人にもまた両目あり」(天有日月、人有両目)などのこじつけ的な学説もあるので、この学説には批判的な態度で分析して対峙しなければならない。

天真丹(てんしんたん)『その他』　方剤名。沈香　巴戟天　茴香　萆薢　胡蘆巴　破胡紙　杜仲　厚朴　牽牛子各40　肉桂20。「腎陽不足で陰痿症、陰嚢冷縮、腰痛、遺精がある場合に用いる」。

電針麻酔(でんしんますい)　針刺麻酔の方法の一つ。刺針の刺激の操作を電流で行う方法。操作が簡便なので、広範囲で応用されている。

天枢(てんすう)　穴名。足陽明胃経。大腸経の募穴。上腹部、臍中央の外方2寸。①温散寒積　②通腸導滞　③昇降気機　④扶土化湿　⑤活血調経

填精髄(てんせいずい)　治法。薬物を用いて腎精や髄液を充填する方法。薬物としては枸杞・肉縦容などを用いる。

天井(てんせい)　穴名。手少陽三焦経。合土穴。肘後面、肘頭の上方1寸、陥凹部。①清熱化瘀　②疏筋利節　③化痰止血　④聡耳寧心　⑤安神通絡

転舌膏(てんぜつこう)『東医宝鑑』　方剤名。連翹8　大黄　芒硝　甘草　石菖蒲　遠志各4　薄荷　黄芩　梔子各2　竹葉7。「中風により舌が強ばりしゃべれない場合、特に上焦、中焦に熱が集積し、しゃべれず、便秘、発熱する場合に用いる」。

天泉(てんせん)　穴名。手厥陰心包経。上腕前面、上腕二頭筋長頭と短頭の間、腋窩横紋前端の下方2寸。①寛胸寧心　②通乳化瘀　③養心安神　④活血通脈　⑤止咳寧嗽

天宗(てんそう)　穴名。手太陽小腸経。肩甲部、肩甲棘の中点と肩甲骨下角を結んだ線上、肩甲棘から1/3にある陥凹部。①粛降肺気　②清熱散結　③行気寛胸　④舒筋活絡　⑤散風祛湿

天窓(てんそう)　穴名。手太陽小腸経。前頚部、胸鎖乳突筋の後縁、甲状軟骨上縁と同じ高さ。①清熱開竅　②通竅聡耳　③熄風寧神　④理気散結

天聰穴(てんそうけつ)　穴名。奇穴。前頭部正中で、紐で鼻柱の先端と前髪際までを計り、その半分の長さで前髪際から頭頂部の正中(百会穴)に向かって、紐の尽きるところに取る。脾胃疾患などを主治。

転属(てんぞく)　傷寒病で、病位が移りきっ

ていない状態を指す。併病ともいう。

転属陽明(てんぞくようめい) 傷寒病ですでに太陽を離脱して、明らかに陽明の症候が現れるものを指す。

天台烏薬(てんだいうやく) 薬物名。烏薬の別名。「烏薬」を参照。

天台烏薬散(てんだいうやくさん)『済州新編』 方剤名。烏薬　木香　茴香　良姜　橘皮各20　檳榔12　苦楝子10。「寒邪と気が滞り生じた小腸疝気で、陰嚢腫大、小腹攣急して、陰嚢まで疼痛する場合に用いる」。

天台散(てんだいさん)『東医宝鑑』 方剤名。烏薬　陳皮　麻黄　川芎　枳実　白殭蚕　桔梗　白芷　乾姜　防風　羌活　天麻　当帰　続断　威霊仙　甘草各2.4　乳香　没薬　麝香各1.2。「中風により手足が動かしづらい場合に用いる」。

天池(てんち) 穴名。手厥陰心包経。心包絡の募穴。手厥陰経と足少陽経との交会穴。前胸部、第4肋間、前正中線の外方5寸。①寛胸理気　②清肺止咳　③寧心安神　④止痛消腫　⑤活血化瘀

天地機(てんちき) 天地自然の機能のこと。

天、地、人三才補瀉(てん、ち、じんさんさいほしゃ) 「提挿補瀉」を参照。

天地煎(てんちせん)『東医宝鑑』 方剤名。天門冬80　熟地黄40。「陰血不足により口渇し、心悸、神識昏迷、尿赤の場合に用いる」。

天柱(てんちゅう) 穴名。足太陽膀胱経。禁灸穴。後頸部、第2頸椎棘突起上縁と同じ高さ、僧帽筋外縁の陥凹部。①清頭散風　②熄風寧心　③通経止痛　④通経活絡　⑤強筋骨

天柱骨(てんちゅうこつ) 「頚骨」を参照。

天柱倒(てんちゅうとう) 頚項部が軟弱無力で、頭が垂れる姿勢を表現する。多くは小児の発育不全や老人の体弱の者に見られる。もし久病でこの症状が見られれば、腎気大虚により精神気血ともに衰えた徴候である。

天釣(てんちょう) 小児の驚風の一つ。陳治の『幼幼近編』に「天釣は心肺の積熱の致すところに属し、その証は涎潮搐搦(ちくじゃく)し、項強痰鳴し、雙眸(そうぼう)翻上し、爪甲色青く、みな痰熱の上焦に壅滞して致すところなり」(天釣属心肺積熱所致、其証涎潮搐搦、項強痰鳴、雙眸翻上、爪甲色青、皆痰熱壅滞上焦所致)と見える。

巓頂(てんちょう) 「顚」を参照。

天庭(てんてい) 「庭」を参照。

天鼎(てんてい) 穴名。手陽明大腸経。前頚部、輪状軟骨と同じ高さ、胸鎖乳突筋の後縁。①清利咽膈　②清熱消腫　③行気散瘀　④理気化痰　⑤清肺気

天度(てんど) 天文暦法のこと。

伝道之官(でんどうのかん) ①「大腸」を参照。②「大腸主伝道」を参照。

転豆脈(てんとうみゃく) 「十怪脈」の一つ。「転丸脈」ともいう。脈の動きを把握することができず、ちょうど豆がコロコロと転がるような脈状のこと。

天突(てんとつ) 穴名。任脈。任脈と陰維脈の交会穴。前頚部、前正中線上、胸骨上窩の中央。①宣肺止咳　②清熱化痰　③清咽開音　④寛胸降逆　⑤除壅消滞

天南星(てんなんしょう) 薬物名。温化寒痰薬。苦辛、温、大毒、肺・肝・脾。①燥湿化痰　②祛風解痙　③活絡通痹　④温胃止嘔　⑤散結消腫

転入少陽(てんにゅうしょうよう)(少陽に転入す) 傷寒病で太陽や陽明がすべて転移して、少陽に伝入することにより、少陽の主症状が現れることをいう。

天王補心丹(てんのうほしんたん)『校注婦人良方』 方剤名。人参　茯苓　玄参　丹参　桔梗　遠志各15　当帰　五味子　天門冬　柏子仁　酸棗仁各30　生地黄120。粉末にし、煉蜜にて梧桐子大(直径約6～8mm)の丸とし、朱砂をまぶし、毎回20～30丸を服用する。また、水煎し湯剤として服用してもよい。滋陰養血、補心安神。心腎陰虚証に用いる。

顚簸(てんぱ) 「治削」を参照。

天白蟻（てんはくぎ） 頭痛の症状の一つ。頭の中で虫に食い荒らされているように響く頭痛のこと。

天牝（てんぴん） 鼻の別名。

天府（てんぷ） 穴名。手太陰肺経。禁灸穴。上腕前外側、上腕二頭筋外側縁、腋窩横紋前端の下方3寸。①調理肺気 ②清熱涼血 ③安神定志 ④通絡止衄 ⑤調理肺気

天符（てんぷ） 司天運気の説のこと。中運と司天が、気を同じくする年のこと。たとえば丙辰と丙戌の年は、太陽寒水の司天であり、中運も水に属すので「天符」である。

伝変（でんぺん） 傷寒病の発展の一般的ものと特異的な状況を指す。「伝」とは伝経（経とは傷寒六経病）のこと。つまり病情の進展が一定の法則に則っているということ。たとえば太陽が陽明に伝わる、または少陽に伝わることをいう。「変」とは変化のこと。つまり病情の変化がその法則を超越すること。たとえば陽証が陰証に伝変したり、寒熱が錯雑する症候も伝変である。

転胞（てんぽう） これは妊娠により小便が不通になること。胎児が膀胱を圧迫するために、小腹が脹微痛し、小便が不通になること。これは中気の不足と関係がある。

天疱瘡（てんぽうそう） 天行や時気と関係のある瘡瘍の一種。多くは内に湿熱が鬱結し、外で風熱暑湿の気を感受するために生ずる。瘡の形は水泡に似て、境界は明瞭である。水泡は群生し、ひどくなると疼痛し化膿して、悪寒発熱などの全身症状もともなう。

天麻（てんま） 薬物名。熄風鎮驚薬。辛、平、肝。①熄風鎮驚 ②去痰止嗽 ③活絡通痹

天麻丸（てんまがん）『東医宝鑑』 方剤名。①乾地黄160 羌活140 当帰100 天麻 牛膝 萆薢 玄参 杜仲 独活各60 炮附子20。「中風により癲狂症状がある場合に用いる」 ②天麻 半夏 牛胆南星 防風 羌活 白殭蚕 全蝎各同量。『方薬合編』「小児が発熱して顔面蒼白または面赤し、易驚、手足攣急、よく泣き、乳を吸えない場合に用いる」 ③天麻 烏頭各12 草烏 石雄黄各4。『その他』「破傷風に用いる」。

天麻鈎藤飲（てんまこうとういん）『中医内科雑病証治新義』 方剤名。天麻9 釣藤鈎12 石決明18 山梔子 黄芩各9 牛膝12 杜仲 益母草 桑寄生 夜交藤 朱茯神各9。肝陽上亢・肝風内動による、頭痛・眩暈・耳鳴・振顫・身体動揺・不眠・多夢・筋肉攣急・痙攣・面紅・目の充血・舌質紅絳・脈弦数などに用いる。

天麻散（てんまさん）『医林撮要』 方剤名。①天麻 川芎 升麻 半夏各12 細辛 羌活 荊芥 蝉退 甘草 防風各8。「風熱により隠疹が生じ、全身掻痒する場合に用いる」 ②半夏28 炙甘草 白茯苓 白朮 生姜12 天麻10。「小児の急驚風や慢驚風、または中風により言語障害、半身不随、神識昏迷する場合に用いる」。

天麻退翳散（てんまたいえいさん）『処方集』 方剤名。天麻 白殭蚕 当帰 防風 石決明 白芷 熟地黄 黄芩 木賊 枳実 麦門冬 羌活 白蒺藜 川芎 荊芥穂 菊花 蔓荊子 蝉退 白芍 蜜蒙花各16。「椒瘡で赤い膜が気輪と風輪に、次第に降りてくる場合に用いる」。

天麻鈎藤飲（てんまちょうとういん）『その他』 方剤名。天麻 鈎藤 決明子 梔子 黄芩 牛膝 杜仲 益母草 桑寄生 夜光藤 茯神。「肝陽上昇により頭痛、眩暈、耳鳴、手足痙攣、不眠の場合に用いる」。

天麻半夏湯（てんまはんげとう）『東医宝鑑』 方剤名。天麻 半夏各4 陳皮 柴胡各2.8 黄芩 白茯苓 前胡 炙甘草各2 黄連1.2 生姜3。「風痰により頭痛、眩暈、悪心する場合に用いる」。

天麻防風湯（てんまぼうふうとう）『医林撮要』 方剤名。炙甘草80 天麻 防風 人参各40 白殭蚕 全蝎各20 牛黄 朱砂 石雄黄 麝香各4。「小児の驚風で、高熱が出て、痙攣、痰声がし、易驚、恐々とする場合に用いる」。

天文医案(てんもんいあん) 書名。日本江戸時代、田代三喜斎(生没年不詳)の著。医方集。不分巻1冊。安永2年(1773)刊。諸病の治療について、漢方処方に日本民間療法を交え、食品の好物を記している。

天門冬(てんもんどう) 薬物名。甘・苦。大寒。肺・腎。①潤肺滋腎・清熱化痰。肺熱傷陰による乾咳・少痰〜無痰・喀血・呼吸困難などに用いる。②潤腸通便。腸燥便秘に用いる。

天門冬飲(てんもんどういん)**『東医宝鑑』** 方剤名。天門冬 紫苑 知母 桑白皮各6 五味子 桔梗各4。「妊婦が肺陰不足により長らく咳嗽し、多痰、短気する場合に用いる」。

天門冬飲子(てんもんどういんし)**『東医宝鑑』** 方剤名。天門冬 益母仁 知母各4 人参 赤茯苓 羌活各2.8 五味子 防風各2。「肝風により生じた轆轤癲癇で、眼球が片側に偏る場合、眼球振盪で突然視力障害が起きる場合に用いる」。

天門冬丸(てんもんどうがん)**『医林撮要』** 方剤名。①天門冬40 甘草 白茯苓 阿膠 杏仁 貝母各20。「肺陰不足により乾咳、喀血する場合に用いる」 ②天門冬 杏仁 貝母 半夏 桂心 乾地黄 炙甘草 紫苑 麦門冬 人参 桔梗 阿膠 陳皮各同量。『処方集』「陰虚証で微熱が出て、乾咳、咽喉腫痛、血が混じる痰が出る場合に用いる」。

天門冬潤肺湯(てっもんどうじゅんぱいとう)**『四象診療』** 方剤名。天門冬12 黄芩8 麦門冬 酸棗仁 升麻 葛根 桔梗 五味子 大黄各4。「太陰人で悪寒、発熱、眼痛、鼻乾、頭痛、腰痛する場合に用いる」。

天門冬湯(てんもんどうとう)**『東医宝鑑』** 方剤名。天門冬 遠志 白芍 蓮花根 麦門冬 黄耆 阿膠 没薬 当帰 生地黄各2.8 人参 甘草各1.2 生姜3。「七情により心を傷り、吐血、鼻衄する場合に用いる」。

典薬頭(てんやくのかみ) 日本大宝律令(701年)の医疾令によって、典薬寮の最高の責任者に与えられた役職名のこと。

典薬寮(てんやくりょう) 日本大宝律令のなかの医事規定、医疾令によって定められた医療をつかさどる役所のこと。

天容(てんよう) 穴名。手太陽小腸経。前頚部、下顎角の後方、胸鎖乳突筋の前方陥凹部。①清熱消腫 ②活血通絡 ③利咽消腫 ④通竅聡耳 ⑤疏経理気

天牖(てんよう) 穴名。手少陽三焦経。禁灸穴。前頚部、下顎角と同じ高さ、胸鎖乳突筋後方の陥凹部。①清脳聡耳 ②活血散瘀 ③散風消腫 ④通里七竅 ⑤清頭目

纏腰火丹(てんようかたん) 「纏腰蛇丹」を参照。

纏腰蛇丹(てんようじゃたん) 「纏腰火丹」「蛇串瘡」「火帯瘡」ともいう。腰部と肋部の間に疱疹が生じ、その色は赤く、蛇が蛇行しているように見える。春秋に多発し、突然発病し、患部は初めは突き刺さるような痛みが生じ、または軽度の発熱・身倦をともなう。身体の片側に多発し、腰部と肋部の間に生じ、胸部や頭部には生じない。発病時は緑豆や大豆大の水泡が生じ、数珠をつないだように帯状に並ぶ。疱液は透明であるが、次第に混濁してくる。多くは心肝の風火や、脾肺の湿熱によって生ずる。

點烙(てんらく) 「烙法」を参照。

天髎(てんりょう) 穴名。手少陽三焦経。手足少陽と陽維脈との交会穴。肩甲部、肩甲骨上角の上方陥凹部。①祛経絡風湿 ②清熱解表 ③寛胸理気 ④疏経利節 ⑤調気血瘀滞

斗(と) 一斗は約200ccに相当する。附録の度量衡を参照。

搗(とう) 「治削」を参照。

溏(とう) 大便が稀薄なこと。①「便溏」「溏泄」ともいう。『素問・至真要大論』に「溏泄」と見える。②「鶩溏（ぼくとう）」のこと。『金匱要略・五臓風寒積聚病名脈証并治』に見える。「鶩」とはあひるのこと。大便があひるの糞状のものを指す。

擣(とう、つく) 「搗」に通ず。木棒や鉄鎚(かなづち)を用いて搗いて、薬物を加工すること。つまり薬物を破砕したり、搗いて泥土状にして用いる。

東医(とうい) 朝鮮、ベトナムなどの中国医学に対する呼称。千年以上も前に、中国医学は朝鮮やベトナムなどの医学と、すでに交流していた。17世紀の初め、朝鮮で出版された医学大著は『東医宝鑑』という。

東医寿世保元(とういじゅせいほげん) 書名。朝鮮李朝時代、高宗31年(1894)の書、東武　李済馬の著述。4巻2冊。著者は本書にて「四象医説」を主張した。

痘衣法(とういほう) 「人痘接種法」を参照。

東医宝鑑(とういほうかん) 書名。朝鮮李朝時代1613年、許浚の著書。内景篇・外景篇・雑病篇・湯液篇・針灸篇などからなり、中国から伝来した多くの医書を参考にして、取捨選択して編集されており、内容が優れていることで知られる。

道引(どういん) 「導引」を参照。

導引(どういん)[道引] 古代に、保健と治療に用いられた方法のこと。その内容は、気功と体育療法である。導引にはいくつかの解釈がある。①肢体の運動：唐代の王冰の『素問・異法方宜論』に「導引は、筋骨を揺らし、支節を動かすを謂う」(導引、謂揺筋骨、動支節)と見える。支節とは四肢関節のこと。②自己按摩：『一切経音義』に「およそ人の自から摩（さす）り自から捏（こ）ね、手足を伸縮し、労を除き煩を去る、名づけて導引と為す」(凡人自摩自捏、伸縮手足、除労去煩、名為導引)と見える。③深呼吸のたぐい。古くは吐納と称した。清代の張志聴は『素問・異法方宜論』に「導引とは、手を擎（かか）げて引欠するものなり」(導引者、擎手而引欠也)と見える。引とは吸気、欠は口を開けて呼気すること。つまり「擎手而引欠」とは、両手を高く挙げて、深呼吸すること。④気功と体操療法：『庄子・刻意』に見える「此導引之士」の注に「気を導きて和せしむ、体を引きて柔らかにせしむ」(導気令和、引体令柔)と見える。「柔」とは「木は曲がる者は直なるべく、直なる者は曲なるべし」(木曲者可直、直者可曲)と見え、肢体の敏捷な動作を説明している。つまり濁気を呼出し、清気を吸入して、体内の気を順和にし、肢体の運動により、肢体の動きを敏捷に活発にすることを説明している。隋代の巣元方の『諸病源候論』には『養生法』の導引法260項目が記載されている。これには気功と体育療法が含まれている。以上の解説があるが、④の解説が適切であろう。

東隠雑著(とういんざつちょ) 書名。朝鮮の書、編年不詳。朴瀠鎮の撰。1冊。本書は医薬論・調理論・慎攝論・修養論・異治論・附人傀に分け、それぞれに著者の考えを記している。

刀暈(とううん) 創傷による出血や疼痛、または精神的な緊張により生ずる「暈厥」(深い失神、仮死状態のこと)のこと。

透営転気(とうえいてんき) 治法。熱性の疾病を治療する場合に、営分の熱邪を外表に浮き上がらせ、気分から引き出して外表から解除する方法。熱邪が営分に初めて入ると、脈細数・舌質鮮紅・身熱・心煩・不寐・口乾などの症状が見られる。この治療には、犀角・元参・生地などの薬物で営分の熱邪を除去し、竹葉・金銀花・連翹などの薬物で熱邪を浮上させて、外表に引き出すようにする。

湯液(とうえき)　①「清酒」のこと。純粋な黄酒のこと。『素問・湯液醪醴論』に見える。②薬物を煮出した汁のこと。今では「湯剤」という。薬物を水に入れて煎じて湯液とし、滓をこし去り、液汁を取って服用すること。湯液は吸収が早く、その作用が早めに発揮するので、新病や急病に用いられる。③班固の『漢書芸文志』に見える『湯液経法』32 巻のこと。これは臨床関係の著作である。

湯液家(とうえきか)　針灸家に対義して、薬を用いて病気を治療する医家のこと。

湯液片玉本草(とうえきへんぎょくほんぞう)　書名。日本江戸時代、高田玄柳(17 世紀、生没年不詳)の著。本草書。不分巻 1 冊。『片玉本草』ともいう。天和 3 年(1683)刊。本書は常用薬物約 200 種につき、臨床家向けに平易に解説を行った入門書。

湯液本草(とうえきほんぞう)　書名。中国元代、王好古(進之、海蔵)の撰。1298 年。全 3 巻。薬物の気味陰陽、升降浮沈、君臣佐使などについて述べている。

冬応中權(とうおうちゅうけん)　脈象のこと。『素問・脈要精微論』に見える。「權」とは、昔の重さを測る用具のこと。竿計りの分銅のこと。つまり冬の脈象は沈み潜伏することを、竿計りの分銅が下がる様にたとえた表現。

冬温(とうおん)　冬季の異常気候(冬に温かすぎるなど)を感受して起こる熱性病のこと。主な症状は頭痛・汗不出・発熱・微悪寒・口渇・鼻塞鼻乾・流涙・咳嗽気逆、または咽乾痰凝・脈数・舌苔白か黄色など。次いで汗出・熱不退・口渇・悪熱・咳喘・脇痛・脈滑数・舌紅・舌苔黄乾などが見られる。これ以後の伝経変化は風温と同様である。

陶華(とうか)　人名。中国 14～15 世紀の明の医家。節庵と号す。傷寒の研究にすぐれ、『傷寒六書』を著した。

冬瓜(とうが)〔冬瓜仁・冬瓜子〕　薬物名。滲湿薬。甘、微寒、脾・胃・大腸・小腸。①行水消腫　②清熱止渇　③排膿消癰

桃花丸(とうかがん)『郷薬集成方』　方剤名。赤石脂　炮乾姜各 40。「赤白痢により臍の周囲が疼痛し泄瀉する場合に用いる」。

頭角(とうかく)　「額角」を参照。

東郭医談(とうかくいだん)　書名。日本江戸時代、和田東郭(1742～1803)の述、門人の筆録。臨床医話集。不分巻 1 冊。成立不詳。『蕉窓雑話』とともに東郭の医術をうかがう基本資料である。

桃核承気湯(桃仁承気湯)(とうかくじょうきとう)『傷寒論』　方剤名。桃仁 50 個　大黄 4　桂枝 2　甘草 2　芒硝 2。「太陽病解せず、熱膀胱に結し、その人狂の如く、血自ら下る。下る者は愈ゆ。その外解せざる者は、なお未だ攻む可からず、当に先づその外を解すべし。外解しおわり、ただ小腹急結する者は、乃ちこれを攻む可し、桃核承気湯に宜し。」(太陽病不解、熱結膀胱、其人如狂、血自下、下者愈。其外不解者、尚未可攻、当先解其外。外解已、但少腹急結者、乃可攻之、宜桃核承気湯)

透膈湯(とうかくとう)『東医宝鑑』　方剤名。木香　白豆蔻　檳榔　砂仁　枳実　厚朴　半夏　橘皮　陳皮　甘草　大黄　芒硝各 3.2　生姜 3　大棗 2。「中焦に気が集積し、げっぷが出て心下痞硬疼痛、口中無味、便秘する場合に用いる」。

冬瓜仁(とうがにん)　薬物名。冬瓜子ともいう。甘。寒。肺・胃・大腸・小腸。①清肺化痰・消癰排膿。肺熱による咳嗽・黄痰などに用いる。②清熱利湿。下焦湿熱による白色混濁尿・帯下・排尿痛・排尿困難などに用いる。

冬瓜子仁散(とうがしにんさん)『郷薬集成方』　方剤名。冬瓜子　柏子仁　白茯苓　冬葵子　枳実各 40　梔子 80。「酒齄鼻により鼻に出来物が出来て、紅腫し、しぼると黄

と

色い膿液が出る場合に用いる」。

灯下集(とうかしゅう) 書名。日本江戸時代、岡本玄冶(1587〜1645)の著。処方解説書。全2巻。承応2年(1653)刊。常用処方70方の運用法が解説してある。

湯火傷(とうかしょう) 高温のものによるやけどのこと。その内、高温の液体や蒸気によるものを「湯傷」といい、火炎によるものを「火傷」という。

溏瘕泄(とうかせつ) 「痢疾」のこと。症状は腹部に積塊があり痛み、肛門に墜重感があり、排便をしたくても出ないなどが見られる。

桃花癬(とうかせん) 「吹花癬」を参照。

桃花湯(とうかとう)『傷寒論』 方剤名。①赤石脂6　乾姜1.5　粳米8。②赤石脂20　乾姜8　粳米1。『東医宝鑑』「少陰病で口中乾燥し、身体労倦、手足厥冷、血泡が混じった泄瀉をする場合に用いる」。

痘科弁要(とうかべんよう) 書名。日本江戸時代、池田独美(1735〜1816)の著。痘疹(天然痘)の治方書。全8巻付録2巻。文化8年(1811)刊。

盗汗(とうかん) 夜間、寝入ってから自覚無しに汗が出て、目が覚めるとすぐに止まる症状のこと。多くは陰虚内熱により、汗が外泄するために起こる。

透関射甲(とうかんしゃこう) 小児の脈診により指紋を診る場合には、食指を3段階に分ける。手掌に近い第一関節部を「風関」、第二関節部を「気関」、先端の第三関節部を「命関」という。指紋が風関部に現れるのは、病気が軽いことを示し、気関部まで伸びていれば、非常に重いことを示す。この指紋が風関・気関・命関を貫通して指先まで伸びているのを「透関射甲」という。これは病勢が険悪で、病情が危険な状態にあることを示す。しかしこれだけを用いて診断せずに、四診による情報と結びつけて、総合的に分析しなければならない。

当帰(とうき) 薬物名。補血薬。甘辛、温、心・肝・脾。①補血調経　②祛瘀療傷　③温中止痛　④潤腸通便　⑤養筋解痙　⑥排膿消癰

道器(どうき、1505か06〜?) 人名。日本江戸時代の医家、『難経蓬庵抄』の著者。道器は僧で肥後の人。蓬庵と号した。

動悸(どうき) 胸部や腹部などの動脈拍動の亢進のこと。①「虚里の動悸」：心尖拍動部の動悸で、心経や心臓に異常があると亢進する。②「心下の動悸」：上腹部の動悸で中脘・上脘付近で拍動を触れ、脾経・胃経の虚の時に亢進する。③「水分の動悸」：臍の上部に現れるもので、水毒を示し、腎経・脾経の虚の時に亢進する。④「臍中の動悸」：脾虚の時に亢進する。⑤「腎間の動悸」：臍の下部に現れ、腎虚の時に亢進する。

導気(どうき) 針法の術語。『霊枢・邪客篇』に見える。これは刺針により「得気」を促す方法の一つ。得気(気至ともいう)の感覚は、各種の刺針の手法操作を通じて生ずる。たとえば『霊枢・九針十二原篇』では「これを刺して至たらざれば、その数を問うこと無かれ、これを刺して気至れば、乃ちこれを去り、また針することなかれ」(刺之而気不至、無問其数、刺之而気至、乃去之、勿復針)と見える。

当帰阿膠散(とうきあきょうさん)『医林撮要』 方剤名。葱白16　当帰12　阿膠　炙甘草各8。「妊娠2〜3ヶ月ころに、突然心下と腹が痛み不安な場合に用いる」。

当帰郁李仁湯(とうきいくりにんとう)『東医宝鑑』 方剤名。郁李仁　皂莢各4　枳実2.8　秦艽　麻仁　当帰尾　生地黄　蒼朮各2　大黄　沢瀉各1.2。「痔ろうの際に大便が硬く、肛門が脱出し、出血し、疼痛する場合に用いる」。

当帰飲(とうきいん)『東医宝鑑』 方剤名。①大黄　蘇木　乾地黄　当帰　芍薬各同量。「打撲により肺が傷られた際に風寒を受けて、咳嗽し、黒色の血を吐く場合に用いる」　②当帰5.6　豆豉　川芎　桑寄生　阿膠各2.8　葱白7。『処方集』「妊婦が陰血不足により心煩、煩躁して不安な場合に用いる」。

当帰飲子(とうきいんし)『済生方』 方剤名。①当帰5　芍薬　川芎　蒺藜子　防風各3　地黄4　荊芥　黄耆各1.5　何首烏2　甘草1。「老人や虚弱な者の皮膚発疹などに用いる」 ②当帰　芍薬　川芎　生地黄　防風　荊芥　白蒺藜4.8　白何首烏　黄耆　甘草各2.8　生姜3。『東医宝鑑』「全身に斑疹が生じ、腫痛し、粘液が流れる場合に用いる」。

当帰黄耆湯(とうきおうぎとう)『医林撮要』 方剤名。当帰12　黄耆8　白芍　生姜3。「産後に下血が多く、気力なく、腰痛する場合に用いる」。

当帰活血湯(とうきかっけつとう)『東医宝鑑』 方剤名。当帰　芍薬　川芎　桃仁各4　牡丹皮　香附子　烏薬　枳実　陳皮各3.2　紅花2　桂皮　炮乾姜　甘草各1.2　生姜3。「血鬱により心煩、煩熱、口乾、手足無力厥冷して疼痛する場合、小腹腫痛、黒便が出る場合に用いる」。

当帰丸(とうきがん)『東医宝鑑』 方剤名。当帰20　甘草10　黄連　大黄各6。「斑疹が生じて便秘する場合に用いる」。

導気枳殻丸(どうききこくがん)『東医宝鑑』 方剤名。枳実　木通　陳皮　橘皮　桑柏皮　羅蔔子　牽牛子　蓬莪朮　三稜　茴香各同量。「胃気が込み上げて、腹部が硬く痛む場合に用いる」。

当帰寄生湯(とうききせいとう)『東医宝鑑』 方剤名。人参　桑寄生　熟地黄　続断各6　当帰　川芎　白朮　艾葉各3。「気血不足により衝任脈が虚して、妊娠時に下血し、腹腰が非常に痛む場合に用いる」。

当帰羗活湯(とうききょうかつとう)『東医宝鑑』 方剤名。当帰　黄芩　黄連各6　黄柏　連翹　防風　羌活　梔子　甘草各2.8　独活　藁本各2　沢瀉1.2。「湿熱毒により全身のあらゆる場所に癰疽が生じ、発熱したり化膿する場合に用いる」。

当帰血竭丸(とうきけつけつがん)『医林撮要』 方剤名。当帰　血竭　蓬莪朮　白芍各40。「出産後に悪露が降りず、胸満、臍下が硬痛する場合に用いる」。

当帰建中湯(とうきけんちゅうとう)『備急千金要方』 方剤名。①当帰4　桂枝3　芍薬6　生姜3　甘草2　大棗12枚　膠飴6。「主治産後虚羸、腹中刺痛、痛引腰背、不能飲食、呼吸少気」 ②白芍20　桂枝12　当帰40　炙甘草4　膠飴40。『東医宝鑑』「中気が虚して悪寒し、時に腹痛、口中無味、冷汗が出る場合、血虚の女性で月経不順、小腹疼痛、心悸、不安な場合に用いる」。

当帰膏(とうきこう)『東医宝鑑』 方剤名。枸杞子　当帰各200　乾地黄　白朮　白芍各160　白茯苓120　薏苡仁80　山薬　麦門冬各50　地骨皮　蓮実　人参各40　熟地黄　貝母　甘草各30　天門冬20　五味子10　厚朴2.4。「五労七傷により微熱が出て咳嗽し、次第に消痩する場合に用いる」。

当帰牛膝散(とうきごしつさん)『処方集』 方剤名。当帰60　沙参40　続断　延胡索　苦参　山査　益母草　牛膝　香附子各30　木香　肉豆蔲　肉桂　鬱金　甘草各20。「月経不順に用いる」。

当帰散(とうきさん)『金匱要略』 方剤名。当帰3　黄芩3　芍薬3　川芎3　白朮1.5。『金匱要略』には、「婦人妊娠するは、宜しく常に服すべし、当帰散これを主る」とある。本方には補気血・清熱燥湿のはたらきがあり、妊娠中の安胎を目的として服用する。また、胎動不安や下血にも応用することができる。

当帰散(とうきさん)『東医宝鑑』 方剤名。①当帰　川芎　白芍　黄芩各40　白朮20。「婦人が月経閉止の年齢になっても月経が止まらず、腰腹が痛む場合に用いる」 ②防風　当帰　藁本　独活　荊芥穂　山椒各40。「寒湿の邪により関節が紅腫疼痛し、動かせない場合と歴節風の場合に用いる」 ③生地黄10　小薊8　当帰　羚羊角　芍薬各6。「尿血の場合に用いる」 ④乾姜　川芎　枳実　当帰各4　桂皮　香附子　木香　甘草各2。「小児が手足厥冷し、身冷、面赤、息も冷たく、乳をよく飲めない場合、乳を吐き、腹痛する場合に用いる」 ⑤当帰　川芎　白芍　生地黄

香附子　炙甘草各10　桂心　乾姜各5。「小児が陰血不足な場合に寒冷を受けて生じた胎寒症により腹痛する場合に用いる」 ⑥当帰　白芍　人参　炙甘草各8　桔梗　陳皮各4　乾姜20。「小児が長らく泄瀉した後に、気血が虚して、泉門が盛り上がるような場合に用いる」 ⑦当帰　桑柏皮　続断　白芍　川芎各40　乾姜20。「妊婦が風寒に傷られて胎動不安が生じ、下血、腹痛する場合に用いる」 ⑧黄芩　白朮　当帰　川芎　白芍各40。「習慣性流産、胎動不安、胎漏、下血に用いる」 ⑨当帰　生地黄　芍薬　川芎　黄芩　梔子　木通　甘菊花　甘草　白蒺藜　木賊　大黄各同量。「外障により生じた瞳神縮小に用いる」。

冬葵子（とうきし）　薬物名。滲湿薬。甘、寒、大腸・小腸。①利尿通淋　②潤腸通便　③滑胸通乳

当帰四逆湯（とうきしぎゃくとう）『傷寒論』　方剤名。①当帰3　桂枝3　芍薬3　細辛3　甘草2　通草2　大棗25枚。「手足厥寒し、脈細にして絶えんと欲する者は、当帰四逆湯これを主る。」（手足厥寒、脈細欲絶者、当帰四逆湯主之） ②当帰　白芍各8　桂枝6　細辛　通脱木　甘草各4　大棗2。『東医宝鑑』「傷寒厥陰病により手足厥冷し、脈微弱で止まりそうな場合、寒証により月経不順の場合、腹腰足手などが冷痛する場合に用いる」 ③当帰4.8　附子　肉桂　茴香各4　白芍　柴胡各3.6　延胡索　苦楝子　白茯苓各2.8　沢瀉2。「厥疝、寒疝により陰嚢が冷たく腫痛し、小腹冷または疼痛する場合に用いる」。

当帰四逆加呉茱萸生姜湯（とうきしぎゃくかごしゅゆしょうきょうとう）『傷寒論』　方剤名。当帰3　芍薬3　甘草2　通草2　大棗25枚　桂枝3　細辛3　生姜半斤　呉茱萸2升。「手足厥寒し、脈細にして絶えんと欲する者は、当帰四逆湯これを主る。若しその人内に久しき寒有る者は、当帰四逆加呉茱萸生美湯これを主る。」（手足厥寒、脈細欲絶者、当帰四逆湯主之。若其人内有久寒者、宜当帰四逆加呉茱萸生姜湯）

当帰地黄円（とうきじおうえん）『医林撮要』　方剤名。当帰　熟地黄　白芍　川芎各80　延胡索　牡丹皮各40　人参　黄耆各20。「婦人が気血不足により月経不順で、小腹と腰が痛み、大腿部まで痛む場合に用いる」。

当帰地黄湯（とうきじおうとう）『東医宝鑑』　方剤名。①当帰　熟地黄　生地黄　白芍　白朮　白茯苓　黄耆各4　黄柏　知母　陳皮各3.2　人参2　甘草1.2　大棗1　浮小麦2。「気血が虚して、冷汗、顔に潤いが無く、元気が無く、消痩、口中無味の場合に用いる」 ②当帰　熟地黄　白芍　川芎　藁本　防風　白芷各4　細辛2。「出血の後に痙攣する場合、出産後に傷風する場合、破傷風などに用いる」。

冬葵子散（とうきしさん）『郷薬集成方』　方剤名。①冬葵子　滑石　香薷各80　木瓜1。「乾霍乱により大小便不利、五心煩熱の場合に用いる」 ②冬瓜子　滑石　石膏各12。『東薬と健康』「膀胱炎により尿不利、身浮腫、排尿時に熱痛する場合に用いる」。

当帰芍薬散（とうきしゃくやくさん）『金匱要略』　方剤名。①当帰3　芍薬1斤　茯苓4　白朮4　沢瀉半斤　芎藭半斤。「婦人懐妊し腹中㽲痛（こうつう）するは、当帰芍薬散これを主る。」（婦人懐娠腹中㽲痛、当帰芍薬散主之） ②白芍10　川芎　沢瀉各6　当帰　赤茯苓　白朮各3。『東医宝鑑』「妊娠時に心下より臍まで痛み、泄瀉する場合、出産前後に生ずる眩暈をはじめとするあらゆる病証に用いる」。

当帰芍薬散加人参（とうきしゃくやくさんかにんじん）『日本経験方』　方剤名。本方は、当帰芍薬散に人参を加えたものである。当帰3　白芍薬4〜6　茯苓4　白朮4　沢瀉4〜6　川芎3　人参1〜3。当帰芍薬散の適応証で、食欲不振・疲労が顕著な場合に用いる。

当帰芍薬散加附子（とうきしゃくやくさんかぶし）『日本経験方』　方剤名。本方は、当帰芍薬散に附子を加えたものである。当帰3　白芍薬4〜6　茯苓4　白朮4　沢瀉4

〜6　川芎3　加工附子0.4。当帰芍薬散の適応証で、冷え症が顕著な場合に用いる。

当帰芍薬湯(とうきしゃくやくとう)『東医宝鑑』　方剤名。①蒼朮　白朮　当帰　白芍各6　黄耆4　陳皮　熟地黄各2　炙甘草　生地黄各1.2　柴胡0.8。「中気下陥により月経が止まらず、無力、気虚発熱があり、全身労倦、自汗、口中無味、時に泄瀉する場合に用いる」　②白芍　白朮各6　当帰　白茯苓　沢瀉　黄芩各4　木香　檳榔　黄連　甘草各2.8。「小腹痛、肛門重痛、血と泡が混じる便がでる妊婦の痢疾に用いる」。

当帰鬚散(とうきしゅさん)『東医宝鑑』　方剤名。当帰尾6　芍薬　烏薬　香附子　蘇木各4　紅花　桃仁2.8　桂皮2.4　甘草2。「打撲により気血がうっ積し、胸痛、腹痛する場合に用いる」。

当帰潤燥湯(とうきじゅんそうとう)『東医宝鑑』　方剤名。当帰　大黄　熟地黄　桃仁　麻仁　甘草各4　生地黄　升麻各2.8　紅花0.8。「陰血不足により口乾、皮膚が荒れ、便秘の場合、血熱により心煩、発熱、口乾、頭痛、便秘する場合に用いる」。

当帰承気湯(とうきじょうきとう)『東医宝鑑』　方剤名。①当帰　大黄各8　芒消2.8　甘草2。「身熱があり、鼻乾、口乾、大便不通の場合に用いる」　②当帰8　厚朴　枳実　大黄各3.2　芒消2.8。「腸胃の実熱により腹満痛し、大便痞硬し、血便が混じる場合に用いる」。

当帰生姜羊肉湯(とうきしょうきょうようにくとう)『金匱要略』　方剤名。当帰60　生姜120　羊肉250。弱火で煮つめて食する。血虚兼寒による、産後の腹中疠痛や寒疝による腹痛で冷えを伴うものに用いる。

当帰通経湯(とうきつうけいとう)『医林撮要』　方剤名。当帰6　熟地黄　白芍　香附子　蓬莪朮　蘇木各4　木通3.2　川芎　肉桂　甘草各2　紅花1.2　桃仁20。「月経時になっても月経が無く、月経中には小腹と腰が痛む場合に用いる」。

当帰湯(とうきとう)『千金』　方剤名。①当帰　芍薬　半夏各4　厚朴　桂枝　人参各2.5　乾姜　黄耆　蜀椒各1.5　甘草1。「疝で背痛するものなどに用いる」　②柴胡8　生地黄6　当帰　白芍各4　黄芩　黄連各3　炙甘草2。『東医宝鑑』「肝腎が虚して瞳子が散大して、視力が落ちる場合に用いる」。

導気湯(どうきとう)『東医宝鑑』　方剤名。当帰6　大黄　黄芩　白芍各4　黄連　木香　檳榔各2。「腸胃に湿熱が集積し、腫痛し、発熱し、裏急後重がひどい膿血、痢疾に用いる」。

当帰導気湯(とうきどうきとう)『医林撮要』　方剤名。陳皮28　生地黄8　甘草6　当帰　芍薬各4　槐花2.8。「膿血痢により頻繁に泄瀉し、小腹重痛する場合に用いる」。

当帰拈痛湯(とうきねんつうとう)『蘭室秘蔵』　方剤名。①羌活　当帰　猪苓　知母　蒼朮　沢瀉　茵陳　黄芩　甘草各2.5　人参　苦参　升麻　葛根　防風　白朮各2。「関節痛に用いる。関節付近の筋肉が発赤腫脹して痛むもので、関節自体には痛みが無いものに用いる」　②羌活　茵陳蒿　黄芩　炙甘草各4　知母　沢瀉　赤茯苓　猪苓　白朮　防已各2.4　人参　苦参　升麻　葛根　当帰　蒼朮各1.6。『東医宝鑑』「湿熱脚気により足部が紅腫疼痛し、手足痹痛する場合、感覚鈍麻して悪寒する場合、関節紅腫する場合、肩背が重痛する場合に用いる」。

当帰貝母苦参丸(とうきばいもくじんがん)『金匱要略』　方剤名。当帰4　貝母4　苦参3。婦人が妊娠して、小便の出が良くないものに用いる。

当帰萆解散(とうきひかいさん)『東薬と健康』　方剤名。当帰3　萆解2　木通1.5。「心筋炎により心臓部が疼痛し、煩躁し、身浮腫、身重、心陰が虚して血圧が低い場合に用いる」。

当帰白朮湯(とうきびゃくじゅつとう)『三因方』　方剤名。①白朮　茯苓　半夏各4　当帰　前胡　猪苓各3　茵陳　枳実各1.5　甘草1　杏仁4。「慢性で治りにくく、衰弱した黄疸などに用いる」　②白茯苓6　白朮

と

枳実　杏仁　前胡　葛根　甘草各4　半夏3　当帰　黄芩　茵陳蒿各2　生姜3。「飲酒過度により湿熱が集積して、全身に黄疸が出て、顔面に赤い斑点が出て、心煩、煩熱が出て、口中無味、時に嘔吐、尿赤、尿不利の場合、または陰癖により胸脇硬痛し、胃内停水、口中無味、尿黄または尿赤の場合に用いる」。

当帰補血湯（とうきほけつとう）　方剤名。①「補血」を参照。②黄耆20　当帰8。「血虚により熱感があり、心煩、口乾、水をよく飲み、顔と眼が腫れ、元気が無い場合、出産後に発熱して頭痛する場合、月経不順の場合に用いる」　③白芍　当帰　生地黄　熟地黄各4　白朮　白茯苓　麦門冬　梔子　陳皮各3.2　人参2　甘草1.2　大棗2　槐実1　朱砂1.2　粳米5。『東医宝鑑』「心血不足により心煩、心悸などの嘈雑症が重なり、胃脘部が冷たく、悪心、嘔気、噫気して疼痛する場合に用いる」　④乾地黄　白芍　川芎　当帰　黄芩各8　防風　柴胡　蔓荊子各2　荊芥　藁本各16。『東医宝鑑』「血虚による頭痛、特に前額痛が午後にひどく、眩暈、心悸する場合に用いる」。

当帰養血湯（とうきようけつとう）『東医宝鑑』　方剤名。当帰　白芍　熟地黄　白茯苓各4　黄連3.2　貝母　瓜呂仁　枳実　陳皮　厚朴　香附子　川芎　紫蘇子各2.8　沈香2　生姜1　大棗2。「老年者が痰が積もり、血が虚して、頻繁に嘔吐し、口乾、心煩、皮膚が荒れて、便秘する場合に用いる」。

当帰羊肉湯（とうきようにくとう）『東医宝鑑』　方剤名。羊肉160　当帰　川芎　黄耆各50　生姜60。「出産後に悪寒発熱し、冷汗、眩暈、消化不良、身消痩する場合に用いる」。

当帰龍薈丸（とうきりゅうかいがん）『東医宝鑑』　方剤名。当帰　龍胆　梔子　黄連　黄柏　黄芩各40　芦薈　青黛　大黄各20　木香10　麝香2。「肝胆経に実熱があり、眩暈、両胸脇痛、心悸、易驚、時に痙攣、癲狂、便秘する場合に用いる」。

当帰龍胆湯（とうきりゅうたんとう）『医林撮要』　方剤名。黄芩　黄柏　当帰　龍胆　白芍各3　甘草　黄連　黄耆各1.8　柴胡　羌活　五味子　升麻各1.2　防風　石膏各0.8。「眼に白色の翳膜が生じた場合に用いる」。

当帰連翹飲（とうきれんぎょういん）『東医宝鑑』　方剤名。当帰　生地黄　川芎　連翹　防風　荊芥　白芷　羌活　黄芩　梔子　枳実　甘草各2.8　細辛1.2。「一般的に風寒により歯がうずく場合に用い、特に風に当たるとよけいにうずく場合に用い、また口中から嘔吐物の臭いがする場合に用いる」。

当帰六黄湯（とうきろくおうとう）『東医宝鑑』　方剤名。黄耆8　生地黄　熟地黄　当帰各4　黄芩　黄連　黄柏各2.8。「寝るたびに冷汗が出て、発熱する陰虚盗汗に用いる」。

倒経（とうけい）［逆経］　「経行吐衄」ともいう。これは月経の周期中（または月経の前後）に出現する周期的な吐血と衄血の病症のこと。その発病は月経の周期と関係があり、また月経量少や閉経などが見られる。本病は、多くは肝気逆上・肝経鬱火・陰虚肺燥などにより起こる。

透経（とうけい）　「透針」を参照。

闘鶏眼（とうけいがん）　「通睛」を参照。

導経丸（どうけいがん）『東医宝鑑』　方剤名。大黄80　当帰　川芎　白芍　肉桂　桃仁　甘草各40　血竭10　紅花4　斑猫20。「月経時に経血が出ずに、腰腹が痛む場合、月経不順で赤黒い血塊がでて、少腹痛の場合に用いる」。

桃桂当帰丸（とうけいとうきがん）『東医宝鑑』　方剤名。桂心　芍薬各20　当帰　桃仁　没薬各10　蝱虫　水蛭各30。「出産後に悪露が尽きずに、突然止まったら悪寒発熱し、臍と小腹が痛み、全身が疼痛する場合に用いる」。

桃溪気宝丸（とうけいきほうがん）『東医宝鑑』　方剤名。牽牛子80　大黄60　檳榔　陳皮各40　羌活　川芎　橘皮　茴香　木香　当帰各20。「積聚、癥瘕により胸脇腫満、身体消痩、大便秘硬する場合、気積や食積

と

の場合に用いる」。
透穴(とうけつ)　「透針」を参照。
掉眩(とうげん)　身体がぐらついたり、めまいがする症状のこと。
陶弘(宏)景(とうこうけい、456～536年)　人名。中国梁時代の医家。江蘇省生まれ。号は華陽隠居。『神農本草経集注』の著者。この書は以後の本草学の基礎となった。
桃紅四物湯(とうこうしもつとう)『医宗金鑑』　方剤名。熟地黄12　川芎6　白芍薬12　当帰12　桃仁6　紅花3。血虚血瘀による、月経痛・凝血塊・腹痛・腹満などに用いる。
桃紅四物湯(とうこうしもつとう)『その他』　方剤名。桃仁　生地黄各6　紅花　当帰　川芎　芍薬各4。「すべての瘀血証に用いる」。
湯剤(とうざい)　「湯液」を参照。
套剤(とうざい)　日常頻繁に用いる処方のこと。
倒産(とうさん)　「難産」を参照。
道三切紙(どうさんきりかみ)　書名。日本江戸時代の書、1568年、曲直瀬道三の著書。
豆豉(とうし)[淡豆豉]　薬物名。発表風熱薬。苦、寒、肺・胃。①散熱解表　②和胃除煩　③袪痰平喘
瞳子(どうし)　「瞳神」を参照。
瞳子高(どうしこう)　瞳子とは、瞳孔のこと。つまり瞳孔が上を向くこと。これは太陽経の経気の不足のために起こる。さらに悪化すると「戴眼」が現れる。
潼蒺藜(とうしつれい)[沙苑蒺藜]　薬物名。助陽薬。甘、温、肝・腎。①益腎固精　②堅骨壮腰　③温腎縮溺　④補肝明目
透邪(とうじゃ)[達邪]　治法。熱性病の初期に見られる風熱表証(発熱・微悪寒や不悪寒・無汗や少汗・頭痛・口渇・舌苔薄白・脈浮数などの症状)に、辛涼解表の治療法を用いて、病邪を外へ透達させる治療法のこと。
洞瀉(どうしゃ)　寒瀉の一つ。下痢しやすく、大便が鴨(あひる)糞状で、便が青黒く・腹痛・腸鳴などが見られる。これは寒湿により起こる。
搭手(とうしゅ)　腰背部の両側に生ずる疽のこと。これは自分の手で触れることができないので「搭手」という。肩甲部付近に生ずるものを「上搭手」といい、背部中央に生ずるものは「中搭手」といい、背部の下方や腰部に生ずるものを「下搭手」という。多くは、五志化火し、気滞痰凝し、営衛が不和になり、肌肉を逆阻して起こる。本病で、形が高く盛り上がり腫脹し、紅色で焮痛し、やぶれると膿が出るものは順証である。また形が低く陥下し、色沢は紅くなく、初めは痒痛し、または悪心・昏眩・譫語・潰爛し膿血が多いものは、重症で危険な病証である。
燙傷(とうしょう)　「燙火傷」を参照。
道生(どうじょう)　養生の道理のこと。生命を保養するには、必ず一定の道理にしたがって行うこと。
痘漿法(とうしょうほう)　「人痘接種法」を参照。
瞳子髎(どうしりょう)　穴名。足少陽胆経。手太陽経と足少陽経の交会穴。禁灸穴。頭部、外眼角から外方0.5寸、陥凹部。①清熱散風　②明目退翳　③散瘀消腫　④平肝熄風　⑤疏経通気
透針(とうしん)　針法の一つ。方法は、針を刺入した後に、斜刺や直刺で、針尖を近隣の穴位や経脈部位に到達させる方法。一本の針で同時に2つ以上の経脈や経穴を刺激することができる。強刺激に適応される。
透疹(とうしん)　麻疹の際に、発疹しても発せずに、また発疹してもスッキリしない場合に、辛涼解表法を用いて治療して、しっかりと発疹させて、変証を発生させないようにする。
搗針(とうしん)　刺針手法の一つ。その方法は、皮下に刺針して、ある深さにおいて、針を反復して上下に動かすこと。しかし操作中は、針を皮膚の外に抜き出さない。
党参(とうじん)　薬物名。キキョウ科・トウジンの根。甘。平。脾・肺。①補中益気。脾気虚による食欲不振・疲労倦怠感・泥状～水様便・四肢無力などに用いる。②補益

肺気。肺気虚による気短(息切れ)・喘(呼吸困難)・咳嗽・声音無力などに用いる。③養血。気血両虚・血虚による面色萎黄・頭暈・心悸などに用いる。④生津。熱盛傷津による気短(息切れ)・口渇などに用いる。党参は効能が人参と似ているので、古来より人参の代用として用いられてきた。

洞心(どうしん) 心中が空洞で、何も無くなるような感覚のこと。

瞳神(どうしん)[瞳子、水輪、瞳仁] 瞳孔のこと。眼房水(房水)、水晶体(晶状体)、硝子体(玻瑠体)などの組織の総称である。

瞳仁(どうじん) 「瞳神」を参照。

瞳神乾缺(どうしんかんけつ) 瞳孔が丸くなく、辺縁が鋸(のこぎり)の歯や梅花のようになるものを指す。これは凝脂翳などの重症の後遺症に見られ、最終的には失明することもある。

東人経験方(とうじんけいけんほう) 書名。亡失。詳細伝不詳。朝鮮高麗時代末期か李氏朝鮮初期の書か。

瞳神縮小(どうしんしゅくしょう) 瞳孔の伸縮能力が失われ、日ごとに縮小する症状を指す。多くは肝腎の過労により、虚火上炎や、肝経の風熱の上攻により起こる。重症では、瞳神乾欠となり、失明することもある。

痘疹心法(とうしんしんぽう) 書名。中国明代、萬全(密斎)の著。1549年。全12巻。痘疹の各種の病症の虚実、異同を識別し、薬物で補瀉した場合の顕著な変化について論じている。

同身寸(どうしんすん) 針灸の取穴において、長さの標準の一つ。患者自身の体表の部分を基準にして測量する単位のこと。主に四種の方法がある。①「中指同身寸」: 患者の中指を曲げて、その指の中節の両端の横紋頭の距離を1寸とする。この方法が最も常用される。②「拇指同身寸」: 患者の拇指の末節の横幅を1寸とする。③「目黄寸」: 患者の内眼角(内眥)と外眼角(外眥)までを1寸とする。④「夫」: 手指の第2指から第5指までを合わせて(四横指)、その幅の最も広い部分を一夫とする(取穴に用いる指の横径単位に相当する)。

灯心草(とうしんそう) 薬物名。滲湿薬。甘、寒、心・肺・小腸。①利尿通淋　②清心除煩　③清肺利喉　④涼血止血　⑤清胃止嘔

燈芯湯(とうしんとう)『東薬と健康』 方剤名。燈芯4　車前子10。「泌尿器結石により尿不利の場合に用いる」。

唐慎微(とうしんび) 人名。中国宋代の元祐年間(1086〜1093)、主として成都で活躍した医師。字は審元。『経史証類備急本草』31巻を著した。

銅人腧穴針灸図経(どうじんゆけつしんきゅうずけい) 書名。中国宋代、王惟一の著書。1026年、歴代の明堂図(経穴図)を整理して、経絡・経穴図を作成、1027年(天成5年)に銅人形を鋳造、また針灸経穴関係の図書を整理して、本書3巻を刊行した。

頭針療法(とうしんりょうほう) 頭部の大脳皮質機能の皮膚投射区を利用して、刺針を行う治療方法のこと。つまり運動刺激区、感覚刺激区…などの、10区域の刺激区を用いて刺針を行う。多くは神経系統の疾病などの治療に適用する。

導水瑣言(どうすいさげん) 書名。日本江戸時代、和田東郭(1744〜1803)の口授、息子の哲の筆記、同じく鋼(けい)の校正。水腫の治方書。不分巻1冊。文化4年(1807)刊。

導水茯苓湯(どうすいぶくりょうとう)『証治準縄』 方剤名。①赤茯苓　麦門冬　沢瀉　白朮各3　桑白皮　紫蘇　檳榔　木瓜各1　大腹皮　陳皮　砂仁　木香各7銭半。「治水腫、頭面手足偏身腫、如蘭瓜之状、手按而搦陥、手起随手而高突、喘満倚息、不能転側、不得着床而睡、飲食不下、小便秘渋、溺出如割而絶少、雖有而如黒豆汁者、服喘嗽気逆諸薬不効、用此即愈。…」　②赤茯苓　麦門冬　白朮　沢瀉各120　桑柏皮　紫蘇　檳榔　木瓜各40　大腹皮　紫蘇子　陳皮　木香　燈芯各30。『医林撮要』「全身

が浮腫し冷たく、短気、時に咳嗽、尿不利の場合に用いる」。

冬石(とうせき)　正常な脈象の冬季における変化のこと。「石」は重いの意味。冬季は、陽気が沈潜し、皮膚は緊張する。そのために、脈象もそれに応じてやや「沈緊」となり、強く指で押さえなければ脈が取れず、また脈は指に力強く感じられる。

導赤元(どうせきげん)『東医宝鑑』　方剤名。大黄60　梔子48　木通　乾地黄各32　芍薬　赤茯苓　滑石各16。「膀胱熱により尿淋瀝、尿不利、尿痛の場合に用いる」。

導赤散(どうせきさん)　方剤名。①「火鬱発之」を参照。②生地黄　木通　甘草各4　竹葉7。『東医宝鑑』「心小腸に熱が盛んで、面赤、胸悶、口渇して水を飲みたがる場合、または口中と舌がただれ、小便不利、尿赤、排尿痛の場合に用いる」　③生地黄　木通　甘草各4　燈芯2。『方薬合編』「心小腸に熱が盛んで、胸悶、口渇、尿不利の場合、その他に血淋、熱淋などにより尿不利、時に血尿、尿痛の場合に用いる」。

導赤承気湯(どうせきじょうきとう)『その他』　方剤名。生地黄20　芍薬　大黄各12　黄連　黄柏各8　芒消4。「陽明病、温病により便秘、尿痛、尿が赤く、煩渇する場合に用いる」。

導赤地楡湯(どうせきちゆとう)『東医宝鑑』　方剤名。地楡　当帰各6　芍薬　黄連　黄芩　槐花各4　阿膠　荊芥穂各3.2　炙甘草2。「発熱し、腹痛、裏急後重、血泡の混じった泄瀉をする場合に用いる」。

導赤湯(どうせきとう)『東医宝鑑』　方剤名。木通　滑石　黄柏　赤茯苓　生地黄　梔子　甘草各4　枳実　白朮各2。「湿熱により濁った尿が出て、尿痛、発熱、口渇、心煩する場合に用いる」。

透泄(とうせつ)　治法。これは辛涼解表薬で病邪を浮き上がらせ、苦味薬で裏熱を発散させること。「辛開苦泄」を参照。

溏泄(とうせつ)　「鶩溏(ぼくとう)」を参照。

洞泄(どうせつ)　「湿瀉」を参照。

嗒舌弄舌(とうぜつろうぜつ)　舌は心の苗竅であり、心中の実熱が舌先に波及すると、饒舌(じょうぜつ)になることをいう。

蕩疝丸(とうせんがん)『東医宝鑑』　方剤名。牽牛子　破胡紙　苦楝子各40　蓬莪朮　木香各16　橘皮　陳皮各12。「気疝により片側の陰嚢が腫脹疼痛し、疼痛が小腹や腰部に放散し、時に大小便不利の場合に用いる」。

凍瘡(とうそう)　これは寒気を感受して、局部の血脈が凝滞することにより生ずる皮膚の損傷のこと。手足や耳殻などの、外部に露出した部分に生じることが多い。患部は初めは青白く、次第に赤紫色でまだら状となり、灼熱・瘙痒・しびれ感が生じる。軽症では10日ほどで解消するが、重症では潰爛して瘡が生じ、長らく治癒しない。

痘瘡(とうそう)　古病名。今の天然痘のこと。

当壮庵医按(とうそうあんいあん)　書名。日本江戸時代、北尾春圃(1659〜1741)の著。医案・医論集。不分巻1冊。春圃の医療の実際、および同家の学問の実態をうかがう上で貴重な資料。

当荘庵家方口解(とうそうあんかほうくげ)　書名。日本江戸時代、北尾春圃(1659〜1741)の著。処方解説書。全5巻。18世紀半ばの成立。春圃の常用処方200余りについてわかりやすく解説したもの。

唐宗海(とうそうかい、1851〜1908)　人名。中国清末の医家。字は容川。中西合作に力をいれ、『中西匯通・医経精義』を著した。他に代表作として『血証論』があり、後世に与えた影響は大きい。他に『傷寒論浅注補正』『金匱要略浅注補正』『本草問答』などがある。

痘瘡経験方(とうそうけいけんほう)　書名。朝鮮李朝時代、孝宗の(1649〜1674年)ころ、朴震禧の撰。痘瘡に関する専門医書。

唐代四科(とうだいしか)　中国の唐代の太医署で、医学を分けた四科のこと。つまり医科・針灸科・按摩科・呪禁科のこと。医科はさらに、体療(内科)・少小(小児科)・

瘡腫(外科)・耳目口歯(五官口腔)・角法(抜火罐療法)の4部門に分けた。

導滞通経湯(どうたいつうけいとう)『東医宝鑑』 方剤名。赤茯苓　沢瀉各8　陳皮　桑柏皮　白朮　木香各4。「尿量減少、身腫、身重、胃がもたれて、消化不良の場合に用いる」。

導滞通腑(どうたいつうふ) 治法。飲食物の渋滞や痢疾による、湿熱の渋滞を疏通させることを目的とした瀉下法のこと。「寒下」の②を参照。

導滞湯(どうたいとう)『東医宝鑑』 方剤名。白芍8　当帰　黄芩　黄連各4　大黄2.8　桂心　木香　檳榔　甘草各1.2。「痢疾により腹痛、裏急後重、血泡が混じった泄瀉をし、口渇する場合に用いる」。

導痰湯(どうたんとう)『東医宝鑑』 方剤名。①半夏8　天南星　陳皮　枳実　赤茯苓　甘草各4　生姜5。「中風により痰が盛んで、言語障害、眩暈などがある場合、痰飲により嘔逆し、痰が多く、咳嗽、発熱、背部が冷えて、口中無味の場合、目の前が暗く、意識を失い、痙攣する場合に用いる」　②半夏4　赤茯苓　天南星　枳実各3.2　陳皮　黄芩　黄連　白朮　瓜呂仁各2　桔梗1.6　人参1.2　甘草0.8　生姜3　大棗2。「痰が心を侵し、精神昏迷し、胸悶、耳鳴、視力減退の場合、胃がもたれて、嘔気、消化不良の場合に用いる」。

冬地三黄湯(とうちさんのうとう)『その他』 方剤名。麦門冬32　生地黄　玄参各16　甘草12　黄連　黄柏　黄芩各4　蘆根　金銀花各5。「陽明病により発熱し、口渇、小腹が重く、尿不利の場合に用いる」。

土鬱奪之(どうつだつし)(土鬱すればこれを奪う)『素問・六元正紀大論』に見える。「土鬱」とは、湿邪が中焦を鬱阻すること。「奪」とは祛湿して滞留させないようにすること。たとえば湿熱が中焦に鬱すれば、腹痛腹脹・大便稀薄で熱臭・舌苔黄膩などが見られる。この治療には「苦寒燥湿」法を用いる。または寒湿が中焦に鬱すれば、胸悶・悪心・嘔吐・腹脹・大便清稀・舌苔白膩などが見られる。この場合には「苦温化湿」法を用いるなど。

透天涼(とうてんりょう) 古針法の一つ。これは熱証の治療に用い、瀉法である。操作は、患者に吸気をさせ、その吸気とともに、針を予定した深さまで刺入し、そして穴位の周辺を押し手でしっかり固定し、刺し手で針柄を何度も捻転する。そこで局部や全身に冷感が感じられれば、すみやかに針を若干引き上げ、そこで捻転し、さらに針を若干引き上げて繰り返し、最後にすみやかに抜針する。この方法は、吸気と合わせない方法もあるが、その際は、患者の冷感を基準に操作する。

陶道(とうどう) 穴名。督脈。督脈と足太陽経の交会穴。上背部、後正中線上、第1胸椎棘突起下方の陥凹部。①解表清熱　②鎮驚安神　③滋陰助陽　④扶正祛邪　⑤疏筋通絡

湯頭歌訣(とうとうかけつ) 書名。中国清代、汪昂(訒庵)の著。1694年?。全1巻。『医方集解』にもとづいて門に分け、方剤の構成、主治などを暗誦し、運用するのに便利なように歌にしてある。

東堂先生遺稿(とうどうせんせいいこう) 書名。日本江戸時代、吉益東洞(1702～1773)の著。東洞の遺稿集。全3巻。寛政12年(1800)刊。東洞の経歴をうかがう資料として有用。

東堂先生投剤証録(とうどうせんせいとうざいしょうろく) 書名。日本江戸時代、吉益東洞(1702～1773)の処方治験録。不分巻1冊。計447例を収録。晩年の東洞の処方運用の実際がうかがえる。

東堂先生配剤録(とうどうせんせいはいざいろく) 書名。日本江戸時代、吉益東洞(1702～1773)の処方治験集。不分巻1冊。明和6年(1769)成。総計253処方を収録。ほとんどは古方湯液に東洞自流の丸散方を併用しており、湯液処方は桂枝剤と柴胡剤が中心である。

桃奴散(とうどさん)『東医宝鑑』 方剤名。桃奴　貝殻粉　延胡索　肉桂　五霊脂　香附子　砂仁　桃仁各同量。「血枯や瘀血により月経不順で、または腹部腫痛する場合に用いる」。

透熱灸(とうねつきゅう) 灸法。精選した艾の上質なものを、一定の大きさに作り皮膚上に置き、これに線香で点火し、その熱刺激を生体に作用させる灸法のこと。

透熱転気(とうねつてんき) 治法。「泄衛透営」と同様の方法である。つまり温邪が初めて営分に入った場合に、清気透営の薬物を用いて、営分の熱邪を開放させて、気分に転出させて、表解する治療法のこと。

桃仁(とうにん) 薬物名。行血薬。苦甘、平、心・肝。①破血通経　②祛瘀療傷　③潤腸通便　④瀉肺止咳　⑤排膿消癰

桃仁丸(とうにんがん)『郷薬集成方』 方剤名。①桃仁　豆豉各3　山椒　炮乾姜各40。「痃癖により臍周囲と胸脇が硬満する場合に用いる」②桃仁12　桂皮　牽牛子　白蒺藜　牡丹皮　大黄各8。『救急方』「小児が下焦に気滞して、陰嚢が腫痛する場合に用いる」。

桃仁承気湯(とうにんじょうきとう)『方薬合編』 方剤名。大黄12　桂心　芒消各8　甘草4　桃仁10。「下焦宿血証により小腹硬満、黒便、小便が澄んで煩渇する場合と譫語する場合に用いる」。

桃仁煎(とうにんせん)『東医宝鑑』 方剤名。桃仁　大黄各40　䗪虫40　酢12。「血瘕、血枯により月経停止、腹膨大疼痛、帯下が多い場合、瘀血により面黄、脇腹に硬い腫れ物が出来て痛み、黒便が出る場合に用いる」。

湯発(とうはつ) 熱湯による火傷のこと。

禿髪病(とうはつびょう) 脱毛症のこと。

道伴(どうばん、?〜1639) 人名。日本江戸時代の人。寛永年間、古活字版から整版への移行期に、主として覆刻(かぶせぼり)の整版本を多量に出版した当時きっての出版人。儒を兼ね、寛永7年刊『傷寒六書』の訓点は自ら行った。

透斑(とうはん)[化斑] 治法。熱病で裏熱が盛んで、斑点がはっきりしないが、外表に浮き出ようとする勢いがある場合に、清熱涼血の治療法(たとえば化斑湯：生石膏・知母・生甘草・玄参・犀角・白粳米などの薬物)をもちいて、斑点を外達させて、病邪を除去すること。この方法を「化斑」という。「涼血化斑」の場合は、化斑湯に丹皮・生地・大青葉・金銀花などを加味し、甘草と粳米を減じて、発斑に吐血・衄血などをかね、血熱が重い症候に適用する。

透表(とうひょう) 「透邪」や「透疹」などの治療法のこと。

同病異治(どうびょういち) 一般に「同病同治」とは、同じ治療法を用いること。しかし同じ疾病でも、病人の身体の反応の違いにより、「証」(症候)が異なるので、治療法も異なることがある。たとえば感冒でも、「風寒」と「風熱」の感冒があり、その治療法も「辛温解表」法と「辛涼解表」法とがある。

透風於熱外(とうふうおねつがい) 中国清代の葉桂の『温熱病』に見える。これは風温病で、外に風邪があり、内に裏熱があるものの治療法のこと。風温病で表に風邪があり、また裏熱がある場合には、辛涼解表法を用いて、風邪を透達し、裏熱を孤立させて、裏熱を清すれば効果的である。「解表清裏法」に同じ。

東風穴(とうふうけつ) 穴名。奇穴。側頚部、乳様突起の後下方、胸鎖乳突筋後縁(天牖穴)の下1寸、胸鎖乳突筋の後方に取る。咽喉腫痛・咽痹などを主治。

刀斧傷(とうふしょう) 「金創」を参照。

等分(とうぶん) 「等」は等しいこと、「分」は分量のこと。つまり方剤中の薬物の用量が同等であるということ。

童便(どうべん) 薬物名。清熱涼血薬。鹹、寒、肺・肝。①清熱退蒸　②涼血止血　③祛瘀療傷　④潤肺寧嗽　⑤退熱明目　⑥催生下胎　⑦解毒療傷

導便(どうべん) 「導法」を参照。

童便炙(どうべんしゃ) 「炙」を参照。

抖法(とうほう) 按摩や傷科における、筋肉

と

を調整する手法の一つ。両手や片手で負傷した関節の遠位端をしっかりと把握し、末端に牽引しながら、上下左右に揺り動かす方法。腰部や肩部に適用する。

導法(どうほう)　治法。液状の薬物を腸内に注入したり、潤滑性の錠剤を肛門に挿入して排便を促す方法。古くは、蜜煎導法や猪胆汁導法などが用いられたが、今では、石鹸を小指大に切って肛門に挿入する方法も用いられている。

湯泡散(とうほうさん)『東医宝鑑』　方剤名。①黄連　芍薬　当帰各4。「肝経に風熱が集積し、目赤渋痛、流涙する場合、突然目赤、眩暈、視力障害、翳膜が生ずる場合に用いる」 ②当帰　芍薬　黄連　防風　杏仁各20　薄荷12　銅録8。「風熱により目赤、流涙、腫痛する場合に用いる」。

動脈(どうみゃく)　①脈象の一つ。脈が滑数有力で、指に豆状に跳動するが、その拍動部位は狭く、リズムが不均衡な脈象。これは驚恐や疼痛の病証によく見られ、また妊婦にも見られる。②全身の経脈の拍動が手に感じられる箇所のこと。

東門随筆(とうもんずいひつ)　書名。日本江戸時代、山脇東門(1736～1782)の著。医学随筆集。不分巻1冊。『東門先生随筆』ともいう。

当陽穴(とうようけつ)　穴名。奇穴。前頭部、正視して瞳孔の直上、髪際から後方へ1寸に取る。頭痛・眩暈・目赤腫痛などを主治。

東洋洛語(とうようらくご)　書名。日本江戸時代の書、著者不詳。山脇東洋の後藤艮山・香川修庵に関する逸話集。不分巻1冊。

溻浴(とうよく)(溻は湿に同じ)　薬物を煎じて薬液を作り、「洗浴」(その薬液で入浴する)、「浸泡」(薬液に浸す)、「溻浴」(薬液で局部を湿らす)すること。たとえば風疹塊では、香樟木を煮て、その薬液で洗浴する。温泉浴は皮膚の疥癬の治療に用いられるが、古くからよく行われていた。「浸浴」は、四肢の疾患によく用いられる。たとえば、「鵝掌風」(手部の癬)や足の癬などは、薬液や酢(湯煎にして暖める)に、毎日数回浸すと効果的である。「溻浴」は、身体の部分的な疾患(たとえば疥癬には薬液を患部を湿らす)や、瘟疫の実熱証の高熱、煩躁、大渇などに適用される。さらに譫語には、黄連水で胸部を湿らすと効果的である。

螳螂子(とうろうし)　「土脯子」や「頬脂墊」ともいう。出生後、数日か1ヶ月ほどの新生児の両頬内に、腫脹した硬い腫塊が生じ、母乳が吸いにくく、ひどい場合は、泣いても声が出なくなる。

銅緑散(どうろくさん)『その他』　方剤名。①銅緑　石膏各160　枯白礬　松膏各80。「風湿により瘙痒し、液がでる湿疹、その他の皮膚病に用いる」 ②五倍子20　白礬4　乳香　酸化銅各2　軽粉1。「適応症は①に同じ」。

土疳(どかん)　「針眼」を参照。

土喜温燥(どきおんそう)(土は温燥を喜ぶ)　脾の生理の特徴を説明している。土は脾を代表し、水液代謝の活動で、脾は水湿を運化する働きがある。脾気が温燥であれば、運化機能が健旺となり、吸収は正常となる。もし生冷物の過食などにより、脾陽が損傷されると、脾運に悪影響を及ぼす。反対に、脾虚により運化が悪くなれば湿濁内停が生じ、小便不利や水腫や痰飲などの病証が生じる。

吐逆(とぎゃく)　食べたものを吐き出す状態のこと。

徳気(とくき)　人は天地陰陽の気を得て、初めて造形されること。

毒気(どくき)　「戻気」を参照。

独語(どくご)　意識は正常だが、ブツブツと独り言をいい、話し相手は居ず、人を見かけると話すのを止めるなどの症状をいう。虚証に属す。これは心気が虚して、「精が神を養わない」のが原因である。

独取寸口(どくしゅすんこう)(独り寸口を取る)　「三部九候」を参照。

読傷寒論(どくしょうかんろん)　書名。日本江戸時代、杉本忠温(1770～1836)の著。『傷寒論』の注解書。全5巻。享和3年(1803)成。中国歴代の文献を引用して解釈している。

読書丸(どくしょがん)『東医宝鑑』 方剤名。茯神　遠志各40　人参　陳皮各28　石菖蒲　当帰各20　甘草10。「心脾が虚損して、健忘症がひどい場合に用いる」。

得神(とくしん) 神気のこと。「神」は生命の活動現象の総称である。神の存在を観察することは、正気の盛衰や、疾病の軽重や、予後の吉凶を判断する重要な内容となる。たとえば気力が充実し、眼光が輝き、言語が明晰で、面色も潤沢で、呼吸も平順なのは、「得神」という。得神の者は、疾病にかかったとしても、治癒しやすく、予後も良好である。そこで「神を得る者は昌(さか)ゆ」(得神者昌)『素問・移精変気論』と見える。したがって得神の意味を、ただ単に精神の正常とだけに理解してはならない。

得神者昌(とくしんしゃしょう)(神を得る者は昌ゆ)「得神」を参照。

独参湯(どくじんとう) 方剤名。①「単行」を参照。②人参40～80。『東医宝鑑』「頭重、鈍痛、意識朦朧とし、短気、元気が無く、脈弱の場合に用いる」。

禿瘡(とくそう) 「白禿瘡」「白鬎鬁(はくらつり)」ともいう。白癬のたぐい。頭部に生じる瘡で、初めは白い痂皮が生じ、非常に痒く、蔓延して薄片となり、長引くと頭髪が干(ひ)からびて脱落し、禿斑が生じる。しかし治癒すれば、毛髪が生え始める。多くは不衛生な理髪用具やクシや帽子などにより感染して生ずる。

犢鼻(とくび) 穴名。足陽明胃経。膝前面、膝蓋靱帯外方の陥凹部。①散寒止痛　②通経活絡　③除湿熱　④通利関節　⑤祛寒湿

徳本翁十九方(とくほんおうじゅうくほう) 書名。日本江戸時代、永田徳本(1513?～1630?)の遺稿とされる医方書。不分巻1冊。文化元年(1804)刊。全2巻2冊。

督脈(とくみゃく) 奇経八脈の一つ。その循行は会陰部に起こり、背部の脊柱の正中線に沿って上行し、後頚部を経て、頭頂部を過ぎ、顔面部の上歯の齦の正中に止まる(以上までは正中線上を分布)。循行経路中において、脊髄と脳と諸陽経と連係している。これは陽経経脈の大綱である。本経に疾病があれば、主に神志不清・癲・狂・癔病・項背強直・角弓反張・咽喉乾燥・癃・痔・遺尿・脱肛・疝気・不妊症・体力衰退などの症状と病証を現す。

督脈の別絡(とくみゃくのべつらく) 奇経の督脈から分かれる経絡のこと。分かれる部分は長強穴。脊柱の両側に沿って上行し、頚項をめぐり頭頂部に散ず。肩甲骨付近まで伸びたところで左右に別れ、足の太陽膀胱経に行き、内に入って脊椎を貫く。その実証では、脊背部の強直、虚証では頭痛・眩暈などが見られる。

毒薬攻邪(どくやくこうじゃ) 『素問・臓気法時論』に見える。有毒の薬物を用いて疾病治療を行うこと。毒の意義にもいくつかある。①薬物の特性を指す。たとえば乾姜は熱に偏り、黄芩は寒に偏り、升麻は昇提し、蘇子は降気する。その特性を利用して祛邪扶正すること。②薬物に副作用があること。たとえば、常山は瘧疾を抑えるが、嘔吐の副作用がある。③薬物中の劇毒作用のある薬物のこと。たとえば軽粉や藤黄などは、その使用に際しては、慎重に使用して、中毒を防ぐ。

督兪(とくゆ) 穴名。足太陽膀胱経。上背部、第6胸椎棘突起下縁と同じ高さ、後正中線の外方1.5寸。①寛胸理気　②調理気血　③寧心安神　④清熱解毒　⑤通調三焦

徳来(とくらい、生没年不詳) 人名。百済(朝鮮)の医師。朝廷の招きにより来日。難波で医業を開いたために、「難波の薬師」ともいう。

独立性易(どくりゅうしょうえき、1596～1673) 人名。日本江戸時代の医家。『戴曼公先生治痘要方』の伝授者。独立は戴曼公と称し、明の滅亡にともない承応2年(1653)に来朝した帰化人。翌年渡来した黄檗宗の

隠元に入門して禅僧となった。出身は杭州で、襲延賢について医を修得。書画・詩文・篆刻にも長じた。特に痘科に秀で、岩国で池田正直にその術を伝授。

吐血(とけつ) 口から血を出すこと。嘔血と喀血を含む。「嘔血」「喀血」を参照。

兎齧(とげつ) 足の踵(かかと)に生じる出来物で、疽の形に似て、兎にかまれたようで、軽度に腫れるが疼痛は無い。

吐哯(とけん) 乳児が乳を吐くこと。

吐紅(とこう) 吐血、喀血のこと。

吐故納新(とこのうしん) 「気功」を参照。

吐矢(とし) 嘔吐物に糞便が混じるもの。これは胃腸が阻滞し、陰陽が錯乱して、清濁が混濁して起こる。

菟絲子(としし) 薬物名。助陽薬。甘辛、温、肝・腎。①助陽益精　②堅骨壮腰　③温腎縮溺　④健脾止瀉　⑤補肝明目　⑥保胎助産

菟絲子丸(とししがん)『郷薬集成方』 方剤名。菟絲子　地骨皮各120　枳実320　牛膝　生地黄各適量。「陰血不足により頭髪や鬚が黄色か白色になるなど老化が早まる場合、遺精などに用いる」。

塗臍膏(とせいこう)『東医宝鑑』 方剤名。蚯蚓　猪苓　甘遂　針砂各20。「水腫で全身が浮腫し、尿不利、短気する場合に用いる」。

土生萬物(どせいばんぶつ)(土は萬物を生ず) 脾胃は土に属す。つまり自然界の万物が大地より生ずる現象を用いて、脾胃が営養化生の源である生理の特徴を比喩したもの。胃は食物の受納と消化をつかさどり、脾は営養の精微の吸収と輸布をつかさどる。これにより、各臓腑の器官組織の生長と機能活動に、物質の基礎を提供している。

吐舌、弄舌(とぜつ、ろうぜつ) 舌が口の外に出っぱなしになり、長く弛緩しているものを「吐舌」という。舌を出したり引っ込めたりして、唇の上下や口角をペロペロと舐める状態を「弄舌」という。この吐弄舌は熱性病によく見られ、多くは心脾の実熱に属す。もし舌色が紫赤色で吐弄するものは、熱毒が心包に内攻した重症である。

怒則気上(どそくきじょう)(怒れば則ち気上る) 『素問・挙痛論』に見える。ここでの気とは、肝気を指す。肝気は暢達するを好み、抑鬱されるの嫌う。正常な状況では、肝気は抑鬱も過亢することもない。また肝は蔵血の器官であり、もし精神が過度に刺激されれば、肝気が過度に昇発し上逆して、症状として胸脇脹満・目赤・頭痛・脈弦などが現れる。もし肝血が蔵されなければ、血が気にともなって上り、吐血などの症状も見られる。「五志」を参照。

戸田旭山(とだきょくざん、1696～1769) 人名。日本江戸時代の医家。『中条流産科全書』の著者。旭山は備前の人で、通称は斎宮(いつき)・無悶子(むもんし)・百卉園(ひゃつきえん)とも号した。医家にして本草学に通暁。大阪で開業し、痢病の治療に長け、湿邪を逐うのを主眼とした。他に『非薬選』『救生堂圃史』『医学名数』などの著がある。

杜仲(とちゅう) 薬物名。助陽薬。甘微辛、温、肝・腎。①益腎固精　②堅骨壮腰　③暖宮安胎　④温腎興陽

杜仲丸(とちゅうがん)『東医宝鑑』 方剤名。杜仲　亀板　黄柏　知母　枸杞子　五倍子　当帰　白芍　黄耆　破胡紙各40。「腎虚により腰重痛、運動痛がする場合に用いる」。

杜仲散(とちゅうさん)『東薬と健康』 方剤名。杜仲　山薬　続断各50。「習慣性流産に用いる」。

杜仲湯(とちゅうとう)『処方集』 方剤名。①杜仲　川芎　黄耆　竜眼肉各5　夏枯草　黄芩　当帰　生地黄　藁本　益母草各4　槐花3。「高血圧に用いる」 ②杜仲80　人参　阿膠　当帰各40　艾葉10。『郷薬集成方』「妊娠中に突然胎動不安により下血し、小腹痛の場合に用いる」。

独活(どっかつ) 薬物名。発散風湿薬。辛、温、腎。①祛湿通痺　②疏風解痙

独活葛根湯(どっかつかっこんとう)『外台秘要』 方剤名。独活2　乾地黄4　葛根5

麻黄2　桂枝3　芍薬3　大棗1　生姜2　甘草1。出典の『外台秘要・巻十四』では、大棗を除いた8味になっており、また独活ではなく羌活になっている。一般には大棗を入れて、葛根湯加独活・地黄として使われている。産後の柔中風による、身体疼痛・肩背拘急・四肢緩弱・四肢不随などに用いる。現代では、五十肩・肩こりにも応用している。

独活寄生湯(どっかつきせいとう)『備急千金要方』　方剤名。独活9　桑寄生　杜仲　牛膝　細辛　秦艽　茯苓　肉桂　防風　川芎　人参　甘草　当帰　白芍薬　熟地黄各6。肝腎不足・気血両虚の痹証で、腰膝冷痛・腰脊痛・腰脚痛・下肢無力・関節屈伸困難・畏寒喜温・麻木不仁などに用いる。

独活寄生湯(どっかつきせいとう)『東医宝鑑』　方剤名。独活　当帰　白芍　桑寄生各2.8　熟地黄　川芎　人参　白茯苓　牛膝　杜仲　秦艽　防風　細辛　肉桂各2　甘草1.2　生姜3。「肝腎が虚したり、風湿により、足腰膝の筋が攣痛し、力が無く、痹冷する場合に用いる」。

独活地黄湯(どっかつじおうとう)『四象診療』　方剤名。熟地黄16　山茱萸8　白茯苓　沢瀉各6　牡丹皮　防風　独活各4。「少陽人が気滞により心下痞硬する場合、陰虚により午後潮熱する場合、中風により嘔吐したり、水っぽい唾が出て、面癱の初期に用いる」。

独活湯(どっかつとう)『医学入門』　方剤名。独活　羌活　防風　桂皮各3　大黄1　沢瀉3　当帰4　桃仁4　連翹3　甘草2　防已3　黄柏2。風湿痹による、腰痛・沈重疼痛に用いる。

独活湯(どっかつとう)『東医宝鑑』　方剤名。①独活　羌活　人参　前胡　細辛　半夏　沙参　五味子　白茯苓　酸棗仁　甘草各2.8　生姜3　烏梅1。「肝虚により風邪に傷られて、精神不安、心悸、不眠の場合に用いる」②当帰　連翹各6　羌活　独活　防風　沢瀉　肉桂各4　防已　黄柏　大黄　甘草各2　桃仁9。「過労による腰痛に用いる」③独活　羌活各20　檳榔　天麻　麻黄　甘草各10　竹葉3　燈芯2。『処方集』「小児の肝風により易驚、手足萎縮、発熱、不安、夜啼の場合に用いる」。

得気(とっき)　針法の術語。『素問・離合真邪論』(『霊枢・九針十二原篇』では「気至」とある。同義。)に見える。つまり針感(または針響)のこと。穴位に刺針した後に、手法の操作や置針により、「痠」「脹」「重」などの感覚を出すこと。さらに術者には、針に沈緊感が感じられることを「得気」という。この針感の生ずる程度や持続時間の長短は、治療効果と関係が深い。特に鎮痛効果の良否に関係がある。また得気がでるかどうかは、刺針麻酔効果にも関係が深い。

百々漢陰(どどかんいん、1764〜1839)　人名。日本江戸時代の医家。『漢陰臆乗』の著者。御典医百々俊亮の子。漢陰は京都の人で、名は俊徳(としのり)、字は克明(こくめい)、通称内蔵太(くらた)。皆川淇園に学び、臨床手腕に優れた。

百々鳩窓(どどきゅうそう、1808〜1878)　人名。日本江戸時代の医家。『梧竹楼方函口訣』の筆録者。百々漢陰の長子。百々氏は京都の名医家。

胬肉攀睛(どにくばんせい)　「翼状胬肉」(翼状贅片ともいう)に同じ。これは心肺の風熱が滞り盛んとなり、または脾胃の積熱により起こる。主な症状は「胬肉」(ぜいにく)が外眼角に隆起し、灰白色を呈し、次第に黒睛や角膜まで侵食し、視力に影響する。

舎人重巨(本姓清原、とねりしげたか、1779〜1847)　人名。日本江戸時代の医家。『草木性譜』の著者。重巨は禄高四〇〇石の尾張藩士で、通称は武兵衛。花道を好み、端流を興した。水谷豊文と交流があり、ともに本草を研究した。

吐納(とのう)　「気功」を参照。

肚腹(とふく)　腹部のこと。

土茯苓(どぶくりょう)　薬物名。清熱解毒薬。甘淡、平、肝・胃。①解毒駆梅　②祛

風解痙　③利湿止瀉

土不制水（どふせいすい）（土水を制せず）「土」とは脾土のこと。「水」とは水湿のこと。つまり脾虚して水湿を運化できなければ、湿濁が停滞して、稀白痰を多く吐出し、小便不利・大便溏泄・水腫などの病証が現れる。

土別甲（どべっこう）　薬物名。鼈甲の別名。「鼈甲」を参照。

吐法（とほう）［湧吐、催吐法］　嘔吐を起こす薬物や、その他の嘔吐を起こす物理的な刺激（消毒した手指や清潔な羽毛で喉を刺激して吐かせる。これは「探吐（たんと）」という）により、咽喉や胸膈や胃脘部の有害な物質を、嘔吐により排出させること。この方法は、咽喉科の急性症、たとえば痰涎が咽喉を阻塞して、呼吸を妨げる場合などに適用する。また食物が胃脘部に停滞して、脹満疼痛したり、また毒物を誤飲して、まだ胃部に停滞している場合などに、吐法を用いる。実証では、瓜蒂・藜蘆・胆礬などを用いて催吐する（瓜蒂の用量は、成人では５分～１銭５分。藜蘆の用量は成人では５分～１銭。胆礬の用量は成人では１分～２分。すべて散剤にする）。吐法は妊婦には禁忌であり、虚弱者では慎重に用いる。虚弱者で胸中に痰飲があり、吐かせたい場合には、人参芦（用量は２～３銭）を用いる。

吐方考（とほうこう）　書名。日本江戸時代、永富独嘯庵（1732～1766）の著。医書。不分巻１冊。宝暦13年（1763）刊。

吐方撮要（とほうさつよう）　書名。日本江戸時代、賀古公山（生没年不詳）の著。吐方の専門書。不分巻１冊。文化５年（1808）刊。従来あまり用いられなかった吐剤の運用法を述べたもの。

土脯子（どほし）　「螳螂子（とうろうし）」を参照。

具平親王（ともひらしんのう、964～1009）　人名。日本平安時代の医家。『弘決外典鈔』の著者。

外山道機（とやまどうき、生没年不詳）　人名。日本江戸時代の医家。『医教指南』の著者。道機は尾張名古屋の人で、号は竹隠（ちくいん）。饗庭東庵（1615～1673）の門人。

土瘍（どよう）　「針眼」を参照。

砦草（とりでぐさ）　書名。日本江戸時代、原南陽（1752～1820）の著。救急医書。不分巻１冊。文政元年（1818）刊。

雀目（とりめ）　夜盲症のこと。

燉（とん）　「湯煎」のこと。薬材と補助材を一緒に金属製の缶に入れ、密封して、湯沸しの鍋の中に入れて加熱すること。たとえば、酒で地黄や大黄などを「燉」する方法もある。

頓医抄（とんいしょう）　書名。日本鎌倉時代、梶原性全の著書。医学全書。全50巻。嘉元２年（1304年）成立。和文のかな文字を用いているのが特徴である。内容は『諸病源候論』（610）に倣っている。

頓咳（とんがい）　「百日咳」を参照。

呑酸（どんさん）　方隅の『医林縄墨』に「呑酸は、胃口の酸水攻めて上に激し、以って咽嗌の間に致し、吐出するも咽下するも及ばず、酸味は心を刺し、酸を呑むが若きの状あるなり」（呑酸者、胃口酸水攻激于上、以致咽嗌之間、不及吐出而咽下、酸味刺心、有若呑酸之状也）と見える。つまり胃中の泛酸（はんさん）のこと。多くは肝気犯胃により起こる。「偏熱」と「偏寒」とがある。「偏熱」では、心煩・咽乾・口苦・苔黄などが見られる。「偏寒」では、胸脘隠痛・嘔吐清涎・舌苔淡白などが見られる。

頓嗽湯（とんそうとう）「新妻家方」　方剤名。柴胡５　桔梗　黄芩　桑白皮各2.5　梔子　甘草各１　石膏５。「百日咳などの頑固な咳などに用いる」。

敦阜（とんぷ）　肥満していること。

頓服（とんぷく）　服薬法。病邪が下部にある場合には、多量の薬を一度に服用する。病邪が下部には無いが、病情が危険な場合も、この服用法が効果的である。

鈍蒙集（どんもうしゅう）　書名。朝鮮李朝時代、哲宗12年（1861）の書、鈍蒙子の著述。医書。抄本１冊。本書は五運六気と疾病との関係を説明し、著者の治験例を記述してある。

な行・な

内(ない)　「納」に通じる。①受納のこと。『霊枢・営気篇』に「営気の道、穀を内れて宝となす」(営気之道、内穀為宝)と見える。②納入のこと。『素問・八正神明論』に「息まさに吸うを以って針を内る」と見える。つまり患者が吸気した時に刺入すること。『金匱要略・痙湿暍病脈証并治』に「薬を鼻中に内る」(内薬鼻中)と見える。つまり薬剤を鼻孔内に納入すること。③房事のこと。『素問・五蔵生成篇』に「酔いて使内す」(酔而使内)と見え、「使内」とは男女の性交のこと。

内因(ないいん)　「三因」を参照。

内飲(ないいん)　薄く水のような痰のこと。

内温(ないおん)　針法の補法のこと。抜針後に、手指で針孔を押さえる方法。

内果(ないか)　内くるぶしのこと。脛骨の下端の肥厚した部分で、下内側の突出した部分を指す。

内外(ないがい)　軀幹の相対的な病位を示すことばで、外は体表を指し、内は内臓を指す。

内外果尖穴(ないがいかせんけつ)　穴名。奇穴。足の内果尖上、および外果尖上に取る。牙痛・咽喉腫痛などを主治。

内外痔(ないがいじ)　内痔と外痔が同時に見られる痔疾のこと。内痔の発生部位と外痔の部分が、一緒になるもの。肛門の左中や右前や右後の部分に多発するが、右前の部分が最もよく見られる。

内外傷弁惑論(ないがいしょうべんわくろん)　書名。中国金代、李杲(東垣、明之)の著。1231年。巻2巻。外感と内傷の区別について述べている。

内格(ないかく)　人体内部の陰陽が交わらず、表裏が通ぜずに、内部に留まること。

内科秘録(ないかひろく)　書名。日本江戸時代、本間棗軒(1804～1872)の著。臨床的医書。全14巻。元治元年(1864)刊。本書は師である原南陽の『叢桂亭医事小言』を範とし、活物窮理の精神をもって書かれたもの。

内陥(ないかん)　邪気の内陥のこと。邪気が亢盛で、正気が虚弱で祛邪できなければ、邪気が内陥して、病情が悪化する。たとえば麻疹の発疹時も、麻毒が過盛なのに、そこへ風寒をまた感受してしまい、正気が不足すれば、斑疹は突然消えて、面色が白くなり、呼吸急促となり、病情は急速に悪化する。これを「麻毒内陥」という。

内寒(ないかん)　陽虚気弱で臓腑の機能が衰退し、水液の運化に障害を受け、濁陰が貯留する病証のこと。『素問・調経論』に「陰盛んなれば則ち内寒す」(陰盛則内寒)と見える。脾は水湿の運化をつかさどり、腎は水液の調節をつかさどり、腎陽は人体の陽気の根本である。したがって内寒は、脾腎の陽虚により起こるのである。症状は吐瀉・腹痛・手足逆冷・冷汗自出(内寒のものは、分泌物や排泄物が大量で、清稀質で冷たい)・脈沈遅などが見られる。『素問・至真要大論』に「諸病の水液、澄徹清冷なるは、みな寒に属す」(諸病水液、澄徹清冷、皆属於寒)と見える。

内関(ないかん)　1)「関格」を参照。2)穴名。手厥陰心包経。陰維脈との交会穴。絡穴。前腕前面、長掌筋腱と橈側手根屈筋腱の間、手関節掌側横紋の上方2寸。①清熱除煩　②寧心安神　③疏肝和中　④降逆止嘔　⑤通暢心絡

内匱(ないき)　初めは舌が乾き、津液が尽きる。その際、もし意識不明の症状があれば、正気が邪気に勝てていないことを示す。これを「内匱」といい、治療が困難な症状である。

内経(な〔だ〕いけい)　書名。中国後漢時代、150年ごろの書、黄帝の著と伝えられる医学

書。『黄帝内経』ともいい、『素問』と『霊枢』の2部18巻、162篇からなる。中国古典医学の最高峰として尊とばれている。

内景（ないけい） 人体の内臓の総称、または解剖図をいう。

な

内迎香穴（ないげいこうけつ） 穴名。奇穴。鼻孔の上端に取る。目痛などを主治。

内経太素（な〔だ〕いけいたいそ） 書名。中国隋時代630年、楊上善の著。『素問』『霊枢』の註解書。中国古典医学の名著と言われる。また『太素経』や『素問太素』ともいう。

内経探頤（な〔だ〕いけいたんさく） 書名。日本江戸時代、吉田元卓（1677～1754）の著。『素問』『霊枢』の注釈書。全2巻。延享3年（1746）自序。本書は『黄帝内経』より臨床上重要な経文を抜粋して若干の注を付したもの。

内経知新論（な〔だ〕いけいちしんろん） 書名。日本江戸時代、那須資信（生没年不詳）の著。『素問』『霊枢』より要論9条を抜粋し、注解したもの。全2巻。天和元年（1681）自序。

内経知要（な〔だ〕いけいちよう） 書名。中国明代（1642年）、李中梓の著。全2巻。『黄帝内経』のダイジェスト版。「道生・陰陽・色診・脈診・臓象・経絡・治則・病態」の8編に分類し、簡潔明解に解説している。

内経病機撮要（な〔だ〕いけいびょうきさつよう） 書名。日本江戸時代、浅井周伯（1643～1705）の著。『黄帝内経』経文の抄録再編集。不分巻1冊。『素問』『霊枢』から病理に関する論を抜出して編録したもの。

内経病機撮要弁証（な〔だ〕いけいびょうきさつようべんしょう） 書名。日本江戸時代、森嶋玄勝（生没年不詳）の著。『素問』『霊枢』の要論の抜粋を再編し、注解を施した書。全6巻。宝永4年（1707）刊。

内攻（ないこう） 肌表の病毒が内臓に攻め入ること。

内固丸（ないこがん）『補陽処方集』 方剤名。肉蓯蓉240　破胡紙　胡蘆巴　杜仲　巴戟天　炮附子　胡桃仁各160　小茴香40。「手足と体内が冷たく消化不良で、口中無味の場合に用いる」。

内固清心散（ないこせいしんさん）『東医宝鑑』 方剤名。朱砂　赤茯苓　人参　白豆蔻　石雄黄　緑豆　朴硝　甘草　皂莢各4　竜脳　麝香各1。「心癰と癰疽、悪瘡により心煩し暴れまわる場合に用いる」。

内崑崙穴（ないこんろんけつ） 穴名。奇穴。足の内果後方の陥凹中、外果とアキレス腱との間（崑崙穴）と相対し、内果とアキレス腱との間（太谿穴）のやや下に取る。下腿の痹痛・胸腹強痛・少腹腫瘤などを主治。

内眥（ないし） 「大眥」ともいう。内眼角のこと。つまり、目がしらのこと。上下の眼瞼が鼻側で合わさるところ。

内痔（ないじ） 肛門の歯線より上部に生ずる痔疾で、紫紅色の腫塊が突出するもの。初期は痔核が小さく、大便時に鮮血がしたたり落ち、疼痛は無く、痔核は肛門外に脱出しない。中期の痔核では、やや大きくなり、大便の後に痔核が脱出し、大便後には痔核は元に戻り、便血は少ない。後期では、大便の後に痔核が脱出し、ひどければ、咳嗽や長時間の歩行や、立ちっぱなしなどで痔核が脱出し、自然に戻ることは無く、手で押し込むか、横にならなければ戻らない。最終的には、常に痔核が脱出し、戻すのが困難となる。もし痔核がもとに戻らなければ、腫痛が生じ、ひどければ絞窄して腫痛潰爛して、壊死に至ったり、または化膿により肛瘻が生じることもある。

内湿（ないしつ） これは体内に水湿が停滞したものをいう。つまり脾腎の陽虚により、水湿が運化できずに生ずる病証である。症状は食欲不振・腹瀉・腹脹・小便少・面黄・下肢浮腫・舌質淡苔潤・脈濡緩などが見られる。

内実（ないじつ） 「裏実」を参照。

内所因（ないしょいん） 経絡が邪を受けて、臓腑に入ること。

内消（ないしょう）［外科消法］ 内服薬により瘡瘍を治療する三大治療法の一つ。つまり、消散性の薬物を用いて、初期でまだ化膿していない腫瘍を消散させる方法のこと。しかし、その具体的な状況に基づいて、それぞれの方法を使用しなければならない。たとえば「表証」があれば解表する。「裏実」では通里する。熱毒蘊結のものでは清熱解毒する。「寒邪凝結」のものでは温通する。「痰結」のものでは祛痰する。「湿邪」の阻滞があれば祛湿する。「気滞」があれば行気する。「血瘀」があれば行瘀和営するなど。これらの方法を運用すれば、膿が成長していなければ消散できる。また内消できなくとも、重症のものを軽症にまで改善することができる。もし瘡がすでに形成されている場合には、内消法を用いてはならない。なぜならば、毒は散じても収斂できず、気血を損傷してしまうので、腫瘍が潰爛した後に瘡口が塞がりにくく、治癒を遅らせてしまうからである。

内障(ないしょう)　眼球内部(瞳孔・水晶体・眼底などの眼内組織など)の疾患を総称する。中国元代の危亦林の『世医得効方』には、23種の「内障」が記載されている。

内傷(ないしょう)　①病因と病証の分類のこと。七情不節・飲食飢飽・労倦・房事過度などにより、臓気を内損した病症のこと。②打撲損傷などにより、体内の臓器が受傷したり、または力を入れて物を担いだりして、気血を損傷することを指す。

内傷咳嗽(ないしょうがいそう)　七情の気結や酒・食・労・浴などの不節による、諸種内因により起こる咳嗽病症のこと。これには「陽虚」と「陰虚」がある。「陽虚」では咳嗽気促・痰多で吐出しやすい・清水嘔吐、または大便泄瀉、または悪寒嗜臥、または胸膈痞満、脈沈緩微弱などが見られる。「陰虚」では咳嗽痰少・痰が喀出しづらい・声も出にくい・咽喉乾痛、または煩躁、または大便乾燥し、ひどければ口苦口瘡・潮熱喜冷・濃い痰に血が混じる・脈弦細や芤数や細数などが見られる。

内消散(ないしょうさん)『方薬合編』　方剤名。①陳皮　半夏　白茯苓　枳実　山査子　神曲　砂仁　香附子　三稜　蓬莪朮　乾姜各4。「腐ったものや冷たいもの硬いものを食べたことで、滞り心下痞硬し、小腹満痛する場合に用いる」　②大黄12　金銀花8　当帰尾6　芍薬　白芷　木鱉子　没薬　乳香　皂莢　白僵蚕　瓜呂仁　瓜呂根各4　甘草2　穿山甲3。「癰疽や腸癰、腹壁に生じた癰、便毒の初期や中期に発熱して疼痛する場合に用いる」。

内消升麻湯(ないしょうしょうまとう)『東医宝鑑』　方剤名。大黄　升麻　当帰　黄芩　芍薬　枳実各6　甘草4。「附骨疽により骨に膿が生じた場合に用いる」。

内傷発熱(ないしょうはつねつ)　「発熱」を参照。

内消沃雪湯(ないしょうよくせつとう)『東医宝鑑』　方剤名。当帰　白芍　甘草　黄耆　射干　連翹　白芷　貝母　陳皮　皂莢　瓜呂根　穿山甲　金銀花　木香　橘皮　乳香　没薬各2　大黄6。「背部に生じた癰、五臓の癰、胃脘癰、大小腸癰などの癰と、肛門周囲が腫痛する場合に用いる」。

内針(ないしん)　「進針」を参照。

内針牛黄丸(ないしんごおうがん)『医方類聚』　方剤名。大黄　巴豆各30　皂莢20　牛黄　木香　陳皮　乾姜各10。「五臓に積もった毒気とあらゆる癰疽、腫毒により心下痞硬した場合と、中風により面癱、神昏した場合、驚風、癇疾などに用いる」。

内吹(ないすい)　「乳吹」を参照。

内吹乳癰(ないすいにゅうよう)　「乳癰」を参照。

内燥(ないそう)　体内の陰津が損傷して出現する乾燥症候を指す。多くは熱病の後期や、吐瀉・出汗・出血過多、または薬物が適切でない場合などに用いられる。症状は骨蒸潮熱・心煩・唇燥・舌乾無津・皮膚乾燥・指甲乾枯などの内熱傷陰の症状が見られる。

内疎黄連湯(ないそおうれんとう)『東医宝鑑』　方剤名。大黄8　連翹　芍薬各6　黄連　黄芩　当帰　梔子　檳榔各4　木香　薄荷　桔梗　甘草各2。「癰疽により皮膚が紅腫し、高熱が出て、口乾、心煩、便秘する場合に用いる」。

内太衝穴(ないたいしょうけつ) 穴名。奇穴。足背部、第1・第2趾接合部前方の陥凹部(太衝穴)の内側、前脛骨筋腱を隔てた陥中に取る。疝気・上衝などを主治。

な

内托(ないたく)[托法] 内服薬により瘡瘍を治療する三大治法の一つ。つまり、補益気血性の薬物を用いて、正気を扶助して、毒が外出できるように助け、毒邪が内陥しないようにする方法のこと。これは瘡瘍の中期で、毒邪が盛んでも正気がまだ虚していない際に用いられる。まだ瘡瘍が潰爛していない場合には、托毒透膿法を用いる。薬物としては黄耆・当帰・川芎・穿山甲片・白芷・皂角刺などを用いる。または正気が虚して、毒邪が外出できずに、瘡が扁平で、根が軟らかく、腐潰しづらく、または潰爛後に膿汁が稀少で、堅腫して消えず、他に身熱・精神不振・面色萎黄・脈数無力などの症状が見られる場合には、補托法を用いる。薬物としては黄耆・白朮・茯苓・人参・炙甘草・当帰・白芍・皀角刺・白芷・金銀花・連翹・桔梗・陳皮などを用いる。

内托黄耆円(ないたくおうぎえん)『医林撮要』 方剤名。黄耆320 当帰120 肉桂 木香 乳香 沈香各40。「針灸やそれ以外の原因により出来物が生じ、長らくふさがらずに、いつまでも膿が出る場合に用いる」。

内托黄耆湯(ないたくおうぎとう)『その他』 方剤名。黄耆12 当帰 柴胡 木瓜 羌活各6 肉桂 生地黄 黄柏各4。「附骨疽の際に、弥漫性腫脹があり硬く、身体衰弱し、悪寒発熱する場合に用いる」。

内托羌活湯(ないたくきょうかつとう)『東医宝鑑』 方剤名。羌活 黄柏各8 黄耆6 防風 藁本 当帰尾各4 連翹 蒼朮 陳皮 甘草各2 肉桂1.2。「臀部に癰が生じ、硬腫して疼痛する場合に用いる」。

内托散(千金内托散)(ないたくさん)『万病回春』 方剤名。①人参3 黄耆 川芎 防風 桔梗 厚朴 桂枝各2 当帰3 白芷 甘草各1。「各種の化膿症で、ある程度化膿が進むが、なお疼痛のあるものに用いて、膿の消散を促進し、痛みを緩和させる」 ②黄耆 甘草 金銀花 牡蛎各14。『医林撮要』「腫れ物が腫痛し治りにくい場合に用いる」。

内托升麻散(ないたくしょうまさん)『東医宝鑑』 方剤名。升麻 葛根 連翹各6。「乳房に生じた癰が、化膿しないか化膿した後に用い、その他のあらゆる悪瘡にも用いる」。

内托天金散(ないたくてんきんさん)『東医宝鑑』 方剤名。金銀花 人参 黄耆 芍薬 当帰 川芎 瓜呂根 白芷 桂皮 桔梗 防風 甘草各4。「癰疽と悪瘡が身体のあらゆる部分に生じる場合に用いる」。

内托白蘞散(ないたくびゃくれんさん)『東医宝鑑』 方剤名。芍薬 当帰 連翹各4 白芷 白斂 黄芩 栝呂仁各3.2 川芎 瓜呂根 乳香各2.8 防風 桔梗 柴胡各2 白蒺藜 甘草各1.6。「脇下に生じた硬腫が潰爛して膿が出てなかなか塞がらない場合に用いる」。

内托復煎散(ないたくふくせんさん)『東医宝鑑』 方剤名。蒼朮300 防風40 地骨皮 黄芩 赤茯苓 芍薬 人参 黄耆 白朮 桂皮 当帰 防已 甘草各20。「陰疽が内積して臓腑を侵攻する場合に用いる」。

内釣(ないちょう) 胎寒や脾胃虚寒により起こる小児の病症の一つ。主な症状は腰背が屈曲する、腹痛して泣きじゃくる、唇が黒色で陰嚢が腫れるなどが見られる(陳治『幼幼近編』)。

内調術(ないちょうじゅつ) 杉山流十八術式の刺針法の一つ。刺法は刺入した針の柄を押し手でつまみ、刺し手に持った針管で針柄を叩打する方法。補気して行気する場合に用いる。

内庭(ないてい) 穴名。足陽明胃経。滎水穴。足背、第2・第3足指間、みずかきの後縁、赤白肉際。①清胃泄熱 ②清熱鎮痛 ③和腸化滞 ④駆邪散滞 ⑤活絡止痛

内藤希哲(ないとうきてつ、1701~1735) 人

名。日本江戸時代の医家。『傷寒雑病論類編』『医経解惑論』の原著者。希哲は信州松本の人で、字は師道(しどう)。号は泉庵(せんあん)。江戸で開業。儒家太宰春台とも交流を持った。

内藤尚賢(ないとうなおかた、生没年不詳) 人名。日本江戸時代の医家。『古方薬品考』の著者。尚賢は京都の人で、字は剛甫(ごうほ)、蕉園(しょうえん)と号したが、経歴は不詳。

内毒(ないどく) 内部より透発する熱毒のこと。熱毒が体内に蘊伏して、抵抗力が不足したり、または誘発素因により癰瘡を発したり、または高熱頭痛・口乾咽痛・骨節煩疼・皮膚発斑、または吐血衄血・神志不清・舌絳・舌苔焦ひどければ芒刺が生じ、脈浮大で数か六脈沈細で数などが見られる。これらいずれも、内毒により起こる病状である。

内熱(ないねつ) ①人体内部に熱があるもの。②薬物や灸法により内部を温熱すること。

内煩(ないはん) 内熱(実熱や虚熱)により起こる心胸煩悶の症状を指す。心煩により意識錯乱するものを「煩乱」という。煩乱と同時に、悶々として楽しめない状態を「煩冤(はんえん)」という。

内腑(ないふ) 人体内部の臓腑のこと。

内風(ないふう) ある病変中に出現する動揺性の眩暈の病症のことで、外感風邪に属さないもの。『素問・至真要大論』に「諸暴強直は、みな風に属す」(諸暴強直、皆属于風)と見える。つまり火熱熾盛により変化したもの、または血虚陰虧や気結逆乱により生ずる。多くは病理変化の過程に出現する症状である。症状は眩暈・昏厥・抽搐・震顫・麻木・口眼喎斜などが見られる。「風気内動」を参照。

内閉(ないへい) 「閉」を参照。

内閉外脱(ないへいがいだつ) 心神が内閉し、真陽が外表で格拒されて、陽気が外越する症状のこと。

内補丸(ないほがん)『東医宝鑑』 方剤名。①熟地黄 80　当帰 40。「妊婦が衝任脈と腎陰が虚して、胎児が降りそうになり、腰腹が非常に冷痛する場合に用いる」 ②鹿茸　黄耆　炮附子　砂仁　肉桂　白茯苓　白蒺藜　桑螵蛸　沙苑蒺藜　紫菀　肉蓯蓉各 30。「腎陽不足で腰膝酸軟、頻尿、眩暈、動悸、息切れなどの症状がある場合、寒さにさらされ五更泄瀉する場合に用いる」。

内有久寒(ないゆうきゅうかん) 「痼冷」を参照。

内癰(ないよう) 癰が臓腑に生じ、外からは見えないもの。たとえば腸癰・肺癰・肝癰などのこと。

内陽池穴(ないようちけつ) 穴名。奇穴。手掌の中、手根横紋の中央(大陵穴)と手掌の中央(労宮穴)の間で、大陵穴から1寸の陥中に取る。手足脱屑・咽喉腫痛などを主治。

内廉(ないれん) 「廉」を参照。

内臁瘡(ないれんそう) 「臁瘡」を参照

苗村丈伯(なえむらじょうはく、生没年不詳) 人名。日本江戸時代の医家。『続解襲方集』の著者。丈伯の字は三径(さんけい)、号は苗斎(びょうさい)。伝は不詳。

中生寸木子(なかおすんぼくし、生没年不詳) 人名。日本江戸時代の医家。『十四経発揮評誤』の著者。寸木子の伝は不詳であるが、南紀の人で、号は是庵(ぜあん)、室号は蜘蛛軒(ちちゅうけん)と称した。本姓は中村か。

中神琴渓(なかがみきんけい、1744〜1833) 人名。日本徳川時代後期の医家。近江山田村生まれ。古医方を唱えた。琴渓は近江国栗太郡南山田村の農家に誕生。大津の医家中神氏の養子となったとされるが、京都中神氏の養嗣子とする異説もある。名は妥(まこと)、字は以隣(いりん)、通称右内(うない)。堂号は生生堂。20歳代後半に中根之紀の門に入り、ついで最晩年の吉益東洞に師事して古医方を習得した。『生生堂医談』『生生堂傷寒論約言』の著者。刺絡や瀉血療法を重んじた。

な

中川子公(なかがわしこう、生没年不詳、15世紀)　人名。日本室町時代の医家。『棒心方』の著者。子公は梶原性全(1266～1337)の六代目の門流とされるが詳伝は不明。

中川修亭(なかがわしゅうてい、1773～1850)　人名。日本江戸時代の医家。『医方新古弁』の著者。修亭は名は定故(さだもと)、字は基徳(きとく)、通称周貞(しゅうてい)、号は壷山(こざん)、京都の人。吉益南涯(1750～1813)の高弟である。著書により医術を古方と今方に分け、さらに古方を真古と疑古に分類して各流派の立場を明らかにした。

中茎暘谷(なかぐきようこく、1776～1866)　人名。日本江戸時代の医家。『傷寒論正解』の著者。暘谷は結城の儒医で、名は譲(ゆずる)、字は恭卿(きょうけい)、通称は元悦(げんえつ)。古方家に属す。他に『扁鵲伝正解』などの著もある。

長沢道寿(ながさわどうじゅ、?～1637)　人名。日本江戸時代の医家。『医方口訣集』の原著者。道寿の号は柳庵(りゅうあん)・丹陽坊(たんようぼう)・売薬山人(ばいやくさんじん)。曲直瀬玄朔と吉田宗恂に医を学び、のち父の長沢理慶とともに山内一豊に従って土佐に移ったが、故あって辞し、京都で開業。「土佐の道寿」として医名を博した。古林見宜とは玄朔の同門。

永田徳本(ながたとくほん、1513～1630年)　人名。日本室町、安土桃山、江戸時代の医家。『梅花無尽蔵』の著者。甲斐(山梨県)の出身。徳本は日本医学史上著名ではあるが、生没年・出身・経歴など不詳で、伝説的要素の強い人物。瀉法を得意とし、古方派の祖と言われる。他に『医之弁』『知足斉医抄』『徳本遺方』などの著がある。

永富独嘯庵(ながとみどくしょうあん、1732～1766年)　人名。日本江戸時代、古方派の医家。独嘯庵は長門国赤馬関(下関市)の人で、名は鳳介(ほうすけ)。医家の永富氏の養子となり、18歳のとき京の山脇東洋に入門。東洋の古方の汗・下法に巧みであったが、吐方に通ずるため、当時吐方に詳しかった越前の奥村良竹のもとに、独嘯庵と嫡男の東門を派遣して学ばせた。『漫遊雑記』『嚢語』『吐方考』などの著者。

中西深斎(なかにししんさい、1724～1803)　人名。日本江戸時代の医家。『傷寒名数解』『傷寒論弁正』の著者。深斎は京都の人で、名は惟忠(これただ)、字は子分(しぶん)、室号は澄霞園と称した。はじめ儒を志したが、38歳のとき吉益東洞の門人となり、以後、古医方の研究に没頭した。

中根正甫(なかねまさとし、生没年不詳)　人名。日本江戸時代の医家。『食品弁明』の編著者。字は道淳(どうじゅん)。

中村元恒(なかむらもとつね、1778～1851)　人名。日本江戸時代の医家。『古方標的』の著者。元恒は中西深斎の孫弟子で、儒を猪飼敬所に学んだ高遠藩儒。浅田宗伯の師でもある。

中山三柳(なかやまさんりゅう、1614～1684)　人名。日本江戸時代の医家。『逐生雑記』の編著者。三柳は大和の人で、名は忠義(ただよし)、号は花陽軒(かようけん)。長沢道寿の門人。他に『愚按口訣補』『切要方義』『醍醐随筆』などの著もある。

半井明親(なからいあきちか、?～1547)　人名。日本江戸時代の医家。和気明親ともいう。春蘭軒と号す。永正年中(1504～1520)渡明し、熊宗立について医を学び、明の武宗の病気を治した。

半井古仙法印療治日記(なからいこせんほういんりょうちにっき)　書名。日本室町、安土桃山、江戸時代の医家。半井慶友(1522～1617)の著。医療日記。不分巻1冊。

半井瑞策(なからいずいさく、1520～1596)　人名。日本江戸時代の医家。名は光成。半井明親の子で、その号驢庵を受け継いだ。通仙軒、通仙院ともいう。当時の曲直瀬流医術の台頭のなかにあって、半井流医術が存続しえたのは、この人の存在によるところが大きい。

半井道三(なからいどうさん、?～1507)

人名。日本室町時代の医家。『周監方』の著者。半井道三と和気利長とは同一人物。利長は丹波重長の次男で、和気(半井)明重の養子となった。半井明親の父。

半井成明(なからいなりあきら、生没年不詳) 人名。日本江戸時代の医家。逵瑞郁(生没年不詳)と同一人物かと思われる。『十四経眸子』の著者。

半井ト養(なからいぼくよう、1607〜1678) 人名。日本江戸時代の医家。名は宗松。堺半井家の半井云也の長子に生まれ、のちに江戸に出て将軍家に仕えた。医家としてばかりでなく、俳人・歌人としても著名。

半井慶友(なからいよしとも、1522〜1617) 人名。日本室町、安土桃山、江戸時代の医家。『半井古仙法印療治日記』の著者。慶友の母は半井明親の娘。子の半井云也の妻は津田宗及の娘で、その子は狂歌師としても知られる半井ト養である。慶友は堺にあって医に腕を振るった。

名古屋玄医(なごやげんい、1628〜1696年) 人名。日本江戸時代の医師。古方派の祖とされる。玄医は京都の人で、字は閲甫(えつほ)・富潤(ほうじゅん)、号は丹水子(たんすいし)・宜春庵(ぎしゅんあん)・桐渓(とうけい)。経学・易学に通じ、中国医籍を読破。その背景には伊藤仁斎の古義学と通じるものがある。『医方問余』『金匱註解』『丹水子』『難経註疏』などの著書がある。

那須資信(なすすけのぶ、生没年不詳) 人名。日本江戸時代の医家。『内経知新論』の著者。資信は尾張の人で、号は心庵(しんあん)・是心庵(ぜしんあん)。饗庭東庵(1615〜1673)の弟子。竹中通庵とは東庵門下の同門生。

奈須恒徳(なすつねのり、1774〜1841) 人名。日本江戸時代の医家。『本朝医談』の著者。恒徳の字は玄盅(げんちゅう)、号は柳村(りゅうそん)。幕府医官田沢玄丈の次男として生まれ、同じく幕府医官奈須家の養嗣子となった。

奈須恒昌(玄竹、なすつねまさ、1593〜1679) 人名。日本江戸時代の医家。『医方聚要』の編著者。恒昌は曲直瀬玄朔(1549〜1631)の門人で、徳川秀忠・家光に賞され、鵞峰の序した万治2年には法印にまで叙されている。幕府医官奈須家の祖である。有名な奈須恒徳(1774〜1841)はその六代。

夏井透玄(なついとうげん、生没年不詳) 人名。日本江戸時代の医家。『経脈図説』の著者。透玄は武蔵の人で、友草子(ゆうそうし)と号し、堂号を采青園と称したが、詳伝は不明。

拿法(なほう) 按摩や傷科における筋肉を調整する手法の一つ。片手や両手で患部の肌肉をつかみ、挟み込むように力を入れたり、または肌肉をつかみあげてからすぐに手を離すなどの手法のこと。後者は「弾筋」ともいう。

難経(なんぎょう) 書名。中国後漢時代、200年ごろの古典的医書。『黄帝八十一難経』を略していう。伝説上の人物秦越人扁鵲の著。

難経韻語図解(なんぎょういんごずかい) 書名。日本江戸時代、岡田静安(1770〜1848)の著。『難経』の音韻研究書。全2巻2冊。『難経韻語図』ともいう。

難経雲庵抄(なんぎょううんあんしょう) 書名。日本室町時代、谷野一栢(15世紀末〜16世紀中ごろ)の著。『勿聴子俗解八十一難経』を底本に用いた『難経』の抄物。不分巻1冊。永正6年(1509)頃稿。本書は日本人による現存する最古の『難経』注釈書。

難経開委(なんぎょうかいい) 書名。日本平安時代、出雲広貞(?〜870)の著。『難経』の注釈書。全1巻。

難経滑義補正(なんぎょうかつぎほせい) 書名。日本江戸時代、杉本忠温(1770〜1836)の著。『難経本義』の補注書。不分巻1冊。

難経口問口伝鈔(なんぎょうくもんくでんしょう) 書名。日本江戸時代、南里先生(不詳)の口伝。『難経』の解説書。全2巻3冊。元文5年(1740)刊。弟子の高垣隆仙・小原玄周・井口玄礼・今井玄淳の4名が質問し、南里が答える形式で書かれている。

難経古義(なんぎょうこぎ)　書名。日本江戸時代、加藤万卿(生没年不詳、18世紀)の著。18世紀の著。『難経』の注解書。著者は町医者であったが、『難経』に造詣が深く、躋寿館に出講して『難経』を講じた。全2巻2冊。宝暦10年(1760)自序。中国でも早くに価値が認められ、『珍本医書集成』(1936)に活字収録された。

難経集注(なんぎょうしっちゅう)　書名。中国明時代(1652年)の医書。王九思の編著。現存する最古の『難経』注釈書として知られる。全13編。

難経釈義(なんぎょうしゃくぎ)　書名。日本江戸時代、菊池玄蔵(生没年不詳)の著。『難経』の注釈書。全2巻。宝暦10年(1760)刊。

難経抄(なんぎょうしょう)　書名。日本江戸時代の書、著者不詳。『難経』の注解書。全3巻3冊。

難経捷径(なんぎょうしょうけい)　書名。日本江戸時代、寿徳庵玄由(?〜1644)の著。『難経』の注解書。全2巻2冊。寛永14(1637)刊。

難経疏証(なんぎょうそしょう)　書名。日本江戸時代、多紀元胤(1789〜1827)の著。『難経』の注解書。全2巻2冊。文政5年(1822)刊。本書は『難経集注』を底本とし、諸文献を引用し、父元簡や弟元堅の説も取り入れて完成した、日本における『難経』研究の精華。

難経註疏(なんぎょうちゅうそ)　書名。日本江戸時代、名古屋玄医(1628〜1696)の著。『難経』の注解書。全2巻。天和4年(1684)刊。歴代の諸文献を引用し、自説を展開。玄医の『難経』に対する深い見識を示す。

難経鉄鑑(なんぎょうてっかん)　書名。日本江戸時代、広岡蘇仙(ひろおかそせん)の著。『難経』の注解書。全9巻府首巻、5冊。寛延3年(1750)刊。

難経蓬庵抄(なんぎょうほうあんしょう)　書名。日本室町時代、道器(1505か1506〜?)の著。『難経』の抄物。不分巻1冊。本書は『難経』の難解な点について項を立て、数学的な問題を図解するなどしている。

難経本義(なんぎょうほんぎ)　書名。中国金元時代1361年(至成21年)、滑伯仁の著書。散逸した『難経』をまとめて釈注したと伝えられている。

難経本義諺解(なんぎょうほんぎげんかい)　書名。日本江戸時代、岡本一抱(1654〜1716)の著。『難経本義』の和語解説(諺解)書。全12巻。宝永3年(1706)刊。岡本一抱の手になる一連の古典医書諺解の一つで、多部数印刷され広く流布した。

難経本義首書(なんぎょうほんぎしゅしょ)　書名。日本江戸時代、名古屋玄医(1628〜1696)の講授、玉名玄呂(生没年不詳)の編刊。『難経本義』の鼇頭注本。万治3年(1660)刊。

難経本義抄(なんぎょうほんぎしょう)　書名。日本江戸時代、寿徳庵(曲直瀬)玄由(?〜1644)の著。『難経本義』の注解書。全6巻。正保5年(1648)刊。

難経本義大鈔(なんぎょうほんぎたいしょう)　書名。日本江戸時代、森本玄閑(17世紀)の著。『難経本義』の注解書。序目3巻、彙攷1巻、図1巻、図解2巻、本編は20巻。諸書を博引しており、『難経』の注解書としては最大級の量を誇る。

難経文字攷(なんぎょうもじこう)　書名。日本江戸時代、伊藤鳳山(1806〜1870)の著。『難経』の注解書。全2巻1冊。安政4年(1857)自序。『難経』の中で問題となる字義や名義について81項目にわたり述べたもの。

難経或問(なんぎょうわくもん)　書名。日本江戸時代、古林正禎(生没年不詳)の著。『難経』の注解書。2巻付録1巻5冊。正徳5年(1715)刊。

南極壽星湯(なんきょくじゅせいとう)『救急方』　方剤名。天南星4　防風2　白附子　蝉退　薄荷　甘草各1.2。「風熱痰が旺盛になることにより生ずる急驚風で痙攣が起き、目を見開き、くいしばり、腰を揺らし、後ろにそらしたり、多痰で咳嗽し、短気し、発熱する場合に用いる」。

軟堅(なんけん)　治法。薬物を用いて、堅硬や積結なものを軟化させる治法のこと。たとえば結糞や結痰には、芒硝・蛤粉などの薬物を用いる。

軟堅散結(なんけんさんけつ)　治法。濁痰や瘀血などが結聚して癥積瘰癧などを形成する諸症に対する治療法のこと。「祛瘀消癥」を参照。たとえば「癭気」などは、濁痰が凝聚して生じる。この治療には、海藻やわかめや昆布などを常食して消痰軟堅散結する。また久瘧で脾臓が腫大し、古くは「瘧母」というものを治療するには、瘧母丸(鱉甲酢炙2両、三稜酢浸透煨1両、蓬莪朮酢浸透煨1両、いずれも細末にし、神曲糊で練って緑豆大にして、1日20粒をぬるま湯で服用する)を用いて、軟堅散結する。さらに軟堅にはもう一つの意味があり、芒硝などの薬物で燥結した糞便を攻除する意味もある。

軟堅除満(なんけんじょまん)　ここでの堅は、乾燥した大便を指す。大便が乾いて固まると、腹部が膨満する。この治療には、鹹寒増液法を用いて乾燥に潤いを与え、大便を軟らかくする。大便が出れば、腹部の膨満は自然に解消される。

難産(なんざん)　出産予定月が来て、胎位が下に移動したにもかかわらず、分娩できないものを指す。その症状は腹部が陣痛し、腰腹痠脹し、小腹重墜し、胞水と血が下るが、胎児を娩出できない。これは妊婦の生理異常、産道の狭窄、胎位不正、または胎児過大、または羊水の破水が早すぎる、または妊婦の気血の運行が不暢などの原因により起こる。さらに、出産時に胎児の手が先に出るものを「横産」といい、胎児の足が先に出るものを「倒産」や「逆産」といい、出産時にいきむのが早すぎて、胎児の頭がゆがみ肩が先にでるものは「偏産」といい、妊婦がいきみすぎて、疲乏して座り、しばらく出産しないものを「坐産」といい、妊婦が突然力んで、胎児を無理やり分娩することで、胎児が損傷を受けるのを「傷産」という。この他に、妊娠月に満たない内に、陣痛が起きて出産しそうになるが、出産できないものを「試月」という。

南星防風散(なんせいぼうふうさん)『郷薬集成方』　方剤名。白僵蚕　天南星　防風各20　天麻12　当帰8　皀莢2。「風が侵襲して頬顎が腫脹して腫塊が生じた場合と纏喉風に用いる」。

南政北政(なんせいほくせい)　司天運気の説によれば、土運の年を「南政」とし、残りの木・火・金・水の四運の年を「北政」という。

癱瘓(なんたん)　運動麻痺のこと。

癱瘓不随(なんたんふずい)　半身不随のこと。

南天灸(なんてんきゅう)　灸法。南天の木を用いた温灸のこと。

ナンバの毛(なんばのけ)　薬物名。玉米鬚(ぎょくべいしゅ)の別名。「玉米鬚」を参照。

難波抱節(なんばほうせつ、1791〜1851)　人名。日本江戸時代の医家。『類聚方集成』の著者。抱節は備前の人で、名は経恭(つねちか)、字は子敬(しけい)、通称は立愿(りゅうげん)、抱節は号。京都で吉益南涯(1750〜1813)に学び、ついで賀川蘭斎に産科を学んだ。郷里で開業し、多くの門弟を育成。種痘の普及にも貢献した。他に『散花新書』『胎産新書』などの著がある。

南冥問答(なんめいもんどう)　書名。日本江戸時代の医家。亀井南冥(1734〜1814)の著。小児の暴瀉(急性下痢症)に関する医論集。不分巻1冊。安永9年(1780)刊。平易な和文の問答形式で書かれ、小児暴瀉の原因は親の過保護にあるという。

軟肋(なんろく)　「季肋」を参照。

な行・に

二陰（にいん）　①「前陰」と「後陰」の総称。つまり外生殖器、尿道外口、肛門などの部分を指す。②「三陰」を参照。

二陰煎（にいんせん）**『その他』**　方剤名。生地黄　麦門冬各12　玄参　赤茯苓　木通各10　酸棗仁8　黄連　甘草各4　竹葉2　燈芯1。「狂症を長らく病む過程において、消痩、易驚、多語する場合に用いる」。

二黄膏（におうこう）**『東医宝鑑』**　方剤名。麻油120　巴豆20　黄蜜40　乳香　石雄黄各4。「あらゆる悪瘡に用いる」。

二黄散（におうさん）**『東医宝鑑』**　方剤名。①大黄　黄芩　防風　薄荷各5。「胬肉攀睛により眼に胬肉が生じ、瞳にかかる場合に用いる」　②大黄　黄芩各20　梔子4。『郷薬集成方』「小児が黄疸により、眼と皮膚が黄色くなり、腹満する場合に用いる」。

二黄湯（におうとう）**『東医宝鑑』**　方剤名。黄芩　黄連　甘草各4。「悪寒発熱し、咽腫、顔と頬が紅腫する場合に用いる」。

二角湯（にかくとう）**『本朝経験』**　方剤名。当帰　川芎　芍薬　地黄各3　鹿角　羚羊角各1.5。「筋肉の攣縮が甚だしいものなどに用いる」。

二活散（にかつさん）**『東医宝鑑』**　方剤名。羌活　独活　当帰　烏薬　芍薬　金銀花　瓜呂根　連翹　白芷　甘草各8　紅花　蘇木　荊芥　蟬退　葛根各6　檀香4。「疔瘡に用いる」。

二火弁妄（にかべんもう）　書名。日本江戸時代、芳村恂益（生没年不詳、17～18世紀）の著。医論集。全3巻3冊。正徳5年（1715）刊。

二加龍骨湯（にかりゅうこつとう）**『その他』**　方剤名。龍骨　牡蠣　白薇　白芍　大棗各12　炮附子6　甘草4　生姜3。「真寒仮熱で、発熱するが服を着たがり、口乾、飲みたがらず、発狂するようだが意識ははっきりしている場合、虚陽により発熱し、面赤、口乾するが口渇はせず、腰膝冷痛する場合に用いる」。

二甘湯（にかんとう）**『東医宝鑑』**　方剤名。甘草　炙甘草　五味子　烏梅各同量。「胃熱により食事中や食後に、汗が出る場合に用いる」。

二気丸（にきがん）**『郷薬集成方』**　方剤名。大黄160　当帰　白芍各80。「月経不順、または月経閉止して不妊となり、面黄、消痩、口中無味の場合に用いる」。

二麹元（にきくげん）**『郷薬集成方』**　方剤名。神曲　半夏曲各320。「脾虚により痰が盛んで、心下痞硬、消化不良、口中無味の場合に用いる」。

二金湯（にきんとう）**『その他』**　方剤名。鶏内金　蟹草実各20　厚朴　大腹皮　猪苓各12　通脱木8。「黄疸により眼と皮膚が黄色くなり、浮腫、腹満する場合に用いる」。

肉痿（にくい）　『素問・痿論』に見える。痿証の一つ。症状は肌肉が麻痺不仁・萎弱無力となる。本病は、脾気内熱、胃陰不足により、肌肉が営養の輸布を得られずに起こる。または湿地に長らく居座り、肌肉が湿邪に傷られて起こる。

肉癭（にくえい）　癭の一種。症状は結喉部の両側に、半円形の多くの腫塊が生じ、その皮膚色は変わらず、緊張もせず軟弱でもなく、表面は光滑で、物を飲み込む動作にともない上下に移動し、押しても痛まず、やや震える感じがある。同時に心情急躁・多汗・胸悶・心悸・月経不調などの症状が見られる。多くは肝気鬱結や脾が健運を失い、気滞や湿痰が凝結して起こる。

肉極（にくきょく）　「六極」を参照。

肉䐃（にくきん）　肉が塊状になる状態のこ

と。腓腹筋を「膕」という。

肉刺（にくし） 「鶏眼」を参照。

肉蓯蓉（にくじゅよう） 薬物名。助陽薬。甘酸鹹、温、腎。①助陽益精 ②堅骨壮腰 ③滋陰止渇 ④潤腸通便

肉蓯蓉丸（にくじゅようがん）『医方類聚』 方剤名。①肉蓯蓉80 遠志 巴戟天 菟絲子 五味子 蛇床子 桂心 炮附子 牛膝 鹿茸膠 山茱萸 熟地黄各40。「腎虚で膀胱の虚冷により、全身労倦、足腰が疼痛し重く、無力の場合に用いる」 ②肉蓯蓉 白茯苓 黄耆 沢瀉 牡蠣 五味子 龍骨 当帰各40。『東医宝鑑』「小腹に熱が集積し、重痛して尿不利、米にとぎ汁のような尿が出る場合に用いる」。

肉瞤筋惕（にくじゅんきんてき） 筋肉の間代性痙攣のこと。

肉上粟起（にくじょうぞくき） 鳥肌のこと。皮膚の毛孔が立って粟粒状になること。

肉豆蔻（にくずく） 薬物名。辛。温。脾・胃・大腸。①渋腸止瀉。脾虚寒による慢性の泥状～水様便・脱肛などに用いる。②温中行気。脾胃虚寒・気滞による腹痛・腹満・胃反嘔吐などに用いる。

肉節（にくせつ） 骨節が連なる箇所、「皮肉」のこと。

肉疽（にくそ） 邪気が内結して生ずるもので、患部に熱象の無い疽病のこと。

肉腠（にくそう） 「肌腠」を参照。

肉痺（にくひ） 『素問・痺論』に見える。「肌痺」ともいう。肌肉の症状が主な痺証のこと。症状は肌肉麻木や痠痛無力・困倦・汗出などが見られる。これは風寒湿邪が肌肉に侵入することで起こる。

肉分（にくぶん） 肌肉の細かい紋理（あや）のこと。大腿部や上腕部の筋肉の紋理を「大分」といい、肌肉の間の紋理を「小分」をいう。

肉瘤（にくりゅう） 瘤の一種。内に湿熱があり、気血が凝結することにより起こる。数は一定せず、大きさも一定しない、腫瘤は軟らかく、押すと動き、皮膚色に変化は無く、また疼痛も無く、緩慢に進展する。

肉輪（にくりん） 「胞瞼」を参照。

二賢散（にけんさん）『東医宝鑑』 方剤名。陳皮600 甘草160 塩20。「咽喉に物がつまっているようで、吐いても呑み込んでも動かず、胸悶、息がつまるような場合に用いる」。

二香黄連散（にこうおうれんさん）『東医宝鑑』 方剤名。藿香 厚朴 半夏 赤茯苓 陳皮 白扁豆 香薷各4 黄連 沢瀉各3.2 甘草1.2。「傷暑して吐瀉し、腹痛、内煩、手足厥冷する場合に用いる」。

二香丸（にこうがん）『東医宝鑑』 方剤名。木香 香附子各120 山査子80 三稜 蓬莪朮 神曲 羌活 天南星各40 黄連 羅蔔子 桃仁 梔子 橘核各20。「狐疝により陰嚢が腫大したり萎縮したり、腹中に硬結が生じて疼痛する場合に用いる」。

二香散（にこうさん）『東医宝鑑』 方剤名。①香附子 香薷各8 紫蘇葉 陳皮 蒼朮各4 厚朴 白扁豆 甘草各2 生姜3 木瓜2 葱白2。「傷暑により身熱し、頭痛、吐瀉する場合に用いる」 ②益智仁 砂仁各12 木香 藿香 白豆蔻 白茯苓 半夏曲 厚朴 陳皮 蒼朮 甘草各6 丁香3。「心下痞硬、消化不良、腹満疼痛する場合に用いる」。

二合湯（にごうとう）『済州新編』 方剤名。陳皮 白茯苓 半夏 石菖蒲 麦門冬 当帰 川芎 白芍 生地黄 遠志各4 甘草2 竹茹3 生姜3。「妊婦が歯を食いしばり、泡を吹き、意識を失う場合に用いる」。

二胡当帰飲（にことうきいん）『医林撮要』 方剤名。柴胡4 前胡 当帰各2.8 白芍 生地黄各2.4 人参1.6 甘草1.2 葱白3 生姜3。「妊婦が感冒により発熱し、咳嗽、多痰の場合に用いる」。

西川国華（にしかわこつか、1744～1818） 人名。日本江戸時代の医家。『上池秘録』の編著者。国華は近江の人で、名は瑚（こ）、字は子璉（しれん）、通称は元章（げんしょう）、白雲斎（はくうんさい）とも号し、江戸

で医をもって綾部侯に仕えた。

二四湯(にしとう)『医林撮要』 方剤名。陳皮　半夏各8　赤茯苓4.8　熟地黄　当帰　白芍　川芎各4　甘草2.4　生姜3。「陰虚火動して、咳嗽する場合に用いる」。

二溲(にしゅう) 大小便のこと。

二十五人(にじゅうごにん) 人体を五音により分類したもの。つまり「上角・太角・左角・鈦角・判角・質徴・少徴・右徴・質判・上徴・上宮・大宮・少宮・加宮・左宮・上商・鈦商・右商・左商・少商・上羽・大羽・少羽・桎羽・衆羽」のこと(『霊枢・陰陽二十五人篇』)。

二十四剤(にじゅうしざい) 「宣剤・通剤・補剤・泄剤・軽剤・重剤・渋剤・滑剤・燥剤・湿剤・調剤・和剤・解剤・利剤・寒剤・温剤・暑剤・火剤・平剤・奪剤・安剤・緩剤・淡剤・清剤」のこと。これは中国明代の徐思鶴が十剤に追加して作ったもの。

二十四節気(にじゅうしせっき) 「節気」を参照。

二十七気(にじゅうしちき) 十二経気と十五絡気を合わせていう。

二十四脈(にじゅうしみゃく) 脈診における脈状の総称のこと。脈状には、七表・八裏・九道の合計24種がある。

「七表」

①浮脈：軽く触れ、水に浮いた感じ。表証。②芤脈：ねぎの茎を押したような脈。出血後。③滑脈：なめらかな珠を転がす感じ。痰・食積。④実脈：拍動が強く、力のある脈。実証。⑤弦脈：力があり弓の糸のように長い脈。疼痛。⑥緊脈：弦脈に似て力のある脈。疼痛。⑦洪脈：大きく、ゆったりして力がある脈。熱邪盛。

「八裏」

①微脈：非常に拍動が弱く、有るか無いかの感じの脈。気血の虚。②沈脈：軽く触れて分からず、強く押すと現れる脈。寒、裏証。③緩脈：ゆっくりしてゆるやかな脈。正常に近い。④濇脈：弱くて、去来がなめらかでない脈。血虚。⑤遅脈：脈拍数が少なく、健常者の1呼吸に対し4動以下(1分間に60以下)。寒・虚。⑥伏脈：強く押しても分かりにくい脈。病邪内塞。⑦濡脈：やや浮いて拍動の弱い脈。気血不足。⑧弱脈：拍動に力の無い脈。気血不足。

「九道」

①長脈：脈が緊張して長く感じられる脈。痛み。②短脈：脈が短く感じられる脈。三部の一箇所だけしか分からない。気血運行の渋滞。③虚脈：拍動が弱く、押すと切れる脈。虚証。④促脈：拍動が不規則。数回打って1回止まる脈。心虚。⑤結脈：拍動がまったく不規則な脈。心虚。⑥代脈：拍動が規則的に止まる脈のこと。心虚。⑦牢脈：沈んで硬い脈。心虚。⑧動脈：よく動き、豆がはじけるような脈。高熱、心虚。⑨細脈：拍動が弱く、脈が細い脈のこと。気血ともに不足。

二十八脈(にじゅうはちみゃく) ①臨床で常見される28種の脈象のこと。浮脈・沈脈・遅脈・数脈・滑脈・渋脈・虚脈・実脈・長脈・短脈・洪脈・微脈・緊脈・緩脈・弦脈・芤脈・革脈・牢脈・濡脈・弱脈・散脈・細脈・伏脈・動脈・促脈・結脈・代脈・大脈のこと。②28種の経脈のこと。『霊枢・五十営』に「人経脈上下左右前後二十八脈」と見える。つまり手足の三陰三陽の十二経は左右対称になるので、24経。これに任脈と督脈、さらに左右の蹻脈を加えて28経脈となる。

二朮湯(にじゅつとう)『万病回春』 方剤名。蒼朮　白朮　天南星　陳皮　茯苓　香附子　黄芩　威霊仙　羌活　甘草各1.5　半夏　生姜各2。「痰飲による臂痛、手臂痛などに用いる」。

二神丸(にしんがん)『東医宝鑑』 方剤名。破胡紙160　肉豆蔻80。「脾胃と腎が虚して口中無味、食欲不振、消化不良、五更泄瀉する場合に用いる」。

二神交済丹(にしんこうさいたん)『東医宝鑑』 方剤名。茯神　薏苡仁各120　酸棗仁　枸杞子　白朮　神曲各80　側柏子　芡仁

乾地黄　麦門冬　当帰　人参　陳皮　白芍　白茯苓　砂仁各40。「老化防止、心脾腎の虚損により気力が無く、消化不良、身体衰弱する場合に用いる」。

二神散(にしんさん)『東医宝鑑』　方剤名。蟹草実30　滑石20。「砂淋、石淋により尿不利、尿痛の場合に用いる」。

二神丹(にしんたん)『医林撮要』　方剤名。蓮実　糯米各1。「脾気虚により口中無味、頻繁に泄瀉し、元気が無く、身体衰弱する場合に用いる」。

二神伝(にしんでん)　書名。日本江戸時代、天羽友仙(生没年不詳)の編著。医論・医方書。全3巻。寛政10年(1797)刊。

二石散(にせきさん)『東医宝鑑』　方剤名。滑石　寒水石　冬葵子各4。「転胞症により小腹腫痛、尿不利の場合に用いる」。

二仙丸(にせんがん)『東医宝鑑』　方剤名。側柏葉320　当帰160。「脱毛に用いる」。

二仙散(にせんさん)『東医宝鑑』　方剤名。①瓜蒂　茶葉各同量。「催吐に用いる」　②白殭蚕8　胆礬4。「急性喉閉症や纏喉風に用いる」。

二扇門穴(にせんもんけつ)　穴名。奇穴。手の中指背部の指の根元から0.5寸に取る。熱病で汗が出ないもの、皮膚病、目の疾患などを主治。

日月(にちげつ)　穴名。足少陽胆経。胆経の募穴、足少陽と太陰経と陽維脈の交会穴。前胸部、第7肋間、前正中線の外方4寸。①疏肝利胆　②解鬱止痛　③降逆止嘔　④調理腸胃　⑤化湿熱

日入(にちにゅう)　「十二時」を参照。

日用灸法(にちようきゅうほう)　書名。日本江戸時代、曲直瀬玄朔(1549～1631)の著。灸法書。不分巻1冊。灸の要領と主経穴の部位・主治をきわめて簡便に説いた入門書。

日用功方(にちようこうほう)　書名。日本江戸時代の書。岡本玄冶(1587～1645)の『灯下集』の増補版で、『増補灯下集』ともいう。全4巻。104処方を収載。寛文11年(1671)刊本と享保6年(1721)刊本がある。

二調散(にちょうさん)　方剤名。麦門冬4　知母2.8　半夏　人参　甘草各2　烏梅1　竹葉3。「出産後に原気が戻らず、潮熱が出て、身熱、心煩、よく泣き、不眠の場合に用いる」。

日用食性(にちようしょくしょう)　書名。日本江戸時代、曲直瀬玄朔(1549～1631)の著。食物本草。不分巻1冊。通常口にする可能性のある天然物について気味や主治を簡単に記した書。

二陳湯(にちんとう)『和剤局方』　方剤名。①半夏　橘紅各5　白茯苓3　甘草1.5。「治痰飲以患、或嘔吐悪心、或頭眩心悸、或中脘不快、或発為寒熱、或因食生冷、脾胃不和」　②半夏8　陳皮　赤茯苓各4　炙甘草2　生姜3。『東医宝鑑』「痰飲により胸脇苦満、咳嗽、多痰、悪心、時に嘔吐、眩暈、心悸する場合に用いる」　③「宣剤」を参照。

日記中棟方(にっきちゅうとうほう)　書名。日本江戸時代、古林見宜(1579-1657)の著。処方集。全3巻。横型本。和文。

肉桂(にっけい)　薬物名。助陽回厥薬。辛甘、大熱、小毒、肝・腎。①補火回厥　②祛寒止痛　③温腎逐水　④燥脾止瀉　⑤温経理血　⑥托毒排膿

日出(にっしゅつ)　「十二時」を参照。

日中(にっちゅう)　「十二時」を参照。

日昳(にってつ)　「十二時」を参照。

日晡所(にっぽしょ)　「十二時」を参照。

日晡潮熱(にっぽちょうねつ)　「潮熱」を参照。午後3時から5時ごろに出る熱のこと。

二白穴(にはくけつ)　穴名。奇穴。前腕部前面で、手根横紋の中央(大陵穴)の直上4寸に取る。脱肛・肛裂・肛門瘙痒などを主治。

二白散(にはくさん)『医林撮要』　方剤名。白芍　白薇各同量。「妊娠中の遺尿症で、知らないうちに排尿してしまう場合に用いる」。

二便(にべん)　大小便のこと。

二母散(にぼさん)『東医宝鑑』　方剤名。①知母　貝母各40　巴豆10。「朝方に咳嗽がひどく、多痰、短気する場合に用いる」　②桃仁　杏仁各8　知母　貝母　白茯苓　人

に

参各4。「出産後に咳嗽し、多痰の場合、腹痛する場合に用いる」。

二母止嗽散(にぼしそうさん)『処方集』 方剤名。款冬花180 罌粟殻120 杏仁 紫苑 知母 百合 玄参 麦門冬各60 貝母30。「長らく乾咳し、微熱が出る場合に用いる」。

二母清順湯(にぼせいじゅんとう)『済州新編』 方剤名。知母 貝母各8 天門冬 麦門冬 当帰 黄芩 梔子 瓜呂根 玄参 桔梗各4 薄荷2.8 人参2 甘草1.2。「気滞により短気、咳嗽、多痰、口乾、煩渇する場合に用いる」。

二母寧嗽湯(にぼねいそうとう)『東医宝鑑』 方剤名。石膏8 貝母 知母各6 梔子 黄芩各4.8 桑白皮 赤茯苓 瓜呂仁 陳皮各4 枳実2.8 甘草0.8 五味子10 生姜3。「食傷により胃火が肺に影響し、胸満、心煩、多痰、咳嗽が長引く場合に用いる」。

日本医譜(にほんいふ) 書名。日本江戸時代、宇津木昆台(1779〜1848)の著。医家伝記集。成立年不詳(1830年頃か)。古代から江戸時代後期にいたる多数の日本医家の伝を、各種の文献資料を駆使して編纂したもので、江戸以前の日本医家伝記集としては最も多人数を収録し、かつ詳細で、今日に至るまでこれを越える書は無い。

二妙丸(にみょうがん)『丹渓心法』 方剤名。二妙散の別名。「二妙散」を参照。

二妙香良散(にみょうこうりょうさん)『東医宝鑑』 方剤名。香附子 良姜各同量。「胸痛、腹痛の場合に用いる」。

二妙散(にみょうさん)『丹渓心法』 方剤名。黄柏9 蒼朮9。湿熱蘊結下焦による、下肢の発赤・腫脹・疼痛・熱感、あるいは下肢軟弱無力・歩行困難などに用いる。また、湿熱による湿疹や黄帯下にも用いる。

二妙散(にみょうさん)『東医宝鑑』 方剤名。黄柏 蒼朮各同量。「湿熱による痛風で関節と筋肉が疼痛する場合、膝が紅腫する場合に用いる」。

乳蛾(にゅうが)[喉蛾] 「蠶蛾(さんが)」(蚕蛾)ともいう。これは扁桃体を主とする咽部の病症である。その病因は風熱の外邪が搏し、結喉に結したり、虚火上炎したり、気血凝滞して起こる。本病の発病は急激で、喉核は充血し、紅腫灼熱し、咽部の疼痛は激しく、扁桃体の表面は黄白色の膿状の分泌物があり、形状は蚕蛾(かいこ)に似ている。

乳核(にゅうかく) 「乳痰」「乳栗」「乳癧」ともいう。女性の乳房の慢性炎症のこと。これは成長期で体質虚弱のものに多発し、肝鬱脾虚により、痰濁が凝結して起こる。乳核が生じた初期は、片側の乳房に一個か数個生じ、小さいものは梅干大で、大きいものは李(すもも)大で、硬質で押すと動き、皮膚色は変わらず、触っても痛まない。数ヶ月して腫塊は増大し、皮膚色もわずかに紅色となり、次第に軟らかくなれば、化膿している。潰爛後は瘻管となり、膿液は清稀で屑綿状のものが混ざり、瘡口の腐肉は脱落しない。患部側の腋窩には、常に腫大した結塊が触れる。

乳岩(にゅうがん) 女性に多発する。鬱怒傷肝や思慮傷脾により、気滞痰凝して生ずる。また衝任の経脈が失調し、気滞血凝して生ずる。初めは乳中に小さな豆状の核が生じ、次第に碁石大になり、痛くも痒くもなく、赤くも熱くもなく、年数を経るにより、次第に長大になって痛みだし、休み無く痛むようになる。潰爛の前は、栗大か碗大に腫れ、紫色で堅硬である。次第に潰爛して、汚水が滲出し、時には悪臭のする血が出る。潰爛すると岩穴のように深くなり、瘡口の辺縁は均等でなくなり、または蓮の実のように高く盛り上がり、疼痛は心部に連なる。またあるものは、初期に乳房に腫塊が生じ、腫塊の中央を押すと弾力があり、多くは潰爛前に乳竅から流血し、後期は潰爛するが膿は無く出血し、瘡口の中央が凹陥して、辺縁が硬くなる。また初期には、乳暈部が発紅し、丘疹が生じ、表面が腐爛して血水が滲出する。その後に、乳頭は次第に陥凹し、周辺は硬くなり、紫褐色となる。後期は乳頭が潰爛して、乳房内に硬い腫塊が生じる。以上の3つの腫塊は、患側の頚部と腋下の部位に腫大した硬結が触れ、周囲の組織と連結する。

乳泣(にゅうきゅう)　妊娠中に乳汁が自然に流れ出てしまうものをいう(産後に、新生児がまだ吸わないのに自然に流出し、ひどければ終日止まらないものを「乳汁自出」という)。これには「気虚」と「肝熱」の2つがある。「気虚」のものは、乳房は脹れず・面色淡白・気短神疲・心悸頭暈・手足発涼・脈緩弱などが見られる。「肝熱」のものは、乳房脹痛し・面色潮紅・頭昏脇脹・煩躁便秘・脈弦数などが見られる。

乳香(にゅうこう)　薬物名。行血薬。苦辛、温、肝・心。①活血調経　②祛瘀療傷　③行気止痛　④舒筋解痙　⑤托毒消癰

乳香黒虎丹(にゅうこうこくこたん)『東医宝鑑』　方剤名。草烏 20　蒼朮 12　白芷　五霊脂　羌活　当帰　川芎　自然銅各 8　乳香 4。「風寒湿により全身の関節と筋肉が痛む場合に用いる」。

乳香散(にゅうこうさん)『東医宝鑑』　方剤名。①白朮　当帰　白芷　桂皮　乳香　没薬　甘草各同量。「打撲により瘀血が生じ、非常に痛む場合に用いる」　②乳香　没薬各 4　白礬 2　銅録 1。「口中糜爛で赤くなる場合に用いる」。

乳香趁痛散(にゅうこうちんつうさん)『東医宝鑑』　方剤名。骨砕補　蒼耳子　自然銅　白芷　桂皮　防風　当帰　芍薬　血竭　没薬　白附子各 12　虎骨　亀板各 8　牛膝　天麻　檳榔　五加皮　羌活　全蝎各 4。「捻転したり打撲により腰痛を起こす場合に用いる」。

乳香定痛丸(にゅうこうていつうがん)『東医宝鑑』　方剤名。蒼朮 80　烏頭　当帰　川芎各 40　丁香 20　乳香　没薬各 12。「風湿と瘀血により全身の関節が腫痛する場合に用いる」。

乳香定痛散(にゅうこうていつうさん)『東医宝鑑』　方剤名。白芷　当帰　生地黄　牡丹皮　芍薬　川芎　乳香　没薬　白朮　甘草各同量。打撲により瘀血が生じ、非常に痛む場合に用いる」。

乳香龍骨散(にゅうこうりゅうこつさん)『東医宝鑑』　方剤名。龍骨　生石膏　五倍子各 10　白芨　乳香　黄丹各 5　麝香若干。「陰嚢萎縮で掻痒してただれる場合に用いる」。

乳根(にゅうこん)　穴名。足陽明胃経。前胸部、第5肋間、前正中線の外方4寸。①活絡通乳　②宣肺理気　③活血消腫　④活血化瘀　⑤清心肺

乳細(にゅうさい)　薬物の粉末を乳鉢に入れて、微細にすりつぶすこと。乳鉢は陶磁器製の臼状で、内面は粗く、同じく陶磁器製の乳棒で薬物を磨り潰す。点眼薬や吹喉薬(喉に吹き付ける薬)はこの方法で潰す。

乳汁自出(にゅうじゅうじしゅつ)　「乳泣」を参照。

乳汁不行(にゅうじゅうふこう)　「缺乳」を参照。

乳吹(にゅうすい)　乳癰の別名。「内吹」と「外吹」の2種がある。古くは「内吹」は、妊娠中の妊婦の胎気が旺盛で、熱邪が鬱蒸して起こり、「外吹」は、新生児が乳を吸う際に、乳頭を噛み傷つけたり、または乳首を口に含んだまま寝て、口鼻の息が、乳頭に吹きかかることで起こる。しかし実際には、この名称には意味が無く、いずれも細菌感染により起こる。ただ昔は、この分類により、乳癰が出産前か出産後に生じたかを区別した。「乳癰」を参照。

乳疽(にゅうそ)　陰証に属す。肝気胃熱が蘊結して生ずる。主な症状は乳房に腫塊が生じ、堅硬で微痛があり、皮膚色は変わらず、腫塊が次第に大きくなり、化膿するのに時間がかかり、化膿すると悪寒発熱して、潰爛すると黄色の膿液が流れ出し、深い孔が生じる。

乳嗽(にゅうそう)　「百晬瘡(ひゃくさいそう)」を参照。

乳痰(にゅうたん)　「乳核」を参照。

乳中(にゅうちゅう)　1)産褥期のこと。2)穴名。足陽明胃経。禁灸・禁針穴。前胸部、

に

乳頭中央。調気醒神

乳頭破砕(にゅうとうはさい)　「乳頭風」ともいう。これは乳頭・乳首・乳暈部の皮膚が浸淫し、湿爛破裂する病症のこと。多くは肝火が疏泄せずに、肝胃の湿熱が蘊結して生じる。症状は乳頭が破れて裂け、激しく痛み、手でこすると出血や粘液が流れ出す、または黄色の痂皮が生じ、「外吹乳癰」などに発展しやすい。哺乳時期には治癒しづらく、離乳すると全快する。

に

乳頭風(にゅうとうふう)　「乳頭破晬」を参照。

乳難(にゅうなん)　難産のこと。

乳発(にゅうはつ)　乳房や胸筋内が腐爛壊死しやすい化膿性感染のこと。男女いずれにも見られ、胃腑の湿火が凝結して起こる。症状は初めは乳房(または胸部)が焮熱し腫脹が広がり、激しく痛み、さらに悪寒発熱もともなう。その発病の勢いは激しく、急速に発展し、皮膚色は焦黒腐爛となる。女性は乳房が全体的にただれ、嚢隔が損傷される(多くは嚢性)。もし、長らく瘡口が塞がらなければ、「乳漏」になりやすい。

乳風(にゅうふう)　乳房の腫れる病気のこと。

乳癖(にゅうへき)　①肝脾が鬱怒思慮により傷られて、気滞痰凝することにより起こる。多くは中年の女性に多発する。初期は乳房に腫塊が生じ、鶏卵のように表面が光滑して、押すと移動し、疼痛は無いが、わずかに脹痛があるものもある。後期になっても腫塊が皮膚に粘着せず、皮膚色は変わらず、発熱も無く、長年経っても潰爛しない。患者の中には、妊娠期に腫塊が迅速に増大して、悪化するものもある。②気滞痰凝に衝任の経脈の失調をかねて起こる。この病症はほとんどが中年女性の両側の乳房に生じ、月経前に乳房に脹痛と腫塊が触れて、触ると大小のそれぞれの結核が生じ、やや硬く、境界は不明瞭で、月経期を過ぎると、症状は軽減する。その腫塊の消長は、感情の刺激に左右される。

乳栗(にゅうりつ)　「乳核」を参照。

乳流(にゅうりゅう)　乳汁分泌過多症のこと。

乳癧(にゅうれき)　「乳核」を参照。

乳癆(にゅうろう)　「乳核」が拡散して起こる疾病のこと。多くは気血内虚や、その治療が適切で無いなどにより、乳核が次第に碗のように大きくなり、硬くて疼痛があり、胸肋や腋下にまで広がる。その色は紫色か黒色で、潰爛すると、軽症のものでは白汁が流れ、重症のものでは、臭い液が出る。長らく治癒しなければ、午後潮熱・咳嗽・顴紅・羸痩などの陰虚内熱の症状が現れる。

乳瘻(にゅうろう)　「乳漏」を参照。

乳漏(にゅうろう)　「乳瘻」ともいう。つまり、乳房や乳暈部に生じる瘻管のこと。これは乳癰や乳発などの疾病が適切でなく、瘡口が長らく治癒しないために起こる。患部より時々清水が流れ出し、または屑綿状の挟雑物が混じり、瘡口は常に陥凹し、周囲の皮膚色は紫暗色となる。もし瘡口が乳暈部に生じれば、乳頭が内陥して、膿液が臭い、さらに豆腐状の排泄物があり、瘡口が塞がりにくく、もし瘡口が塞がっても再発しやすい。

乳癰(にゅうよう)　乳房部に生じる癰のこと。多くは産後に見られる。その病因は、肝気鬱結や胃熱壅滞、または乳汁の積滞、または乳児が乳を吸う際に、乳頭を傷つけたり、熱毒に感染したり、または産後に血虚して、外邪を感受して、湿熱蘊結して、気血が凝滞して起こる。多くは乳房の外上方に生じ、初期には硬結脹痛し、熱し、さらに悪寒壮熱をともなう。1週間ほどで形ができあがり、10日ほどで化膿する。もし切開しなければ、外に向けて潰爛して、膿が出尽くすと口は閉じ、まれに化膿性の瘻管を形成するものもある。これを「乳漏」という。古くは、産後の授乳期に生じる乳癰を「外吹乳癰」といい、妊娠期に生ずる乳癰は「内吹乳癰」と言う。「内吹乳癰」は「外吹乳癰」に比べて消えにくく、化膿するのも遅く、潰爛すると産後にならないと口が塞がらない。

如意金黄湯（にょいきんおうとう）『郷薬集成方』 方剤名。瓜呂根100　黄柏　羌活　白芷　大黄各48　天南星　陳皮　蒼朮　厚朴　甘草各20。「湿熱毒や風毒に傷られて、麦粒腫が生じた場合に用いる」。

二陽（にょう） 「三陽」を参照。

尿血（にょうけつ） 「溲血」を参照。

溺血（にょうけつ） 「溲血」を参照。

溺孔（にょうこう） 尿道口のこと。

尿床（にょうしょう） 「遺溺」を参照。

尿脬（にょうふ） 「膀胱」を参照。

二陽併病（にようへいびょう） 傷寒病で、2つの陽経が同時に病邪に犯されること。たとえば、太陽病の頭痛・悪寒・発熱・四肢の関節が微痛などの症状が見られ、同時に嘔吐・胸脇部の膨満感がして苦しいなどの少陽病の症状も見られること。二経の症状が同時に見られたり、前後に出現するなどの違いがある。

二養編（にようへん） 書名。日本江戸時代、1617年頃の刊行か。病隠の撰。上下2編9巻。本書は修養に関する事を記したが、医書ではない。しかし医学に関する記事が多く記されている。二養とは涵養と摂養のこと。

尿淋瀝（にょうりんれき） 排尿困難でポタポタとたれるように出る状態のこと。

女神散（にょしんさん）「浅田家方」 方剤名。当帰　川芎　桂枝　白朮　黄芩　香附子　檳榔各3　木香　黄連各2　人参　甘草各1.5　大黄1　丁香0.5。「体力は中ぐらいかやや強い婦人で、瘀血の徴候もはっきりしないが、月経に異常があるものなどに用いる」。

ニラ（にら） 薬物名。「韮子（きゅうし）」を参照。

丹羽正伯（にわしょうはく、1700～1752） 人名。日本江戸時代の医家。『普救類方』を林良適（1695～1731）との共編者。正伯は幕府医官で、伊勢の人。名は貞機（さだもと）、字は哲夫（てつお）。山脇玄修・並河天民・稲生若水の門人で、本草学を究め、『庶物類纂』の増修を行った。

任彦国（にんげんこく） 人名。朝鮮李朝時代、中宗時の針医。『治腫方』を発刊。

任元濬（にんげんしゅん） 人名。日本室町時代の医家。字は子深、号は四存堂、本貫は豊川。世宗5年（1423）出生。世祖2年（1456）文科に登第。『瘡疹集』を撰、同9年（1463）『医薬論』を注解した。

妊娠（にんしん） 婦人が身ごもること。「重身」「胎甲」ともいう。

人参（にんじん） 薬物名。補気薬。甘微苦、微温、脾・肺。①補気救脱　②益血復脈　③生津止渇　④養心安神　⑤補肺定喘　⑥健脾止瀉　⑦托毒合瘡

人参飲（にんじんいん）『東医宝鑑』 方剤名。黄耆6　人参　白朮　陳皮　麦門冬各4　茯神3.2　甘草2.8　五味子20　生姜3　大棗2。「過労により脾胃が虚して、心煩、口中無味、自汗する場合に用いる」。

人参飲子（にんじんいんし）『東医宝鑑』 方剤名。人参　桔梗　五味子　赤茯苓　半夏各6　枳実　甘草各2.8　生姜5。「短気、咳嗽、多痰、悪寒発熱する場合に用いる」。

人参益気湯（にんじんえっきとう）『東医宝鑑』 方剤名。黄耆8　人参　甘草各6　白芍2.8　柴胡2.4　升麻　炙甘草各2　五味子30。「夏季に湿熱に傷られ、全身労倦し、手足の知覚鈍麻に用いる」。

人参黄耆散（にんじんおうぎさん）『東医宝鑑』 方剤名。鼈甲6　天門冬4　秦艽　柴胡　地骨皮　乾地黄各2.8　桑白皮　半夏　知母　紫菀　黄耆　芍薬　甘草各2　人参　白茯苓　桔梗各1.2。「虚労により身体消瘦し、労倦、心煩、五心煩熱、微熱が出て、冷汗、血泡が混じった痰が出て、口中無味の場合に用いる」。

人参黄耆湯（にんじんおうぎとう）『東医宝鑑』 方剤名。①人参8　黄耆　白朮　陳皮各4　当帰　白茯苓　炙甘草各2　生姜3　大棗2。「気虚により全身労倦し、元気が無く、口中無味、声が弱々しい場合に用いる」②陳皮8　黄耆　白芍　桔梗　天門冬　半夏　当帰各4　人参　白茯苓　熟地黄　地骨皮　甘草各2　生姜7。「気血不足により

全身労倦し、口中無味、短気、心煩、結滞脈がある場合に用いる」 ③黄耆　人参　白朮各4　升麻2.4　陳皮　蒼朮　麦門冬　当帰　神曲　甘草各2　黄柏1.6。「癰疽が化膿して排膿し閉じず、口中無味、煩熱して不眠の場合に用いる」 ④人参　麦門冬　黄耆　当帰各4。『処方集』「妊婦が原気不足により煩熱し、心煩、口乾する場合に用いる」。

人参罌粟湯（にんじんおうぞくとう）『四象診療』 方剤名。人参　白朮　白芍　益母草　罌粟穀　陳皮　甘草各4。「少陰人の痢疾に用いる」。

妊娠悪阻（にんしんおそ） 「悪阻」を参照。

妊娠音啞（にんしんおんあ） 「子瘖」を参照。

人参開胃湯（にんじんかいいとう）『東医宝鑑』 方剤名。人参　白朮　陳皮　丁香　木香　藿香　神曲　麦芽　白茯苓　砂仁　厚朴　半夏曲　蓮実　甘草各2.8　生姜3。「脾胃虚弱で口中無味、消化不良、心下痞硬する場合に用いる」。

妊娠咳嗽（にんしんがいそう） 「子咳」を参照。

妊娠癇証（にんしんかんしょう） 「子癇」を参照。

人参款花膏（にんじんかんかこう）『東医宝鑑』 方剤名。款冬花　人参　五味子　桑白皮　紫苑各40。「肺胃の虚寒により心煩、多痰、咳嗽する場合に用いる」。

人参款花散（にんじんかんかさん）『東医宝鑑』 方剤名。罌粟穀40　人参　款冬花各20　知母　貝母　半夏各12。「痰鬱により長らく咳嗽する場合に用いる」。

人参橘皮散（にんじんきっぴさん）『医林撮要』 方剤名。白朮10　人参　陳皮各6　半夏曲4　赤茯苓　桑白皮　天門冬各2.8　知母　地骨皮　桔梗　瓜呂仁各2　橘皮　甘草各1.2　五味子20　生姜3。「乾咳、のどが塞がり、声が出ない場合に用いる」。

人参芎帰湯（にんじんきゅうきとう）『東医宝鑑』 方剤名。①当帰　川芎　白芍各6　赤茯苓　人参　半夏　陳皮　阿膠　細辛　五味子　甘草各2.8　生姜3　大棗2。「虚労により午後潮熱、咳嗽、痰に血が混じり、風邪をひきやすい場合に用いる」 ②川芎8　当帰　半夏各6　蓬莪朮　木香　砂仁　烏薬　甘草各4　人参　桂皮　五霊脂各2　生姜5　大棗2　紫蘇葉4。「血脹により腹腫満、心煩、胸脇支満疼痛する場合に用いる」。

人参救肺散（にんじんきゅうはいさん）『東医宝鑑』 方剤名。人参　黄耆　白芍　熟地黄　当帰尾各4　升麻　柴胡　蒼朮　陳皮　蘇木　炙甘草各2。「虚労により全身倦怠、微熱、多汗、咳嗽、痰に血が混じり、吐血する場合に用いる」。

人参羌活散（にんじんきょうかつさん）『東医宝鑑』 方剤名。①羌活　独活　前胡　人参　防風　天麻　赤茯苓　薄荷　川芎　黄芩　枳実　蔓荊子　桔梗　甘草各2.8　生姜3　桑白皮20。「中風により痰が盛んで煩熱する場合に用いる」 ②羌活　独活　柴胡　前胡　枳実　桔梗　人参　赤茯苓　川芎　甘草各0.8　天麻　地骨皮各0.4　薄荷3。「風寒に傷られて高熱が出て、頭痛、関節痛、多痰の場合、風により眼が渋り掻痒し、視力が落ちる場合に用いる」。

人参荊芥散（にんじんけいがいさん）『東医宝鑑』 方剤名。①人参　荊芥　陳皮　桔梗　半夏　細辛　杏仁　通脱木　麻黄　甘草各4　生姜5。「風寒感冒により声が出ず、咽乾、鼻水が出る場合、咽喉腫痛、咳嗽、多痰、頭項強痛、全身疼痛する場合に用いる」 ②人参　荊芥　生地黄　柴胡　鼈甲　酸棗仁　枳実　羚羊角　白朮各3　桂心　川芎　当帰　防風　牡丹皮　芍薬　甘草各2　生姜3。「悪寒発熱し、全身疼痛、眩暈、目が渋り、頬赤、胸悶、口乾、濃い痰があり咳嗽、冷汗が出る場合、月経不順で、臍周辺が腫痛する場合に用いる」。

人参桂枝附子湯（にんじんけいしぶしとう）『四象診療』 方剤名。人参16　桂枝12　白芍　黄耆各8　当帰　炙甘草各4　炮附子4〜8　生姜3　大棗2。「少陰人の亡陽証に用いる」。

人参膏(にんじんこう)『東医宝鑑』 方剤名。人参600。「原気不足で全身労倦し、多汗、神識昏迷、口中無味、しゃべりたがらない場合に用いる」。

人参呉茱萸湯(にんじんごしゅゆとう)『寿世保元』 方剤名。人参40 呉茱萸 生姜各12 白芍 当帰 肉桂各4。「少陰人の太陽病で、泄瀉するが腹痛はしない場合、また泄瀉の後に、突然手足厥冷する場合に用いる」。

人参胡桃湯(にんじんことうとう)『是齋百一選方』 方剤名。人参8 胡桃肉5個。生姜と水煎して服用する。肺腎両虚による、咳嗽・気喘に用いる。

人参固本丸(にんじんこほんがん)『東医宝鑑』 方剤名。天門冬 麦門冬 乾地黄 熟地黄各80 人参40。「老化防止のために用いる」。

人参固本湯(にんじんこほんとう)『その他』 方剤名。人参 熟地黄 生地黄 白芍 天門冬 陳皮 麦門冬各12 知母8 炙甘草4 五味子2。「肺腎の陰が不足し、午後潮熱、盗汗、咳嗽、短気、口中無味、食欲不振の場合に用いる」。

人参五味子散(にんじんごみしさん)『東医宝鑑』 方剤名。人参 五味子 桔梗 白朮 白茯苓 熟地黄 当帰 甘草各2.8 地骨皮 前胡 桑白皮 枳実 黄耆 陳皮 柴胡各2 生姜3。「虚労により気血が虚し、咳嗽、短気、血泡が混じる痰が出て、悪寒発熱し、冷汗が出る場合に用いる」。

人参柴胡散(にんじんさいこさん)『医林撮要』 方剤名。人参 柴胡 白茯苓 芍薬 白朮 当帰 甘草 葛根 半夏曲各40。「虚労により心煩、五心煩熱、眩暈、眼がくらみ、多痰、咳嗽、冷汗、骨蒸潮熱がある場合に用いる」。

妊娠最要方(にんしんさいようほう) 書名。朝鮮李朝時代の書、中宗年ころの刊か。本書は妊娠時の食物摂生が記された小冊子である。

人参散(にんじんさん)『東医宝鑑』 方剤名。①半夏曲8 人参 桔梗 五味子 細辛 枳実 赤茯苓 杏仁各4 甘草2 生姜5 烏梅1。「湿痰により声がかれ、咳嗽、多痰の場合に用いる」 ②樗根白皮 人参各40。「膿血痢により腹痛、便血がながらく止まない場合に用いる」 ③滑石80 寒水石 甘草各40 石膏20 人参10。「中消により多食しても消痩、労倦して多汗、口渇する場合に用いる」。

人参紫苑湯(にんじんしえんとう)『東医宝鑑』 方剤名。罌粟穀8 砂仁6 杏仁 款冬花各4 五味子 桂枝各2 人参 紫苑 甘草各1.6 生姜5 烏梅1。「咳嗽、短気が長引く場合に用いる」。

妊娠失音(にんしんしつおん) 「子瘖」を参照。

人参芍薬湯(にんじんしゃくやくとう)『医林撮要』 方剤名。白芍 黄耆 炙甘草各4 当帰 人参各1.2 麦門冬0.6。「脾胃虚弱により短気、口中無味、消化不良、消瘦する場合に用いる」。

人参瀉肺湯(にんじんしゃはいとう)『東医宝鑑』 方剤名。連翹8 人参 枳実 桔梗 杏仁 桑白皮 大黄 甘草各4 黄芩 梔子 薄荷各2 竹葉7。「肺熱により咽喉腫痛、短気、多痰、咳嗽、心下痞硬、便秘する場合に用いる」。

妊娠腫脹(にんしんしゅちょう) 「子腫」を参照。

人参順気散(にんじんじゅんきさん)『東医宝鑑』 方剤名。麻黄 陳皮 川芎 白芷 白朮 厚朴 桔梗 甘草各4 葛根3 人参 乾姜各2 生姜3 大棗2 薄荷7。「中風で、気虚により口眼喎斜、手足が動かしづらく、言語障害があり、身体疼痛する場合に用いる」。

人参潤肺丸(にんじんじゅんぱいがん)『東医宝鑑』 方剤名。知母120 桔梗 桂枝各100 人参 款冬花 杏仁 細辛 甘草各80。「肺虚により短気し、咳嗽、多痰などが長引く場合に用いる」。

人参潤肺散(にんじんじゅんぱいさん)『東

に

医宝鑑』 方剤名。麻黄 8 貝母 杏仁各 6 人参 甘草各 4 桔梗 阿膠各 2 陳皮 1 紫蘇葉 3。「風寒に傷られて、短気、咳嗽、多痰、のどがつまり、のどに痰声がする場合に用いる」。

人参潤肺湯(にんじんじゅんぱいとう)**『東医宝鑑』** 方剤名。人参 葛根 桔梗 白芷 麻黄 乾姜 白朮 甘草各 4 生姜 3 葱白 2。「風寒に傷られて短気し、痰が多い咳嗽をし、内寒する場合に用いる」。

妊娠小便淋痛(にんしんしょうべんりんつう) 「子淋」を参照。

人参逍遥散(にんじんしょうようさん)**『東医宝鑑』** 方剤名。人参 当帰各 8 柴胡 6 白朮 白芍 白茯苓各 4。「傷寒にかかり不摂生して、悪寒発熱し、全身労倦、口中無味の場合に用いる」。

妊娠心煩(にんしんしんぱん) 「子煩」を参照。

妊娠水腫(にんしんすいしゅ) 「子腫」を参照。

人参清膈散(にんじんせいかくさん)**『東医宝鑑』** 方剤名。白朮 黄耆 紫苑 地骨皮 滑石各 1.2 石膏 桔梗 甘草各 0.8 人参 黄芩 桑白皮 前胡 当帰 白芍 知母 赤茯苓各 0.4。「小児が多痰で、不安、短気、咳嗽する場合に用いる」。

人参清肌散(にんじんせいきさん)**『東医宝鑑』** 方剤名。人参 白朮 白茯苓 芍薬 当帰 柴胡 葛根 半夏曲各 4 甘草 2 生姜 3 大棗 2。「虚労または骨蒸により全身労倦し、潮熱、無汗の場合に用いる」。

人参清鎮丸(にんじんせいちんがん)**『東医宝鑑』** 方剤名。柴胡 人参各 60 黄芩 甘草 半夏各 30 青黛 24 麦門冬 12 陳皮 五味子各 8。「熱痰により身熱し、心煩、咳嗽、多痰、短気する場合に用いる」。

人参清肺散(にんじんせいはいさん)**『東医宝鑑』** 方剤名。人参 陳皮 貝母各 6 半夏 桔梗 白茯苓 桑白皮 知母 枳実 杏仁 黄連各 4 款冬花 2.8 麦門冬 地骨皮 甘草各 2 五味子 20。「咳嗽、多痰、口渇、声枯れする場合に用いる」。

人参清肺湯(にんじんせいはいとう)**『東医宝鑑』** 方剤名。人参 桑白皮 地骨皮 知母 阿膠 罌粟殻 杏仁 桔梗 甘草各 4 大棗 1 烏梅 1。「肺虚による長引く咳嗽、肺痿による消痩、労倦、痰に血が混じり、咳嗽、口中から生臭い臭いがする場合に用いる」。

人参石膏湯(にんじんせっこうとう)**『東医宝鑑』** 方剤名。石膏 16 知母 9.2 人参 6.8 甘草 5.2。「上消により舌が赤く、口渇がひどく、多飲の膈消に用いる」。

人参前胡湯(にんじんぜんことう)**『東医宝鑑』** 方剤名。半夏曲 4 紫蘇葉 枳実 赤茯苓 天南星 前胡 陳皮 炙甘草各 3.2 木香 人参各 1.2 生姜 3。「風痰により眩暈、視界がぼやける場合に用いる」。

人参竹葉湯(にんじんちくようとう)**『東医宝鑑』** 方剤名。石膏 麦門冬各 8 半夏 4 人参 甘草各 2 竹葉 7 生姜 5 糯米 5。「津液不足により内熱し、心煩、冷たい水を多く飲む場合に用いる」。

人参地骨皮散(にんじんぢこっぴさん)**『東医宝鑑』** 方剤名。人参 地骨皮 柴胡 生地黄 黄耆各 6 知母 石膏各 4 赤茯苓 2 生姜 3。「肺熱により午後に微熱が出て、口乾、口渇、全身労倦、短気、咳嗽する場合に用いる」。

人参陳皮湯(にんじんちんぴとう)**『四象診療』** 方剤名。人参 生姜 砂仁 陳皮各 4。「少陰人の小児が飲毒により嘔吐し、泄瀉し、時に痙攣を起こす慢驚風、湿疹などに用いる」。

人参定喘湯(にんじんていぜんとう)**『東医宝鑑』** 方剤名。罌粟殻 8 五味子 6 麻黄 人参 半夏曲 阿膠 甘草各 4 桑白皮 2 生姜 3。「風寒により短気、咳嗽、心煩、不安、口中無味の場合に用いる」。

人参湯(理中湯)(にんじんとう)**『傷寒論』『金匱要略』** 方剤名。①人参 甘草 蒼朮 乾姜各 3。「元来が虚弱体質の人、または衰弱により体力が低下した者の、腹痛や胸痛などに用いる」 ②人参　阿膠　川芎各40　当帰　杜仲各80。『郷薬集成方』「胎動不安で下血し、小腹と腰が疼痛する場合に用いる」 ③人参　山薬　白茯苓　糯米各40　半夏20。『郷薬集成方』「妊婦が痰により悪心、口中無味、消化不良の場合に用いる」 ④人参　黄芩　知母　赤茯苓各12　白朮　陳皮　蘆根　梔子各20　石膏40。『郷薬集成方』「下焦に熱が集積し、大小便不利、悪心、嘔吐する場合に用いる」 ⑤人参　益母仁　細辛　桔梗　防風　黄芩　大黄各40　赤茯苓20。『郷薬集成方』「風熱により目赤、目渋痛する場合に用いる」 ⑥人参　白茯苓　杏仁各20。『郷薬集成方』「傷寒病により虚煩し、胸悶、腹満、短気する場合に用いる」 ⑦人参20　遠志　石菖蒲各40。『郷薬集成方』「心虚により心煩、神識昏迷、健忘症、不安な場合に用いる」。

人参当帰散(にんじんとうきさん)**『東医宝鑑』** 方剤名。当帰　熟地黄　白芍　人参　麦門冬各4　桂皮2　糯米150　竹葉10　生姜3　大棗2。「出産後に失血過多により内熱し、煩渇する場合に用いる」。

人参敗毒散(にんじんはいどくさん)　方剤名。「逆流挽舟(ぎゃくりゅうばんしゅう)」を参照。

人参麦門冬散(にんじんばくもんどうさん)**『医林撮要』** 方剤名。麦門冬40　人参　炙甘草　陳皮　白朮　厚朴各20。「小児が微熱が出て不安がり、煩渇する場合に用いる」。

人参半夏丸(にんじんはんげがん)**『東医宝鑑』** 方剤名。貝粉80　半夏　乾姜　白礬　寒水石各40　人参　赤茯苓　薄荷　天南星各20　藿香10。「痰飲により咳嗽し、短気する場合、悪心して嘔吐とする場合、痰厥で頭痛、眩暈、耳鳴する場合、その他、痰病に用いる」。

人参百合湯(にんじんびゃくごうとう)**『東医宝鑑』** 方剤名。白朮　白茯苓　阿膠　天門冬各4　白芍　人参　五味子　黄耆　半夏　杏仁各2.8　細辛　紅花　桂皮　甘草各1.2。「虚労により咳嗽し、短気、痰に血が混じる場合に用いる」。

人参白虎湯(にんじんびゃっことう)**『東医宝鑑』** 方剤名。石膏20　知母8　人参4　甘草2.8　糯米半。「陽明病で高熱が出て、発汗、煩渇し、脈洪大の場合に用いる」。

人参復脈湯(にんじんふくみゃくとう)**『方薬合編』** 方剤名。半夏　白朮各6　竹茹　五味子　陳皮　白茯苓　人参　麦門冬各4　甘草2　生姜3　大棗2。「脾胃虚弱により口中無味、吃逆し、手足厥冷、顔面蒼白、脈弱の場合に用いる」。

人参茯苓散(にんじんぶくりょうさん)**『東医宝鑑』** 方剤名。滑石　寒水石各6　甘草2.8　赤茯苓　葛根　黄芩　薄荷　大黄各2　連翹1.2　人参　白朮　沢瀉　桔梗　梔子　瓜呂根　砂仁各0.8。「下消で尿失禁し、消痩、煩熱が出る場合に用いる」。

人参平肺散(にんじんへいはいさん)**『東医宝鑑』** 方剤名。①桑白皮8　知母　人参　地骨皮　炙甘草各4　天門冬　赤茯苓各3.2　橘皮　陳皮各2　五味子20　生姜3。「腎火により生じた肺痿により咳嗽、短気、悪心、悪寒、発熱、濃い痰が出て、冷汗が出る場合に用いる」 ②桔梗　麦門冬各6　紫苑　人参　杏仁　陳皮各4　甘草2。『医門損益』「妊婦が肺陰不足により、咳嗽、多痰、心煩、煩熱、午後に微熱が出る場合に用いる」。

人参平補湯(にんじんへいほとう)**『東医宝鑑』** 方剤名。人参　川芎　当帰　熟地黄　白芍　白茯苓　菟絲子　五味子　杜仲　巴戟天　陳皮　半夏曲各2.4　牛膝　白朮　破胡紙　胡蘆巴　益智仁　炙甘草各1.2　石菖蒲0.8　生姜3　大棗2。「腎虚で声が出ない場合に用いる」。

人参鼈甲散(にんじんべっこうさん)**『東医宝鑑』** 方剤名。黄耆　鼈甲各5　牛膝4　人参　桂心　桑寄生　当帰　白茯苓、白芍　桃仁　熟地黄　麦門冬　甘草各3　続断2。「産後に悪寒発熱し、口中無味、身消痩、眩暈、冷汗が出る場合に用いる」。

妊娠薬忌(にんしんやくき)　妊娠中は、流

に

産を起こしたり母子を損傷する恐れのある薬物は、原則として使用してはならない。それは次のように分類できる。1)「植物薬の類」:①「毒草類」:烏頭・附子・天雄・烏喙・側子・野葛・羊躑躅・南星・半夏・大戟・芫花・常山など。②「破血薬類」:牛膝・桃仁・牡丹皮・茜根・乾膝・瞿麦・藺茹・三稜・鬼箭羽・通草・紅花・蘇木など。③「吐下滑利薬類」:藜蘆・巴豆・牽牛・皂莢・葵子・薏苡仁など。④「辛温辛熱類」:厚朴・肉桂・生姜など。2)「動物薬類」:①「毒虫類」:水蛭・芫青・斑蝥・地胆・蜘蛛・螻蛄・葛上亭長(甲虫)・蜈蚣・衣魚・蛇蛻・蜥蜴・蝱虫・蚱蝉・蠐螬など。②その他の「動物薬類」の類:蝟皮・牛黄・麝香・亀板・鼈甲など。③「鉱物薬の類」:代赭石・水銀・錫粉・硇砂(塩化アンモニウム)、砒石・芒硝・硫黄・雌黄など。これらの中には、毒性の強い薬もあり、たとえば砒石・巴豆・斑蝥などは使用禁忌である。しかし、加工処理すれば使用できるものもある。たとえば、生半夏は有毒で胎児に影響する恐れがあるが、姜汁で炮じて姜半夏にすれば、妊婦の悪心(胸のむかつき)や嘔吐を治療することができる。したがって、上記の薬物がすべて「禁忌」というわけではない。

人参養胃湯(にんじんよういとう)『東医宝鑑』 方剤名。蒼朮6 陳皮 厚朴 半夏各5 白茯苓 藿香各4 人参 草果 炙甘草各2 大棗2 烏梅1。「風寒に傷られた場合に用いる」。

人参養栄湯(にんじんようえいとう)『三因方』 方剤名。人参 白朮 茯苓 炙甘草 当帰 芍薬 地黄 肉桂 黄耆 遠志 五味子 陳皮。益気養血・寧心安神・止咳化痰。気血両虚で、不眠・心悸・不安などの心神不寧の症状や、慢性咳嗽・短気などの肺気不降の症状などに用いる。

人参養栄湯(にんじんようえいとう)『聖済総録』 方剤名。①柴胡 茯苓各4 阿膠 桔梗 人参各3 貝母 杏仁 桑白皮各2 五味子 枳実 甘草各1.5。「濃く粘稠なよだれが出て、咳がひどい場合などに用いる」②白芍8 当帰 人参 白朮 黄耆 肉桂 陳皮 炙甘草各4 熟地黄 五味子 防風各3 遠志2 生姜3 大棗2。「気血不足により身体消痩、労倦、息遣いがあらく、口中無味、悪寒、自汗する場合、心が虚して、心悸、易驚、多夢、不眠の場合に用いる」。

人参養肺丸(にんじんようはいがん)『その他』 方剤名。半夏曲160 杏仁100 人参 黄耆各72 赤茯苓 瓜呂根各24 皀莢30。「肺虚により心煩、心悸、短気、濃い痰が多い場合、吐血や鼻衄の場合に用いる」。

人参養肺湯(にんじんようはいとう)『東医宝鑑』 方剤名。柴胡8 桑白皮4 赤茯苓 五味子 貝母 杏仁 枳実 桔梗各2.8 人参 阿膠 甘草各2 生姜3 大棗2。「肺痿で咳嗽し、短気、多痰、午後に微熱が出て、声枯れする場合に用いる」。

人参利膈湯(にんじんりかくとう)『東医宝鑑』 方剤名。人参 当帰 藿香 枳実 大黄 厚朴 甘草各40 木香 檳榔各30。「熱膈により胸悶、心煩、心下痞硬、短気、便秘の場合に用いる」。

人参鹿茸丸(にんじんろくじょうがん)『その他』 方剤名。①巴戟天 当帰 杜仲 牛膝 菟絲子 白茯苓 黄耆 龍眼肉 破胡紙 五味子 黄柏 香附子各125 人参75 鹿茸60 冬虫夏草30。「腎精と気血不足により、神識昏迷、視力減退、耳鳴、耳聾、遺精、冷汗、腰膝酸軟無力の場合、冷病により崩漏、帯下が多い場合に用いる」②菟絲子60 鹿茸 瓜呂根 桑螵蛸各40 鶏内金4 人参 黄耆 杜仲 山茱萸各1.2。「腎気不足で身体消痩、労倦、頻尿の場合に用いる」。

任瑞鳳(にんずいほう) 人名。朝鮮李朝時代英祖時の小児科医。英祖28年(1752)『壬申疹疫方』を著述。

忍冬丸(にんとうがん)『東医宝鑑』 方剤名。忍冬藤適量 甘草若干。「消渇で癰疽が生じないようにする場合に用いる」。

忍冬藤(にんどうとう)　薬物名。スイカズラの茎葉。金銀藤・銀花藤ともいう。性味・帰経は、金銀花(スイカズラの花蕾)と同じ。効能も金銀花と同じく清熱解毒・疏散風熱にはたらく。その他、経絡の風熱を清し止痛にはたらくので、癰腫瘡毒・咽喉腫痛・関節の紅腫・風熱痹痛などに用いる。

忍冬藤地骨皮湯(にんどうとうじこっぴとう)『寿世保元』　方剤名。忍冬藤16　山茱萸　地骨皮各8　黄連　黄柏　玄参　苦参　生地黄　知母　梔子　枸杞子　覆盆子　荊芥　防風　金銀花各4。「少陽人の中消症、身冷、腹痛、泄瀉する場合に用いる」。

にんにく灸(にんにくきゅう)　温灸法の一つ。厚さ5mm位のニンニクの切片を作り、穴位上に置き、その上から施灸する灸法。疼痛疾患・胃腸病・運動器疾患などを主治。

任脈(にんみゃく)　奇経八脈の一つ。その循経は小腹内(胞中)に起こり、脊椎骨の内部に沿って上行する(『霊枢・五音五味篇』)。同時にまた会陰部に出て、上りて前陰に至り、腹部の正中線に沿って、臍部を通り、胸部と頚部(いずれも正中線)に上り、下唇の中央に至る。ここから左右に分かれて眼部に止まる(『素問・骨空論』)。その循行過程において、諸陰と連係する。任脈は陰経の経脈の大網である。本経に疾病があれば、疝気・赤白帯・腹内腫塊・胸腹部の内臓の機能失調や、元気虚弱などの症状と病症が現れる。

寧胃散(ねいいさん)『東医宝鑑』 方剤名。白芍8　黄芩　黄連　木香　枳実各6　陳皮4　炙甘草2。「痢疾により煩熱が出て、腹痛し、腹満、血泡がまじる大便が出る場合に用いる」。

寧志元(ねいしげん)『東医宝鑑』 方剤名。人参　白茯苓　茯神　側柏子　厚朴　当帰　酸棗仁　遠志各20　乳香　朱砂　石菖蒲各10。「心血不足により、易驚、心悸、不安、不眠の場合に用いる」。

寧志化痰湯(ねいしけたんとう)『東医宝鑑』 方剤名。熊胆南星　半夏　陳皮　白茯苓　黄連　天麻　人参　酸棗仁　石菖蒲各4　生姜5。「精神的ストレスにより、痰が盛んで生じた癲狂症の初期に用いる」。

寧心膏(ねいしんこう)『東医宝鑑』 方剤名。朱砂8　人参　白朮　白茯苓　茯神　山薬　羌活　甘草各4　龍脳　麝香各1。「小児が発熱し、痙攣して、神識昏迷し、不安、怖がり、よく泣き、驚く場合に用いる」。

寧神膏(ねいしんこう)『東医宝鑑』 方剤名。酸棗仁　人参　赤茯苓各40　厚朴30　朱砂　乳香各20。「出産後に出血が多く、神識昏迷、言語障害、不眠の場合に用いる」。

寧心扶元湯(ねいしんふげんとう)『処方集』 方剤名。蓮実　山薬各6　薏苡仁　白茯苓　防已　白朮　白芍　桂枝　訶子各4　甘草2。「心臓神経症、神経衰弱などに用いる」。

寧嗽膏(ねいそうこう)『東医宝鑑』 方剤名。天門冬　白朮　飴各300　款冬花200　白附　杏仁　貝母　百合　白茯苓　阿膠各160　紫苑120　蜜600。「陰虚火動により微熱が出て、咳嗽し、時に喀血する場合に用いる」。

寧肺湯(ねいはいとう)『東医宝鑑』 方剤名。阿膠6　川芎　当帰　白芍　熟地黄　甘草各2.8　生姜5。「気血不足や肺虚により咳嗽、多痰、短気、発熱、冷汗がある場合に用いる」。

熱遏(ねつあつ) 「熱鬱」を参照。

熱飲(ねついん) 熱い飲み物を好む状態のこと。

熱因寒用(ねついんかんよう) 治療法則の一つ。寒証に熱薬を用いること。

熱因熱用(ねついんねつよう) 反治法の一つ。内に真寒があって、外に仮熱があるものに対する治療法。つまり実質は真寒だが、仮熱の現象を現すもの。内に真寒があり外に仮熱があれば、温熱薬を用いて治療する。たとえば四肢逆冷・下痢清穀・脈沈細・面頬浮紅・煩躁・口渇して冷飲を好む(しかし飲ますと飲みたがらない)などが見られる。その症状中の四肢逆冷・下痢清穀・脈沈細は真寒であり、面頬浮紅・煩躁・口渇欲冷飲などは仮熱である。この治療には白通湯(葱白・乾姜・附子)の煎湯を冷服する。つまり熱は仮象で寒が疾病の実質なので、熱薬を用いなければ解消することはできない。

熱鬱(ねつうつ)[熱遏] ①六鬱の一つ。情志が不舒となり、肝気が鬱結し、気鬱化熱する。その症状は頭痛・口乾口苦・情緒急躁・胸悶脇脹・嘈雑呑酸・大便秘結・小便短赤、または目赤耳鳴・舌紅苔黄・脈弦数などが見られる。②熱邪が内に鬱して、透泄できないことを指す。「遏」とは阻遏(抑止)の意味。

熱越(ねつえつ) 熱が出汗とともに外部に出ることをいう。

熱汗(ねつかん) 発熱時の発汗のこと。汗出しても熱が解さない、または解熱しても、また発熱する場合などに見られる。さらに口渇・煩躁・面紅目赤・大便秘結・小便短黄・舌質紅・苔黄乾・脈数などの熱性症候もともなう。多くは、風邪化熱や内熱蒸迫などにより起こる。

熱疳(ねつかん)　小児が夏季に離乳したり、脾胃の虚弱や飲食不節などにより起こる。主な症状は肌痩腹脹・手足心熱・煩渇善食・泄瀉・大便色淡・未消化の食物残渣を瀉下するなどが見られる。

熱極生風(ねつきょくせいふう)　①「熱盛風動」を参照。②「瀉火熄風」を参照。

熱結(ねっけつ)　「陽結」を参照。

熱厥(ねっけつ)　邪熱が過盛で津液が損傷し、陽気の正常な流通に影響して、四肢に透達できずに、手足厥冷が見られる病症のこと。「熱厥」と「寒厥」の違いは、「寒厥」は腹部清冷して、寒瀉の症状をともなう。「熱厥」は胸腹部に灼熱感があり、さらに目赤・煩躁・口渇・便秘・尿赤・舌苔黄糙などの実熱の症状をともなう。

熱結下焦(ねっけつげしょう)　ここでいう「下焦」とは、主に大小腸と膀胱の臓器を指す。つまり熱邪が下焦に結すると、これらの臓器の機能障害が現れて、下腹脹痛・大便秘結・小便渋痛して不通、ひどければ尿血などが見られる。「熱結膀胱」を参照。

熱結在裏(ねっけつざいり)　熱邪が陽明にあることをいう。

熱結膀胱(ねっけつぼうこう)　膀胱は下焦に位置し、足太陽経の腑である。もし傷寒の太陽病が解せず、化熱して裏に入り、邪熱が経脈を循行して血気と搏(はく)し、膀胱に結すると、下腹部が硬満して、拘急して不舒、発熱するが悪寒はせず、神志が狂のようになるなどの症候が現れる。

熱結傍流(ねっけつぼうりゅう)　陽明腑実症の表現の一つ。腑実証では大便が燥結して不通となるが、時には黄色で臭い糞水を排出し、燥屎の排出は見られないものをいう。

熱烘(ねつこう)　患部に薬物を塗布した後に、火熱して温かくする治療法のこと。これは鵝掌風・皸裂瘡・慢性湿疹・牛皮癬など、皮膚が乾燥し瘙痒する疾病に適用される。毎日1回、毎回20分行い、温め終われば薬物を取り去る。この方法は、長時間を行わなければ効果が無い。急性の皮膚病には用いてはならない。

熱哮(ねつこう)　「哮証」を参照。

熱行術(ねつこうじゅつ)　杉山流十八手術の管針法の一つ。その方法は、針を刺入する前に、穴位部をつまんだり押したり、なでたり、弾いたりして、あらかじめ皮膚に十分に刺激を与えた上に、刺入する方法のこと。

熱剤(ねつざい)　「熱はよく寒を去る」(熱能去寒)と見える。たとえば乾姜・附子などの薬物のこと。熱薬は寒証を治療する。たとえば四肢寒冷・怕冷・四肢を屈曲して寝る・水瀉・未消化の食物を排出する・口渇は無い・脈沈細無力などの治療には、四逆湯(附子・乾姜・甘草)を用いる。

熱在皮膚寒在骨髄(ねつざいひふかんざいこつずい)(熱皮膚に在り、寒骨髄に在り)　皮膚は人体の外部、骨髄は人体の内部のこと。つまり外が熱し、内が寒すること。この症状は全身に発熱するが、着物を厚着して、夜具で多めに身を包むなどの症状が見られる。これは真寒仮熱の病状である。

熱実(ねつじつ)　発熱性の疾患で、症状が強い状態のこと。

熱瀉(ねつしゃ)　「火瀉」ともいう。熱邪が大腸に迫して起こる。主な症状は、黄白色の粥状の瀉下をし、または粘膩性で悪臭を放ち、腸鳴腹痛し、ひとしきり痛むと瀉下し、瀉下の後は後重感があり、肛門が灼熱し、小便短赤・口渇・苔黄・脈数などが見られる。

熱邪(ねつじゃ)　「邪熱」を参照。

熱者寒之(ねつしゃかんし)(熱する者は之を寒す)　『素問・至真要大論』に見える。つまり熱証に属すものは、寒涼性の薬物で治療することを指す。熱証でも、表熱・裏熱・虚熱・実熱などの違いがある。実熱でも表に属すものは、「辛涼解表」法を用いて透邪し、裏に属すものは「清」法を用い、虚熱のものでは「滋陰」法を用いて退熱するか、「甘温除大熱」法などを用いる。

熱邪阻肺(ねつじゃそはい)　熱邪が肺に壅阻して、喘咳を発生する病理のこと。主な症状は、発熱・咳嗽・痰粘稠黄色、または痰中に血が混じり、ひどければ呼吸促迫、胸脇作痛・舌辺尖紅・苔黄乾・脈洪数か弦数などが見られる。

熱邪伝裏(ねつじゃでんり)　温熱の邪が外解せずに裏に伝わり、または風寒湿燥などの外邪が一定の条件のもとで、化熱して裏に入ることを指す。その特徴は、悪風・悪寒などの表証は消失して、裏熱症状が出現する。たとえば高熱目赤・胸中煩悶・口渇引飲・煩躁、ひどければ譫語・大便秘結・小便短赤・舌紅苔黄・脈数などが見られる。

熱灼腎陰(ねつしゃくじんいん)　熱性病の後期で、腎陰が邪熱により消耗して、微熱・手足心灼熱・口歯乾燥・耳聾・舌紅絳して干(ひ)からびる・脈細数や虚数などの症状が見られる。

熱臭(ねつしゅう)　高熱が出て汗臭い状態のこと。

熱証(ねっしょう)　熱邪により陽気亢盛(正気の抗邪、反応強盛)などを引き起こして、熱の症候を現すもの。たとえば症状としては、身熱・煩躁・面目紅赤・小便短赤・舌質紅苔乾黄か乾黒・脈数などが見られる。

熱傷筋脈(ねつしょうきんみゃく)(熱筋脈を傷る)　高熱や久熱により営陰を灼傷して、筋脈が濡養されずに、四肢拘攣や癱瘓などが現れるものを指す。

熱傷神明(ねつしょうしんめい)(熱神明を傷る)　熱性病で高熱により神昏譫語・意識障害などの症状を現すもの。これは熱入心包とほぼ同様である。しかし「熱入心包」は病変部位を指し、「熱傷神明」は神志症状のことである。

熱勝則腫(ねつしょうそくしゅ)(熱勝ればすなわち腫る)　『素問・陰陽応象大論』に見える。つまり陽熱の偏勝により現れる腫痛の病理を指す。熱は陽邪であり、陽気を内鬱させ、血脈を壅滞させるので、火熱が太過して、局部が充血して、紅腫が生ずる。たとえば癰瘡・皮膚炎などの病症のこと。

熱傷肺絡(ねつしょうはいらく)(熱肺絡を傷る)　肺絡が火熱の邪を感受して傷られることにより起こる、咳血や喀血の病理のこと。これには「実熱」と「虚熱」とがある。「実熱」は、外邪が鬱して化熱し、熱が肺絡を傷る、または肝胆の実火が、肺に上迫して起こる。症状は喀血多量・発熱面赤・舌紅苔黄・脈滑数などが見られる。「虚熱」は、平素より肺腎が陰虧し、虚火が灼肺して起こる。喀血は少量、または痰中に血が混じり、さらに微熱・午後潮熱・両顴潮紅・咽喉乾燥・舌質嫩紅苔少・脈細数などが見られる。

熱深厥深(ねつしんけつしん)　「熱厥」ともいう。これは熱厥証の病理現象の一つ。温熱病で高熱が持続して退かなければ、突然手足逆冷し、昏迷して不省人事となる。これは、正気が傷られ熱邪が潜伏することにより、陽邪が邪熱に阻害されて、四肢に透達できなくなって起こる。この熱邪が深くに潜伏すればするほど、手足厥冷の程度はひどくなる。これを「熱深厥深」という。

熱盛気分(ねつせいきぶん)　気分の熱勢が熾盛なことを指す。主な症状は、壮熱・面赤・心煩・大汗・大渇・舌苔黄乾・脈洪大などが見られる。さらに発展して邪熱結実すると、午後高熱・煩躁、ひどければ神昏譫語・腹痛便秘・舌苔黄燥などが見られる。

熱盛風動(ねつせいふうどう)　「熱極生風」ともいう。その病機の多くは熱邪の太過により、営血を傷り、肝経を燔灼して起こる。この疾病がまだ衰竭に発展するまでは、実証に属す。「風火相煽」を参照。

熱喘(ねつぜん)　咳が多く、肺に熱がある急性の疾病のこと。症状は気喘・黄色で粘稠な痰が多い・煩熱・胸満などが見られる。『古今医統』には、麻黄定喘湯の証として挙げている。

熱瘡(ねつそう)　高熱により皮膚粘膜間に水泡が生ずる症候を指す。多くは上唇の外周に好発し、水泡は群生し、胡麻や緑豆大で大小ふぞろいで、その周囲に赤い瘡が生じ、痒みは軽く、約一週間前後で消退するが、再発する傾向がある。これは風熱が肌表を外襲したり、肺胃の熱盛が熏蒸して起こる。

熱則気泄(ねつそくきせつ)(熱すればすなわち気泄る) 「炅則気泄」を参照。

熱達腠開(ねつたつそうかい) 熱とは熱邪のこと。腠とは腠理のことで、皮膚の汗孔のこと。つまり内熱が外に向けて透達し、熱が汗によって出ることをいう。

熱癉(ねつたん) 「消癉」を参照。

熱中(ねつちゅう) ①熱邪が腸胃に留滞すること。②「消癉」の別名。③風病の一つ。風邪が陽明胃経に侵犯して化熱し、目黄を主症とするもの(『素問・風論』)。

熱毒(ねつどく) ①「清熱解毒」を参照。②「暑癤」を参照。

熱入血室(ねつにゅうけっしつ)(熱血室に入る) 『傷寒論・辨太陽病脈証并治法』に見える。女性が月経期間中に外邪を感受し、熱と血が搏結して出現する病症のこと。その症状は下腹部や胸脇下が硬満し、寒熱往来が常に起こり、夜になると支離滅裂なことを口走り、神志の異常などが見られる。

「血室」については3つの解釈がある。①衝脈を指す。衝脈は十二経脈の海で、女子の衝脈が盛んになれば、月経も来潮する。②肝臓を指す。肝は血海をつかさどり、蔵血をつかさどるので、その病変は脇下や少腹に及ぶ。③子宮を指す。発病と月経は密接な関係があり、さらに下腹の病変が見られる。つまり『傷寒論』の原文と実際の臨床と照らしてみると、血室は子宮を指して述べている。

熱入血分(ねつにゅうけつぶん)(熱血分に入る) 邪熱が血分に侵入する病機を指す。「血分」とは温熱病の伝変の最も深い層であり、多くは営分病が発展したものである。発熱は夜間が高く、神志昏沈、騒擾不安、ひどけれ抽搐などが見られる。さらに斑疹・出血、さらに傷陰の症状がその特徴である。

熱入心包(ねつにゅうしんぽう)(熱心包に入る) 温邪が化熱して裏に入り、高熱・神昏・譫語・昏沈不語などの症状が見られるもの。これは「逆伝心包」とほとんど同様であるが、その病情の伝変に違いがある。もし昏迷し驚厥して、何日も醒めないものは「邪恋心包」という。「恋」とは、留恋して去らないこと。つまり病邪が心包に留恋すること。「邪恋心包」では挟痰症状が多く、また後遺症も残しやすい。

熱迫大腸(ねつはくだいちょう)(熱大腸に迫る) 湿熱邪が腸胃に波及して、大腸の伝導に異常を来たし、腹痛泄瀉を起こす病変のこと。主な症状は流れるような瀉下・糞便が黄色で臭く・肛門が灼熱・小便短赤・舌苔黄膩・脈滑数などが見られる。

熱痹(ねっぴ) 痹証の一つ。症状は関節紅腫熱痛し、さらに発熱・悪風・口渇・胸悶などの全身症状もともなう。その病因は、もともと蘊熱があるところへ風寒を感受して、熱が寒邪により鬱し、気機が不通になり、長くなれば寒も化熱し、または風寒湿の邪が経絡に溜滞し、長くなれば化熱して起こる。

熱痞(ねっぴ) 発熱して、自覚・他覚的に左上腹部に膨満感がある状態のこと。

熱病(ねつびょう) ①夏季の諸病を指す。②すべての外感により起こる熱病を指す。『素問・熱論』に「今それ熱病は、みな傷寒の類なり」(今夫熱病者、皆傷寒之類也)と見える。ここでいう「傷寒」とは、広義の傷寒を指し、熱性病を指す。

熱服(ねつふく) 熱剤を熱いうちに服薬すること。これは大寒証に適用する。寒剤を熱いうちに服用するのは、仮寒真熱証に適用する(『嵩崖尊生書』)。

熱伏衝任(ねつふくしょうにん)(熱衝任に伏す) 熱邪が衝脈と任脈に伏するものを指す。熱が衝任に伏すると、陰精が損傷し、腎陰が虧損して、さらに迫血妄行する。症状としては、微熱・腰痠痛・下腹疼痛・子宮出血などが見られる。

熱閉(ねつへい) 熱が盛んな状態のこと。

熱無犯熱(ねつむはんねつ)(熱して熱を犯すこと無かれ) 『素問・六元正紀大論』に見え

る。寒証が無ければ、炎天の夏季には熱薬を使用して、傷津化燥して変証を発生させないようにすること。しかし表寒証であれば、熱薬中の辛温発表薬を用いなければならない。ただし夏季に辛温発表薬を用いる場合には、方剤を選択し、剤量を少なめに調整する。

熱薬(ねつやく) 温薬よりもさらに新陳代謝を亢進させる力が強い薬剤のこと。附子や烏頭など。

ね

熱兪五十九(ねつゆごじゅうきゅう) 熱病を主治する59の経穴のこと。『内経・気穴論』を参照。

熱痢(ねつり)[熱利] 熱性下痢のこと。腸管の急性炎症によって起こる下痢のこと。

熱利下重(ねつりげじゅう) 熱病により下痢して肛門に墜脹感があるもの。

熱淋(ねつりん) 淋証の一つ。症状としては、小腹が拘急して疼痛し、小便が血のように赤渋し、排尿時に灼痛し、さらに悪寒発熱・身痠などが見られる。これは下焦に熱結して起こる。

捏積(ねつせき) 「涅脊」に同じ。

捏脊(ねつせき) 治法。小児の消化不良などの治療に用いる。その方法は、小児を俯臥させて、術者の両手の食指を軽く曲げ、その食指の第2関節部と拇指を用いて、脊柱の下端の正中線の両側の皮膚をつまみ、段々と脊柱に沿って頚部までつまみあげる。これを1遍とする。毎回3～7遍繰り返す。

撚(ねん)[捻] 針法の一つ。拇指と食指で針柄をつまみ、一方向にひねること。上部を治すには「外捻」し、下部を治すには「内捻」する。

然谷(ねんこく) 穴名。足少陰腎経。滎火穴。足内側、舟状骨粗面の下方、赤白肉際。①滋陰補腎 ②清熱利湿 ③益腎固泄 ④疏厥気 ⑤和血解毒

然骨(ねんこつ) ①内踝の前の舟状骨の部分のこと。②穴名。然谷穴のこと。

捻刺(ねんし) 針を刺入時に、直刺直抜で浅刺して、上下に数回雀啄して出血させること。これは癰腫の治療に適用する。

粘膩(ねんじ) 粘りっこくて、ベトベトしている状態のこと。

捻針(ねんしん) 刺針手法の一つ。針を左右に反復捻転させる方法のこと。この捻針は、針の刺入時にも抜針時にも、他の操作を行う際にも併用できる。

撚針法(ねんしんほう) 豪針の刺針法の一つ、針管を用いずに刺入する刺法。

粘痰(ねんたん) 粘調度の強い痰のこと。

粘痛元(ねんつうげん)『東医宝鑑』 方剤名。乾姜30 蜈蚣 木香 当帰 蓬莪朮各20。「急性の胸満痛に用いる」。

拈痛散(ねんつうさん)『東医宝鑑』 方剤名。羌活 独活 細辛 肉桂 防風 白朮 良姜 麻黄 天麻 烏頭 呉茱萸 乳香 山椒 全蝎 当帰各20 乾姜10。「歴節風により全身の関節が疼痛する場合に用いる」。

捻転補瀉(ねんてんほしゃ) 刺針手法の一つ。その方法は、片側のみに捻転する方法と、左右に捻転する方法とがある。しかし現在では、捻針の強度を基準として、針を刺入し抜針する時に、強めに捻転するのを「瀉法」とし、軽めに捻転するのを「補法」としている。

な行・の

能（のう）　①「耐」に通じる。耐えること。『素問・陰陽応象大論』に「夏は能へ冬は能へず」と見える。つまり夏は耐えられるが、冬は耐えられないこと。②「太」と読み、態に通じる。状態、形態のこと。『素問・陰陽応象大論』に「病の形能」と見え、つまり疾病の形態と情況のことをいう。『素問・厥論』に「願わくば六経脈の厥状の病態を聞かん」（願聞六経脈之厥状病態也」と見える。つまり六経厥病の病状のこと。『素問・病能論』は主に、疾病の形態を論じた章である。

脳（のう）　『霊枢・経脈篇』に「人の始めて生ずるや、先ず精を成す、精成れば脳髄生ず…」（人始生、先成精、精成而脳髄生…）と見える。つまり脳の産生と腎とは、密接な関係がある。腎は蔵精の臓であり、精（先天の腎精と後天の水穀化生の精気を含む）はまた髄を生じ、髄は頭腔内に集まり、脳を形成するので、脳は「髄海」ともいう。脳は腎精により生産されるので、腎精が充実していれば、肢体は強靭で力があり、脳の機能も十分に発揮できる。脳の機能は心・肝・腎などと関係が深いので、脳の疾患では心・腎などから治療を始める。

膿窩疥（のうかかい）　「疥瘡」を参照。

膿窩瘡（のうかそう）　「膿窠瘡」ともいう。接触感染しやすい化膿性の皮膚病の一つ。これは肺熱や脾湿が蒸鬱して生ずる。また湿疹や汗疹などを爪でかいて皮を破り、感染して起こる。幼児に多発する。また頭面や手臂や下腿などに多発する。症状は大豆大の膿疱が生じ、周囲は発赤し、焮熱疼痛し、疱の皮は厚く、破れにくく、破ると陥凹して窪みが生じ、膿液も生じ、乾燥すると黄色の痂皮が生ずる。一般に全身症状は無い。

膿窠瘡（のうかそう）　「膿窩瘡」に同じ。

脳疳（のうかん）　小児が風熱の邪を感受し、合わせて哺乳失調により生ずる疳のこと。主な症状は、頭が焦げるように熱く、頭に餅状の瘡が生じ、気分が落ち着かず、頭や頬が腫硬し、身倦、目濁、自汗体熱などが見られる。

納気（のうき）　①「腎主納気」を参照。②[補腎納気]のこと。治法。腎不納気に対する治療法。「腎不納気」の症状は、呼吸気短・気喘・動くと喘が悪化・吸気がさらに困難となり・面部虚浮・苔淡白・脈細無力などが見られる。治療には人参・胡桃肉・補骨脂・山萸肉・五味子・熟地黄などの薬物を用いる。症状として、咳嗽有痰・喘息気短・動くと悪化・腰痠腿軟・苔痰白・脈細などが見られれば、熟地黄・山茱萸・茯苓・五味子・杏仁・遠志・補骨脂・胡桃肉などの薬物を用いる。

脳空（のうくう）　穴名。足少陽胆経。足少陽経と陽維脈との交会穴。頭部、外後頭隆起上縁と同じ高さ、風池の直上。①清熱散風　②寧心鎮驚　③清頭明目　④調理気血　⑤通経活絡

脳戸（のうこ）　穴名。督脈。禁針穴。督脈と足太陽経との交会穴。頭部、外後頭隆起上方の陥凹部。①清熱散風　②醒神開竅　③平肝熄風　④清頭明目　⑤鎮痙安神

膿耳（のうじ）　耳内が紅腫焮熱し、鼓膜が破れ、耳道に膿が流れ出るものをいう。その膿水が黄色のものを「聤耳」といい、白色のものを「纏耳」という。これは肝経の火熱によって起こる。症状は耳竅が突発的に疼痛し、聴力が減退し、さらに周身が悪寒発熱し、脈弦滑で数などの症状をともなう。本病は小児に多発する。

脳爍（のうしゃく）　後頭部の髪際の上１寸に生じるできもののこと。これは督脈に属し、陰気が枯渇して生じる。形は山椒の実のよ

うで、硬くて紫色で、次第に棒のように固まり、ひどければ頭頂から脊椎に至り、冷たくて硬くしびれ、化膿する前に腐って清水が流れ出る。

脳清穴(のうせいけつ) 穴名。奇穴。足部、足関節前面の横紋の中央(解谿穴)の上2寸、脛骨前縁の外側1横指に取る。眩暈・嗜眠などを主治。

脳疽(のうそ) 「対口」を参照。

脳頂風(のうちょうふう) 小児が疾病のために、常に頭を揺さぶる症状のこと。

脳風(のうふう) 風邪が脳に侵入することにより生ずる病症のこと。主な症状は、項部や背部、脳戸穴(風府穴の上、督脈と足太陽の交会する場所)付近に冷感があり、悪風し、頭部が激しく痛み、その痛みが歯部や頬部にまで波及するもの。頭風のたぐい。

納呆(のうほう) 胃の収納機能が停滞すること。「胃呆」ともいう。つまり消化不良や食欲不振などの症状のこと。食欲は無いのに、常に満腹感があるものを「胃納呆滞」という。

嚢癰(のうよう) 陰嚢に生じる癰のこと。「腎嚢癰」ともいう。多くは肝腎の湿熱が下注し、外湿が内侵し蘊醸されて毒となるために生ずる。症状は悪寒発熱し、口乾して冷飲を好み、小便は赤く出渋り、陰嚢の片側か両側が赤く腫れて熱痛し、睾丸は腫大しない。その点で「子癰」とは区別できる。熱が退き止痛すれば、症状は消散する。もし消散しなければ化膿する。

脳漏(のうろう) 「鼻淵」を参照。重症の鼻炎のこと。

野菊花(のぎくか) 薬物名。苦・辛。微寒。肺・肝。清熱解毒・消腫。癰疔癤瘍(化膿性皮膚炎)に用いる。

のげ形針先(のげがたしんせん) 針先が急に鋭利な円錐形の針のこと。

野々村喬(ののむらたかし、生没年不詳) 人名。日本江戸時代の医家。『温故秘録』の著者。喬は近江勝部村の人で、字は伯遷、通称は純治(じゅんじ)、介寿堂(かいじゅどう)と号した。他に『温知病因』の著がある。

野間玄琢(のまげんたく、1591〜1646) 人名。名は成岑。白雲老人と号した。父の宗印が曲直瀬玄朔と親しく、その縁で玄朔の門で医を学んだ。著書に『群方類稿』などがある。56歳で病没。

野間友真(のまゆうしん、生没年不詳) 人名。日本江戸時代の医家。『古方翼』の口述者。友真は大阪の人で、字は惔卿(たんけい)・渓卿(けいけい)、通称は宥節(ゆうせつ)という。

野村謙亨(のむらけんこう、生没年不詳) 人名。日本江戸時代の医家。『医方提要』の編著者。

野呂元丈(のろげんじょう、1693〜1761) 人名。日本江戸時代の医家。伊勢の人。本姓は高橋氏。20歳の時、叔父・野呂三省の養子となった。医を山脇玄修に、儒を並河天民に、本草を稲生若水にそれぞれ学んだ。著書に『阿蘭陀本草和解』などがある。

は行・は

背（はい）　体幹部の後面のこと。胸部後面・腰部・仙骨部などの総称。

肺（はい）　五臓の一つ。肺は呼吸をつかさどり、人体の内外の空気交換の主要器官である。肺は濁気を呼出し、清気を吸入する。その清気は、飲食物が消化された後に産生される「穀気」と結合して、人体の臓腑器官の各器官に輸府・供給しながら、全身の気を統管している。さらに肺には、体液を調節し、水道を通調する作用もあり、人体内の水液の運行は、肺気の作用と関係がある。また肺気は、「清」で「降」（「肺主粛降」）なので、もし肺経が邪を受けたり、肺気の粛降が失調すれば、種々の病症が生じる。同時に、鼻は肺の門戸（「肺開竅于鼻」）であり、気体が出入する通路である。また肺は、肌表の抵抗力と密接な関係がある（「肺主皮毛」）。そこで肺気が虚すと、往々にして肌表の抵抗力に影響して、体表から風寒の侵襲を受けて、肺の症状を引き起こす。肺のもう一つの重要な作用としては、心臓がつかさどる血液の運行を協調・補助するなどがある。

俳（はい）　「痱」に通じる。癱瘓（半身不随）、廃用のこと。『素問・脈解篇』に「内に奪われ厥すれば、則ち瘖痱と為す」（内奪而厥、則為瘖痱）と見える。つまり腎気が傷られて失調すると、舌がもつれて足が萎えること。

焙（ばい）　とろ火で薬物に熱を加えて乾燥させる方法。その方法は、薬物を清潔な瓦か、鍋の中に入れて、焦げないように熱で乾燥させる。「焙」は「烘」より強めの熱を用いる。

肺痿（はいい）　陰虚肺傷の慢性衰弱の疾患のこと。主な症状は、咳嗽・粘痰白沫を吐出する、さらに悪寒発熱・形体消痩・精神萎靡・心悸気喘・口唇乾燥・脈虚数などの症状をともなう。本病は、他の疾病により続発したり、誤治により、津液が耗損し、陰虚内熱し、肺が熏灼されて起こる。もし久病で気を傷り、肺中が虚寒して起これば、陽虚の症状がみられ、涎唾が多く、つねに涎沫を吐出するが、咳嗽は無い。さらに眩暈や遺尿などの症状もともなう。

肺為華蓋（はいいかがい）（肺は華蓋為り）「華蓋」とは、昔の帝王の「車蓋」（車のほろ）や、色とりどりの傘を指す。『霊枢・九針論』には「肺は五臓六腑の蓋なり」（肺者五臓六腑之蓋也）と見え、『難経集注・三十二難』の虞庶注に「肺は華蓋たり、位もまた膈に居る」と見える。肺は、体腔の臓腑中で最も高い部位に位置し、さらに諸臓を覆い保護して、外邪から防御する作用がある。

肺為嬌臓（はいいきょうぞう）（肺は嬌臓為り）「嬌臓」とは、肺は軟弱で邪気を感受しやすい臓器であることを形容している。肺は熱を嫌い、寒も嫌う。肺は、外では皮毛に合し、呼吸をつかさどり、大気と直接接触している。外邪が人体に侵犯すると、口鼻から吸入されたり、皮膚から侵襲することにより、肺を侵犯しやすく疾病を起こす。つまり傷風感冒では、咳嗽がよく見られるが、これも肺が嬌臓であることを意味している。

肺為水之上源（はいいすいのじょうげん）（肺は水の上源為り）「肺主行水」を参照。

肺為涕（はいいてい）（肺は涕を為す）「五臓化液」を参照。

肺陰（はいいん）　肺臓を充養する津液のこと。「肺津」ともいう。肺陰は水穀の精気が化生したもので、肺気とともに作用し、肺の機能を維持するのに必要なものである。もし肺陰が不足すると、乾咳・舌苔薄白で乾燥などが見られる。肺陰がさらに耗損すると、肺燥火盛の症候が出現する。

肺陰虚（はいいんきょ）　肺陰が虧虚して出

現する燥火の病変を指す。主な症状は、乾咳少痰・潮熱盗汗・両顴潮紅・手足心熱・咽燥音唖・舌質紅乾・脈細数などが見られる。もし虚火が傷絡すれば、痰中に血が混じる。

肺悪寒(はいおかん)(肺は寒を悪む) 『素問・宣明五気篇』に「五臓の悪むところ、…肺は寒を悪む」(五臓所悪、…肺悪寒)と見える。肺は気をつかさどり、外に皮毛に合す。寒邪は直接肺部に侵襲するとともに、寒邪は衛外の陽を傷りやすい。寒邪は肌表に侵襲すると、内に肺に合しやすい。さらに、脾胃の虚寒も、肺の清粛機能に影響し、種々の病症が生ずる。

は

肺火(はいか) 肺熱の火旺のこと。これには「虚火」と「実火」がある。症状は「実火」では、咳嗽がひどく痰少、咳声が力強い、また喀痰が粘稠黄色で、痰中に血が混じる、舌紅黄苔・脈滑数などが見られる。「虚火」は久咳陰虚に属し、咳声が弱々しく、さらに潮熱・盗汗・脈細数などが見られる。

肺咳(はいがい) 咳する時にゼーゼーと音がし、ひどければ咳とともに喀血する症候のこと。

肺開竅於鼻(はいかいきょうおび)(肺は竅を鼻に開く) 『素問・金匱真言論』に「竅を鼻に開き、精を肺に蔵す」と見える。『霊枢・脈度篇』には「肺気は鼻に通じ、肺和すれば則ち鼻よく香臭を知る」(肺気通於鼻、肺和則鼻能知香臭矣)と見える。肺は呼吸をつかさどり、鼻は呼吸出入の門戸である。鼻が正常に通気し、正常に嗅覚機能を発揮するためには、必ず肺気を調和し、呼吸が通暢しなければならない。風寒を外感して、肺に侵襲すれば、鼻塞流涕し、嗅覚が異常を起こす。肺に燥熱があれば、鼻孔が乾渋する。邪熱が壅肺すれば、気喘鼻煽となる。

梅核気(ばいかくき) ヒステリー球(臆球)のこと。情志が鬱結し、肝気に痰が混じるために起こる。症状は、咽喉は赤くも腫れもしないが、ただのどの中に梅干の種ほどの異物が引っかかるように感じ、吐き出すことも、飲み下すこともできない状態のもの。

梅花穴(ばいかけつ) 穴名。奇穴。患者の口寸(口の幅)の2倍でX形を作り、その中心を中脘穴に置く。その各端と中脘穴を合わせて5穴のこと。胃痛・食不化などを主治。

梅花針(ばいかしん) 「皮膚針」を参照。

梅花無尽蔵(ばいかむじんぞう) 書名。日本室町時代、永田徳本(1513?～1630?)の著か。医書。成立年不詳。巻冊不定。

肺寒(はいかん) 肺臓が寒邪を感受したものをいう。症状は咳嗽喘逆し、サラサラな鼻汁が出て、鼻塞声重し、痰多で澄んで薄く、仰臥できないなどの症状が見られる。

肺疳(はいかん) 五疳の一つ。これは乳食の失調や、鬱熱傷肺によって起こる。主な症状は咳嗽気逆・咽喉不利・流涕多量・よく泣く・悪寒・腹脹・米のとぎ汁のような糞便の泄瀉・乳食減少・生臭い口臭・皮毛乾焦・四肢消痩などが見られる。

肺癇(はいかん) 癇証の一つ。症状は面色灰白・目睛上視・驚跳・頚項反折・手をだらしなく開く・口を開いて舌を出す・羊のように叫ぶなどが見られる。これは肺虚により邪を受け、その損傷が肝腎に及んで起こる。

肺気(はいき) 肺の機能活動のこと。呼吸する気体も含む。

肺其華在毛(はいきかざいもう)(肺其の華は毛に在り) 『素問・六節臓象論』に見える。「華」とは、栄華が外出する意味。つまり毛髪の栄枯によって、肺の機能の盛衰を判断することができること。これは、肺が「精を皮毛に輸す」(輸精於皮毛)からである。

肺気虚(はいききょ) 肺気の虚弱のこと。主な症状は面色淡白・短気・声音低弱・畏風・自汗などが見られる。

肺気上逆(はいきじょうぎゃく) 「肺失粛降」を参照。

肺気上逆、急食苦以泄之(はいきじょうぎゃく、きゅうしょくくいせつし)(肺気上逆すれば、急ぎて苦を食して以って之を泄す) 肺は粛降と下降するのが正常である。肺が疾病にかかり、高熱が出て気が上逆した場合には、苦味薬を用いてその上逆を降ろし排泄しなければならない。つまり熱が高すぎる場合には、「有余なればこれを泄す」ので、肺気が上逆すれば、急いで苦味を食して排泄させる。

肺気不宣(はいきふせん)　不宣とは、宣通できないこと。肺は呼吸をつかさどり、鼻に開竅し、外の皮毛に合す。正常な状況ではこの機能も正常で、肺気は宣暢する。もし外邪が侵襲して、皮毛が閉塞し、肺気が宣通できなければ、悪寒発熱・鼻塞流涕・咳嗽などの呼吸器の症状が現れる。「肺気不宣」と「肺気不利」は同義であるが、習慣的に「肺気不宣」は外感表証を指し、「肺気不利」は水腫・気喘などの病症を指している。

肺気不利(はいきふり)　肺は全身の気をつかさどり、水道を通調する。もし、肺気が不利になれば、咳嗽などの上呼吸気道の症状のほかに、水液の運行と輸布にも影響し、小便不利を起こして浮腫が現れる。

肺気通於鼻(はいきつうおび)(肺気は鼻に通ず)　「肺開竅於鼻」を参照。

肺虚(はいきょ)　肺気の不足や肺陰の虚を指す。症状は少気・呼吸浅短・耳聾・咽乾などが見られる(『素問・蔵気法時論』)。「肺気虚」「肺陰虚」を参照。

背強(はいきょう)　背部の経脈が引きつって伸びず、俯仰が不便な状態をいう。

肺系(はいけい)　①喉頭の気管のこと(承澹盦『校注十四経発揮』)。②肺と喉嚨が連係している部位を指す(南京中医学院主編『針灸学講義』)。③肺の附属器官の気管・喉・鼻道などで構成される呼吸道のこと(広東中医学院『中医学新編』)。

配穴(はいけつ)　針灸治療において、その効果をより有効にするための経穴の組み合わせのこと。その治療法則により、各種の方法がある。①「兪募配穴」:兪穴と募穴の配穴。②「表裏配穴」:表裏関係にある陰経と陽経の要穴の配穴。③「五兪配穴」:井滎兪経合(五兪穴)の配穴。④「奇経八脈配穴」:奇経の交会穴の配穴。⑤「原・郄・絡穴の配穴」:原穴やその他の各要穴の配穴。

衃血(はいけつ)　凝固して黒紫色をした敗血のこと。

敗血(はいけつ)　「悪血」を参照。

敗血衝胃(はいけつしょうい)　産後に悪露が下りず、飽悶嘔悪・腹脹満痛などの消化器の機能障害の症状を呈するもの。「産後三衝」を参照。

敗血衝心(はいけつしょうしん)　産後に悪露が降りずに、発熱・奇声をあげて叫び、ひどければ発狂奔走などの精神症状を呈するもの。「産後三衝」を参照。

敗血衝肺(はいけつしょうはい)　産後に悪露が降りずに、胸悶煩躁し、面赤、気急喘逆などの症状を呈するものをいう。「産後三衝」を参照。

肺合大腸(はいごうだいちょう)　肺と大腸の間の相互の関係と影響のこと。これは臓腑の表裏(臓は陰で裏に属し、腑は陽で表に属す)関係である。「肺と大腸相表裏」とは、肺と大腸の経絡の関係と、その生理機能の相互の組み合わせにより表現される。つまり肺と大腸の病症の治療には、この組み合わせと、「表裏」の関係を通じて影響し合っている。たとえば、肺の粛降機能は大腸の伝導を助け、また大腸の伝導作用も、逆に肺の粛降を助ける。つまり痰壅気喘では、瀉下法を選用してこそ、肺気を通利できるのである。また便秘の治療法でも、開肺の治法を選用する。さらに化痰止嗽薬の杏仁・瓜樓などの生薬にも潤腸作用がある。

肺合皮毛(はいごうひもう)　「肺生皮毛」を参照。

肺志(はいし)　「五志」を参照。

敗疵(はいし)　瘡のこと。両腋に生じ、瘤のような形をしている。女性に好発する。

肺実(はいじつ)　肺経の邪実のこと。これは、風寒・痰熱・痰湿・痰火などの多くの病因により起こる。症状は病因により異なる。たとえば、喘咳息粗・胸満脹痛・痰涎壅盛・喀痰稠黄や帯血・突然の失音などは肺実の症状である。

は

肺失粛降(はいしつしゅくこう)(肺粛降を失う)　肺が清粛下降の機能を失った病変を指す。肺は呼吸の器官を主管する。肺の機能は、清粛下降するのが順調である。邪気犯肺(外感や内傷などの各種の病因を含む)して、その清粛下降の機能が失われると、咳嗽・痰多・気喘・胸膈脹悶などの気逆症状が現れる。したがって、長期にわたり咳嗽を患っていると、肺気を損傷し、粛降に異常を来たし、「肺気上逆」を起こしやすい。

梅寿(宗和)(ばいじゅ)(そうわ)　人名。日本江戸時代の医家。吉田宗恂(1558～1610)の門人で、医師であるとともに、医書を中心とした出版活動を盛んに行った。

肺主一身之表(はいしゅいっしんのひょう)(肺は一身の表を主る)　「肺生皮毛」を参照。

肺主気(はいしゅき)(肺は気を主る)　気は人体の生命活動を維持するのに重要な物質である。つまり人身の気は、肺がつかさどり、人体の上下表裏の気も肺がつかさどっている。そこで『素問・五臓生成篇』には「諸気は、みな肺に属す」(諸気者、皆属於肺)と見える。

肺主行水(はいしゅぎょうき)(肺は行水を主る)　人体の水液代謝は、脾の運化と腎の気化と関係があるだけでなく、肺気の粛降にも密接に関係している。つまり肺気の粛降作用を通じて、水液を運行して膀胱に送り、小便から通利させるのである。そこで「肺主通調水道」ともいう。また「肺為水之上源」ともいう。

肺主粛降(はいしゅしゅくこう)(肺は粛降を主る)　粛とは、清粛の意味。つまり、肺気は清くて降りるのが正常である。肺は胸部に位置し、肺の体内における作用(呼吸をつかさどり、気をつかさどり、治節と水道の通調をつかさどるなど)により、肺気は、必ず清粛下降することにより、その正常な機能活動が保持できるのである。もし肺気が粛降しなければ、喘逆咳嗽や小便不利などの症状が見られる。

肺主声(はいしゅせい)(肺は声を主る)　声音と肺気の作用は関係がある。したがって、その人の声音を聞けば、その人の肺気の状況を判断することができる。肺気が充足していれば、声音は大きく明瞭であり、肺気が虚していれば、声音は低く元気が無い。もし風寒に外感して、肺気が閉塞すれば、声音が枯れて声が出なくなる。

肺主治節(はいしゅちせつ)(肺は治節を主る)　『素問・霊蘭秘典論』に見える。「肺は、相伝の官、治節ここに出ず」(肺者、相伝之官、治節出焉)と見える。「相伝」とは「君主之官」の心に相対していう。「相伝」とは「君主」を補佐するという意味である。つまり臓腑の活動においては、心肺機能の協調は非常に重要であり、人体の臓腑器官が一定の規律で活動するにおいては、不可欠の要素であることをいう。「治節」とは管理・調節のことで、主に肺と心の機能が相互に協調・共同して、正常な生理活動を行うことを意味する。

肺主通達水道(はいしゅつうたつすいどう)(肺は水道の通達を主る)　「肺主行水」を参照。

肺主皮(はいしゅひ)(肺は皮を主る)　「五臓所主」を参照。

肺主皮毛(はいしゅひもう)(肺は皮毛を主る)　「肺生皮毛」を参照。

肺消(はいしょう)　「上消」を参照。

敗醤散(はいしょうさん)『東医宝鑑』　方剤名。薏苡仁 10　敗醤 6　炮附子 2。「腸癰で発熱はせず、腹は柔軟で疼痛して冷たい場合に用いる」。

敗醤草(はいしょうそう)　薬物名。辛・苦。微寒。胃・大腸・肝。①清熱解毒・消腫排膿。腸癰(ちょうよう)(虫垂炎様疾患)に用いる。②活血行瘀。血熱瘀滞による胸痛・腹痛などに用いる。

肺津(はいしん)　「肺陰」を参照。

背診(はいしん)　軀幹の背腰部を診察すること。候背ともいう。その目的は、脊柱の凹凸・脊柱の曲がり・背部皮膚の状態・背部筋肉の起立筋群と膀胱経の緊張状態・背部

は

兪穴の圧痛と硬結と陥下などの状態・筋肉のこりの状態・項背強(筋強直)などを観察する。

排針(はいしん) 「出針」を参照。

貝仁丸(ばいじんがん)『処方集』 方剤名。杏仁　款冬花　当帰　半夏各30　紫苑　桔梗各15　炙甘草12　貝母10。「咳嗽、痰声がする場合に用いる」。

肺腎相生(はいじんそうせい) 「金水相生」ともいう。肺は金に属し、腎は水に属す。五行理論により、肺金と腎水は母子関係である。その生理機能においては、肺と腎は相互に配合し、相互に影響している。その病理面においては、肺気が虚損すれば腎気も衰弱する。これを「母病及子」という。逆に腎気が衰弱すれば、また肺虚を起こす。これを「子病累母」という。

肺腎同治(はいじんどうち) 治法。肺陰虚と腎陰虚を同時に治療すること。肺腎陰虚の症状は、咳嗽して気上逆・動くと気促・咳血・音唖・午後微熱・盗汗・遺精・腰痠腿軟・身体消痩・口乾・舌質紅・脈細数などが見られる。この治療には、沙参・麦冬・天冬・五味子・生地・玄参などの薬物を用いて、肺腎の陰を滋す。

肺腎両虚(はいじんりょうきょ) 肺臓と腎臓がともに虚した病理を指す。臨床表現としては、①「肺腎気虚」：肺は呼吸をつかさどり、気の標である。腎は納気をつかさどり、気の根である。肺腎が気虚すれば、喘促短気・自汗易汗・形寒肢冷・咳嗽痰多などの症状が見られる。②「肺腎陰虚」：これは肺虚により津液を輸布して腎を滋潤できないものと、腎虚により、陰精が上部に運ばれずに、虚火が肺を灼傷したものとがある。症状は乾咳・短気・咽喉乾燥・腰痠腿軟・骨蒸潮熱・遺精盗汗などの症状が見られる。

肺津不布(はいしんふふ)(肺津布かず)　肺が正常に津気を輸布できずに、喘咳などが現れる病理を指す。肺は脾から輸送された精気を接受して、肺と心の作用により全身に輸布される。もし、肺が熱邪を受けて灼焼されれば、肺陰は耗傷して、津液の輸布が失調する。肺が寒邪を受けて収束されれば、水津が行らず、停滞して飲となる。いずれも水液が積聚して痰が生じて、喘咳などの証が発生する。

肺水(はいすい) 「五水」を参照。

肺生皮毛(はいせいひもう)(肺は皮毛を生ず)　『素問・陰陽応象大論』に見える。つまり皮毛は、肺の精気により養われるということ。肺は体表の皮毛と相合(「肺合皮毛」)する。これは、臓器と組織の相関関係である。肺は呼吸をつかさどり、皮毛と汗孔も、呼吸を調節する作用がある。『素問・生気通天論』に見える「汗孔」とは「気門」のことで、散気作用がある。唐容川の『中医灌通医経精義』にも、皮毛は「宣肺気」の作用があると指摘している。さらに肺には陽気を敷布し、肌表を外衛する機能があるので、「肺は皮毛をつかさどる」「肺は一身の表をつかさどる」という。もし肺気が虚して、肌表が不固になれば、自汗がよく見られる。衛外の気が不足すれば、肌表が風寒の侵襲を受けやすく、ひどければ内に肺に合して、咳嗽などの症状が生じる。

排石湯(はいせきとう)『東薬と健康』 方剤名。金銭草9　木香　茵陳蒿　大黄　鬱金　芒消　枳実　鶏内金各6。「胆石症に用いる」。

肺疝(はいせん) 古病名。邪気が肺経を侵犯し、肺気が化せず水道が通調されずに、熱が膀胱に鬱結して生ずる疝病のこと。症状は少腹と睾丸が脹痛し、小便不利などが見られる。

肺燥(はいそう) 燥邪が肺を傷ること。または肺陰虚により傷津化燥する肺燥証を指す。主な症状は、乾咳・喀血・鼻咽乾燥、または咽喉痛・音嘶(声枯れ)・口乾して口渇・舌紅苔白で乾などが見られる。

黴瘡(ばいそう) 黴毒ともいう。梅毒のこと。

肺蔵魄(はいぞうはく) 『素問・宣明五気

篇』に見える。「魄」とは、精神活動の一部分であり、『類経・臓象類』(巻三)に「魄の用たり、よく動きよく作し、痛痒これにより覚ゆるなり」(魄之為用、能動能作、痛痒由之而覚也)と説明している。つまり、人体の知覚や動作は、「魄」の作用により起こると説明している。「五臓所蔵」を参照。

黴瘡約言(ばいそうやくげん) 書名。日本江戸時代、浅井南皐(和気惟亨、1760～1826)の著。梅毒の治療専門書。全2巻。享和2年(1802)刊。治方は自家経験方が中心で、ほかに『外科正宗』などの明医書を参考にして、臨床に即している。

肺臓于右(はいぞううう)(肺臓は右においてす) 肺は五臓六腑の天蓋であり、その作用は右側にある。たとえば「肺熱の患者は、右頬が先ず赤くなる」とある。

排托(はいたく) 「排膿托毒」を参照。

肺脹(はいちょう) 肺気が脹満すること。喘咳胸満の病症を指す。これは肺が粛降を失うことにより起こる。虚証と実証がある。「実証」は邪気が壅肺して、肺気が降りないために起こる。「虚証」は肺腎両虚により、腎不納気を起こして生ずる。

肺朝百脈(はいちょうひゃくみゃく)(肺は百脈に朝す) 『素問・経脈別論』に「脈気の流注は、経気は肺に帰し、肺は百脈に朝す」(脈気流注、経気帰於肺、肺朝百脈)と見える。「朝」とは、向う・会合するの意味で、百脈が肺に会合することをいう。つまり肺は呼吸することにより、全身の血液が肺経や肺臓に流注して、肺と百脈とが密接な関係があることを説明している。

培土(ばいど) 治法。脾土を培養・補充して、脾の運化機能を正常に戻すこと。脾虚により飲食減少・下痢などの症状が見られれば、培土法を用いる。「培土」は健脾・補脾・益脾の総称である。

培土栄木(ばいどえいもく) 治法。肝は木に属し、脾は土に属す。土は万物を生じる。脾が虚せば、肝木は栄することができないので、脾土を培養する。また、脾と肝の両者を補う場合も「培土栄木」という。

敗毒散(はいどくさん)『東医宝鑑』 方剤名。羌活　独活　柴胡　前胡　枳実　桔梗　川芎　赤茯苓　甘草各4　生姜3　薄荷若干。「風寒に傷られて項背強、頭痛、身痛、鼻閉、咳嗽、多痰の場合に用いる」。

培土生金(ばいどせいきん) 「補脾益肺」を参照。

肺與大腸相表裏(はいとだいちょうそうひょうり)(肺と大腸は相表裏なり) 「肺合大腸」を参照。

培土抑木(ばいどよくもく) 「健脾疏肝」を参照。

背反脹(はいはんちょう) 背中が後方へのけぞる症状のこと。

肺熱(はいねつ) 熱邪が肺を犯し、肺が熱により灼焼されて出現する肺熱証のこと。症状は面頬紅赤・咳嗽痰稠・胸痛、ひどければ喘息・喀血などの特徴がある。「温邪犯肺」「熱傷肺絡」「火盛刑金」などを参照。

肺熱葉焦(はいねつようしょう) 『素問・痿論』に見える。肺に鬱熱があり、肺臓が長期にわたり熏灼されて生ずる痿証のこと。その病候には二種がある。①「肺痿」：濁唾涎沫を咳吐することを主症とする。②「手足萎弱」：皮毛・肌肉枯萎・四肢無力で挙動できないものを主症とする。「痿証」を参照。

排膿散(はいのうさん)『金匱要略』 方剤名。①枳実　芍薬各3　桔梗1.5。「諸種の化膿性の炎症や腫物で、患部が痛み、発赤して腫れたり、硬くなって緊張しているものに用いる」　②黄耆8　人参　五味子　白芷各4。『医林撮要』「肺癰で膿室が生じた場合に用いる」。

排膿散及湯(はいのうさんきゅうとう)『華岡青洲』 方剤名。本方は、排膿散と排膿湯を合方したものである。枳実15　白芍薬2　桔梗9　雞子黄1個　生姜3　大棗6　甘草6。水煎して服用する。排膿と営衛を充実するはたらきがあり、癰膿に対して排膿促進する。

排膿托毒(はいのうたくどく)[排托] 「内托

法」を参照。「托毒透膿法」に同じ。

排膿湯(はいのうとう)『金匱要略』 方剤名。甘草　桔梗　生姜各1.5　大棗6。「化膿性炎症のごく初期で、局所の腫脹や緊張が少ない時期などに用いる」。

排膿内補十宣散(はいのうないほじゅっせんさん)『医林撮要』 方剤名。黄耆　人参　当帰各80　厚朴　桔梗　桂心　川芎　防風　白芷　甘草各40。「あらゆる癰疽が紅腫し、疼痛し、化膿しなかったり、化膿しても潰えない場合、化膿して膿が出ても硬い肌肉が生じて閉じない場合に用いる」。

肺痹(はいひ) 五臓痹証の一つ。主な症状は、悪寒・発熱・咳嗽・喘息・胸満・煩悶不安などが見られる。これは外邪が肺気を閉阻したり、「皮痹」が長らく治癒せずに、病情が発展して起こる。『素問・痹論』に「皮痹已えず、また邪を感じ、内に肺に舎る」(皮痹不已、復感于邪、内舎于肺)と見える。また生活の不摂生により、精気が内損し、そこへ外邪を感受し、邪気が胸中に積して起こるともいわれる(『素問・五蔵生成篇』)。

排風散(はいふうさん)『その他』 方剤名。桔梗　天麻　防風各20　五味子　全蝎　細辛　芍薬各40。「脾肉粘輪に用いる」。

肺風疝(はいふうせん) 風邪を外感して、肺に鬱積したために起こる疝病の一つ。

排風湯(はいふうとう)『東医宝鑑』 方剤名。独活　麻黄　赤茯苓各4　白朮　肉桂　川芎　杏仁　白芍　防風　当帰　甘草各3.2　白蘚皮2　生姜3　大棗2。「中風により精神昏迷し、口眼喎斜、手足鈍麻の場合に用いる」。

肺閉喘咳(はいへいぜんがい) 外邪が肺に壅阻し、肺気が鬱閉不宣となり起こる。症状は発熱・気急・咳嗽、ひどければ鼻翼煽動・顔面蒼白・口唇チアノーゼなどが見られる。小児によく見られる。本病の発生は風寒外束、または風温犯肺、さらに火熱迫肺などにより起こる。「風寒外束」のものは、悪寒発熱・頭痛無汗で咳嗽気喘などが見られる。「風温犯肺」のものは、悪寒が軽く発熱が重い、または悪寒しない、有汗・喘咳脇痛・舌紅苔微黄などが見られる。「火熱迫肺」のものでは、高熱・自汗・煩渇・喘急・脈洪大などが見られる。

貝母(ばいも) 薬物名。清化熱痰薬。苦甘、微寒、心・肺。①清燥化痰　②潤肺止咳　③散結消癧　④解毒医瘡

貝母瓜呂散(ばいもかろさん)『処方集』 方剤名。①貝母8　瓜呂仁6　黄芩　陳皮　黄連各4　牛胆南星　牽牛子　梔子　甘草各2。「肺熱により咳嗽、口乾、大小便不利の場合に用いる」　②貝母6　瓜呂仁4　瓜呂根　白茯苓　陳皮　桔梗各3.2。『その他』「潮熱により肺陰を傷り、咳嗽、黄痰が多く、痰を吐き出してもすっきりせず、口乾、疼痛、短気する場合に用いる」。

貝母膏(ばいもこう)『東医宝鑑』 方剤名。貝母14　半夏　天南星　五倍子　白芷　黄柏　苦参各10　黄丹6　石雄黄4。「あらゆる出来物や、悪瘡により、血膿が出て、掻痒疼痛する場合に用いる」。

貝母散(ばいもさん)『東医宝鑑』 方剤名。杏仁12　款冬花8　知母6　貝母　桑白皮　五味子　甘草各4　生姜3。「肺熱で咳嗽、多痰、口乾、短気、発熱する場合、長引く咳嗽に用いる」。

貝母湯(ばいもとう)『東医宝鑑』 方剤名。貝母　乾姜　五味子　陳皮　半夏　柴胡　桂心各20　黄芩　桑白皮各10　木香　甘草各5。「咳嗽が長引く場合に用いる」。

肺兪(はいゆ) 穴名。足太陽膀胱経。兪穴。上背部、第3胸椎棘突起下縁と同じ高さ、後正中線の外方1.5寸。①解表宣肺　②清熱和営　③駆邪散滞　④強壮筋脈　⑤補労損

肺腧(はいゆ) 背部脊柱の両側にあり、五臓六腑の生理反応・病理反応と、密接な関係を持つ反応点(経穴)のこと。いずれも臓腑の経気が注がれる場所でもある。つまり「心腧・心包腧・肺腧・肝腧・脾腧・腎腧・胆腧・胃腧・膀胱腧・三焦腧・大腸腧・小腸腧」のこと。

背癰(はいよう)　「発背」を参照。

肺癰(はいよう)　背部に発生する癰瘍、咳唾膿血などの病症のこと。多くは風熱病邪が肺に阻鬱し、蘊結して起こる。または飲酒過度や脂っこい物や、辛くて熱いものや、濃い味を食べ過ぎることにより、燥熱傷肺して起こる。その病情の変化は三期に分けられる。①「表証期」：主に悪寒発熱・汗出・咳嗽胸痛・脈浮数などの症状が見られる。②「醸膿期」：主に咳逆胸満・胸痛・時々振寒・脈滑数などが見られる。③「潰膿期」：主に咳血膿血腥臭などが見られる。またその他の疾病に続発することもある。

排陽(はいよう)　針法の瀉法のこと。抜針時に、針体を揺らして針の穴を大きくして、邪気を外へ出す手法のこと。

肺欲収、急食酸以収之(はいよくしゅう、きゅうしょくさんいしゅうし)(肺収するを欲すれば、急ぎて酸を食して以ってこれを収す)　五行では、肺は金に属し、秋も金に属し、収をつかさどる。薬物中の酸味は収の効果があるので、肺気が散じた場合には、酸味を食してこれを収める。

痦癗(ばいらい)　「癮疹」を参照。

黴癘新書(ばいらいしんしょ)　書名。日本江戸時代、片倉鶴陵(1751～1822)の著。梅毒(黴毒)の治療書。全2巻2冊。天明6年(1786)刊。

肺絡損傷(はいらくそんしょう)　長期にわたる咳や、重症の咳のために、肺絡が損傷されて、喀血を引き起こすものを指す。

佩蘭(はいらん)　薬物名。温散暑湿薬。辛、平、肺・脾。①辟穢解暑　②散熱解表　③開胃進食　④祛湿止痢

黴淋(ばいりん)　悪性淋病、梅毒性尿道炎のこと。

肺労(はいろう)　①五労の一つ。肺気の損傷により起こる。主な症状は咳嗽・胸満・背痛・悪寒・面容痩削無華・皮毛枯槁などが見られる。②「肺癆」に同じ。

肺癆(はいろう)　「癆瘵」を参照。

破鬱丹(はうつたん)『東医宝鑑』　方剤名。香附子　梔子各160　黄連80　枳実　檳榔　蓬莪朮　橘皮　瓜呂仁　紫蘇子各40。「湿熱痰により胸悶、煩躁、心下痞硬、吃逆する場合に用いる」。

破瘀(はお)　瘀血停滞の重症で、消散が困難な場合には、作用が強力な薬物を用いて、その結集したものを攻破しなければならない。これを「破瘀」という。

破瘀消癥(はおしょうちょう)[散瘀、逐瘀、通瘀破結]　治法。腹中の瘀血や結塊に対する治療法。つまり腹腔や子宮に結塊が生じ、押しても動かず、舌紫斑・脈渋などを現す場合には、膈下逐瘀湯(五霊脂・当帰・川芎・桃仁・丹皮・赤芍・烏薬・延胡索・紅花・枳殻・甘草)などを用いる。

馬牙(ばが)　多くは、胎内で熱毒を感受してしまうために生ずる。症状は新生児の歯ぐきに白い小さな水泡が生じ、軟骨状に成長し、乳を吸うのに障害が生じるもの。

馬牙瘡(ばがそう)　「馬牙」に同じ。

破気(はき)　治法。理気薬の中でも、その薬性の強い青皮・枳実などを用いて、破気散鬱し渋滞を解除すること。

巴杏丸(はきょうがん)　「温下」を参照。

破䐃(はきん)　「䐃」とは人体の脂膏のこと。つまり病が重篤で死の段階にさしかかった際に、身体が消痩し、肘や脛の筋肉の脂膏がことごとく消耗し、皮膚肌肉が枯燥萎縮すること。

白(はく)　①淫濁のこと。『素問・玉機真蔵論』に「出白」と見える。小便に濁った白色液が混じるものをいう。「白淫」ともいう。②秋の金気の別名。『素問・気交変大論』に「白乃不復」と見え、ここでの「白」とは、秋の金気のことである。③肺の別称。宋代の銭乙の『小児薬証直訣』に見える「瀉白散」は、肺熱を瀉する方剤のことである。

膊(はく)　上肢部の肱部(上膊、上腕部のこと)と臂部(下膊、前腕部のこと)の総称。「臂膊」ともいう。

擘(はく)　薬物を煎じる前に、先ず指先で引きちぎり、薬味を煮出しやすいようにする

こと。たとえば桂枝湯の大棗は、皮を引きさいて用いる。

薄(はく)　①減損のこと。「薄滋味」など。清淡なものを食して、脂っこいものを少なめに食べるということ。②迫る。『素問・至真要大論』に「これを薄してこれを劫す」と見え、つまり病邪を外に追い出すこと。③格闘する、衝突する。『素問・至真要大論』に「これ勝復あい薄つ」(此勝復相薄)と見え、つまり、勝気と復気が格闘するということ。④侵入する、侵犯する。『素問・六節臓象論』に「勝たざるところを薄す」(薄所不勝)と見え、つまり自己の勝てないところに侵犯すること。

搏(はく)　①捕縛する。『素問・宣明五気篇』に「陽を搏すと巓疾となし、陰を博すと瘖となす」と見え、つまり病邪が陽を捕縛すると巓頂疾患が生じ、陰を捕縛すると音唖が生ずること。②交合、性交のこと。『霊枢・決気篇』に「両神相搏」と見え、陰陽が交合すること。

白淫(はくいん)　①陰道から流れ出る、多めの白色の粘液のこと。これは房事過度や、下焦の湿熱により起こる。②男性の房事過度により、欲火妄動して、精液が自然に流れ出る現象のこと(『素問・痿論』)。③男性の精滑、女性の白帯のこと(馬蒔『黄帝内経素問注証発微』)。

白飲(はくいん)　米のとぎ汁を煮出したものをいう。

麦芽(ばくが)　薬物名。消化薬。鹹、温、脾・胃。①消食開胃　②下気寛腸　③催生落胎　④行滞回乳

白芥子(はくかいし)　薬物名。温化寒痰薬。辛、温、肺。①豁痰止痛　②温肺平喘　③解毒消腫

白芥子散(はくかいしさん)『東医宝鑑』　方剤名。白芥子　木鼈子各40　没薬　木香　肉桂各10。「経脈に気血が不通となり、肩腕が疼痛し、背部が攣痛する場合に用いる」。

白滑膩苔(はくかつじたい)　舌苔名。こすっても苔がベトついて取れにくい、白色の舌苔。この際は胸苦・嘔気・水飲を欲しても、飲めばすぐに吐くなどの症状が見られる。これは熱邪が飲邪により抑鬱されている証である。また腹満・水が飲めない・肢体倦怠・悪寒するが身熱は少ない・泥状便を見ることもある。これは脾陽が湿に妨げられて、外に出られないことを示す。

白滑亮苔(はくかつりょうたい)　舌苔名。「亮苔」とは光る苔のこと。その症状は微悪寒・脈浮虚・わずかに胸満・尿少・口中粘膩・唾多・顔面蒼白などが見られる。これは中焦が虚して、しかも正気が濁気を消化できないことを示す。

魄汗(はくかん)　肺は魄を蔵し、外では皮毛と合している。汗は皮膚の表面から出るので、肺気と関連している。汗孔は「魄門」ともいう。また魄は陰で、汗は陰液なので、このように名づく。「玄府」を参照。

白汗(はくかん)　「白津」に同じ。圧迫されて大汗をかくこと。

白眼(はくがん)　「白睛」を参照。

白環兪(はくかんゆ)　穴名。足太陽膀胱経。仙骨部、第4語仙骨孔と同じ高さ、正中仙骨稜の外方1.5寸。①調理経帯　②利湿熱　③補腎強腰　④利二便　⑤疏調下焦

白金丸(はくきんがん)　「截」を参照。

薄厥(はくけつ)　『素問・生気通天論』に「陽気は、大いに怒ればすなわち形気絶して、血上に菀り、人をして薄厥せしむ」(陽気者、大怒則形気絶、而血菀於上、使人薄厥)と見える。つまり精神的な刺激により、陽気が急激に亢進し、血が気とともに逆上し、それにより血が頭部に鬱積して、突然昏厥を起こす病症のこと。

白兼灰黒苔(はくけんかいこくたい)　舌苔名。白苔に灰黒色を帯びた舌苔。粘り気のある物質が浮いているのは、太陰経の湿邪である。

白兼灰苔(はくけんかいたい)　舌苔名。白色と灰色の混じったような色を呈したもの。灰白色で汚れたようなものは、寒湿と痰をかねて、陽気がめぐらず、陰邪が鬱滞する

ことにより生ずる。その中央が白く、周辺が灰色の舌苔は、病位が半表半裏にある場合に見られる。

白兼黄黒苔(はくけんおうこくたい)　舌苔名。白苔中に黄色と黒色が混じった舌苔をいう。舌が乾き、舌辺が滑らかで、あるいは舌先が乾き、舌根が滑らかな場合は、いずれも合併症を持っており、寒熱不和の徴候である。

白兼黄苔(はくけんおうたい)　舌苔名。白色と黄色が混じった舌苔のこと。白苔から黄苔に変わるのは、風寒の邪気が化火することを示す。白苔中に黄色や微黄色で薄苔を帯びるのは、邪気が陽明に侵入したことを示す。黄白半々で胃症状をともなうのは、外邪が去らないまま、裏証が早くも形成されたことを示し、黄白半々で苔が乾燥せずに、口渇が無いものは、鬱熱がまだ残っているか、または痰飲証を示す。白苔は表、黄苔は裏を示す。

魄戸(はくこ)　穴名。足太陽膀胱経。上背部、第３胸椎棘突起下縁と同じ高さ、後正中線の外方３寸。①疏散風熱　②平喘止咳　③養陰清肺　④舒筋活絡　⑤補肺滋陰

白喉(はくこう)　「疫喉」(爛喉痧と白喉を含む)ともいう。小児に好発する急性伝染病の一つ。本病は、疫癘の気が口鼻から侵入し、肺胃を侵犯し、化燥化火して咽喉部を上熏して起こる。症状は、咽喉部の粘膜に灰白色の脱落しにくい偽膜が生じ、全身の中毒症状が現れるのが特徴である。冬季と春季に多発し、気候が乾燥するとさらに流行・伝染しやすい。

白厚乾苔(はくこうかんたい)　舌苔名。白苔が厚く、舌が乾いている舌苔をいう。白苔の厚いものは外邪によるもので、それが乾燥していれば、身熱のために体液が消耗していることを示す。

白喉条弁(はくこうじょうべん)　書名。中国清代、陳葆善の著。1897年。全１巻。ジフテリアの源病の識別、経絡、脈象の識別など述べている。

白降丹(はくこうたん)　方剤名。①「霊薬」を参照。②「丹」を参照。

白散(はくさん)　「丹」を参照。

柏枝散(はくしさん)『医林撮要』　方剤名。柏枝　蓮根各同量。「小児が頻繁に鼻衄したり吐血する場合に用いる」。

柏子仁(はくしにん)　薬物名。安神薬。甘、平、心・脾。①養心安神　②潤腸通便　③益陰斂汗　④祛風除痹

柏子仁丸(はくしにんがん)『東医宝鑑』　方剤名。沢蘭80　柏子仁　牛膝　巻柏各40。「心労や精神的打撃により月経が来ない場合に用いる」。

柏子仁散(はくしにんさん)『東医宝鑑』　方剤名。柏子仁　遠志　人参　桑寄生　防風　厚朴　当帰　熟地黄　甘草各同量。「出産後に心血が損傷されて精神昏迷し、譫語する場合に用いる」。

伯州散(はくしゅうさん)『大同類聚方』　方剤名。反鼻　鹿角　津蟹(各等分)「亜急性また慢性諸種化膿性疾病などに用い、炎症、化膿を限局または消散し、排膿を促し、肉芽の新生を促進する」。

柏子養心丸(はくしようしんがん)　方剤名。「養心安神」を参照。

白如枯骨(はくじょここつ)(白きこと枯骨の如し)『素問・五臓生成篇』に見える。これは肺の真臓色である。蒼白で枯槁して潤いが無い病色を形容している。これは久病により、気血両虚や胃気衰敗などに見られる。たとえば重症の失血や貧血や呼吸衰竭などに見られる。「真臓色」を参照。

白疹(はくしん)　「白痦(はくばい)」の別名。

白参(はくじん)[人参]　薬物名。補気薬。甘微苦、微温、脾・肺。①補気救脱　②益血復脈　③生津止渇　④養心安神　⑤補肺定喘　⑥健脾止瀉　⑦托毒合瘡

白睛(はくせい)[白眼、気輪]　眼球の白色の部分。眼の眼球結膜と強膜の部分にあたる。

白睛溢血(はくせいいっけつ)[胭脂障]　本病は肺経の熱邪が迫血妄行する、または飲

酒過度、または外傷により起こる。主な症状は、白睛の表面が部分的に充血し、鮮紅色で境界は明確で、ひどければ出血が見られる。数日後に自然に消退し、予後は良好である。

白屑(はくせつ) 白屑風や白頂瘡ともいう。フケのこと。

白屑風(はくせつふう) 頭部に多発し、白色の落屑があるもの。肌熱が風にあたり、風邪が毛孔に侵入し、久しく鬱積して血燥し、肌表が失養して起こる。思春期以後に好発し、女性より男性に多く、頭部に好発し、顔面・鼻翼・耳・項などにも蔓延する。頭皮に多量の粉状の乾燥した白屑が生じ、くしですいたり掻くと脱落し、また発生する。多量または少量の黄色で油膩性の鱗屑や痂皮、または小丘疹が生じ、非常に痒く、掻くと粘液や血水が流れ出し、毛髪も抜けやすく、頭頂部がもっともひどい。

白線(はくせん) 左右の腹直筋鞘が正中線で結合して前腹壁に作る一直線の筋膜部をいう。

麦煎散(ばくせんさん)『東医宝鑑』 方剤名。赤茯苓　当帰　乾漆　別甲　常山　大黄　柴胡　白朮　生地黄　石膏各40　甘草20。「骨蒸潮熱があり、冷汗が出て、口臭が強く、身体消痩する場合、女性の血風により五心煩熱する場合に用いる」。

白癬皮(はくせんぴ) 薬物名。苦。寒。脾・胃・膀胱・小腸。①清熱燥湿・祛風止痒。湿熱蘊結による湿疹・疥癬・瘙痒・糜爛・浸出などに用いる。②風湿熱による熱痹に用いる。

白瘡(はくそう) 「松皮癬」を参照。

白帯(はくたい) 陰道から、白色の卵白様の粘液が流出し、綿々と帯のように出るものをいう。正常な女性では、陰道から少量の粘液を分泌するが、無色無臭(やや腥臭(せいしゅう)[生臭い])である。白帯の量が多いのは病的である。「脾虚」によるものは、白帯が多量で、さらに神疲・面黄・肢冷・便溏などの症状をともなう。「肝鬱」によるものは、白帯が多かったり少なかったり、さらに精神不安定・頭眩・胸悶乳脹などが見られる。「湿熱下注」のものでは、帯下に腥臭(生臭い)があり、さらに陰痒・頭暈・倦怠などの症状もともなう。この他にも、虚寒・虚熱・痰湿などでも白帯量が増える。

白苔(はくたい) 舌苔が白色のもの。正常な舌苔も白色であるが、薄白で清潔であり、胃気より生じたものである。病理的な白苔は、主に風・寒・湿邪の表証である。もし舌苔が薄白で滑なのは、内に寒湿があるか、外感風寒である。舌苔が薄白で乾燥しているものは、津液不足であり、もし外感病でこの舌苔が見られれば、外邪が化熱傷津しはじめている。舌苔が厚白で滑なのは、湿濁内盛であり、これにもし表証をかねれば、外寒が内湿を引動しているのである。舌苔が厚白で乾なのは、熱が津液を傷り、湿濁が化せないのである。舌苔が白滑粘膩なのは、内に痰飲と湿濁があるのである。

剥苔(はくたい) 舌苔が剥(は)げ落ちること。舌苔が長期にわたり剥げ落ちて、地図状になるものは、多くは虫積による。もし熱性病で、舌苔が1～2日内に禿状に消失し、無苔の光絳舌、また鏡面のようになるのは、正気が邪気に勝てずに、肝腎の真陰が虧損して、邪気が内陥した重症である。

白禿瘡(はくたいそう) 「禿瘡」を参照。

白濁(はくだく) 小便が白く濁ること。

白痴(はくち) 「五軟」を参照。

白通湯(はくつうとう) 「熱因熱用」を参照。

薄貼(はくてん)[膏薬] 中国唐代の孫思邈の『千金翼方』に見える。清代の徐霊胎は、薄貼とは膏薬の古名であると説明している。膏薬を皮膚上に貼付して、それに含まれる各種の薬物の作用を利用して、疾病を治療するものである。その製法は、ある処方の薬物を一定期間ゴマ油に浸けて、鍋に入れて煮詰め、薬物の水気を無くし、黒色になったら、滓を除いて再度煮詰める。そして泥状になったら、黄丹(鉛・硝石・硫黄で作る黄赤色の粉末)を入れてよく攪拌し、火を止める。そして薬液を凝固させて、取り出して適当な大きさ切り、冷水に浸して火毒を除去する。使用する場合には、熱を加えて溶かし、布や厚紙や油紙に薄く延ばして患部に貼る。内科用の膏薬では、祛風・化湿・行気・活血などの作用があり、外科用の膏薬は、腫瘍に使用すれば、腫れや激痛を消除できる。潰瘍には壊死組織を除去し、表皮や肉芽を形成し、傷口を塞ぐ、肉を保護するなどの作用がある。また生の薬物を搗いて泥状にして、竹べらなどで紙に伸ばして使用するものもある。また餅状の膏薬もある。

麦天湯(ばくてんとう)『東医宝鑑』 方剤名。麦門冬6 天麻5.2 白朮 白茯苓 半夏 神曲 陳皮各4 生姜5。「脾胃に痰が積もり、飲食が消化されず、悪心、吃逆する場合に用いる」。

白癜風(はくでんぷう) 「白駁風(はくはくふう)」を参照。

白頭翁(はくとうおう) 薬物名。清熱涼血薬。苦、寒、胃・大腸。①涼血止痢 ②祛風止痛 ③破結消癧 ④解毒医瘡

白頭翁湯(はくとうおうとう)『傷寒論』 方剤名。白頭翁 黄連 黄柏 秦皮各3。「下痢して口渇がひどく、さかんに水を飲みたがるもの、肛門に灼熱感があり、裏急後重をともなう下痢などに用いる」。

麦斗散(ばくとさん)『東医宝鑑』 方剤名。䗪虫1 巴豆1 半夏1 乳香 没薬各0.2 自然銅若干量。「打撲により関節を痛めた場合に用いる」。

麦冬養栄湯(ばくとうようえいとう)『その他』 方剤名。人参 麦門冬 当帰 白芍 生地黄 陳皮 黄耆各12 知母8 五味子 甘草各4。「脾陽虚により手足厥冷し、食不化、自汗、身体に熱感がある場合に用いる」。

白肉(はくにく) 「分肉」を参照。

白肉際(はくにくさい) 「赤白肉際」を参照。

白粘膩苔(はくねんじたい) 舌苔名。白色で粘り気のある舌苔。この際は発熱・頭痛・身痛・口不渇などが見られる。これは湿邪が気分にあるために見られる。濁って濃厚な唾液を吐き、口渇するものは「脾癉(ひたん)」という。

白痦(はくばい)[晶痦] 湿温病で頚・項・胸・腹などの、皮膚に出現する細い白色の水泡のこと。その形は水晶のようで、破ると淡黄色の漿液が流れ出し、その色はキラキラと光っている。これは湿熱が気分に鬱阻して、次第に醸成されたものである。痦の色が明るければ、湿熱の邪が外に向けて透泄する気配がある。もし痦の色が枯槁した白色なものは「枯痦」といい、気液が枯竭している徴候である。

薄白滑苔(はくはくかつたい) 舌苔名。白色の舌苔で薄く湿り気の多い舌苔をいう。舌質に異常は無く、発熱・悪寒・脈浮・頭痛・鼻塞・咳嗽・小便清などの状態のものは、外感風寒である。舌質が赤く、発熱・悪寒・咳嗽・口乾して治り難いものは、外感風寒に裏熱をかねたものである。

薄白乾苔(はくはくかんたい) 舌苔名。白色の舌苔が薄く着いて、表面が乾燥した舌苔をいう。肺がすでに損傷している。まだ発熱・悪寒がある場合には、肺は損傷していても、表邪が去っていないことを示す。発熱だけで、悪寒が無い時は、表邪がすでに去ったにもかかわらず、なお肺熱があることを示す。

白駁風(はくはくふう) 皮膚上に出現する白色の薄片のこと。「白癜風」ともいう。これは風邪が表を外襲し、腠理が緻密でなく、気血の調和が失われて生ずる。青壮年に好発し、また小児と老人にも見られる。全身のあらゆる部位に生じ、大小それぞれの乳白色の斑塊が生じ、正常な皮膚との境界は明白で、周囲の皮膚色は濃く、斑の内側の毛髪は白色に変色し、白斑の中央部に褐色の斑疹や淡紅色の丘疹が生じ、痒みも疼痛も無く、緩慢に経過して、長らく治癒しない。

白礬(はくばん) 薬物名。燥湿殺虫薬。酸、寒、脾。①殺虫滅疥 ②燥湿退黄 ③逐痰開痹 ④解毒医瘡

白黴苔(はくびたい) 舌面に生じた白色の膜

状の舌苔、または飯粒のような糜爛した点のこと。これは胃内の熱盛により、津液が腐敗し、熏蒸し上昇して生ずる。まず舌根部に生じ、次第に舌一面に広がる。口内全体に広がるものは、病気が重症であることを示す。

白扁豆(はくへんず) 薬物名。温散暑湿薬。甘、微温、脾・胃。①化湿消暑 ②生津止渇 ③健脾止瀉 ④解酒制毒

白茅根(はくぼうこん) 薬物名。清熱涼血薬。甘、寒、肺・胃。①清肺平喘 ②清胃止嘔 ③涼血止血 ④消瘀退黄 ⑤行水消腫

白膜侵睛(はくまくしんせい) 主に肺経の風熱や肝火が上攻することにより起こる病症である。症状は黒睛の辺縁に灰白色の小疱が生じ、次第に中央に進展し、ひどければ灰白色の小疱が癒合して片状になり、黒睛を横切ることもある。患側の眼は、極度に光を嫌がり、刺痛して涙が流れ、その症状は反復して起こる。

白蜜(はくみつ) 薬物名。蜂蜜(ほうみつ)の別名。「蜂蜜」を参照。

魄門(はくもん) 「七衝門」を参照。肛門のこと。

麦門冬(ばくもんどう) 薬物名。養陰薬。甘微苦、微寒、心・肺・胃。①潤肺寧嗽 ②生津止渇 ③潤腸通便 ④清熱止血 ⑤利尿通淋

麦門冬飲子(ばくもんどういんし)『宣明論』 方剤名。①麦門冬10 半夏 栝蔞仁 知母 葛根各3 地黄4 茯苓6 五味子 甘草 竹葉各2。「口渇、多尿、皮膚枯燥、身体が痩せて脱力する、咳嗽が夜間に床に入ると多い点を目標に、老人や虚弱者に多い慢性気管支炎で咳嗽が長引き、夜床に入って身体が温まると咳がひどく出るものなどに用いられる」 ②麦門冬8 知母 瓜呂根 人参 五味子 葛根 茯神 生地黄 甘草各4 竹葉10。『東医宝鑑』「上消により胸悶し、煩熱し、口渇し、水を大量に飲む場合に用いる」 ③人参 五味子各20 紫菀6 黄耆 白芍 甘草各4 当帰 麦門冬各2。『医林撮要』「脾胃が虚弱して短気し、呼吸が弱々しく、精神が朦朧として、嘔吐、鼻衄する場合に用いる」 ④麦門冬 大薊 生地黄各5。『郷薬集成方』「虚労により吐血したり鼻衄が止まらない場合に用いる」 ⑤麦門冬 黄耆各4 五味子10。『救急方』「小児が吐血したり鼻衄する場合に用いる」 ⑥麦門冬8 生地黄 葛根 升麻 知母各4 瓜呂根 甘草各2.8 枳実1 竹葉5。「小児が心と肺に熱が集り、口渇し、水を飲みたがる場合に用いる」。

麦門冬散(ばくもんどうさん)『医林撮要』 方剤名。①生地黄 麦門冬各12 白芍 蒲黄各8 生姜4 蜜1。「虚熱により鼻衄する場合に用いる」 ②麦門冬 赤茯苓 芍薬 柴胡 桑柏皮 生地黄 黄耆 羚羊角各4 甘草2 生姜3。「客熱により胸悶、心煩、全身と手足が熱く痛み、消化不良、悪寒発熱する場合に用いる」 ③麦門冬80 升麻 地骨皮 大黄 黄芩 前胡 赤茯苓各40 陳皮 枳実各20。『郷薬集成方』「熱病により身体に高熱が出て、発汗しても解熱せず、煩躁して、腹満、譫語する場合に用いる」 ④麦門冬 蘆根各60 柴胡 葛根各40 人参8。『郷薬集成方』「熱病により煩熱して、吃逆して、食欲不振の場合に用いる」 ⑤麦門冬60 黄耆 熟地黄 阿膠各40 蒲黄20 当帰 黄芩 人参 白芍各12。「虚労により血尿し、煩熱する場合に用いる」 ⑥麦門冬 川芎 陳皮 白茯苓 当帰各40。「胎動不安により腹痛し、心煩不安の場合に用いる」 ⑦麦門冬 厚朴 人参各20。「小児が嘔吐して煩熱する場合に用いる」。

麦門冬湯(ばくもんどうとう)『金匱要略』 方剤名。①麦門冬7 半夏1升 人参3 甘草2 粳米3 大棗12枚。「大逆上気し、咽喉利せざるに、逆を止め気を下すは、麦門冬湯これを主る。」(火逆上気、咽喉不利、止逆下気、麦門冬湯主之) ②麦門冬 白芷 半夏 竹葉 鐘乳石 桑柏皮 紫菀 人参各4 甘草2 生姜3 大棗2。『東医宝鑑』「肺

陰不足により身熱し、関節が痛み、咳嗽、短気、鼻衄、痰に血が混じる場合に用いる」③麦門冬8　炙甘草12　糯米1。「病後に気血が回復せず、邪熱が完全に解していない時に、身体の調理が出来ずに、疾病が再発し、息が粗い場合に用いる」④麦門冬8　陳皮　半夏　白朮　白茯苓各4　蜜半量　人参　甘草各2　生姜3　枳実1。「霍乱が解した後に、煩熱が出て、口渇し、尿不利の場合に用いる」⑤麦門冬12　半夏8　人参4　甘草2　粳米1　大棗3。『東医宝鑑』「火喘により心煩し、咳嗽、短気、時々血痰が出て、動くと短気がひどく、飲食すると短気がおさまるような場合に用いる」⑥麦門冬　黄連　冬瓜子各80。『医林撮要』「消渇により水を多く飲み、尿量が多い場合に用いる」⑦人参　石膏各40　前胡　黄芩各30　葛根　麦門冬各20。『医林撮要』「妊婦が感冒にかかり、発熱し吃逆し、頭痛、口中無味、胎動不安などがある場合に用いる」⑧白茅根　竹茹各200　瓜呂根120　麦門冬60　枳実7　蜜3。『郷薬集成方』「消渇で口渇し、水を多量に飲む場合に用いる」⑨麦門冬　烏梅各80。『郷薬集成方』「消渇で口渇し、水を多量に飲み、腹部硬満する場合に用いる」⑩大黄12　麦門冬　知母　蒲黄　黄芩　木通　升麻各4。『郷薬集成方』「小腸の実熱により尿に血が混じる場合に用いる」⑪麦門冬　防風　白茯苓各40　人参20。『医林撮要』「妊婦が突然驚いた後に、心悸、心煩、不安、驚恐する場合に用いる」⑫麦門冬　桑柏皮　生地黄各2.8　紫菀　竹茹　桔梗　半夏　麻黄各2　五味子　甘草各1.2　生姜3。『医林撮要』「火熱により咳嗽し、痰に血が混じり、胸脇満痛、手足煩熱して、口渇する場合に用いる」。

麦門冬人参湯（ばくもんどうにんじんとう）『郷薬集成方』　方剤名。人参120　麦門冬80　陳皮　羚羊角各40。「霍乱により心煩し、呼吸が切迫し、腹満、嘔吐、消化不良の場合に用いる」。

薄薬（はくやく）　気味の淡白な薬物のこと。

柏葉飲（はくよういん）『救急方』　方剤名。柏子仁　蓮根各同量。「小児の吐血や衄血に用いる」。

柏葉丸（はくようがん）『郷薬集成方』　方剤名。①柏葉　夜明砂各40。「青盲により眼が見えない場合に用いる」②柏葉　黄連　地楡　阿膠各40　当帰20。『医方類聚』「慢性の痢疾により腹痛し、大便に血泡が混じる場合に用いる」。

柏葉散（はくようさん）『郷薬集成方』　方剤名。禹余粮100　柏子葉　続断　川芎　乾地黄　当帰　亀板　鼈甲各60　艾葉　阿膠　赤石脂　牡蛎　地楡　鹿茸各40。「崩漏に用いる」。

柏葉湯（はくようとう）『金匱要略』　方剤名。①柏葉　乾姜　艾葉（各1）以上を水100ml、馬糞汁20.0mlに入れて煎じ60mlとして頓服する。「瀉心湯や黄連解毒湯を用いて、吐血の止まないものなどに用いる」②柏葉　当帰　乾地黄　黄連　荊芥穂　枳実　槐花　地楡各4　炙甘草2　生姜3　烏梅1。「腸風により便に血が混じる場合に用いる」。

白楊皮湯（はくようひとう）『郷薬集成方』　方剤名。乾地黄80　地骨皮　細辛　蔓荊子各40　防風20　杏仁30　白楊皮10。「歯根が露出する場合に用いる」。

白沃（はくよく）　白帯下に同じ。

白鬎鬁（はくらつり）　「禿瘡」を参照。

白痢（はくり）　湿熱の毒邪が気分に停滞することで、白色の下痢をするもの。それは鼻水様の粘液か魚の脳状である。また寒湿が凝滞して、脾陽が受傷して白色の下痢を起こし、その性質が清稀で腥臭（生臭い）のするものは、「寒痢」である。

巴戟丸（はげきがん）『東医宝鑑』　方剤名。①五味子　巴戟天　肉蓯蓉　菟絲子　人参　白朮　熟地黄　骨砕補　茴香　龍骨　牡蠣　覆盆子　益智仁各同量。「肝腎虚により顔に精彩が無く、冷汗、全身疲倦、遺精の場合に用いる」②巴戟天60　桑螵蛸　遠志　乾地黄　山薬　炮附子　続断　肉蓯蓉各40　杜仲　石斛　鹿茸　龍骨　菟絲子　五味子

山茱萸　肉桂各12。「胞痹で臍周辺が疼痛し、小腹満、尿不利の場合に用いる」。

巴戟天（はげきてん）　薬物名。助陽薬。辛甘、温、腎。①助陽摂精　②堅骨壮腰　③温腎療疝　④納気平喘　⑤益腎縮溺

破血（はけつ）　治法。祛瘀薬の中でも効果の強い薬物、たとえば大黄・桃仁・紅花・穿山甲・蟄虫などを用いて、瘀血を除去することをいう。

破血散疼湯（はけつさんとうとう）『東医宝鑑』　方剤名。水蛭12　連翹　当帰　柴胡各8　蘇木6　羌活　防風　桂心各4　麝香2。「打撲や捻挫などで瘀血が生じ、腰部や胸脇が刺痛し、身体を捻転できない場合に用いる」。

馬玄台（ばげんだい、1580年ごろ、生没年不詳）　人名。中国明代の医家、『黄帝内経素問注証発微』『黄帝内経霊枢注証発微』などの著者。

馬膏（ばこう）　馬の油脂を煮出して作った膏薬。皮膚に塗りこんで火傷や瘡の治療に用いる。

馬蒔（ばじ）　人名。中国明代の医家。字は玄台。会稽の人。『黄帝内経』の研究家として知られる。著書に『黄帝内経素問註証発微』『黄帝内経霊枢註証発微』などがある。

破積導飲丸（はしゃくどういんがん）『東医宝鑑』　方剤名。牽牛子24　木香　檳榔　陳皮　橘皮　枳実　枳殻　蓬莪朮　三稜　半夏　神曲　麦芽　白茯苓　乾姜　沢瀉　甘草各20　巴豆30。「水積と痰飲により胸脇支満、腹水音がする場合に用いる」。

破漿（はしょう）　羊膜破裂のたぐい。

破傷湿（はしょうしつ）　蜂窩織炎のたぐい。

破傷風（はしょうふう）　「金瘡痙」ともいう。皮膚の外傷部から受邪して、抽風などを起こす病症の一つ。病因は血虚により筋を営養できずに、病邪が傷口から内侵して、風気が内動することで起こる。その症状は面唇青紫・苦笑面容・肌肉が陣発的に痙攣し・角弓反張・牙関緊閉・呼吸困難・痰鳴・脈弦数や弦緊などが見られる。

巴豆（はず）　薬物名。熱下薬。辛、熱、大毒、胃・大腸。①温腸通便　②化滞破癥　③逐水消腫　④攻痰除癖　⑤解毒医瘡

畑維龍（はたこれたつ、雀山。1748～1827）　人名。日本江戸時代の医家。『皇国医林伝』の著者。維龍は阿波の出身で、畑黄山の女（むすめ）を娶って養子となった儒者。

畑惟和（はたこれまさ、1721～1804）　人名。日本江戸時代の医家。『斥医断』の著者。惟和は通称柳安（りゅうあん）、号は黄山（こうざん）。京都の医官畑柳景の養嗣子で、宝暦7年（1757）法眼、天明7年（1787）法印に叙せられ、尚薬奉御となり医学院の称号を賜った。『傷寒論』『金匱要略』の医方を行ったが、吉益東洞の万病一毒論には反対の立場を取った。

秦恭徳（はたちかのり、生没年不詳）　人名。日本江戸時代の医家。『類聚方弁正』の編著者。恭徳は岩槻の人で、字は秀庵（しゅうあん）、号は大増（たいぞう）。

畑道雲（はたどううん、1767～1809）　人名。日本江戸時代の医家。『金鶏医談』の著者。道雲は上野国北甘楽郡七日市藩医畑玄宿の長男で、名は秀龍、道雲は字で、金鶏は号。狂歌師として知られ、沢田東江・大田南畝・山東京伝らと交わった。

幡師貞（はたもろさだ、1657～?）　人名。日本江戸時代の医家。『傷寒論便蒙』の著者。師貞は尾張の人で、字は養元（ようげん）、号は潜斎（せんさい）。詳伝は不明。

破痰消飲元（はたんしょういんげん）『東医宝鑑』　方剤名。陳皮　橘皮　三稜　蓬莪朮　良姜　草果　炮乾姜各40。「痰飲により腹満、腹冷、消化不良、悪心する場合に用いる」。

八会穴（はちえけつ）　全身の生理機能に関係する、8つの重要な穴位の総称。それぞれの作用により命名されている。

「気会」─膻中穴　「血会」─膈兪穴
「骨会」─大杼穴　「筋会」─陽陵泉穴
「髄会」─絶骨穴（懸鍾穴）
「脈会」─太淵穴　「臓会」─章門穴

は

「腑会」—太倉穴(中脘穴)

八解散(はちかいさん)『医林撮要』 方剤名。厚朴80　人参　白茯苓　陳皮　白朮　藿香　半夏　炙甘草各40。「傷寒や過労により口中無味、全身労倦、短気する場合に用いる」。

八廓(はちかく) 眼科で五輪と対応する学説の一つ。その部位から眼の外部を、五臓六腑との表裏関係に基づいて、「水廓」「風廓」「天廓」「地廓」「火廓」「雷廓」「沢廓」「山廓」などに分ける。「水廓」は瞳孔の水輪に相当し、「風廓」は黒目の風輪に相当し、「天廓」は気輪に相当し、「地廓」は肉輪に相当し、「火廓」「雷廓」「沢廓」「山廓」はすべて血輪(内眥と外眥の上方と下方)に相当する。「八廓」は、古くはこれを用いて眼科の弁証が行われたが、各家の論法が一定せず、さらに迷信の色彩も強いので、後世では応用されていない。

八関大刺穴(はちかんだいしけつ) 穴名。奇穴。手の左右の5指の根元に取る。眼の充血などを主治。

八紀(はちき) 「立春」「立夏」「立秋」「立冬」「春分」「秋分」「夏至」「冬至」のこと。

八脚虫(はちきゃくちゅう) 陰蝨、陰虫、陰毛虱、葡萄虱、三角蝨、陰風ともいう。陰毛の毛じらみのたぐい。

八虚(はちきょ) 両肘・両腋・両髀・両膕のこと。「四関」ともいう。ここでの虚とは、孔や空のこと。この8カ所の部位は、人体の真気と血液が、常に通過する重要な孔道である。さらにこれらの部位は、五臓の邪気を診治する重要点でもある。そこで「機関之室」ともいう。

八極(はちきょく) 極めて遠方の八方向のこと。

八渓(はちけい) ①上肢の肘関節と手関節、下肢の膝関節と足関節のこと。左右合計8カ所を指す(『素問・五蔵生成篇』)。②「肱部」と「股部」の筋肉を指す。

八邪(はちじゃ) ①8つの外邪のこと。つまり風・寒・湿・暑・餓(栄養障害)・飽(過食)・労(疲労)・逸(怠惰)のこと。②穴名。手の第1～4中手骨と足の第1～4中足骨間の8穴をいう。

八邪穴(はちじゃけつ) 手背部の5本の手指間の岐骨の中央にある。親指側から小指までを順に、「大都穴」「上都穴」「中都穴」「下都穴」の4穴で、左右合計で8穴となる。主に手指疼痛・麻木・頭項強痛などを主治する。

八新(はちしん) 新鮮なものを用いたほうが良い八種の生薬のこと。紫蘇、薄荷、菊花、赤小豆、桃花、沢蘭、槐花、款冬花の8種。古いものが良いのは「六陳」という。各項を参照。

八仙膏(はちせんこう)『東医宝鑑』 方剤名。生蓮根汁　生姜汁　羅蔔汁　砂糖水　白果汁　竹茹　蜜各同量。「熱厥で口渇、心煩、食欲不振、便秘する場合に用いる」。

八仙糕(はちせんこう)『東医宝鑑』 方剤名。枳実　白朮　山薬各160　車前子120　白茯苓　陳皮　蓮実各80　人参40。「脾胃虚弱により、食後泄瀉する場合に用いる」。

八仙散(はちせんさん)『東医宝鑑』 方剤名。①天麻　白附子　白花蛇肉　防風　天南星　半夏曲　冬瓜子　全蝎各1　烏頭0.4　生姜2　大棗1　薄荷2。「慢驚風や慢脾風により手足厥冷、攣縮する場合に用いる」 ②細辛　荊芥　白芷　川芎　黄芩　防風　地骨皮　甘草各同量。「斑疹が生じ、搔痒してただれる場合に用いる」。

八仙丹(はちせんたん)『補陽処方集』 方剤名。香附子　蒼朮各80　白何首烏　茴香　皂莢　苦楝子　牡蠣　乾姜各40。「肝腎が虚して、早くから白髪が多く、視力減退、耳聾、消化不良の場合に用いる」。

八仙添壽丹(はちせんてんじゅたん)『医林撮要』 方剤名。白何首烏240　山茱萸　側柏子　知母　黄柏　亀板　当帰各160　黄芩80。「陰血不足により消痩、微熱が出る場合に用いる」。

八仙斑龍膏(はちせんはんりゅうこう)『済州新編』 方剤名。鹿茸2000　赤何首烏枸杞子各320　人参　天門冬　麦門冬　生地黄　熟地黄　牛膝各200。「気血不足により全身労倦し、消痩、口中無味の場合に用いる」。

八椎下穴（はちついかけつ）　穴名。奇穴。背部、第８胸椎棘突起下の陥中に取る。瘧疾などを主治。

八動（はちどう）　八節の風気変動のこと。

八風穴（はちふうけつ）　穴名。奇穴。足の第１～５指までの各指の割れ目の頭、表裏の肌目の境に取る。左右計８穴。脚気、皮膚疾患などを主治。

八片錦（はちへんきん）　小児の指紋の形状と、その指紋の進展方向の総称のこと。たとえば「魚刺形」（魚の小骨状）は主として驚風痰熱であり、「垂針形」は傷風・泄瀉をつかさどり、「水字形」は食積をつかさどり、「乙字形」は肝病驚風をつかさどり、「環形」は疳積吐逆をつかさどり、「珠形」は疾病の危険な状態を示す。この他にも「蛇形」「来蛇形」「弓形」などがある。しかし現在では用いることは少ない。

八寶廻春湯（はちほうかいしゅんとう）『東医宝鑑』　方剤名。白芍4.8　黄耆3.2　白朮2.4　茯神　半夏各2　附子　人参　麻黄　黄芩　防已　香附子　杏仁　川芎　当帰　陳皮　防風　肉桂　乾姜　熟地黄　乾地黄　甘草各1.6　沈香　烏薬　烏頭各1.2　生姜3　大棗2。「風痹により身痛はしないが、手足が消痩し、動かしづらく、あくびが多く、涎を流し、多汗、手足痙攣するなどの場合に用いる」。

八寶湯（はちほうとう）『その他』　方剤名。黄連　黄芩　黄柏　梔子　連翹　槐花各6　細辛　甘草各1.6。「腸毒により排便した後に排血する場合に用いる」。

八味丸（はちみがん）『東医宝鑑』　方剤名。熟地黄320　山薬　山茱萸各160　牡丹皮　白茯苓　沢瀉各120　肉桂　炮附子各40。「腎陽虚で腰膝酸軟疼痛、腰と下肢が寒冷、小腹冷痛する場合、尿不利や頻尿、時に浮腫する場合、長引く泄瀉、消渇、陰痿症などに用いる」。

八味還睛散（はちみかんせいさん）『東医宝鑑』　方剤名。決明子40　白蒺藜　防風　木賊　梔子　甘草各20　蝉退　青葙子各10。「瞳仁が痛み搔痒し、視力減退の場合に用いる」。

八味款冬花散（はちみかんとうかさん）『東医宝鑑』　方剤名。桑白皮　紫蘇葉　杏仁　麻黄各6　款冬花　紫苑　五味子　甘草各4。「風寒に傷られて頭痛、発熱、咳嗽、短気、多痰の場合に用いる」。

八味黒神散（はちみこくしんさん）『東医宝鑑』　方剤名。黒豆160　蒲黄　芍薬　乾姜　肉桂　当帰　熟地黄　甘草各40。「産後に悪露が下りずに、心下と臍周辺が疼痛する場合、眩暈する場合に用いる」。

八味地黄丸（八味丸、腎気丸）（はちみじおうがん）『金匱要略』　①「益火之原、以消陰翳」を参照。②「外科補法」を参照。方剤名。熟地黄6　山茱萸　山薬　沢瀉　茯苓　牡丹皮各3　桂枝1　附子0.5。「脚気にて上に入り、小腹不仁するを治す。」（治脚気上入、少腹不仁）「虚労にて腰痛し、少腹拘急し、小便利せざる者は、八味腎気丸これを主る。」（虚労腰痛、少腹拘急、小便不利者、八味腎気丸主之）「それ短気し微飲有るは、当に小便よりこれを去るべし。苓桂朮甘湯これを主る。腎気丸もまたこれを主る。」（夫短気有微飲、当従小便去之、苓桂朮甘湯主之。腎気丸亦主之）「男子の消渇にて、小便反って多く、飲むこと一斗なるを以て、小便すること一斗なるは、腎気丸これをつかさどる。」（男子消渇、小便反多、以飲一斗、小便一斗、腎気丸主之）「問いて曰く、婦人の病飲食故の如く、煩熱し臥するを得ず、しかるに反って倚息する者は、何ぞや、と。師曰く、これ転胞と名づけ溺するを得ざるなり。胞系了戻するを以て、故にこの病を致す。ただ小便をりすれば則ち愈ゆ。腎気丸に宜しくこれを主る。」（婦人病飲食如故、煩熱不得臥、而反倚息者何也、師曰、此名転胞、不得溺也、以胞系了戻、故致此病、但

は

利小便即愈、宜腎気丸主之）

八味順気散（はちみじゅんきさん）『東医宝鑑』 方剤名。人参　白朮　白茯苓　橘皮　白芷　陳皮　烏薬各2.8　甘草1.2。「気厥により手足厥冷、咽中痰声、牙関緊閉、神識昏迷の場合に用いる」。

八味逍遥散（はちみしょうようさん）『済州新編』 方剤名。当帰　白芍　白茯苓　柴胡　甘草各4　牡丹皮　梔子各2.8。「脾胃虚弱により血虚で、発熱、出来物が生じ、掻痒、煩熱、身重、頭重、視力減退の場合、口中無味、身体労倦、口渇、咽中糜爛、冷汗が出る場合に用いる」。

八味帯下方（はちみたいげほう）『名家方選』 方剤名。当帰5　川芎　茯苓　木通各3　陳皮2　山帰来6　金銀花3　大黄1。「亜急性、慢性の経過をたどる帯下などに用いる」。

八味補腎丸（はちみほじんがん）『東医宝鑑』 方剤名。熟地黄　菟絲子各320　肉蓯蓉200　当帰140　山茱萸100　黄柏　知母各40　破胡紙20。「腎陰不足により身体労倦、顔面蒼白、腰膝酸軟無力、微熱が出る場合に用いる」。

八妙丸（はちみょうがん）『医林撮要』 方剤名。当帰　生地黄　白茯苓各120　香附子　延胡索　川芎　牡丹皮各80　芍薬60。「湿熱により月経不順、白帯が多く、小腹痛の場合に用いる」。

八味理中丸（はちみりちゅうがん）『東医宝鑑』 方剤名。白朮80　甘草60　人参　乾姜　砂仁　白茯苓　神曲　麦芽各40。「脾胃虚弱により消化不良、口中無味、心下痞硬、吐瀉する場合に用いる」。

八物君子湯（はちもつくんしとう）『四象診療』 方剤名。人参8　黄耆　白朮　白芍　当帰　川芎　陳皮　炙甘草各4　生姜3　大棗2。「少陰人が陽明病で高熱が出て、発狂する初期に用いる」。

八物定志元（はちもつていしげん）『東医宝鑑』 方剤名。人参60　石菖蒲　遠志　茯神　白茯苓各40　白朮　麦門冬各20　牛黄12　朱砂8。「心腎の虚により心悸、焦燥、易驚、発熱、口乾する場合に用いる」。

八物湯（はちもつとう）『東医宝鑑』 方剤名。人参　白朮　白茯苓　炙甘草　熟地黄　白芍　川芎　当帰各4.8。「気血不足により面色白、心悸、易驚、全身疲倦、口中無味の場合、眩暈、悪寒、口渇する場合に用いる」。

破癥（はちょう） 治法。癥積を破り、除去する方法のこと。攻堅法より強い方法のこと。

八曜穴（はちようけつ） 穴名。奇穴。背部、第7頚椎棘突起の直下（大椎穴）の上下左右に各1寸離れたところに取る。脾胃病・嘔吐・肺疾患を主治。

八裏の脈（はちりのみゃく） 脈診の類別の一つ。『脈経』には24種の脈状があげられ、これを七表・八裏・九道の3つに分けている。「八裏の脈」は裏証の脈で、微脈・沈脈・緩脈・濇脈・遅脈・伏脈・濡脈・弱脈のこと。

伐（ばつ） 攻伐する、傷害すること。『素問・痿論』に「陽気内伐」と見える。

発頤（はつい）［汗毒］ 頤頷部に発生する化膿性の感染の一種。「痄腮」に類似しているが、本病の多くは、傷寒・温病・麻疹の後期に続発する。また汗が出にくく、余邪の熱毒がまだ透泄せずに、少陽と陽明の絡に鬱結し、気血が凝滞して生ずる。そこで「汗毒」ともいう。その初期は、身熱悪寒し、結核のように腫脹し、わずかに熱痛があり、次第に膿腫が増大し、熱痛も激しくなる。

髪為血之余（はついけつのよ）（髪は血の余たり） 頭髪と肝血の密接な関係を説明している。つまり頭髪の営養は血に来源するので、若くて血気が充実している際には、頭髪は繁茂して、色も黒く光沢がある。しかし、年老いて肝血が不足して腎気が虚すと、頭髪は白くなり、抜けやすくなる。

撥雲散（はつうんさん）『東医宝鑑』 方剤名。柴胡80　羌活　防風　甘草各40。「風毒により視力が落ち、翳膜が生じ、紅腫、痒痛、流涙の場合に用いる」。

撥雲退翳還睛丸（はつうんたいえいかんせ

いがん)『東医宝鑑』 方剤名。密蒙花 木賊 白蒺藜 蝉退 青塩各40 薄荷 白芷 防風 生甘草 川芎 知母 荊芥穂 白芍薬各20 甘菊花24 当帰12 枸杞子20 黒胡麻200。「内障により目の前に花びらのようなものが見え、視力減退する場合に用いる」。

発黄(はつおう) 全身の皮膚や角膜が黄色に染まる症状のこと。あらゆる原因により起こる。「黄疸」を参照。

薄荷(はっか) 薬物名。発表風熱薬。辛、涼、肺・肝。①散熱解表 ②疏風明目 ③清火利咽 ④涼肺止咳 ⑤宣毒透疹

抜火罐(ばっかかん)[抜罐療法] 竹筒や陶器製やガラス製の筒や、小型の罐や広口の瓶を用いて火罐を行う。抜罐の際は、燃焼したアルコール綿球や紙で、火罐内でしばらく揺り動かした後に、熱い内に体表部位にかぶせて密着させる。すると罐内の空気が冷えて陰圧になると、皮膚を吸着して、局部の充血やうっ血を起こさせる。これにより目的の治療を行うこと。腰痛・胸脇痛・頭痛・関節炎・哮喘などの多くの疾病に応用される。

薄荷丸(はっかがん)『東薬と健康』 方剤名。薄荷 荊芥 葛根 升麻各90。「感冒時に突然悪寒し、発熱し、身痛する場合に用いる」。

八角茴香(はっかくういきょう) 薬物名。大茴香ともいう。辛・甘。温。脾・腎。温陽、散寒、理気。中寒による嘔逆、寒疝腹痛、腎虚腰痛、乾・湿脚気などに用いる。八角茴香(大茴香)は、モクレン科・ハッカクウイキョウ(和名；ダイウイキョウ)の果実。小茴香は、セリ科・ウイキョウの成熟果実。

八華穴(はっかけつ) 穴名。奇穴。背部、両乳間の4分の3の長さの正三角形を作り、頂点を第7頚椎棘突起の直下(大椎穴)に置き、下の両角で2点、その間に頂点をおいてさらに下に2点、合計8点を取る。虚弱、消痩、痹証などを主治。

薄荷煎元(はっかせんげん)『方薬合編』 方剤名。薄荷600 桔梗200 炙甘草160 防風 川芎各120 砂仁20。「悪風、身熱、頭痛、目赤、咽喉腫痛、咳嗽、多痰の場合、または鼻衄、大小便に血が混じる場合に用いる」。

伐肝(ばつかん)[抑肝] 治法。肝気の過旺を抑制する治療法。肝気が旺盛になり過ぎると、脾を侵犯するので、肝気太過を抑制する方法を用いる。伐肝では柴胡、青皮、広木香、仏手などの薬物を用いる。しかし実際には疏肝類に相当する。伐肝薬は、一般には益脾薬と同時に用いる。「培土抑木」を参照。

発汗禁例(はっかんきんれい) 以下の様な状況の場合には、汗法を使用してはならない。①頭痛・発熱して外感に類似しているが、鼻塞は無く、声音も重くなく、疲倦無力、脈虚弱な場合。これは内傷で元気不足証である。②陰虚内熱で、夜になると熱が明らかに低くなり、脈細数無力の場合。③傷食病で胸脘脹悶・呑酸・腐臭の噯気・身熱・寸脈緊などが見られる場合。④内に寒痰があり、手足寒冷・脈沈滑な場合。⑤脚気病で腫脹する場合。⑥臓腑に生じた内癰の場合。⑦身体に発斑する場合。⑧風温の初期で、悪寒せずにただ悪熱し、辛温発汗ができない場合。⑨湿温で身熱する場合には、化湿清熱だけを行う。⑩暑証で身熱自汗する場合。⑪外感病で発汗すべきなのに、臍部付近の部位に動悸(跳動感)がある場合。⑫身熱するが脈沈、咽中乾燥して、病が裏に伝入した場合。⑬少陰病で手足寒冷し、無汗の場合。⑭身熱するが脈弱の場合。⑮少陽病で往来寒熱し、胸脇痞満し、口苦咽乾目眩などの症がある場合。⑯失血の患者。⑰激しく嘔吐した後。⑱峻下の後。⑲淋症の患者。⑳女性で間もなく月経が来る場合。以上の様な場合は発汗してはならない。また発汗してはならない場合だが、どうしても汗法を用いたい場合には、汗法の「養陰解表」「助陽解表」「益気解表」「養血解表」などを参照する。

発汗法(はっかんほう)　「汗法」を参照。
抜缶療法(ばっかんりょうほう)　「抜火罐」を参照。
八綱(はっこう)　「八綱弁証」を参照。
八綱弁証(はっこうべんしょう)　「陰・陽・表・裏・寒・熱・虚・実」を「八綱」という。これを運用して症候を識別することを「八綱弁証」という。各種の疾病の現す症状は、非常に錯綜して複雑である。しかしこの「八綱」を用いて分析し帰納して、疾病の属性・病気の位置・病状の軽重・身体の反応の強弱を判断すれば、その疾病の診断や治療に役立てることができる。つまり、「陰陽」は疾病の類別のこと、「表裏」は病変部位の深浅のこと、「寒熱」は疾病の性質のこと、「虚実」は邪正の消長盛衰のことである。そのなかで陰陽は、八綱中の総綱であり、他の六綱(六変ともいう)の意義を統括している。また、「表・熱・実」は陽に属し、「裏・虚・寒」は陰に属す。陰陽、表裏、寒熱、虚実は、4つの矛盾であり、相対的なものであり、また相互に密接に関連しているのである。たとえば表証でも、表寒・表熱・表虚・表実の区別があり、さらに表寒裏熱・表熱裏寒・表虚裏実・表実裏虚など、それぞれが複雑に関係しているのである。この他に、寒証・熱証・虚証・実証も同様に複雑に関連している。また、一定の条件のもとでは、この4つの矛盾する双方は、互いに相対するものに転化することもある。たとえば表から裏に及んだり、裏から表に出たり、寒証が化熱したり、熱証が化寒したり、陽から陰に及んだり、陰から陽に転じたりなど。関連する各項を参照。
髪際(はっさい)　頭皮の前髪の生えている際の部分を指す。つまり髪の生え際のこと。さらに額部上方の前髪のへりを「前髪際」、項部上方の頭髪の際を「後髪際」という。
髪際後穴(はっさいこうけつ)　穴名。奇穴。項頭部、僧帽筋の間の中央、緩やかに曲がっているところに取る。鼻衄などを主治。
髪際前穴(はっさいぜんけつ)　穴名。奇穴。前頭部、両眉中央の直上3寸に取る。風邪による頭痛、眩暈などを主治。
髪際瘡(はっさいそう)　頭部の項部付近に生ずる瘡のこと。平素より湿熱が蘊結し、そこへ外部より風邪が侵入することによって生ずる。初期は1～2個ほどであるが、早期に処置しなければ、潰爛して膿汁が流れ出て、周囲に蔓延する。
髪際側穴(はっさいそくけつ)　穴名。奇穴。前頭部、髪際前穴の両側、眼の外眥の直上の髪際に取る。眩暈、偏頭痛、目赤腫痛などを主治。
八刺精要(はっしせいよう)　書名。日本江戸時代の医学書、1825年刊。佐々木仲沢著。本書は西洋医学的な刺絡方法を伝えたものとして意義がある。
八正(はっしょう)　①東・南・西・北・東南・西南・西北・東北の8方角のこと。②八節のこと。「八紀」を参照。
八正散(はっしょうさん)『太平恵民和剤局方』　方剤名。①「清熱利湿」を参照。②大黄　木通　瞿麦　萹蓄　滑石　梔子　車前子　甘草各4　燈芯4。「膀胱に熱が集積し、口乾、口渇し、小腹攣痛、尿淋漓、血が混じり、便秘する場合に用いる」。
抜針(ばっしん)　「出針」を参照。
八神湯(はっしんとう)『千金』　方剤名。柴胡4　芍薬　別甲　茯苓各3　大黄1　乾姜　人参各2　甘草1.5。「心下や季肋下にかたまりがあって黄疸を発するものなどに用いる」。
撥萃犀角地黄湯(はつすいさいかくじおうとう)『医林撮要』　方剤名。生地黄80　黄芩60　黄連40　大黄20。「鬱熱により上焦に血が集り、面赤、目赤、心煩、胸痛、時に吐血する場合に用いる」。
発声散(はっせいさん)『東医宝鑑』　方剤名。①瓜呂仁1　桔梗28　白僵蚕20　炙甘草8。「咽中が荒れて痛み、いらいらする場合、のどが荒れて声が出ない場合に用いる」　②升麻　桔梗　川芎　桑柏皮各40　甘草　羌活馬兜鈴各20。「胸悶、息苦しく、短気、多痰、のどが詰まるような感じがして、声が出ない場合に用いる」。

八仙長寿丸（はっせんちょうじゅがん）『医級』 方剤名。本方は六味地黄丸に五味子・麦門冬を加えたもので、別名；味麦地黄丸ともいう。熟地黄24　山茱萸12　山薬12　沢瀉9　茯苓9　牡丹皮9　五味子6　麦門冬9。肺腎陰虚による咳嗽・喘急・潮熱・盗汗などに用いる。

八総穴（はっそうけつ） 奇経治療の治療穴として用いる8つの経穴の総称。主穴と従穴のそれぞれに、使用上の法則があり、同じ経穴でも使用法が異なる

	「主穴」	「従穴」
督脈 →	後溪	申脈
陽蹻脈→	申脈	後溪
陽維脈→	外関	臨泣
帯脈 →	臨泣	外関
任脈 →	列欠	照海
陰蹻脈→	照海	列欠
陰維脈→	内関	公孫
衝脈 →	公孫	内関

八柱散（はっちゅうさん）『東医宝鑑』 方剤名。人参　白朮　肉豆蔲　炮乾姜　訶子　炮附子　罌粟穀　炙甘草各4　生姜2　烏梅1　燈芯2。「腸胃が虚寒して生じた滑泄で、手足厥冷、臍周辺が隠痛、口中無味、泄瀉する場合に用いる」。

八珍湯（はっちんとう）『瑞竹堂経験方』 方剤名。①「補血」を参照。②「外科補法」を参照。③人参　白朮　黄耆　白茯苓　白扁豆各同量。『東医宝鑑』「病後に脾胃虚弱になり、口中無味、全身労倦する場合に用いる」④人参　生地黄　石菖蒲　川芎各8　細辛　防風　朱砂　甘草各4。『東医宝鑑』「産後に瘀血が心竅を塞ぎ、舌強、不語の場合に用いる」⑤当帰　川芎　熟地黄　白芍　人参　白朮　白茯苓　炙甘草各40。『その他』「月経不順で臍周辺が疼痛し、口中無味、時に泄瀉する場合、小腹腫満疼痛、悪寒発熱の場合に用いる」。

八珍益母丸（はっちんやくもがん）『その他』 方剤名。益母草160　熟地黄　当帰各80　人参　白朮　白芍　川芎各40　炙甘草各20。「女性が気血不足と脾胃虚弱により、口中無味、全身労倦、月経不順、腰痛、腹満する場合、帯下が多く、不妊症の場合、胎動不安がある場合に用いる」。

発熱（はつねつ） 臨床で最も常見される症状の一つ。発熱の類型と兼症は非常に複雑であるが、外感と内傷とに大きく分けられる。①「外感発熱」：実証に属す。六淫や疫癘などの外邪が体内に侵入した後に、正気と抗争して起こる。また表熱・裏熱・半表半裏熱とに分ける。「表熱」では、さらに悪風寒・舌苔薄白・脈浮・咳嗽・鼻塞などの肺経衛分の症状をともなう。「半表半裏熱」では、主に寒熱往来・胸脇脹満不舒・嘔吐・口苦咽乾・脈弦数などの特徴がある。「裏熱」では、悪寒せずに反って悪熱し・口渇・舌苔黄乾・大便燥結か穢臭稀薄便の泄瀉・脈沈数で有力などが見られる。もし邪盛で「営分」や「血分」に深入すれば、昏迷・抽搐・斑疹などの危険な症状が見られる。②「内傷発熱」：これは虚証に属す。主に臓腑の陰陽が失調することにより起こる。陽虚（気虚）と陰虚に分類できる。詳しくは「陽虚発熱」と「陰虚発熱」を参照。

発背（はつはい） 脊背部に生じる癰疽の総称。督脈や足太陽膀胱経に火毒が内蘊して起こる。陰証と陽証に分類する。その「陽証」のものは「発背癰」や「肺癰」といい、「陰証」のものは「発背疽」という。「陽証」のものは、六淫を感受することにより起こる。初めは1～2個の瘡頭が生じ、数日するとすばやく高く腫脹し、手掌大、ひどければ茶碗ほどに紅腫し、激痛が走る。さらに高熱・煩躁・脈洪数などもともなう。「陰証」のものは、七情内傷・膏粱厚味・醇酒炙煿などにより、火毒が鬱積して生ずる。初めは粟状の瘡頭が生じ、根は浅く、ひどく高腫することは無い、その色は赤味は無く、疼痛も軽度、さらに煩悶・口渇・便秘・尿

は

赤・脈細無力などをともなう。数日すると瘡頭は増大し、上部に膿点が生じ、蓮の実のようになることから、「蓮蓬発」や「蜂窩疽」ともいう。瘡頭の膿は濃くて潰れにくく、手で押すと流血し、8～9日ほどで瘡頭に片が生じ、膿は腐敗して徐々に流れ出し、そこで瘡口が閉じる。本病は、その発生する部位により、多くの名称がある。たとえば身体の上部に生じるものは「上発背」や「脾臓発」といい、中部に生じるものは「中発背」や「対心発」といい、下部に生ずるものは、「下発背」や「対臍発」という。

発背疽(はつはいそ)　「発背」を参照。

発背癰(はつはいよう)　「発背」を参照。

発表(はっぴょう)　「発汗」に同じ。

発表剤(はっぴょうざい)　体表から病邪を発汗によって取り除く薬剤のこと。桂枝湯、麻黄湯、葛根湯など。

発表不遠熱(はっぴょうふえんねつ)(発表するには熱を遠ざけず)　『素問・六元正紀大論』に見える。遠とは、忌避・敬遠する意味。風寒が外表にある場合には、辛温薬でなければ散ずることができない。そこで発表薬には温熱薬を敬遠する必要は無い。「辛温解表」を参照。また風熱が表にある場合でも辛温薬を用いるが、その薬物の配合が異なる。たとえば外感風熱で肺気が壅塞して、咳嗽気急する場合には、麻杏甘石湯を用いる。麻黄は辛温、石膏は甘辛寒であり、これを配合することで辛涼解表剤となる。「辛涼解表」を参照。

八風(はっぷう)　八節の風気変動のこと。四方四隅、合わせて八方から来る風のことをいう。

八風穴(はっぷうけつ)　穴名。足背部の5本の足指の間の岐骨の中央、足指の辺縁に取る。左右4穴で合計8穴となる。足部の疼痛・痹証・赤腫などの病症を主治する。

発泡(はっぽう)[起泡、提泡]　刺激のある薬物を搗て砕いて粉末にして、皮膚上に塗って水泡を作る方法。たとえば急性扁桃体炎などでは、斑蝥を粉末にして、膏薬の中心にまいて、それを頚部の両側に貼付する(患部が左なら右に貼り、右なら左に貼る)。すると3～4時間ほどで水泡が生じるので、消毒済みの針で突いて、黄水をしぼり出し、消毒しておく。また急性黄疸性肝炎を治療するには、斑蝥の膏薬を右側の脇下に貼付して、同上の方法で治療する。また毛茛・天南星・威霊仙・回回蒜などの新鮮な根も、搗いて砕き、黄豆大に作り貼り付けてると、水泡を作ることができる。発泡薬は誤って眼内に入れてはならない。

八法(はっぽう)　中国清代の程鐘齢の『医学心悟・医門八法』に見える。この書では薬物治療の作用を「汗・吐・下・和・温・清・補・消」の八法にまとめている。この八法の運用については、張仲景の『傷寒論』に詳しく記述がある。

発泡打膿法(はっぽうだのうほう)　経穴部に薬品を貼り付け、水泡を生じさせたり、化膿させる治療法のこと。

伐木益土(ばつもくえきど)　治法。肝木の横逆を鎮静し、脾土の不足を補い、木が土を克するのを防止する治法。

発露(はつろ)　衣服を脱ぎ捨てて裸になること。

馬刀(ばとう)　「馬刀侠瘻」を参照。病名。瘰癧が連なって生じ、形は長く、硬く、耳の下に生じ、欠盆に至る。あるいは肩の上に生じ、脇下に至る。

馬刀侠瘻(ばとうきょうえい)　るいれきのこと。「馬刀」「馬刀瘡」ともいう。『霊枢』『経脈篇』『癰疽篇』などに見える。これは腋の下に生じ、馬刀(まて貝)のような形をしている。また頚部付近に生じ、貫珠(輪にした珠玉)のようなものを「侠瘻」という。この2ヵ所の病変は関連している。

馬刀瘡(ばとうそう)　「馬刀侠瘻」を参照。

羽富伯益(はとみはくえき、生没年不詳)　人名。日本江戸時代の医家。『金匱摘要』の編著者。伯益は丹波の人で、名は謙(ゆずる)。

馬兜鈴(ばとれい)　薬物名。清肺止咳薬。辛

苦、微寒、肺・大腸。①清肺止咳　②清腸消痔　③行気止痛

馬兜鈴散（ばとれいさん）『東医宝鑑』　方剤名。陳皮　桑柏皮　紫蘇葉各48　馬兜鈴　桔梗　人参　貝母　五味子　甘草各3　生姜3。「妊婦が風寒に犯され、咳嗽、痰が多く、短気する場合に用いる」。

華岡青洲（はなおかせいしゅう、1579～1835年）　人名。日本安土桃山、江戸時代末期の外科医。『春林軒丸散便覧』の著者。青洲は紀州の人で、名は震（しん）、字は伯行（はくこう）、随軒（ずいけん）と称した。春林軒は華岡家の家号。京都で吉益南涯に傷寒論を基本とした気血水を学ぶ。さらに大和見立に学ぶ。麻沸湯という麻酔薬を考案して、乳がんの手術を行った。青洲の門人は千人を越えたという。十味敗毒湯や紫雲膏を創方した。

花野井有年（はなのいありとし、1799～1865）　人名。日本江戸時代の医家。『医方正伝』の著者。有年は駿府の人で、江戸・大阪で蘭方・漢方を修得し、駿府で医を業としたが、のち和医方の重要性を知って、国史や国典の研究に傾注した。

馬場北溟（ばばほくめい、19世紀前半に活躍）　人名。日本江戸時代の医家。『金匱正弁』の著者。江戸の人。

馬脾風（ばひふう）　「暴喘」ともいう。小児の急性喘証の重症のもの。症状は動悸がして呼吸がせわしく、肺脹喘満・鼻翼煽動・二便秘結・心悸悶乱などが見られる。これは熱邪が肺に閉塞して起こる。

馬勃（ばぼつ）　薬物名。清熱解毒薬。辛、平、肺。①清火利咽　②解毒医瘡　③清肺止咳　④涼血止血

浜防風（はまぼうふう）　薬物名。沙参の別名。「沙参」を参照。

早川俊城（はやかわしゅんじょう、生没年不詳）　人名。日本江戸時代の医家。『女科摘要』の著者。俊城は三河の人で、名は光賢（みつかた）。京で堀元厚（1686～1754）に入門し、医経を修得した。

早川宗庵（はやかわそうあん、生没年不詳）　人名。日本江戸時代の医家。『傷寒論実義』の著者。宗庵は江戸の人で、屋号を復陽堂と称したらしいが、詳伝は不明。

林貞亮（はやしさだあき、生没年不詳）　人名。日本江戸、明治時代の医家。『本草弁明』の編者。貞亮の伝は不明。

林子伯（はやししはく、18世紀初頃に活躍）　人名。日本江戸時代の医家。『錦嚢外療秘録』の著者。

林良適（はやしりょうてき、1695～1731）　人名。日本江戸時代の医家。『普救類方』の丹羽正伯（1700～1752）との共編者。良適は幕府医官で林了以の三代目（伴道与の実子）。

原元麟（はらげんりん、生没年不詳）　人名。日本江戸時代の医家。『傷寒論精義』の著者。元麟は江戸の人で、字は子振（ししん）、号は吾堂（ごどう）。他に『合量彙攷』『吾堂方鑑』『雑証図解』などの著がある。

原双桂（はらそうけい、1718～1767）　人名。日本江戸時代の医家。『温泉小言』の著者。双桂は京都の人で、名は瑜（ゆ）、字は公瑤（こうよう）、尚庵（しょうあん）とも号した。伊藤東涯に儒を学び、江戸・大阪・京都・唐津・古河に移り住んだ。子に敬仲（名は恭胤）がいる。

腹通谷（はらつうこく）　穴名。足少陰腎経。足少陰経と衝脈との交会穴。上腹部、臍中央の上方5寸、前正中線の外方0.5寸。①健脾和胃　②降逆止嘔　③寛胸理気　④調理中焦　⑤和中祛痰

原南陽（はらなんよう、1753～?）　人名。日本江戸時代の医家。水戸侯の侍医を勤めた。南陽の名は昌克（まさかつ）、字は子柔（しじゅう）、通称玄璵（げんよ）。京都に遊学して山脇東洋や産科の賀川玄迪に学び、江戸で開業。のち父の跡を継いで水戸藩医となって臨床・学問に腕を振るった。『砦草』（軍陣医学）『経穴彙解』などの著がある。

針博士（はりはかせ）　日本平安時代の法制により定められた学位の一つ。

斑（はん）　「斑疹」を参照。

は

煩(はん)　悶(もだ)え苦しみ、心中煩乱して不安定で、寝ても醒めても不安な状態のこと。

板(ばん)　足底部の大趾(拇指)の根元の部分を指す。つまり跽(き)の後方のこと。

蕃(ばん)　頬部の後方、耳根(耳垂が顔面へ付着している場所)の前方の部分を指す。

悗(ばん)　煩悶、煩乱(心煩による意識錯乱)のこと。『霊枢・五乱篇』に「清濁あい干(おか)し、胸中を乱す、これ大悗という」(清濁相干、乱於胸中、是謂大悗)と見え、また『霊枢・本神篇』には「意傷るればすなわち悗乱す」(意傷則悗乱)と見え、『霊枢・五味篇』には「甘は肉を走り、多くこれを食すれば、人をして悗心せしむ」(甘走肉、多食之、令人悗心)と見える。すべて心中の煩悶を述べている。

反胃(はんい)　食後に脘腹が脹満し、朝食べたものを夕方に吐き出し、または夕方に食べたものを翌朝に吐き出し、未消化物を嘔吐し、神疲乏力となり、舌質淡・脈細無力で、食物が胃に入ればすぐに吐き出してしまうもの。『金匱要略』では「反胃」といい、宋代の朱端章の『衛生家宝産科備要』では「翻胃」としている。これは主に脾胃の虚寒により生じる。

翻胃(はんい)　「反胃」を参照。

反胃吐食穴(はんいとしょくけつ)　穴名。奇穴。足の内果から斜め前方に向かって陥凹して、押して痛むところに取る。悪心・嘔吐・食傷などを主治。

煩冤(はんえん)[煩悶]　耐え難く悶える状態のこと。「内煩」を参照。

泛悪(はんお)　悪心ともいう。痰濁・湿邪・食滞などにより起こる。症状は胃脘部が辛く、吐こうにも吐けず、透明な涎や酸水があふれ出る症状を現すもの。

范汪(はんおう)　人名。中国東晋の人。字は玄平。桓温に仕えて立身した。医術に精通し『范汪方』百数十巻を著した。

半温半熱湯(はんおんはんねつとう)『東医宝鑑』　方剤名。半夏　赤茯苓　白朮各4　前胡　枳実　大戟　甘草各2.8　黄芩　当帰　茵陳蒿各2　生姜3。「飲酒による黄疸により胸悶、煩熱、食不振、時に悪心、嘔吐する場合、または尿不利、便秘する場合、手足煩熱する場合に用いる」。

煩憒(はんかい)　心が乱れる状態のこと。精神異常のこと。

煩渇(はんかつ)　激しく口が渇いて苦しむ状態のこと。「煩躁」を参照。

反関脈(はんかんみゃく)　脈の位置が特殊な場所にあるもの。生理的に脈の位置が特異で、橈骨動脈が手関節の背側にあるもの。そのために診脈の位置も寸口の背面に位置する。この脈位は両手に見られるものもあれば、片手にしか見られないものもある。

煩悸(はんき)　左胸部付近に拍動がみられ、不安感を訴える状態のこと。

煩驚(はんきょう)　煩躁して狂状を呈する状態のこと。

半夏(はんげ)　薬物名。温化寒痰薬。辛、温、毒、脾・胃。①燥湿化痰　②下気止嘔　③和胃安神　④宣脾散結　⑤滑腸通便　⑥排膿消癰

半夏温肺湯(はんげおんぱいとう)『東医宝鑑』　方剤名。半夏　陳皮　夏菊花　人参　細辛　桂心　桔梗　白芍　赤茯苓　甘草各4　生姜5。「脾胃虚寒により心下に痰飲が集積し、腹水音がし、胸痛、黄痰をよく吐き、口中無味の場合、全身が虚弱し、寒さにさらされると咳嗽し、痰が多くなり、小腹冷、脈が沈弦細などの症状がある場合に用いる」。

半夏桔梗湯(はんげききょうとう)『郷薬集成方』　方剤名。桔梗　桑柏皮　天南星各40　半夏12。「脾肺が傷れて悪寒発熱し、咳嗽、多痰、呃逆、噫気する場合に用いる」。

半夏枳朮丸(はんげきじゅつがん)『東医宝鑑』　方剤名。蒼朮80　枳実　半夏各40。「冷たい飲食に傷られて、痰が生じ、小腹硬満、悪心、消化不良の場合に用いる」。

半夏曲(はんげきょく)　「曲(きょく)」を参照。

半夏苦酒湯(はんげくしゅとう)『傷寒論』　方

剤名。半夏2.0　鶏子卵1個　酢（2～3倍に希釈）「咽喉の疼痛、大病後の声が枯れるものなどに用いる」。

半夏桂甘湯（はんげけいかんとう）『東医宝鑑』 方剤名。半夏　桂枝　甘草各8　生姜5。「悪寒して咽喉腫痛する場合に用いる」。

半夏厚朴湯（はんげこうぼくとう）『金匱要略』 方剤名。①半夏1升　厚朴3　茯苓4　生姜5　乾蘇葉2。「婦人咽中に炙臠有るが如きは、半夏厚朴湯これを主る。」（婦人咽中如有炙臠、半夏厚朴湯主之）　②半夏4　厚朴3.2　神曲2.4　蘇木　紅花各2　三稜　当帰尾　猪苓　升麻各1.6　肉桂　蒼朮　白茯苓　沢瀉　柴胡　陳皮　黄芩　草豆蔻　生甘草各1.2　木香　橘皮各0.8　呉茱萸　黄連　乾姜各0.4　桃仁7　昆布若干。「寒腸、熱腸、穀腸、気腸、血腸、臓腸などの脹満が見られる場合に用いる」　③半夏8　赤茯苓6　厚朴5　紫蘇葉3　生姜3。「胸悶、気鬱、咽中に物が詰まったような感があり、時に短気、心悸、尿不利などの症状がある場合に用いる」。

半夏芩朮湯（はんげこんじゅつとう）『東医宝鑑』 方剤名。①半夏　蒼朮各6　黄芩　白朮　天南星　香附子各2.8　陳皮　赤茯苓各2　威霊仙　甘草各1.2　生姜5。「痰飲により肩部が疼痛し、上腕の運動障害がある場合に用いる」　②蒼朮8　白朮6　半夏　天南星　香附子　黄芩各4　陳皮　赤茯苓各2　威霊仙1.2　甘草0.8　生姜3。「湿痰により肩と手足が運動障害の場合に用いる」。

半夏散（はんげさん）『東医宝鑑』 方剤名。①半夏　桂枝　炙甘草各8。「少陰病で咽痛の場合に用いる」　②半夏　炮乾姜各20　緑礬4。『郷薬集成方』「悪寒が強く、発熱、嘔吐、腰背が痛み、手足厥冷、便秘の場合に用いる」　③半夏　枳実　赤茯苓　前胡　木通　人参各12。『郷薬集成方』「傷寒病にかかった後に、脚気が生じ、胸悶、消化不良、吃逆、多痰の場合に用いる」　④半夏　龍胆　昆布　王瓜根　射干　小麦各10。「小児が癭気により心煩する場合に用いる」。

半夏瀉心湯（はんげしゃしんとう）『傷寒論』 方剤名。①半夏半升　黄芩　乾姜　人参　甘草各3　黄連1　大棗12枚。「傷寒にて五六日、嘔して発熱する者は、柴胡の証具わる。しかるに他薬を以てこれを下し、柴胡の証なお在る者は、また柴胡湯を与う。これ已にこれを下すと雖も、逆と為らず、必ず蒸蒸として振るい、却って発熱し汗出でて解す。若し心下満して硬く痛む者は、これ結胸と為すなり。大陥胸湯これを主る。ただ満して痛まざる者は、これ痞と為す、柴胡これを与うるに中らず、半夏瀉心湯に宜し。」（傷寒五六日、嘔而発熱者、柴胡湯証具、而以他薬下之、柴胡証仍在者、復與柴胡湯。此雖已下之、不為逆、必蒸蒸而振、却発熱汗出而解。若心下満而硬痛者、此為結胸也、大陥胸湯主之、但満而不痛者、此為痞、柴胡不中與之、宜半夏瀉心湯）　②半夏8　黄芩　人参　甘草各6　乾姜4　黄連2　生姜3　大棗2。「心下痞硬、口中無味、悪心、嘔吐、時に腹攣急、水振音、泄瀉する場合に用いる」。

半夏生姜湯（はんげしょうきょうとう）『東医宝鑑』 方剤名。生姜40　半夏20　竹茹15。「胃気が込み上げて吃逆する場合に用いる」。

半夏湯（はんげとう）『東医宝鑑』 方剤名。①生地黄　酸棗仁各20　半夏　生姜各12　遠志　赤茯苓各8　黄芩4　黍米150。「痰実熱証により心煩、目赤、眩暈、性質が早急で荒々しくなり、乱暴になり、不眠症の場合に用いる」　②半夏　白扁豆各40　人参　枳実各20。『郷薬集成方』「脾胃の虚寒により消化不良、悪心、多痰の場合に用いる」　③半夏121.2　人参52　白茯苓100。『郷薬集成方』「霍乱により心下痞硬する場合に用いる」　④半夏　生姜160　白茯苓　白朮　杏仁各60　竹葉40　陳皮　白芍各30　大棗10。「脾の機能障害により物が食べられず、消瘦、短気、気力が無く、手足の機能障害がある場合に用いる」。

半夏白朮天麻湯(はんげびゃくじゅつてんまとう)『医学心悟』 方剤名。①半夏 1.5 天麻 茯苓 橘紅各1 白朮3 甘草0.5。「眩、謂眼黒、暈者、頭旋也、古称頭眩眼花是也、其中有肝火内動者、経云、諸風掉眩、皆属肝木是也、逍遙散主之。有湿痰壅遏者、書云、頭旋眼花、非天麻半夏不除是也、半夏白朮天麻湯主之」 ②半夏 陳皮 麦芽各6 白朮 神曲各4 蒼朮 人参 黄耆 天麻 白茯苓 沢瀉各2 乾姜1.2 黄柏0.8。『東医宝鑑』「脾胃が虚弱により生じた痰厥頭痛で、はげしく頭痛し、嘔吐、眩暈、眼を開けられず、時に嘔逆して、全身が重く、手足厥冷する場合に用いる」。

は

半夏茯苓湯(はんげぶくりょうとう)『東医宝鑑』 方剤名。①半夏 赤茯苓各8 橘皮 人参 半夏 白朮各4 生姜5。「水飲が心下に積集し、水振音がなり、心悸、額部に発汗する場合に用いる」 ②半夏6 赤茯苓 熟地黄各4 陳皮 夏菊花 人参 白芍 川芎 桔梗 甘草各2.8 生姜7。「妊娠悪阻で頻繁に嘔吐し、胸悶、眩暈、食臭を嫌い、酸っぱい物や、しょっぱい物だけを好み、全身の関節腫痛し、身消痩、嗜臥、痰が多い場合に用いる」。

半夏羚羊角散(はんげれいようかくさん)『その他』 方剤名。甘菊花 烏頭 川芎 防風 車前子各20 細辛8 羚羊角 薄荷 羌活 半夏各6 生姜3。「湿邪による緑風内障に用いる」。

番紅花(ばんこうか) 薬物名。サフランの雌しべの花柱。甘。寒。心・肝。活血化瘀・通経。紅花よりも薬力はすぐれる。涼血解毒・解鬱安神にも紅花と同様に使える。また、温病の熱入営血にも用いる。

飯後服(はんごふく) 病気が上焦にある場合の服薬方。一般的に、補養薬・駆虫薬以外のほとんどの薬物は、食後に服用すると効果的とされている。つまり『神農本草経』に「病胸膈以上に在るものは、先ず食し後に服薬す」(病在胸膈以上者、先食後服薬)と見える。

瘢痕灸(はんこんきゅう) 艾炷灸の一つ。小型の艾炷を直接穴位(または体表部位)上に置いて燃やし、施灸後に膏薬を貼り、局部の化膿を促し、水泡を生じさせて、最後には痂皮が生じ、瘢痕を形成させる。この施灸法は、患者に非常に大きな苦痛を与えることから、使用する機会は少なくなった。

反佐(はんさ) 「反治」を参照。

攀索(はんさく) 「攀索畳磚(はんさくじょうせん)」を参照。

攀索畳磚(はんさくじょうせん) 昔の傷科における、正骨の方法の一つ。腰部の扭傷や挫傷や椎間板の脱出などの治療に用いる。患者を三段に積み重ねた煉瓦の上に立たせて(畳磚)、両手を挙げて高所に結んだ綱をしっかりと握らせる(攀索)。そして術者は患者の腰部を支えて、助手に足元の煉瓦を一段づつ抜き取らせ、背骨を牽引しながら元の位置に戻す手法のこと。

半産(はんざん) 流産のこと。「堕胎」を参照。

半刺(はんし) 五刺法の一つ。刺法は針を浅く刺し、かつ速やかに針を抜く刺法のこと。これは筋肉を傷つけないために、毛抜きの要領で行う。古くは肺病治療に用いられた針法である(『霊枢・官針篇』)。

半視(はんし) 一物半形、片視ともいう。物の半分しか視えない状態のこと。

萬氏女科(ばんしじょか) 書名。中国明代、萬全(密斎)の著。1549年。全3巻。調経には理気し、主に心脾を補うことを論じている。

礬炙(ばんしゃ) 「炙」を参照。

盤石散(ばんじゃくさん)『その他』 方剤名。白朮8 人参 黄耆 当帰 続断 黄芩各4 川芎 白芍 熟地黄各3.2 砂仁 炙甘草各2 糯米8。「婦人が気血不足により、全身が労倦し、口中無味、何度も流産する場合に用いる」。

番瀉葉(ばんしゃよう) 薬物名。寒下薬。甘苦、寒、大腸。①清腸通便 ②健胃消食 ③行水消臌

半枝蓮(はんしれん) 薬物名。辛・苦。微

寒。肝・肺・胃・腎。①清熱解毒。熱毒瘡腫(皮膚化膿症)に用いる。②化瘀消癥。打撲による疼痛・腫脹に用いる。③利小便。湿熱による排尿困難・尿量減少に用いる。

煩心(はんしん)　胸苦しいことをいう。心煩ともいう。胸中熱し、息苦しくて眠れないなどの症状を示す。

飯蕊(はんしん)　「疣」を参照。

斑疹(はんしん)　斑点が大きくなり薄片状となり、その色は赤色か紫色で、触っても肌触りが変わらないものを「斑」という。これは熱が陽明に鬱結し、営血に迫して生ずる。さらに形が粟粒状で、赤色か紫色で、皮膚より盛り上がり、触ると手触りがあるものを「疹」という(手触りが無いものもある)。これは風熱が鬱滞し、体内で営分を閉ざすために、血絡から皮膚に発疹するのである。

燔針(ばんしん)　「火針」を参照。

反唇疔(はんしんちょう)　疔瘡の一つ。唇部に疔が生じて、唇が腫れて、外部に反り返るもの。これは脾経の熱毒の鬱結や、胃火が極盛になるために生ずる。「疔瘡」を参照。

半身不随(はんしんふずい)　「偏癱」「偏風」ともいう。肢体が不随になる、または思う通りに動かせなくなることをいう。久病では、患部の手足が健常部に比べて消痩して、無感覚になる。これを「偏枯」「偏廃不仁」という。中風の後遺症などによく見られる。

礬石(ばんせき)　薬物名。明礬の別名。「明礬」を参照。

反折(はんせつ)　腰骨を折るように反り返らせる意味。

半截膈(はんせつかく)　老年で気が衰えたり、酒食により、しゃっくりが頻繁に出る現象をいう。

盤疝(ばんせん)　古病名。臍の周囲が絞痛する病症のこと。

飯前服(はんぜんふく)　病気が下焦にある場合の服薬法。補養薬の補腎薬は、食前に服用すると効果的とされている。『神農本草経』に「病心腹以下に在るものは、先ず薬を服して後に食す」(病在心腹以下者、先服薬而後食)と見える。

煩躁(はんそう)　胸中が煩熱していらだつことを「煩」といい、手足をばたつかせて落ち着かないことを「躁」という。「煩」と「躁」は併称されるが、虚実寒熱の違いがある。温熱病で邪熱が裏に入り、高熱・口渇・胸中煩悶・手足煩躁などが現れるものは、陽明の実熱による。陽明は四肢をつかさどり、その熱が盛んなので四肢をばたつかせるのである。一般的に「煩」により「躁」が現れるものを「煩躁」という。ただ煩熱・口渇するだけで、手足をばたつかせない場合は、「煩渴」という。これは熱盛傷津であり、実熱証である。熱性病の後期や外感病で、発汗・嘔吐・瀉下しても、熱が冷めず、胸中に煩熱があり、不眠症となるのは、虚火が内擾したために起こり、これを「虚煩」といい、虚熱証に属す。「煩」が現れるが、身冷え、手足が無意識に動き、心身が疲労し、口乾、脈細弱などが見られる場合は、「躁煩」といい、虚陽擾動により起こり、虚寒証に属す。

蟠葱散(はんそうさん)『東医宝鑑』　方剤名。蒼朮　甘草各4　三稜　蓬莪朮　白茯苓　陳皮各2.8　砂仁　丁香　檳榔各2　延胡索　肉桂　乾姜各1.2　葱白1。「脾胃が虚冷となり小腹痛が胸脇に放散し、小腹攣痛する場合に用いる」。

煩躁欲死(はんそうよくし)　煩躁して、心中が絶えがたく辛い様子を形容したもの。

斑属血(はんぞくけつ)　胃熱が血絡に侵入して生じる斑のこと。これは足陽明経の血分に属す。

斑禿(はんたい)　「油風」を参照。

反治(はんち)　『素問・至真要大論』に見える。疾病で仮象が出現したり、または大寒証や大熱証に、正治法を用いて拒絶(対抗)反応が現れた時に使用する治療法のこと。たとえば真寒仮熱に、正治法の温熱薬を用いて、その真寒を治療すると、往々にして拒絶反応が現れ、服薬後にたちどころに吐き出してしまい、治療効果は望めない。このような場合には、反治法を用いる。その反治法には2種がある。一つは温熱薬を用い、煎じた後に冷まして服用する、または寒涼薬を煎じた後に熱い内に服用する。もう一つは、温熱薬に少量の寒涼薬を加えたり、寒涼薬に少量の温熱薬を加えて「反佐」(治療の主薬の薬性と正反対の薬物を用いて誘導・補佐すること)する。このように使用すれば、薬効を受け入れて、治療効果を発揮することができる。反治法は「従治」ともいい、疾病の仮象に従順な治療法を採用すること。つまり反治法は、正治法なのである。

半地丸(はんちがん)『郷薬集成方』 方剤名。生地黄　半夏各同量。「老人が腸胃が虚弱で、冷えて、便秘し、心下痞硬する場合に用いる」。

盤腸気(ばんちょうき) 「疝」を参照。

盤腸癰(ばんちょうよう) 「腸癰」を参照。

煩疼(はんとう) 疼き痛む状態のこと。

煩熱(はんねつ) 発熱と同時に心煩や煩躁が現れ、胸苦するものをいう。多くは裏熱が盛んで、陽気や陰液が傷られることにより生ずる。

晩発(ばんはつ) 「伏気温病」の別名。春季や秋季の末期に発生する、裏熱症候の重い温熱病のこと。今はあまり用いられない病名である。

反鼻交感丹(はんぴこうかんたん)『本朝経験』 方剤名。茯苓5　香附子3　反鼻2　乾姜1.5。「健忘、抑うつ症状、無為状態、自発性喪失状態などに用いる」。

半表半裏(はんぴょうはんり) 病変の所在が表にも裏にも無く、表裏の間に介在しているものを指す。たとえば少陽病は、三陽から見ると、すでに太陽の表位からは離れているが、まだ陽明の裏には入らないので、症状としては寒熱往来・胸脇苦満・心煩作嘔・不欲飲食・口苦・咽乾・目眩・脈弦などを現わす。

反覆顛倒(はんぷくてんとう)[輾転反側] あちらこちらと寝返りを打つこと。

蕃蔽(ばんへい) 「蕃」とは頬のこと、「蔽」は耳門のこと。

半辺蓮一両煎湯(はんぺんれんいちりょうせんとう) 「単方」を参照。

煩満(はんまん) 左胸部付近に熱感と膨満感を感じて苦しい状態のこと。

煩乱(はんらん) 「内煩」を参照。

板藍根(ばんらんこん) 薬物名。苦。寒。心・胃。①清熱涼血解毒。瘟疫(インフルエンザ・日本脳炎など)による高熱・頭痛に用いる。また、大頭瘟(顔面丹毒)や痄腮(流行性耳下腺炎)の腫脹疼痛に用いる。また、爛喉丹痧(猩紅熱)にも用いる。

半硫丸(はんりゅうがん) 方剤名。①「緩下」を参照。②半夏　硫黄各同量。『東医宝鑑』「老人が痰が詰まり、便秘が起きた場合、腸胃が虚寒して、腹冷、口渇はせず、便秘する場合に用いる」。

斑龍丸(はんりゅうがん)『東医宝鑑』 方剤名。鹿角膠　鹿角霜　兎絲子　柏子仁　熟地黄各300　白茯苓　破胡紙各160。「老人の全身の強壮補薬として用いるが、頻尿、不眠、陰痿症などに効果的である」。

斑龍固本丹(はんりゅうこほんたん)『済衆新編』 方剤名。兎絲子160　人参　山薬　生地黄　熟地黄　天門冬　麦門冬　山茱萸　枸杞子　五味子　巴戟天　肉蓯蓉　牛膝　杜仲　白茯苓　柏子仁　木香　虎骨各80　覆盆子　地骨皮　車前子各60　沢瀉　遠志　石菖蒲　山椒　炮附子各40。「虚労により消痩し、虚弱し、足膝が冷痛し、小腹が攣痛し、陰痿症になった場合、または女性の下焦が虚冷して、不妊症の場合に用いる」。

は行・ひ

否(ひ)　「痞」に通ず。痞塞、閉塞不通のこと。『素問・五常政大論』に「病否」と見える。つまり痞塞痞悶の疾病のこと。また「心下否痛」とは、心下が痞塞して疼痛するということ。『素問・至真要大論』に「皮膚否腫」と見えるが、これは皮膚が痞塞して腫脹すること。『素問・六元正紀大論』には「太陰の至るところ、積飲否隔をなす」(太陰所至、為積飲否隔)と見える。

飛(ひ)　「水飛」を参照。

痞(ひ)　胸腹間に気機が阻塞して不快な自覚症状の一つ。これには邪熱が壅聚したものと、気虚気滞によるものがある。もし脹満感をともなえば「痞満」という。邪熱が上焦に阻滞して、胸部が痞塞するものは「胸痞」という。もし痰湿をかねて胸痞の程度がひどく、物が詰まっているように感じるのは「胸中痞硬」という。邪熱が胃脘部に阻滞し、これを押すと軟らかく、痛まないものは「心下痞」という。もし押して抵抗感があれば、邪熱が胃中の停水を阻んでいる。これを「心下痞硬」という。

痱(ひ)　①癈の意で、風病の一種である。「風痱」ともいわれる。偏枯(半身不随)に類似して、肢体が不随になる病である。『諸病源候論』に「風痱の状は、身体に痛無く、四肢収まらず、神智乱れず、一に臂随わず」(風痱之状、身体無痛、四肢不收、神智不乱、一臂不随)と見える。②「痱子」(あせも)のこと。夏によく見られ、汗により起こる皮膚の障害のこと。

脾(ひ)　五臓の一つ。主に消化系の機能を具有している。「脾主運化」という。人体の生命活動の維持は、主に営養に依拠している。脾は飲食を消化し、飲食の精華を全身に運輸する。そこで脾は「後天の本」とも言われる。また脾は全身の血液を統摂し、血液循環を調節し、正常に運行させる。そこで消化機能の失調、または出血傾向のある病症は、脾病と関係がある。脾気は昇をつかさどり、飲食物中の精気と津液を肺に上輸して、そして、その他の臓器に輸布されて気血に化生する。脾には益気作用があるが、その気とは、人体の機能の動力であり、その益気作用は、脾の正常な運化機能が発揮されることにより生ずる。脾は水湿を運化し、燥を好み、湿を嫌う。これは脾は水液の代謝と関係が深く、脾が虚すと水湿が停聚して病症が生じることを説明している。同時に、脾は四肢と肌肉などとも関係があり、脾の運化機能が正常であれば、四肢の活動も力強く、肌肉も豊満で充実している。逆に脾が正常でなければ、あらゆる病態が生じる。

臂(ひ)　「前臂部」(前腕部)のこと。肘の下部、腕部(手関節)の上部を指す。

髀(ひ)　①股部(大腿部)の別名。②股部の上半分を指す。

癖(ひ)　「痃癖」を参照。

皮痿(ひい)　「皮毛痿」を参照。

脾痿(ひい)　「五痿」の一つ。脾気が熱すると、胃が乾燥し、喉が渇いて飲みたがる。脾は肌肉をつかさどるので、肌肉に営養が到達せずに、しびれて自由がきかなくなる。これは肺熱に脾熱が加わったことを示す。

微飲(びいん)　軽度の胃内停水の状態のこと。

脾胃陰虚(ひいいんきょ)　「脾陰虚」を参照。

脾為涎(ひいえん)(脾は涎と為る)　「五臓化液」を参照。

脾胃湿熱(ひいしつねつ)　湿熱が脾胃に内蘊したものを指す。主な症状は身目倶黄・腹脹脘痞・飲食減少・悪心・倦怠・尿少で黄・苔黄膩・脈濡数などが見られる。

脾為生化之源（ひいせいかのげん）（脾は生化の源と為す）「脾主中州」を参照。
脾胃両虚（ひいりょうきょ）「脾虚肺弱」を参照。
脾胃論（ひいろん） 書名。中国金時代（1247年ごろ）の医書。全3巻。李東垣の著。東垣は「人は水穀を以って本となす」という自論から、脾胃を重視し、脾胃を補う治療法を述べた。金元四大家の一人として、後世に大きな影響を与えた。
脾陰（ひいん） ①脾臓自身の陰精のこと。②胃陽に対していう。脾は臓に属し陰であり、胃は腑に属し陽である。
脾陰虚（ひいんきょ）［脾胃陰虚］ 脾胃の陰液が不足して、受納と運化に影響を与えることを指す。主な症状は唇燥口乾・喜飲・口淡無味・飲食減少・大便乾結・舌紅乾・苔少か舌面光滑などが見られる。
髀厭（ひえん） 大腿骨上端が骨盤に接するところ。つまり股関節部を指す。
鼻淵（びえん）「脳漏」ともいう。蓄膿症（鼻竇炎）のこと。多くは、外感の風寒か内因の胆経の熱が脳に影響して起こる。主な症状は鼻塞、常に悪臭のする濃濁性の鼻涕を流し、また鼻柱部に辛酸感があり（『素問・気厥論』では「辛頞」という）、さらに頭暈や目眩などの症状も見られる。
微悪寒（びおかん） 軽度の悪寒のこと。
脾悪湿（ひおしつ）『素問・宣明五気篇』に見える。つまり湿が勝ると、脾の運化機能に影響して「湿困脾土」の症状（大便溏泄・頭重身重・四肢困乏・脘腹満悶・舌苔白膩など）が見られ、また「脾主肌肉」なので、湿が勝れば肌肉が壅腫する。そこで「脾悪湿」という。
皮花（ひか） にきびの別名。
微火（びか）「文火、武火」を参照。
痞塊（ひかい） 腹腔内の積塊のこと。
萆薢（ひかい） 薬物名。滲湿薬。苦、平、肝・胃。①分清去濁 ②清肺止咳 ③涼血止血
脾咳（ひがい） 咳する時に右脇が疼痛し、肩と背中も引っ張られ、ひどくなると動けず、動けば咳嗽が激しくなる症候のこと。
萆解飲（ひかいいん）『方薬合編』 方剤名。萆解12 五倍子 車前子 石葦 白茯苓各6 燈芯2 蓮実 石菖蒲 黄柏各3。「尿不利、尿色が濁りどろどろして、小腹が重く、排尿時に不快感がある場合に用いる」。
萆解丸（ひかいがん）『処方集』 方剤名。萆解 益智仁 沢瀉 牡丹皮 黄柏 知母 白茯苓各50。「急性や慢性腎炎、膀胱や尿道の炎症性疾病により、排尿困難、身浮腫がある場合に用いる」。
脾開竅於口（ひかいきょうおこう）（脾は竅を口に開く）『素問・金匱真言論』に「竅を口に開き、精を脾に蔵す」と見える。『霊枢・脈度篇』には「脾気は口に通じ、脾和せばすなわちよく五穀を知る」（脾気通于口、脾和則口能知五穀矣）と見える。つまり脾臓の精気は口に通じるので、脾気の機能が正常であれば、舌は味をよく区別できる。また脾に疾病があると、口味に影響する。たとえば脾虚では、口中淡で無味となる。脾に湿熱があれば、常に口の中が甘さを感じる…など。これは弁証の診断材料となる。
萆薢分清飲（ひかいぶんせいいん）『東医宝鑑』 方剤名。石菖蒲 烏薬 益智仁 萆解 白茯苓各4 甘草2。「下焦湿熱により尿不利、頻繁に尿意があり、尿が米のとぎ汁のように濁り、時に濃度が濃くなるなどの症状がある場合に用いる」。
脾家実（ひかじつ） 胃腸の機能が、正常な状態に回復することを「脾実」という。
皮下埋針（ひかまいしん）「皮内針」を参照。
脾疳（ひかん） 五疳の一つ。乳食の不摂生により、脾胃が受傷して起こる。主な症状は、面色萎黄、腹部が鼓のように腫大し、腹部に青筋が見られ、嘔逆、食欲不振、泥水を好んで飲む、煩渇して水を飲みたがる、水穀が消化しない、酸臭のする瀉下、咳嗽喘促、胸膈壅満、口鼻乾燥、眼に白膜が生じ、暗いところを好み光を嫌う、唇は赤く髪は焦げ色になり、四肢乏力などが見られる。

ひ

脾寒(ひかん)　脾臓が寒邪を感受したり、または生冷物を食べ過ぎて起こる。症状は腹痛・嘔吐・下痢・寒冷・皮膚が黒ずむ・唇青・四肢厥冷などが見られる。

髀関(ひかん)　1)股部の前上方の部分を指す。2)穴名。足陽明胃経。大腿前面、三筋(大腿直筋と縫工筋と大腿筋膜張筋)の近位部の間の陥凹部。①健強腰膝　②疏筋活絡　③散寒除湿　④温経活絡　⑤祛風湿

鼻疳(びかん)　小児に好発する。授乳の失調により、上焦に熱が溜まることで起こる。また風熱の外邪が肺を侵すことで起こる。症状としては、鼻孔が赤く痒くなり、潰爛して瘡が生じ、痛むなどの症状が見られる。

鼻環穴(びかんけつ)　穴名。奇穴。鼻翼半月形紋の中間、面部に接するところに取る。酒皶鼻、疔瘡などを主治。

肥気(ひき)　古病名。五積病の一つ。肝の積である(『難経・五十六難』)。症状は左脇下に腫塊が生じ、盃を伏せたような形状で、長引くと咳嗽・嘔吐(咳してもどす)・脈弦細などが見られる。多くは肝気の鬱結、瘀血の停聚によって生じる。

痞気(ひき)　五積病の一つ。脾の積に属す(『難経・五十六難』)。症状は右胃脘部に突起した腫塊が生じ、伏せた皿のような形状で、長引いて治らず、黄疸を併発する。そして営養が吸収できないので肌肉が痩せ衰え、四肢に力が無くなる。多くは脾虚気鬱し、痞塞不通し、積気が滞留鬱結するために起こる。

痹気(ひき)　陽気が虚となり、内寒が盛んになり、営衛の気が失調して、血行が滞り、その結果気血が閉塞されて通じない病理を指す。『素問・逆調論』に「この人多くは痹気なり、陽気少なく、陰気多く、故に身寒すること水中より出ずるが如し」(是人多痺気也、陽気少、陰気多、故身寒如従水中出)と見える。

脾気(ひき)　主に脾の運化機能を指すが、脾の昇清と全身の血液を統括する機能も含む。

脾其華在唇四白(ひきかざいしんしはく)(脾其の華は唇の四白に在り)　『素問・六節臓象論』に見える。「華」とは栄華が外に現れること。「唇四白」とは、口唇の周囲の白肉のこと。脾は肉をつかさどり、運輸と消化をつかさどるが、その精気は口唇の周囲に現れる。『素問・五臓生成篇』には「脾の合は肉なり、その栄は唇なり」(脾之合肉也、其栄唇也)と見える。つまり脾には「散精」作用があり、同時に蔵営の作用があり、営気を全身に輸送する。その脾気が健全であれば、口唇は赤く瑞々しく艶(つや)がある。そこで口唇とその周囲を望診すれば、脾の機能の状況を診断することができる。

肥気丸(ひきがん)『東医宝鑑』　方剤名。柴胡40　黄連28　厚朴20　山椒16　甘草12　蓬莪朮　人参　昆布各10　皀莢　白茯苓各6　乾姜　巴豆霜各2　烏頭0.8。「肝積により右の胸脇が腫痛し、腹満、時に悪心、消化不良の場合に用いる」。

脾気下陥(ひきげかん)　「中気下陥」を参照。

脾気虚(ひききょ)　脾気が虚弱で運化機能が無力のこと。症状は乏力・食欲不振・食後すぐに腹脹し、さらに眩暈・倦怠・面色萎黄などの気虚症状をともなう。

脾気主昇(ひきしゅしょう)(脾気は昇を主る)　「脾主昇清」を参照。

匹地喜庵(ひきちきあん、生没年不詳)　人名。日本江戸時代の医家。『大明琢周針法』の針術者。喜庵は出雲の人と伝えられるが、詳伝は不明。

脾気通於口(ひきつうおこう)(脾気は口に通ず)　「脾開竅於口」を参照。

脾気不舒(ひきふじょ)　脾胃の消化機能の障害を指す。これは肝が疏泄しない、湿困脾陽により、食で脾胃を傷り、脾気が壅滞することにより起こる。主な症状は、脘腹脹悶・食不消化・厭食などが見られる。

脾気不昇(ひきふしょう)　脾気が水穀精微の気を心肺に上輸できないものを指す。脾は昇清をつかさどるので、脾気は上昇すれば健運が正常となる。脾気不昇には、脾陽虚により中気が不足したものと、湿濁食滞

が阻害するものがある。中気不足では健脾益気法を主とし、湿濁食滞では燥湿消導法を主として用いる。

鼻鼽(びきゅう) 肺気が不足し衛気不固により、寒邪を感受して起こる。常に鼻水をたらし、くしゃみがよく出るもの。

備急丸(びきゅうがん)『東医宝鑑』 方剤名。大黄 乾姜 巴豆霜各40。「各種の急性または中悪、客忤などにより心下痞硬し、突然刺痛する場合に用いる」。

備急五嗽元(びきゅうごそうげん)『東医宝鑑』 方剤名。肉桂 乾姜 皂莢各同量。「咳嗽が昼夜出て、顔面や目などが浮腫し、飲食が消化しない場合に用いる」。

備急千金要方(びきゅうせんきんようほう) 書名。中国唐時代682年、孫思邈の著。全30巻。内容は非常に豊富で、特に婦人科と小児科を重視し、その記述に詳しい。

脾虚(ひきょ) 広く脾気虚弱や脾陰不足を指していう。症状は食不消化・腹満・腸鳴・泄瀉などが見られる(『素問・蔵気法時論』)。「脾気虚」「脾陰虚」を参照。

罷極之本(ひきょくのほん) 肝臓を指す。「罷」とは「疲」に同じ、疲労すること。これは全身の筋の活動と関係がある。つまり肝は全身の筋の活動をつかさどり、疲労に耐えることができ、運動機能の根本であることを説明している。

脾虚湿困(ひきょしっこん) 脾虚により内湿阻滞する病理のこと。脾は水湿の運化をつかさどり、胃によりその津液をめぐらすが、脾が虚せば運化機能が低下し、水湿の内停を引き起こす。また水湿の停滞は、脾の運化を妨害する。その主な症状は、飲食減少・胃脘満悶・大便泄瀉、ひどければ悪心欲吐・口粘不渇か口渇して熱飲を好む・肢体困倦、ひどければ浮腫・舌苔厚膩・脈緩などが見られる。

痹侠背行(ひきょうはいこう) 背部には三陽の経脈が循行している。老衰で陽気が衰弱して、背部の運行が悪くなると、背部の肌肉にしびれなどの現象が見られる。

脾虚肺弱(ひきょはいじゃく)[脾肺両虚] 脾は運化をつかさどり、営養を摂取して、精気を肺に上輸して全身を養う。もし脾が虚せば精気が不足して、肺気も虚す。その症状は面色蒼白・手足不温・食少・便溏・短気・咳嗽・痰多・肌肉痩削・舌淡苔白・脈細弱などが見られる。

鼻掀胸挺(びきんきょうてい) 鼻翼がヒクヒクと動くことを「掀(きん)」といい、息切れして、胸を高く持ち上げようとする状態を「挺(てい)」という。小児の喘咳などで、呼吸困難を起こしている状態を形容している。

備金散(びきんさん)『東医宝鑑』 方剤名。香附子160 当帰尾48 五霊脂40。「不正子宮出血が止まらない場合に用いる」。

樋口丹台(ひぐちたんだい、生没年不詳) 人名。日本江戸時代の医家。『医林蒙求』の著者。丹台は肥後の人。名は器(かた)、字は季成(すえなり)。

飛経走気(ひけいそうき) 針灸治療の術語の一つ。2種の意味がある。①五行生克の法則により「虚すればすなわちその母を補い、実すればすなわちその子を瀉す」に基づいて治療を行うこと。②補法を行う場合に、先浅後深の順序により九陽数を行い、呼吸と配合してその経気を待つこと。

痹厥(ひけつ) 痹病と厥病のこと。麻痹性の脚気のこと。

微厥(びけつ) 四肢厥冷の軽度のもの。

秘穴授調(ひけつじゅちょう) 書名。日本江戸時代、名古屋玄医(1628〜1696)の著。針灸書。不分巻1冊。寛文3年(1663)刊。「膏肓」「四花関門穴法」の2部からなる。

披肩(ひけん) 昔の正骨用の器具のこと。牛のなめし皮で作り、鎖骨を骨折した際に、肩部を固定する場合に用いる。現在では、板紙や8字形の包帯で固定する。

秘元煎(ひげんせん)『方薬合編』 方剤名。山薬 芡実 酸棗仁 人参 金桜子各8 白朮 白茯苓各6 炙甘草4 遠志3.2 五味子14。「頻繁に遺精し、身体倦怠、また口中無味、時に泄瀉し、不眠の場合に用いる」。

秘元丹(ひげんたん)『東医宝鑑』 方剤名。龍骨　霊砂各40　砂仁　訶子各20。「腎精が弱まり精液が自然に漏れ、遺精し、夢精などがある場合に用いる」。

寐寤(びご) 寐は寝ること、寤は目が覚めること。

痞鞕(ひこう) 腹部に充実感があって、腹直筋が軽く攣縮して、硬く触れる状態のこと。

微行(びこう) 下痢便が少しづつ出る状態のこと。

鼻紅(びこう) 鼻出血のこと。

脾合胃(ひごうい) 脾と胃の相互関係とその影響のこと。この相合とは、臓腑の表裏関係(臓は陰で裏に属し、腑は陽で表に属す)のこと。「脾與胃相表裏」とは、脾と胃の経絡の関係と、生理機能の相互配合により表現される。さらに脾と胃の病症を治療するには、この「相合」や「相表裏」の関係を利用して行う。また生理機能では「胃主受納」「脾主運化」なので、各症候においても、それぞれの所属を区別しなければならない。たとえば嘔吐では、胃を主として治療し、泄瀉では脾を主として治療する。このように主治の重点が異なるのである。

鼻交穴(びこうけつ) 穴名。奇穴。左右の内眼角の中央、鼻骨の最も高いところのわずかに上の陥中に取る。中風・神昏・健忘などを主治。

髀骨(ひこつ) 大腿骨(股骨)のこと。

痞根穴(ひこんけつ) 穴名。奇穴。腰部、第1腰椎棘突起下の外方3.5寸に取る。腹痛・食不振・胃痛などを主治。

鼻皶(びさ) 「酒皶鼻(しゅさび)」を参照。

膝陽関(ひざようかん) 穴名。足少陽胆経。膝外側、大腿二頭筋腱と腸脛靭帯の間の陥凹部、大腿骨外側上顆の後上縁。①舒筋活血　②温経散寒　③疏筋利節　④祛風湿

脾志(ひし) 「五志」を参照。

麋脂(ひし) トナカイ(馴鹿)の脂のこと。

榧子(ひし) 薬物名。駆虫薬。甘渋、平、大腸。①殺虫消積　②潤肺寧嗽　③滑腸通便　④沢膚保髪

鼻痔(びじ) 鼻腔内に生ずる贅肉の腫れ物の総称。「鼻息肉」ともいう。肺経に風邪・湿邪・熱邪が鬱結して起こる。軽症のものは鼻づまり、重症ならば、鼻内で大きく異様な形となり、ひどければ鼻孔から垂れ下がるものもある。

肥児丸(ひじがん)『東医宝鑑』 方剤名。①胡黄連20　使君子肉18　人参　黄連　神曲　麦芽　山査子各14　白朮　白茯苓　炙甘草各12　蘆薈10。「小児が胃もたれが続いたり、長患いにより脾胃が傷られ、身体が衰弱し、元気が無く、面色蒼白や萎黄色、心煩、食欲が無く、小腹腫満、寝ると冷汗が出て、咽中や口が乾くなどの症状が見られる場合に用いる」　②白朮40　黄連　使君子　神曲　麦芽　肉豆蔲各20　木香4　檳榔1　蟾酥1。「小児が身体衰弱し、元気が無く、小腹腫満、食欲が無く、頻繁に泄瀉するなどの症状がある場合に用いる」　③黄連　神曲各40　麦芽　肉豆蔲　使君子各20　檳榔　木香各8。『郷薬集成方』「小児が顔が黄色く、消痩、元気が無く、小腹腫満、食欲不振、胸脇牽引などの症状がある場合に用いる」。

鼻衄(びじく) 流鼻血ともいう。多くは肺熱上壅や、胃熱が熏蒸することにより起こる。また肝火偏旺や肺腎陰虚によっても起こる。「肺熱」による衄は、鼻燥・咳嗆・痰少などが見られる。「胃熱」による衄は、鼻燥・煩渇引陰・口臭などが見られる。「肝火」によるものは、頭痛眩暈・目赤・善怒などが見られる。「肺腎陰虚」では、虚火上昇し、血が火にともなって上昇して衄血が起こり、さらに咳嗽・盗汗・微熱・頭昏・耳鳴などもともなう。

脾実(ひじつ) 脾気が塞がり滞ること。症状は腹脹満・胸脘痞悶・大小便難・体重身痛・食べても食べても空腹などの症状が見られる。

脾失健運(ひしつけんうん) 脾の運化機能が異常となる病理のこと。脾は水穀精微と水湿を運化する。もし脾の陽虚で正常に機

能しなくなれば、腹脹納呆・腸鳴・泄瀉などの消化不良の症状が見られる。長くなれば面黄肌痩・四肢無力となり、また水湿が困阻して痰飲が生じ、四肢に浮腫が見られる。いずれも脾虚により、正常に運化しないために起こる。

微邪(びじゃ) ①邪気が軽微で、病気になっても軽症の場合を指す。②五邪の一つ。ある臓器が発病し、邪気がその臓器の所勝(勝るところ)から伝わった場合をいう。

微者逆之(びしゃぎゃくし)(微なる者は、之に逆す) 『素問・至真要大論』に見える。「微」とは、病症が明確で軽症のものを指す。たとえば熱証や寒証などで病状に適応さえすれば、「逆治」の「正治法」を用いて治療する。

ひ

微邪脈(びじゃみゃく) 「五邪脈」を参照。

臂臑(ひじゅ) 穴名。手陽明大腸経。手陽明絡の会、手陽明と手足太陽と陽維の交会穴。上腕外側、三角筋前縁、曲池の上方7寸。①清熱明目 ②行気散瘀 ③止痛鎮痛 ④理肺舒気 ⑤疏通経絡

脾主為胃行其津液(ひしゅいいこうきしんえき)(脾は胃のために津液を行らすをつかさどる) 『素問・厥論』に見える。胃が飲食を受納した後に脾の作用を通じて、その営養に富んだ津液をその他の臓腑や人体の各部分に輸送することを説明している。つまり、胃は営養供給の倉庫であり、その「行其津液」を行うためには、「脾主運化」の機能に依拠していることを説明している。

非十四経辨(ひじゅうしけいべん) 書名。日本江戸時代1778年(安永7年)、広瀬白鱗の著書。

脾主運化(ひしゅうんか)(脾は運化を主る) 脾の機能の一つ。運化とは消化を主管すること。つまり飲食を消化し、精微(営養成分)を輸布することである。飲食が胃に入れば、胃と脾は協力して消化を行い、そこで生じた精微を吸収した後に、再び脾気の援助により、身体の各部に運送して、全身の組織器官を滋養する。同時に脾は水液の運送と排泄を促進して、人体の水液代謝の平衡を保っている。

脾主肌肉(ひしゅきにく)(脾は肌肉を主る) 肌肉の営養は、脾の運化と吸収により得られる。そこで脾気が健運で、営養が充足していれば、肌肉は豊満となる。もし脾に病があれば、消化吸収に障害が生じて、次第に消痩してくる。

脾主後天(ひしゅこうてん)(脾は後天を主る) 人間は出生以後、主に脾胃の機能の健全なことにより、成長と発育が保障される。その中で最も重要なのは脾である。飲食物の精微は、脾の消化吸収により、臓腑と人体の各部分に輸送され、それによって営養を獲得する。「後天」とは、脾だけを指すこともあれば、脾胃を同時に指すこともある。したがって、栄養不良や発育不良を「後天失調」という。

脾主四肢(ひしゅしし)(脾は四肢を主る) 四肢が活動できるのは、飲食の化生した陽気による。この陽気は、胃中の飲食により化生したものであるが、必ず脾の転輸の働きにより、陽気を四肢に到達させることができる。そこで脾気が健運であれば、全身に充分に営養が供給され、四肢の活動も力強くなる。したがって四肢無力とは、脾気虚弱の表現である。

脾主昇清(ひしゅしょうせい)(脾は昇清を主る) 昇清とは、脾の転輸転化の機能をいう。「清」とは、精微物質を指す。つまり脾気は飲食の精微と津液を肺に輸送し、そしてその他の臓器に輸布し、気血に化生して、全身を営養する。この転化の特徴は、上昇を主とする(「脾気主昇」)。その上昇とは主に精微物質を上昇させるので「脾主昇清」という。もし脾気が上昇せずに下陥してしまうと、泄瀉や内臓下垂などの症状が見られる。

脾主中州(ひしゅちゅうしゅう)(脾は中州を主る) 東・西・南・北・中央をそれぞれ五臓に配合すると、脾は「中央」である。同時に五行学説によれば、脾は「土」臓に帰属す

る。そこで「脾主中土」や「脾主中州」という。土は万物を生化し、脾は運化をつかさどり、消化吸収された水穀精微をその他の臟腑器官や四肢百骸に輸送し(「脾は中央に居り、四旁に灌漑す」(脾居中央、灌漑四旁)と見える)、成長発育を促し、人体の機能と代謝を維持するのである。以上のように、脾と土の万物生化の特性が関連付けられるので「脾主中州」という。また脾のこれらの作用は「脾為生化之源」とも説明できる。

脾主中土(ひしゅちゅうど)(脾は中土を主る) 「脾主中州」を参照。

脾主肉(ひしゅにく)(脾は肉を主る) 「五臟所主」を参照。

鼻準(びじゅん)[準頭、面王] 鼻頭部のこと。「鼻尖」ともいう。古くはここを望診して、脾の疾病の診察を行った。

鼻準穴(びじゅんけつ) 穴名。奇穴。鼻尖に取る。酒皶鼻などを主治。

痹証(ひしょう) 「痹」とは閉阻不通の意味。邪気が躯体や内臓の経絡に閉阻して起こる病症のこと。通常は風・寒・湿の邪気が肌表や経絡と骨節に侵犯して、関節や肌肉に疼痛や腫大や重着などの疾病を生ずるものを指す。そこで『素問・痹論』には「風、寒、湿の三気雑わり至り、合して痹と為るなり」(風、寒、湿三気雑至、合而為痹也)と見える。主には「風痹」「寒痹」「湿痹」「熱痹」の四種に分類する。『内経』では、病変部位に基づいて「筋痹」「骨痹」「脈痹」「肌痹」「皮痹」に分類している。これらの痹証は「五臟痹」に進展する可能性がある。各項を参照。

脾消(ひしょう) 「中消」を参照。

微炒(びしょう) 「炒」を参照。

眉衝(びしょう) 穴名。足太陽膀胱経。頭部、前頭切痕の上方、前髪際の上方0.5寸。①清熱散風 ②通竅安神 ③清頭明目

痹証散(ひしょうさん)『処方集』 方剤名。草烏 天南星 乾姜各4 罌粟穀 神曲各2.5 甘草 細辛各0.8。「リウマチ性関節炎、神経痛に用いる」。

鈹針(ひしん)[鈹刀、錍針、剣針] 鈹と錍は音義ともに同じ。古代九針の一つ。針の下端は剣の形で、両面に刃がついている。外科に多く用いられ、癰疽を破り血を排出させる。

錍針(ひしん) 「鈹針」に同じ。

肥人、膏人、肉人、衆人(ひじん、こうじん、にくじん、しゅうじん) 体質を異にした4種の人のこと。「肥人」は「脂人」ともいい、脚も腹も堅実で、皮肉が豊富で、血が清く気は滑らかで、身体は小さい。「膏人」は腸腹は堅実でなく、皮肉が弛緩し、腹は脂でたるみ、多気である。「肉人」は皮肉が堅実で、腹が大きく多血である。「衆人」は皮肉・脂膏と気血が釣り合いが取れ、体形は大きくも小さくもない。

微針(びしん) ①毫針のこと。②小さい針の総称。たとえば九針中の鑱(ざん)針・員針・毫針など。

微甚(びじん) 脈象のこと。「微」とは、わずか、またはほとんど無いこと。「甚」とは、顕著な意味である。性質が同じ脈象でも、微と甚の違いがあることをいう。たとえば浮脈でも、「微浮」と「甚浮」があり、正常な人の春の脈象では「微弦」が普通であるが、もし「微弦」より強い弦脈の場合は、病脈の可能性が強い。

微辛軽解(びしんけいかい) 解表散邪の一つ。辛温解表の軽剤は、外感風寒の軽症に用いる。たとえば香蘇散などがある。

鼻針療法(びしんりょうほう) 外鼻部周囲の経穴を用いて、豪針で斜刺しながら治療する方法。主に関節炎・神経痛・咳喘などに用いる。

皮水(ひすい) 水腫症候の一つ。主な症状は、発病が緩慢で、全身性の浮腫、肢体の腫痛・肢体沈重・無汗・皮膚冷・四肢の陥没性水腫・脈浮などが見られる。多くは脾虚湿盛となり、水が皮膚に溢れることにより起こる。

脾水(ひすい) 「五水」を参照。

髀腨(ひずい) 「腨」を参照。

鼻隧(びすい) 鼻孔内の「鼻前庭」の部分のこ

と。鼻腔内の通路のこと。一説には、外鼻孔や鼻翼部を指すこともある。

髀枢(ひすう)　①大腿骨の「大転子」のこと。股部(大腿部)の外側最上方に位置する。大腿骨が外へ隆起している部分を指す。②骨盤の外側中央の寛骨臼の部位を指す。「機」ともいう。

秘精元(ひせいげん)『東医宝鑑』　方剤名。牡蛎　龍骨　兎絲子　韭子　白茯苓　桑螵蛸各同量。「膀胱虚寒により尿が濁り、小腹と陰嚢が重い場合、尿失禁の場合に用いる」。

鼻赤(びせき)　「酒齇鼻」を参照。

脾泄(ひせつ)　脾瀉ともいう。腹が脹満して下痢をし、食べるとすぐに吐くなどの疾病のこと。これは脾が病み、健運作用が失われることで起こる。

鼻癤(びせつ)　鼻の内側か外側に生じる癤のこと。これは肺経に熱が塞がれて起こる。患部は発熱して紅く腫れて痛む。癤が生じると先端に膿が生じる。同時に口部や頬部が紅く腫れ、全身に不快な症状が現れる。

鼻尖(びせん)　「鼻準」を参照。

鼻扇(びせん)　鼻翼呼吸のこと。

鼻穿穴(びせんけつ)　穴名。奇穴。両眉頭を結ぶ中央(印堂穴)と鼻先の正中(素髎穴)の中間の外方で、鼻背外側の陥凹部に取る。面癱・鼻塞・面疔などを主治。

皮腠(ひそう)　「腠理」を参照。

肥瘡(ひそう)　俗に「堆沙鬎鬁」ともいう。病因は白禿瘡と同じ。初めは毛髪の根元に小丘疹や小膿疱が生じ、粟粒状で非常に痒く、指でかいて破れると液が出る、乾いたら黄色い痂皮が生じ、中央は陥没して、毛髪は貫通している。痂皮が脱落すると糜爛面が現れ、特有の臭いを放つ。そして毛嚢が破損されて、治癒後に瘡の跡が残り、局部は禿げる。黄癬のたぐい。

脾蔵意(ひぞうい)　『素問・宣明五気篇』に見える。「意」とは思惟活動の一つである(『霊枢・本神篇』に「心に憶うところ有り、これを意と謂う」(心有所憶謂之意)と見える)。古くから五行学説により、情意思惟活動をそれぞれ五臓に属させた。過度の思考により脾が傷られ、それにより様々な症状が生ずることを観察し、そして脾を補う治療法により、効果があることから「脾蔵意」とした。

脾蔵営(ひぞうえい)　『霊枢・本神篇』に見える。これは脾に営血を蔵納する働きがあることを指す。「営」とは、経脈内に循行する精気(栄養物)を指す。「営」は血をつかさどり、化生して血ともなる。そこで営血と併称する。『難経・四十二難』に「脾は…血を裹むをつかさどる」(脾…主裹血)と見え、「裹」とは包蔵や保護の意味がある。一般的には「肝蔵血」や「脾統血」と説明されるが、脾にも営血を蔵納する作用があるのである。

悲則気消(ひそくきしょう)(悲しめばすなわち気消ゆ)　『素問・挙痛論』に見える。「気消」とは肺気の消耗のこと。つまり過度に悲哀すると、上焦が鬱して化熱して、肺気が消耗すること。

鼻瘜肉(びそくにく)　「鼻痔」を参照。

脾癉(ひたん)　湿濁の邪があふれるために生ずる。症状は舌苔白膩・口甜・流涎・小便黄赤・舌根赤などの現象が見られる。

鼻柱(びちゅう)　①鼻の中央部、下極の下方、鼻尖の上方にある。「下極之下」や「鼻梁」ともいう。古くはここを望診して肝の疾病を診察した。②左右の鼻腔間の鼻中隔部を指す。

鼻柱穴(びちゅうけつ)　穴名。奇穴。鼻翼半月形紋の下端に取る。鼻流清涕などを主治。

腓腸(ひちょう)　「腨」を参照。

筆管癬(ひつかんせん)　「円癬」を参照。

筆磬(ひっけい)　関節硬直のこと。

必効散(ひっこうさん)『東医宝鑑』　方剤名。①当帰　生地黄　赤茯苓　滑石　牛膝　梔子　麦門冬　枳実　萹蓄　木通　知母　黄柏各2.8　甘草　燈芯各2。「淋症で小腹腫満、尿不利、尿痛の場合に用いる」　②茵蔯蒿8　葶藶子　龍胆　梔子　黄芩各4。「湿熱により生じた黄疸に用いる」。

必勝散(ひっしょうさん)『医林撮要』 方剤名。熟地黄 小薊 人参 当帰 蒲黄 川芎 烏梅各40。「鼻衄、吐血、喀血などに用いる」。

華澄茄元(ひっちょうかげん)『東医宝鑑』 方剤名。華澄茄 白豆蔻 砂仁 橘皮 羅蔔子 木香 陳皮各30 肉豆蔻 茴香 桂皮 丁香各15。「肥満、穀脹、脹満、気脹などに用いる」。

泌別清濁(ひつべつせいだく) 小腸が胃中の飲食物を承受した後に行う、消化と清濁を分別する過程を指す。「分清」とは、小腸でさらに消化を進めることにより、飲食物の精微(営養成分)を小腸で吸収した後に、脾により身体各部に転輸すること。「別濁」とは、小腸で消化された後の糟粕を、大腸に注ぎ、膀胱に滲入させて、大小便として体外に排出すること。この消化と清濁を分別する過程を「泌別」という(その意は清濁の分別)。

必用方甘桔湯(ひつようほうかんきつとう)『東医宝鑑』 方剤名。桔梗8 甘草 荊芥 防風 黄芩 薄荷各4。「風熱により咽喉腫痛の場合、喉痹に用いる」。

尾骶(びてい) 「尾閭(びろ)」を参照。

秘伝一擦膏(ひでんいちさつこう)『東医宝鑑』 方剤名。枯白礬24 蛇床子 苦参 蕪荑各20 石雄黄 乳香 山椒 大楓子各10 軽粉 樟脳各4。「あらゆる悪瘡、癬瘡、女性の陰蝕瘡(外陰部炎症)などに用い、うるしかぶれにも用いる」。

秘伝降気湯(ひでんこうきとう)『東医宝鑑』 方剤名。桑柏皮4 陳皮 枳実 柴胡 炙甘草各2 地骨皮 五加皮 骨砕補 訶子 草果 桔梗 半夏曲各1.2 生姜3 紫蘇葉3。「気滞により気の循環が障害され、眩暈、ふらふらして、足腰無力の場合、または心下痞硬、口中無味、消化不良、全身労倦、嗜眠、胸悶、胸脇牽引痛、短気などの症状がある上実下虚の場合に用いる」。

秘伝三仙糕(ひでんさんせんこう)『東医宝鑑』 方剤名。人参 山薬 蓮実 白茯苓 芡実各200 蜜 砂糖各600 もち米3 糯米7。「脾胃虚弱により身体消瘦し、元気が無く、口中無味、食事が出来ない場合に用いる」。

秘伝茱萸内消元(ひでんしゅゆないしょうげん)『東医宝鑑』 方剤名。呉茱萸 山茱萸 馬藺子 苦楝子 肉桂 牽牛子 延胡索 陳皮 橘皮 桃仁 白蒺藜 木香各20。「片側の睾丸が腫脹したり、陰嚢に出来物ができて膿が出て、小腹攣痛する場合に用いる」。

秘伝順気湯(ひでんじゅんきとう)『東医宝鑑』 方剤名。人参 白朮 白茯苓 川芎 半夏 烏薬 枳実 陳皮 橘皮 桔梗 白芷 細辛 麻黄 防風 白僵蚕 乾姜 甘草各2.4 生姜5。「中風により顔面神経麻痺、半身不随が生じた場合に用いる」。

秘伝神応膏(ひでんしんのうこう)『東医宝鑑』 方剤名。竜脳 熊胆 血竭 牛黄 乳香 没薬各2。「長らく治癒しない痔ろうに用いる」。

秘伝撥雲退瞖丸(ひでんはつうんたいえいがん)『医林撮要』 方剤名。瓜呂根 枳実 炙甘草 蔓荊子 薄荷 決明子各20 川芎 木賊 密蒙花 荊芥蕊 地骨皮 甘菊花 白蒺藜 羌活各40 蛇退 蟬退 黄連各12 山椒30 当帰60。「眼に生ずる外障と内障、翳膜が瞳を覆い、視力が落ちる場合に用いる」。

脾與胃相表裏(ひといそうひょうり) 「脾合胃」を参照。

飛痘(ひとう) 牛痘を接種した場所以外の部分に生じる痘瘡のこと。多くは種痘後に手でかいたために、痘毒が他の部位に移るか、または痘毒が体内の径路から伝わることで生じる。症状は種痘と同じで、さらに発熱などの全身症状もともなう。

鈹刀(ひとう) 「鈹針(ひしん)」を参照。

脾疼(ひとう) 胃痛のこと。

鼻竇炎(びとうえん) 「鼻淵」を参照。

脾統血(ひとうけつ) 脾には血液を統摂し、

これにより経脈中を正常に運行する機能を指す。脾は益気するので、脾気が充足すれば、血液を統摂して、脈管内を正常に運行できる。もし脾気が虚せば、その血液統摂機能に影響して、血液が経脈外に溢れることになり、各種の出血性の疾患を引き起こす。

飛騰八法(ひとうはっぽう) 「霊亀飛騰」を参照。

痱毒(ひどく) 「暑癤」を参照。

脾肚発(ひとはつ) 「発背」を参照。

人見必大(ひとみひつだい、1642〜1701) 人名。日本江戸時代の医家。『本朝食鑑』の著者。必大の字は千里(せんり)、号は丹岳(たんがく)・北窓(ほくそう)・松竹窩(しょうちくか)・鶴峯寺(ごうほうじ)。姓は小野とも称した。父の人見玄徳は小児科医として徳川家綱に侍した。儒者人見友元(号竹洞)は必大の兄。

皮内針(ひないしん)[皮下埋針] ①刺針法の一つ。方法は、長さ1寸ほどの消毒済みの短い豪針か撳針を用いて、斜刺(横刺)で皮下に刺入(針柄は外部に出したまま)した後に、絆創膏などで固定する。局部は痛まず、肢体の動きを妨げないようにして、1〜7日間ほど留置する方法。この方法は、慢性で疼痛性の疾患に適用する。②赤羽幸兵衛の発案による。1番針(径0.18mm)ほどの、細く短い(長さ5〜20mm)針を皮内に水平に刺入し、針頭を外に出しておき、テープで固定する刺針法のこと。

疕乳(ひにゅう) 乳腺炎のたぐい。

脾熱(ひねつ) 脾が邪熱を感受するか、燥熱性の食物を過食することにより起こる熱証のこと。主な症状は唇赤・喉乾・心煩・腹脹満か脹痛・便秘・小便黄短などが見られる。

微熱(びねつ) 微弱の熱のこと。

比年(ひねん) 毎年のこと。

避年(ひねん) ①「経閉」を参照。②月経が一年に1回のものをいう。

脾之大絡(ひのたいらく) 脾臓から直接分出する大きな絡脈のこと。その循行径路は、脾から発し側胸壁の大包穴のところから出て、胸脇部に散布する。脾の大絡は、全身の15本の大絡脈の一本である。

臂膊(ひはく) 「膊」を参照。肘と腕のこと。

蓽撥(ひはつ) 薬物名。辛。熱。胃・大腸。①温中散寒・行気止痛。胃寒による上腹部痛・嘔吐などに用いる。②温散にはたらくので、寒邪外束による頭痛・歯痛などに用いる。

皮翻証(ひはんしょう) 「睥翻粘瞼」を参照。

皮痹(ひひ) 『素問・痹論』に見える。皮膚の症状を主とする痹証のこと。症状は、皮膚が冷えてしびれるなどである。これは風・寒・湿の邪気が肌表に侵入して、衛陽の気が温養しないために生じる。

脾痹(ひひ) 五臓痹証の一つ。主な症状は、四肢倦怠・胸悶・咳嗽・嘔吐清涎などが見られる。臓象学説から見ると、本病は「肉痹」が長らく治癒せずに、そこへ外邪を感受して、疾病が深部へ発展して起こる。『素問・痹論』に「肌痹已えず、また邪を感じ、内に脾に舎る」(肌痹不已、復感于邪、内舎于脾)と見える。一説には、四肢を過度に運動させて、汗出して風にあたり、邪気が腹中に積して起こる『素問・五蔵生成篇』。

鼻苗(びびょう) 「人痘接種法」を参照。

鼻苗法(びびょうほう) 「人痘接種法」を参照。

皮部(ひぶ) 「十二皮部」を参照。

脾風(ひふう) ①慢脾風に同じ。②搐を発した後に瘧に変わるものをいう。③脾に肝の病が伝わったものをいう。

微風(びふう) 『素問・調経論』に見える。風邪を感受したが、発病の軽微なもの。症状は筋肉が蠕動するが、臓腑気血の症状は見られない。

脾風疝(ひふうせん) 太陰病が引き起こす疝病の一つ。

皮膚枯燥(ひふこそう) 皮膚が乾燥してザラザラしている状態のこと。

皮膚針(ひふしん)[梅花針、七星針] 針法。

方法は、縫い針５本～７本を一つにまとめ、針先をそろえて、細い竹の棒の一端にそれを固定する。刺針時は、手で竹の棒の反対側の端を持ち、針先で一定部位の皮膚上を叩きながら治療する。

脾不統血（ひふとうけつ）　脾気虚により、血液を統摂できないものを指す。脾には血液を統摂する働きがあり、血液を循経運行させる。もし脾陽が虚弱になり、摂血できなければ、血は循経しなくなる。そこで、多くの慢性出血傾向の病症を現す。たとえば月経過多・崩漏・便血・衄血・皮下出血などが見られる。もし舌淡・脈細と脾虚症状が見られれば、「補脾摂血」法や「引経帰脾」法の治療法を常用する。

飛蚊視（ひぶんし）　飛蚊症（ひぶんしょう）に同じ。目の前に虫が飛ぶように見える疾病のこと。

痞癖（ひへき）　心窩部が膨満して、硬結を触れる状態のこと。

秘方化滞丸（ひほうかたいがん）『東医宝鑑』　方剤名。三稜　蓬莪朮各19.2　半夏曲　木香　丁香　陳皮　橘皮　黄連各10　巴豆24　芍薬20。「気滞によりあらゆる疾病や、積が長くなり硬くなっった場合に用いる」。

秘方奪命散（ひほうだつめいさん）『東医宝鑑』　方剤名。瓜呂根8　穿山甲　芍薬　甘草各4　防風　白芷　皂莢　金銀花　陳皮各2.8　当帰尾　貝母　乳香各2。「すべての癰疽、または長らく塞がらないできものに用いる」。

秘方養臓湯（ひほうようぞうとう）『東医宝鑑』　方剤名。罌粟殻6　陳皮　枳実　黄連　木香　厚朴　烏梅　杏仁　炙甘草各2.8　黒豆30　大棗2。「大便の色が頻繁に変わり、泄瀉、腹満痛、裏急後重などの症状がある場合に用いる」。

眉本（びほん）　眉稜骨のこと。眉の内側の先端にあるくぼみの攢竹穴のこと。

痞満（ひまん）　「痞」を参照。心窩部が強く痞えて張っている状態のこと。

微脈（びみゃく）　脈象名。脈が細く小さくて軟らかくて、指には脈が無いように感じられるような脈象。これは気血が不足して、衰弱したために起こる。

皮毛（ひもう）　体表の皮膚と皮膚上の毫毛のこと。「肺生皮毛」とあり、皮毛が潤沢なのは、肺気の機能が調和していることを示す。皮膚と汗腺は、呼吸を調節する作用があるが、皮毛が風寒などの外邪の侵襲を受けると、肺に入りやすく、呼吸器系統の病症が生じる。

皮毛痿（ひもうい）　「皮痿」ともいう。皮毛が干（ひ）からびて潤沢さを失い、痿証の症状を現すものをいう。『素問・痿論』に「肺は身の皮毛をつかさどり、…故に肺熱し葉焦げれば、則ち皮毛虚弱し、急薄し、著しければ則ち痿躄を生ず」（肺主身之皮毛、…故肺熱葉焦、則皮毛虚弱、急薄、著則生痿躄也）と見える。

飛門（ひもん）　①「唇」を参照。②「七衝門」を参照。

脾約（ひやく）　『傷寒論』に見える。津液が不足して、大便が秘結する病症の一つ。多くは脾の運化機能が失調し、気虚して化津せずに腸中の津液が不足するので、大便が乾結して出にくくなる。

白飲（びゃくいん）　重湯（おもゆ）のこと。

百会（ひゃくえ）　穴名。督脈。督脈と足太陽経の交会穴。頭部、前正中線上、前髪際の後方５寸。①平肝熄風　②昇陽益気　③開竅寧心　④蘇厥熄風　⑤清利頭目

白円子丸（びゃくえんしがん）『東医宝鑑』　方剤名。白附子　天南星　半夏　乾姜各80　天麻　全蝎　白僵蚕各40　烏頭20。「風痰により口眼喎斜、手足不利の場合に用いる」。

白黄散（びゃくおうさん）『東医宝鑑』　方剤名。白礬　石雄黄　細辛　瓜蒂各同量。「肺熱により鼻中に出来物が生じ、鼻閉の場合に用いる」。

白果（びゃくか）［銀杏］　薬物名。温肺止咳薬。甘苦渋、平、小毒、脾・肺。①斂肺平喘　②渋腸縮溺　③泄濁止帯

百骸（ひゃくがい）　人体のすべての大小の骨格を指す（『荘子・斉物論』に見える）。

ひ

白何烏附子理中湯(びゃくかうぶしりちゅうとう)**『四象診療』** 方剤名。白何首烏 白朮 白芍 桂枝 炮乾姜各12 陳皮 附子 炙甘草各4。「少陰人の太陰病または、少陰病で危険な場合に用いる」。

白花蛇(びゃくかだ) 薬物名。捜風通絡薬。甘鹹、温、毒、肝。①祛風鎮痙 ②捜風通痹 ③消風敗毒

脾約丸(ひやくがん)**『傷寒論』** 方剤名。麻子仁丸の別名。「麻子仁丸」を参照。

白芨(びゃくきゅう) 薬物名。止血薬。苦、平、肺。①補肺斂血 ②化瘀消癰 ③生肌合瘡

白膠香散(びゃくきょうこうさん)**『東医宝鑑』** 方剤名。白膠香 赤石脂 枯白礬各20 黄丹 乳香 没薬 軽粉各8。「臁瘡により脚腫、ただれ、むかむかすよう臭いがして、歩行困難な場合に用いる」。

白僵蚕(びゃくきょうさん) 薬物名。熄風鎮驚薬。鹹辛、平、心・肝・脾・肺。①疏風解痙 ②清喉開瘖 ③化痰止嗽 ④散結消癧

白姜散(びゃくきょうさん)**『済衆新編』** 方剤名。乾姜 木香 肉桂 陳皮 檳榔 甘草各同量。「胎寒により身冷、青色の泄瀉をして、腹が非常に痛み泣き出す場合に用いる」。

白僵蚕丸(びゃくきょうさんがん)**『救急方』** 方剤名。天南星8 白僵蚕 蚯蚓 全蝎 五霊脂各4。「小児の中焦に風痰が積集して、腹筋が緊張して消化不良、痙攣を起こす場合に用いる」。

白僵蚕散(びゃくきょうさんさん)**『東医宝鑑』** 方剤名。桑葉40 細辛20 金沸草 白僵蚕 荊芥蕊 甘草12。「肺気が虚して風に当たると涙が出る場合に用いる」。

白金散(びゃくきんさん)**『医林撮要』** 方剤名。桑柏皮 紫蘇葉 桔梗各40 炙甘草20。「身熱し、胸悶、口乾、咳嗽、痰が多い場合に用いる」。

白牽牛子散(びゃくけんごしさん)**『郷薬集成方』** 方剤名。白牽牛子 陳皮 木通各40。「小腹腫満し、手足浮腫する場合に用いる」。

白膏(びゃくこう)**『郷薬集成方』** 方剤名。当帰60 白蜜40 胡麻油160。「火や熱湯でやけどした場合に用いる」。

百合(びゃくごう) 薬物名。養陰薬。甘苦、平、心・肺。①養心安神 ②潤肺寧嗽 ③潤腸通便 ④行水消腫

百合固金丸(ひゃくごうこきんがん) 方剤名。①「補陰」を参照。②熟地黄12 生地黄8 麦門冬6 百合 白芍 当帰 貝母 甘草各4 玄参 桔梗各3。『処方集』「肺陰と腎陰が不足することにより、口乾、咽痛、咳嗽、短気、時に痰に血が混じり、手足煩熱、舌紅、脈数の場合に用いる」。

百合固金湯(ひゃくごうこきんとう)**『医方集解』** 方剤名。生地黄6 熟地黄9 麦門冬4.5 百合 白芍薬 当帰 貝母 生甘草各3 玄参 桔梗各2。肺腎陰虚・虚火上炎による咳嗽・血痰・咽喉の乾燥疼痛・四肢煩熱・身体熱感・盗汗・舌質紅絳などに用いる。

百合丹(ひゃくごうたん)**『東医宝鑑』** 方剤名。大黄30 百合 天門冬 杏仁 木通 桑柏皮 枳実 葶藶子 石膏各20。「小児が肺熱により前胸が突き出る場合に用いる」。

百合知母湯(ひゃくごうちもとう)**『東医宝鑑』** 方剤名。百合7 知母40。「急性熱性疾患を患い、心肺の陰が虚して、精神昏迷し、言語障害、何でも口に入れて食べたがる場合に用いる」。

百合湯(ひゃくごうとう)**『郷薬集成方』** 方剤名。①百合 知母 鼈甲 柴胡 葛根 桑柏皮各40。「傷寒病により手足煩熱し、関節が疼痛する場合に用いる」 ②当帰 川芎 白芍 生地黄 桔梗 黄芩 柴胡 地骨皮 遠志 黄耆 蔓荊子 百合 酸棗仁 麦門冬各3。「女性が虚労により血虚となり午後潮熱、夜になると冷汗が出て、朝方熱が下がり、汗が出なければ口乾、咽痛、悪心、不安、頭痛する場合に用いる」。

百合病(ひゃくごうびょう)　古病名。『金匱要略』に見える。心肺陰虚の病症の一つ。症状は沈黙して言葉が少なく、眠たいのに眠れない、歩きたいのに歩けない、食べたいのに食べれない、悪寒発熱が有るようで無いようで、神志が時々不安定になり、独り言をブツブツと言い、さらに口苦・尿赤・脈数などの内熱症状もともなう。また『金匱要略』において、百合・地黄などの滋陰薬を用いて治療することから「百合病」と名づくとも言われる。

百晬嗽(ひゃくさいそう)　生後100日以内の新生児が、咳が出て痰が多く、睡眠不足となる病症を指す。

白芷(びゃくし)　薬物名。発散風寒薬。辛、温、肺・胃・大腸。①散寒解表　②疏風安上　③温肺通鼻　④燥湿排膿　⑤解毒療傷

白蒺藜(びゃくしつり)　薬物名。辛・苦。微温。肝・肺。①平衡肝陽。肝陽上亢の眩運・頭痛などに用いる。②疏肝解鬱。肝気鬱結による胸脇苦満・胸脇痛・欠乳(乳汁が出ない)などに用いる。

白蒺藜散(びゃくしつりさん)**『医林撮要』**　方剤名。白蒺藜　白蘚皮　防風　大黄　芍薬　梔子　黄芩　麦門冬　玄参　桔梗　前胡　炙甘草各40。「熱毒瘡により患部が痒く、身熱、煩躁する場合、早朝に眼が見えずに、目赤、流涙する場合に用いる」。

白芷湯(びゃくしとう)**『東医宝鑑』**　方剤名。防風　荊芥　連翹　白芷　薄荷　芍薬　石膏各4。「虚熱と風により歯痛する場合に用いる」。

百子附帰丸(びゃくしぶきがん)**『東医宝鑑』**　方剤名。四製香附子480　川芎　白芍　当帰　熟地黄　阿膠　艾葉各80。「月経が不順な場合、不妊症の場合に用いる」。

百嚼丸(びゃくしゃくがん)**『郷薬集成方』**　方剤名。甘菊花　荊芥穂各300　槐実160　川芎　皀莢各80。「傷風により心悸、心煩、頭痛、眩暈、頚部・肩部・背部が腫脹し、面腫、鼻閉、嗄声、皮膚が瘙痒する場合に用いる」。

白芍薬(びゃくしゃくやく)　薬物名。養陰薬。苦酸、微寒、肝・脾。①養血調経　②斂陰止血　③柔肝止痛

白芍薬散(びゃくしゃくやくさん)**『東医宝鑑』**　方剤名。白芍薬80　乾姜20。「女性の身重、小腹痛、白帯が多い場合に用いる」。

白朮(びゃくじゅつ)　薬物名。補気薬。甘苦、微温、脾・胃。①強胃消食　②健脾止瀉　③燥湿化痰　④行水消腫　⑤補気斂汗　⑥和中安胎

白豆蔲(びゃくずく)　薬物名。行気解鬱薬。辛、温、肺・脾・胃。①行気寛胸　②温胃止嘔　③健脾退翳　④解酒制毒

白石英丸(びゃくせきえいがん)**『郷薬集成方』**　方剤名。百石英　天門冬各200　乾地黄　白茯苓　人参　地骨皮各120。「五労七傷により消痩、発熱、心煩、尿不利、夜になると精神昏迷する場合に用いる」。

百節(ひゃくせつ)　全身の諸関節のこと。

非薬選(ひやくせん)　書名。日本江戸時代、戸田旭山(1696～1769)の著。本草書。上編のみ3巻。文化3年(1738)刊。香川修庵の『一本堂薬選』に対し、その非を論駁・排撃したもの。ただその論は微をうがちすぎているとの評価もある。

白前(びゃくぜん)　薬物名。清肺止咳薬。辛甘、微寒、肺。①下痰止咳　②降気平喘

白芷丸(びゃくしがん)**『東医宝鑑』**　方剤名。白芷適量。「頭風により頭痛、眩暈する場合、頭面に発汗し、悪風、眩暈、頭痛する場合に用いる」。

白芷升麻湯(びゃくししょうまとう)**『東医宝鑑』**　方剤名。黄耆　黄芩各16　黄芩12　白芷6　升麻　桔梗　連翹各4　紅花　甘草各2。「癰が生じ紅腫し、発熱、焮熱して疼痛する場合、特に上腕に生じた癰に用いる」。

白芷暖宮丸(びゃくしだんきゅうがん)**『郷薬集成方』**　方剤名。禹余粮40　炮乾姜　白芍薬　白芷　山椒　阿膠　艾葉　川芎各30。「女性の衝任脈が虚して、月経が停止し、不妊症になったり、流産を繰り返す場合、赤白帯下があり眩暈、元気が無く、胸

ひ

腹や心下が痞硬して、腹痛、腰背が腫脹する場合、下血する場合、食欲不振で消痩、冷汗が多く流れる場合に用いる」。

白朮安胃散(びゃくじゅつあんいさん)『**東医宝鑑**』 方剤名。罌粟穀 8 赤茯苓 白朮 車前子各 4 五味子 烏梅各 2。「泄瀉や痢疾に用いる」。

白朮黄耆湯(びゃくじゅつおうぎとう)『**郷薬集成方**』 方剤名。白朮 黄耆各 40 半夏 前胡 山薬 桔梗各 20 山茱萸 人参 茯神 五味子各 12。「病後に胃気が虚したために、口中無味、身体が次第に消痩してくる場合に用いる」。

白朮丸(びゃくじゅつがん)『**東医宝鑑**』 方剤名。白朮 60 天南星 半夏各 40。「湿痰により咳嗽し、多痰、身重、関節が痛む場合に用いる」。

白朮膏(びゃくじゅつこう)『**東医宝鑑**』 方剤名。白朮 600 陳皮 蜜各 160。「内傷により脾胃の機能が障害され、口中無味、消化不良の場合に用いる」。

白朮厚朴湯(びゃくじゅつこうぼくとう)『**東医宝鑑**』 方剤名。白朮 厚朴 半夏 桂心 藿香 陳皮各 4 炮乾姜 炙甘草各 2 生姜 3 大棗 2。「早朝に泄瀉したり、霍乱により泄瀉したり、腹痛、身重、手足無力の場合に用いる」。

白朮散(びゃくじゅつさん)『**金匱要略**』 方剤名。白朮 川芎 牡蛎各 3 蜀椒 1。「霍乱で、嘔吐、下痢、手足厥冷して、もだえ苦しむものなどに用いる」。

白朮散(びゃくじゅつさん) 方剤名。①「方」を参照。②葛根 8 人参 白朮 白茯苓 木香 藿香 甘草各 4。『東医宝鑑』「小児が長らく吐瀉し、消痩し、心煩し、口渇し、水を多く飲む場合に用いる」 ③白朮 40 人参 10 丁香 4.8 甘草 2 生姜 5。「妊娠悪阻により悪心、痰を吐き、嘔吐、物が食べれない場合に用いる」 ④防風 100 白朮 48 牡蛎 12。「頭面に多く汗をかき、特に食事の時に汗が多く出る場合に用いる」 ⑤烏頭 桔梗 白朮 炮附子 細辛各 20 炮乾姜 10。「傷寒陰毒により手足厥冷し、胸悶する場合に用いる」。

白朮除湿湯(びゃくじゅつじょしつとう)『**東医宝鑑**』 方剤名。白朮 5.2 生地黄 地骨皮 沢瀉 知母各 4 赤茯苓 人参 柴胡 甘草各 3.2。「気虚発熱により午後に発熱し、全身が勞倦し、黄色の尿が出る場合、発汗後に発熱する場合に用いる」。

白朮陳皮散(びゃくじゅつちんぴさん)『**医林撮要**』 方剤名。白朮 6 陳皮 橘皮各 2.8 山査 麦芽 砂仁各 4 炙甘草 2。「滞気を受けて腹痛し、口中無味、消化不良の場合に用いる」。

白朮湯(びゃくじゅつとう)『**東医宝鑑**』 方剤名。①白朮 12 半夏 陳皮 橘皮 白茯苓 五味子各 6 甘草 2 生姜 5。「湿痰により身体が重く、痰が多い咳嗽をし、消化不良の場合に用いる」 ②白朮 当帰 黄芩各 12。「妊婦が泡と血が混じった泄瀉をして、肛門がむずむずする場合に用いる」 ③白芍 12 白朮 葛根各 8 升麻 黄芩各 4 甘草 2。「破傷風により汗を多くかき、痙攣を起こす場合に用いる」 ④葛根 16 白朮 白茯苓 山査 五倍子各 8 麦芽 木香 甘草各 4。『処方集』「急性・慢性消化不良症、小大腸炎により泄瀉して消化不良で腹痛する場合に用いる」 ⑤白朮 神曲 麦芽 人参 赤茯苓各 40 木香 陳皮 甘草 檳榔各 20 乾姜 10。『医方類聚』「脾胃が不調で胸悶、心煩、悪心、口中無味、手足厥冷する場合に用いる」。

白朮半夏丸(びゃくじゅつはんげがん)『**医林撮要**』 方剤名。白朮 杏仁 半夏 蒼朮 香附子各 40 黄芩 20。「湿痰により多痰、咳嗽、短気する場合に用いる」。

白朮茯苓湯(びゃくじゅつぶくりょうとう)『**東医宝鑑**』 方剤名。白朮 白茯苓 半夏各 1.2 神曲 4 瞿麦 2 生姜 5。「脾胃に風痰があり、悪心し嘔気がし、心下痞硬して、食物が降りない場合に用いる」。

白朮附子湯(びゃくじゅつぶしとう)『**東医宝鑑**』 方剤名。①白朮 炮附子 蒼朮

陳皮　厚朴　半夏　赤茯苓　沢瀉各4　猪苓2　肉桂1.6　生姜3。「脾胃虚弱で内寒し、心下痞硬、腫満、消化不良、腹鳴、頻繁に泄瀉する場合に用いる」 ②白朮12　炮附子8　炙甘草4　生姜7　大棗2。「風湿により全身が痛み、また身体が動かない場合に用いる」。

白朮防風湯（びゃくじゅつぼうふうとう）『東医宝鑑』 方剤名。防風16　白朮　黄耆各8。「破傷風の際に、発汗させすぎたり、冷汗がでる場合に用いる」。

白朮牡丹湯（びゃくじゅつぼたんとう）『医林撮要』 方剤名。白朮　牡丹皮各6　当帰　白芍薬　桃仁　貝母各4　梔子　黄芩各3.2　桔梗2.8 甘草1.2　陳皮2。「身熱し咳嗽し、痰に血が混じる場合に用いる」。

白朮木香散（びゃくじゅつもっこうさん）『医林撮要』 方剤名。白朮　猪苓　甘草　沢瀉　木通　赤茯苓各2　木香　檳榔各1.2　陳皮　滑石各8　肉桂0.8。「身浮腫、短気、咳嗽、食欲不振、不眠、尿不利の場合に用いる」。

白朮和胃丸（びゃくじゅつわいがん）『東医宝鑑』 方剤名。白朮60　厚朴　半夏各40　陳皮32　人参20　枳実　檳榔各10　甘草8　木香6　乾姜4。「長引く内傷病で、口中無味、消化不良、大便が硬くなったり柔らかくなったりした場合に起こる」。

白檀香（びゃくだんこう） 薬物名。檀香の別名。「檀香」を参照。

百虫窠穴（ひゃくちゅうかけつ） 穴名。奇穴。膝蓋骨の内側角から3寸上に取る。皮膚瘙痒・湿疹などを主治。

百中散（びゃくちゅうさん）『東医宝鑑』 方剤名。罌粟殻　厚朴各100。「痢疾により泡や血が混じる泄瀉をする場合に用いる」。

百疢一貫（ひゃくちんいっかん） 書名。日本江戸時代、和田東郭（1742～1803）の口授。臨床医書。全2巻。成立年不詳。

白通湯（びゃくつうとう）『東医宝鑑』 方剤名。乾姜12　生附子半個　葱白3。「少陰病の際に泄瀉し、腹痛し、手足厥冷、脈微の場合に用いる」。

百点膏（びゃくてんこう）『東医宝鑑』 方剤名。黄連8　防風3.2　当帰　甘草各2.4　蕤仁1.2。「眼に翳膜が生じ、視力が落ちた場合に用いる」。

白頭翁散（びゃくとうおうさん）『薬典』 方剤名。白頭翁　黄柏各284　秦皮　樗根白皮　罌粟穀各144。「急性、慢性大腸炎、細菌性赤痢などに用いる」。

白頭翁湯（びゃくとうおうとう）『東医宝鑑』 方剤名。白頭翁　黄柏　秦皮　黄連各6。「身熱し、口乾、腹痛、血と泡が混じった大便をし、裏急後重して肛門に熱感がある場合に用いる」。

百日咳（ひゃくにちぜき） 小児が時邪を感受して、痰濁が気道に阻滞し、肺気が不暢になって起こる疾病のこと。症状は突発的で痙攣性の咳嗽があり、病程が長いことが特徴である。これは伝染性や流行があることから「疫咳」ともいう。その咳嗽の状態と咳嗽の連続性から、「鷺鷀咳（ろしがい）」「頓咳」「時行頓咳」ともいう。その咳嗽時には特殊な音がして、めん鳥が卵を産み落とす時の泣き声に似ていることから「鶏咳」ともいう。

百倍丸（ひゃくばいがん）『東医宝鑑』 方剤名。破胡紙　牛膝　亀板各40　肉蓯蓉　虎骨各20　木鱉子　乳香　没薬　自然銅8。「腎虚により腰膝が疼痛する場合、骨折したり捻挫する場合に用いる」。

白礬散（びゃくばんさん）『郷薬集成方』 方剤名。枯白礬　山査子各40。「小児の耳と頭に出来物が生じた場合に用いる」。

白薇（びゃくび） 薬物名。清熱涼血薬。苦鹹、寒、胃。①益陰清熱　②清肺寧嗽　③涼血止血　④泄肺通鼻

白薇元（びゃくびげん）『東医宝鑑』 方剤名。白薇20　防風　羌活　白蒺藜　石榴皮各10。「風熱のより眼が紅腫疼痛し、膿がでる場合に用いる」。

白薇散（びゃくびさん）『郷薬集成方』 方剤名。白薇　白斂　白芍各40。「頻尿で我慢できない場合に用いる」。

ひ

白薇湯(びゃくびとう)『東医宝鑑』 方剤名。白薇　当帰各40　人参20　甘草10。「鬱冒により突然胸悶、眩暈、精神がふらふらする場合に用いる」。

百病皆生於気(ひゃくびょうかいせいおき)(百病は皆気より生ず)『素問・挙痛論』に「(余知る)百病は気より生ずるなり、怒れば則ち気上り、喜べば則ち気緩み、悲しめば気消え、恐るれば則ち気下る、寒すれば則ち気収まる、炅(けい)すれば則ち気泄れ、驚けば則ち気乱れ、労すれば則ち気耗り、思えば則ち気結ばる」((余知)百病生于気也、怒則気上、喜則気緩、悲則気消、恐則気下、寒則気収、炅則気泄、驚則気乱、労則気耗、思則気結)と見える。つまり、あらゆる発病原因が、すべて気の活動に影響して、臓腑の機能に失調を起こして、発病させることを説明している。

百品考(ひゃくひんこう) 書名。日本江戸時代、山本亡羊(1778～1859)の著。本草書。初編2巻は天保10年(1839)刊。医療薬物学というよりも、物産博物学的要素が強い。

百部(ひゃくぶ) 薬物名。温肺止咳薬。苦、微温、肺。①潤肺止咳　②殺虫滅疥

百腹図説(ひゃくふくずせつ) 書名。日本江戸時代、曲直瀬道三(1507～1594)の原著(『五十腹図説』)、曲直瀬玄朔(1549～1631)の増補になると考えられる腹診書。不分巻1冊。本書は文字通り100種の腹候を彩色で図示し、治方・証候を付し、解説を加えている。

白茯苓丸(びゃくぶくりょうがん)『郷薬集成方』 方剤名。白赤芝80　木瓜60　白茯苓　黄柏　炮乾姜各40。「霍乱を患って、泄瀉が止まらない場合に用いる」。

白茯苓散(びゃくぶくりょうさん)『医林撮要』 方剤名。熟地黄　当帰　白芍　川芎　人参　白茯苓　黄耆　肉桂各同量。「出産後に悪寒発熱し、手足疼痛する場合に用いる」。

白茯苓陳皮丸(びゃくぶくりょうちんぴがん)『郷薬集成方』 方剤名。白茯苓　陳皮　乾姜　人参各40。「脾胃が虚弱で口中無味、口渇、心下痞硬し、腹絞痛、大小便不利、精神朦朧とする場合に用いる」。

白附子(びゃくぶし) 薬物名。本品はサトイモ科リュウキュウハンゲの塊茎、あるいはキンポウゲ科キバナトリカブトの塊根で、附子(キンポウゲ科カラトリカブトの子根)とは異なる。温化寒痰薬。辛甘、大温、小毒、胃。①祛風解痙　②燥湿化痰　③活絡通痹

白附子丸(びゃくぶしがん)『東医宝鑑』 方剤名。白附子　天南星　半夏　金沸草　甘菊花　天麻　川芎　陳皮　白僵蚕　乾姜各40　全蝎20。「風痰により眩暈して頭痛する場合に用いる」。

白附子散(びゃくぶしさん)『東医宝鑑』 方剤名。白附子40　麻黄　烏頭　天南星各20　全蝎5　乾姜　朱砂　麝香各10。「風寒により歯がうずき、頭痛する場合、両眼の目頭が攣痛する場合に用いる」。

百粉丸(びゃくふんがん)『医林撮要』 方剤名。黄柏　知母　牡蛎　山薬各同量。「腎虚により火動し、腰膝酸軟無力、心煩、不眠、遺精する場合に用いる」。

百粉散(びゃくふんさん)『東医宝鑑』 方剤名。烏賊骨28　白芨12　軽粉4。「小児が疳疾により、鼻や身体に生じた出来物がながらく治癒せず、膿を流し、潰える場合に用いる」。

白扁豆(びゃくへんず) 薬物名。「白扁豆(はくへんず)」を参照。

百方口訣集(ひゃくほうくけつしゅう) 書名。日本江戸時代、津田(田村)玄仙(1737～1809)の著。処方解説書。全10巻10冊。

白鳳膏(びゃくほうこう)『東医宝鑑』 方剤名。鴨1　大棗適量　人参　白茯苓　厚朴各4　陳皮6。「肺結核や肺嚢癰を始めとした呼吸器疾患を長らく患い、咳嗽し、血痰を吐き、消痩する場合、その他に慢性胃腸疾患を患う過程において、体調を持ち上げる意味で用いる」。

白茅根(びゃくぼうこん) 薬物名。茅根の別名。「茅根」を参照。

白茅根湯(びゃくぼうこんとう)『東薬と健康』 方剤名。白茅根 32　麦芽 16　小薊玄草各 10　大棗 5。「慢性肝炎により消化不良で、小腹満、歯ぐきから出血する場合、時に泄瀉するなどの場合に用いる」。

白茅湯(びゃくぼうとう)『東医宝鑑』 方剤名。白茅根 20　瞿麦　白茯苓各 10　冬葵子　人参各 4.8　蒲黄　桃皮　滑石各 2.8　甘草 2　紫貝 2　石持骨 4。「出産後に生じたあらゆる淋症、つまり膏淋、石淋、冷淋、熱淋などに用いる」。

白補交精丸(びゃくほこうせいがん)『医林撮要』 方剤名。熟地黄 160　山薬　肉蓯蓉　牛膝各 80　杜仲　沢瀉　山茱萸　茯苓　遠志　巴戟天　石膏　柏子仁　赤石脂各 40　五味子 240。「心腎不交により夢洩または遺精がある場合に用いる」。

白補保眞丸(びゃくほほしんがん)『医林撮要』 方剤名。当帰　川芎　白芍　生地黄　熟地黄　白朮　香附子各 160　天門冬　麦門冬各 44　知母　陳皮各 80。「虚労により子宮出血が続く場合に用いる」。

脾約麻仁円(ひやくまじんえん)『郷薬集成方』 方剤名。大黄 600　厚朴　白芍　枳実各 300　杏仁 220　麻仁 200。「風秘により腸胃の津液が乾燥し、便が硬く出にくく、腹硬満、腰背が疼痛する場合、脾約症で尿の出は良いが、便秘するが口渇は無い場合に用いる」。

百味主能師言鈔(ひゃくみしゅのうしげんしょう) 書名。日本江戸時代、岡本一抱(1654〜1716)の撰、門人寺島治恒の諺解(和文注解)。本草書。『本草百味主能諺解』ともいう。全 4 巻 5 冊。享保 13 年(1728)刊。臓腑部位への主効別に主要漢薬を分け、一抱が漢文で主治を記し、治恒が細行和文で注釈を加えている。

白龍丸(びゃくりゅうがん)『東医宝鑑』 方剤名。①鹿角霜　牡蛎各 80　龍骨 40。「虚労により腎が傷られて、尿に精液が混じり、精液が自然と漏れてしまう場合に用いる」②川芎　藁本　細辛　白芷　甘草各 32　石膏 600。「酒齄鼻や面色が赤黒い場合に用いる」。

白龍膏(びゃくりゅうこう)『東医宝鑑』 方剤名。白薇　白芷　白斂　黄耆　商陸　楡白　桑柏皮各 40　軽粉 20　乳香 80　鉛粉　黄蜜各 300　杏仁油 600。「あらゆる悪瘡、ながらく癒えない潰瘍などに用いる」。

白龍散(びゃくりゅうさん)『東医宝鑑』 方剤名。寒水石 160　烏賊骨　滑石各 40　硼砂 12　軽粉 4。「突然耳中が痛む場合に用いる」。

白龍湯(びゃくりゅうとう)『医林撮要』 方剤名。桂枝　白芍　龍骨　牡蛎各 12　炙甘草 8　大棗 2。「虚労により冷汗が出る場合に用いる」。

白蘞(びゃくれん) 薬物名。苦・辛。微寒。心・脾・肝・胃。①清熱解毒・消腫生肌。癰腫瘡毒(化膿性皮膚病)に用いる。②理気止痛。腹壁・鼠径ヘルニアの疼痛に用いる。

白斂元(びゃくれんげん)『東医宝鑑』 方剤名。鹿茸 80　白斂　狗脊各 40。「女性の衝任脈が虚冷して、白帯が出る場合に用いる」。

白斂散(びゃくれんさん)『東医宝鑑』 方剤名。黄柏　白斂各 20。「耳廓や身体の末端部分が冷たく弱まる場合に用いる」。

百労穴(ひゃくろうけつ) 穴名。奇穴。肩背部、第 7 頚椎棘突起の直下(大椎穴)の上 2 寸から外方 1 寸に取る。瘰癧・項部強痛などを主治。

白花蛇舌草(びゃかじゃぜっそう) 薬物名。アカネ科・フタバムグラの全草。苦・甘。寒。肝・脾・胃・大腸・小腸・腎。①清熱解毒・散瘀消腫。腸癰(虫垂炎様疾患)・癰癤(化膿性皮膚病)・毒蛇咬傷などに用いる。また、肺癌・胃癌などに試用されている。②利水通淋。熱淋による排尿痛・排尿困難・尿混濁・頻尿などに用いる。

白花蛇(びゃっかだ) 薬物名。白花蛇には大小の 2 種がある。大型のもの(蘄蛇)は、クサリヘビ科・ヒャッポダの内臓を除去して乾燥したもの。小型のもの(金銭白花蛇)は、コブラ科・アマガサヘビの幼蛇の内臓を除去して乾燥したもの。甘・鹹。温。有毒。肝。①祛風湿・通経絡。風湿痹の関節痛・ひきつりなどに用いる。②定驚搐。破傷風による後弓反張・項背の強ばり・痙攣などに用いる。

白虎加桂枝湯(びゃっこかけいしとう)『金匱要略』 方剤名。知母6　甘草2　石膏1斤　粳米2　桂枝2。「温瘧は、その脈平の如く、身に寒無くただ熱し、骨節疼煩し、時に嘔す、白虎加桂枝湯これを主る。」(温瘧者、其脈如平、身無寒但熱、骨節疼煩、時嘔、白虎加桂枝湯主之)

白虎加人参湯(びゃっこかにんじんとう)『傷寒論』 方剤名。知母6　石膏1斤　甘草2　粳米6　人参3。「桂枝湯を服し、大汗出でたる後、大いに煩渇し解せず、脈洪大なる者は、白虎加人参湯これを主る。」(服桂枝湯、大汗出後、大煩渇不解、脈洪大者、白虎加人参湯主之)

白虎桂枝湯(びゃっこけいしとう)『東医宝鑑』 方剤名。石膏16　知母8　桂枝　甘草各4　糯米1。「瘧疾を始めとした、一連の急性熱病において、高熱が出て胸悶、関節が痛むなどの症状がある場合に用いる」。

白虎解毒湯(びゃっこげどくとう)『救急方』 方剤名。石膏　知母　黄連　黄芩　生地黄　梔子　瓜呂根各4　犀角2　竹葉10。「小児が高熱を出し、譫語、心煩、口渇し水を飲みたがる場合に用いる」。

白虎湯(びゃっことう)『傷寒論』 方剤名。①「辛寒清気」を参照。②「寒因寒用」を参照。方剤名。知母6　石膏1斤　甘草2　粳米6。「傷寒にて、脈浮滑なるは、これ表に熱有り、裏に寒有るを以てなり、白虎湯これを主る。」(傷寒、脈浮滑、此表有熱、裏有寒、白虎湯主之)「三陽の合病にて、腹満し身重く、以て転側し難く、口不仁し、面垢づき、譫語し遺尿す。発汗すれば則ち譫語し、これを下せば則ち額上に汗生じ、手足逆冷す。若し自汗出づる者は、白虎湯これを主る。」(三陽合病、腹満身重、難為転側、口不仁、面垢、譫語遺尿。発汗則譫語、下之則額上生汗、手足逆冷。若自汗出者、白虎湯主之)「傷寒にて、脈滑にして厥する者は、裏に熱有り、白虎湯これを主る。」(傷寒、脈滑而厥者、裏有熱、白虎湯主之)　③石膏20　知母8　甘草2.8　糯米1。『東医宝鑑』「高熱が出て、発汗し、胸悶、口乾、水を多く飲み、舌絳、黄苔、脈洪大の場合に用いる」。

白虎風(びゃっこふう) 白虎歴節風ともいう。関節が腫れて痛む病気のこと。

脾兪(ひゆ) 穴名。足太陽膀胱経。兪穴。上背部、第11胸椎棘突起下縁と同じ高さ、後正中線の外方1.5寸。①健脾利湿　②理気和中　③温補脾陽　④和胃降逆　⑤益気摂血

繆刺(びゅうし) 古代刺法の一つ。身体の片側に疾病があれば、反対側の経穴に刺針して治療する方法のこと。また次のような場合に応用する。①身体の外形に疼痛の症状があるが、脈象(九候)は正常な場合(『素問・調経論』)。②絡脈に疾病がある場合(『素問・繆刺論』)。

飛揚(ひよう) 穴名。足太陽膀胱経。絡穴。下腿後外側、腓腹筋外側下縁とアキレス腱の間、崑崙の上方7寸。①散経絡風湿　②寧神却痔　③通絡止痛　④清熱利尿　⑤舒筋通絡

脾陽(ひよう) 脾の運化機能と、運化の過程中に生ずる熱源のこと。脾陽が正常にその作用を発揮するためには、「命門之火」(腎陽)の温養と協調が必要である。

髀陽(ひよう) 大腿部の外側部を指す。

漂(ひょう) ある薬物を冷水にさらして、何度も水をかけて、その毒性や塩分や雑物や生臭さを取り除くこと。たとえば海藻、肉蓯蓉、塩附子、半夏などはこの方法を用いる。

眇(びょう) 側腹部、第12肋軟骨の下方、「髂脊(きゃくせき)」(腸骨の上縁のこと。つまり腸骨稜のこと)の上方にあたる軟組織の部分を指す。横腹やわき腹のこと。

病位(びょうい)　疾病のある位置のこと。三陰三陽。つまり「太陽・少陽・陽明・太陰・少陰・厥陰」のこと。

病因(びょういん)　病気の原因のこと。これは外因・内因・不内外因に大別する。外因は「風・湿・暑・寒・燥・熱…」の気象の変化を指し、内因(内傷)は「喜・怒・悲・驚・恐…」の精神的な変化を指し、その他に疲労・過食・房事過度・外傷などを不内外因とする。

病因考(びょういんこう)　書名。日本江戸時代、後藤艮山(1659～1733)の病因に関する講義をまとめた書。文化 12 年(1815)刊。

病因弁証(びょういんべんしょう)　弁証施治の方法の一つ。「審証求因」ともいう。それぞれの病因は、人体内部の矛盾を通じて、それぞれの変化を引き起こす。そこで疾病のあらゆる表現に基づいて、その病因を探求して、治療や用薬の根拠にすることができる。たとえば眩暈・震顫・抽搐などは「風」に属し、煩躁・発狂・神昏などは「火」に属すなど。臨床においては、八綱弁証を参考にしながら、それぞれを補充する。

病温(びょうおん)　病証が温邪の性質に属すものをいう。

表解裏未和(ひょうかいりみわ)　①傷寒病で、表証はすでに消滅したが、裏にはまだ水飲・痰涎・食滞・瘀血などがあり、消えていないことをいう。②表証はすでに解除されたが、陰液がまだ回復していないことをいう。

冰瑕障(ひょうかしょう)　凝脂翳を早期に適切な治療を行うと、黒睛の表面の混濁は吸収され、ただ点状や薄片状の翳が残り、滑らかで氷か玉にキズが付いたようになるもの。一般に視力に影響は無く、あっても軽度である。

病家須知(びょうかすち)　書名。日本江戸時代、平野重誠(1790～1867 の著。養生・療養書。全 6 巻。『病家心得草』ともいう。天保 3 年(1832)自序刊。和文で平易・懇切に保養・療治の心得を記している。

病家要覧(びょうかようらん)　書名。日本江戸時代、中山三柳(1614～1684)の著。医方集。全 8 巻 8 冊。寛文 11 年(1671)自序。

表寒(ひょうかん)　表証の一つ。風寒を感受して、発熱・悪寒・無汗・頭痛項強・骨節煩疼・舌苔薄白・脈浮緊などの症状を現すもの。

慓悍(ひょうかん)　慓とは急のこと、悍とは猛利のこと。

表寒重裏熱軽(ひょうかんじゅうりねつけい)　表寒裏熱証の一つ。この場合の治療は、辛温薬を用いて発散させて、同時に苦寒薬を用いて清熱して治療する。

表寒裏熱(ひょうかんりねつ)　表裏に寒熱が錯雑する現象の一つ。これは本来内熱があるところへ風寒を感受したり、または外邪が裏に伝入して化熱して、表寒がまだ解していないことを示す。症状は悪寒・発熱・無汗・頭痛・身熱・気喘・脈浮緊などの表寒証に、煩躁・口渇・尿黄・便結などの裏熱証がともなう。

病機(びょうき)　疾病の病因と、病位や疾病の過程中の変化の転機のこと。

病機十九条(びょうきじゅうきゅうじょう)　『素問・至真要大論』に見える。先人は臨床の実践において、疾病のある種の症候を、ある病因やある臓の範疇に帰納して、弁証求因の根拠とした。それを 19 条にまとめて、六淫を 13 条、五臓を 6 条にまとめた。この病機を把握すれば、複雑な症状も簡潔にまとまり、効果的な作用を発揮することができる。しかし、概略を分類帰納しただけなので、臨床では必ず具体的な状況に基づいて、全面的に分析しなければ、実際には適合しない。その「病気十九条」は以下のようになる。

①「諸風掉眩、皆属于肝」：一般的に内風疾患により、頭目昏花・肢体動揺などの症状が見られるものは、多くは肝の病変に属す。

②「諸寒収引、皆属于腎」：一般的に陰寒内盛により、筋脈攣急・関節屈伸不利(さらに面色蒼白・形寒肢冷・小便清などをともな

う）などが見られるものは、多くは腎の病変に属す。③「諸気膹鬱、皆属于肺」：上焦の気機不利により、呼吸迫促・胸部痞塞などの症状が現れるものは、多くは肺の病変に属す。④「諸湿腫満、皆属于脾」：水湿瀦留により、浮腫脹満の症状が見られるのは、多くは脾の病変に属す。⑤「諸熱瞀瘈、皆属于火」：熱病により、神志昏迷・抽搐などの症状が見られるものは、多くは火証に属す。⑥「諸痛痒瘡、皆属于心」：皮膚瘡瘍により、焮熱疼痛瘙痒の症状が見られるのは、多くは心火熾盛で血分に熱があるために起こる。⑦「諸厥固泄、皆属于下」：厥逆・便秘・泄瀉などの症候は、多くは下焦の病変に属す。⑧「諸痿喘嘔、皆属于上」：痿証、気喘、嘔吐などの病証は、多くは上部の肺胃の病変に属す。⑨「諸禁鼓慄、如喪神守、皆属于火」：熱病で口噤・寒戦鼓頷・神志失常などの症候は、多くは火証に属す。⑩「諸痙項強、皆属于湿」：身体強直や頚項強硬して転動障害などの症候は、多くは湿証に属す（湿濁は筋脈肌腠を傷る）。⑪「諸逆衝上、皆属于火」：気逆上衝して、連続してしゃっくりが出たり、噴射状の嘔吐などの症候は、多くは火証に属す。⑫「諸腹脹大、皆属于熱」：腹部が堅硬脹満（便秘・尿渋・煩熱・口苦などもともなう）の症候は、多くは熱証に属す。⑬「諸躁狂越、皆属于火」：煩躁発狂、挙動異常などの症状は、多くは火証に属す。⑭「諸暴強直、皆属于風」：突然出現する筋脈強直痙攣などの症状は、多くは風証に属す。⑮「諸病有声、鼓之如鼓、皆属于熱」：腹脹腸鳴し、叩くと鼓音がするのは、多くは熱に属す。⑯「諸病胕腫、疼酸驚駭、皆属于火」：下肢の足背が浮腫して、痠疼感があり、さらに心神不安、驚駭などの症状をともなうものは、多くは火証に属す。⑰「諸転反戻、水液混濁、皆属于熱」：抽筋・角弓反張・肢体強直して小便が混濁するものは、多くは熱証に属す。⑱「諸病水液、澄澈清冷、皆属于寒」：体内から排出される水液が、もし淡薄透明で寒冷感があるものは、多くは寒証に属す。⑲「諸嘔吐酸、暴注下迫、皆属于熱」：嘔吐物に酸臭腐味があり、または切迫して噴射状に腹瀉して裏急後重感があるものは、多くは熱証に属す。

表気不固（ひょうきふこ）［衛気不固］ 衛気には、皮膚を温養して毛竅を開合し、寒温を調節し、外邪に対して抵抗防御する作用がある。もし衛気が虚せば、固表できずに、皮膚腠理が弛緩して、外邪が容易に侵入し、感冒を起こしやすい。それが発症すると、自汗・悪風などの症状が見られる。

表虚（ひょうきょ） 表証の一つ。衛外の陽気が不足し、腠理が固まらずに現れる症候を指す。症状は表証の症状以外に、自汗や汗出悪風・脈浮緩無力などが特徴となる。

脾陽虚（ひようきょ） 脾胃の虚寒のこと。主な症状は、胃脘冷痛・腹脹満・呃逆・嘔吐・食少・便溏か久瀉久痢・倦怠・尿少・浮腫・消痩・舌淡苔白・脈虚緩などが見られる。水腫、白帯などに見られる。

苗竅（びょうきょう） 鼻は肺の孔であり、目は肝の孔であり、口唇は脾の孔であり、舌は心の孔であり、耳は腎の孔であること。

表虚裏実（ひょうきょりじつ） 表裏の寒熱が錯雑している表現の一つ。平素より脾胃に虚寒があるところへ、風熱を感受し、または外邪がまだ解していないのに、寒涼薬を過服して、脾胃の陽気を不足させてしまうもの。その症状は発熱・頭痛・悪風などの表熱証があり、同時に大便溏泄・小便清長・肢冷・不渇などの裏寒証もともなう。

病源候論（びょうげんこうろん） 書名。中国随代（610年）、巣元方の著。『諸病源候論』ともいう。当時としては、これだけ詳細な病証記載は、洋の東西を問わず他に類を見ない。

飛揚喉（ひようこう） 「懸旗風」を参照。

病候（びょうこう） 疾病の外候の総称のこと。つまり疾病がある徴候として、表面化することをいい、それには疾状と体徴を含む。

豹骨（ひょうこつ） 薬物名。豹の骨格。性味・帰経・効能などは、虎骨と同じで、効力がやや劣る。「虎骨」を参照。

病根精義弁(びょうこんせいぎべん) 書名。日本江戸時代、金古景山(生没年不詳)の著。古方の易学的解説書。不分巻1冊。

病在陽(びょうざいよう) 病が太陽の表分にあることをいう。

繆刺(びょうし) 「巨刺(こし)」に同じ。

病児(びょうじ) 「悪阻」を参照。

表実(ひょうじつ) 表証の一つ。外邪が侵入して、陽気が肌表に集まり、邪正が争い、腠理が密閉して現れる症候のこと。表証の症状の他に、無汗・頭痛・身痛・脈浮有力などの特徴がある。

表実裏虚(ひょうじつりきょ) 邪実正虚の表現の一つ。平素より中気不足があるところへ、寒邪を感受して悪寒・発熱・無汗などの表実証が見られるとともに、精神萎靡・食欲不振・脈沈などの裏虚証もともなう。

表邪(ひょうじゃ) 表にある邪気のこと。外感の表証である。

表邪内陥(ひょうじゃないかん) 邪気が盛んで正気が不足するか、治療が不適切であったために、外表の邪気が裏の病変に陥入することをいう。たとえば、湿邪が衛分から逆伝心包したり、傷寒の太陽病に瀉下法を誤用することで、結胸証が現れるなどのこと。

表証(ひょうしょう) 浅表にある病証のこと。六淫の邪気が人体を侵犯すると、先ず皮膚・経絡を犯し、または口鼻より肺衛に侵入して、悪寒・発熱・頭痛・身痛・四肢痠痛・鼻塞・咳嗽・脈浮・舌苔薄白などの症状が見られる。その中でも悪寒(または悪風)・脈浮などが特徴である。さらに表証では、「表寒」「表熱」「表虚」「表実」などの区別がある。各項を参照。

病情(びょうじょう) 病位に相当する症候群を総称する。病位には表・裏・半表半裏がある。

氷霜丸(ひょうしょうがん)『東医宝鑑』 方剤名。寒水石　朴硝　青黛　牡蛎各20　軽粉2。「火や熱湯でやけどした場合に用いる」。

病色(びょうしょく) 疾病の反映する色沢上の変化を指し、診断においては面部の色沢を主とする。その病色には善悪の違いがある。たとえば、どのような色であっても、明るく潤いがあり、深みがあれば「善色」といい、これは病状が軽く、予後も良好である。もし色が枯槁して、潤いが無ければ「悪色」といい、病状は重く、予後も不良である。「色診」や「五色主病」を参照。

病色相克(びょうしょくそうこく) 臓腑の相生相克関係により、面部の色の変化を分析して、その病状の「順逆」を判断する方法の一つ。一般的に疾病のある臓腑と面部に現れる色沢が、相克関係にあるものは、「病色相克」といい、「逆証」である。たとえば、麻疹などの血熱の疾病(火に属す)に、白色(金に属す)が見られれば、火克金の関係なので「病克色」といい、病状が重いことを示す。また肺結核(肺は金に属す)などで、両顴潮紅色(火に属す)が見られれば、同上の理由により、「色克病」といい、病状が重いことを示す。これらは弁証上の参考価値はあるが、必ずしも確定的なものではない。

表水(ひょうすい) 表位に浮腫があることをいう。これには「皮水」と「風水」がある。「皮水」は全身性の皮膚の浮腫、身体が重く、汗が出ずに、皮膚が冷たい、押すと陥没してなかなか戻らない。「風水」は発病が急で、発熱・悪風・多くは顔がさきに腫れる。風邪などによって起こる。

瘭疽(ひょうそ) ①「蛇瘴(じゃしょう)」ともいう。身体の表面に生ずる、急性化膿性の感染症を指す。これは身体のあらゆる場所に生ずるが、特に指先の腹に好発し、今で言う瘭疽とは、多少違いがある。多くは外傷により、毒に感染し、臓腑の化毒が凝結することで生ずる。初めは皮肉の中に、突然紅くて硬い腫塊が生じる。大きさは粟状か豆状か、梅実ほどのものもある。次第に黒くなり、疼痛が激しくなり、潰爛すると豆汁のような膿が出る。長くなれば、筋骨が腐爛することもある。②「掌心毒」の別名。

病㿗（びょうたい） 小児の睾丸（陰核）が気結して腫脹すること。

病伝（びょうでん） 疾病の伝変のこと。

表熱（ひょうねつ） 表証の一つ。風熱を感受して、発熱・悪風・頭痛・有汗か無汗・口渇・舌苔薄白か微黄か舌尖紅・脈浮数などの症状を指す。

表熱裏寒（ひょうねつりかん） 表裏の寒熱が錯雑している表現の一つ。平素より脾胃に虚寒があるところへ、風熱を外感したり、または外邪がまだ解していないのに、寒涼薬を過服して、脾胃の陽気を不足させてしまうこと。症状は発熱・頭痛・悪風などの表熱証があり、同時に大便溏泄・小便清長・肢冷・不渇などの裏寒証もともなう。

病発於陰（びょうはつおいん）（病陰に発す） ①内臓や陰経に発生する病証のこと。その反映する病変部位は裏にある。②六経弁証中の陰証を弁別する基本原則で、発熱が無いのに悪寒が見られる。これは陰経の病変に属す。

病発於陽（びょうはつおよう）（病陽に発す） ①体表の陽経に発生する病変を指し、その反映する病変部位は表位である。②六経弁証中の陽証を弁別する基本原則で、発熱して悪寒も見られる。これは陽経の病変である。

冰片（ひょうへん） 薬物名。竜脳の別名。「竜脳」を参照。

病坊（びょうぼう） 中国唐代に初めて設置された、病院の雛形のような施設のこと。多くは廟中に設けられた。

冰硼散（ひょうほうさん） 方剤名。「吹薬」を参照。

標本（ひょうほん） 『素問・標本病伝論』に見える。つまり病証の主次・本末・軽重・緩急などを判別して、治療の原則を決定すること。この標本には、多くの意味が含まれている。人体と病因から言えば、人体の正気は本で、病気を起こす邪気は標である。疾病の本態から言えば、病因は本であり、症状は標となる。疾病の新旧と原発と続発から言えば、旧病と原発は本であり、新病と続発は標である。疾病の所在から言えば、内在のものは本であり、外在のものは標である。つまり、疾病のそれぞれの状況に基づいて、標本の関係の主要矛盾を探し出して、適切に治療に備えなければならない。

標本中気（ひょうほんちゅうき） 司天運気によれば、風木・湿土・君火・燥金・寒水・相火の六気を「本」とし、少陽・陽明・太陽・厥陰・少陰・太陰の六経を「標」とし、中見の気を「中気」とする。たとえば太陽経では太陽を「標」とし、寒水を「本」とし、少陰を「中気」とする。

標本同治（ひょうほんどうち） 標本の両方を考慮すること。たとえば痢疾の患者では、飲食が進まないのは正気虚（本）であり、下痢が止まらないのは邪気盛（標）である。この場合は、標本ともに急なので、扶助正気薬と清化湿熱薬を同時に併用する。これを標本同治という。この標本同治にもそれぞれに違いがあり、もし正気がひどく虚してなく、邪気が盛んならば、扶助正気薬を少なめにして、清化湿熱薬を多めに用いる。逆に正気が大いに虚して、邪気がやや衰えてくれば、扶助正気薬を多めに用いて、清化湿熱薬を少なめに用いる。

病脈（びょうみゃく） 疾病が脈象に反映する変化のこと。一般的には、正常な生理的な変化の範囲や、固体の生理的な特異現象の脈象以外は、すべて病脈である。たとえば洪脈でも、激しい運動をした時は、生理的な状態の脈であるが、その場合を除けば病脈となる。

病名彙解（びょうめいいかい） 書名。日本江戸時代1686年（貞享4年）、蘆川桂洲（生没年不詳、17世紀）の著。病名辞典。全7巻序目1巻8冊。当時の病名1800の原因と症状を解説している。

豹文刺（ひょうもんし） 五刺法の一つ。患部の前後左右の数箇所の小血管を刺破して、鬱血を排出させる刺法。これは心病治療に応用される刺法である。

表裏(ひょうり)　表裏とは、疾病の内外、病勢の深浅、病状の軽重などを弁別する二大基準のこと。つまり内部と外部を分けると、人体の皮毛や経絡は外で表に属し、臓腑は内で裏に属す。また外感温熱病では、邪は衛分にあり表に属し、病勢は浅くて軽い。もし、気分や営分や血分に伝入すれば、病勢は重く深い。つまり表証と裏証を弁別することは、病変部位を区分するだけでなく、さらに重要なことは、症候の特徴の寒熱や臓腑の症状・舌苔、脈象などを区別することである。さらに、表裏は相対的なものであり、それらは相互に関連しているので、一定の条件のもとでは転化することもあり、寒・熱・虚・実が錯綜して出現することもある。

表裏倶寒(ひょうりぐかん)　内外がともに寒しているもの。これは表裏同病の表現の一つである。つまり寒邪を外感して、さらに生冷寒滞性の食べ物により内傷する。または平素より脾胃虚寒のところへ、風寒を外感すること。症状としては、悪寒無汗・頭痛身痛などの表寒証を現し、さらに腹痛泄瀉・四肢厥冷などの裏寒証が見られる。

表裏倶熱(ひょうりぐねつ)　内外がともに熱すること。これは表裏同病の表現の一つである。つまり本来内熱があるところへ、温邪を感受すると、表熱証の他に、面赤頭痛・悪熱口渇・咽乾舌燥などが見られ、ひどければ心煩譫語などの裏熱証も見られる。

表裏取穴(ひょうりしゅけつ)　取穴法。表裏の関係にある陽経と陰経の経穴を、同時に取穴することを言う。一般には原穴と絡穴を組み合わせる方法が用いられる。

表裏双解(ひょうりそうかい)　治法。これは解表薬と攻下薬(または清裏薬)などを同時に用いること。表証があるところへ裏証がある場合には、単に解表法だけでは裏証は除去できない、また単に裏証を治療しただけでは外邪は解せずに、ひどければ内陥してしまう。このような場合に表裏双解法を用いる。その表裏双解法は2種に分類する。①外に表邪があり、裏に実積があるものを治療する場合。たとえば悪寒発熱・腹部脹痛・胸部痞悶・作嘔・大便不通・脈浮滑などの場合は、治療に厚朴七物湯(厚朴・甘草・大黄・枳実・桂枝・大棗・生姜)を用いる。つまり桂枝湯から芍薬を減じて解表し、残りの厚朴三物湯(厚朴・枳実・大黄)で裏を治すのである。②裏熱が盛んで、そこへ表証をかねるものを治療する場合。たとえば高熱無汗・身体拘急・面紅目赤・鼻乾口渇・煩躁・熱睡できない・うわごと(譫語)を言う・鼻血・舌乾燥・脈洪数などの場合は、治療に三黄石膏湯(石膏・黄芩・黄連・黄柏・麻黄・淡豆豉・梔子・生姜・大棗・細茶)を用いる。つまり麻黄・淡豆豉で解表し、石膏・黄芩・黄連・黄柏・梔子などで清裏するのである。

表裏伝(ひょうりでん)　「伝経」を参照。

表裏同病(ひょうりどうびょう)　①症状に悪寒・発熱・頭痛などの表証があり、同時に胸満不舒・腹痛腹瀉などの裏証があるものを言う。②表裏に同一の性質の疾病が出現するものを指す(病気相同)。たとえば「表裏倶寒」「表裏倶熱」など。

病論俗解集(びょうろんぞくかいしゅう)　書名。日本江戸時代の書、著者不詳。医学用語辞典。不分巻1冊。寛永16(1639)刊。簡単な医語辞典でイロハ順に和解してある。

脾欲緩急食甘以燥之(ひよくかんきゅうしょくかんいそうし)(脾緩なるを欲すれば、急ぎて甘を食して以ってこれを燥かす)　脾は五臓の土に属し、土の性質は穏和で緩やかであることを好む。もし疾病にかかると、その中和の気が失われる。「土は稼穡(かしょく)といい、稼穡は甘となる」の理由により、甘食により緩めると効果的である。

平岡水走(ひらおかすいそう、生没年不詳)　人名。日本江戸時代の医家。『方苑』の著者。水走は河内の人で、名は嘉言(よしあき)、

ひ

字は彰(あきら)。

平田篤胤(ひらたあつたね、1776～1843) 人名。日本江戸時代の医家。『医宗仲景考』の著述者。篤胤は秋田藩士の家に生まれたが、脱藩して備中国松山藩士平田家の養子となった。本居春庭に入門して国学を修め、神道に法り、復古・国粋主義的思想をもって著述をなした。のち秋田藩籍に復帰。一時医業も行った。

平野重誠(ひらのじゅうせい、1790～1867) 人名。日本江戸時代の医家。『病家須知』『為方絜矩』の著者。重誠の名は元良、号は桜寧(おうねい)・革谿道人(かくけいどうじん)。多紀元簡(1755～1810)の門人である。

糜爛(びらん) ただれること。

鼻梁(びりょう) 「鼻柱」を参照。

眉稜骨(びりょうこつ) 眼眶(眼窩の周囲の骨)の上縁の骨のこと。前頭骨(額骨)の眼眶を構成している部分のこと。

尾閭(びろ) 「尾骶」「骶」「骶端」「橛骨」「窮骨」ともいう。尾骨のこと。脊椎の最下端に位置し、上は仙骨につながり、下端は遊離していて、肛門の後方にある。

脾労(ひろう) 五労の一つ。飲食の不摂生や、憂思傷脾により起こる。主な症状は、肌肉消痩・四肢倦怠・食欲減少・食べると脹満・大便溏泄などが見られる。

広岡蘇仙(ひろおかそせん、1696～?) 人名。日本江戸時代の医家。『難経鉄鑑』の著者。蘇仙は大阪の人で、名は富原(とみもと)。

広岡文台(ひろおかぶんだい、1755～1810) 人名。日本江戸時代の医家。『家刻傷寒論』の著者。文台は伊賀の人で、名は元(はじめ)、字は子長(しちょう)。古方派に属す。他に『雑病考』などの著もある。

比和飲(ひわいん)『東医宝鑑』 方剤名。人参　白朮　白茯苓　神曲各4　藿香　陳皮　砂仁　甘草各2　糯米75　生姜3　大棗2。「胃気虚弱により頻繁に嘔吐し、食べられず、食臭や薬臭を嗅ぐだけで嘔気がして、全身労倦、元気が無い場合に用いる」。

びわの葉灸(びわのはきゅう) 温灸法の一つ。びわの葉を施灸点に置き、その上から小灸をすえる方法のこと。腎臓病、心臓病などに用いる。

枇杷葉(びわよう) 薬物名。清肺止咳薬。苦、平、肺・胃。①清肺止咳　②清胃止嘔　③清熱止渇

牝瘧(ひんぎゃく) 平素より元陽が虚弱であるところへ、邪気が少陰に潜伏することで起こる。症状は身体の震顫が激しく、有熱か微熱、面色薄白、毎日一定時間に発作が起きる、脈沈遅などが見られる。

牝戸(ひんこ)[陰門] 膣口のこと。

鬢骨(びんこつ) 「顳顬(じょうじゅ)」を参照。

瀕湖脈学(ひんこみゃくがく) 書名。中国明代、李時珍(東壁、瀕湖)の著。1564年。全1巻。浮・沈・遅・数・滑・渋の6脈を中心として、脈象と弁証法について論述した書。

稟性薄弱(ひんせいはくじゃく) 体質虚弱のこと。

牝臓(ひんぞう) 五臓の陰に属すものを指す。つまり脾・肺・腎の三臓を指す(『霊枢・順気一日分為四時篇』)。

檳蘇散(びんそさん)『東医宝鑑』 方剤名。蒼朮8　香附子　紫蘇葉　陳皮　木瓜　檳榔　羌活　牛膝各4　甘草2　生姜3　葱白3。「風湿脚気により悪寒、寒さが足から上に上がり、腫痛し、足が重く、力が無く、頭痛、口中無味、心煩などの症状がある場合に用いる」。

頻服(ひんぷく) 服薬法。病邪が上部にある場合には、薬湯を少なめに、数回に分けて服用すること。たとえば喉の疾病には、ゆっくりと頻繁に喉に含むように服薬するなど。

檳榔(びんろう) 薬物名。駆虫薬。苦辛渋、温、胃・大腸。①殺虫消積　②降気通便　③行水消腫　④辟瘴截瘧

檳榔円(びんろうえん)『医林撮要』 方剤名。檳榔　大黄　枳実各80　桃仁　麻仁　木香各40。「腸胃に熱があり、腹硬満して便秘

する場合に用いる」。

檳榔丸(びんろうがん)**『医林撮要』** 方剤名。①黄芩 檳榔 白芷 枳実 羌活 牽牛子 麻仁 杏仁各40 人参20。「大腸に湿熱が集積し、心下と腹部が硬腫し、便秘する場合に用いる」 ②檳榔100 大黄70 芒消 雷丸 榧子 神曲 麦芽各40 使君子30 枳実15 緑礬10。『処方集』「寄生虫駆除薬として、十二指腸虫症、回虫症、条虫症などに用いる」。

檳榔散(びんろうさん)**『救急方』** 方剤名。芍薬20 檳榔1。「小腹腫脹、尿不利、淋漓の場合、尿が濁り頻尿の場合に用いる」。

檳榔子(びんろうじ) 薬物名。檳榔の別名。「檳榔」を参照。

檳榔湯(びんろうとう)**『その他』** 方剤名。①檳榔 使君子 榧子各12。「条虫症の際の駆除薬として用いる」 ②檳榔 香附子 陳皮 紫蘇葉 木瓜 五味子 炙甘草各40。「脚気の初期症状で足が重く、力が無く痹れ、知覚鈍麻、頭痛、口中無味、心悸などの症状がある場合に用いる」。

ひ

は行・ふ

夫(ふ)　「同身寸」を参照。

趺(ふ)　足の甲のこと。跗ともいう。

跗(ふ)　「足趺」「脚面」ともいう。足背部のこと。

胕(ふ)　①「膚」に通ず。「肤」に同じ。皮膚のこと。②浮腫のこと。『素問・五常政大論』に「甚だしければ則ち胕腫す」(甚則胕腫)と見える。③「腐」に同じ。『素問・異法方宜論』に「その民酸を嗜(たしな)みて胕を食す」(其民嗜酸而食胕)と見える。つまりその地の住民は、酸っぱいものと腐らせた食物を好むとこと。

敷(ふ)　外治法。生の植物薬を搗(つ)きつぶす、または乾燥した薬物を磨(す)りつぶして粉末にして、酒・食蜜・酢などを加えて練り、それを患部に塗布して、一定時間を経るごとに取り替えて、薬物の効果を長引かせる。たとえば、捻挫して関節の筋肉を傷めた場合には、生の梔子と適量の小麦粉を加えて搗き、これに少量の酒を入れて、かき混ぜて患部に塗布する。また腫瘍の初期にも塗布薬を常用する。

巫医(ふい)　お札を書き、呪文を唱えるなどの迷信的な方法により、神霊の祟(たた)りを駆除することを、治療の手段とする者を言う。巫の出現は非常に早く、今から約三千年前の中国の商周時代にはすでに巫が出現していた。巫は疾病を治療することができ、さらに歌や踊り、また神霊に代わって発言することもできたという。甲骨文にも記載があり、当時の医療状況を推し量ることができる。戦国時代になると、医療がかなり発展して、扁鵲(秦越人)は「巫を信じ医を信ぜざる者は、治せず」(信巫不信医者、不治)と主張した。しかし、巫医はなお長期にわたり存在した。

不諱(ふい)　避けられないの意で、つまり死のこと。

無夷(ぶい)　薬物名。駆虫薬。辛苦、温、脾・胃。①殺虫消積　②温脾止瀉

不育(ふいく)　通常の男子で、生殖能力の無い者を指す。これは先天的に生殖器官の発育が不全であるか、あるいは後天的な病変により、腎気虧損し、精気が虚冷になるために生ずる。

蕪夷散(ぶいさん)『東医宝鑑』　方剤名。無夷　雷丸各20　乾漆4。「寄生虫症に用いる」。

風(ふう)　①病因のこと、六淫の一つ。常にその他の病邪と結合して疾病を起こす。たとえば「風寒」「風熱」「風湿」「風燥」など。風は陽邪であり、その症状には遊走性と多変性がある。『素問・風論』に「風はよく行ぐりてしばしば変ず、腠理開けば、則ち洒然として寒す、閉じれば則ち熱して悶す。その寒するや、則ち飲食を衰え、その熱するや、則ち肌肉を消す」(風者善行而数変、腠理開、則洒然寒、閉則熱而悶、其寒也、則衰食飲、其熱也、則消肌肉)と見える。②病証のこと。「内風」や「風気内動」を参照。

風癔(ふうい)　「風懿」に同じ。

風懿(ふうい)　「風癔」ともいう。中風の症候の一つ。突然昏倒し、舌が硬直してしゃべれず、喉に阻塞感があり、痰鳴するなどが見られる。これは痰火が閉塞することにより生ずる。

風為百病之長(ふういひゃくびょうのちょう)(風は百病の長為り)　①風邪は、多くの疾病を引き起こす重要な要素であることを説明している。六淫中で、風邪は第一位にある。風邪が引き起こす疾病は、非常に広範囲である。外感病において、風邪は多くの邪気と結合する。もし風と寒が結びつけば「風寒」となり、湿と結びつけば「風湿」となり、熱と結びつけば「風熱」となる。②疾病の変化において出現する風の症状を指す。

たとえば眩暈・抽搐・肢体震顫・麻木など。『素問・風論』に「故に風は、百病の長なり、その変化するに至りて、乃ち他病となり、常方無し、しかるに致して風気有るなり」(故風者、百病之長也、至其変化、乃為他病、無常方、然致有風気也)と見える。

風温(ふうおん)　①春季の風温の病邪を感受して発生する急性熱病の一つ。葉天士の『温熱論』には「風温は、春月に風を受け、その気すでに温なり」(風温者、春月受風、其気已温)と見える。本病の初期は、邪が肺衛にある。主な症状は、発熱・口渇・自汗・悪寒・咳嗽・頭痛などが見られる。その病勢の発展過程には、神昏・譫語などの「逆伝心包」の症候と、発斑などの症状が見られる。②温病の発汗後に出現する、身灼熱・自汗・身体沈重・嗜睡・鼾声(いびき)・話すことが辛いなどの症候も「風温」という(『傷寒論』)。

風科(ふうか)　昔の医学の分科のこと。宋代には大方脈に次いで風科が設けられ、80人の学生がいたと言う。風科の範囲は、風邪による各種の疾病を統括していた。

風家(ふうか)　①平素より傷風感冒にかかりやすい人を指す。②傷風感冒や中風の患者を指す。

風咳(ふうがい)　風邪を感受したために起こる、外感咳嗽の症候の一つ。その症状は鼻塞・声重・口乾・喉痒・説話中に咳嗽などが見られる。

風火眼痛(ふうかがんつう)　風熱眼や火眼ともいう。風熱を感受して起こる。主な症状は、両眼刺痛し、異物感があり、分泌物も増え、朝起きるとまぶたが密着して眼が開かない、結膜が充血するなどが見られる。ひどければ病勢が激しく、さらに発熱・頭痛などの全身症状もともなう。

風廓(ふうかく)　「八廓」を参照。

風火相煽(ふうかそうせん)　急性熱病の極期で、高熱と同時に神昏・狂躁・驚厥・抽搐などが出現する病理現象のこと。つまり、熱が極まれば風を生じ、風が盛んになれば、火はますます盛んとなり、両者は相互に作用する。

風寒(ふうかん)　風と寒が結合した病邪のこと。その症状は悪寒重・発熱軽・頭痛・全身痠痛・鼻塞流涕・舌苔薄白・脈浮緊などが見られる。「風寒感冒」を参照。

風関(ふうかん)　「透関射甲(とうかんしゃこう)」を参照。

風癇(ふうかん)　①癇証の発作時に、項強・直視・人事不省、ひどい場合は口噤などを現すもの。多くは肝経の積熱によって生ずる。②風邪を外感して発生する癇病のこと。つまり小児の急驚風のこと。

風眼(ふうがん)　俗にいう「はやり目」のこと。

風寒感冒(ふうかんかんぼう)　本病は風寒の邪気を感受して発病する。主な症状は、発熱・悪寒・頭痛・無汗・鼻塞声重・噴嚔・流清涕・喉痒咳嗽・骨節痠痛・口不渇・苔薄白・脈浮緊などが見られる。

風巌穴(ふうがんけつ)　穴名。奇穴。耳垂と督脈の瘂門穴とを結ぶ水平線の中点から、前方0.5寸に取る。癲癇などを主治。

風寒湿(ふうかんしつ)　風邪・寒邪・湿邪の3つの邪気が相合したものをいう。痹証は、この3種の邪気が挟雑して発病する。『素問・痹論』に「風寒湿の三気雑りて至り、合して痹となるなり」(風寒湿三気雑至、合而為痹也)と見える。これらの病邪が肌膚・経脈・関節などに侵入すると、気血の運行を阻害して、痠痛・麻木・腫脹・関節重着などの症状が見られる。さらに内臓に侵入すると、佝僂(背中が丸まる)・心悸・気喘などの内臓の痹証が現れる。また風・寒・湿のそれぞれの邪気の偏勝などにより、症状にもそれぞれ違いが出る。「痹証」の各項を参照。

風寒束肺(ふうかんそくはい)　風寒の外邪が肺を侵襲することを指す。主な症状は、鼻塞・声重・噴嚔・鼻鼽・咳嗽・吐清涎・頭痛・悪寒・微熱・無汗、または悪寒しても発熱しない・舌苔薄白・脈浮などが見られる。「風寒感冒」に同じ。

風気内動（ふうきないどう）　疾病の過程中において、臓腑機能の失調により、気血が逆乱して出現する、動揺・眩暈・抽搐などの症状を指す。症状としては、頭目眩暈・四肢抽搐・強直・卒然昏倒・口眼喎斜・両目上視などが見られる。そこで「諸暴強直、皆属于風」と言われる。「肝風内動」を参照。

風瘧（ふうぎゃく）　夏季に陰暑が内伏しているところへ、風邪を感受することにより生ずる瘧疾のこと。症状は、初めは悪寒して後に発熱し、悪寒が短く発熱が長い、頭痛・発熱時に自汗・脈弦数などの症状が見られる。

風厥涎潮（ふうけつえんちょう）　風邪により起こる昏厥病のこと。症状は涎が潮のように湧き出る。

風牽喎斜（ふうけんかしゃ）　「風牽偏視」を参照。

風牽出瞼（ふうけんしゅつけん）　「睥翻粘瞼」を参照。

風弦赤爛（ふうげんせきらん）　「眼弦赤爛」を参照。

風牽偏神（ふうけんへんしん）　「風牽喎斜」「口眼喎斜」ともいう。主に脾胃の二経の気が虚し、絡脈が空虚となり、風邪がその虚に乗じて侵入して起こる。その特徴は、目と口が片側に偏向し、さらに流涙過多、まぶたが閉じきらないなどの症状がある。

風市（ふうし）　穴名。足少陽胆経。大腿部外側、直立して腕を下垂し、手掌を大腿部に付けたとき、中指の先端があたる腸脛靭帯の後方陥凹部。①清熱散風　②活血通絡　③強健腰腿　④強壮筋脈　⑤舒筋活絡

風湿（ふうしつ）　①病因。風邪と湿邪が結合した病邪のこと。②病名。つまり風湿を起こす病気のこと。「風湿症」ともいう。『傷寒論』に「風湿あい摶てば、骨節疼煩し、掣痛して屈伸するを得ず、これに近づけば則ち痛み激し」（風湿相摶、骨節疼煩、掣痛不得屈伸、近之則痛激）と見える。「痹症」を参照。

風湿症（ふうしつしょう）　「風湿」を参照。

風湿相摶（ふうしつそうはく）　『傷寒論』に見える。風邪と湿邪が人体の肌表や筋骨に侵入した後に、相互に拍撃して出現する病変のこと。その症状は、もし風湿が肌表に留まれば、身体疼痛して転側できない。風湿が関節に滞留すれば、四肢関節に牽引性の疼痛があり自由に動かせないなどが見られる。

風腫（ふうしゅ）　発汗した後に風に当たり、風水の邪が皮膚に留まり、皮膚が腫脹する病証を指す。

風消（ふうしょう）　古病名。『素問・陰陽別論』に見える。情志の鬱結により、身体消痩する症候を指す。女性では経閉が見られる。さらに血虚気鬱により内熱が生じ、陰液が絶え間なく消耗されるので、身体が日増しに消衰していく。『張氏医通』では「風消は、発熱して消痩す」（風消者、発熱消痩）と見える。

風勝則動（ふうしょうそくどう）（風勝ればすなわち動く）　『素問・陰陽応象大論』に見える。風気が偏勝することで見られる動揺の病理を指す。風の特徴は、迅速に流動し、激しく揺れ動き、変化が早い。たとえば眩暈・動揺・抽搐・震顫・攣急などが見られる。いずれも風気太過の表現である。

風疹（ふうしん）　「風痧」を参照。

風疹塊（ふうしんかい）　「癮疹」を参照。

風水（ふうすい）　水腫症候の一つ。主な症状は、発病が急激で、脈浮・骨節疼痛・発熱・悪風・浮腫が頭面に著しいなどが見られる。多くは風邪が侵襲し、脾腎の気虚により、肺気が粛降を失い、水道の通調の機能が傷害されて、水気がめぐらずに起こる。

風赤瘡痍（ふうせきそうい）　本病は、主に脾経の風熱の毒邪と心火が挟雑して、目に上攻して起こる。その症状は眼瞼の皮膚が発赤して水泡が生じ、潰爛して、形は瘡痍に似ている。

風燥（ふうそう）　風邪と躁邪が相合したもので、多くは秋燥の季節に感受する。その症状は頭痛・発熱・悪寒無汗・鼻塞・唇燥・咽乾・乾咳・胸満・胸痛・皮膚乾渋・舌苔

薄白で乾・脈浮渋などが見られる。

封蔵失職(ふうぞうしっしょく) 「封蔵」とは封閉や貯蔵の意味である。腎には精気を貯蔵する機能があり、二便をつかさどる。もし腎気が不固になれば、遺精・滑精・早泄・小便失禁・夜尿頻多・明け方の泄瀉などの症状が見られる。

封蔵之本(ふうぞうのほん) 「腎蔵精」を参照。

風丹(ふうたん) 丹毒の一種。水泡性丹毒のこと。

風池(ふうち) 穴名。足少陽胆経。手足少陽経と陽維脈と陽蹻脈との交会穴。後頚部、後頭骨の下方、胸鎖乳突筋と僧帽筋の起始部の間、陥凹部。①平肝熄風　②清頭明目　③通経散邪　④醒脳開竅　⑤調和気血

楓頭(ふうとう) 薬物名。石斛の別名。「石斛」を参照。

風毒腫(ふうどくしゅ) 神経痛やリウマチにより、筋肉や関節が腫脹した病態のこと。

風熱(ふうねつ) 風邪に熱が挟雑したもの。その症状は発熱は重く悪寒は軽く・口渇・舌辺尖紅苔微黄・脈浮数、ひどければ口燥・舌乾・目赤・咽痛・衄血などが見られる。「風熱感冒」を参照。

風熱眼(ふうねつがん) 「風火眼痛」を参照。

風熱感冒(ふうねつかんぼう) 風熱の邪気を感受して起こる。主な症状は、発熱・頭痛・微悪風寒・自汗・鼻塞無涕・咽喉焮痛・咳嗽・痰稠黄・口渇・舌紅苔薄白微黄・脈浮数などが見られる。

風熱喉痹(ふうねつこうひ) 多くは風熱の邪毒が、咽喉に侵襲して起こる。主な症状は、咽部が紅腫灼熱し、物を飲み込むのが辛くて痛む。同時に頭痛・発熱などの全身症状もともなう。。

風能勝湿(ふうのうしょうしつ)(風は能く湿に勝つ) 風邪に用いる生薬には辛温消散の作用があるものが多いので、寒湿の邪気にも有効である。たとえば羌活・防風・川芎・白芷・細辛などの薬物である。

風秘(ふうひ) 風邪によって起こる大便秘結のこと。さらに眩暈・腹脹などもともなう。風熱感冒や大便燥結などに見られる。また中風患者の腸胃積熱などにも見られる。

風痱(ふうひ) 「痱」は「癈」に同じ。中風の後に半身不随が現れるものをいう。

風痹(ふうひ) 「行痹」「周痹」ともいう。俗に「走注」ともいう。痹証の一つ。症状は肢体が痠痛して、疼痛が遊走して固定しない。病因は「風・寒・湿」の中の風邪が偏勝し、風邪は遊走しやすいために起こる。そこで『素問・痹論』に「その風気勝るものは、行痹と為る」(其風気勝者、為行痹)と見える。

風府(ふうふ) 1)風の集まるところ。2)穴名。督脈。禁灸穴。督脈と足太陽と陽維脈の交会穴。後頚部、後正中線上、外後頭隆起の直下、左右の僧帽筋間の陥凹部。①清熱散風　②醒脳開竅　③通利機関　④清神志　⑤泄気火

風府瘧(ふうふぎゃく) 風府穴の部位より邪気を感受して起こる瘧疾のこと。

風木内干中気(ふうもくないかんちゅうき)(風木は内に中気を干す) 肝は風木の臓であり、中気とは脾胃の陽気を指す。もし脾胃の陽虚になれば、肝木がその営養を失い、木が鬱して土を傷る。

風木之臓(ふうもくのぞう) 「肝体陰而用陽」を参照。

風門(ふうもん) 穴名。足太陽膀胱経。督脈と足太陽との交会穴。上背部、第２胸椎棘突下縁と同じ高さ、後正中線の外方1.5寸。①清熱宣肺　②止咳平喘　③護衛固表　④温経散寒　⑤舒筋活絡

風門人参羌活散(ふうもんにんじんきょうかつさん)『医林撮要』 方剤名。前胡　羌活　人参　独活　天麻　赤茯苓　薄荷葉　蔓荊子　川芎　甘草　黄芩　枳実　桔梗　防風各40。「痰が盛んで眩暈、手足攣縮、口渇、高熱がでる場合に用いる」。

風痢(ふうり) 内に風邪が伏し、脾胃を傷ることで起こる。症状は先ず泄瀉して後に痢疾となる、腸鳴腹痛、または鮮血を下して後に後重感がある、脈沈細で弦などの症状

が見られる。

風輪（ふうりん） ①「黒睛」を参照。②「五輪」を参照。

風輪赤豆（ふうりんせきず） 肝経積熱や気血失調により起こる。主な症状は、風輪（黒睛）の部分に顆粒状の突起が生じ、次第に白睛（眼球結膜）の部分にも赤い筋が広がり、紅く豆状となる。

風涙（ふうるい） 涙液の分泌過多のこと。

腑会（ふえ） 「八会穴」を参照。

附益地黄丸（ふえきじおうがん）『方薬合編』 方剤名。熟地黄320 香附子200 山薬 山茱萸 益母草 当帰各160 白茯苓 牡丹皮 丹参各120 沢瀉 呉茱萸 肉桂各80。「女性の陰血不足により小腹冷、月経不順、不妊症の場合に用いる」。

附益丹（ふえきたん）『東医宝鑑』 方剤名。香附子600 益母草460。「あらゆる婦人病に用いる」。

赴宴散（ふえんさん）『東医宝鑑』 方剤名。①五倍子40 黄柏 滑石各20。「裏熱証により口中と舌がただれた場合に用いる」 ②黄芩 黄連 黄柏 梔子 細辛 乾姜各同量。『処方集』「三焦熱が盛んで面赤、咽乾、口中と舌がただれ、時に鼻衄や吐血が表れる場合に用いる」 ③黄柏 細辛各同量。『医林撮要』「口中がただれた場合に用いる」。

浮火（ふか） 「引火帰原」を参照。

武火（ぶか） 強い火力のこと。

浮海石（ふかいせき） 薬物名。清化熱痰薬。鹹、寒、肺。①清肺止痰 ②軟堅散結 ③利尿通淋 ④清熱止渇

深河蟠龍（ふかがわばんりゅう、生没年不詳） 人名。日本江戸時代の医家。『方筌』の編著者。蟠龍は上総の人で、名は龍（たつ）、字は光彦（みつひこ）。近栄（ちかひで）の孫、猷栄（のりひで）の子。広瀬玄格に医を学んだ。

深根輔仁（ふかねすけひと、平安時代9～10世紀、生没年不詳） 人名。日本平安初期の医家。『本草和名』の著者。輔仁は百済系帰化人の氏族の蜂田薬師を祖とする代々の医家。典薬頭菅原行貞の門下で、右衛門医師・侍医・大医博士に累進。

巫咸（ふかん） ①伝説の人で、尭の時代の人。巫咸山（現在の山西省夏県にあたる）に住み、鴻術により病気を治療することができ、木に祈れば木が枯れ、鳥に祈れば鳥が落ちたと言う。②伝説によれば商朝の太戊時代の人、虞山（現在の江蘇省常熟県にあたる）に住み、霊山を上下して薬草を採取したと言う。

不換金正気散（ふかんきんしょうきさん）『易簡方』 方剤名。藿香 厚朴 蒼朮 陳皮 半夏 甘草各等分、生姜を入れて煎じ熱服する。本方は、平胃散に藿香・半夏を加えたものに相当する。瘴疫時気により湿濁内停し表寒を兼ねるもので、霍乱吐瀉・嘔吐腹脹・悪寒発熱などに用いる。

不換金正気散（ふかんきんしょうきさん）『東医宝鑑』 方剤名。蒼朮8 厚朴 陳皮 藿香 半夏 甘草各4 生姜3 大棗2。「悪寒、発熱、消化不良、悪心する場合、食滞と感冒が重なった場合、または消化器性感冒に用いる」。

不汗出而煩躁（ふかんしゅつじはんそう） （汗出せずして煩躁す） 表が閉じて裏熱が阻塞される症状の一つ。汗出しないために起こる煩躁のこと。

不起（ふき） 治癒不能のこと。

扶危散（ふきさん）『東医宝鑑』 方剤名。滑石40 石雄黄4 麝香1 斑猫7。「狂犬病に追いかけられたなどの場合に用いる」。

不及（ふきゅう） 虚していること。その対義として有余があり、実していることを指す。

普救類方（ふきゅうるいほう） 書名。日本江戸時代、林良適（1695～1731）・丹羽正伯（1700～1752）の共編。医方集。全7巻12冊。享保14年（1729）刊。幕府紅葉山文庫所蔵の医書を利用して、庶民が用いやすい簡便民間療法を集め、平易な和文で編集されたもの。

符禁門（ふきんもん） 「禁」を参照。

伏（ふく） 「治削」を参照。

腹（ふく） 胸部の下にあり、横隔膜より下の

部分にあたる。その臍より上部を「大腹」といい、臍より下の部分を「小腹」や「少腹」という（一説には、臍の両側を「少腹」という）。

腹哀（ふくあい）　穴名。足太陰脾経。足太陰と陰維脈の交会穴。上腹部、臍中央の上方３寸、前正中線の外方４寸。①調理腸胃　②健運中焦　③通降腑気　④利湿熱　⑤除積熱

福井楓亭（ふくいふうてい、1725〜1792）　人名。日本江戸時代の医家。『崇蘭館集験方』の著者。楓亭は京都の名医で、名は輗（げい）、字は大車（たいしゃ）、通称柳介（りゅうすけ）。寛政２年（1790）、江戸医学館の前身、躋寿館に招かれて『霊枢』を講じ、翌々年内直を命じられ製薬所の監となったが、その年江戸で没した。子の榕亭も名医であった。

伏飲（ふくいん）　痰飲が体内に潜伏して、頻繁に発作を起こすものを指す。症状は腰背痠痛・悪寒発熱・胸脇脹満・咳嗽嘔吐、ひどければ涙が自然と流れ出し、全身が震える。

虙瘕（ふくか）　「伏瘕」を参照。

伏瘕（ふくか）　古病名。『素問・気厥論』に見える。「虙」と「伏」は音義とも通ず。邪気が大腸に潜伏する瘕証のこと。症状は下腹部に腫塊状のものが突出し、消散したり出現したり、腹痛、便秘などもともなう。多くは大腸の熱気が鬱積することで生ずる。

伏気（ふくき）　病邪が体内に伏蔵されて、一定の時期を経て発病するものをいう。鬱熱が内発すると、陰を傷りやすい。その病変部位には、深いものと浅いものがある。つまり少陽・陽明・少陰・厥陰などの違いがある。その邪気の鬱積する場所が、深ければ病状も重くなる。発病時には裏から表へ伝わり、その病状は連綿として多発的である。「伏気温病」を参照。

復気（ふくき）　勝復の気は、四季の移り代わりの面において、ある法則があると考え、下半期に上半期と相反する気候が生ずることを言う。「勝復」を参照。

茯木丸（ぶくきがん）『薬典』　方剤名。木通　白茯苓　蒼朮　地膚子　桑柏皮各20。「尿不利の場合に用いる」。

伏気温病（ふくきうんびょう）　新感温病とは区別する温病の一つ。外邪を感受した後に、邪が軽くてまだ発病条件がそろわずに、裏に蘊伏する。または平素より内に積熱があり、一定の期間を経て、時邪を感受して、内伏した鬱熱が裏より透出する。これらを「伏気温病」という（一説には、温邪を深くに感受して、発病するとすぐに裏証が現れるものをいう）。その特徴は、発病すると煩渇・舌絳・尿赤・脈数などの裏熱症候が見られるが、衛分の症候ははっきりとは現れない。たとえば「春温」「伏暑」「温瘧」などは、いずれもこの温病に属す。伏気温病と新感温病は、実際には温邪を感受して発病する。しかしその違いは、主に実際の表現にある。つまり、その病邪の性質、発病径路、病変部位、患者の体質などの要素の違いによるので、その症候に基づかなければならない。さらに「伏気」を疾病の潜伏期とみなしてはならない。先人が説明している伏邪は、冬から春夏にかけて発病する、また暑邪は冬季に発病すると述べているが、ただ参考にするだけで良い。つまり実際に、新感と伏気を弁別することは、病機の伝変・予後・治療などに対して一定の意義がある。特にその伏気温病の治療経験は、参考価値がある。

復元活血湯（ふくげんかっけつとう）『東医宝鑑』　方剤名。大黄10　当帰6.8　柴胡6　穿山甲　瓜呂根　甘草各4　桃仁10　紅花20。「打撲やその他の原因により瘀血が生じ、胸脇支満、転側できず、絞痛、時に黒く硬い便が出る場合に用いる」。

復元丹（ふくげんたん）『東医宝鑑』　方剤名。沢瀉100　炮附子80　木香　茴香　山椒　独活　厚朴　白朮　陳皮　呉茱萸　桂心各40　肉豆蔻　檳榔各20。「心腎の陽が不足して、全身が浮腫し、腹満冷痛、短気、足冷、尿不利などの症状がある場合に用いる」。

復元通気散（ふくげんつうきさん）『東医宝鑑』　方剤名。①牽牛子80　茴香　穿山甲

ふ

各60　陳皮　延胡索　炙甘草各40　木香20。「気が不通で身痛する場合に用いる」②陳皮　橘皮各160　穿山甲　瓜呂仁80　甘草60　金銀花　連翹各40。「癰腫が生じた場合に用いる」③木香　茴香　陳皮　穿山甲　陳皮　白芷　甘草各同量。『医林撮要』「あらゆる癰腫に用いる」④橘皮　陳皮各160　甘草120　穿山甲　瓜呂根各80　金銀花　連翹各40。『医林撮要』「適応症は①に同じ」。

復元養栄湯(ふくげんようえいとう)『方薬合編』　方剤名。人参6　当帰　白芍　黄耆　酸棗仁　地楡　白朮各4　荊芥蕊3.2　遠志2　甘草1.2。「女性の性器出血に用いる」。

複視(ふくし)　重視に同じ。「重視」を参照。

副刺激法(ふくしげきほう)　刺針法の一つ。刺入した針の周囲を、指頭や針管で叩打、または振顫する方法のこと。

ふ

腹濡(ふくじゅ)　腹部が柔軟で硬くないが拒按のものをいう。

伏暑(ふくしょ)　夏季に暑気に傷られて、秋冬に発生する疾患のこと。症状は霍乱吐瀉・洩痢腹痛・瘧疾寒熱などが見られる。

腹証(ふくしょう)　診断の手がかりとする、腹部にあらわれる症候型のこと。江戸時代、吉益東洞らの古方派は腹診法を重視した。

伏衝(ふくしょう)　衝脈が循行して脊椎骨内に入る部分をいう。その体内の深い部分にある衝脈を指す。

腹証奇覧(ふくしょうきらん)　書名。日本江戸時代、稲葉文礼(?～1805)の著。腹診書。正編2巻、後編2巻。享保元年(1801)刊。江戸時代古方派の人たちが実証主義を唱え、脈診より腹診法が重視されるようになった。その腹の硬軟・動悸などを図にして好評を得た。この続編として『腹証奇覧翼』が出た。

腹証奇覧翼(ふくしょうきらんよく)　書名。日本江戸時代、和久田叔虎(生没年不詳、18世紀後半)の著。文化6年(1809)刊。稲葉文礼著の『腹証奇覧』を補う形でかかれた書。この書によって、江戸時代の腹診法が完成したと言える。『腹証奇覧』と並び、日本古方派の代表的腹診書として知られ、今日でも参考にされている。

腹診(ふくしん)　腹部の診察のこと。徳川時代の中期に古方派により腹診は発展し、特に重視された。

茯神(ぶくしん)　薬物名。茯苓の菌核の中間に松の根を天然に抱いたもの(茯神木)の白色部分。甘・淡。平。心・脾。寧心安神、利水。心虚による驚悸・健忘・不眠・驚癇などに用いる。

茯神黄耆湯(ぶくしんおうぎとう)『東医宝鑑』　方剤名。茯神　羌活　蔓荊子　防風　薏苡仁　黄耆　五味子　麦門冬　石菖蒲　黄芩各4　甘草2。「精神が混迷し、不安で、気分が不安定で、頭痛する場合に用いる」。

茯神丸(ぶくしんがん)『処方集』　方剤名。茯神　人参　当帰　麦門冬各20　甘草8。「小児が心気が虚弱となり心悸、心煩、不安、身体消痩する場合に用いる」。

茯神散(ぶくしんさん)『東医宝鑑』　方剤名。茯神　乾地黄　白芍　川芎　当帰　桔梗　白茯苓　遠志各8　夏枯草4　大棗2。「突然驚悸した後に心悸し、言葉が出ない場合に用いる」。

腹診書(ふくしんしょ)　書名。日本江戸時代、堀井元仙(生没年不詳、18世紀)の著。腹診書。全2巻2冊。寛保2年(1742)刊。

茯神湯(ぶくしんとう)『東医宝鑑』　方剤名。茯神　黄耆　人参　麦門冬　遠志　通脱木　桔梗各2.8　五味子　甘草各1.2　生姜2。「身体が労倦し、元気が無く、心煩、咽中の閉塞感がある場合に用いる」。

茯神木(ぶくしんぼく)　薬物名。茯苓の菌核の中の松根。甘。平。平肝安神。驚悸・健忘・中風による言語不利・脚気転筋などに用いる。

伏痰(ふくたん)　「宿痰」ともいう。これは水飲が内熱の煎熬により痰となり、胸膈間に久しく停留すること。伏痰と伏飲は、基本的には同じである。しかし「飲」は胸腹四肢に潜伏しており、水腫や胸腹腔内の積液のたぐいである。「痰」は全身のあらゆる場所に潜伏している。

復恥湯(ふくちとう)『東医宝鑑』 方剤名。半夏　赤茯苓　陳皮　甘草　萹蓄　木通　瞿麥　黄柏各4　生姜3。「痰火が込み上げて眩暈、耳鳴、耳聾などの場合に用いる」。

伏沖之脈(ふくちゅうのみゃく) 脊椎骨を伏行する脈のこと。

腹中雷鳴(ふくちゅうらいめい) 腸中から水鳴音がすること。これは腹中の水気が打ち合って出る音である。

腹脹満(ふくちょうまん) 「腹満」を参照。

福田方(ふくでんほう) 書名。日本室町時代、有隣(?～1410)の著。南北朝時代もしくは室町時代前期の医書。『有林福田方』ともいう。全12巻。本書は仮名混じり文で書かれた比較的コンパクトな医学全書で、各科にわたり病症と適応薬方が記されている。

伏兎(ふくと) 1)解剖名。腿を伸ばした時に、前面の筋肉の最も高く隆起した部分。兎が伏した様子に似ている。大腿直筋に相当する。2)穴名。足陽明胃経。大腿前外側、膝蓋骨底外端と上前腸骨棘を結ぶ線上、膝蓋骨底の上方6寸。①温経散寒　②散寒除湿　③強腰益腎　④理気血　⑤化瘀通絡

伏熱在裏(ふくねつざいり)(伏熱裏に在り) 体内に熱邪の内伏がある、またはその他の邪気が鬱して化熱し、腸胃の熱積などに波及するもの。発病時は咽乾・口臭・舌紅苔黄乾・腹脹圧痛・大便秘結や穢臭・小便黄短などの内熱症状が見られる。

腹皮癰(ふくひよう) 腹壁部に生ずる癰のこと。臍部に生ずるものを「臍癰」という。多くは湿熱火毒の蘊結や気血の凝滞により生ずる。また臍に湿疹が生じて、それを掻いて破って感染して生ずるものもある。症状は化膿して濃い膿液が出る。膿液が臭わないものは収斂しやすく、膿液が非常に臭く、粉状のものが混じっているものは、「臍漏」が生じやすく、口が塞がりづらい。

複方(ふくほう) 2つの処方や、それ以上の処方を同時に使用することをいう。それには以下の2つの条件も加わる。①その薬方以外の薬味を加えるもの。②方剤それぞれの薬物の用量をすべて同じにするもの。これは病状が複雑なものか、慢性病で長い期間治癒しないものに適用する。たとえば柴胡四物湯は、小柴胡湯と四物湯を合方(柴胡、人参、黄芩、甘草、半夏、川芎、当帰、芍薬、熟地、生姜、大棗)したものであり、虚労が長く続き、寒熱があり、脈象が沈数などを呈する症状を治療する。

覆盆子(ふくぼんし) 薬物名。固精縮溺薬。甘酸、温、肝・腎。①益精種子　②固精止遺　③益腎縮溺

腹満(ふくまん) 腹脹満のこと。腹部が脹満する症状のこと。これには虚証と実証がある。「虚証」のもは脾陽失運により起こり、下痢腹満痛で喜温、喜按、苔白、脈緩弱なども見られる。「実証」のものは熱結胃腸により起こり、便秘、腹痛拒按、苔黄燥、脈沈実で有力などの症状も見られる。

腹満時痛(ふくまんじつう) 腹が脹満して痛むが、その痛みが激しくなったり、軽くなったりすること。これは太陰症に属す。

腹満痛(ふくまんつう) 腹部が脹満して痛むこと。

伏脈(ふくみゃく) 脈象名。脈が伏在しており、強く骨に着くほどに押さえてはじめて触れる脈象のこと。これは厥証、激痛、または邪気が内部に閉塞している病証に見られる。

復溜(ふくりゅう) 穴名。足少陰腎経。経金穴。下腿後内側、アキレス腱の前縁、内果尖の上方2寸。①滋陰降火　②清熱利湿　③滋腎潤燥　④祛湿導滞　⑤壮筋補虚

伏竜肝(ぶくりゅうかん) 薬物名。温裏祛寒薬。辛、微温、脾・胃。①温胃止嘔　②益脾摂血　③燥湿止瀉

伏竜肝散(ぶくりゅうかんさん)『東医宝鑑』 方剤名。川芎　艾葉各6　伏竜肝4　赤石脂　麦門冬各2.8　当帰　熟地黄　肉桂　甘草　乾姜各2　大棗2。「女性の衝任脈が虚弱で、崩漏が続き、小腹痛、口中無味、手足無力、

ふ

消瘦する場合に用いる」。

伏梁(ぶくりょう) 古病名。主に心下(胃脘部)から臍部の周囲に、包塊(または気塊)が生じる病証のこと。ほとんどは気血の結滞により生ずる。古典には本病の症状に、3種の説明がある。①五積症の一つ。心積に属す。これは、臍の上から心下部にかけて包塊が生じ、腕ほどの大きさで、長らく治癒せず、その他に心煩・睡眠不安などの症状も見られる(『難経・五十六難』)。②下腹部が硬く膨満し、腹腔や腸胃の外側に包塊が生じ、押しても動かず、さらに内に膿血が鬱積し、臍の周囲に疼痛がある。他に身腫・下肢浮腫・拒按なども見られる(『素問・腹中論』)。③包塊が心胸の下部にあり、随時昇降し、唾血を見ることもある(『霊枢・邪気臓腑病形篇』)。

茯苓(ぶくりょう) 薬物名。滲湿薬。甘淡、平、心・脾・肺・腎。①利尿通淋 ②健脾止瀉 ③寧心定悸

茯苓飲(ぶくりょういん)『金匱要略』 方剤名。①茯苓5 蒼朮4 人参 生姜 陳皮各3 枳実1.5。「胃内に水分が停滞しているために心下部が痞えて膨満感があり、自然に水が上がってきて、これを口から吐き、またはいったん食べた食物を牛のように反芻するものなどに用いる」 ②赤茯苓 人参 白朮 生姜各120 枳実80 陳皮60。『郷薬集成方』「水湿が集積し、全身が重く、心下痞硬、心煩、口中無味、消化不良などがある場合に用いる」。

茯苓飲子(ぶくりょういんし)『東医宝鑑』 方剤名。半夏 赤茯苓 茯神 麦門冬 陳皮各40 沈香 檳榔 甘草各20。「痰飲により心悸、心煩、心下痞硬する場合に用いる」。

伏梁丸(ぶくりょうがん)『東医宝鑑』 方剤名。黄連60 厚朴 人参各20 黄芩 桂枝 茯神 丹参各4 乾姜 石菖蒲 巴豆霜 烏頭各2 紅豆蔻0.8。「心積により硬結が臍から心下にかたまり、疼痛、心煩する場合、胃腸管が痙攣する場合に用いる」。

茯苓丸(ぶくりょうがん)『郷薬集成方』 方剤名。①赤茯苓 白芍 当帰 枳実 白朮 人参各200 麻仁 大黄各120。「霍乱により陰陽が不調になり、大小便が不利する場合に用いる」 ②木通 白茯苓 地膚子 桑柏皮 白朮各100 蜜適量。「急性および慢性腎炎、心不全、膀胱や尿道の炎症性疾患、尿量減少、尿不利などの場合に用いる」。

茯苓甘草湯(ぶくりょうかんぞうとう)『傷寒論』 方剤名。茯苓6 桂枝4 生姜3 甘草1。「熱病で脈浮数で汗が出て尿利が減少しているのに、口渇の無いもの。または熱があるのに手足が冷えて動悸するものなどに用いる」。

茯苓杏仁甘草湯(ぶくりょうきょうにんかんぞうとう)『金匱要略』 方剤名。茯苓6 杏仁4 甘草1。「胸痛、背痛があったり、胸中がつまったり塞がったように苦しみ、または心悸亢進、呼吸促迫、喘咳などがあり、脈沈微のものに用いる」。

茯苓桂甘湯(ぶくりょうけいかんとう)『東医宝鑑』 方剤名。白茯苓24 桂枝16 炙甘草8 大棗5。「臍下に動悸を感じ、上に込み上げて、心悸などの症状がある場合に用いる」。

茯苓桂枝白朮甘草湯(ぶくりょうけいしびゃくじゅつかんぞうとう)『金匱要略』 方剤名。苓桂朮甘湯に同じ。「苓桂朮甘湯」を参照。

茯苓膏(ぶくりょうこう)『郷薬集成方』 方剤名。白茯苓 乳各1200 松膏6000 海松子 柏子仁各3000。「全身が労倦し、元気が無く、視界が暗くなり、若白髪、歯が抜け、老化が早まる場合に用いる」。

茯苓五味子湯(ぶくりょうごみしとう)『東医宝鑑』 方剤名。赤茯苓8 桂心 甘草各6 五味子5。「支飲により胸悶、短気、咳嗽、不眠、時に身浮腫する場合などに用いる」。

茯苓散(ぶくりょうさん)『東医宝鑑』 方剤名。①人参 当帰 山薬 甘草各6 遠志 茯神 桂心 麦門冬各3 生姜3 大棗2。「出産後に心虚症により胸悶、心悸、精神昏

迷、言語障害などの症状がある場合に用いる」 ②赤茯苓　楡根皮各120　木通80　白朮　芍薬　白茅根　冬葵子各40。「気淋により小腹が重苦しく、腫満感があり、尿不利、淋漓、残尿感などがある場合に用いる」。

茯苓四逆湯(ぶくりょうしぎゃくとう)『東医宝鑑』 方剤名。甘草12　人参6　附子1　乾姜10　白茯苓24。「発汗しすぎたり、下しすぎて、胸悶、心悸、手足厥冷、元気が無く、脈細弱などの症状がある場合に用いる」。

茯苓正気散(ぶくりょうしょうきさん)『郷薬集成方』 方剤名。蒼朮200　白茯苓120　枸杞子　山椒各80。「眼に雲翳が生じ、瞳が濁り、視力が落ち、頭痛する場合に用いる」。

茯苓菖蒲丸(ぶくりょうしょうぶがん)『郷薬集成方』 方剤名。茯神80　白茯苓　石菖蒲　遠志各40　葱白20。「心気虚により煩心し、心悸、不眠、多夢、健忘症がある場合に用いる」。

茯苓滲湿湯(ぶくりょうしんしつとう)『東医宝鑑』 方剤名。茵陳蒿8　赤茯苓　沢瀉　猪苓各4　黄連　黄芩　梔子　防已　白朮　蒼朮　陳皮　橘皮　枳実各2。「湿熱黄疸により鮮明な黄疸がでて、身重、胃がもたれ、消化不良、尿不利の場合に用いる」。

茯苓造化糕(ぶくりょうぞうかこう)『東医宝鑑』 方剤名。白茯苓　蓮実　山薬　芡実各160　糯米300　砂糖600。「脾胃虚弱により消痩、元気が無く、口中無味、食欲不振の場合に用いる」。

茯苓沢瀉湯(ぶくりょうたくしゃとう)『金匱要略』 方剤名。①茯苓　沢瀉各4　蒼朮　生姜各3　桂枝2　甘草1.5。「胃部に停滞感や悪心があり、食後しばらくして食べたものを吐き、のどがかわいて水を飲むもの。またしばしば上衝・頭痛・頭冒感・眩暈・心悸亢進などがあって尿利が減少するものなどに用いる。②赤茯苓32　沢瀉　生姜各16　白朮12　甘草　桂枝各8。『医林撮要』「反胃により頻繁に嘔吐し、口渇し、水を飲みたがる場合に用いる」。

茯苓湯(ぶくりょうとう)『東医宝鑑』 方剤名。①赤茯苓　桑柏皮各6　防風　桂皮　川芎　芍薬　麻黄各4　大棗2。「痹症、特に痛痹により手足の関節が疼痛し、手指が腫脹し、屈曲するなどの場合に用いる」 ②薏苡仁　皀莢　木瓜　白芷　当帰尾　黄柏　生地黄　牛膝　白芍　防風各40　山椒　紅花各20　甘草　羌活各28　金銀花80　土茯苓160。「天疱瘡が悪化して局所の組織が化膿し、腐敗臭のする膿が出て、非常に痛む場合に用いる」 ③当帰　川芎　白芍　熟地黄　白朮　赤茯苓　沢瀉　黄芩　梔子　麦門冬　厚朴　甘草各2.8　生姜5。『医林撮要』「妊婦が全身が浮腫し、胸悶、短気する場合に用いる」 ④黄芩6　当帰8　肉桂　炙甘草各1　猪苓　赤茯苓各1.2　沢瀉2　白芍2.8　蒼朮　甘草　升麻　柴胡各4。「冷たいものを食べて、粘液便または便に血が混じる泄瀉をして、腹痛、口中無味、消化不良、煩熱感があり、全身が勞倦し、元気が無い場合に用いる」 ⑤赤茯苓　沢瀉　香附子　陳皮　桑柏皮　檳榔　乾姜各4。『医林撮要』「脾虚により身体が浮腫し、短気、尿不利の場合に用いる」 ⑥赤茯苓　陳皮　沢瀉　桑柏皮各1.2　芍薬　白朮　人参　肉桂各0.8　石膏3.2　生姜5。『医林撮要』「胃腸障害により消化不良で、顔が黄ばみ、胸脇が硬満し、尿赤、尿不利の場合に用いる」。

茯苓導水湯(ぶくりょうどうすいとう)『その他』 方剤名。①赤茯苓　白朮　麦門冬　沢瀉各12　紫蘇　桑柏皮　木瓜　砂仁　檳榔各4　木香　陳皮各3　燈芯1。「水湿が停滞したり風邪を受けることにより、全身が浮腫し、短気、息苦しい場合に用いる」 ②赤茯苓　檳榔　猪苓　砂仁　木香　陳皮　沢瀉　白朮　木瓜　檳榔　桑柏皮　紫蘇各12　生姜3。「妊婦が浮腫または脹満などにより、短気、不眠などの場合に用いる」。

茯苓半夏湯(ぶくりょうはんげとう)『東医宝鑑』 方剤名。①半夏12　赤茯苓8　生姜7。「痰飲により心下痞硬し、悪心、消化不

ふ

良、時に腹鳴、身重などの症状がある場合、慢性胃炎、胃無力症などに用いる」 ②半夏8 赤茯苓 陳皮 蒼朮 厚朴各4 藿香3.2 砂仁 乾姜 炙甘草各2 生姜3 烏梅1。「痰飲により心下が腫満し、消化不良、口中無味、吃逆、嘔吐、全身が重く、腰痛などの症状がある場合に用いる」。

茯苓補心湯(ぶくりょうほしんとう)『東医宝鑑』 方剤名。①白芍8 熟地黄6 当帰5.2 川芎 白茯苓 人参 前胡 半夏各2.8 陳皮 枳実 桔梗 葛根 紫蘇葉 甘草各2 生姜5 大棗2。「七情に傷られ、吐血する場合、身体衰弱し面色蒼白、胸悶、手足心煩熱、咳嗽、悪寒、吐血するなどの場合に用いる」 ②白茯苓 人参 白朮 当帰 生地黄 酸棗仁 白芍 麦門冬 陳皮 黄連各4 甘草1.2 朱砂2 大棗2 烏梅1 浮小麦100。「七情に傷られて心悸、冷汗、胸悶、不眠、易怒などの場合に用いる」。

腹肋頭穴(ふくろくとうけつ) 穴名。奇穴。側腹部、第10肋骨端に取る。胸痛・腹痛・腰痛などを主治。

浮郄(ふげき) 穴名。足太陽膀胱経。膝後面、大腿二頭筋腱の内縁、膝窩横紋の上方1寸。①清熱鎮痙 ②清利二便 ③舒筋清熱 ④化瘀通経 ⑤清利下焦

不月(ふげつ) 経閉に同じ。月経の閉止のこと。

不語(ふご) しゃべり出すのが遅い小児のこと。「五遅」を参照。

不行(ふこう) 小児が一歳を過ぎても歩けない状態のこと。「五遅」を参照。

浮候(ふこう) 「寸・関・尺」を参照。

附骨疽(ふこつそ) 「骨疽」ともいう。筋骨部位に生じる疽のこと。多くは風寒湿が筋骨を阻み、気血が凝滞することで生ずる。初めは往来寒熱が生じ、次いで筋骨に疼痛が現れ、表面は赤くも熱くもないが、錐で刺すように痛み、屈伸できない。長くなれば寒鬱化熱し、腐敗した肉が膿となるが、外形は腫れが広がり頭は無く、皮膚色も変わらない。潰爛すると薄い膿が流れ、口が塞がりにくく、瘻管や死骨を作りやすい。死骨が出来てしまうと、次第に癒着する。

附骨腫(ふこつしゅ) 骨膜炎、髄膜炎などのたぐい。

普済消毒飲(ふさいしょうどくいん)『方薬合編』 方剤名。桔梗 甘草 黄芩 黄連 玄参 馬勃 陳皮 柴胡各5.6 連翹 牛蒡子各3 薄荷2.3 升麻0.8。「風熱により咽中腫痛する場合に用いる」。

普済消毒飲子(ふさいしょうどくいんし)『東医宝鑑』 方剤名。黄芩 黄連各20 人参12 陳皮 桔梗 玄参 柴胡 甘草各8 牛蒡子 馬勃 板藍根 連翹各4 升麻 白僵蚕各2。「急性熱病により、悪寒の後に高熱が出て、胸悶、非常に煩躁し、口渇するなどの症状がある場合に用いる」。

普済方(ふさいほう) 書名。中国明代、朱橚等の撰。168巻。1960論、2175類に分類、治療法778、処方61739、挿図239枚を含む。

普済本事方(ふさいほんじほう) 書名。中国宋代、許叔微(知可)の著。1132年。全10巻。方剤を収録し、病症や医理を識別、分析すると共に、自分が使用した方剤のカルテを挿入してある。

布指(ふし) 脈診の際に術者の指の置き方のこと。方法は、右手でも左手でも、先ず中指を正しく患者の寸口脈の「関部」に置き、次に食指を正しく「寸部」に置き、薬指を同じく「尺部」に置くようにする。さらに患者の身長に応じて、三指の間隔を適切に調整する。つまり身長が高ければ、指の間隔を少し広くし、身長が低ければ指の間隔を狭くする。

浮刺(ふし) 十二刺法の一つ。寒性の筋肉のけいれんを治療するのに用いる。刺法は、患部の側方から浅刺する(『霊枢・官針篇』)。

附子(ぶし) 薬物名。助陽回厥薬。辛甘、大熱、毒、十二経。①助陽回厥 ②祛寒止痛 ③燥脾止瀉 ④温腎逐水

藤井式小児針(ふじいしきしょうにしん) 大阪の医家、藤井家に伝わる特殊な小児針法

のこと。方法は、2本の針管を縦に連絡した針管を用い、針管にやや短めの豪針を入れて、つなげた針管の頭を強くたたく。すると針管を強くたたかれて、針管内の針が震動して皮膚を刺激する。

附子温中湯(ぶしおんちゅうとう)『東医宝鑑』 方剤名。炮附子　炮乾姜6　人参　白朮　白茯苓　白芍　炙甘草各4　厚朴　草豆蔻　陳皮各2.4。「脾陽不足により腹冷痛、消化不良、泄瀉を繰り返す場合に用いる」。

藤木成定(ふじきなりさだ、1556〜1635年) 人名。日本江戸時代初期の京都の医家。御薗意斎を師として針を学び、晩年は針博士として、典薬頭となった。

附子丸(ぶしがん)『郷薬集成方』 方剤名。天南星300　白附子80　白礬20。「風痰により胸悶、心悸、消化不良、便秘、眩暈、悪心する場合に用いる」。

附子灸(ぶしきゅう) 温灸法の一つ。附子の根を薄く切り、または附子の葉をもんで丸め、これを施灸部に置いて、その上に温灸艾を乗せて施灸する。関節炎・リウマチ・筋肉痛などを主治する。

附子粳米湯(ぶしこうべいとう)『金匱要略』 方剤名。附子1枚　半夏半升　甘草1　大棗10枚　粳米半升。「腹中に寒気有り、雷鳴し切痛し、胸脇逆満し、嘔吐するは、附子粳米湯これを主る。」(腹中寒気、雷鳴切痛、胸脇逆満、嘔吐、附子粳米湯主之)

附子散(ぶしさん)『東医宝鑑』 方剤名。①炮附子10　桂心　当帰　白朮各8　半夏　炮乾姜各4　生姜3。「傷寒陰毒で嘔吐し、手足厥冷、元気が無く、横になりたがり、時に口唇と手足が蒼白色となり、冷汗を流すなどの症状がある場合に用いる」 ②附子1。「食後一定時間を過ぎると嘔吐する事を繰り返す場合に用いる」。

附子山茱萸湯(ぶしさんしゅゆとう)『東医宝鑑』 方剤名。炮附子　山茱萸各6　半夏　肉豆蔻各5　木瓜　烏梅各4　丁香　藿香各3　生姜7　大棗2。「腹痛、口中無味、腹満、消化不良、身冷、消痩、手足無力などの場合に用いる」。

附子瀉心湯(ぶししゃしんとう)『東医宝鑑』 方剤名。大黄　黄連　黄芩　炮附子各4。「気滞により不安焦燥、心下痞硬、悪寒、発汗などがある場合に用いる」。

富士谷成基(ふじたになりもと、弘之、1774〜1812) 人名。日本江戸時代の医家。『救偏産言』の著者。成基は賀川満定の門人。

賦質(ぶしつ) 先天の体質のこと。

附子湯(ぶしとう)『傷寒論』 方剤名。①附子2枚　茯苓3　人参2　白朮4　芍薬3。「少陰病にて、身体痛み、手足寒し、骨節痛み、脈沈なる者は、附子湯これを主る。」(少陰病、身体痛、手足寒、骨節痛、脈沈者、附子湯主之) ②白朮16　白茯苓　白芍各12　人参　炮附子各8。『東医宝鑑』「少陰病で陽が損傷され、元気が無く、嗜眠、手足厥冷、全身の関節が痛む場合、または熱感は無く背部に悪寒がする場合に用いる」 ③附子　白芍　桂皮　人参　白茯苓　甘草各4　白朮6　生姜7。『東医宝鑑』「風寒湿により痹症が生じ、関節が痛み、皮膚の知覚異常があり、身重、手足無力の場合に用いる」 ④附子3　熟地黄　玄参　萬蔘　麻黄　防風　寄生木各6　当帰　桂枝　乾姜　姜黄　桃仁　甘草各4　芍薬10。『処方集』「突発性壊疽、レイノー病などに用いる」。

附子人参湯(ぶしにんじんとう)『和剤局方』 方剤名。附子理中丸の別名。「附子理中丸」を参照。

附子八物湯(ぶしはちもつとう)『医林撮要』 方剤名。炮附子　乾姜　白芍　炙甘草　桂心各120　白朮160　人参120。「歴節風により全身、特に手足の関節運動が障害され、時に浮腫し疼痛する場合、神経痛、リウマチ性関節炎などに用いる」。

府舎(ふしゃ) 穴名。足太陰脾経。足太陰と厥陰と陰維脈の交会穴。下腹部、臍中央の下方4.3寸、前正中線の外方4寸。①温経活血　②健脾消満　③疏肝止痛　④消積散瘀　⑤理気活血

跗腫(ふしゅ) 跗は足の甲のこと。つまり足

の甲の浮腫のこと。

胕腫(ふしゅ)　「胕」は「肤」に通ず。全身の皮膚の浮腫のこと。「陰水」「陽水」を参照。

膚瞤(ふじゅん)　肌肉部分の跳動のこと。

腑証(ふしょう)　三陽経の病変が、その所属する腑に影響することを言う。たとえば、太陽病で少腹脹・小便不利が見られれば、水が膀胱に蓄している(膀胱は太陽の腑である)。陽明病で腹痛・大便秘結が見られれば、熱が胃と大腸に結している(胃は陽明の腑である)。少陽病で口苦・咽乾・目眩などが見られれば、熱が胆に鬱している(胆は少陽の腑である)。これらはいずれも「腑証」である。

浮小麦(ふしょうばく)　薬物名。斂汗薬。甘鹹、涼、心。①養心斂汗　②清熱退蒸　③涼血止血　④利尿通淋

不食(ふしょく)　食欲不振のこと。脾・腎の虚により起こる。自汗・食欲不振・食べても少量しか食べれない・疲れやすい・下痢しやすい・皮毛が枯槁・艶が無いなどの症状が見られる。

婦女必知(ふじょひっち)　書名。撰者と刊年は不詳。1冊。ハングルで書かれた、臨産における注意事項を記載した書で、婦女子が知らなければならない胎産や育児法も記されている。

附子理中丸(ぶしりちゅうがん)『和剤局方』　方剤名。「附子理中湯」を参照。

附子理中湯(ぶしりちゅうとう)『和剤局方』　方剤名。別名は附子理中丸。①「回陽救逆」を参照。附子　人参　乾姜　甘草　白朮各3。「治脾胃冷弱、心腹絞痛、嘔吐泄利、霍乱転筋、体冷微汗、手足厥寒、心下逆満、腹中雷鳴、嘔噦不止、飲食不進及一切沈寒痼冷并皆治之」　②炮附子　人参　白朮　炮乾姜　炙甘草各4。「脾胃虚寒により頻繁に泄瀉し、腹満痛、口中無味、時に嘔吐、手足厥冷、悪寒、脈弱の場合、小児の慢驚風、またはよだれを多く流す場合に用いる」。

不寝(ふしん)　「不得眠」を参照。

婦人(ふじん)　古く婦人の病気を治療する専科のことで、「女科」ともいう。今の産婦人科に相当する。

不仁(ふじん)　知覚麻痺のこと。『霊枢・刺節真邪篇』に「衛気めぐらざればすなわち不仁をなす」と見える。

婦人寿草(ふじんことぶきぐさ)　書名。日本江戸時代、香月牛山(1656～1740)の著。婦人科専書。全3巻。元禄5年(1692)成。

婦人大全良方(ふじんたいぜんりょうほう)　書名。中国宋代、陳自明(良甫)の著。1237年。全24巻。260余論がある。各章には附方と医案が付いている。

浮水六法(ふすいろくほう)　杉山流の6つの刺針法のこと。①「遅」：二呼吸に1回の割で4回弾入。②「緩」：一呼吸に3回の割で5回弾入。③「数」：一呼吸7回以上の割で6回弾入。④「軽」：軽く弱くすばやく弾入。⑤「重」：重く強く弾入。以上の方法を組み合わせて応用する。例えば「軽遅」・「軽緩」・「軽数」・「重遅」・「重緩」・「重数」の手技など。

扶正祛邪(ふせいきょじゃ)　「正」とは人体の正気のこと。「邪」とは発病原因となる病邪のこと。つまり「扶正」とは正気を扶助し正気を強くして、病邪を消除すること。「祛邪」とは病邪を駆除して、正気を扶助することである。病邪が盛んで正気も強い実証、また感染性の疾病の実証などでは、祛邪法を単用する。たとえば解表・清熱・解毒・瀉下など。しかし陰寒証に転じて、虚脱傾向が見られる場合には、病邪が旺盛で正気が衰微になっているので、扶正法の「回陽救逆」法などを用いる。この他に、感染性の疾病の過程においては、その具体的な状況に基づいて、それぞれに処理する。たとえば邪実で正気が虚している場合には、祛邪に重きを置き、扶正を副次的に用いる。また正気がすでに虚して、邪気が衰えて来た場合には、扶正に重きを置いて、祛邪を副次的に行う。つまり「逐水」や「利水」薬を用いながら、適切に補益薬を用いて、正気を扶助するのである。

傅青主女科(ふせいしゅじょか) 書名。中国清代、傅山(青主)の著。1826年。全2巻。上巻では帯下・血崩・調経など38の病症、41の処方について論じ、下巻では妊娠・小産・難産・正産・産後など40の病症、42の処方について論じている。

胕疝(ふせん) 古病名。臍下部に硬結腫塊が生じる病証のこと。

㕮咀(ふそ) 『霊枢・寿夭剛柔篇』に見える。咀とは噛み砕くこと。古く刃物が無かった時代には、薬物を歯で噛み砕いて小さな塊状にして、それに水を加えて煎じて服用した。後に刃物を用いて切ったり、搗(つ)いたり、刻(きざ)んだりするようになった。

腐苔(ふたい) 舌苔名。舌苔が豆腐かすのように舌面を覆い、軟らかくて厚く、拭き取ることができる舌苔のこと。これは胃腸内の不消化物が腐敗したが、患者の胃気はまだ傷られていない場合に見られる。

膚脹(ふちょう) 『霊枢・水脹篇』に見える。寒気が皮膚の内に留滞し、腫脹が出現する病証を指す。その特徴は、腹部が膨大し、これを叩くと中空でポンポンと音がして、身体が腫脹し、指で腹部を按圧すると、陥凹して指の跡が付くがすぐに戻る。その皮は厚くて色つやには変化は見られない。

怫鬱(ふつうつ) 物事が思う通りにならずに、心情が不愉快なこと。

怫鬱昏憒(ふつうつこんかい) 気分がふさぎ、心が乱れた状態のこと。

腹結(ふっけつ) 穴名。足太陰脾経。下腹部、臍中央の下方1.3寸、前正中線の外方4寸。①温中散寒 ②温脾止泄 ③鎮痛止咳 ④行気散結 ⑤駆虫

勿誤薬室方函(ふつごやくしつほうかん) 書名。日本江戸時代、浅田宗伯(1815～1894)の常用処方をイロハ順に収録した処方集。弟子の安井玄叔・三浦宗春の編。全2巻。総計847処方を収載。

勿誤薬室方函口訣(ふつごやくしつほうかんくけつ) 書名。日本江戸時代、浅田宗伯(1815～1894)の口授、息子の浅田惟斅の筆記、弟子の神林寛の校訂になる自家常用処方の解説書。全2巻。総計578処方をイロハ順に並べ、その運用の要領と口訣を述べた書。

佛手散(ぶっしゅさん)『東医宝鑑』 方剤名。①芒消40 白僵蚕20 甘草10 青黛4。「咽喉が非常に腫痛し、時には瘙痒する場合に用いる」 ②薄荷葉80 芒消40 甘草28 桔梗 蒲黄各20 青黛8。「風熱により咽喉腫痛する場合に用いる」 ③当帰24 川芎16。『東医宝鑑』「妊婦の安産の目的で用いる」。

疿瘡(ふつそう) 汗疹(あせも)のこと。

不定穴(ふていけつ) 「阿是穴」を参照。

釜底抽薪(ふていちゅうしん) 治法。排便をさせることにより、実熱を除去すること。つまり釜の下で燃えている薪(たきぎ)を除いて、釜の中の温度を下げるやり方に似ていることから名づく。「寒下」の①「急下存陰」を参照。

不伝(ふでん) 外感病が罹病期間の長短に関係無く、主症や主脈に変化がないのは、病邪が依然として一つの経に存在していることを示している。たとえば太陽病で脈浮は変わらず、悪寒・頭痛などの症状が依然として存在しているのは、罹患期間が長くても、病邪がまだ太陽病に属しいていることを示す。

不得前後(ふとくぜんご) 「前」とは小便のこと、「後」とは大便のこと。つまり大小便が通じないこと。

不得眠(ふとくみん) 「不寐」ともいう。寝付かれない、または眠っても熟睡できないこと。多くは精神の過労により、陰虚内熱し、血虚して養心できない、憂思して鬱結、老人の陽気の衰え、胃不和、火熾痰鬱、温病裏熱などの原因により起こる。

扶突(ふとつ) 穴名。手陽明大腸経。前頚部、甲状軟骨上縁と同じ高さ、胸鎖乳突筋の前縁と後縁の間。①清利咽膈 ②理気化痰 ③調和気血 ④消腫止痛 ⑤宣肺気

不内外因(ふないがいいん) 病因の一つ。「三因」を参照。

船越錦海(舟越、ふなこしきんかい、生没年不詳)　人名。『妙薬奇覧』の著者。錦海は米子の人で、通称は敬祐(けいすけ)、名は晋、字は君明。錦小路氏の門人。梅毒治療に詳しかった。他に『黴瘡軍談』『黴瘡茶談』などの著がある。

不乳(ふにゅう)　新生児が出生して12時間ほど経過して、口腔に何ら疾患が無いにも関わらずに乳を吸わないものをいう。これには「実証」「寒証」「虚証」がある。「実証」では腹脹便秘・嘔吐・煩躁不寧・泣き声が荒々しいなどが見られる。これは胎糞が下らずに、穢熱が胃腸に鬱結して起こる。「寒証」では面色蒼白・唇舌色淡・白沫を吐く・泣き止まない、ひどければ便溏肢厥となる。腸胃の虚冷に属し、出産時に寒邪を感受することも関係がある。「虚証」では形神虚怯・面色白・気息微弱・泣き声に力が無い・肢冷唇淡などが見られる。これは元気怯弱により起こり、多くは難産や早産児に見られる。

浮熱(ふねつ)　①陰寒が内で盛んで、微弱な陽気が体表に浮き出ている「真寒仮熱」の現象を指す。②外感初期の表熱を指す。

不能眴(ふのうしゅん)　眴とは、眼球が動くことを指す。つまり目が一点を凝視して、動かないことを言う。これは平素より血虚の者に、発汗しすぎて、精血が傷られ、筋脈が営養されないために起こる。

浮白(ふはく)　穴名。足少陽胆経。足少陽経と太陽経との交会穴。頭部、乳様突起の後上方、天衝と完骨を結ぶ(耳の輪郭に沿った)曲線上、天衝から1/3。①清頭散風　②理気止痛　③行瘀理気　④通竅聡耳　⑤祛風通絡

不煩而躁(ふはんじそう)　「煩」は精神が安定しないこと、「躁」は外形が落ち着かないこと。少陰病で神が去り、外形だけが存する危険な段階に至ると、この症状が見られる。

浮萍(ふひょう)　薬物名。発表風熱薬。辛、寒、肺。①散熱解表　②行水消腫　③宣毒透疹

浮萍散(ふひょうさん)『**東医宝鑑**』　方剤名。①浮萍16　当帰　川芎　芍薬　荊芥蕊　麻黄　甘草各8。「湿瘡、皮膚瘙痒症脳瘡などに用いる」　②浮萍適量。「脱肛に用いる」。

釜沸脈(ふふつみゃく)　「七怪脈」の一つ。脈は顕著に浮数で、出ることはあっても入ることが無い脈象のこと。つまり鍋でお湯が沸騰して、静まることが無いような脈象のこと。

附分(ふぶん)　穴名。足太陽膀胱経。手足太陽経の交会穴。上背部、第2胸椎棘突起下縁と同じ高さ、後正中線の外方3寸。①清熱散風　②舒筋活絡　③祛湿散風　④強壮筋骨

附餅灸(ふべいきゅう)　隔物灸のこと。生附子の細末に水を加えて練り薄い餅状にし、その上に艾炷を乗せて施灸する灸法。これは慢性の瘡瘍が長らく治癒せずに、汁が出るだけで膿が出ないものなどに用いる。

巫彭(ふほう)　商朝の廩辛・康丁時代の最も有名な巫医のこと。伝説によれば、彼は医術を創作し、霊山に上り採薬し、また不死の薬を用いて、死気を遠ざけたと言う。

附方便覧(ふほうべんらん)　書名。朝鮮李朝時代　哲宗6年(1855)、恵庵　黄度淵の撰。筆写本14冊28巻。本書は『東医宝鑑』の処方を抄録して、その註に清国の蔡列先の『本草針線』を引用して、その本草の概念を解説した書。

浮脈(ふみゃく)　脈象名。脈が皮膚の表面に浮き、指で軽く触れるだけで拍動を感じ、強く押さえると反って弱くなる脈象のこと。主病は表にあり、浮で有力なのは表実であり、浮で弱々しいのは表虚である。これは、感冒やある種の急性の熱病の初期に見られる。この他に、久病で陽気が不足して損傷した場合にも、浮大で弱々しい脈が見られる。

不驚丹(ふむたん)『**救急方**』　方剤名。枳実40　豆豉　天南星　茯神各20　全蝎50　楡根皮10。「驚くことにより嘔吐し、瘈瘲し、

萎縮し、目をむく場合に用いる」。

不問診（ふもんしん） 問診をせずに診断する方法をいう。患者の信頼を得る手段として、不問診が流行した時期もあった。

腑輸精於臓（ふゆせいおぞう） 五臓は精気を蔵し、六腑は「伝化物」（飲食の消化・吸収・伝送作用を指す）である。さらに六腑は「倉廩之本」（水穀の倉庫の根本）であり、五臓六腑は胃気の扶養に依存しているので、『霊枢・五味篇』では「五臓六腑は皆気を胃に稟く」（五臓六腑皆稟気于胃）と見える。営気は中焦より出て、胃は精気を輸送して五臓に灌漑する。小腸は飲食物をさらに消化して、清濁を分別し、水穀の精微を五臓に伝送して貯蔵させる。胃と小腸のこれらの機能は、「腑輸精于臓」の生理作用の表現である。

腑腧七十二穴（ふゆななじゅうにけつ） 「五兪穴」を参照。

不孕（ふよう） 婦人が結婚後、正常に夫婦生活を3年以上営み、特に避妊することもないのに妊娠しないものを指す。その原因の多くは婦人科にある（もちろん男性に欠陥があることもある）。これには先天性のものと後天性のものがある。先天性のものは、先天的に生殖器官や機能に欠陥がある。後天的のものは、月経不順・気鬱・瘀血・腎虚・痰湿などに原因がある。「不育」を参照。

不容（ふよう） 穴名。足陽明胃経。上腹部、臍中央の上方6寸、前正中線の外方2寸。①和胃止嘔 ②消脹平喘 ③理気止痛 ④行気調中 ⑤消積滞

浮陽（ふよう） 「引火帰原」を参照。

跗陽（ふよう） 穴名。足太陽膀胱経。陽蹻脈の郄穴。下腿後外側、腓骨とアキレス腱の間、崑崙の上方3寸。①散風袪湿 ②清頭明目 ③舒筋止痛 ④散経絡風湿 ⑤舒筋活血

扶陽助胃湯（ふようじょいとう）『東医宝鑑』 方剤名。炮附子8 炮乾姜6 草豆蔻 郁李仁 白芍 人参 炙甘草 肉桂各4 呉茱萸 白朮 陳皮各2 生姜3 大棗2。「冷たいものを食べて食滞を起こしたり、脾陽不足により小腹が痛み、突然激痛が繰り返し、手足厥冷などの症状がある場合に用いる」。

扶陽退陰（ふようたいいん） 「益火之原、以消陰翳」を参照。

趺陽脈（ふようみゃく） 「衝陽脈」ともいう。三部九候遍診法の脈の位置の一つ。足陽明胃経の経脈に属し、脾胃を診るのに用いる。足背上の距腿関節の前方の横紋の両筋の中間点（解谿穴）から、前へ1.5寸の前脛骨動脈の拍動箇所にある。

浮絡（ふらく） 皮下の浅い表面にある絡脈を指す。『素問・皮部論』に「その部を視て中に浮絡有る者は、みな陽明の絡なり」（視其部中有浮絡者、皆陽明之絡也）と見える。

婦療方彙（ふりょうほうい） 書名。日本江戸時代、下津春抱（生没年不詳）の編著。婦人科領域の処方集。不分巻1冊。『婦人方彙』ともいう。婦人病を89門に分け、病門別に総計920余処方を収載している。

古林見宜（ふるばやしけんぎ、1579〜1657） 人名。日本江戸時代の医家。『日記中棟方』の著者。見宜の名は正温（まさよし）、号は桂庵（けいあん）・寿仙坊（じゅせんぼう）。播州赤松氏則の後裔。祖父の庵は明に留学した名医。見宜も医を学び、京に出て曲直瀬正純の弟子となった。のち大阪聚楽町に居を定め、医を開業。また同門の堀杏庵とともに京都嵯峨に学舎を建て、門下3000人を育てた。

古林見桃（ふるばやしけんとう、生没年不詳） 人名。日本江戸時代の医家。『傷寒論闕疑』の著者。見桃は京都の人で、名は長喬（かがたか）、号は知足（ちそく）。江戸前期の名医、古林見宜（1579〜1657）の門人で、寵愛を受けてその養嗣子となった。

古林正禎（ふるばやしまさただ、生没年不詳） 人名。日本江戸時代の医家。『難経或問』の著者。正禎は古林見宜（1579〜1657）の五世の孫で、見宜を襲名した。

古矢知白（ふるやちはく、生没年不詳） 人

名。日本江戸時代の医家。『症因問答』の著者。下総の人で、名は純輔(じゅんぽ)・号は剛斎(ごうさい)、堂号は存青堂。江戸後期、易学に通じた異色の古方家である。他に『正文傷寒論復聖弁』『傷寒論正文復聖解』などの著がある。

膚冷汗出(ふれいかんしゅつ)　汗出して震顫するもの。身体が冷えているのに汗出して、騒擾して不眠、脈象も危険な状態になる疾病のこと。これは疾病が危険な状態になったことを示す。

扶老強中元(ふろうきょうちゅうげん)『郷薬集成方』　方剤名。神曲740　麦芽380　呉茱萸　炮乾姜各160。「一般補薬として滋養強壮の目的で用い、気滞が長くなり心下痞硬し、腹満、消化不良、口中無味の場合に用いる」。

不老丹(ふろうたん)『補陽処方集』　方剤名。①人参　巴戟天　当帰　兎絲子各120　熟地黄　生地黄各100　牛膝　杜仲各60　柏子仁　石菖蒲　枸杞子　地骨皮各40。「白髪、腰膝酸軟、記憶力減退、若くして老け込む場合に用いる」　②蓮根900　蓮実600　白茯苓　枸杞子各300　熟地黄　石菖蒲各160。「疾病予防と健康維持の場合と若白髪が多い場合に用いる」。

吻(ふん)　上唇と下唇が合わせて、左右の口角の部位を指す。唇交連のこと。また唇の周囲の部分すべてを指すこともある。

膹鬱(ふんうつ)　「膹菀(ふんえん)」を参照。

膹菀(ふんえん)　「菀」は「鬱」と音義が通ず。「膹鬱」に同じ。これは呼吸が急に詰まり、痞えて苦しくなる症状の一つ。『素問・至真要大論』に「諸気膹鬱、皆属於肺」と見える。『病気十九条』を参照。

文火、武火(ぶんか、ぶか)　火力のこと。火力が強いものは「武火」「緊火」という。火力が弱くとろ火のものを「文火」「微火」「慢火」という。薬物を煎じたり、煮たりする場合には、必要に応じて、火力を使い分ける。

分気飲(ぶんきいん)『東医宝鑑』　方剤名。桔梗　赤茯苓　陳皮　桑柏皮　檳榔　枳実　半夏　紫蘇葉　紫蘇子各4　草果　甘草各2　生姜3　大棗2。「脾肺の不調により身浮腫、腹水、短気、尿不利の場合に用いる」。

分気紫蘇飲(ぶんきしそいん)『医林撮要』　方剤名。紫蘇葉　桔梗　五味子　桑柏皮　草果子　陳皮　檳榔　赤茯苓　炙甘草各2　生姜3。「脾胃不和により心下痞硬、疼痛、短気　吃逆が止まらない場合に用いる」。

分気補心湯(ぶんきほしんとう)『医林撮要』　方剤名。木通　川芎　前胡　陳皮　枳実　白朮　炙甘草　檳榔各4　香附子　白茯苓　桔梗各6　細辛　木香各2　生姜3　大棗2。「心気鬱結により心煩、腹満、放屁、短気、手足浮腫の場合に用いる」。

文蛤散(ぶんごうさん)『東医宝鑑』　方剤名。①五倍子　白膠香　牡蛎各同量。「熱が集り、歯肉や舌から出血する場合に用いる」　②五倍子　山査子　白礬各同量。「脱肛に用いる」。

文蛤散(ぶんごうさん)『傷寒論』　方剤名。文蛤　石膏各5　麻黄　杏仁各3　甘草　生姜各2。「激しい口渇の場合などに用いる」。

分刺(ぶんし)　九刺法の一つ。直接皮膚と筋肉の間隙に刺針する方法(『霊枢・官針篇』)。

粉刺(ふんし)　にきびのこと。

分消湯(ぶんしょうとう)『万病回春』　方剤名。①蒼朮5　茯苓2.5　陳皮　厚朴　香附子　猪苓、沢瀉各2　枳実　大腹皮　縮砂　木香各1　生姜3　灯心草2。「腹水や浮腫などに用いる」　②蒼朮　白朮　陳皮　厚朴　枳実　赤茯苓各4　香附子　猪苓　沢瀉　檳榔各3.2　砂仁2.4　木香1.2　生姜2　燈芯若干。『東医宝鑑』「腹水により腹満し、食不化、尿不利の場合に用いる」。

分消上下之勢(ぶんしょうじょうげのせい)　邪が三焦に留まれば、「開上」「宣中」「導下」の原則を用いて、上下の病邪を分消し、気機を通暢させる。

聞診(ぶんしん)　四診の一つ。患者の音を聞き取ることと、臭いを嗅いで診察すること。音は術者の聴覚により、病人の言葉・呼吸・咳などの音を聞き取ること。臭いは術者の嗅覚により、患者の身体から発散する臭いや、排泄物の臭いを嗅ぎ分けること。

分心気飲(ぶんしんきいん)『和剤局方』 方剤名。①桂枝　芍薬　木通　半夏　甘草　大棗　燈心草　生姜各1.5　桑白皮　青皮陳皮　大腹皮　羌活　茯苓　蘇葉各2。「気鬱のため胸膈が不快で、食事をしようと食物に向かうと、ため息をついて食欲が出ないものなどに用いる」②紫蘇葉4.8　炙甘草2.8　半夏　枳実各2.4　橘皮　陳皮　木通　檳榔　桑柏皮　木香　赤茯苓　蓬莪朮　麦門冬　桔梗　桂皮　香附子　藿香各2　生姜3　大棗2　燈芯2。「気鬱により胸悶、腹満、大小便不利の場合、または気滞により身浮腫する場合に用いる」。

分清(ぶんせい) 「泌別清濁」を参照。

噴嚏(ふんてい) くしゃみのこと。

分肉(ぶんにく) ①筋肉のこと。先人は筋肉の外層を「白肉」、内層を「赤肉」といい、赤と白に分けた。その筋肉の境界が明確になっているので名づける。②皮膚内で骨に近い肉と骨とを分けた部分を指す。③穴名。陽輔穴のこと。足少陽胆経。足部、足の外果の上4寸、腓骨の前、絶骨の端から3分のところに取る。

分肉の間(ぶんにくのかん) ①筋肉と筋肉の間。②皮膚と筋肉の間。

文武湯(ぶんぶとう)『四象診療』 方剤名。葛根　山薬　黄芩　藁本各8　麦門冬　五味子　桔梗　升麻　白芷各4。「太陰人の妊婦が潮熱が出て、尿量過多の場合に用いる」。

蟁蝱(ぶんぼう) 蚊のこと。

噴門(ふんもん) 「七衝門」を参照。

分門瘟疫易解方(ぶんもんうんえきいかいほう) 書名。朝鮮李朝時代　中宗37年(1542)の書、金安国等の撰。本書は瘟疫に対する方書を参考にし、「簡易辟瘟方」の60数方に40処方を追加した書。

分理(ぶんり) ①外側が皮膚に連なる腠理の部分を指す。②筋肉の細いあやのこと。

粉瘤(ふんりゅう) 「脂瘤」を参照。

は行・へ

平（へい）　①平常、平和、平衡のこと。『素問・平人気象論』『霊枢・平人絶谷篇』に見える「平人」とは、正常で、無病の人を指す。『霊枢・終始篇』には「所謂平人とは病まざるなり」（所謂平人者、不病）と見える。『素問・湯液醪醴論』には「巨気すなわち平らなり」（巨気乃平）と見え、正気が正常、平和であること。『素問・至真要大論』には「平を以って期と為す」（以平為期）と見え、平和と平衡にするのが目的であることをいう。『素問・至真要大論』には「その気を調え、それをして平らにせしむ」（調其気、使其平也）と見え、気血を調和して、陰陽を平衡にさせるということ。また「平脈」とは、正常な脈のこと。②平旦（明け方）のこと。夜が明けようとする瞬間をいう。③調整、平定すること。『霊枢・根結篇』に「上工平気」と見え、優れた医師は、病人の陰陽の気を調整することができるの意味。『素問・至真要大論』に「是の故に平気の道…」（是故平気之道）と見え、これは調気の法則を指している。また術者が自分の呼吸を調えて、病人の脈を視うことを「平息」という（『素問・平人気象論』）。「驚く者はこれを平らかにす」（驚者平之）と見える。つまり驚悸証の場合は、鎮静法を用いて、平静にすることを指す。

并（へい）　①集合すること。『素問・陰陽応象大論』に「陽はその精を上に并す」と見え、精気が上部に集合することを言う。②加重すること。『素問・生気通天論』に「陰その陽に勝たず…并されぱすなわち狂す」（陰不勝其陽…并乃狂）と見え、陰気が陽に勝てず、陽気が加重すると、発狂するとの意味。③連結、交通すること。『素問・生気通天論』に「上下并さず」（上下不并）と見え、上下が連結交通しないこと。

閉（へい）　疾病が急激に変化するなかで、正気が支えきれず、邪気が内陥して出現する、臓腑機能が閉塞して通じない病理のこと。これは、多くは邪熱・痰濁などの病邪が、内に閉阻することにより起こる。中風や温熱病で熱入営血の段階の際に見られる。これらの病変の総合的な表現を「閉証」という。つまり神志昏迷・牙関緊閉・両手握拳・痰涎壅盛・脈弦急や洪数などの症状が見られる。その中で、熱象が見られるものを「陽閉」、寒象が見られるものを「陰閉」という。

蔽（へい）　耳珠のこと。今は「耳蔽」という。外耳孔前外側の小さな珠状突起の部分を指す。

眯（べい）　音義には二種ある。①「べい」と読み、外界の細かい物が眼に入ることを指す。②「び」と読み、夢にうなされること。

平胃散（へいいさん）**『和剤局方』**　方剤名。①橘皮　厚朴3　蒼朮4　甘草1.5。「主治脾胃不和、不思飲食、心腹脇肋脹満刺痛、口苦無味、胸満短気、嘔噦悪心、噫気呑酸、面色萎黄、肌体痩弱、怠惰嗜臥、体重節痛、常多自利、或発霍乱、及五噎八痞、膈気反胃、并宜服」　②蒼朮8　陳皮5.6　厚朴4　甘草2.4　生姜3　大棗2。「脾胃に湿が鬱滞して、食欲不振、身重、心下痞硬、小腹満、時にしゃっくり、酸水が込み上げる場合に用いる」　③蒼朮6　厚朴　陳皮　白朮各4　黄連　枳実各2.8　草果2.4　神曲　山査子　乾姜　木香　甘草各2　生姜3。「気滞により内煩、口中無味、消化不良、時に腹痛、吃逆、頭痛、発熱などの場合に用いる」。

平胃散合五苓散（へいいさんごうごれいさん）　方剤名。「利小便、実大便」を参照。

平胃地楡湯（へいいちゆとう）**『東医宝鑑』**　方剤名。蒼朮　升麻　炮附子各4　地楡2.8　葛根　厚朴　白朮　陳皮　赤茯苓各2　乾姜　当帰　神曲　白芍　益智仁　人参　炙甘草各1.2　生姜3　大棗2。「内側に陰が集積し、腹と手足が厥冷し、口中無味、消化不良、大便に血が混じる場合に用いる」。

平胃分消飲（へいいぶんしょういん）『東医宝鑑』　方剤名。半夏　白朮　陳皮　厚朴各4　黄連　橘皮　枳実各3.2　甘草2　生姜5。「胸脇苦満、酸水が込み上げ、口中無味、消化不良の場合に用いる」。

屏翳（へいえい）　「会陰」を参照。

平疴（へいか）　発病を制止する意味。

平肝解鬱止血湯（へいかんかいうつしけつとう）『その他』　方剤名。白芍　白朮　当帰各40　牡丹皮　生地黄　三七各12　甘草　荊芥穂各8　柴胡4。「肝気鬱結で胸脇苦満、小腹腫痛、月経量が多い場合に用いる」。

平肝順気保中丸（へいかんじゅんきほちゅうがん）『東医宝鑑』　方剤名。白朮160　香附子120　陳皮100　川芎　枳実　黄連　神曲　山査子各80　半夏60　梔子　羅蔔子　白茯苓　乾姜　呉茱萸各40　麦芽28　橘皮24　砂仁　炙甘草各16　木香12。「脾胃に火が鬱滞して、痰が生じ、胸悶、酸水が込み上げ、口中無味、消化不良の場合に用いる」。

米泔水（べいかんすい）　米を溶いだ水のこと。しろ水、溶ぎ水のこと。これは製薬に応用することができる。たとえば白朮をこの水に浸して軟らかくして、薄片に切り煎じるか、生で用いる。この米泔水に浸すと、燥性を除き、胃気を調整することができる。

米泔水炙（べいかんすいしゃ）　「炙」を参照。

平肝熄風（へいかんそくふう）［鎮肝熄風］　治法。肝陽上亢により生ずる内風を治療する方法。症状としては、頭部の掣痛・頭暈目眩・口眼歪斜・肢体発麻や振顫・舌頭が硬くなり・舌体が斜めに傾いて震える・言語が不明瞭、ひどければ突然昏倒し、手足が拘急して抽搐、舌苔薄で舌質紅、脈弦などが見られる。この治療には、釣藤・天麻・白蒺藜・菊花・蚯蚓・真珠母・牡蛎・石決明などの薬物を用いる。

平肝流気飲（へいかんりゅうきいん）『処方集』　方剤名。当帰　陳皮　赤茯苓各4　白芍　黄連　香附子　梔子各3.2　厚朴　柴胡各2.8　橘皮　半夏　川芎各2.6　呉茱萸　炙甘草各1.6　生姜3。「肝気鬱結で胸脇刺痛の場合、疝症により小腹と腰部と臍周辺が疼痛する場合に用いる」。

平気散（へいきさん）『東医宝鑑』　方剤名。牽牛子80　大黄28　陳皮20　橘皮　檳榔各12。「湿熱により全身浮腫、腹満、胸悶、短気、大小便不利の場合に用いる」。

屏居（へいきょ）　部屋に閉じこもること。

閉経（へいけい）　「経閉」を参照。月経閉止のこと。

閉結（へいけつ）　大小便が出ないこと。

并月（へいげつ）　「経閉」を参照。

平血飲（へいけついん）『東医宝鑑』　方剤名。葛根8　白芍　升麻　甘草　天麻　蝉退　生地黄　麦門冬各4　生姜3　薄荷2。「湿瘡が全身に現れ、血膿が出て、疼痛、搔痒する場合に用いる」。

蔽骨（へいこつ）　胸骨剣状突起のこと。「髑骭（かつう）」や「鳩尾」ともいう。

閉証（へいしょう）　「閉」を参照。

平人（へいじん）　『素問・平人気象論』に見える。気血が調和された健康人を指す。健康と疾病とは対義語である。そこで、健康人の平静な呼吸・脈拍と脈象などの正常な生理情報を応用して、対比鑑別して、疾病を判断する基準の一つにすることができる。

蔽心骨（へいしんこつ）　「髑骭」を参照。

米疽（べいそ）　「腋癰」を参照。

平息（へいそく）　正常で落ち着いて静かな呼吸のこと。疾病を診断する際には、術者は自分の呼吸を鎮静にして、患者の脈を診察するようにしなければならない。

平旦（へいたん）　「十二時」を参照。

平旦服（へいたんふく）　「空腹服」を参照。

米仁（べいにん［薏苡仁］）　薬物名。滲湿薬。甘、微寒、脾・胃。①健脾止瀉　②行水消腫　③祛湿除痹　④祛風解痙　⑤排膿消癰

平肺散（へいはいさん）『東医宝鑑』　方剤名。陳皮4　半夏　罌粟殻　薄荷　紫蘇葉　烏

梅　紫苑　知母　桑白皮　五味子　杏仁　桔梗各2.8　甘草2　生姜3。「痰喘で短気、咳嗽、悪寒発熱し、咽喉に痰がからみ、口渇する場合に用いる」。

平肺湯（へいはいとう）『**東医宝鑑**』　方剤名。葶藶子8　桑白皮　桔梗　枳実　半夏　紫蘇葉各4　麻黄3　甘草2　生姜5。「肺腎に水気が集積し、胸悶、心煩、短気、咳嗽、腰と下肢が浮腫する場合に用いる」。

睥翻粘瞼（へいはんねんけん）　「皮翻証」「風牽出瞼」ともいう。多くは胃経に熱がたまり、肝風が内盛し、風痰湿熱が上攻し、気血が滞るために起こる。症状はまぶたの縁が反転し、まぶたを閉じることができず、常に眼部が乾燥し、染みるように痛み、ひどい場合は角膜炎を起こす。下まぶたに好発する。

併病（へいびょう）　傷寒病である経の症候がまだ治癒しない内に、他の経の症候が現れることをいう。たとえば太陽経と陽明経の併病、太陽経と少陽経の併病などである。

閉風（へいふう）　大便が燥渋すること。

秉風（へいふう）　穴名。手太陽小腸経。手陽明太陽と足少陽の交会穴。肩甲部、棘上窩、肩甲棘中点の上方。①清熱散風　②疏筋利節　③通痹止痛　④調理気血

平補枳朮丸（へいほきじゅつがん）『**東医宝鑑**』　方剤名。白朮120　白芍60　陳皮　枳実　黄連各40　人参　木香各20。「心下痞硬、口中無味、肥満症に用いる」。

平補枸杞子丸（へいほくこしがん）『**郷薬集成方**』　方剤名。枸杞子汁2　酒1　石斛40　蜜20　鹿茸　地骨皮各4。「虚労で微熱が出て、全身労倦、消痩、口中無味の場合に用いる」。

平補元（へいほげん）『**東医宝鑑**』　方剤名。菟絲子　山茱萸　当帰　益智仁各20　苦楝子　牛膝　胡蘆巴　杜仲　巴戟天　肉蓯蓉各14　乳香8。「腎虚で尿失禁、頻尿の場合に用いる」。

平補鎮心丹（へいほちんしんたん）『**東医宝鑑**』　方剤名。龍歯100　熟地黄　天門冬　遠志　山薬各60　白茯苓　茯神　五味子　車前子　肉桂　麦門冬各50　朱砂　人参各20　酸棗仁10。「心血不足で心悸、易驚、多夢、不眠、全身労倦、遺精、夢精、白濁などに用いる」。

平脈（へいみゃく）　脈象名。正常な脈象のこと。「常脈」ともいう。その拍動に胃気が有るのである。つまり拍動が緩やかで力強く、落ち着いて律動があり、速くも遅くも無く、脈拍数が一呼吸に4回（1分間に約70～75回）打つもの。小児は若干速く、さらに生理活動や気候の変化にともなって、正常な範囲内で変化が見られる。「胃気」を参照。

閉癃（へいりゅう）　病名。「閉」とは小便が出ないこと、「癃」とは小便が淋漓として、一日数10回も出ることを指す。

癖（へき）　「痃癖」を参照。

辟穢悪（へきあいあく）　薬物を用いて汚濁や邪気を予防または治療すること。一般的には伝染性疾患に用いる薬物を指す。

辟陰（へきいん）　少陰である腎（水）が太陰である脾（土）を軽んじることは、陰が陰を軽んじることである。このことを言う。

癖飲（へきいん）　胸膜腔に液体が貯留した病態にともなって生ずる諸症状のこと。

辟瘟新方（へきうんしんぽう）　書名。朝鮮李朝時代　孝宗4年（1653）、安景昌の撰。瘟疫に関する専門医書1冊。

闢瘟丹（へきうんたん）　「丹」を参照。

辟疫神方（へきえきしんぽう）　書名。朝鮮李朝時代1613年、許浚の撰。辟疫の治療書。

僻塊（へきかい）［癖塊］　腫瘤のこと。

碧玉丸（へきぎょくがん）『**医林撮要**』　方剤名。青黛　芒消　蒲黄　甘草各40。「心肺に熱が盛んで、咽喉腫痛、咽部閉塞感のある場合、重舌・木舌により舌が腫硬する場合に用いる」。

碧玉散（へきぎょくさん）『**医林撮要**』　方剤名。銅緑　硼砂　白礬各同量。「あらゆる斑疹に用いる」。

碧金散（へききんさん）『**東医宝鑑**』　方剤名。

苦楝子 40　鶴膝　檳榔　使君子　青黛各 20　麝香 10。「寸白虫症などに用いる」。

癖痼（へきこ）　持病のこと。

擘指（へきし）　親指のこと。

癖嗜（へきし）　発病要因の一つ。長年に渡る習慣により、ある種の嗜好の偏りがあること。多くは飲食面のことを指す。

辟邪丹（へきじゃたん）『東医宝鑑』　方剤名。人参　茯神　遠志　衞矛　石菖蒲　白朮　蒼朮　当帰各 40　桃奴 20　石雄黄　朱砂各 12　牛黄　麝香各 4。「虚弱者の精神分裂病、神経衰弱、ヒステリーなどに用いる。

僻邪不至（へきじゃふし）　人体が壮健であれば、病邪は侵入することができないという意味。

辟積（へきせき）　反復すること。

辟巽錠子（へきそんじょうし）『東医宝鑑』　方剤名。麻黄 600　甘草 300　蜜 80。「あらゆる風証、破傷風、小児の急驚風や慢驚風などに用いる」。

避年（へきねん）　一年間に 1 回の月経のこと。

澼囊（へきのう）　胃の弛緩症や拡張症のこと。

辟辟（へきへき）　乾燥すること。

別（べつ）　「絡穴」を参照。

別経（べつけい）　十二の正脈（経脈）から分かれる経脈のこと。「支別」ともいう。

鱉血炙（べつけつしゃ）　「炙」を参照。

鱉甲（べっこう）　薬物名。養陰薬。鹹、寒、肝・脾。①滋陰潜陽　②清熱降火　③軟堅散結　④破瘀通経

鼈甲飲子（べっこういんし）『東医宝鑑』　方剤名。鼈甲 8　白朮　黄芩　草果　檳榔　川芎　陳皮　厚朴　白芍各 4　甘草 2　生姜 3　大棗 2　烏梅 1。「長引く瘧疾、つまり瘧母により腹内に腫瘍が生じた場合に用いる」。

鼈甲丸（べっこうがん）『東医宝鑑』　方剤名。鼈甲 40　三稜　蓬莪朮　香附子　陳皮　桃仁　紅花　神曲　麦芽　海粉各 20。「痎瘧に瘧母がかねたものに用いる」。

鼈甲散（べっこうさん）『東医宝鑑』　方剤名。①鼈甲 8　犀角　前胡　黄芩　生地黄各 4　枳実 3.2　烏梅 2。「午後に潮熱が出て、胸悶、時に咳嗽、吐血する場合に用いる」　②鼈甲 60　地骨皮　茵陳蒿　芍薬　黄耆　梔子　麦門冬各 12　柴胡 8。『郷薬集成方』「黄疸が長引き、全身に潤いが無く黄色く、冷汗が出て、手足煩熱、口乾、関節が痛み、午後に微熱が出るなどの場合に用いる」。

別濁（べつだく）　「泌別清濁」を参照。

別絡（べつらく）　「絡穴」を参照。

紅灸（べにきゅう）　紅花から取った紅を用いて、温熱刺激を与えずに行う薬灸の一つ。似たものに「すみ灸」や「うるし灸」がある。

片（へん）　薬剤形のこと。薬料の細かい粉末に、適量の澱粉糊や重湯を入れて、均質になるようによく混ぜ合わせて、木製か金属製の型に入れて、圧縮して「片」を作る。または薬料を水につけるか煎じた後に、滓を取り除き、その液を煮詰めて「膏」を作り、そこへ薬料の細かい粉末か澱粉を加えて、充分に混ぜ合わせて型に入れ、圧縮して「片」にしても良い。

砭（へん）　「砭石」を参照。

変移（へんい）　変証ともいう。治療上の誤りや、患者自身の不摂生などにより、実証から虚証に変化したり、太陽病から陽明病に変化したりすることを言う。

返陰丹（へんいんたん）『東医宝鑑』　方剤名。硫黄 200　硝石 80　乾姜　附子　桂心各 20。「傷寒において三陰経病が悪化し、陰毒証になった場合に用いる」。

変化（へんか）　万物が初めて生まれる時を「化」といい、発展して壊滅するまでの過程を「変」という。

俛仰（べんぎょう）　「俛」はうつむく、「仰」はあおむくこと。

片玉六八本草（へんぎょくろくはちほんぞう）　書名。日本江戸時代、加藤謙斎（1669～1724）の著。木村蒹葭堂・加藤玄順・尾崎元鱗の校訂。臨床家向けの本草辞典。全 2 巻。享保 8 年（1723）自序。

便血（べんけつ）　肛門より血を下すことを指

す。それには糞便に血が混じるか、または単純に血のみを下す症候がある。本病は、脾虚により統摂できずに起こるものと、湿熱が大腸に下注して陰絡を損傷して起こるものがある。その血色が紫暗なものは、気虚か湿毒に属す。血色が鮮紅なのは、熱証に属す。

偏枯（へんこ） 「半身不随」を参照。

偏口（へんこう） 「対口」を参照。

偏口疽（へんこうそ） 「対口」を参照。

偏枯不仁（へんこふじん） 半身不随で運動麻痺のために廃用萎縮をおこして、筋肉の硬直や、関節の一部癒着などがあって運動ができない状態を言う。

偏産（へんさん） 「難産」を参照。

片視（へんし） 「半視」に同じ。

扁鵲（へんじゃく、生没年不詳） 人名。中国春秋戦国時代（前400年代）の伝説的な名医。姓は秦、名を越人といい、渤海郡の人。名医として名高く、『傷寒論』の序文に引用された、虢の太子を蘇生させた故事は有名である。針灸の古典『難経』の著者とされている。

扁鵲心書（へんじゃくしんしょ） 書名。中国宋時代（1146年）の医書。竇材選。3巻。書中に麻酔薬の処方があり、医師らの注目を集めた。

扁鵲針流針書（へんじゃくしんりゅうしんしょ） 書名。編著者不詳。針術書。不分巻1冊。

扁鵲倉公列伝彙攷（へんじゃくそうこうれつでんいこう） 書名。日本江戸時代、多紀元簡（1755～1810）の著。文化7年（1810）刊。古今の文献を渉猟し、多紀元胤・海保元備ほかの考証も取り込んで作成された書で、同列伝の研究書としてはもっとも高水準の書。

扁鵲倉公列伝割解（へんじゃくそうこうれつでんかつかい） 書名。日本江戸時代、浅井図南（1706～1782）の著。『史記』の扁鵲倉公列伝の注解書。全2巻。明和3年（1766）刊。本書は扁鵲倉公列伝の注解書としては先駆的で、しかも内容が濃い。

扁鵲倉公列伝集解（へんじゃくそうこうれつでんしっかい） 書名。日本江戸時代、山田業広（1808～1881）の著。『史記』扁鵲倉公列伝の注解書。全2巻。明治2年（1860）自序。

変証（へんしょう） 正証に対して、変則的な病症のこと。治療上の誤治（発汗法、催吐法、瀉下法などを誤って使用したり、実証に対して虚証の補法を用いてしまうなど）や、患者の正気不足、調節や管理能力の失調などの原因により、疾病が実証から虚証に転じたり、単純な証から複雑な証に転ずることを言う。たとえば傷寒の太陽病で、過度に発汗させてしまうと、心陽を傷り、心悸・怔忡・胸苦・煩躁などの症状が見られれば、これは発汗法の誤用による変証である。また、麻疹などが皮膚に発疹しても広がらずに、麻疹の毒が体内に陥入してしまうと、斑点が内攻して呼吸困難になるなどの変証が現れる。

変蒸（へんじょう） 不定期熱、知恵熱（ちえねつ）のこと。この言い方は、中国西晋時代の王叔和に始まる。これは新生児が出生してから32日で一変し、64日で一蒸し、それから3回大蒸して合計576回で変蒸が終わることを指す。徐春甫の『古今医統』には「変とは性情の変易なり、蒸は身体の蒸熱なり」（変者性情変易也、蒸者身体蒸熱也）と見える。症状は微熱・耳と臀部が冷えるなどが見られる。歴代の医家は、この種の新生児の発熱は、発育過程における正常な生理現象であると述べている。『小児衛生総微論方』などでは「一次を経るごとの後、則ち児の骨脈気血ようやく強く、精神性情も特に異なる」（毎経一次之後、則児骨脈気血稍強、精神性情特異）と見える。しかし明代の張景岳は、変蒸は幼児の別名であり、発育の正常な過程ではないとしている。また清代の陳複生も張景岳の考え方を支持している。

弁証施治（べんしょうせち）［弁証論治］ 中医学の診断方法を運用して、病人の複雑な症状に対して、総合的に分析して、どの性質の証(症候)かを判断することを「弁証」という。さらに中医学の治療原則に基づいて、その治療方法を確定することを「施治」という。たとえば、初めに頭痛・身熱・自汗・微悪寒・口渇・咳嗽・苔薄白・脈浮数などの症状が見られれば、総合的に分析すると、「風温」病の初期の風熱表証と判断でき、その治療法は辛涼解表法となるので、辛涼平剤の「銀翹散」(「辛涼解表」を参照)を用いる。これが「弁証施治」の具体的な過程である。中医学で言う「病」と「証」は、概念が異なるが、両者の関係は分別することはできない。つまり「病」は一個の総称であり、「証」は「病」が表現する主観的・客観的な症状である。これは疾病の病因・病位・性質・病人の身体の強弱などに関連した特徴である。一つの疾病でも、複数の「証」が現れることもある。たとえば熱性病などでは、その病因・病位・病人の身体の強弱などの違いにより、症候の表現も異なり、それにより表証・裏証・半表半裏証・寒証・熱証・虚証・実証・陰証・陽証などの、それぞれの性質の「証」が出現する。また、同じ「証」であっても、多くの疾病に見られる。たとえば表証も、多くの急性伝染病の初期に見られる。つまり疾病が表現する「証」を明確に弁別して、的確な治療を施すことが「弁証施治」の主旨である。同時に、「病」と「証」は不可分の関係にあるので、以下の2つの問題に注意しなくてはならない。一つは弁証施治では、その疾病の特徴に注意を払わなければならない。たとえば、喉病でも爛喉痧(猩紅熱)と白喉(ジフテリア)の違いがある。爛喉痧の主な症状は、患部が紅腫糜爛し、さらに赤色の皮膚疹などがともなう。白喉の主な症状は、咽喉部に白色の偽膜が生じ、剥脱しづらく、無理に拭き取ると出血するなどが見られる。爛喉痧は疫火内蘊により起こり、初期には風熱の症候が見られるので、辛涼清透法を用いる。白喉は燥火傷陰により起こり、初期には陰虚肺燥の症候が見られるので、養陰清肺法を用いる。これは「弁証施治」と「弁病施治」の組み合わせた考え方である。もう一つは、中医学の弁証施治では、主症から着手することが少なく無いということ。「頭痛」を例に取ると、外感の頭痛では必ず表証が見られ、内傷の頭痛では、肝陽・腎虚・痰濁などの違いがあり、その治療法も、具体的な状況に基づいて決定するのである。これは、主症から着手して弁証を進め、それぞれの治法を決定する方法である。

変蒸熱(へんじょうねつ)　新生児の原因不明の発熱や心尖拍動が強く起こり、吐乳する状態のこと。

弁証配剤医灯(べんしょうはいざいいとう)　書名。日本江戸時代、曲直瀬道三(1507〜1594)の著。医方書。全3巻。慶安5年(1652)刊。

弁証論治(べんしょうろんち)　「弁証施治」を参照。

便色(べんしょく)　便の色のこと。熱痢は紫黒色、寒痢は白色、湿痢は黒豆汁様、風痢は青水色、気痢は蟹泡様、積痢は黄色または魚脳様、虚痢は白色で鼻涕凍膠様である。

遍身(へんしん)　全身のこと。

便心(べんしん)　便意のこと。

扁豆(へんず)[白扁豆]　薬物名。温散暑湿薬。甘、微温、脾・胃。①化湿消暑　②生津止渇　③健脾止瀉　④解酒制毒

偏頭痛(へんずつう)　発作性の頭痛証の一つ。症状は頭痛が激しく現れる。しかしその疼痛箇所が左側や右側に偏っている。一般的に、疲労時や情緒が激動した場合に発作を起こしやすい。多くは肝虚・肝陽偏亢・痰熱などにより起こる。先人は、左側の偏頭痛は風か血虚に属し、右側の偏頭痛は湿痰や熱に属すと述べているが、確証は無い。

偏頭風(へんずふう)　頭風証の一つ。発作時は痛みが激しく、その痛みは左側か右側に偏って、他の場所は痛まないものを言う。

変製心気飲(へんせいしんきいん)『本朝経

驗』　方剤名。桂枝　檳榔各2.5　茯苓　半夏各5　木通3　蘇子　土別甲　枳実各2　桑白皮　甘草　呉茱萸各1。「呼吸促迫、咳嗽、喘鳴があって、息苦しく横臥できない、しばしば浮腫、尿利減少し、心下部が硬く、心下部に動悸が触れたり、肝臓肥大を触知するものなどに用いる」。

砭石（へんせき）　「針石」「繞石」ともいう。石器時代に作製応用された、最古の医療器具の一つ。初めは疾病の苦痛を除くために、普通の石を用いて患部を叩いたりしていた。それが石器時代の器具の生産につれて、医療専用の石器具が出現した。これが「砭石」である。これは膿疱の切開や、皮下の血管を破って出血させるなどの用途に広く用いられた。この治療器具は、後の金属製の医療用の針と手術刀が出現するまで、長い期間、民間の外科で用いられた。

偏沮（へんそ）　「沮」とは湿潤のこと。半身に偏って汗出する症状のこと。患側は無汗で、健側が有汗で、半身に偏って湿潤するのである。これは気血が全身に暢流せずに起こる。『素問・生気通天論』に「汗出ること偏沮すれば、人をして偏枯せしむ」（汗出偏沮、使人偏枯）と見える。

駢胎（へんたい）　双生児のこと。

偏癱（へんたん）　「半身不随」を参照。

胼胝（べんち）　手のひらや足の裏の皮膚に好発する。長期間の圧迫や摩擦が原因で、局部の気血の運行が滞るために、皮膚の角質層が肥厚増殖して生じる。足の裏や手のひらの突起した部分に好発する。皮膚の肥厚は中央部がひどく、触れると硬く、境界は不明瞭で、表面には光沢があり、黄白色か淡黄褐色を呈し、自覚症状は無い。ただし、足跟部や足のうらに生じる胼胝は、圧迫がひどく、または継続感染するために、硬く脹痛して、歩行困難となる。これを「牛程蹇」という。

萹蓄（へんちく）　薬物名。滲湿薬。辛、平、胃・膀胱。①利尿通淋　②滲湿退黄　③殺虫滅疥　④解毒医瘡

便毒（べんどく）　「横痃」を参照。

偏脳疽（へんのうそ）　「対口」を参照。

偏廃不仁（へんはいふじん）　「半身不随」を参照。

弁病論治（べんびょうろんち）　「弁証施治」を参照。

偏風（へんぷう）　「半身不随」を参照。

弁絡脈（べんらくみゃく）　望診の一つ。絡脈とは、ここでは「浮絡」を指す。皮膚の寒暖などと組み合わせれば、臓腑経脈の気血の病変を理解できる。たとえば痛証で黄色が見られれば、気滞血凝である。もし痹痛で黒色なのは、慢性の寒証や痛証である。もし皮膚が灼熱して黄赤色になるのは、湿熱による癰腫である。もし皮膚寒冷で淡白色なのは、気虚血少である。さらに手掌の魚際部の絡脈を観察すれば、胃気の状況を判断できる。たとえば『霊枢・経脈篇』に「およそ絡脈を診て、脈色青なれば、則ち寒かつ痛なり、赤なれば則ち熱有り、胃中寒すれば、手魚の絡多くは青なり、胃中に熱有れば、魚際の絡赤し、そのにわかに黒なる者は、留久の痹なり（頑固な痹証）、その赤なるもの有り、黒なるもの有り、青なるもの有る者は、寒熱の気なり（寒熱錯雑の病）、その青なりて短なる者は、少気なり（気虚）」（凡診絡脈、脈色青、則寒且痛、赤則有熱、胃中寒、手魚之絡多青矣、胃中有熱、魚際絡赤、其暴黒者、留久痹也、其有赤、有黒、有青社、寒熱気也、其青短者、少気也）と見える。さらに小児の「診指紋」や、耳後絡脈を観察するものも、この範疇に属す。絡脈を弁ずるには、必ず症状と結びつけて、絡脈の異なった環境のもとでの生理的な変化にも注意を払う。

偏歴（へんれき）　穴名。手陽明大腸経。絡穴。前腕後外側、陽谿と曲池を結ぶ線上、手関節背側横紋の上方3寸。①清熱疏肺　②通調水道　③祛風利湿　④明目聡耳　⑤通経活絡

は行・ほ

保安丸（ほあんがん）『**東医宝鑑**』　方剤名。乾地黄 40　赤茯苓　牡丹皮　白芍各 30　川芎　細辛　人参　肉桂　当帰　牛膝　白芷　木香　藁本　麻黄　沢蘭　炮附子　炙甘草　寒水石　防風　桔梗　蝉退各 20　石魚油　沈香各 10。「産前産後の気血不足により、悪寒、悪風、頭痛、全身が疲倦する場合に用いる」。

補陰（ほいん）［**益陰、養陰、育陰、滋陰**］陰虚証の治療法である。「心陰虚」では、心悸・健忘・失眠多夢、舌質淡紅、苔少、脈細弱で数などの症状が見られる。この治療には、補心丹（人参、玄参、丹参、白茯苓、五味子、遠志、桔梗、当帰身、天冬、柏子仁、酸棗仁、生地）を用いる。「肝陰虚」では、眩暈頭痛、耳鳴耳聾、麻木、震顫、夜盲、舌質紅乾少津、苔少、脈細弦数などの症状が見られる。この治療には、枸菊地黄丸（枸杞子、菊花、熟地、山茱萸、乾山薬、沢瀉、茯苓、丹皮）を用いる。「肺陰虚」では、咳嗽気逆、痰少質粘、痰中帯血、午後微熱、顴紅、夜間盗汗、睡眠不安、口乾咽燥か音唖、舌紅少苔、脈細数などの症状が見られる。この治療には、百合固金湯（百合、生地、熟地、麦冬、炒白芍、当帰、貝母、生甘草、玄参、桔梗）を用いる。「腎陰虚」では、腰痠腿軟、遺精、頭昏耳鳴、睡眠不足、健忘、口乾、舌紅少苔、脈細などの症状が見られる。この治療には、六味地黄丸（熟地、山茱萸、乾山薬、沢瀉、茯苓、丹皮）を用いる。「滋陰」を参照。

補陰益気煎（ほいんえっきせん）『**方薬合編**』方剤名。熟地黄　人参　山薬各 8　当帰　陳皮　柴胡　甘草各 4　升麻 2　生姜 5。「平素身体が虚弱なものが肝炎性疾患にかかり発熱する場合、過労により元気が無く、口中無味の場合、習慣性便秘、慢性消耗性疾患などにより微熱がでる場合に用いる」。

補陰丸（ほいんがん）『**東医宝鑑**』　方剤名。①熟地黄 200　黄柏　知母　亀板各 120　肉蓯蓉　枸杞子　白芍　天門冬各 80　五味子 40　乾姜 16。「腎陰不足により午後に潮熱が出て、冷汗、消痩、腰膝酸軟、胸悶、不眠などの場合に用いる」　②兎絲子　三枝九葉草各 8　覆盆子　肉蓯蓉各 6　山茱萸　黄精各 4　香附子　乾姜各 2。「陰痿症に用いる」。

補陰瀉火湯（ほいんしゃかとう）『**東医宝鑑**』方剤名。白芍　当帰　白朮各 5.2　川芎　熟地黄　知母　天門冬各 4　黄柏　陳皮各 2.8　生地黄　炙甘草各 2　乾姜 1.2　生姜 3。「陰虚火動により午後に微熱が出て、冷汗、咳嗽、痰に血が混じり、消痩する場合に用いる」。

補陰湯（ほいんとう）『**万病回春**』　方剤名。人参　芍薬　地黄　陳皮　牛膝　破胡紙　杜仲各 2　当帰　茯苓各 3　茴香　知母　黄柏　甘草各 1。「腎虚の腰痛などに用いる」。

方（ほう）　方剤のこと。治療原則に基づいて、様々な薬物を適量配合して、これで一定の剤型を作り、疾病の治療や予防に用いるもの。その薬物の組み合わせにより、より効果的で、多方面の作用を発揮することができる。①病状に広範囲に適応するもの。たとえば「葛根黄芩黄連湯」（葛根、黄芩、黄連、甘草）は、解表も、清裏もできる。②薬物の協同作用を発揮する。「大承気湯」は、大黄に枳実、厚朴、芒硝を加味して、瀉下作用を増強している。③薬物の毒性を抑制する。「小半夏湯」は、半夏と生姜を同時に用いて、生姜は半夏の毒性を抑制する。もう一方では、方剤の配合の違いにより、作用もそれにともなって変化が生じる。たとえば、白朮と枳実を同時に用いれば「枳朮丸」といい、強胃消食することができる。白

ほ

朮と黄耆・防風を同時に用いれば「玉屏風湯」といい、自汗不止を治療できる。白朮と生姜皮・陳皮・茯苓皮・大腹皮を同時に用いれば「白朮散」といい、妊娠脾虚で面目と肢体が虚浮するのを治療できるなどである。

泡(ほう)[浸泡、漬]　薬物を水に漬けてふやかすこと。たとえば、枳殻や芍薬などは、水に漬けて柔らかくすると、薄片に切りやすくなる。当帰や桔梗は、水に漬けて湿らした後に、容器に入れてしばらく放置しておくと、軟らかくなって、薄片に切りやすくなる。これを「伏」という。また桃仁や杏仁などは、沸騰したお湯に漬けてふやかすと、皮や胚芽を取り除きやすくなる。これを「燀」という。また薬物に水をゆっくりと染み込ませて軟らかくすると、薬性を失わずに軟らかくすることができる。これを「漬」という。

胞(ほう)　「胞瞼」を参照。

炮(ほう)　薬物を高温に熱した鉄鍋に入れて、手早く乾煎して、煙を出し、薬物の表面を黄色く焦がし形を崩すこと。乾姜、附子、天雄などは、炮法によりその劇性を弱めることができる。

悲(ほう)　「悑」に通じる。満つの意味。『霊枢・厥病篇』に「悲腹憹痛」と見え、つまり心腹が膨満し、懊憹して痛むの意味である。「懊憹」とは、心下が焼けるように熱がある不安な状態を指す。

脬(ほう)　「膀胱」を参照。

鎊(ほう)　「治削」を参照。

瞀(ぼう)　①目がくらむ、目がかすむ、はっきり見えないこと。『霊枢・経脈篇』に「両手を交えて瞀す」(交両手而瞀)と見え、つまり、両手を胸の前に交叉させて、目がくらむことを言う。②乱れる、煩悶すること。『素問・至真要大論』に「食巳りて瞀す」と見え、つまり食後に胸腹が煩悶することを言う。また「瞀熱」とは、蒸し暑いこと。③「雀瞀」とは夜盲症のこと。

龐安時(ほうあんじ、1042?～1099)　人名。中国の医家。字は安常。小さい頃より父に医学を学んだ。最も『傷寒』に詳しかった。著書に『傷寒総病論』などがある。

法医(ほうい)　『礼記・月令』に「瞻傷」「視折」「審断」(裁決すること)などの語があり、古代の法廷において、死傷事件を検証した簡単な記載がある。五代の『疑獄集』(951年)は和凝父子が著したものであるが、これは現存する最古の法医学の著作である。宋代には『内恕録』(著者不明)、『折獄龜鑑』(鄭克著、1200年)、『棠陰比事』(万栄著、1213年)などの著作がある。南宋では『検験格目』と『検験正背人形図』が採用され、法医学の内容が豊かになった。後に宋慈は『疑獄集』『内恕録』などの本を抜粋して、当時の法医学上の新たな経験を積み上げて、『洗寃録』(1247年)を編纂した。これは人体解剖・死体検査・現場検証・機械による死傷原因の鑑定、当時の各種の毒物や救急解毒の方法などが含まれている。これは、古代法医学の名著であり、国外にもかなり大きな影響を与えた。

胞衣(ほうい)　胎盤のこと。胎盤にはへその緒(内に臍動脈と臍静脈がある)が繋がり、胎児はここから営養を摂取して、老廃物を排除している。

防已(ぼうい)　薬物名。滲湿薬。大苦辛、寒、膀胱。①行水消腫　②袪湿除痹　③去痰止嗽　④解毒消癰　⑤袪風解痙

防已飲(ぼういいん)『医林撮要』　方剤名。黄柏　蒼朮　白朮　防已各2.8　生地黄　檳榔　川芎各2　犀角　甘草　木通　黄連各1.2。「風湿熱により生じた脚気で、足が浮腫沈重し無力な場合、胸悶時に噫気、消化不良、尿不利の場合に用いる」。

防已黄耆湯(ぼういおうぎとう)『金匱要略』　方剤名。①防已　黄耆各5　白朮7.5　甘草1.5。「風湿にて、脈浮、身重く、汗出で悪風する者は、防已黄蓍湯これを主る。」(風湿脈浮身重、汗出悪風者、防已黄耆湯主之、腹痛者加芍薬)　②防已　黄耆各12　白朮8　甘草6　生姜3　大棗2。『東医宝鑑』「風湿により身体が重痛し、悪風、自汗、尿不利

の場合、または感冒の終わりに完全に解熱せず、悪風、冷汗、頭痛、身痛、尿不利の場合に用いる」。

方彙口訣（ほういくけつ）　書名。日本江戸時代、浅井貞庵（1770～1829）の口授、息子の正翼の筆記、孫の正贇の補考。『古今方彙』の解説書。全10巻。慶応元年（1865）成。

防已椒藶丸（ぼういしょうれきがん）『東医宝鑑』　方剤名。防已　山椒　葶藶子　大黄各40。「肺に水が溜まり、浮腫し、音がし、短気、心悸、口中と舌が乾燥するなどの症状に用いる」。

方彙続貂（ほういぞくちょう）　書名。日本明治時代、村瀬豆洲（1830～1905）の著。処方集。不分巻1冊。『古今方彙』を補遺すべく編まれた書。明治21年刊。

防已湯（ぼういとう）『産宝』　方剤名。①防已4　茯苓5　桑白皮2　蘇葉1.5　木香1。「妊娠中に消化力が低下して全身に浮腫が生じ、心下や腹が張って苦しく、喘鳴して尿利が減少するものなどに用いる」　②桑柏皮　赤茯苓　紫蘇葉各8　防已6　木香2　生姜5。「妊婦の尿不利、身浮腫、短気、腹硬満する子腫に用いる」　③防已30　桑柏皮　紫蘇葉　赤茯苓各40　木香10。『医林撮要』「適応症は②に同じ」。

防已茯苓湯（ぼういぶくりょうとう）『金匱要略』　方剤名。防已9　黄耆9　桂枝9　茯苓18　甘草6。皮水病（水腫）で、四肢腫れ、水気が皮膚中にあり、四肢が聶々として動くものに用いる。

防已茯苓湯（ぼういぶくりょうとう）『東医宝鑑』　方剤名。赤茯苓12　防已　黄耆　桂枝各6　甘草4。「皮水により尿不利、面と手足が浮腫し重く、元気が無い場合に用いる」。

胞衣不下（ほういふげ）　「死胎」を参照。

方意弁義（ほういべんぎ）　書名。日本江戸時代、岡本一抱（1654～1716）の著。全6巻。元禄16年（1703）序刊。本書は『本草綱目』を主要典拠とし、気血痰の病理に基づき、校正薬物・応用・加味方・類似方との鑑別、または薬理説などを詳細に記している。

亡陰（ぼういん）　高熱・出汗過多・大量の吐瀉などにより、陰液を耗傷する病理反応の一種。主な症状は、身熱・汗多・煩躁不安・口渇して冷飲を好む・呼吸気粗・四肢温暖・唇舌乾紅・脈虚数などが見られる。

暴喑（ぼういん）　「失音」を参照。

暴瘖（ぼういん）　「金実不鳴」を参照。

方苑（ほうえん）　書名。日本江戸時代、平岡水走（生没年不詳）の著。処方集。不分巻1冊。文化8年（1811）刊。

暴鬱（ぼううつ）　五運の気の昇降が失調して、気が頻繁に変化して混乱することを言う。

抱甕丸（ほうおうがん）『東医宝鑑』　方剤名。芫花　呉茱萸　烏頭　秦艽　柴胡　白殭蚕　巴戟天　巴豆各同量。「女性の血蠱や鬼胎により、腹満、短気、大小便不利の場合に用いる」。

冒家（ぼうか）　平素より頭や目がくらむなどの病情を患っている人のこと。

蜂窩散（ほうかさん）『東医宝鑑』　方剤名。露蜂房　白蒺藜　山椒　艾葉　葱根　荊芥蕊　細辛　白芷各40。「歯肉が非常にうずく場合に用いる」。

蓬莪朮（ほうがじゅつ）　薬物名。莪朮の別名。「莪朮」を参照。

蜂窩疽（ほうかそ）　「発背」を参照。

宝鑑化蟲丸（ほうかんかちゅうがん）『医林撮要』　方剤名。鶴膝　檳榔　胡粉　苦楝子各40　白礬10。「あらゆる寄生虫症に用いる」。

鳳眼穴（ほうがんけつ）　穴名。奇穴。手の母子背面の橈側で爪甲の後ろ約1寸に取る。雀目などを主治。

宝鑑当帰四逆湯（ほうかんとうきしぎゃくとう）『東医宝鑑』　方剤名。当帰4　附子0.5　桂枝　茴香　柴胡　芍薬　茯苓各3　延胡索　川楝子　沢瀉各2。「腹直筋が拘攣し、腰脚が冷え、引きつれて痛むものなどに用いる」。

胞気（ほうき）　膀胱の経気のこと。

方機(ほうき)　書名。日本江戸時代、吉益東洞(1702～1773)の口授、乾省の筆記、殿経の校訂。処方解説書。不分巻１冊。文化８年(1811)序刊。

暴気(ぼうき)　気候が正常でないこと。この様な場合は、急死する病人が少なくない。

方伎雑誌(ほうぎざっし)　書名。日本江戸時代、尾台榕堂(1799～1870)の著。息子の武雄・重遠・存義の校。全３巻。明治４年刊。榕堂が平常書き綴った医学知見をまとめたもので、医論・臨床治験・薬物論・随筆などが収められている。和文で平易に書かれており、榕堂の医学観ならびに臨床の実際を示す好著とされる。

脬気不固(ほうきふこ)　「脬」とは膀胱の別名。つまり膀胱の気が虚弱となり、小便を約束できずに、小便失禁や遺尿が生ずること。膀胱と腎は表裏関係にあり、膀胱の気虚と腎陽虚は関係が深い。

胞宮(ほうきゅう)　「女子胞」を参照。

炮姜(ほうきょう)　薬物名。乾姜を炮じて炭化させたもの。苦。温。温経止血。虚寒による出血・衄血・血便・崩漏などに用いる。

蜂姜丸(ほうきょうがん)『東医宝鑑』　方剤名。香附子　白僵蚕　牡蛎　栝呂仁　露蜂房　杏仁　神曲各同量。「胸腹痞満、咳嗽、濃い痰を吐き、短気などの症状が長くなる場合に用いる」。

方極(ほうきょく)　書名。日本江戸時代、吉益東洞(1702～1773)の口授、品川丘明の筆受、田宮龍の校正。不分巻１冊。明和元年(1764)刊。『傷寒論』『金匱要略』の主要処方につき、その精粋を述べたもの。きわめて簡便で臨床に役立つ書とされる。

芒棘(ぼうきょく)　舌苔の一つ。舌上に棘のような舌苔ができること。陽虚証と陽実証がある。

瞀瘈(ぼうけい)　「瞀」とは目がぼんやりして目がかすむこと。「瘈」(瘛に同じ)とは、手足の筋脈が引きつって痙攣すること。多くは火熱が心神を上擾して、肝風を引き動かすために起こる。

望形態(ぼうけいたい)　望診の一つ。「形」とは体形を指し、肌肉・骨格・皮膚などを含む。「態」とは動態を指し、体位・姿態・活動能力などを含む。形態を望診することにより、病人の体質や発育や営養状況を診ることができ、同時に気血の盛衰・邪正の消長と負傷箇所や疼痛の部位を理解することができる。

胞系了戻(ほうけいりょうれい)　①『金匱要略』では、胞系了戻により転胞の病理を解釈している。「胞系」とは、尿の系を指す。「了戻」とは紊乱屈曲の意味で、縄で締めるという意味。『諸病源候論』には「胞転とは、これにより胞屈辟して小便通ぜず…その病状は、臍下急痛し、小便通ぜず是れなり。この病あるいは小便まさに下るべきに、便ち強いてこれを忍び、あるいは寒熱の迫るところによる。この二者は倶に水気をして上に還らしめ、気胞に迫り、胞をして屈辟して充張を得ざらしめ、外水まさに入るべきに入るを得ず、内溲まさに出ずべきに出ずるを得ず、外内あい壅塞す。故に通ぜざらしむ」(胞転者、由是胞屈辟小便不通…其病状、臍下急痛、小便不通是也、此病或由小便応下、便強忍之、或為寒熱所迫、此二者倶令水気還上、気迫于胞、使胞屈辟不得充張、外水応入不得入、内溲応出不得出、外内相壅塞、故令不通)と見える。②広く、膀胱の排尿機能の乱れを指す。

放血(ほうけつ)　瀉血の同じ。

亡血(ぼうけつ)　「吐血」「衄血」「便血」「尿血」などの出血証の総称。

暴厥(ぼうけつ)［冒蹶］　古病名。気が急激に逆行するために、突然昏倒し、人事不省・脈躁疾で喘するなどの病証が見られる。『素問・大奇論』に「脈至りて喘するがごとし、名づけて暴厥という、暴厥する者は人言を知らず」(脈至如喘、名曰暴厥、暴厥者不知與人言)と見える。

亡血家(ぼうけつか)　平素より嘔血・衄血・尿血・便血・崩漏・金瘡などの失血性疾患を患っている人のこと。張仲景は『傷寒論』

では、このような病人は、体内の陰津が本来虧損しているので、発汗させてはならず、もし発汗させてしまうと、怕冷・寒戦などの病症を引き起こすと指摘している。

胞瞼(ほうけん)[目胞、眼胞、目裹、目窠、肉輪] 上下のまぶたのこと。「眼皮」ともいう。上下を分けて「目上胞」「目下胞」ともいう。さらに「上眼瞼」を「胞」といい、「下眼瞼」を「瞼」と言うこともある。

冒眩(ぼうげん) 頭に何かかぶっているように、ぼんやりしてめまいがすること。

胞瞼腫核(ほうけんしゅかく) 「胞瞼痰核」を参照

胞瞼痰核(ほうけんたんかく)[胞瞼腫核] 「目疣(もくよう)」ともいう。胃腸の蘊熱と湿痰と結合して、経絡を阻塞して、胞瞼の間に生ずる。その症状は、胞瞼内に核状に硬結し(上眼瞼に好発)、押しても痛まず動き、長くなると発赤して、眼胞が重墜して脹渋する。

胞瞼糜爛(ほうけんびらん) 化膿性結膜炎のたぐい。

崩口(ほうこう) 兎唇(としん)のこと。

胞肓(ほうこう) 穴名。足太陽膀胱経。臀部、第2後仙骨孔と同じ高さ、正中仙骨稜の外方3寸。①疏調膀胱 ②通利二便 ③強壮腰膝 ④通経活絡

膨脝(ぼうこう) 腹脹のこと。

膀胱(ぼうこう) 六腑の一つ。「脬」や「尿脬」ともいう。膀胱は小便を貯蔵し排泄する器官であり、『内経』では「州都の官」(州都と洲渚は同義。水中に居住し得る場所のこと。ここでは膀胱が水液の集まるところであると形容)と比喩している。膀胱と腎は表裏関係にあり、小便は気化の過程における産物であり、汗と同様に、津液が化したものである。そこで「気化すればすなわちよく出ず」(気化則能出焉)と見える。「気化」とは、化気行水の意味である。したがって膀胱に疾病があると、小便の異常と排尿困難などが出現する。

膀胱咳(ぼうこうがい) 咳嗽時に尿が失禁する現象を指す。

芳香化濁(ほうこうかだく) 治法。芳香で湿濁を化す薬物を用いて、内に湿濁があって出現する脘腹脹悶・悪心呑酸・大便稀薄・体倦乏力・口膩で甘さを感じるなどの症状を治療する。この治療には、藿香・佩蘭・砂仁・厚朴などの薬物を用いる。もし頭暈して脹・嘔吐・舌苔白膩などがともなえば、石菖蒲・鮮薄荷・陳皮・半夏・大腹皮などの薬物を用いる。

膀胱気閉(ぼうこうきへい) 膀胱の気化の機能障害のこと。その病因は、腎と三焦の気化不利と関係がある。主な症状は、小腹脹満・小便困難や尿閉などが見られる。多くは実証に属す。

膀胱虚寒(ぼうこうきょかん) 膀胱の気化不足や寒邪の影響を受けて、約束の能力を喪失したものを指す。多くは腎陽虚と関係がある。主な症状は、遺尿・尿急・尿頻で清・淋漓不尽(たらたらと漏れる)・苔薄潤・脈細弱などが見られる。

膀胱湿熱(ぼうこうしつねつ) 湿熱が下焦の膀胱に蘊(うん)した病変のこと。主な症状は、尿頻・尿急・尿少で痛・尿黄赤や尿血・舌紅苔黄・脈数などが見られる。

膀胱実熱(ぼうこうじつねつ) 湿気や熱邪が膀胱に停留し、膀胱の気化が失調するために起こる。その症状は、小便黄赤で短渋・小便時に尿道に灼熱感や疼痛が見られる。

膀胱主蔵津液(ぼうこうしゅぞうしんえき) (膀胱は津液を蔵するを主る) 『素問・霊蘭秘典論』に「膀胱は、州都の官、津液これに蔵され、気化すれば則ちよく出ず」(膀胱者、州都之官、津液蔵焉、気化則能出矣)と見える。「州」とは洲のこと。「都」とは渚のこと。洲渚とは、水中に居住し得る場所のことで、ここでは膀胱が三焦の水液が集結するところであることを指している。津液は腎の気化作用を経て、小便に変化して体外に排出するのである。

芳香走竄(ほうこうそうざん) 芳香性の薬物は、揮発・放散作用があるために、本草

ほ

学ではその薬性の特性を「走而不守」や「走竄」という。そこで邪気が滞留する疾病には、芳香走竄薬を用いて治療することが多い。

芳香透達(ほうこうとうたつ)　①湿熱汚濁の邪が中焦や上焦に鬱留した場合には、芳香薬を用いて消濁する。また疾病が中焦や上焦にある場合にも、必ず透達薬を用いて外散させる。②芳香性の薬物は辛味のものが多く、その辛味は邪気を散ずることができる。したがって芳香性の薬物は透達性を兼備している。

膀胱兪(ぼうこうゆ)　穴名。足太陽膀胱経。兪穴。仙骨部、第2後仙骨孔と同じ高さ、正中仙骨稜の外方1.5寸。①疏調膀胱　②清熱利湿　③培補下元　④強健腰膝　⑤清熱利湿

傍虎穴(ぼうこけつ)　穴名。奇穴。手背、第2中手骨と第3中手骨の間に取る。咽喉腫痛・上肢の痹証などを主治。

茅根(ぼうこん)　薬物名。清熱涼血薬。甘、寒、肺・胃。①清肺平喘　②清胃止嘔　③涼血止血　④消瘀退黄　⑤行水消腫

方剤(ほうざい)　「方」に同じ。

泡剤(ほうざい)　振り出し薬のこと。熱湯にしばらく浸出して用いる薬剤のこと。

方剤配伍(ほうざいはいご)　「君・臣・佐・使」の組み合わせのこと。「君臣佐使」を参照。

報刺(ほうし)　十二刺法の一つ。疼痛が遊走するものを治療するのに用いる。刺法は、先ず疼痛箇所を探し、そこへ直刺しそのまま置針して、次に押し手で周囲の疼痛箇所を探して、その針を抜き出して、2番目に痛む箇所に刺入する刺法のこと(『霊枢・官針篇』)。

望歯(ぼうし)　望診の一つ。歯と歯齦を観察すること。歯は、主に歯の生え具合、生え変わり、脱落の状況・歯の露出部分(歯冠、歯頭など)の色艶や湿潤具合、歯の弛緩や動揺・虫歯・歯槽膿漏・異臭の有無などを観察する。歯齦は、主に歯齦の形状・色沢・充実度などの変化・出血や血塊などの有無を観察する。臓象学説では「腎主骨」「生髄」「歯為骨之余」とあり、胃の経脈は歯齦を絡うので、望歯により腎と胃の病変を伺うことができる。

眸子(ぼうし)　瞳孔のこと。

抱膝(ほうしつ)　膝蓋骨の骨折を治療する正骨用の器具のこと。藤蔓や細長い竹で作る。外形は丸い輪状で、膝蓋骨よりやや大きく作り、四方をそれぞれ長紐で結び、それを膝蓋骨の上に置き、長ひもで結び付けて、膝を固定するのに用いる。

房室傷(ぼうしつしょう)　「房労」を参照。

炮炙(ほうしゃ)　本来は「炮」と「炙」の別々の製薬法であったが、後に薬材の加工処理として「炮炙」といわれるようになった。劉宋と雷斅の著した『炮炙論』は、薬材の加工処理について記述した専門書である。

硼砂(ほうしゃ)　薬物名。清熱解毒薬。甘鹹、涼、肺・胃。①解毒医瘡　②去障明目　③消痰止嗽　④殺虫滅疥

暴瀉(ぼうしゃ)　激しく嘔吐して下痢する状態のこと。

硼砂散(ほうしゃさん)『東医宝鑑』　方剤名。①硼砂　厚朴　赤茯苓　冬葵子　陳皮各12。「小腹疼痛して尿閉したり尿不利、または尿に砂や石などが混じる石淋などに用いる」　②硼砂　馬牙消　滑石　寒水石各20　竜脳　白礬各12。「風熱により咽中腫痛、口蓋垂が腫れる場合に用いる」。

炮炙全書(ほうしゃぜんしょ)　書名。日本江戸時代、稲生若水(1655〜1715)の著。本草書。全4巻。元禄5年(1692)刊。本書はもっぱら薬物の修治について解説してある。

炮炙大法(ほうしゃたいほう)　書名。中国明代、繆希雍(仲淳)の著。1622年。全1巻。『雷公炮炙論』を整理するとともに、民間の製薬経験を追加してある。

茅朮(ぼうじゅつ)[蒼朮]　薬物名。発散風湿薬。辛苦、温、脾・胃。①散寒解表　②祛湿通痹　③健脾止瀉　④調胃消痞　⑤補虚明目　⑥燥湿化痰　⑦辟穢解疫

方準(ほうじゅん)　書名。日本江戸時代、浅野文龍(1724～1784)の編著。古方の処方集。不分巻1冊。天明2年(1782)刊。『傷寒論』『金匱要略』の処方を証候別に編集した書。

方書(ほうしょ)　①方剤を専門に記載・論述した専門書のこと。たとえば中国清代の汪昂の『医方集解』(1694年)、清代の鮑相璈の『験方新編』(1846年)などがある。②方剤が記載された医書のこと。たとえば劉恕の『通鑑外紀』に「遂に方書を作り、以って民の疾を療す」(遂作方書、以療民疾)と見え、ここでの医書とは、多くの方剤が記載されたものを指す。たとえば『千金要方』(652年)や『千金翼方』(682年)での「方」とは、基礎医学や臨床分科のことである。

冒暑(ぼうしょ)　①傷暑証のこと。②暑邪を感受して、邪が腸胃を阻み、悪寒発熱・心煩・口渇・腹痛水瀉・小便短赤・悪心嘔吐・頭重眩暈などの症状が見られるものを指す。

崩傷(ほうしょう)　子宮出血のこと。

方上(ほうじょう)　鼻尖の両側の鼻翼部のこと。ここを望診して胃部の疾病を診察した。

芒硝(ぼうしょう)　薬物名。寒下薬。鹹苦、寒、胃・大腸・三焦。①清腸通便　②軟堅散結　③化痰消痞　④通経堕胎　⑤退翳明目　⑥解毒医瘡

暴状(ぼうじょう)　昏迷すること。茫然自失すること。

望色(ぼうしょく)　顔色の診察のこと。色を五種(青・赤・黄・白・黒)に分け、それぞれ五臓に配し、青は肝、赤は心、黄は脾、白は肺、黒は腎として、体表の色沢、特に顔色でこれを観察して、臓腑や気血の盛衰を判断すること。

房士良(ぼうしりょう)　人名。朝鮮李朝時代の医家、恭譲王の頃、中将郎として典医丞を兼任し、『新編集成馬医方・牛医方』の編纂に関与した。

抱児癆(ほうじろう)　「子嗽」を参照。

鋒針(ほうしん)　古代九針の一つ。今の三稜針のこと。針体は丸く、針先は三稜状で、刃が付いている。主に癰腫・熱病・急性胃腸炎などの治療に用い、皮下の静脈や小血管を破るのに用いる。

望神(ぼうしん)　望診の重要な一部。病人の顔色・表情・形態・意識などの精神活動の現われをとらえ、病気の軽重・予後の良否を推察する手がかりとすること。望神は次の3種に分けられる。①「得神」: 精神状態が正常な状態。②「失神」: 精神状態が衰えた状態。③「仮神」: ひん死・慢性重病などの患者に見られる精神の異常な状態。

望診(ぼうしん)　四診の一つ。術者の視覚で、病人の顔色・形態・舌の状況・大小便やその他の排泄物を観察すること。また小児の指紋を観察することも含まれる。

亡津液(ぼうしんえき)　「傷津」を参照。

傍針刺(ぼうしんし)　十二刺法の一つ。慢性の風湿の治療に用いる。その刺法は、患部を一針づつ直刺や傍刺する(『霊枢・官針篇』)。

棒心方(ぼうしんほう)　書名。日本室町時代、中川子公(生没年不詳)の著。室町時代の医書・医方集・全2巻。

封髄丹(ほうずいたん)　方剤名。①「堅陰」を参照。②黄柏80　砂仁40　甘草20。『処方集』「労瘵により身体衰弱し、微熱が出て、遺精、夢精がある場合に用いる」。

鳳髓丹(ほうずいたん)『医林撮要』　方剤名。①人参　蓮実　山薬　白茯苓　桂心　胡桃　海松子　栗　甘草　乾姜　干柿各同量。「脾胃虚弱により消痩し、元気が無く、頻繁に泄瀉する場合に用いる」　②黄柏120　砂仁60　甘草40。「心火が盛んで眼目と顔面が赤くなり、煩熱感があり、手足煩熱、不眠の場合に用いる」。

鳳髓湯(ほうずいとう)『医林撮要』　方剤名。海松子40　胡桃80　蜜20。「老人の咳嗽、短気する場合に補薬として用いる」。

方寸匕(ほうすんぴ)　約一匁(もんめ)のこと。一寸四方の匙に散薬を盛り、静かにゆすり、落ちぬ程度の容量のこと。

炮製(ほうせい)　張仲景の『金匱玉函経』に見

える。薬材を各種の剤型に精製する前に、それぞれの加工処理を行うこと。炮制の目的は、以下の意味がある。①雑物や無用の部分を除き、薬物をきれいにすること。「洗」「漂」「泡」などの方法がある。または生臭さ(腥臭)を除去する。精白皮などは、麩と一緒に炒めて、臭いは除去する。②製剤や服用や保存するのに便利にする。薄片に切ったり、ひき砕きやすいように、「泡」「煅」「炒」などを方法を用いる。さらに粉砕して、煎じて有効成分を抽出しやすいようにする。代赭石・磁石・牡蛎・鱉甲などの鉱物薬や介殻薬などは、「煅」(火で焼く)か酢で処理して、品質を軟らかくして、粉砕や煎じる時間を短縮するようにし、また有効成分を抽出しやすくする。また薬物を乾燥させて、保存しやすいようにするためには、「烘」「晒」「陰乾」などを用いる。③薬物の毒性や刺激性や副作用を消除したり緩和させる。生半夏は、生姜汁で制成すると、喉を刺激したり中毒を起こさせないようにできる。また巴豆は油質を除去することで、毒性を弱めることができる。④薬物の性能を改変して、治療効果を高める。生地黄は清熱涼血の効果があるが、これを酒蒸すると熟地黄となり、性味は温性となり補血の効果がある。常山は酢で制成すると、催吐作用が強まり、酒で制成すると、その催吐作用を減弱できる。さらに炮制は「水制」「火制」「水火合制」の3種に分けられる。「水制」には洗・漂・泡・漬・水飛などがあり、「火制」には煅・炮・煨・炒・烘・焙・炙などがあり、「水火合制」には蒸・煮・淬などがある。各項を参照。

暴泄(ぼうせつ)　急性の下痢のこと。

方筌(ほうせん)　書名。日本江戸時代、深河蟠龍(生没年不詳)の編著。古方の処方集。全2巻。安永3年(1774)刊。通計416方を収載している。

包煎(ほうせん)　毛の生えている植物を、綿布で包んで煎じること。旋覆花などは毛があるので「包煎」する。散薬や丸薬は、飲片と一緒に煎じるが、薬湯が脂っこく、濁り、飲みにくくなるのを防ぐために「包煎」しても良い。また核や仁は、搗(つ)いて泥状にするが(桃仁泥)、薬湯の中で散じてしまわないように「包煎」することもある。

瘋然(ぼうぜん)　面浮腫すること。

胞阻(ほうそ)　妊婦が腹痛し、陰道から出血する病証のこと。これは気血が不和で、胞胎を阻害するために起こる。

疱瘡(ほうそう)　痘瘡のこと。

胞臓(ほうぞう)　「女子胞」を参照。

暴脱(ぼうだつ)　「脱」を参照。

崩中(ほうちゅう)　①「固崩止帯」を参照。②「崩漏」を参照。

虻虫(ぼうちゅう)　薬物名。蝱虫(ぼうちゅう)ともいう。アブ科・アブ。苦。微寒。有毒。肝。破血逐瘀・消癥。血瘀による無月経・腹腔内腫瘤などに用いる。

暴注(ぼうちゅう)　暴迫下注ともいう。突然激しく腹瀉し、水が勢いよく流れるように泄瀉すること。泄瀉の量が多く、急激に下り、我慢できないもの。これは熱が大腸に迫すために起こる。

庖厨備用倭名本草(ほうちゅうびようわみょうほんぞう)　書名。日本江戸時代、向井元升(1609～1677)の著。本草書。全13巻。貞享元年(1684)刊。461品目につき解説した日本における総合食物本草の先駆書。

方的(ほうてき)　書名。日本江戸時代、加藤謙斎(1669～1724)の著。処方集。不分巻1冊。明和7年(1770)刊。26証について195方と付方5方、計200方を収録。主治文、つまり方薬の的候を簡明に記している。

方読弁解(ほうどくべんかい)　書名。日本江戸時代、福井楓亭(1725～1792)の著。全5巻。『崇蘭館方読弁解』ともいう。成立年不詳。後世派的な見解から、種々の処方についてその運用法・口訣を詳述した書。項目は人体の部位に従って分類している。

方読便覧(ほうどくべんらん)　書名。日本明治時代、浅田宗伯(1815～1894)の著。医方集。全8巻。明治9年自序。

暴熱(ぼうねつ) 突然発生する高熱のこと。すべて実熱証に属す。

暴迫下注(ぼうはくげちゅう) 「暴注」を参照。

放屁(ほうひ) 転失気、失気ともいう。おならのこと。

胞痹(ほうひ) 『素問・痹論』に見える。「胞」とは膀胱のこと。「痹」とは、気機が阻塞して通じないことを指す。主な症状は、小腹脹満・小便が出渋る・少腹部に圧痛などが見られる。これは風寒湿の邪が膀胱に侵犯して、膀胱に影響して気化が異常を起こすことで現れる。

暴病(ぼうびょう) 「卒病」を参照。

暴仆(ぼうふ) 突然昏倒する症状のこと。多くは肝風内動や痰涎攻心、または気火上衝して起こる。中風・癲癇・厥証などに見られる。

防風(ぼうふう) 薬物名。発散風湿薬。辛甘、温、膀胱・肝。①散寒解表 ②疏風解痙 ③祛湿通痹

防風温胆湯(ぼうふううんたんとう)『東医宝鑑』 方剤名。半夏 枳実 赤茯苓各2 橘皮 防風各1 人参0.8 甘草0.6 生姜1 紫蘇葉2。「小児が痰により驚風を起こした場合に用いる」。

防風葛根湯(ぼうふうかっこんとう)『医林撮要』 方剤名。防風 葛根 川芎 生地黄 独活 甘草各40 杏仁 麻黄各60 桂心若干。「妊婦が腰背が腫脹し、時に上体を後ろにそらし、手足が腫痛する場合に用いる」。

防風丸(ぼうふうがん)『郷薬集成方』 方剤名。防風80 川芎 鬱金 白礬 皀莢各40 蜈蚣1。「風痰により眩暈し、眼前がぼやけて、頻繁に嘔気し、消化不良、胸悶、悪心、息切れ、精神がふらつく場合、驚癇により発熱、易驚、痙攣を起こす場合に用いる」。

防風元(ぼうふうげん)『東医宝鑑』 方剤名。天麻 防風 人参各20 全蝎 白僵蚕 甘草各10 朱砂 石雄黄各6。「小児が慢驚風により痙攣を起こす場合に用いる」。

防風散(ぼうふうさん)『郷薬集成方』 方剤名。①防風 蚯蚓 漏蘆各80。「白虎風により関節が痛み、膝腫痛する場合に用いる」 ②防風8 川芎4 人参2。「冷汗が出る場合に用いる」 ③麻黄 牽牛子 炙甘草各0.6 防風 半夏 白芍 肉桂 白芷 防已 当帰 杏仁 川芎 羌活 独活 檳榔各0.4 生姜4 紫蘇葉5。『医林撮要』「出産後に傷風し、身浮腫する場合、肌が荒れて感覚鈍麻して、手足が動かしづらく、時に疼痛する場合に用いる」 ④防風 桑柏皮 葛根各40 甘菊花 防已 細辛 秦艽 当帰 桂心 赤茯苓 羚羊角各20。「妊婦が口噤して、手足が浮腫し、疼痛する場合に用いる」。

防風芍薬湯(ぼうふうしゃくやくとう)『東医宝鑑』 方剤名。防風 白芍各8 黄芩4。「身熱し、口渇し、未消化物の泄瀉をし、腹痛し、弦脈の場合に用いる」。

防風衝和湯(ぼうふうしょうわとう)『東医宝鑑』 方剤名。羌活 防風各6 白朮 川芎 白芷 生地黄 黄芩各4 細辛 甘草各2 生姜3 葱白3。「春夏秋に風寒に傷られて、悪寒発熱、頭痛、自汗、脈が浮緩の場合に用いる」。

防風通聖散(ぼうふうつうしょうさん)『宣明論』 方剤名。①当帰 芍薬 川芎 梔子 連翹 薄荷 生姜 荊芥 防風 麻黄各1.2 大黄 芒硝各1.5 蒼朮 桔梗 黄芩 石膏 甘草各2 滑石3。「体力が充実し、腹部が膨満して力のある、いわゆる太鼓腹で重役型の体質の人に多く、便秘がちのものなどに用いる」 ②滑石6.8 甘草4.8 石膏 黄芩 桔梗各2.8 防風 川芎 当帰 芍薬 大黄 麻黄 薄荷 連翹 芒消各1.8 荊芥 白朮 梔子各1.4 生姜5。『東医宝鑑』「中風や風熱により言語障害、嗄声の場合、驚風・破傷風を始めとしたあらゆる風証により痙攣が起きた場合、風熱や風湿により生じた出来物や斑疹など、表と裏、三焦がすべて実して悪寒、高熱、眩暈、目赤、眼痛、口中が荒れて、咽痛する場合、胸悶、

咳嗽、吃逆、短気、便秘、尿赤、尿不利の場合に用いる」 ③滑石 生地黄 防風 石膏 羌活 独活 柴胡 前胡 薄荷 荊芥 牛蒡子 梔子各2。『四象診療』「少陽人の裏熱証、陰虚により火動した場合、消渇、顔面、眼、口、鼻、歯の病、小児の疳疾、打撲、歴節風などに用いる」。

防風天麻散(ぼうふうてんまさん)『東医宝鑑』 方剤名。滑石80 防風 天麻 川芎 羌活 白芷 紅花 白附子 荊芥蕊 当帰 甘草各20。「風湿により皮膚感覚が鈍麻し麻痹し、全身が疼痛する場合、半身不随で消瘦する場合、突然言語障害になる場合に用いる」。

防風湯(ぼうふうとう)『東医宝鑑』 方剤名。①防風 羌活 独活 川芎各5。「破傷風が表にある場合、つまり身熱、手足厥冷、のどが強張り、口噤、身をそらすなどの発作症状がある場合に用いる」 ②防風6 当帰 赤茯苓 独活 杏仁 桂心 甘草各4 麻黄2 黄芩 秦艽 葛根各1.2 生姜5 大棗2。「行痹により関節が痛み、運動障害があり、各所が痛み、悪寒、発熱する場合に用いる」 ③防風80 黄芩 人参 川芎 麦門冬 甘草各40。「鼻淵により、泡が混じった鼻水が多量に出る場合に用いる」。

防風当帰飲子(ぼうふうとうきいんし)『東医宝鑑』 方剤名。滑石12 柴胡 人参 黄芩各8 大黄 当帰 芍薬 防風各2 生姜3。「心火や肝火により頭痛、眩暈、心煩、不安、不眠、易怒の場合、または湿熱により全身に黄疸が出る場合に用いる」。

防風当帰散(ぼうふうとうきさん)『東医宝鑑』 方剤名。①防風 当帰 川芎 生地黄各10。「発汗しすぎたり、発熱後に肌肉が攣急する場合に用いる」 ②防風 当帰 川芎 熟地黄各10。「出産後に陰血不足により肝風が生じ、手足が攣急したり、項強の場合に用いる」。

防風白朮牡蛎湯(ぼうふうびゃくじゅつぼれいとう)『東医宝鑑』 方剤名。防風 牡蛎 白朮各同量。「動悸があるところに誤って発汗し、筋肉が痙攣する場合に用いる」。

蜂房散(ほうぼうさん)『東医宝鑑』 方剤名。露蜂房30 穿山甲 龍骨各10 麝香少量。「あらゆる慢性炎症により潰瘍が生じたり、漏孔が生じた場合に用いる」。

蜂蜜(ほうみつ) 薬物名。潤下薬。甘、平、心・肺・脾・胃・大腸。①潤腸通便 ②潤肺寧嗽 ③緩急止痛 ④養胃生津 ⑤解毒医瘡

胞脈(ほうみゃく) 胞絡ともいう。子宮(胞宮)上に分布している絡脈のこと。衝脈と任脈が含まれる。胞脈の主な作用は、女性の月経と胞胎の営養である。『素問・評熱病論』に「胞脈は、心に属し胞中を絡う、月事来ざる者は、胞脈閉ずなり」(胞脈者、属心而絡于胞中、月事不来者、胞脈閉也)と見え、『霊枢・五音五味篇』には「衝脈任脈はみな胞中に起く」(衝脈任脈皆起于胞中)と見える。

暴盲(ぼうもう) 肝気上逆により、気血が鬱閉して起こる。その症状は、元来眼部に他の症状が無いのに、突然片眼や両眼が失明するものを指す。

胞門(ほうもん) ①「子宮口」のこと。②穴名。奇穴。下腹部、臍下3寸(関元穴)の両側2寸に取る。子宮・卵巣などの婦人科疾患などを主治。

瞀悶(ぼうもん) 乱れもだえる状態のこと。

方薬合編(ほうやくがっぺん) 書名。朝鮮李朝時代、高宗22年(1885)、恵庵 黄度淵の著、黄泌秀の編。1冊。本書は全体に4段に分け、1段は『損益本草』など、2・3・4段は『医方活套』上統・中統・下統の目録となり、『医方活套』より韓医学の入門および利用に便利にしている。

方有執(ほうゆうしつ、1522〜?) 人名。中国の医家。字は仲行。歙県の人。張仲景を尊敬し、『傷寒論』を深く研究して、71歳の時に『傷寒論条弁』を編纂した。

方輿(ほうよ) 書名。日本江戸時代、有持桂里(1758〜1835)の著。医方集。全3巻。成立年不詳。『方輿輗』を根幹とした書。

胞孕(ほうよう)　妊娠すること。

亡陽(ぼうよう)　大汗不止、または吐瀉が激しく、または他の原因により陽気を耗傷して、陽気が突然衰竭して、大汗淋漓、玉のような汗出で微粘、畏寒・手足冷・呼吸微弱・面色蒼白・口不渇、または口渇して熱飲を好む、唇舌淡潤、ひどければ口唇青紫、脈微で絶えそう、または浮数で空虚などの症状が見られる。亡陽の多くは、亡陰が進展したものであり、陰液が過度に耗損すると、陽気もそれにつられて亡脱する。このように同一の疾病に2つの段階があるので、特に注意深く弁証しなくてはならない。ショック現象のたぐい。

方輿輗(ほうよげい)　書名。日本江戸時代、有持桂里(1758～1835)の著。医方集。門人の八谷文恭の筆受。内容は病症別に門を分け、諸家の要方や自己の臨床経験を詳述。随所に考証を記している。処方は古方と後世方を交えて折衷的な立場を取っており、今日の漢方界でも評価が高い。

胞絡(ほうらく)　「胞脈」を参照。

豊隆(ほうりゅう)　穴名。足陽明胃経。絡穴。下腿前外側、前脛骨筋の外縁、外果尖の上方8寸。①降逆祛痰　②健脾利湿　③調和脾胃　④駆邪散滞　⑤壮筋補虚

抱竜丸(ほうりゅうがん)　方剤名。①「清熱化痰開竅」を参照。②牛胆南星40　竹茹20　石雄黄　朱砂各10　麝香4。「痰熱で生じた驚風で、発熱、痙攣、息遣いが荒く、神識昏迷する場合に用いる」。

胞漏(ほうろう)　胞漏ともいう。妊娠後に、時々陰道より血液のような液体が排出されるが、腹痛は無い病証のこと。気虚・血熱・胎元不固・房事過多などの原因により起こる。

崩漏(ほうろう)[経崩]　月経中でもないのに、陰道内より大量の出血がある。または出血が続き淋漓として絶えない病証のこと。もし出血量が多く、急激に発症するものを「血崩」や「崩中」という。出血量は少ないが、ダラダラと止まらないのを「漏下」という(『金匱要略・婦人妊娠病脈証并治』)(一説には、月経が停止した直後に、また血が下り、淋漓として絶えないものを指す)。崩と漏が互いに転化することがあるのは、その原因が主に「衝任不固」だからである。気虚・血熱・血瘀などに分けられる。婦人科では多くの疾病により、崩漏が見られるので、早期に治療を施す。

房労(ぼうろう)　房室傷ともいう。過度の性生活により、腎精を耗損して、病因となるものを言う。

暴聾(ぼうろう)　「耳聾」を参照。

保嬰須知(ほえいすち)　書名。日本江戸時代、片倉鶴陵(1751～1822)の著。小児科書。全2巻。嘉永元年(1848)刊。小児の医方を病門別に列挙してある。

補益(ほえき)　「補法」を参照。

補益固気湯(ほえきこきとう)『四象診療』　方剤名。黄耆　桂枝　人参各8　白芍　炙甘草　当帰　川芎　白朮　陳皮各4。「少陰人が陽明病により悪熱する場合に用いる」。

補益養栄湯(ほえきようえいとう)『東医宝鑑』　方剤名。熟地黄6　当帰4.8　人参　知母各3.2　黄柏2.8　甘草2　五味子10　生姜3。「虚労により気血が損傷され、身体衰弱し、元気が無く、口中無味、消化不良、頭痛、時に眩暈などの症状が見られる場合、病後、失血性貧血、出産後に微熱が出る場合、腎臓結核などの場合、健康を回復させるために用いる」。

蒲黄(ほおう)　薬物名。行血薬。甘、平、肝・脾・心包絡。①行瘀止痛　②涼血止血　③排膿合瘡　④堕胎助産

蒲黄散(ほおうさん)『東医宝鑑』　方剤名。①蒲黄　滑石各同量。「女性の転胞症で、小腹腫満、頻尿、尿不利の場合に用いる」　②蒲黄　冬葵子　生地黄各同量。「小児が膀胱に熱があり、尿に血が混じり、尿不利、尿痛する場合に用いる」　③車前子　黄芩　蒲黄　生地黄　牡蠣　白芍各同量。『医林撮要』「産後に大小便不利で、子宮から出血する場合に用いる」。

補火生土(ほかせいど) 「温補命門」を参照。

補肝丸(ほかんがん)『東医宝鑑』 方剤名。熟地黄　当帰　白芍　川芎各5　羌活　防風各4。「肝血不足により頭痛、眩暈、視力が低下し、全身が痛む場合に用いる」。

保肝散(ほかんさん)『東医宝鑑』 方剤名。川芎　当帰　地骨皮　藁本　石膏　木賊　連翹　細辛　桔梗　防風各2　梔子　白芷各1.2。「風邪の侵襲により角膜に翳膜が生じ、物体が二重に見えて、視力が落ちてくる場合に用いる」。

補肝散(ほかんさん)『東医宝鑑』 方剤名。①羚羊角　防風各40　人参　赤茯苓各30　羌活　車前子　細辛　玄参　黄芩各14。「肝血不足により角膜に混濁が生じ、眼前に花びらのようなものが見えたり、二重に見えたりする場合に用いる」　②柴胡6　白芍4　熟地黄　白茯苓　甘菊花　細辛　甘草各2.8　柏子仁　防風各4。「肝腎の虚により、角膜に丸い翳膜が生じ、視力が落ちた場合に用いる」。

補肝湯(ほかんとう)『東医宝鑑』 方剤名。熟地黄　当帰　白芍各8　川芎　酸棗仁　木瓜　甘草各4。「肝血不足により脚浮腫、痙攣、無力、時に心悸、視力が落ちてくる場合、湿脚気などに用いる」。

補肝二香湯(ほかんにこうとう)『東薬と健康』 方剤名。香附子　白朮　白何首烏　黄精　当帰　川芎各8　木香　敗醤　桃仁各4　甘草2。「慢性肝炎により身体が労倦し、口中無味、消化不良、小腹腫満する場合、右胸腹と心下痞硬の場合、出血傾向がある場合に用いる」。

補気(ほき)[益気] 治法。気虚証の治療法。また血虚にも常用される。つまり気が旺盛になれば、生血もできるのである。たとえば「心気虚」で精神疲乏・怕冷怕動・面色虚浮・心悸・嗜臥・自汗しやすい・舌淡白・脈虚弱などの治療には、養心湯(黄耆・茯神・白茯苓・半夏曲・当帰・川芎・遠志・酸棗仁・肉桂・柏子仁・五味子・人参・炙甘草)を用いる。「脾気虚」で、言語気短・四肢乏力・消化力弱・大便稀薄・脱肛・舌淡苔薄白・脈濡緩などが見られる治療には、補中益気湯(黄耆・炙甘草・人参・白朮・当帰・橘皮・升麻・柴胡)を用いる。「肺気虚」で咳嗽気短・痰液清稀・疲倦で話したがらない・語声低微・面色白・自汗・舌淡苔薄白・脈虚弱などの治療は、補肺湯(人参・黄耆・炙甘草・五味子・山薬)を用いる。「腎気虚」で、面色淡白・腰脊痠軟・聴力減退・小便清で回数多、ひどければ小便不禁・滑精早泄・舌淡苔薄白・脈細弱などの治療は、大補元煎(熟地・人参・山薬・杜仲・酸棗仁・枸杞子・山茱萸・炙甘草・破胡紙・白朮・肉桂・附子)を用いる。また補気薬は、脾胃に湿痰がある場合には使用してはならない。どうしても使用したい場合には、化痰祛湿薬を同時に用いる。

母気(ぼき) 五行の相生関係において、「生我」(我を生ずる)ものが「母気」である。たとえば木は火を生ずるから、木は火の「母気」である。

補気解表(ほきかいひょう) 「益気解表」を参照。

戊己丸(ぼきがん)『東医宝鑑』 方剤名。黄連　呉茱萸　白芍各同量。「湿痢により腹満し、硬く、消化不良で、身重、浅黒い血泡が混じる泄瀉をする場合、小児の疳積により泄瀉する場合に用いる」。

補気固表(ほきこひょう) 治法。気虚では自汗しやすい。心気虚や肺気虚などでは、いずれも自汗があるので、補気薬を用いれば、自汗が止まる。この方法を補気固表という。黄耆・白朮などの薬物にはこの作用がある。

補気止血(ほきしけつ)[補気摂血] 治法。気虚により出血して、止まりづらいものを治療する方法。たとえば女性の子宮出血が長引き、血色が暗淡で稀薄、面色蒼白・心慌気短・精神萎靡・四肢清冷・舌淡苔白、脈細軟などの治療は、人参・黄耆・白朮・炙甘草・当帰・熟地などの薬物を用いる。

補気瀉下(ほきしゃげ) 「攻補兼施」を参照。

補気生血湯(ほきせいけつとう)『東医宝鑑』 方剤名。人参　白朮　白茯苓　白芍　当帰　陳皮　香附子　貝母　桔梗　熟地黄　甘草各 4。「出来物や傷口が長らく塞がらない場合に用いる」。

補気摂血(ほきせっけつ) 「補気止血」を参照。

補気湯(ほきとう)『東医宝鑑』 方剤名。黄耆 8　人参　麦門冬　桔梗　甘草各 4　生姜 3。「気虚証により心悸が続き、元気が無く、動くとすぐに短気し、脈浮緩、冷汗が出る場合に用いる」。

牡瘧(ぼぎゃく) 「牡」は「牝」の誤字。「牝瘧」に同じ。

補宮丸(ほきゅうがん)『東医宝鑑』 方剤名。鹿角霜　白茯苓　白芷　白朮　烏賊骨　白薇　白芍　牡蛎　山薬各同量。「脾腎陰虚により白帯が多く、腰腹が痛む場合に用いる」。

保宮丹(ほきゅうたん)『東医宝鑑』 方剤名。蒼朮 300　香附子　熟地黄　沢蘭各 160　人参　桔梗　石斛　藁本　秦艽　甘草各 80　当帰　桂心　乾姜　細辛　牡丹皮　川芎各 60　木香　白茯苓　墨　桃仁各 40　山椒　山薬各 30　糯米 1　大豆黄巻 0.5。「下焦が虚冷となり月経不順で不妊症の場合に用いる」。

補虚飲(ほきょいん)『東医宝鑑』 方剤名。人参　麦門冬　山薬各 4　白茯苓　茯神各 3.2　半夏　黄芪各 2.8　前胡　熟地黄各 2　枳実　遠志　炙甘草各 1.2　生姜 5　糯粟 2。「気鬱により精気が虚弱となり、痰涎が生じ、眩暈、面赤、胸悸などの症状がある場合に用いる」。

補気養血湯(ほきようけつとう)『東医宝鑑』 方剤名。人参　黄耆　当帰　白朮　白芍　艾葉　紅花　川芎　陳皮　香附子　砂仁　甘草各 4。「流産の後に子宮出血が続き、元気が無く、口中無味、頭痛などの症状がある場合に用いる」。

補虚湯(ほきょとう)『東医宝鑑』 方剤名。人参　白朮各 6　当帰　川芎　黄耆　陳皮各 4　甘草 2.8　生姜 3。「出産後に気血が不足してあらゆる虚証症状が見られる場合、産後に用いる」。

朴允徳(ぼくいんとく) 人名。朝鮮李朝時代の医家、太宗 17 年(1417)典医主簿。『郷薬採取月令』『郷薬集成方』の編纂に関与した。

朴雲(ぼくうん) 人名。朝鮮李朝時代の医家、字は択之、号は龍巌、本貫は密陽。成宗 24 年(1493)出生、燕山君元年(1495)に進士、朴英の門下生。『衛生方』の著者。明宗 17 年(1562)に逝去。

朴英(ぼくえい) 人名。朝鮮李朝時代の医家、字は子実、号は松堂、本貫は密陽。成宗　壬子武科に登級。医術に精通し、内医院提調になり『経験方』『活人新方』の著者。

繆希雍(ぼくきよう、1546〜1627) 人名。中国明代の医薬学者。字は仲淳、慕台と号した。江蘇常熟の人。『神農本草経』を推崇し、『本草経疏』30 巻を著す。他に『先醒斎医学広筆記』などがある。

僕参(ぼくしん) 穴名。足太陽膀胱経。陽蹻の本。足外側、崑崙の下方、踵骨外側、赤白肉際。①除湿利泄　②清脳醒神　③益腎堅骨　④消腫止痛　⑤通経活絡

朴震禧(ぼくしんき) 人名。朝鮮の痘医として名を成した。『痘瘡経験方』などがある。

朴世挙(ぼくせいきょ) 人名。朝鮮李朝時代中宗時より明宗時までの医員。『簡易辟瘟方』を金順蒙、劉永貞らとともに撰した。さらに『分門瘟疫易解方』の編纂にも関与した当時の名医。

鶩泄(ぼくせつ) 「鶩溏」を参照。

牧丹散(ぼくたんさん)『東医宝鑑』 方剤名。牡丹皮　人参　天麻　白茯苓　黄耆　薏苡仁　桃仁　白芷　当帰　川芎各 4　肉桂　甘草各 2　木香 1.2。「腸癰が長くなり、身体衰弱し、身冷、腹皮が柔らかくなり、疼痛し、時に肛門から出血する場合に用いる」。

鶩溏(ぼくとう) 寒瀉のこと。「鴨溏(おうとう)」「鶩泄」ともいう。大便に水分を多く含み、色は青

黒くアヒルの糞のようで、小便は透き通り、脈沈遅などとなる。これは寒湿証に属し、脾気虚や大腸に寒が有ることにより生ずる。瀉下した便が稀薄で汚いものを「溏泄」や「泄利」ともいう。

撲粉(ぼくふん) 温粉ともいう。薬物をひき砕いて粉末にし、皮膚に叩いて付けるもの。たとえば熱性病で発汗させた後に、汗が止まらないなどの場合には、蝦龍骨、蝦牡蛎、生黄耆、粳米などをいずれも砕き、粉末にして混ぜ合わせて、皮膚に叩いて付ける。夏にあせもができたら、滑石粉を身体に叩いて付けると良い。

朴容南(ぼくようなん) 人名。朝鮮李朝時代の医家、光武7年(1903)に医学校を卒業。1909年2月『医薬新報』を発刊。同年、東西医薬方の西医方に関する『家庭救急方』を編纂した。

補経固眞丹(ほけいこしんたん)『東医宝鑑』 方剤名。乾姜　人参各8　郁李仁　柴胡　炙甘草　陳皮　黄芩各4　白葵花7。「婦人の帯下が多い場合に用いる」。

補血(ほけつ)[養血] 治法。血虚を治療する方法。血虚証の症状は、面色蒼白・唇舌爪甲色淡・頭暈目眩・心悸・気短・月経不調で少量淡色などが見られる。①「補血和血」:失血後の身体衰弱・血虚発熱、または癰疽が潰爛した後に、午後に身熱口渇する、または女性の月経不調・臍腹作痛・崩中漏下・舌質淡・脈虚などの症状が見られる場合には、四物湯(熟地・白芍・当帰・川芎)を用いて治療する。②「気血双補」:たとえば失血過多で・飲食減少・肌肉消痩・女性の崩漏、さらに呼吸気短・語声低微・怕冷怕動などの症状が見られる場合には、八珍湯(当帰、熟地、白芍、川芎、人参、白朮、白茯苓、甘草)を用いて治療する。③「補気生血」:血虚のもので、肌膚燥熱・面紅目赤・心煩口渇・喜飲して飲みたがる・脈洪大で虚、重按すると脈微、および女性の月経後、産後や癰疽が潰爛した後に血虚発熱する場合には、当帰補血湯(黄耆炙一両、当帰酒洗二銭)を用いて治療する。

募穴(ぼけつ) 胸腹部の体表にあって、臓腑の生理・病理反応と密接な関係をもつ反応点(穴位)のこと。これらはすべて臓腑の経気が集まる場所である。以下のようになる。

肺募　—中府穴	心募　—巨闕穴
肝募　—期門穴	脾募　—章門穴
腎募　—京門穴	胆募　—日月穴
心包募—膻中穴名(一説には天地穴)	
	胃募　—中脘穴
大腸募—天枢穴	小腸募—関元穴
三焦募—石門穴	膀胱募—中極穴

補血丸(ほけつがん)『郷薬集成方』 方剤名。亀板　黄柏　知母各80　炮乾姜40。「陰血不足により潮熱が見られ、冷汗が出て、心悸、手足心熱、咽乾、消痩する場合に用いる」。

募原(ぼげん)[膜原] ①『素問・挙痛論』に「寒気腸胃の間、膜原の下に客す…」(寒気客于腸胃之間、膜原之下)と見える。王冰注に「膜とは膈間の膜を謂い、原とは鬲肓の原を謂う」(膜、謂膈間之膜、原、謂鬲肓之原)と見える。胸膜と膈肌の間の部位を指す。②呉又可『瘟疫論』に「邪は口鼻より入り、則ちその客するところ、内に臓腑に在らず、外に経絡に在らず、伏膂の内に舎り、表を去りて遠からず、胃に附近し、乃ち表裏の分界、これ半表半裏と為す、…およそ邪の経にあれば表と為し、胃に在れば里と為し、今邪の募原に在る者は、正に経胃の交関するところに当る、故に半表半裏と為す」(邪自口鼻而入、則其所客、内不在臓腑、外不在経絡、舎于伏膂之内、去表不遠、附近于胃、乃表裏之分界、是為半表半裏、…凡邪在経為表、在胃為里、今邪在募原者、正当経胃交関之所、故為半表半裏)と見える。景日昣の『嵩崖尊生書』に「原とは、広野の意、臓腑の外に在り、胃と相近し…」(原者、広野之意、在臓腑之外、與胃相近)と見える。

保元湯(ほげんとう)『補陽処方集』 方剤名。①黄耆12　人参8　甘草4　肉桂(春夏は0.8〜1.2、秋冬は2〜3)。「身体が虚弱して全身が労倦し、元気が無い場合、短気、心煩、口中無味、消化不良、悪寒するなどの症状がある場合に用いる」 ②白何首烏　黒豆　地骨皮　黄精　人参　五加皮　白茯苓各4。「気血不足により全身労倦、元気が無く、手足が疼痛して歩行困難な場合に用いる」 ③人参8　黄耆　甘草各4　生姜1。「気虚により頻繁に身体に出来物が生ずる場合と潰瘍が塞がらない場合に用いる」。

母瘊(ぼこう)　「疣」を参照。

蒲公英(ほこうえい)　薬物名。清熱解毒薬。苦辛、寒、肝・胃。①解毒消癰　②散結消癰　③利尿消腫　④瀉滞消臌

蒲公英膏(ほこうえいこう)『処方集』　方剤名。蒲公英200　石雄黄10　龍脳0.2。「あらゆる化膿炎症症状に用いる」。

蒲公英湯(ほこうえいとう)『処方集』　方剤名。蒲公英8　当帰6　山薬4　香附子　牡丹皮各3。「産後に乳房に硬結が生じ、発熱、乳汁不足の場合に用いる」。

輔骨(ほこつ)　橈骨のこと。「臂骨」(前腕骨)の一つ。

補骨脂(ほこつし)　薬物名。助陽薬。辛苦、大温、脾・腎・心包絡。①助陽摂精　②暖脾止瀉　③温脬縮溺　④堅骨壮腰

補骨脂丸(ほこつしがん)『東医宝鑑』　方剤名。①磁石50　熟地黄　当帰　川芎　肉桂　砂仁　山椒　破胡紙　白蒺藜　胡蘆巴　杜仲　白芷　石菖蒲各8。「虚労により耳聾する場合に用いる」 ②破胡紙200　蜜150　胡桃75。「腎陽虚により腰膝酸軟、無力、遺精、陰痿、頻尿、五更泄瀉、咳嗽、息切れなどがある場合に用いる」 ③破胡紙120　鹿茸　肉蓯蓉　巴戟天各40　胡桃60。『医方類聚』「腎虚により腰膝酸軟、または無力、口中無味、顔面蒼白の場合に用いる」。

補剤(ほざい)　「補すれば弱を去るべし」(補可去弱)とある。つまり人参・黄耆などの補薬は、虚弱を除去する。「弱」は「虚弱」の病証であり、この場合には元気を補益する薬物で治療する。人参と黄耆を一緒に煮詰めて練り状にした参耆膏は、脾肺の気虚を治療ができる。また脾胃が衰弱して、消化力が弱まり、食欲不振などが見られる場合には、四君子湯(人参・白朮・茯苓・甘草)を用いる。

晡時(ほじ)　「十二時」を参照。

拇指同身寸(ぼしどうしんすん)　「同身寸」を参照。

補瀉(ほしゃ)　補と瀉は、治療上の重要な原則の2つである。「補」は主に虚証の治療に用い、「瀉」とは主に実証の治療に用いる。針灸治療における「補瀉」は、それぞれの手法を駆使して、刺激の強さと特徴を発生させるのである。古くから用いられた針法の補瀉の種類は、非常に多い。主なものでも「迎随補瀉」「提挿補瀉」「疾徐補瀉」「捻転補瀉」などがある。各項を参照。

補助穴(ほじょけつ)　主穴に対するもので、針灸治療の取穴に際して、重要な経穴(主穴)を補う目的で使用する経穴をいう。

補腎(ほじん)　「補腎陰」と「補腎陽」が含まれる。「補陰」と「補陽」を参照。

保眞丸(ほしんがん)『東医宝鑑』　方剤名。鹿茸　巴戟天　鐘乳石各40　胡蘆巴　香附子　陽起石　烏頭　肉蓯蓉　砂仁　沈香　肉豆蔻　五味子各20。「腎陽不足により脾胃の機能が障害され、胸腹が痞硬し、消化不良で、冷たいものを嫌がり、悪寒し、性機能が低下するなどの症状がある場合に用いる」。

補心丸(ほしんがん)『東医宝鑑』　方剤名。①酸棗仁　柏子仁各120　遠志100　当帰　乾地黄　甘草各60　人参40　茯神28　石菖蒲24　牛胆南星　半夏曲各20　琥珀12　川芎　麝香各4　金箔20。「心虚証で心悸、多夢、不眠、健忘症がはなはだしい場合、手が震える場合、癇疾などに用いる」 ②山査120　覆盆子100　竹葉60　蜜適量。『東薬と健康』。「心臓神経症により胸悶、心悸、不整脈の場合に用いる」。

補腎丸(ほじんがん)『東医宝鑑』　方剤名。①熟地黄　砂仁各300　当帰140　肉蓯蓉200　山茱萸100　黄柏　知母各40　破胡紙20。「腎陰不足により虚熱が上り、耳鳴する

ほ

場合に用いる」②磁石　砂仁各80　熟地黄　肉蓯蓉　石斛　五味子　枸杞子　楮実　覆盆子　車前子各40　沈香　塩各20。「腎虚により眼が濁り、次第に瞳に白点が生じる場合に用いる」③亀板160　知母　黄柏各120　乾姜40。「腎陰不足により虚熱が盛んで、午後に微熱が出て、関節が痛み、冷汗が出て、胸悶、不眠、手足煩熱する場合に用いる」。

補眞玉露丸（ほしんぎょくろがん）『東医宝鑑』 方剤名。白茯苓　龍骨　韭子　砂仁各同量。「腎陽虚証により悪寒し、驚悸、遺精する場合に用いる」。

補腎元（ほじんげん）『東医宝鑑』 方剤名。肉蓯蓉　枸杞子各40　巴戟天　山薬　破胡紙　茴香　牡丹皮各20　塩10。「肝腎陰虚により遠くが見づらく、花びらのようなものが見え、目赤、瞳子に白い斑点が見える場合に用いる」。

補眞膏（ほしんこう）『東医宝鑑』 方剤名。人参160　山薬　芡仁　蓮実　大棗　杏仁　胡桃各600　沈香12　蜜1800　乳600。「内傷により身体衰弱し、口中無味、食欲不振、短気、声が小さく、元気が無く、冷汗が出る場合に用いる」。

補心酸棗仁湯（ほしんさんそうにんとう）『補陽処方集』 方剤名。酸棗仁　当帰　白芍　生地黄　白茯苓　黄耆　人参各4　五味子　知母　黄柏各2.8。「陰血不足により胸悶、心悸、不眠、冷汗、口中無味、全身が労倦し、元気が無い場合に用いる」。

補腎地黄丸（ほじんじおうがん）『東医宝鑑』 方剤名。黄柏600　乾地黄300　白茯苓160　天門冬　熟地黄　人参　甘菊花　黄芩各80　当帰　枳実　麦門冬各40。「腎消により胸悶、口乾するが飲みたがらず、尿が濁り、視力が落ち、耳聾の場合に用いる」。

補腎磁石丸（ほじんじせきがん）『その他』 方剤名。磁石　甘菊花　全蝎　肉蓯蓉　砂仁各30。「肝腎不足による近視、遠視、老眼などに用いる」。

補心丹（ほしんたん）『東医宝鑑』 方剤名。①「補陰」を参照。②乾地黄160　黄連80　石菖蒲40　人参　当帰　五味子　天門冬　麦門冬　柏子仁　酸棗仁　玄参　茯神　丹参　遠志　桔梗各20。「心陰不足により心悸、不安、易驚、不眠、健忘症などがある場合に用いる」③熟地黄　白茯苓　柏子仁　丹参　百部　石菖蒲　黄芩　杜仲　天門冬　当帰　酸棗仁　玄参　遠志　五味子　人参　茯神　桔梗　甘草各同量。『医林撮要』。「煩熱感があり、口中と咽中が乾燥し、心悸、易驚、不眠、多夢、遺精、健忘症がある場合に用いる」。

保神丹（ほじんたん）『郷薬集成方』 方剤名。白朮300　鹿茸　柏子仁　石菖蒲　麦粉各160　蜜24。「原気と精血が不足し、心腎不交し、全身が労倦し、元気が無く、口中無味、腹満、眩暈、耳鳴、心悸、胸悶、不眠、多夢の場合に用いる」。

保眞湯（ほしんとう）『東医宝鑑』 方剤名。当帰　乾地黄　白朮　人参　黄耆各4　白芍　炙甘草各3.4　天門冬　麦門冬　陳皮　芍薬　知母　黄柏　五味子　柴胡　牡蛎　熟地黄各1.4　蓮心　赤茯苓　白茯苓各2.4　生姜3　大棗2。「虚労により午後に潮熱が出て、骨が痺痛し、冷汗が出る場合、咽乾、胸悶、煩躁する場合、咳嗽し全身が労倦するなどの症状がある場合に用いる」。

補心湯（ほしんとう）『補陽処方集』 方剤名。麦門冬12　白茯苓　人参　桂皮　炙甘草　紫菀　五味子各4　大棗3　芫花5　龍骨　牡蛎各5。「心気不足により心悸、多夢、健忘症、睡眠障害、冷汗、全身労倦、元気が無い場合に用いる」。

補腎湯（ほじんとう）『東医宝鑑』 方剤名。破胡紙　茴香　延胡索　牛膝　当帰　杜仲　黄柏　知母各4　生姜3。「腎虚により腰痛、腰膝酸軟無力の場合に用いる」。

補腎納気（ほじんのうき） 「納気」を参照。

補腎養脾丸（ほじんようひがん）『東医宝鑑』 方剤名。熟地黄　肉蓯蓉　人参　黄耆　白朮　当帰　白茯苓　山薬各80　杜仲　破胡紙　牛膝　五味子各60　知母　黄柏　白芍

ほ

各40　肉桂　沈香各30　炙甘草20。「虚労により陰陽気血がすべて不足し、消痩、消化不良、時に微熱、胸悶などの症状がある場合に用いる」。

補髓円(ほずいえん)『**補陽処方集**』　方剤名。肉蓯蓉　桂心　砂仁　乾漆　蛇床子各120　生地黄600。「腎虚により衰弱し、陰痿、骨痿などの症状が生じた場合に用いる」。

補髄膏(ほずいこう)『**東医宝鑑**』　方剤名。黄牛前脚骨髄1800　蜜2400　人参　杏仁各160　胡桃50　熟地黄　五味子各40。「慢性消耗性疾患により身体衰弱、または虚弱な老人が咳嗽して便秘する場合、虚弱者が習慣性便秘になる場合など、全身の強壮補薬として用いる」。

補髄丹(ほずいたん)『**東医宝鑑**』　方剤名。破胡紙　杜仲各200　鹿茸40　没薬20　胡桃15。「腎虚により腰痛し、元気が無く、時に足が痹痛する場合に用いる」。

補精膏(ほせいこう)『**東医宝鑑**』　方剤名。山薬300　胡桃　杏仁　黄牛前脚骨髄各160　蜜600。「虚労により元気が無く、労倦し、口中無味、消化不良、乾咳する場合に用いる」。

保生丹(ほせいたん)『**東医宝鑑**』　方剤名。朱砂　天麻　白附子　白僵蚕　全蝎各8　炮乾姜　雄黄　麝香各4。「小児の慢驚風に用いる」。

補生湯(ほせいとう)『**東医宝鑑**』　方剤名。白朮　香附子　烏薬　陳皮各8　人参　甘草各4　生姜3。「食欲が無くて、食べ物のにおいが嫌いで、黄色い痰を吐き、偏食するなどの症状がある場合に用いる」。

保精湯(ほせいとう)『**東医宝鑑**』　方剤名。当帰　川芎　白芍　生地黄　麦門冬　黄柏　知母　黄連　梔子　乾姜　牡蛎　山茱萸各2。「陰虚火動により胸悶、多夢、手足煩熱、午後に微熱が出て、口唇が乾き、消痩、時に遺精、夢精などがある場合に用いる」。

牡臓(ぼぞう)　五臓の陽に属すものを「牡臓」という。心には君火があり、肝には相火があり、いずれも陽に属すので、心と肝の二臓を「牡臓」という(『霊枢・順気一日分為四時篇』)。

補損当帰散(ほそんとうきさん)『**東医宝鑑**』　方剤名。川芎60　桂心　山椒　当帰　甘草各30　炮附子　沢蘭各10。「打撲により筋肉や骨が損傷して非常に痛む場合に用いる」。

保胎丸(ほたいがん)『**東医宝鑑**』　方剤名。杜仲　白朮各80　当帰　熟地黄　阿膠　黄芩　益母草　続断　香附子各40　川芎　艾葉　陳皮各20　砂仁10。「妊婦が気血不足または衝任脈虚損により、胎動不安、または流産の兆しが見えるような場合に用いる」。

保胎地黄丸(ほたいじおうがん)『**四象診療**』　方剤名。紅花20　熟地黄16　山茱萸　山薬各8　沢瀉　白茯苓　牡丹皮各6　糯米150。「少陽人の胎漏下血に用いる」。

補托法(ほたくほう)　「内托」を参照。

牡丹湯(ぼたんとう)『**郷薬集成方**』　方剤名。牡丹皮　蓮葉各40　大黄　芍薬　当帰各20。「女性が血風により胸に込み上げて、不安で、腹痛する場合に用いる」。

牡丹皮(ぼたんぴ)　薬物名。清熱涼血薬。辛苦、微寒、心・肝・腎。①清熱退蒸　②涼血止血　③清血化瘀　④柔肝熄風　⑤排膿消癰　⑥祛瘀療傷

牡丹皮散(ぼたんぴさん)『**医林撮要**』　方剤名。牡丹皮　桂心　芍薬　桃仁　白茯苓各同量。「出産時に多量に出血し、悪寒し、手足厥冷、心煩、冷汗、食欲不振の場合に用いる」。

牡丹皮湯(ぼたんぴとう)『**東医宝鑑**』　方剤名。①当帰　牡丹皮各6　白芍　乾地黄　陳皮　白朮　香附子各4　川芎　柴胡　黄芩各2.8　甘草1.6。「処女が月経が有ったり無くなったりして、小腹痛、時に発熱、咳嗽する場合に用いる」　②牡丹皮　升麻　桔梗　薏苡仁　地楡　黄芩　芍薬　甘草各5.2。「肺癰により胸痛、咳嗽とともに生臭い血痰が出る場合に用いる」。

補中益気湯(ほちゅうえっきとう)『**脾胃論**』

ほ

方剤名。①「甘温除大熱」を参照。②「補気」を参照。③「昇剤」を参照。方剤名。黄耆　甘草5　人参3　当帰身2　橘皮2　升麻2　柴胡2　白朮3。「若飲食失節、寒温不適、則脾胃乃傷、喜怒憂恐、損耗元気。既脾胃気衰、元気不足、而心下独盛、心火者、陰火也、起于下焦、其系系于心、心不主令、相火代之、相火、下焦包絡之火、元気之賊也。火與元気不両立、一勝則一負。脾胃気虚、則下流于腎、陰火得以乗其土位。故脾証始得、則気高而喘、身熱而煩、其脈洪大而頭痛、或渇不止、其皮膚不任風寒而生寒熱。蓋陰火上衝、則気高而喘、為煩熱、為頭痛、為渇、而脈洪。脾胃之気下流、使穀気不得昇浮、是春生之令不行、則無陽為護其営衛、則不任風寒、乃生寒熱、此皆脾胃之気不足所致也。然而與外感風寒所得之証頗同而実異。内傷脾胃、乃傷其気、外感風寒、乃傷其形。傷其外為有余、有余者瀉之。傷其内為不足、不足者補之。内傷不足之病、苟誤認作外感有余之病而反瀉之、則虚其虚也。実実虚虚、如此死者、医殺之耳。然則奈何？惟当以辛甘温之剤、補其中而昇其陽、甘寒以瀉其火則愈矣。経曰、労者温之、損者温(益)之、又云、温能除大熱、大忌苦寒之薬損其脾胃。脾胃之証、始得則熱中、今立治治得之証」　④黄耆6　人参　白朮　甘草各4　当帰　陳皮各2　升麻　柴胡各1.2。『東医宝鑑』「気虚発熱により全身が労倦し、午後微熱、冷汗、頭痛、口中無味、悪寒する場合、または中気下陥により上記の症状とともに、小腹重痛、水様便が見られる場合、脱肛、子宮脱出などに用いる」　⑤人参　生地黄　黄耆　当帰　川芎　柴胡　陳皮　羌活　白朮　防風各2.8　細辛　甘草各2　生姜3　大棗2。『東医宝鑑』「気血が不足する場合、感冒にかかり発熱し、頭痛、冷汗、悪寒、全身疲倦、元気が無い場合に用いる」　⑥人参　黄耆各12　白朮　当帰　陳皮　甘草各4　紫蘇葉　藿香各2。『四象診療』「少陰人の処方であり、太陽症の亡陽の初期と身体が非常に疲労し、元気が無い場合、身体が衰弱し、発熱、胸悶、自然に冷汗が流れる場合、胎動不安、疝症、痔疾などの場合に用いる」。

補中丸(ほちゅうがん)『医林撮要』　方剤名。当帰　白芍　川芎　黄耆　人参　陳皮各20　白朮　地黄各40。「身体が虚弱な女性や妊娠時に面色に潤いが無く、眩暈、全身が労倦し、元気が無い場合に用いる」。

補中行湿湯(ほちゅうぎょうしつとう)『医林撮要』　方剤名。①人参　白朮各2.8　蒼朮　陳皮　白茯苓各2.4　黄芩　麦門冬各2　厚朴1.6　木香　木通各1.2　升麻　柴胡各0.8　生姜3　大棗2。「脾気虚により全身労倦し、元気が無く、消化不良、腹満、身腫の場合に用いる」　②人参　白朮　白茯苓　半夏　陳皮　厚朴　黄芩　麦門冬　沢瀉　檳榔各4。「脾気虚により全身労倦し、元気が無く、心下痞硬、消化不良、小腹腫満、短気、時に尿不利、身腫などの症状がある場合に用いる」。

補中勝毒餅(ほちゅうしょうどくべい)『東医宝鑑』　方剤名。黄耆6　連翹4　防風　升麻　甘草各2　当帰　生地黄　熟地黄　白芍　陳皮　人参各1.2。「瘰癧、馬刀瘡などに用いる」。

補中治湿湯(ほちゅうちしつとう)『東医宝鑑』　方剤名。人参　白朮各4　蒼朮　陳皮　赤茯苓　麦門冬　木通　当帰各2.8　黄芩2　厚朴　升麻各1.2。「浮腫全般に用いる」。

補中湯(ほちゅうとう)『東医宝鑑』　方剤名。白朮8　黄芩　黄連　藿香　梔子各4　半夏　陳皮　赤茯苓各3.2　砂仁1.2　甘草0.8　生姜3。「痰火により胸悶、悪心嘔吐、時に眩暈、消化不良の場合に用いる」。

脖胦(ぼつおう)　「肓之原」を参照。

穂積甫庵(ほづみほあん、17世紀後半)　人名。『救民妙薬』の著者。甫庵の名は宗与(むねとも)。

布袋丸(ほていがん)『東医宝鑑』　方剤名。夜明砂　蕪荑　使君子各80　蘆薈　人参　白朮　白茯苓　甘草各20。「小児が虫疳で面色黄、首が痩せて、腹満、手足消痩、微熱、腹痛する場合、またあらゆる瘧疾に用いる」。

補天育嗣丹(ほてんいくしたん)『済衆新編』 方剤名。熟地黄320　山茱萸　山薬　枸杞子　当帰各160　白茯苓　牡丹皮各120　沢瀉　天門冬　鹿茸　虎骨　亀板　破胡紙各80。「腎精不足による不妊症に用いる」。

補土派(ほどは) 「金元四大家」を参照。

補肺阿膠湯(ほはいあきょうとう)『東医宝鑑』 方剤名。阿膠16　馬兜鈴　牛蒡子　杏仁各10　甘草2　糯米20。「肺陰不足で肺熱が盛んで、咳嗽、短気し、粘稠痰や血痰が出て、咽中乾燥などの症状がある場合に用いる」。

補肺散(ほはいさん)『東医宝鑑』 方剤名。阿膠8　牛蒡子　糯米各4.8　馬兜鈴2.8　炙甘草2　杏仁9。「肺陰不足により咳嗽し、咳嗽して血痰が出る場合に用いる」。

補肺湯(ほはいとう) 方剤名。①「補気」を参照。②桑柏皮　熟地黄各12　人参　黄耆　紫菀　五味子各4。「消痩し、元気が無く、微熱が出て、長らく咳嗽する場合に用いる」。

補脾(ほひ) 「健脾」を参照。

補脾益眞湯(ほひえきしんとう)『東医宝鑑』 方剤名。丁香　木香　訶子皮　陳皮　厚朴　草果　肉豆蔻　人参　白朮　白茯苓　桂枝　半夏　炮附子　炙甘草各0.8　全蝎1　生姜2　大棗1。「慢脾風で全身労倦、精神昏迷、嗜眠、顔面蒼白、冷汗、手足瘈瘲する場合に用いる」。

補脾益肺(ほひえきはい)[培土生金] 治法。脾土を培補する方法を用いて、脾の機能を強健にして正常に回復させて、肺臓の虧虚する病証を治療すること。たとえば肺虚久咳・痰多清稀、さらに食欲減退・肚腹作脹・大便稀溏・四肢無力、ひどければ浮腫・舌質淡苔白・脈濡細などが見られる場合には、治療に人参・茯苓・白朮・山薬・木香・陳皮・半夏などの薬物を用いる。

補脾散(ほひさん)『救急方』 方剤名。人参　白朮　黄耆　白茯苓　山薬　炙甘草各同量。「小児が脾胃が虚弱で、全身労倦、元気が無く、自汗、嗜眠、食欲不振の場合に用いる」。

補脾湯(ほひとう)『東医宝鑑』 方剤名。①白朮5.2　白芍4　白茯苓　半夏各2.8　陳皮　黄耆　人参　当帰　川芎　肉豆蔻　葛根　神曲各2　黄連　甘草各1.2。「脾胃虚弱により顔の色艶が悪く、消化不良、頻繁に泄瀉し、慢性的に瘈瘲をおこす場合に用いる」②麦芽　炙甘草各60　人参　白茯苓　草果　炮乾姜各40　厚朴　陳皮　白朮各30。「脾胃の虚冷により心下痞硬、消化不良、頻繁に吐瀉する場合に用いる」。

母病及子(ぼびょうきゅうし) 五行論において、五臓間の相生の母子関係を説明する場合に、母病が子に及ぶこと。たとえば、木は火を生ずるが、肝木は母であり、心火は子であり、肝陽の亢盛が発展すると、心火を亢進させて発病する。

蒲蔔虱(ほふくしつ) 陰毛のしらみの一つ。「陰毛虱(いんもうしつ)」を参照。

補母(ほぼ) 「虚者補甚母、実者瀉其子」を参照。

補法(ほほう)[補益、補養] 治法。人体の気血陰陽の不足を補養して、各種の虚証を治療する方法のこと。虚証には気虚・血虚・陰虚・陽虚などがあり、補法にも補気・補血・補陰・補陽などがある。人体の気血陰陽は相互に依存しているので、各補法も組み合わせて使用することが少なくない。たとえば「血脱益気」法では、補血薬に補気薬を加味する。また腎陽を補益することを主として、補助として腎陰を補益して、陰陽を強調させる。しかし実邪がまだ除去されてない病証には、補法を用いてはならない。なぜならば滋補薬を用いれば、病邪が滞留して去らなくなる。もし病邪が除去されずに、正気が虚していれば、祛邪薬中に補益薬を加味する。これを「扶正祛邪」という。

保命延齢丸(ほめいえんれいがん)『補陽処方集』 方剤名。牽牛子　破胡紙　酸棗仁　甘菊花　柏子仁　楮実　炮附子　地骨皮　天門冬　五味子　牛膝　覆盆子　白茯苓　巴戟天　人参　兎絲子　山薬各40　生地黄

ほ

300　肉桂100。「精血不足により白髪が多く、陰痿症、遺精が見られ、腰膝酸軟無力の場合、視力が落ち、耳聾、不眠、冷汗、尿赤などの場合に用いる」。

保命散(ほめいさん)『東医宝鑑』　方剤名。馬牙消20　枯白礬　朱砂各4。「熱毒により悪瘡が生じ、乳を吸うことが出来ずに、食べ物が降りない場合に用いる」。

保命生地黄散(ほめいしょうじおうさん)『東医宝鑑』　方剤名。生地黄　熟地黄　枸杞子　地骨皮　天門冬　白芍　黄耆　柴胡各4　黄芩　黄連　甘草各2。「陰虚火旺で血熱し、妄行したり血脈外にもれたりする、吐血、鼻衄、血便、尿血などに用いる」。

保命丹(ほめいたん)『東医宝鑑』　方剤名。全蝎14　防風　天南星　蝉退　白僵蚕　天麻　厚朴各8　白附子　朱砂各4　麝香2。「陽証症状がある急驚風または慢驚風に用いる」。

補陽(ほよう)[助陽]　治法。陽虚証を治療する方法。陽虚には心陽虚・脾陽虚・腎陽虚などがある。心脾の陽虚を治療する方法は、「温法」の項に見られる。補陽は主に、腎陽虚を補うことを指す。腎陽虚では腰膝痠冷疼痛・軟弱無力・陽痿滑精・小便頻数・苔淡白・脈沈弱などの症状が見られる。この治療には右帰飲(熟地黄・山薬・山茱萸・当帰・枸杞子・鹿角膠・杜仲・菟糸子・肉桂・附子)を用いる。補腎陽薬は温燥性が強いので、陰虚の人には用いてはならない。

補養(ほよう)　「補法」を参照。

保幼化風丹(ほようかふうたん)『東医宝鑑』　方剤名。天南星　半夏　烏頭　白附子各40　鬱金20。「驚風により四症八候が表れた場合に用いるが、風痰を解消し、鎮驚し、解熱する」。

保孕丸(ほようがん)『処方集』　方剤名。杜仲150　続断。「習慣性流産、切迫流産の場合に用いる」。

補陽還五湯(ほようかんごとう)『医林改錯』　方剤名。生黄耆60　当帰6　赤芍薬6　地竜3　川芎3　桃仁3　紅花3。中風後遺症の気滞血瘀で、半身不随・顔面神経麻痺・発語障害・口角流涕・下肢麻痺・頻尿・尿失禁などに用いる。

補陽還五湯(ほようかんごとう)『その他』　方剤名。黄耆60　当帰尾8　芍薬6　蚯蚓　地竜　川芎　桃仁　紅花各4。「中風により半身不随、口眼喎斜、言語障害、口の端から薄い唾が流れ、便秘、頻尿、遺尿する場合に用いる」。

保幼新編(ほようしんぺん)　書名。朝鮮李朝時代、高宗42年(光武9年1905)、無忌先生の撰、盧光履の編。1冊。小児科の専門医書。本書は小児の各病症を運気・流行・瘧母之候など112項目に分け、その主候を記し、処方を記載してある。

堀井元仙(ほりいげんせん、生没年不詳、18世紀)　人名。日本江戸時代の医家。『腹診書』の著者。元仙は江戸の人で、字は対時(たいじ)、詳伝は知られていない。

堀元厚(ほりげんこう、1686〜1754年)　人名。日本江戸時代、京都の医師。元厚は山城国山科の人で、名は貞忠(さだただ)、号は北渚(ほくしょ)。味岡三伯・小川朔庵に学び、医名を馳せた。『灸炳要覧』『医学須知』『医案啓蒙』『医門丘垤集』などの著がある。

堀元昌(ほりげんしょう、1725〜1762)　人名。日本江戸時代の医家。『挨穴明弁』の著者。元昌は堀元厚(1686〜1754)の長男として京都に生まれた。号は廻欄(かいらん)。

堀正意(ほりせいい、1585〜1642)　人名。日本江戸時代の医家。字を敬夫、通称を与十郎といい、杏庵と号した。儒を藤原惺窩に学び、医は曲直瀬正純に学ぶ。尾張蕃に仕え、法眼にまで進み、晩年は江戸に出て弘文院に入り、諸家の系図を編纂した。

牡蛎(ぼれい)　薬物名。斂汗薬。鹹渋、微寒、肝・腎。①滋陰斂汗　②潜陽安神　③固下収脱　④行水消腫　⑤軟堅消癧　⑥生肌合瘡

牡蠣丸(ぼれいがん)『郷薬集成方』　方剤名。牡蛎　蒼朮各100　薄荷0.08。「過酸性胃炎、

胃および十二指腸潰瘍により胃液の酸度が高まり、胃部が痛む場合に用いる」。

牡蠣散（ぼれいさん） 方剤名。①「斂汗固表」を参照。②「渋剤」を参照。③牡蛎 黄耆 麻黄根各同量。『東医宝鑑』「冷汗が出る場合に用いる」 ④牡蛎 白朮 防風各同量。『東医宝鑑』「適応症は③に同じ」 ⑤牡蛎 麻黄根 黄耆 知母各40。『東医宝鑑』「あらゆる虚証により、常に冷汗が流れ、次第に身体が衰弱し、易驚、心悸する場合に用いる」 ⑥牡蛎 別甲各40。『郷薬集成方』「産後に悪露が止まない場合に用いる」。

牡蛎沢瀉散（ぼれいたくしゃさん）『金匱要略』 方剤名。牡蛎 沢瀉 蜀漆 葶藶子 商陸根 海藻 栝楼根（各等分）「大病が軽快したあと、腹部の動悸が亢進し、身体が腫れ、のどが渇いてしかも尿利が減少するものなどに用いる」。

牡蛎白朮散（ぼれいびゃくじゅつさん）『郷薬集成方』 方剤名。防風100 白朮50 牡蛎12。「身体が虚弱になり、汗が多く出たり、飲食物を食べる時に汗が多く出て、身体が衰弱し、元気が無くなる場合に用いる」。

歩廊（ほろう） 穴名。足少陰腎経。前胸部、第5肋間、前正中線の外方2寸。①寛胸利気 ②止咳平喘 ③和胃止嘔 ④調理肺気 ⑤降逆消癰

哺露疳（ほろかん） 病因は「丁奚疳（ちょうけいかん）」に同じ。丁奚疳が発展したものである。患者の小児は極度に痩衰し、時々悪寒発熱・腹脹大・首は細くなる・多く食べても吐き出す、際限なく下痢する。

保和丸（ほわがん） 方剤名。①「消導」を参照。②山査子40 半夏 蘿蔔子 黄連 陳皮各20 神曲12 麦芽8。『東医宝鑑』「食滞により心下痞硬し、酸っぱいものが込み上げ、消化不良の場合に用いる」 ③山査240 神曲 半夏 白茯苓各80 陳皮 羅蔔子 連翹各40。『医林撮要』「適応症は②に同じ」 ④山査子200 麦芽 神曲 半夏各120 白茯苓 陳皮 蘿蔔子 連翹各40。『医林撮要』「食滞により腹満し、心煩、食べ物が降りない場合に用いる」。

保和湯（ほわとう）『東医宝鑑』 方剤名。①知母 貝母 天門冬 瓜呂根 薏苡仁 杏仁 五味子各2.8 馬兜鈴 紫菀 百合 桔梗 桔梗 阿膠 当帰 乾地黄 炙甘草各1.4 紫蘇葉 薄荷各0.8 生姜3。「肺労、肺痿、肺癰などにより咳嗽し、血痰を吐く場合に用いる」 ②薏苡仁20 貝母8 天門冬 麦門冬各4 桔梗 馬兜鈴 百合 阿膠 甘草各3 知母 五味子各2 薄荷1。『処方集』「胸満痛して咳嗽し、乾咳、血痰が出る場合に用いる」 ③陳皮5.6 麦芽 山査 蘿蔔子 厚朴 香附子各3.8 連翹 甘草各2。『処方集』「古い食べ物や硬い食べ物を食べて食滞を起こし、腹満、心下痞硬、酸っぱいものが込み上げ、時に吐瀉する場合に用いる」。

翻花下疳（ほんかげかん） 「腎岩」を参照。

翻花痔（ほんかじ） 内痔の一つ。痔が長い間、肛門外に翻転して、表面は滑らかでなく、翻花（花びらの裏側）のような形をしている。大便時に出血し、耐え難い疼痛がある。

翻花瘡（ほんかそう） 癌が進行して、花が開いたように口を開けた瘡のこと。

翻花楊梅（ほんかようばい） 「楊梅瘡」を参照。

本気（ほんき） 正気のこと。

本郷正豊（ほんごうまさとよ、生没年不詳） 人名。日本江戸時代の針灸師。『鍼灸重宝記』1巻の著者。正豊は御薗意斎（1557～1616）（常心）—常正（つねむね）—常憲（つねのり）—常倫（じょうりん）の弟、つまり意斎の曽孫で、母方の本郷家を継ぎ、父系の針灸学を講究した。京都に生まれたが、正徳元年（1711）徳川家宣に召されて江戸に出て、拝謁して厚遇を受けた。

本事方羊肝元（ほんじほうようかんげん）『東医宝鑑』 方剤名。羊肝1 熟地黄60 兎絲子 決明子 車前子 地膚子 五味子 枸杞子 益母草 葶藶子 青葙子 甘野老

ほ

麦門冬　沢瀉　防風　黄芩　白茯苓　桂心　杏仁　細辛各40。「白内障、緑内障、青盲などに用いる」。

本神(ほんじん)　穴名。足少陽胆経。足少陽と陽維脈の交会穴。頭部、前髪際の上0.5寸、正中線の外方3寸。①清熱止痛　②安神定志　③袪風定驚　④清泄肝胆　⑤清頭明目

本節(ほんせつ)　手の手根中手関節(または足の中足指節関節)で手背(足背)の部分で、隆起しているところ。手足にそれぞれに10箇所の「本節」がある。

本草(ほんぞう)　中国で薬物について記述された著作(図譜類も含む)を「本草書」という。「本草」に記載されている薬物には、植物・動物・鉱物・醸造された飲料や食品、さらにわずかに化学製品が含まれる。しかし、草類が最も多いことから「本草」という。

本草色葉鈔(ほんぞういろはしょう)　書名。日本鎌倉時代、惟宗具俊(13世紀)の著。全8巻。弘安7年(1284)稿。本草のいろは順引辞典。日本における『傷寒論』引用の嚆矢。

本草衍義(ほんぞうえんぎ)　書名。中国宋代、寇宗奭の撰。1116年。全20巻。460種の薬物を記載し、薬性についてかなり詳細に記述している。また薬物の真偽・優劣の識別についても詳細に述べている。

本草経攷注(ほんぞうきょうこうちゅう)　書名。日本江戸時代、森立之(1807〜1885)の著。『神農本草経』の注解書。全18巻19冊。『神農本草経攷注』ともいう。安政4年(1857)完成。著者が長年研鑽した本草考証学の精華で、日本伝来の関連分野の善本資料が駆使されている。現在に至るまで、中国を含め『神農本草経』の注釈・研究書として本書をしのぐものはない。

本草経集注(ほんぞうきょうしっちゅう)　書名。中国梁代、陶弘景(隠居)の注。536年?。全9巻。原書は紛失。

本草経薬和名攷(ほんぞうきょうやくわみょうこう)　書名。日本江戸時代、森立之(1807〜1885)の著。本草学書。全3巻3冊。万延元年(1860)成。『神農本草経』収録薬物の和名を、古文献を駆使して考証したもの。

本草綱目(ほんぞうこうもく)　書名。中国明時代1596年、李時珍の著書。従来の本草書を整理して、薬物学から一歩進め、博物学的に薬品を分類した書。

本草綱目啓蒙(ほんぞうこうもくけいもう)　書名。日本江戸時代、小野蘭山(1729〜1810)の著。本草書。全48巻。日本における状況が詳細に記されており、江戸時代最大の博物誌と評価される。

本草綱目拾遺(ほんぞうこうもくしゅうい)　書名。中国清代、趙学敏(恕軒)の著。1765年。全10巻。『本草綱目』に収録されていない716種の薬物を掲載している。

本草古義(ほんぞうこぎ)　書名。日本江戸時代、岡村尚謙(?〜1837)の著。『神農本草経』の注釈書。全3巻。天保年間に成立。本書は日本・中国の古文献を渉猟して、神農本草経の薬品の基源・沿革を考証学的に研究した先駆書。森立之らに大きな影響を与えた。

本草従新(ほんぞうじゅうしん)　書名。中国清代、呉儀洛(遵程)の著。1757年。全18巻。『本草備要』を基礎にして、増改訂を加えてある。

本草序例抄(ほんぞうじょれいしょう)　書名。日本江戸時代、吉田宗恂(1558〜1610)の著。『本草序例』の解説書。全8巻。慶長8年(1603)成立。

本草精華(ほんぞうせいか)　書名。日本江戸時代の書、編者と刊年不詳。本草に関する専門医書。2巻2冊。

本草図譜(ほんぞうずふ)　書名。日本江戸時代、岩崎灌園(1786〜1842)の編著。江戸時代最大の植物図鑑。全95冊。文政11年(1828)成。2000種におよぶ植物図を収め、和文による解説がある。

本草正譌(ほんぞうせいか)　書名。日本江戸時代、松平君山(1697〜1783)の著。本草書。全12巻。安永5年(1776)刊。『本草綱目』の誤りを正すために作られたもの。計

947品に言及。
本草通串(ほんぞうつうかん) 書名。日本江戸時代、前田利保(1799～1859)の編著。本草書。全94巻56冊。嘉永5年(1852)刊。その内容はきわめて詳細。漢文・和文を交える。富山の売薬産業の発展も利保の推進に負うところが大きい。
本草備要(ほんぞうびよう) 書名。中国清代、汪昂(訒庵)の著。1694年。全4巻。臨床の常用薬460種を選び、薬性と病状を結びつけて説明している。
本草弁疑(ほんぞうべんぎ) 書名。日本江戸時代、遠藤元理(江戸前期、生没年不詳)の著。本草書。『本草薬弁』ともいう。全5巻。天和元年(1681)刊。横型本。和文。平易な臨床家向けの薬物書。
本草弁明(ほんぞうべんめい) 書名。日本江戸時代、林貞亮(生没年不詳)の編。本草書。不分巻1冊。宝暦13年(1763)自序。常用薬物をイロハ順に収載し、異名・効能・修治を簡明に記している。
本草薬名備考(ほんぞうやくめいびこう) 書名。日本江戸時代の書、編者不明。本草のイロハ順辞書。全9巻。延宝6年(1678)刊。横型本。和文。李時珍の『本草綱目』の全52巻(1578成)の薬名索引として作られたもので、所出巻数および和名を付している。
本草薬名備考和訓鈔(ほんぞうやくめいびこうわくんしょう) 書名。日本江戸時代、丹波(錦小路)頼理(1770～1830)の著。本草イロハ順辞書。全7巻。『薬名備考和訓鈔』ともいう。文化4年(1807)刊。
本草和解(ほんぞうわげ) 書名。日本江戸時代の書、摂江の正次なる人の修訂。本草のイロハ順辞書。全7巻。元禄11年(1698)刊。横型本。和文。原書は曲直瀬道三の『霊宝薬性能毒』で、これに若干の改訂を加え、図を付したもの。
本草和名(ほんぞうわみょう) 書名。日本平安時代、深根輔仁(平安時代、生没年不詳)の著。日本最古の本草辞典。全2巻。30余部の中国医書より1025種の薬物を挙げ、配列は唐の『新修本草』による。漢名の別称と和名を記して、当時、薬物の国内供給に対応すべくもくろまれたもので、一部に産出地も記している。
本朝医考(ほんちょういこう) 書名。日本江戸時代、黒川道祐(?～1691)の編著。医史学書。全3巻3冊。寛文3年(1663)序刊。日本初のまとまった医学史書として評価される。
本朝医談(ほんちょういだん) 書名。日本江戸時代、奈須恒徳(1774～1841)の著。医学誌随筆集。不分巻1冊。文政5年(1822)刊。日本古代の医薬・医方・医制・疾病などに関する記事を諸資料より抄出したもの。古医学資料集として有用。
本朝経験方(ほんちょうけいけんほう) 書名。日本江戸時代、多紀元簡(1755～1810)の編。処方集。不分巻1冊。成書年不詳。出典を中国医書によらず、日本で従来経験されて得られた妙方、つまり本朝経験処方を集めたもの。各家久伝の秘薬、民間伝承の妙薬など約190処方を収載。
本朝経験方(ほんちょうけいけんほう) 書名。朝鮮の書、亡失。詳細伝不詳。おそらく高麗時代太宗から世宗時代の医師の経験して治療に用いられた方を集成したものと思われる。
本朝古今医統(ほんちょうここんいとう) 書名。日本江戸時代、岡本一抱(1654～1716)と門人松田春竹の編著。医論・医方書。全6巻。正徳5年(1715)刊。多数の中国医書を引用している。
本朝食鑑(ほんちょうしょくかん) 書名。日本江戸時代、人見必大(1642～1701)の著。食物本草書。全12巻。元禄10年(1697)刊。国産の食品442種を収載して解説。江戸の博物学書としても評価が高い。
本道(ほんどう) 現在の内科医に相当する。日本江戸時代には、金創(外科)医、産科医、女科医、眼科医、口歯科医などがあり、内科が医師の中でも中心的なところから、「本道」と呼ばれた。

奔豚(ほんとん)　古病名。『霊枢』『難経』『金匱要略』に見える。五積の一つ。腎の積に属す。『金匱要略』では「奔豚気」と記述されている。「豚」とは子豚のこと。奔豚は、腎臓の寒気が上衝する、または肝臓の気火が上逆することにより生ずる。その特徴は、発作的に下腹部より、胸部や頭部に突き上げるように感じ、咽喉にまで達し、腹部が絞られるように痛み、胸は重苦しく呼吸が切迫し、目暈、心悸易驚、煩躁不安、発作が過ぎれば普段と変わらなくなる。さらに寒熱往来や吐膿などの症状が見られる。

奔豚気(ほんとんき)　「奔豚」を参照。

奔豚丸(ほんとんがん)『東医宝鑑』　方剤名。厚朴28　黄連20　苦楝子12　白茯苓　沢瀉　石菖蒲各8　延胡索6　全蝎　附子　独活各4　烏頭　丁香　巴豆霜各2　肉桂0.8。「腎積(奔豚症)の場合、硬結のようなものが小腹より胸部へ込み上げて、胸悶、発作性疼痛が反復し、癒えない場合に用いる」。

奔豚湯(ほんとんとう)『金匱要略』　方剤名。①甘草　川芎　当帰　黄芩　芍薬各2　半夏　生姜各4　葛根　李根皮各5。「動悸が激しく、呼吸が止まりそうになり、死ぬのではとの不安感におそわれるものなどに用いる」　②半夏8　川芎　当帰各6　葛根各4　黄芩　白芍各2.8　生姜3　大棗2。『東医宝鑑』「腎積(奔豚症)に用いる」。

本邦名医類案(ほんぽうめいいるいあん)　書名。日本江戸時代、下津春抱(生没年不詳)の著。医案集。全5巻。宝永6年(1709)刊。横型本。日本の近世名医の臨床治験例を多数収載。

本間棗軒(ほんまそうけん、1804〜1872年)　人名。日本江戸時代の外科医。通称玄調。17歳で原南陽につき、次いで江戸に出て杉田立郷に学んだ。その後シーボルトにオランダ医学を学び、さらに華岡青洲について外科をおさめた。『瘍科秘録』『続瘍科秘録』『内科秘録』などの著がある。

ま行・ま

埋没針(まいぼつしん)　生体内に針を埋没させる治療法のこと。金針を10mm～20mmに切断して用いる。埋没した針の持続的刺激により、慢性病などに効果があるといわれる。しかし現在では行われていない。

前田利保(まえだとしやす、1799～1859)　人名。日本江戸時代の本草学者。『本草通串』の編著者。利保は富山藩主であるが、本草学を趣味とし、栗本丹州・岩崎灌園に学び造詣が深かった。富山の売薬産業の発展も利保の推進に負うところが大きい。

麻黄(まおう)　薬物名。発散風寒薬。辛苦、温、肺・膀胱。①散寒解表　②宣肺平喘　③行水消腫

麻黄加朮湯(まおうかじゅつとう)『金匱要略』　方剤名。麻黄9　桂枝6　杏仁9　炙甘草3　白朮9。本方は、麻黄湯に白朮を加えたものである。湿家の身煩疼(激しい身体痛)で、無汗のものに用いる。

麻黄加朮湯(まおうかじゅつとう)『その他』　方剤名。麻黄12　桂枝8　炙甘草4　杏仁7　白朮16。「麻黄湯証に湿邪が混ざり、尿不利、身腫疼痛する場合に用いる」。

麻黄甘草湯(まおうかんぞうとう)『東医宝鑑』　方剤名。麻黄12　甘草8。「発熱、短気、無汗、脇腹と顔面が浮腫する場合に用いる」。

麻黄桔梗細辛湯(まおうききょうさいしんとう)『東薬と健康』　方剤名。細辛8　麻黄5　桔梗4　甘草2。「気管支喘息、気管支炎、感冒などの際に、咳嗽し、多痰、短気する場合に用いる」。

麻黄杏仁飲(まおうきょうにんいん)『東医宝鑑』　方剤名。麻黄　桔梗　前胡　黄芩　陳皮　半夏各4　杏仁　細辛各3.2　防風2.8　甘草1.6　生姜3。「太陽経病により悪寒発熱し、頭痛、無汗、咳嗽、脈浮緊の場合、風寒感冒により咳嗽、多痰の場合に用いる」。

麻黄杏仁甘草石膏湯(まおうきょうにんかんぞうせっこうとう)『傷寒論』　方剤名。麻杏甘石湯に同じ。「麻杏甘石湯」を参照。

麻黄杏仁薏苡甘草湯(まおうきょうにんよくいかんぞうとう)『金匱要略』　方剤名。麻杏薏甘湯に同じ。「麻杏薏甘湯」を参照。

麻黄金水湯(まおうきんすいとう)『四象診療』　方剤名。麻黄12　款冬花　麦門冬各8　杏仁　升麻　桔梗　葛根　黄芩　五味子各4　白花10。「太陰人が傷寒により頭痛、短気する場合に用いる」。

麻黄桂枝湯(まおうけいしとう)『東医宝鑑』　方剤名。麻黄　白芍　黄耆　炙甘草各4　桂枝　当帰各2　麦門冬　人参各1.2　五味子5。「寒邪に傷られて発熱し、鼻衄、吐血する場合に用いる」。

麻黄合剤(まおうごうざい)『処方集』　方剤名。五味子8　麻黄　杏仁各4　甘草2。「気管支喘息、急性や慢性気管支炎、肺結核、気管支拡張症、感冒などにより、咳嗽、短気する場合に用いる」。

麻黄根(まおうこん)　薬物名。甘。平。肺。止汗。気虚・陽虚・陰虚などの虚汗(虚証の自汗)に用いる。

麻黄根湯(まおうこんとう)『処方集』　方剤名。人参　当帰各8　黄耆6　麻黄根　白朮　浮小麦各4　桂枝　炙甘草2　牡蛎若干量。「産後に身体虚弱になり、汗出が多い場合に用いる」。

麻黄左経湯(まおうさけいとう)『東医宝鑑』　方剤名。羌活4　麻黄　葛根　白朮　細辛　赤茯苓　防已　桂心　防風　甘草各2.8　生姜3　大棗2。「風寒暑湿の邪気が太陽経に侵襲して、腰脚が浮腫して重く、痺痛し、悪寒発熱し、頭痛、眩暈する場合に用いる」。

麻黄散(まおうさん)『東医宝鑑』　方剤名。

麻黄8　羌活6　黄耆　細辛各3。「歴節痛風により全身の関節が痛み、無汗の場合に用いる」。

麻黄升麻湯（まおうしょうまとう）『東医宝鑑』 方剤名。麻黄　升麻　芍薬　黄芩　石膏　赤茯苓　甘草各4　生姜3。「傷寒表症が解せず、発熱し、鼻衄する場合に用いる」。

麻黄定喘丸（まおうていぜんがん）『東薬と健康』 方剤名。麻黄　桑柏皮各12　白花17　前胡4。「気管支喘息、気管支炎、肺結核などの際、咳嗽と痰が多く、短気する場合に用いる」。

麻黄定痛湯（まおうていつうとう）『寿世保元』 方剤名。薏苡仁12　麻黄　蘿蔔子各8　杏仁　石菖蒲　桔梗　麦門冬　五味子　使君子　竜眼肉　柏子仁各4　栗7。「太陰人が胸腹痛の場合、小腹痛の場合に用いる」。

麻黄湯（まおうとう）『傷寒論』 方剤名。①「軽剤」を参照。麻黄3　桂枝2　甘草1　杏仁70個。「太陽病にて、頭痛し発熱し、身疼き腰痛み、骨節疼痛し、悪風し、汗無くして喘する者は、麻黄湯これを主る。」（太陽病、頭痛発熱、身疼腰痛、骨節疼痛、悪風、無汗而喘者、麻黄湯主之）「太陽と陽明との合病にて、喘して胸満する者は、下すべからず、麻黄湯に宜し。」（太陽與陽明合病、喘而胸満者、不可下、宜麻黄湯）　②麻黄12　桂枝8　甘草2.4　杏仁10　生姜3　葱白2。「寒邪が太陽経に侵襲して、悪寒発熱し、無汗、頭痛、全身の関節が痛み、咳嗽、短気する場合に用いる」　③麻黄　升麻　牛蒡子　蝉退　甘草各4　茶4　生姜3　葱白2。『救急方』「小児の麻疹の際に、傷風、嘔吐、泄瀉、発熱し、長らく赤みが消えない場合に用いる」。

麻黄人参芍薬湯（まおうにんじんしゃくやくとう）『その他』 方剤名。桂枝　黄耆　人参　当帰　白芍　麦門冬各12　麻黄　炙甘草　五味子各4。「風寒に傷られて悪寒し、手足厥冷、無汗、鼻衄する場合、久病により虚して、表寒内熱して吐血する場合に用いる」。

麻黄発表湯（まおうはっぴょうとう）『四象診療』 方剤名。桔梗12　麻黄6　麦門冬　黄芩　杏仁各4。「太陰人が太陽病により無汗、短気する場合に用いる」。

麻黄附子甘草湯（まおうぶしかんぞうとう）『傷寒論』 方剤名。麻黄2　炙甘草2　附子1。「少陰病にて、これを得て二三日なるは、麻黄附子甘草湯もて微かに発汗す。二三日証無きを以て、故に微かに発汗するなり」。

麻黄附子甘草湯（まおうぶしかんぞうとう）『東医宝鑑』 方剤名。麻黄　甘草各8　炮附子4。「少陰病でかえって発熱し、嘔吐も泄瀉もせず、手足厥冷する場合に用いる」。

麻黄附子細辛湯（まおうぶしさいしんとう）『傷寒論』 方剤名。①「兼方」を参照。②麻黄4　細辛3　附子0.5。「少陰病にて、始めこれを得、反って発熱し、脈沈なる者は、麻黄附子細辛湯これを主る。」（少陰病、始得之、反発熱、脈沈者、麻黄附子細辛湯主之）　③麻黄　細辛各8　炮附子4。『東医宝鑑』「少陰病で嗜眠、発熱、脈沈の場合、平素陽気が虚弱なものが風寒に傷られて悪寒し、熱はそれほど高くない場合に用いる」。

麻科会通（まかかいつう） 書名。朝鮮李朝時代　正祖22年（1798）、茶山　丁若鏞の撰。麻疹の専門医書。

麻頑（まがん） 「頑麻（がんま）」に同じ。頑固な麻痺のこと。

麻杏甘石湯（まきょうかんせきとう）『傷寒論』 「発表不遠熱」を参照。方剤名。麻黄　杏仁各4　甘草2　石膏10。外感風邪・肺熱による、発熱・咳嗽・喘急・鼻翼呼吸・口渇・有汗あるいは無汗・舌苔薄白あるいは黄などに用いる。「発汗したる後、更には桂枝湯を行う可からず。汗出でて喘し、大熱無き者は、麻黄杏仁甘草石膏湯を与う可し。」（発汗後、不可更行桂枝湯、汗出而喘、無大熱者、可與麻黄杏仁甘草石膏湯）「下したる後、更に桂枝湯を行う可からず、若し汗出でて喘し、大熱無き者は、麻黄杏子甘草石膏湯を与う可し。」（下後、不可更行桂枝

湯、若汗出而喘、無大熱者、可與麻黄杏仁甘草石膏湯）

麻杏石甘湯（まきょうせきかんとう）『その他』 方剤名。石膏 32　麻黄 16　杏仁 50　炙甘草 8。「風寒表証で発汗して表症は無くなったが内に熱が残っていたり、熱邪が肺に集り、発熱、発汗、咳嗽、短気、心煩、顔面や眼が浮腫する場合に用いる」。

麻杏薏甘湯（まきょうよくかんとう）『金匱要略』 方剤名。①麻黄 4　杏仁 3　薏苡仁 10　甘草 2。「病む者一身尽く疼き、発熱し、日晡所に劇しき者は、風湿と名づく。この病汗出で風に当るに傷られ、あるいは久しく冷を取るに傷られ致す所なり。麻黄杏仁薏苡甘草湯を与う可し。」（病者一身尽疼、発熱、日晡所激者、名風湿。此病傷于汗出当風、或久傷取冷所致也。可與麻黄杏仁薏苡甘草湯）②麻黄　薏苡仁各 8　杏仁　甘草各 4。「風湿により身痛、発熱、解熱する際に、より悪化する場合に用いる」。

膜原（まくげん） 「募原」を参照。膜に同じ。半表半裏の位置のこと。

膜腠（まくそう） 膜と筋の交接する場所を指す。

麻桂飲（まけいいん）『方薬合編』 方剤名。当帰 12～16　麻黄 8～12　肉桂 4～8　陳皮適量　生姜 7。「傷寒、温病、陰暑、瘧疾の際に、陰寒の邪気が旺盛で、ある箇所に積集する場合に用いる」。

馬経抄集（まけいしょうしゅう） 書名。朝鮮李朝時代の書、刊行年代は伝不詳。李曙が著述したと思われる、馬医書。

馬経抄集諺解［馬経諺解］（まけいしょうしゅうげんかい［まけいげんかい］） 書名。朝鮮李朝時代の書、刊記が無く、刊行年代は不詳。李朝時代　仁祖のころ、李曙が著述した馬医書で、上下 2 巻 2 冊。

磨光散（まこうさん）『東医宝鑑』 方剤名。白蒺藜　防風　羌活　石決明　甘菊花　決明子　蝉退　蛇退　川芎　甘草各 20。「風眼により眼が痒く、流涙、風が吹くと涙が増す場合、翳障により眼の表面には翳膜は無く、瞳子だけが覆われる場合に用いる」。

摩擦針（まさつしん） 小児針や皮膚針の一種で、皮膚を摩擦する手技、およびこれに用いる器具のこと。

麻子（まし） 「瘖子」「疹子」に同じ。麻疹のこと。

麻子仁（ましにん） 薬物名。潤下薬。甘、平、脾・胃・大腸。①潤腸通便　②行水消腫　③清胃止嘔

麻子仁丸（ましにんがん）『傷寒論』 「清腸潤燥」を参照。方剤名。麻子仁 5　芍薬　枳実　厚朴各 2　大黄 4　杏仁 2。「趺陽の脈浮にして濇、浮は則ち胃気強く、濇は則ち小便数、浮濇相搏てば、大便則ち硬し。その脾約せらる。麻子仁丸これを主る。」（趺陽脈浮而渋、浮則胃気強、渋則小便数。浮渋相搏、大便則鞕、其脾為約、麻子仁丸主之）

馬島清眼（まじませいがん、生没年不詳） 人名。日本江戸時代中期 1700 年ごろ、尾張国海東郡馬島蔵南坊の僧で、医王山薬師寺を開いた。馬島流眼科として世に知られた。日本の眼科専門医の祖とされている。

麻疹（ましん） 「痧子」ともいう。小児に常見される伝染病の一つ。はしか。時邪癘毒を感受して起こる。その病毒は主に肺胃を侵犯する。初めは肺衛風熱の症状が見られ、咳嗽・眼球結膜充血・畏光（光を嫌がる）・涙があふれるなどを特徴とする。皮疹が出現した際には、疹点が先ず耳後・髪際や頚部から出現し、次第に顔面や全身に広がり、発疹と発疹の間の皮膚は正常なのが特徴である。

麻疹彙成（ましんいせい） 書名。李朝時代、正祖 22 年（1798）、李元豊の撰。麻疹の専門医書。筆写本 1 冊 2 巻。

麻疹奇方（ましんきほう） 書名。朝鮮李朝時代、英祖 35 年（1759）、李獻吉の撰。麻疹に関する専門医書。筆写本 1 冊。

麻疹篇（ましんへん） 書名。朝鮮李朝時代、正祖 10 年（1786）、猿鶴山人　劉爾泰の著述した麻疹に対する専門医書。1 冊。

磨積（ませき） 消化しづらく蓄積したものを

消磨する効能がある薬物のこと。

麻促脈(まそくみゃく)　「十怪脈」の一つ。急速で混乱している脈。

松井材庵(まついざいあん)　人名。日本江戸、明治時代の医家。『脚気方論』の著者。材庵の名は閲(えつ)、字は衆甫(しゅうほ)。

松岡玄達(まつおかげんたつ、1668〜1746)　人名。日本江戸時代の医家。『食療正要』『用薬須知』の原著者。玄達は字は成章(なりあきら)、通称は恕庵(じょあん)、号は怡顔斎(いがんさい)。京都の人で、山崎闇斎・伊藤仁斎に儒を、浅井周伯に医を、稲生若水に本草を学んだ。戸田旭山、小野蘭山はその弟子。

松岡定庵(まつおかていあん、生没年不詳)　人名。日本江戸時代の医家。『千金方薬註』の著者。定庵は本草家として名高い松岡玄達(1668〜1746)の嗣子で、名は典(つね)、字は子勅(しちょく)、通称は善吾(ぜんご)。

松下元真(まつしたげんしん、生没年不詳)　人名。日本江戸時代の医家。『小児活法』の編著者。元真は讃岐高松の人。

松下見林(まつしたけんりん、1637〜1703)　人名。日本江戸時代の医家。『運気論奥疏鈔』の著述者。見林は大阪の人で、医師松下見朴の子。名は慶摂(よしかね)・秀明(ひであき)・字は諸生(しょせい)・号は西峰山人(せいほうさんじん)。古林見宜(1579〜1657)に就いて儒と医を修め、国学に通じ、のち高松藩儒となった。

松平君山(まつだいらくんざん、1697〜1783)　人名。日本江戸時代の医家。『本草正譌』の著者。君山は尾張の儒者で、名は秀雲(ひでゆき)、字は士龍(しりゅう)。

松葉形針先(まつばがたしんせん)　松葉の先のように研磨した針先をいう。現在では、ほとんどがこの形である。

曲直瀬玄淵(今大路親俊、まなせげんえん、1636〜1686)　人名。日本江戸時代の医家。『医学正伝並或問五十一条之鈔』の教授者。玄淵は五代目道三で、慶安4年(1651)に典薬頭に叙せられた。他に『魚目明珠』『常山方補』などの著がある。

曲直瀬玄朔(まなせげんさく、1549〜1631)　人名。日本室町、安土桃山、江戸時代の医家。『医方明鑑』『薬性能毒』『延寿撮要』の著者。玄朔の名は正紹(しょうじょう)、号は東井(とうせい)。初代曲直瀬道三(正盛)の妹の子で、天正9年(1581)正盛の孫娘を娶って曲直瀬家を継ぎ、道三を襲名した。同14年法印となる。豊臣秀吉に仕え、毛利輝元の療治を行い、文禄の役で渡韓した。院号は延命院のち延寿院と称した。徳川の世になって江戸に出て徳川秀忠に仕える。

曲直瀬玄由(寿徳庵、まなせげんゆう、?〜1644)　人名。日本江戸時代の医家。『難経捷径』の著者。玄由は曲直瀬道三の弟子で、曲直瀬正純没後、その妻(道三の養女)を娶り、曲直瀬寿徳院家の祖となった。他に『難経本義抄』や『本草序例鈔』などの著がある。

曲直瀬正純(まなせしょうじゅん)　人名。日本江戸初期の医家。本姓は岡野井、後に曲直瀬道三の孫娘を娶り、曲直瀬を名乗った。慶長13年(1608)法印に叙され、亨徳院の院号を賜ったが47歳で若くして没した。

曲直瀬正淋(まなせしょうりん、1565〜1611)　人名。日本江戸時代の医家。字は養庵、玉翁と号した。山城の人で本姓を一柳氏という。曲直瀬門下で俊秀で、後に玄朔の娘を娶り、曲直瀬を名乗った。

曲直瀬道三(まなせどうさん、1507〜1594年)　人名。日本室町時代の医家。『医学指南篇』の編著者。田代三喜の門下。『啓迪集』の著者。医学の要点を述べた『道三切紙』は有名。道三の名は正盛(しょうせい)または正慶(しょうけい)、字は一渓、号は雖知苦斎(すいちくさい)のち翠竹斎(すいちくさい)。別号、盍静翁(こうせいおう)・寧固(ねいこ)。京都柳原に生まれ、幼くして僧籍に入り、相国寺に居したが、享禄元年(1528)関東足利学校に入り、正文伯に師事して漢学を修めた。同4年、田代三喜(1465〜1537)に会って医学に転じ、李朱医学を学んだ。天文14年(1546)京に帰り、医学舎啓廸院を創建し、門人を育成。後世派の祖。

麻仁(まにん) 薬物名。麻子仁の別名。「麻子仁」を参照。

麻瘋(まふう) 「以毒攻毒」を参照。

麻沸湯(まふつとう) 方剤名。①麻酔剤として用いた方剤のこと。②沸騰したお湯のこと。

摩法(まほう) 按摩や傷科における、筋肉を調整する手法の一つ。その方法は、拇指や手掌を用いて、負傷部や経穴部を繰り返し摩擦する手法のこと。

麻方統彙(まほうとうい) 書名。朝鮮李朝時代の書、純祖2年(1802)頃の刊。丁若鏞の撰・洪奭周の編。4巻4冊。麻疹に関する専門医書。

麻木(まぼく) 運動麻痺、しびれの強いもの。

満(まん) 胸部や腹部が自覚的、または他覚的に張る症状のこと。

萬安丸(まんあんがん)『補陽処方集』 方剤名。肉蓯蓉160　山薬　五味子各100　杜仲140　牛膝　兎絲子　赤石脂　白茯苓　沢瀉　山茱萸　巴戟天　熟地黄各80　炮附子　牡丹皮　肉桂各40。「腎陽虚証による陰痿症、動悸、不安感、頻尿、積聚などの場合、記憶力減退、手足萎弱、気力が無い場合に用いる」。

万安方(まんあんぽう) 書名。日本平安時代1315年、梶原性全(鎌倉時代)の著書。医学全書。『覆載万安方』ともいう。正和2年(1313)起草。全62巻。性全が先に著した『頓医抄』が民衆医療向けに平易な和文で用いられているのにくらべ、本書は家学を子孫に伝授する目的で、漢文で書かれている。

萬應丸(まんおうがん)『東医宝鑑』 方剤名。硇砂　阿魏　大黄　呉茱萸　青礞石　肉桂　木香　陳皮　延胡索　五霊脂　茴香　穿山甲　貝殻粉　乳香　没薬　当帰　石菖蒲　皀莢　乾漆　檳榔　陳皮　枳実　三稜　蓬莪朮　丁香　良姜　甘遂　芫花　大戟　石雄黄各10　巴豆霜6。「気臌、血塊、癥瘕、積聚、臌脹、浮腫、痃癖などに用いる」。

慢火(まんか) 「文火・武火」を参照。

万外集要(まんがいしゅうよう) 書名。日本江戸時代、山本玄仙(生没年不詳、江戸初期)の著。外科治療書。全3巻。『万外集要古切紙』ともいう。寛永19年(1642)刊。横型本。和文。日本で最も早期の南蛮流外科医書として知られる。

慢驚風(まんきょうふう) 慢性発作を起こし、面色は淡白か青色・神倦嗜睡・わずかに抽搐・出たり引っ込んだり・腹部が凹陥・呼吸微緩などを主証とする。その発病は、嘔吐泄瀉の後や急驚風から発展して起こる。その吐瀉後に起こるものは、多くは顖門と眼眶がわずかに陥没し、肌肉が弛緩し、便が稀薄で尿少、口鼻気冷、ひどければ睡眠中に眼が開き、肢冷、脈細無力などが見られる。急驚風から発展したものは、便秘、小便失禁、または尿閉、汗出淋漓、舌紅少苔となる。邪盛のものでは、両目畏光・強直抽搐・ひどければ言語錯乱・舌紅・苔濁膩などが見られる。この慢驚風には、重病の後期の驚厥なども含まれる。

萬金一酔膏(まんきんいっすいこう)『東医宝鑑』 方剤名。瓜呂根1　甘草20　没薬10。「乳癰、癰疽、背瘡の初期に用いる」。

萬金丸(まんきんがん)『救急方』 方剤名。①蒼朮80　陳皮　厚朴　夜明砂各40。「小児の疳疾やあらゆる積聚、黄疸が生じて、尿不利の場合に用いる」　②石菖蒲　斑猫各同量。「あらゆる積と臌脹に用いる」。

萬金湯(まんきんとう)『東医宝鑑』 方剤名。続断　杜仲　防風　白茯苓　牛膝　細辛　人参　桂皮　当帰　甘草各3.2　川芎　独活　秦艽　熟地黄各1.6。「中風虚証により手足痙攣、手足無力で動かしづらい場合、痿症により手足に力が入らないなどの場合に用いる」。

萬金文武湯(まんきんぶんぶとう)『四象診療』 方剤名。葛根16　海松子　黄芩　藁本各8　天門冬　麦門冬　五味子　桔梗　升麻　白芷　大黄　蘿蔔子各4。「太陰人の肺消(上消)により、口渇、水をよく飲む場合に用いる」。

蔓荊子（まんけいし） 薬物名。発表風熱薬。苦辛、微寒、肝・肺・膀胱。①疏風清上 ②涼肝明目 ③利竅通痺 ④行水消腫

蔓荊子散（まんけいしさん）『東医宝鑑』 方剤名。蔓荊子 赤茯苓 甘菊花 前胡 生地黄 麦門冬 桑柏皮 芍薬 木通 升麻 甘草各2.8 生姜3 大棗2。「風熱により耳内が熱く痛み、膿が出て、耳鳴耳聾の場合に用いる」。

萬蔘桔梗湯（まんじんききょうとう）『処方集』 方剤名。桑柏皮25 檳榔15 萬蔘 桔梗 貝母 馬兜鈴各40 款冬花 杏仁 五味子 胡麻各5 木香2。「気管支拡張症、急性や慢性気管支炎、肺結核などにより咳嗽し、痰が多い場合に用いる」。

萬蔘膏（まんじんこう）『薬典』 方剤名。萬蔘130 黄精20。「虚弱者、病後、貧血、慢性消耗性疾患、慢性呼吸器疾患、慢性小大腸炎、慢性腎臓炎などの場合、全身強壮の目的で用いる」。

萬蔘地芝丸（まんじんちしがん）『医林撮要』 方剤名。①生地黄 天門冬各300 甘菊花 枳実各160。「老人や虚弱者の補薬として用い、皮膚乾燥して荒れ、腰膝酸軟疼痛、歯動揺、歯が抜け、若白髪の場合に用いる」 ②天門冬 乾姜各160 枳実 甘菊花各80。「近視眼に用いる」。

萬蔘白朮湯（まんじんびゃくじゅつとう）『東薬と健康』 方剤名。萬蔘 白朮 山薬 葛根 甘草各6。「再生不良性貧血により赤血球が減少し、心煩、元気が無い、口中無味、頭痛などの症状がある場合に用いる」。

萬全木通湯（まんぜんもくつうとう）『東医宝鑑』 方剤名。滑石8 木通 赤茯苓 車前子 瞿麦各4。「膀胱に熱があり尿黄、尿不利の場合に用いる」。

満痛（まんつう） 腹部全体が膨満して痛むこと。

蔓難録（まんあんろく） 書名。日本江戸時代、柘植彰常の著、1802年（享和2年）刊、日本初の蛔虫病の専門書。柘植彰常（1770～1820）は、江戸時代中期～後期の医師。明和7年生まれ。号は竜洲、叔順。柘植葛城の父。河内（大阪）の人。浅井図南に学ぶ。大和（奈良県）高取藩に仕え、大坂で開業。『蔓難録』を著す。文政3年2月2日に51歳で死去。他の著作に、『温泉論』がある。

万病一毒論（まんびょういちどくろん） 日本江戸中期1760年ごろ、古医方派の吉益東洞が唱えた医説のこと。それまでの後世派の虚実補瀉、引経報使の説に反対する立場を取ったこの説は、大いに流行して、江戸中期の医説の中心となった。

万病回春指南（まんびょうかいしゅんしなん） 書名。日本江戸時代、岡本一抱（1654～1716）の著。『万病回春』の解説（参考・手引き）書。全5巻。貞享5年（1688）刊。横型本。和文。

万病回春発揮（まんびょうかいしゅんはっき） 書名。日本江戸時代、野村謙亨（生没年不詳）の著。『万病回春』の解説書。『回春発揮』ともいう。全3巻。元禄6年（1693）刊。

万病回春病因指南（まんびょうかいしゅんびょういんしなん） 書名。日本江戸時代元禄8年（1695年）、岡本一抱の著。全7巻。病因・病証の解説書としては最もまとまっており、138種類の病症をあげている。

万病回春脈法指南（まんびょうかいしゅんみゃくほうしなん） 書名。日本江戸時代、享保15年（1730年）、岡本一抱の著、全6巻。『万病回春病因指南』と対をなす脈診の解説書である。

万病解毒元（まんびょうげどくげん）『東医宝鑑』 方剤名。五倍子60 山茨菰40 大戟30 防已 続随子各20 朱砂 石雄黄各8 麝香4 全蝎5。「食中毒、薬物中毒、草毒肉毒中毒に用いる」。

万病五苓散（まんびょうごれいんさん）『東医宝鑑』 方剤名。赤茯苓 白朮 猪苓 沢瀉 山薬 陳皮 蒼朮 砂仁 肉豆蔻 訶子各3.2 桂皮 甘草各2 生姜2 烏梅1 燈芯1。「湿泄により水のような泄瀉を頻繁にして、腹は痛まず、腹鳴、脈細の場合に用いる」。

万病四苓散(まんびょうしれいさん)『東医宝鑑』 方剤名。赤茯苓　白朮　猪苓　沢瀉　蒼朮　山薬　白芍　梔子　陳皮各4　炙甘草2。「熱泄により腹痛するとすぐに泄瀉し、肛門が重く、便血、尿量減少、尿血が出る場合に用いる」。

万病新録(まんびょうしんろく) 書名。編者、刊年不詳。『保幼新編』と『経験類聚』を合部した小児科の医書。1冊。筆写本。

万病無憂膏(まんびょうむゆうこう)『済衆新編』 方剤名。烏頭　草烏　大黄各24　苦参　皂莢各20　乳香　没薬　桃仁　柳白皮　桑枝槐花　棗各16　当帰　芍薬　白芷　連翹　白斂　白芨　木鼈子　烏薬　肉桂各3.2　麻油1200　黄丹450。「風寒湿の邪気に傷られ、全身のあらゆる場所が痹痛する場合、打撲した場合、あらゆる中毒により紅腫疼痛し、化膿して膿が出て、ふさがらない場合に用いる」。

万病無憂散(まんびょうむゆうさん)『東医宝鑑』 方剤名。①香油　白扁豆各80　草果　黄連　滑石　沢瀉各48　枳実　木通　厚朴　陳皮　赤茯苓　車前子　猪苓　砂仁各32　白朮　茴香各22.4　木香　甘草各10。「夏季の霍乱で嘔吐し、泄瀉する場合に用いる」　②黄耆　木通　桑柏皮　陳皮　白朮　木香　胡椒各40　牽牛子150。『医林撮要』「身腫、尿不利、心下痞硬、腫痛、口中無味、消化不良の場合に用いる」。

漫遊雑記(まんゆうざっき) 書名。日本江戸時代、永富独嘯庵(1732〜1766)の著。医論集。不分巻1冊。明和元年(1764)刊。本書は評論・治験・処方解説ほか医学に関する随筆をまとめたもので、独嘯庵の卓越した才をうかがわせる。

萬霊膏(まんれいこう)『医方類聚』 方剤名。黄丹240　槐花200　白芨　白斂各40　皂莢2　巴豆28　麻油480。「あらゆる癰疽、悪瘡、瘰癧、漏瘡などに用いる」。

萬霊散(まんれいさん)『東医宝鑑』 方剤名。当帰40　乾地黄16　桂心　蓬莪朮各20　木香12。「女性の瘀血や、気滞、内熱により小腹痛、尿不利の場合、出産後や流産の後に腹痛する場合に用いる」。

ま行・み

味（み）　①味のこと。『素問・陰陽応象大論』に「気味辛甘」や「味厚き者は陰と為す」（味厚者為陰）と見える。②すべての食物を指す。『素問・陰陽応象大論』に「味は形を傷る」と見え、飲食が過度になると、身体を損傷すること。

三浦謹之助（みうらきんのすけ、1864～1950年）　人名。日本明治、昭和時代の医師。福島県生まれ。『針治について』を発表。東京帝国大学医学部教授の生理学の立場から針治について研究した。

味厚（みこう）　薬物の滋味が濃厚なものを指す。

身瞤動（みじゅんどう）　全身の震戦のこと。

水野義尚（みずのよしなお、生没年不詳）　人名。日本江戸時代の医家。『養生弁』の著者。義尚は伊予の人で、沢斎（たくさい）と号した。

味噌灸（みそきゅう）　温灸の一つ。丸めた味噌を平らに伸ばして、穴位上に置き、その上で温灸艾を用いて燃やす灸法。腰痛、神経痛、冷え性などに用いる。

御薗意斎（みそのいさい、1557～1616）　人名。日本室町、安土桃山、江戸時代の鍼灸師。『陰虚本病』の編者。意斎の名は常心（つねなか）、通称は源吾（げんご）。父夢分斎に針術を学んで、京で針術をもって名を馳せた。金銀製の針を創始し、また意斎流打針術を考案。もって御薗流針術と称した。正親町天皇・後陽成天皇に仕え、針博士となった。他に『医家珍宝』『針灸秘訣』などの著がある。

御薗仲渠（みそのちゅうきょ、1706～1766年）　人名。日本江戸時代の医家。京都生まれ。徳川家医官を長らくつとめた。

三日瘧（みっかぎゃく）　「瘧疾」を参照。

三日病（みっかびょう）　風疹、三日はしかのこと。

蜜灸（みつしゃ）　「炙」を参照。

蜜煎導法（みつせんどうほう）　導便法の一つ。適量の蜂蜜を鍋に入れて煮詰め、熱い内に取り出して、小指ほどの太さで、2寸ほどの長さの棒状に丸めて、肛門に挿入して導便する方法。

密蒙花（みつもうか）　薬物名。清熱降火薬。甘、微寒、肝。①潤肝明目　②退翳去盲

密蒙花散（みつもうかさん）『東医宝鑑』　方剤名。①密蒙花80　羚羊角　人参　覆盆子　地膚子　枸杞子　甘草各40　益母仁　薺菜　甘菊花　槐花各20。「あらゆる内障と視力減退の場合に用いる」　②密蒙花　青葙子　決明子　車前子各同量。「熱病にかかった後に翳膜が生じた場合に用いる」　③密蒙花　白蒺藜　羌活　木賊　甘菊花　全蝎各同量。「傷風により眼が痒く、流涙、視力減退、腫痛は無く、風に当たると涙が多く出る場合、または突然眼が紅腫する場合に用いる」。

皆川淇園（みながわきえん、1734～1807）　人名。日本江戸時代の医家。『医案類語』の訳定者。淇園は京都の人で、名は愿（すなお）、字は伯恭（はくきょう）、別号は筇斎（きょうさい）・有斐斎（ゆうひさい）。

味薄（みはく）　薬物の滋味が淡白なものを指す。

味麦地黄丸（みばくじおうがん）『体仁汇編』　方剤名。八仙長寿丸の別名。本方は六味地黄丸に五味子・麦門冬を加えたものである。熟地黄24　山茱萸12　山薬12　沢瀉9　茯苓9　牡丹皮9　五味子6　麦門冬9。肺腎陰虚による咳嗽・喘急・潮熱・盗汗などに用いる。

未発病前服（みはつびょうぜんふく）　疾病の症状が出る前の適切な時期に、薬を服用すること。

未病(みびょう)　まだ発病していない疾病のこと。上工(上級の医師)は未病を治すとある。

脈(みゃく)　①脈管のこと。脈管は心と連接して、血液の運行の通路である。脈管と心臓やその他の臟腑との関係は、主に営養の輸送と気血の循環の関係として現れる。②「五不女」を参照。

脈案提要(みゃくあんていよう)　書名。日本江戸時代、畑惟龍(1748～1827)の著。畑黄山の閲。診断学書。全2巻。寛政7年(1795)刊。診療後にそれを記録するのを脈案といい、病の治癒後にその経緯を記すのを治験という。

脈痿(みゃくい)　『素問・痿論』に見える。痿証の一つ。症状は下肢の肌肉が萎縮無力で、脛部が軟弱で立っていられない、膝足関節の屈伸不能などが見られる。これは心気が熱し、気血が上に走り、下部の血脈が空虚になる、または失血過多により、経脈が空虚となり、肌肉がマヒして本病が発生する。

脈陰陽倶緊(みゃくいんようぐきん)(脈陰陽ともに緊)　『傷寒論』に見える。寸部と尺部の脈に緊脈が見られるもの。寸脈は陽に属し、尺脈は陰に属し、この両方の部分が緊脈なのは、浮緊脈である。これは寒邪を外感し、腠理が密で汗無く、表気が閉じて不宣などの表実の症状が見られる。

脈陰陽倶浮(みゃくいんようぐふ)(脈陰陽ともに浮)　『傷寒論』に見える。寸部と尺部がいずれも浮脈のもの。寸脈は陽に属し、尺脈は陰に属し、この両方の部分が浮脈なのは、浮洪脈である。これは風温病により、外熱が盛んであるところに、辛温発汗法を誤用して、津液を損傷して、熱邪が内外に充満した場合に見られる。

脈会(みゃくえ)　「八会穴」を参照。

脈応四時(みゃくおうしじ)　「脈合四時」を参照。

脈学輯要(みゃくがくしゅうよう)　書名。日本江戸時代後期の脈診書。寛政7年(1795年)、多紀元簡(1755～1810)の著、上中下の3巻。中国でも早くに出版され評価を得た。

脈滑而厥(みゃくかつじけつ)　肘から先と、膝から先が冷えて、脈に動数流利の症状が見られる。これは熱が裏にある症候である。

脈逆四時(みゃくぎゃくしじ)　身体が四時の気候の変化に適応しないために、脈象も四時の気候のそれぞれの変化に応じない病理現象のこと。その表現には2種がある。①四時の脈象の「太過」「不及」「相反」のこと。たとえば、春夏には浮洪脈となるところへ、反対に沈渋脈が現れたり、秋冬の沈実脈となるところへ、逆に浮洪脈が見られるなど。②身体各部の脈拍の変化の異常のこと。たとえば春夏には人迎脈が有余になるところへ、逆に不足になったり、寸口脈が不足になるところへ、逆に有余になる。また秋冬は人迎脈は不足になるところへ、逆に有余になったり、寸口脈が有余になるところへ、逆に不足になるなど。しかし、これらの変化は、診断において応用されることは少なくなった。

脈経(みゃくけい)　書名。中国晋代250年の頃、王叔和の著。全10巻。後漢以前の医学書を集めて、24種の脈象について詳述した書。

脈訣(みゃくけつ)　①五代や六朝(200年ごろ)に、高陽性の編集。別名『王叔和脈訣』。全4巻。脈診法、各臟腑の脈、七表、八裏、九道の脈、生死の脈などが詳しく述べられている。②宋時代(989年)の脈診書。崔嘉彦の著。全1巻。『難経』に見える。浮・沈・遅・数の4種の脈について説明するとともに、歌訣調で理解しやすく述べられている。

脈厥(みゃくけつ)　突然昏倒し、六脈が沈伏脈となり、手足厥冷し、顔色がさえず、またはぼんやりして意識が薄れ、牙関緊閉などの中風のような状態になるが、痰声と抽搐の症状が無いもの。

脈懸絶(みゃくけんぜつ)　正常な脈象に比べて、その違いが顕著なものを言う。たとえば正常脈にくらべて、脈拍が3～4倍も速い、または極端に遅い脈のこと。これは病気が重篤な証拠である。

脈口(みゃくこう)　「寸口」を参照。

脈合四時(みゃくごうしじ)　脈象が四時の気候に応じて、それぞれに変化する生理現象のこと。「脈応四時」ともいう。人体は春温・夏熱・秋涼・冬寒の四時の気候の変化に影響されて、脈象も「春弦」「夏洪」「秋毛」「冬石」などにそれぞれ変化する。同時に、身体の各部の脈拍にも変化が見られ、春夏は頚動脈の人迎脈がやや強くなり、寸口脈がやや弱まる。秋冬は人迎脈がやや弱まり、寸口脈がやや強まる。以上のように、診脈時にはこの正常な範囲の変化と、四時の気候とを考慮する。しかし、後者に関しては参考価値は少ない。

脈象(みゃくしょう)　脈診時に脈が指に感じる形状のこと。これには脈拍数・充実度・流れの状況・脈拍の緩急・波動の幅などが含まれる。これらの現象を分類すると、数十種類にもなるが、常用する脈象は「二十八脈」である。しかし臨床では、往々にして2種類以上の脈象が結びついたものが見られる。たとえば浮数・沈細で遅などである。この脈象は、弁証の重要な情報の一つであるが、必ずその他の診法による情報と合わせて、全面的に分析する必要がある。

脈象主病(みゃくしょうしゅびょう)　ある種の脈象において、主に見られる病症のこと。たとえば浮脈は表証であり、数脈は熱病であり、滑脈は痰飲・食滞・実熱・妊娠の際によく見られる。

脈証合参(みゃくしょうごうさん)　弁証を行うにおいて、脈象と症候を相互に参照し、総合的に分析し、病状を推断する方法のこと。一般的に、脈と証が一致するものは「順」であり、脈と証が相反するものは「逆」である。たとえば外感証(陽証)で浮脈(陽脈)が見られ、脾虚証(陰証)で緩弱の脈(陰脈)が見られることは、脈と証が一致しており、この弁証論治は比較的簡単で、予後も良好である。しかし外感証で細脈(陰脈)が見られれば、脈と証が相逆しており、これは表実裏虚であり、邪盛で正気が不足していることを示し、病理的には複雑で、予後も悪い。以上のように、脈と証が相逆して、病理変化が複雑な状況では、弁証によりその本質を識別して、治療においても、標本緩急を確定しなければならない。そこで臨床では、「証を捨て脈に従う」「脈を捨て証に従う」などの場合がある。

脈診(みゃくしん)　病人の脈象を診察する方法のこと。「切脈」「按脈」「持脈」ともいう。方法は術者の食指・中指・薬指の先端で、病人の橈骨動脈の寸口部を軽く圧迫しながら、脈象の変化を診察する。

脈静(みゃくせい)　脈拍がゆるやかで平静なこと。これは脈躁と対義。この脈象は、疾病が好転するか、またはそれ以上悪化しないことを示す。たとえば太陽病で発熱・悪寒・頭痛などの症候が見られても、脈象が緩やかで平静で、弦数などの象が現れなければ、病邪が弱く、病状はそれ以上に進展しないことを示している。

脈躁(みゃくそう)　罹患期間に、その脈象が最初に比べて速く、落ち着かないことを言う。一般的に邪気が内部へ伝播し、病状の悪化傾向を示している。

脈脱(みゃくだつ)　脈が急に触れなくなること。

脈脹(みゃくちょう)　衛気が上逆し営気が妨げられ、血行が不順となり腫脹を生ずるものをいう。腹部に青筋が見えるのが特徴である。

脈度(みゃくど)　経脈の長短の度数のこと。

脈痹(みゃくひ)　『素問・痹論』に見える。血脈の症状を主とする痹証のこと。その症状は、不規則な発熱・肌膚に灼熱感と疼痛がある・皮膚に紅斑が見られる。多くは血虚により、風寒湿邪が血脈に滞留して起こる。

脈法私言(みゃくほうしげん)　書名。日本江戸時代、浅田宗伯(1815～1894)の著。脈診学の専書。不分巻1冊。嘉永6年(1853)出版。

脈暴出(みゃくぼうしゅつ) 微細で停止寸前の脈が、突如出現して触れるようになる脈象のこと。これは陰陽裏決の現象で、病状が危険に瀕している場合に見られる。

脈暴出者死(みゃくぼうしゅつしゃし) 脈象が微弱で絶えそうなものが、突然はっきりと明確に触れるもの。まさに蝋燭(ろうそく)が消える寸前に、一瞬明るく燃えるのに似ている。これは異常現象であり、ほとんどは危篤な状態である。

脈法手引草(みゃくほうてびきぐさ) 書名。日本江戸時代、山延年(生没年不詳)の著。脈診入門書。全3巻1冊。明和7年(1770)刊。

脈無胃気(みゃくむいき) 脈象に落ち着きや穏やかさ、また正常なリズムを失うと、弦をピンと張ったように指に強く感じる。または虚浮で無力、乱雑で不均衡などの現象が見られれば、これは胃気が絶えそうで、五臓の真気が消滅しそうで、生命が危険に瀕しているのである。たとえば、肝の真気が消滅しそうな場合には、脈が弦となり、刃物の刃を押さえているような脈象となり、これを「但弦無胃」という。また脾の真気が消滅しそうな場合には、脈が間歇で、屋根から滴(したた)り落ちる水のような脈象となり、これが長く続く場合は、「但代無胃」という。これらは真臓脈である。「真臓脈」を参照。

脈要源委(みゃくようげんい) 書名。日本江戸時代、名古屋玄医(1628～1696)の著。脈診学の専書。全3巻1冊。寛文9年(1669)自序。本書は充実した内容で、玄医の脈学知識を示す好著であるが、今日でも未刊。

脈論(みゃくろん) 書名。日本江戸時代、曲直瀬道三(1507～1594)の著。脈診学の専書。不分巻1冊。

脈論口訣(みゃくろんくけつ) 書名。日本江戸時代、曲直瀬道三(1507～1594)の著。脈診学の専書。天和3年(1683)刊。横型本。和文。

三宅意安(みやけいあん、生没年不詳) 人名。日本江戸時代の医家。『延寿和方彙函』の編著者。意安は和方家で、貞厚(さだあつ)・尚徳(たかのり)・修道(しゅうどう)・栄斎(えいさい)・敗鼓庵(はいこあん)・屯倉子(とんそうし)などと称した。

三宅元仲(雲行・閑流子)(みやけげんちゅう) 人名。日本江戸時代の医家。『運気論奥纂要全解』の著者。上州細井村の人。

宮野義方(みやのよしかた、生没年不詳) 人名。日本江戸時代の医家。『翼註傷寒論』の著者。義方は阿波藩医で、字は翼(たすく)、号は立怕(りゅうはく)。40数年間『傷寒論』を研究した。

妙応丸(みょうおうがん)『東医宝鑑』 方剤名。①檳榔48　牽牛子12　大黄　雷丸　石灰　無夷　木香　使君子各4。「回虫症、十二指腸虫症、蟯虫症、寸白虫症などに用いる」②砂仁　桑螵蛸　苦楝皮各20　牡蛎12　龍骨　朱砂　石菖蒲　白茯苓　益智仁　蓮実　砂仁各10。「赤白濁により尿赤し、尿痛、胸腹満痛、煩悶、口渇する場合に用いる」。

妙応丹(みょうおうたん)『東医宝鑑』 方剤名。附子4　蓽撥　木香　陳皮　破胡紙各140。「長くなった食滞により、胸腹が硬満して、口中無味、時に悪心、嘔吐、口中無味、泄瀉、身重の場合、老人や虚弱者が虚して冷えて生じた痃癖、積塊により腹満痛する場合に用いる」。

茗荷灸(みょうがきゅう) 温灸の一つ。みょうがを薄く切り、施灸点に置き、その上に艾を置いて灸をするもの。痔疾や冷え性などに用いる。

明礬(みょうばん) 薬物名。燥湿殺虫薬。酸、寒、脾。①殺虫滅疥　②燥湿退黄　③逐痰開痹　④解毒医瘡

妙薬奇覧(みょうやくきらん) 書名。日本江戸時代、船越錦海(生没年不詳)の著。民間薬治療書。不分巻1冊。和文。文政10年(1827)刊。

妙薬集大全(みょうやくしゅうたいぜん) 書名。日本江戸時代、岡本一抱(1654～1716)

の著。薬方集。不分巻1冊。『妙薬選』ともいう。明和9年(1772)刊。横型本。歴代の医方書から単方またはそれに準ずる薬方を選び、病名門別に収録した書。

妙薬速効方(みょうやくそっこうほう)　書名。日本江戸時代、古林見宜(1579～1657)の著。医方書。『済世速効方』ともいう。不分巻1冊。万治3年(1660)刊。和文。横型本。中風から痘瘡まで91の病門にわたり、『本草綱目』から単方を抜き出して収録したもの。

妙薬手引草(みょうやくてびきぐさ)　書名。日本江戸時代、申斎独妙(生没年不詳)の著。薬方集。不分巻1冊。天明3年刊。

妙薬妙術集(みょうやくみょうじゅつしゅう)　書名。日本江戸時代、常丸(生没年不詳)の著。民間療法集。不分巻1冊。文政6年(1823)刊。和本。横型本。

三輪東朔(みわとうさく、1747～1818年)　人名。日本江戸時代末期の刺絡家。東朔は京都常陸生まれの人で、字は望卿、号は浅草庵(せんそうあん)。荻野元凱に刺絡法を学ぶ。刺絡の大家。『刺絡見聞録』の著者。

明医小史(みんいしょうし)　書名。日本江戸時代、望月三英(1697～1769)の著。中国明代の医家の伝記集。不分巻1冊。享保9年(1724)刊。明の医書は、室町から江戸の日本医学に大きな影響を与えた。本書は明の医家354名を挙げ、音順に配列し、文献を博覧して正確に記してある。

ま行・む

夢遺(むい)　「夢精」に同じ。

無冤録述(むえんろくじゅつ)　書名。日本江戸時代、河合尚久(生没年不詳)の著。『無冤録』の抄訳本で、日本における法医学書の嚆矢とされる。全2巻。明和5年(1768)刊。『無冤録』は元の王与が従来の『洗冤録』『平冤録』などを参用して撰した法医学書(1308年刊)である

無灰酒(むかいしゅ)　石灰を入れていない酒のこと。昔は酒に石灰を入れて、酒の酸化を防止した。その石灰を使用した酒は、痰を停滞させてしまうので、薬用には無灰酒を用いる。

向井元升(むかいげんしょう、1609〜1677)　人名。日本江戸時代の医家。『庖厨備用倭名本草』の著者。元升の字は以順(いじゅん)、号は霊蘭(れいらん)。肥前神崎郡の人で、長崎で医名を博した。次男は俳人として知られる向井去来。

無汗(むかん)　汗が当然出るべき時に出ない状態を言う。一般的に熱性疾患は発汗によって、解熱治癒の経過を取ることが多いが、その治癒機転を取らない状態を言う。

無汗而喘(むかんじぜん)　皮膚が塞がり、肺部の呼吸と、外へ排泄する働きに影響を受けて、気が上逆して喘すること。その喘は汗が出ないために起こる。

夢交(むこう)　女性が睡眠中に、性交する夢をみる現象のこと。

無肛(むこう)　鎖肛に同じ。

無辜疳(むこかん)　症状としては、身体が痩衰し・毛髪が焦げたように少なくなり・顔が黄ばんで発熱し・頚部に瘡が生じ・頚部の内部に核が生じ・押すと動き・軟らかくて痛くはないなどが見られる。古くは、子供の服が外で夜露を含むのは、無辜鳥(うぶめどり)の羽により汚されたためであり、子供がこの服を着ると、病気になると信じられていた。

霧邪(むじゃ)　霧が病原となるもの。

夢精(むせい)　「遺精」を参照。

無毒(むどく)　毒性を含んでいない薬物のこと。

無犯胃気(むはんいき)　胃気とは、胃の機能の具体的な表現である。胃気は水穀を接受して受納し、水穀を腐熟(初歩的な消化)する作用がある。その他の臟腑は、必ず水穀の精気を獲得してこそ、それらの効能を維持できるのである。そこで先人は「胃気有れば則ち生き、胃気無ければ則ち死す」(有胃気則生、無胃気則死)と述べている。疾病に対して処方する場合には、必ず胃気を損害しないように注意しなければならない。たとえば苦寒薬や瀉下薬を用い過ぎると、胃気を損害してしまうので、使用時には、分量に注意しなければならない。しかし、これは一般原則であり、もし病邪により胃気を損害する恐れがある場合には、苦寒薬や瀉下薬を使用する場合でも、一時的に制限無く使用することもある。これは胃気を保護するためである。

無瘢痕灸(むはんこんきゅう)　灸法の一つ。艾炷を直接または間接的(生姜片やにんにく片などを用いる)に穴位の皮膚上に置いて燃焼させて、一定度の刺激は与えるが、局部に水泡や化膿や瘢痕などを生じさせない灸法。

無比山薬元(むひさんやくげん)『東医宝鑑』　方剤名。五味子240　肉蓯蓉160　兎絲子　杜仲各120　山薬80　赤石脂　茯神　山茱萸　巴戟天　牛膝　沢瀉　熟地黄各40。「精血不足により皮膚が荒れて、消瘦、視力減退、耳聾、腰膝酸軟疼痛、手足厥冷の場合、陰痿症・遺精・夢洩などの場合に用い

る」。

夢分斎(むぶんさい、生没年不詳) 人名。日本室町時代1500年代の人。福島県出身。多賀法印に針の心得を受ける。その門下に御薗意斎がいる。

夢分流腹診法(むぶんりゅうふくしんほう) 夢分流打針術における診察法の一つ。腹部をいくつかの臓腑に区分して、その部の圧痛、硬結などを手がかりに、その部分に打針を行った。

む

無名穴(むめいけつ) 穴名。奇穴。背部、第2胸椎棘突起下の陥中に取る。癲癇、譫語などを主治。

無名腫毒(むめいしゅどく) 突然体表の局部が赤く腫れる症候で、適当な名称が無いので、このように名づけられた。その症状は、疼痛や瘙痒があり、ひどければ熱が出て赤く腫れて硬く、患部付近のリンパ節が肥大する。これは内に鬱熱があるが、または外邪の風毒を感受することにより生ずる。

無名丹(むめいたん)『補陽処方集』 方剤名。蒼朮600　赤石脂　破胡紙各80　金桜子120　龍骨　烏頭　茴香　蓮実　白茯苓　遠志　朱砂各40。「腎陽不足により遺精、早漏、陰痿症がある場合、小腹と陰部に冷感があり、時に頻尿、不眠、健忘症などがある場合に用いる」。

無陽(むよう) 陽気が衰少するものをいう。

無陽則陰独(むようそくいんどく)(陽無ければ則ち陰独りなり) 本来、人体は陰陽が平衡であるべきである。それが陽気が喪失し、陰気だけが存在するものを言う。

村井琴山(むらいきんざん、1733〜1815) 人名。日本江戸時代の医家。『医道二千年眼目篇』の著者。琴山は熊本の人で、村井見朴の息子。名は杶(ちゅん)、字は大年(たいねん)、通称椿寿(ちんじゅ)。30数歳の時に上京して、数年間吉益東洞に入門。西日本最優秀の門人と評され、帰郷して東洞の医方を広めた。50数歳で肥後藩医となり、細川侯の侍医をつとめた。

村井見朴(むらいけんぼく、1733〜1815) 人名。日本江戸時代の医家。村井琴山の父、名は能章(よしあき)、字は淳民(じゅんみん)、号は復陽洞真人(ふくようどうしんじん)。熊本医学館の教授に抜擢されたが、失明したため、琴山が父を助けてその跡を継いだ。見朴は琵琶に巧みであった。

村上玄忠(むらかみげんちゅう、生没年不詳) 人名。日本江戸時代の医家。『薬性採要』の編著者。玄忠は尾張の医官で、柳風軒と号した。

村上宗占(むらかみそうせん、生没年不詳) 人名。日本江戸時代の医家。『骨度正誤図説』の著者。宗占は土浦藩医員で、名は親方(ちかまさ)、字が宗占、号は一得子(いっとくし)。

村上林益(むらかみりんえき、生没年不詳) 人名。日本江戸時代の医家。『中条流産書』の著。林益の伝は不詳。

夢漏(むろう) 「夢精」に同じ。

明医雑著(めいいざつちょ) 書名。中国明代、王綸(節斎)の著。1549年。全6巻。医論、諸病症、小児の証治などについて述べている。

名医類案(めいいるいあん) 書名。中国明代、江櫂(民宝)の編。1549年。全12巻。205門に分け、明代以前の歴代の医家の効果のある臨床各科の処方を収集してある。

名家灸選(めいかきゅうせん) 書名。日本江戸時代中期1781年、浅井南皐(1760～1826)の著。灸治療書。『名家灸選大成』ともいう。不分巻1冊。当時の民間で流布されていた家伝名灸を集めたもの、灸法を知る上で重要な書である。

名家方選(めいかほうせん) 書名。日本江戸時代、浅井南皐(山田元倫)(1760～1826)の編著。処方集。不分巻1冊。天明元年(1781)刊。

命関(めいかん) 「透関射甲」を参照。

命関穴(めいかんけつ) 穴名。奇穴。乳頭と腹部正中線で臍上4寸(中脘穴)を結び、中脘穴から水平に背部にのばした線と、乳頭と中脘穴を結んだ線とで二等辺三角形をつくり、中脘穴から水平に伸ばした線上の対角点に取る。脾胃病を主治。

明眼地黄円(めいがんじおうえん)『郷薬集成方』 方剤名。乾地黄　熟地黄各600　石斛　枳実　杏仁　防風各160　牛膝120。「肝が虚したために内熱が上り、眼に翳膜が生じ、涙が多く流れる場合、肝腎が虚したところに風邪が侵犯し、突然眼に出血し、熱くなる場合に用いる」。

明眼地黄丸(めいがんじおうがん)『東医宝鑑』 方剤名。熟地黄　乾地黄各160　石斛　枳実各40　牛膝30　杏仁20。「老人が精血不足により涙が自然に流れ出し、視力が落ち、黒い模様が見えて、翳膜が生じる場合、突然眼が腫れ熱感がある場合に用いる」。

名、字、甫(めい、じ、ほ) 「名」とは正名のこと。たとえば張仲景の張機の機のことで、仲景は「字」である。後世では「甫」の字が見えるが、実際には「字」である。たとえば「周学海・澂之甫」とは、「周学海」の「字」は「澂之」である。

明堂(めいどう) ①鼻の別名。②古代の人体経脈孔穴図を『明堂』や『明堂孔穴図』という。

明堂孔穴図(めいどうこうけつず) 「明堂」を参照。

明堂図(めいどうず) 「明堂」を参照。

明目飲(めいもくいん)『救急方』 方剤名。梔子　香附子各40　夏枯草20。「小児が風熱により、眼が紅腫し、まぶしがり、治りづらいものに用いる」。

明目益腎丸(めいもくえきじんがん)『医林撮要』 方剤名。枸杞子　当帰　兎絲子　生地黄各40　五味子20　知母　黄柏各28　茯神40　山薬　巴戟天　人参　甘菊花　天門冬各20。「老人が陰血不足により眼がよく見えず、眼に黒い模様が見える場合などに用いる」。

明目細辛湯(めいもくさいしんとう)『東医宝鑑』 方剤名。羌活　麻黄根各6　防風4　荊芥2.8　藁本　白茯苓　当帰尾各2　生地黄　蔓荊子　川芎各1.2　桃仁5　山椒4　細辛　紅花各0.8。「下のまぶたの縁がただれて痛み、ざらざらして涙が出て、眼がまぶしく、眼が開けづらい場合に用いる」。

明目地黄丸(めいもくじおうがん)『東医宝鑑』 方剤名。乾地黄　熟地黄各160　牛膝　白蒺藜各120　知母　黄柏　兎絲子　独活　枸杞各80。「瞳子に小さな浸潤が生じ、まぶしく、眼が渋り、涙を流し、視力が落ちる聚星障に用いる」。

明目壮水丸(めいもくそうすいがん)『東医

め

宝鑑』　方剤名。黄柏　知母各100　熟地黄　乾地黄　天門冬　麦門冬　山茱萸　甘菊花各80　枸杞子64　牛膝52　人参　当帰　五味子　兎絲子　茯神　山薬　柏子仁　沢瀉　牡丹皮各40　白豆蔻12。「肝腎不足により眼が良く見えず、常に黒い影が見えて、涙が多く出る場合に用いる」。

明目人参丸(めいもくにんじんがん)『郷薬集成方』　方剤名。黄耆　覆盆子　兎絲子各80　人参　決明子各60　枳実40。「肝虚により視力が落ちた場合、眼に内障が生じた場合に用いる」。

明目流気飲(めいもくりゅうきいん)『東医宝鑑』　方剤名。蒼朮40　決明子30　大黄　川芎　細辛　牛蒡子　甘菊花　防風　白蒺藜　荊芥穂　蔓荊子　玄参　木賊　黄芩　梔子　甘草各20。「風熱により物がはっきり見えずに、黒い花びらのようなものが見え、眼がざらざらして、涙が出て、翳障が生じた場合に用いる」。

命門(めいもん)　1)生命の門という意味がある。それは人体の生命の根本であり、生命を維持する要素でもある。命門学説は、臓腑学説の一部である。五臓はすべて一つの臓器があるが、腎だけは二葉あり、古くの医家らは『難経』の「左者為腎、右者為命門」の説を採用している。しかし、両方の腎臓は外形から、組織構造に至るまで違いは無いので、虞摶の『医学正伝』では、これに反対する説を述べ、右腎だけを命門とはせずに、両腎を「総じて号し命門と為す」(総号為命門)と主張している。またある者は、命門穴は第2腰椎の下の陥中にあるので、命門は両腎の間にあり、「腎間動気」(両腎の間に産生される人体の動力の源)として具体的に表現されると主張している。つまり命門の火を指している。腎は「水臓」であるので、水中の火であり、先天の真気である。この気は下より上り、後天の胃気と連接しているので、脈々と生息する。その命門の作用を整理すると、①命門は元気の根本である。つまり人体から産生される熱エネルギーの発源地である。②三焦の気化を助ける。③命門の火は、脾胃を温めて、飲食の消化作用を助ける。④人体の性機能と生殖機能と密接に関係している。命門の火(相火に属す)の不足や偏亢は、いずれも病態を生じさせてしまう。⑤納気作用がある。つまり呼吸系統の機能と密接な関係がある。2)穴名。督脈。腰部、第2腰椎棘突起下方の陥凹部。①補腎培元　②強健腰膝　③通暢督脈　④固精止帯　⑤舒筋和血

命門火旺(めいもんかおう)　腎には元陰と元陽が蔵されている。「元陰」とは腎精を指し、「元陽」とは命門の火を指す。もし腎陰が虧損して命門の火が偏旺すると、性欲亢進・陰痙易挙・多夢失眠などが見られる。「相火妄動」を参照。

命門火衰(めいもんかすい)　「腎陽虚」を参照。

命門之火(めいもんのか)　①「腎」を参照。②「腎陽」を参照。

目黒道琢(めぐろどうたく、1739〜1798)　人名。日本江戸時代の医家。『驪家医言』の著者。道琢は会津柳津の畠山氏を祖とする豪農の家に生まれた。名は尚忠(なおただ)、字は恕公(じょこう)、号は飯渓(はんけい)。江戸に出て曲直瀬玄佐(七代道三)の門に入り、塾頭となる。松平定信の信任を受けて医学館の教授に招かれ34年にわたって医経を講義。考証医学の素地を作った。門下から伊沢蘭軒が出ている。

面王(めんおう)　「鼻準」を参照。

瞑眩(めんげん)　薬効により一時的に起こる変動のこと。これによって病毒が速やかに去るともいわれる。本来は、頭昏目眩して眼を開けられない症状を指していた。しかし古典では、瞑眩を薬物の反応と関連させて述べている。『尚書・説命篇上』に「もし薬して瞑眩せずんば、その疾瘳(い)えず」(若薬不瞑眩、厥疾弗瘳)と見える。つまり服薬後に出現する悪心・頭眩・胸悶などの反応を「瞑眩」と言っている。

面垢(めんこう)　顔面に垢が浮いているよう

に見えるが、洗っても落とせない状態のこと。これは外感暑邪や体内に邪気が積滞しているために起こる。

面合赤色(めんごうせきしょく) 顔面が一面に赤くなること。

面色緑緑正赤(めんしょくりょくりょくせいせき) 『傷寒論』に見える。顔面が熱のために赤くなることを形容している。また両顴部が鮮紅色になったものを指すこともある。これは急性熱病や熱邪熾盛に見られる。

面塵(めんじん) 『素問・至真要大論』『六元正紀大論』に見られる。面色が灰暗で灰をかぶったようなものを指す。これには実証と虚証がある。実証では燥邪に傷られたり、または伏邪内鬱などにより起こり、口苦咽乾などの症状をともなう。虚証では久病で肝腎陰虚により起こり、頭暈耳鳴・五心煩熱・腰痠・遺精などの症状をともなう。

面疔(めんちょう) 疔瘡の一つ。面部に生じる疔瘡のこと。多くは顴部・額部・頬部などに好発する。これは熱毒が蓄結して起こる。決して指で押しつぶしてはならない。険証に発展してしまうからである。「疔瘡」を参照。

面八邪穴(めんはちじゃけつ) 穴名。奇穴。承光穴・攅竹穴・禾髎穴・人迎穴の左右8穴のこと。皮膚疾患などを主治。

面粉刺(めんふんし) 顔にできるにきびのこと。

面皰(めんほう) にきびのこと。

ま行・も

蒙花(もうか)[密蒙花]　薬物名。清熱降火薬。甘、微寒、肝。①潤肝明目　②退翳去盲

妄語(もうご)　「狂語」に同じ。うわごとのこと。

毛際(もうさい)　男女の外生殖器上方の陰毛のある部分を指す。

毛刺(もうし)　九刺法の一つ。短い豪針で皮膚を浅く刺す刺法のこと。

盲痔(もうじ)　内痔のこと。

毛診(もうしん)　毛髪を診て、血気の多少を知ること。

毛針(もうしん)　針治療に使用する豪針のなかで、特に細い針を指す。通常１号針(直径0.18mm)以下(0号針を含む)を指す。

礞石(もうせき)　薬物名。清化熱痰薬。甘鹹、平、肝。①逐痰消癖　②消食破癥　③平肝鎮驚

礞石滾痰丸(もうせきこんたんがん)　方剤名。「滌痰」を参照。

毛折(もうせつ)　毛髪は枯れ、まばらになり、折れたりする状況のこと。これは久病のために精気が失われ、皮毛を滋潤できないために起こる。

孟詵(もうせん、621～712)　人名。中国の医家。汝州の人。進士にあげられ、しばらく官吏としての生活をした。著書に『食療本草』３巻がある。

猛疽(もうそ)　「結喉癰」ともいう。肺・肝に熱邪が滞留し、邪毒や痰火が咽喉部に突き上げるために起こる。その症状は、癰疽が咽喉部に発生し、腫れて激痛が発生し、熱い飲み物を嚥下しにくく、呼吸困難、悪寒発熱がひどくなる。この治療には、解毒し痰火を瀉して消腫する。処方は黄連解毒湯を用いる。さらに消毒針で化膿した部分を刺して破り、排膿した後に氷硼酸を吹き付けておく。

盲腸穴(もうちょうけつ)　穴名。奇穴。下腹部、右上前腸骨棘と臍孔を連ねる線の中点に取る。腹痛・泄瀉などを主治。

網油(もうゆ)　「三焦」を参照。

目(もく)　五臓の精気は、眼に注ぐことで眼光に神が有り(生き生きしている)、正常な視覚能力を発揮することができる。『素問・五臓生成篇』に「肝は血を受けてよく視る」(肝受血而能視)と見える。『素問・金匱真言論』には「竅を目に開き、精を肝に蔵す」(開竅于目、蔵精于肝)と見える。つまり眼の生理機能と、五臓の精気と肝血の調節には、密接な関係があることを説明している。

木鬱化火(もくうつかか)　五行の分類では、肝は風をつかさどり木に属す。「木鬱」とは肝鬱のことである。つまり肝鬱により肝陰虧損したり、または平素より内熱があって出現する肝火の症状である。その症状は、頭痛・眩暈・面赤・嘔血・咳血、ひどければ発狂などが見られる。

木鬱化風(もくうつかふう)　五行の分類では、肝は風をつかさどり木に属す。「木鬱」は肝鬱である。つまり肝鬱により肝血虧損を起こしたり、または素体に血虚があることで肝風症状を引き起こすこと。その症状は、眩暈・舌麻・震顫・痙厥などが見られる。

木鬱達之(もくうつたつし)　『素問・六元正紀大論』に見える。「木鬱」とは、肝気が鬱結して疾病が起こること。「達」とは、貫通させることである。たとえば肝気が鬱結すれば、両脇が脹痛または竄(ざんつう)痛し・胸悶不舒・嘔吐酸水・食欲不振・腹痛腹瀉などが見られる。この場合は「疏肝」法を用いて治療する。

目鋭眥(もくえいし)　「鋭眥」を参照。

目黄(もくおう)　眼が黄色くなること。これは黄疸の症状であり、肝・脾が傷られて起

こる。
目横寸(もくおうすん)　「同身寸」を参照。
目窠(もくか)　「胞瞼」を参照。
目裹(もくか)　「胞瞼」を参照。
目科一覧(もくかいちらん)　書名。朝鮮李朝時代の書、編者や刊年不詳。眼科の専門医書。1冊。本書は朝鮮医書中における唯一のもので、その価値が高く評価されている。
木火刑金(もくかけいきん)　「木火」は肝木を指し、「金」は肺を指す。肝火が旺盛になり過ぎると、肺金を耗傷して、肺病の増悪を引き起こし、乾咳・胸脇疼痛・心煩・口苦・目赤などが見られ、ひどければ喀血などが見られる。
目下弦(もくかげん)　「目眩」を参照。
目下鋼(もくかこう)　「目眩」を参照。
目下胞(もくかほう)　「胞瞼」を参照。
目下有臥蚕(もくかゆうがさん)(目下に臥蚕有り)　『金匱要略・水気病脈証并治』に見える。下まぶたが腫脹し、蚕を横にしたような形になることをいう。
木喜条達(もくきじょうたつ)　木は肝の代名詞であり、「条達」とは調和暢達のことである。これは樹木の生長する現象を用いて、肝の生理的特徴を比喩している。肝は疏泄をつかさどり、それにより胆汁を疏泄して、脾胃の消化を助けるとともに、肝胆には昇発透泄の作用があり、全身の気機を舒暢する。したがって肝気の特徴は、調和暢達を好み、亢進しすぎても、抑鬱されてもならない。
目眶(もくきょう)　「目眶骨」を参照。
目眶骨(もくきょうこつ)　眼窩の周囲の骨格のこと。眼窩の上方の部位を「眉稜骨」といい、眼窩の下方の部位を「顫骨(せつこつ)」をいう。
木強侮土(もくきょうばいど)　木と土は五行のこと。肝は木で、脾は土であり、肝気が強すぎると脾が傷られて疾病が起こること。
目系(もくけい)　眼球内の脳につながる脈絡のこと。手少陰心経がここにつながっている。
目眩(もくげん)　眩暈、めいまのこと。
目弦(もくげん)[眼弦、目綱]　前眼瞼縁のこと。上下の眼瞼のふちの部分。ここから睫毛(まつげ)が生える。「目上綱」「目下綱」「目上弦」「目下弦」ともいう。
目綱(もくこう)　「目眩」を参照。
木克土(もくこくど)　①五行説の五種の相克関係の一つ。②五行学説からすると、相克は、本来正常範囲の制約である。しかし、後には「木克土」と「木乗土」とを混同して、「肝気犯脾」や「肝気犯胃」と同様に考えている。
目昏(もくこん)　眼がかすむこと。視力が衰えて、物の形が分かりづらいこと。
目渋(もくじゅう)　眼が乾くこと。眼の営養不足によって起こり、同時に眼の光りや艶が無くなるもの。「目乾燥」「目枯渋」「目乾渋」などともいう。
目上弦(もくじょうげん)　「目弦」を参照。
目上胞(もくじょうほう)　「胞瞼」を参照。
木腎(もくじん)　陰痙が堅硬となり、木のようになるが痛まないもの。
木舌(もくぜつ)　口が塞がるほど舌が腫脹し、硬くなって動かせない状態を指す。これは心火が熾盛になるか、心脾に邪熱が蓄積されて、火熱が上衝して起こる。
目窓(もくそう)　穴名。足少陽胆経。陽維脈と交わる。頭部、前髪際から入ること1.5寸、瞳孔線上。①清脳明目　②熄風鎮驚　③発散風熱　④祛風消腫　⑤通竅聡耳
木賊(もくぞく)　薬物名。甘・苦。平。肺・肝・胆。疏風熱・退翳膜・明目。風熱による目の充血・翳障(角膜混濁)などに用いる。
目脱(もくだつ)　眼が飛び出るような感じがする状態のこと。
目中赤渋(もくちゅうせきじゅう)　眼球結膜の血管が拡張した状態のこと。
目中曇暗(もくちゅうどんあん)　瞳孔が黒っぽく濁って見える状態のこと。
目中不了了(もくちゅうふりょうりょう)(目中了了たらず)　『傷寒論』に見える。「了了」とは、はっきりしていること。つまり、物がぼんやりしてはっきり視えないこと。陽

も

明の腑熱が盛んになりすぎて、津液が傷られ、邪熱が上蒸することにより起こる。

木通(もくつう)　薬物名。滲湿薬。苦、寒、心・小腸・膀胱。①利尿通淋　②通経下乳

木通飲(もくつういん)『郷薬集成方』　方剤名。木通 80　車前子　郁李仁各 60　黄芩　大黄各 40。「妊娠中に大小便が不利する場合に用いる」。

木通丸(もくつうがん)『郷薬集成方』　方剤名。木通　黄芩　冬葵子　乾地黄各 40。「妊娠時の尿不利、転胞証により小腹腫痛する場合に用いる」。

木通散(もくつうさん)『東医宝鑑』　方剤名。①木通　陳皮　苦楝子各 26　蘿蔔子　茴香各 20　蓬莪朮　木香　滑石各 10。「気鬱により胸脇が疼痛する場合、心下より小腹まで攣痛する場合に用いる」　②乾地黄　木通　荊芥　地骨皮　桑柏皮　炙甘草　桔梗各同量。「あらゆる熱邪により尿不利する場合に用いる」　③木通　滑石各 40　牽牛子 20。『医林撮要』「心熱により尿不利、小腹腫痛する場合に用いる」　④木通　紫蘇　香薷　桑柏皮各 4　木香　訶子皮各 12　枳実　檳榔　黄芩各 2　生姜 3。「子腫により妊娠中に身腫、手足浮腫し、尿不利の場合に用いる」　⑤蘆根 40　木通　人参　葛根　麦門冬各 20　陳皮 4。「傷寒により嘔逆を繰り返し、不安心煩し、尿不利の場合に用いる」　⑥木通　赤茯苓　車前子　滑石各 80　瞿麦 40。「傷寒により下焦に熱が積集し、尿不利の場合に用いる」　⑦白茯苓 80　木通　葶藶子各 40。『郷薬集成方』「虚労により尿赤の場合に用いる」　⑧木通 120　甘野老　桔梗各 80　大黄 40　梔子 20　冬葵子　白茅根各 10。『郷薬集成方』「石淋により尿不利、尿痛、時に砂や石が混じって出てくる場合に用いる」　⑨升麻 60　木通　赤茯苓　羚羊角　前胡　桑柏皮各 20。「胸悶し、咽中炙臠、不安焦燥する場合に用いる」　⑩滑石 40　木通　冬葵子各 4。『郷薬集成方』「尿不利に用いる」　⑪葶藶子　白茅根各 40　桔梗　芍薬各 30　木通　桑柏皮各 20。「鉱物性薬物を飲んだ後に、全身が浮腫し、尿不利する場合に用いる」　⑫木通　杏仁　紫蘇子　紫蘇葉　柴胡　陳皮　五味子各 40。『郷薬集成方』「肺気実により煩熱し、胸悶、短気、息苦しい場合に用いる」。

木通湯(もくつうとう)『郷薬集成方』　方剤名。①冬葵子 150　木通　石葦　瞿麦各 80。「湿熱により尿不利の場合に用いる」　②木通　冬葵子各 20　燈芯 10。「尿血し、面色黄で潤いが無く、食欲不振の場合に用いる」　③滑石 120　木通　大黄各 80　麻仁 40。「妊婦が子淋により尿不利、尿痛する場合に用いる」　④木通　石葦各 40　陳皮　赤茯苓　白芍　桑柏皮　人参各 30。「妊婦が子淋により尿不利、尿痛の場合に用いる」。

目飛穴(もくひけつ)　穴名。奇穴。眉毛の中央の直上、髪際から後方約 0.1 寸に取る。衄血、前頭痛、鼻衄などを主治。

目風(もくふう)　風邪が頭を侵し、目系に伝入して起こる。

目胞(もくほう)　「胞瞼」を参照。

木防已(もくぼうい)　薬物名。防已の別名。「防已」を参照。

木防已湯(もくぼういとう)『金匱要略』　方剤名。①木防已 4　石膏 10　桂枝　人参各 2。「膈間の支飲にて、その人喘し満し、心下痞し堅く、面色黧黒、その脈沈緊、これを得て数十日、医これを吐下するも愈えざるは、木防已湯これを主る。…」(膈間支飲、其人喘満、心下痞堅、面色黧黒、其脈沈緊、得之数十日、医嘔下之不愈、木防已湯主之。…)　②木防已 12　石膏 100　桂枝 8　人参 16。「胸膈に支飲があり、短気、胸悶、心下痞硬、口乾、尿不利の場合に用いる」。

目瞑(もくめい)　「瞑」とは、目をつぶる、眠るという意味。つまり目を閉じて開けようとしないことを言う。多くは、発熱心煩や眩暈などの際に、目を閉じて安静を求める状態に見られる。

目明穴(もくめいけつ)　穴名。奇穴。正視して瞳孔の直上、前頭部髪際に取る。頭痛、目赤腫痛、目乾渋などを主治。

嘿嘿不欲飲食(もくもくふよくいんしょく) (嘿嘿として飲食を欲せず) 「嘿嘿」とは、物を言わないこと。つまり物も言わずに、食物も取ろうとしないこと。

目疣(もくよう) 「眼胞痰核」を参照。

望月三英(もちづきさんえい、1697〜1769) 人名。日本江戸時代の医家。『明医小史』『医官玄稿』『医門多疾』の著者。三英の学識がのちに興る江戸考証学の先駆をなした。三英は江戸の人で、望月雷山の子。名は乗(じょう)、字は君彦(きみひこ)、号は鹿門(ろくもん)。法眼の位に進んだ。

木瓜(もっか) 薬物名。温散暑湿薬。酸渋、温、脾・胃・肝・肺。①祛湿解暑 ②舒筋解痙 ③活絡通痹

木瓜散(もっかさん)『医林撮要』 方剤名。木瓜 40 檳榔 紫蘇 羌活 木香 赤茯苓 陳皮 炙甘草各 20。「脚気により足が重く無力、痹痛、知覚鈍麻、時には頭痛、心悸、口中無味、腓腹筋が痛む場合に用いる」。

木瓜煎(もっかせん)『東医宝鑑』 方剤名。①木瓜 2 没薬 20 乳香 10。「頚部が強硬し、動かしづらい場合に用いる」 ②木瓜 60 呉茱萸 生姜各 40。『郷薬集成方』「妊婦が霍乱により吐瀉して痙攣し、昏倒する場合に用いる」。

木瓜湯(もっかとう)『東医宝鑑』 方剤名。①木瓜 16 呉茱萸 8 茴香 4 炙甘草 1.6 生姜 3 紫蘇葉 10 塩 2 枳実 1。「霍乱により頻繁に吐瀉し、全身痙攣し、心煩する場合に用いる」 ②木瓜 1 人参 50 炮乾姜 40 厚朴 20。『郷薬集成方』「霍乱により呃逆する場合に用いる」。

木香(もっこう) 薬物名。行気解鬱薬。辛苦、温、肺・肝・脾。①行気止痛 ②疏肝解鬱 ③健脾止瀉 ④開胃進食

木香化滞湯(もっこうかたいとう)『東医宝鑑』 方剤名。半夏 6 草豆蔻 甘草各 4 柴胡 2.8 陳皮 乾姜 木香各 2.4 当帰尾 枳実各 1.6 紅花 0.4 生姜 5。「気滞により消化不良で、心下痞硬疼痛、口中無味の場合に用いる」。

木香丸(もっこうがん)『東医宝鑑』 方剤名。①木香 青黛 檳榔 肉豆蔻各 10 麝香 6 続随子 40 蝦蟆 1。「小児が冷疳により身消痩、腹満、面腫、身冷、白泡がまじる泄瀉をする場合に用いる」 ②木香 蓬莪朮 砂仁 陳皮 朱砂 代赭石各 8 巴豆霜 丁香各 4。『救急法』「小児が食積により心下痞硬、心煩、身熱、吃逆、泄瀉して腹痛する場合に用いる」。

木香枳殻丸(もっこうきこくがん)『東医宝鑑』 方剤名。牽牛子 大黄各 80 枳実 白茯苓 白朮 厚朴 半夏 人参 木香 陳皮 橘皮 三稜 蓬莪朮 檳榔 神曲 麦芽各 40 乾姜 枳実各 20。「積聚が生じ、心下痞硬疼痛、呃逆して酸水が上がってくる場合に用いる」。

木香枳朮丸(もっこうきじゅつがん)『東医宝鑑』 方剤名。白朮 80 枳実 木香各 40。「気滞、食積により消化不良で口中無味の場合に用いる」。

木香匀気散(もっこうきんきさん)『東医宝鑑』 方剤名。藿香 炙甘草各 32 砂仁 16 沈香 木香 丁香 白檀香 白豆蔻各 8。「気が鬱滞して消化不良で、心下痞硬、小腹腫痛、嘔吐する場合に用いる」。

木香金鈴丸(もっこうきんれいがん)『東医宝鑑』 方剤名。乳香 没薬 木香 炮附子 茴香 苦楝子 延胡索 全蝎 人参各同量。「疝証により陰嚢が腫痛し、小腹痛の場合に用いる」。

木香啓中湯(もっこうけいちゅうとう)『医林撮要』 方剤名。人参 白朮 赤茯苓 陳皮 半夏 枳実 香附子 砂仁 木香 白豆蔻 甘草各同量。「脾胃虚弱により消化不良、口中無味、心下痞硬、腹満、時に悪心、泄瀉する場合に用いる」。

木香元(もっこうげん)『東医宝鑑』 方剤名。黄連 12 木香 砂仁 夜明砂各 8 訶子 4。「小児が突然血泡が混じった大便をし、腹満痛し、瞼腫、消痩する場合に用いる」。

木香見睍丸(もっこうけんけんがん)『東医宝鑑』 方剤名。三稜 60 神曲 40 草豆蔻

も

20　升麻　柴胡各12　木香8　巴豆霜2。「生冷物を食べ過ぎて食滞を起こして、心下痞硬、疼痛する場合に用いる」。

木香散(もっこうさん)『**東医宝鑑**』 方剤名。①木香　破胡紙各40　良姜　砂仁　厚朴各30　芍薬　陳皮　肉桂　白朮各20　呉茱萸　胡椒各10　肉豆蔻4　檳榔1。「裏寒証により頻繁に泄瀉し、消化不良の場合、上焦に熱があり、下焦が冷たく、口中がただれ、口中無味、身消痩する場合、出産後に腰冷、泄瀉する場合に用いる」 ②炙甘草40　木香　黄連各20　罌粟穀　生姜各20。「痢疾が長らく治癒せず、大便に血塊が混じり、腹隠痛、元気が無く、口中無味、時に脱肛、身体が次第に消痩する場合、血痢により血と泡が混じる大便が出て、腹痛、裏急後重する場合に用いる」 ③木香　大戟　牽牛子各同量。「水脹により腹満痛、腹水音、身浮腫、心悸、短気する場合に用いる」 ④木香　丁香　桂枝　陳皮　半夏　赤茯苓　人参　訶子皮　檳榔　前胡　甘草各1.2　生姜3。「温疫により腹満し口渇し、泄瀉する場合に用いる」。

木香順気丸(もっこうじゅんきがん)『**東医宝鑑**』 方剤名。①牽牛子　破胡紙各80　枳実　陳皮　香附子各40　木香　蘿蔔子　檳榔各20。「下焦の気滞により腰痛、小腹攣痛し、時に上衝する場合に用いる」 ②大黄120　牽牛子80　陳皮　檳榔各40　木香20。「湿熱により腹痛、身重、食欲不振、尿少、尿赤の場合に用いる」。

木香順気散(もっこうじゅんきさん)『**東医宝鑑**』 方剤名。烏薬　陳皮　香附子　橘皮　半夏　厚朴　枳実各4　木香　砂仁各2　桂皮　乾姜　炙甘草各1.2　生姜3。「中気により突然気絶し昏倒し、牙関緊閉、身冷する場合に用いる」。

木香順気湯(もっこうじゅんきとう)『**東医宝鑑**』 方剤名。厚朴　赤茯苓　沢瀉　半夏各4　蒼朮3.2　陳皮　橘皮各2.4　草豆蔻　人参　当帰各2　益智仁　呉茱萸各1.2　木香　乾姜　升麻　柴胡　甘草各1.6　生姜3。「上焦に濁気が積もり、胸満、心煩、小腹硬腫、口中無味、消化不良、尿量減少、手足厥冷、身重の場合に用いる」。

木香消脹元(もっこうしょうちょうげん)『**東医宝鑑**』 方剤名。蘿蔔子80　陳皮　檳榔子　枳実　桑柏皮　紫蘇子　香附子各40　檳榔20　木香10。「脹満により腹満痛し、胸脇煩満する場合に用いる」。

木香調気散(もっこうちょうきさん)『**東医宝鑑**』 方剤名。烏薬　香附子　枳実　陳皮　橘皮　厚朴　川芎　蒼朮各4　木香　砂仁各2　桂皮　甘草各1.2　生姜3。「気鬱により胸悶、小腹硬満、飲食が下がらず疼痛する場合に用いる」。

木香湯(もっこうとう)『**東医宝鑑**』 方剤名。木通　木香　当帰　白芍　陳皮　茴香　檳榔　沢瀉　橘皮　甘草各2.8　肉桂1.2　生姜5。「冷淋により頻尿、尿淋漓、小腹と陰茎が痛み、手足厥冷の場合に用いる」。

木香導気丸(もっこうどうきがん)『**医林撮要**』 方剤名。神曲　麦芽　蘿蔔子　牽牛子　砂仁各160　木香　陳皮　橘皮各80。「脾が傷れて飲食が消化されず、心下痞硬疼痛、食事のことを思わない場合に用いる」。

木香導気湯(もっこうどうきとう)『**東医宝鑑**』 方剤名。大黄6　白芍　朴硝　黄連各4.8　厚朴　檳榔各4　当帰尾　赤茯苓各3.2。「痢疾の初期で、腹痛、肛門が重く、血が混じる泄瀉をし、発熱する場合に用いる」。

木香半夏丸(もっこうはんげがん)『**東医宝鑑**』 方剤名。木香　半夏曲　丁香20　乾姜　白朮　陳皮　橘皮各10。「小児が脾胃が虚冷となり、薄いよだれを流し続ける場合に用いる」。

木香檳榔丸(もっこうびんろうがん)『**東医宝鑑**』 方剤名。①大黄160　牽牛子　黄芩各80　木香　檳榔　黄連　当帰　枳実　陳皮　橘皮　香附子　蓬莪朮　黄柏各40。「下焦に湿が集積し、腹硬腫疼痛し、便秘する場合に用いる」 ②半夏曲　皀莢　郁李仁各80　木香　檳榔　枳実　杏仁　陳皮各

も

40。「食滞や痰飲により腹満、胸悶、消化不良、便秘する場合に用いる」 ③麦芽28　枳実24　白朮　陳皮各20　厚朴16　木香　檳榔各12。「飲食が滞り、小腹が満痛する場合に用いる」。

木香分気湯(もっこうぶんきとう)『医林撮要』 方剤名。木香　赤茯苓　猪苓　沢瀉　檳榔　半夏　枳実　紫蘇子　燈芯各同量。「湿鬱により手足が浮腫し、腹硬満、尿不利の場合に用いる」。

木香保命丹(もっこうほめいたん)『東医宝鑑』 方剤名。木香　白附子　桂皮　杜仲　厚朴　藁本　独活　羌活　針銅枝　白芷　甘菊花　牛膝　白花蛇　全蝎　威霊仙　天麻　当帰　蔓荊子　虎骨　天南星　防風　山薬　甘草　天麻各20　朱砂30　麝香6。「中風の諸症状に用いる」。

木香流気飲(もっこうりゅうきいん)『東医宝鑑』 方剤名。陳皮4　藿香　木香　厚朴　陳皮　香附子　麦門冬　白芷　沈香各3　白朮　肉桂　木通　檳榔　紫蘇葉各2.4　草果　甘草各2　木瓜　人参　蓬莪朮　丁香皮　半夏　赤茯苓　石菖蒲各1.2。「気滞により心下腫痛、腹満、手足浮腫、大小便不利、口渇、時に悪心、嘔吐、食欲不振の場合、短気し咳嗽、多痰、面腫、手足腫、便秘、尿赤、尿不利の場合に用いる」。

木香和中丸(もっこうわちゅうがん)『東医宝鑑』 方剤名。牽牛子92　滑石80　大黄48　木香　黄芩　青礞石　枳実　檳榔　陳皮　橘皮各20　沈香8。「身重、熱感があり、胸悶、食べ物が降りず、悪心、大小便不利の場合に用いる」。

没薬(もつやく) 薬物名。行血薬。苦、平、肝・心。①祛瘀療傷　②行気止痛　③祛風解痙　④排膿消腫

没薬降聖丹(もつやくこうせいたん)『東医宝鑑』 方剤名。乾地黄　川芎各6　自然銅　烏頭　骨砕補　白芍　当帰　乳香　没薬各4。「打撲により骨折して疼痛する場合、捻挫をして腫痛する場合に用いる」。

没薬散(もつやくさん)『医林撮要』 方剤名。①血竭　没薬　桂心　当帰　蒲黄　紅花　木香　延胡索　乾漆　芍薬各同量。「瘀血により臍周囲が非常に痛む場合、産後に悪露が降りずに腹痛する場合に用いる」 ②自然銅100　黄蜜80　没薬　乳香　芍薬　川芎　山椒　当帰各20。『医林撮要』「打撲により瘀血が生じ、肌肉と骨が痛む場合に用いる」。

本山観(もとやまかん、生没年不詳) 人名。日本江戸時代の医家。『傷寒論考文』は稲葉徳基との共著。観は南筑の人で、字は之光(しこう)。

摸法(もほう) 傷科における触診法の一つ。損傷した患部を診断する方法のこと。肢体の負傷部位や、その周辺の状況を手で詳細に触り、触診を通じて患者の骨折や脱臼の有無を見つけ、骨折の型を見分けて、治療の方法を見つけること。

桃井安貞(もものいあんてい、生没年不詳) 人名。日本江戸時代の医家。『医事答問』の著者。安貞は名は行(すすむ)、字は子忠(しちゅう)。号に東奥隠医、南浮海庵がある。奥州須賀川の人で、一時江戸日本橋におり、寛政中、上野国利根郡新治村東峰須川に開業した。子は義允。他に『古文傷寒論翼』『痘疹医事』などの著がある。

桃井桃庵(もものいとうあん、生没年不詳) 人名。日本江戸時代の医家。『傷寒論古訓』の著者。桃庵は安房の人で、遠江国相良藩医。名は寅(いん)、字は東甫(とうほ)。他に『白牛酪考』『吉益腹診』などの著がある。

森嶋玄勝(もりしまげんしょう、生没年不詳) 人名。日本江戸時代の医家。『内経病機撮要弁証』の著者。玄勝は京都の人で、昌庵(しょうあん)と号し、その祖は曲直瀬寿徳院玄由の門人という。玄勝は浅井周伯の弟子。

森立之(もりたつゆき・もりりっし、1807〜1885) 人名。日本江戸、明治時代の医家。『本草経攷注』『傷寒論攷注』『素問攷注』の著。立之の字は立夫(りっぷ)、通称養真(ようしん)のち養竹(ようちく)。号は枳園

も

（きえん）。15歳で家督と継ぎ、福山阿部侯の医員となったが、天保(1837)年禄を失い、落魄して12年間家族とともに相模を流浪した。弘化5年(1848)年帰参して江戸に戻る。

森共之（もりともゆき、1669〜1746） 人名。日本江戸時代の医家。『意仲玄奥』の編著者。共之は意斎の門人森宗純の四代で、字は養竹（ようちく）、号は中虚（ちゅうきょ）。のちに名を嘉内（かない）と改め、医術を五雲子（王寧宇）流をもって江戸に鳴った。また『老子』を好み、謡曲を嗜んだ。森立之(1807〜1885)はその後裔。

森道和（もりみちかず、生年不詳〜1633年） 人名。日本江戸時代の鍼灸師。京都生まれ。御薗意斎を師として、針灸を学ぶ。

森本玄閑（もりもとげんかん、17世紀） 人名。日本江戸時代の医家。『難経本義大鈔』の著者。玄閑は浪華の人で、昌敬（しょうけい）、昌敬斎（しょうけいさい）と称した。

紋（もん） 「五不女」を参照。

捫（もん） 抜針時にすばやく針口を押さえて、気が漏れるのを防ぐこと。補法の一つ。

紋陰（もんいん） 「五不女」を参照。

門牙（もんが） 「歯燥」を参照。

問診（もんしん） 四診の一つ。病人の病状を聞くとともに、病気の箇所、発病時間、原因、経過、既往症、治療歴、生活習慣、嗜好品、病人の考え方、家庭環境、生活状況などの疾病に関係のある事柄について質問すること。これは、病状や病歴を全面的に理解するために重要な方法である。病状についての質問事項は、「十問」を基準にする。

捫切（もんせつ） 刺針手技の一つ。刺針しようとする部位を指でもんだり、押したりさすることを言う。「捫」はさする、「切」は押すことで、一般的には補法として用いられる。捫切をしないで刺針すると瀉法になる。

門冬飲子（もんどういんし）『東医宝鑑』 方剤名。①麦門冬8　五味子　人参　地骨皮　白茯苓　甘草各4　生姜3。「老人、虚弱な者の消渇病に用いる」　②麦門冬　人参　知母各4　生地黄3.2　茯神2.8　五味子　瓜呂根　葛根各2　甘草1.2　竹葉7。「適応症は①に同じ」　③麦門冬　生地黄各同量。『郷薬集成方』「鼻衄が止まらない場合に用いる」。

門冬茺蔚飲（もんどうじゅういいん）『郷薬集成方』 方剤名。麦門冬　益母仁各80　黄芩　天門冬各60　桔梗　防風　玄参　知母各40。「風熱により眼に血がにじみ疼痛し、眼球が突出するような感覚がする場合に用いる」。

門冬清肺飲（もんどうせいはいいん）『東医宝鑑』 方剤名。紫菀8　黄耆　白芍　甘草各6　人参　麦門冬各4　当帰2.4　五味子15。「肺と胃に虚熱があり、短気し、咳嗽し痰が多く、血痰や血と泡が混じる痰を吐き、身体労倦、消瘦する場合に用いる」。

門冬清肺湯（もんどうせいはいとう）『救急法』 方剤名。天門冬　麦門冬　知母　貝母　桑柏皮　桔梗　地骨皮　款冬花　馬兜鈴　杏仁　牛蒡子　甘草各同量。「小児が肺熱により身熱、咳嗽、短気、尿量減少、時に嘔吐し、食欲不振の場合に用いる」。

悶瞀（もんぼう） 目がくらみ、物がはっきり見えず、同時に煩乱不安などの症状を自覚するものを指す。多くは痰熱湿濁が内に交阻したり、または熱毒が熾盛になることで起こる。

悶乱（もんらん） もだえ乱れる状態のこと。

や行・や

射干(やかん)　薬物名。清熱解毒薬。苦、寒、微毒、肺・肝。①清火利咽　②解毒医瘡　③祛痰止咳　④逐水消腫　⑤破結消癧

射干膏(やかんこう)『郷薬集成方』　方剤名。黄柏80　射干　升麻　梔子　玄参　赤小豆　麦芽各60　地黄　蜜各3　大棗10。「心肺の熱により咽乾、口中糜爛、歯肉から膿がでる場合に用いる」。

射干湯(やかんとう)『東医宝鑑』　方剤名。①半夏8　杏仁　陳皮　桂心　枳実各4　射干　当帰　独活　麻黄　紫菀　甘草各2　生姜5。「冷風にあたり咳嗽し、短気し、喉が荒れて声が出ない場合、乾咳、咽腫、喉に何かが引っかかっているような症状がある場合に用いる」　②芍薬10　射干　梔子　赤茯苓　升麻各6　白朮　生地黄1　蜜半。「胃脘癰により胃痛、酸っぱいゲップをして、嘔吐し、時に血や血痰を嘔吐し、咳嗽する場合に用いる」　③射干　升麻各8　麻勃各5.6。『医林撮要』「風熱により咽中腫痛する場合に用いる」　④石膏400　射干320　大青120。『郷薬集成方』「脾が実して口渇し、舌が腫れる場合、胸脇支満、便秘する場合に用いる」　⑤射干　黄芩　麦門冬　大黄　知母　木通各同量。『郷薬集成方』「小腸の実熱で尿赤し、尿不利、排尿痛がある場合に用いる」　⑥升麻　大黄　牛蒡子各40　木通30　射干　馬藺子各20。『郷薬集成方』「心肺に熱があり、咽中に癰が生じ、腫脹し、閉塞感がり、呼吸しづらい場合に用いる」。

射干麻黄湯(やかんまおうとう)『金匱要略』　方剤名。射干6　麻黄　生姜各9　細辛3　紫菀　款冬花各6　五味子3　半夏9　大棗3。寒飲上逆による、咳嗽・喘急・喘鳴・舌苔白滑・脈浮緊に用いる。

射干麻黄湯(やかんまおうとう)『その他』　方剤名。射干120　麻黄　生姜各160　細辛　紫菀　款冬花各120　五味子　大棗7　半夏。「寒飲が肺に鬱滞して、咳嗽し短気、喉に痰声がし、水っぽい痰が出る場合に用いる」。

夜驚症(やきょうしょう)　睡眠中に驚愕反応が見られるもの。

約(やく)　①統制する、制約すること。『素問・宣明五気篇』に「膀胱…約せざれば遺溺と為す」(膀胱…不約為遺溺)と見える。「不約」とは、膀胱が小便を統制・制約する機能を失ったことを指す。『傷寒論・辨陽明脈証并治』に「其脾為約」と見えるのは、脾虚により、胃が津液をめぐらすことができずに、脾の転輸機能が胃熱のために制約されて生じる便秘症候を指す。②要約・規則・法則のこと。『素問・五常政大論』に「毒有り毒無きに、服するに約有るか？」(有毒無毒、服有約乎？)と見え、つまり有毒と無毒の薬物には、その服用法に規則が有るのかという意味。『霊枢・陰陽二十五人篇』に「これを刺すに約有るか？」(刺之有約乎？)と見え、「針約」とは刺針の法則を指す。

薬熨(やくい)　「熨法」を参照。

薬雅(やくが)　書名。日本江戸時代、多紀元胤(1789～1827)の著。薬物書。不分巻1冊。成立年不詳。『傷寒論』『金匱要略』に用いられる主要薬36種について簡明に解説した書。

薬罐(やくかん)　抜罐療法の一つ。竹罐を事前に調合した漢方薬の煎剤の中に入れて、煮沸した後に取り出して、いくらか冷めたところで抜罐法を行う。

薬局(やくきょく)　中国北宋時代に初めて設立された、精製された薬を発売した機構の一つ。南宋代以後にも設けられた。「和剤局」「太平恵民局」「恵民薬局」などと呼ばれた。

薬経太素(やくけいたいそ)　書名。日本平

安時代、和気広世(奈良末～平安初期)の著に偽託される本草書。

薬匙(やくし) 粉薬をすくうスプーンのこと。

薬餌(やくじ) ①薬の総称。②薬と食物のこと。③「餌」は餅のこと。薬を餅状にした薬のこと。

薬治通義(やくじつうぎ) 書名。日本江戸時代、多紀元堅(1795～1857)の著。薬物学書。全12巻。天保10年刊。薬物学について詳細に論じた書で、調剤法・用法・用量・服用方法などにつき、過去の諸文献を博引して整理し、さらに自説を加えている。

薬酒(やくしゅ) 「酒剤」を参照。

薬種いろは抄(やくしゅいろはしょう) 書名。日本室町時代、杉江喜三(生没年不詳)の著。イロハ順の本草辞典。不分巻1冊。従来の本草・医書13種を引用し、685種の薬物について炮製を中心に記述する。和文。

薬汁灸(やくじゅうしゃ) 「灸」を参照。

薬條(やくじょう) 「挿薬」を参照。

薬種抄(やくしゅしょう) 書名。日本平安時代、亮阿闍梨兼意(生没年不詳、三河の人)の著と推定される薬物書。巻子本2巻。保元元年(1156)成立。

薬種新製剤記(やくしゅしんせいざいき) 書名。日本江戸時代、奥西堯倫(生没年不詳)の著。薬物辞書。全5巻。宝永7年(1710)刊。重要薬物をイロハ順に配し、修治製薬法や良否真偽の鑑別法を平易かつ懇切に記している。

薬種性味功能直伝(やくしゅせいみこうのうじきでん) 書名。日本安土桃山時代、曲直瀬道三(1507～1594)の著。薬物書。不分巻1冊。天正5年(1577)成。132種の薬物につき、和文で平易にその薬能を説いている。

薬種名寄帳(やくしゅなよりちょう) 書名。日本江戸時代、本郷正豊(生没年不詳)の著。薬物書。不分巻1冊。『合類薬種名寄帳』ともいう。正徳5年(1715)刊。和文で記した初学者向けの本草書。

薬性古義(やくしょうこぎ) 書名。日本江戸時代、山田業広(1808～1881)の著。薬物書。全3巻。嘉永2年(1849)自序。別名『漢唐方加減古義』ともいう。唐以前の方書から処方加減法に記すところの薬性を整理したもの。

薬性採要(やくしょうさいよう) 書名。日本江戸時代、村上玄忠(生没年不詳)の編著。薬物書。全4巻6冊。享保8年(1723)刊。『本草綱目』から主要薬物の薬性について抜粋し、和文で記したもの。

薬性提要(やくしょうていよう) 書名。日本江戸時代、多紀元簡(1755～1810)の著。薬物書。不分巻1冊。文化4年(1807)刊。一般に用いられる薬物について、実用を目的にその薬能を簡潔に記したもの。

薬性能毒(やくしょうのうどく) 書名。日本室町時代、曲直瀬道三(1507～1594)の原著。養嗣子玄朔の増補。薬物書。全2巻。

薬性(やくせい) 薬材の性質のこと。「寒・熱・温・涼・平」の5つの性質がある。

薬線(やくせん) 「薬線引流」を参照。

薬線引流(やくせんいんりゅう) 「薬線」には、桑皮紙(桑の皮を原料にした紙)やコットン紙を用いる。これを用途に応じて、長さや幅を短冊様に切り、これをコヨリ状にひねり、その外側に薬の粉末を塗るか、中に包んで用いる。これを「紙捻(しねん)」という。これを用いて潰瘍内に挿入し、膿汁を外に排出する。外側に塗り込む薬は昇丹の成分を含んだ粉末である。これは潰瘍の瘡口が小さく膿汁が出にくい場合に用いる。これは薬物の粉末を紙に包んでこより状に捻りあげて作る。白降丹などは、瘻管を腐らすことができる。

約束(やくそく) ①「眼瞼」のこと。②括約筋のこと。たとえば肛門括約筋、眼輪筋など。

薬筒(やくとう) 「薬筒抜法」を参照。

益知仁(やくちにん) 薬物名。助陽薬。辛、温、脾・心・腎。①温腎摂精　②固脬縮溺　③温胃止唾　④暖脾止瀉

益智仁湯(やくちにんとう)『医林撮要』 方剤名。益智仁　炮乾姜　炙甘草　茴香　橘

皮各8　烏頭　生姜各20。「疝症により小腹が冷痛する場合に用いる」。

薬徴(やくちょう)　書名。日本江戸時代、吉益東洞(1702～1773)の著。薬物書。全3巻3冊。天明5年(1785)刊。本書は東洞の代表作の一つで、『傷寒論』『金匱要略』で用いられている主要薬物につき、両書の条文からその薬能を帰納し考訂したもの。

薬徴続編(やくちょうぞくへん)　書名。日本江戸時代、村井琴山(1733～1815)の著。『薬徴』の続編。全2巻付録1巻3冊。安永7年(1778)奥付。本書は『薬徴』未収の古方用薬を収載したもの。

益智和中湯(やくちわちゅうとう)『東医宝鑑』　方剤名。白芍6　当帰　黄耆　升麻　炙甘草各4　牡丹皮　柴胡　葛根　益智仁　半夏各2　桂枝1.6　肉桂　炮乾姜各0.8。「腸癖により腹痛、下血し、悪寒する場合に用いる」。

薬筒抜法(やくとうばつほう)　「薬筒」とは「火罐」(「抜火罐」を参照)に似て、潰瘍の膿汁や毒液を吸引して排出させるもの。陰証の発背が生じて15日くらい過ぎて、堅く、散漫して、毛嚢に集まらず、膿汁が深部にあるために軟化して破れ、外部に流れ出ない場合、または毒邪に咬まれ、腫れが急速に拡散するが、毒液を排出できない場合などに適用される。その方法は、まず鮮菖蒲・羌活・独活・艾・白芷・甘草を各5銭、連鬚葱(ひげ根付きの葱)3両を茶碗10杯分の清水で数十回沸騰させて、薬物が煮えたら火を止める。次に若い竹を数節切り、長さ7寸、直径約1寸2～3分で、一端の節を残す。そして青い皮を削り、白い部分だけで厚さ1分ほどにする。節のそばに小さな孔を空けて、杉栓でしっかりと塞ぐ。この竹筒を上記の薬液の中に入れて数十回煮る(竹筒を浮かび上がらないようにする)。また膿が内部で潰れたが排出しにくい場合には、まずは、「品」の文字状に3ヶ所切り口をつけて、薬液桶を病人の枕元に置き、薬筒の中の熱湯をあけ、熱い内に急いで切り口にしっかりと合わせ、押さえつけて自然に吸引させせる。5～10分ほどして薬筒が冷めたら、杉の木の栓を抜くと薬筒は自然に外れる。ひどく潰れてもただれていない場合には、出血を起こすことがあるので用いてはならない。この方法は抜火罐と似ているが、皮膚が火傷しやすいので注意しなければならない。近頃では毒蛇などに咬まれた場合でも、抜火罐で毒液を吸引したり、薬筒を用いることは少なくなった。

薬能(やくのう)　漢方用薬の効能や性能を解説する学説のこと。

薬品手引草(やくひんてびきぐさ)　書名。日本江戸時代、加地井高茂(生没年不詳)の著。薬物辞典。全2巻2冊。安永7年(1778)刊。薬物の異名などを多く収録し、イロハ順に並べて和文でごく簡単に解説が施してある。

薬品弁惑(やくひんべんわく)　書名。日本江戸時代、大口美明(生没年不詳)の著。本草書。全2巻。宝暦4年(1754)刊。本書は主要薬物の産地・品質などについて記している。

薬品炮炙論(やくひんほうしゃろん)　書名。日本江戸時代、鷹取養巴(生没年不詳)の著。本草書。全5巻1冊。『炮炙論』ともいう。享保8年(1723)刊。薬物をイロハ順に並べ、採薬法から修治法(加工法)について述べたもの。和文。横型本。

薬物艾巻(やくぶつがいかん)　艾に薬物の粉末を混ぜて製成した艾巻のこと。直径1cmほどにする。この薬物を混ぜて調合した薬物艾巻には2種類がある。一つは「太乙神針」(人参・参三七・肉桂・乳香・没薬・麝香など16種類の薬物を調合)、もう一つは「雷火神針」(沈香・木香・乳香・麝香など7種類の薬物を調合)がある。治療時はその一端を燃やして、布を穴位の上に置き、その上から温める。痹証などに常用される。治療効果はあるが使用している薬品が高価なために、さらに改良の余地があろう。

薬方(やくほう)　「方」に同じ。漢方薬の処方のこと。方剤に同じ。

薬方[医方](やくほう)[いほう]　書名。朝鮮高麗時代の書、詳細伝不詳。高麗茶房編。高麗時代　高宗13年(1226)頃、平壌で行われた『御医撮要方』の書面に引用されている。本書の名称は『東国李相国集』では『薬方』、『大東韻府群玉』では『医方』となっている。

薬方選(やくほうせん)　書名。日本江戸時代、加藤謙斎(1669〜1724)の著。処方集。『医療薬方規矩』ともいう。不分巻1冊。安永9年(1780)刊。常用処方をイロハ順に収録した簡単な薬方辞典。

薬方分量考(やくほうぶんりょうこう)　書名。日本江戸時代、岡田静安(1770〜1848)の著。古方の『傷寒論』『金匱要略』の処方に用いられる薬物の度量衡について記したもの。全2巻。文化9年(1812)自序刊。

益母草(やくもそう)　薬物名。行血薬。辛苦、微寒、肝、心包絡。①活血調経　②消瘀止痛　③行気安胎　④催生下胞　⑤解毒医瘡

益母湯(やくもとう)『医林撮要』　方剤名。益母草　白朮各6　当帰　川芎　白芍　熟地黄　黄芩　陳皮　香附子　阿膠各4　玄参　蒲黄各3.2　甘草1.6。「血崩に用いる」。

薬量(やくりょう)　調剤するときの薬物の分量のこと。

薬量考(やくりょうこう)　書名。日本江戸時代、村井琴山(1733〜1815)の著。薬物の度量衡解説書。不分巻1冊。明和5年(1768)刊。『古医薬量考』『古医方薬量考』『琴山先生薬量考』『善音堂薬量考』ともいう。古方の『傷寒論』『金匱要略』に用いられている薬物の漢代の薬用量を、江戸時代のそれへの換算法を示した書。

薬籠本草(やくろうほんぞう)　書名。日本江戸時代、香月牛山(1656〜1740)の著。本草書。全3巻。享保12年(1727)自序。常用される薬物120種につき、その薬効・薬理などを解説した書で、金元流の薬理観が基調となっている。

薬録(やくろく)　書名。『神農本草経』のこと。

夜光育神丸(やこういくしんがん)『東医宝鑑』　方剤名。熟地黄　乾地黄　遠志　牛膝　菟絲子　枸杞子　甘菊花　枳実　地骨皮　当帰各同量。「肝腎陰虚により眼が渋り、視界が暗く、視力が落ちる場合、特に老人の体力低下に用いる」。

夜交藤(やこうとう)　薬物名。甘。平。心・肝。①養心安神。心血不足による不眠・多夢・焦燥などに用いる。②養血通絡。血虚による全身の重痛(おもだるい痛み)に用いる。③祛風止痒。皮膚掻痒に、単味の煎汁で外洗する。

安井昌玄(やすいしょうげん、紀伊の人、生没年不詳)　人名。日本江戸時代の医家。『針灸要歌集』の著者。

夜啼(やてい)　夜泣きのこと。

柳田活斎(やなぎだかつさい、生没年不詳)　人名。日本江戸時代の医家。『傷寒論繹解』の著者。京都の人で、長崎にも遊んだ。名は済(わたる)、字は子和(しわ)、堂号は包荒堂。

柳谷素霊(やなぎやそれい、1906〜1959年)　人名。日本明治、大正、昭和時代の鍼灸師。青森県生まれ。本名柳谷清助。東京針灸学校の教頭となる。昭和10年、日本高等針灸学校を創立、校長となる。昭和15年日本針灸古典研究会を創設、昭和24年拓大高等学校理療科長となる。昭和32年東洋針灸専門学校を創立して校長となる。針灸古典研究に多くの業績を残した。

夜半(やはん)　「十二時」を参照。

病草紙(やまいのそうし)　書名。日本平安末期から鎌倉初期に作られた絵巻物。『病草子』や『異疾草子』ともいう。全1巻。種々の奇病の様態を描き、仮名文で解説を加えたもの。

山岡元隣(やまおかげんりん、1631〜1672)　人名。日本江戸時代の医家。字は徳甫(とくほ)、号は而慍斎。北村季吟の門人。

山下玄門(やましたげんもん、生没年不詳)　人名。日本江戸時代の医家。『医事叢談』の述者。名は宥範(ひろのり)。

山田図南(やまだとなん、1749～1787) 人名。日本江戸時代の医家。『傷寒考』の著者。名は正珍(まさしげ)、字は宗俊(そうしゅん)。幕府医官の麟嶼正朝の孫・宗円正熙の子として江戸に生まれ、儒医となった。『傷寒論』の研究に傾注、儒者山本北山・亀田鵬斎・大田錦城らと交わった。他に『傷寒論集成』『金匱要略集成』『天命弁』などの著がある。

山田業広(やまだなりひろ・やまだぎょうこう、1808～1881) 人名、日本江戸、明治時代の医家。『九折堂読書記』『傷寒論類纂』『医学管錐』の著者。業広は高崎藩医で、字は子勤(しきん)、通称昌栄(しょうえい)、号は椿庭(ちんてい)。朝川善庵に儒を、伊沢蘭軒・多紀元堅・池田京水に医を学んだ。

大和本草(やまとほんぞう) 書名。日本江戸時代、貝原益軒(1630～1714)の著。本草書。本編16巻・付録2巻・諸品図3巻。正徳5年(1715)刊。『本草綱目』に刺激され、日本独自の本草書を作るべく、益軒自ら観察した1362種の動植鉱物について記したもの。

山辺文伯(やまべぶんぱく、生没年不詳) 人名。日本江戸時代の医家。『傷寒論箋註』の著者。名は篤雅(あつまさ)。賀川玄悦ついで吉益東洞に学び、中津の医官となった。他に『産育編』『東洞先生簡易効方』などの著がある。

山本新悟(やまもとしんご、1878～1947年) 人名。日本大正から昭和期における著名な鍼灸師。関西針灸学校の創立者。『日本針灸雑誌』の編集にあたった。

山本玄通(やまもとげんつう、生没年不詳、17世紀) 人名。日本江戸時代の医家。『針灸枢要』の著者。宗孝(むねたか)と称し、適庵(てきあん)と号した。京都の人であったが江戸に出て医業を行った。他の『木偶説』『人身図説』などの著がある。

山本亡羊(やまもとぼうよう、1778～1859) 人名。日本江戸時代の医家。『百品考』の著者。名は世孺(ながよし)、字は仲直(ちゅうちょく)、通称永吉(ながよし)。京都の人で、父の封山に医を、小野蘭山に本草を学んだ。蘭山が江戸に移って以降、京都本草会の中心人物となった。他に『格致類纂』『洛医彙講』『医学字林』などの著がある。

山本鹿洲(やまもとろくしゅう、1770～1841) 人名。日本江戸時代の医家。『橘黄医談』の著者。常陸の人で、名は正(ただし)、字は子直(しちょく)、通称は貞惇(ていじゅん)。はじめ江戸で諸葛琴台・大田大洲に学び、郷里で開業。のち京都に行き和田東郭の門に学び、広島などを巡って修業を積んだ。

山脇道作(やまわきどうさく、1597～1678) 人名。日本江戸時代の医家。『勅撰養寿録』の編著者。字は玄心(はるなか)。近江国浅井郡山脇村の人で、京に出て曲直瀬玄朔(1549～1631)に学び、朝廷に仕え、宮廷医山脇家の祖となった。寛永20年(1643)に法印に叙され、養寿院の号を賜った。

山脇東門(やまわきとうもん、1735～1782年) 人名。日本江戸時代の医家。山脇東洋の第二子として京都に生まれる。名は玄陶(はるすえ)、字は大鋳(たいちゅう)、初名は玄侃(はるやす)、方学居士とも号した。古医方派に属し、汗吐下の三方を完成させた。著書に『東門随筆』があり、その中で刺絡の効用について述べている。

山脇東洋(やまわきとうよう、1705～1762年) 人名。日本江戸時代中期の古方派。京都亀山の生まれ。名は尚徳(たかのり)、字は玄飛(はるたか)・子樹(しじゅ)、通称道作(どうさく)。実父の清水立安は山脇玄修の門人で、東洋はその才を買われ、享保11年(1726)に請われて山脇家の嗣子となった。古医方の先頭に立ち、吉益東洞、香川修庵らとともに古方四大家と呼ばれた。腑分を行い『蔵志』などの著書がある。

夜明砂(やみょうしゃ) 薬物名。清熱降火薬。辛、寒、肝。①退翳去盲 ②化積消疳 ③散結消癧 ④瀉熱截瘧 ⑤活血下胎

夜明砂散(やみょうしゃさん)『救急方』 方

剤名。夜明砂　胡黄連　龍胆　苦楝子各20　蝦蟆5。「小児が疳疾により消痩し、腹満、回虫症により臍周辺が疼痛した場合、肝熱により目赤、翳膜が生じ、身熱、心煩、口渇する場合に用いる」。

夜夢鬼交(やむきこう)　「夢交」に同じ。

夜盲(やもう)　「鶏盲」「雀目」「雀盲」ともいわれる。脾胃の虚弱、肝血の欠損、または腎陰の不足などにより起こる。その主な症状は、夜間や暗闇で物がはっきり見えない。

疣(ゆう)　身体の表面に生長する贅物の一種。「贅疣(ぜいゆう)」ともいい、俗に「千日瘡」「瘊」「飯蕊」などという。いぼのこと。手の甲、手指、顔面部に好発する。初めは小型の粟状で、大きなものは大豆ほどで、表面に突起しザラザラして、花蕊(かずい)に似て、色は灰白色や濁黄色である。数は一定せず、自覚症状も無く、強めに押さえると痛み、ぶつけたり摩擦すると出血しやすい。治療には、まず「原発疣」(俗に「母瘊」という)を治療する。原発の疣を治療できれば、続発の疣は自然に消失する。

涌(ゆう)　水が下から上に、泉のように湧き上がることを形容している。①水が湧き上がること。『素問・気厥論篇』に「肺の寒腎に移れば、涌水と為す」(肺移寒於腎爲涌水)と見える。これは脈が、泉のように湧き上がることを形容しており、出るだけで入ることが無い死脈の一つである。②湧き上がるような嘔吐のこと。つまり嘔吐して、溢れて下らない意味。『素問・六元正紀大論』に「少陽の至るところ、喉痹、耳鳴、嘔涌と為す」(少陽所至、為喉痹、耳鳴、嘔涌)と見える。また『素問・至真要大論』に「酸苦は涌泄し陰と為す」(酸苦涌泄為陰)と見える。「涌泄」とは、上では嘔吐し、下では泄瀉すること。

痏(ゆう)　①瘢痕のこと。針瘢、針孔のこと。さらに針刺の回数のこと。『素問・繆刺論』に「手の中指次指の爪甲上を刺し、端を去ること韮葉(にらは)の如く、各一痏」(刺手中指次指爪甲上、去端如韮葉、各一痏)と見える。つまり手の中指と次指上を刺針し、指の爪から韮の葉ほどの幅の箇所(関衝穴)に、各1回刺針すること。『素問・刺腰痛篇』に「これを刺すこと三痏」(刺之三痏)と見える。つまり3回刺すこと。

尤怡(ゆうい、?～1749)　人名。中国18世紀前中ごろに活躍した清の名医。字は在涇。極貧の家に生まれ、後に馬俶に医学を学んだ。徐霊胎と親しかった。著書に『金匱翼』『医学読書記』『尤氏医案』などがある。

有陰無陽(ゆういんむよう)(陰有り陽無し)　陽気が外に散じて、陰気だけが存在すること。

雄黄(ゆうおう)　薬物名。燥湿殺虫薬。辛、温、毒、肝・胃。①燥湿殺虫　②解毒医瘡　③祛痰開痹　④辟悪止痛　⑤平肝鎮驚

有故無損(ゆうこむそん)(故あれば損無し)　治法。一般法則では使用しない方法を、ある理由によって使用すること。たとえば、激しい嘔吐が見られる場合は下剤を用いないが、理由が明確ならば下剤を用いることもある。

有諸内、必形諸外(ゆうしょない、ひつけいしょがい)(諸内有れば、必ず諸外を形(かたちつく)る)　「従外測内」を参照。

湧水(ゆうすい)　浮腫、水腫病のこと。

湧泉(ゆうせん)　穴名。足少陰腎経。井木穴。足底、足指屈曲時、足底の最陥凹部。①滋陰降火　②安神鎮静　③清熱散風　④平衡降逆　⑤蘇厥開竅

湧泉散(ゆうせんさん)『東医宝鑑』　方剤名。①瞿麦　麦門冬　穿山甲　龍骨　王不留行各同量。「出産後に母乳が少なく、乳房周辺に硬結が生じ、疼痛する場合に用いる」　②穿山甲　白殭蚕　肉豆蔻各16　皀莢20　黒豆160　胡麻300。『医林撮要』「出産後に乳汁が出ない場合に用いる」　③瞿麦　麦門冬　穿山甲　龍骨　王不留行各同量。『東医宝鑑』「気滞により乳汁不足、乳房が腫痛する場合に用いる」。

涌泉疔(ゆうせんちょう)　「足疔」を参照。

遊相医話(ゆうそういわ)　書名。日本江戸時

ゆ

代、森立之(1807〜1885)の著。医論集。不分巻1冊。文久4年(1864)刊。自らが相模流浪中に書いた随筆的医話をまとめたもの。

熊宗立(ゆうそうりつ)　人名。中国明代の人。永正年間(1504〜1520)に半井明親は渡明して彼のもとで学んだと伝えられている。著書に『医書大全』がある。

熊胆(ゆうたん)　薬物名。苦。寒。肝・胆・心・胃。①清熱明目・祛翳。肝熱による目の充血・腫脹・疼痛・羞明・翳障(角膜混濁)などに用いる。②清熱解毒・殺虫。火毒の腫脹・疼痛や痔核の腫脹・疼痛に、少量を水に溶いて外用する。あるいは止痛にも外用する。③清熱止痙。熱極生風や子癇の痙攣・ひきつけに単味を頻回に服用する。また、胃熱による胃痛にも単味を服用する。

涌痰醒脳(ゆうたんせいのう)　治法。痰涎が壅塞して神昏するものを治療する方法。湧吐薬を用いて、痰涎を吐出させて病人を覚醒させる。たとえば、類中風で忽然と昏倒し、喉間に痰涎が壅塞して、話ができず、遺尿もせず、脈が滑実有力な場合などに用いる。この治療では稀涎散(皂角4本を黒皮を削り、白矾1両をすり潰して細末にし、毎回5分をぬるま湯で流し込む。この処方は嘔吐することは無いが、少量の冷涎を吐き出さすことができる。そして意識が回復すれば、引き続き同法で調治する)を用いる。

熊胆湯(ゆうたんとう)『医林撮要』　方剤名。熊胆4　石雄黄　軽粉各2　麝香1。「痔瘻が生じ塞がらず、濃い膿が出続ける場合に用いる」。

涌吐(ゆうと)　「吐法」を参照。

誘導法(ゆうどうほう)　針灸治療法の一つ。①患部から遠隔部に刺針して、その部に病理産物を導き、患部の治療を促す方法。②深部における充血、うっ血、炎症などに対して、その表面やその他の遠隔部に刺針して、その部(刺針部)の血管を拡張させて、患部の血液を誘導する方法。③脳充血に対して四肢末端を刺激して、知覚神経に刺激を与え、反射的に脳の血管を収縮させて、これを駆逐させる方法などがある。

有毒(ゆうどく)　①薬物の偏勝のものを「有毒」という。たとえば附子は偏熱、黄連は偏寒であり、その偏するものを用いて治病することを「毒薬治病」という。②薬物で副作用があり、有害なものをいう。

有瘢痕灸(ゆうはんこんきゅう)　灸治療により、皮膚に火傷の瘢痕を残す方法。これは「透熱灸」「焦灼灸」「打膿灸」などに分ける。透熱灸は艾炷が小さく、打膿灸は艾炷が大きい。

熊冰膏(ゆうひょうこう)『東医宝鑑』　方剤名。熊胆1　龍脳0.2　雌鶏の胆3。「痔疾、痔瘻、脱肛などで腫痛する場合に用いる」。

由表入裏(ゆうひょうにゅうり)　表証がまだ解除しないのに、病勢が内に向けて進展すること。つまり病邪が外表にあれば悪風悪寒し、裏に入れば悪寒せずに反対に悪熱する。また表にあれば口渇は無く、舌苔は薄白となるが、裏に入れば煩渇して、舌苔は黄燥となる。

有表裏症(ゆうひょうりしょう)　「表」とは悪寒発熱し、発汗して脈浮、頭項強痛すること、「裏」とは小便渋、口渇引飲などを指す。つまりこれらの症状が同時に存在すること。

游風(ゆうふう)　「赤遊風」「赤遊丹」ともいう。急性に皮膚に現れる風証のこと。小児に多発する。多くは口唇、眼瞼、耳垂、胸腹、背部、手背などの場所に見られる。発症は急激で、また消退するのも早く、遊走して一定しない。患部には赤い痂皮が生じ、さらに雲状に浮腫し、灼熱瘙痒する。風疹の塊に似ているが、より腫脹拡大する。さらに発熱や腹痛・嘔吐・泄瀉・便秘などの症状もともなう。一般に腹背部から発症して、四肢に向けて拡散するものは「順」であり、逆に四肢から胸腹部に広がるものは「逆」である。その病因は脾肺の燥熱、または表気不固で風邪が腠理に侵襲して風熱が壅滞し、営衛が不調になって起こる。また食物の過敏によっても発症する。

涌味禁例（ゆうみきんれい） 下記の場合は、吐法を用いてはならない。①手足が寒冷な場合、②脾胃虚弱で、面色萎黄、脈微弱か虚大無力な場合、③気虚して脹し、運化できずに、実証と見間違ってしまう場合、④虚喘で不安な場合、⑤脚気衝心する場合、⑥悪寒しても衣服を着用したがらない場合、⑦妊婦、⑧老年で虚弱な者、⑨産後、⑩失血の患者。以上は吐法を用いてはならない例である。

幽門（ゆうもん） 1）「七衝門」を参照。2）穴名。足少陰腎経。足少陰と衝脈の交会穴。上腹部、臍中央の上方6寸、前正中線の外方0.5寸。①降逆止嘔 ②和胃化湿 ③散瘀清熱 ④通乳消癰 ⑤調理胃腸

由裏出表（ゆうりしゅつひょう） 病邪が裏から肌表に滲出すること。主な症状は、先ず内熱煩躁、咳嗽胸悶などの裏証があり、次第に発熱汗出、皮膚に痧疹が生じてだんだん大きくなり、煩躁は軽減してくる。これは病邪が裏から表に出る勢いを明示していて、病状が好転する象徴である。

有隣（有林、ゆうりん、?～1410） 人名。日本南北朝時代の僧。『福田方』12巻の著者。洛陽隠士・壷隠庵と称したが、活躍年や経歴については諸説があり、今後の研究が待たれる。

腧気（ゆき） 経脈の気の運輸点のこと。

兪穴（ゆけつ） ①肺腰部にある経穴で、兪の付く経穴の総称。②四肢にある五兪穴の一つ。兪穴は体重（倦怠感）、節痛（関節痛）をつかさどり、陰経脈では土の性質、陽経脈では金の性質があり、補瀉要穴の一つとされる。

腧穴（ゆけつ） ①「兪穴」「輸穴」ともいう。経穴を総称し、穴の別名でもある。②五兪穴の一つ。手足に位置する。『霊枢・九針十二原篇』に「注ぐところを腧と為す」（所注為腧）と見える。つまり経脈の流注が、水流が徐々に集まり、さらに大きな水渠に注がれることに似ている。十二経に各一穴の腧穴があるので「十二腧穴」ともいう。その名称は次のようになる。

肺腧　—太淵	大腸腧—三間
心包腧—大陵	三焦腧—中渚
心腧　—神門	小腸腧—後渓
脾腧　—太白	胃腧　—陥谷
肝腧　—太衝	胆腧　—臨泣（足）
腎腧　—太谿	膀胱腧—束骨

踰月（ゆげつ） 翌月のこと。

兪孝通（ゆこうつう） 人名。朝鮮の医家、字は行源、本貫は杞渓。太宗戊子に文科に登科。医薬に精通し、『郷薬採取月令』『郷薬集成方』の編纂に関与。

輸刺（ゆし） ①九刺法の一つ。四肢部の「井・滎・兪・経・合」などの経穴と、背部の臓腧穴に刺針すること（『霊枢・官針篇』）。②十二刺の方法の一つ。気が盛んで、有熱の病症に用いられる。その方法は、針を深部に直刺して、取穴は少なめにする（『霊枢・官針篇』）。③五刺の一つ。骨痹の治療に用いられる。その刺法は、針を直刺直抜で、深く骨部まで刺入する。これは腎病の治療に応用された古針法の一つ（『霊枢・官針篇』）。

喩昌（ゆしょう、1585～1664） 人名。中国清代初期の三大家の一人。字は嘉元。方有執の『傷寒論条弁』を研究し、その成果を『尚論篇』として出版した。他に『医門法律』『寓章草』などがある。

偸針眼（ゆしんがん） 麦粒腫、ものもらいのこと。

萸肉（ゆにく）［山茱萸］ 薬物名。固精縮溺薬。酸渋、微温、肝・腎。①固精止遺 ②益腎縮溺 ③養心斂汗 ④養肝定眩 ⑤温腎暖腰 ⑥利竅啓聾

楡白皮散（ゆはくひさん）『郷薬集成方』 方剤名。楡根皮　王不留行　滑石各40。「妊婦が尿不利、小腹攣痛、胸悶、不安な場合に用いる」。

楡皮散（ゆひさん）『郷薬集成方』 方剤名。楡根皮　冬葵子　車前子　木通　滑石各160　蜜240。「腎に熱があるために尿不利、

ゆ

小腹痛、血尿する場合に用いる」 ②楡根皮　冬葵　車前子　木通　瞿麦　白茅根　黄芩各12　桑螵蛸　赤茯苓各40。「膀胱に熱があり、尿不利、小腹痛、悪寒、発熱、尿赤の場合に用いる」。

兪府(ゆふ)　穴名。足少陰腎経。前胸部、鎖骨下縁、前正中線の外方2寸。①補腎納気　②祛痰定喘　③和胃降逆　④健脾養胃　⑤清肺順気

兪胕(ゆふ)　人名。春秋初期の楚国の医官。伝説によれば、割皮解肌・決脈結筋の手術ができたという。

油風(ゆふう)　円形脱毛症のこと。「斑禿(はんとく)」ともいう。頭髪が短期間の内に、円形に脱落して、頭皮がツルツルに禿げ上がる病症の一つ。症状の重いものは、塊状に禿げ上がり、ひどければ頭髪すべてが禿げ上がる。多くは血虚生風、または風盛血燥により、髪が栄養されずに起こる。一般に脱毛以外は自覚症状は無く、脱毛部位の皮膚が発赤して痒いものもある。回復し始めると、頭髪は細く軟らかく、時に淡黄色か淡白色となり、次第に正常に戻ってくる。

兪募穴(ゆぼけつ)　兪穴と募穴のこと。

腰(よう)　後背部の第12肋骨以下と腸骨までの軟組織の部分を指す。

瘍(よう)　肌膚の表面に発生する癰疽や瘡毒の総称。「瘡瘍」に同じ。

雍(雝)(よう)　「壅」に同じ。塞がり、通じないこと。『素問・生気通天論』に「これを失えば則ち内に九竅を閉じ、外に肌肉を壅(ふさ)ぐ」(失之則内閉九竅、外壅肌肉)と見える。つまり天気に適応できなければ、内は九竅が通じなくなり、外は肌肉が塞がり通じなくなること。また『素問・大奇論』に「肝雍」「腎雍」などが見えるが、それは肝や腎が塞がり通じないことを意味する。

膺(よう)　大胸筋のこと。前胸部の両側の筋肉が隆起している部分。

癰(よう)　腫瘍の一種。赤く腫れ高く隆起し、熱を持って疼痛し、周囲との境界が明確で、化膿する前は瘡頭は無く、消退しやすい。化膿すると潰れやすく、その膿液は粘質である。瘡口は収まりやすい。これらを「癰」という。「癰」とは気血が毒邪を受けて塞がって通じないこと。陽証に属する。初めは実熱の症候がともなう。たとえば身熱・口渇・便秘・尿赤・舌質紅で舌苔黄、脈洪数有力などが見られる。「外癰」と「内癰」に分ける。各項を参照。

陽痿(ようい)　「陽事不挙」ともいう。陰痙が勃起しない病症のこと。『内経』では「陰痿」としている。これは性欲過度や誤った手淫のし過ぎにより、精気が損傷し、命門の火が衰える。また思慮憂鬱により、心脾が損傷する。また恐懼過度により、腎気を損傷するなどで起こる。命門の火が衰えると、頭暈神倦・腰足痿軟などもともなう。思慮して心脾を損傷したり、恐懼により腎を傷ると、胆怯(びくびくする)して猜疑心が強くなり、睡眠不安などの症状が見られる。

養胃(ようい)　「滋養胃陰」を参照。

瘍医(ようい)　腫瘍・潰瘍・金瘡・骨折などの外科疾患を治療する医師のこと。「疾医」を参照。

陽維穴(よういけつ)　穴名。奇穴。耳介後面の中央に高く現れる硬い筋の最高点に取る。耳鳴・耳聾などを主治。

養胃進食湯(よういしんしょくとう)『東医宝鑑』　方剤名。蒼朮8　人参　白朮各4　厚朴　陳皮　白茯苓　炙甘草各2.8　神曲　麦芽各2　生姜3　大棗2。「脾胃虚弱により口中無味、心下痞硬、消化不良、時に噯気、酸水がこみ上げ、顔が黄色く、身消痩する場合に用いる」。

養胃湯(よういとう)『医林撮要』　方剤名。香附子　砂仁　木香　枳実各2.8　白朮　白茯苓　半夏　陳皮各4　白豆蔻　藿香　厚朴各2.8　炙甘草0.8　生姜3　大棗1。「胸と心下が痞硬し、口中無味、時に悪心、消化不良の場合に用いる」。

瘍医微(よういび)　書名。朝鮮李朝時代　純祖の頃、李宜春の撰。申耆永の編。諸癰疽に関する専門医書。写本3巻1冊。

陽維脈(よういみゃく)　奇経八脈の一つ。その循行は外踝の下方に起こり、下肢の外側・側腹部・側胸部・肩部・後頚部を経て頭頂部に終わる。本経に病があれば、悪寒発熱などの症状が見られる。

養陰(よういん)　①「滋陰」を参照。②「補陰」を参照。

養陰解表(よういんかいひょう)[滋陰解表]　治法。養陰薬と解表薬を同時に用いて、素体に陰虚がある者が、外邪に傷られる場合を治療すること。症状としては頭痛身熱・微悪風寒・無汗または有汗で少量・咳嗽心煩・口渇咽乾・舌赤脈数などが見られる。この治療には、加減葳蕤湯(生玉竹、白薇、生葱白、豆豉、薄荷、桔梗、炙甘草、紅棗）去紅棗を用いる。

養陰潤燥（よういんじゅんそう） 治法。燥熱の邪により肺胃の津液が傷られたものを治療する方法。症状としては、咽乾口渇・午後身熱・乾咳少痰・舌質紅・脈細数などが見られる。この治療には、沙参麦冬飲（沙参、玉竹、麦冬、甘草、冬桑葉、生扁豆、天花粉）を用いる。

養陰清肺（よういんせいはい） 治法。肺熱陰虚に対する治療法。たとえば、①咽喉部に白喉が生じて3～4日経て、喉中に白色の腐った片が生じ、剥がれにくく、口渇して冷飲したがり、身熱するが高熱にはならない、乾燥感を自覚し、面色は白く、咳をしても犬の吠えるような音も無く、舌紅少苔、脈細数となる。この治療には養陰清肺湯加減（生地、麦冬、玄参、川貝母、白芍、甘草、蚤砂）を用いる。急性的に咽喉部に炎症が起こり、陰虚に属するものは、いずれもこの方法を用いる。②乾咳・痰少で血が混じる・午後微熱・盗汗・胸悶隠痛・身体乏力・飲食減少・口乾・苔薄・舌辺尖紅・脈細数などの場合は、治療として四陰煎（生地、麦冬、白芍、百合、沙参、生甘草）に白芨を加味して用いる。

養陰清肺湯（よういんせいはいとう） 方剤名。①「養陰清肺」を参照。②生地黄8　玄参6　麦門冬4.8　貝母　牡丹皮　白芍各3　甘草　薄荷各2。『処方集』「陰虚により乾咳、短気、咽乾疼痛する場合に用いる」。

養陰派（よういんは） 「金元四大家」を参照。

養栄湯（ようえいとう）『東医宝鑑』 方剤名。生地黄　当帰　川芎、白芍　麦門冬　遠志　石菖蒲　陳皮　烏薬　白茯苓　枳実　黄連　防風　羌活　秦艽　半夏　天南星　甘草各2.4　生姜3　竹茹若干。「風痰により手足不利、口眼喎斜、言語障害の場合、また意識混濁する場合に用いる」。

陽易（ようえき） 男子から女子に感染した病のこと。「陰陽易」を参照。

陽黄（ようおう） 黄疸の一つ。多くは急性である。症状としては、初めは悪寒発熱があり、面目や皮膚が鮮明な黄色となり、さらに口苦口乾・胸悶泛悪・腹満便秘・小便濃赤・舌質紅苔黄膩・脈弦数などの症状が見られる。

幼科（ようか） 「小方脈」を参照。

烊化（ようか） 芒硝（または玄明粉）、飴糖（麦芽糖の軟らかい飴）、蜂蜜、阿膠（あらかじめ水で長めに煮て溶かす）などは、他薬の薬湯を煎じて、滓を取り去った後に加え、さらに薬罐を火にかけて少し煎じて、完全に溶けるようにして用いる。宝丹や抱竜丸などは、小さな杯に入れて、薬湯が染み込んだら、軽く押さえつけて溶かしてから服用する。

瘍科（ようか） 外科のこと。

陽化気、陰成形（ようかき、いんせいけい） 『素問・陰陽応象大論』に見える。化気と成形とは、物質が相反したり相合する運動の形式である。張景岳の注に「陽は動きて散ず、故に気を化す、陰は静にして凝る、故に形を成す」と見える。つまり陰と陽の物質の動と静、気化と凝聚、分化と合成など相対する運動により、物質と働きの相互依存と相互転化の作用を説明している。

羊角散（ようかくさん）『救急方』 方剤名。羚羊角　白茯苓　虎骨　酸棗仁　肉桂　防風　熟地黄　甘草各同量。「小児の肝胆の熱により顔と唇が腫脹し、身熱、まっすぐに立っていられない場合に用いる」。

羚角鈎藤湯（ようかくちょうとうとう）『処方集』 方剤名。生地黄　竹茹　茯神各20　貝母16　鈎藤　菊花　白芍各12　桑葉8　羚羊角6　甘草3.2。「高熱が出て、心煩、焦燥、時に神識昏迷して痙攣をおこす場合、妊娠子癇の発作を起こす場合に用いる」。

瘍科鎖言（ようかさげん） 書名。日本江戸時代、華岡青洲（1760～1835）の口述。瘡瘍（皮膚科・外科領域）の治療書。全2巻。成立年不詳。

幼科発揮（ようかはっき） 書名。中国明代、萬全（密斎）の著。1549年。全2巻。胎疾、

よ

臍風、変蒸および五臓の諸病、五臓の虚実補瀉の法について論じている。

瘍科秘録(ようかひろく)　書名。日本江戸時代、本間棗軒(1804～1872)の著。瘡科(外科や皮膚科疾患)の治方・治験書。全10巻。弘化4年(1847)刊。棗軒は漢方と蘭方の両方に通じた漢蘭折衷派の医師。本書は瘡科関係の医論と実際的治療法を公にしたもので、当時の最新技術を示すものとして注目を浴びた。

瘍科方筌(ようかほうせん)　書名。日本江戸時代、華岡青洲(1760～1835)の用いた瘡科領域の処方集。不分巻1冊。成立年不詳。『瘍科鎖言』に出てくる処方について記したもの。

養肝(ようかん)　「柔肝」を参照。

陽癇(ようかん)　①癇証の実熱に偏したもの。一般に体質は壮健で発病は急激で、突然転倒して泣き叫び、抽搐吐涎・牙関緊閉・両目上視・身熱・脈弦数などが見られる。②小児の急驚風の別名。

養肝丸(ようかんがん)『救急方』　方剤名。黄連40　甘菊花　防風　薄荷　荊芥　羌活　当帰　川芎各12。「風熱により目赤腫痛、流涙する場合と、白い翳膜が生じた場合に用いる」。

腰眼穴(ようがんけつ)　穴名。奇穴。腰部、第4・第5腰椎の左右の陥凹部に取る。虚弱・消痩・小便頻数・気促などを主治。

羊癇風(ようかんふう)　「癇証」を参照。

容顔不老方(ようがんふろうほう)『補陽処方集』　方剤名。生姜600　大棗肉300　茴香160　甘草120　塩80　丁香　沈香各20。「脾胃寒症により口中無味、消化不良、小腹腫痛、顔に潤いが無く、悪寒する場合に用いる」。

陽気(ようき)　「陰気」に相対するもの。広くは、陰陽が代表する事物の2つの対立面を指す。たとえば機能と物質から言えば、陽気は機能である。また臓腑の機能から言えば、六腑の気は陽気である。また営衛の気から言えば、衛気は陽気である。運動の方向性と性質から言えば、外表を行るもの・向上性・亢盛性・増強性・軽清のものは陽気である。

腰奇穴(ようきけつ)　穴名。奇穴。仙骨部、第2・第3正中仙骨稜の間の陥凹部に取る。癲癇などを主治。

陽起石(ようきせき)　薬物名。鹹。微温。腎。温腎壮陽。腎陽虚による陽痿・勃起不全・早泄・遺精・不孕・腰膝酸軟無力などに用いる。

陽起石丸(ようきせきがん)『東医宝鑑』　方剤名。陽起石　菟絲子　鹿茸　炮附子　韮子　肉蓯蓉各40　覆盆子　桑白皮　石斛　沈香　五味子各20。「男性が神経障害を起こし、不妊症の原因となった場合、陰痿症に用いる」。

陽虚(ようきょ)　陽気不足のこと。症状としては、面色蒼白・手足不温・汗出しやすい・大便稀爛・小便清白・唇色淡・苔白潤・脈虚弱などが見られる。

陽虚陰盛(ようきょいんせい)　「陽虚」とは腎陽虚を指す。「陰盛」とは陰寒内盛を指す。腎陽が虚すると、臓腑を温養できずに、臓腑の機能が低下し、陰寒の症状が出現する。たとえば悪寒・肢冷・下痢・水腫・脈沈微などが見られる。

陽強不能密、陰気乃絶(ようきょうふのうみつ、いんきだいぜつ)(陽強ければ密するあたわず、陰気すなわち絶す)　『素問・生気通天論』に見える。陽強とは陽亢のこと。つまり陽気が亢盛になり過ぎると、衛外を固密にすることができずに、内在の陰気が損耗したり、蒸迫して外泄して、真陰虧損となる。

陽蹻脈(ようきょうみゃく)　奇経八脈の一つ。その循行は足跟の内側に起こり、内踝に沿って向上し、下肢の内側、前陰部、腹部、胸部、頚部、鼻の両側を経て、眼部に終わる。この本経に疾病があれば、主に肢体の外側の肌肉が弛緩し、内側の肌肉は拘急し、喉痛、嗜眠などの症状が見られる。

陽虚水泛(ようきょすいはん)　慢性の水腫

よ

の病理を指す。脾は水湿の運化をつかさどり、腎は水液の排泄をつかさどる。もし脾腎の陽虚になれば、水液の運化と排泄の機能が減弱し、水湿が泛濫し、それが皮膚に溢れて、水腫を形成する。症状としては、全身が浮腫し、特に腰より下部の浮腫がひどく、小便短少・脘腹脹満・大便稀溏・舌淡苔白滑・脈沈細などが見られる。治療には温陽行水法を用いる。

陽虚則外寒（ようきょそくがいかん）（陽虚すれば則ち外寒す）『素問・調経論』に見える。陽虚とは気虚や命火不足により、臓腑の機能が減弱することを指す。特に脾腎の陽虚になれば、精微の運化と営養を吸収したり、臓腑を温陽することができずに、熱能が不足し、衛気が不固となり、抹消の循環に影響して、外寒の病症が発生する。症状としては、面色蒼白・悪寒・肢冷・感冒にかかりやすいなどが見られる。

陽虚潮熱（ようきょちょうねつ）「潮熱」を参照。

陽虚発熱（ようきょはつねつ）①人体の生理機能の低下、特に脾胃の虚弱により、陽気が外越することを指す。これは内傷発熱の病理変化の一つである。主な症状は身熱自汗・悪風・身倦懶言・納呆・午前中に発熱し・脈細弱や浮大無力などが見られる。②陰寒内盛により、虚陽が外に格拒して出現する浮熱を指す。主な症状は、微熱悪寒・神倦・肢冷・下痢・脈微などが見られる。

陽経（ようけい）「陽脈」を参照。

陽谿（ようけい）穴名。手陽明大腸経。経火穴。手関節後外側、手関節背側横紋橈側、頭骨茎状突起の遠位、タバコ窩（橈骨小窩）の陥凹部。①散風清熱　②疏筋利節　③明目利咽　④清瀉陽明

葉桂（ようけい、1667～1746）人名。中国の医家。字は天士。医を志してから良師を求め、10年間に17人の師に付いたといわれる。温病の研究にすぐれ、『臨証指南医案』を著した。衛気営血弁証は彼から始まることからもわかるように温病学発展の基礎を作った功績は大きい。

楊継洲（ようけいしゅう、生没年不詳）人名。中国の医家。江蘇省の医家に生まれる。祖父が太医院の太医であったので、彼も家学を承り、特に針灸に詳しかった。『衛生針灸玄機秘要』『鍼灸大成』の著者。この『鍼灸大成』は針灸の教科書として広く読まれた。

要穴（ようけつ）重要な経穴の総称。つまり五兪穴・原穴・郄穴・絡穴・募穴・背部の兪穴・八総穴・四総穴・八会穴・四関穴などを指す。

陽結（ようけつ）「熱結」のこと。邪熱が胃に入り、大便が乾燥して固まる陽明腑実証のこと。

養血（ようけつ）「補血」を参照。

養血安神（ようけつあんしん）心は血を生じ、また神を納める。そこで心神が不安であれば、治療として養血する。

養血安神湯（ようけつあんしんとう）『東医宝鑑』方剤名。生地黄　茯神各4　白朮　酸棗仁各2.8　当帰　川芎　白芍　陳皮　側柏皮　黄連各2　炙甘草1.2。「心血不足により心煩、不安、不眠、口中無味の場合に用いる」。

養血解表（ようけつかいひょう）治法。養血薬と解表薬を組み合わせて、陰血虧虚（病後の血虚や失血後の血虚）による、頭痛・身熱・微悪寒・無汗などの症状を治療すること。方剤としては葱白七味飲（葱白連根、豆豉、葛根、生姜、生麦冬、乾地黄、甘瀾水）を用いる。

養血祛風湯（ようけつきょふうとう）『東医宝鑑』方剤名。当帰　川芎　乾地黄　防風　荊芥　羌活　細辛　藁本　石膏　蔓荊子　半夏　金沸草　甘草各2。「頭風により頭痛、眩暈がひどく、胸悶、心悸、時に耳鳴、不眠などがある場合に用いる」。

養血左肝丸（ようけつさかんがん）『東医宝鑑』方剤名。香附子80　当帰　川芎　白芍　陳皮　半夏　白朮　橘皮　神曲　蘿蔔子　牡丹皮　紅花　白茯苓各40　柴胡　桃

仁各32　龍胆24　三稜　蓬莪朮各20。「産後に胸脇支満し、腫物が生じ、非常に痛み、眠れない場合に用いる」。

養血四物湯（ようけつしもつとう）『東医宝鑑』 方剤名。熟地黄　当帰　白芍　川芎各5　半夏　香附子　貝母　赤茯苓　黄連　梔子各2.8　甘草2　生姜3。「陰血不足により心煩、不安、心下痞硬、悪心、消化不良の場合に用いる」。

養血柔肝（ようけつじゅうかん） 「柔肝」を参照。

養血潤燥（ようけつじゅんそう） 治法。血虚の便秘の治療法。症状としては、面色蒼白・唇爪不紅潤・時々頭眩・心悸・大便乾結して出にくい・舌質嫩で色淡・脈細数などが見られる。薬物としては当帰、生地、麻仁、桃仁、枳殻などを用いる。

養血清心湯（ようけつせいしんとう）『東医宝鑑』 方剤名。当帰　生地黄各6　人参　白朮　茯神　遠志　酸棗仁　川芎各4　甘草2。「虚証により生ずる癲狂症に用いる」。

養血壮筋健歩丸（ようけつそうきんけんぽがん）『東医宝鑑』 方剤名。熟地黄160　牛膝　杜仲　当帰　蒼朮　黄柏各80　白芍60　黄耆　山薬　五味子　破胡紙　人参　枸杞子　菟絲子　白朮　虎骨　亀板各40　防風24　防已20　羌活12。「気血不足により下肢が痩せ、無力、歩けず、腰痛する場合に用いる」。

陽亢（ようこう） 「陰虚陽亢」を参照。

陽交（ようこう） 穴名。足少陽胆経。陽維脈の郄穴。下腿外側、腓骨の後方、外果尖の上方7寸。①疏筋利胆　②定驚安神　③平肝潜陽　④通絡止痛　⑤通経活絡

陽綱（ようこう） 穴名。足太陽膀胱経。上背部、第10胸椎棘突起下縁と同じ高さ、後正中線の外方3寸。①疏肝利胆　②健脾利湿　③清熱利湿　④清胆胃

陽谷（ようこく） 穴名。手太陽小腸経。経火穴。手関節後内側、三角骨と尺骨茎状突起の間の陥凹部。①清熱解毒　②疏筋利節　③清心寧神　④通絡止痹　⑤熄風鎮痙

栄西（ようさい、えいさい、1141～1215） 人名。日本平安、鎌倉時代の医家、『喫茶養生記』の著者。日本臨済宗の開祖。

陽殺陰蔵（ようさついんぞう） 「殺」とは収束や消滅のこと。陽気が収束すると、陰気も潜蔵する。つまり事物の収斂貯蔵を説明している。

揚刺（ようし） 十二刺法の一つ。これは範囲が広く、浅在の寒気を治療するのに用いる。その刺法は、患部の中央に一針し、その両側に二針する。

陽事（ようじ） 男性の性生活と性機能のこと。

羊矢穴（ようしけつ） 穴名。奇穴。下腹部、恥骨外端の前面、正中から外方3寸に取る。小児五遅、陰挺などを主治。

羊脂灸（ようししゃ） 「灸」を参照。

陽事不挙（ようじふきょ） 「陽痿」を参照。

陽邪（ようじゃ） ①六淫の病邪の内、風・暑・燥・火の邪気を指す。この邪により傷られて疾病にかかると、陽熱の症候があらわれ、陰津を傷りやすい。②陽経を侵犯する邪気を指す。

養寿院医則（ようじゅいんいそく） 書名。日本江戸時代、山脇東洋（1705～1762）の著。息子玄侃の校になる医論集。不分巻1冊。10則にわたり東洋の医学観が記されている。付録には東洋の哲学・交友を示す各種文章が収められている。

養寿院方函（ようじゅいんほうかん） 書名。日本江戸時代、山脇東洋（1705～1762）の常用処方215方を収載した処方集。不分巻2冊。『方函』ともいう。文化12年（1815）刊。

陽縮（ようしゅく） 「陰縮」を参照。

陽暑（ようしょ） 夏季の猛烈な日差しの中で仕事をしたり、長距離を走ったりして、炎熱を感受して発病する傷暑証のこと。身体を動かして発病するので「陽暑」という。主な症状は、高熱・心煩・口渇・大汗・舌苔黄乾・脈洪数などが見られる。

陽証（ようしょう） 疾病の弁証において、陰陽の属性にもとづいて「陰証」と「陽証」とに分類する。一般的に、急性的、動的、強実

的、興奮的、機能亢進的、代謝亢進的、進行的、向外(表)的、向上的な症候などは、いずれも陽証に属し、症状としては面色潮紅や紅色・身熱喜涼・狂躁不安・口唇燥裂・煩渇引飲・語声が大きく荒々しい・煩躁してよくしゃべる・呼吸が粗い・大便秘結や臭穢・腹痛拒按・小便短赤・脈浮洪数滑実有力・舌質紅絳・舌苔黄燥ひどければ芒刺などが見られる。八綱の表証・熱証・実証などは、いずれも陽証の範囲に属す。

養生(ようじょう)　「気候」を参照。

養生歌(ようじょううた)　書名。日本江戸時代、多紀元徳(1732〜1801)の著。医学的歌集。不分巻1冊。寛政6年(1794)自序。養生に関する和歌81首が収められている。

養生訓(ようじょうくん)　書名。日本江戸時代、貝原益軒(1630〜1714)の著。江戸時代の大衆向けの健康指導書、正徳3年(1713年)刊。全8巻、付録1巻4冊。広く一般庶民を対象として変体仮名を用いて記された啓蒙的養生書。

よ

陽証似陰(ようしょうじいん)(陽証にて陰に似る)　熱性の疾病が最もひどくなると、一種の仮象を呈することがある。つまり疾病の本質は陽証だが、その現象が陰証に酷似しているもの。その具体的な症状は「真寒仮熱」を参照。

楊上善(ようじょうぜん)　人名。中国唐初の人。通直郎守太子文学の地位にあり、勅を奉じて『黄帝内経太素』30巻、『黄帝内経明堂』13巻を編注した。

陽勝則陰病(ようしょうそくいんびょう)(陽勝れば則ち陰病む)　陽は陽熱を指し、陰は陰液を指す。陽熱が旺盛になりすぎたり、虚火が妄動すると陰液を損耗させる。

陽勝則熱(ようしょうそくねつ)(陽勝れば則ち熱す)　『素問・陰陽応象大論』に見える。陽気が偏勝すると、機能亢盛となり熱性の病変を産生することを指す。「陽盛則外熱」ともいう。

養生弁(ようじょうべん)　書名。日本江戸時代、水野義尚(生没年不詳)の著。養生書。全3巻。天保13年(1842)刊。

陽常有余、陰常不足(ようじょうゆうよ、いんじょうふそく)　中国元代の朱丹渓が提唱した論説の一つ。ここで言う「陰」とは精血であり、「陽」とは気火である。つまり精血の虧損により生ずる虚火のことをさす。朱丹渓は、精血を生命活動の物質の基礎とし、常に消耗し、損傷しやすく回復しづらいので、「陰常不足」としている。もし精血の保養に注意を払わずに、思うままに飲酒し、過度に損傷すると、陽気が亢盛になりやすく、虚火妄動する。そこで「陽常有余」としている。陰虚陽亢となれば、百病が生じやすくなる。そこで精血を保重して、身体の陰陽の平衡を維持することを主張している。これが朱丹渓が滋陰法を重視する理論的根拠となっている。

養生要論(ようじょうようろん)　書名。日本江戸時代、鈴木朗(1764〜1837)の著。養生書。不分巻1冊。天保5年(1834)刊。続編不分巻1冊。養生に関する随筆56文を載せている。

養生録(ようじょうろく)　書名。日本江戸時代、浅井南皐(1760〜1826)の著。養生書。全3巻。文化14年(1817)刊。初めに『素問』上古天真論の文を引用し、心気を安らかにすることが養生の第一であると説いている。

養生論(ようじょうろん)　書名。日本江戸時代、久保謙亭(生没年不詳)の著。養生書。不分巻1冊。文政9年(1826)刊。『千金方』の養生篇や貝原益軒の『養生訓』から要論を選び編集したもの。

養生和歌(ようじょうわか)　書名。日本安土桃山時代、曲直瀬道三(1507〜1594)の作。和歌を集めたもの。天正14年(1586)奥書。

揺針(ようしん)　刺針手法の一つ。方法は、体内に刺針した後に、一方の手で針を固定して、もう一方の手で針体を揺り動かす方法のこと。

養心(ようしん)　治法。心血が虚になると(心陰が陽を助けない)、心悸・怔忡・不眠・意識昏迷・記憶力減退などの症候が表れる。この治療には、心血を滋養し、その不足を補い、陰と陽とを均等にする。

養心安神(ようしんあんしん)　治法。陰虚により心神が安寧しないものを治療する方法。心血が虧損すると、心悸易驚・健忘・思考力減退・醒神恍惚・睡眠不安・多夢・遺精・大便燥結・口舌生瘡・舌紅少苔・脈細数などが見られる。この治療には、柏子養心丸(柏子仁、枸杞子、麦冬、当帰、石菖蒲、茯神、玄参、熟地、甘草)を用いる。

養津液(ようしんえき)　「生津」を参照。

揺身仰息(ようしんぎょうそく)　呼吸時に先ず俯仰して身体を動揺させて、頭をあげて呼吸する状態のこと。「哮証」などに見られる。

養心湯(ようしんとう)　方剤名。①「補気」を参照。②生地黄　当帰　白茯苓　茯神各4　黄耆　遠志各3.2　川芎　側柏子　酸棗仁各2.8　半夏曲2.4　人参2　炙甘草　桂皮各1.2　五味子14。『東医宝鑑』「心血不足により心悸、深く眠れない場合、心煩、胸悶、冷汗、不眠の場合、胸悶、頭痛、健忘症がある場合に用いる」。

陽水(ようすい)　水腫病の一つ。肺気が宣降せず、水が下行せずに起こる熱象の水腫のこと。症状としては、上部が先ず水腫し・皮膚色は黄赤となり・便秘口渇・脈沈数などが見られる。多くは急性や実証に属す。

陽盛(ようせい)　陽熱亢盛のこと。一般的には、邪熱が盛んで人体の機能も亢盛しているものを指す。『素問・調経論』には「陽盛則外熱」と見え、つまり外邪を感受した後に引き起こし、陽気抗争して、正邪が相搏つことで出現する発熱の症状を指す。

陽盛陰傷(ようせいいんしょう)(陽盛んなれば陰傷る)　「陽勝則陰病」と同義。ここでは熱病が陰を傷ることを指している。陽熱が過盛の病症では、陰津が必ず耗傷される。そこで熱邪が盛んになり始めれば、甘寒薬を用いて生津し、熱邪を清解して熱が退けば、陰は自然に回復してくる。もし熱が腸胃に結し、腹痛便秘するものでは、瀉下泄熱する。「急下存陰」である。もし陰液がすでに傷られれば、養陰清熱する。そこで、高熱の病人では、陰津の耗損に特に注意を払う。先人は、熱性病を治療する場合に際して、「留めて一分の津液を得れば、便ち一分の生気有り」(留得一分津液、便有一分生気)などの貴重な経験談を述べているが、参考になる。

陽生陰長(ようせいいんちょう)(陽生ずれば陰長ず)　陽気の化生が正常であれば、陰気も絶えず滋長すること。これは事物の生長発展の一面を説明している。

陽生於陰(ようせいおいん)(陽は陰より生ず)　陰陽が相互に依存している道理のこと。つまり、陽は陰の存在を自己の存在の前提としている。人体で言えば、陽気が代表する動力の産生は、必ず陰気が代表する物質(陰精)に依存していることを基礎にしている。そこで陽気は陰気から化生するといえる。

陽盛格陰(ようせいかくいん)(陽盛んなれば陰を格す)　熱極して寒に似る病理変化の一つ。疾病の本質は熱に属すが、熱が極まり邪気が深く裏に伏すと、陽気が抑えられて、外透できなくなる。症状としては、四肢厥冷・脈沈伏などの仮寒の症状が見られる。しかし心胸煩熱・腹部を触れると灼熱感・身大寒するが反って着衣をしたがらないなどは、陽熱盛の症候である。

養精種玉湯(ようせいしゅぎょくとう)『その他』　方剤名。熟地黄20　当帰　白芍　山茱萸各8。「月経が遅れたり、量が少なく、不妊症の場合、顔に潤いがなく、口乾、眩暈、心悸などの症状がある場合に用いる」。

陽盛則外熱(ようせいそくがいねつ)(陽盛んなれば則ち外熱す)　「陽勝則熱」を参照。

陽絶(ようぜつ)　脈拍が寸口の寸部だけに触れて、関部と尺部には触知できない脈象のこと。『傷寒論・平脈法』に「寸脈下りて関に至らざるを、陽絶となす」(寸脈下不至関、為陽絶)と見える。成無已はこれを「陰陽偏絶」により起こるとしている。「陽絶」とは、陽気の偏絶(消滅)・隔絶(断絶)の意味がある。

夭然不沢(ようぜんふたく)(夭然として沢あらず) 「色悴」を参照。

癰疽(ようそ) 疔、癰、結合織炎、膿瘍の総称。

夭疽、鋭毒(ようそ、えいどく) 癰疽が頚項部の耳後の乳様突起部に生ずるもの。左側に生ずるものを「夭疽」といい、右側に生ずるものを「鋭毒」という。いずれも足少陽胆経の疾病であり、胆経の鬱火が凝結して生ずる。患部近辺は肌肉が少なく、頭部に近いために、火毒が拡散しやすい。もし治療が遅れると危険な症状が発生することになる。初めは黍粒状で、次第に瓜状に腫大し、堅く平旦で、色は紫暗色で、疼痛が激しい。治療により、紅腫して潰爛するものは「順症」で、予後は良好である。しかし長らく堅硬で、皮膚色が黒くなり、瘡の形が下陥するものは「逆症」で危証である。

膺窓(ようそう) 穴名。足陽明胃経。前胸部、第3肋間、前正中線の外方4寸。①止痛消腫　②止咳寧嗽　③清熱化瘀　④平喘下乳　⑤安神定志

陽臓(ようぞう) ①陽盛の体質のこと。「清滋」(滋は潤すこと)法を用いるとよい。②「牡臓」と同義。

養臓湯(ようぞうとう) 方剤名。①「渋腸止瀉」を参照。②罌粟穀4　甘草3.6　白芍3.2　木香2.8　訶子2.4　肉桂　人参　当帰　白朮　肉豆蔻各1.2。『東医宝鑑』「泄瀉や痢疾を長らくやみ、腹隠痛し、口中無味、全身労倦、裏急後重する場合に用いる」。

陽損及陰(ようそんきゅういん) 陽気の虚弱により陰精の化生不足を起こすものを指す。これは「陽虚陰盛」の病理とは異なる。たとえば、本来水腫・腰痠・膝冷などの腎陽虚の症候があり、病変の展開が長引くことにより、さらに煩躁・咽乾喉痛・歯齦出血・小便短赤などの腎陰虚の症候も現れるものを言う。

楊倓(ようたん) 人名。中国南宋の官吏。軍人であったが、医学にも通じていたといわれる。家蔵の方や常用験方を集め、整理して『楊氏家蔵方』を著した。

陽旦(ようたん) 桂枝の別名。「陽旦」とは陽旦湯で治療する病症のこと。つまり桂枝湯のこと(『金匱要略・婦人産後病脈証并治』に見える)。後の孫思邈の『千金方』や王燾の『外台秘要』にも「陽旦湯すなわち桂枝湯に黄芩一味を加味し、微悪寒・発熱・自汗・心煩・小便数・足の引きつりなどの太陽表虚証に陰虚内熱がともなうものを治す」と述べている。しかしその陽旦湯は、『金匱要略』の陽旦湯とは異なる。

陽池(ようち) 穴名。手少陽三焦経。原穴、禁灸穴。手関節後面、指伸筋腱の尺側陥凹部、手関節背側横紋上。①清熱散風　②疏筋利節　③利喉聡耳　④和解表裏　⑤増液消渇

腰柱(ようちゅう) 正骨用の器具のこと。天秤棒の形で、細長い扁平状の杉の木4本を用いて、それぞれを幅1寸、厚さ5分、長さ1尺ほどにして、その両端に孔を開け、紐でつなぎ合わせて用いる。それを腰部の背骨の周りに結びつける。これは腰椎骨折の固定の際に用いる。

膺中(ようちゅう) 「膺」を参照。

陽中之陰(ようちゅうのいん) ①陽の事物の中で、さらに分かれて陰に属する一面を指す。たとえば胃は陽に属すが、胃陰は陽中の陰である。②ある事物の2つの属性の中で、一つが陽に属せば、もう一つは陰に属すこと。たとえば、肺は上に位置するので陽に属すが、肺気は降をつかさどるので、陰に属す。そこで陽中の陰という。「陽中之陽」を参照。

陽中之陽(ようちゅうのよう) ①陽の事物の中の、さらに分かれて陽に属す一面を指す。事物の陰陽の属性は相対的なものである。つまり、すべてのものは陰陽の両面に分けることができる。たとえば、胃は臓腑の相対的な関係からすれば陽に属すが、胃自体も胃陽と胃陰に分けることができ、ま

た胃陽(胃気)は陽中の陽と言うことができる。②陰陽の属性が、ある関係により相対的に変化した場合、事物の２つの属性が、いずれも陽に属すものを指す。たとえば、心は五臓の相対的な位置からすれば、上部にあるので陽に属す。さらに心は火をつかさどり、心気は夏に通ずるので陽に属す。そこで五臓間の位置と機能の相互関係を分別すると、心は陽中の陽となる。

腰中冷(ようちゅうれい)　腰部に強く冷えを感じる状態のこと。

羊蹄散(ようていさん)『医林撮要』　方剤名。羊蹄根160　白礬20　黄丹適量。「小児の頭に生じた斑疹に用いる」。

揺動の補瀉(ようどうのほしゃ)　補瀉の刺針手技の一つ。刺入した針を動かすこと。刺入した針を素早く刺抜して動かすことを「瀉法」、逆にゆっくり静かに刺抜することを「補法」とする。

揺頭馬鳴(ようとうばめい)　馬がいななく時の表情に似た症状のこと。

陽毒梔子湯(ようどくししとう)『東医宝鑑』　方剤名。石膏8　升麻　黄芩　杏仁　柴胡各4　梔子　芍薬　知母　大青各2.8　甘草2　生姜5　豆豉100。「傷寒陽毒で身体に高熱が出て、面赤、咽喉紅腫疼痛する場合に用いる」。

陽毒升麻湯(ようどくしょうまとう)『東医宝鑑』　方剤名。黄芩8　犀角6　升麻　射干　人参各4　甘草2.8。「陽毒により高熱が出て、面赤、皮膚に赤い斑疹が生じ、譫語する場合に用いる」。

陽毒白虎湯(ようどくびゃっことう)『寿世保元』　方剤名。石膏20～40　生地黄16　知母8　荊芥　防風　牛蒡子各4。「少陽人の陽毒発斑、便秘、天喉風、唇の腫痛に用いる」。

楊梅結毒(ようばいけつどく)　「楊梅瘡」を参照。

楊梅疹(ようばいしん)　「楊梅瘡」を参照。

楊梅瘡(ようばいそう)　「梅毒」のこと。瘡の外形が「楊梅」に似ている。本病には、梅毒にともなう皮膚の多くの病変も含む。皮膚が紅くなり痂皮が生じ、斑点が生ずるものを「楊梅斑」という。その状態が風疹のようなものを「楊梅疹」という。その形が小豆のようで、肉の中に食い込み、豆のように堅いものを「楊梅豆」という。疹粒が潰爛して、肉が反り返って外側に突き出るものを「翻花楊梅」という。梅毒が骨髄や関節に侵入し、または臓腑に流れ込むものを「楊梅結毒」という。

楊梅豆(ようばいとう)　「楊梅瘡」を参照。

楊梅斑(ようばいはん)　「楊梅瘡」を参照。

陽白(ようはく)　穴名。足少陽胆経。手足少陽経と手足陽明経と陰維脈の交会穴。頭部、眉の上方１寸、瞳孔線上。①清頭明目　②散風祛邪　③疏調経絡　④利胆

腰反折(ようはんせつ)　腰や脊椎が弓のように反り返って、仰臥の姿勢で固定して、前にかがめない症状のこと。

齆鼻(ようび)　膿や鼻水が詰まって、臭いを嗅げなくなる症状のこと。

養脾丸(ようひがん)『東医宝鑑』　方剤名。乾姜　砂仁各160　炙甘草120　白茯苓　麦芽　人参　白朮各40。「脾胃虚寒により消化不良、腹満、時に嘔吐する場合に用いる」。

養脾元(ようひげん)『東医宝鑑』　方剤名。枳実　陳皮　麦芽　三稜　蓬莪朮　茴香　乾姜　肉豆蔲　砂仁　白茯苓　良姜　益智仁　胡椒　木香　藿香　薏苡仁　葱白　白朮　丁香　山薬　豆豉　桔梗　人参　神曲　甘草各同量。「脾胃虚寒により心下痞硬し、消化不良の場合、噎膈、反胃に用いる」。

陽病(ようびょう)　①三陽経の疾病を指す。②実証や熱証の総称。

陽病治陰(ようびょうちいん)　『素問・陰陽応象大論』に見える。①陽熱が盛んな疾病の場合には、陰津が損傷しているので、治療では滋陰を行う。たとえば温病が長らく治癒しなければ、身熱面赤・口乾舌燥、ひどければ歯黒唇裂・手足心熱が手足の背部より熱い・脈虚大などが見られる。この治療

よ

には、甘潤滋陰剤の加減復脈湯(炙甘草、乾地黄、白芍、麦冬、阿膠、麻仁)を用いる。②疾病の症状が陽経にある場合に、陰経に刺針すること。たとえば、足陽明胃経に病変があって嘔吐する場合に、内関(手厥陰心包経穴)と太衝(足厥陰肝経穴)を用いること。

腰部八穴(ようぶはちけつ)　穴名。奇穴。①左右の腸骨稜の頂点に各1点(イ)。②(イ)を結んだ線を三等分にして2点(ロ)を取る。③左右腸骨稜から尾骨先端を結び三角形を作る。④(ロ)の点から脊柱に沿って平行に線を下方に降ろし、三角形と交わったところに2点(ハ)。(ロ)(ハ)の2点の中央に左右2点(ニ)を取る。(イ)(ロ)(ハ)(ニ)の左右合計8点。消痩、疲乏、腫瘤などを主治する。

陽閉(ようへい)　「閉」を参照。

陽輔(ようほ)　穴名。足少陽胆経。経火穴。下腿外側、腓骨の前方、外果尖の上方4寸。①清肝利胆　②清熱散風　③除湿通経　④平肝潜陽　⑤行気解鬱

揺法(ようほう)　按摩や傷科における、筋肉を調整する手法の一つ。術者は、両手である関節の両端(頚・肩・肘・骨盤・膝・足首などの大きな関節)をしっかりと固定し、両端から関節部を揺り動かして、回旋運動を行い、関節の可動範囲を広げる方法。

陽法(ようほう)　治法。用陽和陰ともいう。先に機能の障害を除去して、それによって営養を回復させて治療する方法のこと。

陽脈(ようみゃく)[陽経]　経脈中の陽経を指す。手足の三陽経・督脈・陽維脈・陽蹻脈など。

陽脈之海(ようみゃくのうみ)　督脈の別名。手足の三陽経にはすべて直接督脈に合する分支流があり、全身の陽気を調節する働きがある。

陽明(ようめい)　経脈名。陽気の発展の最後の段階で、太陽と少陽の陽気の継続でもあり、「両陽合明」(『素問・至真要大論』)から名づけている。その位置が太陽と少陽の裏にあることから、「陽明為合」(『素問・陰陽雄合論』、「開・合・枢」を参照)ともいう。

陽明為合(ようめいいごう(陽明は合為り)「陽明」を参照。

陽明與少陽合病(ようめいとしょうようとのごうびょう)　2つの状況がある。一つは、合病が少陽経に偏重している場合。たとえば陽明病の潮熱が見られるが、大便の秘結は無く小便も正常で、しかも少陽病の口苦・胸脇満悶などの症状がはっきりしているもの。もう一つは、陽明経に偏重している場合。たとえば少陽病の口苦咽乾が見られるが、陽明病の身熱や口渇などの症状が顕著で、しかも熱臭糞水の下痢・脈滑数などの裏熱偏盛の症候も見られるもの。

陽明病(ようめいびょう)　六経病の一つ。本病には、経証と腑証がある。「経証」では主に身熱・悪寒せずに悪熱・汗出煩渇・脈洪大で有力などが見られる。「腑証」では、主に腹痛拒按・大便閉・潮熱ひどければ譫語・脈沈実有力などが見られる。これは熱盛で津傷し、熱が胃腸に結して起こり、実熱裏証である。

用薬須知(ようやくすち)　書名。日本江戸時代、松岡玄達(1668～1746)の著。本草書。正編5巻・続編4巻・続編3巻。享保11年(1726)刊。本草学の硯学として日本にその学を根付かせた玄達の研究成果を集約したもので、常用薬物320種を選品し、その品質・形状・真贋などを解説している。

腰兪(ようゆ)　穴名。督脈。仙骨部、後正中線上、仙骨裂孔。①培補下焦　②清熱利湿　③強壮腰膝　④熄風止痙　⑤健骨強筋

幼幼一心(ようよういっしん)　書名。朝鮮李朝時代　正祖の頃、李延揖の撰。小児科の専門医書。筆写本。

幼幼集成(ようようしゅうせい)　書名。中国清代、陳復正(飛霞)の著。1750年。全6巻。小児病の病因や治療について詳細に記述している。

幼幼新書(ようようしんしょ)　書名。中国宋代、劉昉(方明)の著。1150年。全40巻。

病源の形色、初生病および小児科の疾病について論じており、40門に分け、各門はさらに子目に分けている。

陽絡(ようらく) ①手足の三陽経から分出する絡脈を「陽絡」という。②上行するか、浅い位置にある絡脈のこと。『霊枢・百病始生篇』に「陽絡傷るれば則ち血外溢し、血外溢すれば則ち衄血す」(陽絡傷則血外溢、血外溢則衄血)と見える。③足陽明胃経の絡脈を指す。『素問・調経篇』に「形に余り有れば、則ちその陽経を瀉し、不足すれば、則ちその陽絡を補う」(形有余、則瀉其陽経、不足、則補其陽絡)と見える。

陽絡傷則血外溢(ようらくしょうそくけつがいいつ)(陽絡傷るればすなわち血外溢す) 「陽絡」とは、表に属す上部の絡脈のこと。「血外溢」とは、喀血・鼻出血などを指す。つまり上部の出血の多くは、陽絡の損傷による。

陽陵泉(ようりょうせん) 穴名。足少陽胆経。合土穴。筋会穴。胆下合穴。下腿外側、腓骨頭前下方の陥凹部。①清肝利胆 ②健骨強筋 ③祛風除湿 ④熄風止痙 ⑤舒筋活絡

楊礼寿(ようれいじゅ) 人名。朝鮮李朝時代の医家、本貫は弘農、字は敬甫、号は退思翁。明宗・宣祖前期の代表的な学医で内医。山人 張漢雄に学び、博識、医理に神通した。『医方撮要』の名著がある。壬辰の乱により逝去。許浚とともに当時の名医であった。

養老(ようろう) 穴名。手太陽小腸経。郄穴。前腕後内側、尺骨頭橈側陥凹部、手関節背側横紋の上方1寸。①清熱明目 ②清熱利胆 ③通経活絡 ④増液養筋

薏苡丸(よくいがん)『東医宝鑑』 方剤名。薏苡仁 当帰 秦艽 酸棗仁 防風 羌活各20。「小児が風湿に傷られて発熱し、手足無力、歩行困難の五軟に用いる」。

薏苡仁(よくいにん) 薬物名。滲湿薬。甘、微寒、脾・胃。①健脾止瀉 ②行水消腫 ③祛湿除痹 ④祛風解痙 ⑤排膿消癰

薏苡仁調胃湯(よくいにんちょういとう)『四象診療』 方剤名。薏苡仁40 乾栗 蘿蔔子各8 麦門冬 五味子 石菖蒲 桔梗 麻黄各4。「太陰人で激しく泄瀉する場合に用いる」。

薏苡仁湯(よくいにんとう)『明医指掌』 方剤名。当帰 白芍薬 薏苡仁 麻黄 肉桂 炙甘草各6 蒼朮12。生姜を入れて水煎して服用する。寒湿痹による、冷え・疼痛・水腫・シビレなどに用いる。

薏苡仁湯(よくいにんとう)『類証治裁』 方剤名。①麻黄 当帰 蒼朮各4 薏苡仁10 桂枝 芍薬各3 甘草2。「寒湿」。②薏苡仁 防已 赤小豆 炙甘草各6。『東医宝鑑』「風邪により脾が傷られ、唇腫痛してただれる場合に用いる」。

薏苡附子敗醤散(よくいぶしはいしょうさん)『金匱要略』 方剤名。①薏苡仁10 附子0.5 敗醤5。「腸癰の病たる、その身甲錯し、腹皮急し、これを按じて濡、腫の状の如く、腹に積聚無く、身に熱無く、脈数、これ腸内に癰膿有りと為す。薏苡附子敗醤散これを主る。」(腸癰之為病、其身甲錯、腹皮急、按之濡、如腫状、腹無積聚、身無熱、脈数、此為腸内有癰膿、薏苡附子敗醤散主之) ②薏苡仁4 敗醤2 附子0.8。「瘡癰がすでに化膿し、発熱せず、皮膚が荒れ、腹が痙攣し、硬結が触れる場合に用いる」。

抑陰(よくいん) 過盛している陰を抑制すること。陰が盛んになれば陽は衰える。したがって陰を抑えると同時に、陽気を扶助する必要がある。

抑火化痰湯(よくかけたんとう)『医林撮要』 方剤名。半夏 赤茯苓 貝母 梔子 瓜呂仁各4 黄芩 枳実 天南星 陳皮各6 杏仁各4.8 甘草1.6 生姜7。「上焦、中焦の熱により、肺陰が傷られ、咳嗽、多痰、短気する場合に用いる」。

抑肝(よくかん) 「伐肝」を参照。

抑肝散(よくかんさん)『直指方』 方剤名。当帰 釣藤 川芎各3 蒼朮 茯苓各4 柴胡5 甘草1.5。「機嫌が悪く怒りやすく、神

よ

経過敏でせっかちになり、興奮して眠れない、小児では訳も無く泣きわめき、喧嘩をしたり、落ち着きがないものなどに用いる」。

抑肝和胃飲(よくかんわいいん)『その他』 方剤名。竹茹16 半夏 陳皮各6 紫蘇葉 黄連各2。「口内が荒れて、食事が食べれず、頻繁に嘔吐し、酸水がこみ上げてくる場合に用いる」。

抑金散(よくきんさん)『処方集』 方剤名。桑白皮 瓜呂根 乾地黄 沙参 薄荷 白芷 甘草 桔梗 麦門冬 防風各16。「肺熱により角膜に翳膜が生じ、目赤、眼球痛、流涙、短気、咽乾する場合に用いる」。

欲作奔豚(よくさくほんとん)(奔豚を作るを欲す) 『傷寒論』に見える。「奔豚」は腎気が上逆して胸部を突きあげ、臍下に動悸がすることで、その腎気が動き出すことを「欲作奔豚」という。

翼状胬肉(よくじょうどにく) 「胬肉攀睛」に同じ。

抑青明目湯(よくせいめいもくとう)『東医宝鑑』 方剤名。当帰 白芍 乾地黄 白朮 赤茯苓 陳皮 半夏 龍胆 柴胡 黄連 梔子 牡丹皮 白豆蔻 甘草各2.8 生姜3 大棗2。「女性の易怒、視力が落ちる場合に用いる」。

沃雪湯(よくせつとう)『東医宝鑑』 方剤名。蒼朮8 厚朴6 川芎 当帰 防風 白芍 陳皮 葛根 甘草各2.8。「傷寒により悪寒発熱し、頭重、身重疼痛、消化不良の場合に用いる」。

抑痰丸(よくたんがん)『東医宝鑑』 方剤名。瓜呂仁40 貝母20 半夏8。「顔面蒼白、口渇、濃い痰がでる咳嗽、短気する場合に用いる」。

欲断産穴(よくだんさんけつ) 穴名。奇穴。右足の内踝の上1寸、脛骨内側面上に取る。妊婦の疾患などに応用。

翼註傷寒論(よくちゅうしょうかんろん) 書名。日本江戸時代、宮野義方(生没年不詳)の著。『傷寒論』の注解書。全5巻。安永8年(1779)刊。和刻『仲景全書』所収の『傷寒論』(張卿子注本)を底本とし、傷寒例から厥陰病篇までに注解を加えている。

欲伝(よくでん) 病邪が体内に向う趨勢のこと。たとえば風寒を外感し、初めは汗出が無かったものが、その後わずかに汗出し、熱は下らず、気分がイライラする、同時に水を飲みたがる、脈数などを呈するのは、寒邪が次第に化熱し、裏に伝入している症候である。

抑木培土(よくもくばいど) 治法。五行を五臓に当てはめると、肝は木に属し、脾は土に属し、木は土に克つ。「抑木」とは、肝木の過盛を抑制して、脾土を克されないようにする治療法のこと。つまり「平肝」薬と「培土」薬を同時に併用すること。

横井玄同(よこいげんどう、生没年不詳) 人名。日本江戸時代の医家。『仲景方詁』の著者。玄同は摂津の人で、名は聴(あきら)。他に『薬述』『脈証述』などの著がある。

吉雄耕牛(よしおこうぎゅう、1724〜1800) 人名。日本江戸時代の医家。通称幸左衛門。名は永章、耕牛は号であった。代々オランダ通詞の家に生まれ、25歳で大通詞に抜擢された。医学・天文地理・本草などに詳しかったが、とりわけ外科学に造詣が深く、吉雄流外科の祖として知られる。

吉田意休(よしだいきゅう、生没年不詳) 人名。日本江戸時代の医家。出雲生まれ。中国明に渡り李琢周に針術の教えを受け、吉田流の針術を広めた。『刺針家鑑』の著者。

吉田元卓(よしだげんたく、1677〜1754) 人名。日本江戸時代の医家。『内経探頤』の著者。元卓は吉田徳春の後裔で幕府医官、名は之参(ゆきみつ)。法眼。

吉田宗桂(よしだそうけい、?〜1572) 人名。日本室町時代末期の医家。通称意安。薬能に詳しく世人は日華子と称した。法印に叙せられた。家業は第二子宗恂が継いだ。長子は実業家として有名な角倉了以。

吉田宗恂(よしだそうじゅん、1558〜1610) 人名。日本室町、安土桃山、江戸時代の医家。『本草序例抄』の著者。宗恂は吉田宗桂の次男。兄は角倉了以。通称意庵(いあん)のち意安(いあん)。豊臣秀次・後陽成天皇・徳川家康の侍医。法印。儒学に通じ、藤原惺窩らの学者と交わり、当時舶来の最新中国医書に精通した。

吉益東洞(よしますとうどう、1702～1773年) 人名。日本江戸時代、古方派の医師。『医方分量孝』の著者。東洞の名は為則(ためのり)、字は公言(こうげん)、通称は周助(しゅうすけ)。広島安芸生まれ。畠山姓。19歳で医を志し、のち曽祖父の吉益姓を襲った。張仲景の医方の研究に傾注し、元文3年(1738)京都に上り医を行い、40歳過ぎて山脇東洋に認められてからは大いに名声を博し、古方派の雄として当時の医界を煽った。山脇東洋の門下。陰陽五行説、臓腑論を排し、「すべての病気は一毒にあり」とする万病一毒論を提唱した。『類聚方』『薬徴』などの著者。

吉益南涯(よしますなんがい、1750～1813) 人名。日本江戸時代の医家。『傷寒論精義』『方機』『気血水弁』の著者。南涯は吉益東洞の長子で京都に生まれ、名は猷(ゆう)、字は修夫(しゅうふ)、号ははじめ謙斎のち南涯。安永2年(1773)父の跡を継ぎ、医業は大いに栄えた。

吉益半咲(よしますはんしょう、生没年不詳) 人名。日本江戸時代の医家。『換骨抄』の著者。半咲(半咲斎とも。名は助秀(すけひで))はもと畠山氏で、兵乱を避けて医に転じた。吉益東洞とはその祖を共有するが、東洞は半咲の子孫ではない。

吉益北洲(よしますほくしゅう、1786～1857) 人名。日本江戸時代の医家。『金匱要略精義』の著者。北洲は旧姓青沼。吉益南涯(1750～1813)の門人で、のちその養嗣子となる。晩年は前田侯に迎えられ加賀藩医となった。

芳村恂益(よしむらじゅんえき、生没年不詳、17～18世紀) 人名。日本江戸時代の医家。『二火弁妄』の著者。恂益は夭仙子(ようせんし)・五雨子と号した京都の医家で、名古屋玄医(1628～1696)の門人。玄医の学を襲って儒学に通じた。他に『北山医話』『医学正名』『温泉孝』の著がある。

余証(よしょう) 治療目的の証以外の証のこと。

抑肝散(よっかんさん)『保嬰撮要』 方剤名。柴胡　甘草各1.5　川芎　当帰　白朮　釣藤鈎各3。肝鬱化風による、痙攣・痰熱咬牙・驚悸寒熱、あるいは肝乗脾による嘔吐涎沫・腹脹少食・横臥不安などに用いる。

余病(よびょう) 本病以外の偶発的な疾病のこと。

余粮石(よりょうせき) 薬物名。禹余粮の別名。「禹余粮」を参照。

四大家(よんたいか) ①明代の医家らは、「張仲景・劉完素・李東垣・朱丹渓」の4人を四大家としている。②清代の医家らは、「劉完素・張子和・李東垣・朱丹渓」を四大家としている。②は金元四大家ともいわれ、一般に四大家といえば②を指す。

ら行・ら

螺(ら)　「五不女」を参照。

雷廓(らいかく)　「八廓」を参照。

雷火針(らいかしん)　薬物を混ぜて作った艾条灸のこと。「雷火神針」ともいう。沈香、木香、乳香、麝香などの薬物を混ぜて作る。類似のものに「太乙神針」がある。

雷火神針(らいかしんしん)　「薬物艾巻」を参照。

雷丸(らいがん)　薬物名。駆虫薬。苦、寒、小毒、大腸。①殺虫消積　②清熱止汗

雷丸散(らいがんさん)『処方集』　方剤名。大黄25　雷丸　檳榔　鶴膝各15　使君子8。「蟯虫病、寸白虫病、回虫症、胆道回虫症などに用いる」。

雷斅(らいこう)　人名。中国劉宋(420～479)の頃の医家。著書に『雷公炮炙論』がある。この書は薬物の修治を述べたものとして最古の部類に属す。

雷公炮炙論(らいこうほうしゃろん)　書名。中国隋唐時代、劉宋、雷斅の著。588年。全3巻。薬物の加工、製造について述べた専門書。

雷頭風(らいずふう)　頭痛の際に雷鳴のような音がして、顔に核が生じ、腫痛して発赤するもの。これは湿毒が上部に蘊結することにより生ずる。

癩大風(らいだいふう)　「癘風(れいふう)」を参照。

莱服子(らいふくし)　薬物名。温肺止咳薬。辛甘、平、脾・肺。①下気平喘　②化痰止咳　③消食化積　④利尿消腫

烙(らく)　①大小さまざまな焼きゴテを焼いて患部に当てる療法のこと。たとえば膿瘍の膿がすでに出来上がっている場合に、昔はメスや針の代わりに、焼いたコテを当てて膿瘍を破って排膿した。②「烙法」を参照。

絡(らく)　「絡脈」を参照。

洛医彙講(らくいいこう)　書名。日本江戸時代、山本亡羊(1778～1859)の編著。先人の論説集。全3巻。文政元年(1818)刊。

落頚穴(らくけいけつ)　穴名。奇穴。側頚部、胸鎖乳突筋の前縁(天容穴)とその後縁(天窓穴)の中間に取る。頚部痛、眩暈、胸背部の痹証などを主治。

絡穴(らくけつ)[別絡、別]　全身の十五絡脈には、経脈と連絡する一つの経穴がそれぞれにある。その中には、十四経脈から発する14本の絡脈と、脾臓から分出する1本の絡脈がある。つまり以下のようになる。

手太陰絡(手太陰の別)—列欠穴
手少陰絡(手少陰の別)—通利穴
手厥陰絡(手心主の別)—内関穴
手太陽絡(手太陽の別)—支正穴
手陽明絡(手陽明の別)—偏歴穴
手少陽絡(手少陽の別)—外関穴
足太陰絡(足太陰の別)—公孫穴
足少陰絡(足少陰の別)—太鐘穴
足厥陰絡(足厥陰の別)—蠡溝穴
足太陽絡(足太陽の別)—飛揚穴
足陽明絡(足陽明の別)—豊隆穴
足少陽絡(足少陽の別)—光明穴
任脈絡(任脈の別)　—尾翳穴(鳩尾穴)
督脈絡(督脈の別)　—長強穴
脾の大絡　—大包穴

絡刺(らくし)　九刺法の一つ。方法は三稜針を用いて、皮下の小血管を破って血を出すこと(『霊枢・官針篇』)。

烙針(らくしん)　針を火で焼いて刺入する方法をいう。『素問』には燔針(はんしん)とあり、火針ともいう。

絡石藤(らくせきとう)　薬物名。苦。微寒。心・肝・腎。①祛風湿・舒筋活絡。風湿痹の関節痛・筋肉のこわばりなどに用いる。また、風湿熱痹の関節発赤・熱感・腫脹・疼痛に用いる。②癰疽腫脹(化膿性皮膚病)

に用いる。また、咽喉の腫脹・閉塞(扁桃炎など)に用いる。

烙法(らくほう) 火針の一種。その方法には二種がある。①古代はこの方法により、化膿した瘡瘍を治療して、手術を行い、出血を少なくした。今の電気メスに似ている。②一定の穴位上に火針を行うこと。「点烙」ともいう。

絡脈(らくみゃく)[絡] 絡脈とは経脈から分出した網状の大小の分枝のこと。広義の絡脈は、「十五絡」・「絡脈」・「孫絡」の3種類に分ける。つまり最も大きな絡脈は15本あり、それを十五絡という。その十五絡より小さな絡脈は、全身各所に散布して、その数も非常に多い。これを狭義の「絡脈」という。さらにその絡脈より小さな分枝を「孫脈」また「孫絡」という(『霊枢・脈度篇』)。絡脈の主な作用は、経脈を相互に連絡させて、全身の組織を網羅し、営衛気血を運行させる。この他に絡脈のもう一つの意義は、身体の浅在の静脈血管を指す。『素問・調経論』に「その血絡を視れば、刺してその血を出だす」(視其血絡、刺出其血)と見える。

雒(洛)洋散人(らくようさんじん、生没年不詳) 人名。日本江戸時代の医家。『針灸合類』の著者。

絡却(らっきゃく) 穴名。足太陽膀胱経。頭部、前髪際の上方5.5寸、後正中線の外方1.5寸。①清頭明目 ②熄風平肝 ③清心安神 ④鎮驚化痰 ⑤調理陰陽

羅天益(らてんえき) 人名。中国13世紀の元の医家。李杲が自ら医術を伝えるために選んで後継者とした。著書に『衛生宝鑑』『内経類篇』などがある。

羅蔔子(らぶし) 薬物名。莱菔子(らいふくし)の別名。「莱菔子」を参照。

喇麻穴(らまけつ) 穴名。奇穴。肩背部、肩甲棘下窩の中(天宗穴)から斜めに腋紋頭に向けて1.5寸に取る。咽喉痛などを主治。

羅絡(260らく) 脾の大絡が皮膚上に、縦横に網目のように分布していることを形容したもの。

卵(らん) 「睾」を参照。

蘭軒遺槀(らんけんいこう) 書名。日本江戸時代、伊沢蘭軒(1777〜1829)の遺稿集。全1冊。森立之ら門人がその遺稿を集め1874(明治7年)に発刊。医学に関する考証学的短編論文(漢文体)を28篇収める。

蘭軒医談(らんけんいだん) 書名。日本江戸時代、伊沢蘭軒(1777〜1829)の口授。不分巻1冊。森立之が幼年時、蘭軒の医談を筆録。安政3年(1856)刊。臨床に関する短文66篇を収めた。

爛瞼風(らんけんふう) トラコーマや眼瞼炎のたぐい。

爛弦風(らんげんふう) 眼瞼縁炎のたぐい。

蘭香飲子(らんこういんし)『東医宝鑑』 方剤名。石膏12 知母6 甘草 防風各4 炙甘草 人参 蘭香葉 連翹 白豆蔻 桔梗 升麻各2 半夏0.8。「多飲多食多尿で発汗し、便秘、消痩する消渇に用いる」。

爛喉痧(らんこうさ) 猩紅熱のこと。「爛喉丹痧」ともいう。急性伝染病の一つで、冬と春に好発する。口鼻から疫毒を吸い込み、肺胃に蘊熱し薫蒸することにより生ずる。主な症状は、咽喉部が疼痛しただれ・皮膚に紅い発疹(丹沙)が見られる。伝染性があり流行するので、疫喉の一つとして「疫喉痧」ともいう。

爛喉丹痧(らんこうたんさ) ①「爛喉痧」を参照。②「喉痧」を参照。

藍色舌(らんしょくぜつ) 舌象名。舌質が藍色のもの。気血両虚の重症で、危険な状態を示す。

乱針術(らんしんじゅつ) 杉山流十八手術の刺針の手技の一つ。方法は、数種の手技を併用して、深くまたは浅く、または遅く速く刺したり抜いたり、針を回転させたりして、強い刺激を与える方法のこと。

蘭草(らんそう) 薬物名。佩蘭(はいらん)の別名。「佩蘭」を参照。

蘭注(らんちゅう) 小児が風冷により血脈を傷り、血が冷えて結集して核状になり、その皮肉の色が蘭のようになるもの。

爛疔(らんちょう)　疔瘡疾患の一つ。多くは手足や臂臑などの部位に生じ、腐乱しやすく、病勢が急激である。発病前に局部の創傷が、泥土などの汚物と接触感染し、さらに湿熱火毒が内蘊し、毒が皮膚に結集することで生ずる。初めは患部が腫痛し、周囲の皮膚色は暗紅色で、すばやく蔓延して薄片となり、さらに大きな水泡が生じ、腐臭のする膿液や滲出液が流れる。疔毒の周囲は紫黒色、全身症状としては寒戦高熱・神昏譫語などが見られる。身熱が引き、濃い膿が出て、疔毒が尽きれば、腐肉が蘇生し、収口して次第に治癒していく。もし発熱が引かずに、腫勢が散漫で、意識昏迷することがあれば、これは「疔瘡走黄」である。

乱髪霜(らんぱつそう)　薬物名。血余炭の別名。「血余炭」を参照。

闌尾穴(らんびけつ)　穴名。奇穴。下腿前側、膝関節の中央から３寸下(上巨虚穴)の上約１寸、圧痛のある部分に取る。腹部腫塊、急性腹痛などを主治。

闌門(らんもん)　「七衝門」を参照。

ら行・り

李以斗(りいと) 人名。朝鮮李朝時代の医家。字は瑞七、号は西坡、純祖7年(1807)慶北漆谷で出生。天文・地理・医薬・算術に通じた。許浚の『東医宝鑑』を渉獵して、『医鑑刪定要訣』を編した。

理陰煎(りいんせん)『方薬合編』 方剤名。熟地黄20 当帰12 乾姜8 肉桂 甘草各4。「脾腎の虚証の場合、腎陰不足で発熱し、頭痛、身痛、面赤、舌乾の場合、口渇するが冷たいものを飲みたがらない真寒仮熱などの症状の場合に用いる」。

驪家医言(りかいげん) 書名。日本江戸時代、目黒道琢(1739〜1798)の医学論考を集めたもの。全2巻。

利膈化痰丸(りかくけたんがん)『郷薬集成方』 方剤名。白朮160 皂莢120 半夏 白礬各80。「脾胃虚弱により痰飲が生じ、心下痞硬、口中無味の場合に用いる」。

利膈湯(りかくとう)『本朝経験』 方剤名。①半夏6 附子0.6 梔子3。「食道の通過障害に用いる。食道の内外に原因があって狭窄を起こし、嚥下困難、嘔吐、口渇があって、粘稠な痰や唾液を吐くものなどに用いる」 ②薄荷 荊芥 防風 桔梗 人参 牛蒡子 甘草各40。『東医宝鑑』「風熱により咽喉腫痛する場合に用いる」。

裏寒(りかん) 臓腑の寒証のこと。多くは陽気不足や外寒伝裏により起こる。主な症状は、畏寒肢冷・面色蒼白・腰膝痠冷・大便溏泄・小便清長・脈沈遅か微細・舌質淡苔白潤などが見られる。

裏寒外熱(りかんがいねつ) 下痢清穀・厥逆・脈微などの裏寒証と、身熱があっても悪寒せず、面赤などの外熱証などの症状がみられるもの。その裏寒は真寒であり、外熱は仮熱である。

裏寒格熱(りかんかくねつ) ①「陰盛格陽」の別名。②体内の陰陽が失調すると、下部の寒性が上部の熱性を阻む症状が見られる。これは虚寒により下痢が長引いたり、寒涼性の薬物を誤用することで、食べるとすぐに吐くなどの症状が生じる。

利気(りき) 「行気」を参照。

理気(りき) 薬物の「行気」「解鬱」「補中益気」などの作用を運用して、「気滞」「気逆」「気虚」などを治療する方法のこと。「気虚」には補益中気薬を用いて「補気」する。「理気」は「気滞」と「気逆」の際に用いるもので、「疏鬱理気」「和胃理気」「降逆下気」などに分けられる。理気薬では、性質が香燥で津液を損なうものは使用を避ける。

利気丸(りきがん)『東医宝鑑』 方剤名。大黄 牽牛子各80 香附子52 黄柏40 木香 檳榔 枳実 橘皮 陳皮 蓬莪朮 黄連各12。「食積により心下痞痛する場合と、気滞により大便が硬く、尿不利の場合に用いる」。

理気祛風散(りききょふうさん)『東医宝鑑』 方剤名。羌活 独活 橘皮 陳皮 枳実 桔梗 天南星 半夏 烏薬 天麻 川芎 白芷 防風 荊芥 白芍 甘草各2.4 生姜5。「中風により口眼喎斜になった場合に用いる」。

李希憲(りきけん) 人名。朝鮮李朝時代の医家。本貫は完山。宣祖33年(1600)庚子式年医科出身。尹知微とともに『東医宝鑑』『纂図脈』『新撰辟瘟方』『辟疫神方』などを監校。

利気散(りきさん)『医林撮要』 方剤名。黄耆 陳皮 甘草各同量。「老人が気虚により尿不利する場合に用いる」。

李宜春(りぎしゅん) 人名。朝鮮李朝時代の医家。医術に精通し、純祖14年(1814)医人として名声が高かった。宜春の遺方『瘍医微』を憲宗2年(1836)に申耆永が編集して刊行した。
裏急(りきゅう) 腹裏拘急の略称。虚証の腹証で、虚満・便秘・腸管の蠕動亢進・両側腹直筋の緊張などが見られる。
裏急後重(りきゅうこうじゅう) 痢疾の主症状の一つ。大便の前に腹痛し、大便が我慢できないのを「裏急」という。また大便が逼迫しているのに、すっきり出ないで、肛門に墜重感があるものを「後重」という。
裏虚(りきょ) 臓腑の気血が不足して、機能が衰退した症状のこと。
利竅(りきょう) 孔道の通りを良くすること。一般には大小便の孔道を指す。これは湿熱が停滞したり、または津液が枯燥して、大小便が閉滞するなどの症状が見られる場合に用いる。
鯉魚湯(りぎょとう)『東医宝鑑』 方剤名。白朮　赤茯苓各8　白芍　当帰各6　陳皮2　鯉魚1　生姜7。「脾腎が虚して妊婦の顔がむくみ、全身も浮腫し、尿赤、尿不利する場合に用いる」。
理気和気湯(りきわきとう)『郷薬集成方』 方剤名。半夏　白茯苓各6　紫蘇葉　厚朴　白豆蔻　枳実各3。「胃脘痛、小腹腫満、悪心、酸水が込み上がる場合に用いる」。
六合(りくごう) 「十二経別」を参照。
李景華(りけいか) 人名。朝鮮李朝時代の医家、進士、経史子集に精通した。正祖14年(1790)『広済秘笈』4巻を著述。
李圭晙(りけいしゅん) 人名。朝鮮李朝時代の医家。号は石谷、字は叔玄。哲宗6年(1855)慶北延日郡で出生、1923年逝去。儒学者で経書以外に医学の研究にも没頭。朱丹渓の「補陰説」を排斥して「扶陽論」と「気血論」を主張した。『医鑑重磨』『黄帝素問節要』『本草』などを編した。
離経脈(りけいみゃく) ①速すぎる脈、または遅すぎる脈のこと。『難経』では、脈拍と正常な呼吸の比率が6以上のもの(1分間に108回以上)、または2以下(1分間に36回以下)のものを「離経脈」と指摘している。②妊産婦は分娩中に脈拍が速くなるが、これも「離経脈」という。
裏結(りけつ) 大便秘結のこと。熱結と寒結の区別がある。「熱結」は、胃腸に積熱したり、熱邪が胃腸を侵犯して、胃腸の津液を消耗させて、大便燥結して不通となる。「寒結」は、陰寒が胃腸に結聚し、伝導機能が減弱して、大便秘結して不通となる。「熱結」には、さらに発熱・午後に高熱・時に譫語・腹痛(または圧痛)・舌苔黄燥・脈沈有力などが見られる。「寒結」では、さらに神疲気弱・便意があっても排出できない・食欲不振・四肢不温・小便清長・舌質淡・脈沈遅無力などが見られる。
理血(りけつ) 治法。血分の疾病を治療する方法のこと。これには「補血」「涼血」「温血」「祛瘀活血」「止血」の五種類の方法がある。
李献吉(りけんきち) 人名。朝鮮李朝時代の医家。字は夢叟、別字は蒙叟、号は完山、本貫は南陽。『麻疹奇方』などを著述。
李元豊(りげんほう) 人名。朝鮮李朝時代の医家。字は大有、号は楽山主人、英祖35年(1759)生まれ。正祖元年(1777)丁酉訳科漢学に登科。正祖22年(1798)『麻疹彙成』を著述。小児治方として名声が高かった。
李杲(りこう、1180～1251) 人名。中国南宋時代の医師。河北省保定生まれ。字は明之、東垣と号した。富豪の家に生まれ、幼時より聡明で医薬を好んだ。張元素に学ぶ。特に脾胃の働きを重んじ、補中益気湯をはじめ、多くの新処方を発明した。『脾胃論』『内外傷弁惑論』『蘭室秘蔵』などの著者。彼の説を継承する一派を「温土派」という。弟子に羅天益がある。
裏喉癰(りこうよう) 「咽後癰」を参照。
李在夏(りざいか) 人名。朝鮮李朝時代の医家。本貫は白夏、号は錦石。姜永老、姜海遠、趙寅夏らの同学とともに、嶠南に牛痘局を設置した。『済嬰新編』を著し、種痘の普及に尽力した。
李済馬(りさいま・いじえま) 人名。朝鮮李朝時代の医家。号は東武、鎮海および高原県監を歴任した。経史諸集、医薬および卜筮に長じた。高宗31年(1894)4月『東医寿世保元』上下2巻を著述。本書において、人体の気質と性質により「太陽」「少陽」「太陰」「少陰」の四象に分けて、「四象医説」の原理および治療法を論じた。光武4年(1900)に卒した。

李時珍(りじちん、1518～1593年)　人名。中国明時代の医師。字は東壁。父の李言聞もすぐれた医家であった。『本草綱目』の著者。この書は、中国の漢代からの中国の薬物の集大成で、薬物を動物・植物・鉱物などに分け、その品名・産地・収穫法・製法にまで言及している。金元時代の新しい理論を盛り込んだ画期的な本草書で後世に大きな影響を与えた。

利湿(りしつ)　治法。小便を通利して、湿邪を下焦から滲利して去る方法のこと。しかし陰虚で津液が虧損した遺精や滑精などには使用してはならない。もし使用する場合には、滋陰薬を加味する。また利湿薬には滑利降泄作用が強く、たとえば生薏苡仁、瞿麦、冬葵子などは、妊婦には用いてはならない。

痢疾(りしつ)　古くは「滞下」といい、「腸澼(ちょうへき)」ともいう。「滞下」とは、大便の回数が増えて、便意があっても、スッキリ通じず、肛門に墜重感があり、堅いものが阻滞している感覚があるものを形容している。「腸澼」とは、腸内に積滞があり、排便時にピーピーと音がするものを形容している。本病は、夏秋季によく見られる腸動の急性伝染病である。症状は腹痛・粘液膿血様の大便があり・回数は増えるが少量・裏急後重などが主証となる。多くは腸胃が内虚し、生冷の果物や不潔なものを摂取し、湿熱が内蘊し、毒が腸中に滞ることにより起こる。古典には、痢疾の記述が非常に多く、広範囲に及んでいる。その臨床的な特徴と誘発原因などにより、「風痢」「寒痢(冷痢)」「湿熱痢(熱痢、赤痢、赤白痢)」「寒湿痢(湿痢)」「水穀痢」「噤口痢」「白痢」「五色痢」「休息痢」「久痢(遷延痢)」「疫毒痢」など、その名称は非常に多い。しかし一般的には、「湿熱痢」「疫毒痢」「寒湿痢」「久痢(遷延痢)」「休息痢」の5種類に分類する。各項を参照。

裏実(りじつ)　「内実」ともいう。①外邪が化熱して裏に入り、胃腸に集結し、そのために壮熱・煩渇・腹痛・便秘などの腑実の症候を指す。②人体内部の機能障害により起こる気血の鬱滞・痰結・食積・虫積などを指す。

李朱医学(りしゅいがく)　中国金元時代の医学をいう。金元時代には名医が続出し、その内で李東垣と張子和らの説を主張した者を「補土派」と呼び、朱丹渓や劉河間らの説を主張した者を「養陰派」と呼んだ。そして李東垣と朱丹渓らの医説を合わせて「李朱医学(学派)」というようになった。

李峻奎(りしゅんけい)　人名。朝鮮李朝時代の医家。光武4年(1900)正月　正三品内部病院長、同年7月広済院長などを経て、『医方撮要』1巻を著述。

裏証(りしょう)　六淫や七情などの病因が、臓腑や血脈や骨髄などに影響して起こる症候を指す。これには二種がある。①外感病の表邪が裏に伝入(気分、営分、血分に伝入)し、その病が臓腑に波及して、高熱や潮熱・神昏・煩躁・口渇・腹脹痛・大便秘結や泄瀉・小便短赤や不利・舌苔黄乾・脈沈数などの症状が現れるもの。多くは、急性熱病の中期や初期に見られる。②内臓の病変で、外感に相対していう。たとえば肝病の眩暈・胸痛、心病の心悸・気促、脾病の腹脹・泄瀉、肺病の咳嗽・気喘などを指す。

理傷続断(りしょうぞくだん)　各種の外傷や骨傷を処置することを意味する。

理傷續斷秘方(りしょうぞくだんひほう)　書名。中国唐代、藺道人の著。946年?。全1巻。『医治整理補接次第(手法)口訣』と『方論』からなり、現存する最も早い接骨の専門書。

李鍾仁(りしょうにん)　人名。朝鮮李朝時代の医家。本貫は完山、字は寿甫。生員朴斎家から人痘種法の教示を受けた。『時種通編』を著述。

利小便、実大便(りしょうべん、じつだい

べん) 治法。湿瀉に対する治療法。湿瀉の症状は、大便が水様性で回数も多く・小便短少・腸がゴロゴロと鳴り・腹痛は無く・苔白・脈濡細などが見られる。この治療には胃苓湯(蒼朮、厚朴、陳皮、甘草、桂枝、白朮、猪苓、茯苓、沢瀉。つまり平胃散合五苓散)を常用して、健脾祛湿して小便を清利にすれば、大便も正常になること。

利水(りすい) 治法。水気を下行させて通利すること。「利尿」「導尿」などはこれに含まれる。薬物では猪苓・沢瀉・通草などがある。

裏水(りすい) 浮腫や水腫のうち、皮膚以外の部分に水分が貯留することをいう。

利水剤(りすいざい) 体液の偏在を調節し、余分なものを体外へ排出するとともに、不足した部分の外部への流出をとめる、その両面の調節作用を持つ薬物のこと。薬物では茯苓、沢瀉、蒼朮、猪苓、木通、車前子、滑石、杏仁などが用いられる。

李宗準(りそうじゅん) 人名。朝鮮李朝時代の医家。字は仲鈞、号は慵斎、本貫は慶州。成宗乙巳文科に合格、三司を経て湖堂に選された。金宗直の門人。詩文・書画に長けた。『神仙太乙紫金舟方』を撰した。

理中(りちゅう) 治法。脾胃は中焦にあるので、脾胃を「調理」する治療法のこと。一般的には脾胃の虚寒を指し、これには「温中祛寒」法①を用いて治療する。

理中安蛔湯(りちゅうあんかいとう)『傷寒六書』 方剤名。蒼朮 人参 茯苓 烏梅各3 乾姜 甘草各2 蜀椒1.5。(理中湯に茯苓、烏梅、蜀椒を加味) 「冷え性で胃内停水があり、人参湯証に似て蛔虫のいるものなどに用いる」。

理中化痰丸(りちゅうかたんがん)『明医雑著』 方剤名。人参9 乾姜4.5 炙甘草3 白朮6 半夏12 茯苓9。脾胃虚寒・痰飲内停による、嘔吐・食欲不振・便溏・稀薄喀痰などに用いる。

理中豁痰湯(りちゅうかつたんとう)『東医宝鑑』 方剤名。白朮 白芍各4 人参 白茯苓 半夏 瓜呂根 陳皮 天門冬 麦芽各2.8 黄芩 香附子 黄連 桔梗各2 枳実 甘草各1.2 生姜汁20mℓ 竹瀝油60mℓ。「熱痰により全身倦怠、発熱、顔に潤いが無く、冷汗、胸悶、咳嗽、多痰、短気、消化不良の場合に用いる」。

理中丸(りちゅうがん)『傷寒論』 方剤名。理中湯・人参湯ともいう。人参6 乾姜6 炙甘草6 白朮9。①中焦虚寒による、食欲不振・泄瀉・嘔吐・腹痛喜温・四肢冷に用いる。②寒邪直中による、寒疝(腹痛)・腹冷・寒霍乱(嘔吐・泄瀉)・あるいは便秘・腸鳴・四肢冷に用いる。③陽虚不摂血による、便秘・崩漏・衄血などに用いる。

李中梓(りちゅうし、1588〜1655) 人名。中国の医家。字は士材。念我と号す。幼時より聡明であったが、体が弱かったので医学の道に進んだ。金元四大家の節をよく理解し、治療に極めて優れていた。著書に『内経知要』『医宗必読』などがある。

理中湯(りちゅうとう) 方剤名。①「温中祛寒」を参照。②人参 白朮 炮乾姜各8 炙甘草4。「脾胃が虚して、腹満痛、頻繁に泄瀉する場合に用いる」。

李鎮夏(りちんか) 人名。朝鮮李朝時代の医家。字は忠甫、後に炳夏に改名した。純祖27年(1827)丁亥医科試験に登科。『解惑辨疑』などの著書がある。

栗園一夕話(りつえんいっせきわ) 書名。日本江戸時代、浅田宗伯(1815〜1894)の著。医学随筆集。『一夕話』『勿誤堂一夕話』ともいう。

六君子湯(りっくんしとう)『医学正伝』 方剤名。①「塞因塞用」を参照。処方名。人参 蒼朮 茯苓 半夏各4 陳皮 生姜 大棗各2 甘草1。「治痰挟気虚発飩」 ②半夏 白朮各6 陳皮 白茯苓 人参各4 炙甘草2 生姜3 大棗2。『東医宝鑑』「気虚により痰が盛んで、全身労倦、口中無味、心下痞硬、時に悪心、嘔吐、便秘する場合に用いる」。

六君煎(りっくんせん)『処方集』 方剤名。熟地黄8〜20 当帰 半夏 白茯苓各8 陳皮6 甘草4 芥子2.6 生姜5。「肺腎が虚

り

したために、痰が盛んで、咳嗽、短気、悪心する場合に用いる」。

六経（りっけい）　「太陽経・陽明経・少陽経・太陰経・少陰経・厥陰経」のこと。この六経とその表す症候の特徴を用いて、疾病部位の深浅（表裏）や疾病の発展段階を説明して、急性熱病（広義の傷寒）を治療する際の弁証論治の綱領、つまり六経弁証とした。

六経標本（りっけいひょうほん）　『霊枢・衛気篇』に見える。「標」は末梢、「本」は根本のこと。「標本」とは相対的な概念であり、主従関係でもある。十二経脈では、四肢にあるのが「本」で、頭部や顔面、体幹にあるのが「標」である。以下のようになる。

足太陽膀胱経：標は目（睛明穴）にあり、本は跟骨の５寸の中（附陽穴）にある。

足陽明胃経：標は首筋と頬の側（人迎穴）にあり、本は厲兌穴にある。

足少陽胆経：標は耳（聴宮穴）にあり、本は第４指の末節の外側（竅陰穴）にある。

手太陽小腸経：標は命門の上１寸（陽白穴）にあり、本は外踝の後ろ（養老穴）にある。

手陽明大腸経：標は顔の合鉗の上（頭維穴）にあり、本は肘骨の中（曲池穴）にある。

手少陽三焦経：標は耳後上の下外眥（絲竹空穴）にあり、本は小指と次指の間（液門穴）にある。

足太陰脾経：標は肺兪（脾兪穴）と舌本にあり、本は三陰交穴にある。

足少陰腎経：標は肺兪（腎兪穴）と舌下両脈にあり、本は内踝の上２寸（交信穴）にある。

足厥陰肝経：標は肺兪（肝兪穴）にあり、本は行間の上５寸（中封穴）にある。

手太陰肺経：標は雲門の外（天府穴）にあり、本は寸口の中（太淵穴）にある。

手少陰心経：標は肺兪（心兪穴）にあり、本は鋭骨の端（神門穴）にある。

手厥陰心包経：標は脇の下３寸乳頭から横へ１寸（天池穴）にあり、本は掌の後の両筋の間（内関穴）にある。

六経病（りっけいびょう）　「六経弁証」を参照。

六経弁証（りっけいべんしょう）　外感病（発熱が常見される）の弁証方法の一つ。六経とは「太陽・陽明・少陽・太陰・少陰・厥陰」のこと。これは外感病の過程に見られる、６種類の症候の分類名である。「六経病」ともいう。

外感病の初期には、悪寒・発熱・頭痛・脈浮などが見られる。これを「太陽病」という。そして病邪が内向して進展し、表寒証から裏熱証に転変すると、身熱・悪寒せずに反対に悪熱するなどが見られる。これを「陽明病」という。もし発熱時に悪寒せず、悪寒時に発熱せず、悪寒と発熱が交互に出現して、さらに口苦・咽乾などの症状が見られれば、「少陽病」である。以上の３種類の類型は「三陽病」である。この三陽病の性質は陽に属し、熱に属す。

病邪が内部へ進展する場合のもう一つの病理上の伝変がある。陽証や熱証から陰証や寒証に転変し、腹痛・嘔吐・泄瀉などが見られれば「太陰病」という。さらに神倦・脈微細・悪寒肢冷が見られれば「少陰病」という。病状が複雑で、寒熱交錯となるものは「厥陰病」という。以上の３種類を「三陰病」という。三陰病の性質は陰に属し、寒に属す。したがって発熱はしない。

六経病は、後漢代の張仲景の『素問』の六経の基礎の上に、傷寒病の伝変状況を結びつけて作り上げた６つの弁証の綱領である。これは外感熱病の過程における、いくつかの段階で現れる総合的な症状であり、独立した疾病ではない。その六経でも、有機的な連係があるので、「合病」「併病」なども見られ、相互に転変することもある。

六経弁証の主な目的は、各経の主証と熱型を分別することである。しかし熱性病を弁証するにおいては、それだけでは限界があり、「衛気営血」弁証なども用いて全面的に弁証しなければならない。

立効散（りっこうさん）『蘭室秘蔵』　方剤名。細辛２　炙甘草1.5　升麻　防風　竜胆。風傷による歯痛・頭痛・項背痛などに用いる。

歯痛に用いるときは、水煎したものを口中にふくんで、痛所に留めその後に呑み下す。

立効散(りっこうさん)『東医宝鑑』 方剤名。①蒲黄 生地黄 赤茯苓 甘草各4。「小児が排尿困難で血尿が出る場合に用いる」 ②瞿麦16 梔子8 甘草4 葱白7 生姜7 燈芯。「下焦に熱が集積し、尿黄、淋漓、腰痛する場合に用いる」 ③全蝎7 砂仁21 茴香4。「小腹より陰嚢に攣痛する場合に用いる」 ④橘皮 陳皮 烏薬 乾姜 香附子 蓬莪朮 三稜各同量。「瘀血により腹痛が長引く場合に用いる」 ⑤沙参40 白芍20 橘核 肉桂 柴胡各4 陳皮 呉茱萸各2。『方薬合編』「気が下に降りて小腹が痛み、陰嚢腫痛する、あらゆる疝症に用いる」 ⑥鉛粉 松膏 黄連 黄柏 枯白礬各30。「胎毒により身体掻痒し、掻いた場所がただれて液が漏れる場合に用いる」 ⑦陳皮4 麝香0.2。『医方類聚』「耳より液や膿が出て、聞こえが悪くなった場合に用いる」 ⑧青黛 黄柏 枯白礬 五倍子各4。『医林撮要』「歯茎がただれて歯が抜けて、ひどければ粘膜がただれて食べられない場合に用いる」。

立定散(りっていさん)『東医宝鑑』 方剤名。皂莢1 半夏 杏仁各4。「哮喘により咽中に痰声がし、短気、口を開けて肩を持ち上げながら呼吸し、横になれずに不眠の場合に用いる」。

立命穴(りつめいけつ) 穴名。奇穴。鼻孔の両側のわずかに下の陥凹中に取る。心煩、譫語、鼻塞などを主治。

律呂(りつろ) 古代の音を調整する器具のこと。音を十二音階に分けて、「黄鐘、太簇、姑洗、蕤賓、夷則、無財」を「六律」とし、「大呂、夾鐘、林鐘、南呂、応鐘」を「六呂」とし、これを合わせて「律呂」という。

李梴(りてい、16世紀) 人名。中国明代の医家。字は健斎。万歴年間に活躍した。著書に『医学入門』などがある。

李廷輯(りていしゅう) 人名。朝鮮李朝時代の医家。本貫は完山、字は済叔、号は渼南。正祖5年(1781)『幼幼一心』の著述がある。

裏熱(りねつ) 胃腸の実熱、肺胃の実熱、肝胆の鬱熱を指す。症状としては、高熱・悪寒せずに反対に悪熱し・口渇引陰・煩躁、または心煩口苦・小便短赤・舌質紅苔黄・脈洪数か弦数有力などが見られる。

李蕃(りはん) 人名。朝鮮李朝時代の医家。本貫は延城、字は仲挙、顕宗13年(1687)、『龍山療痘編』を著述。

利腑気(りふき) 臓腑の気道を通利して、阻害させないようにすること。

理脾飲(りひいん)『医林撮要』 方剤名。陳皮 炙甘草 厚朴各40 川芎20 羌活 防風 肉豆蔻 白茯苓各10 呉茱萸4。「脾の不和により腹痛、泄瀉、身重、心下痞硬、脈微の場合に用いる」。

理脾湯(りひとう)『済州新編』 方剤名。厚朴6 蒼朮 陳皮 神曲 麦芽 山査子各4 乾姜3.2 砂仁 甘草各2。「産後に食滞により胸悶、心煩、悪寒発熱、口中無味の場合に用いる」。

李命運(りめいうん) 人名。朝鮮李朝時代の医家。医官、首医。宣祖21年(1821)、王大妃のころの医官。『纓雲斎方』の著者。

理瀹駢文(りやくへんぶん) 書名。中国清代、呉師機(尚先、安業)の著。1864年。全1巻。外治法について述べており、内治と外治の原理的一致性について明解に記述している。

瘤(りゅう) 良性や悪性腫瘍の総称。体表に生じる贅物のこと。李梴の『医学入門』に「瘤は初めて起こるは梅李の如く、皮嫩して光り、しばらくして石榴瓜瓠の状のごとく、もとより七情労欲により、また外邪を被り、痰を生じ瘀を聚め、気に随いて留住す。故にまた瘤贅と曰う、総じてみな気血凝滞結して成る」(瘤初起如梅李、皮嫩而光、漸如石榴瓜瓠之状、原因七情労欲、復被外邪、生痰聚瘀、随気留住、故又日瘤贅、総皆気血凝滞結成)と見える。その形状と病因により、「気瘤」「肉瘤」「筋瘤」「血瘤」「骨瘤」「脂瘤」などに分ける。各項を参照。

癃(りゅう) ①小便が不利なこと。②疲労や老衰の意味に解す。

留飲(りゅういん)　①長い間留まって流れない水飲を指す。これは中焦の脾胃の陽虚により、運化機能が失われ、津液が凝滞することにより生じる。主な症状は、口渇・四肢関節疼痛・背部寒冷感・気短・脈沈などが見られる。もし中陽が回復しなければ、古い水飲が排泄されても、新しい水飲がまた留積するので、なかなか治癒しない。②痰飲証の一つ。胸中の陽が虚し、水気が胸膈に留止すること。

劉温舒(りゅううんじょ)　人名。中国宋代の人。運気の研究にすぐれ、『素問入式運気論奥』を著した。

劉永貞(りゅうえいてい)　人名。朝鮮李朝時代の医家。燕山君9年(1503)7月、医学教授。内医として東班に叙された。金順蒙や朴世挙らとともに『簡易辟瘟方』の撰者。

流涎(りゅうえん)　唾液が口から流れ出る状態のこと。

溜于経、溜于府(りゅううけい、りゅううふ)(経に溜め、府に溜める)　邪気が頭・顔・胸・背部を傷れば経脈に流伝し、手・臂・下腿を傷れば府脈に流伝すること。

流火(りゅうか)　①脛部に生ずる丹毒のこと。これは湿火の下流により生ずる。②風痹の別名。疼痛が定まらないので名づく。

龍火内燔(りゅうかないはん)　「燔」とは焼くの意味。ここでは「腎火偏亢」を指している。「龍火」とは腎火・命門の火を指す。腎は陰の臓であり、内に水火(真陰と真陽)を蔵している。火水は平衡を保たなければならないが、腎水の欠損がひどければ、腎火を亢進させるために、陰虚火旺の病理変化が生じ、それにより腎の封蔵の機能が弱まり、性機能の亢進・遺精・早漏などの症状が現れる。

劉完素(りゅうかんそ、1110〜1200年)　人名。中国金元時代の医家、『素問玄機原病式』『素問要旨論』『宣明論』『傷寒直格』『素問病機宜保命集』『三消論』などの著者。河北省、河間の人、字は守真、劉河間ともいう。寒涼薬を多用したことから、彼の医説を「寒涼派」とも呼ぶ。

竜眼肉(りゅうがんにく)　薬物名。補血薬。甘、平、心・脾。①補脾摂血　②補心安神

流気飲(りゅうきいん)『医林撮要』　方剤名。黄芩　蒼朮各80　決明子60　大黄　牛蒡子　川芎　甘菊花　白蒺藜　細辛　防風　梔子　炙甘草　蔓荊子　荊芥　木賊　玄参各40。「風熱により視力が落ち、視界に黒い花びらが見え、風にあたると涙が出て、眼が渋り、目赤腫痛する場合、または翳膜、逆さまつ毛の場合に用いる」。

流気飲子(りゅうきいんし)『東医宝鑑』　方剤名。檳榔4　陳皮　赤茯苓　当帰　白芍　川芎　黄耆　枳実　半夏　防風　甘草各3　紫蘇葉　烏薬　橘皮　桔梗各2　木香1　生姜3　大棗2。「気滞により心下痞硬、胸脇苦満、項背強痛、大小便不利、腹満疼痛する場合に用いる」。

劉寄奴(りゅうきど)　薬物名。北劉寄奴(陰行草)⇒辛・苦。涼。南劉寄奴⇒苦。温。心・肝・脾・肺・腎・膀胱。①破血通経・消脹止痛。血瘀による無月経・腹腔内腫瘤・産後の血瘀腹痛などに用いる。また、打撲外傷の腫脹疼痛に用いる。②止血消腫。血淋(血尿)・血痢(血便)に用いる。また創傷の出血・瘡傷や熱傷の腫脹・疼痛に用いる。③清熱利湿。湿熱による黄疸・尿量減少・帯下などに用いる。④下気除脹。湿熱による腹満や気滞血瘀による腫脹に用いる。

龍玄穴(りゅうげんけつ)　穴名。奇穴。前腕部、橈骨茎状突起の上方で手根横紋の上1.5寸(列欠穴)の上の静脈中に取る。面癱、手痛、牙痛などを主治。

劉涓子鬼遺方(りゅうけんしきいほう)　書名。中国南斉、龔慶宣の著。495〜499年。全5巻。現存する最古の外科医書。主に外傷、癰疽、湿疹、疹癬について述べている。

龍虎丹(りゅうこたん)『東医宝鑑』　方剤名。草烏　蒼朮　白芷各40　乳香　没薬各12　当帰　牛膝各20。「全身のあちこちが痛み、手足浮腫、皮膚の知覚鈍麻の場合に用いる」。

竜骨(りゅうこつ)　薬物名。斂汗薬。甘渋、平、肝・腎・心。①潜陽安神　②益気斂汗　③固精止遺　④渋腸止痢　⑤斂血止血　⑥生肌合瘡

竜骨湯(りゅうこつとう)『外台秘要』　方剤名。龍骨　甘草各2　茯苓　麦門冬各4　桂枝　遠志　牡蛎各3　生姜2。「うつ病や精神分裂病があるものなどに用いる」。

流産(りゅうざん)　妊娠七ヶ月以前に出産してしまうこと。

龍山療痘編(りゅうさんりょうとうへん)　書名。朝鮮李朝時代　憲宗13年(1847)、李蕃の撰。痘瘡に関する専門医書。筆写本1冊。本書は『痘瘡経験方』の煩雑さを整理し、漏れを補充した書。

竜歯(りゅうし)　薬物名。渋。涼。心・肝。重鎮安神・収渋。心神不寧の癲狂驚癇・心悸・煩燥不眠に用いる。

龍耳(りゅうじ)　「耳聾」に同じ。

劉爾泰(りゅうじたい)　人名。朝鮮李朝時代、正祖時代の名医。正祖2年(1778)に『麻疹経験方』を著述。

龍歯鎮心丹(りゅうしちんしんたん)『医林撮要』　方剤名。龍歯　遠志　熟地黄　天門冬　山薬各240　五味子　白茯苓　麦門冬　車前子　地骨皮　茯神　桂心各200。「心腎不足により心悸、易驚、健忘、多夢、遺精、顔面蒼白、下肢無力の場合に用いる」。

柳之蕃(りゅうしはん)　人名。朝鮮李朝時代、中宗時より明宗時までに著名な内医。『分門瘟疫易解方』の編纂に参与して、『疽瘡易解方』を著述した。

留者攻之(りゅうしゃこうし)(留まる者は之を攻む)　『素問・至真要大論』に見える。病邪が体内に留滞している場合には、攻逐薬を用いる。気・血・痰・水などは、いずれも留滞することがある。つまり気滞では「行気」法を、血滞して瘀血になるものでは「祛瘀活血」法を、痰飲が滞留しているものは「滌痰」法を、水が内に留まるものは「逐水」法を用いる。

劉純(りゅうじゅん)　人名。中国明代初期の医家。朱震亨の孫弟子に当たる。著書に師の徐用誠の『医学折衷』を増補した『玉機微義』や『医経小学』などがある。

留針(りゅうしん)　刺針手法の一つ。針を穴位に刺入して針感が現れたら、針を体内に放置して、病人の体位は動かさずに、一定の時間を経て抜針する方法。その留針の時間は、病状により決める。

粒針(りゅうしん)　小さな金属粒(径約1mm)を絆創膏の下に貼り付けて、圧痛点や穴位上に装着させる方法のこと。

竜頭術(りゅうずじゅつ)　刺針手技の一つ。ある部分まで針を刺入したら、刺し手の拇指と示指の爪で、竜頭を弾き震わす方法のこと。

龍星丹(りゅうせいたん)『東医宝鑑』　方剤名。牛胆南星　朱砂各12　黄芩　黄連各8　全蝎　防風　薄荷　青黛各4　龍脳　牛黄　麝香各1.2。「風熱痰により半身不随、泡が混じった濃い痰を多く吐き、神識昏迷、眩暈する場合に用いる」。

柳成龍(りゅうせいりゅう)　人名。朝鮮李朝時代の針師。号は西涯、明宗朝に登科。針術に長けた。宣祖33年(1600)、明国の李梴の『医学入門』の針灸篇の経穴を図表に分類して『針灸要訣』を編集した。

龍石散(りゅうせきさん)『東医宝鑑』　方剤名。寒水石120　朱砂10　龍脳0.8。「上焦に熱が集積し、口中や舌や咽中が腫痛する場合に用いる」。

龍泉疔(りゅうせんちょう)　「人中疔」を参照。

流痰(りゅうたん)　骨関節の結核病のこと。「骨癆」「瘡癆」ともいう。多くは児童に好発し、他の結核病の病歴がある。病変部位は脊椎が最も多く、次に腰骨・膝・足関節、その次に肩・肘・手関節が多い。その病因は、先天不足や久病で腎陰が虧損することにより、骨髄が充実せず、骨質が軟弱になる。そこへ外邪が虚に乗じて侵襲し、痰濁が凝聚したり、または打撲損傷などにより誘発される。病程は長く、多くは熱は無く、

紅くも腫れも無く、数週間か数ヶ月後に、初めて痠脹漫腫してわずかに盛り上がるが、堅くは無い。しばらくして潰爛し、その後に液が流れるか、豆腐の滓状の液が流れ出る。瘡口は塞がりづらく、次第に瘻管を作る。さらに羸痩・乏力・潮熱・盗汗などの全身症状もともなう。

龍胆丸（りゅうたんがん）『郷薬集成方』 方剤名。龍胆　青葙子各40　黄芩　梔子　苦参　瓜呂根各20　升麻　黄柏各8。「傷寒病で発熱し、煩渇、胸悶、悪心する場合に用いる」。

流痰結瓜（りゅうたんけつか） 「流注」を参照。

龍胆元（りゅうたんげん）『東医宝鑑』 方剤名。龍胆　黄連　橘皮　使君子各同量。「熱疳により消痩し、食欲不振の場合に用いる」。

竜胆瀉肝湯（りゅうたんしゃかんとう）『一貫堂』 方剤名。当帰　川芎　芍薬　熟地黄　黄芩　黄連　黄柏　山梔子　連翹　薄荷　防風　車前子　木通　甘草各1.5　沢瀉　竜胆各2。一貫堂医学でいう、解毒証体質で、肝経湿熱が遷延したものに用いる。

竜胆瀉肝湯（りゅうたんしゃかんとう）『薛氏』 方剤名。①車前子　黄芩　沢瀉各3　木通　地黄　当帰各5　梔子　甘草　竜肝1.5。「陰部の熱感、充血、疼痛、腫脹のある実証のものなどに用いる」　②柴胡4　黄芩2.8　甘草　人参　天門冬　黄連　龍胆　梔子　麦門冬　知母各2　五味子7。『東医宝鑑』「肝胆の熱が激しく、口中糜爛、目赤、易怒の場合に用いる」　③龍胆　柴胡　沢瀉各4　木通　車前子　赤茯苓　生地黄　当帰　梔子　黄芩　甘草各2。『東医宝鑑』「肝経の湿熱により胸脇苦満、口苦、耳中腫痛、耳聾の場合、陰部腫痛して掻痒する場合、腹痛、尿不利の場合に用いる」。

竜胆草（りゅうたんそう） 方剤名。清熱降火薬。苦、寒、肝・胆・膀胱。①瀉肝降火　②清熱鎮驚　③利湿退黄　④瀉脬通溺　⑤解毒殺虫

龍胆湯（りゅうたんとう）『東医宝鑑』 方剤名。黄連　黄芩　梔子　当帰　陳皮　牛胆南星各4　龍胆　香附子各3.2　玄参2.8　青黛　木香各2　炮乾姜1.2　生姜3　玄明粉1.2。「肝胆の火が盛んで、耳聾する場合に用いる」。

流注（りゅうちゅう） 「流痰結瓜」ともいう。毒邪が流走して定まらず、あらゆる場所に注入して、深部の組織に変性を起こす化膿性病変の一つ。多くは気血虚弱のものに好発する。さらに肌肉の深部に生じ、結塊や腫脹が見られ、単発か多発で見られ、しばらくすると化膿する。本病の病名は非常に多い。病因により命名したものは、「湿痰流注」「暑湿流注」「瘀血流注」などがある。部位により命名したものは、「髂窩流注」などがある。症状により命名したものは「縮脚流注」などがある。

劉張学派（りゅうちょうがくは） 日本江戸時代に、劉完素と張子和（金元時代）の医説を唱えた学派のこと。

隆椎（りゅうつい） 背部の第7頚椎のこと。

竜脳（りゅうのう） 薬物名。辛・苦。微寒。心・脾・肝。①開竅醒神。中風痰厥（脳血管障害の意識障害・喘鳴）や高熱による意識障害に用いる。②清熱止痛・防腐消腫・生肌。咽喉の腫脹疼痛や口内炎に用いる。また、疔毒腫痛（化膿性皮膚炎）に用いる。また、癰疽瘡毒（化膿性皮膚病）が潰破した後に瘡口が収斂しないものに用いる。③明目退翳。風火による目の充血・腫脹疼痛・翳障(角膜混濁)などに用いる。

龍脳安神丸（りゅうのうあんしんがん）『東医宝鑑』 方剤名。白茯苓120　人参　地骨皮　麦門冬　甘草各80　桑白皮　犀角各40　牛黄20　龍脳　麝香各12　朱砂　馬牙硝各8　金箔35。「あらゆる癇疾に用いる」。

龍脳飲子（りゅうのういんし）『東医宝鑑』 方剤名。梔子48　甘草24　石膏16　瓜呂根　砂仁各12　藿香葉9.6。「咽喉腫痛、口中糜爛、胸悶、鼻衄する場合に用いる」。

龍脳雞蘇丸（りゅうのうけいそがん）『東医宝鑑』 方剤名。薄荷600　麦門冬160　蒲

り

黄　阿膠各80　甘草60　人参　黄耆各40　柴胡　木通各80　蜜1.2　乾地黄240。「肺虚で咳嗽が激しく、血痰を吐く場合に用いる」。

龍脳膏(りゅうのうこう)『東医宝鑑』　方剤名。①薄荷葉600　甘草120　防風　川芎　桔梗各80　白豆蔲30　砂仁5　龍脳4。「喉痹で咽喉腫痛して、のどがつまる場合に用いる」　②龍脳0.4　山椒20　杏仁10。「風寒により突然耳聾になる場合に用いる」　③龍脳4　青黛　白芷各1.5　白礬3　硼砂2。「湿疹に用いる」　④龍脳4　蕤仁10　杏仁7。『医門宝鑑』「眼の周囲が紅腫する場合に用いる」。

龍脳散(りゅうのうさん)『医林撮要』　方剤名。①石膏80　滑石12　甘草1　硼砂　龍脳　朱砂各0.4。「咽喉腫痛、飲食物を呑み込めない場合に用いる」　②芒硝20　龍脳4。『その他』「瞳に生じた翳膜を治療する場合に用いる」。

龍脳破毒散(りゅうのうはどくさん)『東医宝鑑』　方剤名。芒硝160　青黛　白殭蚕　甘草各32　蒲黄20　馬勃12　龍脳　麝香各4。「咽喉腫痛し、呼吸がつらく、話すこともつらい場合に用いる」。

癃閉(りゅうへい)　尿閉・排尿困難・下腹脹満などの症候の一つ。「癃」とは小便がタラタラと漏れるようで出にくく、下腹が次第に脹満すること。「閉」とは小便一滴も出ずに、病勢は危険である。一般的には「癃閉」と合称する。本証には、膀胱や尿道の器質的または機能的な疾病により起こり、排尿困難と尿貯留なども含まれる。さらに各種の原因により機能減退や衰弱を起こして、尿量が極度に減少することも含む。癃閉の原因は非常に多いいが、虚証と実証とがある。もし湿熱下注したり、または瘀血や結石阻塞などによるものは、実証である。腎陽不足により気化できなかったり、または腎陰虧損により津液内虚するものは、虚証である。

龍門(りゅうもん)　「胞門」、「玉門」ともいう。分娩を経験していない子宮のこと。

膂(りょ)　背部の脊椎の左右両側の筋肉郡を指す。脊中起立筋郡のこと。

料(りょう)　丸剤や散剤の処方を煎剤として用いる場合に、方剤の末尾に「料」を付ける。

窌(りょう)　①「窖」に同じ。地窖(穴ぐら)のこと。『霊枢・淫邪発夢篇』に「深地の窌苑中に居る」(居深地窌苑中)と見える。つまり深い地下の穴ぐらの中に居留すること。②「髎」と読み、「髎」に同じ。「禾髎(かりょう)穴」(穴名)も「禾窌穴」とすることもある。

髎(りょう)　骨節の間の部位を指す。いくつかの経穴の名称にも使用されている。

両陰交尽(りょういんこうじん)　「厥陰」を参照。

両衛(りょうえ)　人身の衛気が、昼は陽に行き夜は陰に行くこと。

涼開(りょうかい)　「清熱開竅」を参照。

涼膈散(りょうかくさん)『和剤局方』　方剤名。大黄　芒硝　炙甘草各20　山梔子　薄荷　黄芩各10　連翹40。上中二焦の熱毒による、発熱・悪熱・煩躁・面紅・目赤・口唇乾燥・口渇・口内炎・咽喉腫脹疼痛・胸中が熱し苦しい・小便短赤・便秘・舌質紅・舌苔黄燥・脈滑数に用いる。

涼膈散(りょうかくさん)『東医宝鑑』　方剤名。連翹8　大黄　芒硝　甘草各4　薄荷　黄芩　梔子各2　竹葉7　蜜若干。「臓腑に熱が集積し、咽乾、唇が熱く、口舌がただれ、眼と顔が赤く、眩暈、胸悶、時に鼻衄、大小便不利の場合に用いる」。

涼膈散火湯(りょうかくさんかとう)『四象診療』　方剤名。生地黄　忍冬藤　連翹各8　梔子　薄荷　知母　石膏　防風　荊芥各4。「少陽人の上消、天咽風により、咽喉腫痛、ものを呑み込めない場合に用いる」。

両感(りょうかん)　①陰陽の2つの経の表裏同病を指す。「傷寒両感」ともいう。たとえば太陽経の表証の発熱・頭痛などが見られる上に、同時に少陰経の裏証である乏力・四肢厥冷・脈微などの症状がともなうもの。②「重感」の別名。2種類の病邪が重複して感受すること。たとえば臓腑に本来積熱の邪が内在している上に、さらに風寒を外感すると、表裏同病の症候が見られる。

苓甘姜味辛夏仁湯(りょうかんきょうみしんげにんとう)『金匱要略』 方剤名。茯苓 半夏 杏仁各4 五味子3 甘草 乾姜 細辛各2。「喘鳴、喘咳、咳嗽、息切れなどがあり、浮腫を伴うもので冷え性で貧血などに用いる」。

両儀膏(りょうぎこう)『方薬合編』 方剤名。①熟地黄600 人参300 蜜300。「原気と精血不足により、身体が衰弱した際の補薬として用いる」 ②熟地黄30 粳米20 人参4。『補陽処方集』「肺気と心血が不足し、結滞脈が生じた場合に用いる」。

両枳三陳湯(りょうきさんちんとう)『医林撮要』 方剤名。陳皮 半夏各8 白茯苓6 天南星 枳実 枳殻 甘草各4。「上焦に痰が蓄積し、胸悶、小腹満、時に悪心、多痰の場合に用いる」。

梁丘(りょうきゅう) 穴名。足陽明胃経。郄穴。大腿前外側、外側広筋と大腿直筋腱外縁の間、膝蓋骨底の上方2寸。①疏肝和胃 ②活血化瘀 ③通経活絡 ④和中降逆 ⑤祛風化湿

良姜(りょうきょう)［高良姜］ 薬物名。温裏祛寒薬。辛、温、脾・胃。①温胃止嘔 ②健脾止瀉 ③祛寒止痛

苓姜朮甘湯(りょうきょうじゅつかんとう)『金匱要略』 方剤名。茯苓6 乾姜 蒼朮各3 甘草2。「腰部と腰より下部がひどく冷え、冷感を自覚するものなどに用いる」。

苓姜朮甘湯(りょうきょうじゅつかんとう)『処方集』 方剤名。赤茯苓6 乾姜 白朮各3 甘草2。「腰足が厥冷し重痛し、全身労倦、尿不利の場合に用いる」。

涼驚丸(りょうきょうがん)『東医宝鑑』 方剤名。黄連40 龍胆 防風 青黛各12 龍脳2 牛黄 麝香各1。「小児の急驚風により、裏熱が高く、突然痙攣をおこす場合に用いる」。

両脇拘急(りょうきょうこうきゅう) 両脇部が引きつって不快感を伴うものを指す。多くは水飲が両脇に聚結したり、または肝気が鬱結することで生ずる。

苓姜朮桂湯(りょうきょうじゅつけいとう)『その他』 方剤名。白茯苓20 生姜 白朮各3 甘草2。「寒湿の邪が脾胃を傷り、悪寒発熱し、口中無味、酸水がこみ上げ、手足厥冷、心下痞硬する場合に用いる」。

苓桂甘棗湯(りょうけいかんそうとう)『傷寒論』『金匱要略』 方剤名。茯苓6 桂枝 大棗各4 甘草2。「臍下の動悸が発作的に突き上げてきて、激しい心悸亢進の起こるもの(奔豚)などに用いる」。

苓桂甘草湯(りょうけいかんぞうとう)『済州新編』 方剤名。赤茯苓8 桂枝6 甘草4 大棗4。「痰飲により頭重、眩暈、胸悸、臍下悸、短気、尿量減少、胃に振水音がする場合に用いる」。

苓桂五味甘草湯(りょうけいごみかんぞうとう)『金匱要略』 方剤名。茯苓6 桂枝4 五味子3 甘草2。「咳嗽があって動悸息切れのあるものなどに用いる」。

苓桂朮甘湯(りょうけいじゅつかんとう)『金匱要略』 方剤名。①茯苓6 桂枝4 蒼朮3 甘草2。「心下に停水があって動悸、眩暈の激しいものなどに用いる」 ②赤茯苓8 桂枝 白朮各6 甘草2。『東医宝鑑』「痰飲により頭痛 眩暈、心悸、短気、尿量減少、腹水音がする場合に用いる」。

涼血(りょうけつ)［涼血散血］ 治法。血分の熱邪を清する方法。熱性病で熱邪が血分に侵入して、迫血妄行・吐血・衄血・便血・舌色紫絳・発斑色が紫黒などの症に適用される。方剤としては犀角地黄湯(犀角、生地黄、芍薬、牡丹皮)を用いる。「散血」とは、血中の熱を涼散すること。

涼血飲(りょうけついん)『東医宝鑑』 方剤名。①木通 瞿麦 荊芥 薄荷 白芷 瓜呂根 芍薬 麦門冬 乾地黄 梔子 車前子 連翹 甘草各3.2 燈心 竹葉各適量。「心癰により発熱し、心煩、心痛、短気する場合、悪寒発熱し、口乾、引飲、全身疼痛、面浮腫する場合に用いる」 ②人参 黄耆

黄連　生地黄　当帰　川芎　槐実　黄芩　枳実　升麻各4。「風、熱、燥の邪気が大腸に集積した痔瘻により、肛門周辺に瘻孔が生じて閉じず、血や液がにじむ場合に用いる」　③芍薬　黄芩　川芎　荊芥　生地黄　麦門冬　瓜呂根　甘草各4　燈心1　竹葉10。「血熱により腫物が頻繁に生ずる場合に用いる」。

涼血化斑(りょうけつかはん)　「透斑」を参照。

涼血祛風湯(りょうけつきょふうとう)『救急方』　方剤名。乾地黄　当帰　白芍各2.8　荊芥穂　防風　木賊　黄連　梔子　川芎　柴胡　甘草各2。「小児が風熱により目赤、目渋痛、白い翳膜が生じた場合に用いる」。

涼血解毒(りょうけつげどく)　治法。瘟疫や温毒などの熱毒熾盛を治療する方法。高熱口渇・煩躁・口気臭穢、または斑疹紫色、または咽喉潰爛、または頭面腫大などの症に適用される。方剤としては清瘟敗毒飲(生石膏、生地、犀角、黄連、梔子、桔梗、黄芩、知母、赤芍、元参、連翹、甘草、丹皮、鮮竹葉)を用いる。

涼血固経湯(りょうけつこけいとう)『その他』　方剤名。生地黄12　阿膠　白芍　側柏葉　黄芩各8　梔子　知母各4。「身熱が高く、月経量が多く、血塊が混じり、月経期間も長引き、面赤、口渇する場合に用いる」。

涼血散血(りょうけつさんけつ)　「涼血」を参照。

涼血地黄湯(りょうけつぢおうとう)『東医宝鑑』　方剤名。①生地黄12　芍薬　当帰　川芎各6。「出産後に陰血不足により発熱し元気がない場合に用いる」　②羌活　防風　柴胡各4　当帰　生地黄各2　知母　黄柏　荊芥　細辛　蔓荊子　黄芩　川芎　藁本　黄連　升麻　甘草各1.2　紅花0.4。「腎陰虚により、相火が旺盛になり、月経時以外の時に突然多量の下血をする場合に用いる」　③知母　黄柏各6　熟地黄　当帰　槐花　陳皮各2.8。「腸癖により小腹痛、血泡が混じる大便が出る場合に用いる」。

良工(りょうこう)　昔の医療技術が優秀な医家に対する呼称。

陵後下穴(りょうごかけつ)　穴名。奇穴。下腿外側、腓骨小頭の後縁(陵後穴)の下0.5寸に取る。下肢疼痛、膝痛などを主治。

陵後穴(りょうごけつ)　穴名。奇穴。下腿外側、腓骨小頭(陽陵泉穴)の後縁に取る。膝痛などを主治。

療治経験筆記(りょうじけいけんひっき)　書名。日本江戸時代、津田(田村)玄仙(1737～1809)の著。医方集。『経験筆記』ともいう。全10巻。寛政7年(1795)成。和文できわめて平易に自己の長年の経験を披露しており、その口訣は臨床的に高く評価されている。

療治茶談(りょうじさだん)　書名。日本江戸時代の書、津田(田村)玄仙(1737～1809)の著。医方・医論集。全9冊。臨床を中心としてわかりやすく和文で記された玄仙の著述集。

療治知要(りょうじちよう)　書名。日本江戸時代、本間棗軒(1804～1872)の著。簡便治方書。全5巻。『自準亭療治知要』ともいう。嘉永2年(1849)序。病名をイロハ順に並べ、その治方を列挙したもの。

療治之大概集(りょうじのだいがいしゅう)　書名。日本江戸時代の書、杉山三部書の一つ。杉山和一の著書(1680年刊)。上中下の3巻。

凌霄花(りょうしょうか)　薬物名。辛。微寒。肝・心包。①行血破瘀。血瘀による月経不順・無月経・腹腔内腫瘤などに用いる。②涼血祛風。血熱風盛による温まったり夜間に増悪する全身掻痒に用いる。

涼燥(りょうそう)　「潤燥」を参照。

涼胆元(りょうたんげん)『東医宝鑑』　方剤名。防風　蘆薈各40　黄連　黄芩　荊芥穂　龍胆各20　地膚子　黄柏各10。「胆が風寒に傷られ、眼に青いしみが生じ、眼がしぶり疼痛し、流涙、口苦する場合に用いる」。

良忠(然阿)(りょうちゅう、1199～1287)　人名。日本鎌倉時代の僧。『看病用心抄』の著者。鎌倉中期の僧で、浄土宗鎮西派の祖として活躍した。

良方金丹(りょうほうきんたん)　書名。中国の書、編者と刊年不詳。筆写本。上下2冊。

梁門(りょうもん)　穴名。足陽明胃経。上腹部、臍中央の上方4寸、前正中線の外方2寸。①温散寒積　②和胃降逆　③健脾理気　④消積化滞　⑤昇陽挙陥

両陽相熏灼(りょうようそうくんしゃく)　『傷寒論・辨太陽病脈証并治法』に「太陽病の中風、火を以って劫かして発汗すれば、邪風に火熱を被り、血気流溢し、その常度を失い、両陽相熏灼す…」(太陽病中風、以火劫発汗、邪風被火熱、血気流溢、失其常度、両陽相熏灼、…)と見える。つまり陽熱の病症に、艾灸や火熏迫汗の方法を誤用することで、火邪と陽熱の2つの陽邪が熏蒸燔灼して、火毒が内攻し、津液を傷り奪われ、病状を悪化させてしまうことを指す。

了了(りょうりょう)　疾病が治癒すること。

膂筋(りょきん)　「膂」を参照。

緑豆(りょくず)　薬物名。清熱解毒薬。甘、寒、心・胃。①清熱止渇　②解毒医瘡　③行水消腫　④清腸止痢

緑風(りょくふう)　「五風内障」を参照。

緑風内障(りょくふうないしょう)　緑内障(青光眼)のこと。多くは真陰気耗により、陰虚陽亢し、気血が不和になることで生ずる。主な症状は、瞳孔が散大し、淡緑色を呈し、物がはっきり見えず、灯火を見ると物の周囲に赤緑色の丸い翳が見える。急性に発症すると、激烈な疼痛・悪心・嘔吐・眼瞼腫脹・眼球充血などもともなう。急性期が過ぎれば、視力はひどく減退する。本病は再発しやすく、次第に悪化し、治療が遅れると失明することもある。

緑盲(りょくもう)　緑内障のこと。

膂骨(りょこつ)　①脊椎の総称。②第1胸椎の棘突起を指す。

藜蘆(りろ)　薬物名。湧吐薬。苦辛、寒、毒、肝・肺・胃。①吐痰宣壅　②促嚔通竅　③殺虫滅疥

林億(りんおく、11世紀)　人名。中国北宋の人。校正医書局において高保衡・孫奇らとともに当時伝わった医学典籍を校訂し刊行した。

淋家(りんか)　平素より小便が淋漓として止まらず、尿意頻数で尿量も短少で、排便時に陰瘂が痛む病人のこと。古典では、経験的にこの淋家には発汗法を用いてはならないとしている。もし発汗すると便血を引き起こしてしまうと指摘している。

淋証(りんしょう)　頻尿、急に尿意が来る、排尿障害や渋痛・淋漓(タラタラ)として尽きないなどの症候を総じて「淋証」とする。これは「石淋」「気淋」「膏淋」「労淋」「血淋」の五種に分類する。多くは湿熱が下焦に積聚し、膀胱に滲入したり、または腎虚により湿濁が下注し、気化不利により起こる。五淋の病因はそれぞれ異なる。各項を参照する。

臨証指南医案(りんしょうしなんいあん)　書名。中国清代、葉桂(天士、香岩)の著。1746年。全10巻。葉桂の弟子の華岫雲たちが、その平素の医案を収集し、節に分けて編纂したもの。

臨蓐(りんじょく)　産前ともいう。妊娠9ヶ月から分娩前までの期間を指す。

臨睡前服(りんすいぜんふく)　服薬法。病邪が胸膈部に停滞している場合や、病邪が左右の肋骨か肺や横隔膜の上にある場合には、就寝前に服薬すると効果的である(清代の景日昣の『嵩崖尊生書』を参照)。

鱗癬(りんせん)　「牛皮癬」に同じ。

鱗体(りんたい)　蛇体ともいう。皮膚が蛇の鱗のようになる症状のこと。気血が虚弱して皮膚を滋潤できないために起こる。

淋閟(りんひつ)　小便がタラタラと漏れ出て、渋痛すること。

淋露(りんろ)　①『霊枢・官能篇』と『九宮八風篇』に見える。「淋露」は疲労の意味。②婦人科では、産後に悪露が滴り、止らない症候を指す。

淋瀝(りんれき)　小便が急迫・短・数・渋・痛などをあらわす状態のこと。

ら行・る

瘰(るい)　「瘰癧」を参照。

泪為肝液(るいいかんえき)　「五臓化液」を参照。

泪竅(るいきょう)　涙点のこと。内眥部にある。上下の眼瞼の内側に一つずつある小さな孔のこと。涙が流れる通路のこと。

類経(るいきょう)　書名。中国明代、張介賓による医書(明代、1624年刊)。これは『黄帝内経』を定本として、その内容を編集し直したもの。その補遺として『類経図翼』11巻、『類経附翼』4巻がある。

類経図翼(るいきょうずよく)　書名。中国明代、張介賓による著書(1624年刊)全11巻。『類経』を補う目的で編集されたもの。図表と論述を合わせて、運気と針灸について説明を補足している。

類経附翼(るいきょうふよく)　書名。中国明代、張介賓による著書(1624年刊)全4巻。『類経』を補充するために著述されたもの。「医易」「律原」「求正録」「針灸賦」より成る。

累日(るいじつ)　「数日」の意味。

類聚方(るいじゅほう)　書名。日本江戸時代、吉益東洞(1702〜1773)の著。薬方集。不分巻1冊。明和元年(1764)刊。『傷寒論』『金匱要略』の条文を分解し、処方単位に類別して再編成した書。113処方を収録。

類聚方義(るいじゅほうぎ)　書名。日本江戸時代、村井琴山(1733〜1815)の著。古方解説書。巻数不詳。成立年不明。琴山が師である吉益東洞の『類聚方』に諸本との異同や、自己の見解を加えたもので、内容は詳細。

類聚方広義(るいじゅほうこうぎ)　書名。日本江戸時代、尾台榕堂(1799〜1870)の著。『類聚方』の注解(頭注)書。不分巻1冊。安政3年(1856)刊。『類聚方』に『方極』を加え、東洞の学統を承けた榕堂が長年の考察と実践における詳細な頭注を加えたもの。古方派の臨床実用書としては最良の書とされ、近現代の日本漢方界でも愛読された。

類聚方集成(るいじゅほうしゅうせい)　書名。日本江戸時代、難波抱節(1791〜1851)の著。『類聚方』の注解(頭注)書。不分巻1冊。安政5年(1858)刊。

類聚方集覧(るいじゅほうしゅうらん)　書名。日本江戸時代、雉間暘谷(生没年不詳)の著。『類聚方』の注解(頭注)書。全2巻1冊。享和3年(1803)自序刊。吉益東洞の『類聚方』『方極』『医方分量考』を合わせ、暘谷の臨床的な注が加えてある。

類聚方弁正(るいじゅほうべんせい)　書名。日本江戸時代、秦恭徳(生没年不詳)の編著。『類聚方』の補訂書。不分巻2冊。文政10年(1827)刊。陰陽虚実の論を採用すべきと、『類聚方』の欠略を補遺する目的で編まれたもの。

類書(るいしょ)　部門別に分類して編集した書籍のこと。医学類書では、基礎医学や臨床医学などを包括している。中国清代の陳夢雷らが編した『古今図書集成医部全録』は、その代表作である。

類証治裁(るいしょうちさい)　書名。中国清代、林珮琴(羲桐)の著。1839年。清朝中葉以前の医学書を収録。

羸瘠(るいせき)　衰弱して痩せた状態のこと。

羸痩(るいそう)　「羸」とは衰弱のこと。つまり痩せ衰える状態のこと。

類中風(るいちゅうふう)　「中風」を参照。

泪堂(るいどう)　「泪竅」を参照。

泪嚢炎(るいのうえん)　「漏睛(ろうせい)」を参照。

羸敝(るいへい)　疲れ、弱ること。

涙墨紙(るいぼくし)　書名。日本室町時代、田代三喜(1465〜1537)の口述、曲直瀬道三の筆記になる医書。不分巻1冊。天文6年(1537)成。三喜が臨終を悟り、道三に口授したものとされ、死証(死亡必定の症候)10条の秘伝が記されている。道三が師との死別にあたり、涙を硯に受けて墨を磨ったことからこの書名がある。

瘰癧(るいれき)　『霊枢・寒熱篇』に見える。「癧子頚」「癧頚」「鼠瘡」ともいう。その小さいものを「瘰」といい、大きいものを「癧」という。多くは、頚項部や耳の前後に発症し、病変は片側に限局するが、両側同時に発生することもある。また、頷下や胸鎖乳突筋の前後、腋下の部分まで広がる。その形状は、数珠(じゅず)のように連なり、数えることもできる。その病因は肺腎の陰虚により、虚火が内灼して痰が生じ、痰火が頚項に結集して起こる。多くは虚弱な児童に見られる。症状は、初めは一つか数個の大小の豆状の結塊が生じ、次第に増大する。その数も次第に増え、3～5個が連なり、ひどければ10数個にもなる。その皮膚色は変わらず、これを押すと堅く、押すと動き、悪寒発熱は無く、また疼痛も自覚しない。長くなるとわずかに痛み出し、結塊が連接して片状になり、その塊を押しても動かなくなる。潰爛しそうになれば、皮膚色が次第に紅くなり、軟らかくなり、潰爛すると稀薄で痰のような膿が流れだし、または豆汁のようになり、しばらくすると瘡口は塞がらずに瘻管を形成するので「鼠瘻(そろう)」ともいう。その病因や発病部位に違いにより、「痰瘰」「湿瘰」「気瘰」「筋瘰」などの名称がある。

瘰癧穴(るいれきけつ)　穴名。奇穴。前腕部、手関節掌側横紋の中央(大陵穴)から上方3.5寸に取る。瘰癧などを主治。

瘻瘡(るそう)　瘻孔が生じる瘡のこと。

る

ら行・れ

厲（れい）　①猛烈、迅速のこと。癩に通ず。「厲風」とは「麻風」のこと。『素問・風論』に「厲は、榮気熱胕有りて、その気清からず、故にその鼻柱をして壊して色敗れ、皮膚傷潰せしむ」（厲者、有榮気熱胕、其気不清、故使其鼻柱壊而色敗、皮膚傷潰）と見える。つまり、その病症が麻風と似ていることを述べている。②疾疫のこと。『素問・六元正紀大論』に「民す乃ち厲す」（民乃厲）と見える。つまり人々に発生する流行性疾患を指す。

冷罨法（れいあんぽう）　「罨」を参照。

鈴医（れいい）　古くは、広く農村をめぐり歩く多くの医師がいた。彼らは鈴を鳴らして、回診していることを知らせた。この医師らは、師匠からの口伝により医学を修得し、それなりの優秀な技能を備えていた。彼らは、少数の薬草と簡便な治療方法に駆使して、病気を治療していた。しかしその中には、医師にかこつけて詐欺を働くものもいたという。

羚角鈎藤湯（れいかくこうとうとう）『通俗傷寒論』　方剤名。羚羊角 4.5　桑葉 6　川貝母 12　鮮地黄 15　釣藤鈎 9　菊花 9　茯神 9　白芍薬 9　生甘草 2.5　竹茹 15。肝経熱盛・熱極動風による、高熱・煩躁・狂乱・頭脹・眩暈・痙攣・頚項部硬直・後弓反張・舌質絳燥・脈弦数などに用いる。

冷汗（れいかん）　症状名。畏寒・肢冷して汗出するものを指す。汗出の前には、発熱も無く、口渇も無く、つねに精神萎靡・面色蒼白・大便稀溏・小便清長・脈沈遅・舌質淡苔白潤などの寒性の症候をともなう。多くは平素より陽虚で、衛気不足し、腠理が弛緩することで起こる。またひどく驚いても生ずる。

戻気（れいき）　「戻」とは暴虐の意味。「癘気」「疫毒之気」「毒気」「異気」「雑気」などとも言う。強烈な伝染性を持つ疾病を発する邪気のこと。古くは、長らく干ばつが続いた気候や、酷熱などの異常な変化があると、このような烈性の発病物質が生じて、これに感受すると、疫病の流行が発生すると考えていた。

癘気（れいき）　「戻気」に同じ。

霊龜八法（れいきはっぽう）　「霊亀飛騰」を参照。

霊龜飛騰（れいきひとう）［霊龜八法、飛騰八法］　古代の針灸取穴の学説の一つ。奇経八脈の八つの経穴を、それぞれの日時と干支とを組み合わせて、いつ何時にどの経穴（毎回主穴と配穴の各1穴を用いる）を用いるかを推算する方法のこと。これには形而上学的な内容も含み、さらに機械的に治療公式を用いているので、批判的な態度で対峙しなければならない。

冷灸（れいきゅう）　「天灸」を参照。

霊墟（れいきょ）　穴名。足少陰腎経。前胸骨、第3肋間、前正中線の外方2寸。①寛胸理気　②降逆止嘔　③寧心清熱　④止咳平喘　⑤消癰

冷結在膀胱関元（れいけつざいぼうこうかんげん）（冷結して膀胱の関元に在り）　冷気が、膀胱の所在部位の関元穴部（臍下3寸、足の三陰経脈が交会するところ）に結集することをいう。

蠡溝（れいこう）　穴名。足厥陰肝経。絡穴。下腿前内側、脛骨内側面の中央、内果尖の上方5寸。①疏肝理気　②清熱消腫　③調経止滞　④駆虫　⑤調経利湿

冷哮（れいこう）　「哮証」を参照。

霊砂丸（れいさがん）『薬典』　方剤名。礼砂 1000　酸棗仁 500　人参 150　砂糖適量。「鎮静薬として、失神、癲癇、精神分裂病などに用いる」。

茘枝核（れいしかく）　薬物名。温裏祛寒薬。

甘渋、温、肝・腎。①辟寒療疝　②行気止痛

冷瀉(れいしゃ)　寒冷による下痢のこと。

苓朮湯(れいじゅつとう)『東医宝鑑』　方剤名。①赤茯苓　白朮　乾姜　沢瀉　桂心各4。「湿温により口眼喎斜、手足が鈍麻し、動かしづらい場合に用いる」　②白茯苓　白朮　厚朴　橘皮　炮乾姜　半夏　草果　甘草各4　生姜3　大棗2。「身体重、口中無味、腹鳴、泄瀉、胸脇苦満する場合に用いる」。

苓朮二陳煎(れいじゅつにちんせん)『処方集』　方剤名。白朮　半夏各8　赤茯苓　猪苓　沢瀉各6　陳皮4　炙甘草3。「肥満のものが、湿痰により、赤かったり、白く濁った排尿がある場合に用いる」。

冷水潠之灌之(れいすいせんしかんし)　口に水を含んで患部に吹き付け、水で注いで洗浄すること。

霊枢(れいすう)　書名。中国後漢時代紀元200年ごろ、黄帝の著として伝えられる医書。『素問』とともに中国古代を代表する重要な医書で、合わせて『黄帝内経』という。『霊枢』は『素問』よりも具体的であるが、針に重点が置かれているために、『素問』に比べて医家による註解書が少ない。

霊枢講義(れいすうこうぎ)　書名。日本江戸時代、渋江抽斎(1805～1858)の著。『黄帝内経霊枢』の校注書。全25巻。弘化元年(1844)作製。考証学的『霊枢』研究の最高峰に位置する書で、抽斎の代表作ともいえる。

霊枢識(れいすうし)　書名。日本江戸時代、多紀元簡(1755～1810)の著。『黄帝内経霊枢』の注解・研究書。全6巻。文久3年(1863)刊行。

霊仙除痛飲(れいせんじょつういん)『東医宝鑑』　方剤名。麻黄　芍薬各4　防風　荊芥　羌活　独活　威霊仙　白芷　蒼朮　黄芩　枳実　桔梗　葛根　川芎各2　当帰尾　升麻　甘草各1.2。「湿熱により関節発赤腫痛する場合に用いる」。

厲兌(れいだ)　穴名。足陽明胃経。井金穴。足の第2指、末節骨外側、爪甲角の近位外方0.1寸(指寸)、爪甲外側縁の垂線と爪甲基底部の水平線の交点。①清熱利湿　②通経蘇厥　③養陰生津　④啓閉開竅　⑤清脳寧心

霊台(れいだい)　穴名。督脈。上背部、後正中線上、第6胸椎棘突起下方の陥凹部。①清熱解毒　②宣肺解表　③止咳平喘　④舒筋通絡　⑤化痰

霊道(れいどう)　穴名。手少陰心経。経金穴。前腕前内側、尺側手根屈筋腱の橈側縁、手関節掌側横紋の上方1.5寸。①養心益気　②安神定驚　③活血通絡　④寧心醒神　⑤通心気

冷秘(れいひ)　「寒結」を参照。

癘風(れいふう)　「麻風」(癩病)のこと。「癩大風」「大麻風」ともいう。暴厲風毒に触れ、邪が皮膚に滞り、しばらく時間を経て発症する。初めは患部にしびれ感を覚え、次第に紅斑が生じ、次いで腫れ潰瘍となるが、化膿せず、しばらくして全身の皮膚に蔓延し、眉毛が脱落し、視力も落ち、鼻が崩れ、唇が反り返り、足の底に穴が開くなどの危険な症候が現れる。

癘風気(れいふうき)　足に浮腫のある病のこと。

冷服(れいふく)　寒剤を冷たくして服用すること。これは大熱証に適用する。また熱剤を冷たくして服用するのは、仮熱真寒証に適用する(『嵩崖尊生書』)。

冷補丸(れいほがん)『東医宝鑑』　方剤名。天門冬　麦門冬　乾地黄　熟地黄　牛膝　白芍　地骨皮　石斛　玄参　磁石　沈香各同量。「腎陰不足により口乾、視力が落ち、耳聾、腰痛の場合に用いる」。

冷薬(れいやく)　消炎や鎮静作用のある薬物のこと。黄連、大黄、梔子、黄芩など。

霊薬(れいやく)　金石薬を昇華・精錬して作った「昇丹」「降丹」の総称。その「昇丹」は、水銀、火硝、白礬、雄黄、朱砂を5銭づつ、皂礬を6銭(「小昇丹」は水銀1両、火硝7銭、白礬8銭だけを用いる)。「白降丹」は、朱砂、雄黄各2銭、水銀1両、硼砂5銭、火硝、食塩、白礬、皂礬各1.5両を用いる。

「昇丹」の赤色のものを「紅昇丹」といい、黄色のものを「黄昇丹」という。「昇丹」は原料の薬物を下の容器に入れて、昇華した粉末を、上の容器に入れて、下の容器で結晶させて凝固させる。このように「昇丹」「降丹」の製法は複雑である。

羚羊角(れいようかく) 薬物名。熄風鎮驚薬。鹹、寒、心・肝。①熄風鎮驚 ②清熱寧神 ③瀉肝明目 ④清血解毒

羚羊角散(れいようかくさん)『補陽処方集』 方剤名。羚羊角40 升麻 防風 酸棗仁 桑白皮 羌活各30 炙甘草 梔子各20。「肝風により筋肉と血管が縮まり、手足が疼痛する場合に用いる」。

羚羊角湯(れいようかくとう)『東医宝鑑』 方剤名。①羚羊角 桂皮 炮附子 独活各5.4 白芍 防風 川芎各4 生姜3。「風寒により手足の関節が萎縮して、疼痛する場合に用いる」 ②羚羊角 独活 酸棗仁 五加皮各4.8 防風 薏苡仁 当帰 川芎 茯神 杏仁各2.8 木香 甘草各2 生姜3。「妊婦が風邪に傷られて、項背が強痛し、痙攣して、牙関緊閉、言語障害、神識昏迷する場合に用いる」 ③黄耆 知母 益母仁各60 羚羊角 防風 赤茯苓 人参 五味子各4。『医方類聚』「肝風により口眼喎斜する場合に用いる」。

羚羊鈎藤湯(れいようこうとうとう)『通俗傷寒論』 羚角鈎藤湯の別名。「羚角鈎藤湯」を参照。

冷痢(れいり) 「寒痢」を参照。

冷涙(れいるい) 症名。冷たい外気に当たるために涙が出ること。「風涙」ともいう。これは肝腎の虚により起こる。

冷盧医話(れいろいわ) 書名。中国清代、陸以湉(定圃)の著。1897年。全5巻。

冷労(れいろう) 陰寒証に属す女性の虚労病のこと。多くは気血が不足し、臓腑が虚寒するために生ずる。主な症状は、臍下冷痛・手足が時々冷える・月経不調・飲食不化・間歇的に嘔吐があり・時々悪寒発熱し・骨節痠痛・形体羸痩などが見られる。

冷癆(れいろう) 癆瘵病で熱は無く陰寒証のもの。

癧(れき) 「瘰癧」を参照。

轢歯(れきし) 歯ぎしりのこと。

癧子頚(れきしけい) 「瘰癧」を参照。

歴節風(れきせつふう) 『金匱要略・中風歴節病脈証并治』に見える。「歴節」ともいう。関節が紅腫し、激しい疼痛があり、屈伸できないのを特徴とする。多くは肝腎が不足して、その上に風寒湿の邪気を感受して、関節に侵入し、長らく積聚して化熱し、気血が鬱滞して起こる。主な病変は関節が激しく痛み、展開が速いので「白虎歴節」ともいう。もし寒湿邪が偏勝であれば、関節が激しく痛み、屈伸できないのが主証となる。

櫟窓類鈔(れきそうるいしょう) 書名。日本江戸時代、多紀元簡(1755〜1810)の著。医学類書。全28巻。文化6年(1809)序。歴代の諸書から医学に関連する記事を摘録し類纂したもの。

歴代名医伝略(れきだいめいいでんりゃく) 書名。日本江戸時代、吉田宗恂(1558〜1610)の著。中国歴代名医の伝記集。全2巻2冊。慶長2年(1597)自序。

癧瘍(れきよう) 症名。足背部の両側に生じる癧瘍のこと。形は棗や栗ほどで小型であるが、病状が重い。多くは、足の三陰経の虧損により生ずる。もし赤く腫れて疼痛し、潰爛して膿が流れ出し、腐敗しても黒くならないものは、湿痛偏盛に属し、これは「順証」である。もしわずかに赤くなり腫れて、潰爛した後に膿汁が透明で薄いものは、陰寒凝滞に属し、癒着しにくい。もし瘡の色が暗黒色で、ゆっくりと腫れて頭が無く、疼痛が有っても化膿せずに、悪寒発熱・心煩口渇・小便淋瀝などをともなうものは、病状が非常に危険である。

列欠(れっけつ) 穴名。手太陰肺経。絡穴。任脈との交会穴。前腕橈側、長母指外転筋腱と短母指伸筋腱の間、手関節掌側横紋の上方1.5寸。①宣肺散邪 ②通調任脈 ③宣通鼻竅 ④寛胸利膈 ⑤利水通淋

廉(れん)　昔の解剖学の述語。側(がわ)や面の意味。「上廉」は上側、「内廉」は内側の意味。たとえば上肢の内廉とは、胴体部分に接近する、屈曲する側を指す。

攣(れん)　手足がひきつる症状のこと。肝風や血が筋を養わないために起こる。

斂陰(れんいん)　治法。陰気を収斂する方法。陰津が消耗・分散して、病邪がすでに衰退している症候に対して用いられる。収斂作用のある薬物は酸渋剤である。たとえば熱性の疾病で、熱は下がって身体は冷え、その他の病邪も退散し、食欲は増進しているのに、盗汗があるなどの場合には、山茱萸・五味子などの止汗薬を使用する。

連骸(れんがい)　膝部の内側外側の骨が隆起した場所を指す。つまり大腿骨の内側上顆と外側上顆のこと。

斂汗(れんかん)　治法。表虚不固により、自汗や盗汗があるのに対して、酸渋収斂性の薬物でその発汗を止めること。

斂汗固表(れんかんこひょう)　治法。陽虚で自汗したり、陰虚で盗汗するものを治療する方法。たとえば陽虚で自汗・心悸・呼吸気短・苔少・脈大無力などが見られれば、牡蠣散(黄耆、麻黄根、牡蛎、浮小麦)を用いる。また陰虚で夜間睡眠中に盗汗があり・午後微熱・口乾・唇燥・舌質紅・脈細数などが見られれば、治療には六味地黄丸(熟地、山萸肉、乾山薬、沢瀉、白茯苓、牡丹皮)に白芍、牡蛎、浮小麦、糯稲根須を加味して用いる。

斂汗止咳(れんかんしがい)　治法。久咳の肺虚を治療する方法。肺虚になれば咳嗽が長引き、痰少・呼吸促迫・自汗・口舌乾燥・脈虚で数などが見られる。この治療には五味子湯(人参・五味子・麦冬・杏仁・橘紅・生姜・紅棗)を用いて治療する。

攣急(れんきゅう)　痙攣して疼痛する状態のこと。

連翹(れんぎょう)　薬物名。清熱解毒薬。苦、微寒、心・胆・三焦。①散熱解表　②清心寧神　③解毒医瘡　④散結消癧　⑤利尿通淋

連翹飲(れんぎょういん)『東医宝鑑』　方剤名。連翹　芍薬　当帰　荊芥　防風　牛蒡子　川芎　梔子　黄芩　瞿麦　木通　乾地黄　瓜呂根　麦門冬　甘草各2.8　燈心2。「悪瘡や血風瘡などにより、全身に米粒ほどの湿疹が生じ、非常にかゆく、押すと血や膿が流れ、口渇する場合に用いる」。

連翹散(れんぎょうさん)『東医宝鑑』　方剤名。①連翹　川芎　白芷　黄芩　黄連　沙参　荊芥　桑白皮　梔子　貝母　甘草各2.8。「穀嘴瘡により、顔や鼻に米粒ほどの口疹が生じて、赤かったり黒く、腫痛する場合に用いる」②連翹　黄芩　羌活　甘菊花　決明子　白蒺藜　蜜蒙花　龍胆　甘草各10。『処方集』「白眼に浸潤が生じて赤くなり、眼腫痛し、口苦、咽乾する場合に用いる」。

連翹散堅湯(れんぎょうさんけんとう)『東医宝鑑』　方剤名。柴胡6　龍胆　土瓜根各4.8　黄芩6.8　当帰尾　蓬莪朮　三稜　連翹　白芍各2.8　炙甘草2　黄連　蒼朮各1.6。「瘰癧が首をはじめ、あらゆる場所に生じて、硬くて破れず、または潰えて膿が流れる場合に用いる」。

連翹湯(れんぎょうとう)『救急方』　方剤名。連翹　柴胡　梔子各4　黄連　黄芩各2.8　防風　甘草各2。「心熱が盛んで、精神昏迷し、不安で譫語する場合に用いる」。

連翹敗毒散(れんぎょうはいどくさん)『東医宝鑑』　方剤名。羌活　独活　柴胡　前胡　桔梗　川芎　赤茯苓　金銀花　枳実　連翹　防風　荊芥　薄荷　甘草各2.8　生姜3。「腫物が生じて、悪寒発熱し、頭痛する場合に用いる」。

連翹漏蘆湯(れんぎょうろうろとう)『郷薬集成方』　方剤名。漏蘆　麻黄　連翹　升麻　黄芩　白蘞各4　甘草　枳実各2。「2〜3歳の幼児が流行性耳下腺炎により、耳下が腫痛する場合、咽喉腫痛する場合、丹毒、腫物などに用いる」。

蓮子(れんし)　薬物名。固精縮溺薬。甘渋、

れ

平、心・脾・腎。①固精止遺　②渋腸止痢　③養心安神　④開胃進食　⑤清熱解渇

蓮子粥(れんしかゆ)『**済州新編**』　粥名。蓮実240　芡実160　白茯苓120。「老人や病後に身体衰弱し、口渇し、心悸、口中無味、全身労倦、耳聾、視力減退する場合に用いる」。

蓮鬚(れんしゅ)　薬物名。蓮蕊(れんずい)ともいう。ハスの雄しべ。甘・渋。平。心・腎。清心固腎・渋精止血。心腎不交による遺精・頻尿・遺尿・吐血・崩漏などに用いる。

連珠飲(れんじゅいん)『**本朝経験**』　方剤名。苓桂朮甘湯と四物湯の合方。「血虚による動悸、眩暈、息切れならびに耳鳴、顔面浮腫などがあるものに用いる」。

蓮子六一湯(れんしろくいちとう)『**医林撮要**』　方剤名。蓮実240　炙甘草40。「心熱が盛んで心煩、赤くて油が混じったような尿が出て、排尿痛がある場合に用いる」。

蓮心(れんしん)　薬物名。ハスの果実中にある緑色棒状の胚芽。苦。寒。心。清心瀉火・安神。温熱病による心包証の意識障害・うわ言などに用いる。また、心火亢盛証による煩躁・不眠・遺精などに補助的に配合する。

蓮心散(れんしんさん)『**東医宝鑑**』　方剤名。当帰　黄耆　甘草　鼈甲　前胡　柴胡　独活　羌活　防風　防已　白茯苓　半夏　黄芩　陳皮　阿膠　肉桂　白芍　麻黄　杏仁　蓮花　天南星　川芎　枳実各2　芫花　生姜3　大棗2。「気血不足により元気がなく、次第に消痩、痰が多い咳嗽をし、時に喀血し、冷汗、午後に微熱が出る労瘵に用いる」。

溓水(れんすい)　薄氷のこと。ここでは初冬の気候のことを指す(『内経』に見える)。

廉泉(れんせん)　穴名。任脈。任脈と陰維脈との交会穴。前頸部、前正中線上、喉頭隆起上方、舌骨の上方陥凹部。①通利舌咽　②消腫止痛　③清熱化痰　④消散癰腫　⑤増津液

臁瘡(れんそう)　脛骨部に生じる潰瘍のこと。外側に生じるものを「外臁瘡」といい、内側に生じるものを「内臁瘡」という。「外臁瘡」は、足の三陽経の湿熱が結聚することにより生じる。「内臁瘡」は、足の三陰経の蘊湿に、血分の虚熱をかねることにより生じる。患部は破損するか、湿疹などの病変が生じる。患部は初めは、痒痛して紅腫し、かいて潰れると汁が出て化膿し、ひどければ腐爛して、重症のものでは、骨質にまで波及して、長らく収口しない。『外科大成』では、「外臁瘡」は治りやすく、「内臁瘡」は治りにくいと述べている。下肢の潰瘍のたぐい。

煉丹術(れんたんじゅつ)　昔の丹薬を精製する方法のこと。中国では周秦時代に、薬物を加温昇華させる製薬方法を考案した。道教の法師らが、不老長寿の願望を達する目的で、多くの薬物を用いて精製した。これは世界中で最も早い。この煉丹術は9～10世紀に、中国からアラビアに伝わり、12世紀にヨーロッパに伝わった。この方法で精製された薬物には、外用と内服の2種類があり、外用は現在でも利用されているが、内服のものは毒性が強いことから次第に用いられなくなった。

連胆丸(れんたんがん)『**救急方**』　方剤名。黄連20　瓜呂根　蓮実　烏梅　杏仁各8。「小児が疳疾により口渇し、多飲する場合に用いる」。

練陳湯(れんちんとう)『**方薬合編**』　方剤名。苦楝子8　陳皮　半夏　赤茯苓各4　甘草2　生姜3。「小児の回虫症に用いる」。

攣痛(れんつう)　ひきつれて痛む状態のこと。

蓮肉(れんにく)　薬物名。蓮子の別名。「蓮子」を参照。

連梅湯(れんばいとう)『**その他**』　方剤名。烏梅　麦門冬　生地黄各12　黄連　阿膠各8。「暑熱により傷陰し、口乾、口渇する場合と筋骨を滋養できずに、手足が麻痺する場合に用いる」。

連柏益陰丸(れんぱくえきいんがん)『**東医

宝鑑』 方剤名。決明子　黄芩　黄連　黄柏　知母各40　羌活　独活　五味子　当帰　防風　甘草各20　石決明12。「眼の白眼部分が白色や青色の膜がかかった場合に用いる」。

攣痹（れんひ）『素問・異法方宜論』に見える。筋脈がひきつるのを「攣」といい、皮膚に疼痛がありしびれるのを「痹」という。一般的には、痹証で筋脈が引きつり・皮膚がしびれ・疼痛・関節の動きが悪い症状のものを指す。

連附六一湯（れんぶろくいちとう）『東医宝鑑』 方剤名。黄連24　附子4　生姜3　大棗2。「熱が集積して心下痞痛し、心煩する場合に用いる」。

蓮房（れんぼう） 薬物名。苦・渋。温。心・肝。消瘀止血。血分の下血・血尿・崩漏などに用いる。

蓮蓬発（れんほうはつ）「発背」を参照。

連朴飲（れんぼくいん）『霍乱論』 方剤名。別名；王氏連朴飲。厚朴6　黄連3　菖蒲3　製半夏3　淡豆豉9　山梔子9　芦根60。湿熱鬱阻中焦による、発熱・脇腹の痞苦・悪心嘔吐・泄瀉・尿黄・舌苔黄膩・脈数に用いる。

煉蜜（れんみつ） 薬物名。蜂蜜の別名。「蜂蜜」を参照。

連理湯（れんりとう）『醫宗損益』 方剤名。人参　白朮　乾姜各8　白茯苓　黄連　甘草各4。「傷暑や冷たいものを食べて泄瀉し、口渇し、時に悪心し、酸水を嘔吐する場合、脾虚により口中糜爛、口臭がきつい場合に用いる」。

ら行・ろ

露(ろ)　薬物を水に入れて蒸留し、収集した透明の液体のこと。「露剤」は長期保存がきかないために、そのつど作って服用しなければならない。

漏(ろう)　「五不男」を参照。

瘻(ろう)　瘡の管または膿の隧道のこと。長らく治癒しないと「瘻管」となる。一般に陰証に多く見られる。

陋医雑語(ろういざつご)　書名。日本江戸時代、木村大譲(生没年不詳)の著。医論集。不分巻1冊。明治17年(1884)成。自らの経験に基づく医論・医案を録している。ことに吉益東洞や荻生徂徠に対する厳しい批判が大半を占めている。

老黄苔(ろうおうたい)　舌苔名。濃い黄色でザラザラしている舌苔のこと。これは胃腸に熱が積し、津液が傷られた場合に見られる。

漏汗(ろうかん)　表証で発汗が多すぎて、陽気が傷られ、衛虚不固となり、汗液が漏れて止まらない現象のこと。汗出が多いことにより、陽気が不足するだけでなく、津液も消耗損傷されるので、小便短少・排尿困難・四肢抽搐・関節屈伸不利などの症状が見られる。

老鸛嘴(ろうかんし)　薬物名。老鸛草の別名。「老鸛草」を参照。

老鸛草(ろうかんそう)　薬物名。苦・微辛。平。肝・腎。①祛風除湿・活血通絡。風湿痹の関節痛・引き攣り・しびれ、あるいは打撲外傷に用いる。②止瀉。湿熱による泄瀉(下痢)に用いる。

労気(ろうき)　虚労のこと。疲労して回復しないもの。

労瘧(ろうぎゃく)　長期にわたり瘧疾に苦しみ、身体が虚弱になり、虚労の状態になること。瘧労ともいう。または長らく治癒しない疾病で、疲労衰弱し、気血が両虚することにより瘧疾を患うものをいう。その特徴は、微寒微熱があり、昼や夜に発作を繰り返す。また気虚のために多汗・食欲不振、または発作が止んでも、疲労するとすぐに発作を起こす。

労瘧飲(ろうぎゃくいん)『東医宝鑑』　方剤名。蒼朮　草果　桔梗　陳皮　橘皮　良姜各2.8　白芷　赤茯苓　半夏　枳実　桂心　乾姜　甘草各2　紫蘇葉　川芎各1.6。「労瘧により脇腹腫痛する場合に用いる」。

労宮(ろうきゅう)　穴名。手厥陰心包経。滎火穴。手掌、第2・第3中手骨間、中手指節関節の近位陥凹部。①清心安神　②活血開竅　③消腫止痒　④熄風涼血　⑤解表除煩

労怯(ろうきょう)　「虚労」を参照。

漏下(ろうげ)　①「固崩止帯」を参照。②「崩漏」を参照。

労倦(ろうけん)　労は疲労して損耗すること、倦と倦怠のこと。一連の虚損病の発病原因を指す。通常は以下の2種を指す。①五労所傷。②房労、腎精の欠損。

漏谷(ろうこく)　穴名。足太陰脾経。下腿内側(脛側)、脛骨内縁の後側、内果尖の上方6寸。①健脾利湿　②調補肝腎　③調理下焦　④利尿除湿　⑤通経活絡

螻蛄癤(ろうこせつ)　「癤病」の一つ。小児の頭部に好発する。初めは小さな癤で、その根は硬く、外形はミミズ(蟮)が頭を突き出したようになる。この癤腫は多発性で、頭部の皮下の脳腔と連なり、膿腔が破れた後は、オケラ(螻蛄)が穴を掘ったようになる。これは心火の熱毒か胎毒が内に発することにより生ずる。

癆瘵(ろうさい)　「肺癆」ともいう。原因は、種々の要因により身体の抵抗力が低下し、呼吸器が「結核菌」に感染することによって

生ずる。そこで「伝尸癆」ともいう。この病名は、強い伝染性があるために名づけた。主な症状は、咳嗽・咳血・潮熱・盗汗・身体が次第に消痩する。これは陰虚のものによく見られる。その疾病の過程を見ると、初期は陰盛虧耗、次いで陰虚火旺となり、後期は陰損及陽、陰陽両虧などとなる。肺結核のたぐい。

癆瘵九虫(ろうさいきゅうちゅう)　伏虫、蛔虫、寸白虫、肉虫、肺虫、胃虫、弱虫(鬲虫ともいう)、赤虫、蟯虫などのこと。これらは人体の臓腑間に寄生して、臓腑や血髄を蝕み、長くなると癆瘵となる。その虫は、九竅や膚腠から他人に伝染する。

老師雑話記(ろうしざつわき)　書名。日本安土桃山時代の書、曲直瀬道三(1507～1594)の編著。医書。不分巻1冊。天正5年(1577)奥書。道三が老師(田代三喜)より伝授された医学秘訣を136条にわたり書き綴ったもの。

労者温之(ろうしゃおんし)(労する者は之を温む)　『素問・至真要大論』に見える。虚労病で気虚になる場合に、温補薬で調養すること。たとえば中気が不足することで、身熱有汗・渇して熱飲を好み・少気・懶言・舌嫩色淡・脈虚大などが見られれば、「甘温除大熱」法を用いる。

癆疰(ろうしゅ)　癆瘵の別名。「疰」には、注入する、久しく留まるの意味がある。つまり癆瘵の患者は病程が長く、また他に感染しやすいことを形容している。

労状(ろうじょう)　衰弱状態のこと。

労水(ろうすい)　「甘瀾水」を参照。

漏精(ろうせい)　女性の陰部の外分泌腺の分泌が亢進した状態のこと。

漏睛(ろうせい)[眥漏]　眼角部の疾病。肝経の風熱か心火が旺盛のために起こる。その症状は、内眼角が赤く腫れて膨張し、しばらくすると破れて膿が流れ出し、長らく口が塞がらずに慢性化し、膿液が内眼角の涙腺から流れ出る。

弄舌、吐舌(ろうぜつ、とぜつ)　舌が口の外に出っぱなしになり、長く弛緩しているものを「吐舌」という。舌を出したり引っ込めたりして、唇の上下や口角をペロペロと舐める状態を「弄舌」という。この吐弄舌は熱性病によく見られ、多くは心脾の実熱に属す。もし舌色が紫赤色で吐弄するものは、熱毒が心包に内攻した重症である。

狼疝(ろうせん)　小腹と生殖器が引っ張り合って疼痛し、排便が困難になる疾病のこと。

労嗽(ろうそう)　肺結核症の咳嗽のたぐい。

狼瘡(ろうそう)　皮膚の慢性の結核症で、顔面の特に鼻を中心として、左右対照的にできることが多い。

癆瘡(ろうそう)　癆とは結核病の通称である。癆瘡とは結核性の瘡瘍を指し、その中で瘰癧が最もよく見られる。

老壮少(ろうそうしょう)　年齢のこと。古くは、50歳以上を「老」、20歳以上を「壮」、18歳以上を「少」、6歳以下を「小」とした。

労則気耗(ろうそくきもう)(労すれば則ち気耗る)　『素問・挙痛論』に見える。過度の疲労、気喘、汗出過多などは、気を耗散して倦怠無力となること。

漏胎(ろうたい)　「胞漏」に同じ。妊娠5～6ヶ月の頃に、大出血が起きるが流産はしないもの。

郎中(ろうちゅう)　中国の昔の官名。古代の南方地域では、医師を「郎中」と呼んでいた(宋・洪邁『夷堅志』に見える)。

労熱(ろうねつ)　①各種の慢性消耗性の疾病に見られる発熱現象のこと。たとえば五労七傷で生ずる虚熱などを指す。②中気が不足し、肺気が虚弱なために、少し動いて疲れただけですぐに微熱が見られる症状のこと。

老柏皮散(ろうはくひさん)『郷薬集成方』　方剤名。老柏皮　地膚子各80　烏梅　細辛各40。「夜になると視界が暗く、日中は視力が落ちる場合に用いる」。

癆病(ろうびょう)　虚損、癆瘵の疾病のこと(肺癆も含む)。症候としては、潮熱・骨蒸・盗汗・遺精・失眠・咳嗽・吐血などが見られる。

僂附(ろうふ)　「僂」は、背中が屈すること、「附」は俯に同じ。つまり歩く時に背中と腰が曲って、頭がうつむく体勢のこと。これは腎気が衰え、筋脈が虚弱になった現れである。

漏風(ろうふう)　飲酒後に風邪に傷られて起こる疾病の一種。

労復(ろうふく)　「差後労復」ともいう。「差」とは病気が治癒すること。病気が治癒したのに、疲労によりまた再発してしまうことを指す。病後に、気血がまだ回復していないか、または余熱が解除されていないと、過度の疲労・飲食の不摂生・七情が過度に激しい・房事の疲労・飲酒などが疾病再発の誘因となる。

漏胞(ろうほう)　「漏胎」に同じ。

牢脈(ろうみゃく)　脈象名。脈が実で大きく、弦で長く、軽く押さえたり、やや強めに押さえても脈は触れずに、強く押さえてはじめて触れ、非常に固い脈象のこと。これは陰寒が積聚する癥瘕・痞塊・疝気などの疾病によく見られる。

醪薬(ろうやく)　薬酒のこと。

労淋(ろうりん)　淋証がしばらくしても治らず、疲労するとすぐに発病するもの。主な症状は、小便淋瀝・排尿後に陰部が微痛し・四肢や腰の痠痛などが見られ、難治である。これは淋証を放置してしまったり、治療が適切でないために、脾腎が両虚して起こる。症状で面色蒼白・少気懶言のものは「脾気虚」であり、形寒肢冷・脈虚弱のものは「腎陽虚」であり、手足心熱・舌紅・脈細数のものは「腎陰虚」である。

醪醴(ろうれい)　「醪」は濁り酒、「醴」は甘酒のこと。五穀を用いて醸造し、昔は元気の培養や治病に用いられた。後世の薬酒はこれに由来する。

漏芦丸(ろうろがん)『郷薬集成方』　方剤名。漏芦 80　猪肝　黄蜀葵根各 40。「小児の無辜疳痢により消痩し、虚弱になり、食欲不振の場合に用いる」。

漏芦散(ろうろさん)『東医宝鑑』　方剤名。漏芦 10　蛇退 1　瓜呂仁 1。「気鬱により乳の出が悪く、乳房が腫痛し、塊りが化膿しそうな場合に用いる」。

漏芦湯(ろうろとう)『東医宝鑑』　方剤名。大黄 8　漏芦　連翹　麻黄　芍薬　黄芩　枳実　白斂　白芨　甘草各 3.2。「癰疽、背部の瘡、熱毒、悪瘡などが生じた場合に用いる」。

芦薈(ろかい)　薬物名。寒下薬。苦、寒、肝・脾・胃・大腸。①清腸通便　②清熱鎮驚　③清肝明目　④殺虫消積　⑤解毒医瘡

髗蓋(ろがい)　「頭顱骨」を参照。

芦薈丸(ろかいがん)『東医宝鑑』　方剤名。龍胆　黄連　蕪荑各 40　芦薈 10。「疳疾により身体衰弱し、背骨が曲がり、よく爪をかじり、出来物がよくでき、煩熱し、泄瀉する場合に用いる」。

六一散(ろくいちさん)『宣明論』　方剤名。別名；益元散、天水散・太白散。滑石 60　生甘草 10。①暑湿や中暑による発熱・熱感・焦燥感・口渇・小便減少・嘔吐・泄瀉・舌質紅・脈数に用いる。②膀胱湿熱による、排尿困難・排尿痛・小便混濁・あるいは砂石尿などに用いる。

六一散(ろくいちさん)　「清暑利湿」を参照。

六一順気散(ろくいちじゅんきさん)『東医宝鑑』　方剤名。大黄 8　枳実　厚朴　芒硝　柴胡　黄芩　白芍　甘草各 4　生姜 3。「傷寒により発熱し、大便硬、口渇、譫語、不安、往来寒熱、自汗、胸腹腫満疼痛する場合に用いる」。

六一湯(ろくいちとう)『医方類聚』　方剤名。白朮 480　人参　甘草各 80。「脾胃虚弱により口中無味の場合に用いる」。

六淫(ろくいん)　「風・寒・暑・湿・燥・火」のこと。「淫」とは邪であり、溢れる・度を過ごすの意味。つまり六気が太過・不及・時期を異にして存在したりして、疾病を起こす邪気のことで、外感病の病因の一つである。この六淫は、人体が気候の変化に対応するのに悪影響を与える。さらに病原体の繁殖を助長する。これには流行性の病気や伝染病も含まれる。六淫は口鼻より、ま

たは皮膚から人体に侵犯するなど、いずれも外部から侵入して、「表」の病症を現す。そこで外感六淫ともいう。その発病には顕著な季節性がある。たとえば春季には風病が多く、夏季には暑病が多く、長夏(陰暦の6月)には湿病が多く、秋季には燥病が多く、冬季には寒病が多いなどである。

六陰脈(ろくいんみゃく)　生理的に特異な脈象のこと。平素より両手の寸・関・尺の部位の脈象が、いずれも細弱であるのに、病態は存在しない。したがって病理的な脈象としない。

六鬱(ろくうつ)　「気・血・湿・火・痰・食」の6種の鬱証の総称。「鬱」とは、塞がって流通が滑らかでない、伸び伸びしないという意味。中国元代の朱丹渓は「気血沖和すれば、万病生ぜず、一に怫鬱有れば、諸病生ず」(気血沖和、万病不生、一有怫鬱、諸病生焉)と述べている。つまり気血が塞がると、鬱証が次々に生ずることを述べている。

六鬱湯(ろくうつとう)『東医宝鑑』　方剤名。①香附子8　川芎　蒼朮各6　陳皮　半夏各4　赤茯苓　梔子各2.8　砂仁　甘草各2　生姜3。「六鬱により心煩、手足煩熱、全身労倦、消化不良、尿赤、胸脇苦満疼痛する場合に用いる」　②香附子　蒼朮　神曲　梔子　連翹　陳皮　川芎　赤茯苓　貝母　枳実　紫蘇葉各4　甘草2　生姜3。「心煩、内煩、食物が消化せず、煩熱が出て、尿不利、身重、労倦する場合、またあらゆる鬱症に用いる」。

緑雲膏(ろくうんこう)『東医宝鑑』　方剤名。黄連　大黄　黄芩　玄参　黄柏　木鱉子油各4　麻油40　松膏200　猪胆3　銅緑12。「瘰癧または馬刀瘡の外用薬として用いる」。

六王脈(ろくおうみゃく)　三陽三陰の旺盛な脈象のこと。たとえば少陽が極まると、脈が大きくなったり小さくなったり、短くなったり長くなったりする。陽明が極まると、脈が浮大で短となる。太陽が極まると、脈が洪大で長となる。太陰が極まると、脈が緊細にして微となる。厥陰が極まると、脈が沈短で敦となること。

鹿角丸(ろくかくがん)『郷薬集成方』　方剤名。鹿角80　牛膝60。「腎虚により面浮腫し垢が浮いているように浅黒い場合、腰痛により長く立っていられない場合、抜け毛や歯につやが無い場合に用いる」。

鹿角膠丸(ろくかくきょうがん)『東医宝鑑』　方剤名。鹿角膠600　鹿角霜　熟地黄各300　当帰160　牛膝　白茯苓　兎絲子　人参　白朮　杜仲各80　虎骨　亀板各40。「骨痿により足に力が無く、立っていられず、知覚が麻痺した場合に用いる」。

鹿角散(ろくかくさん)『東医宝鑑』　方剤名。鹿角　鹿茸各40　白茯苓30　人参　茯神　露蜂房　川芎　当帰　破胡紙　龍骨　韭子各20　柏子仁　甘草各10。「腎陽、腎精、気血の不足により身体衰弱する場合と、遺精、夢精、陰痿症などの場合に用いる」。

六華穴(ろくかけつ)　穴名。奇穴。背部、両乳間の3/4の長さで正三角形を作り、三角形の頂点を大椎穴にあて、三角形の尖端に3点を取る。さらに下方2点の中間にもう一度頂点をあてて、同じく3点を取り、合計6穴とする。虚弱、消瘦、痹証などを主治。

六紀(ろくき)　司天の運気には、3年に昇天すると必ず降り、3年に下降すると必ず昇るとある。この昇降の往来をいう。

六気(ろくき)　①自然界の一年四季の「風・寒・暑・湿・燥・火」などの6種類の気候要因の変化を指す。②人体の生命活動の六種類の基本物質、つまり「精・気・津・液・血・脈」のこと。これらの物質は、いずれも飲食物の精気が変化して生じたものである(『霊枢・決気篇』)。

六極(ろくきょく)　6種類の虚労の病症のこと。「血極」は髪が抜け忘れやすくなる。「筋極」は筋肉が痙攣して引きつる。「肉極」は肌に弾力が無くなり萎黄となる。「気極」は短気・喘急となる、「骨極」は歯が浮き足が萎える。「精極」は目が見えなくなり耳聾になること。

六曲(ろくきょく)[神麴]　薬物名。消化薬。辛甘、温、脾・胃。①消食開胃　②健脾止

瀉　③行滞回乳

六元(ろくげん)　「風・暑・火・湿・燥・寒」の六気は、三陰三陽の本元となるので「六元」という。

六綱(ろくこう)　「八綱弁証」を参照。

六合(ろくごう)　陰陽の各経が合流する十二経脈の別絡のこと。足の太陽・少陰の経別を「一合」、足の少陽・厥陰の経別を「二合」、足の陽明・太陰の経別を「三合」、手の太陽・少陰の経別を「四合」、手の少陽・厥陰の経別を「五合」、手の陽明・太陰の経別を「六合」という。しかし単に六合という時は、そのすべてを指す。

六合湯(ろくごうとう)『医林撮要』　方剤名。当帰　川芎　熟地黄　白芍　蓬莪朮　肉桂各5。「月経が中断し、小腹満痛する場合に用いる」。

六情(ろくじょう)　「喜・怒・哀・楽・愛・悪」のこと。七情は「喜・怒・哀・懼・愛・悪・欲」のこと。

鹿茸(ろくじょう)　薬物名。助陽薬。甘、温、肝・腎・心・心包絡。①助陽益精　②堅骨振痿　③納気平喘　④温腎縮溺　⑤固経止崩

鹿茸丸(ろくじょうがん)『東医宝鑑』　方剤名。麦門冬80　鹿茸　熟地黄　黄耆　五味子　鶏内金　肉蓯蓉　山茱萸　破胡紙　牛膝　人参各30　白茯苓　地骨皮　玄参各20。「腎虚により腰痛する場合、濁った尿を頻繁に出し、面黒、消痩する消渇病に用いる」。

鹿茸散(ろくじょうさん)『郷薬集成方』　方剤名。①鹿茸　熟地黄　山茱萸　五味子　黄耆　牡蛎各40。「目赤、身体が黄色く、頭痛、嗜眠、気力が無く、夢泄する場合、不安で頭痛、腰痛、尿黄の場合に用いる」　②鹿茸　熟地黄各80　当帰　冬葵子　蒲黄　阿膠各40。「虚労や内傷により、尿に血が混じり、排尿痛がある場合に用いる」　③鹿茸　当帰　乾地黄　冬葵子　蒲黄　続断各同量。「婦人が虚労により消痩し、尿に血が混じる場合、往来寒熱し、口乾、口渇する場合に用いる」。

鹿茸四斤丸(ろくじょうしきんがん)『東医宝鑑』　方剤名。肉蓯蓉　牛膝　木瓜　兎絲子　熟地黄　鹿茸　天麻　杜仲　五味子各同量。「肝腎の虚熱により身体無力、関節と骨が弱まり歩行困難な場合に用いる」。

鹿茸大補湯(ろくじょうだいほとう)『東医宝鑑』　方剤名。①肉蓯蓉　杜仲各4　白芍　白朮　炮附子　人参　肉桂　半夏　石斛　五味子各2.8　鹿茸　黄耆　当帰　白茯苓　熟地黄各2　甘草1　生姜3　大棗2。「虚労により面色無華、憂鬱、腰重、手足厥冷、冷汗、悪寒、遺精、身体衰弱する場合に用いる」　②鹿茸8〜16　麦門冬　薏苡仁各6　山薬　天門冬　五味子　杏仁　麻黄各4。『四象診療』「太陰人が身体が虚弱で、悪寒、手足厥冷する場合、太陰人の表寒証などに用いる」。

六神丸(ろくしんがん)『東医宝鑑』　方剤名。黄連　木香　枳実　赤茯苓　神曲　麦芽各同量。「湿熱により腹痛、食欲がなく、血泡が混じる大便をする痢疾に用いる」。

六神曲(ろくしんきょく)　「曲」を参照。

六神散(ろくしんさん)『東医宝鑑』　方剤名。①白茯苓　白扁豆各8　人参　白朮　山薬各4　炙甘草2.8。「小児が寒冷に傷られて腹痛、腰を曲げて夜ごと泣き、顔色が悪く、口から涎を流し、手足厥冷する場合、泄瀉して乳が吸えない場合に用いる」　②人参　白朮　白茯苓　甘草　白扁豆　黄耆各5。「脾胃が虚弱で口中無味、消化不良、微熱が出る場合に用いる」。

六神湯(ろくしんとう)『東医宝鑑』　方剤名。肉豆蔻　破胡紙　白朮　白茯苓各6　木香　炙甘草各2.8　生姜3　大棗2。「脾腎が虚して、手足厥冷、五更泄瀉する場合に用いる」。

六数(ろくすう)　術者の一呼吸に脈拍が6回ある脈象のこと。

六臓(ろくぞう)　①「心・肝・脾・肺・腎・心包絡」のこと。②『難経・三十六難』では、五臓の腎を左右二臓に分けて、「左は腎と為し、右は命門と為す」(左者為腎、右者為命門)と述べ、「六臓」(心・肝・脾・肺・腎・

ろ

命門)としている。

鹿胎膏(ろくたいこう)『薬典』 方剤名。鹿胎液 人参 当帰 川芎 続断 白芍 熟地黄 杜仲 兎絲子各50 白茯苓 阿膠各25 蒼朮 黄芩 香附子各12.5。「主に婦人の補薬として用い、身体が虚弱な場合と更年期性不正出血、月経過多、月経痛、産後の病、不妊症、腰重で帯下が多く、小腹疼痛する場合、更年期障害に用いる」。

六畜(ろくちく) 「牛・馬・猪・羊・鶏・狗」のこと。

六柱散(ろくちゅうさん)『東医宝鑑』 方剤名。木香 白茯苓 人参 炮附子 訶子 肉豆蔻各5。「脾腎が虚冷して、消痩、手足厥冷、臍周辺が疼痛し、泄瀉が止まない場合に用いる」。

六陳(ろくちん) 日数を置いて用いる薬材のこと。狼毒・呉茱萸・半夏・陳皮・枳実・麻黄など。「八新」を参照。

鹿兎煎(ろくとせん)『郷薬集成方』 方剤名。兎絲子 五味子各200 白茯苓100 鹿茸60。「消渇により口渇し、多尿の場合、遺精、白濁の場合に用いる」。

鹿柏固本丸(ろくはくこほんがん)『医林撮要』 方剤名。黄柏600 鹿角霜300 天門冬 麦門冬各160 生地黄 熟地黄各160。「精血不足により心悸し、不安、易驚、不眠、口渇する場合に用いる」。

緑礬丸(ろくばんがん)『東医宝鑑』 方剤名。①五倍子 神曲各300 針砂 緑礬各160。「皮膚が浅黒く潤いが無く、身消痩し、脈が弱く、精神が昏迷する場合に用いる」 ②神曲8 蒼朮 当帰 鶏内金各6 厚朴3 砂仁2 緑礬1。「食滞により身重、小腹腫満、口中無味、脈が弱い場合に用いる」。

緑礬蒼朮丸(ろくばんそうじゅつがん)『処方集』 方剤名。白茯苓160 木香120 甘草 牡蛎各80 蒼朮40 緑礬20 枯白礬6 蜜適量。「過酸性胃炎、胃十二指腸潰瘍に用いる」。

六微(ろくび) 六腑の疾病のこと。臓病よりやや軽い疾病を指す。

鹿附湯(ろくぶとう)『その他』 方剤名。鹿茸 白茯苓各20 炮附子 兎絲子各12 草果4。「湿邪が長らく鬱滞して身体中が疼痛し、足背と足首が腫脹する場合に用いる」。

六不治(ろくふち) 『千金方』に見える。①驕恣して理を論ぜず、②身を軽んじて財を重んぜず、③衣食が適するあたわず、④陰陽ともに蔵気足らず、⑤形やつれて薬を服するあたわず、⑥巫を信じて医を信ぜずとある。

六部定位(ろくぶじょうい) 脈診法。橈骨茎状突起部の橈骨動脈の部を寸位や寸口といい、その肘側のとなりを関位や関上といい、さらにそのとなりを尺位や尺中という。

六変(ろくへん) ①「急・緩・大・小・滑・濇」の6種類の脈象の病理変化を指す。『霊枢・邪気臓腑病形篇』に「病の六変とは、…諸の急なる者は多くは寒、緩なる者は多くは熱、大なる者は多気少血、小なる者は血気みな少し、滑なる者は陽気盛んにして微かに熱有り、濇なる者は多血少気にして微に寒有り」(病之六変者、…諸急者多寒、緩者多熱、大者多気少血、小者血気皆少、滑者陽気盛、微有熱、濇者多血少気、微有寒)と見える。これはいずれも脈拍の形象を指しているのであり、脈の速い遅いを指しているのではない。また「急」とは、弦緊のことで外感寒邪によく見られる。「緩」は脈が穏やかで長いことを指して、気盛か実熱を表す。「大」は浮大のことで、陽盛陰虚なので「多気少血」という。「小」は細脈のことで、気血両虚を表す。「滑」は流暢滑利のことで、陽気が旺盛で健康な脈象であり、また熱病でも見られる。「濇」は脈が難渋していることで、瘀血を表し、これは気虚して動かない、もしくは寒邪が気血を阻滞して起こる。②「八綱」中の表・裏・虚・実・寒・熱を指す。

六磨湯(ろくまとう) 方剤名。①「泄剤」を参照。②檳榔 沈香 木香 烏薬 大黄 枳実各6。『東医宝鑑』「気滞により腹痛、便秘して発熱する場合に用いる」 ③人参 檳榔 沈香 烏薬 木香 枳実各6。『東医宝鑑』「七情に傷られて心煩、短気、気が上昇する

ろ

場合に用いる」。

六味丸（ろくみがん）『小児薬証直訣』 方剤名。六味地黄丸の別名。「六味地黄丸」を参照。

六味丸（ろくみがん）『東医宝鑑』 方剤名。熟地黄 320　山薬　山茱萸各 160　沢瀉　牡丹皮　白茯苓各 120。「腎陰不足で身消痩し、腰膝酸軟、眩暈、視界が暗くなる場合、耳鳴、耳聾の場合、遺精、夢精があり冷汗、頻尿だが尿不利の場合、微熱が出て咳嗽する場合などに用いる」。

六味三稜丸（ろくみさんりょうがん）『東医宝鑑』 方剤名。蓬莪朮　三稜　神曲　麦芽　橘皮　陳皮各同量。「小児が食べたものが消化せず、小腹満痛する場合に用いる」。

六味地黄丸（ろくみじおうがん）『小児薬証直訣』 方剤名。別名；六味丸、六味地黄湯ともいう。熟地黄 24　山茱萸 12　山薬 12　沢瀉 9　茯苓 9　牡丹皮 9。①腎陰虚による、小児の五遅に用いる。②腎陰虚による、腰膝酸軟無力・頭暈・目弦・耳鳴・難聴・盗汗・遺精・消渇・身体煩熱・歯の動揺・踵部痛・舌質紅絳などに用いる。

六味地黄丸（ろくみじおうがん） 方剤名。①「壮水之主、以制陽光」を参照。②「虚者補其母、実者瀉其子」を参照。③「補陰」を参照。④「外科補法」を参照。

六味地黄湯（ろくみじおうとう） 方剤名。①「斂汗固表」を参照。②熟地黄 16　枸杞子　山茱萸各 8　沢瀉　牡丹皮　白茯苓各 6。『四象診療』「少陽人の虚労に用いる」。

六味肥児丸（ろくみひにがん）『救急方』 方剤名。黄連　蕪荑　神曲　麦芽　陳皮　苦楝子各同量。「小児が疳疾により身熱、消痩、腹満、消化不良などの症状の場合に用いる」。

六脈（ろくみゃく） 橈骨動脈拍動部を３部位に分けて、左右両手を合わせて６部位を診る方法のこと。「脈差法」「六部定位」などともいう。

鹿門随筆（ろくもんずいひつ） 書名。日本江戸時代、望月三英（1697〜1769）の著。医学関連の随筆集。不分巻１冊。成立年不詳。『望月随筆』『望月漫筆』『三英随筆』ともいう。和文。医学界の状況や人物についての批判が中心で、三英の考えがよくわかる。

六陽気絶（ろくようきぜつ） 手の三陽脈と足の三陽脈の陽気が外脱して汗出するのは、瀕死の状態を示す。

六物散（ろくもつさん）『東医宝鑑』 方剤名。地骨皮　薔薇根　甘草各 80　鉛粉　商陸根　滑石各 40。「腋、手掌、陰嚢、大腿内側が発汗したように湿っている場合に用いる」。

六陽脈（ろくようみゃく） 生理的に特異な脈象のこと。平素より両手の寸・関・尺の各部の脈象がすべて大きいが、病態は無い。病理的な脈象ではない。

漉漉（ろくろく） 音の形容詞。「ゴロゴロ」のこと。

六六為節（ろくろくいせつ） ６つの甲子の日数のことで、合計 360 日を１年とし、これを「六六為節」という。

六和湯（ろくわとう）『東医宝鑑』 方剤名。香薷　厚朴各 6　赤茯苓　藿香　白扁豆　木瓜各 4　砂仁　半夏　杏仁　人参　甘草各 2　生姜 3　大棗 2。「夏季に暑湿に傷られ、悪寒発熱し、腹痛、悪心、吐瀉し、咳嗽、頭痛、胸腹腫満、食欲不振の場合、全身労倦、心煩する場合に用いる」。

芦根（ろこん） 薬物名。清熱降火薬。甘、寒、肺・胃・腎。①清熱除煩　②清胃止嘔　③清肺止咳　④生津止渇　⑤疏胆除黄

芦根飲子（ろこんいんし）『郷薬集成方』 方剤名。①芦根　竹茹　陳皮各 120。「傷寒病で嘔気して飲食物が降りない場合に用いる」②芦根　竹茹　人参　生姜各 80　陳皮 40　石膏 160。「流行病にかかった後に養生が誤ったために発熱し、嘔吐し、食欲不振の場合に用いる」　③芦根　麦門冬各 80　人参　陳皮　竹茹　黄耆各 40。「脾胃に熱があり、胸悶、悪心、吃逆して、食べ物が降りない場合に用いる」。

魯根穴（ろこんけつ） 穴名。奇穴。大腿後側、膝窩横紋の中央（委中穴）の上３横指に

取る。痺証、膝痛などを主治。

芦根散(ろこんさん)『東薬と健康』 方剤名。芦根8 瓜呂根 知母各6。「消渇に用いる」。

鷺鷥咳(ろじがい) 「百日咳」を参照。

驢嘴風(ろしふう) 「唇風」を参照。

露星肓(ろせいこう)『東医宝鑑』 方剤名。黄耆 胡黄連 地骨皮 柴胡各同量。「小児の疳疾によりよく発熱し、身体衰弱する場合に用いる」。

顱息(ろそく) 穴名。手少陽三焦経。禁針穴。頭部、翳風と角孫を結ぶ(耳の輪郭に沿った)曲線上で、翳風から2/3。①通竅聡耳 ②清熱散風 ③安神鎮驚 ④疏風止痛 ⑤散風通絡

盧仲礼(盧重礼)(ろちゅうれい) 人名。世宗13年(1431)12月典医監正として同副正朴允徳らとともに『郷薬採集月令』を編集、同15年(1433)6月『郷薬集成方』85巻を朴允徳らと編成、同16年5月『胎産要録』上下2巻を編した。『医方類聚』を監修。

臚脹(ろちょう) 腹部が膨れる病候のこと。

鹿角(ろっかく) 薬物名。鹹。温。肝・腎。黄色に炒したり熟制すると補腎壮陽にはたらくが、鹿茸より薬力は劣る。生用すると活血散瘀・消腫にはたらき、癰腫瘡毒(化膿性皮膚病)・乳癰(乳腺炎)などに用いる。

鹿角膠(ろっかくきょう) 薬物名。鹿角を煮つめた膠。甘。温。肝・腎。補真陽・温補肝腎・益精養血・止血などの効がある。補益力は、鹿茸よりおとり鹿角より勝る。精血不足・虚損労傷および虚寒の吐血・鼻衄・崩漏・血尿・陰疽(いんそ)(陰寒の邪が筋骨血脈に侵入し、血虚寒凝痰飲を形成する)などに用いる。

六角重任(ろっかくしげとう、生没年不詳) 人名。『古方便覧』の筆記者。重任は河内の人で、字は毅夫(きふ)。東洞の門人。

六腑(ろっぷ) 「胆・胃・大腸・小腸・膀胱・三焦」のこと。腑は胸腹腔中にあり、中空で空間のある器官を指し、水穀の出納転送と伝達消化の機能を備えている。そこで「物を伝化して蔵せず」(伝化物而不蔵)という。腑と臓の配合については(「互為表裏」といい、腑は表であり、臓は裏である)、胆は肝と合し、胃は脾と合し、大腸は肺と合し、小腸は心と合し、膀胱は腎と合し、三焦は心包絡と合す。

六腑以通為用(ろっぷいつういよう)(六腑は通ずるを以って用となす) 六腑とは「伝化物」の器官であり、それぞれが分業協力することにより、飲食物の消化・吸収・転送・排泄が完成されるのである。つまり胃の受納・消化作用、半消化した食物を腸道に送り込む作用、胆の胆汁を疏泄する作用、小腸の接受・吸収・清濁の分別・大腸の水分の吸収と排便、膀胱の尿液の貯存と排泄する作用などである。三焦は各部分の機能と連絡し、協力して蒸発気化するが、また水液の昇降排泄の主要通路でもある。また六腑が五臓と異なる点は、六腑は排出することもあれば、納入することもあり、充満することもあれば、空虚になることもある。つまり出納・消化・転輸の集合体なのである。したがって六腑は、それぞれの機能が協調して、障害無く通暢することが大切で、そうでなければ「伝化物」の機能に影響を与えてるので「六腑以通為用」というのである。

六腑咳嗽(ろっぷがいそう) 六腑の障害により現れる咳嗽の症状のこと。「胃咳・胆咳・大腸咳・小腸咳・膀胱咳・三焦咳」の6種の咳嗽を指す。各項を参照。

露蜂房(ろほうぼう) 薬物名。スズメバチ科・キホシアシナガバチの作る巣。微甘。平。有毒。肝・腎・胃。①解毒療瘡・散腫止痛。癰疽悪疽(化膿性皮膚病)・瘰癧などに用いる。②祛風除痺。風湿痺の関節痛・腫脹・変形などに用いる。③益腎。腎虚による遺尿・失禁などに用いる。④止咳祛痰。痰嗽久咳に用いる。

露蜂房丸(ろほうぼうがん)『郷薬集成方』 方剤名。枳実80 露蜂房 威霊仙 皂莢 萹蓄 薏苡仁 巻柏各40。「痔疾により肛門周辺が痒痛する場合に用いる」。

わ行・わ

和安散(わあんさん)『**医林撮要**』　方剤名。木香　当帰　川芎　前胡　柴胡　橘皮　桔梗　炙甘草　赤茯苓各同量。「小児が寒邪、熱邪により泄瀉する場合に用いる」。

和胃(わい)[**和中**]　治法。胃気不和を治療する方法のこと。症状としては、胃脘脹悶・噯気吐酸・舌淡苔白・脈渋などである。この治療には、陳皮・姜半夏・木香・砂仁などの薬物を用いる。

煨(わい)　薬物を濡らした紙か、水に溶いだ小麦粉で包み、熱い灰の中へ入れて蒸し焼きにし、その紙や小麦粉が黒く焦げたら、それを剥がすと、薬物の油質を吸い取ることができる。たとえば肉豆蔻はこの方法を用いて、嘔吐を防ぐ。さらに生姜を熱い灰の中へ入れて、蒸し焼きにすることを「煨姜」といい、これにより生姜の発散性を軽減して、脾胃を暖めることができる。

和胃丸(わいがん)『**東医宝鑑**』　方剤名。丁香　白朮各40　半夏20　藿香　全蝎尾各4。「小児の吐瀉が止まず、慢驚風に発展しそうな場合に用いる」。

煨姜(わいきょう)　「煨」を参照。

淮山(わいさん)　薬物名。淮山薬ともいう。山薬の別名。「山薬」を参照。

煨針(わいしん)　「焼針」に同じ。

穢濁(わいだく)　汚く濁るという意味。湿濁や腐敗して汚れている気、または山嵐瘴気などを形容するのに用いられる。または病人の排泄物や分泌物や、身体から発散される特殊な臭気を形容するのにも用いる。

和胃二陳煎(わいにちんせん)『**方薬合編**』　方剤名。炮乾姜8　陳皮　半夏　白茯苓各6　炙甘草2.8　砂仁2。「胃冷により痰が生じ、胸脇苦満、悪心、吃逆する場合に用いる」。

和胃理気(わいりき)　治法。気と湿痰が中脘部に阻滞するものを治療する方法。症状としては、脘腹脹悶・呑酸や吐酸水・噯気などが見られる。その治療には枳実・陳皮・姜半夏・竹茹・煅瓦楞子などの薬物を用いる。

和解少陽(わかいしょうよう)　邪が少陽にあるとは、熱性の病邪が半表半裏の部位にあることを指す。「半表証」とは悪寒したかと思うと発熱し、さらに胸脇苦満などが見られる。「半裏証」とは口苦・咽乾・目眩などが見られる。この治療には小柴胡湯(柴胡、黄芩、人参、半夏、甘草、生姜、大棗)を用いて和解し、病邪を駆除するとともに、正気を扶助する。

和歌食物本草(わかしょくもつほんぞう)　書名。日本江戸時代の書、著者不詳。本草書。全2巻2冊。寛永7年(1630)刊。240種の食品につき、その鑑別・摂取法などを818首の和歌に詠み、いろは順に並べてある。

和歌能毒(わかのうどく)　書名。日本江戸時代の書、著者不詳の本草書。全2巻。『新編和歌能毒』『能毒製法脈和歌集』ともいう。承応2年(1653)刊。常用薬物の薬能・製法、および脈状に関する要訣を508首の和歌に詠んだもの。

和肝(わかん)[**滋陰疏肝**]　治法。滋陰薬と疏肝薬を同時に用いて、肝気を和暢する方法のこと。肝腎の陰虚になれば、気滞して行らなくなり、脇肋竄痛・胸腹脹・舌上に津液が無くなり・咽喉乾燥・脈細弱か虚弦などが見られる。この治療には一貫煎(北沙参、麦冬、当帰身、生地黄、枸杞子、川楝子。口が苦燥する者には、酒炒黄連を少量加える)を用いて治療する。

和漢纂言要方(わかんさんげんようほう)　書名。日本江戸時代、下津春抱(生没年不詳)の著。医方書。全10巻10冊。正徳5年(1715)刊。和文。病症別に分け、中国・日本の医家の300余りの処方運用法を列挙している。また治験も挿入されている。

和緩(わかん)　「医和」と「医緩」の二人を合わせた呼称。いずれも春秋時代の秦国の医官である。その医学上の功績により、後世の人は「和緩」と呼称して、良医を称(たた)える代名詞とした。

和漢三才図絵(わかんさんさいずえ)　書名。日本江戸時代(1712年)の図絵入りの百科事典。医師寺島良安(1654〜1732)の著。全81巻。明の王圻の『三才図会』に基づいて描かれている。この書中に針灸・和漢薬のことも書かれている。

和漢薬(わかんやく)　一般に漢方医学に用いる中国産・日本産の草根木皮や動物鉱物の薬物を総称する。民間薬の薬材も含める。日本産の薬物を「和薬」、中国産の薬物を「漢薬」とする。

和久田叔虎(わくたしゅくこ、生没年不詳、18世紀後半〜19世紀前半)　人名。日本江戸時代の医家。『腹証奇覧翼』の著者。叔虎の名は寅(とら)、寛政5年(1793)に稲葉文礼と遠州浜松で出会い師事。

或中(わくちゅう)　穴名。足少陰腎経。胸骨部、胸骨角の中点で第1肋間と同じ高さ(華蓋穴)の外側2寸、第1肋間に取る。①宣肺平喘　②止咳化痰　③降逆止嘔

和気記抄(わけきしょう)　書名。日本室町時代、半井明親(?〜1547)の著。診療記録。不分巻1冊。投薬内容を記したものが中心。

和血(わけつ)　血の運行を順調にすること。

和血以熄風(わけついそくふう)(和血し以って熄風す)　肝は血を蔵す。もし血が傷られて養肝できなければ、肝風が内動する。その場合は血を調和して、血が和せば風は止まる。そこで古典には「風を治すには先ず血を治す。血行れば風自ずから滅す」と見える。

和血益気湯(わけつえっきとう)『東医宝鑑』　方剤名。黄柏　升麻各4　生地黄　黄連各3.2　石膏　杏仁　桃仁各2.4　知母　防已　羌活各2　当帰尾1.6　柴胡　麻黄根　甘草　炙甘草各1.2　紅花若干。「消渇で頻尿、身消痩、口渇、舌が糜爛する場合に用いる」。

和血潤腸湯(わけつじゅんちょうとう)『東医宝鑑』　方剤名。升麻　桃仁　菟絲子各6　大黄　熟地黄　当帰尾各2.8　生地黄　甘草各2　紅花1.2。「血虚により便秘する場合に用いる」。

和血熄風(わけつそくふう)　治法。肝風内動で血虚に偏したものを治療する方法。熱性病の後期では、陰血が損耗して、唇焦舌燥・筋脈拘急・手足蠕動・頭目眩暈・脈細数などの症状が現れる。この治療には、阿膠・生地・生白芍・鶏子黄・生牡蛎・炙甘草・茯神・絡石藤などの薬物を用いる。

和血通気丸(わけつつうきがん)『医林撮要』　方剤名。牽牛子　大黄　黄芩　黄柏各160　麦門冬80　人参40。「瘡疽の初期に患部が紅腫疼痛し、大小便不利の場合、瘰癧で硬結が生じ、非常に硬い場合に用いる」。

和気利長(わけとしなが、?〜1507)　人名。日本室町時代の医家。半井道三と同一人物。利長は丹波重長の次男で、和気(半井)明重の養子となった。半井明親の父である。

和気広世(わけひろよ・わけのひろよ、奈良末〜平安初期)　人名。日本奈良、平安時代の医家。『薬経太素』の著者。広世は和気清麻呂の長男で、真綱の兄。大学別当。弘文院を創設して学問の隆興に尽力した。

和剤局方(わざいきょくほう)　書名。中国宋時代の書、政府の命により編纂された政府官薬局の製剤規範(全5巻)。297処方を収めている。1107年、裴宗元・陳師文らによって完成された。以後、何度も増補改訂が加えられて、逐次内容が豊富になり、『太平恵民和剤局方』として全国に流布した。

鷲崎順承(わしざきじゅんしょう、生没年不詳)　人名。日本江戸時代の医家。『経要纂言』の著者。尾張の人で、字は正親(まさちか)、堂号は潜龍堂。

和田元庸(わだげんよう、1780〜1837)　人名。日本江戸時代の医家。『傷寒論精義外伝』の著者。元庸は名は隆豊(たかとよ)、号

は峰州(ほうしゅう)。盛岡遠野の人で、吉益南涯(1750～1813)の門人。

和田泰庵方函(わだたいあんほうかん)　書名。日本江戸時代、和田東郭(1742～1803)の常用処方集。不分巻1冊。成立年不詳。『和田東郭先生方函』ともいう。174処方を収載している。

和田東郭(わだとうかく、1742～1803)　人名。日本江戸時代の医家。『蕉窓雑話』の述者。東郭は含章斎(がんしょうさい)とも号し、名は璞(ぼく)、字は韞卿(うんけい)、通称は泰純(たいじゅん)。摂津高槻の人で、大阪の戸田旭山、京都の吉益東洞の門人となったが、必ずしも東洞説に従わず、一家の言をなした。寛政9年(1797)法橋、同11年(1799)には法眼に進む。臨床に長け、腹診を重視した。

和中(わちゅう)　「和胃」を参照。

和中飲(わちゅういん)『東医宝鑑』　方剤名。罌粟殻6　陳皮　白朮　赤茯苓　芍薬各4　草果2.8　甘草1.2　砂糖12　米8　烏梅1　生姜3　大棗2。「痢疾で腹痛、血泡が混じる泄瀉をする場合に用いる」。

和中桔梗湯(わちゅうききょうとう)『東医宝鑑』　方剤名。半夏曲8　桔梗　白朮各6　陳皮　厚朴　枳実　赤茯苓各4　生姜3。「上焦に熱があり、面赤、手足心熱、食後嘔吐する場合に用いる」。

和中散(わちゅうさん)『東医宝鑑』　方剤名。①人参　白朮　白茯苓　炙甘草　葛根　黄耆　白扁豆　藿香各1　生姜5　大棗2。「小児が脾胃虚弱により吐瀉して、煩渇する場合に用いる」　②厚朴4　白朮2　乾姜　甘草各1.2。「小児が脾胃虚寒により、腹痛、泄瀉する場合に用いる」。

和中芍薬湯(わちゅうしゃくやくとう)『医林撮要』　方剤名。蒼朮　白朮各4　厚朴　沢瀉　白芍　赤茯苓各3.2　黄連2　炙甘草1.6。「赤白痢で腹痛、血泡が混じる泄瀉をする場合、湿熱により生じた泄瀉の場合に用いる」。

和通湯(わつうとう)『東医宝鑑』　方剤名。当帰　川芎　白芍　熟地黄各5.2　延胡索4　沢蘭　香附子　橘皮各3.2　桃仁　紅花各2。「流産の後に腹痛する場合、胎動不安、胎漏下血などに用いる」。

和法(わほう)　薬物の疏通や調和作用によって、病邪を解除する方法。これは「和解少陽」「調和肝脾」「調和肝胃」などの方法に分けることができる。しかし熱性の病邪が外表にあるか、すでに裏に侵入して、燥渇や譫語などの実証が見られる場合には用いてはならない。

和方一万方(わほういちまんぽう)　書名。日本江戸時代、村井琴山(1733～1815)の著。処方集。前編41巻付録1巻42冊。天明元年(1781)自序。日本の民間の薬方・療法を蒐集し編成した書で、救急を目的とする。

和名集並異名製剤記(わみょうしゅうならびにいみょうせいざいき)　書名。日本江戸時代、曲直瀬道三(1507～1594)の著。『本草異名記附製剤記』と曲直瀬玄朔(1549～1631)が増補改編したと推奨される本草書。全2巻。元和9年(1623)初版。500種余りの薬物をイロハ順に並べ、和名・異名・採薬・修治などについて記している。

和薬(わやく)　日本で産出する漢方用薬のこと。

和髎(わりょう)　穴名。手少陽三焦経。手足少陽と手太陽の交会穴。頭部、もみあげの後方、耳介の付け根の前方、浅側頭動脈の後方。①通竅聡耳　②清熱熄風　③消腫止痛　④袪風通絡　⑤疏通経絡

腕後(わんご)　腕関節の上部のこと。

腕骨(わんこつ)　1)手根骨のこと。合計8つの骨からなり、上は橈骨に連絡し、下は掌骨に連絡する。2)穴名。手太陽小腸経。原穴。手関節後内側、第5中手骨底部と三角骨の間の陥凹部、赤白肉際。①清熱散風　②増液止渇　③利胆退黄　④清利湿熱　⑤舒筋活絡

腕折中風瘂(わんせつちゅうふうけい)　中国宋代以後の医書に記載されている破傷風と同じ症である。腕部の折傷により起こる。

わ

弯針(わんしん)　刺針操作時の異常事態のこと。針を体内に刺入した後に、針体が弯曲すること。多くは外部の刺激により、患者の筋肉が突然収縮したり、または体位を動かしたため、または技術が未熟なために起こる。その処理方法としては、まずは針体を軽く動かして、姿勢を元の体位に戻させて、針の弯曲した角度と方向を見ながら、針を徐々に抜き出す。折針を防ぐために、力を入れて急激に抜針したり、強めに捻転してはならない。

■参考文献

『東醫学事典』　科学百科事典総合出版社
『漢醫学用語辞典』　編輯部編／杏林出版社
『古典に基づく エキス漢方方剤学』　小山 誠次著
『漢方医語辞典』　西山 英雄編著／創元社
『臨床常用中薬手冊』　雞林東医学院
『中国漢方医語辞典』　中医研究院ら編／中国漢方出版
『鍼灸医学事典』　鍼灸医学辞典編集委員会／医道の日本社
『朝鮮医事年表』　三木 栄編著／思文閣出版
『中国針灸穴位辞典』　王守東主編／中国医薬科技出版社
『日本漢方典籍辞典』　小曽戸 洋著／大修館書店
『大漢和辞典』　諸橋轍次著／大修館書店
『中国語辞典』　伊地 智善継編／白水社
『朝鮮語辞典』　油谷幸利ら編／小学館
『漢字源』　藤堂 明保ら編／学習研究社
『漢和大字典』　藤堂 明保編／学習研究社
『広辞苑』　新村 出編／岩波書店
『漢方診療医典』　大塚 敬節ら著／南山堂
『十四経穴性発揮』　東医針法研究会編
『朝鮮医籍通考』　崔秀漢編著／中国中医薬出版社
『漢薬の臨床応用』　中山医学院編／神戸中医学研究会訳編／医歯薬出版社
『漢方用語大字典』　創医会学術部主編／燎原
『中医名詞術語詞典』　中医研究院ら編／商務印書館
『韓国医学史』　金斗鍾著／正音社
『朝鮮科学史』　洪以燮著／正音社
『日本醫學史』　富士川 游著／日新書院

『漢日医学大詞典』
『新日本史』　家永三郎／三省堂
『朝鮮の科学と技術』　仁正爀編著／明石書店
『日本の医療史』　酒井 シヅ著／東京書籍
『薬と秤』　内藤記念くすり博物館
『中医用語辞典』　辰巳 洋主編／源草社
『ＷＨＯ/ＷＰＲＯ標準経穴部位』　ＷＨＯ西太平洋地域事務局原著
『針灸史圖録』　王雪苔主編／中国医薬科技出版社
『漢方古方用語辞典』　奥田謙蔵著／医道の日本
『韓国文化史大系』　高麗大学校民族文化研究所編
『韓醫薬書攷』　金信根編著／ソウル大学校出版部
『傷寒論』　後漢、張機(張仲景)
『金匱要略』　後漢、張機(張仲景)
『中医辞海』　袁鐘・他主編／中国医薬科技出版社／1992 年
『中国医籍大辞典』　中国医籍大辞典編纂委員会／上海科学技術出版社／2002 年
『中医方剤大辞典』　南京中医学院主編／人民衛生出版社／1993 年
『方剤学』　李飛主編／人民衛生出版社／2002 年
『中医臨床のための方剤学』　神戸中医学研究会編／東洋学術出版社／2012 年
『中薬大辞典』　江蘇新医学院／上海人民出版社／1977 年
『中華本草』　国家中医薬管理局／上海科学技術出版社／1999 年
『中医臨床のための中薬学』　神戸中医学研究会編／東洋学術出版社／2011 年
『体系・世界医学史』　三木栄／医歯薬出版社／1972 年

辞書　年表

※主に書籍・人名を中心とした年表とした。
※成立年は、刊行年あるいは著作開始とした。
※多人数や弟子による著作は、その代表者や著者となっているものを上げた。
※著書名や人名は通常読みとし、読みにくいものは音読みとした。

『中国』(時代・西紀・年号・事柄)

西周	B.C1006 頃		『尚書・説命篇』に「若薬瞑眩、厥疾弗瘳」と見える。
			「周礼」医師制度の記載。
			(扁鵲)その名医として名を天下に聞こえる
			(医和)晋の平公の疾を診し六気失時を説く。
			(医緩)晋の景公を診し病膏肓に入ると称す。
			『黄帝内経素問』
			『黄帝内経霊枢』
			『馬王堆帛書』
	B.C 220		『黄帝八十一難経』
			『山海経』各種疾病、動植物薬品の記載あり。
秦			『診籍』(倉公淳于意)
前漢	122	元狩 1	『淮南子』(淮南王劉安)
	97	入漢	『史記』(司馬遷)
			仏教、中国に伝わる。
後漢	A.D 25	建武 1	『針経』・『診脉法』(涪翁)

	100	永元 12	『周易参同契』(魏伯陽)
			『説文解字』(許慎)
	112	永初 6	(華陀)外科手術、麻酔法を行う。
			『神農本草経』
	196	建安 1	『傷寒雑病論』(張仲景)
	215	建安 20	『黄帝鍼灸甲乙経』(皇甫謐)
			『脉経』(王叔和)
			『華陀中蔵経』(鄧処中)
西晋	265	永安 4	『肘後備急方』・『抱朴子』(葛洪)
東晋	400	隆安 4	『深師薬方』
			『鬼遺方』(劉涓子)
斉	500	永元 2	『神農本草経集注』『肘後百一方』(陶弘景)
梁	557	永定 4	『姚氏集験方』
隋	581	開皇 1	『千金要方』『千金翼方』(孫思邈)
			アユルベーダ医学の全盛(固有インド医学)
	600		『素問注』(全元起)
			『四海類聚方』
	610	大業 6	『諸病源候論』(巣元方)
唐	624	武徳 7	唐政府は太医署を設置。
			『黄帝内経太素』『黄帝内経明堂』(楊上善)
			『千金要方』(孫思邈)
			『食療本草』(孟詵)
			『千金翼方』(孫思邈)
	659	顕慶 4	『新修本草』(蘇敬ら)
	667	乾封 2	『黄帝内経太素』を注す。
	713	開元 1	『本草拾遺』(陳蔵器)
	752	天宝 11	『外台秘要方』(王燾)
	753	天宝 12	鑑真が日本へ渡る。
	762	宝応 1	『黄帝内経素問』を改編注釈す。(王冰)

	841	会昌 1	『仙授理傷続断秘方』(藺道人)
	847	会昌 7	『経効産宝』(昝殷)
宋	973	開宝 6	『開宝新詳定本草』(劉翰・馬志)
	974	開宝 7	『開宝重定本草』重訂。(劉翰・馬志)
	982	大平興国	『太平聖恵方』編。(王懐隠等)
	1026	天聖 4	『銅人腧穴針灸図経』(王惟一)
			『難経』(仁宗)と『諸病源候論』を校勘す。
	1027	天聖 5	針灸銅人を設計、鋳造する。(王惟一)
	1057	嘉祐 2	校正医書局を設立。(仁宗)
	1061	嘉祐 6	『本草図経』(蘇頌)
	1078	元豊 1	『太平恵民和剤局方』(陳師文等)
	1082	元豊 5	『証類本草』(唐慎微)
	1086	元祐 1	『傷寒微旨』(韓祇和)
	1093	元祐 8	『小児斑診備急方論』(董汲)
	1098	元符 1	『十産論』(楊子建)
	1100	元符 3	『傷寒総病論』(龐安時)
	1108	大観 2	『類証活人書』(朱肱)
			『大観本草』(艾晟稍)
	1111	政和 1	『政和聖剤総録』(曹孝忠)
	1116	政和 6	『本草衍義』(寇宗奭)
	1119	宣和 1	『小児薬証直訣』(銭乙)
	1132	紹興 2	『幼幼新書』(劉昉)
	1144	紹興 14	『注解傷寒論』(成無己)
	1172	乾道 8	『宣明論方』(劉完素)
	1174	淳熙 1	『三因極一病証方論』(陳無択)
	1182	淳熙 9	『素問玄機原病式』(劉完素)
	1186	淳熙 13	『素問病機気宜保命集』(劉完素)
			『珍珠嚢』(張元素)
	1207	開禧 2	『医説』(張杲)

	1208	嘉定 1	『小児衛生総微論方』
	1217	嘉定 10	『儒門事親』(張従正)
	1220	嘉定 13	『針灸資生経』(王執中)
			『歴代名医蒙求』(周守忠)
	1226	宝慶 2	『備急灸法』(聞人耆年)
	1237	嘉熙 1	『婦人大全良方』(陳自明)
	1247	淳祐 7	『洗冤録』(宋慈)
			『内外傷弁惑論』・『脾胃論』(李東垣)
	1254	宝祐 2	『小児痘疹方論』(陳文中)
	1264	景定 5	『仁斎直指方』(楊士瀛)
元	1281	至元 11	『衛生宝鑑』(羅天益)
	1303	大徳 7	『金蘭循経』(翰林忽泰)
	1311	至大 4	『明堂灸経』(竇桂芳)
	1326	泰定 3	『泰定養生主論』(王珪)
	1337	至元 3	『世医得効方』(危亦林)
	1341	至正 1	『十四経発揮』(滑寿)、『傷寒金鏡録』(敖氏)
	1366	至正 25	『難経本義』(滑寿)
			『活人心方』(寧献王)
明	1388	洪武 21	『医経小学』(劉純)
	1406	永楽 4	『普済方』・『救荒本草』(朱)
	1425	洪熙 1	『神応経』(陳曾・劉瑾)
	1446	正統 11	『名方類証医書大全』(熊宗立)
	1482	成化 18	『医林集要』(王璽)
	1502	弘治 14	『明医雑著』(王綸)
	1510	正徳 5	『図注八十一難経』(張世賢)
			『素問鈔補正』(丁瓚)
	1513	正徳 8	『医史』(李濂)
	1515	正徳 10	『医学正伝』(虞摶)
	1528	嘉靖 7	『口歯類要』(薛己)

1529	嘉靖 8	『正体類要』(薛己)、『針灸聚英』(高武)
1531	嘉靖 10	『針灸素難要旨』(高武)
1534	嘉靖 13	『続医説』(愈子容)
1536	嘉靖 15	『勿聴子俗解八十一難経』(熊宗立)
1537	嘉靖 16	『鍼灸節要』(高武)
1549	嘉靖 28	『名医類案』(江瓘)
		『幼科発揮』(万全)
1556	嘉靖 35	『古今医統大全』(徐春甫)
1575	万暦 3	『医学入門』(李梴)
		『古今医鑑』(龔信)
1577	万暦 5	『医学正伝』(虞博)
1578	万暦 6	『本草綱目』(李時珍)、他に『瀕湖脉学』『奇経八脉考』
1584	万暦 12	『医方考』(呉崑)
1586	万暦 14	『黄帝内経素問霊枢注証発微』(馬蒔)
1587	万暦 15	『万病回春』(龔廷賢)
1589	万暦 17	『傷寒論条弁』(方有執)
1592	万暦 22	『素問註』(呉崑)
1596		『証類本草序例』(唐慎微等)
1601	万暦 29	『針灸大成』(楊継洲)
1602	万暦 30	『証治準縄』(王肯堂)
1605	万暦 33	『小児推拿仙術秘訣』(周干蕃)
1607	万暦 35	『三才図会』(王圻)
1608	万暦 36	『元亨療馬集』(喩本元・喩本亨)
1615	万暦 43	『寿世保元』(龔廷賢)
1617	万暦 45	『外科正宗』(陳実功)、『医貫』(趙献可)
1620	万暦 48	『済陰綱目』(武之望)
1624	天啓 4	『類経』『類経図翼』『類経附翼』(張介賓)
1632	崇禎 5	『黴瘡秘録』(陳司成)

	1637	崇禎 10	『医宗必読』(李中梓) 『天工開物』(宋應星)
	1640	崇禎 13	『景岳全書』(張介賓)
	1642	崇禎 15	『内経知要』(李中梓)、『温疫論』(呉有性)
	1644	順治 1	『審視瑤函』(傅仁宇)
	1648	永暦 2	『傷寒尚論』(喩嘉言)
	1650	永暦 4	『医灯続焰』を注す(潘楫)
	1658	順治 14	『医門法律』(喩嘉言)
清	1667	康熙 6	『傷寒纘論』(張璐)
	1668	康熙 7	『傷寒舌鑑』(張登)
	1669	康熙 8	『傷寒来蘇集』(柯琴)
	1670	康熙 9	『黄帝内経素問霊枢集注』(張志聡)
	1675	康熙 14	『痧脹玉衡書』(郭志邃)
	1682	康熙 21	『医方集解』(汪訒庵)
	1689	康熙 28	『素問霊枢類纂約注』(汪昂)
	1694	康熙 33	『本草備要』(汪昂)
	1695	康熙 34	『張氏医通』(張璐)
	1704	康熙 43	『修事指南』(張叡)
	1715	康熙 54	『達成篇』(亟斉居子)
	1716	康熙 55	『康熙字典』(張王書、陳廷敬ら)
	1723	雍正 1	清政府は『古今図書集成』を編成、内に『医部全録』あり。
	1727	雍正 5	『難経経釈』(徐霊胎)
	1729	雍正 7	『金匱要略心展』(尤在涇)
	1732	雍正 10	『医学心悟』(程鍾齢)
	1736	乾隆	『古本難経闡註』(丁錦)
	1740	乾隆 5	『外科証治全生集』(王洪緒)
	1749	乾隆 14	『医宗金鑑』(呉謙ら)
	1750	乾隆 15	『幼幼集成』(陳復正)

1753	乾隆 18	『素問懸解』(黄元御)
1757	乾隆 22	『喉科指掌』(張宗良) 『医学源流論』(徐大椿)
1759	乾隆 24	『傷寒論類方』(徐霊胎)、『串雅内外編』(趙学敏)
1764	乾隆 29	『臨床指南医案』(葉天士)
1765	乾隆 30	『本草綱目拾遺』(趙学敏)
1722	乾隆 37	～1781 まで、清政府は『四庫全書』を編纂
1792	乾隆 56	『呉医講』(唐大烈)
1797	嘉慶	『医林改錯』(王清任)
1798	嘉慶 2	『温病条辨』(呉鞠通)
1804	嘉慶 9	『医学三字経』(陳修園)
1805	嘉慶 10	『瘍科心得集』(高秉鈞) パーソン(イギリス)は、中国で初めて牛痘接種を行う。
1808	嘉慶 13	『傷科補要』(銭秀昌)
1835	道光 15	パーカー(アメリカ)は、広州で眼科医院開設。
1838	道光 18	『重楼玉鑰』(鄭梅澗)
1848	道光 28	『植物名実図考』(呉其濬)
1852	咸豊 2	『温熱経緯』(王孟英)
1863	同治 2	『医醇賸義』(費伯雄)
1864	同治 3	『理瀹駢文』(呉尚先)
1872	同治 11	『黄帝内経素問校義』(未完)(胡澍)
1876	光緒 2	『中西匯通医経精義』(唐宗海)
1881	光緒 7	天津に医学館開設。
1882	光緒 8	『時病論』(雷豊)、『白喉全生集』(李紀方)
1884	光緒 10	『血証論』(唐宗海)
1894	光緒 20	『形色外診簡摩』(周学海)

1895	光緒 21	『難経正義』(葉霖)
1897	光緒 23	『白喉条弁』(陳葆善)、『冷盧医話』(陸以湉)
1900	光緒 26	『温熱逢源』(柳宝詒)
1914	民国 3	政府の教育総長江大燮は中医教育の廃止を主張。
1915	民国 4	丁甘仁、謝利恒らは上海に中医専門学校を設立。
1921	民国 10	『中国医学大辞典』(武進謝観編) 『中医雑誌』創刊(上海)。
1925	民国 14	全国教育連合会は政府に医学教育規程に中医課程を入れることを申請。
1929	民国 18	第1次中央衛生委員会議は、中医の廃止を決議する。 全国医薬団体総連合会結成、政府に中医廃止決議案の取り消しを申請。
1930		中央国医館、南京に設立。 章次公、陸淵雷らは中国医学院を設立。
1948		世界保健機構(WHO)設立。本部ジュネーブ。
1951		衛生部の指導により鍼灸療法実験所設立。
1955		『四部総録』(丁福保、周云青ら) 中医研究院設立、鍼灸実験所を鍼灸研究所に改める。
1958		鍼麻酔が開発される。
1959		全国中医経絡鍼灸学術座談会開催。
1961		『中医図書総合目録』(中医研究所、北京図書館編)
1963		内蒙古ドルン旗頭道洼で砭石出土。
1968		河北省満城県、西陵山の劉勝墓(BC112 没)より医療用鍼(金、銀)出土。

1972		河南省新鄭県韓故城遺跡から砭石出土。
1974		長沙の馬王堆三号墳から帛書の医書発掘。

『朝鮮』(時代・西紀・年号・事柄)

391		倭国、百済・加羅・新羅を征す。
660		百済、官府中に薬部あり 『百済新集方』
692	新羅	官署に薬典と医学あり、「医学」の教習書として本草経・甲乙経・素問経・針経・脈経・明堂経・難経あり。 『新羅法師方』 隋唐の医学に依拠す。
1016	顕宗 7	『太平聖恵方』渡来す。宋医学に依拠。
1058	文宗 12	宋医書を刊行す。
1079	元豊 2	宋医官の渡来繁し。宋帝、多数の薬材を贈る。
1118	睿宗 13	宋医官、医学教育を行う。
1136	仁宗 14	『済衆立效方』(金永錫撰)
1226	高宗 13	『御医撮要方』(崔宗峻撰)『郷薬救急方』(大蔵都監)
1360	恭愍王 9	『郷薬恵民経験方』『三和子郷薬方』『郷薬簡易方』(徐贊・権仲和撰)
1389	恭譲王 1	『診脈図訣』(鄭道伝撰)
1392 頃		元に服属す。金元医学入る。
1398	太祖 7	『郷薬済生集成方』(権仲和・金希善・趙浚・金士衡ら撰) 『新編集成馬医方』『牛医方』

		郷薬方盛行期。
1399	定宗元年	『新編集成馬醫方・牛醫方』
1403	太宗 3	銅鋳活字作られる。
1415	太宗 15	『鍼灸銅人図』刊。
1417	太宗 17	慶尚南道義興郡で「郷薬救急方」再刊
1431	宣徳 6	『郷薬採取月令』(兪孝通・盧重禮・朴允徳撰)
1433	世宗 15	『郷薬集成方』(兪孝通・盧重禮・朴允徳撰)
1434	世宗 15	『胎産要録」(盧重禮撰)『瘡疹集』
1438	世宗 20	『新註無冤録』
1462	世祖 8	『瘡疹集(瘡疹方)』(任元濬奉教撰)
1466	世祖 12	『救急方』(世祖命撰)
1477	成宗 8	『医方類聚』(金礼蒙、世宗)
1489	成宗 6	『新纂救急簡易方』(尹壕・任元濬・許琮ら撰)
1499	燕山君 5	『救急易解方』(尹弼商・金興壽ら撰)
1525	中宗 19	『簡易辟瘟方』(金順蒙・劉永貞・朴世擧撰) 明の李朱医学半島で行われる。多数の明医書を刊行。
1538	中宗 33	『村家救急方』(金正国撰)
1542	中宗 37	『分門瘟疫易解方』(金安国ら撰)
1559	明宗 14	『治腫秘方』(任彦国撰)
1599	宣祖 33	『治腫指南』『医林撮要』
1600	宣祖 33	『鍼灸要訣』(柳成龍撰)
1601	宣祖 34	『諺解胎産集要』(許浚撰)『諺解痘瘡集要』(許浚撰)
1602	宣祖 35	『諺解救急方』(世祖命撰・許浚諺解)
1610	光海君 3	『東医宝鑑』(許浚撰)
1613	光海君 6	『新纂辟瘟方』(許浚撰)『辟疫神方』(許浚撰)

1617	光海君 9	『二養編』(病隠撰)
1620	光海君 12	『壽養叢書類輯』(李昌庭撰)
1644	仁祖 22	『鍼灸経験方』(許任撰)『四医経験方』『痘瘡経験方』
1653	孝宗 4	『辟瘟新方』(安景昌撰)
1673	顕宗 13	『龍山療痘篇』(李蕃撰)
1683	粛宗実録 9	『醫方』(昌成君佖撰)
1687	粛宗 13	『舟村新方』(申曼撰)
1715	顕宗 41	『山林経済』
1724	景宗 4	『醫門宝鑑』(周命新撰・李命錫校訂)
1725	英祖元年	『草窻訣(圓機活法)』(尹草窓撰)
1746	英祖 22	医科試書に纂図脈・銅人経・直指方・本草・素問・医学正伝・東垣十書
1749	英祖 25	『及幼方』(趙延俊撰)
1755	英祖 31	『李氏麻疹方』
1775	英祖 51	『麻疹方』(李獻吉撰)
1786	正祖 10	『疹疫方』(南紀復撰)
1790	正宗 14	『広済秘笈』(李景華撰)
1796	正宗 20	『増修無冤録』
1798	正祖 22	『麻科会通』(丁若鏞撰) 『麻疹彙成』(李元豊撰)
1799	正宗 23	『済州新編』(康命吉撰) 清医学入る。
1802	純祖 2	『麻方統彙』(丁若鏞原撰・洪奭周改編) 『紅疹新方』
1817	純祖 17	『時種通編』(李鐘仁撰)
1836	憲宗 2	『瘍醫微』(李宜春撰・申耆永編)
1855	哲宗 6	『附方便覧』(黄度淵撰)
1866	高宗 3	医学試書、纂図脈・銅人経・直指方・本

		草・素問・医学正伝・東垣十書・医学入門
1868	高宗 5	『医宗損益』附薬性歌(黄度淵撰)
1869	高宗 6	『醫方活套』(黄度淵撰)
1871	高宗 8	『鈍蒙集』(鈍蒙子撰)
1884	高宗 21	アレン来朝
		『方薬合編』(黄度淵撰・黄泌秀編)
1885	高宗 22	『牛痘新説』(池錫永撰)
1889	高宗 26	『済嬰新編』(李在夏ら編)
1891	高宗 28	『婦女必知』
1893	高宗 30	エビソン来朝
1894	高宗 31	『東醫壽世保元』(李済馬撰)
1898	光武 2	『種痘新書』(古城梅溪撰)
1906	光武 10	『醫方撮要』(李峻奎撰)
1908	隆熙 2	『単方新編』(丁若鏞・申曼撰、李義絅訳)
1910	隆熙 4	朝鮮医学会発足(日本医学に依存)
		日韓合併
1913		朝鮮総督府令、朝鮮医師規則を公布。
1945		南北分立
1950		朝鮮医学史・疾病史
1961		金鳳漢、経絡系統に関して(ボンハン学説)

『日本』(時代・西紀・年号・事柄)

	391		中国人(阿知使王)が帰化。平安の医家丹波氏の祖先といわれる。
	422	允恭 3	天皇の病に新羅の名医金波鎮漢紀武を招く。
大和	459	雄略 3	百済より(徳来)来日。子孫は医業をし難波

			薬師となる。
	538	宣化	百済から仏道と経論が送られ、仏教が正式に伝わる。
	553	欽明14	百済に使者を送り、医・暦・易博士を来朝させるよう詔す。
	554	欽明15	百済より医博士王有陵陀、採薬師量豊等来朝。
	562	欽明23	呉人(知聡)は帰化し『明堂図』など160余巻を献上。
	593	推古2	四天王寺建立。施薬院、療病院、悲田院の設立。
	607	推古15	(小野妹子)遣隋使(初めて)となる。 医師恵日、倭漢直福因らを隋に遣わし医を学ばせる。
	608	推古16	(小野妹子)「四海類聚方」を持ち帰る。
	642	皇極1	紀幾男麻呂は新羅に鍼術を学び帰朝し鍼博士となる。
	645	大化1	大化の改新。
	701	大宝1	大宝律令制定、宮内省典薬寮に医師、医博士、医生、鍼師、鍼博士、鍼生を置く。
奈良	712	和銅5	『古事記』(太安万侶)
	717	養老1	僧尼が病者に、徒に巫術を行うことを禁止。
	720	養老4	『日本書紀』(舎人王)
	722	養老6	初めて女医博士を置く。
	730	天平2	聖武天皇、皇后職に施薬院を置く、公的な医院の初め。
	754	天平勝宝6	唐より(鑑真)が来朝。
	781	天応1	僧医(羽栗翼)難波で朴硝を練る。

	786	延暦 5	羽栗臣翼、内薬正兼侍医に任命される。
	791	延暦 10	医博士、鍼博士の職制を定める。
	799	延暦 18	『薬経太素』(和気広世)、日本人の手による最初の医書。
平安	808	大同 3	『大同類聚方』編述(出雲広貞・安倍真直)
	835	承和 2	『治瘡記』撰述(最初の外科書)(大村直福吉)
	843	承和 10	菅原梶成、鍼博士になる。
	868	貞観 10	『金蘭方』(菅原岑嗣、物部広泉ら)
	891	寛平 3	『名論要抄』(菅原善綱) 『新撰字鏡』(僧昌住)
	918	延喜 18	『本堂和名』『掌中要方』『養生鈔』(深根輔仁) 『倭名類聚抄』(源順)
	933	承平 3	和気時雨、医博士となり、のち典薬頭となる。
	984	永観 2	『医心方』(丹波康頼)天皇に進献する。
	985	寛和 1	和気成貞、医博士となる。
	998	長徳 4	麻疹の最初の流行。
	1014	長和 3	渡来人恵清、藤原清賢の命により宋に渡り、眼病治療法を学ぶ。
	1028	長元 1	丹波雅忠、典薬頭となる。
	1034	長元 7	医得業生を試験する。
	1047	永承 2	惟宗俊通、侍医に任ぜられ、医博士となる。
	1058	康平 1	和気相秀、女医博士に任ぜられる。
	1068	治暦 4	丹波忠康、典薬頭となる。
	1081	永保 1	『医略抄』(丹波雅忠)
	1106	嘉承 1	丹波雅康、典薬頭となる。
	1159	平治 1	丹波頼基、女医博士となる。
	1184	元暦	『長生療養記』(僧釈蓮基)

	1188	文治 4	丹波頼基、典薬頭となる。
鎌倉	1192	建久 3	(源頼朝)鎌倉に幕府を置く。
	1214	建保 2	『喫茶養生記』(僧栄西)
	1243	寛元 1	僧忍性は奈良に癩病院を設立。
	1288	正応 1	『衛生秘要抄』(丹波行長)
	1293	永仁 1	『医家千字文』(惟宗時俊)
	1304	嘉元 2	『頓医抄』(梶原性全)
	1315	正和 4	『万安方』(梶原性全)
	1358	延文 3	安芸守定が足利氏の尚薬に推挙され、宮中の出産を指導する。婦人科専門の初め。『福田方』(僧有隣)
	1411	応永 18	『鴻宝秘要』(坂浄秀)
	1452	享徳 1	『全九集』(月湖)
室町	1456	康正 2	『延寿類要』(竹田昭慶)
	1487	長享 1	(田代三喜)明に渡る。李東垣・朱丹溪に学び、帰国後、李朱医学を唱える。
	1498	明応 7	(田代三喜)明より帰国。
	1508	永正 5	『続添鴻宝秘要抄』(坂浄運)
	1528	享録 1	『名方類証医書大全』(熊宗立)を復刻刊行。(阿佐井野宗瑞)
	1534	天文 3	『管励蠡備急方』(久志本常光)
	1545	天文 14	(曲直瀬道三)は田代三喜に学び、京都で李朱派の医方を唱道する。
	1549		フランシスコ・ザビエル来日。
	1550	天文 19	『辞俗功聖方』(曲直瀬道三)
	1555		ルイス・アルメイダ、大分府内に病院を開設。
	1567	永禄 10	『日用薬性能毒』(曲直瀬道三)
安土桃山	1574	天正 2	『啓廸集』(曲直瀬道三)

	1581	天正 9	『外療新明集』(鷹取秀次)
	1592	文禄 1	曲直瀬玄鑑、典薬助に任ぜられる
	1598	慶長 3	(加藤清正)朝鮮より『医方類聚』を持ち帰る。
	1599	慶長 4	丹波宗伯、施薬院使に任ぜられる。
江戸	1607	慶長 13	(林道春)が『本草綱目』を長崎に得て、幕府に献上。
			『医学天正記』(曲直瀬玄朔)
	1613	慶長 18	『鍼灸易伝』(藤田数馬)
	1617	元和 3	『和名類聚抄』(那波道円)
	1628	寛永 28	『医方明鑑』(曲直瀬玄朔)
	1648	慶安 1	『養寿録』(山脇道作)
	1663	寛文 3	『本朝医考』(黒川道祐)
	1670	寛文 10	『捷径外科俗書』(大村寿庵)
			『本朝通鑑』(林信篤)
	1679	延宝 7	『医方問余』古医方を唱える(名古屋玄医)
	1683	天和 3	幕府、医薬に関係する者に剃髪を命じる。
	1684	貞亨 1	『鍼道秘訣集』(夢分斉)
	1686	貞亨 3	『病名彙解』(蘆川桂洲甫)
			『杉山流三部書』(杉山和一)
			『鍼灸要方指南』(岩田利斉)
	1687	貞亨 4	嵐山甫安、初めて兎唇手術を行う。
	1690	元禄 3	『炮灸全書』(稲生若水)
			『臓腑経絡詳解』(岡本為竹)
			幕府、捨児を厳禁。
	1692	元禄 5	『婦人寿草』(香月牛山)
	1693	元禄 6	『十四経発揮和解(和語抄)』(岡本為竹)
	1695	元禄 8	『病因指南』(岡本一抱)
			『経穴機要』(著者不明)

1698	元禄 11	『鍼灸抜萃大成』(岡本為竹)
1699	元禄 12	『医学至要鈔』(竜雲軒)
1703	元禄 16	『鍼灸阿是要穴』(岡本為竹)
1708	寛永 5	『大和本草』(貝原益軒)
		『鍼灸初心抄』(岡本為竹)
1709	寛永 6	『医道日用綱目』(本郷正豊)
1712	正徳 2	『和漢三才図絵』(寺島良安)
1713	正徳 3	『養生訓』(貝原益軒)、『五極灸法』(後藤艮山)
1715	正徳 5	『経穴密語集』(岡本為竹)
1716	享保 1	『老人必用養草』(香月牛山)
1718	享保 3	『鍼灸重宝記』(本郷正豊)
1722	享保 7	『済生宝』(寺島良安)、『内景図説』(服部玄黄)
		『斥医断』(畑黄山)
1726	享保 11	『一本堂薬選』(香川修庵)
1728	享保 13	『鍼法口訣指南』(和田養安)
1732	享保 17	『十四経発揮抄』(谷村玄仙)
		根来東叔は人骨を観察し、連骨図を書す。
1736	元文 1	『無冤録述』(河合尚久)
1738	元文 3	吉益東洞は古医道を唱え、万病一毒論を主張。
1741	寛保 1	『阿蘭陀本草和解』(野呂元丈)
1742	寛保 2	『兪穴辨解』(村上宗占)
1744	延享 1	清の李仁山が人痘種痘法を伝える。
1745	延享 2	『骨度正誤図説』(村上宗占)
1752	宝暦 2	清の『医宗金鑑』日本に上陸。
1754	宝暦 4	山脇東洋は刑屍を解剖する。以後各地で人体解剖が行う。

1757	宝暦 7	『校正病因考』(後藤艮山)
1759	宝暦 9	『蔵志』(山脇東洋)
1760	宝暦 10	『非蔵志』(佐野原泉)
1761	宝暦 11	『挨穴捷径』(杉原養倫)
1762	宝暦 12	『類聚方』(吉益東洞) 『艾灸通説』(後藤椿庵)
1765	明和 2	『腑分の図』(平壺賀甲叔) 多紀安元、躋寿館を建て医学教育す。
1766	明和 3	『産論』(賀川元悦)
1767	明和 4	『鍼灸則』(菅原周桂)
1770	明和 7	『刺絡篇』(荻野元凱)
1771	明和 8	『東門随筆』(山脇東門)
1772	明和 9	『解屍篇』(河口信任)、『和蘭全躯内外分合図』(本木良意)
1773	安永 2	『解体約図』(杉田玄白・中川淳庵)
1774	安永 3	『解体新書』(前野良沢・杉田玄白ら) 薩摩藩主島津重豪、鹿児島に医学院を興す。
1779	安永 8	『牛山活套』(香月牛山)
1780	安永 9	『鍼灸極秘伝』(永田徳本)
1781	天明 1	『古方便覧』(六角重任)、『刺血絡正誤』(入江大元) 『名家灸選』(和気惟亨) 尚薬畑黄山、京都西郊に医学院を創立。
1788	天明 8	『挨穴集説』(山崎宗運) 『一本堂行余医言』(香川修庵)
1790	寛政 2	『按摩手引』(藤原良白)
1791	寛政 3	幕府は多紀氏の私塾躋寿館を官学とし、医学館と改称。

		星野良悦、刑屍体二体で骨格標本を作る。
1792	寛政 4	『気血水薬徵』(吉益南涯)
1793	寛政 5	『兪穴捷径』(小坂元祐)
1795	寛政 7	『産科発蒙』(片倉鶴陵)
1799	寛政 11	『腹証奇覧』(稲葉克)
1801	享和 1	『救急選方』(多紀元簡)
1802	享和 2	『青嚢瑣探』(片倉鶴陵)、『本草綱目啓蒙』(小野蘭山)
1803	享和 3	『叢桂亭医事小言』(原南陽)
1805	文化 2	華岡青洲は麻沸散を用いて全身麻酔し乳がんを摘出する 福井藩、済生館を興し、浅野道有に医学を教授させる。
1806	文化 3	『素問識』(多紀元簡)
1807	文化 4	『名家灸選』(和気惟亨)
1808	文化 5	『霊枢識』(多紀元簡)
1809	文化 6	『腹証奇覧翼』(和久田叔虎)
1810	文化 7	『経穴纂要』(小坂元祐) 『木曽採薬記』(水谷豊文) 安芸の医人生玄碩、眼科で幕府医官となる。
1811	文化 8	『金匱要略輯義』(多紀元簡) 『鍼灸説納』(石坂宗哲)
1812	文化 9	『針灸説約』(石坂宗哲)
1813	文化 10	『解体発蒙』(三谷樸) 『養生訓』(貝原益軒)
1815	文化 12	『蘭学事初』(杉田玄白) 『本朝医家古籍考』(中川修亭)
1816	文化 13	賀川満定、女医博士に任命される。

1817	文化 14	『刺絡聞見録』(三輪東朔)
1818	文政 1	『蕉窓雑話』(和田東郭)
1819	文政 2	『解体鍼要』(加古川藍州)
1821	文政 4	『鍼灸知要』(石坂宗哲)
1822	文政 5	『本朝医談』(奈須恒徳)
1823	文政 6	ドイツ人シーボルト、オランダ医官となり長崎に渡来。
1825	文政 8	『鍼灸知要一言』(石坂宗哲)
1827	文政 10	『按腹図解』(太田晋斉)
1829	文政 12	幕府、シーボルトを国外追放とし、再渡来を禁じる。
1831	天保 2	『医籍考』(丹波元胤)
		『隧穴啓蒙』(梯謙子益)
		『奇魂』(佐藤方定)
		戸塚静海、江戸茅場町に外科を開業。
1832	天保 3	『医原枢要』(高野長英)
1835	天保 6	『因学穴法』(石塚汶上)
1837	天保 8	『瘍科秘録』(本間棗軒)
1840	天保 11	『内景備覧』(石坂宗哲)
		『換杏新話』(小川樫斉)
1842	天保 13	堕胎禁止令発布。
1847	弘化 4	『病学通論』(緒方洪庵)
1851	嘉永 4	『皇国名医伝』(浅田宗伯)
1852	嘉永 5	武州大宮の産科医伊古田純道、初めて帝王切開術を行う。
1853	嘉永 6	『方輿輗』(有持桂里)
1856	安政 3	『雑病広要』(多紀元堅)、『類聚方広義』(尾台榕堂)
1862	文久 2	『医事啓源』(今村了庵)

	1864	元治 1	『内科秘録』(本間棗軒) 『鍼灸指掌』(今村了庵)
明治	1874	明治 7	医政発布
	1875	明治 8	東京訓盲院設立(盲唖学校の始め)。 浅田宗伯ら漢方医会合し、漢方六科の編纂を行う。
	1878	明治 11	内務省は東京に脚気病院を設立。 漢方病院を各地に設立。 『洋漢病名一覧』(栗原順庵)
	1879	明治 12	山田業広、浅田宗伯、森立之ら、温知社を結成。
	1880	明治 13	『中外医事新報』創刊。 浅井国幹は名古屋に専門漢医学校を設立。 漢方存続運動の火ぶたを切る。
	1881	明治 14	訓盲院に職業科を置き、鍼治と按摩の盲教育始まる。
	1882	明治 15	『漢洋病名対照録』(落合泰蔵) 脚気病院を廃止、東京帝国大学医学部第1医院に移す。
	1883	明治 16	温知社は東京に和漢医学講習所を設立、元老院へ和漢医方存続を請願。 医術開業試験規則及び医師免許規則を定める。
	1884	明治 17	温知社は東京に温知病院を設立。漢方の臨床実績を世論に訴える。
	1885	明治 18	訓盲唖院で鍼灸を正科に採用。 内務省通達、鍼灸術営業取締規則制定。
	1887	明治 20	漢方医団体「温知社」解散。
	1888	明治 21	漢方の侍医すべて解任される。

1889	明治 22	大日本帝国憲法発布。
1890	明治 23	漢方医家は帝国議会開催を機に、帝国医会を結成、漢医存続運動は議会闘争へと移る。
1891	明治 24	帝国医会は、第2回帝国議会へ「和漢医師継続請願書」を提出。 日本薬局方改正、本草関係の薬品が大いに減る。
1892	明治 25	『鍼治新書』(大久保適斉)
1894	明治 27	日本薬剤師総会を開催、医薬分業を決議。
1895	明治 28	帝国議会で漢方医提出の「医師免許改定法案」否決さる。
1900	明治 33	『墓に告ぐる文』(浅井国幹)、漢方存続運動終わる。
1902	明治 35	『日本鍼灸雑誌』創刊
1910	明治 43	『鍼灸術試験問題解答集』(山本新悟)
1911	明治 44	按摩術、鍼術灸術営業取締規則を制定。
1912	大正 1	『按摩鍼灸学』(奥村三策)
1913	大正 2	『日本鍼灸学教科書』(山本新悟)
1917	大正 6	『東洋鍼灸雑誌』創刊 『実験名灸取穴法講義」(福岡桂司)
1921	大正 10	『鍼灸術秘伝書』(澤田治津夫) 『鍼灸経穴医典』(玉森貞助)
1922	大正 11	『鍼灸学講義録』(音尾正衛)
1926	大正 15	『灸療要穴辞典』(富永勇)
1927	昭和 2	『皇漢医学』創刊。 『図解穴点新療法』(浅井粂策)
1929	昭和 4	『灸法の医学的研究』(原志免太郎) 『鍼灸学全科辞典』(眞野保正)

		『最新鍼灸医学教科書』(山崎直文)
1930	昭和 5	『帝国針灸医報』創刊
1931	昭和 6	『鍼灸学汎論』(辰井文隆)
1932	昭和 7	『東京鍼灸医学誌』創刊
1933	昭和 8	『鍼灸と医方』(久米嵓)
1934	昭和 9	『実験鍼灸医学』(保宝弥一郎)
		『漢方と漢薬』創刊
		『古方の研究』(北村幸弘)
1937	昭和 12	『実用鍼灸学』(藤井喜久雄)
1938	昭和 13	『医道の日本』創刊
1939	昭和 14	『現代小児鍼療法』(眞野保正)
1940	昭和 15	『鍼灸基礎学』(代田文誌)
1941	昭和 16	『鍼灸眞髄』(代田文誌)
		『日本医学史』(富士川游)
1948	昭和 23	『鍼灸治療臨床学』(代田文誌)
1950	昭和 25	『経絡の研究』(長濱喜夫、丸山昌郎)
1951	昭和 26	第 1 回日本鍼灸治療学会発足
1958	昭和 33	『宋以前医籍考』(西岡為人)
1971	昭和 46	中国の鍼麻酔、日本で報道される(朝日新聞)
1974	昭和 49	北里研究所付属東洋医学総合研究所開設。

あとがき

本辞典を依頼されて、約六年の月日が過ぎた。私がこのような大役を承諾して良いものか、数日困惑した。しかし、自分の勉強になればということで、やらせて頂くことにした。

臨床に携わって三十数年が過ぎた。漢方を学習し始めた頃は、日本語の漢方の辞典が極めて少なく、中国語での辞典もそれほど多くは無かった。西山英雄先生の『漢方医語辞典』や大塚敬節・矢数道明・清水藤太郎先生の『漢方診療医典』の後半にある「用語解説」を頼りに、漢和辞典や中国語辞典を駆使して、自分で語彙の意味を考えるという時期がしばらく続いた。これはこれで、実力が付いた。後に、創医会学術部から出された『漢方用語大辞典』は、これは引きまくった。一冊はつぶして、二冊目もボロボロの状態で、今も机の上にある。一般に辞書・辞典類の編集には、多人数が参加することが少なくない。そのために、文章の統一性が無いという欠点が出やすい。本辞典ではその部分に注意を払いながら、文章や訳に偏りがないようにした。

本辞典の意図は、題名にもあるように中国・朝鮮・日本の重要用語を拾った。見出しの語彙数も数多く拾った。各国の代表処方も収拾して、合計 12,765 語を収録した。

さらに、三国の人名・書名も多く拾った。しかし、各国の事情もあり、記録が乏しい時代もあり、特に朝鮮の資料が少ないことには、非常に残念に思う。三木栄先生の『朝鮮医書誌』を参考にしたが、(佚)の表記の多いことに辟易した。諸事情があるにせよ、知的財産の損失は、人類発展に大きな損害を来すことを肝に銘じたい。

最後になるが、本辞書の製作を発案され、多くの資料を提供していただき、監修をされてくださった、師匠 梁哲周先生が2012年1月17日に永眠された。多くの漢方家・鍼灸師を育て、全国に数千を超える弟子を抱えておられた。生前に多くのことをご教授いただき、私の漢方人生の宝となっている。師匠ご逝去後、必ずや本辞典を上梓し、墓前に良いご報告ができる様、再度ふんどしを締めなおしたのが、昨日の様である。本辞典が出版された暁には、墓前に本書を持参してご報告する次第である。

また、本辞典の全般にわたり校正をお手伝いいただき、特に繁用処方と薬物についての監修を多くいただき、アドバイスを頂いた、兄弟子の陣内秀喜先生にも、多く助けられた。ここに御礼申し上げます。

いずれにしろ本書を上梓できたということが、漢方界・針灸界において少しばかりでもお役にたてれば幸いである。

2014年6月　　李　昇昊

■編著者略歴

李 昇昊(リ・スンホ)

1960年　東京都台東区生まれ
1978年　雞林東医学院にて、梁哲周先生に師事、東医学及び周辺医学を学ぶ
同　年　日中学院入学、のち研究班まで進む
1982年　関東針灸専門学校卒業
1984年　同仁病院東医科(東京都荒川区)にて、漢方・針灸の臨床に携わる
1989年　うえの針灸院開院
1996年　アメ横町に、うえの分院開院
1997年　神田に、李針灸院開院。現在に至る。
　　　　東医針法研究会事務局長、医協東日本本部副部長

著　書　『現代中国針灸配穴事典』(燎原刊・共訳)、『十四経穴性発揮』(東医針法研究会編)、『中国家庭療法―棒灸が効く』(ユリシス出版部刊)『すぐに役立つツボ療法100』(七つ森書館刊)、『症状別救急ツボ百科』(七つ森書館刊)、『自宅でできる高血圧改善プログラム』DVDなど、著書・論文多数。

連絡先　うえの針灸院
〒110－0015　東京都台東区東上野1－18－10
TEL. 03(3832)6880

梁 哲周先生 略歴

1965年	東京薬科大学入学 生薬学教授・川瀬清先生、創医会会長・宮脇浩志先生に師事。 創医会鍼灸学術部長となる。
1967年	全日本学生漢方研究会創立５周年記念研究発表会にて活躍。 全国大学漢方研究会にて講演
1969年	東京薬科大学卒業。 各漢方メーカー主催の講習会にて講師活動を始める。 同時に自宅にて漢方学習塾を開始する。
1975年(29歳)	漢方家の育成のため、雞林東医学院を設立。 教室を台東区東上野１−16−7 徳田ビル２階に置く。
1976年(31歳)	３月、雞林東医学院・合宿を伊豆の嵯峨沢温泉にて行う。 『金匱要略』全篇を輪読。以後各クラスで合宿を行う。 ５月、学院生の漢文読解力向上のため「漢文クラス」を設置。 講師は東京教育大学大学院中国古典科卒業の柚木利博先生。 ８月、学院生の研究発表の場として、雞林東医学院夏期研究会を開催。以後、毎年８月に行う。
1978年(32歳)	３月、学院の機関誌として『雞林』を創刊する。 ６月、特別講演会を池之端文化センターで開催。特別講師は、東京理科大学・長沢元夫先生。 12月、冬期研究会を丸菱会館にて行う。特別講師は、元東京大学教授・藤堂明保先生。『漢字語源学の基礎』
1979年(33歳)	第１回「薬学生のための漢方講座」を開催。以後、毎年夏休みに開催する。
1981年(35歳)	機関誌の『雞林』を発展させ、増ページし、『東医学研究』21号を発行。以後、年４回発行。
1984年(38歳)	石原明先生の『漢方名医のさじ加減』を企画編集し、健友館より出版する。
1985年(39歳)	冬期研究会の特別講演会。創医会会長・宮脇浩志先生。「弁証論治」。
1986年(40歳)	雞林東医学院10周年記念講演会を池之端文化センターで開催。特別講演は、北里東洋医学研究所所長・矢数道明先生。「一貫堂について」。

1993年(46歳)	梁 哲周学院長の企画により、ユリシス出版部より『イラストわかる漢方』と『イラストわかる指圧』をシリーズにて出版。
1995年(48歳)	雞林東医学院を拡張するために、東上野1－24－8 新須崎ビル3・4階に移転する。
2001年(55歳)	7月、『東医学研究』誌、100号を発行する。
2011年(64歳)	7月、『雞林東医学院業績集』(『東医学研究』誌の論文集)を出版する。
2012年(65歳) 1月17日	自宅にて永眠。

陣内 秀喜 略歴

1948年	茨城県に生まれる。
1975年	雞林東医学院入学。漢方を梁　哲周先生に師事。
同　年	土浦本草会主宰。
1977年	薬種商販売業試験合格。
1978年	国際鍼灸理療学校卒業、はり師・きゅう師免許取得。
現　在	厚仁堂漢方薬局を開設。 茨城中医学研究会会長、土浦本草会会長、厚仁堂中医漢方講、座塾長。
著　書	『イラストわかる漢方　高血圧』『イラストわかる漢方　老化を予防する』(ユリシス出版部)　『すぐに役立つ家庭療法』共著　『50歳からのツボ・漢方』(七つ森書館)

中医・東医・漢方医学辞典

2014年６月25日　第１刷発行

監　修　梁　哲周
校　勘　陣内 秀喜
編　著　李　昇昊
発行者　谷口 直良
発行所　㈱たにぐち書店
〒171－0014　東京都豊島区池袋2－69－10
TEL. 03－3980－5536　FAX. 03－3590－3630
http://t-shoten.com　　http://toyoigaku.com